인체
구조와 기능

HUMAN ANATOMY & PHYSIOLOGY

HUMAN ANATOMY & PHYSIOLOGY 2nd Edition

by AMERMAN, ERIN C.

ISBN: 9780134553511

인체 구조와 기능

Human Anatomy & Physiology

2020년 8월 20일 1판 1쇄 발행
2021년 2월 25일 1판 2쇄 발행

지은이 | Amerman, Erin C.
옮긴이 | 김금숙 · 이영미 · 이영희 · 조남희 외
펴낸이 | 김진환
펴낸곳 | 학지사메디컬 HAKJISA MEDICAL
04031 서울특별시 마포구 양화로 15길 20 마인드월드빌딩
대표전화_ 02-330-5188 팩스_ 02-326-0338
등 록 | 2010년 2월 8일 제313-2010-36호
메 일 | hakjisamd@hakjisamd.co.kr
홈페이지 | http://www.hakjisamd.co.kr

ISBN 978-89-6069-884-0 93510

가 격 | 60,000원

Fascicle Patterns and Muscle Shape
근육다발 유형과 근육 모양

구조가 기능에 영향을 미친다는 것을 바탕으로, 근육다발의 배열 형태가 뼈대근육의 모양뿐만 아니라 기능에도 영향을 미친다는 것은 그리 놀라운 사실이 아니다. 근육다발의 6개 주요 유형은 parallel(평행), convergent(수렴), pennate(깃모양, 우상), circular(원형, 윤상), spiral(나선형), fusiform(방추형)이다.

- **Parallel(평행)** 근육은 근육의 넓이와 비슷한 힘줄에 균일한 간격으로 부착되어 있는 근육다발이다(그림 9.2a). 이 배열은 주로 끈과 같은 근육을 만들어 내며, 넙다리의 sartorius muscle(넙다리빗근, 봉공근)을 예로 들 수 있다.
- **Convergent(수렴)** 근육은 한쪽 끝은 넓고, 하나의 힘줄로 균등하게 점점 가늘어지는 형태를 갖는다(그림 9.2b). 가슴의 pectoralis major muscle(큰가슴근, 대흉근)과 같은 triangular muscle(세모근육, 삼각근육)을 예로 들 수 있다.
- **Pennate(깃모양)** 근육은 힘줄의 날개 같은 형태가 되도록 근육섬유와 근육다발이 각이 지게 부착되어 있다(그림 9.2c). Pennate pattern(깃모양 유형)은 세 가지 기본 변형 형태가 있다. Unipennate muscle(반깃근, 반우상근)은 하나의 힘줄을 가지며, 근육다발깃은 힘줄의 한쪽 면에만 위치한다[아래팔의 flexor pollicis longus muscle(긴엄지굽힘근, 장수무지굴근)]. Bipennate muscle(깃근육, 쌍우상근)도 하나의 힘줄을 갖고 있지만, 근육다발이 힘줄의 양쪽 면에 뻗어있다[넙다리의 rectus femoris muscle(넙다리곧은근, 대퇴직근)]. 또한 multipennate muscle(뭇깃근육, 다우상근)은 일반적으로 여러 개의 힘줄로 이루어지며, 근육다발의 부착된 형태로 인해 여러 개의 날개가 함께 연결된 것과 같이 보인다[어깨의 deltoid muscle(어깨세모근, 삼각근)].
- **Circular(원형)** 근육은 이름에서 알 수 있듯이, 눈구멍과 같이 원을 그리는 구조로서 근육이 수축하면 개구부가 닫히거나 협착된다[orbicularis oculi muscle(눈둘레근)](그림 9.2d). Circular muscle(원형근육)은 흔히 sphincter(조임근, 괄약근)라고도 불린다.
- **Spiral(나선형)** 근육은 뼈를 감아두르거나, 건조를 위해 비틀 수건과 같이 꼬여있는 모습을 하고 있다[아래팔의 su-

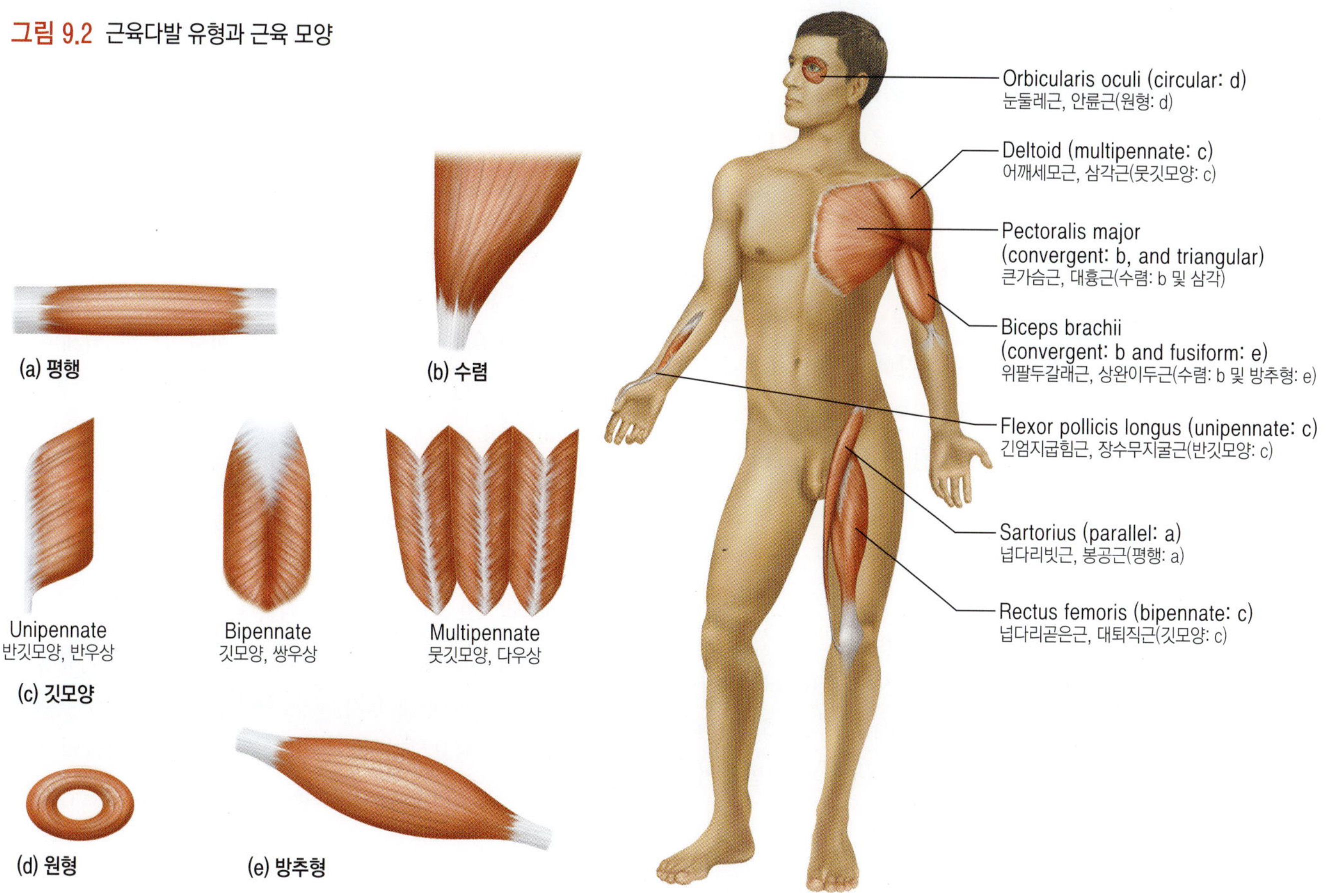

그림 9.2 근육다발 유형과 근육 모양

pinator muscle(손뒤침근, 회외근)].

- **Fusiform(방추형)** 근육은 belly(배) 또는 중간영역은 두껍지만 끝은 가는 형태를 갖고 있다[biceps brachii muscle(위팔두갈래근, 상완이두근)](그림 9.2e).

확인하기

☐ 1. Fascicle(근육다발)은 무엇이며, perimysium(근육다발막)과 어떤 관련이 있는가?

☐ 2. Pennate(깃모양), parallel(평행) 및 circular(원형)라는 용어는 근육다발 모양과 어떤 관련을 갖고 있는가?

Naming Muscle 근육의 명명법

많은 근육의 이름은 모양, 외양 또는 위치에 따라 명명된다. Proximal attachment(몸쪽부착, 근위부의 부착) 또는 head(머리, 두, 갈래)의 개수와 같이 구조적 고려점에 따라 이름이 붙여지는 근육도 있고, 크기나 장소에 따라 이름지어지는 근육도 있다.

크기를 바탕으로 한 근육의 이름은 major(큰), minor(작은), longus(긴), brevis (brief, 짧은), vastus (vast, 넓은)라는 단어를 사용한다. 위치를 바탕으로 만들어진 이름은 superior(위쪽), inferior(아래쪽), medial(몸쪽) 및 lateral(가쪽)과 같은 방향용어를 사용하며, 흔히 그리스어나 라틴어 어근에 따라 약간씩 변형된다. 예를 들어, 넙다리의 vastus lateralis muscle(가쪽넓은근, 외측광근)은 femur(넙다리뼈, 대퇴골)의 가쪽에 있는 넓은 근육이다. 또 다른 예로 pectoralis minor muscle(작은가슴근, 소흉근)은 가슴의 작은 근육을 칭한다.

또한 일부는 근육이 부착된 구조에 따라 명명된다. 예를 들어 sternocleidomastoid muscle(목빗근, 흉쇄유돌근)의 이름은 복잡해 보이지만 sternum(복장뼈, 흉골), clavicle(빗장뼈, 쇄골) 및 temporal bone(관자뼈, 측두골)의 mastoid process(꼭지돌기, 유돌기)에 부착된 근육이라는 것을 알 수 있다.

근육의 기능에 따라 명명된 근육도 있다. 예를 들어, flexion(굽힘, 굴곡)과 extension(폄, 신전)을 근육 이름에 적용해 flexor(굽힘근, 굴곡근)와 extensor(폄근, 신전근)라고 한다. 그리고 levator muscle(올림근, 거근)은 elevate(거상, 상승, 융기) 기능을 하며, abductor(벌림근, 외전근)는 신체부위를 벌리는 기능을 한다. 근육해부학의 일반용어는 표 9.1을 참고한다.

확인하기

☐ 3. Adductor magnus muscle(큰모음근)은 넙다리에 있는 근육이다. 이 근육의 이름으로부터 유추할 수 있는 기능과 모양은 무엇인가?

Functions of Skeletal Muscle
뼈대근육의 기능

뼈대근육의 기본 기능은 muscle tension(근장력)이라는 힘을 형성하기 위해 수축하는 것이다. 근장력을 형성하는 능력은 뼈대근육이 활동을 생성할 수 있게 하며, 근육의 다른 기능인 열생성도 할 수 있게 한다.

근육수축에 있어, ATP (adenosine triphosphate, 삼인산아데노신)의 화학에너지가 운동의 역학에너지로 전환되며, 이 과정은 대사산물로서 많은 양의 열을 생산한다. 실제로, 근육수축에 의한 열생성은 인체가 안정적인 체온을 유지할 수 있는 이유 중 하나이며, 추울 때 몸의 떨림이 나타나는 이유이다. 체온을 정상 수준으로 회복시키기 위해서는 추가적인 열이 필요하다.

Functional Groups of Muscle 근육의 기능적 그룹

대부분의 근육기능에 협동이 필요하다. 자동차를 올바르게 작동하기 위해서는 모터, 제동장치 및 조종장치와 같은 서로 다른 구성요소가 필요하다. 이와 마찬가지로, 관절에서 나타나는 대부분의 활동을 위해 특정 작업마다 몇 가지 근육이 관여되어야 한다. 이러한 근육을 agonist(작용근), antagonist(대항근), synergist(협동근), fixator(고정근)라고 한다(그림 9.3).

작용근은 주어진 운동에 필요한 대부분의 힘을 제공하며 prime mover(주작용근)라고도 부른다. 작용근은 관절을 움직이기 위해 필요한 큰 근육 중 하나이므로 쉽게 확인할 수 있다. 그림 9.3에서 물컵을 들어올리기 위한 작용근은 brachialis muscle(위팔근, 상완근)이다. 위팔근이 유리컵을 들어올리는 일을 홀로 다 할 수 있을 것 같지만, 다른 근육의 도움이 없다면 부정확한 움직임이 나타날 것이다.

일반적으로 대항근은 작용근의 파트너로서 관절 반대편에 위치하며, 작용 속도를 늦추거나 반대 작용을 한다. 대부분 느리고 우아한 동작들은 대항근에 의해 고도로 조절된 결과이다. 체조, 발레 및 요가 모두 작용근과 대항근의 주의 깊은 힘 균형이 필요하다. 단순히 물컵 하나를 들어올릴 때도 대항근, triceps brachii muscle(위팔세갈래근, 상완삼두근)이 필요하다.

표 9.1 근육해부학의 일반용어

용어 및 의미	예시
Muscle Size(근육 크기)	
Brevis(짧은) – short(짧다)	Fibularis brevis muscle(짧은종아리근, 단비골근)
Longus(긴) – long(길다)	Adductor longus muscle(긴모음근, 장수내전근)
Vastus(넓은) – wide/large(넓다)	Vastus lateralis muscle(가쪽넓은근, 외측광근)
Muscle Location(근육 위치)	
Anterior(앞) – toward the front(앞쪽)	Tibialis anterior muscle(앞정강근, 전경골근)
External(바깥) – toward the outside(바깥쪽)	External intercostals muscle(바깥갈비사이근, 외늑간근)
Infra(아래) – below(아래쪽)	Infraspinatus muscle(가시아래근, 극하근)
Intercostal(갈비사이) – between the ribs(갈비뼈 사이)	Internal intercostals muscle(속갈비사이근, 내늑간근)
Internal(속) – toward the inside(안쪽, 배쪽)	Internal oblique muscle(배속빗근, 내복사근)
Posterior(뒤) – toward the back(뒤쪽, 등쪽)	Tibialis posterior muscle(뒤정강근, 후경골근)
Profundus(깊은) – deep(깊음)	Flexor digitorum profundus muscle(깊은손가락굽힘근, 심수지굴근)
Superficialis(표면) – nearer the surface(표면 가까이)	Flexor digitorum superficialis muscle(얕은손가락굽힘근, 표재지굴근)
Supra(위) – above(위쪽)	Supraspinatus muscle(가시위근, 극상근)
Muscle Action(근육 작용)	
Abductor(벌림) – pulls away from the midlin(중앙선으로부터 멀리 당김)	Abductor pollicis longus muscle(긴엄지벌림근, 장무지외전근)
Adductor(모음) – pulls toward the midline(중앙선을 향해 당김)	Adductor magnus muscle(큰모음근, 대내전근)
Depressor(내림) – pulls down(아래쪽으로 당김)	Depressor labii inferioris muscle(아래입술내림근, 하순하제근)
Erector(세움) – holds erect or straight(직립 또는 일직선으로 들어 올림)	Erector spinae muscle(척주세움근, 척주기립근)
Extensor(폄) – increases the angle between bones(뼈 사이의 각을 증가시킴)	Extensor digitorum longus muscle(긴발가락폄근, 장지신근)
Flexor(굽힘) – decreases the angle between bones(뼈 사이의 각을 감소시킴)	Flexor digitorum longus muscle(긴발가락굽힘근, 장지굴근)
Levator(올림) – raises a body part(신체부위를 들어올림)	Levator Scapula muscle(어깨올림근, 견갑거근)
Pronator(엎침) – turns palm posteriorly(손바닥을 뒤쪽으로 돌림)	Pronator teres muscle(원엎침근, 원형회내근)
Supinator(뒤침) – turns palm anteriorly(손바닥을 앞쪽으로 돌림)	Supinator muscle(손뒤침근, 회외근)
Body Region(신체부위)	
Abdominis(배) – abdominal area(배부위)	Rectus abdominis muscle(배곧은근, 복직근)
Brachii(위팔) – arm area(팔부위)	Biceps brachii muscle(위팔두갈래근, 상완이두근)
Capitis(머리) – head area(머리부위)	Semispinalis capitis muscle(머리반가시근, 두부반극근)
Carpi(손목) – wrist area(손목부위)	Extensor carpi ulnaris muscle(자쪽손목폄근, 척측수근신근)
Cervicis(목) – neck area(목부위)	Splenius cervicis muscle(목널판근, 경판상근)
Digitorum/digiti[손(발)가락] – related to fingers/toes(손가락/발가락과 관련)	Extensor digitorum muscle(손가락폄근, 지신근)
Femoris(넙다리) – femur or thigh(넙다리 또는 허벅지)	Biceps femoris muscle(넙다리두갈래근, 대퇴이두근)
Gluteal(볼기) – buttocks(엉덩이)	Gluteus maximus muscle(큰볼기근, 대둔근)
Hallucis(엄지) – great toe(엄지발가락)	Abductor hallucis muscle(엄지벌림근, 무지외전근)
Oculi(눈) – eye area(눈부위)	Orbicularis oculi mucle(눈둘레근, 안륜근)
Oris(입) – mouth area(입 부위)	Orbicularis oris(입둘레근, 구륜근)
Pectoralis(가슴) – chest area(가슴 부위)	Pectoralis minor muscle(작은가슴근, 소흉근)
Pollicis(엄지) – thumb(엄지손가락)	Flexor pollicis brevis muscle(짧은엄지굽힘근, 단수무지굴근)
Muscle Fiber Orientation(근육섬유 방향)	
Oblique(빗) – at an angle(각도가 있는)	External oblique muscle(바깥빗근, 외사근)

표 9.1 근육해부학의 일반용어(계속)

용어 및 의미	예시
Orbicular(둘레-) – circular(원형, 윤상)	Orbicularis oculi muscle(눈둘레근, 안륜근)
Rectus(곧은) – straight(일직선)	Rectus femoris muscle(넙다리곧은근, 대퇴직근)
Transversus(가로) – across/transverse(가로지르는/횡단)	Transversus abdominis muscle(배가로근, 복횡근)
Muscle Heads[근육 갈래(머리)]	
Biceps(두갈래) – two heads(두 갈래)	Biceps brachii muscle(위팔두갈래근, 상완이두근)
Quadriceps(네갈래) – four heads(네 갈래)	Quadriceps femoris muscle(넙다리네갈래근, 대퇴사두근)
Triceps(세갈래) – three heads(세 갈래)	Triceps brachii muscle(위팔세갈래근, 상완삼두근)
Muscle Shape(근육 모양)	
Deltoid(어깨세모근) – triangular(as in the Greek letter delta)[삼각형(그리스 문자 델타와 같이)]	Deltoid muscle(어깨세모근, 삼각근)
Maximus(큰) – largest(가장 큰)	Gluteus maximus muscle(큰볼기근, 대둔근)
Minimus/Minimi(작은) – smallest(가장 작은)	Gluteus minimus muscle(작은볼기근, 소둔근)
Minor(작은) – small(작다)	Pectoralis minor muscle(작은가슴근, 소흉근)
Quadratus(네모) – shaped like a rectangle(사각형 모양)	Pronator quadratus muscle(네모엎침근, 방형회내근)
Rhomboid(마름모) – shaped like a rhombus(마름모꼴 모양)	Rhomboid major muscle(큰마름근, 대능형근)
Serratus(톱니) – serrated or jagged(톱니모양 또는 삐죽삐죽한)	Serratus anterior muscle(앞톱니근, 전방거근)
Trapezius(등세모) – shaped like a trapezoid(사다리꼴 모양)	Trapezius muscle(등세모근, 승모근)

협동근은 작용근과 함께 작용하는 근육이다. 하지만 협동근은 단순한 'secondary mover(이차작용근)' 이상으로 운동 경로를 보조하고, 운동이 부드럽게 이루어지도록 한다. 그림 9.3에서 위팔두갈래근이 위팔근의 협동근으로서 유리컵이 입으로 갈 수 있도록 도와준다. 또한 협동근은 때에 따라 고정근의 기능과 같은 역할을 하며, 관절을 안정화시켜

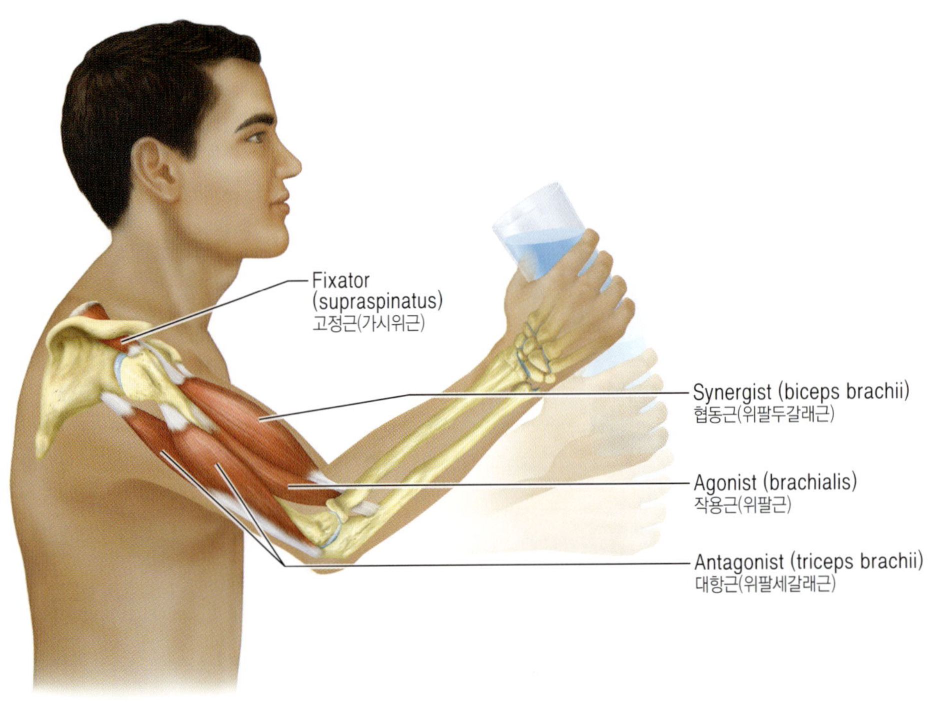

그림 9.3 근육의 기능적 그룹

더 효율적인 운동이 이루어질 수 있도록 한다.

고정근은 뼈를 제자리에 유지시키는 근육으로, 손상의 위험을 감소시키며 더 효율적인 운동이 나타날 수 있도록 고정기능을 한다.

Muscle Origin and Insertion 근육시작점과 근육정지점

근육작용(활동)은 근육의 origin(시작점, 이는점)과 insertion(정지점, 닿는점)이라는 용어를 사용해 설명할 수 있다. 일반적으로 근육의 시작점은 더 고정된 형태로 부착되어 있는 부분을 말하며, 정지점은 근육이 움직이는 부분을 말한다(그림 9.4a와 b) 이 근육의 한쪽 끝은 상대적으로 움직이지 않는 scapula(어깨뼈, 견갑골)에 부착되어 있다. 다른 끝은 움직이는 뼈인 radius(노뼈, 요골)에 부착되어 있다. 따라서 위팔두갈래근의 시작점은 어깨뼈이고, 정지점은 노뼈이다.

하나 이상의 관절에서 작용하는 근육은 시작점과 정지점이 뒤바뀔 수 있기 때문에, 고정된 뼈와 움직이는 뼈를 비교하는 규칙이 적용되지 않으며, 이러한 경우 고정근의 활동에 따라 결정된다. 예를 들어, iliopsoas muscle(엉덩허리근, 장요근)은 골반과 아래쪽 vertebral column(척주)에 한쪽 끝이 붙어 있고, 다른 한쪽 끝은 넙다리뼈에 부착되어 있다. 주로 움직이는 신체부위인 넙다리뼈가 엉덩허리근의 정지점으로 간주된다. 하지만 엉덩관절에서 몸통을 앞쪽으로 구부리면 시작점과 정지점이 뒤바뀌어 넙다리뼈가 고정되어 시작점이 되고, 골반과 척주가 움직이므로 정지점이 된다.

확인하기

- ☐ 4. 근육수축 시 agonist(작용근)의 역할은 무엇인가? Antagonist(대항근)의 역할은 무엇인가?
- ☐ 5. 근육의 origin(시작점)과 insertion(정지점)이란 무엇인가?

Studying Muscle 근육에 대해 공부하기

인체의 근육을 다음과 같이 분류할 수 있다(그림 9.5와 그림 9.6).

- Head(머리), neck(목) 및 vertebral column(척주)의 근육
- Trunk(몸통) 및 pelvic floor(골반바닥)의 근육
- Pectoral girdle(팔이음뼈)과 upper limb(팔)의 근육
- Hip(엉덩이)과 lower limb(다리)의 근육

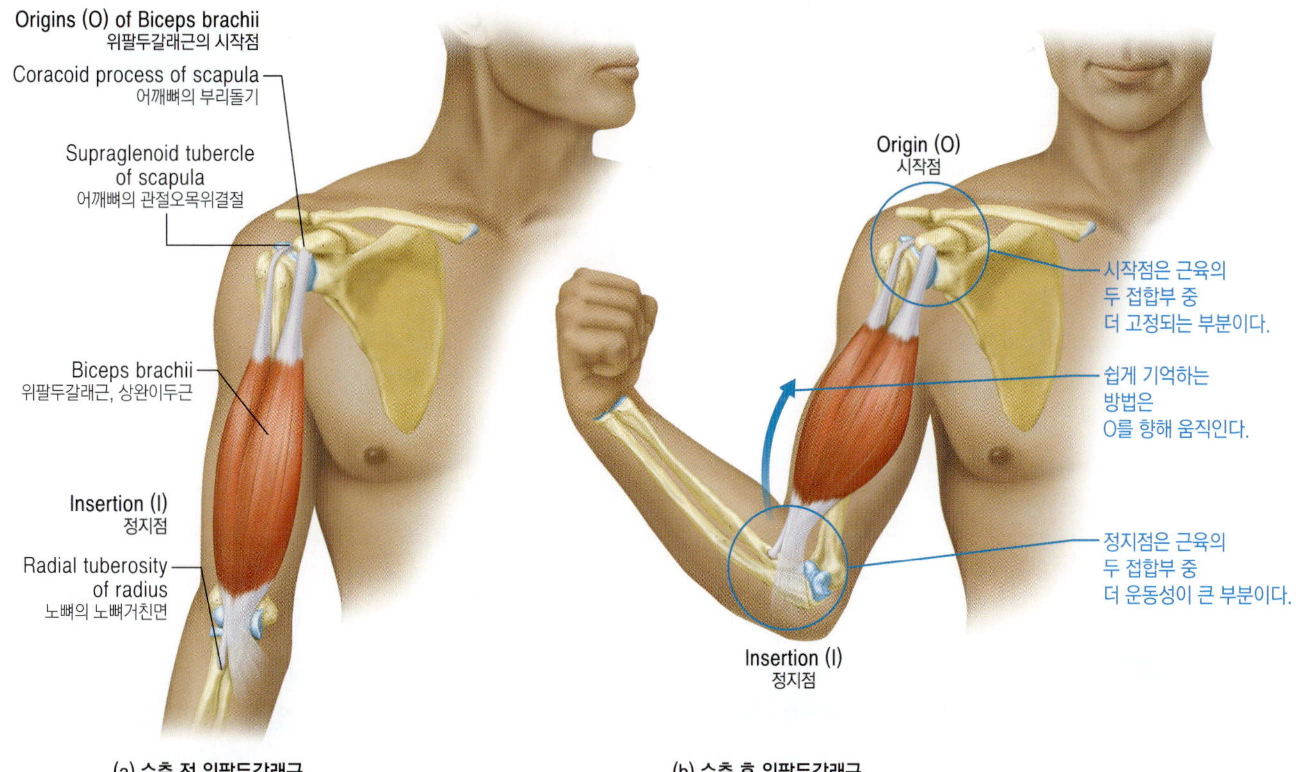

그림 9.4 근육의 시작점과 정지점

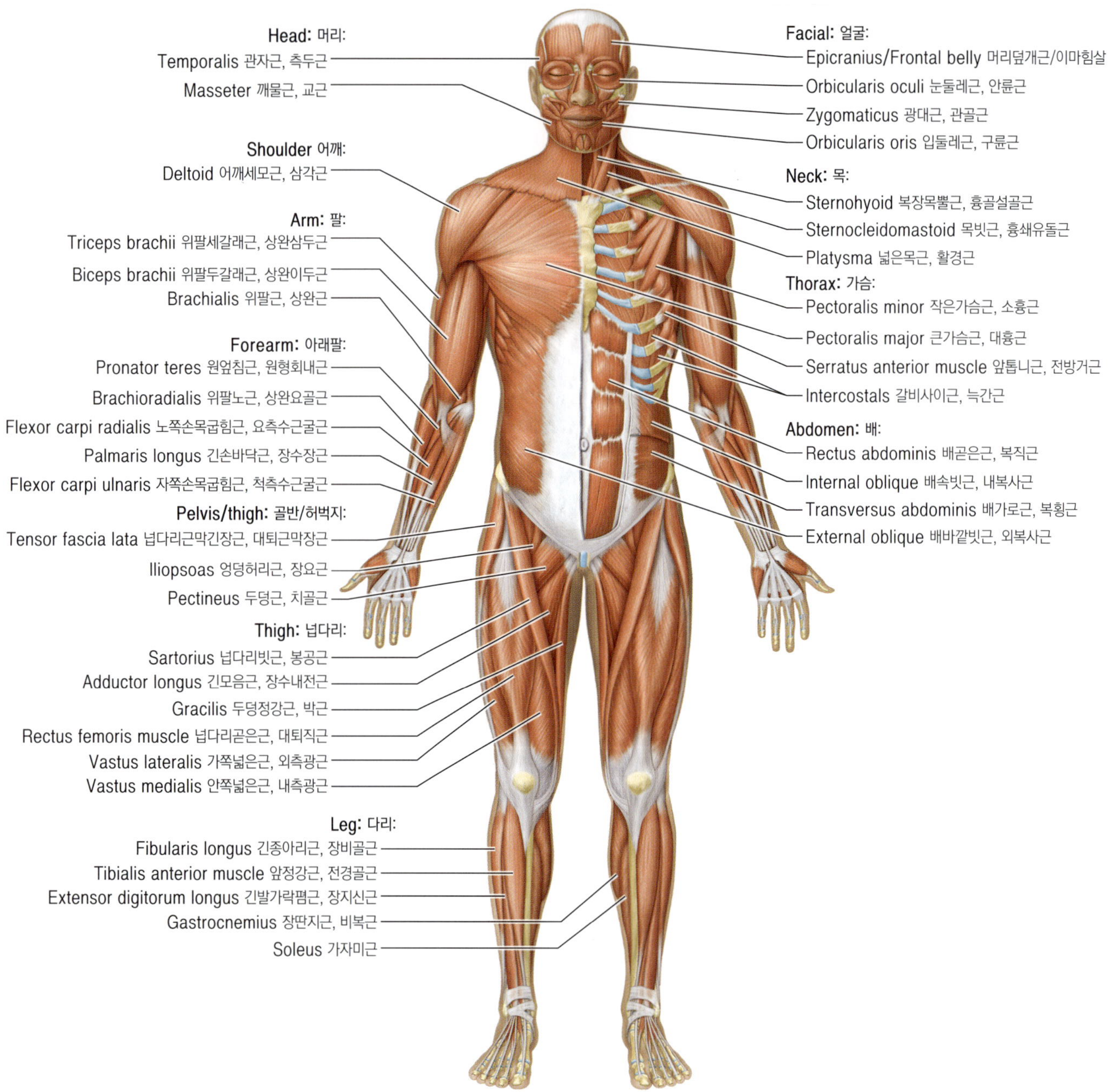

그림 9.5 **얕은근육: 앞면.** 왼쪽 배와 가슴면은 깊은근육의 일부를 보기 위해 부분적으로 박리됨

9.2 머리, 목, 척주의 근육

Muscle of the Head, Neck, and Vertebral Column

학습목표

1. Head(머리), neck(목) 및 vertebral column(척주)의 근육을 명명할 수 있다.

Head(머리), neck(목) 및 vertebral column(척주)의 근육은 인체 중 가장 다양하다. 일부 muscle(근육)은 머리와 목을 움직이는 기능을 수행하지만, swallowing(삼킴, 연하)을 위한 협조반사를 구성하는 근육도 있다. 머리에 있는 근육 중 Muscles of facial expression(얼굴표정근육, 안면표정근)은 비언어적 의사소통을 할 수 있는 큰 역할을 한다. 또한 매우 정교한 눈 움직임에 관여하는 근육이 있어, 머리를 움직이지 않고 눈이 물체를 따라갈 수 있게 한다. 그리고 척주

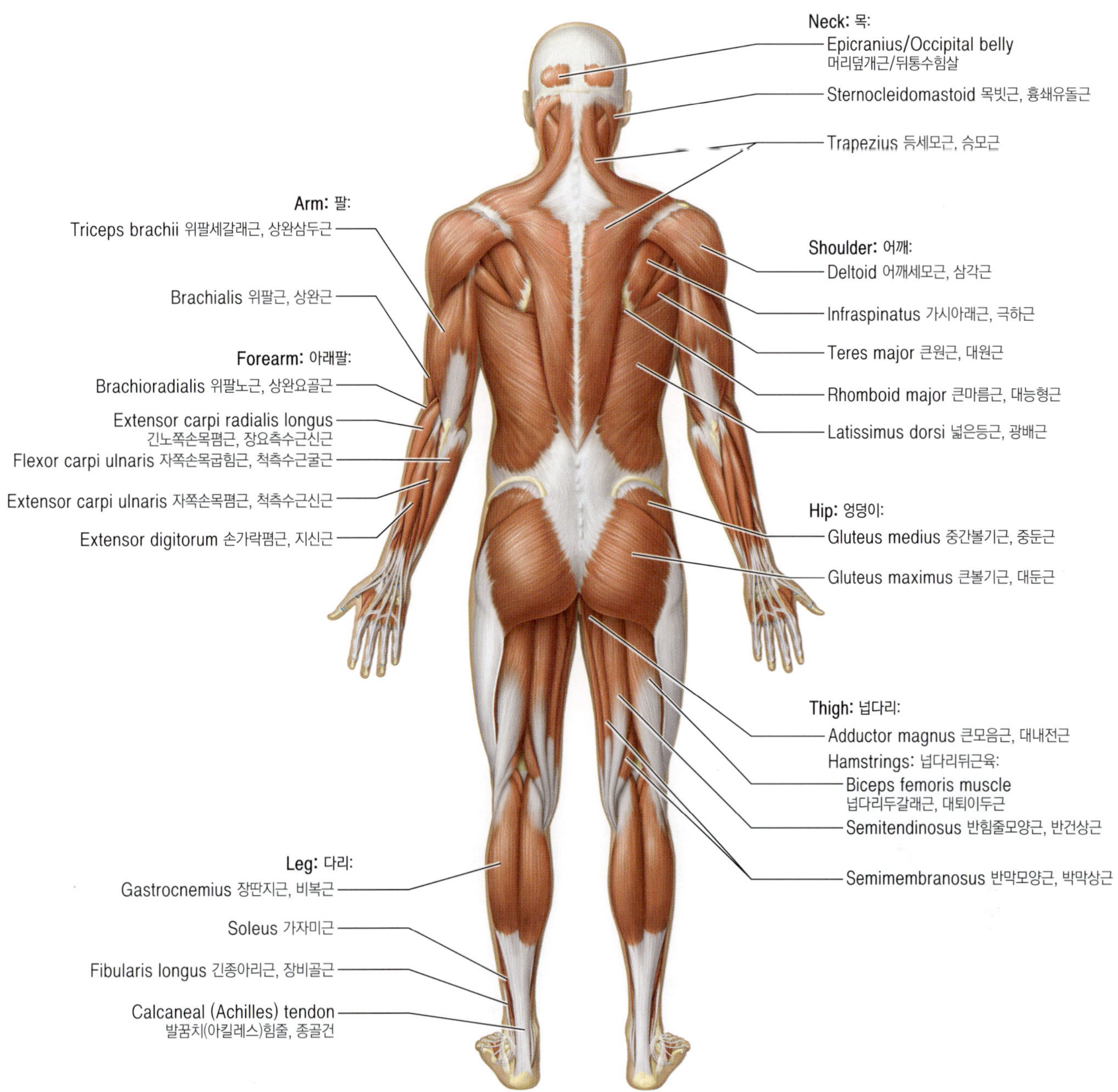

그림 9.6 얕은근육: 뒷면

의 근육은 상체만 움직이는 것이 아니라 직립자세도 유지해준다.

Muscle of Facial Expression 얼굴표정근육

얼굴근육의 대부분은 얼굴표정근육이라는 그룹에 속한다. 이 근육들은 관절의 움직임을 유발하지 않는다는 점에서 이 장에서 설명하는 다른 근육들과 차이가 있다. 대신, 얼굴표정근육 대부분의 insertion(정지점, 닿는점)은 뼈가 아니라 피부나 connective tissue(결합조직)이다. 따라서 이 근육의 작용으로 얼굴의 피부와 구조를 변화시킬 수 있다.

얼굴표정근육의 큰 근육 중 하나는 epicranius muscle(머리덮개근, 두개표근)이다. 이 근육은 frontalis muscle(이마근)과 occipitalis muscle(뒤통수근육)로 구분되는 근육힘살로 이루어져 있다(그림 9.7). 머리덮개근의 대부분은 실제 근육조직이 아닌 epicranial aponeurosis(머리덮개널힘줄, 두개표건막)라고 불리는 결합조직 판이 두 개의 근육힘살을 연결해준다.

세 개의 중요한 근육인 orbicularis oculi muscle(눈둘레

근), levator palpebrae superioris muscle(눈꺼풀올림근), corrugator supercilii muscle(눈썹주름근)가 눈 주변의 피부와 조직을 움직인다. 앞서 설명한 바와 같이, 눈둘레근은 각 눈의 orbit(눈확, 안와)과 눈꺼풀을 둘러싸고 있는 circular muscle(원형근육)이다. 이 근육의 작용 중 하나는 눈을 깜빡거리거나 윙크를 할 때 눈꺼풀을 잡아 닫는 것이다. 이 근육의 antagonist(대항근)인 눈꺼풀올림근은 눈확의 뒤쪽에 위치한다. 이 근육의 정지점은 위쪽 눈꺼풀의 결합조직과 피부로, 눈꺼풀을 잡아 여는 작용을 한다. 눈둘레근과 눈썹주름근은 모두 눈을 가늘게 뜰 수 있게 해준다.

입과 입 주변부와 상호작용하는 일부 근육들은 '기쁨', '슬픔' 또는 '분노'의 얼굴표정을 만들어낸다. 윗입술의 피부가 정지점인 levator labii superioris muscle(위입술올림근, 상순거근)은 입술을 위쪽으로 접어 찡그리거나 비웃는 표정을 만들어 낸다. 입 구석 주변의 결합조직과 피부가 정지점인 zygomaticus major muscle(큰광대근, 대관골근)과 zygomaticus minor muscle(작은광대근, 소관골근)은 미소를 보조한다. Risorius muscle(입꼬리당김근, 소근)도 입의 구석에 부착되어 있다. 이 근육은 귀의 앞쪽 결합조직을 origin(시작점, 이는점)으로 하며, 얼굴을 거의 직접적으로 지나간다. 이 근육은 입꼬리를 가쪽으로 잡아당겨 closed-mouth smile(입을 닫은 미소)을 만들어낸다. 입꼬리당김근의 발달은 개인차가 있어, 사람마다 서로 다른 모양의 미소 띠는 이유를 일부 설명해준다.

입 주변의 또 다른 근육에는 orbicularis oris muscle(입둘레근, 구륜군)이 있다. 이 근육은 얼굴표정에도 관여하지만, 입술의 섬세한 움직임을 조절하여 씹기, 삼키기, 휘파람 불기, 적절한 말하기와 같은 동작에 필수적이다.

Depressor anguli oris muscle(입꼬리내림근), depressor labii inferioris muscle(아래입술내림근), mentalis muscle(턱끝근)을 포함한 몇 가지 근육은 찡그린 표정을 만드는데 관여한다. 마지막 두 개의 근육은 아랫입술을 돌출시키는 움직임도 만들어, 입술을 내민 뿌루퉁한 표정이나 의심하는 표정을 만드는데 기여한다.

다음 두 개의 근육은 얼굴표정에 더 세밀한 효과를 가져다 준다. Buccinator muscle(볼근, 협근)은 cheek(볼, 뺨)의 주요 근육이다. 이 근육은 볼을 안쪽으로 잡아당겨, 빨거나, 음식을 씹거나 휘파람 부는 동작을 할 수 있다. Platysma muscle(넓은목근, 활경근)은 넓고 납작하며, 판과 같은 형태의 근육으로 목의 표층에 위치한다.

표 9.2에 이 근육들이 요약 · 정리되어 있다.

확인하기

☐ 1. Muscles of facial expression(얼굴표정근육)과 다른 skeletal muscle(뼈대근육)의 차이점은 무엇인가?
☐ 2. 눈을 뜨거나 감는데 관여하는 근육은 무엇인가?

Extrinsic Eye Muscle 바깥눈근육

각각의 눈을 움직이는 extrinsic eye muscle(바깥눈근육, 외안근)인 6개의 skeletal muscle(뼈대근육, 골격근)이 있다. 6개의 바깥눈근육 중 4개는 눈확 주변에 직선 형태로 배치된 rectus muscle(곧은근, 직근)이다(그림 9.8). 이 근육들은 하나의 그룹으로, 뒤쪽 눈확에 있는 dense collagenous connective tissue(치밀아교결합조직)로 만들어진 원형고리인 common tendinous ring(온힘줄고리)을 시작점으로 한다. 온힘줄고리에서 superior rectus muscle(위곧은근), inferior rectus muscle(아래곧은근), medial rectus muscle(안쪽곧은근), lateral rectus muscle(가쪽곧은근)이 갈라져 나온다.

안쪽곧은근과 가쪽곧은근은 온전히 일직선상으로 배열되어 있다. 이 근육들은 눈을 안쪽(코쪽 방향) 및 가쪽(관자 방향)으로 움직인다. 하지만 위곧은근과 아래곧은근은 하나 이상의 작용을 한다. 위곧은근은 눈을 위쪽으로 움직이고, 아래곧은근은 눈을 아래쪽으로 움직이며, 두 근육 모두 눈을 안쪽으로도 움직일 수 있다.

나머지 두 개의 바깥눈근육은 superior oblique muscle(위빗근, 상사근)과 inferior oblique muscle(아래빗근, 하사근)이다. 이 근육들은 눈확에 비스듬이 부착되어 있어, 눈확을 근육 이름과 반대 방향으로 잡아당길 수 있다. 위빗근은 뒤쪽 눈확에 있는 온힘줄고리 가까이를 시작점으로 한다. 정지점까지 가는 과정에서 근육이 앞쪽 눈확 가까이에 있는 섬유연골 구조인 trochlea(도르래, 활차)를 통과하면서 방향이 틀어져 눈확의 위가쪽에 부착된다. 따라서 눈확을 위쪽과 안쪽으로 잡아당기는 위곧은근과 다르게 위빗근은 도르래에 의해 눈확을 아래쪽과 가쪽으로 회전시킨다.

다른 5개의 바깥눈근육은 뒤쪽 눈확을 시작점으로 하지만, 아래빗근은 앞쪽 눈확, 구체적으로 앞쪽 maxilla(위턱뼈, 상악골)를 시작점으로 한다. 아래빗근은 위턱뼈로부터 눈확 아래의 위쪽 및 가쪽 곧은근 사이로 삽입된다. 아래빗근이 수축하면 눈확을 위쪽과 가쪽으로 회전시킨다.

바깥눈근육에 대한 자세한 정보는 표 9.3을 참고한다.

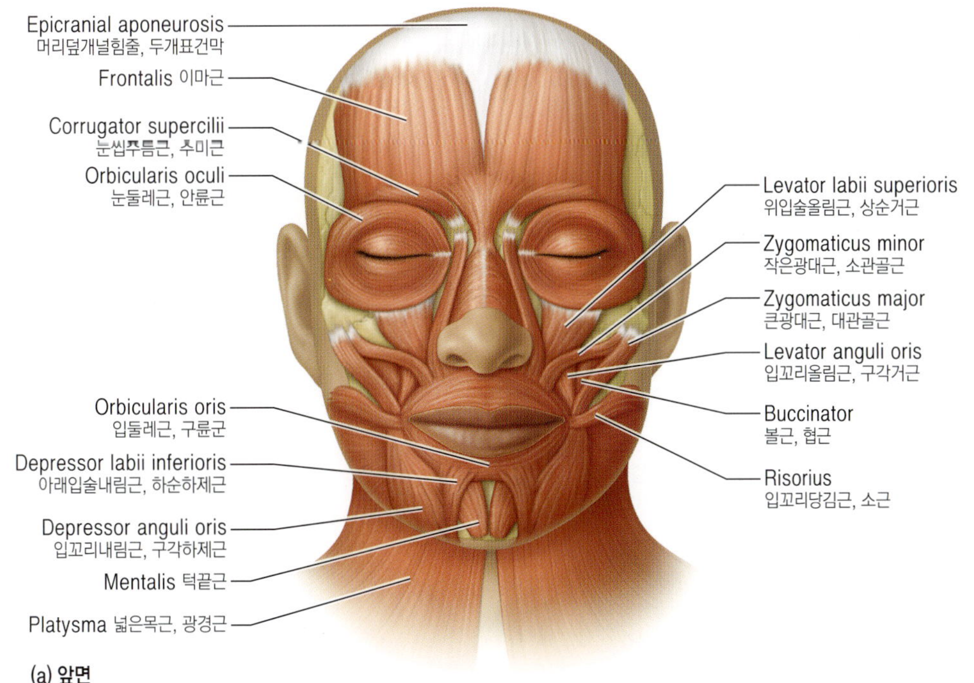

(a) 앞면

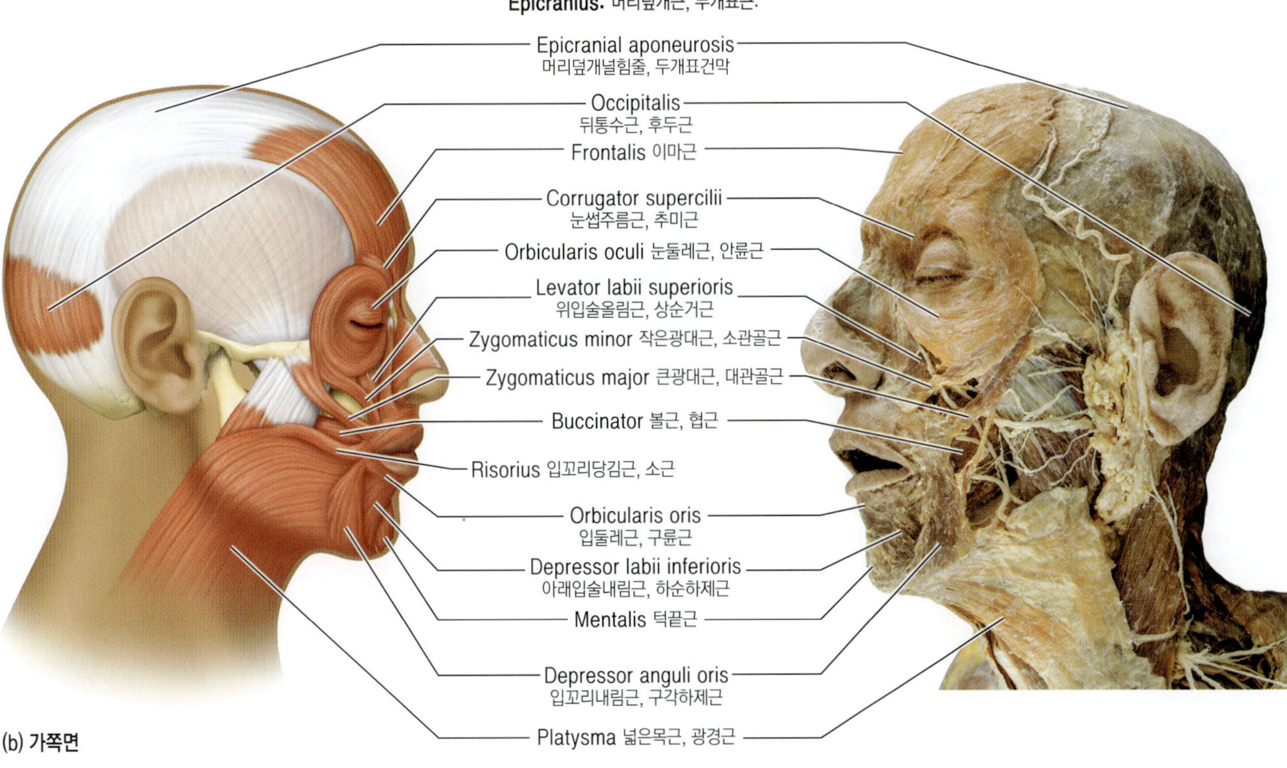

(b) 가쪽면

그림 9.7 얼굴표정근육

확인하기

☐ 3. Orbit(눈확)을 안쪽으로 잡아당기는 extrinsic eye muscle (바깥눈근육)은 무엇인가? 가쪽으로 잡아당기는 바깥눈근육은 무엇인가?

☐ 4. 눈확을 위쪽으로 잡아당기는 바깥눈근육은 무엇인가? 눈확을 아래쪽으로 잡아당기는 바깥눈근육은 무엇인가?

표 9.2 얼굴표정근육

근육	작용	시작점(O)/정지점(I)/신경(N)	개념그림
Frontalis muscle (이마근)	눈썹을 올린다; 이마 피부에 가로 주름을 만든다.	O: 머리덮개널힘줄 I: 눈썹의 피부 N: 얼굴신경	
Occipitalis muscle (뒤통수근)	두피를 뒤쪽으로 잡아당긴다.	O: 뒤통수뼈 I: 머리덮개널힘줄 N: 얼굴신경	
Corrugator supercilii muscle (눈썹주름근)	눈썹을 아래쪽 및 안쪽으로 잡아당긴다(눈을 가늘게 뜨는 것과 같이).	O: 이마뼈의 안쪽 눈확 위 가장자리 I: 눈썹 안쪽의 피부 N: 얼굴신경	
Orbicularis oculi muscle (눈둘레근)	눈을 감는다; 눈 주변 피부를 잡아당긴다(눈을 깜박이거나 가늘게 뜰 때와 같이).	O: 이마뼈와 위턱뼈의 눈확 부분 I: 눈확 영역과 눈꺼풀의 피부 N: 얼굴신경	
Levator labii superioris muscle (위입술올림근)	윗입술을 올린다; 윗 입술을 뒤집고, 주름지게 한다(비웃는 것과 같이).	O: 눈확 가까이의 광대뼈와 위쪽 위턱뼈 I: 윗입술의 피부와 근육 N: 얼굴신경	
Zygomaticus minor muscle (작은광대근)	윗입술의 가쪽 부분을 올린다(미소지을 때와 같이).	O: 광대뼈 I: 윗입술 가쪽의 피부와 근육 N: 얼굴신경	
Zygomaticus major muscle (큰광대근)	입 구석을 위쪽 및 가쪽으로 벌린다(미소짓거나 웃을 때와 같이).	O: 광대뼈 I: 입의 구석/각의 가쪽 근육섬유 N: 얼굴신경	
Risorius muscle (입꼬리당김근)	입 구석을 가쪽으로 잡아당겨 입술을 닫은 미소나 히죽히죽 한 웃음을 띠게 한다.	O: 귀 앞쪽의 결합조직 I: 달팽이축 N: 얼굴신경	
Orbicularis oris muscle (입둘레근)	입술의 닫기 및 내밀기를 한다. (입술을 오므리는 것과 같이).	O: 위턱뼈 및 아래턱뼈 I: 입술의 피부 및 결합조직 N: 얼굴신경	
Depressor anguli oris muscle (입꼬리내림근)	입의 구석을 아래쪽으로 잡아당긴다(슬픈 표정).	O: 아래턱뼈의 아래쪽 몸 I: 달팽이축 N: 얼굴신경	
Depressor labii inferioris muscle (아래입술내림근)	아랫입술을 내민다 (슬프거나 뽀루퉁한 표정).	O: 안쪽 아래턱뼈 I: 아랫입술의 피부와 결합조직 N: 얼굴신경	
Mentalis muscle (턱끝근)	음료를 마시거나 '의문스러운' 표정을 짓기 위해 아랫입술과 턱을 내민다.	O: 앞쪽 아래턱뼈 I: 입술 가까이 턱의 피부 N: 얼굴신경	
Buccinator muscle (볼근)	턱을 안쪽으로 잡아당겨, 빠는 동작을 만든다.	O: 위턱뼈와 아래턱뼈의 어금니 부분 I: 입둘레근 및 턱/입술의 결합조직 N: 얼굴신경	
Platysma muscle (넓은목근)	아래턱뼈를 내려 아랫입술을 내리고, 입을 연다; 목의 피부를 팽팽히 한다.	O: 어깨세모근과 큰가슴근의 결합조직 I: 아래턱뼈 입 아래쪽의 피부와 결합조직 N: 얼굴신경	

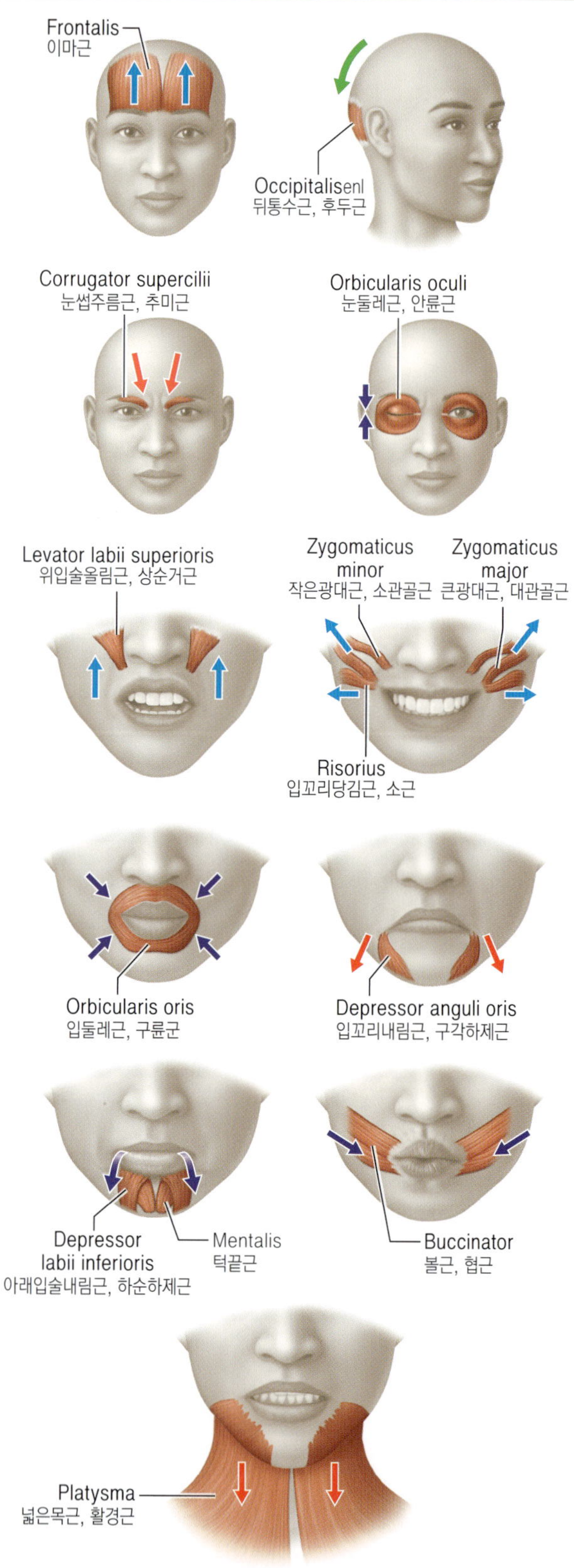

올림: elevate, 뒤쪽: posteriorly, 아래쪽: inferiorly, 감김: close, 위쪽: superiorly, 가쪽: laterally, 닫김: close, 내밈: protrude, 잡아당김: pull, 내림: depress

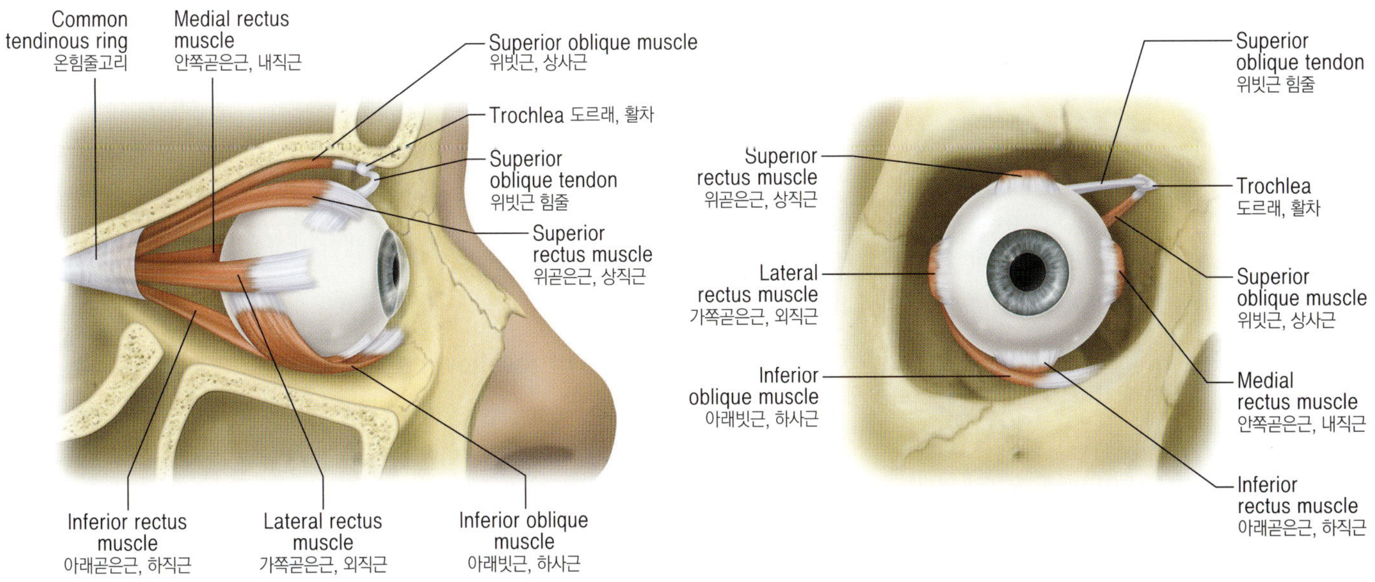

(a) 오른쪽 눈의 가쪽면

(b) 오른쪽 눈의 앞면

그림 9.8 바깥눈근육

표 9.3 바깥눈근육과 눈확근

근육	작용	시작점(O)/정지점(I)/신경(N)	개념그림
Superior rectus muscle (위곧은근)	안구를 위로 돌림 안구를 안쪽으로 돌림	O: 뒤쪽 눈확의 온힘줄고리 I: 안구의 위쪽면 N: 눈돌림신경	
Inferior rectus muscle (아래곧은근)	안구를 아래로 돌림 안구를 안쪽으로 돌림	O: 뒤쪽 눈확의 온힘줄고리 I: 안구의 아래쪽면 N: 눈돌림신경	
Medial rectus muscle (안쪽곧은근)	안구를 안쪽으로 모음	O: 뒤쪽 눈확의 온힘줄고리 I: 안구의 안쪽면 N: 눈돌림신경	
Lateral rectus muscle (가쪽곧은근)	안구를 가쪽으로 벌림	O: 뒤쪽 눈확의 온힘줄고리 I: 안구의 가쪽면 N: 갓돌림신경	
Superior oblique muscle (위빗근)	안구를 아래 가쪽으로 돌림	O: 뒤쪽 눈확 I: 도르래를 통과한 후 안구의 위쪽/가쪽면 N: 도르래신경	
Inferior oblique muscle (아래빗근)	안구를 위 가쪽으로 돌림	O: 앞쪽 눈확 바로 앞쪽의 위턱뼈 I: 안구의 아래쪽/가쪽면 N: 눈돌림신경	
Levator palpebrae superioris muscle (눈꺼풀올림근)	위쪽 눈꺼풀을 올림	O: 뒤쪽 눈확 I: 위쪽 눈꺼풀의 결합조직 및 피부 N: 눈돌림신경	

돌림: elevate, 안쪽: medially, 아래: depress, 가쪽: laterally, 위쪽: superiorly, 올림: elevate

Muscle of the Head and Neck 머리와 목의 근육

Muscle of Mastication 씹기근육

Mandible(아래턱뼈, 하악골)을 올리는 두 개의 주요 근육은 masseter muscle(깨물근, 교근)과 temporalis muscle(관자근, 측두근)이다. 깨물근은 두껍고, band like(밴드타입, 띠 형태)의 근육으로 zygomatic arch(광대활, 관골궁)에서 시작해 아래턱뼈의 가쪽면에 삽입된다(그림 9.9a). 관자근은 부채 같은 모양의 수렴근육으로 temporal bone(관자뼈, 측두골)의 편평한 부분에서 시작해 아래턱뼈의 coronoid process(근육돌기, 갈고리돌기)에 삽입된다. 이 두 개의 근육이 함께 씹기작용 시 아래턱뼈를 올리기 위한 충분한 힘을 제공한다.

또 다른 두 개의 추가적인 mastication muscle(씹기근육, 저작근)이 아래턱뼈에 부착되어 있다(그림 9.9b). Medial pterygoid muscle(안쪽날개근, 내측익돌근)은 입 뒤쪽과 인두(목구멍)에서 시작되어 대부분 sphenoid bone(나비뼈, 접형골)의 pterygoid process(날개돌기)에 부착된 다음, 아래턱뼈의 안쪽면을 따라 삽입된다. 이 근육은 깨물근과 관자근의 synergist(협동근)로 아래턱뼈를 올려준다. Lateral pterygoid muscle(가쪽날개근, 외측익돌근)은 다른 씹기근육과는 다른 각도로 부착되어 있다. 나비뼈에서 시작되어 temporomandibular joint(턱관절, 측두하악관절) 가까이 mandibular condyle(아래턱뼈돌기, 하악돌기)에 삽입된다. 이러한 시작점과 정지점에 의해 이 근육은 아래턱뼈를 들어올리기보다는 아래쪽으로 내려준다. 또한 가쪽날개근이 안쪽날개근과 함께하는 두 가지 추가적인 작용은 (1) 아래턱뼈를 앞으로 잡아당겨 protraction(내밈)이라고 알려진 작용, (2) 씹기 과정 중 음식을 갈아주는데 필요한 좌우 움직임이다. 씹기근육에 대한 더 자세한 내용은 표 9.4에 정리되어 있다.

Muscle of Swallowing 삼키기근육

Swallowing(삼킴, 연하)은 두 단계의 근육활동으로 이루어진다. (1) 음식을 입안 뒤쪽으로 밀어낸다, (2) 인두 또는 목구멍에서 삼킴을 시작하여 음식을 인두와 위를 연결하는 esophagus(식도)로 밀어낸다.

Pushing Food to the Posterior Oral Cavity 입안 뒤쪽으로 음식 밀어내기. 삼킴 직전에 씹기근육이 아래턱뼈를 들어올린다. 동시에 관자뼈와 아래턱뼈에서 시작해 hyoid bone(목뿔뼈, 설골)에서 정지하는 근육이 수축해 목뿔뼈를 상승시킨다. 이 뼈가 상승되면, 혀와 입의 바닥이 상승해 삼킴을 준비하고, 음식이 인두를 향해 뒤쪽으로 밀려난다. 이 근육에는 digastric muscle(두힘살근), stylohyoid muscle(붓목뿔근), mylohyoid muscle(턱목뿔근), geniohyoid muscle(턱끝목뿔근)이 포함된다(그림 9.10a와 b).

혀는 세 개의 뼈대근육으로 구성되어 있으며, 삼킴에 있

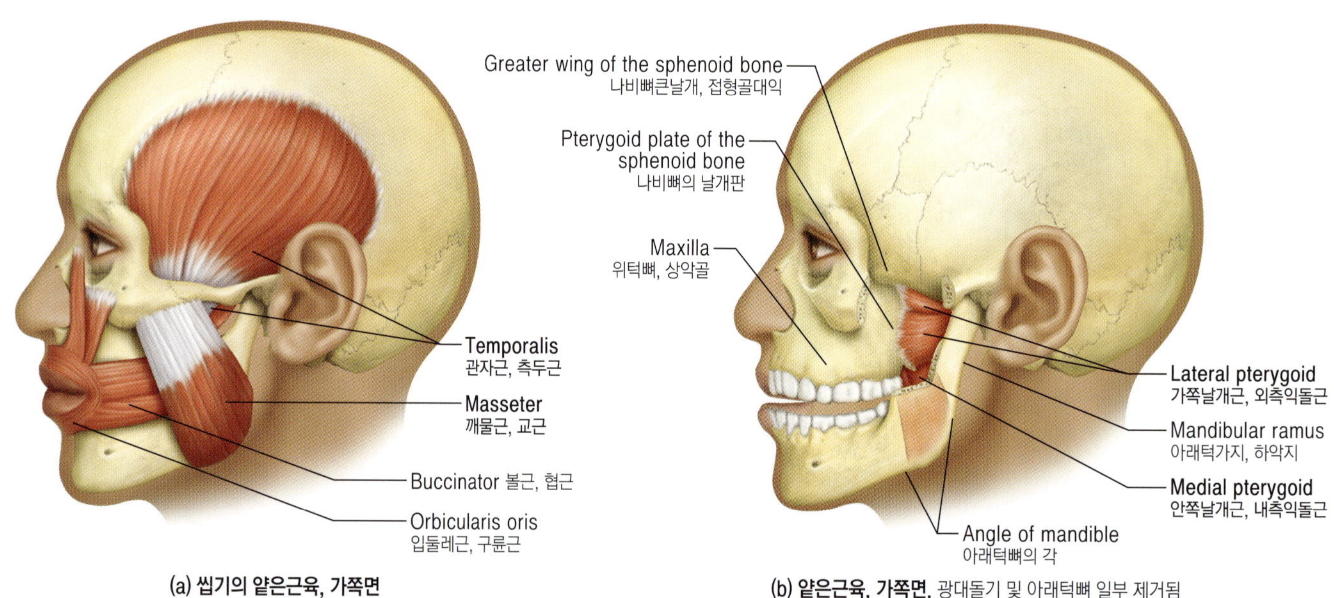

(a) 씹기의 얕은근육, 가쪽면

(b) 얕은근육, 가쪽면. 광대돌기 및 아래턱뼈 일부 제거됨

그림 9.9 씹기근육. 굵은 글씨로 표시된 근육이 씹기운동에 관여한다.

표 9.4 씹기근육

근육	작용	시작점(O)/정지점(I)/신경(N)	개념그림
Masseter muscle (깨물근)	아래턱을 올림	O: 광대활 I: 턱뼈가지의 구석 및 가쪽면 N: 아래턱신경(삼차신경의 가지)	Temporalis 관자근, 측두근 Masseter 깨물근, 교근
Temporalis muscle (관자근)	아래턱의 올림과 뒤당김	O: 머리뼈의 가쪽면 I: 아래턱뼈의 근육돌기 N: 아래턱신경	
Medial pterygoid muscle (안쪽날개근)	아래턱뼈의 올림과 내밈; 음식을 갈기 위한 가쪽 운동 보조	O: 날개뼈의 날개판, 위턱뼈의 작은 부분 I: 아래턱뼈의 중앙구석 및 뼈가지 N: 아래턱신경	Lateral pterygoid 가쪽날개근, 외측익돌근 Medial pterygoid 안쪽날개근, 내측익돌근
Lateral pterygoid muscle (가쪽날개근)	아래턱뼈의 내밈과 내림; 음식을 갈기 위한 가쪽 운동	O: 날개뼈의 날개판과 큰날개 I: 아래턱뼈의 돌기와 목 N: 아래턱신경	

올림: elevate, 뒤당김: retract, 내밈: protrude, 내림: depress

어 중요한 역할을 한다. 첫 번째, genioglossus(턱끝혀근, 이설근)는 아래턱뼈에서 시작해 혀를 내민다. 두 번째, hyoglossus(목뿔혀근, 설골설근)는 목뿔뼈에서 시작해 혀를 내린다. 세 번째, styloglossus(붓혀근, 경상설근)는 관자뼈의 styloid process(붓돌기, 경상돌기)에서 시작해 혀를 끌어 올린다(그림 9.10b). 혀근육은 음식이 잘게 나뉘어 침과 잘 섞일 수 있도록 돕는다. 삼킴이 시작되면 이 근육들이 수축해 음식을 인두를 향해 뒤쪽으로 이동시킨다. 혀근육에 대한 내용이 표 9.5에 요약 · 정리되어 있다.

Pushing Food into the Esophagus 식도쪽으로 음식을 밀어넣기. 음식이 넘어오면, 인두가 음식을 받기 위해 빠르게 상승된다. 삼킬 때 목뿔뼈 위에 손을 올려 놓으면 느낄 수 있다. 식도가 위쪽으로 어떻게 움직이는지 살펴보자. 인두와 목뿔뼈는 다음 근육의 수축에 의해 재빨리 하강한다.

이 작용은 음식을 인두 속으로 밀어내어 음식이 흡인되는 것을 예방해준다. 이름에서 알 수 있듯이, 목뿔뼈 또는 앞쪽 목의 연골조각인 thyroid cartilage(방패연골, 갑상연골)를 정지점으로 삽입된다. 이에 속하는 근육에는 sternohyoid muscle(복장목뿔근), sternothyroid muscle(복장방패근), omohyoid muscle(어깨목뿔근), thyrohyoid muscle(방패목뿔근)이 있다. 최종적으로, pharyngeal constrictor muscle(인두수축근)이 위쪽에서 아래쪽 방향으로 연속적으로 빠르게 수축해 음식을 식도로 이동시킨다(그림 9.10c). 삼키기 근육에 대한 설명이 표 9.6에 요약되어 있다.

Muscle that Move the Head and Neck
머리와 목을 움직이는 근육

머리나 목을 움직이는 역할을 하는 주요 근육 중 하나는 sternocleidomastoid muscle(목빗근, 흉쇄유돌근)이다. 이 근육은 sternum(복장뼈, 흉골)과 clavicle(빗장뼈, 쇄골)에서 시작되어, 가쪽목을 대각선으로 가로질러 관자뼈의 mastoid process(꼭지돌기, 유돌기)에 삽입된다(그림 9.11). 이 대각선 경로에 의해 각각의 목빗근이 독립적으로 머리를 반대쪽 어깨 방향으로 돌릴 수 있다. 목빗근이 동시에 작용할 때는 인사하는 것과 같이 머리가 굽혀진다.

머리를 움직이는 또 다른 근육으로 앞, 중간 및 뒤 scalene muscle(목갈비근, 사각근)이 있다. 목갈비근은 목뼈의 transverse process(가로돌기)에서 시작해 첫째부터 둘째 rib(갈비뼈)에 삽입된다. 각 근육 그룹이 개별적으로 수축하면, 머리는 가쪽으로 잡아당겨진다(귀를 어깨 방향으로 잡아당기듯이). 하지만 이 근육 그룹 안에서도 시작점과 정지점이 서로 뒤바뀔 수 있다. Fixator(고정근)가 머리와 목을 제자리에 고정시키고 양쪽의 근육 그룹이 수축하면, 갈비뼈가 상승된다. 이 운동은 심호흡을 할 때 중요한 기능을 한다.

머리와 목 뒤쪽에는 다이아몬드 모양의 trapezius muscle(등세모근, 승모근)이 있다. 이 근육은 열두 번째 thoracic vertebra(등뼈, 흉추)에서 occipital bone(뒤통수뼈, 후두

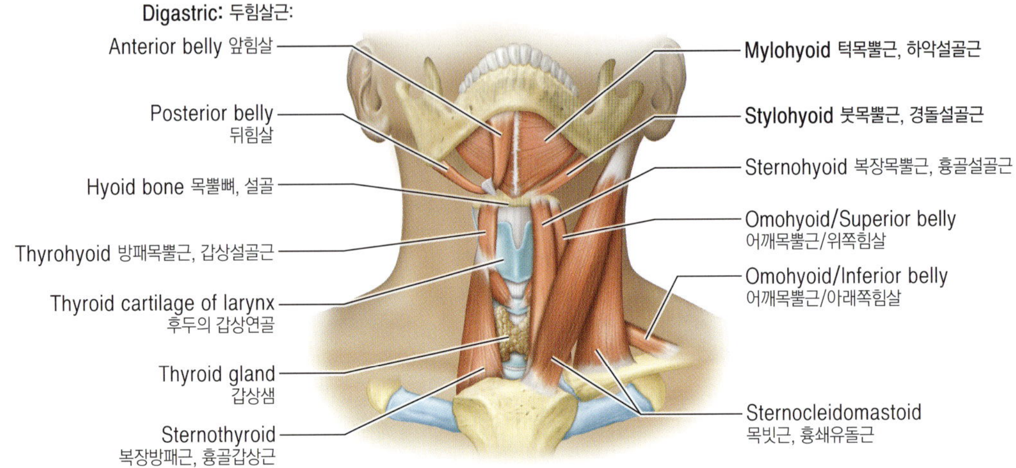

(a) 음식을 입안 뒤쪽으로 밀어내는 근육

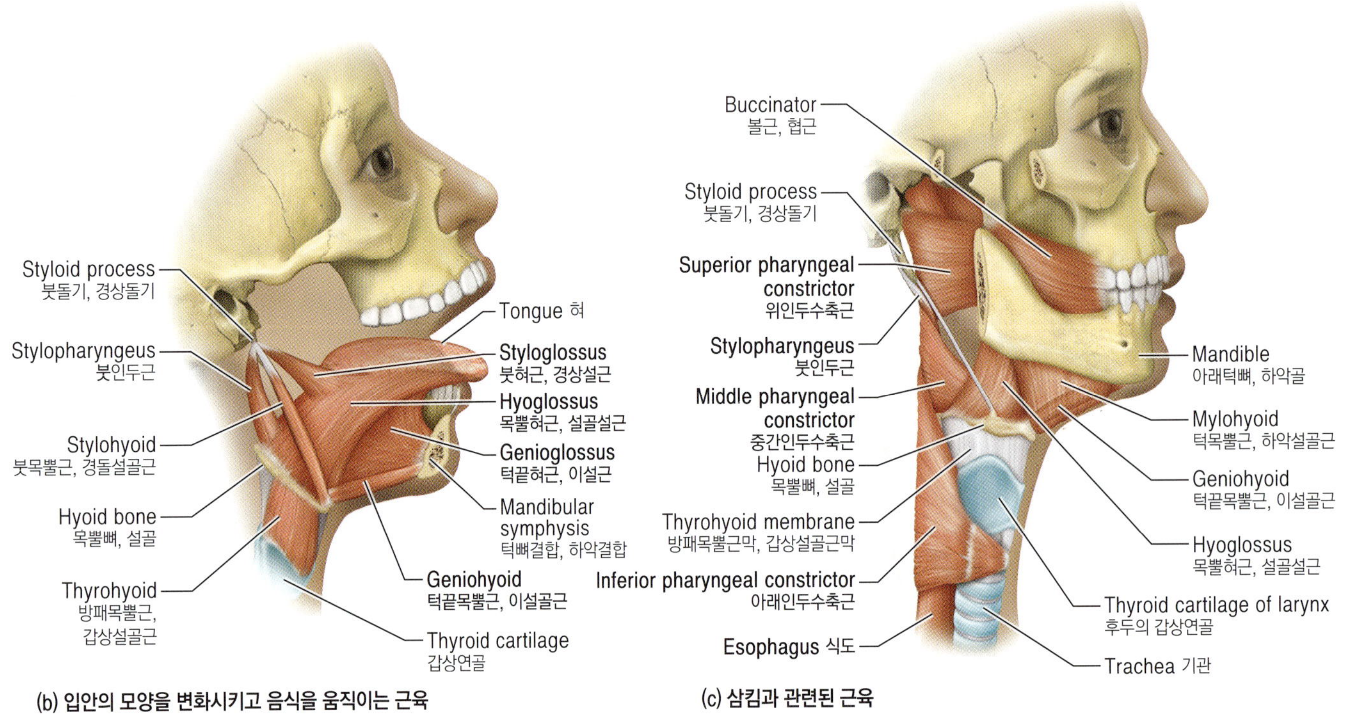

(b) 입안의 모양을 변화시키고 음식을 움직이는 근육

(c) 삼킴과 관련된 근육

그림 9.10 혀근육. 굵은 글씨로 표시된 근육이 삼킴의 단계에 관여한다.

표 9.5 혀근육

근육	작용	시작점(O)/정지점(I)/신경(N)	개념그림
Genioglossus muscle (턱끝혀근)	혀를 내밈	O: 안쪽/앞쪽 아래턱뼈(턱뼈결합 가까이) I: 근육 대부분이 혀와 결합됨; 목뿔뼈의 몸통부분 N: 혀밑신경	Styloglossus 붓혀근, 경상설근 Hyoglossus 목뿔혀근, 설골설근 Genioglossus 턱끝혀근, 이설근
Hyoglossus muscle (목뿔혀근)	혀를 내림	O: 목뿔뼈(큰뿔) I: 혀의 뒤가쪽면 N: 혀밑신경	
Styloglossus muscle (붓혀근)	혀를 올림 및 뒤당김	O: 관자뼈의 붓돌기 I: 혀의 가쪽/뒤쪽 경계 N: 혀밑신경	

내밈: protrude, 내림: depress, 올림: elevate, 뒤당김: retract

표 9.6 삼키기근육

근육	작용	시작점(O)/정지점(I)/신경(N)	개념그림
Stylohyoid muscle (붓목뿔근)	삼키기 과정 중 목뿔뼈와 입의 바닥을 올림 및 뒤당김	O: 관자뼈의 붓돌기 I: 목뿔뼈 N: 얼굴신경	
Mylohyoid muscle (턱목뿔근)	목뿔뼈와 입의 바닥을 올림, 음식을 인두로 밀어냄	O: 아래턱뼈의 안쪽 부분 I: 목뿔뼈의 결합조직 정중솔기(연결선) N: 턱목뿔근신경	
Geniohyoid muscle (턱끝목뿔근)	목뿔뼈의 올림 및 내밈	O: 턱뼈결합의 안쪽면 I: 목뿔뼈 N: 목신경얼기의 가지*	
Sternohyoid muscle (복장목뿔근)	목뿔뼈와 후두를 내림	O: 복장뼈자루의 뒤쪽 I: 목뿔뼈의 아래쪽 부분 N: 목신경얼기의 가지	
Sternothyroid muscle (복장방패근)	후두와 목뿔뼈를 내림	O: 복장뼈자루의 뒤쪽 I: 후두의 갑상연골 N: 목신경얼기의 가지	
Omohyoid muscle (어깨목뿔근)	목뿔뼈의 내림 및 뒤당김	O: 어깨뼈의 위쪽 경계 I: 목뿔뼈의 아래쪽 부분 N: 목신경얼기의 가지	
Thyrohyoid muscle (방패목뿔근)	목뿔뼈를 내림; 후두를 올릴 수도 있음	O: 후두의 갑상연골 I: 목뿔뼈 N: 목신경얼기의 가지*	
Superior, middle, and inferior pharyngeal constrictor muscles (위, 중간 및 아래인두수축근)	단계적으로 수축해 음식을 인두의 위에서 아래까지 밀어내어 식도로 보낸다.	O: 위쪽 – 나비뼈 중앙 – 목뿔뼈 아래쪽 – 후두 I: 인두의 뒤쪽 부분 N: 미주신경의 가지	
Digastric muscle (두힘살근)	아래턱을 내림; 삼키기 과정 중 목뿔근의 고정근이다.	O: 앞힘살: 아래턱뼈의 앞쪽 내부 경계; 뒤힘살: 꼭지패임 내, 꼭지돌기의 안쪽 I: 목뿔뼈의 결합조직 N: 턱목뿔근 신경(앞힘살) 및 얼굴신경(뒤힘살)	

* 목신경섬유가 혀밑신경을 통해 이 근육에 분산되어 있다.

올림: elevate, 뒤당김: retract, 내밈: protrude, 내림: depress, 수축: contraction

골)까지 이르는 긴 시작점을 갖고 있다. 이 근육은 3부분으로 나누어진다. 뒤통수뼈에 부착된 위쪽 부분은 머리를 폄한다. 등세모근의 깊은 층에는 splenius capitis muscle(머리널판근, 두판상근)과 splenius cervicis muscle(목널판근, 경판상근)이 위치한다. 이 근육들의 시작점은 cervical vertebra(목뼈, 경추)와 등뼈를 따라 있으며, 정지점을 따라 명명되었다. 머리널판근은 꼭지돌기에 있는 머리로 삽입되고, 목널판근은 목뼈의 가로돌기를 따라 목에 삽입된다. 양쪽에서 근육이 수축하면, 목과 머리가 펴된다. 한쪽 방향만 수축하면, 근육이 수축한 방향으로 머리와 목이 돌아간다.

이 근육들의 자세한 설명은 표 9.7을 참조한다.

확인하기

- ☐ 5. 4가지 씹기근육은 무엇인가?
- ☐ 6. Swallowing(삼킴) 시 pharyngeal constrictor muscle(인두수축근)의 역할은 무엇인가?
- ☐ 7. 머리를 움직일 때 sternocleidomastoid muscle(목빗근)의 역할은 무엇인가?

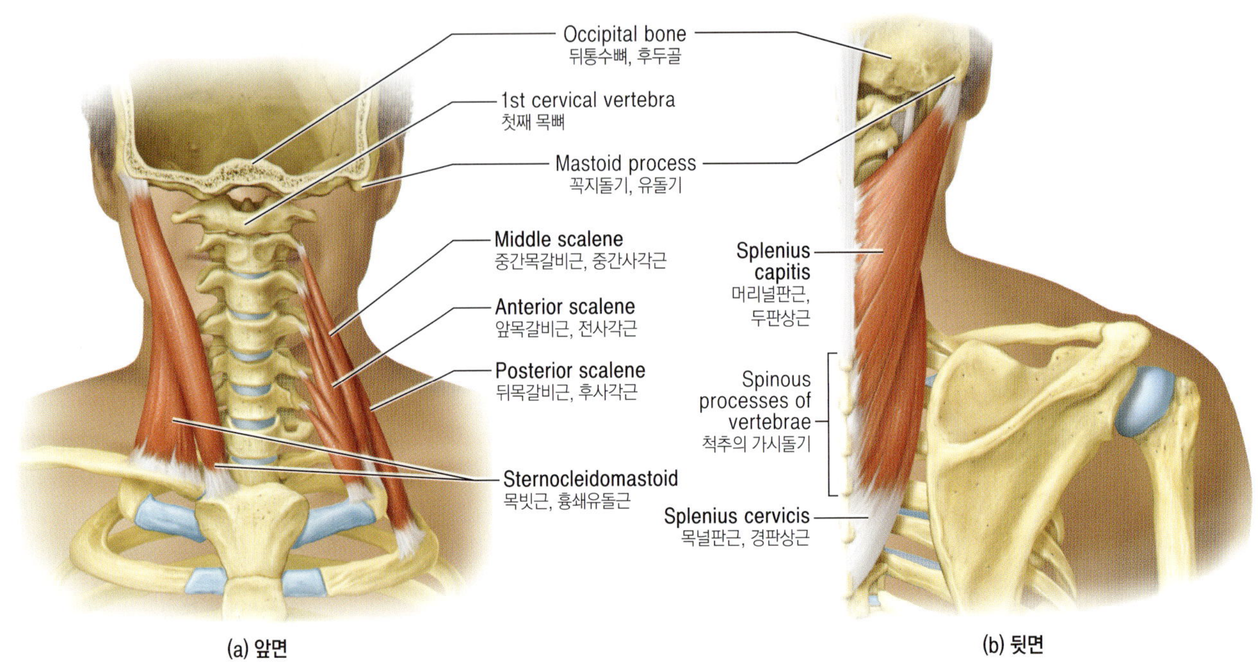

그림 9.11 머리와 목을 움직이는 근육. 굵은 글씨로 표시된 근육이 이 작용에 관여한다.

표 9.7 머리와 목을 움직이는 근육

근육	작용	시작점(O)/정지점(I)/신경(N)	개념그림
Sternocleidomastoid muscle (목빗근)	협동작용: 머리를 **굽힘**; 개별작용: 머리를 반대쪽으로 굽히고 **돌림**; 들숨의 보조근	O: 복장뼈자루, 빗장뼈의 안쪽 부분 I: 관자뼈의 꼭지돌기 N: 더부신경	Sternocleidomastoid 목빗근, 흉쇄유돌근
Scalene muscles (목갈비근)	개별 수축 시 머리를 **가쪽**으로 움직임; 척주 고정 시 갈비뼈를 **올림**; 들숨의 보조근	O: C_2~C_7의 가로돌기결절 I: 첫째, 둘째 갈비뼈의 가쪽 N: C_3~C_8 척수신경 분지	Scalene 목갈비근, 사각근
Trapezius muscle [등세모근(위쪽단면)]*	머리의 **폄** ('인사' 자세에서 머리 들기)	O: 바깥 뒤통수뼈융기와 목뼈 I: 빗장뼈의 가쪽 부분 N: 더부신경	Trapezius 등세모근, 승모근
Splenius capitis muscle (머리널판근)	머리의 **폄**; 다른 근육과 함께, 근육이 수축된 방향으로 머리를 **돌림**	O: 목뼈의 가시돌기 및 뒤쪽 목 목덜미인대의 결합조직 I: 꼭지돌기 및 뒤통수뼈 N: C_2~C_3 등쪽 가지의 분지 (척수신경의 뒤쪽 가지)	Splenius capitis 머리널판근 ,두판상근
Splenius cervicis muscle (목널판근)	머리와 목의 **폄**; 근육이 수축한 방향으로 위쪽 목뼈를 **돌림**	O: T_3~T_6의 가시돌기 I: C_1~C_4의 가로돌기 N: 아래쪽 목신경의 등쪽 분지	Splenius cervicis 목널판근, 경판상근 Semispinalis capitis 머리반가시근, 두부반극근

* 등세모근의 자세한 내용은 9.4절 참조

굽힘: flex, 돌림: rotate, 가쪽: laterally, 올림: elevate, 폄: extend

Muscle of the Vertebral Column 척주의 근육

Vertebral column(척주)의 근육은 하나 이상의 vertebrae(척추뼈, 추골)에서 시작되고, 삽입된다. 척주근육의 많은 근육들은 postural muscle(자세근육, 체위근육)이며, 이는 직립 자세를 유지시키기 위해 일반적으로 항상 수축되어 있다. 사람들은 흔히 이 근육 중 하나에 부상을 입기 전까지는 자세근육에 대해 관심을 기울이지 않는다.

척주의 주요 근육은 erector spinae muscle group(척주세움근 그룹, 척주기립근 군)이다(그림 9.12). 이 근육 그룹은 총 9개의 근육으로 이루어져 있으며, 위치하고 있는 척주 면에 따라 3개의 vertical group(수직 그룹) 또는 column(기둥, 주)인 가쪽의 iliocostalis muscle(엉덩갈비근), 중간의 longissimus muscle(가장긴근) 및 안쪽의 spinalis muscle(가시근)로 나뉜다. 이 근육을 가쪽에서 안쪽으로 기억하기 위한 기억방법은 "I Like Standing"이다.

각각의 기둥은 다시 3가지 영역을 가지고 있다.

- 가쪽의 iliocostalis muscle column(엉덩갈비근 기둥, 장늑근 주)은 iliocostalis lumborum muscle(허리엉덩갈비근, 요장늑근)로 시작된다. 이 근육은 sacrum(엉치뼈, 천골)과 ilium(엉덩뼈, 장골)에서 시작해 뒤쪽 갈비뼈에 삽입된다. 다음 두 개의 근육은 중간-허리의 iliocostalis thoracis muscle(등엉덩갈비근, 흉장늑근)과 허리의 iliocostalis cervicis muscle(목엉덩갈비근, 경장늑근)이다.
- 중간의 longissimus muscle column(가장긴근 기둥, 최장근 주)은 lumbar vertebra(허리뼈, 요추)에서 시작해 등뼈와 그 인근의 갈비뼈로 삽입되는 크고 강력한 longissimus thoracis muscle(등가장긴근, 흉최장근)로 시작된다. 그 다음 근육은 목의 longissimus cervicis muscle(목가장긴근, 경최장근)과 머리의 꼭지돌기로 삽입되는 longissimus capitis muscle(머리가장긴근, 두최장근)이다.
- 안쪽의 spinalis muscle column(가시근 기둥)도 thoracis muscle(가슴근), cervicis muscle(목근), 및 capitis muscle(머리근)로 구성된다. 이 근육 기둥의 시작점은 척추뼈의 spinous process(가시돌기)를 따라 있으며, 정지점은 뒤통수뼈와 spinalis capitis muscle(머리가시근, 두극근)이다.

Erector spinae muscle(척주세움근, 척주기립근)은 인체

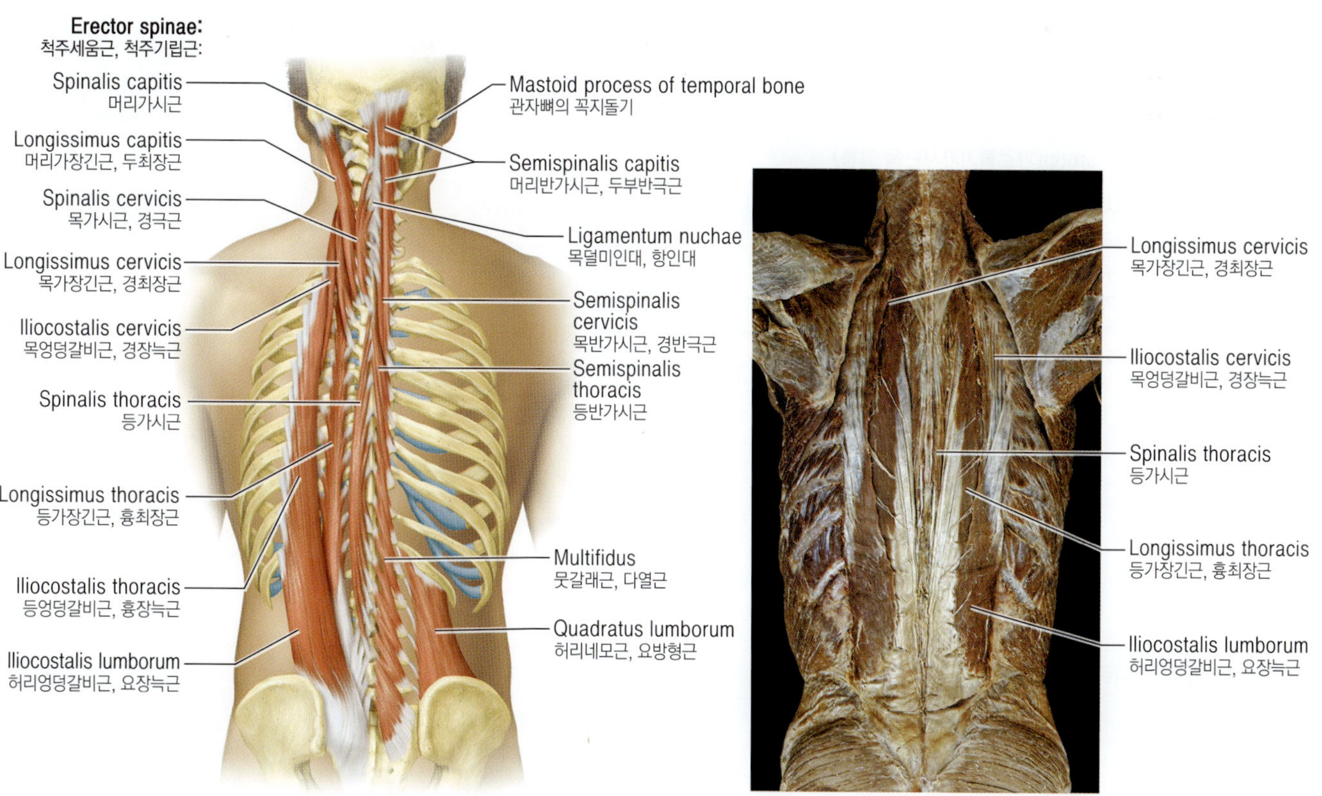

(a) 등의 깊은근육 (b) 시신해부 사진

그림 9.12 척주의 근육

내 자세근육 중 가장 중요한 요소이기도 하지만, 척주세움근의 대부분은 척주를 강력하게 펌시키는 근육이기도 하다. 일부 근육은 한쪽으로만 수축해 척주를 가쪽으로 돌리거나 굽히는 것을 돕는다. 머리근육과 목근육은 머리와 목을 extension(폄, 신전)[또는 rotation(돌림)]하는데 작은 역할을 한다.

또 다른 척추근육 그룹은 transversospinal group(가로돌기가시근육 그룹)이다. 이 근육들은 척주의 가로돌기와 가시돌기 사이의 척주를 따라 위치한다. 이 그룹은 semispinalis muscle(반가시근), multifidus muscle(뭇갈래근), rotatores muscle(돌림근)로 구성된다. 전체적으로 보았을 때, 이 근육의 작용은 척주세움근 그룹과 유사하다. 머리, 목, 척

표 9.8 척주근육

근육	작용	시작점(O)/정지점(I)/신경(N)	개념그림
Erector spinae muscle group(척주세움근 그룹)			
Spinalis muscle column (가시근 기둥) 머리 목 가슴	척주의 **폄**(특히, 가슴뼈); 머리뼈와 목뼈는 머리의 **폄**에 작은 기능을 한다.	O: 위쪽 허리뼈, 가슴뼈 및 아래쪽 목뼈의 가시돌기 I: 가슴뼈와 목뼈의 가시돌기와 머리뼈 N: 목뼈, 가슴뼈의 뒤쪽 신경가지와 허리 척수신경	Spinalis column 척주 Longissimus column 가장긴근 기둥 Iliocostalis column 엉덩갈비근 기둥
Longissimus muscle column (가장긴근 기둥) 머리 목 가슴-척주세움근 중 가장 크고 강한 구성요소	척주의 **폄**(특히, 가슴뼈); 머리뼈와 목뼈는 머리의 **폄**과 같은 쪽으로 돌림에 작은 역할; 한쪽 면만 수축 시 척주의 **가쪽굽힘**	O: 척추의 가로돌기-일반적으로 정지점 아래로 몇 개의 척추뼈 I: 꼭지돌기(머리); 척추의 가로돌기; 가슴영역의 갈비뼈 뒤안쪽 부분 N: 목, 가슴 및 허리척수신경의 뒤쪽 가지	
Iliocostalis column (엉덩갈비근 기둥) 목 가슴 허리	척주의 **폄** (특히, 가슴과 허리근육); 자세 유지; 한쪽 면만 수축 시 척주의 **가쪽굽힘**	O: 갈비뼈의 뒤쪽면; 엉치뼈와 엉덩뼈 부위 I: 아래쪽 목뼈의 가로돌기; 갈비뼈 뒤쪽면 N: 목, 가슴 및 허리척수신경의 뒤쪽 가지	Semispinalis group 반가시근 그룹 Multifidus and rotatores muscles 뭇갈래근 및 돌림근육
Transversospinal Group(가로돌기가시근육 그룹)			
Semispinalis(반가시근), Capitis muscle(머리근), Cervicis muscle(목근), Thoracis muscle(가슴근)	척주의 **폄**; 머리근과 목근은 머리를 **폄**시키고 머리를 반대쪽으로 돌림	O: C_4~T_6의 가로돌기와 관절돌기 I: 가시돌기(목근과 가슴근의 경우 시작점 위로 몇 개의 척추뼈) 및 머리뼈 N: 목과 가슴신경의 뒤쪽 가지	
Multifidus muscles (뭇갈래근)	척주를 움직이는 다른 근육의 협동근이며 자세 유지를 보조한다.	O: 아래쪽 절반은 엉치뼈와 허리뼈의 가로돌기; 위쪽 절반은 등뼈의 가로돌기와 아래쪽 목뼈의 관절돌기 I: L_5~C_2의 가시돌기 N: 목과 가슴신경의 뒤쪽 가지	
Rotatores muscles (돌림근)	척주의 **폄**	O: 척추뼈 하나의 가로돌기 I: 시작점으로부터 하나 또는 다음 척추뼈의 가시돌기 N: 목, 가슴 및 허리 신경의 뒤쪽 가지	Longissimus column 가장긴근 기둥 Iliocostalis column 엉덩갈비근 기둥 Quadratus lumborum 허리네모근, 요방형근
Other Spinal Extensors(기타 척주폄근)			
Quadratus lumborum muscle (허리네모근)	척주의 **폄**; 자세 유지; 한쪽 면만 수축 시 척주의 **가쪽굽힘**	O: 엉덩뼈능선 및 허리영역의 결합조직 I: 열두째 갈비뼈와 허리뼈의 가로돌기 N: T_{12}의 앞쪽 가지와 허리척수신경	

폄: extend, 가쪽굽힘: laterally flex

주를 펴시킨다(그림 9.12a). 척주의 가쪽굽힘과 폄을 보조하는 또 다른 근육으로 위쪽 허리에 위치한 quadratus lumborum muscle(허리네모근, 요방형근)이 있다(표 9.8).

확인하기

☐ 8. Erector spinae muscle group(척주세움근 그룹)의 주요 근육은 무엇이며, 이 근육 그룹의 주요 기능은 무엇인가?

9.3 몸통과 골반바닥의 근육

Muscle of the Trunk and Pelvic Floor

학습목표

1. Trunk(몸통)과 pelvic floor(골반바닥)의 근육을 정의하고 설명할 수 있다.

Muscle of Ventilation 호흡근육

허파는 자신의 근육이 없다. 따라서 ventilation(환기) 또는 호흡을 하기 위해서는 skeletal muscle(뼈대근육, 골격근)의 작용에 의존해야 한다. 주요 호흡근육은 thoracic cavity(가슴안, 흉강)와 배골반안을 분리시켜주는 돔 형태의 diaphragm muscle(가로막근육, 횡격막근)이다(그림 9.13a). 가로막근육의 origin(시작점, 이는점)은 sternum(복장뼈, 흉골)의 xiphoid process(칼돌기, 검상돌기)에서부터 아래쪽의 rib(갈비뼈), 뒤쪽의 lumbar vertebra(허리뼈, 요추)와 그 앞의 costal cartilage(갈비연골, 늑연골)까지 폭넓게 가슴안 주변에 펼쳐져 있다. 또한 자체 central tendon(중심힘줄, 건중심)으로 삽입되는 특이한 insertion(정지점, 닿는점)을 보인다. 이와 같은 정지점에 의해 diaphragm(가로막, 횡격막)은 수축 시 편평하게 변한다. 가로막이 아래로 당겨져 편평해지면서, 가슴안과 허파도 함께 잡아 끌어 허파의 크기와 부피를 증가시킨다. 이는 최종적으로 inspiration (inhale, 들숨, 흡기) 시 공기가 허파 안으로 들어오게 만들어 준다. 이와 같은 이유로, 가로막은 흔히 주요 들숨근육으로 불린다.

환기 기능을 하는 다른 근육에는 갈비뼈 사이에 위치한 external intercostal muscle(바깥갈비사이근, 외늑간근)과 internal intercostal muscle(속갈비사이근, 내늑간근)이 있다(그림 9.13b). 두 근육 모두 시작점은 근육 위쪽의 갈비뼈이고, 정지점은 근육 아래쪽의 갈비뼈이다. 하지만 그림에서 볼 수 있듯이 근육의 섬유 방향이 서로 다르기 때문에 각기 다른 작용을 하게 된다. Rib cage(가슴우리, 흉곽)의 다른 부분이 고정된 상태에서 바깥갈비사이근이 상승하면, 갈비뼈가 벌져져 가슴안과 허파의 부피를 증가시키는 가로막의 작용을 돕는다. 이 작용이 들숨을 보조하기 때문에 바깥갈비사이근도 들숨근육으로 간주된다. 속갈비사이근은 이와 반대 작용을 한다.

가로막근육이 이완하면 가로막은 위쪽으로 움직여 다시 돔 형태로 돌아온다. 이 작용이 가로막을 가슴안 내부로 밀어내어 가슴안과 허파의 부피가 감소하게 된다. 이 작용이 expiration (exhale, 날숨, 호기)을 만들어낸다. 날숨은 수동적 과정이라는 것에 주의한다. 날숨은 어떠한 근육수축도 필요하지 않지만, 날숨에 힘을 가하면 속갈비사이근이 작용해 가슴우리를 아래쪽으로 내리고, 폐용적이 감소되어 배출되는 공기의 양이 증가된다.

강제적인(힘을 들여하는) 들숨과 날숨이 이루어질 때에는 가로막과 바깥갈비사이근 뿐 아니라 accessory muscle of ventilation(호흡보조근)도 함께 작용한다. Sternocleidomastoid muscle(목빗근, 흉쇄유돌근)과 scalene muscle(목갈비근, 사각근)도 강제적인 들숨을 보조해 가슴우리를 상승시킬 수 있다.

표 9.9에 호흡근육이 정리되어 있다.

확인하기

☐ 1. Inspiration(들숨)의 주요 근육은 무엇이며, 어디에 위치하는가?
☐ 2. 호흡 시 external intercostal muscle(바깥갈비사이근)과 internal intercostal muscle(속갈비사이근)의 기능은 무엇인가?

Abdominal Muscle 배근육

'Six pack abs(식스팩 복근)'을 만들기 위해 운동을 한다는 사람에 대해 들어본 적 있을 것이다. 여기서 말하는 abdominal muscle(배근육, 복근)은 앞쪽배의 superficial muscle(얕은근육, 표재근육)인 rectus abdominis muscle(배곧은근, 복직근)의 일부이다(그림 9.14). 이 근육은 superior pubic bone(위두덩뼈, 상치골)에서 시작해 갈비연골로 삽입되며, trunk(몸통)를 강력하게 펴시킨다.

배곧은근의 구조와 기능은 근육의 내부와 주변의 dense collagenous connective tissue(치밀아교결합조직)에 의해 영향을 받는다. 다른 배근육의 섬유로 이루어진 rectus sheath(배곧은근집, 복직근초)라는 구조가 근육을 하나씩

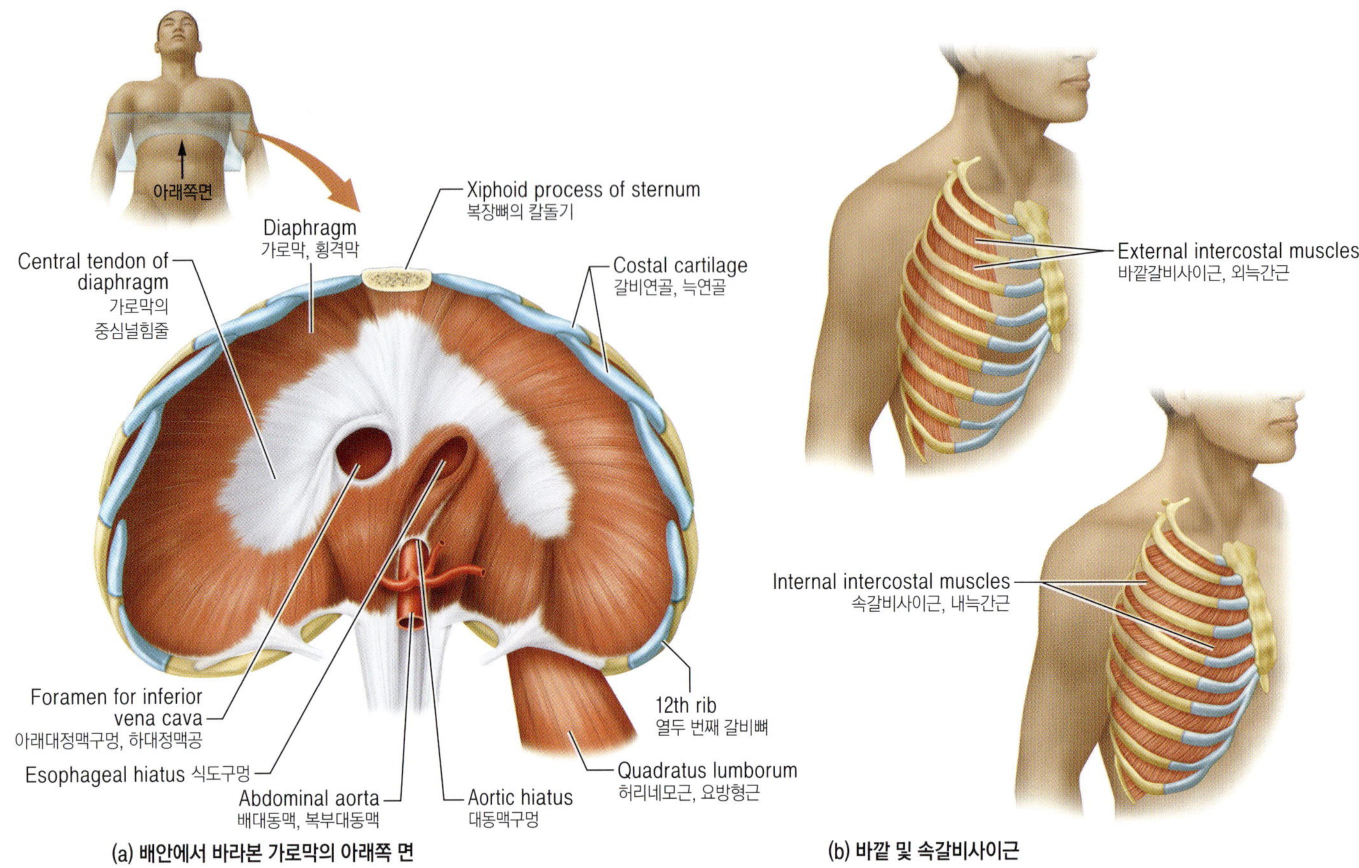

그림 9.13 호흡근육. (a)가 몸통 가로단면의 아래쪽 면을 보여준다.

표 9.9 호흡근육

근육	작용	시작점(O)/정지점(I)/신경(N)	개념그림
Diaphragm muscle (가로막근육)	**편평**하게 만든다, 가슴안의 '바닥'을 낮추어, 부피를 증가시켜 최종적으로 들숨을 유발한다.	O: 복장뼈의 칼돌기, 아래쪽 갈비뼈와 갈비연골, 허리뼈 I: 가로막의 중심힘줄 N: 가로막신경	Diaphragm 가로막
External intercostal muscle (바깥갈비사이근)	가슴우리의 **올림**, 갈비뼈의 펼침, 들숨 보조	O: 정지점 위쪽 갈비뼈의 아래쪽 가장자리 I: 시작점 아래 갈비뼈의 위쪽 가장자리 N: 갈비사이신경	
Internal intercostal muscles (속갈비사이근)	가슴우리를 **내림**, 갈비뼈를 서로 가까이 잡아당김, 강제적 날숨을 보조함	O: 정지점 아래 갈비뼈의 위쪽 가장자리 I: 시작점 위 갈비뼈의 아래쪽 가장자리, 바깥갈비사이근의 정지점 아래 N: 갈비사이신경	External intercostal muscles 바깥갈비사이근, 외늑간근 Internal intercostal muscles 속갈비사이근, 내늑간근

편평: flatten, 올림: elevate, 내림: depress

둘러싸고 있다. Connective tissues(결합조직)로 구성된 선이 배곧은근집의 중앙선을 따라 놓여 있어, 일종의 모든 배근육의 중심힘줄인 linea alba(백색선)를 형성한다. 백색선은 모든 배근육이 특정 작용을 수행할 때 화합이 이루어질 수 있게 해준다. 배곧은근집 아래로, 배곧은근이 치밀아교결합조직으로 이루어진 끈(띠)에 의해 구획으로 나뉘어진다. 이 끈(띠)은 힘줄의 정지점으로 기능하며, 배곧은근이 수축할 때 '잡아당기는' 추가적인 지점이 된다. 이 끈(띠)에 의해 만들어진 구획이, 체지방이 적고, 배근육이 잘 발달된 사람에게서 볼 수 있는 '식스팩'이 된다.

배곧은근의 가쪽에 있는 external oblique muscle(배바깥빗근)은 근육섬유가 비스듬이 배열된 것을 따라 명명되었다(그림 9.14). 이 근육은 아래쪽 갈비뼈에서 시작되어 iliac crest(엉덩뼈능선, 장골능선)로 삽입되며, 몸통의 rotation(돌림) 및 가쪽굽힘 작용을 한다. 배바깥빗근 아래로 근육섬유가 이와 반대 방향으로 배열되어 있는 internal oblique muscle(배속빗근, 내복사근)이 있다. 섬유 방향에 차이가 있지만, 두 근육은 같은 작용을 한다.

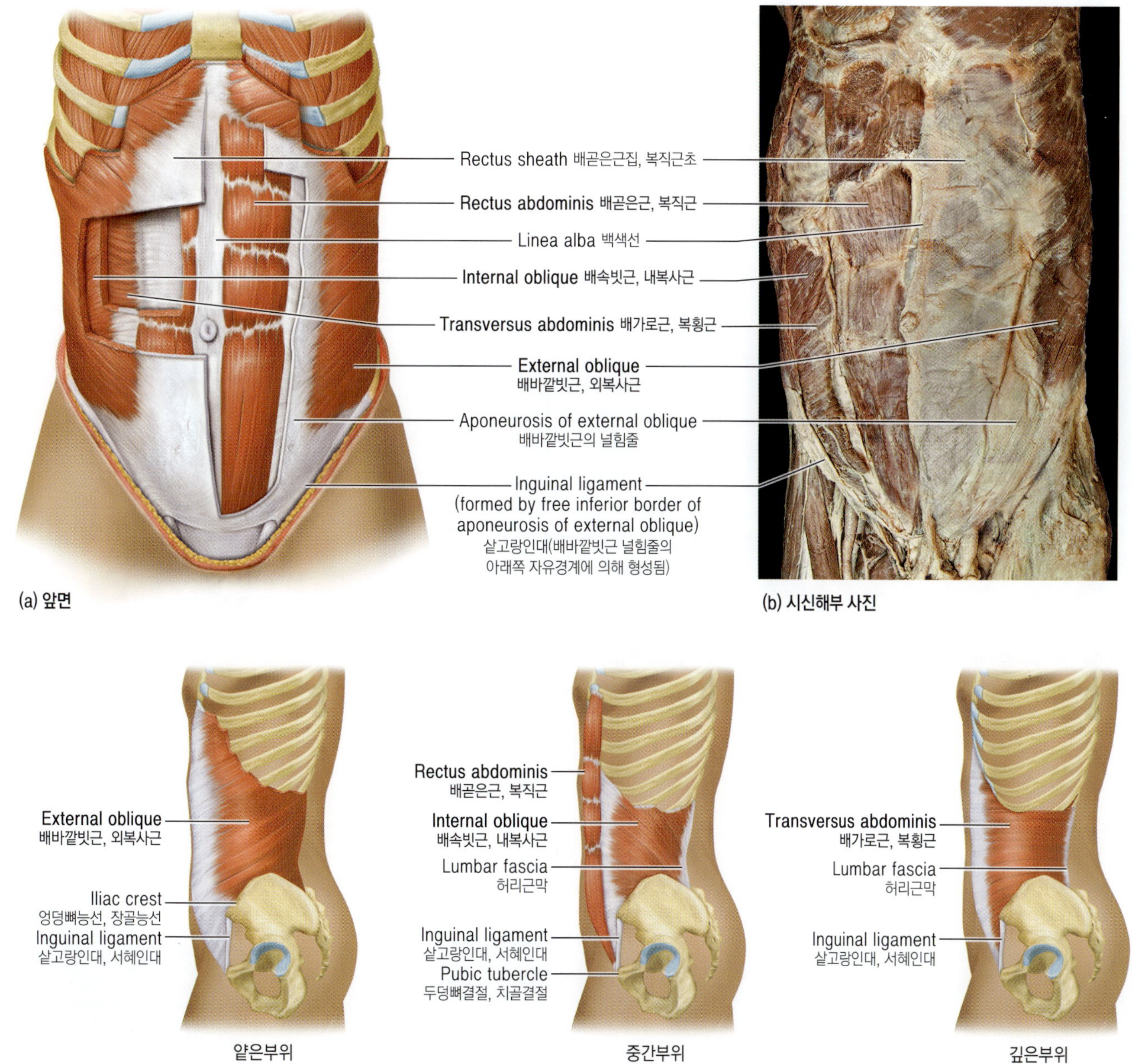

그림 9.14 배근육. 굵은 글씨로 표시된 근육이 배 운동에 관여한다.

복부의 가장 깊은근육은 transversus abdominis muscle(배가로근, 복횡근)이다. 그림에서 볼 수 있듯이 이 근육의 섬유는 벨트와 같이 복부를 수평으로 가로지른다. 이와 같은 이유로, 이 근육의 주요 작용은 abdominal cavity(배안, 복강)를 압박하여 intraabdominal pressure(복강내압)를 상승시켜준다. 또한, 다른 세 개의 배근육도 배가로근과 함께 협동적으로 수축해 복강내압을 뚜렷이 높여준다. 복강내압은 배뇨, 배변, 분만 촉진을 포함한 다른 몇 가지 기능을 한다.

복강내압의 상승은 이 근육들이 날숨의 보조근육으로 작용할 수 있게 해준다. 상승된 복강내압이 가로막을 압박하여 가슴안의 압력을 증가시킨다. 이러한 작용이 기침과 같은 힘을 사용한 날숨을 촉진해준다. 며칠 동안 기침을 하면 배근육이 아픈 이유이다.

배근육에 대한 더 자세한 내용은 표 9.10에 정리되어 있다.

확인하기

□ 3. Trunk(몸통)를 굽히는데 관여하는 근육은 무엇인가?

□ 4. 어떤 근육들이 abdominal cavity(배안)를 압박하며, 이러한 작용의 목적은 무엇인가?

Muscle of the Pelvic Diaphragm, Urogenital Diaphragm, and Perineum

골반가로막, 비뇨생식가로막 및 회음의 근육

Pelvic floor(골반바닥, 골반저부)는 pelvic diaphragm(골

표 9.10 배근육

근육	작용	시작점(O)/정지점(I)/신경(N)	개념그림
Rectus abdominis muscle (배곧은근)	몸통의 굽힘; 배안 압박	O: 두덩뼈의 위쪽면 I: 아래쪽 갈비뼈의 갈비연골 N: 아래쪽 여섯째~일곱째 가슴신경의 앞쪽 가지	Rectus abdominis 배곧은근; External and Internal obliques 배바깥빗근, 배속빗근
External oblique (배바깥빗근)	몸통의 굽힘 및 가쪽굽힘; 배안 압박	O: 여덟째 갈비뼈 아래 I: 엉덩뼈능선, 두덩뼈결절 및 백색선 N: 아래 여섯째 가슴신경의 가지	External oblique 배바깥빗근, 외복사근
Internal oblique muscle (배속빗근)	몸통의 굽힘 및 가쪽굽힘; 배안 압박	O: 엉덩뼈능선 및 샅고랑인대 I: 셋째~넷째 갈비뼈 아래쪽, 백색선 및 두덩뼈 N: 아래쪽 여섯째 가슴신경과 첫째 허리신경의 가지	
Transversus abdominis muscle (배가로근)	배안 압박	O: 여섯째 갈비연골 아래쪽, 등허리근막, 능선 및 샅고랑인대 I: 백색선 및 두덩뼈 N: 아래쪽 여섯째 가슴신경과 첫째 허리신경의 가지	Transversus abdominis 배가로근, 복횡근; Internal oblique 배속빗근, 내복사근

굽힘: flex, 압박: compress, 가쪽굽힘: laterally flex

반가로막)이라고도 하며, 골반 안쪽의 모든 기관을 고정하고 있는 넓고, 편평한 판이다. 골반가로막은 levator ani muscle(항문올림근, 항문거근)로 이루어져 있다. 항문올림근은 세 개의 작은 근육인 앞쪽의 pubococcygeus muscle(두덩꼬리근, 치골미골근), 중앙의 iliococcygeus muscle(엉덩꼬리근, 장미골근), 뒤쪽의 ischiococcygeus muscle(궁둥꼬리근, 좌미골근)로 나뉜다(그림 9.15a). 이 근육들은 골반뼈 안쪽에서 시작해 coccyx(꼬리뼈, 미골)와 rectum(곧창자, 직장)에서 꼬리뼈로 연장된 결합조직인 anococcygeal ligament(항문꼬리인대, 항문미골인대)로 삽입된다. 그림 9.15a에서 여성의 anal canal(항문관), urethra(요도) 및 vagina(질)가 항문올림근을 어떻게 통과하는지 살펴볼 수 있다. 이 근육은 소변과 대변 자제(참기)에 중요한 역할을 한다. 따라서 이 근육에 문제가 발생하면 소변 조절의 문제 또는 urinary incontinence(요실금)으로 이어질 수 있다. 임상에서 적용하기 Urinary Incontinence and Kegel Exercises(요실금과 케겔운동)를 참고한다.

골반가로막 아래에는 perineum(회음, 샅)이라고 하는 다이아몬드 형태의 영역이 있다. 이 영역은 몸쪽 넙다리 사이에 있으며, 바깥생식기[남성의 penis(음경)와 testis(고환), 여성의 vulva(외음)]와 anus(항문) 구멍이 위치한다. 회음의 깊은부위에는 urogenital diaphragm(비뇨생식가로막)이 있다(그림 9.15b). 비뇨생식가로막은 남성의 경우 요도를 지나가고, 여성의 경우 요도와 질을 지나간다. 비뇨생식가로막은 3가지 구조로 이루어진다. (1) 요도 주변의 작은 circular muscle(원형근육)인 external urethral sphincter(바깥요도조임근, 외요도괄약근), (2) 여성의 외음 주변을 둘러싸고 있는 원형근육, (3) 비뇨생식기관을 주로 지지하는 넓고, 평편한 deep transverse perineal muscle(깊은샅가로근, 심횡회음근)로 이루어진다.

비뇨생식가로막 뒤쪽의 항문관의 마지막 부분인 항문은 또 다른 원형근육은 external anal sphincter(바깥항문조임근, 외항문괄약근)로 둘러싸여 있다. 바깥항문조임근은 꼬리뼈의 끝과 회음의 중앙을 따라 배열되어 있는 결합조직 끈인 perineal body(샅힘줄중심) 또는 central perineal tendon(회음중심힘줄, 샅중심건)에 부착되어 있다. 바깥요도근과 바깥항문조임근은 배뇨와 배변을 각각 수의적으로 조절할 수 있다.

회음의 얕은 구조는 그림 9.15c와 같으며, superficial transverse perineal muscle(얕은샅가로근, 표재횡회음근)이 비뇨생식가로막 밑면에 부착되어 perineal body(샅힘줄중심)를 안정시키는 모습을 볼 수 있다. 얕은샅가로근의 앞쪽으로 바깥생식기와 관련된 두 개의 회음근육인 bulbospongiosus muscle(망울해면체근, 구해면체근)과 ischiocavernosus muscle(궁둥해면체근, 좌골해면체근)이 있다. 이 얇고 섬세한 근육은 성적흥분 시 바깥생식기가 발기하도록 돕는다. 또한, 망울해면체근은 남성의 정자가 요도를 통해 방출될 수 있게 도와준다.

골반가로막, 비뇨생식가로막 및 회음의 근육에 대한 자세한 설명은 표 9.11을 살펴본다.

확인하기

☐ 5. Levator ani muscle(항문올림근)의 기능은 무엇인가?

☐ 6. 배뇨와 배변의 의식적 조절에는 어떤 근육이 관여하는가?

임상에서 적용하기

Urinary Incontinence and Kegel Exercises 요실금과 케겔운동

많은 urinary incontinence(요실금)는 약한 골반가로막근육과 관련이 있다. 이 근육의 이완과 외상을 유발하는 vaginal childbirth(질분만)를 한 여성인 경우에는 더욱 그러하다. 골반가로막근육을 약하게 하는 다른 요인으로는 노화, 체중증가, 폐경 후 호르몬 변화 및 골반안 내 구조에 영향을 미치는 다른 질환 등이 있다.

Pelvic floor exercise(골반바닥운동, 골반저부운동)는 Kegel exercise(케겔운동; Dr. Arnold Kegel의 이름을 땀)라고도 불리며, 이러한 유형의 요실금을 치료하고 항문올림근을 강화시키는 운동법이다. 이 운동은 소변을 보는 중 소변 줄기를 멈추었다가 다시 소변을 보는 것과 같이 항문올림근을 반복적으로 수축하거나 이완시키는 것을 목표로 한다. 눈에 띄는 효과를 얻기 위해 일반적으로 하루에 여러 번, 몇 달 이상의 꾸준한 운동이 필요하다.

골반바닥운동은 임산부의 분만 중 골반열상과 외상을 최소화하기 위한 항문올림근 강화를 위해서도 권고된다. 또한, 이러한 근육을 강화시킴으로써 자궁과 같은 여성의 골반장기가 제자리를 빠져나가는 상태인 pelvic organ prolapse(골반장기탈출)를 예방할 수 있다. 골반바닥운동은 특정한 유형의 실금이나 성기능장애를 겪고 있는 남성에게도 권고된다.

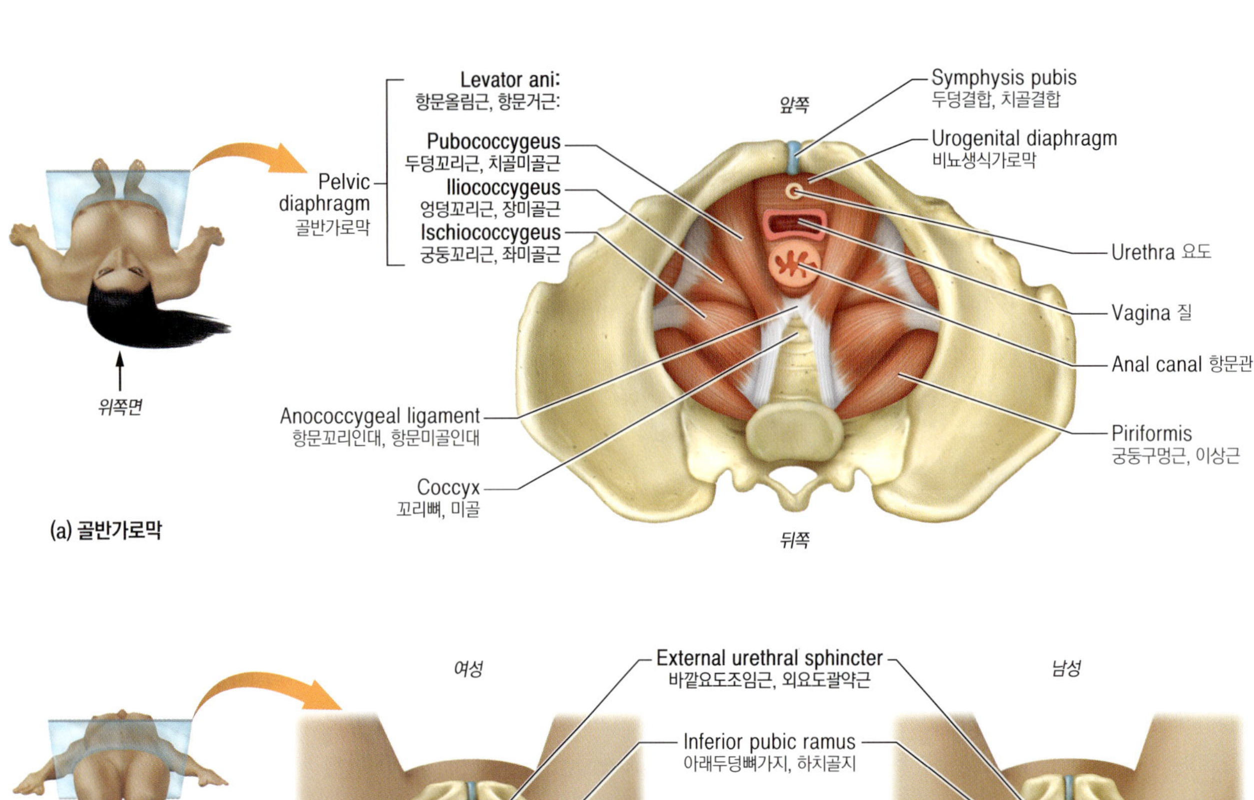

(a) 골반가로막

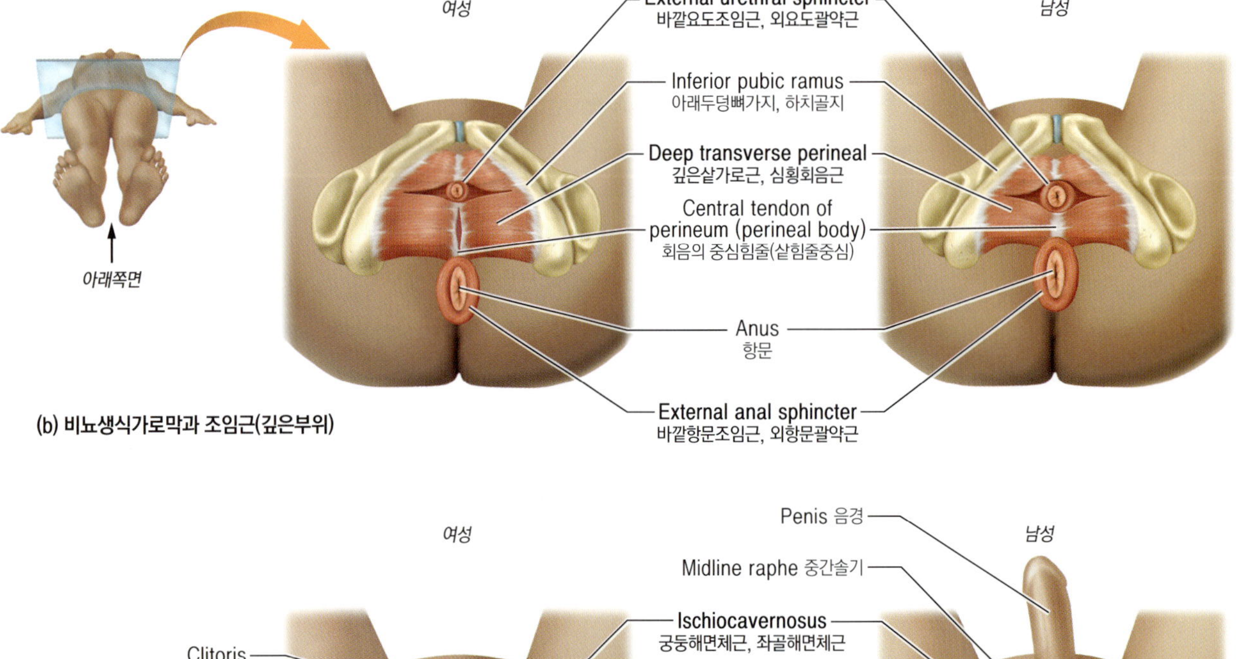

(b) 비뇨생식가로막과 조임근(깊은부위)

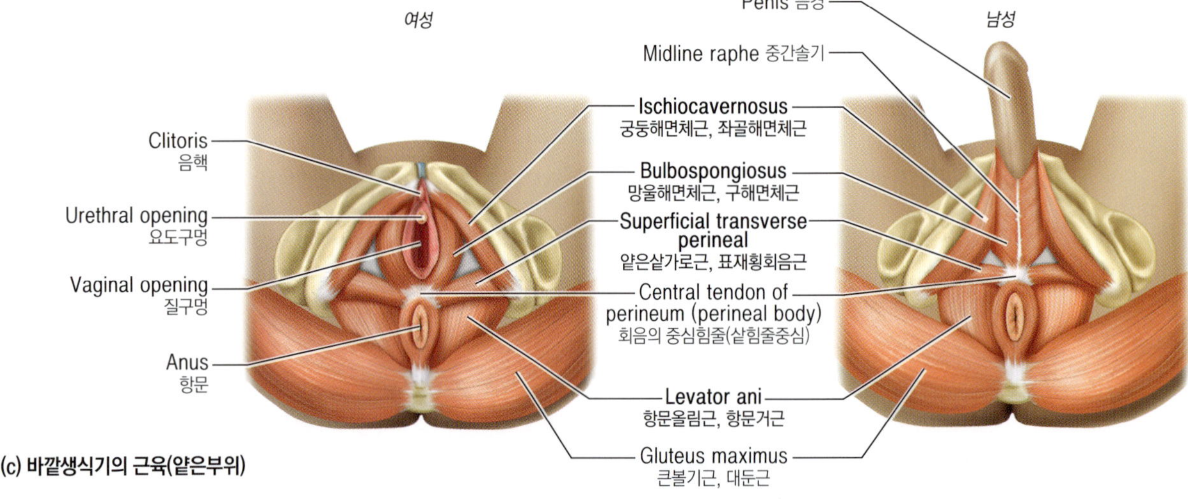

(c) 바깥생식기의 근육(얕은부위)

그림 9.15 골반바닥과 회음부위의 근육

9.4 팔이음뼈와 팔의 근육

Muscle of the Pectoral Girdle and Upper Limb

학습목표

1. Pectoral girdle(팔이음뼈)과 팔을 움직이는 근육을 확인하고 설명할 수 있다.
2. 근육들의 origin(시작점), insertion(정지점) 및 작용을 확인하고, 작용을 시범보일 수 있다.

Upper limb(팔, 상지)[arm(팔), forearm(아래팔), wrist(손목) 및 hand(손)]은 pectoral girdle(팔이음뼈)에 의해서 axial skeleton(몸통뼈대, 축골격)에 연결되어 있다.

Muscle that Move the Scapula at the Pectoral Girdle 팔이음뼈에서 어깨뼈를 움직이는 근육

노젓기 또는 주먹을 날리는 것과 같은 조화롭고 강력한 움직임을 위해 scapula(어깨뼈, 견갑골)를 움직이는 근육이 팔이음뼈를 조작하고 안정화시킨다. 이러한 작용에 관여하는 주요 근육 중 하나는 serratus anterior muscle(앞톱니근, 전방거근)이다. 이는 갈비뼈에 끝이 뾰족한 origin(시작점, 이는 점)을 많이 갖고 있어, 톱니 모양의 칼날과 같은 모양을 하고 있다(그림 9.16a). 근육은 rib cage(가슴우리, 흉곽)의 윤곽을 둘러싸며 어깨뼈의 경계면 중앙을 따라 삽입된다. 이 insertion(정지점, 닿는점)은 앞톱니근이 앞쪽의 무엇가를 밀어낼 때와 같이, 어깨뼈를 돌출시킬 수 있게 해준다.

표 9.11 골반가로막, 비뇨생식가로막과 회음의 근육

근육	작용	시작점(O)/정지점(I)/신경(N)
Pelvic Floor(골반바닥) 또는 Pelvic Diaphragm(골반가로막)		
Levator ani muscle group(항문올림근 그룹) Pubococcygeus muscle(두덩꼬리근) Iliococcygeus muscle(엉덩꼬리근)	골반바닥, 항문관 및 비뇨생식기계 장기 지지	O: 골반뼈 안쪽 I: 꼬리뼈 및 항문꼬리인대 N: S_3 및 S_4 가지
Ischiococcygeus muscle(궁둥꼬리근)	골반바닥	O: 궁둥뼈가시 I: 꼬리뼈의 가쪽면과 아래쪽 엉치뼈 N: S_3 및 S_4 가지
Urogenital Diaphragm(비뇨생식가로막)		
Deep transverse perineal muscle(깊은샅가로근)	골반 장기 지지; 중심힘줄 고정	O: 궁둥두덩가지 I: 샅힘줄중심 N: 음부신경
External Urethral sphincter(바깥요도조임근)	요도 압박 (남성 및 여성의 요도를 둘러싼다, 여성의 질을 둘러싼다)	N: 음부신경
Perineum(회음, 샅)		
External anal sphincter(바깥항문조임근)	항문 개구부를 닫음	O: 꼬리뼈 및 샅힘줄중심 I: 항문관 주변의 결합조직 N: 음부신경
Bulbospongiosus muscle(망울해면체근)	남성의 소변과 정자를 배출함; 남성의 음경과 여성의 음핵의 발기를 보조함; 여성의 질입구를 수축시킴	O: 샅힘줄중심 I: 음경요도해면체; 음핵 N: 음부신경
Ischiocavernosus muscle(궁둥해면체근)	음경 또는 음핵의 발기를 유지함	O: 궁둥두덩가지 I: 음경요도해면체; 음핵 N: 음부신경
Superficial transverse perineal muscle(얕은샅가로근)	샅힘줄중심 안정화 보조	O: 궁둥뼈결절 I: 샅힘줄중심 N: 음부신경

앞톱니근은 어깨뼈의 강력한 신장근으로 펀치를 날리는 동작으로 "boxer's muscle(복서 근육)"이라고 불린다. 앞톱니근은 머리 위로 무언가를 들어올리는 동작과 같은 어깨뼈의 위쪽 돌림 작용도 한다.

어깨뼈의 내밈을 보조하는 또 다른 근육으로, 크기가 큰 pectoralis major muscle(큰가슴근, 대흉근)의 깊은부위에 위치한 작은 크기의 pectoralis minor muscle(작은가슴근, 소흉근)이 있다. 작은가슴근은 셋째에서 다섯째 갈비뼈까지 거치는 시작점을 갖고 있으며, 어깨뼈의 coracoid process(부리돌기, 오훼돌기)에 삽입된다. 이 정지점은 작은가슴근이 어깨뼈를 내밀 수 있게 해주며, 어깨뼈의 내림(아래쪽으로 잡아당김) 작용도 한다. 앞톱니근과 작은가슴근은 필요시 시작점과 정지점이 맞바뀔 수 있으며, inspiration(들숨, 흡기)의 부속근육으로 기능해 갈비뼈를 상승시킬 수 있다.

어깨뼈의 뒤쪽에서 작용하는 근육은 trapezius muscle(등세모근, 승모근)이다(그림 9.16b). 등세모근은 세 가지 부위가 있으며, 각 부위가 서로 다른 시작점과 정지점을 가지고 있다. 위쪽 부분은 occipital bone(뒤통수뼈, 후두골)과 cervical vertebra(목뼈, 경추)에서 시작되어 가쪽 빗장뼈로 삽입된다. 이 부분은 어깨를 으쓱하는 동작과 같은 어깨뼈 올림 작용을 한다. 등세모근의 가운데 부분은 첫째부터 셋째 thoracic vertebra(등뼈, 흉추)에서 시작해 scapular acromion(어깨뼈봉우리, 견봉)으로 삽입된다. 등을 통과하는 일직선상의 경로에 의해, 근육수축 시 어깨뼈의 뒤당김 작용이 나타난다. 등세모근의 아래쪽 부분은 inferior thoracic vertebrae(아래쪽 가슴뼈)에서 시작해 scapular spine(어깨뼈가시, 견갑극)으로 삽입된다. 정지점의 경사로 인해 근육수축 시 어깨뼈가 내림된다. 또한, 아래쪽 부위는 위쪽 부위 및 앞톱니근과 협동하여 어깨뼈를 위쪽으로 돌릴 수 있다.

어깨뼈를 움직이기 위해 등세모근과 몇 개의 다른 근육들이 함께 작용한다. 예를 들어, levator scapulae muscle(어깨올림근, 견갑거근)은 등세모근의 위쪽부분과 함께 작용한다. 어깨올림근의 시작점은 첫째에서 넷째 목뼈의 transverse process(가로돌기)를 따라 어깨뼈 위쪽에 위치하며, 정지점은 어깨뼈의 위쪽구석이다. 이 시작점과 정지점을 따라가보면, 근육의 이름에서 표현되고 있는 어깨뼈 올림 작용에 대해 이해할 수 있다. 또 다른 근육의 짝은 등세모근의 중간부와 함께 작용하는 rhomboid major muscle(큰마름근, 대능형근)과 rhomboid minor muscle(작은마름근, 소능형근)이다. Rhomboid muscle(마름근, 능형근)의 시작점은 일곱째 목뼈의 spinous process(가시돌기)에서부터 다섯째 등뼈까지이며, 어깨뼈의 중간경계로 삽입된다. 이 시작점과 정지점에 의해 어깨뼈를 뒤당김할 수 있다.

어깨뼈를 움직이는 근육에 대한 자세한 설명은 표 9.12를 참고한다.

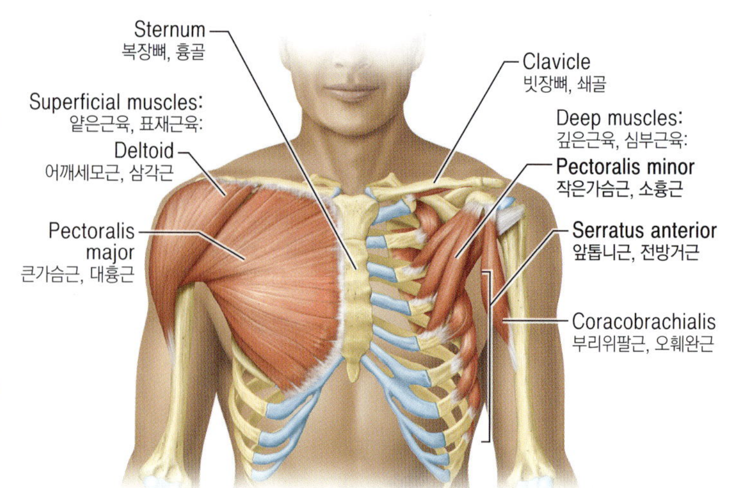

(a) 앞면: 얕은근육이 오른쪽에 나타나 있다. 왼쪽에는 얕은근육을 제거한 깊은근육이 나타나 있다.

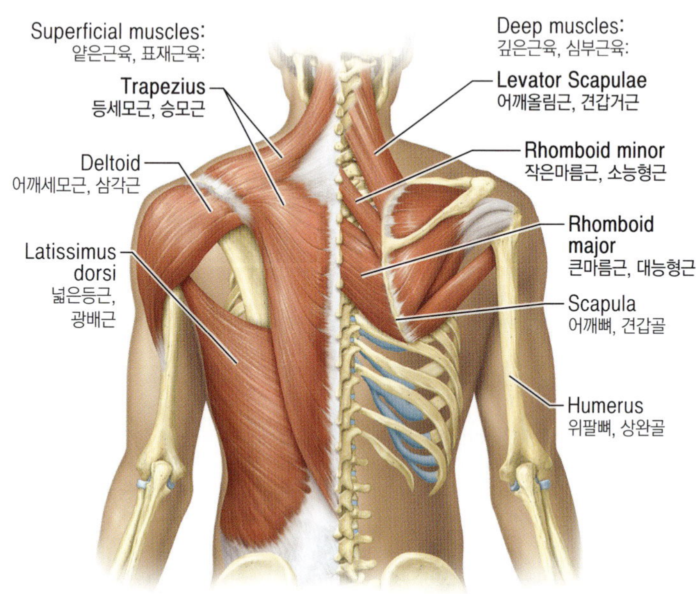

(b) 뒷면: 얕은근육이 왼쪽에 나타나 있다. 오른쪽에는 얕은근육을 제거한 깊은근육이 나타나 있다.

그림 9.16 어깨뼈를 움직이는 근육.
굵은 글씨로 표시된 근육이 이 작용에 관여한다.

확인하기

☐ 1. Scapula(어깨뼈)를 움직이는 앞쪽 근육은 무엇인가?

☐ 2. 어깨뼈를 움직이는 뒤쪽 몸통 근육은 무엇인가?

Muscle that Move the Arm at the Shoulder Joint 어깨관절에서 팔을 움직이는 근육

Shoulder joint(어깨관절, 견관절)는 인체 중 가장 큰 운동범위를 갖고 있는 관절이다. 이는 multiaxial joint(뭇축관절, 다축관절)로 모든 축의 운동을 할 수 있어, flexion(굽힘), extension(폄, 신전), abduction(벌림), adduction(모음) 및 rotation(돌림)이 가능하다.

가슴부위의 큰 근육인 큰가슴근의 시작점은 clavicle(빗장뼈), sternum(복장뼈), superior costal cartilage(위쪽 갈비연골, 위 늑연골)에 걸쳐 넓은 시작점을 갖고 있으며, 점점 가늘어져 humerus(위팔뼈, 상완골)의 몸쪽으로 삽입되는 tendon(힘줄, 건)으로 한데 모아진다(그림 9.17a). 큰가슴근은 이러한 시작점과 정지점 및 모양을 바탕으로, 배구공을 치기 위해 아래팔을 휘두르는 동작과 같은, 팔 굽힘의 강력한 agonist(작용근)로 작용한다. 이 근육은 어깨에서 팔의 adduction(중앙선 방향으로 잡아당김) 및 안쪽돌림 작용도 한다. 위팔뼈의 굽힘과 모음 시, 작은 원통형의 coracobrachialis muscle(부리위팔근, 오훼완근)이 큰가슴근을 보조한다. 부리위팔근은 부리돌기에서 시작해, 위팔뼈의 diaphysis(뼈몸통, 골간) 중간쯤에 삽입된다.

다음으로 어깨의 두껍고, 둥그런 덩어리인 deltoid muscle(어깨세모근, 삼각근)에 대해 살펴보자. 그림과 같이 어깨세모근의 모든 섬유는 central tendon(중심힘줄, 건중심)을 통해 위팔뼈의 deltoid tuberosity(세모근거친면, 삼각근조면)로 삽입된다. 하지만 이 근육은 세 개의 매우 상이한 시작점을 갖고 있으며, 서로 다른 작용을 한다. (1) 가쪽 빗장뼈를 시작점으로 하는 앞쪽 섬유는 팔의 굽힘 시 큰가슴근을 보조한다. (2) Acromion(어깨뼈봉우리, 견봉)을 시작점으로 하는 중간부는 팔 벌려 높이 뛰기를 할 때 팔을 위쪽으로 들어올리는 동작과 같은, 팔 벌림의 작용근이다. (3) 어깨뼈가시에서 시작되는 뒤쪽 섬유는 팔의 폄을 보조한다(팔을 등쪽으로 잡아당김). 임상에서 어깨세모근은 크고, 접근이 쉬워 intramuscular injection(근육내주사)의 주요 부위이다.

뒤쪽으로 돌아가면, 등의 중간 및 아래쪽에 큰 삼각형 모

표 9.12 어깨뼈를 움직이는 근육

근육	작용	시작점(O)/정지점(I)/신경(N)	개념그림
Levator scapulae muscle (어깨올림근)	어깨뼈의 올림	O: C_1~C_4의 가로돌기 I: 어깨뼈의 위각 N: 등쪽어깨신경	뒤쪽 Trapezius (superior section) 등세모근(위쪽면) Levator scapulae 어깨올림근, 견갑거근 Rhomboid minor 작은마름근, 소능형근 Rhomboid major 큰마름근, 대능형근
Rhomboid major and rhomboid minor muscles (큰마름근과 작은마름근)	어깨뼈의 뒤당김	O: 가시돌기: T_2~T_5(큰마름근); C_7~T_1(작은마름근) I: 어깨뼈의 안쪽 경계 N: 등쪽어깨신경	
Trapezius muscle (superior section) [등세모근(위쪽영역)]	어깨뼈의 올림; 아래쪽 부위와 함께 어깨뼈를 위쪽으로 돌림	O: 뒤통수뼈융기 및 목뼈 I: 빗장뼈 N: 더부신경	
Trapezius muscle (middle and inferior) [등세모근(중간 및 아래쪽영역)]	어깨뼈의 뒤당김(중간 영역) 및 내림(아래쪽 영역); 어깨뼈의 위쪽 돌림과 어깨뼈의 올림(위쪽 영역)	O: 가슴뼈의 가시돌기 I: 어깨뼈가시와 어깨뼈봉우리 N: 더부신경	뒤쪽 앞쪽 Trapezius (mid/inferior section) 등세모근 (중간 및 아래쪽영역) Pectoralis minor 작은가슴근, 소흉근 Serratus anterior 앞톱니근, 전방거근
Pectoralis minor muscle (작은가슴근)	어깨뼈의 내밈 및 내림	O: 갈비뼈 3~5의 앞쪽 부분 I: 부리돌기 N: 안쪽 가슴근신경	
Serratus anterior muscle (앞톱니근)	어깨뼈 내밈의 주 작용근; 어깨뼈의 위쪽 돌림 보조	O: 첫째~아홉째 갈비뼈 I: 어깨뼈의 안쪽 경계 N: 긴가슴신경	

참고: 어떤 섬유가 자극되었는지에 따라 일부 작용들은 매우 다양하게 나타난다.
올림: elevate, 뒤당김: retract, 돌림: rotate, 내림: depress, 내밈: protrude

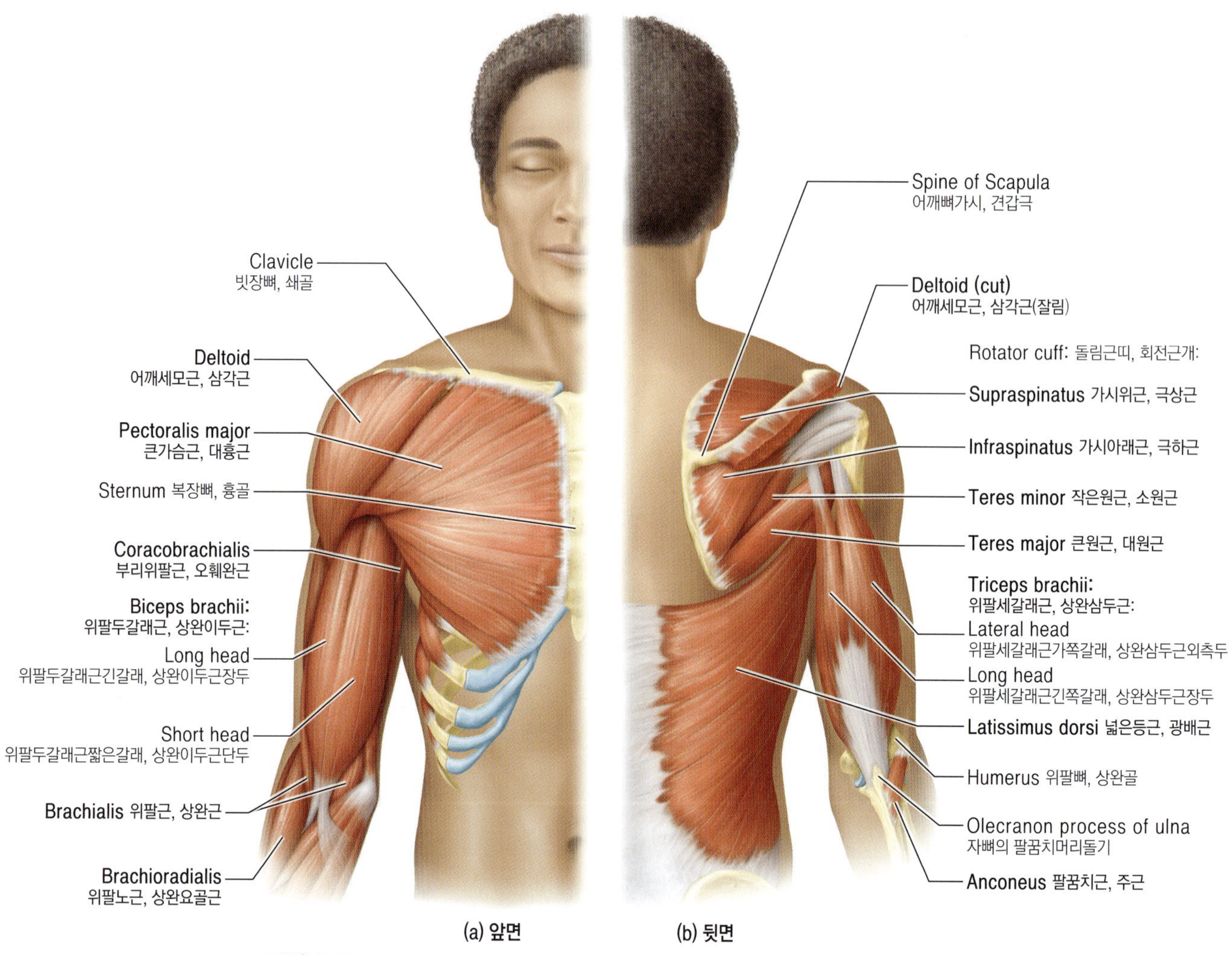

그림 9.17 팔과 아래팔을 움직이는 근육. 굵은 글씨로 표시된 근육이 이 작용에 관여한다.

양의 latissimus dorsi muscle(넓은등근, 광배근)이 위치한다(그림 9.17b). 이 근육은 iliac crest(엉덩뼈능선, 장골능선), inferior thoracic vertebrae(아래쪽 등뼈) 및 lumbar vertebra(허리뼈, 요추) 전체를 아우르는 넓은 시작점을 갖고 있으며, 근섬유는 하나의 힘줄로 수렴되어 몸쪽 위팔뼈로 삽입된다. 이러한 구조에 의해 넓은등근은 폄, 모음, 및 팔의 안쪽돌림 작용의 이상적인 위치이다. 뒤아래쪽 어깨뼈에서 시작되어 위팔뼈의 latissimus dorsi tendon(넓은등근 힘줄, 광배근 건) 가까운 쪽으로 삽입되는 teres major muscle(큰원근)이 넓은등근의 작용을 보조한다.

다음으로 살펴볼 근육은 통칭 rotator cuff muscle(돌림근띠 근육, 회전근개 근육)이라고 불리는 어깨관절에 그룹으로 존재하며 작용하는 근육들이다. 이 그룹에는 4개의 근육이 있다. (1) 큰원근 위쪽에 있는 teres minor muscle(작은원근, 소원근), (2) spine of the scapula(어깨뼈가시, 견갑극) 위의 supraspinatus muscle(가시위근, 극상근), (3) 어깨뼈가시 아래의 infraspinatus muscle(가시아래근, 극하근), (4) 어깨뼈의 앞쪽면에 있는 subscapularis muscle(어깨밑근, 견갑하근) 돌림근띠 근육의 힘줄이 shoulder joint capsule(어깨관절주머니, 견관절낭)에 견고하게 부착되어 있으며, 이를 강화시켜준다. 돌림근띠 힘줄은 위팔뼈머리가 glenoid cavity(관절오목, 관절와) 내에 고정될 수 있도록 돕는다. 힘찬 움직임에도 힘줄이 어깨관절을 안정시키므로, 다른 근육들이 팔을 움직일 수 있다. Rotator cuff(돌림근띠, 회전근개)의 손상은 가장 흔한 어깨 부상 중 하나이다. 임상에서 적용하기 Rotator Cuff Injuries(돌림근띠 손상)를 참고한다.

표 9.13에 돌림근띠 근육의 다른 작용들에 대해 정리되어 있다. 팔을 움직이는 다른 근육들에 대한 내용도 함께 참고한다.

임상에서 적용하기

Rotator Cuff Injuries 돌림근띠 손상

Rotator cuff muscle(돌림근띠 근육)은 머리 위로 힘차게 팔을 움직이는 동작을 할 때 어깨관절을 안정화시키는 역할을 한다. 즉, 이런 유형의 움직임을 반복적으로 하는 모든 활동이 돌림근띠 근육 또는 힘줄에 손상을 줄 수 있다. 특히, 이와 같은 반복적인 움직임이 부적절한 형태로 이루어지면, 돌림근띠 힘줄에 염증을 유발하는 미세한 파열이 나타나게 된다. 시간이 지남에 따라, 이 미세한 파열이 하나 이상의 힘줄에 부분적 또는 완전한 파열로 이어질 수 있다.

어깨뼈봉우리의 모양도 돌림근띠 파열 발생에 영향을 미친다. 돌림근띠의 힘줄, 특히 supraspinatus tendon(가시위근 힘줄, 극상근 건)은 어깨뼈봉우리의 아래를 통과한다. 만약, 어깨뼈봉우리가 갈고리 모양 또는 구부러진 모양을 하고 있거나 bone spur(뼈돌기)를 가지고 있다면 돌림근띠가 더 쉽게 파열될 것이다. 흥미롭게도 돌림근띠의 만성염증은 돌림근띠 염증을 더 악화시키는 어깨뼈봉우리의 변형을 야기한다. 이는 일종의 양성 되먹임고리의 형태와 같다.

돌림근띠 손상 증상으로 통증, 허약감 및 어깨관절의 운동범위 감소 등이 나타나며, 굽힘 및 모음의 운동범위가 특히 더 감소한다. 치료 방법은 파열의 정도에 따라 달라지지만, 염증을 감소시키기 위한 약물요법, 손상을 야기하는 활동의 휴식 및 주변 근육을 강화시키고 운동범위를 증진시키기 위한 물리요법이 이루어질 수 있다. 특정 손상은 파열된 부분을 복원하고, 어깨뼈봉우리 일부를 제거하기 위한 수술적 중재가 필요하다.

표 9.13 팔을 움직이는 근육

근육	작용	시작점(O)/정지점(I)/신경(N)	개념그림
Pectoralis major muscle (큰가슴근)	팔의 굽힘 및 모음; 팔을 안쪽으로 돌림	O: 안쪽 빗장뼈, 복장뼈, 첫째~일곱째 갈비연골 I: 위팔뼈 결절사이고랑의 큰 결절 및 가쪽 입술 N: 안쪽 및 가쪽 가슴근신경	
Latissimus dorsi muscle (넓은등근)	팔의 모음 및 폄; 팔을 안쪽으로 돌림	O: 엉덩뼈능선, 아래쪽 가슴뼈와 모든 허리뼈의 가시돌기 I: 위팔뼈 결절사이고랑의 바닥 N: 가슴등신경	
Deltoid muscle (어깨세모근)	팔의 벌림; 2차적인 팔의 굽힘 및 폄	O: 어깨뼈의 어깨뼈봉우리 및 가시; 가쪽 빗장뼈 I: 위팔뼈의 세모근거친면 N: 겨드랑신경	
Teres major muscle (큰원근)	팔의 모음, 폄 및 안쪽 돌림	O: 어깨뼈의 뒤아래쪽 I: 위팔뼈 결절사이고랑의 안쪽 입술 N: 아래 어깨밑신경	
Coracobrachialis muscle (부리위팔근)	팔 굽힘 및 모음	O: 부리돌기 I: 위팔뼈의 몸쪽 뼈몸통 N: 근육피부신경	
Rotator Cuff Muscles(돌림근띠 근육)			
Supraspinatus muscle (가시위근)	벌림 보조; 위팔뼈 고정 및 어깨관절 안정화	O: 어깨뼈의 가시끝오목 I: 위팔뼈의 큰결절 N: 어깨위신경	
Infraspinatus muscle (가시아래근)	위팔뼈의 가쪽 돌림; 어깨관절 안정화	O: 어깨뼈의 가시아래오목 I: 위팔뼈의 큰결절 N: 어깨위신경	
Teres minor muscle (작은원근)	위팔뼈의 가쪽 돌림; 어깨관절 안정화	O: 어깨뼈의 뒤가쪽 경계 I: 위팔뼈의 큰결절 N: 겨드랑신경	
Subscapularis muscle (어깨밑근)	위팔뼈의 모음 및 안쪽 돌림; 어깨관절 안정화	O: 어깨뼈의 어깨뼈밑오목 I: 위팔뼈의 작은결절 N: 어깨밑신경	

굽힘: flex, 모음: adduct, 돌림: rotate, 폄: extend, 벌림: abduct

Muscle that Move the Forearm and Hand
아래팔과 손을 움직이는 근육

많은 근육이 아래팔과 손을 움직이는데, 대부분 근육 위치나 작용을 바탕으로 명명된다. 예를 들어, flexor digiti minimi brevis(짧은새끼굽힘근, 단소지굴근)는 단순히 가장 작은 손가락(새끼손가락)을 굽히는 짧은 근육이라고 해석할 수 있다.

Muscle that Move the Forearm at the Elbow Joint 팔꿉관절에서 아래팔을 움직이는 근육

'팔' 근육이라고 생각하는 근육의 대부분은 실제로 elbow joint(팔꿉관절, 주관절)에서 아래팔을 움직인다. Anterior arm(앞팔, 전완)의 가장 큰 근육은 두 갈래의 biceps brachii muscle(위팔두갈래근, 상완이두근)이다(그림 9.17a). 이 근육의 두 개의 갈래는 어깨뼈와 어깨뼈의 common tendon(온힘줄, 공통건)에서 시작되어 몸쪽 노뼈의 radial tuberosity(노뼈거친면, 요골조면)로 삽입된다. 위팔두갈래근의 이러한 구조로, 근육과 연관된 작용인 아래팔 굽힘을 할 수 있다. 하지만 실제 위팔두갈래근의 가장 강력한 움직임은 아래팔을 앞쪽으로 돌리는 아래팔의 엎침이다.

작고 깊은부위에 있는 brachialis muscle(위팔근, 상완근)이 팔꿉 굽힘의 실제 작용근이다. 이 근육은 위팔뼈의 먼쪽 중간에서 시작해 proximal ulna(몸쪽 자뼈)로 삽입되며, 위팔두갈래근보다 아래팔 굽힘에 더 좋은 지렛대 역할을 한다. 위팔근은 아래팔 가쪽에 위치한 brachioradialis muscle(위팔노근, 상완요골근)의 보조를 받는다. 위팔노근은 distal humerus(먼쪽 위팔뼈)에서 시작해 distal radius(먼쪽 노뼈)로 삽입된다.

팔의 뒷면에는 큰 세갈래의 triceps brachii muscle(위팔세갈래근, 상완삼두근)이 위치한다(그림 9.17b). 이 근육의 세 개의 갈래 모두 온힘줄을 통해 ulna(자뼈)의 olecranon process(팔꿈치돌기, 주두)로 삽입된다(안쪽갈래는 가쪽갈래보다 깊이 위치하고, 긴갈래는 그림 9.17b에서 보이지 않는다). 하지만 한 갈래만 시작점이 달라 다른 작용을 한다. 가쪽 및 몸쪽 갈래는 위팔뼈에서만 시작하므로, 아래팔의 폄 작용만 한다. 하지만 긴갈래는 어깨뼈에서 시작해 아래팔의 폄뿐만 아니라, 팔의 모음과 어깨의 안정화 기능도 수행한다. 위팔세갈래근은 작은 삼각형 모양의 anconeus muscle(팔꿈치근, 주근)에 의한 아래팔 폄을 보조한다.

더 자세한 설명은 표 9.14를 참고한다.

Muscle that Move the Hand and Finger
손과 손가락을 움직이는 근육

손을 움직이는 많은 근육은 크게 두 개의 그룹인 아래팔의 앞쪽과 안쪽에 위치한 flexor(굽힘근, 굴곡근)와 아래팔의 뒤쪽과 가쪽에 위치한 extensor(폄근, 신전근)로 분류할 수 있다(그림 9.18과 표 9.15). 근육은 피부에 가까운 정도

표 9.14 팔꿉관절에서 아래팔을 움직이는 근육

근육	작용	시작점(O)/정지점(I)/신경(N)
Biceps brachii muscle (위팔두갈래근)	아래팔 뒤침; 아래팔 굽힘	O: 관절오목위결절; 긴갈래 및 부리돌기; 짧은갈래 I: 노뼈거친면 N: 근육피부신경
Brachialis muscle (위팔근)	아래팔 굽힘 (주 작용근)	O: 앞쪽 위팔뼈 뼈몸통의 먼쪽 절반 지점 I: 자뼈의 근육돌기 N: 근육피부신경
Brachioradialis muscle (위팔노근)	아래팔 굽힘 (협동근)	O: 먼쪽 위팔뼈 가쪽관절융기의 몸쪽 능선 I: 붓돌기의 몸쪽인 먼쪽 노뼈 N: 노신경
Triceps brachii muscle (위팔세갈래근)	아래팔 폄	O: 접시아래결절(긴갈래); 뒤쪽, 몸쪽 뼈몸통(가쪽갈래); 대부분의 뒤쪽 뼈몸통(중간갈래) I: 팔꿈치돌기 N: 노신경
Anconeus muscle (팔꿈치근)	아래팔의 폄 보조	O: 위팔뼈의 가쪽위관절융기 I: 팔꿈치돌기 N: 노신경

개념그림

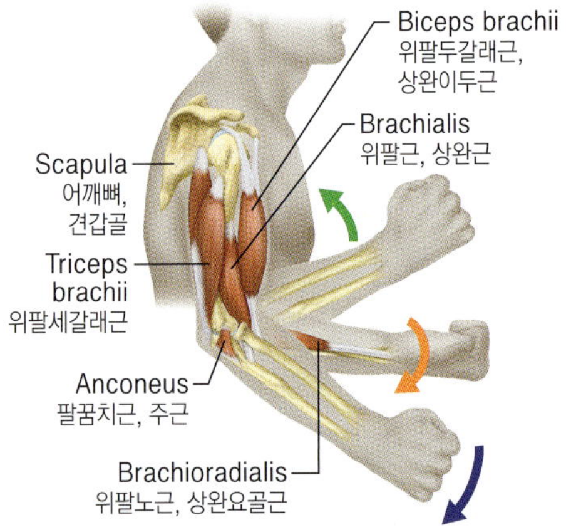

뒤침: supinate, 굽힘: flex, 폄: extend

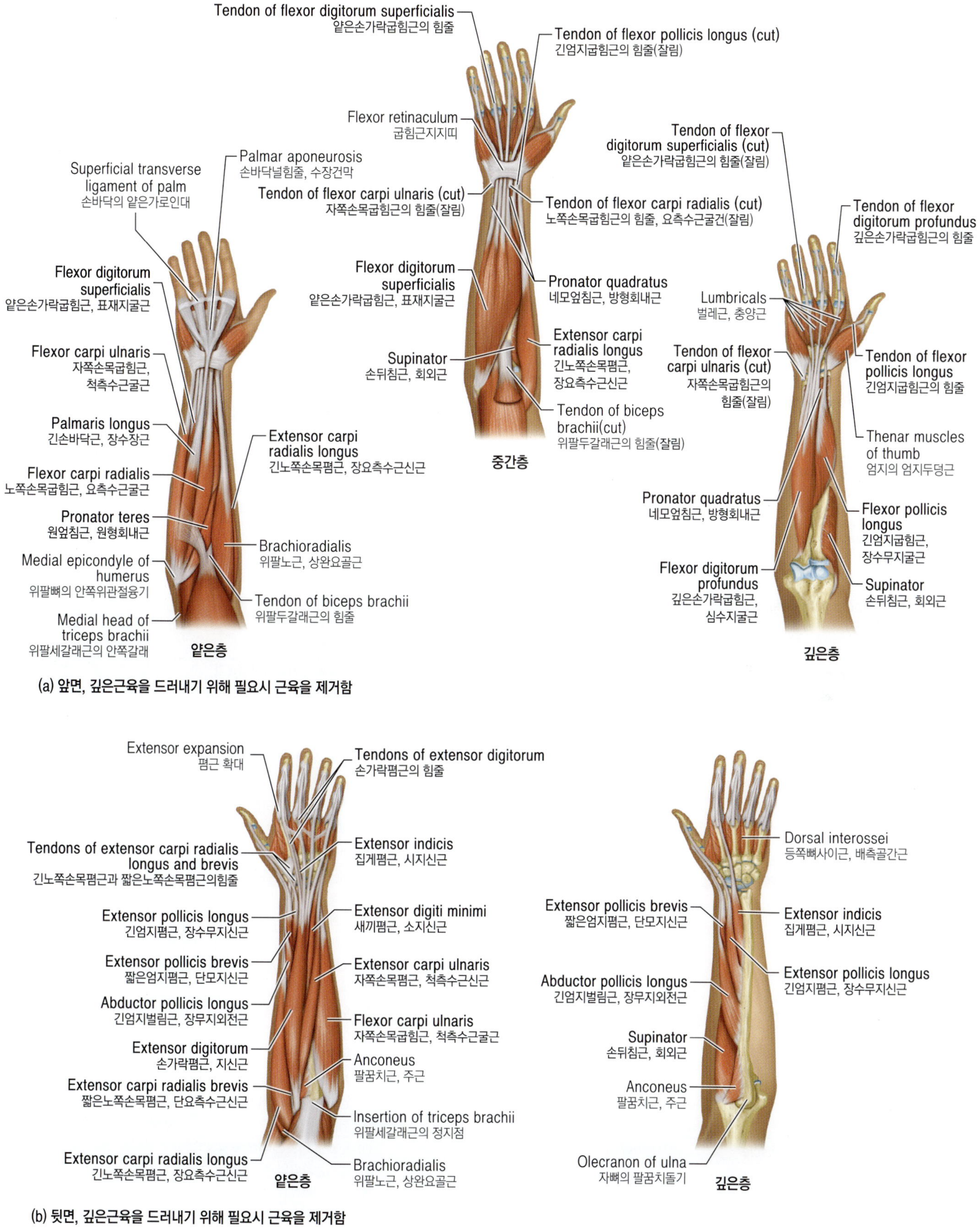

Tendon of flexor digitorum superficialis
얕은손가락굽힘근의 힘줄
Tendon of flexor pollicis longus (cut)
긴엄지굽힘근의 힘줄(잘림)
Flexor retinaculum
굽힘근지지띠
Tendon of flexor digitorum superficialis (cut)
얕은손가락굽힘근의 힘줄(잘림)
Superficial transverse ligament of palm
손바닥의 얕은가로인대
Palmar aponeurosis
손바닥널힘줄, 수장건막
Tendon of flexor carpi ulnaris (cut)
자쪽손목굽힘근의 힘줄(잘림)
Tendon of flexor carpi radialis (cut)
노쪽손목굽힘근의 힘줄, 요측수근굴건(잘림)
Tendon of flexor digitorum profundus
깊은손가락굽힘근의 힘줄
Flexor digitorum superficialis
얕은손가락굽힘근, 표재지굴근
Flexor digitorum superficialis
얕은손가락굽힘근, 표재지굴근
Pronator quadratus
네모엎침근, 방형회내근
Lumbricals
벌레근, 충양근
Extensor carpi radialis longus
긴노쪽손목폄근,
장요측수근신근
Tendon of flexor carpi ulnaris (cut)
자쪽손목굽힘근의 힘줄(잘림)
Tendon of flexor pollicis longus
긴엄지굽힘근의 힘줄
Flexor carpi ulnaris
자쪽손목굽힘근,
척측수근굴근
Supinator
손뒤침근, 회외근
Tendon of biceps brachii(cut)
위팔두갈래근의 힘줄(잘림)
Palmaris longus
긴손바닥근, 장수장근
Extensor carpi radialis longus
긴노쪽손목폄근, 장요측수근신근
중간층
Thenar muscles of thumb
엄지의 엄지두덩근
Flexor carpi radialis
노쪽손목굽힘근, 요측수근굴근
Pronator quadratus
네모엎침근, 방형회내근
Flexor pollicis longus
긴엄지굽힘근,
장수무지굴근
Pronator teres
원엎침근, 원형회내근
Brachioradialis
위팔노근, 상완요골근
Medial epicondyle of humerus
위팔뼈의 안쪽위관절융기
Flexor digitorum profundus
깊은손가락굽힘근,
심수지굴근
Supinator
손뒤침근, 회외근
Tendon of biceps brachii
위팔두갈래근의 힘줄
Medial head of triceps brachii
위팔세갈래근의 안쪽갈래
얕은층
깊은층

(a) 앞면, 깊은근육을 드러내기 위해 필요시 근육을 제거함

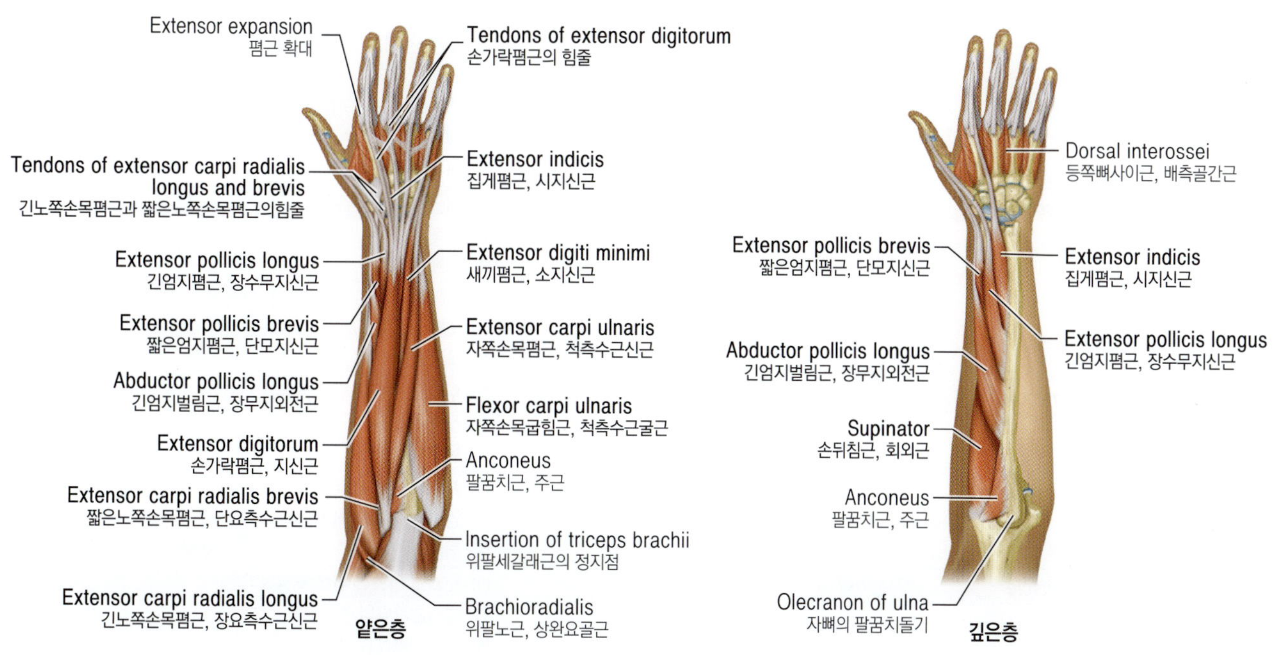

(b) 뒷면, 깊은근육을 드러내기 위해 필요시 근육을 제거함

그림 9.18 손을 움직이는 근육. 굵은 글씨로 표시된 근육과 힘줄이 이 작용에 관여한다.

표 9.15 손을 움직이는 근육

근육	작용	시작점(O)/정지점(I)/신경(N)
Pronator teres muscle *(원엎침근)*	아래팔 엎침 (손바닥을 뒤쪽으로)	O: 위팔뼈의 안쪽위관절융기, 자뼈의 근육돌기 I: 노뼈의 가쪽면 N: 정중신경
Flexor carpi radialis muscle *(노쪽손목굽힘근)*	손 굽힘(손을 아래팔 앞쪽으로 굽힘); 손 벌림	O: 위팔뼈의 안쪽위관절융기 I: 둘째 손허리뼈와 셋째 손허리뼈 N: 정중신경
Palmaris longus muscle *(긴손바닥근)*	손 굽힘; 손바닥의 치밀결합조직	O: 위팔뼈의 안쪽위관절융기 I: 손바닥의 굽힘근지지띠 및 주변 결합조직 N: 정중신경
Flexor carpi ulnaris muscle *(자쪽손목굽힘근)*	손 굽힘; 손 모음	O: 위팔뼈의 안쪽위관절융기, 자뼈의 몸쪽 팔꿈치돌기 I: 콩알뼈, 갈고리뼈, 다섯째 손허리뼈 N: 자신경
Flexor digitorum superficialis muscle *(얕은손가락굽힘근)*	손가락 굽힘; 손 굽힘	O: 위팔뼈의 안쪽위관절융기, 자뼈의 근육돌기, 앞 몸쪽 노뼈 I: 집게~새끼손가락의 중간마디뼈 N: 정중신경
Flexor pollicis longus muscle *(긴엄지굽힘근)*	엄지손가락 굽힘	O: 노뼈의 앞쪽 뼈몸통 I: 엄지손가락의 끝마디뼈 N: 정중신경
Flexor digitorum profundus muscle *(깊은손가락굽힘근)*	손가락 굽힘; 손 굽힘	O: 안쪽/앞쪽 자뼈 및 근육돌기 I: 집게~새끼손가락의 끝마디뼈 N: 정중신경 및 자신경의 가지
Pronator quadratus muscle *(네모엎침근)*	아래팔 엎침	O: 앞먼쪽 자뼈 I: 앞먼쪽 노뼈 N: 정중신경
Extensor carpi radialis longus muscle *(긴노쪽손목폄근)*	손 폄; 손 벌림	O: 위팔뼈의 가쪽아래 뼈몸통 I: 둘째 손허리뼈 N: 노신경
Extensor carpi radialis brevis muscle *(짧은노쪽손목폄근)*	손 폄; 손 벌림	O: 위팔뼈의 가쪽위관절융기 I: 셋째 손허리뼈 N: 깊은 노신경
Extensor digitorum muscle *(손가락폄근)*	손가락 폄; 손 폄	O: 위팔뼈의 가쪽위관절융기 I: 집게~새끼손가락의 뒤쪽 손가락뼈 N: 뒤뼈사이신경
Extensor digiti minimi muscle *(새끼폄근)*	새끼손가락 폄	O: 위팔뼈의 가쪽위관절융기 I: 새끼손가락의 손가락뼈 N: 뒤뼈사이신경
Extensor carpi ulnaris muscle *(자쪽손목폄근)*	손 폄; 손 모음	O: 위팔뼈의 가쪽위관절융기, 가쪽 가까운 자뼈 I: 손허리뼈 N: 뒤뼈사이신경
Supinator muscle *(손뒤침근)*	아래팔 뒤침(손바닥을 앞으로)	O: 위팔뼈의 가쪽위관절융기, 자뼈의 노패임 영역 I: 노뼈의 몸쪽 1/3의 앞가쪽면, 결절의 먼쪽 N: 노신경
Abductor pollicis longus muscle *(긴엄지벌림근)*	엄지손가락의 벌림 및 폄	O: 노뼈와 자뼈의 위쪽 뼈몸통 I: 첫째 손허리뼈 N: 뒤뼈사이신경
Extensor pollicis longus muscle *(긴엄지폄근)*	엄지손가락 폄(엄지손가락을 치켜들어 칭찬하는 동작)	O: 자뼈의 뒤쪽 뼈몸통 I: 엄지손가락의 끝마디뼈 N: 뒤뼈사이신경
Extensor pollicis brevis muscle *(짧은엄지폄근)*	엄지손가락 폄	O: 노뼈의 아래쪽 뒤쪽 뼈몸통 I: 엄지손가락의 첫마디뼈 N: 뒤뼈사이신경
Extensor indicis muscle *(집게폄근)*	집게손가락 폄	O: 자뼈의 아래쪽 뒤쪽 뼈몸통 I: 집게손가락의 손가락뼈 N: 뒤뼈사이신경

참고: 어떤 섬유가 자극되었는지에 따라 일부 작용들은 매우 다양하게 나타난다.

에 따라 superficial(얕은층, 표재층), intermediate(중간층), deep(깊은층)의 세 층으로 나눌 수 있다(그림 9.18a). 얕은층에는 위팔뼈의 medial epicondyle(안쪽위관절융기, 내측상과)에서 시작되는 온힘줄을 공유하는 3개의 굽힘근인 flexor carpi radialis muscles(노쪽손목굽힘근), palmaris longus muscles(긴손바닥근), flexor carpi ulnaris muscles(자쪽손목굽힘근)이 있다. 이 얕은층에는 아래팔을 엎침하는 근육인 pronator teres muscle(원엎침근, 원형회내근)도 있다.

중간층에는 손가락의 큰 굽힘근인 flexor digitorum superficialis muscle(얕은손가락굽힘근, 표재지굴근)이 있다. 깊은층에는 flexor digitorum profundus(깊은손가락굽힘근, 심수지굴근)와 flexor pollicis longus muscle(긴엄지굽힘근, 장수무지굴근)을 포함한 손가락과 엄지손가락의 추가적인 굽힘근이 있다. 또한 깊은층에는 또 다른 엎침근인 pronator quadratus muscle(네모엎침근, 방형회내근)과 이러한 근육의 antagonist(대항근)인 supinator muscle(손뒤침근, 회외근)이 있다.

폄근은 얕은층과 깊은층으로 나뉜다(그림 9.18b). Extensor carpi radialis longus(긴노쪽손목폄근), extensor carpi radialis brevis(짧은노쪽손목폄근), extensor carpi ulnaris muscles(자쪽손목폄근)을 포함한 몇몇 근육은 손의 폄근이다. Extensor digitorum(손가락폄근, 지신근)과 extensor digiti minimi muscles(새끼폄근, 소지신근)을 포함한 다른 근육은 손가락과 엄지손가락의 폄근이다. 깊은층에 손가락

표 9.16 손가락을 움직이는 손근육

근육	작용	시작점(O)/정지점(I)/신경(N)
Abductor pollicis brevis muscle (짧은엄지벌림근)	엄지손가락의 벌림	O: 굽힘근지지띠, 손배뼈 및 마름뼈 I: 엄지손가락 첫마디뼈의 가쪽면 N: 정중신경
Flexor pollicis brevis muscle (짧은엄지굽힘근)	엄지손가락의 굽힘	O: 굽힘근지지띠, 마름뼈 I: 엄지손가락 첫마디뼈의 가쪽면 N: 정중신경
Opponens pollicis muscle (엄지맞섬근)	엄지손가락의 맞섬	O: 굽힘근지지띠, 마름뼈 I: 첫째 손허리뼈 N: 정중신경
Adductor pollicis muscle (엄지모음근)	엄지손가락을 모음	O: 알머리뼈 및 둘째~셋째 손허리뼈 I: 엄지손가락의 첫마디뼈 N: 자신경
Abductor digiti minimi muscle (새끼벌림근)	새끼손가락을 벌림	O: 콩알뼈 I: 새끼손가락의 첫마디뼈 N: 자신경
Flexor digiti minimi brevis muscle (짧은새끼굽힘근)	새끼손가락을 굽힘	O: 굽힘근지지띠, 갈고리뼈 I: 새끼손가락의 첫마디뼈 N: 자신경
Opponens digiti minimi muscle (새끼맞섬근)	새끼손가락과 엄지손가락을 맞섬	O: 굽힘근지지띠, 갈고리뼈 I: 다섯째 손허리뼈 N: 자신경
Lumbrical muscle (벌레근)	손허리손가락관절 굽힘; 손가락뼈사이관절 폄	O: 깊은손가락굽힘근의 힘줄(손바닥 내) I: 집게~새끼손가락의 첫마디뼈 N: 정중신경 및 자신경
Palmar interossei muscles (바닥쪽뼈사이근)	손가락을 모음(펼된 손가락을 한데 잡아당김)	O: 집게, 반지, 새끼손가락 손허리뼈의 모음근쪽 I: 집게, 반지, 새끼손가락의 첫마디뼈 N: 자신경
Dorsal interossei muscles (등쪽뼈사이근)	손가락 벌림(펼친다)	O: 손허리뼈의 안쪽면 I: 집게, 가운데, 반지손가락의 첫마디뼈 N: 자신경

참고: 어떤 섬유가 자극되었는지에 따라 일부 작용들은 매우 다양하게 나타난다.

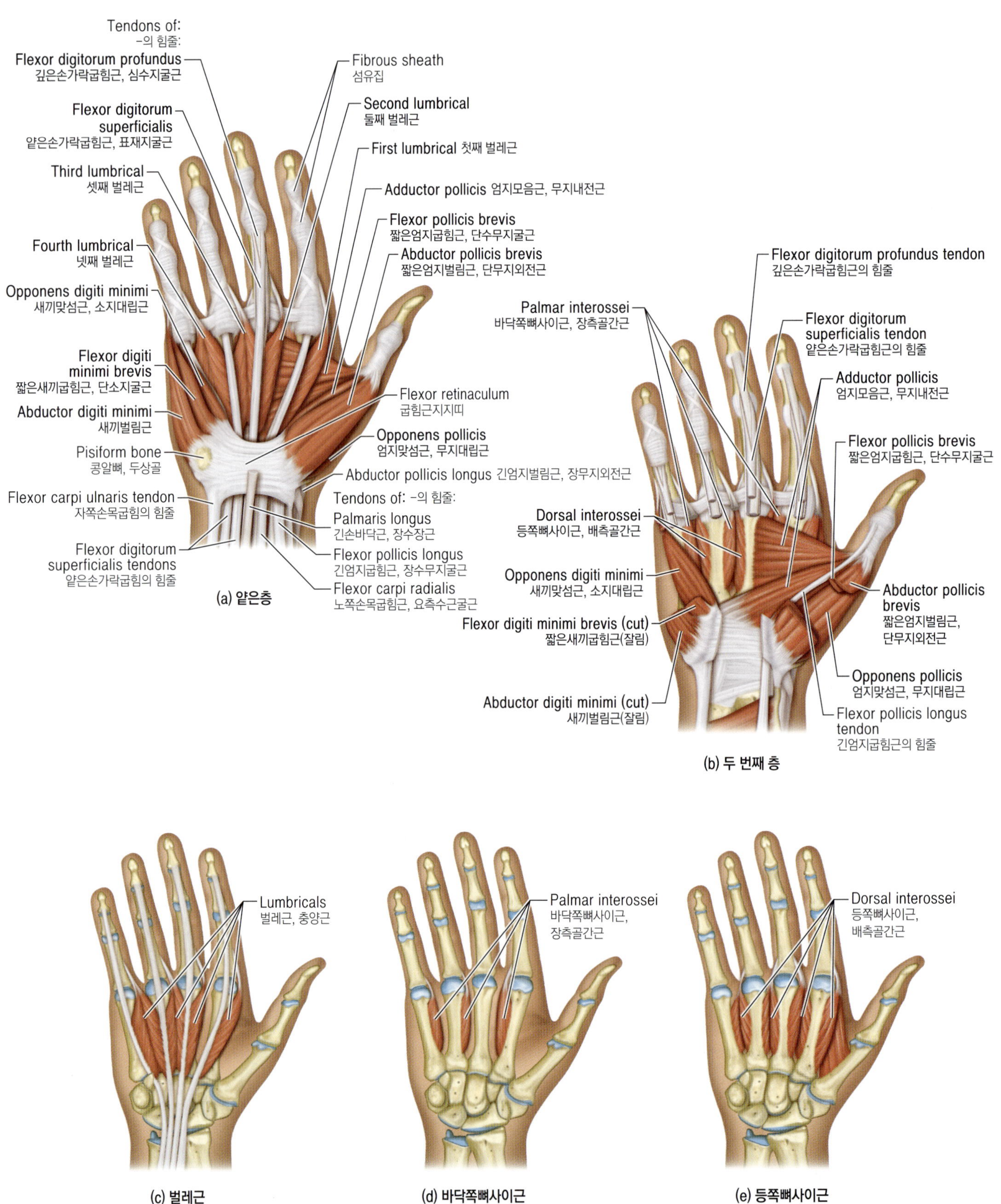

그림 9.19 손가락을 움직이는 손근육. 오른손의 손바닥쪽 면을 보여준다. 굵은 글씨로 표시된 근육과 힘줄이 이 작용에 관여한다.

과 엄지손가락의 폄근이 더 많이 배열되어 있다. Extensor pollicis longus(긴엄지폄근), extensor pollicis brevis(짧은엄지폄근), extensor indicis muscles(집게폄근)이 있다. 엄지손가락 벌림 작용을 하는 abductor pollicis longus muscle(긴엄지벌림근, 장무지외전근)도 깊은층에 있다.

Intrinsic hand muscles(손의 내재근)은 손 안에 시작점을 가지고 있다. 근육은 기능과 장소에 따라 명명되고 분류되어 있다. 예를 들어, abductor pollicis brevis muscle(짧은엄지벌림근, 단무지외전근)은 엄지손가락을 벌리는 짧은 근육이고, flexor pollicis brevis muscle(짧은엄지굽힘근, 단수무지굴근)은 엄지손가락을 굽히는 짧은 근육이다(그림 9.19과 표 9.16).

확인하기

- ☐ 3. Elbow joint(팔꿉관절)에서 아래팔 flexion(굽힘) 작용을 하는 주요 근육은 무엇인가?
- ☐ 4. 손을 extension(폄)시키는 주요 근육은 무엇인가?

9.5 엉덩이와 다리의 근육

Muscle of the Hip and Lower Limb

학습목표

1. 엉덩이와 다리를 움직이는 근육을 구분하고 설명할 수 있다.

Pelvic girdle(다리이음뼈, 하지대)은 두 개의 lower limb(다리, 하지)[thigh(넙다리), leg(종아리), ankle(발목), foot(발)]을 axial skeleton(몸통뼈대, 축골격)에 부착시킨다.

Muscle of the Hip, Thigh, Knee, and Leg
엉덩이, 넙다리, 무릎 및 다리의 근육

넙다리를 flexion(굽힘, 굴곡)시키는 가장 강력한 넙다리 flexor(굽힘근, 굴곡근)는 iliopsoas muscle(엉덩허리근, 장요근)이다(그림 9.20a). 이러한 deep muscle(깊은근육, 심부근육)은 common tendon(온힘줄, 공통건)을 통해 femur(넙다리뼈, 대퇴골)의 lesser trochanter(작은돌기, 소전자)로 삽입되는 두 개의 근육인 iliacus muscle(엉덩근, 장골근)과 psoas major muscle(큰허리근, 대요근)이 연합되어 형성된다. 엉덩근은 ilium(엉덩뼈, 장골)의 안쪽표면에서 시작되고, 큰허리근의 origin(시작점, 이는점)은 더 위쪽인 lumbar vertebra(허리뼈, 요추)의 가쪽면이다. 큰허리근은 시작점이 더 높이 있어, 엉덩관절을 고정하고 vertebral column(척주)을 굽힐 때 시작점과 insertion(정지점, 닿는점)이 맞바뀌지게 된다. 엉덩허리근은 pubic bone(두덩뼈, 치골뼈)에서 시작되는 작은 근육인 pectineus muscle(두덩근, 치골근)의 넙다리 굽힘 작용을 보조한다.

넙다리를 움직이는 다른 근육은 넙다리의 안쪽면에 위치한다. 첫 번째 근육은 안쪽넓적다리에 위치한 끈과 같은 얇은근육인 gracilis muscle(두덩정강근, 박근)이다. 이 근육은 골반에서 시작되어 proximal tibia(몸쪽정강뼈, 근위경골)로 삽입된다(그림 9.20a와 d). 두덩정강근은 adductor group(모음근 그룹)이라고 불리는 3개의 근육인 adductor magnus muscles(큰모음근), adductor longus muscles(긴모음근), adductor brevis muscles(짧은모음근)과 함께 넙다리를 모음(몸쪽으로 이동시킴)시킨다(그림 9.20b). 이 근육들은 pubis(두덩뼈) 또는 ischium(궁둥뼈)에서 시작되어 femoral diaphysis(넙다리뼈몸통, 대퇴골간)의 linea aspera(거친선, 조선)로 삽입되는 매우 강력한 모음근이다. 두덩정강근과 adductor group muscle(모음근 그룹 근육)은 두덩근에 의한 adduction(모음)을 보조한다.

다리를 움직이는 많은 근육들이 넙다리도 함께 움직인다. 먼저, sartorius muscle(넙다리빗근, 봉공근)은 시작점인 anterior superior iliac spine(위앞엉덩뼈가시, 전상장골극)에서 정지점인 medial tibial condyle(정강뼈 안쪽 관절융기)까지 넙다리를 가로지르는 긴 근육이다(그림 9.20a). 이 특별한 경로에 의해 넙다리빗근은 넙다리의 굽힘, abduction(벌림) 및 lateral rotation(가쪽돌림); 종아리의 굽힘의 4가지 작용을 한다.

다음은 넙다리 앞쪽의 네 개의 근육으로 이루어져 있는 quadriceps femoris muscle group(넙다리네갈래근 그룹, 대퇴사두근 군)이다(그림 9.20c와 d). 이 그룹의 모든 근육은 patella(무릎뼈, 슬개골)를 감싸고 있는 quadriceps tendon(넙다리네갈래의 힘줄, 대퇴사두건)이라고 하는 온힘줄로 모아진다. 힘줄은 무릎뼈의 먼쪽에서 patellar ligament(무릎인대, 슬개인대)가 되어 tibial tuberosity(정강뼈거친면, 경골조면)로 삽입된다. 이 정지점은 근육이 무릎관절에서 종아리를 폄할 수 있게 해준다.

넙다리네갈래근 그룹의 가운데에 위치한 얕은근육은 rectus femoris muscle(넙다리곧은근, 대퇴직근)이다. 넙

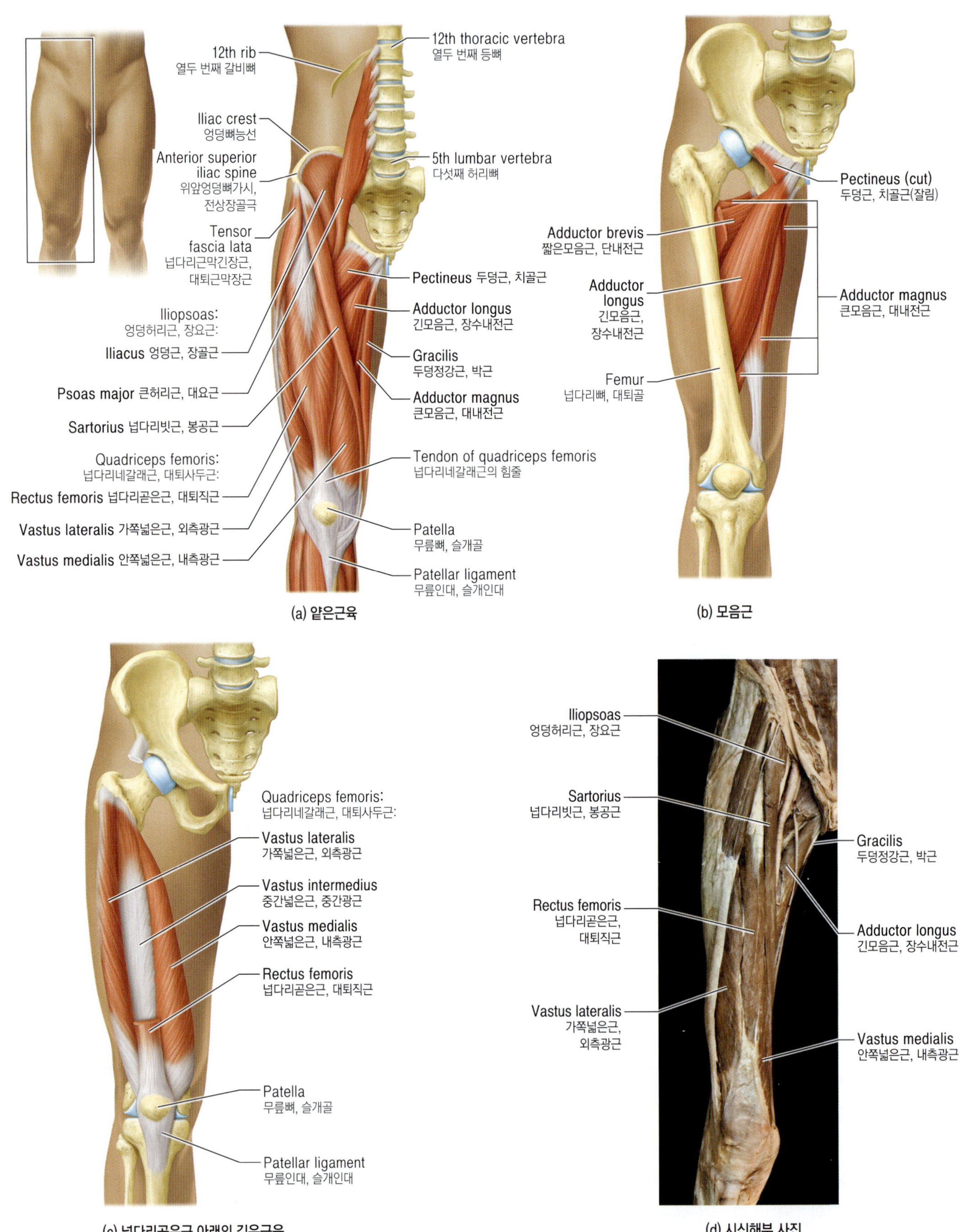

그림 9.20 **넙다리와 종아리를 움직이는 앞쪽 근육과 안쪽 근육.** 굵은 글씨로 표시된 근육이 이 작용에 관여한다.

다리곧은근은 유일하게 엉덩이에서 시작되는데, 이 시작점은 넙다리곧은근이 추가적으로 넙다리의 굽힘 동작을 할 수 있게 해준다. 나머지 세 개의 근육인 vastus lateralis muscle(가쪽넓은근, 외측광근), vastus intermedius muscles(중간넓은근, 중간광근), vastus medialis muscles(안쪽넓은근, 내측광근)는 vastus group(넓은근 그룹, 광근 그룹)에 속한다. 이는 넙다리뼈몸통을 따라 근육의 상대적인 위치를 말해준다. 넓은근 그룹의 모든 근육은 넙다리뼈에서 시작되며, 무릎관절만 거쳐간다. 따라서 이 근육 그룹은 무릎관절에서 종아리의 extension(폄, 신전) 작용만 할 수 있다. 앞쪽 및 안쪽 근육에 대한 자세한 설명은 표 9.17을 참고한다.

Gluteal muscle group(볼기근 그룹, 둔근 군)은 골반의 뒤쪽면에 위치하며 세 개의 분리된 근육으로 이루어져 있다. 첫 번째는 큰 gluteus maximus muscle(큰볼기근, 대둔근)이다(그림 9.21a와 b). 이 근육은 coccyx(꼬리뼈, 미골)와 sacrum(엉치뼈, 천골)에서 ilium(엉덩뼈, 장골)까지 거치는 넓은 시작점을 갖고 있으며, 넙다리뼈의 gluteal tuberosity(볼기근거친면, 둔근조면)로 삽입된다. 큰볼기근은 근육의 모양과 정지점을 바탕으로 넙다리의 강력한 폄근 역할을 한다. 또한 이 근육은 넙다리의 벌림 및 가쪽돌림 작용도 한다. 계단을 올라가는 것과 같이 넙다리에 힘을 주어 뻗는 동작에 이 세 가지 작용이 모두 함께 사용된다. 몇 개의 작은 근육들인 piriformis muscle(궁둥구멍근, 이상근), obturator internus muscle(속폐쇄근, 내폐쇄근), gemelli muscle(쌍둥이근), quadratus femoris muscle(넙다리네모근, 대퇴방형근) 및 obturator externus muscle(바깥폐쇄근, 외폐쇄근)도 넙다리의 가쪽돌림을 돕는다(그림 9.21c).

두 개의 작은볼기근인 gluteus medius muscle(중간볼기근, 중둔근)과 gluteus minimus muscle(작은볼기근, 소둔근)은 greater trochanter of the femur(넙다리뼈 큰돌기, 대퇴대전자)로 삽입되어 넙다리 폄에 거의 역할을 하지 않는다(그림 9.21c). 하지만 이 두 개의 근육은 보행에 중요한 역할을 한다. 보행의 swing phase(흔듦기, 유각기)에서 다음 걸음을 위해 다리를 앞쪽으로 내밀면 움직이는 쪽 다리의 골반은 지지가 되지 않기 때문에, 중력에 의해 골반이 움직이는 쪽 다리로 치우치게 된다. 하지만 중간볼기근과 작은볼기근이 움직이는 쪽 골반과 넙다리를 모음 및 안쪽돌림시켜 위쪽으로 잡아당긴다. 실제로 움직이는 쪽 골반의 높이가 지지된 다리(땅에 발을 붙이고 있는 쪽 다리)의 수준만큼 상승된다.

다리의 먼쪽으로 내려가면 hamstring muscle group(넙다리뒤근육 그룹, 슬와부근육 군), lateral biceps femoris muscle(가쪽넙다리두갈래근, 외측대퇴이두근), 안쪽 및 얕은 semitendinosus muscle(반힘줄근, 반건형근), 안쪽 및 깊은 semimembranosus muscle(반막모양근, 반막상근)이 있다(그림 9.21a). 넙다리뒤근육 그룹은 ischial tuberosity(궁둥뼈결절, 좌골결절)에서 시작되어 fibula(종아리뼈, 비골) 또는 tibia(정강뼈, 경골)로 삽입된다. 이 근육 그룹은 엉덩이와 무릎을 모두 지나가므로 넙다리의 폄 및 종아리의 굽힘 작용을 한다.

넙다리와 종아리를 움직이는 뒤쪽 근육에 대한 자세한 내용은 표 9.18을 참고한다.

확인하기

☐ 1. 넙다리의 flexion(굽힘)과 extension(폄) 작용을 하는 주요 근육은 무엇인가?

☐ 2. 종아리의 flexion(굽힘)과 extension(폄) 작용을 하는 주요 근육은 무엇인가?

Muscle of the Ankle, Foot, and Toe
발목, 발, 발가락의 근육

발과 발가락의 근육은 보행에 관여하며, 동작이 더 복잡해질수록 근육의 움직임도 더 복잡해지고, 정교한 근육조절이 이루어진다.

Muscle that Move the Foot 발을 움직이는 근육

발과 발목의 운동에 대해 설명할 때에는 굽힘과 굴곡이라는 용어를 사용하지 않는다. 대신, 발가락을 다리쪽으로 향하게 하는 동작은 dorsiflexion(발등굽힘, 족배굴곡)이라고 하며, 발가락을 다리의 먼쪽 방향으로 향하게 하는 동작은 plantarflexion(발바닥쪽굽힘, 족저굴곡)이라고 한다. 종아리 앞쪽 근육인 tibialis anterior muscle(앞정강근, 전경골근)과 extensor digitorum longus muscle(긴발가락폄근, 장지신근)은 발의 주요 dorsiflexors(발등굽힘근)이다. 긴발가락폄근은 둘째에서 다섯째 발가락의 phalanges(발가락뼈)로 삽입된다. 또 다른 앞쪽 근육인 extensor hallucis longus muscle(긴엄지폄근, 장족무지신근)은 hallux (great toe, 엄지발가락)를 폄시켜 발등굽힘을 보조한다.

종아리 가쪽면에는 종아리뼈를 따라 나 있는 두 개의 근육인 fibularis longus muscle(긴종아리근, 장비골근)과 fibularis brevis muscle(짧은종아리근, 단비골근)을 볼 수 있다. 이 근육들은 발의 가쪽면으로 삽입되어, 발의 발바닥

표 9.17 넙다리와 다리를 움직이는 근육: 앞쪽 및 안쪽 근육

근육	작용	시작점(O)/정지점(I)/신경(N)	개념그림
*Iliacus muscle** *(엉덩근)*	넙다리 굽힘	O: 엉덩뼈오목 I: 넙다리뼈의 작은돌기 N: 넙다리신경	
*Psoas major muscle** *(큰허리근)*	넙다리 굽힘; 척주의 굽힘 및 가쪽굽힘	O: T_{12}의 가쪽면과 가로돌기 및 허리뼈 I: 넙다리뼈의 작은돌기 N: L_1–L_3	
Sartorius muscle *(넙다리빗근)*	넙다리 굽힘과 다리 굽힘; 넙다리 벌림 및 가쪽돌림	O: 위앞엉덩뼈가시 I: 정강뼈 안쪽관절융기의 몸쪽 부분 N: 넙다리신경	
Tensor fascia lata muscle *(넙다리근막긴장근)*	넙다리 벌림; 넙다리 굽힘; 넙다리 안쪽 돌림; 넙다리근막 조임 ("긴장을 준다"), 가쪽 넙다리의 깊은근막	O: 엉덩뼈능선과 아래앞엉덩뼈가시 I: 몸쪽, 가쪽 정강뼈로 삽입되는 넙다리근막의 두꺼워진 부분인 엉덩정강근막띠 N: 위볼기신경	
Adductor magnus muscle *(큰모음근)*	넙다리 모음; 넙다리 안쪽 돌림	O: 궁둥뼈결절, 궁둥뼈가지, 두덩뼈아래가지 I: 넙다리뼈의 거친선과 모음근결절 N: 궁둥신경	
Adductor longus muscle *(긴모음근)*	넙다리 모음; 넙다리 굽힘; 넙다리 안쪽 돌림	O: 두덩뼈몸통 I: 거친선 N: 폐쇄신경	
Adductor brevis muscle *(짧은모음근)*	넙다리 모음; 넙다리 굽힘; 넙다리 안쪽 돌림	O: 두덩뼈아래가지 I: 위쪽 거친선 N: 폐쇄신경	
Pectineus muscle *(두덩근)*	넙다리 모음; 넙다리 굽힘; 넙다리 안쪽 돌림	O: 두덩뼈위가지 I: 작은돌기와 거친선 사이의 뒤쪽 넙다리뼈 N: 넙다리신경	
Gracilis muscle *(두덩정강근)*	넙다리 모음; 다리 굽힘; 넙다리 안쪽 돌림	O: 두덩뼈몸통과 두덩뼈아래가지; 궁둥뼈가지 I: 몸쪽정강뼈의 안쪽면 N: 폐쇄신경	
Quadriceps femoris Muscle Group(넙다리네갈래근 그룹)			
Rectus femoris muscle *(넙다리곧은근)*	다리 폄; 넙다리 굽힘	O: 아래앞엉덩뼈가시, 절구의 위모서리 I: 무릎뼈와 정강뼈거친면 N: 넙다리신경	
Vastus lateralis muscle *(가쪽넓은근)*	다리 폄; 무릎뼈 안정화	O: 큰돌기, 돌기사이선, 거친선의 몸쪽 절반 I: 무릎뼈 및 정강뼈거친면 N: 넙다리신경	
Vastus medialis muscle *(안쪽넓은근)*	다리 폄; 무릎뼈 안정화	O: 거친선, 돌기사이선 I: 무릎뼈와 정강뼈거친면 N: 넙다리신경	
Vastus intermedius muscle *(중간넓은근)*	다리 폄	O: 넙다리뼈 몸통 몸쪽 2/3 지점의 앞쪽 및 가쪽 영역 I: 무릎뼈 및 정강뼈거친면 N: 넙다리신경	

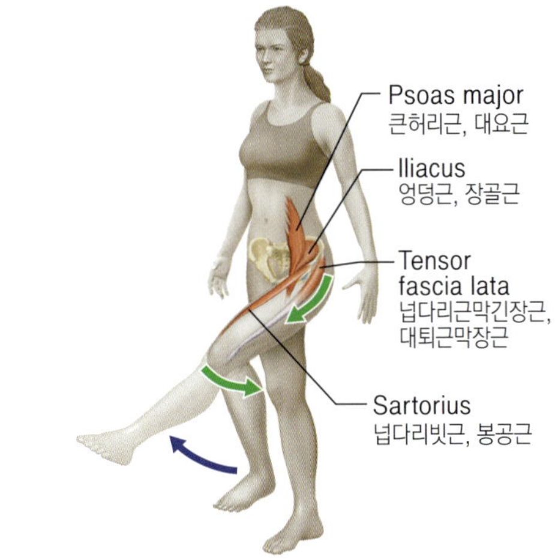

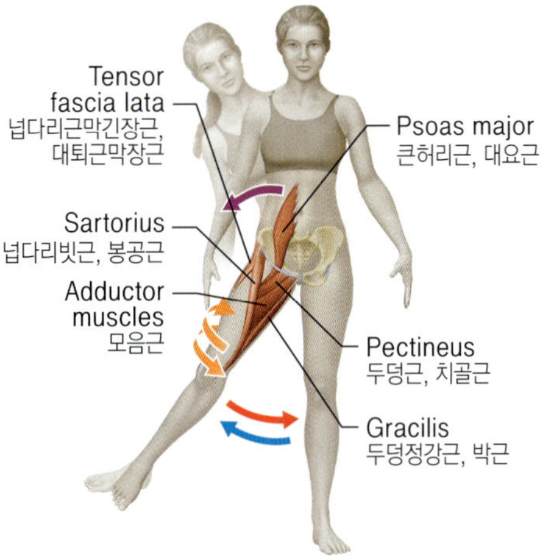

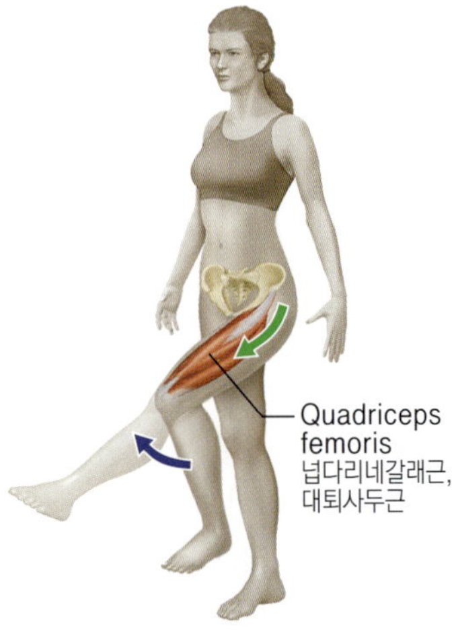

*엉덩허리근의 일부가 공동 정지점 힘줄을 공유한다.

굽힘: flex, 가쪽굽힘: laterally flex, 벌림: abduct, 돌림: rotate, 모음: adduct, 폄: extend

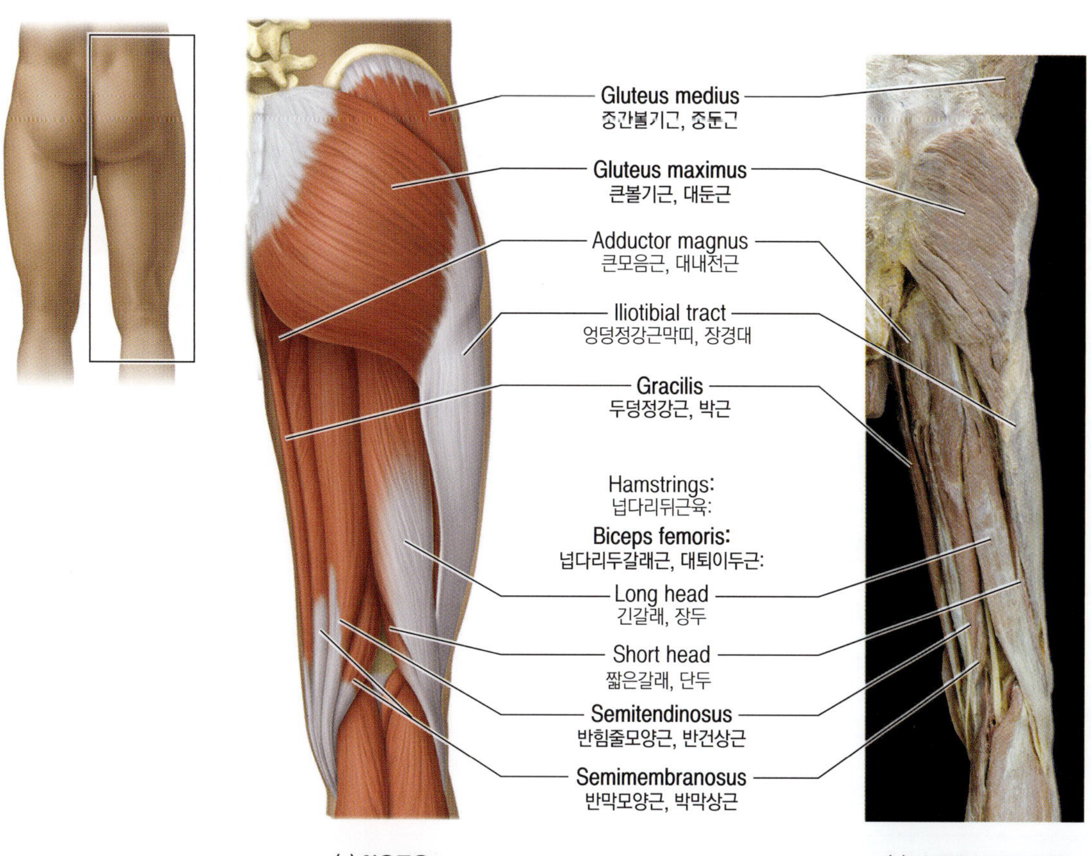

(a) 얕은근육

(b) 시신해부 사진, 뒷면

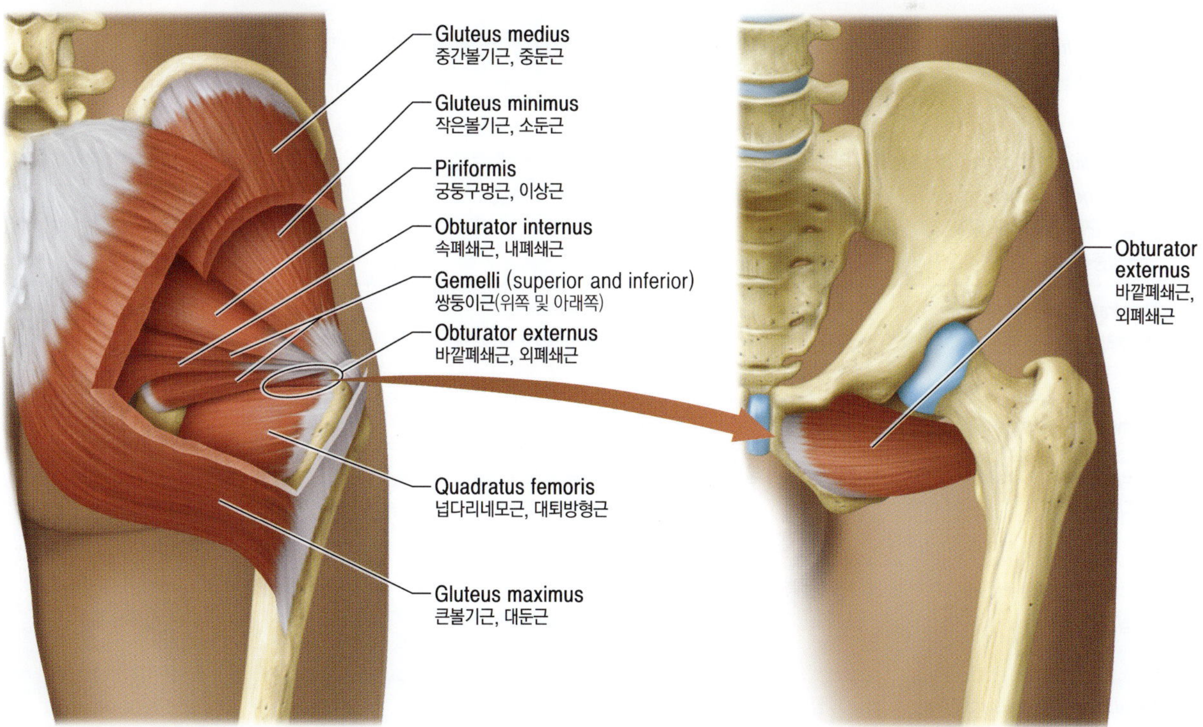

(c) 큰볼기근과 중간볼기근 아래의 근육

(d) 바깥폐쇄근, 앞면

그림 9.21 **넙다리와 종아리를 움직이는 뒤쪽 근육.** 굵은 글씨로 표시된 근육과 힘줄이 이 작용에 관여한다.

면을 바깥쪽으로 잡아당겨 eversion(가쪽번짐, 외번)이라는 동작을 만든다. 발의 inversion(안쪽번짐, 내번) 작용을 하는 앞정강근이 이 근육들의 antagonist(대항근)로 작용한다.

종아리 뒤쪽으로 돌아가면, 발등굽힘보다 발바닥쪽굽힘에 관여하는 더 많은 근육을 살펴볼 수 있다(그림 9.23). 많은 수의 근육을 모두 살펴보기 위해 그림을 세 개의 층으로 나누어 설명하였다. 가장 큰 뒤쪽 근육이며, 발의 가장 강력한 발바닥쪽굽힘근은 두 갈래의 얕은근육인 gastrocnemius

표 9.18 넙다리와 다리를 움직이는 근육: 뒤쪽 근육

근육	작용	시작점(O)/정지점(I)/신경(N)	개념그림
Gluteus maximus muscle (큰볼기근)	넙다리 **폄**(특히 넙다리가 굽힘 자세인 경우); 넙다리 가쪽**돌림**; 넙다리 **벌림**	O: 엉덩뼈의 뒤쪽 및 가쪽 부위, 엉치뼈 및 꼬리뼈 I: 넙다리뼈의 볼기근거친면 N: 아래볼기신경	Gluteus muscle group 볼기근 그룹
Gluteus medius muscle (중간볼기근)	넙다리 **벌림**; 넙다리의 가쪽**돌림**; 보행 시 골반 안정화	O: 엉덩뼈 바깥면 위의 앞쪽 및 아래쪽 볼기근선 사이 I: 넙다리 큰돌기 N: 위볼기신경	
Gluteus minimus muscle (작은볼기근)	넙다리 **벌림**; 넙다리의 가쪽**돌림**; 보행 시 골반 안정화	O: 엉덩뼈 바깥면 위의 앞쪽 및 아래쪽 볼기근선 사이 I: 넙다리 큰돌기 N: 위볼기신경	
Piriformis muscle (궁둥구멍근)	넙다리 **벌림**; 넙다리의 가쪽**돌림**	O: 앞쪽/가쪽 엉치뼈 I: 넙다리 큰돌기 N: L_5, S_1–S_2	
Obturator externus muscle (바깥폐쇄근)	넙다리의 가쪽**돌림**	O: 폐쇄구멍의 바깥면과 바깥면 가장자리 및 폐쇄막 I: 넙다리 큰돌기 N: 폐쇄신경	Piriformis 궁둥구멍근, 이상근 Obturator and gemelli muscles 폐쇄근과 쌍둥이근 Quadratus femoris 넙다리네모근, 대퇴방형근
Obturator internus muscle (속폐쇄근)	넙다리의 가쪽**돌림**	O: 폐쇄구멍의 안쪽면과 안쪽면 가장자리 및 폐쇄막 I: 넙다리 큰돌기 N: L_5, S_1	
Gemelli(superior gemellus and inferior gemellus muscles) [쌍둥이근(위쌍둥이근 및 아래쌍둥이근)]	넙다리의 가쪽**돌림**	O: 궁둥뼈가시 및 궁둥뼈결절 I: 넙다리 큰돌기 N: L_5, S_1	
Quadratus femoris muscle (넙다리네모근)	넙다리의 가쪽**돌림**	O: 궁둥뼈결절 I: 넙다리뼈의 돌기사이능선 N: L_5, S_1	
Hamstring Muscle Group(넙다리뒤근육 그룹, 햄스트링 그룹)			
Biceps femoris muscle (넙다리두갈래근)	넙다리 **폄**; 다리 **굽힘**	O: 궁둥뼈결절 및 넙다리뼈의 아래쪽 절반 부위 I: 종아리뼈머리; 정강뼈의 가쪽관절융기 N: 궁둥신경	Biceps femoris 넙다리두갈래근, 대퇴이두근 Semitendinosus 반힘줄모양근, 반건상근 Semi-membranosus 반막모양근, 박막상근
Semitendinosus muscle (반힘줄모양근)	넙다리 **폄**; 다리 **굽힘**	O: 궁둥뼈결절 I: 정강뼈의 위쪽 안쪽면 N: 궁둥신경	
Semimembranosus muscle (반막모양근)	넙다리 **폄**; 다리 **굽힘**	O: 궁둥뼈결절 I: 정강뼈 안쪽관절융기의 뒤쪽면 N: 궁둥신경	

폄: extend, 돌림: rotate, 벌림: abduct, 굽힘: flex

muscle(장딴지근, 비복근)과 깊은근육인 soleus muscle(가자미근)로 이루어진 triceps surae muscle group(종아리세갈래근 그룹, 하퇴삼두근 군)이다. 장딴지근은 넙다리뼈에서 시작되며, 종아리 굽힘을 보조하는 작은 역할을 한다. 가자미근은 정강뼈과 종아리뼈에서 시작되며 종아리에 어떤 작용도 하지 않는다(그림 9.23b). 두 근육 모두 뒤쪽 calcaneus(발꿈치뼈, 종골)로 삽입되는 온힘줄인 calcaneal tendon (Achilles tendon, 발꿈치힘줄, 종골건)으로 모아

임상에서 적용하기

Calcaneal Tendon Injuries 발꿈치힘줄 손상

지렛대 장치에서 장딴지근과 가자미근의 관련 지렛대는 제2종 지렛대이다. 이 유형의 지렛대는 많은 양의 힘을 생성한다. 이 두 개의 근육이 체중 전체를 들어올리고 있다는 것을 생각해 보았을 때, 옳은 설명이다. 많은 양의 힘을 생성하는 것은 운동에 이롭지만, 발꿈치힘줄에는 과도한 긴장이 가해지게 된다. 실제로, 발꿈치힘줄의 손상은 상대적으로 흔히 발생하며, 달리고 방향 전환을 필요로 하는 축구, 농구 및 체조와 같은 운동 종목에서 특히 더 많이 발생한다. 힘줄은 간단히 과용이나 외상만으로도 손상받을 수 있다.

Calcaneal tendon injuriy(발꿈치힘줄 손상, 종골건 손상)의 중증도는 힘줄의 염증에서부터 힘줄의 부분 또는 완전한 파열까지 매우 다양하다. 증상은 손상의 중증도에 따라 다르다. 힘줄염 또는 부분 열상 대상자들은 손상 부위의 통증과 염증을 보이며, 활동 중 또는 이후에 더 악화된다. 완전 열상 대상자는 심각한 통증과 함께, 'pop(튀어오르는)' 느낌 또는 방금 막 발목이 채인듯한 느낌을 흔히 호소한다. 이와 같은 대상자는 손상된 발의 발바닥쪽굽힘을 전혀 하지 못한다. 이는 임상적으로 'Simmonds test'를 통해 사정된다. 이 검사는 대상자가 엎드린 다음, 장딴지근에 힘을 주도록 한다. 발꿈치힘줄이 온전하면 발의 발바닥쪽굽힘이 나타날 것이고, 파열되었다면 움직임이 나타나지 않는다.

힘줄 파열의 치료방법으로는 힘줄이 회복되는 기간 동안 보조기를 착용하는 비수술적 방법과 찢어진 힘줄의 외과적 복원 방법이 있다. 두 가지 치료 방법 모두 회복이 이루어지면, 발목의 운동범위 증진 및 힘줄의 강화와 부드러운 스트레칭을 위한 물리치료가 이루어져야 한다.

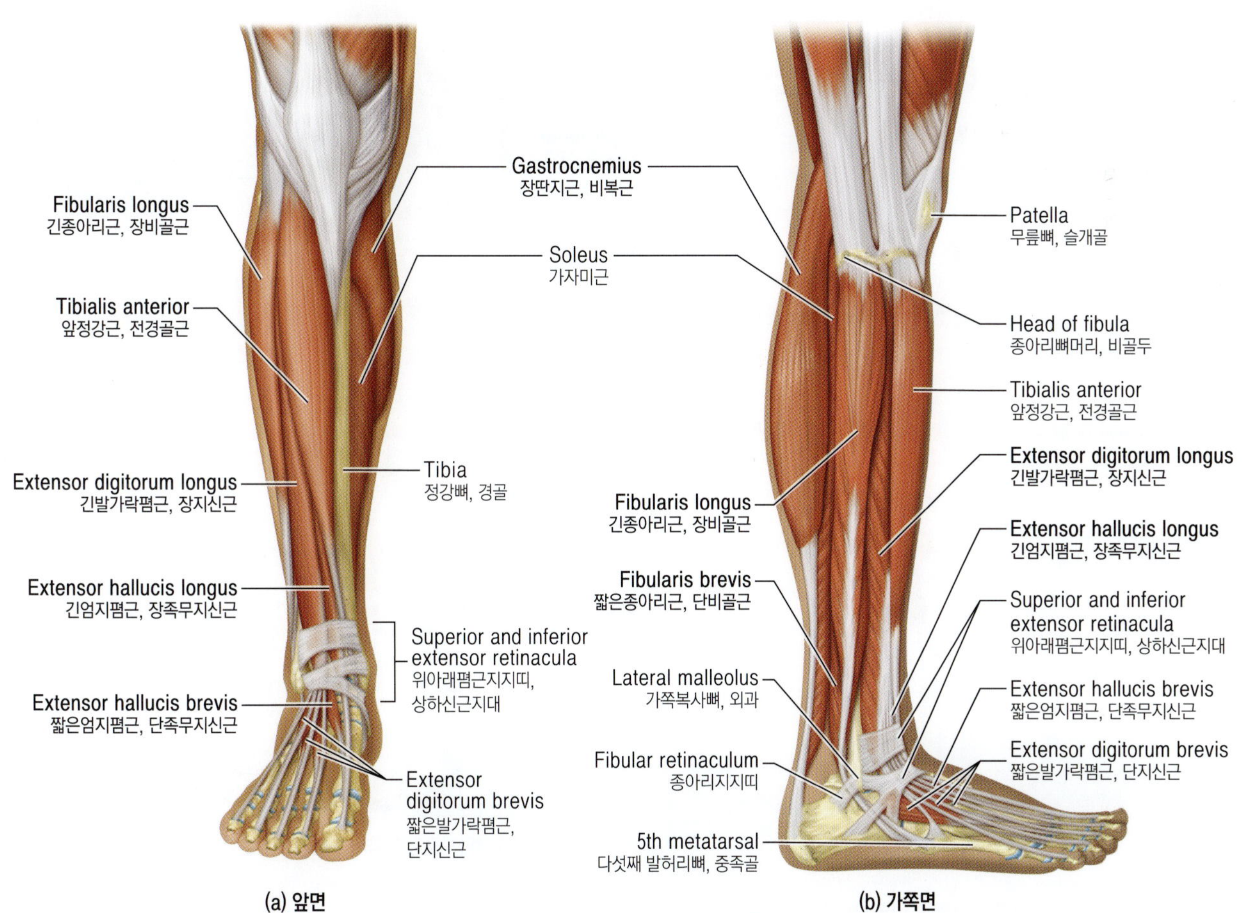

그림 9.22 발과 발가락을 움직이는 앞쪽 및 가쪽 근육. 굵은 글씨로 표시된 근육이 이 작용에 관여한다.

진다. 임상에서 적용하기 Calcaneal Tendon Injuries(발꿈치힘줄 손상)를 참조한다.

Muscle that Move the Toe 발가락을 움직이는 근육

엄지발가락을 굽히는 flexor hallucis longus muscle(긴엄지굽힘근, 장족무지굴근)과 둘째에서 다섯째 발가락을 굽히는 flexor digitorum longus muscle(긴발가락굽힘근, 장지굴근)은 뒤쪽 종아리뼈와 정강뼈에서 시작되므로, 발의 발바닥쪽굽힘 작용도 한다.

발가락을 움직이는 나머지 근육은 intrinsic foot muscles(발의 내재근)이다(그림 9.24). 많은 발의 내재근 이름이 앞서 배운 손내재근의 이름과 유사한데, 두 그룹의 근육

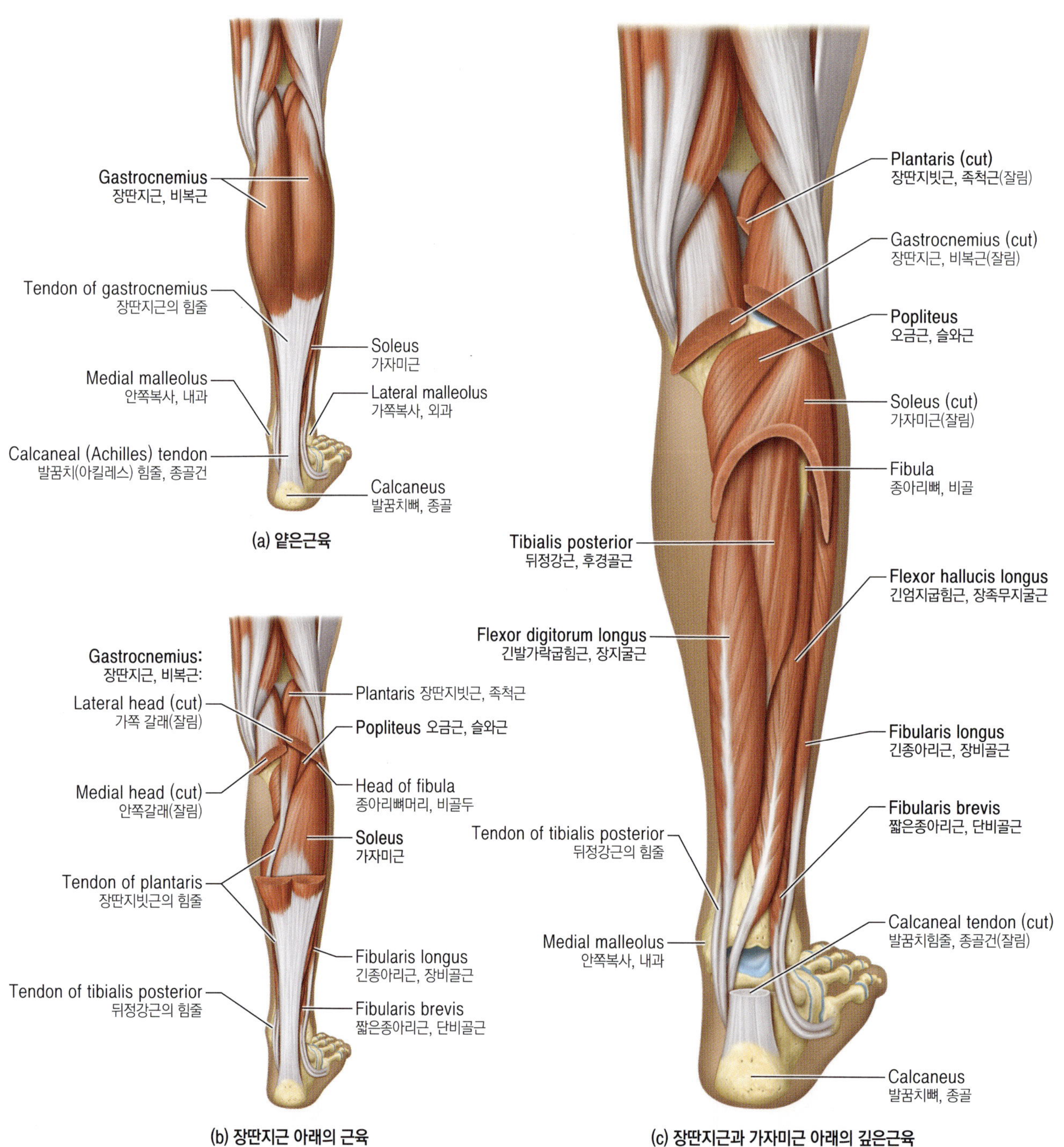

그림 9.23 오른쪽 다리: 발목과 발가락을 움직이는 뒤쪽 근육. 굵은 글씨로 표시된 근육이 이 작용에 관여한다.

모두 작용에 따라 명명된다(그림 9.24). 예를 들어, flexor digitorum brevis muscle(짧은발가락굽힘근, 단지굴근)은 둘째에서 다섯째 발가락을 굽히는 작은 근육이다. 이 근육들은 빌바닥활을 지지하며, 보행 시 지형 변화에 적응할 수 있도록 해준다.

발가락을 움직이는 근육의 자세한 설명은 표 9.20을 참고한다.

확인하기

- ☐ 3. Dorsiflexion(발등굽힘)의 주요 근육은 무엇인가?
- ☐ 4. Plantarflexion(발바닥쪽굽힘)의 주요 근육은 무엇인가?

표 9.19 발과 발가락을 움직이는 근육

근육	작용	시작점(O)/정지점(I)/신경(N)	개념그림
Tibialis anterior muscle (앞정강근)	발등 굽힘; 발의 안쪽번짐	O: 정강뼈의 가쪽관절융기 및 몸쪽 뼈몸통 I: 안쪽 쐐기뼈 및 첫째 발허리뼈 N: 깊은종아리신경	
Extensor digitorum longus muscle (긴발가락폄근)	발가락 폄; 발등 굽힘	O: 정강뼈의 가쪽관절융기 및 종아리뼈의 몸쪽 부분 I: 둘째~다섯째 발가락의 발가락뼈와 결합조직 N: 깊은종아리신경	
Extensor hallucis longus muscle (긴엄지폄근)	엄지발가락 폄; 발등 굽힘	O: 종아리뼈 뼈몸통과 뼈사이막 I: 엄지발가락의 끝마디뼈 N: 깊은종아리신경	
Fibularis longus muscle (긴종아리근)	발의 가쪽번짐; 발바닥쪽 굽힘	O: 종아리뼈 I: 안쪽 쐐기뼈 및 첫째 발허리뼈 N: 얕은종아리신경	
Fibularis brevis muscle (짧은종아리근)	발의 가쪽번짐; 발바닥쪽 굽힘	O: 먼쪽 종아리뼈 I: 다섯째 발허리뼈 N: 얕은종아리신경	
Gastrocnemius muscle (장딴지근)	발바닥쪽 굽힘; 다리 굽힘	O: 넙다리뼈의 안쪽 및 가쪽관절융기 I: 뒤쪽 발꿈치뼈 N: 정강신경	
Soleus muscle (가자미근)	발바닥쪽 굽힘	O: 종아리뼈머리, 몸쪽정강뼈 및 뼈사이막 I: 뒤쪽 발꿈치뼈 N: 정강신경	
Plantaris muscle (장딴지빗근)	발바닥쪽 굽힘	O: 가쪽관절융기에 가까운 뒤쪽 넙다리뼈 I: 발꿈치뼈 및 발꿈치힘줄 N: 정강신경	
Tibialis posterior muscle (뒤정강근)	발의 안쪽번짐; 발바닥쪽 굽힘; 발 안정화	O: 몸쪽정강뼈, 종아리뼈 및 뼈사이막 I: 둘째~넷째 발허리뼈 N: 정강신경	
Popliteus muscle (오금근)	다리 굽힘; 다리 돌림	O: 넙다리뼈의 가쪽관절융기 I: 몸쪽정강뼈의 뒤쪽면 N: 정강신경	

굽힘: flex, 안쪽번짐(내번): invert, 폄: extend, 가쪽번짐(외번): evert

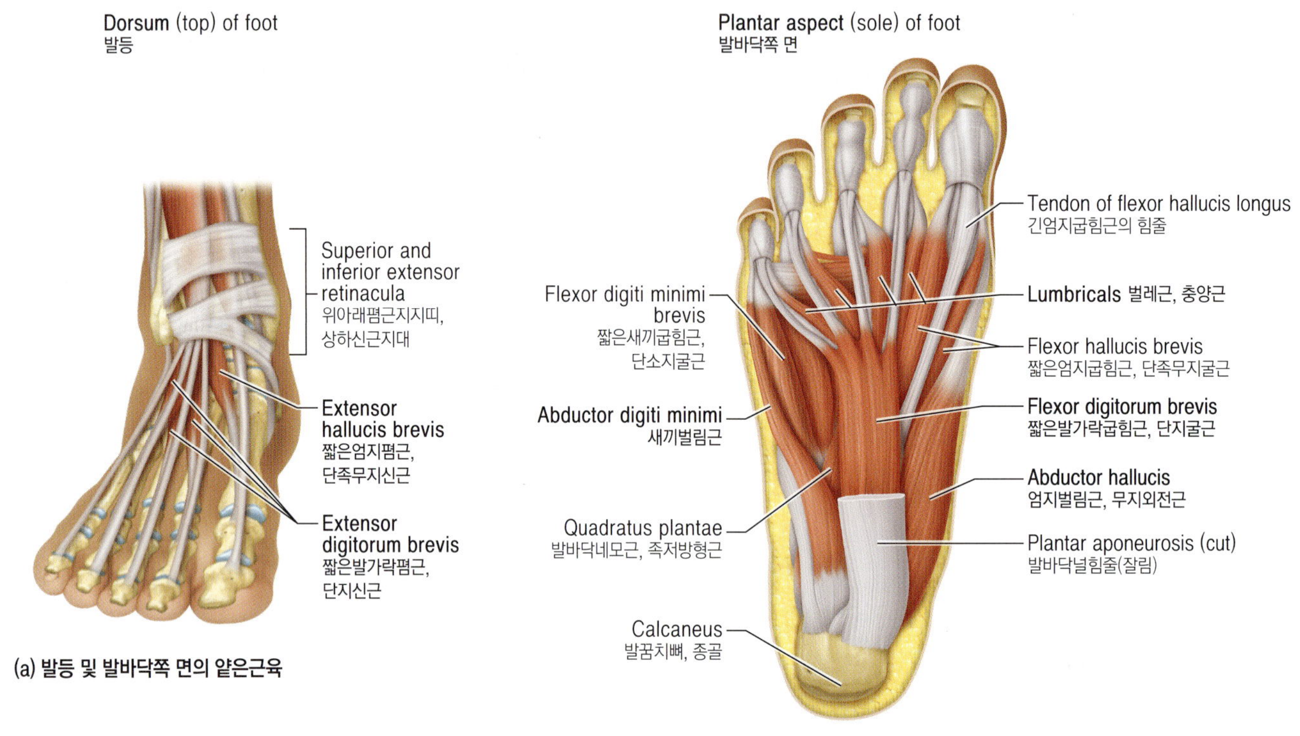

(a) 발등 및 발바닥쪽 면의 얕은근육

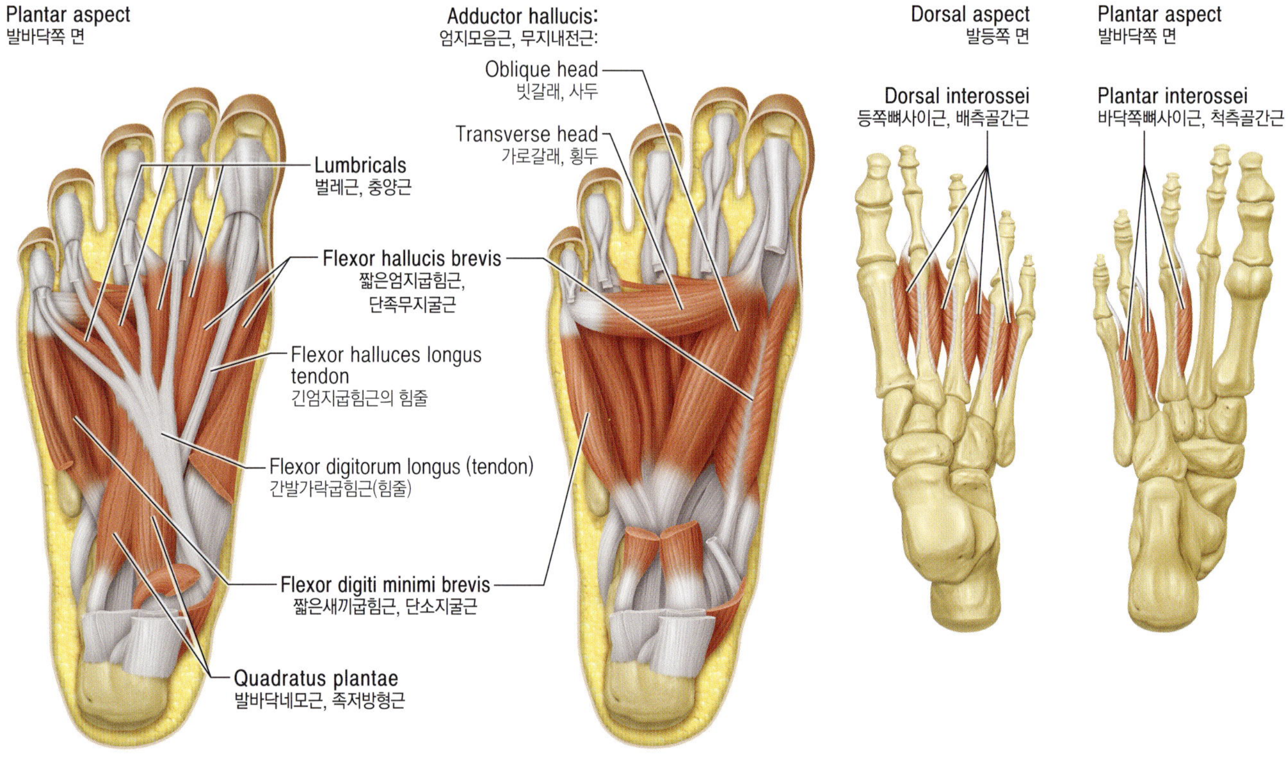

(b) 발바닥쪽 면의 깊은근육

(c) 발가락 사이의 근육

그림 9.24 발가락을 움직이는 근육. 굵은 글씨로 표시된 근육이 이 작용에 관여한다.

표 9.20 발가락을 움직이는 근육

근육	작용	시작점(O)/정지점(I)/신경(N)
Flexor digitorum longus muscle (긴발가락굽힘근)	발가락 굽힘; 발 안정화	O: 뒤정강뼈 I: 둘째~다섯째 발가락의 끝마디뼈 N: 정강신경
Flexor hallucis longus muscle (긴엄지굽힘근)	엄지발가락 굽힘	O: 뒤쪽 종아리뼈 및 뼈사이막 I: 엄지발가락의 끝마디뼈 N: 정강신경
Extensor digitorum brevis muscle (짧은발가락폄근)	발가락 폄	O: 발꿈치뼈의 위가쪽면 I: 둘째~넷째 발가락의 등쪽면 N: 깊은종아리신경
Extensor hallucis brevis muscle (짧은엄지폄근)	엄지발가락 폄	O: 발꿈치뼈 I: 엄지발가락 첫마디뼈의 등쪽면 N: 깊은종아리신경
Flexor digitorum brevis muscle (짧은발가락굽힘근)	발가락 굽힘	O: 발꿈치뼈융기 I: 둘째~다섯째 발가락의 중간마디뼈 N: 안쪽발바닥신경
Abductor digiti minimi muscle (새끼벌림근)	다섯째 발가락의 굽힘 및 벌림	O: 발꿈치뼈융기 I: 다섯째 발가락 첫마디뼈 가쪽면의 바닥 N: 가쪽발바닥신경
Abductor hallucis muscle (엄지벌림근)	엄지발가락 벌림	O: 발꿈치뼈융기 I: 엄지발가락 첫마디뼈 바닥의 안쪽면 N: 안쪽발바닥신경
Quadratus plantae muscle (발바닥네모근)	발가락 굽힘	O: 발꿈치뼈의 가쪽면 I: 긴발가락굽힘근의 힘줄 N: 가쪽발바닥신경
Lumbrical muscles (벌레근)	발가락을 발의 앞꿈치 가까이 굽힘; 발가락뼈의 폄	O: 긴발가락굽힘근의 힘줄 I: 둘째~다섯째 발가락의 결합조직 N: 가쪽 및 안쪽 발바닥신경
Adductor hallucis muscle (엄지모음근)	엄지발가락 모음; 발의 발허리뼈와 활의 안정화	O: 발허리뼈와 긴종아리근 힘줄을 포함한 주변 결합조직 I: 가쪽 엄지발가락 첫마디뼈의 바닥 N: 가쪽발바닥신경
Flexor hallucis brevis muscle (짧은엄지굽힘근)	엄지발가락 굽힘	O: 입방뼈, 가쪽쐐기뼈 및 다른 근육의 힘줄 가지(예: 뒤정강근) I: 엄지발가락의 바닥 및 다른 근육의 힘줄(예: 엄지모음근) N: 안쪽발바닥신경
Flexor digiti minimi brevis muscle (짧은새끼굽힘근)	다섯째 발가락 굽힘	O: 다섯째 발허리뼈 및 긴종아리근의 힘줄 I: 다섯째 발가락 첫마디뼈의 바닥 N: 가쪽발바닥신경
Plantar interossei muscles (바닥쪽뼈사이근)	셋째~다섯째 발가락의 모음 및 굽힘	O: 셋째~다섯째 발허리뼈, 중족골 I: 셋째~다섯째 발가락 첫마디뼈의 몸쪽바닥 N: 가쪽발바닥신경
Dorsal interossei muscles (등쪽뼈사이근)	둘째~넷째 발가락의 벌림 및 굽힘	O: 둘째~다섯째 발허리뼈 I: 둘째~넷째 발가락의 첫마디뼈의 바닥 N: 가쪽발바닥신경

참고: 어떤 섬유가 자극되었는지에 따라 일부 작용들은 매우 다양하게 나타난다.

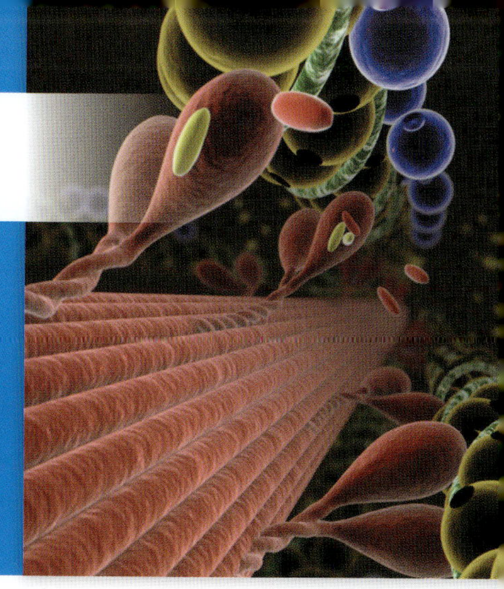

10 Muscle Tissue and Physiology
근육조직과 생리학

모든 움직임은 수백만 개의 muscle cell(근육세포)에서 일어나는 수축과 이완 과정의 결과이다. 세포들은 muscular system(근육계통)–skeletal muscle(뼈대근육, 골격근)의 조직과 기관을 구성한다. 움직임이 어떻게 만들어지는지를 이해하기 위해서는 세포의 구성 및 조직의 수준을 알아야 한다.

이 장에서는 skeletal muscle tissue(뼈대근육조직, 골격근조직), cardiac muscle tissue(심장근육조직), smooth muscle tissue(민무늬근육조직, 평활근조직)에 대해 살펴볼 것이다.

10.1 근육조직의 개요

Overview of Muscle Tissue

학습목표

1. Muscle tissue(근육조직)의 주요 기능에 대해 설명할 수 있다.
2. 모든 muscle cell(근육세포)의 구조와 특성에 대해 설명할 수 있다.
3. Skeletal muscle tissue(뼈대근육조직), cardiac muscle tissue(심장근육조직), smooth muscle tissue(민무늬근육조직)의 특성을 비교 · 대조할 수 있다.

근육조직은 크게 3가지 유형인 skeletal muscle(뼈대근육, 골격근), cardiac muscle(심장근육), smooth muscle(민무늬근육, 평활근)로 나눌 수 있다. 각 유형은 고유한 특징을 가지고 있지만, 기본적인 기능은 거의 동일하다. Muscle tension(근긴장)이라고 하는 힘의 생성은 흔히 기관 수준에서 움직임을 만들지만 자세 유지, 관절 안정화, 열 생성 및 hollow organ(속빈장기)을 통한 물질의 이동과 같은 작용도 한다.

근육조직은 muscle cell (myocyte, 근육세포)과 ECM (extracellular matrix, 세포바깥바탕질, 세포외기질)인 endomysium(근육섬유막, 근내막)으로 구성되어 있다. 근육섬유막은 근육조직 내에서 근육세포를 수용하고, 근육세포에서 형성된 tension(긴장, 장력)을 이웃 세포로 전달한다.

근육세포는 많은 구조적 성질을 공유하지만, 근육조직의 세 가지 유형은 뚜렷한 차이점을 가지고 있다.

Type of Muscle Tissue 근육조직의 유형

근육세포에는 두 가지의 기본 형태인 밝은색과 어두운색 줄이 반복되는 striated(가로무늬)와 striation(줄무늬)이 없는 smooth(민무늬)가 있다. Skeletal muscle tissue(뼈대근육조직, 골격근조직)는 서로 평행되게 배열된 긴 다핵근육세포로 구성되어 있다(그림 10.1a). 일부 skeletal muscle cell(뼈대근육세포)은 전체 근육의 길이와 비슷한 길이를 가지고 있으며, 보통 이상의 길이 때문에 muscle fiber(근육섬유)라고도 한다. Skeletal muscle fiber(뼈대근육섬유)는 주로 결합조직에 의해 뼈대에 부착되어 있다. 뼈대근육섬유의 수축은 항상 의식하지는 않지만, voluntarily(수의적)로 조절할 수 있다.

Cardiac muscle tissue(심장근육조직)는 뼈대근육조직과 같이 striated muscle cell(가로무늬근육세포)로 이루어져 있지만, 두 유형의 근육조직 사이에는 수많은 차이점이 있다(그림 10.1b). 예를 들어, cardiac muscle cell(심장근육세포)은 짧고 넓은 분지형태(branched)로, 일부의 경우를 제외하고 일반적으로 하나의 핵을 가지고 있다. 심장근육에서 어둡게 보이는 물결치는 '선'처럼 보이는 이것은 intercalated disc(사이원반, 개재원반)로, gap junction(틈새이음, 간극연결)과 modified tight junction(변형된 밀착연접)을 가지고 있는 특수한 구조이다. 사이원반은 심장근육세포를 통합시켜 조직화된 수축을 발생시키고, 심장이 하나의 unit(단위)으로 수축되도록 한다. 심장근육조직은 involuntary(불수의적)로 즉, 뇌에서 의식적으로 muscular contraction(근육수축)을 조절하지는 않는다.

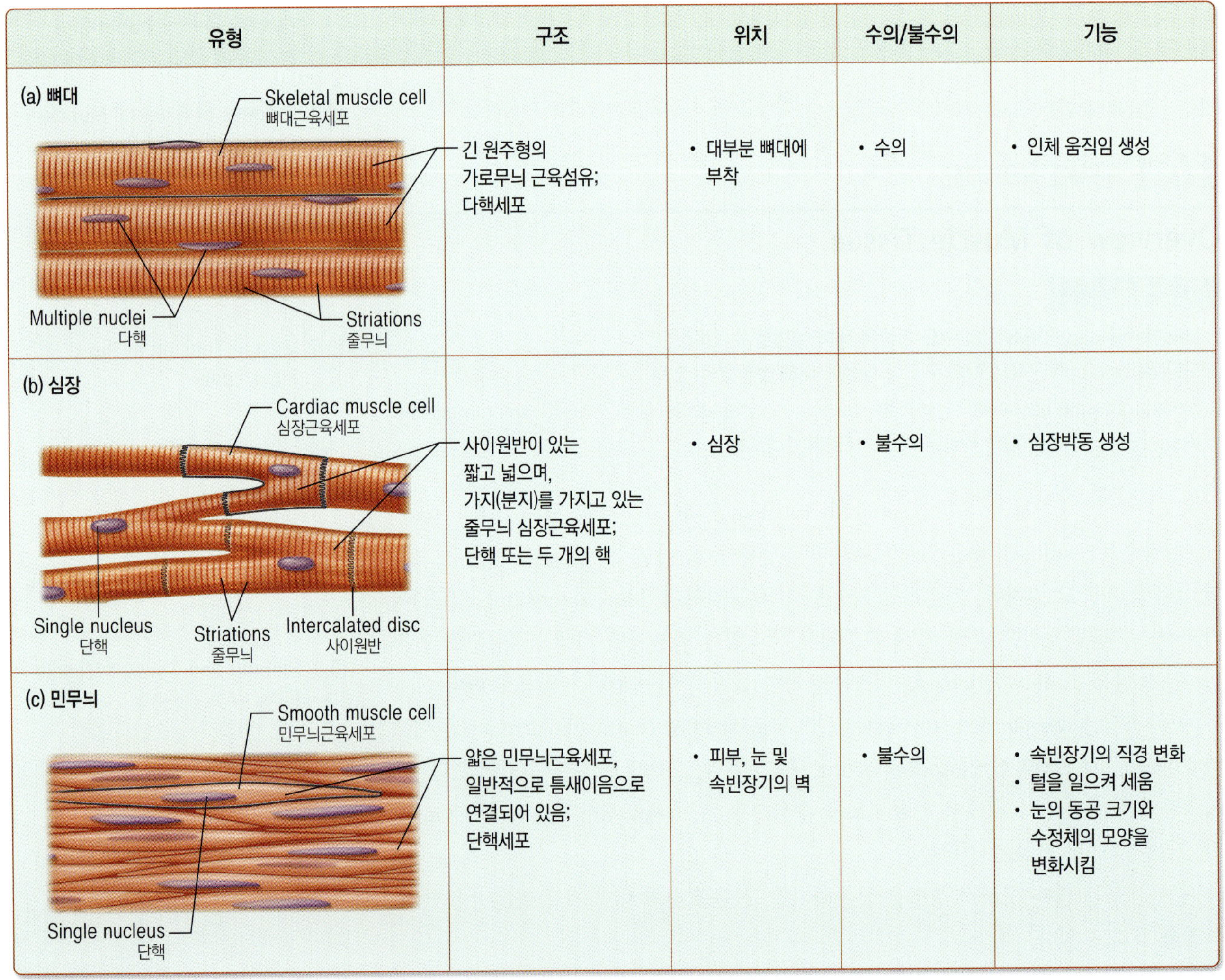

유형	구조	위치	수의/불수의	기능
(a) 뼈대	긴 원주형의 가로무늬 근육섬유; 다핵세포	• 대부분 뼈대에 부착	• 수의	• 인체 움직임 생성
(b) 심장	사이원반이 있는 짧고 넓으며, 가지(분지)를 가지고 있는 줄무늬 심장근육세포; 단핵 또는 두 개의 핵	• 심장	• 불수의	• 심장박동 생성
(c) 민무늬	얇은 민무늬근육세포, 일반적으로 틈새이음으로 연결되어 있음; 단핵세포	• 피부, 눈 및 속빈장기의 벽	• 불수의	• 속빈장기의 직경 변화 • 털을 일으켜 세움 • 눈의 동공 크기와 수정체의 모양을 변화시킴

그림 10.1 근육조직의 3가지 유형

Smooth muscle tissue(민무늬근육조직, 평활근조직)는 smooth muscle cell(민무늬근육세포, 평활근세포)로 이루어져 있다. 민무늬근육세포는 양쪽 끝이 뾰족한 길고 납작한 세포로, 세포 중심에 하나의 타원형 핵을 가지고 있다(그림 10.1c). 이러한 세포는 거의 모든 속빈장기에 존재하며, 눈, 피부, 특정 gland(샘, 선)의 도관에서도 찾아볼 수 있다. 많은 민무늬근육세포가 plasma membrane(형질막) 내에 틈새이음으로 서로 연결되어 있다. 민무늬근육조직 또한 심장근육조직과 같이 불수의적이다.

확인하기

☐ 1. Striated muscle(가로무늬근육)의 두 가지 유형은 무엇인가?
☐ 2. Involuntary muscle(불수의근)의 두 가지 유형은 무엇인가?

Properties of Muscle Cell 근육세포의 특성

근육세포가 수축하고 근긴장을 생성할 때, ATP (adenosine triphosphate, 삼인산아데노신)의 화학에너지를 근긴장의 역학에너지로 전환시킨다. 모든 근육세포는 긴장을 생성시키는 다음과 같은 공통된 특성을 가지고 있다.

- **Contractility(수축성).** Contractility(수축성)는 세포가 수축할 수 있는 능력을 말한다. 'contracting(수축)'을 'shortening(단축)'의 의미로 생각할 수도 있지만, 수축은 근육세포 내 단백질이 한데 모아지는 능력을 말하는 것으로, 근육세포가 수축할 때 길이가 반드시 짧아지는 것은 아니다.
- **Excitability(흥분성).** 근육세포는 다양한 자극에 대한 excitable(흥분성) 또는 responsive(반응성)를 가지고 있다. 이러한 자극에는 신경계통 또는 내분비계통으로부터의 화학적 신호, 물리적 stretch(신장) 또는 국소적인 전기신호 등이 포함된다. 이와 같은 자극은 근육세포 형질막의 전기적 변화를 유발한다.
- **Conductivity(전도성).** 근육세포가 흥분하면, 형질막을 가로지르는 전기적 변화는 한 군데에 머무르지 않고, 이는 전체 형질막을 따라 빠르게 전도된다.
- **Distensibility(신전성).** 대부분의 세포는 신전하면 파열되지만, 근육세포는 distensibility(신전성)를 가지고 있으므로 손상 없이 자신의 세 배까지 신장될 수 있다.
- **Elasticity(탄력성).** 근육세포는 신전 후 다시 원래 모양으로 돌아오는 elasticity(탄력성)를 가지고 있다. 탄력성은 신전성으로 오인되기도 하지만, 신전성은 탄력성이 아닌 길이가 늘어나는 것을 말한다.

확인하기

☐ 3. 모든 유형의 muscle cell(근육세포)의 기본 기능은 무엇인가?
☐ 4. 모든 근육세포에 공통적인 다섯 가지 특성은 무엇인가?

Structure of Muscle Cell 근육세포의 구조

근육세포는 일반적인 세포와 핵, mitochondria(미토콘드리아, 사립체)를 포함해 대부분 동일한 세포소기관을 가지고 있다(그림 10.2). 하지만 근육세포는 일반세포와의 몇 가지 구조적인 차이점으로 인해 근육세포의 구조를 설명할 때는 일반세포와 다른 용어를 사용한다. 예를 들어, cytoplasm(세포질)은 sarcoplasm(근육세포질, 근형질)으로 불리며, plasma membrane(형질막)은 sarcolemma(근육속

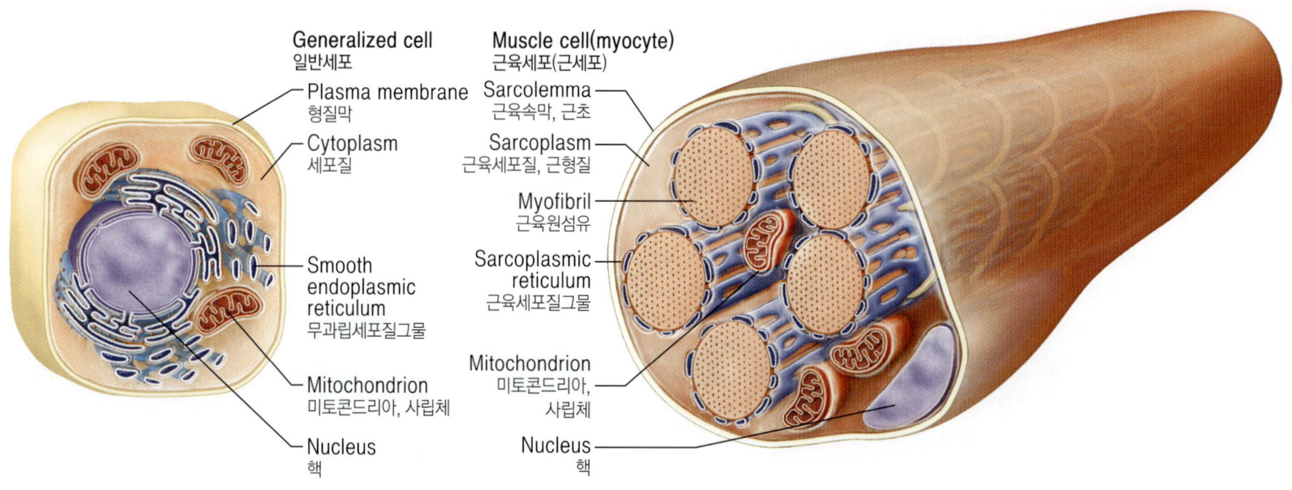

그림 10.2 일반세포와 근육세포의 비교

막, 근초)로 불린다. 근육세포질은 세포질과 마찬가지로 cytosol(세포질액, 시토솔)과 근육세포의 모든 소기관을 보유하고 있다. 또한 근육속막은 다수의 특수한 integral(통합)과 peripheral(외재성, 표재성) 단백질을 가지고 있으며, phospholipid bilayer(인지질 이중층)로 구성되어 있다.

근육세포는 기능을 수행하기 위한 독특한 구조를 갖고 있는데, 근육세포의 근육세포질은 myofibril(근육원섬유, 근원섬유)이라고 하는 원통형소기관을 가지고 있다(그림 10.2). 민무늬근육은 뼈대나 심장세포와는 다른 배열 형태를 지니고 있지만, 세 가지 유형의 근육 모두 근육원섬유를 가지고 있다. 본질적으로 근육원섬유는 근육수축에 관여하는 단백질을 포함한 특화된 단백질 다발이다. 근육원섬유의 직경은 약 1μm 또는 사람 머리카락 굵기의 약 1/100 두께이다. 각각의 근육세포는 수백 개에서 수천 개의 근육원섬유를 가지고 있으며, 근육세포 부피의 약 50~80%를 차지한다. 미토콘드리아와 같이 다른 세포소기관도 근육원섬유 사이에 꽉 들어차있는 것을 볼 수 있다.

모든 근육세포에 공통적으로 존재하는 또 다른 세포소기관은 SR (sarcoplasmic reticulum, 근육세포질그물, 근형질세망)이다. SR은 변형된 smooth endoplasmic reticulum(무과립세포질그물)으로 각각의 근육원섬유를 둘러싸고 있는 거미줄과 같은 그물망을 형성한다.

확인하기

☐ 5. Muscle cell(근육세포)의 독특한 기본 구조에는 무엇이 있는가?

10.2 뼈대근육섬유의 구조와 기능

Structure and Function of Skeletal Muscle Fiber

학습목표

1. Skeletal muscle fiber(뼈대근육섬유)의 구조적 특성과 요소에 대해 설명할 수 있다.
2. Myofibril(근육원섬유)의 구성에 대해 설명할 수 있다.
3. Thick filament(굵은필라멘트), thin filament(가는필라멘트), elastic filament(탄력필라멘트)의 구조와 구성요소를 설명할 수 있다.
4. Sarcomere(근육섬유마디)의 contractile protein(수축단백질), regulatory protein(조절단백질), structural protein(구조단백질)의 구성요소의 명칭과 각각의 기능을 설명할 수 있다.
5. Muscular contraction(근육수축)의 sliding filament mechanism(근활주기전)을 설명할 수 있다.

이 절에서는 skeletal muscle fiber(뼈대근육섬유)의 구조와 그 안의 단백질에 대해 알아본다. 또한 muscular contraction(근육수축) 기전과 상관관계가 있는 myofibril(근육원섬유, 근원섬유) 내 단백질의 배열에 대해서도 다룰 것이다.

Structure of the Skeletal Muscle Fiber
뼈대근육섬유의 구조

Skeletal muscle tissue(뼈대근육조직, 골격근조직)는 많은 뼈대근육섬유와 이를 각각 둘러싸고 있는 endomysium(근육섬유막, 근내막)으로 이루어져 있다. 뼈대근육섬유와 일반 세포와의 일부 차이점은 다음과 같다.

- **Cell shape and size(세포 모양과 크기).** 뼈대근육섬유는 가는 원주 모양으로, 대부분의 세포보다 길이가 훨씬 길다(**그림 10.3**). 가장 긴 섬유는 thigh muscle(넓적다리근육, 대퇴근)에서 볼 수 있으며, 직경은 약 100μm이고 길이는 30cm이다.
- **Striations(줄무늬).** 뼈대근육섬유를 현미경으로 들여다보면 앞서 설명한 특징적인 줄무늬를 볼 수 있다(그림 10.3).
- **Multiple nuclei(다핵).** 각각의 뼈대근육섬유는 sarcolemma(근육속막; 근초, 횡문근형질막)의 안쪽면에 다수의 소시지 모양의 핵을 갖고 있다. 이러한 형태는 섬유의 embryonic origin(배아 기원)의 결과로, 각각의 근육섬유는 myoblast (근모세포)라는 배아세포 여러 개가 융합되어 만들어진 것이다.

이러한 차이점에 더해, 뼈대근육섬유는 고유기능을 수행할 수 있게 해주는 독특한 특징을 많이 가지고 있다. 뼈대근육섬유는 다른 유형의 근육섬유처럼 근육속막으로 둘러싸여 있다(**그림 10.4**). 근육속막의 영역 내에서, 주로 수축에 관여하는 단백질로 구성된 cylindrical myofibrils(원주형 근육원섬유)을 볼 수 있다. 근육원섬유는 sarcoplasm(근육세포질, 근형질) 내의 가장 풍부한 소기관이다. SR (sarcoplasmic reticulum, 근육세포질그물, 근형질세망)이 근육원섬유를 둘러싼다. 변형된 smooth endoplasmic reticulum(무과립세포질그물, 무과립세포질세망)의 주요 기능은 근육의 수축과 이완에 필수적인 Ca^{2+} (calcium ion, 칼슘이온)를 저장하고 분비하는 것이다.

근육섬유의 plasma membrane(형질막)은 일반적인 세포형질막과 구조적 차이가 있어 근육속막이라고 부른다. 근

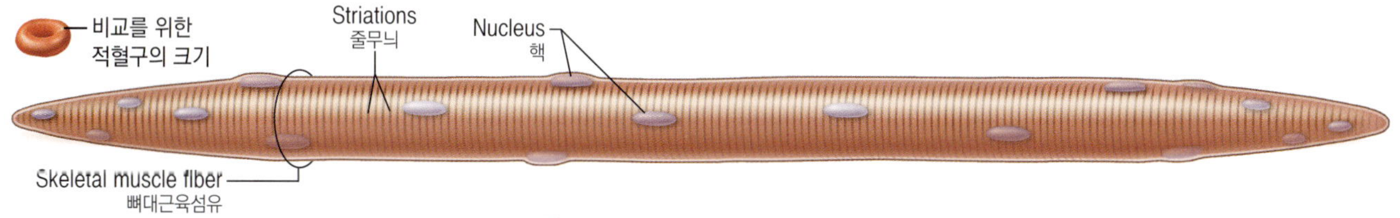

그림 10.3 뼈대근육섬유의 크기와 모양

육속막은 세포의 바깥에만 국한되지 않고 T-tubule (transverse tubule, 가로세관)이라 불리는 안쪽의 연장선을 형성해 근육섬유 깊이 들어가 각각의 근육원섬유를 둘러싼다. 가로세관은 근육섬유 내에 터널 같은 그물망을 형성하며, 이는 세포의 외부와 연결되어 있고 ECF (extracellular fluid, 세포바깥액, 세포외액)로 채워져 있다. 또한 가로세관의 양 옆쪽에는 각각 SR이 확대된 부분인 terminal cisternae(종말수조)가 위치하며, 이러한 양쪽 두 종말수조의 조합을 triad(세동이, 삼조체)라고 부른다(그림 10.4). 이러한 연합은 근육수축에 매우 중요하다.

확인하기

☐ 1. Skeletal muscle fiber(뼈대근육섬유)의 구조는 다른 세포의 구조와 어떤 차이점이 있는가?

☐ 2. Terminal cisternae(종말수조)와 SR은 어떤 상관관계가 있는가?

☐ 3. Triad(세동이)란 무엇인가?

Structure of the Myofibril 근육원섬유의 구조

Myofibril(근육원섬유, 근원섬유)은 수백 개에서 수천 개의 myofilament(근육잔섬유, 미오필라멘트)라고 하는 단백질 다발로 구성되어 있다(그림 10.4). 근육잔섬유는 다음 중 한 유형 이상의 단백질로 구성된다.

- **Contractile protein(수축단백질).** 신장(장력)을 생산한다.
- **Regulatory protein(조절단백질).** 근육이 수축할 수 있는 시기를 조절(제어)하는 기능을 한다.
- **Structural protein(구조단백질).** 근육잔섬유를 올바른 위치에 고정시켜 근육원섬유와 근육섬유의 구조적 안전성을 제공한다.

임상에서 적용하기 Duchenne Muscular Dystrophy(뒤시엔느 근위축증)를 참조하여 근육섬유의 단백질 간 연결이 손상되었

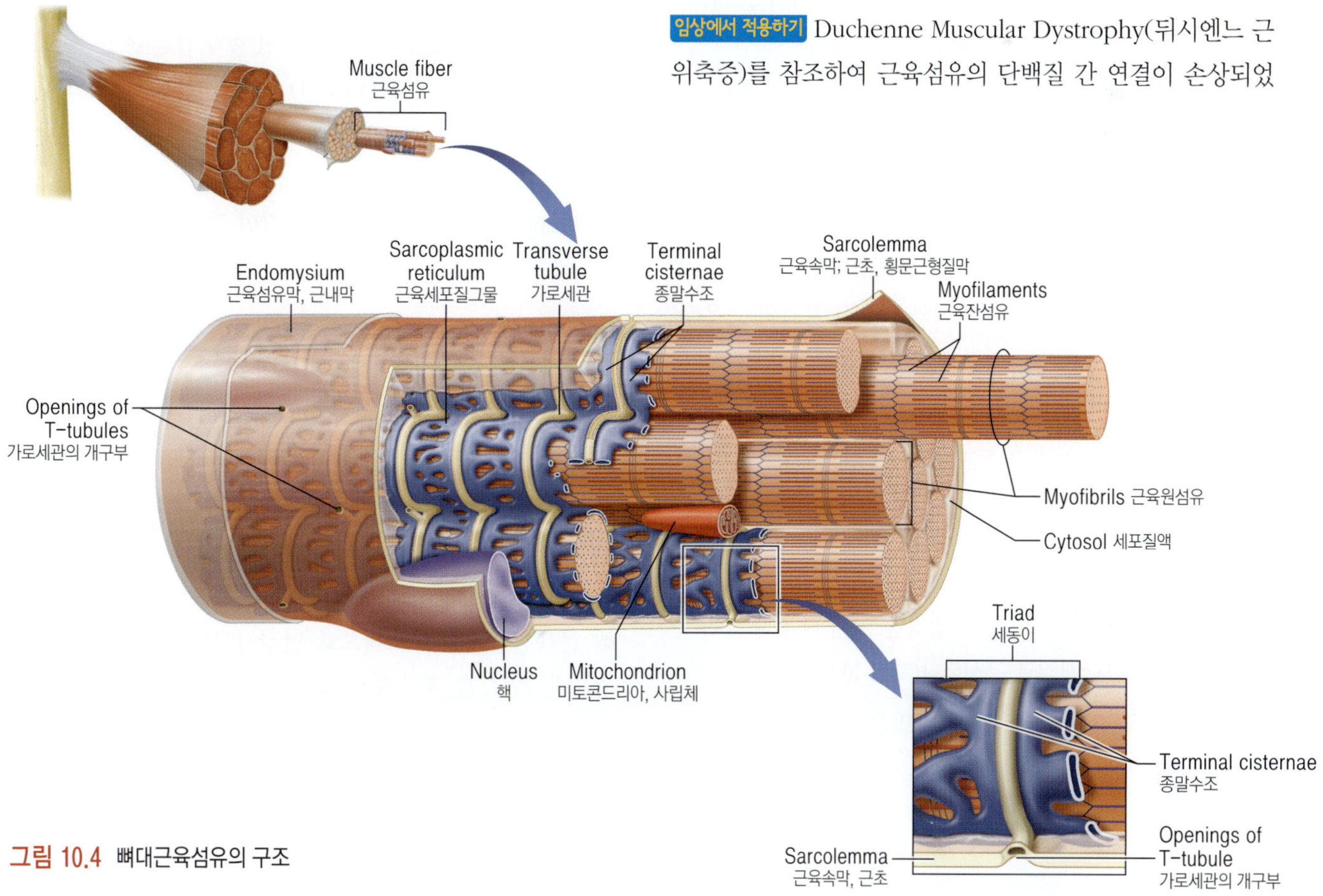

그림 10.4 뼈대근육섬유의 구조

임상에서 적용하기

Duchenne Muscular Dystrophy 뒤시엔느 근위축증

DMD (duchenne muscular dystrophy, 뒤시엔느 근위축증)는 퇴행성 근육질환으로 유독 대부분의 남아에서만 발생한다. 이 질환은 X염색체 형질로 유전되는데, 이는 단백질 dystrophin(디스트로핀)을 형성하는 염색체의 결함에 의해 나타난다. 디스트로핀은 뼈대근육섬유와 심장근육섬유에서 근육속막을 근육섬유막과 근육섬유에 고정시키는 구조단백질이다. 이러한 배열은 왼편의 광학현미경 사진과 같이 정상근육조직에서도 볼 수 있다. Functional dystrophin(기능 디스트로핀)이 없으면, 근육속막이 무너지고, 근육섬유가 파괴된다. 사멸한 근육섬유는 오른편의 광학현미경 사진과 같이 지방과 섬유성 결합조직으로 대체된다. 이러한 과정을 통해 전체 근육이 비대되고, 실제 기능을 상실하게 된다.

DMD의 증상은 전형적으로 2~6세 사이에 나타나며, 몸쪽 팔다리근육의 약화, waddling gait pattern(오리 걸음 양상) 및 의자 위를 올라가는 것과 같은 특정 활동 등에 어려움을 보이는 증상이 나타난다. 일반적으로 DMD 대상자는 12세 경에 휠체어에 의존하게 되며, 약 20세 경에 심장 및 호흡기 부전으로 사망하게 된다. DMD의 기전을 이해하기 위한 연구에 많은 진척이 있었다. DMD의 치료는 여전히 불가능하다. 하지만 근육세포가 기능적 디스트로핀을 생산할 수 있도록 돌연변이 유전자를 변형시키는 최근 연구가 유망한 것으로 보인다.

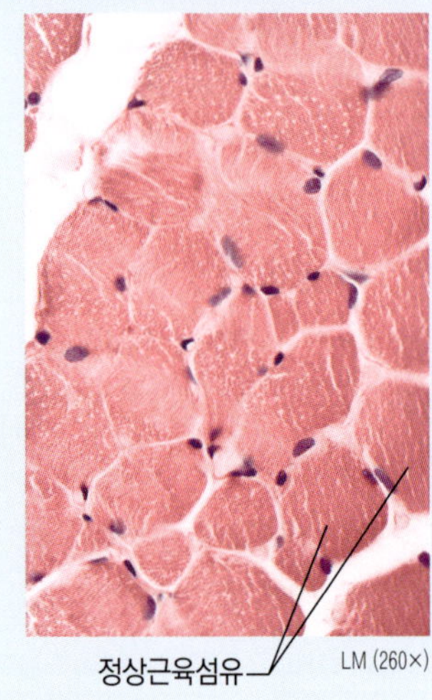

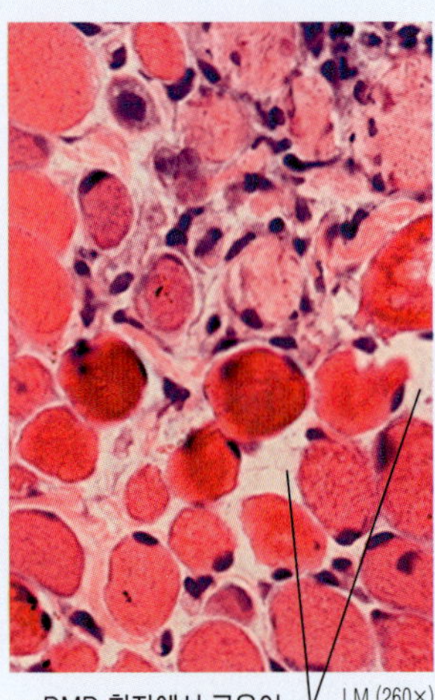

을 때 나타나는 결과에 대해 알아본다.

근육잔섬유에는 세 가지 유형이 있으며, 각각 contractile protein(수축단백질), regulatory protein(조절단백질), structural protein(구조단백질)의 특성을 가지고 있다. 첫 번째, thick filament(굵은필라멘트)는 직경이 가장 크며, 수축단백질인 수많은 myosin(미오신)의 분자로 구성되어 있다. 미오신은 두 개의 골프채가 꼬여있는 모습으로, 두 개의 둥근 '머리'를 가진 두 개의 결합된 폴리펩티드 사슬이 '꼬리'를 이루고 있다(**그림 10.5a**). 각각의 미오신 분자의 목은 유연하며, 꼬리와 마주하는 지점을 hinge(경첩, 접번)라고 한다. Myosin head(미오신머리)에는 thin filament(가는필라멘트)와 결합할 수 있는 부위가 있다. 굵은필라멘트 내 미오신 분자는 미오신머리의 집합체(클러스터)가 양쪽 끝에 위치하고, myosin tail(미오신꼬리)이 중간에 위치하는 방식으로 배열된다.

두 번째, thin filament(가는필라멘트)는 다음과 같이 수축단백질과 조절단백질로 구성된다(**그림 10.5b**).

- **Actin(액틴).** 가는필라멘트는 수많은 수축단백질인 actin(액틴, 가는근육미세섬유)으로 이루어진다. 구슬 모양의 단백질에는 active site(활성부위)라는 영역이 있어 미오신머리와 결합할 수 있다. 여러 개의 액틴 소단위가 목걸이 모양으로 연결되어 string(줄) 모양을 띤다.
- **Tropomyosin(트로포미오신).** 긴 밧줄과 같은 조절단백질인 tropomyosin(트로포미오신)은 두 개의 액틴 가닥을 나선형으로 감싸고 있으며, 이완기에는 액틴 활성부위 위를 덮고 있다.
- **Troponin(트로포닌).** 조절단백질인 작은 구형의 troponin(트로포닌)은 트로포미오신을 제자리에 고정시켜 준다.

두 개의 조절단백질인 트로포미오신과 트로포닌이 근육수축 과정의 시작과 종료를 보조한다.

세 번째, elastic filament(탄력필라멘트)는 가장 가느다란 유형으로, titin(티틴)이라 불리는 하나의 큰 구조단백질로 이루어진다. 티틴은 스프링 같은 모양을 하고 있어 신장 시 풀렸다가 신장력이 사라지면 원래 형태로 다시 감긴다(recoil)(**그림 10.5c**). 티틴은 굵은필라멘트의 중심부를 통과해 근육원섬유를 구조적으로 안정시킨다. 탄력필라멘트는 굵은필라멘트를 제자리에 고정시키는 기능 외에도 과도한 신장에 저항하고, 근육섬유에 유연함을 제공하는 것 등의 기능이 있다. 이러한 기능은 근육이 신전 후 다시 원래의 길이로 되돌아가는 것을 도와준다.

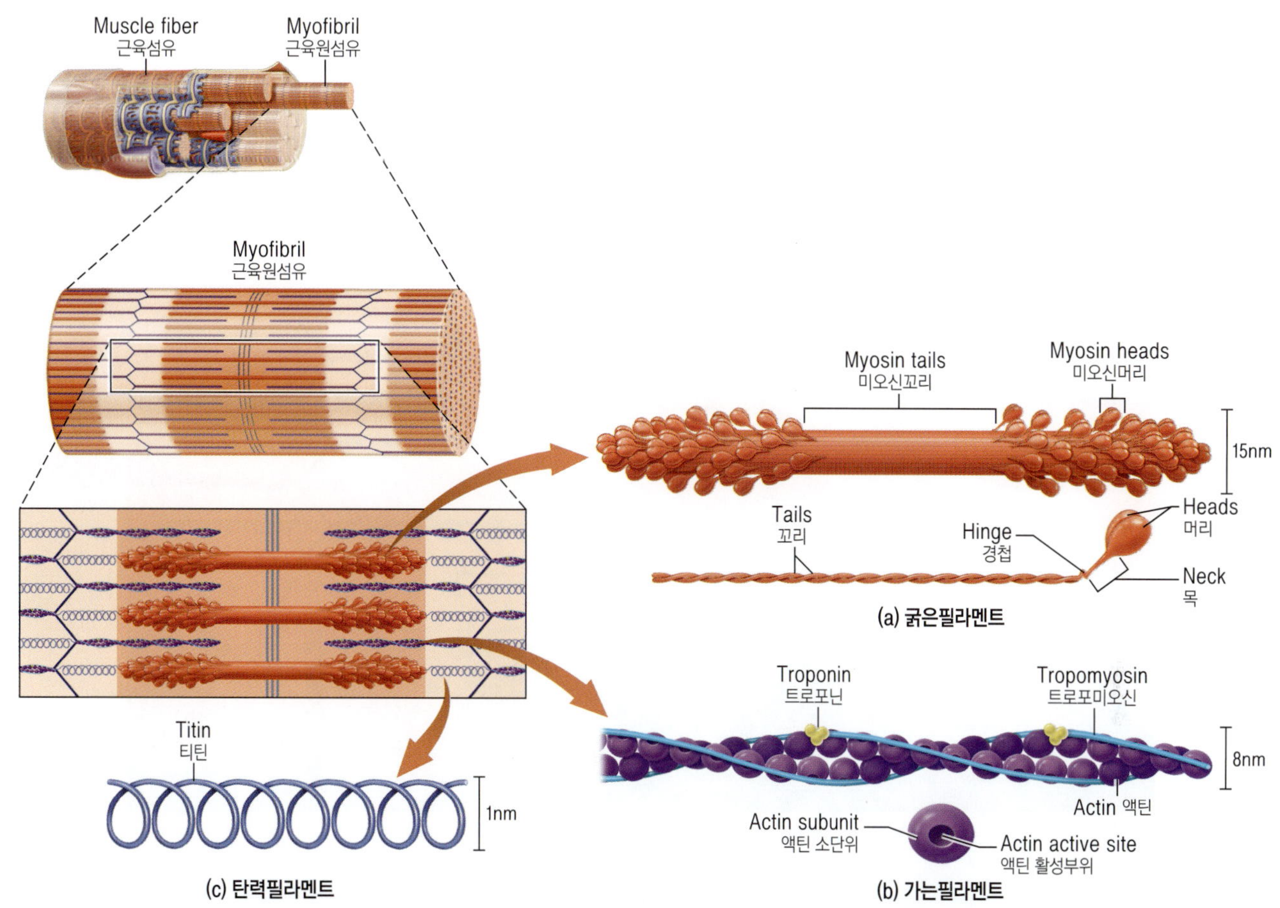

그림 10.5 근육잔섬유의 구조

Myofilament Arrangement and the Sarcomere 근육잔섬유 배열과 근육섬유마디

그림 10.6에서 가늘고 굵은 근육잔섬유가 근육원섬유 내에 패턴을 그리며 배열되어 있는 모습을 볼 수 있다. 이는 가는필라멘트만 있는 영역, 가는필라멘트와 굵은필라멘트가 중첩되어 있는 영역, 굵은필라멘트만 있는 영역이 있다. 이처럼 밝고 어두운 띠가 교차되는 striation(줄무늬)을 만든다. 또한 잔섬유가 중첩되어 있는 영역을 zone of overlap(중첩부위)이라고 하며, 근육수축 시 장력이 생성되는 곳이다. 줄무늬의 어둡고 밝은 영역의 명칭은 다음과 같다(그림 10.6).

- **I band (I대).** I band (I대, 밝은띠, 명대)는 줄무늬의 밝은 영역이다. 이는 가는필라멘트만으로 이루어져 있어 빛이 더 많이 통과하므로 밝게 보인다.
- **A band (A대).** A band (A대, 어두운띠, 암대)는 굵은필라멘트가 포함된 줄무늬의 어두운 영역이다. 굵은필라멘트가 가는필라멘트보다 빛을 더 많이 차단하여 현미경으로 보았을 때 A대가 더 어둡게 보인다. A대의 바깥쪽으로는 굵은필라멘트와 가는필라멘트가 모두 존재하고, 가운데에는 굵은필라멘트만 존재한다(그림 10.6). 가운데 영역은 다른 A대 부위보다 약간 밝은색을 띠며, H zone (H역)이라고 부른다.

그림 10.6에서 A대와 I대 모두 중앙을 통과하는 어두운 선을 볼 수 있는데, 이때 A대 가운데의 어두운 선을 M line (M선, 중간사이막)이라고 한다. M선은 굵은필라멘트를 고정하는 구조단백질로 이루어졌으며, 탄력필라멘트의 고정점 기능을 한다. 그리고 I대의 어두운선은 Z-disc (Z반)라고 하며, 이는 많은 기능을 하는 구조단백질로 구성되어 있다. Z반은 가는필라멘트를 서로 고정시키고, 서로 붙이면서 탄력필라멘트의 부착점이 된다. 그리고 근육섬유의 전체 직경에 걸쳐 다른 근육원섬유를 부착시킨다. 근육을 수축시키는 것은 근육원섬유 내의 근육잔섬유의 배열이다. 근육수축의 기능단위는 sarcomere(근육섬유마디, 근절)이다. 근육섬유마디는 하나의 Z반에서 다음 Z반까지의 구역을 말한다. 각각의 근육섬유마디는 완전한 A대와 두 개의 I대 중 절반을 포

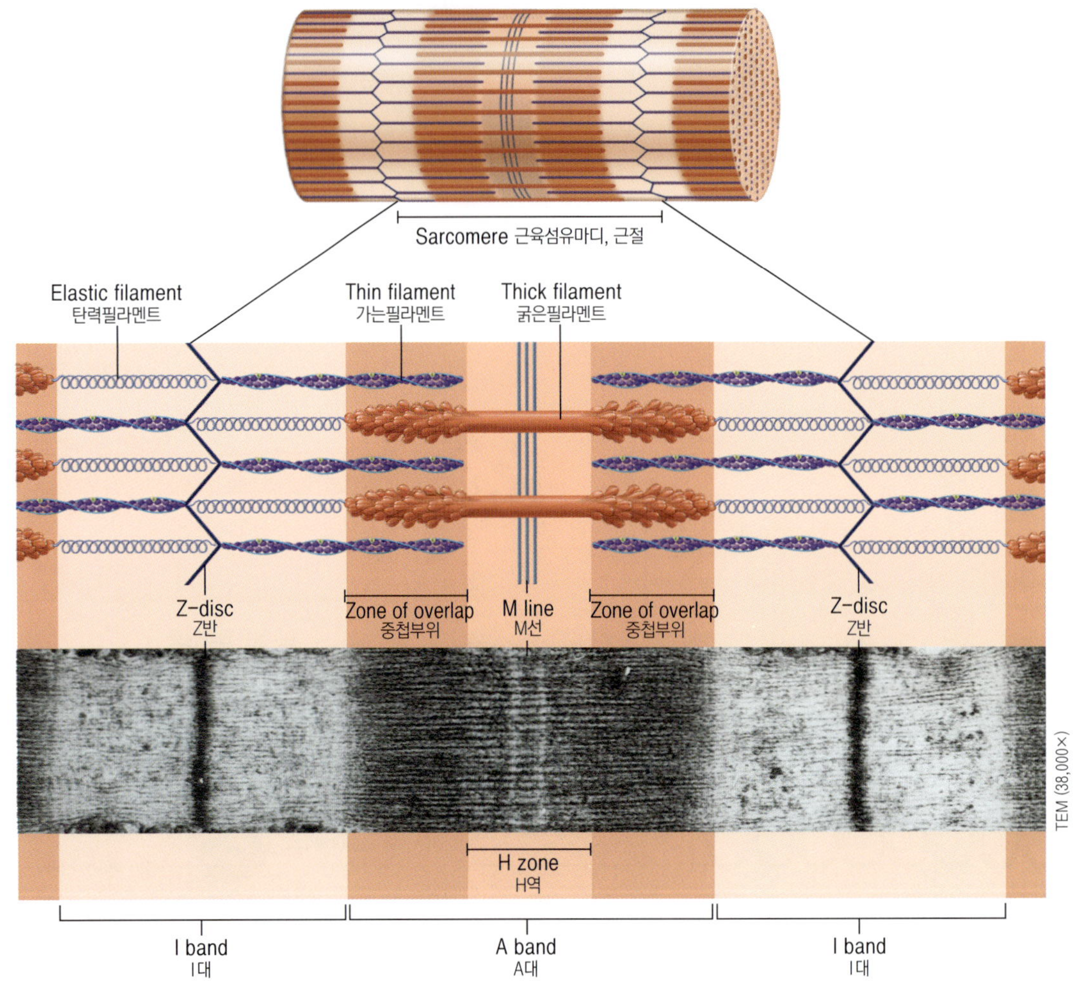

그림 10.6 근육섬유마디의 구조와 대

함한다.

그림 10.7은 근육원섬유 속 근육섬유마디의 삼차원적 배열을 보여준다. 근육섬유마디의 서로 다른 영역의 가로단면을 살펴보면, A대는 가는필라멘트와 굵은필라멘트로 이루어져 있고, 각각의 굵은필라멘트는 6개의 가는필라멘트로 둘러싸여 있다. 반면, I대는 가는필라멘트로만 이루어져 있고, H역은 굵은필라멘트로만 이루어져 있다.

확인하기

☐ 4. Myofilament(근육잔섬유)의 배열이 어떻게 skeletal muscle fiber(뼈대근육섬유)의 특징적인 줄무늬를 생성하는가?

☐ 5. Sarcomere(근육섬유마디)의 구조와 기능은 무엇인가?

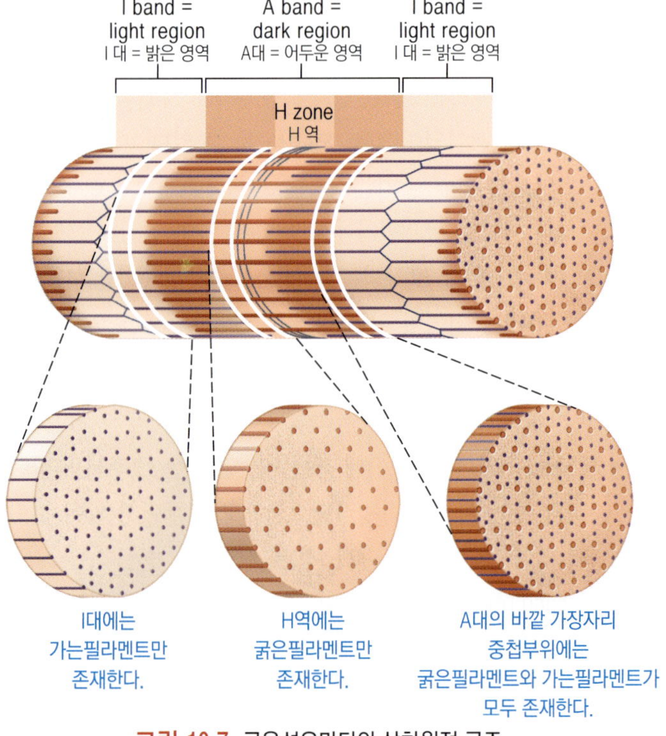

그림 10.7 근육섬유마디의 삼차원적 구조

Big Picture

Skeletal Muscle Structure 뼈대근육 구조

그림 10.8에서 볼 수 있듯이, 뼈대근육은 두꺼운 결합조직 층인 fascia(근막)로 둘러싸여 있다. 근막은 뼈대근육을 주변

Big Picture 뼈대근육 구조

그림 10.8

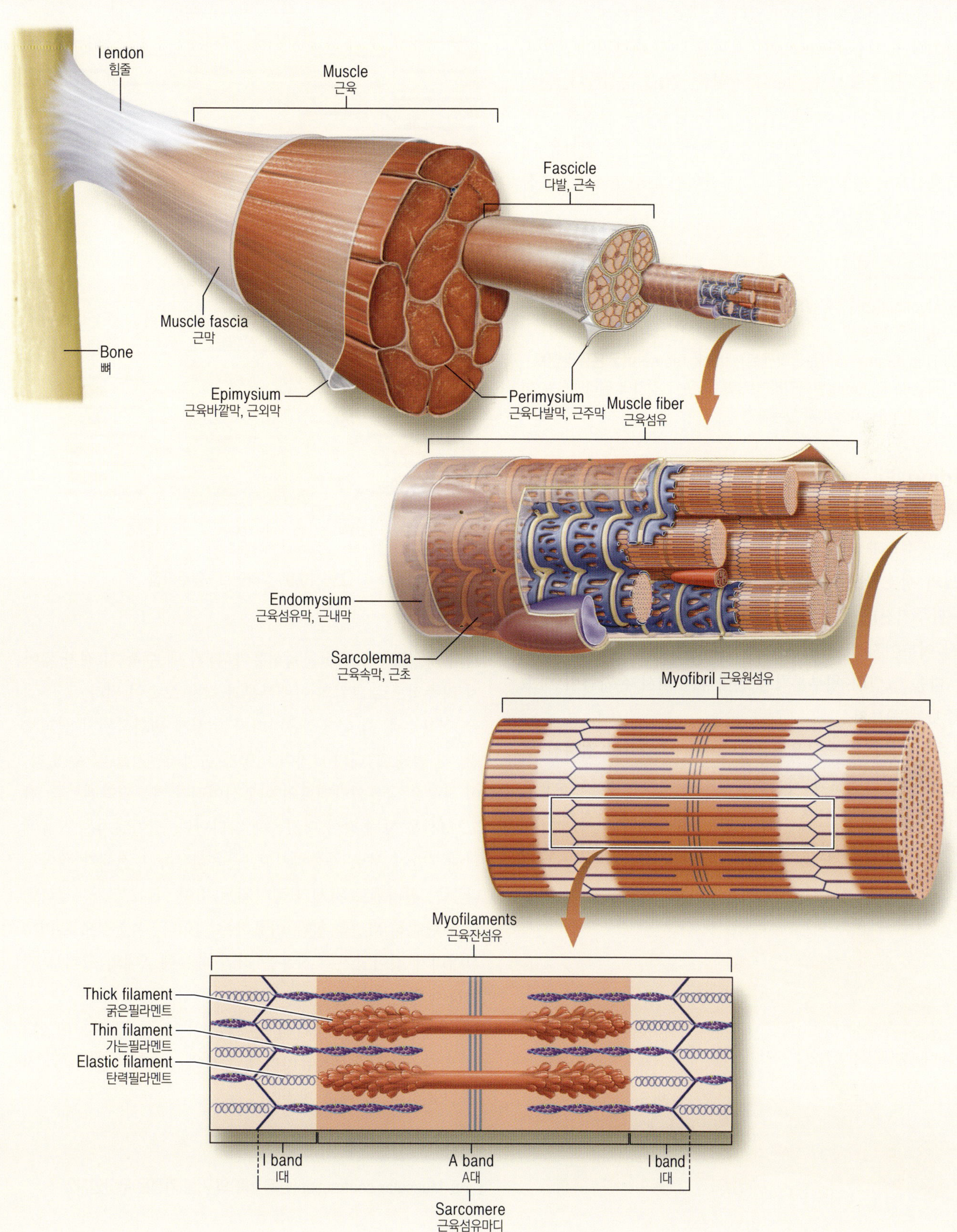

조직에 고정시키고, 함께 근육그룹을 고정시킨다. 근막의 아래에는 전체 근육을 둘러싸고 있는 또 다른 결합조직층인 epimysium(근육바깥막)이 있다. 근육바깥막은 더 깊은 쪽 결합조직 층인 perimysium(근육다발막)과 혼합되어 근육과 부착 구조를 결합시키는 tendon(힘줄, 건)을 형성한다. 근육다발막은 각각의 fascicle(다발) 또는 근육섬유 그룹을 둘러싼다. 근육섬유는 근육원섬유로 이루어진다. 근육원섬유 내 근육잔섬유의 배열은 수축의 기능단위인 sarcomere(근육섬유마디)를 형성한다.

확인하기

☐ 6. Myofibril(근육원섬유)에서 볼 수 있는 단백질의 세 가지 기능적 유형은 무엇인가?

☐ 7. Thin filament(가는필라멘트), thick filament(굵은필라멘트), elastic filament(탄력필라멘트)의 구조는? 각각의 필라멘트는 어떤 단백질로 이루어져 있는가?

Sliding-Filament Mechanism of Contraction
수축의 필라멘트-활주기전

근육의 수축과 이완 시 나타나는 가는필라멘트와 굵은필라멘트의 상호작용은 sliding-filament mechanism(필라멘트-활주기전)으로 알려져 있다. 이러한 기전은 현미경 수준에서 이루어지지만, 맨눈으로도 작동 원리를 쉽게 알 수 있다. 다음 그림의 윗부분처럼 손바닥을 펴서 손가락이 서로 마주보게 해보자.

손이 하나의 큰 근육섬유마디이고, 손가락이 겹쳐진 부분은 굵은필라멘트와 가는필라멘트가 겹쳐져 있는 중첩부위이고, 손바닥의 안쪽 가장자리는 Z반이라고 가정해보자. 손가락을 함께 한 번에 약 1mm씩 천천히 움직여본다. 손의

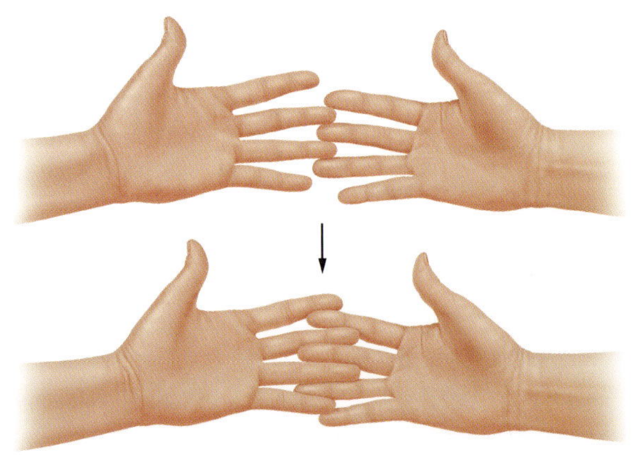

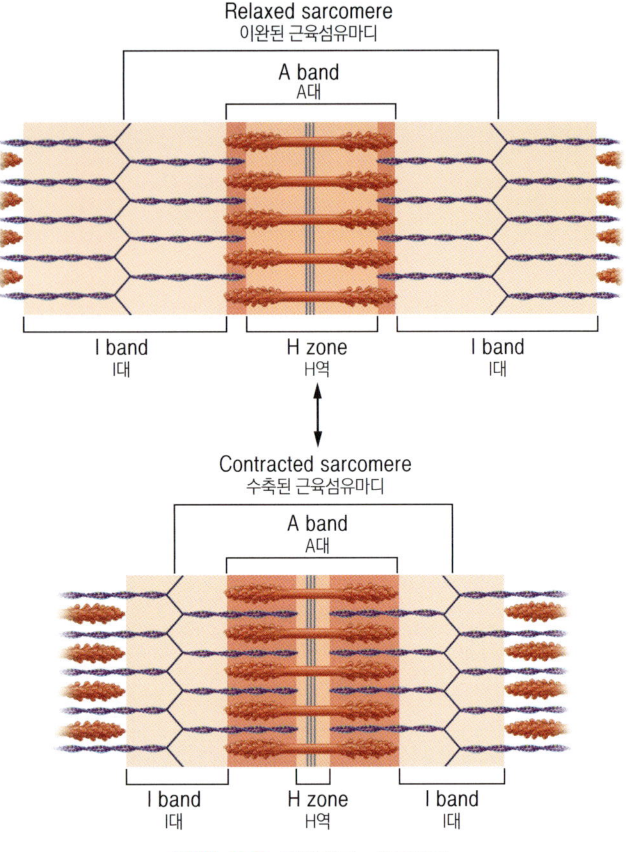

그림 10.9 필라멘트-활주기전

거리 즉, 'sarcomere(근육섬유마디)'가 매 수축 시 점차 짧아져 최종적으로 그림의 아랫부분과 같은 모습이 된다.

근육수축 시 근육섬유마디가 어떻게 변화하는지 살펴보면, 첫 번째로 I대와 H역이 어떻게 좁아지는지를 알 수 있다. 이 작용은 굵은필라멘트의 미오신머리가 가는필라멘트를 '잡고' M선을 향해 잡아 당겼을때 나타난다. 잡아당기는 작용에 의해 Z반이 서로 가까워지고, 근육섬유마디 전체가 짧아진다. 즉, 필라멘트 자체가 짧아지는 것이 아니고, 가는필라멘트가 단순히 M선을 향해 이동하는 것이다. 실질적으로 미오신머리가 잡아당기는 작용을 하기 때문에 A대의 크기는 변화하지 않는다(그림 10.9).

근육섬유마디는 각각의 근육원섬유 속 양 끝쪽에 배열되어 있다. 많은 근육섬유마디가 동시에 수축하면 할수록, 전체 근육섬유가 수축하게 된다.

확인하기

☐ 8. Muscular contraction(근육수축)의 기본 기전은 무엇인가?

10.3 전기적 흥분 세포로서의 뼈대근육섬유

Skeletal Muscle Fiber as Electrically Excitable Cell

학습목표

1. 세포 안쪽과 바깥쪽 Na^+와 K^+의 상대적 농도를 비교할 수 있다.
2. 농도기울기와 electrochemical gradient(전기화학기울기)를 구분할 수 있다.
3. Resting membrane potential(안정막전위)이 생성되는 과정을 설명할 수 있다.
4. Skeletal muscle action potential(뼈대근육 활동전위)의 일련의 작용을 설명할 수 있다.

Skeletal muscle contraction(뼈대근육수축)은 sarcomere(근육섬유마디) 수준에서 발생하지만, 실제 수축을 유도하는 전기적 변화는 sarcolemma(근육속막, 근초)를 가로질러 발생한다. 따라서 수축기전에 대해 배우기 전에 근육속막의 전기적 특성에 대해 알아야 한다. Plasma membrane(형질막)을 통한 전기적 변화와 동반되는 생리적 과정에 대해 수많은 생리학적 연구가 이루어졌으며, 이러한 분야를 electrophysiology(전기생리학)라고 한다. 또한 뼈대근육 수축을 포함한 많은 인체 과정에 전기생리학이 관여한다.

Membrane Potential in Our Cell
세포의 막전위

이 책의 초반에 전기적 흥분세포를 포함한 모든 세포의 공통된 특성에 대해 알아보았다. 세포의 형질막 가까이에 전하를 띈 이온이 불균형적으로 분포되어 있다. 특히, cytosol(세포질액, 시토솔)에는 얇은 층의 음이온이 있고, ECF에는 얇은 층의 양이온이 있다. 형질막으로부터 떨어져서 보면, 양이온과 음이온의 수는 동일하게 존재한다. 이는 세포질액과 ECF가 항상 전기적으로 중성이라는 것을 의미한다.

두 지점 사이의 전기전위 차이를 voltage(전압)라고 한다. 전압의 크기는 volt(볼트)로 측정하며, 전위의 크기를 의미한다. 예를 들어, 벽의 전원콘센트와 토스터기 같은 전자제품 사이에 상대적으로 큰 전위 차이가 있다면, 그 차이는 약 110volt로 측정된다. 이에 비해, 형질막 사이의 전위 차이는 적으며, mV(millivolt)로 측정된다.

세포의 형질막을 가로지르는 전위 차이를 membrane potential(막전위)이라고 하며, 전압계로 측정할 수 있다.

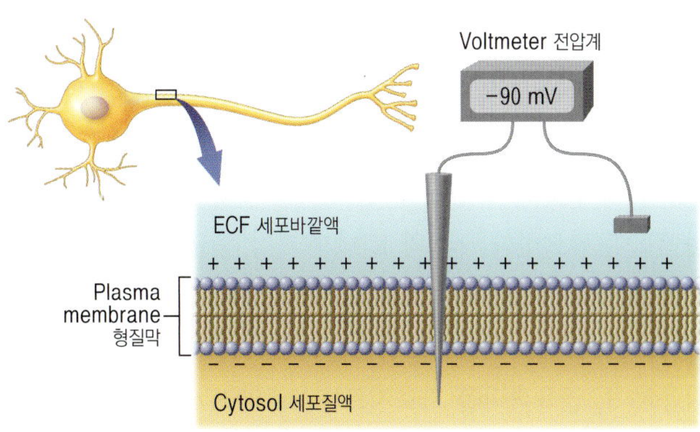

전압계로 세포의 바깥쪽에서부터 안쪽으로 전압을 측정하면, 전압이 더 음성으로 나타난다. Negative voltage(음전압)는 세포가 안정(휴식) 중일 때 나타나며, 이를 resting membrane potential(안정막전위, 휴지막전위)이라고 한다. 또한 이 상태의 세포는 polarized(분극)되었다고 한다. 이는 단순히 세포형질막을 가로지르는 전압의 차이가 0mV가 아니라는 의미로, 영점으로부터 양성 또는 음성으로 측정된다는 것이다. 세포 유형에 따라 서로 다른 안정막전위를 가지고 있으며, 전압 차이의 변화는 근육섬유의 전기적 작용을 일으킨다.

Ion Channel and Gradient 이온통로와 기울기

안정막전위생성에는 두 가지 이온유형인 Na^+ (sodium ion, 소듐이온)와 K^+ (potassium ion, 포타슘이온)가 관여한다. 이 이온은 전하를 띄고 있기 때문에 형질막의 phospholipid bilayer(인지질 이중층)의 소수성 부위를 통과할 수 없다. 따라서 형질막을 통과하기 위해서는 protein channel(단백질통로, 단백질채널)과 같은 특정한 막단백질에 의존해야 한다. 능동 운반과정과 수동 운반과정에 다양한 유형의 통로가 활용된다.

통로에는 두 개의 주요 통로인 누출과 관문이 있다.

- **Leak channel(누출통로).** 항상 개방되어 있어, 이온이 자신의 기울기를 따라 세포 안팎으로 지속적인 이동을 한다.
- **Gated channel(관문통로).** 휴지기(안정기)에는 닫혀 있지만, 특정 자극에 의해서만 개방된다. Ligand-gated channel(리간드-관문통로)과 같은 일부 gated channel(관문통로, 관문채널)은 통로 또는 관련 수용기에 특정 화학결합에만 반응하여 통로를 개방한다. 또한 Voltage-gated channel(전압작동통로)은 막을 가로지르는 전압의 변화에 반응해 통로를 열거나 닫게 된다.

이온은 수동적 확산이 유발되는 기울기가 있을 때만 이러한 통로를 통과할 수 있다.

이온을 기울기와 반대로 이동시키기 위해서는 active transport pump(능동운반 펌프)라고 하는 다른 유형의 막 단백질이 필요하다. Na^+와 K^+에게 가장 중요한 능동운반 펌프는 Na^+/K^+ 펌프 또는 Na^+/K^+ ATPase이다. 이러한 펌프는 ATP hydrolysis (ATP 가수분해)로부터 만들어진 에너지를 사용하여, 근육속막을 가로지르는 Na^+와 K^+의 농도기울기를 유지시켜준다(그림 10.10). 구체적으로, 펌프는 3개의 Na^+를 세포 밖으로 운반하여, 세포질액 속 Na^+ 농도는 낮게, ECF의 Na^+ 농도는 높게 만들어준다. 또한 펌프는 두 개의 K^+를 세포 속으로 운반하여, 세포질액 속 K^+ 농도는 높고, ECF의 K^+ 농도는 낮게 만들어준다. 이 펌프가 이온의 농도기울기와 반대로 운반하기 위해서는 ATP 가수분해가 반드시 필요하다.

Skeletal muscle fiber(뼈대근육섬유)의 근육속막은 수백만 개의 펌프를 가지고 있으며, 이러한 펌프들이 협동해 Na^+와 K^+의 가파른 농도기울기를 지속적으로 유지한다. 이러한 기울기는 안정막전위 생성과 muscular contraction(근육수축)을 촉발하는 작용에 관여하기 때문에 매우 중요하다.

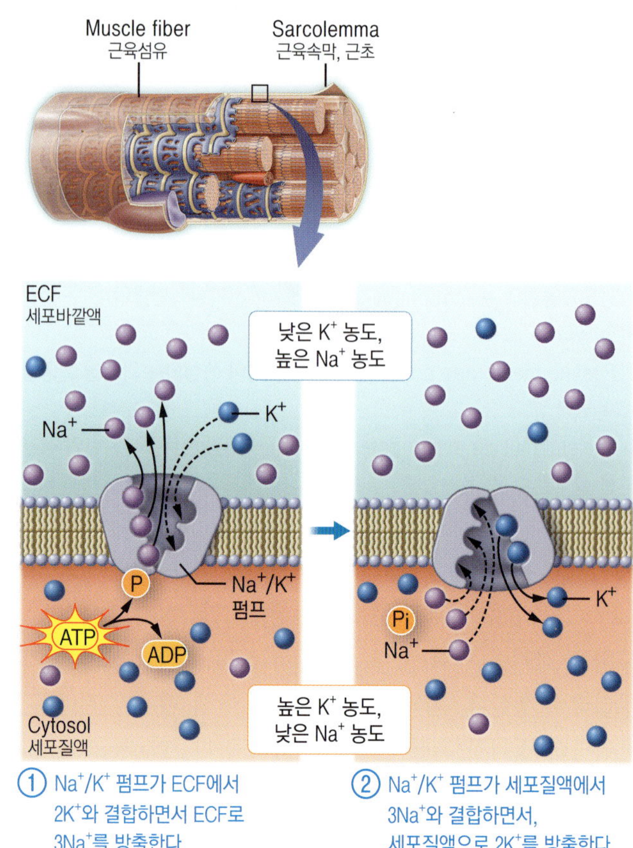

그림 10.10 펌프에 의한 이온기울기 유지

Electrochemical Gradient 전기화학기울기

세포 내 안정막전위는 이온 수송에 중요한 영향을 미친다. 용질이 농도기울기에 따른 diffusion(확산)에 의해 막을 통과하는 방법에 대해 살펴본 바 있다. 농도기울기는 CO_2 (carbon dioxide, 이산화탄소), glucose(포도당), O_2 (oxygen, 산소)와 같은 전하를 띠지 않는 용질의 이동을 결정하는 주요 요소이다. 하지만 이온의 이동은 농도기울기뿐만 아니라 전기기울기에도 영향을 받기 때문에 훨씬 더 복잡하다. 따라서 형질막을 가로지르는 이온의 확산은 농도기울기와 전기기울기 모두에 의해 결정되는데, 이러한 두 개의 힘을 합쳐 electrochemical gradient(전기화학기울기, 전기화학차이)라고 한다.

예를 들어, 근육섬유의 세포질액 내 K^+를 살펴보면, ① K^+의 농도기울기가 ECF로의 확산을 촉진한다(그림 10.11). 하지만 여기에 전기기울기의 힘을 적용하면, −90mV의 resting potential(안정전위, 휴지전위)은 세포질액이 ECF보다 음전하를 띠고 있다는 의미이다. 전하는 서로 반대된 전극을 끌어들이므로, 양전하를 띠고 있는 K^+는 음전하를 띠고 있는 세포질액으로 끌어당겨진다. ② 이러한 전기기울기가 K^+를 ECF의 반대 방향인 세포질액으로 이동하도록 한다. 총 전기화학기울기는 K^+를 세포질액으로 잡아당기는 힘과 ECF로 잡아당기는 힘의 합이다. 만약 이 두 힘이 같다면, K^+의 net movement(순이동)는 발생하지 않는다.

하지만 ③ K^+의 농도기울기가 전기기울기보다 더 크기 때문에 순 전기화학기울기는 K^+를 ECF로 끌어당기는 작은 힘이 된다. 휴식상태의 근육섬유 속 K^+의 전기화학기울기가

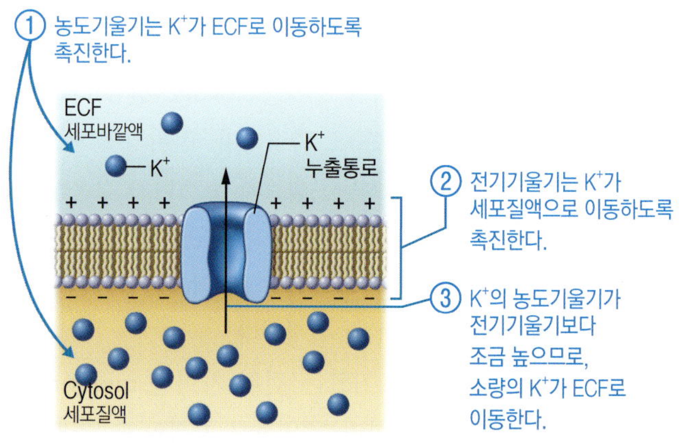

그림 10.11 K^+의 전기화학기울기

작기 때문에 leak channel(누출통로, 누수통로)을 통해 ECF로 너무 많은 양의 K^+가 빠져나가지 않도록 해준다.

하지만 Na^+를 살펴보면 또 다른 그림이 펼쳐진다. 농도기울기는 Na^+가 세포질액으로 이동하도록 촉진한다. 양전하를 띠는 Na^+는 음전하에 이끌리므로, 전기기울기 또한 Na^+를 세포질액으로 이동하도록 촉진한다. 결국 이 두 힘은 Na^+가 세포질액으로 끌어당겨지는 강한 전기화학기울기를 형성한다.

Generation of the Resting Membrane Potential
안정막전위의 생성

근육섬유가 분극 상태가 아니라면, 근육섬유의 막전위는 일시적으로 0mV가 된다. 막을 다시 −90mV의 안정상태(유지상태)로 되돌리려면 어떤 일이 발생하는지를 이해하기 위해 다음 두 개의 핵심 사항을 알아야 한다.

- Ion electrochemical gradient(이온 전기화학기울기)는 K^+를 세포 밖으로, Na^+는 세포 안으로 확산시키려는 경향이 있다.
- K^+가 Na^+보다 누출통로를 통해 더 쉽게 확산된다.

세포질액 속 K^+의 전기화학기울기는 K^+가 누출통로를 통해 세포 밖으로 확산되도록 한다. 유사하게 ECF에 있는 Na^+의 전기화학기울기는 Na^+가 누출통로를 통해 세포 안으로 확산되도록 한다

Resting state(안정기, 휴지기)에 도달하기 위해서는 막전위는 더 음성을 띠어야 하므로, 세포는 반드시 얻는 양전하의 수보다 잃는 양전하의 수가 더 많아야 한다. 즉, 세포 내로 유입되는 Na^+의 수보다, 더 많은 수의 K^+가 세포 밖으로 유출되어야 한다. 어떻게 이런 일이 일어나는 것일까? 이는 두 번째 요인 때문에 발생한다. K^+는 누출통로를 통해 Na^+보다 쉽게 확산된다.

이러한 두 요소가 협동하여 세포질액은 얻는 양전하의 수보다 잃는 양전하의 수가 더 많게 된다. Net loss(순소실)가 안정막전위 값에 도달할 때까지 막전위가 더 음성을 띠게 한다. 두 개의 주요 요인에 의한 안정막전위의 생성 과정은 그림 10.12를 참조한다.

확인하기

- ☐ 1. Resting membrane potential(안정막전위)이란 무엇인가?
- ☐ 2. K^+와 Na^+는 어떤 방식으로 plasma membrane(형질막)에 분배되어 있는가? 이러한 분배는 어떻게 만들어지는가?
- ☐ 3. K^+와 Na^+의 electrochemical gradient(전기화학기울기)는 어떤 차이가 있는가?
- ☐ 4. 안정막전위를 생성하는 두 가지 요소는 무엇인가?

Action Potential 활동전위

근육섬유와 같은 흥분성 세포를 포함한 모든 세포의 주요 특성은 안정막전위가 더 음성 또는 양성을 띠는 방향으로 변할

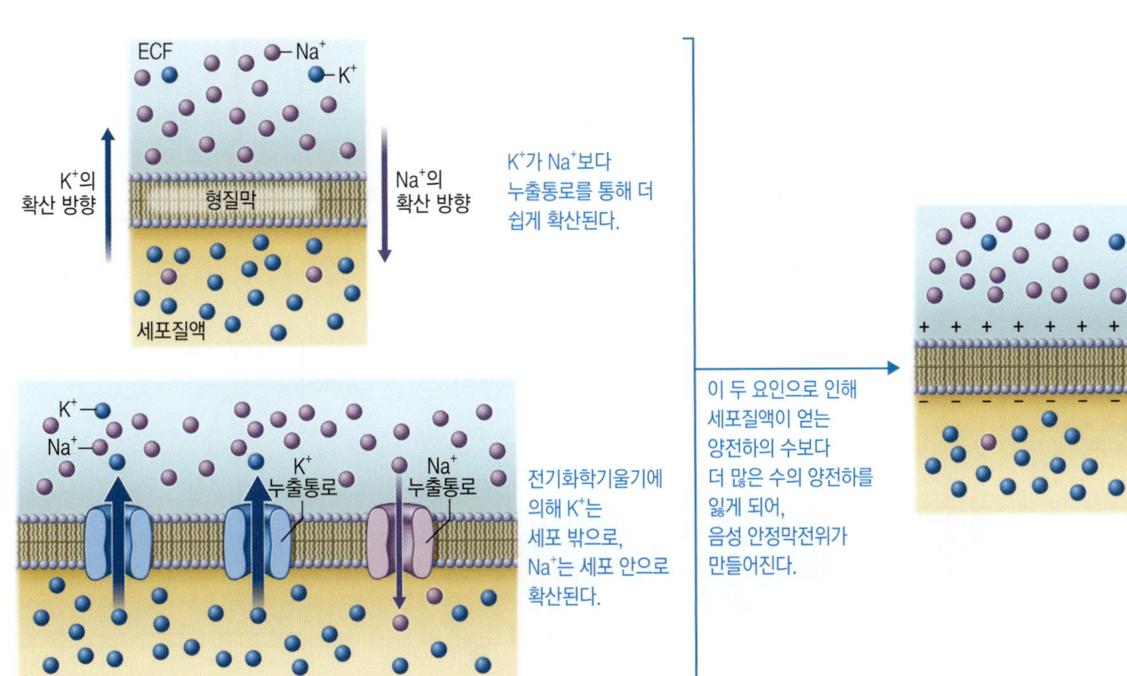

그림 10.12 안정막전위의 생성

수 있다는 것이다. 이와 같은 변화로, 형질막의 단일영역에서 발생한 막전위의 빠르고 일시적인 변화인 action potential(활동전위)이 나타난다.

Muscle cell(근육세포) 내 활동전위가 어떻게 생성되는지 알아보기 위해 근육속막의 단일영역을 살펴보자. 막은 약 −90mV의 안정막전위에서 시작하여 전압작동통로를 닫는다(그림 10.13). 그런 다음, 자극에 반응하여 활동전위가 발생하는 데, 두 가지 기본 단계인 depolarization(탈분극)과 repolarization(재분극)을 통해 진행된다.

① **Depolarization stage(탈분극기).** 자극에 대한 반응으로, voltage-gated sodium ion channel(전압작동 Na^+통로)이 개방되고, Na^+가 세포 안으로 유입되어 막전위가 덜 음성을 띠게 된다. 자극이 근육속막에 도달하면, 전압작동 Na^+ 통로가 열리는 시기인 depolarization stage(탈분극기)가 시작된다. 통로가 열리면, Na^+는 자신의 전기화학기울기에 따라 세포 안으로 빠르게 들어온다. 이러한 Na^+의 유입은 막전위가 덜 음성 또는 덜 분극된다. 따라서 depolarization(탈분극)이라는 용어를 사용한다. 막전위는 영점을 향해 그래프가 상승되고, 약 +30mV까지 빠르게 정점을 오른다. 결국 막전위가 역전되고, 세포의 밖이 음성을 띠게 되고, 안쪽이 양성을 띠게 된다.

② **Repolarization stage(재분극기):** Voltage-gated potassi-

안정기

자극이 도달하기 전, 막은 안정막전위에 있으며, 전압작동 Na^+ 및 K^+ 통로는 닫혀있다.

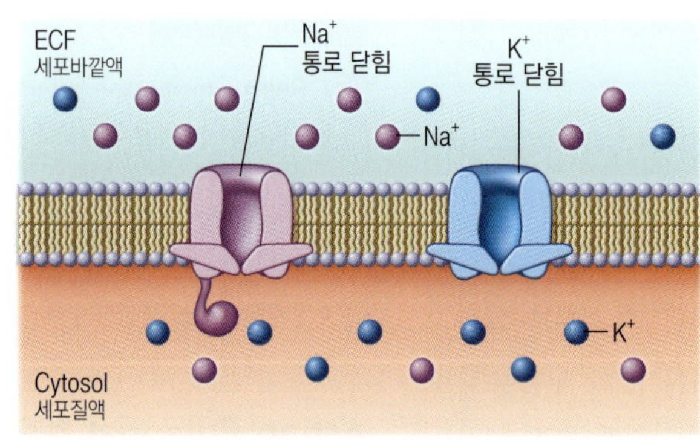

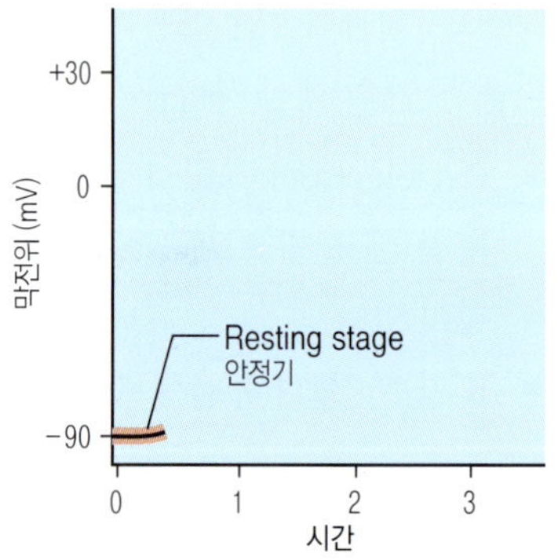

활동전위

① **탈분극기:** 자극에 대한 반응으로, 전압작동 Na^+ 통로가 열리고, Na^+가 세포 안으로 유입되어 막전위가 덜 음성을 띠게 된다.

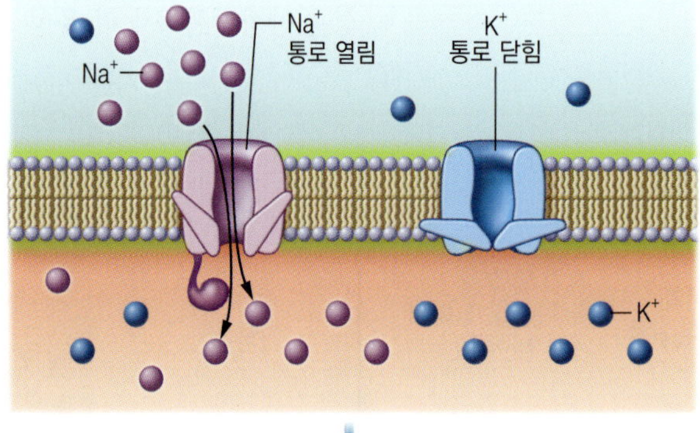

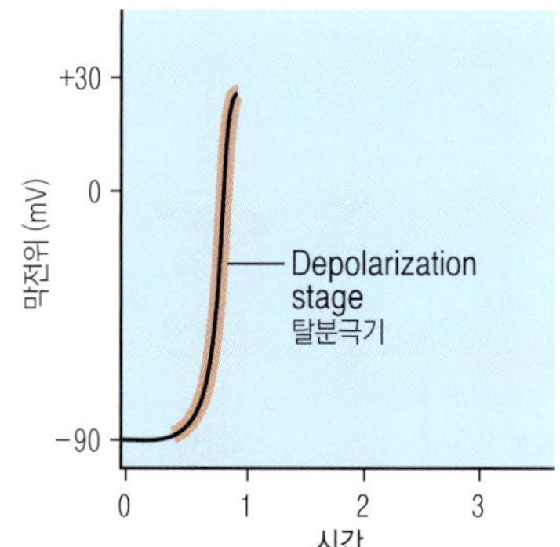

② **재분극기:** 전압작동 K^+ 통로가 열리고 K^+가 세포를 빠져 나가면서, Na^+ 통로는 닫히고 막전위가 다시 더 음성을 띠게 된다.

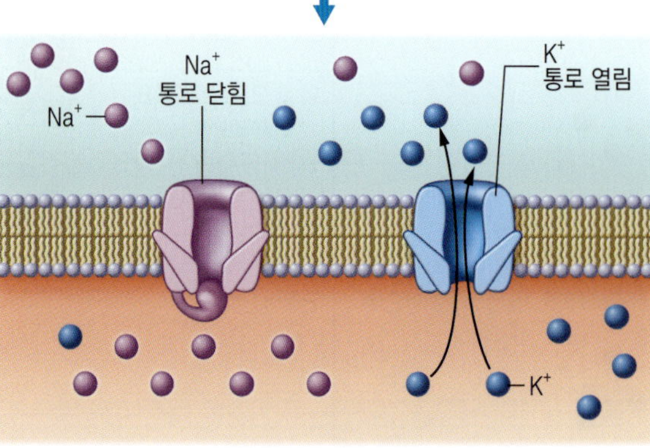

그림 10.13 활동전위의 단계

um ion channel(전압작동 K^+ 통로)이 열려 K^+가 세포를 빠져나가는 동안 Na^+ 통로는 닫히고, 막전위는 다시 더 음성을 띠게 된다. Repolarization stage(재분극기) 동안 근육속막은 음성막전위로 돌아가고, 다시 분극상태가 된다. 따라서 repolarization(재분극)이라는 용어를 사용한다. 재분극은 전압작동 Na^+의 폐쇄와 전압작동 K^+ 통로의 개방이 동시에 일어나면서 발생한다. K^+ 통로가 열리면서 K^+가 전기화학기울기를 따라 세포 밖으로 빠르게 이동한다. 세포가 K^+를 상실하면서, 막전위가 더 음성을 띠게 된다. 근육속막이 다시 −90mV의 안정막전위로 돌아오면, K^+ 통로가 닫히면서 활동전위가 끝나게 된다.

확인하기

- ☐ 5. Action potential(활동전위)이란 무엇인가?
- ☐ 6. 활동전위의 두 단계에서 어떤 작용이 발생하는가?

10.4 뼈대근육의 수축과 이완 과정

Process of Skeletal Muscle Contraction and Relaxation

학습목표

1. Neuromuscular junction(신경근육이음부)의 해부학적 구조를 설명할 수 있다.
2. 신경근육이음부에서 나타나는 근육섬유 내 action potential(활동전위)을 유발하는 작용에 대해 설명할 수 있다.
3. Excitation-contraction coupling(흥분수축결합)에 대해 설명할 수 있다.
4. Skeletal muscle fiber(뼈대근육섬유)의 수축주기에 발생하는 작용에 대해 설명할 수 있다.
5. 뼈대근육섬유의 이완 과정을 설명할 수 있다.

Skeletal muscle fiber(뼈대근육섬유)가 신경계통에 의해 자극될 때, sliding-filament mechanism(필라멘트-활주기전)이 시작되고 근육이 수축한다. Muscle relaxation(근육이완)을 유발하는 작용과 함께 muscular contraction(근육수축)의 필라멘트-활주기전에 대해 살펴보기 전에 근육계통과 신경계통의 관계에 대한 이해가 필요하다.

Neuromuscular Junction 신경근육이음부

모든 뼈대근육섬유는 신경과 연결되어 있다. Motor neuron(운동신경세포, 운동뉴런)이라고 불리는 하나의 신경세포가 많은 근육섬유와 상호작용하며, 각각의 연결을 synapse(시냅스, 연접)라고 한다. 운동신경세포와 근육섬유의 시냅스를 NMJ (neuromuscular junction, 신경근육이음부, 신경근접합부)라고 한다. NMJ에서는 신경에서 전달된 nerve impulse(신경자극) 또는 neuronal action potential(신경활동전위)이라는 신호가 근육섬유의 sarcolemma(근육속막, 근초)로 전달된다.

각각의 NMJ는 세 부위로 이루어져 있다(그림 10.14).

- **Axon terminal(축삭종말).** 운동신경세포는 근육섬유로 axon(축삭)이라고 하는 긴 '팔'을 뻗고 있다. 축삭의 끝이 부풀어올라 synaptic vesicle(시냅스소포, 연접소포)을 함유하는 axon terminal(축삭종말) 또는 synaptic bulb(시냅스 팽대부)를 형성한다. 이러한 소포에는 신경세포가 방출하여 표적세포의 변화를 촉발시키는 화학물질인

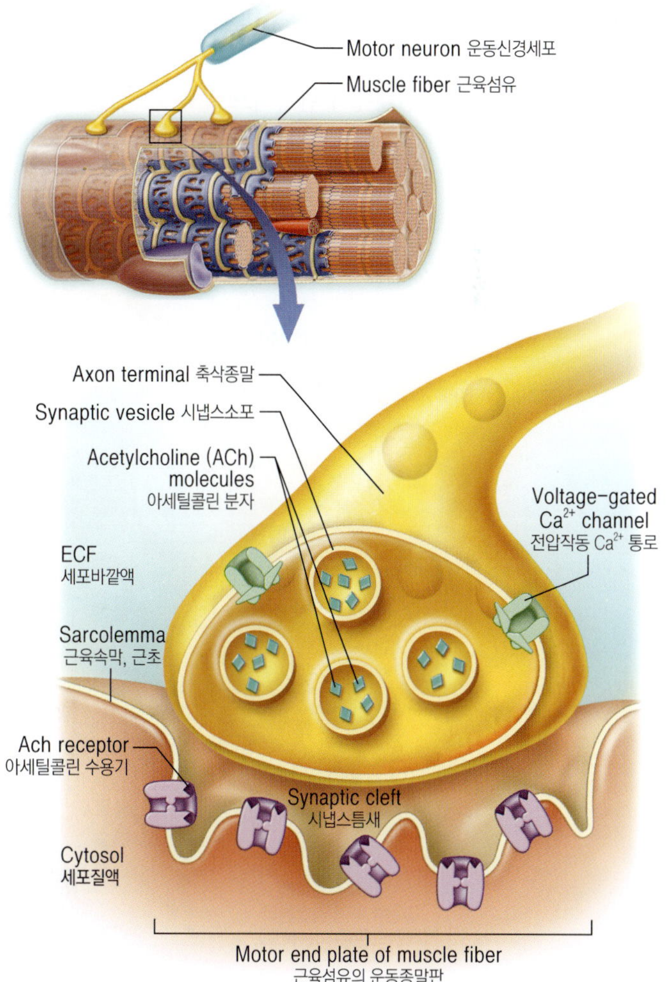

그림 10.14 신경근육이음부의 구조

neurotransmitter(신경전달물질)가 들어 있다. 뼈대근육섬유와 연결되는 운동신경세포의 축삭종말에 있는 신경전달물질은 ACh (acetylcholine, 아세틸콜린)이다.

- **Synaptic cleft(시냅스틈새).** Synaptic cleft(시냅스틈새, 시냅스간격)는 축삭종말과 근육섬유 사이의 좁은 공간으로 ACh이 방출되는 곳이다. 이 공간은 신경세포를 제자리에 고정시켜주는 콜라겐섬유와 extracellular gel(세포바깥겔)로 채워져 있으며, ACh을 분해하는 효소도 함유하고 있다.
- **Motor end plate(운동종말판).** Motor end plate(운동종말판)는 근육속막의 특화된 영역으로, 수많은 ACh receptor (ACh 수용체)가 있는 접혀진 표면이다. 수용체는 특정한 ligand(리간드, 배위자)와 결합하는 형질막 내 단백질이며, 이러한 수용체는 실제 ligand-gated ion channel(리간드관문 이온통로)로, ACh이 리간드이다.

NMJ에서 신경세포가 근육세포를 자극하면, 전기적신호(신경 활동전위)가 화학적신호(ACh 분자)로 전환된 다음, 화학적신호가 다시 전기적신호(근육섬유 활동전위)로 전환된다. 이는 생리학 전체에서 반복적으로 볼 수 있는 패턴이다.

확인하기

- ☐ 1. NMJ의 세 가지 구성은 무엇인가?
- ☐ 2. NMJ 각 부위의 기능은 무엇인가?

Skeletal Muscle Contraction 뼈대근육수축

뼈대근육섬유는 반드시 신경계통의 자극을 받아야 수축을 한다. 즉, 반드시 근육섬유의 근육속막이 운동신경세포로부터 Ach에 의해 활동전위를 갖도록 자극되어야 한다. 이러한 과정을 excitation(흥분)이라고 한다.

이와 같은 자극에 의해 근육섬유가 흥분되면, excitation-contraction coupling(흥분수축결합) 과정이 흥분수축을 만들어내는 섬유인 myofilament(근육잔섬유, 미오플라멘트)로 전달된다. 이때 필라멘트-활주 기전이 발생하고, sarcomere(근육섬유마디)가 수축하며, 많은 근육섬유마디의 수축은 전체의 근육수축을 만든다.

Excitation Phase 흥분기

Excitation phase(흥분기)에는 운동신경세포에서 근육섬유의 근육속막으로 신호전달이 이루어진다. 흥분기는 NMJ에서 일어나며, 다음의 단계로 이루어진다(그림 10.15).

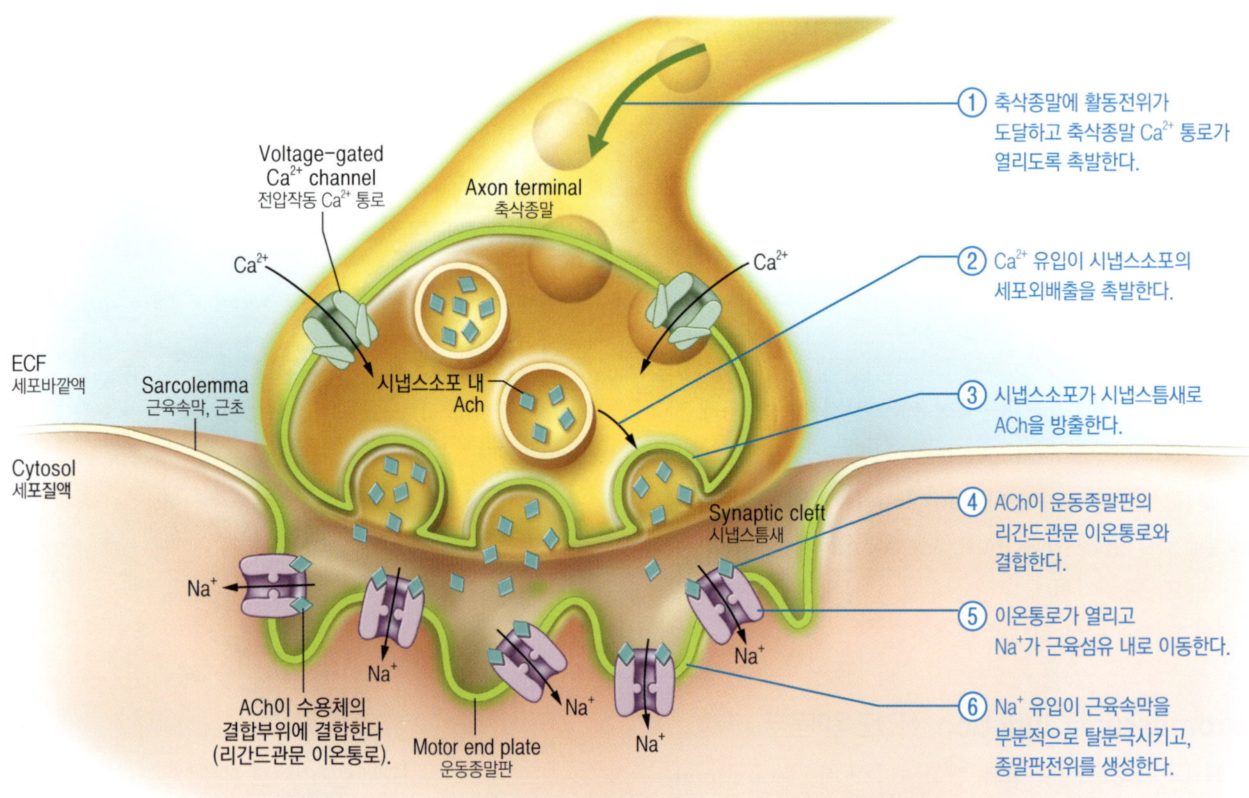

그림 10.15 흥분기. 신경근육이음부의 작용

① **축삭종말에 활동전위가 도달하고 축삭종말의 Ca^{2+} 통로가 열리도록 촉발한다.** 뇌 또는 척수에서 전달된 활동전위가 운동신경세포의 축삭종말에 도달한다.

② **Ca^{2+} 유입이 시냅스소포의 세포외배출을 촉발한다.** 활동전위가 축삭종말 막의 voltage-gated calcium ion channel(전압작동 Ca^{2+} 통로)을 개방해, Ca^{2+}가 자신의 electrochemical gradient(전기화학기울기, 전기화학차이)에 따라 축삭종말의 세포질액으로 이동한다. Ca^{2+}의 유입은 시냅스소포의 exocytosis(세포외배출)를 촉발한다.

③ **시냅스소포가 시냅스틈새로 ACh을 유리시킨다.** 이러한 소포는 축삭종말과 근육섬유의 운동종말판 사이의 시냅스틈새로 신경전달물질인 ACh을 유리시킨다.

④ **ACh이 운동종말판의 리간드관문 이온통로와 결합한다.** ACh이 틈새를 가로질러 운동종말판에 도달할 때까지 확산된 다음, 운동종말판 위의 ACh 수용체와 결합한다. 이러한 수용체는 근육속막의 리간드관문 이온통로이다.

⑤ **이온통로가 열리고, Na^+가 근육섬유 내로 유입된다.** ACh이 결합하면, ACh 수용체의 리간드관문 이온통로가 열려 Na^+가 전기화학기울기를 따라 근육섬유 내로 이동한다.

⑥ **Na^+의 유입이 근육속막을 부분적으로 탈분극시키고, 종말판전위를 생성한다.** Na^+가 섬유로 유입되면, 근육속막의 작은 영역이 탈분극되어 endplate potential(종말판전위)이라는 효과를 생성한다. 이러한 전위는 단순한 운동종말판의 부분적인 탈분극이다.

근육섬유의 기능적 수축을 생성하기 위해서는 다수의 종말판전위가 생성되어야 한다. 하지만 시냅스소포로부터 유리된 ACh의 대부분은 시냅스틈새에 있는 효소인 AChE (acetylcholinesterase, 아세틸콜린 분해효소)에 의해 거의 즉시 분해되거나 불활성화된다. 따라서 근육섬유 내 종말판전위를 반복적으로 자극하기 위해서는 신경세포가 지속적으로 활동전위를 전달하고 새로운 ACh을 유리시켜야 한다.

흥분이 차단된다면 근육수축에 어떤 결과가 나타나는지 임상에서 적용하기 Botulism and Botox(보툴리눔독소증과 보톡스)를 참조한다.

Excitation-Contraction Coupling 흥분수축결합

근육속막의 흥분과 근육잔섬유의 수축은 excitation-contraction coupling(흥분수축결합)으로 불리는 일련의 과정에 의해 이루어진다(그림 10.16). 이 단계에서 종말판전위가 근육속막의 활동전위로 이어지고, 차례로 수축을 야기하는 과정이 촉발된다.

흥분수축결합의 과정은 다음과 같다.

① **종말판전위가 활동전위를 자극한다.** 종말판전위는 운동종말판과 연접한 근육속막의 영역에 펼쳐진다. 종말판전위에 의해 만들어진 전압의 변화가 활동전위를 자극할 만큼 충분한 양의 전압작동 Na^+ 통로를 개방시킨다.

② **활동전위가 가로세관으로 전도되어 내려간다.** 탈분극된 막의 한 영역이 몇 개의 전압작동 Na^+ 통로의 개방을 촉발하면, 활동전위가 근육속막을 따라 전도된다. 이러한 과정은 연쇄반응과 같이 근육섬유를 따라 이어지며 최종적으로 탈분극의 물결이 가로세관을 통해 근육섬유 깊숙이 도달된다.

③ **가로세관 탈분극이 근육세포질그물 내 Ca^{2+} 통로 개방으로 이어지고, Ca^{2+}가 세포질액 내로 이동한다.** 가로세관의 양측면에는 SR의 terminal cisterna(종말수조)가 있다. 종말수조는 voltage-gated protein(전압작동단백질)에 의해 가로세관에 직접 연결된다. 가로세관이 탈분극되면, 단백질이 종말수조 속 Ca^{2+} 통로를 'twist(비틀어)' 연다. 본질적으로, 이러한 단백질이 SR의 'floodgates(수문)'를 개방하여 세포질액 내로 많은 Ca^{2+}를 방출시킨다.

임상에서 적용하기

Botulism and Botox
보툴리눔독소증과 보톡스

Clostridium botulinum(클로스트리듐보툴리눔) 박테리아는 가장 치명적인 생물학적 독으로 알려져 있다. 결정화된 독소는 1g의 작은 양으로도 백만 명의 성인을 사망에 이르게 할 수 있다. 일반적으로 사람은 오염된 음식, 특히 적절한 소독 없이 만들어진 통조림 음식을 통해 이 박테리아와 *botulinum toxin(보툴리눔독소)*에 노출된다. 이 독소의 노출은 botulism(보툴리눔독소증, 보툴리즘)이라는 질환을 유발한다. 보툴리눔독소가 신경근이음부의 운동신경세포와 결합해 시냅스소포에서 ACh이 분비되지 못하게 한다. 이러한 활동은 근육을 수축하지 못하게 하며, 적절한 치료가 이루어지지 않으면 호흡기계 부전으로 사망에 이르게 된다.

이 독소는 치명적인 특성으로 인해 치료적 이점이 있는 약물로 사용되기는 어려워 보인다. 하지만 아주 소량의 용량을 특정 근육에 주사하면 통증성 근육경련과 편두통을 일시적으로 이완시켜준다. 독소는 Botox®(보톡스)라는 이름으로 미용적 목적으로 사용되기도 한다. 보톡스를 얼굴피부 아래의 근육에 주사하면, 근육이 이완되어 주름이 펴져 보이게 된다.

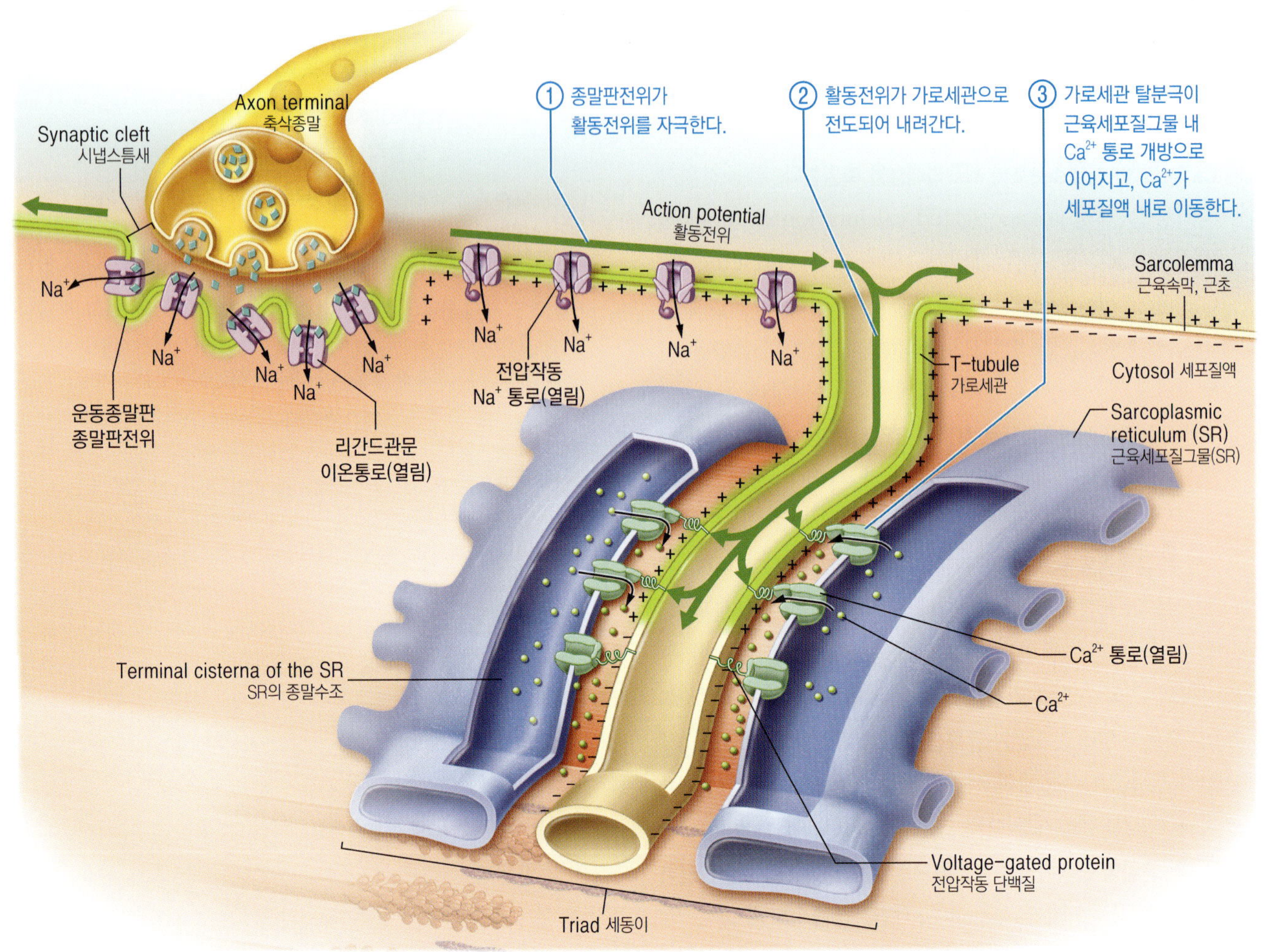

그림 10.16 흥분-수축결합. 근육속막과 근육세포질그물 내 과정

Ca^{2+}가 세포질액으로 이동하면, 근육속막이 재분극한다. 여기에서 설명하는 과정은 단 하나의 활동전위만을 설명하고 있지만, 인체의 skeletal muscle contraction(뼈대근육수축)은 이러한 과정이 반복적으로 이루어졌을 때 만들어진다. 따라서 새로운 활동전위가 계속해서 생성되어, 활동전위마다 세포질액 내 Ca^{2+} 농도가 증가되어야 한다.

Contraction Phase: Crossbridge Cycle of the Sliding-Filament Mechanism

수축기: 필라멘트-활주기전의 교차결합주기

수축기에 근육잔섬유가 서로서로의 사이에 미끄러져 들어간다. 굵은필라멘트의 myosin head(미오신머리)가 가는필라멘트인 actin(액틴, 가는근육미세섬유)의 active site(활성부위)에 부착되어 있어, 액틴을 근육섬유마디의 가운데를 향해 잡아당긴다. 하지만 contractile protein(수축단백질)의 작용에 앞서 regulatory protein(조절단백질)의 작용이 선행되어야 한다.

안정기 근육섬유 내 조절단백질인 tropomyosin(트로포미오신)은 액틴 주위를 감싸서, 액틴의 활성부위를 차단시킨다(그림 10.17a). Ca^{2+}는 활성부위에 부착되어 troponin(트로포닌)과 트로포미오신을 활성부위로부터 이동시키는 기전을 개시한다. 안정기 시 세포질액 내 Ca^{2+} 농도는 매우 낮지만, 흥분수축결합이 발생하면, 세포질액 내 Ca^{2+} 농도가 극적으로 상승된다. 자극 후, 근육수축 준비를 한다(그림 10.17b):

① **Ca^{2+}가 트로포닌과 결합한다.** 조절단백질인 트로포닌은 세 개의 subunit(소단위)이 있다. 한 단위는 Ca^{2+}와 결합하고, 한 단위는 액틴과 결합하며, 나머지 하나는 트로포미오신과 결합한다. 이 단계에서는 Ca^{2+}가 트로포닌의 적절한 소단위와 결합한다.

② **트로포미오신이 이동하고, 액틴의 활성부위가 노출된다.** Ca^{2+} 결합이 트로포닌의 위치를 변경시켜, 트로포미오신이 활성

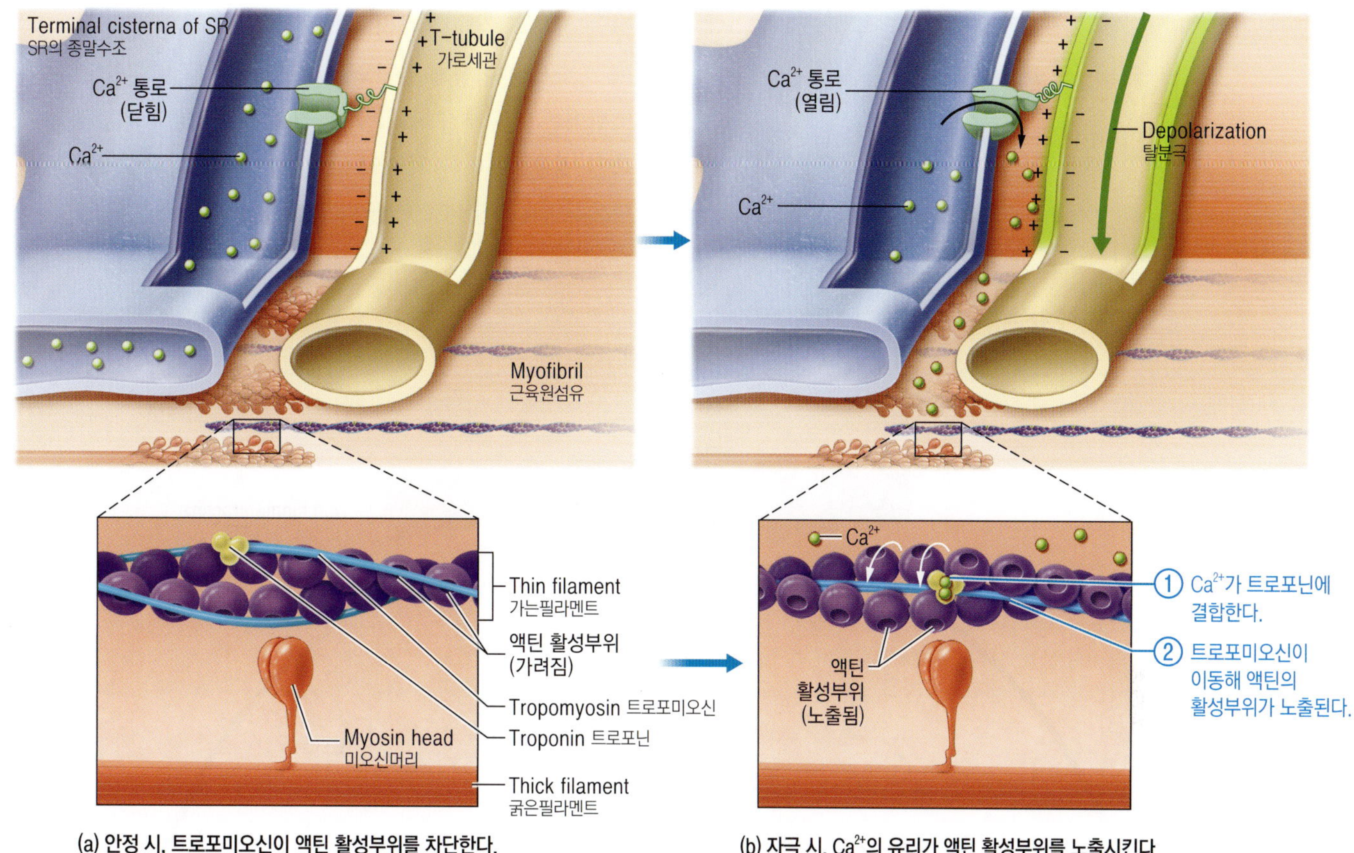

그림 10.17 수축 준비. 근육원섬유의 조절 과정

부위로부터 멀리 이동하게 된다.

액틴의 활성부위가 노출되면, 미오신머리가 활성부위에 단단히 결합하게 된다. 미오신머리와 액틴분자의 결합을 crossbridge(교차결합)라고 한다. 교차결합이 이루어지면, crossbridge cycle(교차결합주기)이 시작된다. 근육수축은 단순히 교차결합주기의 연속선상이며, 결과적으로 tension(긴장, 장력)이 만들어지는 것이다.

교차결합주기의 연속적 단계는 그림 10.18a와 같으며, 자세한 설명은 다음과 같다.

① **ATP 가수분해로 미오신머리를 '위로 젖힌다'.** 근육수축은 ATP hydrolysis (ATP 가수분해)를 통한 에너지 공급을 필요로 한다. 각각의 미오신머리는 ATP와 ATP분해를 촉진하는 효소인 ATPase가 결합할 수 있는 장소를 모두 가지고 있다. ATP가 미오신분자의 머리와 결합하면, 미오신 내 ATPase가 ATP를 ADP (adenosine diphosphate, 이인산아데노신)와 phosphate group(인산기)으로 빠르게 가수분해한다. 이러한 반응으로 방출된 에너지는 미오신머리를 고에너지 위치로 '잡아당김(cocks)'할 준비가 되어있다. 미오신머리가 잡아당겨질 때 ADP와 인산은 미오신머리에 부착된 채로 남아 있는다.

② **미오신머리가 액틴에 결합한다.** 미오신머리가 위로 젖혀진 형태로 액틴의 활성부위와 결합한다. 이때, 굵은필라멘트와 교차결합은 약 90°를 이룬다.

③ **강력운동은 미오신머리에서 인산이 분리되고, 미오신이 근육섬유마디의 중심을 향해 액틴을 잡아당길 때 발생한다.** Power stroke(강력운동) 후 미오신머리에서 ADP가 유리된다. 미오신머리가 hinge(경첩, 접번) 위로 회전하면서, 미오신머리에서 인산염이 분리된다. 그리고 미오신머리가 잡아당겨진 고에너지 위치에서 저에너지 위치로 이동된다. 미오신이 회전하면서, 액틴을 근육섬유마디의 중심을 향해 잡아당긴다. 이러한 작용을 강력운동이라고 한다. 미오신 교차결합과 굵은필라멘트가 약 45°를 이루게 된다. 강력운동이 끝나면, 미오신머리로부터 ADP가 분리된다.

④ **ATP가 미오신과 액틴의 결합을 분리시킨다.** 미오신머리에 결합하는 또 다른 APT가 미오신과 액틴의 결합을 분리시

킨다.

수축주기는 그림 10.18b와 같이 반복된다. ATP가 가수분해되고, 미오신머리는 다시 위로 젖혀져 이웃하는 액틴분자와 결합하며, 강력운동이 반복된다. 그림에서 첫 번째 액틴에 미오신이 어떻게 부착되는지, 그리고 두 번째와 그 다음 액틴에는 어떻게 부착되는지를 살펴볼 수 있다. 평균적인 수축인 경우, 이러한 과정이 각 근육섬유의 근육섬유마디 속 미오신머리마다 약 20~40회가 반복된다.

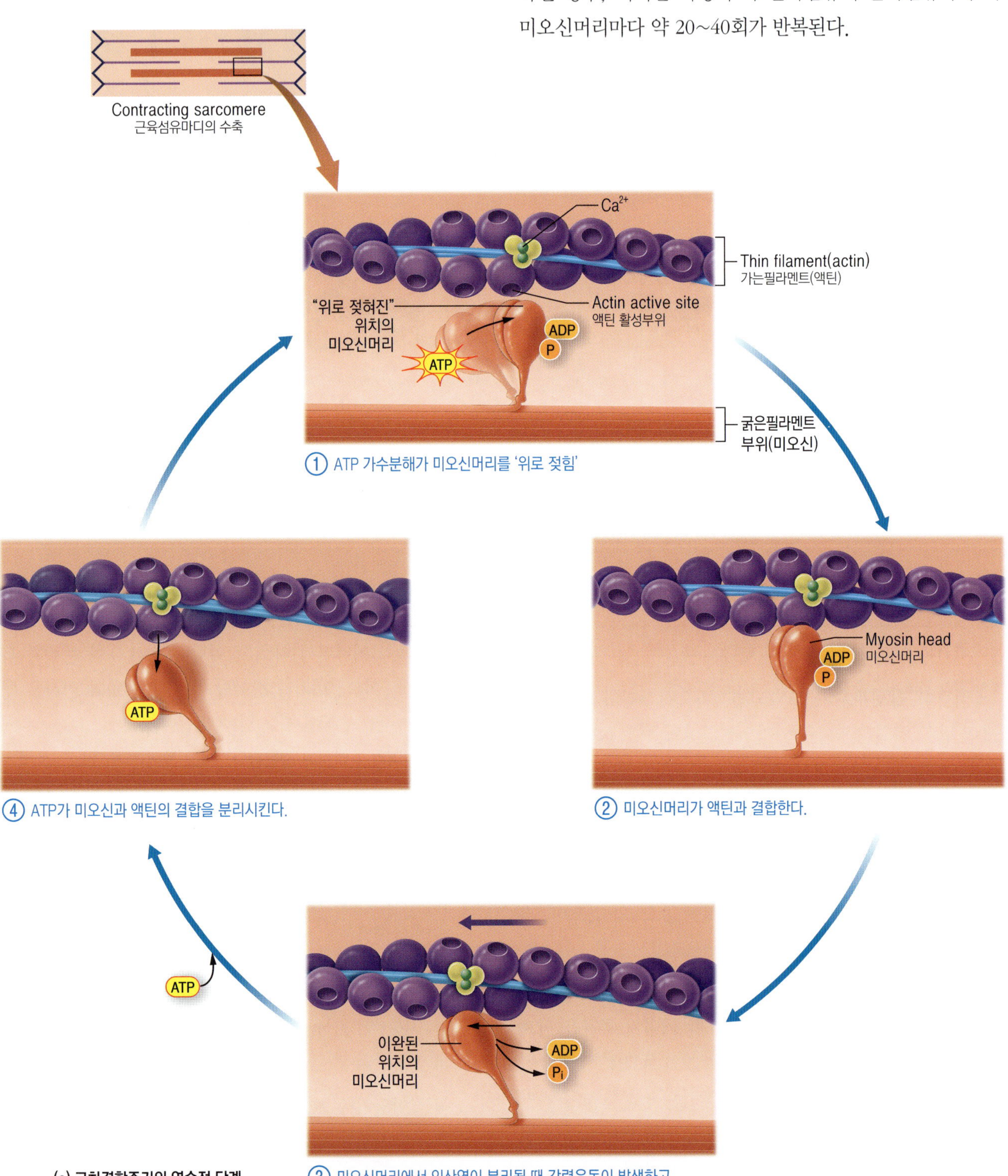

(a) 교차결합주기의 연속적 단계

그림 10.18 수축기. 필라멘트-활주 기전의 교차결합주기

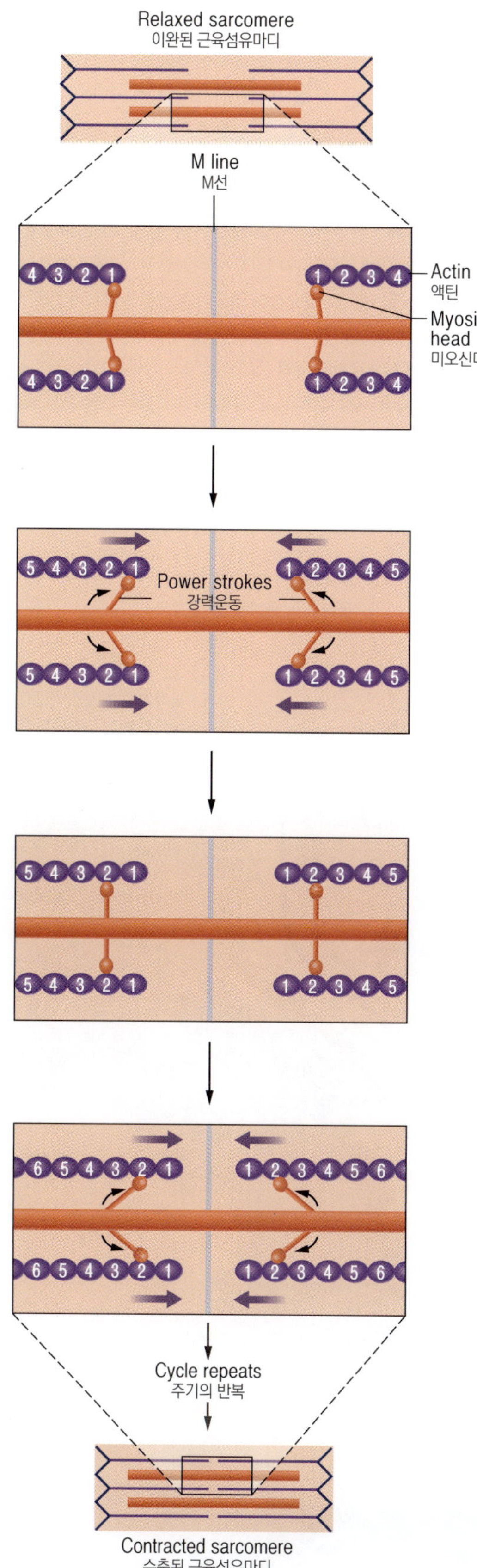

(b) 교차결합주기의 반복, 액틴을 근육섬유마디의 중심을 향해 잡아당긴다.

그림 10.18 수축기. 필라멘트-활주 기전의 교차결합주기(계속)

확인하기

- ☐ 3. 신경세포로부터 전달된 흥분이 어떻게 근육섬유수축을 촉발하는가?
- ☐ 4. Excitation(흥분)과 contraction(수축)은 어떻게 연결되어 있는가?
- ☐ 5. Crossbridge cycle(교차결합주기)의 단계는 무엇인가?

Muscle Relaxation 근육이완

정상기능을 하는 근육섬유는 수축만 하는 것이 아니라 이완도 이루어져야 한다. Muscle relaxation(근육이완)은 세 가지 구성요소를 갖는다. ACh 방출 중단, 시냅스틈새에 남아있는 ACh의 분해, 세포질액 내 Ca^{2+} 농도의 정상수준 복귀이다. 근육이완 시 나타나는 일련의 과정은 다음과 같다(그림 10.19).

① **AChE는 남아있는 ACh을 분해하고, 최종 재분극이 발생한다.** AChE가 시냅스틈새에 남아 있는 ACh을 분해하여 더 이상 근육을 자극할 수 없는 물질로 분해한다. 이러한 자극이 없으면 운동종말판의 리간드관문 이온통로가 닫히고, 근육속막은 수축의 마지막 재분극을 한다.

② **근육속막이 안정막전위로 돌아오고, SR의 Ca^{2+} 통로가 닫힌다.** 재분극 완료 후, 근육속막이 resting state(안정기, 휴지기)로 돌아온다. 그리고 SR의 Ca^{2+} 통로가 닫혀, 더 이상 SR로부터 Ca^{2+} 방출이 이루어지지 않는다.

③ **Ca^{2+}가 다시 SR로 펌프되어 이동하고, 세포질액 내 Ca^{2+} 농도가 다시 안정기로 돌아간다.** SR막의 active transport pump(능동운반 펌프)가 Ca^{2+}를 세포질액에서 다시 SR로 운반한다. 이러한 작용으로 세포질액의 Ca^{2+} 농도는 낮아지고 안정기 수준으로 되돌아간다.

④ **트로포닌은 트로포미오신을 이동시켜 다시 액틴의 활성부위를 차단하는 위치로 되돌리고 근육은 이완된다.** Ca^{2+}의 세포질액 농도가 안정기 수준으로 돌아가면서, 트로포닌에서 Ca^{2+}가 분리된다. 이로 인해 트로포닌은 다시 원위치로 되돌아가고, 트로포미오신은 다시 액틴의 활성부위를 차단한다. 이러한 차단은 미오신머리와 액틴이 결합하는 것을 억제시키고, 근육수축은 종료된다. Titin(티틴)과 다른 구조단백질의 보조를 받아 근육잔섬유가 원위치로 돌아온다.

Ca^{2+} pump (calcium ion pump, Ca^{2+} 펌프)와 AChE가 근육섬유를 이완시키기 위해 항상 함께 작용한다. 근육이완은 섬유가 새로운 자극을 받았을 때, 새로운 수축을 할 수 있게 해준다.

근육이 이완하지 못하는 상태를 spasm(경련, 연축)이라고 한다. 근육경련은 매우 흔히 발생하며, 탈수, 전해질불균형, 근육 손상 또는 근육과부하와 같은 요인에 의해 발생할 수 있다. 경련은 특징적인 통증이 있으며, 경련의 정도는 "근육이 매듭처럼 단단히 조여진" 상태에서 기능상실을 야기하는 완전한 경련까지 매우 다양하다. 임상에서 적용하기 Rigor Mortis(사후경축)를 참조한다.

확인하기

☐ 6. Muscle relaxation(근육이완) 시 AChE와 Ca^{2+}의 역할은 무엇인가?

임상에서 적용하기

Rigor Mortis 사후경축

사망 후에는 인체 전체에 근육경축이 나타나는 rigor mortis(사후경축)가 나타난다. 사후경축은 Ca^{2+}를 SR로 돌려보내는 펌프를 작동시키기 위한 ATP의 소멸로, 사망 후 3~4시간 이후부터 뼈대근육이 점차적으로 경직되는 과정을 말한다. 결과적으로 Ca^{2+}는 트로포닌과 결합하고 근육수축을 개시하는 세포질액 내에 머무르게 된다. 근육섬유는 ATP 없이 이완할 수 없으므로, 미오신머리와 액틴은 분리되지 못한다. 이러한 이유로, 사망 48~72시간 이후 근육잔섬유가 파괴되기 전까지 근육은 계속해서 경련 상태로 남아있게 된다.

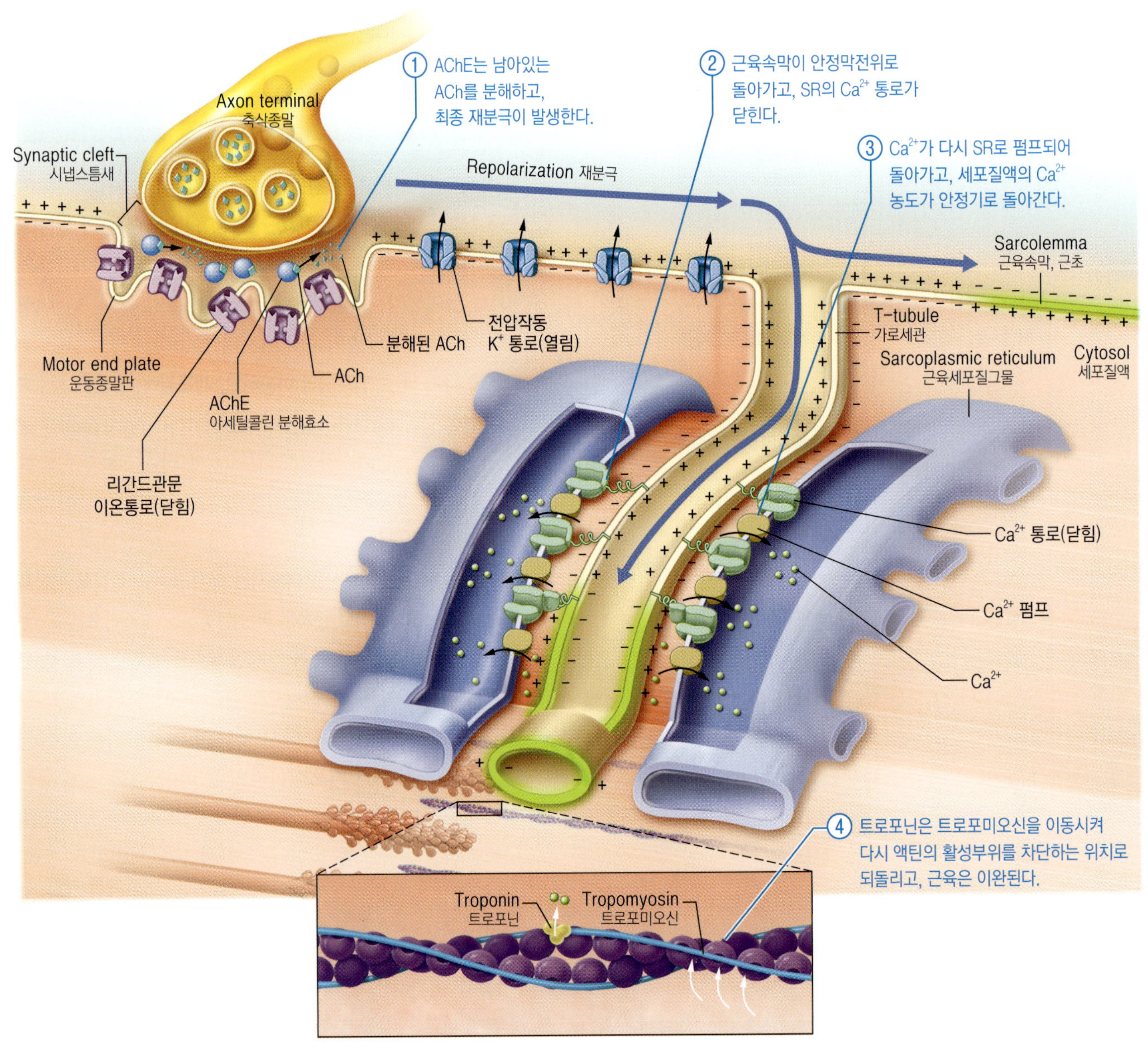

그림 10.19 이완기. 근육이완 과정

Big Picture

Skeletal Muscle Contraction and Relaxation
뼈대근육의 수축과 이완

Skeletal muscle(뼈대근육, 골격근)의 수축과 이완이라는 큰 틀에서의 주요 과정은 그림 10.20을 참조한다.

10.5 뼈대근육의 에너지원

Energy Source for Skeletal Muscle

학습목표

1. 근육섬유의 immediate energy source(즉각적인 에너지원)에 대해 설명할 수 있다.
2. Muscular contraction(근육수축) 시 근육섬유가 ATP를 얻기 위해 사용하는 해당작용과 산화기전에 대해 설명할 수 있다.
3. 각각의 ATP원이 연료로 작용하는 기간에 대해 설명할 수 있다.

근육섬유는 에너지를 필요로 하는 많은 기능을 한다. Skeletal muscle conraction(뼈대근육수축)은 여러 가지 면에서 ATP 형태의 에너지가 필요하다. 예를 들어, 세포는 skeletal muscle fiber(뼈대근육섬유)의 활동전위에 관여하는 이온기울기를 유지하기 위해 ATP를 이용해 Na^+/K^+ pump (Na^+/K^+ 펌프)를 작동시켜야 한다. ATP는 근육섬유의 수축과 이완 모두에 필수적이다.

Muscular contraction(근육수축)에는 많은 양의 ATP가 필요하기 때문에, 근육섬유에 많은 양의 ATP가 저장되어 있을 거라고 생각할 수도 있지만, 근육섬유의 세포질액에는 겨우 몇 초 안에 소진되는 적은 양의 ATP만 저장되어 있다. 따라서 근육섬유는 ATP를 빠르게 재생산하기 위한 다른 방법을 찾아야 한다. ATP 재생산은 다음 세 가지 단계를 거쳐 이루어질 수 있다. (1) ADP에 phosphate group(인산기)을 즉각적으로 추가하는 세포질액의 반응, (2) 세포질액 내 glycolytic catabolism(해당이화과정), (3) mitochondria(미토콘드리아, 사립체) 내 oxidative catabolism(산화이화작용). 근육수축 시 이 세 가지 과정이 모두 동시에 이루어지지만, 에너지원과 세포의 요구도에 따라 각 과정이 차지하게 되는 비율이 서로 다르다.

Immediate Source of Energy for Muscle Contraction 근육수축의 즉각적 에너지원

근육수축이 시작되면 근육섬유의 주요 에너지원은 즉각적으로 ATP로 저장된다. ATP는 빠르게 소모되지만, CP (creatine phosphate, 크레아틴인산)라는 화합물을 이용한 반응에 의해 거의 즉시 재생된다(그림 10.21a). CP는 주로 근육섬유 내에 있으며, 세포질액 내 ATP보다 약 5~6배 더 많이 존재한다. 크레아틴인산반응 과정은 CK (creatine kinase, 크레아틴키나아제) 효소의 도움으로 ADP에 인산기를 공여해 ATP를 생성한다.

$$\text{ADP} + \text{Creatine phosphate} \xrightleftharpoons{\text{CK}} \text{ATP} + \text{Creatine}$$

이러한 반응으로 만들어진 ATP는 근육이 최대근육활동을 추가적으로 10초간 더 수행할 수 있는 충분한 양의 에너지를 제공한다. 이러한 양의 에너지가 충분해 보이지 않을 수도 있지만, 100m 전력 질주와 같은 단기간의 폭발적인 활동을 하기에는 충분한 양이다. 크레아틴이 운동선수의 능력을 더 향상시켜줄까? 임상에서 적용하기 Creatine Supplementation(크레아틴 보충제)을 참조한다.

확인하기

☐ 1. Muscular contraction(근육수축)을 위해 즉시 사용할 수 있는 2가

임상에서 적용하기

Creatine Supplementation
크레아틴 보충제

건강보조식품 제조사들은 근력과 운동능력을 향상시키기 위한 방법으로 크레아틴 보충제를 판매한다. 하지만 이러한 주장을 뒷받침하는 근거에는 엇갈리는 결과가 혼재되어 있다. 연구자들은 크레아틴 보충제가 짧고 폭발적인 근육활동에 필요한 운동의 수행능력을 중간정도 증진시켜준다는 결과를 발표하였지만, 지구력 유형의 활동에 대한 크레아틴의 효과는 없었다. 또한 크레아틴 보충제가 체중 증가와 수분정체를 유발할 수 있기 때문에 특정 종류의 운동선수에게는 해가 될 수 있다.

크레아틴 보충제에 대한 가장 주된 질문 중 하나는 효능에 대한 것이 아니라 안전성에 대한 것이다. 최근 연구결과의 대부분은 권장된 용량 범위 내 보충제 섭취는 단기적으로 안전하다고 제언하고 있지만, 장기 복용에 대한 연구는 아직 이루어진 바가 없다. 또한 고용량의 크레아틴을 복용하면 콩팥손상과 같이 건강에 악영향을 미칠 수 있다. 가능한 건강문제를 떠나, 과용량 섭취는 금전적인 낭비이기도 하다. 뼈대근육섬유는 크레아틴을 저장할 수 있는 최대저장용량이 정해져 있으며, 과다한 용량은 소변으로 배출된다.

크레아틴에 대한 마지막 고려사항으로, 크레아틴은 약이 아닌 음식으로 분류되어 있는 건강보조식품이라는 것이다. 건강보조식품은 FDA (Food and Drug Administration, 미국식약청)의 승인을 받을 필요도 없으며, 판매하기 위해 안전성이나 효과를 검증해야할 필요도 없다.

Big Picture 뼈대근육의 수축과 이완

그림 10.20

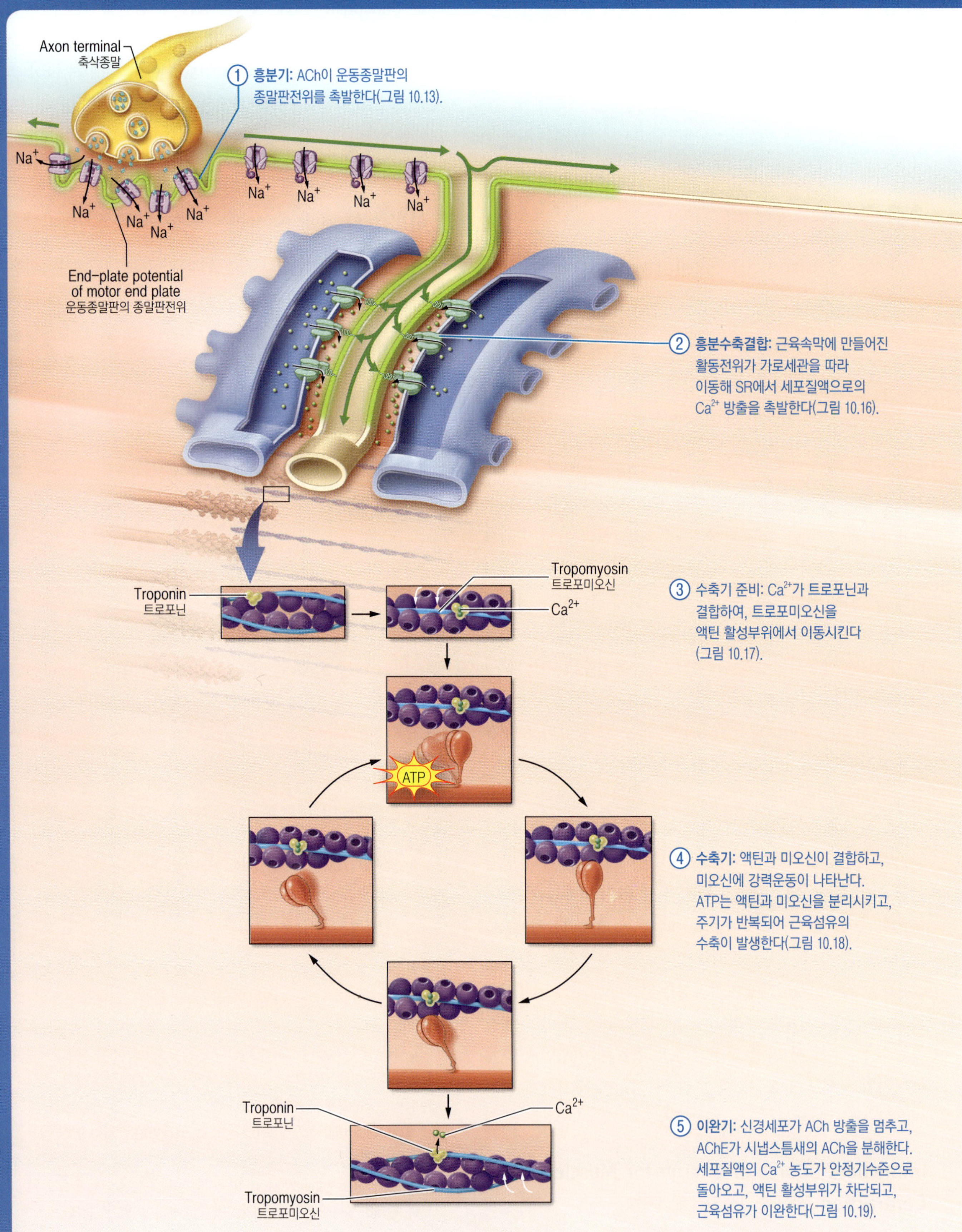

지 에너지원은 무엇인가?

☐ 2. 즉각적인 에너지원은 근육활동에 얼마 동안 연료로 사용될 수 있는가?

Glycolytic Energy Source 해당에너지원

즉각적 에너지원이 고갈되면, 근육섬유는 ATP를 생성하기 위해 glycolytic(해당과정) 또는 anaerobic catabolism(혐기성이화작용)이라고 알려진 glycolysis(해당작용)로 전환된다. 해당작용은 근육섬유를 포함한 모든 세포의 세포질액 내에서 이루어지는 일련의 반응이다. 이러한 과정 동안, 하나의 포도당 분자가 분해되어 두 개의 ATP를 생성한다(그림 10.21b 왼쪽).

근육섬유는 해당작용을 위해 포도당과 포도당 저장형태인 glycogen(글리코겐)을 가지고 있는데, 글리코겐 과립은 근육섬유와 간세포에서 찾아볼 수 있다. 주로 해당작용에 의존하는 근육섬유는 ATP 생성을 위한 충분한 양의 글리코겐을 자신의 세포질액 내에 가지고 있다. 하지만 근육섬유에 저장되어 있는 글리코겐의 양과 상관 없이 해당작용은 약 30~40초 가량의 근육수축만 유지할 수 있는 일정량의 ATP를 제공할 수 있다.

해당작용은 산소를 직접적으로 요구하지 않기 때문에 혐기성이화작용이라고 부르기도 한다. 그러나 해당작용의 생산물은 근육섬유의 산소 유용성에 따라 달라진다. 생산물은 항상 두 분자의 pyruvate(피루브산염)이다. 산소가 풍부하다면, 이 화합물은 산화적이화작용을 위해 미토콘드리아로 이동하여 사용 가능한 포도당을 지속적으로 해당시킨다. 반면 O_2가 부족하다면, 피루브산염은 두 분자의 lactic acid(젖산) 화합물로 변환된다. 젖산의 약 20%는 근육섬유로부터 혈류로 확산되어 빠져나가고, 대부분 간에서 포도당

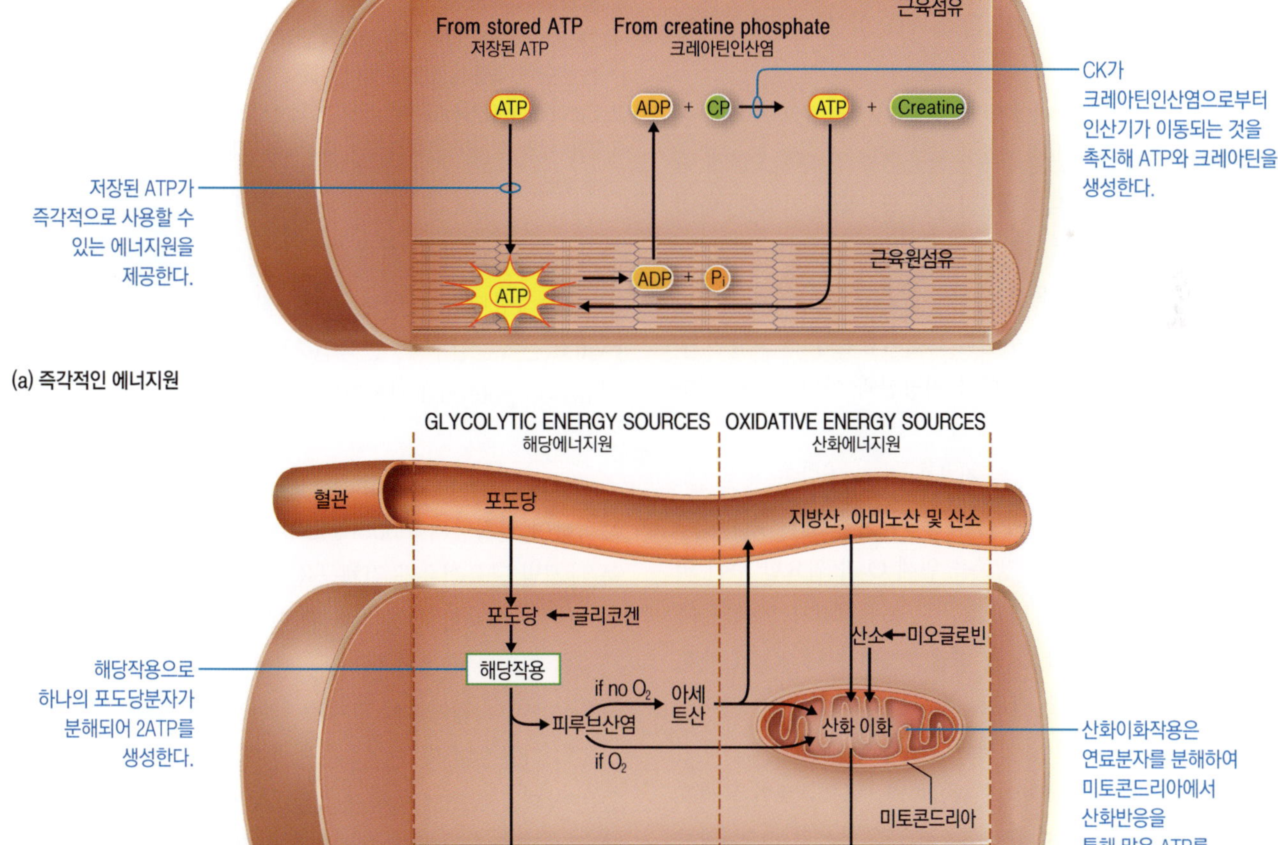

그림 10.21 근육섬유의 에너지원

으로 변환된다. 나머지 젖산은 한 때 최종산물로 여겨졌었지만, 최근 연구에 따르면 남은 젖산 중 많은 양이 미토콘드리아로 유입되어 oxidative catabolism(산화적이화작용)에 사용된다.

확인하기

- ☐ 3. Glycolysis(해당작용)란 무엇인가?
- ☐ 4. Glycolytic catabolism(해당이화작용)은 어떻게 근육 활동성에 연료를 제공하는가?

Oxidative Energy Source 산화에너지원

400m 달리기 경주와 같은 단시간의 폭발적인 활동에는 즉각적인 에너지원과 무산소해당작용 에너지원이 함께 사용된다. 하지만 5km 또는 10km 달리기 경주와 같은 장시간 근육활동을 위한 ATP 생성에는 대부분 산화적이화작용 또는 aerobic catabolism(유산소이화작용)을 사용한다(그림 10.21b 오른쪽). 이 과정에서 carbon-based molecule(탄소-기반 분자)의 전자가 제거되고, ATP 합성을 위해 필요한 에너지가 방출된다.

산화적이화작용은 해당작용보다 더 많은 ATP를 생산한다. ATP의 생산량은 근육섬유가 사용하는 연료의 유형에 따라 달라진다. 근육섬유는 해당작용의 생산물과 지방산, 아미노산을 포함한 다양한 물질을 산화적이화작용의 연료로 사용한다. 일반적으로 근육섬유에서 가장 많이 사용되는 에너지원은 포도당으로, 가장 우선적으로 사용된다. 포도당이 부족하면 근육섬유는 필요에 따라 지방산과 아미노산을 이화시킨다.

위 과정의 마지막 단계는 전자를 O_2로 전달하는 것으로 유산소이화작용이라고도 부른다. 거의 모든 세포에서 이루어지는 산화적이화작용은 생존을 위해 O_2가 필요한 주된 이유이기도 하다. 이러한 필요조건을 충족시키기 위해 근육섬유는 활동 시 충분한 O_2를 공급받아야 한다. O_2의 대부분은 혈류로부터 세포질액으로 확산되어 공급된다. 나머지는 혈중 산소운반 단백질인 혈색소와 유사한 O_2 결합단백질인 myoglobin(미오글로빈)과 결합한다. 미오글로빈은 세포질액 내에 있으며, ECF에서 근육섬유로 확산된 O_2와 결합한다. 미오글로빈은 미토콘드리아의 산화적이화작용에 의해 산소량이 대폭 감소되면 O_2를 방출한다.

산화적이화작용은 O_2와 연료만 있다면, 수시간 동안 ATP를 제공할 수 있다. Skeletal muscle(뼈대근육, 골격근) 활동을 단 1분만 지속하여도, 산화적이화작용은 거의 모든 근육섬유의 우세한 ATP 공급원이 된다. 또한 몇 분 뒤에는 거의 100%의 ATP가 유산소 과정으로 만들어진다. 이는 최소 수분 이상 지속되는 운동을 흔히 'aerobics(유산소운동)'라고 부르는 이유이다.

확인하기

- ☐ 5. Oxidative catabolism(산화적이화작용)과 glycolytic catabolism(해당이화과정)의 차이점은 무엇인가?
- ☐ 6. 산화적이화작용은 근육활동에 얼마 동안 연료를 제공할 수 있는가?
- ☐ 7. 산화적이화작용이 'aerobic(유산소)'이라고도 불리는 이유는 무엇인가?

10.6 섬유 수준의 근긴장

Muscle Tension at the Fiber Level

학습목표

1. Twitch contraction(단일수축)의 단계와 잦은 자극이 단일수축에 미치는 영향에 대해 설명할 수 있다.
2. Sarcomere(근육섬유마디)의 길이와 장력 생성을 연결할 수 있다.
3. Type I과 type II 근육섬유의 해부학적 · 대사적 특징을 비교 · 대조할 수 있다.

근육생리학의 기본 이론은 근육조직이 장력을 생산하기 위해 수축한다는 것이다. 가장 작은 근육수축인 muscle twitch(근육단일수축, 근육연축)는 운동신경세포에서 하나의 action potential(활동전위)에 대한 하나의 근육섬유의 반응이다.

각각의 twitch contraction(단일수축)은 일정량의 힘을 해석하여 일정량의 tention(장력, 긴장)을 생산한다. 단일수축은 개별 근육섬유와 전체근육 모두에서 굉장히 다양한 양의 장력을 생성할 수 있다. 이 장에서는 단일수축의 길이와 생성된 힘의 특성뿐만 아니라, 생성될 수 있는 장력의 양과 근육섬유마디 길이와의 관계를 알아보도록 한다. 또한 근육섬유의 다른 분류와 단일수축을 통해 근육섬유가 움직일 수 있는 상대적 속도에 대해서도 알아보겠다. 마지막으로, 장력이 근육섬유에서 전체 근육으로 어떻게 전달되는지에 대해 생각해보자.

Twitch Contraction 단일수축

근육단일수축은 실험실에서 하나의 근육섬유에 직접적인 전기자극을 가해 만들어진다. 단일수축에 대해 기록하는 장치와 기록 생성을 myogram(근육운동도, 근운동기록도)이라고 한다(그림 10.22). 근육운동도에서 근육단일수축은 3단계로 구분된다.

① **Latent period(잠재기).** Latent period(잠재기)는 활동전위가 sarcolemma(근육속막, 근초)에 펼쳐지는 '1~2ms'의 시간이다. 잠재기는 활동전위로 시작되어, 활동전위가 T-tubule (transverse tubule, 가로세관)을 통해 흩뿌려져 SR (sarcoplasmic reticulum, 근육세포질그물, 근형질세망)의 terminal cisterna(종말수조)의 Ca^{2+} 방출을 촉발하는 것으로 끝난다. Ca^{2+}는 troponin(트로포닌)과 결합해, actin(액틴, 가는근육미세섬유)의 활성부위에서 tropomyosin(트로포미오신)을 이동시킨다. 근육원섬유는 crossbridge cycle(교차결합주기)에 들어갈 준비가 되어 있으며, 잠재기의 끝에 근육속막은 활동전위의 재분극기가 완료된다.

② **Contraction period(수축기).** Contraction period(수축기)에서는 반복된 교차결합주기로 장력이 빠르게 증가한다.

③ **Relaxation period(이완기).** Relaxation period(이완기)에는 세포질액 내 Ca^{2+} 농도의 감소에 따라 장력도 감소된다. 세포질액에서 SR로 Ca^{2+}를 돌려보내기 위해, SR에서 10~100ms 간 펌프가 작동된다. 그리고 트로포미오신이 다시 액틴의 활성부위를 차단하고, 근육섬유가 이완된다.

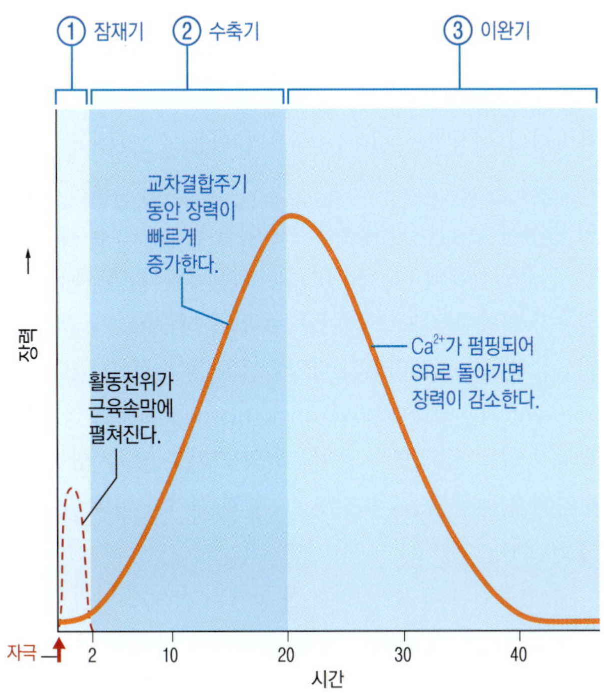

그림 10.22 단일수축의 근육운동도

잠재기의 시작과 수축기 사이에는 근육섬유가 또 다른 자극에 반응하지 못하는 약 5ms의 간격이 있다. 이러한 기간을 refractory period(불응기)라고 하며, 이는 모든 흥분성 세포의 특성이다. Cardiac muscle(심장근육)과 smooth muscle(민무늬근육)의 불응기는 수축하는 시간만큼 길기 때문에 다음 수축을 하기 위해서는 세포가 완전히 이완되어야 한다. 하지만 skeletal muscle fiber(뼈대근육섬유)는 훨씬 더 짧은 불응기를 가지고 있어, 지속적인 수축기를 유지할 수 있다.

평균적인 수축기와 이완기의 지속시간(그림 10.22)은 뼈대근육섬유마다 매우 큰 차이가 있다. 각 기간은 약 7~100 ms 간 지속될 수 있으며, 이는 주로 근육섬유의 유형과 교차결합주기 동안 미오신 분자 내 ATPase의 활동성 수준에 따라 다르게 나타난다. 단일수축으로 생성되는 장력도 자극의 시기와 빈도, resting state(안정기, 휴지기) 시 섬유의 길이와 근육섬유의 유형 등을 포함한 여러 가지 요소에 따라 달라진다.

확인하기

☐ 1. Twitch contraction(단일수축)이란 무엇인가?
☐ 2. 단일수축의 단계는 무엇인가?

Tension Production and the Timing and Frequency of Stimulation
장력 생성 및 자극 시기와 빈도

일반적으로 운동신경세포에 의한 근육섬유의 반복적인 자극의 결과로, 점진적으로 장력이 커지는 단일수축이 나타난다. 이는 SR막의 펌프가 방출된 Ca^{2+}를 모두 SR로 이동시키기 전에 섬유가 자극을 받아, 각 자극마다 세포질액 내 Ca^{2+} 농도가 증가되었기 때문이다.

수축파가 서로 겹쳐지기 때문에 이러한 현상을 wave summation(파형성 가중)이라고 한다. 파가 가중되어 만들어지는 장력의 양은 운동신경세포에 의한 자극의 빈도에 따라 달라진다. 초당 근육섬유의 자극 횟수에 따라 unfused tetanus(불연속강축) 또는 fused tetanus(연속강축)의 두 가지 결과가 나타나게 된다.

- **Unfused tetanus(불연속강축).** 섬유가 초당 약 50회의 자극을 받으면, 수축과 수축 사이에 부분적으로만 이완할 수 있다. 그 결과로 나타나는 지속적인 수축을 unfused

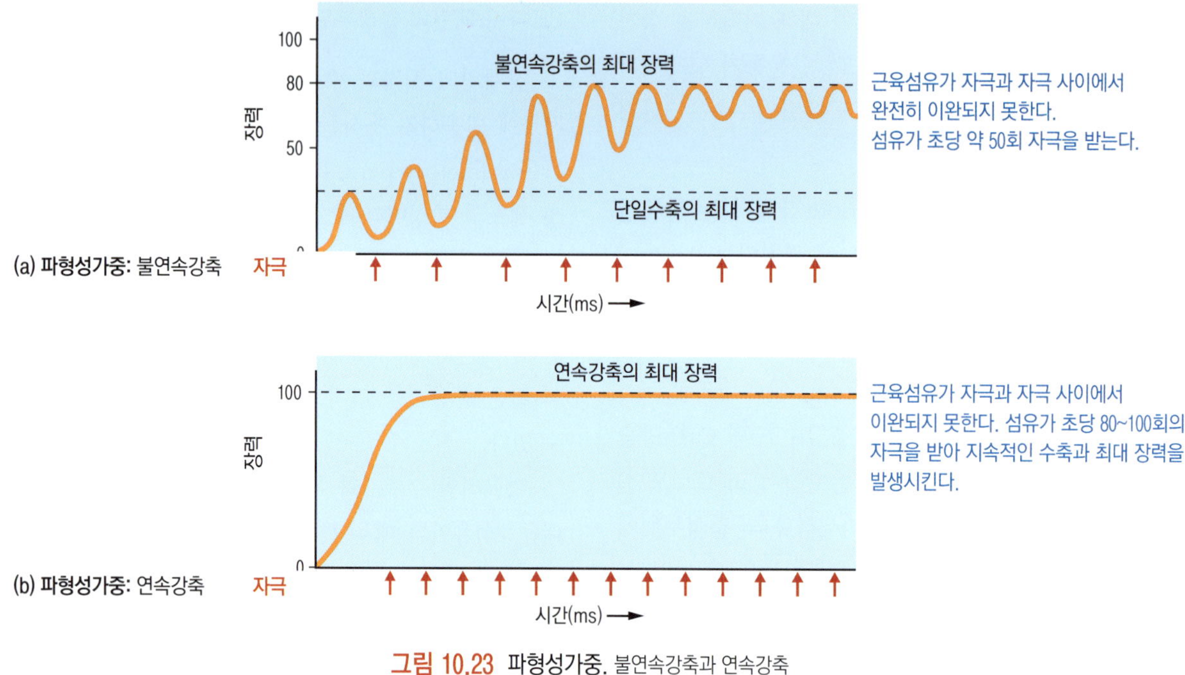

그림 10.23 **파형성가중.** 불연속강축과 연속강축

tetanus(불연속강축) 또는 incomplete tetanus(불완전강축)라고 한다(**그림 10.23a**).

- **Fused tetanus(연속강축).** 섬유가 초당 80~100회 이상의 자극을 받으면, 세포질액의 Ca^{2+} 농도가 지속적으로 높은 상태로 유지되므로 근육섬유가 자극과 자극 사이에서 이완하지 못한다. Ca^{2+}의 유효성은 더 많은 교차결합을 형성시켜, 장력을 증가시키는데 기여한다. 증가된 결과로 최대 수준의 장력을 지속적으로 유지하는 fused tetanus(연속강축) 또는 complete tetanus(완전강축)가 나타난다(**그림 10.23b**). 연속강축은 뼈대근육섬유의 불응기가 극도로 짧기 때문에 나타날 수 있다.

불연속강축과 연속강축은 모든 단일수축보다 큰 장력을 생성한다. 연속강축의 장력이 가장 크며, 근육섬유는 연속강축 시 단일수축보다 몇 배 더 큰 장력을 지속적으로 생산한다.

불연속강축과 연속강축을 tetanus(파상풍)와 혼동하지 않도록 주의한다. 파상풍은 신경계통을 침입하는 독소를 방출하여 뼈대근육의 과도한 자극을 생성하는 clostridium tetani(클로스트리듐 테타니) 박테리아에 의한 질병이다. 그 결과 tetanic spasm(파상풍경축, 강직성 경축)이라 불리는 근육그룹의 동시적 수축이 나타난다.

확인하기

☐ 3. 자극의 시기가 muscular contraction(근육수축) 결과로 만들어지는 장력에 어떠한 영향을 미치는가?

☐ 4. Unfused tetanus(불연속강축)와 fused tetanus(연속강축)의 차이점은 무엇인가?

Length-Tension Relationship 길이-장력 관계

단일수축으로 생성되는 장력의 크기를 결정하는 두 번째 요소는 근육섬유의 근육섬유마디마다 형성할 수 있는 cross-bridge(교차결합)의 수이다. 교차결합의 수는 수축 이전의 근육섬유마디의 길이에 따라 정해지며, 이를 length-tension relationship(길이-장력 관계) 원리라고 한다. 근육섬유마디의 이상적인 길이는 섬유가 만들 수 있는 장력의 약 100%를 생성할 수 있게 해주는 길이로 가장 많은 교차결합이 형성될 수 있는 근육섬유의 길이를 말한다(**그림 10.24**).

근육원섬유의 elastic filament(탄력필라멘트)는 근육원섬유가 다양한 각도로 늘어날 수 있게 해주며, 그 결과 근육원섬유와 근육섬유마디가 다양한 길이를 가질 수 있다. Thin filament(가는필라멘트)와 thick filament(굵은필라멘트)가 겹쳐져 있는 정도 또는 중첩부위의 크기로 알 수 있듯이, 안정기에 있는 근육섬유마디 A, B, C의 길이가 서로 다르다(그림 10.24).

중첩부위의 크기는 수축 전 근육의 자세에 따라 크게 달라진다. 그림 10.24에서 손을 손목에서 굽히자 근육섬유마디 A 근육이 짧아진 모습을 볼 수 있다. 따라서 중첩부위가

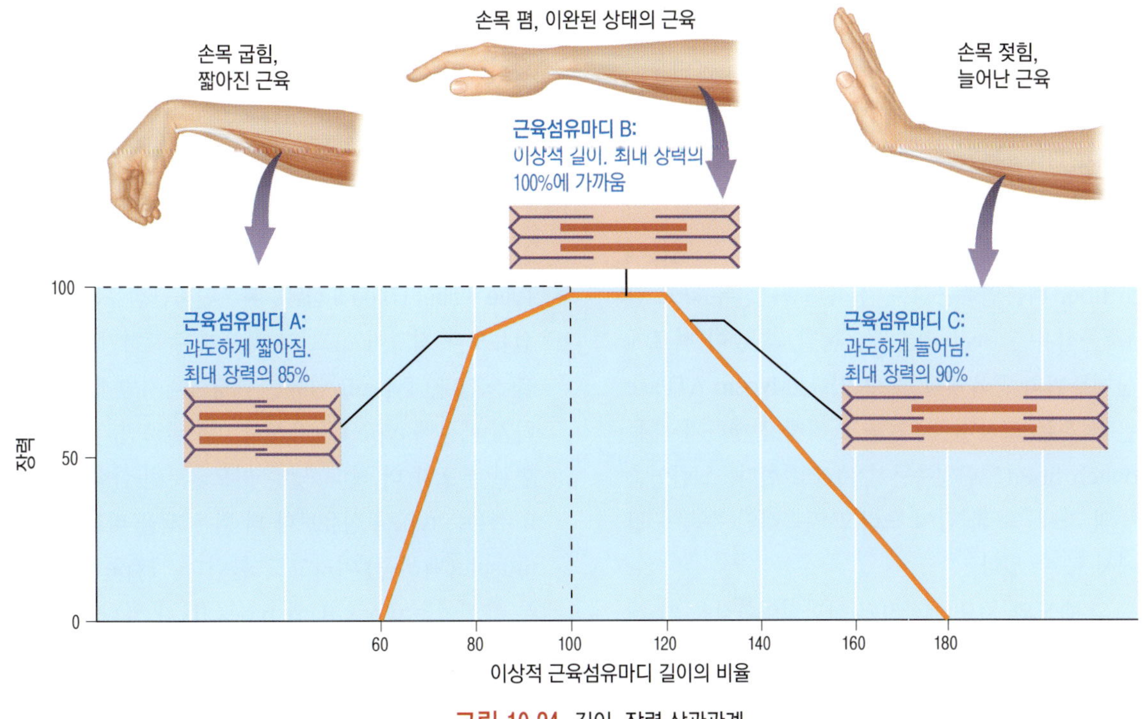

그림 10.24 길이-장력 상관관계

크면, 모든 근육섬유마디는 짧아지게 된다. 손을 바르게 편 상태인 근육섬유마디 B 근육은 이상적 길이에 가깝다. 따라서 모든 근육섬유마디가 길고 중첩부위가 작다. 마지막으로 손목에서 손을 hyperextension(젖힘, 과신전)하자 근육섬유마디 C 근육의 중첩부위가 매우 작아지고, 근육섬유마디가 길어졌다.

이러한 개념을 근육장력에 적용하면, 장력을 생성하기 위해서는 myosin head(미오신머리)가 액틴 분자를 잡은 다음, 근육섬유마디의 중앙을 향해 이를 잡아당겨야 한다. 근육섬유마디 A는 겹치는 부분이 많지만, 실제로는 근육장력을 생성하는데 장애가 된다. 큰 중첩부위로 인해 가는필라멘트가 M line (M선)에 도달하기 전에 함께 잡아당겨질 공간과 굵은필라멘트가 Z-disc (Z반, 끝사이막)로 들어갈 공간이 거의 없기 때문이다. 결과적으로 장력 생성이 감소한다(그림 10.24). 이를 스스로 시험해 보려면, 손목에서 손을 굽힌 다음 주먹으로 펜을 꽉 잡아보자. 펜을 단단히 잡고 있는 것을 유지하기가 얼마나 힘이 드는지 알 수 있다. 이는 아래팔의 근육섬유마디가 짧아져 있어 생성할 수 있는 장력이 제한되었기 때문이다.

근육섬유마디 C의 중첩부위가 근육섬유마디 A보다 작기 때문에 근육섬유마디 A보다 더 큰 장력을 생성할 것이라고 생각할 수도 있지만, 두 개의 근육섬유마디는 동일한 양의 장력을 생성한다. 근육섬유마디 C의 중첩부위가 너무 짧아, 미오신머리가 액틴분자를 충분히 '잡을' 수 없어, 수축 시 적은 장력이 만들어지기 때문이다. 이번에는 손목에서 손을 젖힘시켜 펜을 잡아보자. 결과는 거의 유사하게 아래팔근육은 여전히 펜을 매우 단단히 쥘 수 있을 만큼의 충분한 장력을 만들어내지 못할 것이다.

다시 말해, 안정 시 근육섬유마디가 지나치게 짧아져 있거나, 늘어나 있으면 적은 장력이 만들어지게 된다. 따라서 최대 장력 생성은 안정 시 근육섬유마디의 길이가 이상적 길이에 가까운 좁은 범위 내에 있어야 가능하다. 이는 짧아질 수 있는 공간이 충분하고, 미오신머리가 잡을 수 있는 액틴분자가 풍부한 근육섬유마디 B에서 확인할 수 있다. 그림 10.24의 그래프를 살펴보면 근육섬유마디 B가 근육섬유의 최대 장력의 100%에 가까운 장력을 생성하는 반면, A와 C는 약 85%와 90%만을 생성할 수 있는 것을 알 수 있다.

확인하기

☐ 5. 어떤 길이의 sarcomere(근육섬유마디)가 가장 많은 양의 장력을 생성할 수 있는가? 이유는 무엇인가?

Class of Skeletal Muscle Fiber
뼈대근육섬유의 분류

뼈대근육섬유는 구조적 · 기능적으로 서로 동일하지 않으며,

일부 근육은 더 빠른 속도로 단일수축을 하기도 한다. 이러한 과정의 속도는 대부분 섬유 내 myosin ATPase(미오신 ATPase)의 활성 수준이 'fast' 또는 'slow' 인지에 따라 결정된다. Myosin ATPase는 ATP 가수분해를 촉진하여 power stroke(강력운동)을 발생시킨다. Myosin ATPase 활성이 높은 근육섬유는 교차결합주기를 빠르게 진행하기 때문에 fast-twitch fiber(빠른연축근섬유, 신속연축근섬유)라고 한다. 빠른연축근섬유는 eyeball(안구, 눈알)과 같이 빠르게 움직이는 신체부위의 근육에서 볼 수 있다. Myosin ATPase 활성이 낮은 섬유는 교차결합주기를 느리게 진행하기 때문에 slow-twitch fiber(느린연축근섬유)라고 한다. 느린연축근섬유는 등의 자세근육과 같이 느리고 지속적인 수축이 필요한 근육에서 볼 수 있다.

단일수축의 속도와 주요 에너지원(산화적이화작용 대 해당이화작용)을 결합해 뼈대근육섬유를 type I fiber (type I 섬유)와 type II fiber (type II 섬유)의 두 가지 주요 유형으로 분류할 수 있다.

- **Type I fiber (type I 섬유).** 작거나 중간 크기의 직경을 가지고 있는 느린연축근섬유이다. Type I 섬유는 다른 섬유보다 느리게 수축하고 힘도 더 약하지만, 연장된 수축기를 유지할 수 있다. 이러한 특성은 oxidative catabolism(산화적이화작용)을 통해, 지속적으로 많은 양의 ATP를 필요로 한다. 따라서 type I 섬유를 slow oxidative fiber(느린산화섬유)라고 부르기도 한다. 이러한 산화적이화작용을 보조하기 위해 많은 양의 myoglobin(미오글로빈), 다수의 mitochondria(미토콘드리아, 사립체) 그리고 혈관이 풍부하게 발달되어 있다. Type I 섬유는 미오글로빈의 함량이 높아 붉은색을 띠기 때문에, 'red muscle(적색근)'이라고도 부른다.
- **Type II fiber (Type II 섬유).** 빠른연축근섬유는 주로 type I 섬유보다 직경이 크고 더 빠르게 수축하지만, 쉽게 피로를 느낀다. Type II 섬유는 해당에너지원에 더 많이 의존하기 때문에 type I 섬유보다 미오글로빈, 미토콘드리아, 혈관 분포가 더 적다. 낮은 미오글로빈 함량에 의해 type II 섬유는 type I 섬유보다 더 밝은 색을 띠고 있어 'white muscle(백색근)'이라고도 불린다. Type II 섬유의 하부 유형에는 types IIa와 types IIx가 있다. Types IIa는 FOG (fast oxidative glycolytic, 빠른유산소해당, 유산소해당속근)라고 하며, types IIx는 FG (fast glycolytic, 빠른해당, 해당속근)라고 한다. 이러한 하부유형은 점진적으로 빠르고 강하게 단일수축을 하고, 해당에너지원의 소비도 함께 증가한다. 특히, type IIx 섬유는 굉장히 빠르고 강한 연축을 하며, 해당이화과정에 의한 에너지를 거의 독점적으로 사용한다.

대부분의 근육은 모든 유형의 근육섬유를 함유하고 있지만, 각각의 섬유는 서로 다른 조건 하에 자극을 받는다(그림

표 10.1 뼈대근육섬유의 유형

분류	I	IIa	IIx
섬유 특성	느린 산화	빠른 산화 해당	빠른 해당
주된 이화작용 유형	산화	산화와 해당	해당
혈관 분포	풍부함	덜 풍부함	제한적임
미토콘드리아의 수	많다	보통	적다
미오글로빈의 양	많다	보통	적다
글리코겐의 양	적다	보통	많다
활동성	낮다	높다	가장 높다
피로도	낮다	보통	높다
섬유의 직경	작음에서 보통 크기	크다	보통*
근육의 색	붉은색	밝은 붉은색	연한 분홍색에서 흰색
활동의 예시	일어서기, 앉기	걷기, 글씨쓰기	무거운 물건 들어올리기, 전력질주

* 다른 종류의 섬유가 일반적으로 가장 큰 섬유 유형으로 보고되고 있지만, 이 정보는 인간이 아닌 동물의 자료이다. 연구에 따르면 type IIa 섬유가 훈련되지 않은 인간 뼈대근육 중 가장 긴 유형으로 밝혀졌다.

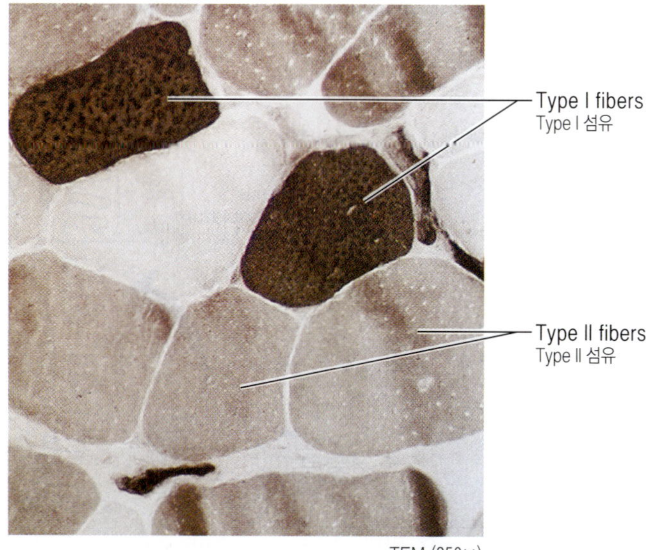

그림 10.25 서로 다르게 염색된 type I과 type II 섬유의 비교

10.25). 뼈대근육섬유의 유형에 대한 정리는 표 10.1을 참조한다.

확인하기

☐ 6. Type I 섬유와 type II 섬유의 차이점은 무엇인가?

10.7 기관 수준의 근긴장

Muscle Tension at the Organ Level

학습목표

1. Motor unit(운동단위)의 구조와 기능을 설명할 수 있다.
2. Muscle tone(근긴장도)의 발생 과정을 설명할 수 있다.
3. 세 가지 유형의 muscular contraction(근육수축)을 비교 · 대조할 수 있다.

Motor Unit 운동단위

운동신경세포가 근육에 접근하면, 운동신경세포의 axon branches(축삭가지)가 뻗어나와 다수의 근육섬유를 자극한다. 단일 운동신경세포와 이러한 신경세포의 자극을 받는 근육을 motor unit(운동단위)이라고 한다(그림 10.26). 운동신경세포가 action potential(활동전위)을 전달하면, 운동단위 내 모든 근육섬유가 반응해 동일한 양의 장력을 생성한다. 이는 전체 근육이 아니라, 하나의 운동단위 내에서만 적용된다.

평균적으로 운동단위는 약 150개의 근육섬유로 이루어져 있지만, 이 숫자는 근육에 필요한 운동조절 정도에 따라 큰 차이가 있다. Larynx (voice box, 후두)나 손가락 주변의 근육과 같이 미세조절이 필요한 근육은 주로, 적게는 약 10개의 근육섬유로 이루어진 다수의 작은 운동단위를 가지고 있다. 이러한 형태는 신경계통이 장력의 생성 속도와 양을 더 정밀하게 조절할 수 있게 한다. 반대로, 등의 자세근육과 허벅지의 gastrocnemius(장딴지근, 비복근)와 같이 크고 강력한 근육의 운동단위는 각각 약 2,000~3,000개의 근육섬유로 이루어져 있다.

운동단위는 type I fiber (type I 섬유) 또는 type II fiber (type II 섬유) 중 한 유형의 근육섬유로 이루어져 있다. Type I 섬유로 이루어진 운동단위는 slow motor unit(느린운동단위)이라고 하며, type II 섬유로 이루어진 운동단위는 fast motor unit(빠른운동단위)이라고 한다.

Recruitment 활성운동단위증가

근육섬유의 자극빈도 증가는 근육장력에 영향을 미치지만, 전체 근육에 의해 만들어지는 장력에 대해 생각해볼 때는 또 다른 요소인 자극 받은 운동단위의 수도 고려해야 한다.

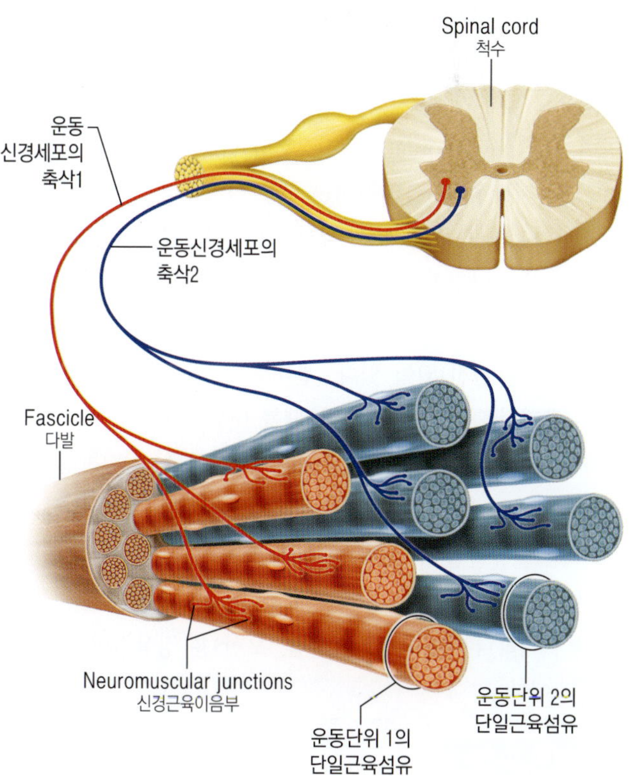

그림 10.26 운동단위. 두 개의 운동단위(빨간색, 파란색)를 볼 수 있다.

Muscular contraction(근육수축)의 시작은 작은 수의 운동단위를 활성화시킨다. 더 큰 힘이 필요할수록, 더 많은 운동단위가 활성화되는 현상을 recruitment(활성운동단위증가)라고 한다. 일반적으로 느린운동단위가 먼저 활성화되고, 추가적인 장력의 필요 여부에 따라 빠른운동단위가 활성화된다. 예를 들어, 책상 위의 교과서를 들어올릴 때, 대부분 느린운동단위를 사용하게 된다. 하지만 바닥에 쌓여있는 책들을 들어올릴 때는 신경계통이 느린운동단위를 먼저 활성화시킨 다음, 빠른운동단위를 활성화시킨다.

Muscle Tone 근긴장도

손을 아래로 뻗어 종아리근육을 잡아보면, 이완된 상태임에도 불구하고 뭔가 팽팽한 긴장감을 느낄 수 있다. 이처럼 근육은 휴식 중에 있을 때라도 어느 정도의 장력을 가지고 있다. 이러한 적은 양의 장력 생성을 muscle tone(근긴장도)이라고 한다. 긴장도는 뇌와 척수에 의한 운동단위의 불수의적 활성화에 의해 만들어진다. 신경계통이 운동단위를 교대로 활성시켜, 어떤 운동단위는 휴식을 취하고, 어떤 운동단위는 수축을 하게 된다. 근긴장도를 발생시키는 수축은 움직임을 생성할 만큼 강하지는 않지만, 직립자세 유지하기, 관절안정화, 열 생산과 근육의 움직임에 반응할 준비하기 등과 같은 중요한 기능을 한다.

Skeletal muscle(뼈대근육, 골격근)의 근긴장도가 비정상적으로 낮다면, 일반적으로 이는 신경계통질환에 의한 것이며, 이를 hypotonia(근육긴장저하)라고 한다. Hypotonic muscle(저장성근육, 저긴장근육)은 납작하게 보이며, 견고하기보다는 부드럽고 느슨한 느낌이 든다. 흔히, 손상된 근육은 관절을 안정화시킬 수 있을 만큼 충분한 장력을 생성하지 못하기 때문에 저장성근육 주변의 관절은 hyperextended(젖힘, 과신전)되어 있다. 반대로, 근육이 비정상적으로 높은 근긴장도를 가지고 있을 때를 hypertonia(근육긴장항진)라고 한다. Hypertonic muscle(고장성근육, 긴장항진근육)은 단단하게 느껴지며, 근육의 길이가 짧아져 통증성 관절 구축을 유발할 수 있다. 낮아진 체온에 대한 반응으로 추가적인 열을 생성하기 위해, 평소보다 많은 운동단위가 활성화되어 나타나는 shivering(떨림, 오한)은 정상적인 근육긴장항진이다.

확인하기

- ☐ 1. Motor unit(운동단위)이란 무엇인가?
- ☐ 2. Recruitment(활성운동단위증가) 과정은 무엇인가?
- ☐ 3. Muscle tone(근긴장도)은 어떻게 만들어지는가?

Type of Muscle Contraction 근육수축의 유형

활성된 운동단위의 수 외에도 근육이 생성하는 장력의 양에 영향을 미치는 또 다른 요소는 수축 시 발생하는 근육길이의 변화이다. 근육수축을 muscle shortening(근육단축)과 연관시켜 생각할 수도 있지만, 근육단축은 오직 특정 유형의 근육수축에서만 나타난다. 일부 근육수축은 섬유 길이에 변화가 없으며, 일부는 근육섬유가 늘어난다. 어떤 근육은 실제로 근육섬유가 늘어나는 동안 발생한다.

근육수축 시 근육길이를 바탕으로, 다음과 같은 세 가지 유형으로 분류할 수 있다. Isotonic contraction(등장력수축, 등장수축)은 체중과 같은 하중의 이동을 시작하는 충분한 양의 장력을 생성한 다음, 근육수축기간 동안 동일한 수준의 장력을 유지한다. 등장력수축 시 장력은 동일하게 유지되지만 근육길이에는 변화가 있다. 반면, isometric contractions(등척성수축)은 외부 하중과 근육이 생성할 수 있는 힘이 동일할 때 나타난다. 등척성수축 시, 수축 기간 동안 근육의 길이는 동일하게 유지되지만 장력은 변화한다.

각각의 수축 유형을 자세히 살펴보자.

- **Isotonic concentric contraction(등장성 구심성 수축).** 근육이 짧아지는 수축 유형에 더 익숙할 수도 있다. 이러한 수축을 isotonic concentric contraction(등장성 구심성 수축) 또는 miometric contraction(마이오메트릭 수축)이라고 한다. 등장성 구심성 수축에 의해 만들어진 근육의 힘은 외부 하중보다 더 크다. 예를 들어, 손으로 4.5kg 무게의 아령을 들고 아래팔로 들어올리고 있다고 생각해보자(그림 10.27a). 아령(외부하중)을 들어올리기 시작할 때, 아래팔 굽힘근 내 운동단위는 아래팔을 팔꿈치에서 굽히는 힘을 생성한다. 생성된 힘이 4.5kg 이상이 되면, 근육이 짧아지고 등장성 구심성 수축이 나타난다.
- **Isotonic eccentric contraction(등장성 편심성 수축).** 근육수축의 두 번째 유형은 근육의 길이가 늘어나는 isotonic eccentric contraction(등장성 편심성 수축) 또는 pliometric contraction(플라이오메트릭 수축)이다. 이 수축은 근육이 생성한 힘이 외부하중보다 적을 때 나타난다. 결과적으로 tension(장력)이 생성될 때 근육이 늘어난다. 근육은 myofibril(근육원섬유, 근원섬유) 속 elastic fil-

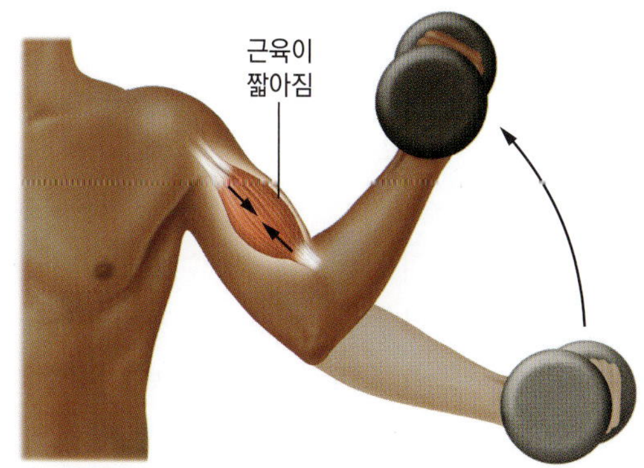

(a) 등장성 구심성 수축

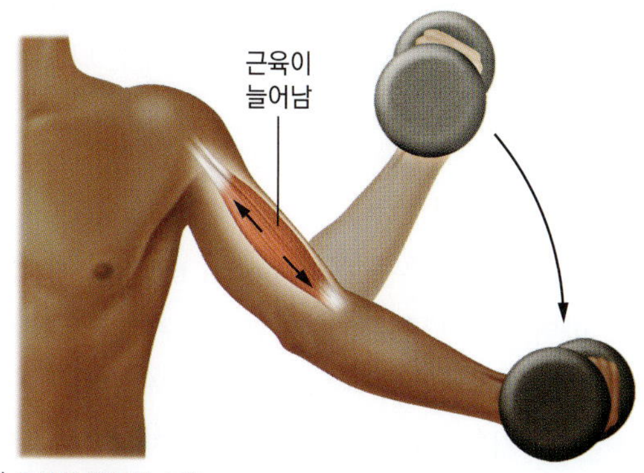

(b) 등장성 편심성 수축

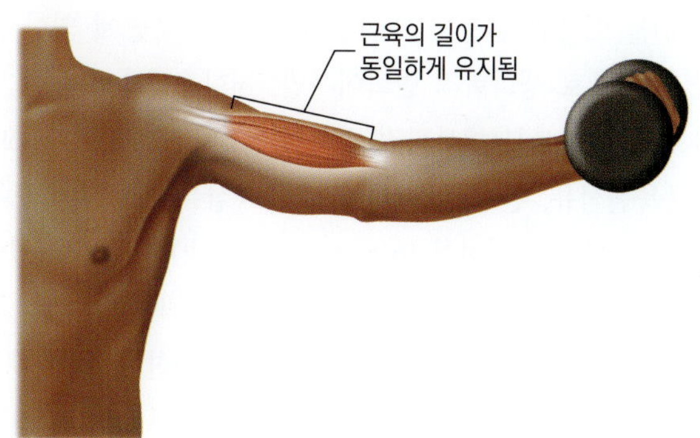

(c) 등척성수축

그림 10.27 근육수축의 세 가지 유형

ament(탄력필라멘트)가 어느 정도 늘어날 수 있기 때문에 길이가 늘어날 수 있다. 위의 예시인 들어 올린 4.5kg 아령을 생각해보자. 아령을 천천히 아래로 내리면(그림 10.27b), 근육에 의해 하중보다 더 작은 힘이 생성된다. Sarcomere(근육섬유마디)가 늘어나고 길어지는 동안에도 운동단위는 장력을 지속적으로 생성한다.

- **Isometric contraction(등척성수축).** 세 번째 수축 유형은 근육의 길이가 변화하지 않는 isometric contraction(등척성수축)이다. 이번에는 4.5kg 아령을 아래팔을 굽히는 것이 아니라 어깨를 벌려 들어올려보자(그림 10.27c). 처음 들어올릴 때에는 등장성 구심성 수축이 나타나지만, 공기 중에서 4.5kg 아령의 힘을 유지하기 위해 팔은 abduction position(벌림 자세), 아래팔은 supination position(뒤침 자세)에 고정시키면, 근육은 짧아지거나 길어지지도 않지만 4.5kg 아령을 공중에 들어올리는 힘을 생성한다.

세 가지 유형의 수축 중 등장성 편심성 수축이 가장 많은 양의 장력을 필요로 하므로, 가장 많은 힘을 생성한다. 결과적으로, 등장성 편심성 수축을 많이 요구하는 활동(예: 언덕을 달려 내려오기)이 등장성 구심성 또는 등척성수축을 많이 하는 활동(예: 평면 위를 달리기)보다 운동-관련 부상의 발생 경향이 더 높다. 임상에서 적용하기 Delayed-Onset Muscle Soreness(지연성 근육통증)를 참조한다.

확인하기

- [ ] 4. Isotonic concentric(등장성 구심성 수축), isotonic eccentric(등장성 편심성 수축), isometric contraction(등장성수축)의 차이점은 무엇인가?

임상에서 적용하기

Delayed-Onset Muscle Soreness
지연성 근육통증

헬스장에서 새로 운동을 시작했거나, 스노우보드를 과도하게 많이 탔던 때가 있을 것이다. 그로인해 근육통을 분명히 겪었을 것이다. 생리학자들은 오랜 시간동안 이러한 현상을 해당작용으로 생성된 젖산에 의한 DOMS (delayed-onset muscle soreness, 지연성 근육통증)라고 불렀다. 하지만 최근 연구결과에 따르면 이는 젖산 누적에 의한 것이 아니라 미세한 구조적 손상, 특히 근육의 등장성 편심성 수축을 또 다른 원인으로 제시했다. 이러한 수축에 의해 만들어진 힘이 근육잔섬유에 미세한 손상을 줄 수 있는데, 특히 특정활동에 훈련되지 않은 근육인 경우 손상이 더 잘 생길 수 있다. 최근 연구결과에 따르면, 근육에 가해진 스트레스에 대한 적응적 반응으로 근육원섬유를 재구성함에 따라 근육통이 발생된다고 한다.

의아스럽게도 DOMS의 가장 지속적이고 효과적인 치료방법은 운동을 더 많이 하는 것이다. 또 다른 치료법으로 마사지, 경피요법, 침술 및 경구투약 등이 있지만 치료효과는 적다. DOMS를 치료하기 위한 운동의 효과성은 일시적이며, 일단 운동을 멈추면, 훈련을 통해 근육이 충분히 조절될 때까지 통증이 다시 발생한다.

10.8 근육 활동

Skeletal Muscle Performance

학습목표

1. 신체활동이 skeletal muscle tissue(뼈대근육조직)에 미치는 영향에 대해 설명하고, endurance training(지구력운동)과 resistance training(저항운동)을 비교할 수 있다.
2. Muscular fatigue(근육피로)의 영향요인에 대해 설명할 수 있다.
3. Recovery period(회복기)에 나타나는 작용을 요약할 수 있다.

운동은 skeletal muscle tissue(뼈대근육조직, 골격근조직)의 구조와 성능에 단기적 · 장기적인 영향을 미친다. 예를 들어, 단기적으로는 skeletal muscle fiber(뼈대근육섬유)가 ATP에 대한 수요를 따라잡기 위해 노력함에 따라 신체대사율이 증가한다. 이때 열이나 CO_2 와 같은 대사 노폐물이 생성되고, 인체는 이를 회복하기 위해 노력하게 된다. 장기간의 지속적인 운동은 단순히 노폐물이 더 많이 생성되는 것뿐만 아니라 근육의 구조적 변화도 함께 나타나게 된다.

Change Caused by Physical Training 인체운동에 의한 변화

Physical training(인체운동)은 뼈대근육의 반복적인 사용을 말하며, 근육섬유의 구조와 생화학적 변화를 가져온다. 근육섬유에 나타나는 변화는 principle of myoplasticity(근육 가역성 원리)에 따라 이루어진다. 예를 들어, 사람이 신체활동이 매우 적어 '몸이 안좋아졌다'면, 근육섬유는 구조적 · 생화학적으로 적은 운동요구에 따라 변화할 것이다. 반대로, 신체운동으로 '몸이 좋아졌다'면, 근육섬유는 증가된 운동요구를 충족시키기 위해 변화할 것이다.

성숙한 뼈대근육섬유의 핵 대부분은 amitotic(무사핵분열)으로, 일반적으로 정상 상태에서는 mitosis(유사분열)를 하지 않는다. 따라서 이러한 변화들은 근육섬유의 수가 아니라 근육섬유 자체 내에 있는 것이다. 그러나 소수의 분화되지 않은 satellite cell(위성세포)에는 분열능력이 남아있다. 이 세포들은 손상된 뼈대근육의 회복에 도움을 줄 수 있다. 정밀한 구조적 · 생화학적 변화는 두 가지 기본 유형인 endurance training(지구력운동)과 resistance training(저항운동) 중 어떤 유형의 운동(훈련)이 이루어졌는지에 따라 다르다.

Endurance Training 지구력운동

Endurance training(지구력운동)은 motor unit(운동단위) 활성화 빈도가 크게 증가하고 힘이 약간 증가하는 훈련으로 정의된다. 즉, 가벼운 하중으로 반복된 운동을 말하며 싸이클링, 달리기, 크로스컨트리 스키, 장거리 수영 등이 포함된다. 지구력 운동 후, 근육섬유에 산화효소의 양, mitochondria(미토콘드리아, 사립체), 미토콘드리아 단백질의 양, 혈관의 수는 증가된다(그림 10.28a). 이러한 적응이 근육의 산소 수용능력을 극적으로 향상시켜, ATP를 만들기 위해 지방산과 다른 연료들을 사용하는 능력이 좋아지고, 피로에 대한 내성도 증가된다. 이러한 변화는 type II 섬유에도 나타나지만, type I 섬유에 더 극적으로 나타난다.

Resistance Training 저항운동

Resistance training(저항운동)은 strength training(근력운동)이라고도 하며, 운동단위 활성화의 빈도는 약간 증가하고, 힘 생산이 많이 증가한다. 즉, 중량이 무거울수록 반복횟수가 줄어든다. 저항운동에는 전형적으로 자유로운 하중을 이용한 운동 또는 resistance-exercise machine(저항운동기계)을 이용한 운동이 포함된다. 지구력 운동에 의한 많은 변화는 주로 생화학적 변화이지만, 저항훈련으로 인한 몇 가지 변화는 대부분 해부학적 변화이다. 이러한 경우 myofibril(근육원섬유, 근원섬유)의 수와 근육섬유의 직경이 모두 증가하며, 이러한 변화를 hypertrophy(비대)라고 한다(그림 10.28b). 비대가 나타나면 미토콘드리아의 단백질 부분과 근육으로의 혈행이 감소하게 된다. 하지만 이러한 감소는 실제 미토콘드리아 또는 혈관을 사라지게 하는 것이 아니라 섬유를 확대시키는 기능이다. 저항운동은 지구력 용량을 감소시킬 수 있다. 이러한 이유로, 대부분의 사람에게는 지구력 운동과 저항운동을 결합한 균형잡힌 운동 프로그램이 권장된다.

Disuse 불용

운동의 유형과 상관없이 '용불용설'이라는 옛말은 사실이다. 신체활동이 없으면, 근육원섬유의 손실에 의한 근육섬유의 직경이 감소하게 되며(그림 10.28c), 이를 atrophy(위축)라고 한다. 또한 산화효소의 양이 감소하고, 섬유의 oxidative catabolism(산화적이화작용) 용량도 적어지게 된다. 결과적으로 힘과 지구력이 감소된다. 근육위축은 와상 상태이거나 팔이나 다리를 사용하지 못하는 사람에게 특히 더 문제

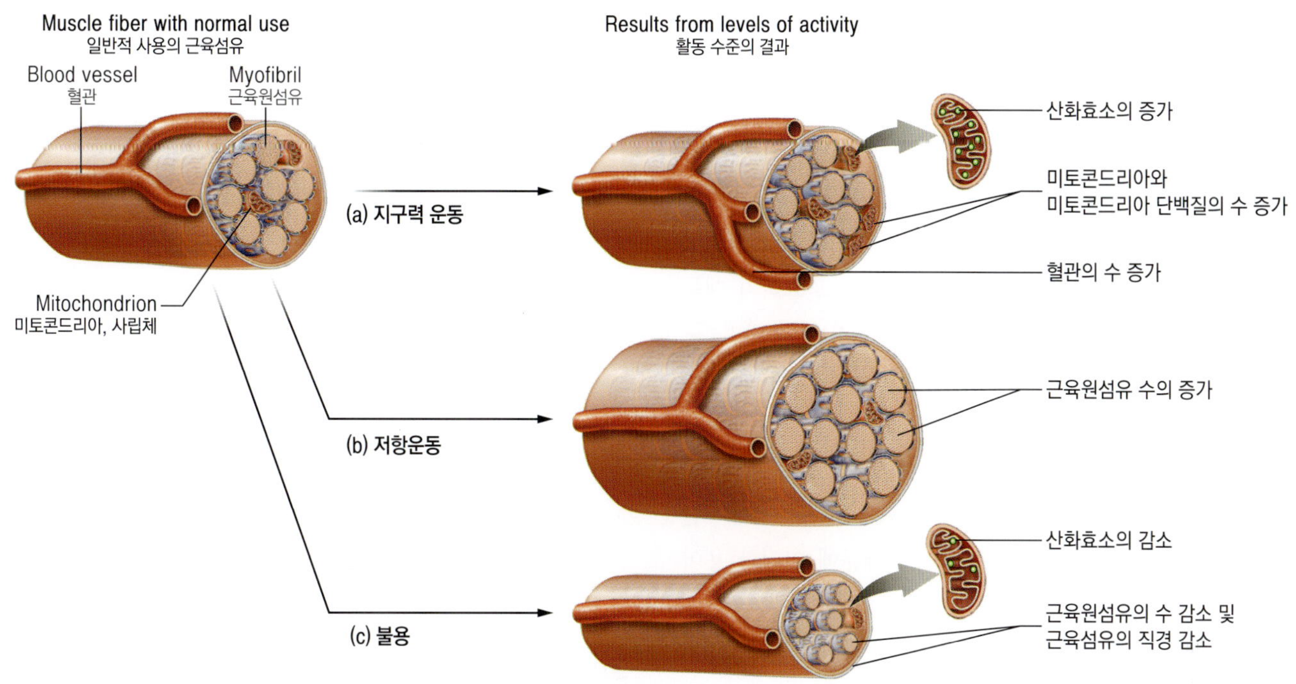

그림 10.28 운동과 불용에 따른 근육섬유의 적응적 변화

가 된다.

확인하기

☐ 1. Endurance training(지구력운동), resistance training(저항운동), disuse(불용) 시 나타나는 근육섬유의 변화는?

Muscular Fatigue 근육피로

Isometric contraction(등척성수축)으로 4.5kg 아령을 계속 들어 올리고 있으면, 몇 분 후 팔 힘이 약해지는 것을 느낄 수 있다. 이러한 허약감을 muscular fatigue(근육피로)라고 하며, 특정 운동의 주어진 강도를 유지할 수 없는 것을 의미한다. 피로에 대한 생각은 간단해 보일 수 있지만, 이는 몇 개의 서로 다른 요인들이 복합적으로 작용한 결과이다. 근육피로와 관련된 요인은 다음과 같다.

- **핵심 대사산물의 고갈.** CP (creatine phosphate, 크레아틴 인산), glycogen(글리코겐), blood glucose(혈당) 등과 같은 특정 대사산물은 강도 높은 활동에 의해 빠르게 소모되어, 근육섬유는 활동에 의해 소비된 ATP를 보충하기 어려워지게 된다.
- **근육섬유의 산소 유용성 감소.** 운동은 더 많은 ATP가 필요하기 때문에 근육섬유의 산소요구도를 증가시킨다. 강도 높은 운동에 의해 myoglobin(미오글로빈)과 결합한 O_2의 양은 고갈될 수 있으며, 허파로 들여 마신 O_2의 양은 이를 모두 대체하기에 불충분할 수 있다. 그렇게 되면, 근육섬유는 ATP 생산을 하기 위해 산화적이화작용보다 효율성이 떨어지는 해당과정에 더 의존하게 된다. 이는 근육섬유가 필요로 하는 O_2의 양에만 국한된 것이고, 실제 인체 내 O_2의 양은 크게 감소하지 않는다.
- **특정 화학물질의 누적.** 근육피로에 기여하는 많은 화학물질이 근육섬유에 의해 만들어진다. 예를 들어, 미토콘드리아 내 Ca^{2+}의 누적은 미토콘드리아의 산화적이화작용 능력을 방해한다. 또한, ATP가 만들어질 때 세포질액에 누적되는 인산염이온과 ADP는 excitation–contraction coupling(흥분수축결합)을 저해시킨다.
- **환경적 요인.** 몇 가지 환경적 조건, 특히 과도한 열은 인체의 항상성을 방해해 더 빠른 근육피로를 유도한다. 과도한 열에 대한 반응으로 땀이 나게 되면 전해질분균형을 유발해 근육섬유 속 활동전위 생성을 방해할 수 있다.

확인하기

☐ 2. Muscular fatigue(근육피로)의 정의는 무엇인가?
☐ 3. 근육피로에 영향을 미치는 요인은 무엇인가?

Excess Postexercise Oxygen Consumption and the Recovery Period
운동 후 과도한 산소 소모와 회복기

인체활동 중에는 피로상태에 도달하거나 도달하지 않더라도, 숨을 쉬는 횟수와 깊이 또는 ventilation(환기)이 증가한다. 또한, 운동을 마친 후에도 이러한 변화가 한동안 지속되는 것은 몸이 운동 전 상태로 돌아갈 시간이 필요하기 때문이다. 이러한 시간을 recovery period(회복기)라고 하며, 증가된 환기율이 유지되는 것을 EPOC (excess postexercise oxygen consumption, 운동후 초과산소소비)라고 한다. EPOC는 예전에는 oxygen debt(산소부채) 또는 oxygen deficit(산소결핍)라고 하였지만, 실제로 근육이 반드시 '갚아야 하는' 산소의 부채나 부족이 없기 때문에 이러한 용어들은 부적절하다.

생리학자들은 오랜 시간 동안 뼈대근육섬유와 혈류 내 젖산의 누적으로 EPOC가 나타난다고 생각했지만, 현재의 이론적 근거는 lactic acid(젖산)는 미토콘드리아에 의해 산화되어 ATP를 생성한다. 따라서 현재의 생리학자들은 EPOC가 운동에 의해 깨진 항상성을 교정하기 위해 필요한 반응이라고 생각하고 있다. 항상성으로 돌아가기 위해 인체는 열을 내보내고, 이온농도를 회복하고, 혈액 pH를 교정하는 등의 몇 가지 목표를 완수해야만 한다.

- **Heat dissipation(열 소모).** 발열과 해당 및 산화이화과정 중에 에너지의 손실이 발생한다. 운동은 이화과정의 속도를 증가시키므로 발생되는 열의 양도 함께 증가시킨다. 인체는 체온 항상성을 유지하기 위해서 반드시 열을 소비해 운동 전 체온 수준으로 회복해야만 한다.
- **세포내 · 세포외 이온농도의 회복.** 근육이 수축하는 동안, 세포질액 내 Ca^{2+}와 Na^+ 농도와 ECF의 K^+ 농도를 정상수준으로 유지하기 위해 sarcolemma(근육속막, 근초)와 SR (sarcoplasmic reticulum, 근육세포질그물, 근형질세망)의 ATP-소모 펌프가 더 많이 작동해야 한다.
- **혈액 pH 교정.** 젖산과 CO_2 같은 특정 대사산물은 혈액의 pH를 정상수치인 7.35~7.45보다 감소시킨다. 항상성을 유지하기 위해 인체는 혈액의 pH를 운동 전 수준으로 회복시켜야 한다.

따라서 운동 후 환기 속도의 깊이 증가가 이러한 목표를 달성하는데 어떻게 도움을 주는가? 가장 분명한 것은 호흡의 속도와 혈중 CO_2 수준의 상관관계이다. 호흡의 속도와 깊이가 증가하면, 더 많은 CO_2가 배출되어 체액이 정상 pH로 회복되는 것을 도와준다. 하지만, 체온과 전해질항상성 회복에 도움이 되는지에 대해서는 불확실하다. Na^+/K^+ 펌프는 이온기울기를 회복시키고, Ca^{2+}는 SR 내로 다시 이동되며, 발한은 체온을 낮춰준다. 이러한 세 가지 기전은 ATP를 소모한다는 공통점을 가지고 있다. ATP를 가장 효율적으로 생성하는 방법인 산화적이화작용은 O_2를 필요로하기 때문에 인체의 세포도 운동 후에는 '추가적인' O_2가 필요하다.

확인하기

☐ 4. EPOC가 교정하고자 하는 상태는 무엇인가?

10.9 민무늬근육과 심장근육

Smooth Muscle and Cardiac Muscle

학습목표

1. Smooth muscle tissue(민무늬근육조직)와 cardiac muscle tissue(심장근육조직)의 구조와 인체 내 위치 및 기능을 설명할 수 있다.
2. Smooth muscle fiber(민무늬근육섬유)의 수축과정을 설명하고, skeletal muscle fiber(뼈대근육섬유)의 수축과 비교할 수 있다.

Smooth muscle tissue(민무늬근육조직)와 cardiac muscle tissue(심장근육조직)는 skeletal muscle tissue(뼈대근육조직, 골격근조직)와 유사한 구조적 · 기능적 특성을 가지고 있지만, 뚜렷한 차이점도 지니고 있다. 이러한 차이점 중 하나는 민무늬근육조직과 심장근육조직은 불수의적이라는 것이다.

Smooth Muscle 민무늬근육

Smooth muscle(민무늬근육)은 인체 내에 넓게 분포되어 있다. 민무늬근육의 대부분은 hollow organ(속빈장기)의 안쪽 면을 이루고 있지만, dermis(진피)의 arrector pili muscles(털세움근, 입모근)과 눈의 iris(홍채)와 같이 다른 곳에도 많이 존재한다.

- **Peristalisis(꿈틀운동).** 작은창자와 같은 많은 장기에서 민무늬근육조직은 방향이 서로 다른 두 개의 섬유층인 circular(원형)과 longitudinal layer(세로층)로 배열되어 있다(그림 10.29a). 두 개의 층이 교대로 수축과 이완하여 peristalsis(꿈틀운동, 연동운동)라고 하는 율동적인 움직임을 만든다. 소화계통, 비뇨계통, 생식계통, 속빈장기는

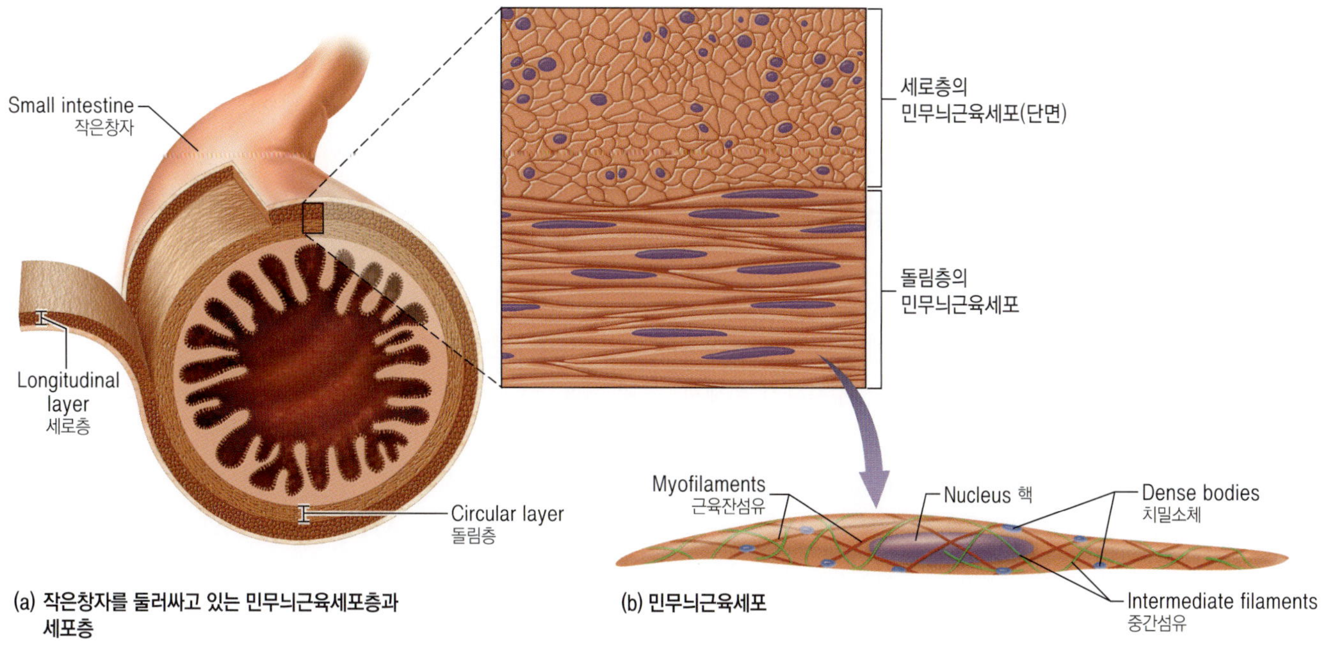

그림 10.29 민무늬근육조직과 세포의 구조

꿈틀운동을 통해 물질을 이동시킨다.

- **Formation of sphincter(조임근 형성).** 민무늬근육은 소화계통과 비뇨계통에 sphincter(조임근, 괄약근)라고 하는 ring(고리)을 형성하고 있다. 조임근은 평소에는 수축되어 있지만 물질이 통과해야 할 때는 이완된다.
- **Regulation of flow(흐름의 조절).** 민무늬근육은 특정 속빈장기 통로의 직경을 변화시켜 물질의 흐름을 조절한다. 예를 들어, 민무늬근육은 모세혈관을 제외한 모든 혈관의 벽에 존재하며, 장기와 조직으로 들어가는 혈류와 혈압을 조절한다. 또한, respiratory tract(기도)의 벽에 있는 민무늬근육은 작은 기도로 가는 공기흐름을 조절한다.

Structure of Smooth Muscle Cell
민무늬근육세포의 구조

Smooth muscle cell(민무늬근육세포, 평활근세포)은 뼈대근육섬유와 동일한 수축단백질인 미오신과 액틴을 가지고 있다. 하지만 이러한 수축단백질의 배열에서 뼈대근육과 큰 차이가 있다. 먼저, 민무늬근육은 줄무늬와 sarcomere(근육섬유마디)가 없어, 특징적인 'smooth(민무늬)' 모양이 만들어진다(그림 10.29b). 또한, 액틴필라멘트가 근육세포질 내에만 사선 형태로 배열되어 있으며, dense body(치밀소체)라고 하는 단백질에 고정되어 있다. 치밀소체의 일부는 sarcolemma(근육속막, 근초)와 관련되어 있다. 근육속막은 다른 민무늬근육세포의 치밀소체에 결합하여 장력을 한 세포에서 다른 세포로 전달해준다. 근육세포질 속 또 다른 치밀소체는 인접한 치밀소체를 연결해주는 scaffold-like intermediate filaments(골격-유사 중간필라멘트)와 결합한다. 각각의 치밀소체에서 방사된 몇 개의 thin filament(가는필라멘트)가 하나의 thick filament(굵은필라멘트)를 둘러싼다. 민무늬근육의 가는필라민트 대 굵은필라민트의 비율이 뼈대근육보다 높으며, 각각의 굵은필라민트를 둘러싼 가는필라멘트의 수는 민무늬근육에서 더 많다.

민무늬근육세포 속 가는필라멘트와 굵은필라민트의 구조와 구성에도 차이점이 있다. 두 유형의 필라멘트 모두 뼈대근육섬유보다 길고, 가는필라멘트에는 troponin(트로포닌)이 없다. Myosin head(미오신머리)에도 차이점이 있는데, 반대 방향의 hinge(경첩, 접번)를 가지고 있어 한쪽의 경첩 위의 머리는 한쪽 방향으로 배열되어 있고, 반대쪽 경첩 위의 머리는 모두 반대 방향으로 배열되어 있다(그림 10.30a). 미오신머리는 굵은필라멘트의 전체 길이를 따라 배열되어 있다.

Contractile protein(수축단백질) 외에도 뼈대근육섬유와 민무늬근육세포에는 세 가지 중요한 구조적 차이점이 있다.

- 민무늬근육세포는 motor end plate(운동종말판)가 없다.
- SR (sarcoplasmic reticulum, 근육세포질그물, 근형질세망)의 범위가 더 좁다.

- T-tubule (transverse tubule, 가로세관)이 없다.

다음의 세부항목에서 이러한 차이점의 중요성을 뚜렷하게 볼 수 있다.

Smooth Muscle Contraction and Relaxation
민무늬근육의 수축과 이완

민무늬근육과 뼈대근육은 일부 구조적 특징을 공유하며, 일부 동일한 기능적 특징도 가지고 있다. 예를 들어, 굵은필라멘트와 가는필라멘트가 서로를 활주하며, 수축하기 위해서 Ca^{2+}가 필요하고, ATP를 소모한다. 하지만 뼈대근육과 민무늬근육은 뚜렷한 구조적 · 기능적 차이도 있다. 이러한 차이가 민무늬근육이 특별한 기능을 할 수 있게 해준다.

Motor neuron(운동신경세포, 운동뉴런)에 의한 자극이 뼈대근육섬유를 흥분시킨다. 하지만 민무늬근육세포는 기계적(늘어남), 호르몬과 신경자극을 포함한 다양한 자극에 의해 흥분될 수 있다. 또한, 일부 민무늬근육세포는 자발적으로 depolarization(탈분극)과 수축할 수 있다. 이러한 세포를 pacemaker cell(박동조율기세포)이라고 하며, 불안정한 membrane potential(막전위)을 가지고 있어 율동적인 형태의 자발적인 탈분극이 일어난다. 박동조율기세포의 탈분극이 주변 muscle cell(근육세포)을 통해 퍼져나가는 action potential(활동전위)을 만들고, 수축파를 개시한다. 이러한 유형의 박동조율기세포는 위와 작은창자를 움직이는 수축파를 생성한다.

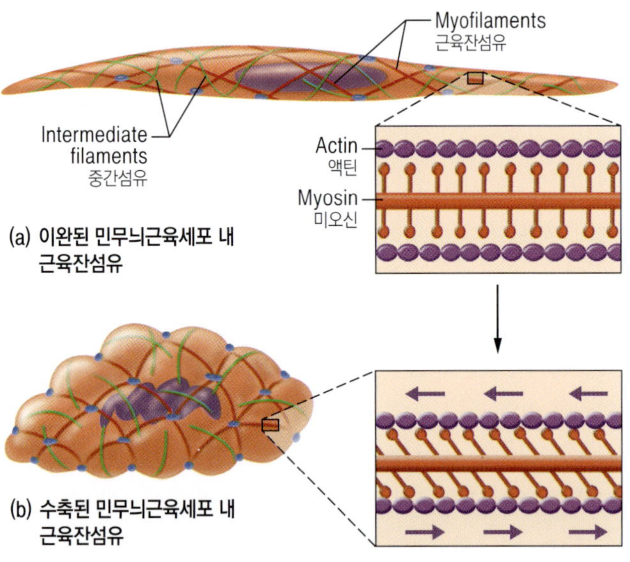

그림 10.30 민무늬근육세포의 수축

민무늬근육의 수축을 촉발하는 단계는 뼈대근육과 동일하다. 세포질액으로 Ca^{2+}가 유입되지만, 민무늬근육의 경우 Ca^{2+}가 두 개의 장소에서 이동해온다. SR에서 방출되거나 ECF로부터 유입된다. 민무늬근육에는 트로포닌이 없기 때문에, Ca^{2+}가 뼈대근육과 다른 기능을 한다. Ca^{2+}가 세포질액 내로 유입되면 다음과 같은 일련의 과정이 나타난다.

1. Ca^{2+}가 세포질액 내 단백질인 Cam (calmodulin, 칼모듈린)과 결합한다.
2. Ca^{2+}–Cam 복합체가 미오신과 관련된 효소인 MLCK (myosin light–chain kinase, 미오신 경사슬 인산화효소)를 활성화시킨다.
3. MLCK가 myosin ATPase(미오신 ATPase)를 활성화시킨다.
4. Crossbridge cycle(교차결합주기)이 뒤따른다.

교차결합주기가 반복되면서, 미오신머리가 굵은필라멘트의 길이를 따라 액틴을 잡아당기고, 근육세포의 모양이 길고 가는 형태에서 두꺼운 구형으로 변한다(그림 10.30b). 민무늬근육세포는 안정기 시 길이의 80%까지 수축할 수 있다. 반면, 뼈대근육세포는 최대 안정기 길이의 30~40%까지 수축할 수 있다.

민무늬근육은 종종 지속적인 수축을 유지해야하는 경우가 많지만, 놀랍게도 ATP를 적게 소모한다. 대부분의 민무늬근육세포 수축은 뼈대근육섬유 수축에 사용되는 ATP의 1/100만큼만 소비한다. 이를 두고 생리학자들은 민무늬근육세포의 myosin ATPase 활동성이 낮기 때문이라고 설명한다. 낮은 에너지 소모량에도 불구하고, 민무늬근육세포는 여전히 뚜렷한 힘을 생성하는데, 이는 뼈대근육세포보다 crossbridge(교차결합)를 이루고 있는 시간의 비율이 높기 때문이다.

민무늬근육의 이완은 세포질액 내 Ca^{2+}가 제거되면서 시작된다. 수축이 감소하면서, Ca^{2+}가 Cam에서 분리되고, MLCK가 불활성화된다. 이 시점에 근육세포는 이완되거나 latch state(래치상태)로 돌입한다. 래치상태 동안, 근육세포는 아주 적은 ATP를 소모하면서 장력을 유지한다. 래치상태는 민무늬근육이 에너지 효율적인 수축상태를 유지할 수 있도록 하기 위한 매우 중요한 기능으로, 닫힘 상태를 유지하기 위해 수축되어 있어야 하는 조임근에서 볼 수 있다.

Types of Smooth Muscle 민무늬근육의 유형

민무늬근육은 인체의 어떤 장기에 위치하였는지에 따라 구조와 구성이 다양하지만, 일반적으로 두 개의 유형으로 축약해 볼 수 있다.

- **Single-unit(unitary) smooth muscle[단일단위(단일) 민무늬근육].** Visceral smooth muscle(내장 민무늬근육)이라고도 하며, 자궁을 포함한 거의 모든 속빈장기에서 볼 수 있는 대부분의 민무늬근육이 속한 유형이다. 단일단위 민무늬근육은 plasma membrane(형질막)이 gap junction(틈새이음, 간극연결)을 통해 전기적으로 연결된 수백 개에서 수천 개의 근육세포로 이루어져 있다. 활동전위가 틈새이음을 통해 빠르게 세포 전체로 전달되어 근육세포가 하나의 단위와 같이 동일한 파로 수축된다.
- **Multi-unit smooth muscle(다단위 민무늬근육).** 이차적이고 드물게 볼 수 있는 두 번째 유형인 다단위 민무늬근육은 눈의 근육과 진피의 털세움근과 같은 곳에서 볼 수 있다. 다단위 민무늬근육은 형질막이 틈새이음으로 연결되어 있지 않은 개별 근육세포로 이루어져 있다. 이러한 특징은 각각의 세포가 개별적으로 수축할 수 있게 하여, 섬세하게 조절된 수축을 할 수 있다. 다단위 민무늬근육에 의해 만들어진 장력의 양은 뼈대근육과 같이 활성화된 근육세포의 수에 따라 달라진다.

다단위 민무늬근육은 주로 신경자극에 반응하는 반면, 단일단위 민무늬근육은 여러 유형의 자극에 반응할 수 있다. 그러나, 모든 단일단위 민무늬근육이 동일한 것은 아니다. 단일단위로 수축하는 특성은 공유하지만, 구조와 기능은 인체의 기관에 따라 다르다.

확인하기

- ☐ 1. Smooth musclular tissue(민무늬근육조직)의 기능은 무엇인가?
- ☐ 2. Smooth muscle cell(민무늬근육세포) 수축과 skeletal muscle fiber(뼈대근육섬유) 수축의 차이점은 무엇인가?
- ☐ 3. Single-unit smooth muscle(단일단위 민무늬근육)과 multi-unit smooth muscle(다단위 민무늬근육)의 차이점은 무엇인가?

Cardiac Muscle 심장근육

Cardiac muscle cell(심장근육세포)은 민무늬근육세포보다 뼈대근육섬유와 더 밀접한 유사점을 가지고 있다(그림 10.1). 뼈대근육섬유와 같이, 심장근육세포는 줄무늬를 가지고 있고, 근육섬유마디로 이루어져 있다. 또한 가로세관을 가지고 있으며 광범위한 SR을 가지고 있다. 하지만 뼈대근육섬유와 심장근육세포 사이에도 뚜렷한 구조적 차이가 있다. 심장근육섬유는 특징적으로 짧고, 하나 또는 두 개의 핵을 가지고 있는 가지를 친 세포이며, myoglobin(미오글로빈)이 풍부하다. Mitochondria(미토콘드리아, 사립체) 수가 전체 세포질 부피의 약 30%를 차지한다. 또한, 심장근육세포는 desmosome(부착반점, 데스모솜)과 틈새이음이 있는 intercalated disc(사이원반, 개재원반)로 연결되어 있다. 이러한 원반이 심장근육세포를 서로 생리적 · 전기적으로 연결해주어 심장이 하나의 단위로 수축할 수 있게 해준다.

반면, 뼈대근육섬유와 다르게 심장근육세포는 박동조율기세포의 작은 군락이 만든 전기적 활동성에 의해 조절되므로, 활동전위를 생성하는 신경계통의 자극이 필요하지 않다. 민무늬근육의 박동조율기세포와 같이 율동적이고 자발적으로 활동전위를 생성해 다른 심장근육세포가 활동전위를 가질 수 있도록 촉발한다. 이러한 심장근육조직의 특징을 autorhythmic(자율박동)이라고 하며, 심장이 율동성을 갖게 해준다. 이와 같은 방식으로 심장근육조직은 단일단위 민무늬근육과 유사하게 매 수축 주기마다 모든 세포가 탈분극하고 수축한다.

확인하기

- ☐ 4. Cardiac muscle cell(심장근육세포)의 기본 구조적 특징은 무엇인가?

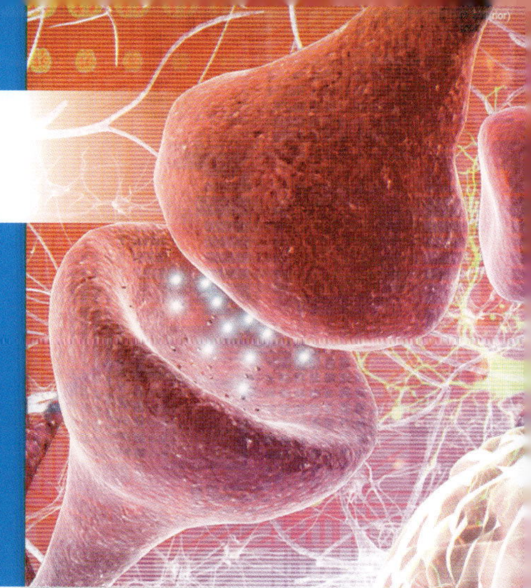

11

Nervous System and Nervous Tissue
신경계통과 신경조직

신경계통은 내분비계통과 함께 호흡, 혈압, 체온, 수면주기, 각성주기와 혈액의 pH 같은 항상성의 많은 부분을 조절한다.

이번 장에서는 신경계통의 다중작업과 기본적인 기능 및 부분에 대해 알아보고자 한다. 또한 신경계통의 주된 조직인 nervous tissue(신경조직)의 구조와 생리에 대해 알아볼 것이다.

11.1 신경계통의 개요

Overview of the Nervous System

학습목표

1. Nervous system(신경계통)의 주요 기능에 대해 설명할 수 있다.
2. CNS와 PNS 각 기관의 구조와 기능에 대해 설명할 수 있다.
3. PNS의 두 기능적 분류의 주요 차이점에 대해 설명할 수 있다.

Structure Division of the Nervous System 신경계통의 구조적 구분

신경계통은 크게 두 가지 구조인 CNS (central nervous system, 중추신경계통)와 PNS (peripheral nervous system, 말초신경계통)로 나눌 수 있다(그림 11.1).

Central Nervous System CNS(중추신경계통)

머리뼈에 완전히 둘러싸인 뇌는 대부분 nervous tissue(신경조직)로 이루어져 있다. 뇌는 약 1천억 개의 neuron(신경세포)으로 이루어져 있으며, 호흡조절 및 수학적 처리에서부터 창조적인 예술 수행까지 가능하게 한다.

뇌는 foramen magnum(큰구멍, 대공)에서 CNS의 다음 기관인 척수로 이어진다. 척수는 첫 번째 목뼈의 vertebral foramina(척추뼈구멍, 추공)를 통과하여, 첫 번째 또는 두 번째 허리뼈까지 계속된다. 척수는 뇌보다 적은 수인 약 1억 개의 신경세포로 이루어져 있다. 척수는 뇌가 머리와 목 아래 대부분의 인체와 소통할 수 있게 해주며, 척수 스스로 특정한 기능을 수행한다.

Peripheral Nervous System PNS(말초신경계통)

PNS는 신경계통의 가장 많은 기관으로 이루어져 있으며, CNS와 신호를 주고 받는

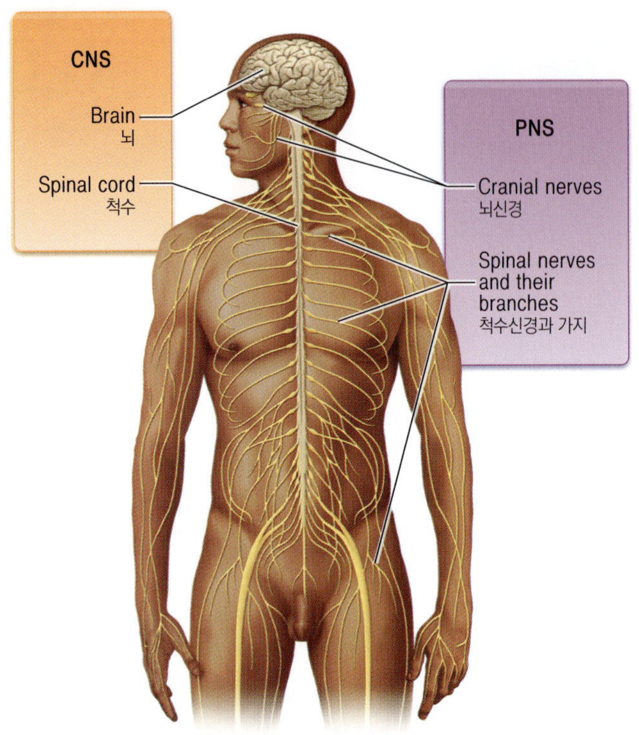

그림 11.1 신경계통의 구조

다. 한 개의 신경은 긴 신경세포의 '팔'의 묶음인 axon(축삭)으로 이루어져 있고, 혈관과 함께 connective tissue sheaths(결합조직집)에 싸여 있다. 신경은 기원이나 목적지에 따라 분류된다. 뇌에서 출발하거나 뇌로 이동하는 신경은 cranial nerve(뇌신경)라고 하며, 척수에서 출발하거나 척수로 이동하는 신경은 spinal nerve(척수신경)라고 한다(그림 11.1). PNS는 12쌍의 뇌신경과 31쌍의 척수신경으로 이루어져 있다.

확인하기

☐ 1. CNS의 기관에는 무엇이 있는가?
☐ 2. PNS의 기관에는 무엇이 있는가?

Functional Division of the Nervous System 신경계통의 기능적 구분

신경계통이 많은 기능을 수행함에 따라 수백만 가지의 과정이 동시에 발생할 수 있다. 이러한 모든 기능은 sensory functions(감각기능), integrative functions(통합기능), motor functions(운동기능) 중 한 가지에 해당한다. 감각기능은 afferent division(들분지, 구심로)에 의해 인체의 안과 바깥 환경에 대한 정보수집이 이루어진다. 통합기능은 감지된 감각자극을 분석하거나 해석하고, 이에 대한 적절한 반응을 결정한다. 운동기능은 통합에 반응하여 efferent division(날분지, 원심로)에 의해 수행되는 작업이다(그림 11.2).

- **PNS sensory division (PNS 감각분지).** 감각자극은 sensory receptors(감각수용기)에 의해 감지된다. 이러한 수용기의 형태는 다양하며, 감각수용기의 위치에 따라 PNS의 감각분지를 다음과 같이 분류할 수 있다.
  - **Somatic sensory division(몸감각)**은 뼈대근육, 뼈, 관절 및 피부로부터 신호를 전달하는 신경세포로 구성된다. 이는 시각, 청각, 미각, 후각 및 평형의 기관으로부터 신호를 전달하는 sensory neuron(감각신경세포)도 포함한다. 이러한 특정 신경세포를 special sensory division(특수감각)이라 한다.
  - **Visceral sensory division(내장감각)**은 심장, 허파, 위, 창자, 콩팥, 방광과 같은 내장기관으로부터 신호를 전달하는 신경세포로 이루어져 있다.

양쪽의 감각입력은 PNS의 뇌신경과 척수신경에 의해 감각수용기로부터 척수 또는 뇌로 전달된다.

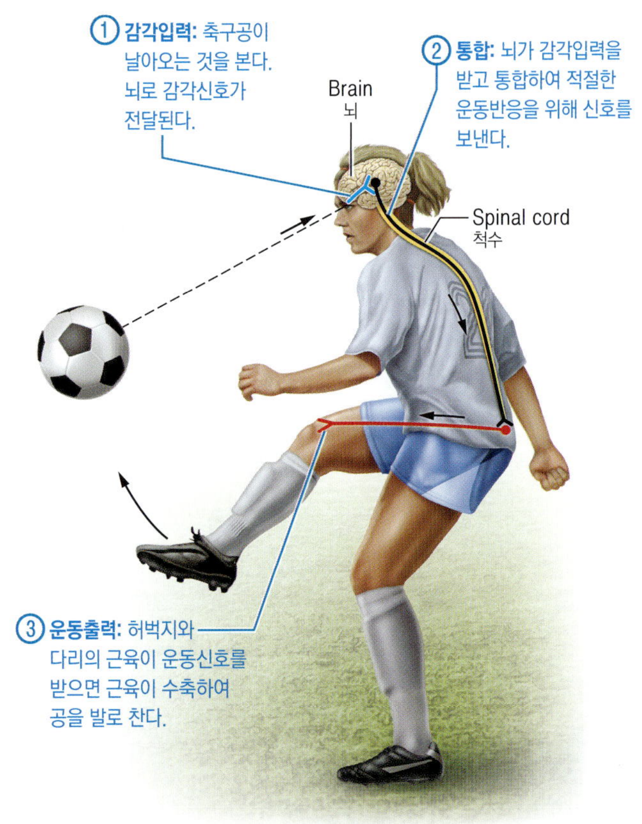

그림 11.2 신경계통의 기능

- **CNS(중추신경계통).** CNS의 신경세포는 필요한 경우 더 완벽한 반응을 이끌어 낼 수 있도록 다양한 형태의 감각을 조합하거나 통합한다.
- **PNS motor division (PNS 운동분지).** PNS 운동분지는 신경계통의 운동능력을 수행하는 motor neuron(운동신경세포)으로 구성된다. PNS의 뇌신경과 척수신경을 통해 뇌와 척수로부터 이동하는 운동출력은 근육세포의 수축이나 분비물을 조절한다. 신경계통의 효과를 수행하는 기관을 effectors(효과기)라고 한다. 감각계통과 마찬가지로 운동계통도 신경세포가 접촉하는 기관을 바탕으로 더 자세히 분류할 수 있다.
    - **Somatic motor division(운동신경)**은 skeletal muscle(뼈대근육)에 신호를 전달하는 신경세포로 구성된다. 뼈대근육조직이 의식적으로 제어되기 때문에 이를 수의운동이라고 한다.
    - **ANS(자율신경계통)**는 주로 흉곽과 복부 장기로 신호를 보내는 신경세포로 이루어져 있다. ANS (autonomic nervous system, 자율신경계통)는 특정 샘으로부터의 분비, smooth muscle(민무늬근육) 및 심장근육의 수축을 조절한다. 일반적으로 이러한 기능은 자발적으로 제어되지 않기 때문에 불수의적 운동이라고 한다. ANS는 인체 내부환경의 항상성 유지를 위해 매우 중요하다.

신경계통의 구분, 기관, 기능에 대한 내용은 **그림 11.3**을 참조한다.

확인하기

- ☐ 3. Nervous system(신경계통)의 감각, 통합, 운동에 대해 설명해 본다.
- ☐ 4. PNS의 몸감각과 내장감각의 차이는 무엇인가?
- ☐ 5. PNS의 몸운동신경과 ANS는 어떻게 다른가?
- ☐ 6. 커피 한 잔을 들어 올린다고 가정해보고, 이때 관여하는 신경계통의 감각기능, 통합기능, 운동기능은 무엇인가?
- ☐ 7. 부상 당했을 경우, PNS의 운동 또는 감각신경이 손상될 수 있다. PNS의 어느 하위분지에서 신경손상이 생존에 가장 위협이 되는가?

11.2 신경조직

Nervous Tissue

학습목표

1. 신경세포 각각의 구성요소의 구조와 기능에 대해 설명할 수 있다.
2. 신경세포의 종류별 구조와 기능에 대해 설명할 수 있다.
3. 각 신경세포의 구조가 어떻게 기능을 수행하는지 설명할 수 있다.
4. CNS의 4가지 neuroglial cell(신경아교세포)과 PNS의 2가지 신경아교세포의 구조와 기능을 설명할 수 있다.
5. 신경아교세포의 구조가 어떻게 기능을 수행하는지에 대해 설명할 수 있다.

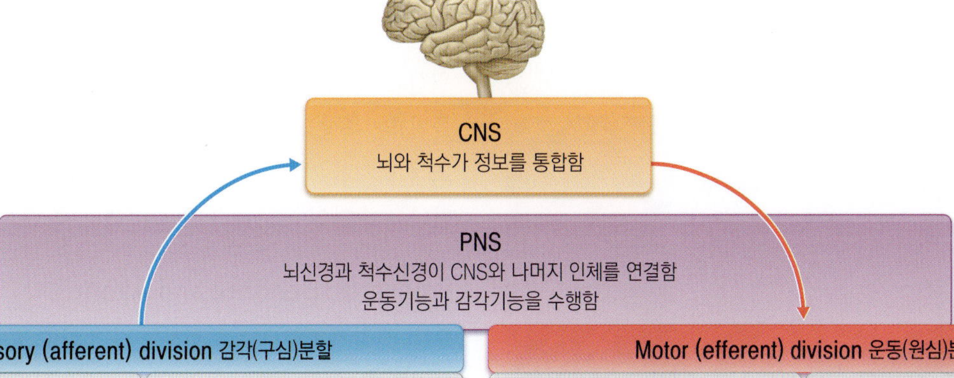

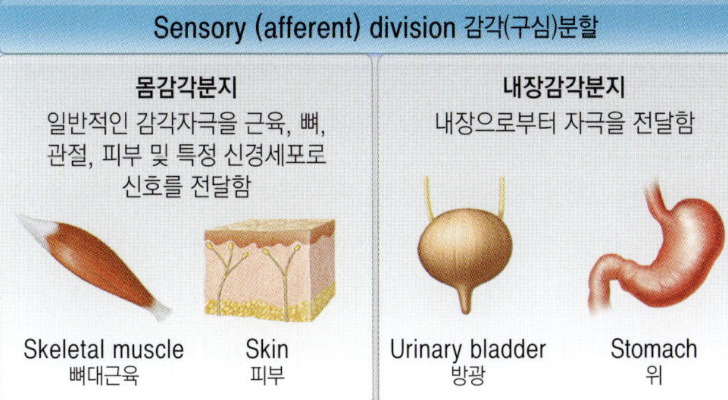

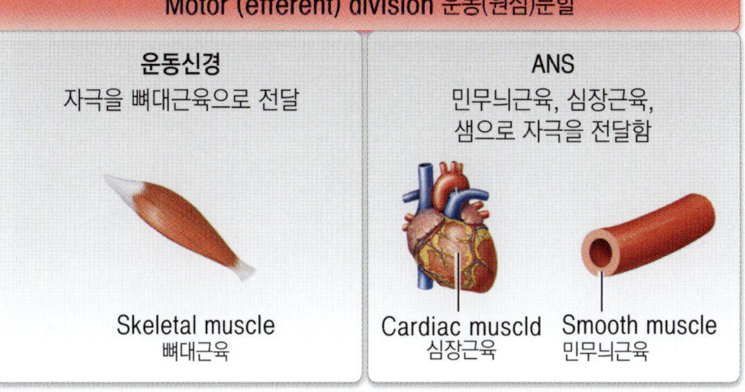

그림 11.3 신경계통의 구조적 · 기능적 분류에 대한 요약

대부분의 nervous system(신경계통)을 구성하는 조직은 nervous tissue(신경조직)이지만, connective tissue(결합조직)와 epithelial tissue(상피조직)도 함께 존재한다.

신경조직도 상피조직과 마찬가지로 많은 양의 세포로 구성되어 있다. 신경조직의 약 80%는 세포로 구성된다(그림 11.4). 신경조직을 현미경으로 들여다보면, 가장 분명한 형태의 세포가 neuron(신경세포)이며, 이는 신호를 주고받는 역할을 담당하는 흥분성 신경세포이다. 또한 neuroglial cell(신경아교세포)은 신호를 전달하는 기능은 수행하지 않지만, 다른 다양한 기능을 제공한다. 이번 절에서는 이러한 세포의 유형과 절연작용, 특정 신경세포를 보호하는 myelin sheath(말이집, 수초)에 대해 자세히 살펴본 후, 이 중 일부가 손상된 경우 어떻게 regeneration(재생)되는지 알아본다.

Neuron 신경세포

신경조직의 수십억 개의 신경세포가 sensory functions(감각기능), integrative functions(통합기능), motor functions(운동기능)을 직접 담당한다. 신경세포는 action potential(활동전위)의 형태로 신호를 주고받는 흥분성 세포이다. 일반적으로 대부분의 신경세포는 amitotic(무사분열)한다. 발달단계의 한 시점에서 중심소체를 잃은 후, mitosis(유사분열) 능력을 상실하게 된다. 그러나 신경세포는 오래 생존하는 세포이며, 적당한 환경에서 영양분과 산소가 제공되면 유기체의 전체 수명이 유지되기 쉽다.

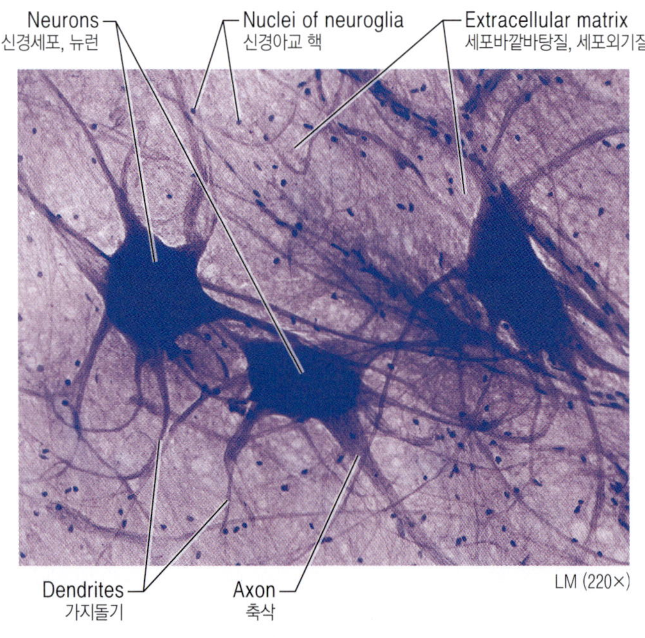

그림 11.4 신경조직

또한 신경세포의 크기는 매우 다양하다. CNS의 작은 신경세포는 길이가 1mm에 불과한 반면, 일부 PNS의 신경세포는 1m이거나 그 이상일 수 있다. 대부분의 신경세포는 다음과 같이 구성되어 있다(그림 11.5).

Cell Body 세포체

Cell body(세포체)는 거대한 세포질량을 유지하고 신경세포가 필요로 하는 모든 단백질을 생성하는 역할을 수행하기 때문에 신경세포에서 신진대사가 가장 활발하다.

- Free ribosome(유리리보솜)과 RER (rough endoplasmic reticulum, 거친세포질그물, 과립형질내세망)은 단백질합성 역할을 하며, nissl bodies(니슬소체)라고 하는 어두운 얼룩 군집이 보인다(그림 11.5).
- Golgi apparatus(골지체) 및 하나 이상의 nucleoli(핵소체)를 포함한 단백질합성에 관여하는 다른 소기관들이 존재한다.
- 많은 양의 mitochondria(미토콘드리아, 사립체)를 볼 수 있는데, 이는 신경세포의 높은 대사요구량을 의미한다.

또한 세포체의 cytoplasm(세포질)에는 lysosome(용해소체, 리소좀), SER (smooth endoplasmic reticulum, 매끈세포질그물, 무과립형질내세망) 및 다른 소기관도 발견된다.

세포체의 세포질을 구성하는 요소는 neuronal cytoskeleton(신경세포뼈대)인데, 대부분 intermediate filaments(중간섬유)로 이루어져 있다. 이러한 섬유는 neurofibrils(신경원섬유)를 형성하고, 신경세포의 dendrites(가지돌기, 수상돌기)와 축삭으로 확장된다(그림 11.5). 신경세포뼈대는 구조적 지지를 제공하고, 세포체와 축삭 사이의 화학물질을 운반하는 수단인 microtubules(미세관)를 포함한다.

Processes: Dendrite and Axon 돌기: 가지돌기와 축삭

모든 신경세포의 세포체로부터 돌기라고 불리는 긴 팔은 신경세포가 다른 세포와 소통하는 것을 가능하게 한다. 대부분의 신경세포는 한 개 이상의 가지돌기와 축삭을 가지고 있다.

Dendrite 가지돌기. 일반적으로 가지돌기는 나뭇가지와 유사한 모양으로써 짧고 갈래가 많은 돌기이다. 가지돌기는 다른 신경세포로부터 온 신호를 전기신호로 변환한 뒤 세포체로 그 신호를 전달한다. 가지돌기는 활동전위를 생성하거나 전달하지는 않는다.

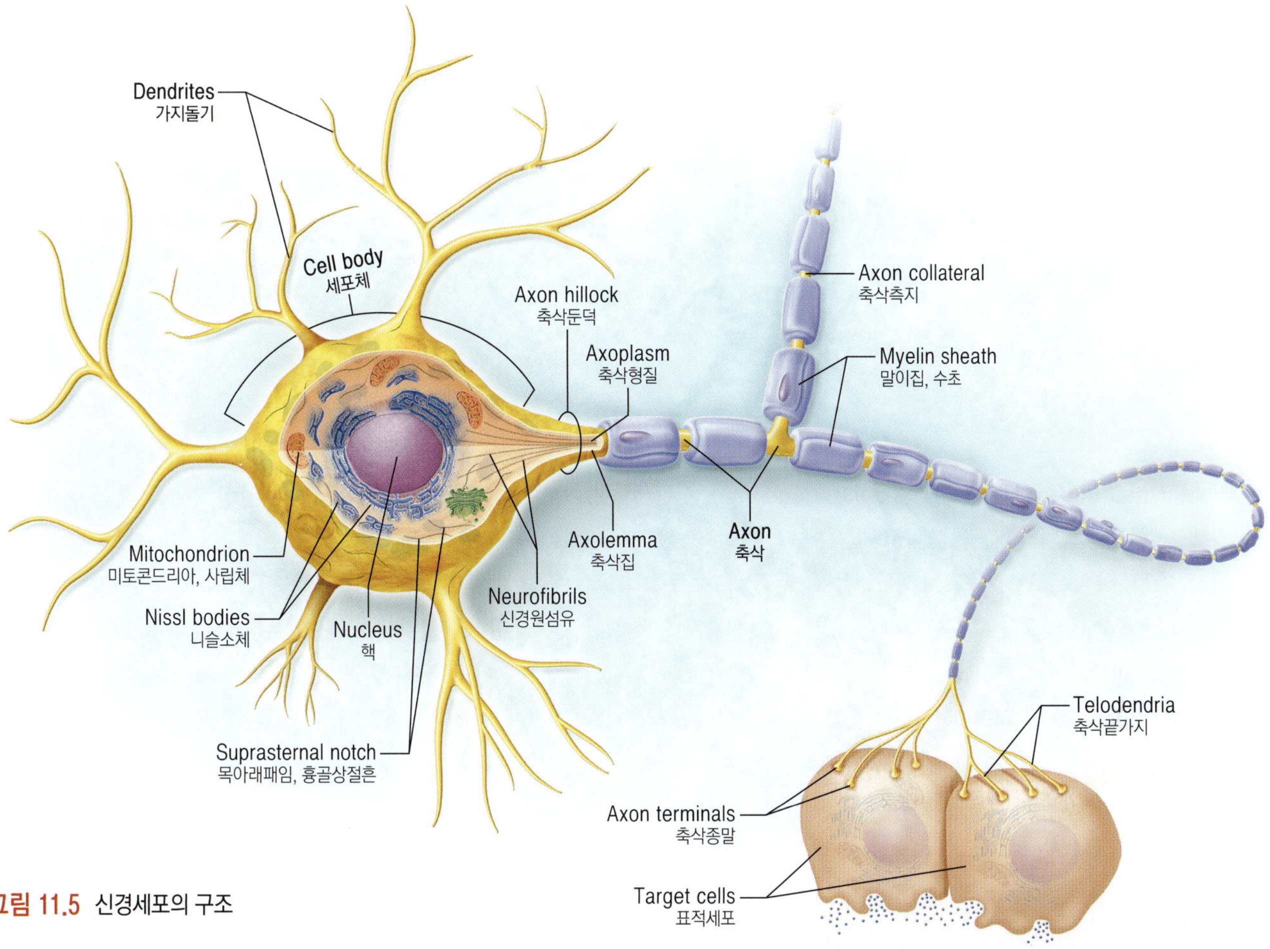

그림 11.5 신경세포의 구조

Axon 축삭. 신경세포는 여러 개의 가지돌기를 가질 수 있지만, 단 하나만의 축삭을 갖는다. 때때로 축삭은 nerve fiber(신경섬유)라고도 불린다. 일반적으로 축삭은 세포체로부터 신호를 운반하는 돌기로 정의되지만, 특정 신경세포의 축삭은 신호를 세포체로부터 전달받거나 전달할 수 있다. 이로 인해 축삭의 새로운 정의가 내려졌다. 축삭은 활동전위를 생성하거나 전달할 수 있는 돌기로 간주된다.

각각의 축삭은 보통 세포체의 axon hillock(축삭둔덕)에서 나온 다음, 가늘고 긴 축삭돌기를 형성하기 위해 가늘어지며, 종종 절연성 말이집에 싸여 있다(그림 11.5). 신경세포의 종류에 따라 축삭의 길이는 짧을 수도 있고, 신경세포 전체 길이의 대부분을 차지할 만큼 길 수도 있다. 예를 들어, 발로 가는 운동신경세포의 길이는 척추의 허리뼈 부분에서 foot(발)까지의 길이이다.

일부 축삭은 축삭과 직각으로 가지를 뻗어 axon collaterals(축삭측지)이라고 한다. 또한 축삭과 측지의 끝부분에서 갈라져 나오는 여러 개의 미세한 가지는 telodendria(축삭끝가지)이다. 축삭끝가지는 해당 세포와 소통하는 axon terminals(축삭종말) 또는 synaptic knob(연접단추, 종말단추)에서 종료된다. 일반적으로 각 축삭은 1,000개 이상의 축삭종말로 나누어진다.

Functional Region of Neuron 신경세포의 기능적 영역

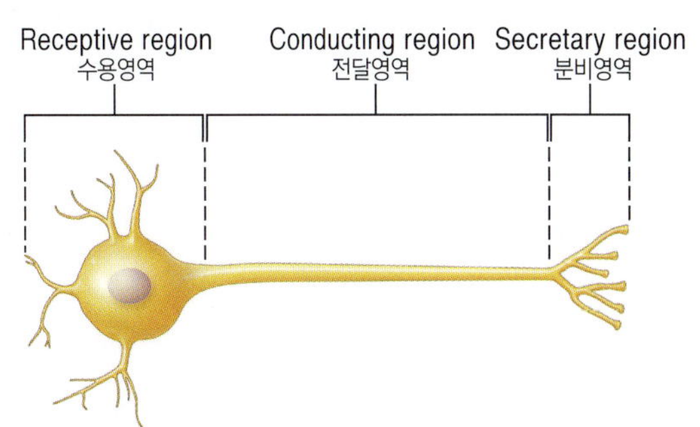

신경세포의 수용영역은 가지돌기와 세포체로 구성된다. 가지돌기는 다른 신경세포로부터 신호를 받거나 감각수용기를 통해 외부환경과 내부환경을 모니터링할 수 있다. 수신된 신호는 세포체에 모아지고 신경세포의 전달영역인 축삭으로 신호를 보낼 수 있다. 신호가 축삭종말에 도달하면 chemical mediator(화학물질)를 분비하여 표적세포의 변화를 유발한다.

Classification of Neuron 신경세포의 분류체계

신경세포는 구조와 기능에 따라 분류된다.

Structural Classification 구조적 분류.

- **Multipolar neuron(다극신경세포).** 사람의 인체에 있는 99% 이상의 신경세포는 multipolar neuron(다극신경세포, 뭇극신경세포)에 속한다. 이러한 신경세포는 하나의 축삭과 여러 개의 가지로 나뉘어진 가지돌기를 가지고 있다. 다극신경세포는 모양과 크기에 있어서 가장 폭넓은 다양성을 보인다.
- **Bipolar neuron(두극신경세포).** Bipolar neuron(두극신경세포)은 두 개의 돌기를 가지고 있는데, 하나는 축삭이고 다른 하나는 가지돌기이다. 대부분 두극신경세포는 눈의 망막과 코안의 후각상피에 위치한 감각신경세포이다.
- **Pseudounipolar neuron(거짓단극신경세포).** 두 개의 돌기가 하나의 축삭으로 합쳐진다. 이 축삭은 세포체로부터 연장되면서 감각수용기로부터 자극을 세포체로 전달하는 과정인 peripheral process(말초돌기)와 세포체로부터 척수로 이동하는 과정인 central process(중심돌기)로 나누어진다. 거짓단극신경세포는 촉각, 압력, 통증과 같은 자극을 감지하는 감각신경세포이다.

Functional Classification 기능적 분류.

신경세포는 기능적으로 신호를 어느 방향으로 전달하는지에 따라 다음과 같이 3가지로 분류한다.

1. **Sensory neuron(감각신경세포) 또는 afferent neuron(들신경세포).** 감각수용기는 자극을 감지하고, 이러한 전기적 변화는 PNS의 세포체로 전달되고, 뇌 또는 척수로 전달된다. 보통 한 영역만 자극을 받기 때문에 일반적으로 pseudounipolar(거짓단극) 또는 bipolar(두극) 구조이다. 감각신경은 피부나 내부장기와 같은 외부환경과 내부환경을 감지하고, 관절과 근육의 운동 협응을 촉진시킨다.
2. **Interneuron(사이신경세포).** 사이신경세포 또는 association neuron(연합신경세포)은 CNS에서 주로 감각과 운동신경 사이의 메시지를 연결하며, 대부분 정보처리 부위에 있다. 신경세포의 대부분은 사이신경세포이다. 다극구조에서 사이신경세포는 다양한 신경세포와 소통한다. 예를 들어, 소뇌에 있는 하나의 purkinkje cell(조롱박세포)은 다른 신경세포에서 15만 개까지의 신호를 받을 수 있다.
3. **Motor neuron(운동신경세포) 또는 efferent neuron(날신경세포).** 자극을 CNS 내의 세포체로부터 근육과 분비샘으로 전달한다. 대부분의 motor neuron(운동신경세포)은 일반적으로 운동기능이 복잡하여 다른 신경세포로부터의

표 11.1 신경세포의 분류

분류	다극신경세포	두극신경세포	거짓단극신경세포
구조적 특징	두 개 또는 그 이상의 가지돌기와 한 개의 축삭; 여러 개로 분지된 전형적인 가지돌기를 가지고 있음 Dendrites 가지돌기 / Cell body 세포체 / Axon 축삭 — Spinal motor neuron 척수운동신경세포 Dendrites 가지돌기 / Cell body 세포체 / Axon 축삭 — Pyramidal cell 피라미드세포 Dendrites 가지돌기 / Cell body 세포체 / Axon 축삭 — Purkinje cell 조롱박세포	하나의 축삭과 하나의 가지돌기 Dendrite 가지돌기 / Cell body 세포체 / Axon 축삭 — Special sensory neuron 특정 감각신경세포	두 개의 축삭으로 나누어지는 하나의 짧은 돌기(가지돌기 아님) Receptive endings 수용 종말 / Peripheral axon 말초 축삭 / Cell body 세포체 / Central axon 중심 축삭 — General sensory neuron 일반 감각신경세포
일반적인 기능적 분류	운동(날)신경세포[motor (efferent) neurons] 사이신경세포(interneurons)	감각(들)신경세포 [sensory (afferent) neurons]	감각(들)신경세포 [sensory (afferent) neurons]
위치	대부분 CNS 내에 위치, 운동신경세포는 PNS 내에 위치함	눈의 망막과 코안의 후각상피 같은 PNS 내의 특정 감각기관	촉각, 통증, 진동과 같은 감각과 연결된 PNS의 감각신경세포

입력이 요구되기 때문에 다극성이다.

신경세포의 분류체계 중 다극신경세포의 세 가지 다른 예가 소개되어 있다(표 11.1). 척수에서 나온 신경세포인 spinal motor neuron(척수운동신경세포), 뇌의 해마에서 나온 신경세포인 pyramidal cell(피라미드세포), 소뇌에서 나온 신경세포인 조롱박세포이다.

Groups of Neuron Cell Body and Axon
신경세포체와 축삭의 그룹

일반적으로 CNS와 PNS에서 신경세포의 세포체는 군집 안에서 발견된다. 그 중 대부분은 CNS에 있으며, nuclei(핵)라고 하며 PNS 내에서의 세포체 군집을 ganglia(신경절)라고 한다. 또한 축삭은 CNS와 PNS에서 함께 묶이는 경향이 있다. CNS에서는 이러한 묶음을 tracts(경로)이라고 하며, PNS에서는 nerve(신경)라고 한다.

확인하기

- ☐ 1. Cell body(세포체), dendrites(가지돌기), axon(축삭)의 기능은 무엇인가?
- ☐ 2. Multipolar neurons(다극신경세포), bipolar neurons(두극신경세포), pseudounipolar neurons(거짓단극신경세포)의 구조적 차이는 무엇인가?
- ☐ 3. Sensory neurons(감각신경세포), interneurons(사이신경세포)과 motor neurons(운동신경세포)의 기능적 차이는 무엇인가?

Neuroglia 신경아교

Neuroglia(신경아교, 신경교) 또는 neuroglial cells(신경아교세포)는 신경세포의 주위 환경을 유지하고 보호하며, 신경세포가 적절한 기능을 할 수 있도록 돕는다. 대부분의 무사분열성 신경세포와는 다르게 신경아교는 분열 능력을 가지고 있어서 신경세포가 죽으면 그 남는 틈을 메운다.

신경계통에서 발견되는 신경아교의 6가지 유형은 CNS에서 4개, PNS에서 2개가 발견된다. 모든 세포와 마찬가지로 각각의 신경아교세포의 형태는 그 기능을 위해 특화되어 있다.

Neuroglia in the CNS CNS의 신경아교

신경아교는 뇌의 절반 정도를 차지하며, CNS에서는 신경세포보다 약 10배 정도 많다. 신경아교는 CNS에서 4가지 유형으로 나뉜다(그림 11.6).

Astrocyte 별아교세포. 별 모양의 astrocyte(별아교세포, 성상교세포)는 CNS 내에서 가장 크고 가장 많은 수를 차지하는 세포이다. 각각의 별아교세포는 중심부가 있고 많은 돌기

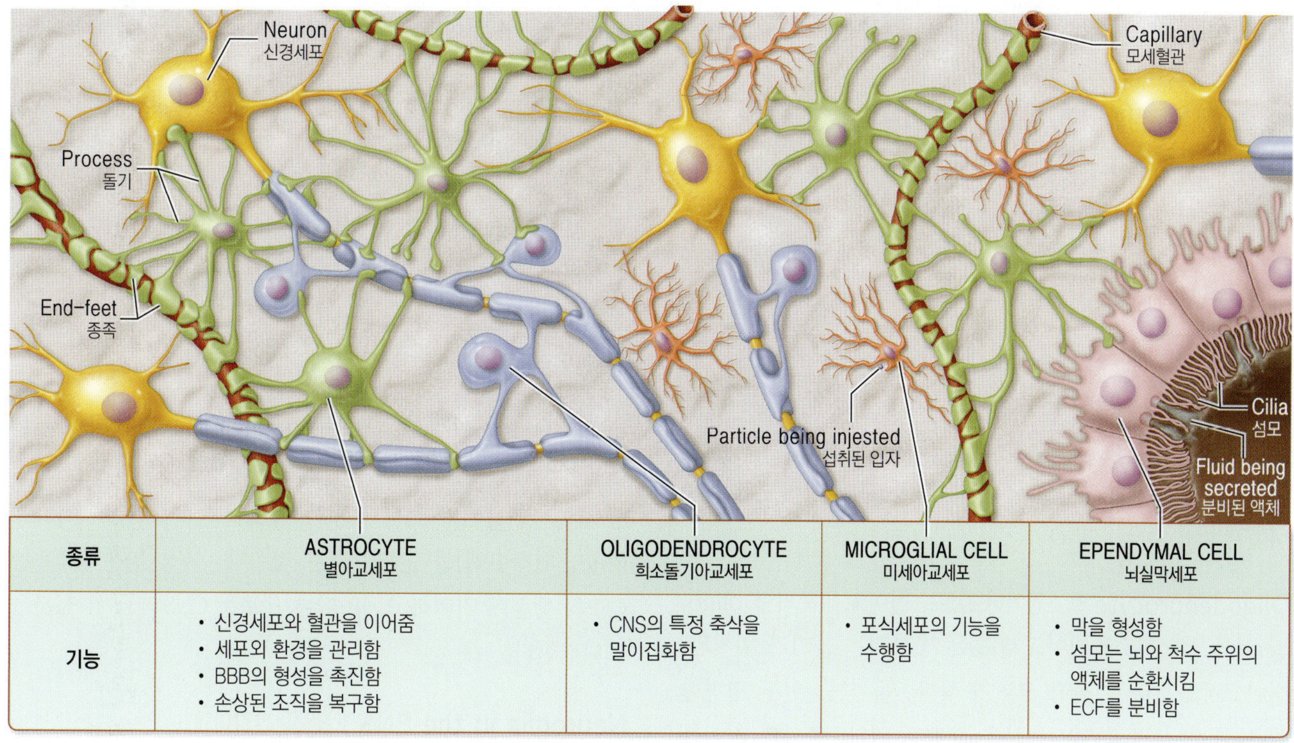

종류	ASTROCYTE 별아교세포	OLIGODENDROCYTE 희소돌기아교세포	MICROGLIAL CELL 미세아교세포	EPENDYMAL CELL 뇌실막세포
기능	• 신경세포와 혈관을 이어줌 • 세포외 환경을 관리함 • BBB의 형성을 촉진함 • 손상된 조직을 복구함	• CNS의 특정 축삭을 말이집화함	• 포식세포의 기능을 수행함	• 막을 형성함 • 섬모는 뇌와 척수 주위의 액체를 순환시킴 • ECF를 분비함

그림 11.6 CNS의 신경아교세포

가 있으며, 이 돌기는 end-feet(종족)에서 끝난다. 이러한 해부학적 특징은 별아교세포가 여러 기능을 수행할 수 있도록 한다.

- **신경세포와 혈관을 고정.** 별아교세포는 종족을 이용하여 신경세포와 혈관을 고정시키고, 영양분과 가스를 혈관으로부터 신경세포에 전달하는 것을 촉진한다.
- **뇌의 세포 외 환경관리.** 별아교세포는 gap junction(틈새이음)으로 연결되어 있고, 이러한 이음은 뇌 내부에서 세포 외 환경에 대해 소통이 가능하도록 한다. 별아교세포는 이러한 소통을 통해 '청소부' 역할을 하여 과도한 세포 외 K^+ (potassium ion, 포타슘이온)와 신경전달물질과 같은 화학물질을 제거할 수 있다. 신경세포가 신경전달물질을 통해 신호를 보내지만, 신경전달물질이 세포 외에 쌓이게 되면 독성을 일으킬 수 있기 때문이다.
- **BBB의 형성을 도움.** 별아교세포는 모세혈관을 둘러싸고, 세포가 치밀이음부를 형성하게 하여 BBB (blood–brain barrier, 혈액뇌장벽)라고 불리는 보호구조를 형성한다. 치밀이음부는 대부분의 단백질과 극성 화합물이 모세혈관을 떠나 뇌의 ECF (extracellular fluid, 세포바깥액, 세포외액)에 들어가는 것을 막는다. 모세혈관을 쉽게 통과할 수 있는 유일한 물질은 무극성, 지질용해성 또는 특수한 수송체가 존재하는 물질이다. 이중 장벽(double barrier)은 뇌의 ECF와 혈액을 분리시켜 두 액체 사이의 물질을 선택적으로 이동한다.
- **손상된 뇌조직을 복구.** 뇌손상이 일어나면 별아교세포는 빠르게 분열한다. 분열로 인한 성장이 뇌조직손상을 안정화시키지만, 완전한 치유를 방해하기도 한다. 최근 연구에서 과도한 별아교세포의 활동이 신경세포의 재생을 막아 영구적 결함을 일으킬 수 있다는 것이 밝혀졌다.

별아교세포는 신경계통의 정상적인 기능을 위해 매우 중요하기 때문에 별아교세포가 너무 빠르게 분열되거나 통제되지 않은 상태의 세포분열을 일으키면 치명적일 수 있다. 임상에서 적용하기 Gliomas and Astrocytomas(신경아교종과 별아교세포종)를 참고한다.

Oligodendrocyte 희소돌기아교세포. 별아교세포처럼 oligodendrocyte(희소돌기아교세포)는 방사되는 돌기가 있지만, 별아교세포보다는 적고 크기가 작다. 돌기 중 일부 평평한 끝은 특정 신경세포의 축삭을 감싸고 있다. 축삭의 길이를 따라 말이집 분절이 반복되면서 myelin sheath(말이집, 수초)를 형성한다. 각각의 희소돌기아교세포는 여러 개의 축삭을 감싸는 몇 개의 돌기를 가지고 있다(그림 11.6).

임상에서 적용하기

Gliomas and Astrocytomas
신경아교종과 별아교세포종

뇌 내에서 발생하는 신경아교종과 별아교세포종을 원발성 뇌종양이라고 하며, 대부분 이러한 종양은 glioma(신경아교종)이다. 신경아교종은 신경아교세포에서 비정상적으로 높은 비율의 세포분열로 인해 발생한다. 이온화 방사선의 노출 및 유전적 상태의 신경섬유종 같은 특정 질병 등 일부 질환은 신경아교종에 걸리기 쉬운 것으로 알려져 있지만 일반적으로 종양의 원인은 밝혀지지 않았다. 별아교세포의 종양인 별아교세포종이 가장 흔한 유형의 신경아교종이다.

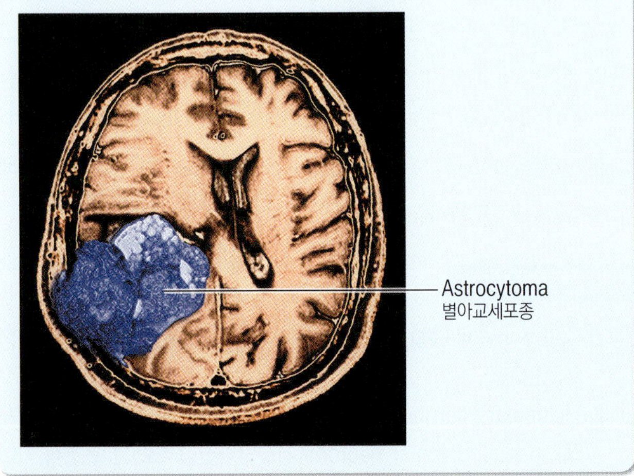

Microglia 미세아교세포. 가장 적은 microglia (microglial cell, 미세아교세포, 소교세포)는 크기가 작고 분지되어 있다. 미세아교세포의 많은 기능은 아직 다 밝혀지지 않았지만, 뇌손상이 있을 때 활성화되어 뇌의 환경을 정화하는 포식세포로 알려져 있다. 미세아교세포가 활성화되면 질병을 유발하는 물질, 죽은 신경세포 및 세포의 파편을 탐식하고, 염증반응을 일으키는 화학물질을 분비한다.

Ependymal Cell 뇌실막세포. Ependymal cell(뇌실막세포, 상의세포)은 다양한 기능을 하는 섬모세포이다. 다양한 기능 중 하나는 뇌와 척수강 내의 액체인 CSF (cerebrospinal fluid, 뇌척수액)를 순환시키는 것이다. 특정 뇌실막세포는 CSF의 생성에 기여하고, 또 다른 세포는 CNS의 구성 성분을 모니터한다.

Neuroglia in the PNS PNS의 신경아교

Schwann Cell 슈반세포. CNS의 축삭이 말이집으로 쌓여 있는 것처럼, PNS의 축삭도 말이집화될 수 있다. 하지만 PNS의 말이집은 다른 종류의 신경아교세포인 소시지 모양의 schwann cell(슈반세포)로 만들어진다(그림 11.7). 민말이집 축삭도 슈반세포에 싸여있다. 또한 슈반세포는 PNS에서 손상된 축삭의 복구에 중요한 역할을 수행한다.

Satellite cell 위성세포. Satellite cell(위성세포)은 PNS에서 신경세포의 세포체를 둘러싸고 있는 납작한 모양의 세포이다(그림 11.7). 신경아교 중 가장 덜 알려진 세포로써 세포체를 지지하거나 감싸고 있으며 신경세포, 위성세포 및 이웃한 슈반세포의 다른 부분과 서로 엮을 수 있는 돌기를 가지고 있다. 위성세포는 신경세포체 주위의 세포외 환경을 조절하고, CNS의 별아교세포와 유사한 기능을 수행한다.

확인하기

- ☐ 4. Astrocytes(별아교세포)의 기능은 무엇인가?
- ☐ 5. Microglia(미세아교세포)의 기능은 무엇인가?
- ☐ 6. 어떤 neuroglial cell(신경아교세포)이 뇌와 척수를 둘러싼 체액을 형성하고 순환시키는가?

Myelin Sheath 말이집

슈반세포와 희소돌기아교세포는 myelin sheath(말이집)라고 알려진 구조를 만들기 위해 특정 신경세포의 축삭을 감싸고 있다. 말이집은 신경아교세포의 plasma membrane(형질막)이 반복된 층으로 구성되어 있기 때문에 인지질, 콜레스테롤, 단백질 막과 같은 다른 형질막과 동일한 물질을 가지고 있다. 또한 말이집은 슈반세포와 희소돌기아교세포에만 있는 지질을 가지고 있다.

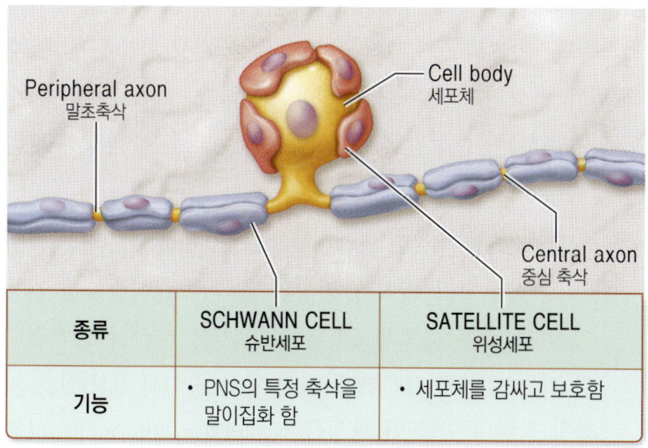

종류	SCHWANN CELL 슈반세포	SATELLITE CELL 위성세포
기능	• PNS의 특정 축삭을 말이집화 함	• 세포체를 감싸고 보호함

그림 11.7 PNS의 신경아교세포

말이집은 많은 신경세포의 전기생리학에 중요한 역할을 수행한다. 말이집의 높은 지질함량은 구리선 주위의 고무배관처럼 훌륭한 절연체가 된다. 절연체의 전체적인 효과는 작용 전위의 conduction speed(전도속도)를 높이는 것이다. Myelinated axon(말이집축삭)은 unmyelinated axon(민말이집축삭)보다 약 15~150배 빠른 활동전위를 전달한다.

Myelination(말이집형성, 수초화)은 말이집이 형성되는 과정이다. PNS에서 이러한 과정 동안, 슈반세포는 세포 자신을 단단히 묶은 축삭으로부터 바깥쪽으로 형성하고, 최대 100겹 두께의 말이집을 형성한다(그림 11.8a). 기본적인 과정은 CNS에서 희소돌기아교세포도 비슷하지만, 슈반세포의 방향과 반대로 CNS의 희소돌기아교세포의 팔은 축삭을 향하여 안쪽으로 싸여있다(그림 11.8b).

PNS와 CNS 말이집은 다음과 같은 차이점이 있다.

- **신경집의 유무.** Neurolemma(신경집)라고 불리는 말이집 축삭의 바깥 표면에는 핵과 슈반세포의 세포질, 세포소기관들을 볼 수 있다(그림 11.8a). 희소돌기아교세포의 핵과 세포질이 중앙에 위치하기 때문에 CNS에서는 신경집을 찾을 수 없다.
- **단일신경아교세포로 말이집화된 축삭의 수.** 각 희소돌기아교세포는 여러 개의 축삭을 감싸기 위해 여러 개의 돌기를 내보낸다. 하지만 슈반세포는 한 개 축삭의 일부분만 감쌀 수 있다.
- **말이집화의 시점.** CNS와 PNS의 말이집형성 시점은 다르다. PNS에서 말이집형성은 이른 태아기에 시작되지만, CNS의 말이집형성 중 특히 뇌의 말이집형성은 훨씬 이후에 시작된다. 따라서 신생아의 뇌에는 아주 적은 양의 말이집이 존재한다.

신경아교로 덮여있는 축삭의 부분을 internode(마디사이)라고 하며, 길이는 0.15~1.5mm 정도이다. 각 마디사이의 간격은 약 1μm이며, 마디사이에는 말이집이 존재하지 않는다. 이를 Node of Ranvier(란비어 결절) 또는 myelin sheath gap(말이집간격, 수초간격)이라고 한다.

CNS에서는 뇌나 척수의 어느 부분이 말이집축삭을 포함하고 있고, 어떤 부분이 그렇지 않은지 알 수 있다. 뇌와 척수에서 밝은 부분과 어두운 부분을 볼 수 있는데, 밝은 부분 또는 white matter(백색질)는 말이집축삭으로 이루어진다. 그리고 어두운 부분 또는 gray matter(회색질)는 말이집이 없으며, 대부분 세포체와 가지돌기로 이루어져 있다.

그림 11.8 PNS와 CNS의 말이집

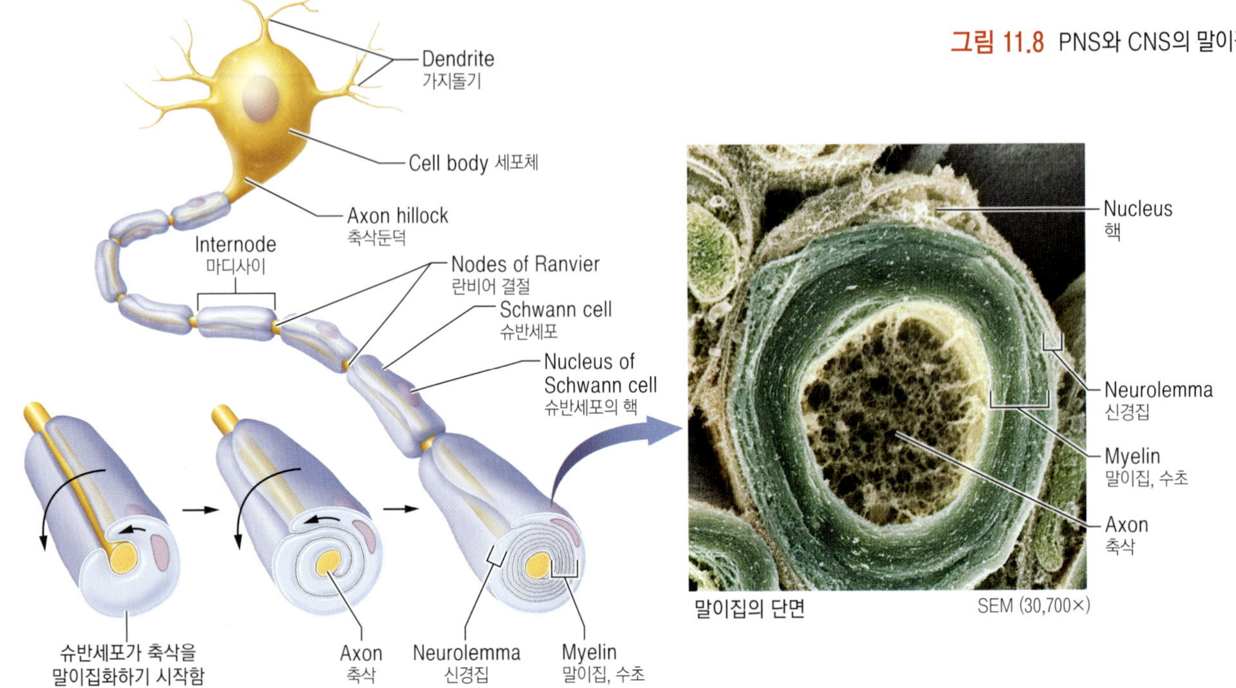

(a) PNS의 말이집과 말이집형성

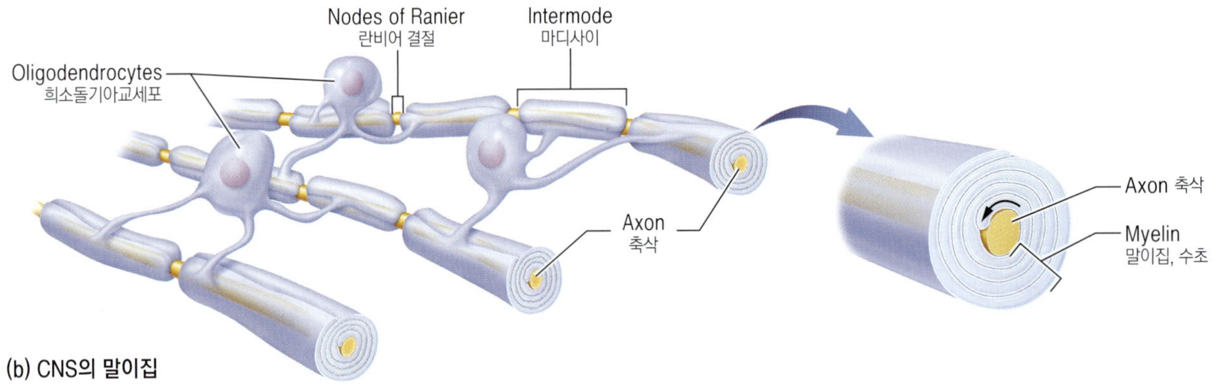

(b) CNS의 말이집

확인하기

- ☐ 7. Myelin sheath(말이집)의 기능은 무엇인가?
- ☐ 8. CNS와 PNS에서 말이집은 어떻게 다른가?

Regeneration of Nervous Tissue
신경조직의 재생

인간의 신경조직은 재생 또는 손상된 조직을 원래 조직으로 대체하는 능력이 상당히 제한되어 있다. CNS의 손상된 축삭과 가지돌기는 몇 가지 이유로 인해 재생이 거의 불가능하다. 예를 들어, 희소돌기아교세포는 신경의 성장 과정을 억제할 수 있으며, 유사분열을 유발시키는 화학물질인 growth factor(성장인자)는 CNS에 거의 존재하지 않는다. 또한 별아교세포의 성장이 흉터조직으로 공간을 채워 재생이 되지 않는다. 따라서 뇌 또는 척수의 손상은 영구적 손상을 일으킨다. 하지만 어떤 상황에서는 나머지 신경세포의 retraining(재훈련)을 통해 기능상실을 회복할 수 있다.

반면, PNS의 신경조직은 어느 정도 재생 가능하지만, 세포체가 손상되지 않은 경우에만 가능하다. Peripheral axon(말초축삭)이 손상된 경우, 신경세포는 다음의 과정에 따라 재생된다(그림 11.9).

① **손상된 곳에서 먼 쪽에 위치한 축삭과 말이집이 퇴화한다.** 손상된 곳에서 멀리 떨어진 손상된 축삭은 단백질합성 기능이 있는 모든 세포체로부터 차단된다. 따라서 단백질합성 기능이 없기 때문에 떨어져 나온 축삭과 말이집은 퇴화하게 된다. 이러한 과정을 Wallerian degenetation(왈러변성)이라고 하는데, 포식세포가 세포 파편을 소화시키게 된다.

② **재생 과정은 가까운 쪽의 축삭 끝부분에서부터 일어난다.** 왈러변성이 일어나면서 세포체의 단백질합성이 증가하고 몇 개의 작은 성장 과정이 가까운 쪽의 축삭 끝 부분부터 일어나게 된다.

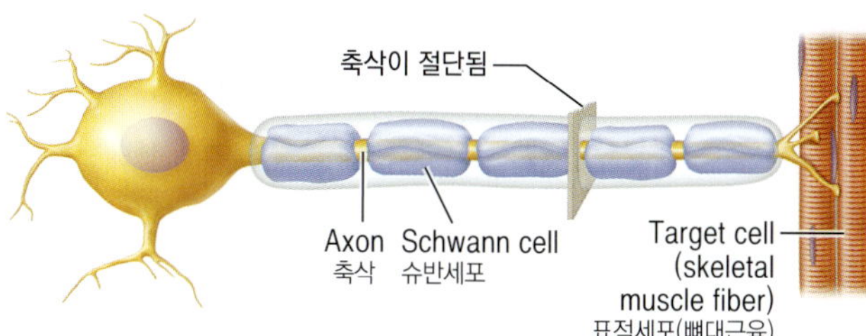

① 손상된 곳에서 먼 쪽에 위치한 축삭과 말이집이 퇴화한다(왈더변성).

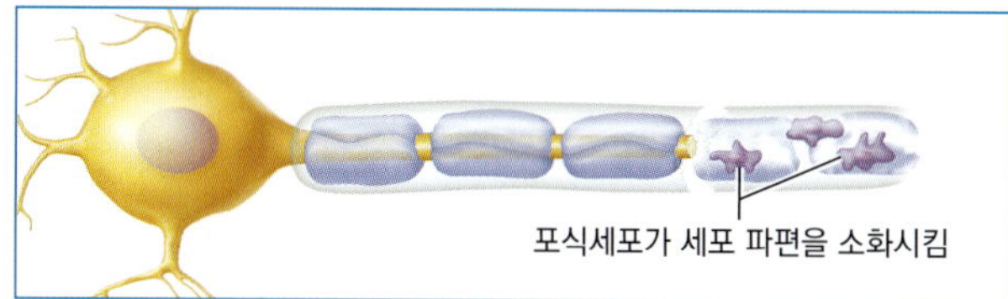

② 재생 과정은 가까운 쪽의 축삭 끝부분에서부터 일어난다.

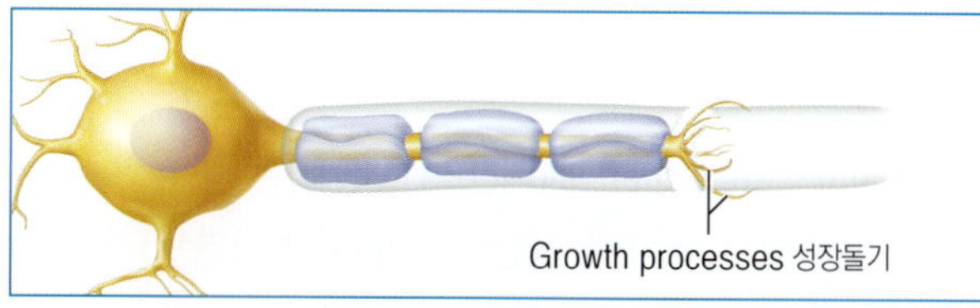

③ 슈반세포와 바닥판이 재생관을 형성한다.

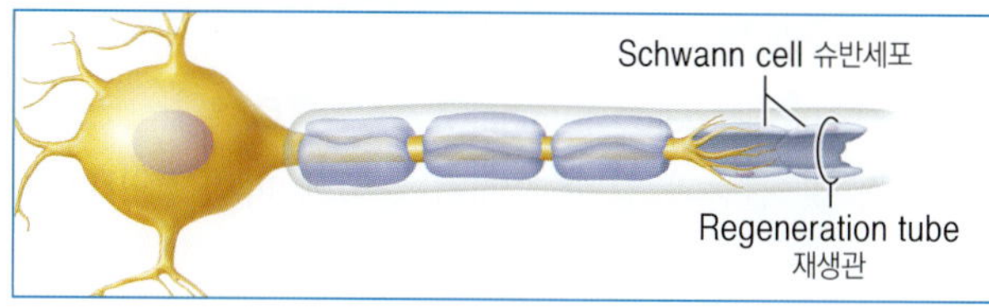

④ 한 개의 돌기만이 재생관을 통해 자란다.

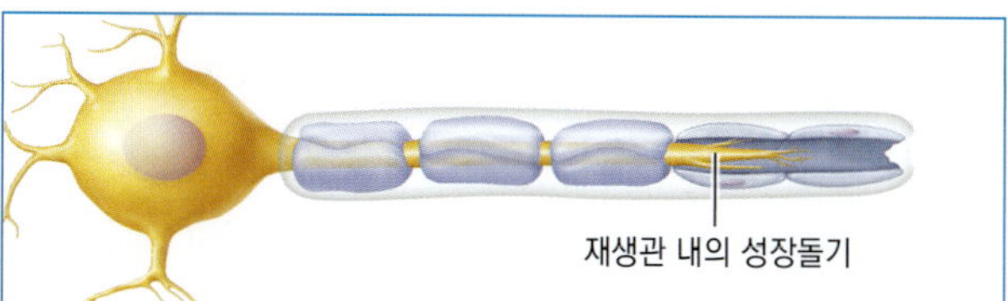

⑤ 축삭은 해당하는 세포와 다시 연결된다.

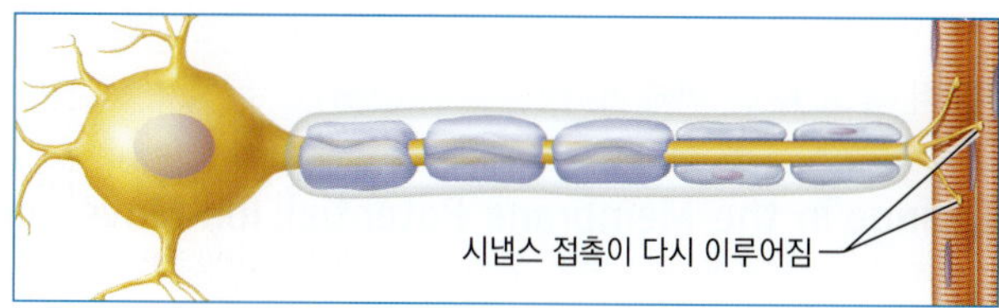

그림 11.9 PNS의 손상된 축삭 재생 과정

③ **슈반세포와 바닥판이 재생관을 형성한다.** 손상부위 근처의 슈반세포는 신경세포 주위의 결합조직세포에 의해 생성된 비닥핀(비깥핀)인 콜라겐이 풍부한 주변 구조의 길이를 따라 증식한다. 이는 실린더 모양의 관인 재생관을 형성한다.

④ **한 개의 돌기만이 재생관을 통해 자란다.** ②단계 과정을 보면 여러 개의 돌기가 자란 것을 알 수 있다. 하지만 단 한 개의 돌기만 재생관으로 들어간다. 재생관 안에는 슈반세포가 축삭의 재생을 촉진하는 성장인자를 분비한다.

⑤ **축삭은 해당하는 세포와 다시 연결된다.** 축삭이 계속 자라면 축삭과 표적세포가 만나 다시 시냅스를 형성할 가능성이 높아진다. 시간이 지나면 슈반세포도 말이집을 재형성한다.

이러한 과정은 이상적인 환경에서만 일어난다. 세포체는 손상되지 않아도 축삭이 퇴화되면 과정은 멈추고 신경세포는 죽는다. 재생이 일어난다고 해도 결과가 불완전한 경우가 종종 있다. 즉 경우에 따라 축삭은 잘못된 표적세포에 연결되거나 세포간의 접촉이 재확립되지 않을 수 있다.

확인하기

- ☐ 9. 신경세포는 CNS와 PNS 중 어디서 더 재생을 잘 하는 경향이 있는가? 이유는 무엇인가?
- ☐ 10. 신경세포의 재생을 위해 무엇이 손상되지 않아야 하는가?

11.3 신경세포의 전기생리학

Electrophysiology of Neuron

학습목표

1. Action potential(활동전위)을 생성하기 위해 필요한 이온전압 작동통로에 대해 설명할 수 있다.
2. 활동전위 그래프를 해석하고 활동전위의 단계인 depolarization(탈분극), repolarization(재분극), hyperpolarization(과다분극)에 대해 설명할 수 있다.
3. Absolute refractory period(절대불응기)와 relative refractory period (상대불응기)의 생리학적 기준을 설명할 수 있다.
4. Saltatory conduction(도약전도)과 continuous conduction(연속전도)을 비교 · 대조할 수 있다.
5. Axon(축삭)의 직경과 myelin sheath(말이집)가 conduction speed(전도속도)에 미치는 영향을 설명할 수 있다.

Neuron(신경세포)은 뼈대근육섬유와 2가지 중요한 특성을 공유한다. 첫 번째 특성은 흥분성으로, 모든 신경세포는 화학신호, 국소 전기신호와 기계적인 변형 등 다양한 자극이 존재하는 상황에서 흥분(반응)이 가능하다. 이러한 자극은 신경세포의 plasma membrane(형질막)을 거쳐 전기적 변화를 일으킨다. 두 번째 특성은 전도성이며 형질막 전체의 전기적 변화가 한 곳에 머물지 않는다는 것을 의미한다. 대신 전기충격이 구리선을 통해 전달되는 방식과 유사하게 형질막 전체 길이를 따라 빠르게 전도된다.

형질막을 따라 신경세포의 전기적 변화는 두 가지 형태로 나타난다. Local potential(국소전위)은 짧은 거리를 움직이고, action potential(활동전위)은 axon(축삭)의 전체 길이를 따라 움직인다. 두 가지 유형의 전위는 근육조직의 전기생리학과 동일한 원리이다.

Principle of Electrophysiology 전기생리학의 원리

신경세포의 전기생리학에도 근육섬유의 전기생리학과 동일한 기본 원칙이 적용된다. 근육섬유와 마찬가지로 신경세포 형질막의 전기적 변화도 이온통로의 유무와 resting membrane potential(안정막전위)에 의존한다.

Resting Membrane Potential 안정막전위

형질막을 따라 전위가 나뉘는데, 세포막 내부의 ICF에는 얇은 음전하층이 있고, 세포막 외부에는 ECF에 얇은 양전하층이 있다.

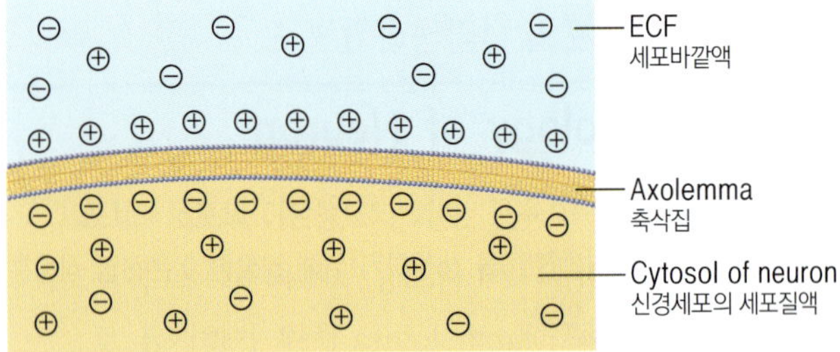

Voltage(전압)이라고 하는 전하의 분리는 electrical gradient(전기기울기)라고 하는 기울기의 유형이다. 형질막을 가로지르는 전기기울기를 membrane potential(막전위)이라고 하며, 전기기울기는 세포의 잠재적 에너지의 근원이다.

휴식상태의 신경세포 막전위 또는 안정막전위를 측정하면 약 −70mV가 측정된다. 세포가 적은 양의 양전하를 띤 K^+를 잃어버리고 있기 때문에 안정막전위는 음전위이다. K^+는 항상 열려져 있는 leak channel(누출통로)이라고 하는 형질막에 있는 단백질의 존재로 인해 세포를 빠져나갈 수 있다. 이러한 양전하의 지속적인 손실은 막 내부의 세포질액을 ECF보다 음전하로 만든다. 신경세포의 안정막전위가 −70mV로 뼈대근육섬유의 −90mV보다 덜 음전위인 것을 알 수 있다. 이는 주로 뼈대근육섬유 막에 있는 K^+ 누출통로의 수 차이 때문이다. 즉 뼈대근육섬유는 더 많은 양전하를 잃기 때문에 더욱 음성인 안정막전위를 띈다.

안정막전위상태에서 세포는 polarized(분극상태)되어 있다. 분극은 막전위가 음성 또는 양성 상태에 있는 것을 말한다. 막전위가 0mV에 가까울수록 막전위는 덜 분극된다. 이러한 변화는 신경세포의 전기적 활동과 관련이 있다.

Ion Channel and Gradient 이온통로와 기울기

근육섬유에서 이온은 단백질통로나 펌프를 통해 신경세포의 형질막을 통과해야 한다. 왜냐하면 하전입자(charged particle)는 인지질 층의 소수성 부분을 통과할 수 없기 때문이다. 확산에 의해 전기화학적기울기를 따라 이온은 통로를 통과한다. 두 개의 주요한 통로가 있는데, 누출통로와 특정 자극에 대응하여 개방 또는 폐쇄되는 gate channel(관문통로)이 있다. 이러한 관문통로에는 세 가지 종류가 있다.

- **Ligand-gated channel(리간드관문통로)**은 통로 또는 통로와 관련된 수용기에 결합되는 ligand(리간드)라고 하는 특정 화학물질에 반응하여 열린다.
- **Voltage-gated channel(전압작동통로)**은 세포의 막전위 변화에 따라 열리거나 닫힌다.
- **Mechanically gated channel(기계작동통로)**은 stretch (폄), 압력 및 진동과 같은 기계적 자극에 따라 열리거나 닫힌다.

표 11.2에 신경세포의 전기생리학에 관여하는 여러 종류의 통로에 대해 정리되어 있다.

전기화학기울기를 거슬러 올라가는 이온은 ATP−소비펌프를 거쳐 이동한다. 전기생리학에서 가장 중요한 펌프 중 하나는 Na^+/K^+ pump (Na^+/K^+ 펌프) 또는 Na^+/K^+ ATPase이다. 이 펌프는 형질막 전체에 존재하는 Na^+와 K^+의 농도 기울기를 유지한다. 근육섬유와 마찬가지로 신경세포에서도 Na^+ (sodium ion, 소듐이온)의 농도는 ECF에서 세포질액보다 더 높고 K^+는 반대이다.

Change in the Membrane Potential: Ion Movement 막전위의 변화: 이온의 이동

- 세포는 음의 안정막전위로 시작하는데, 이는 ECF에 대해

표 11.2 신경세포의 이온통로 종류와 다른 전기적 흥분 세포

종류	구조	개폐를 위한 자극
Leak Channel(누출통로)	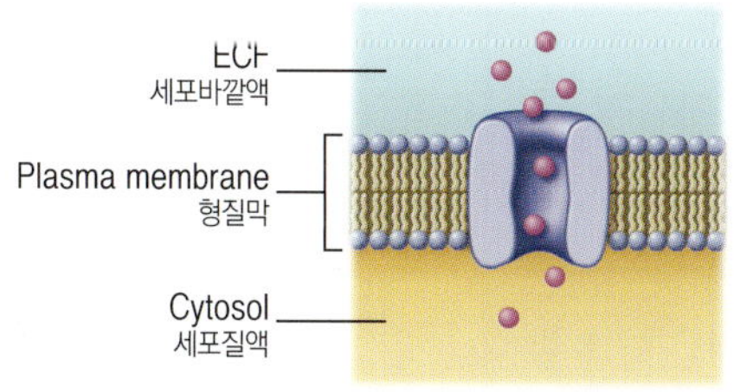	없음, 항상 열려있음
Ligand-Gated Channel (리간드관문통로)	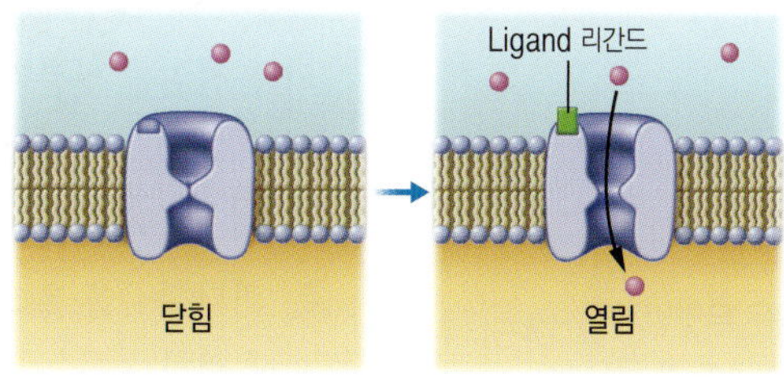	통로에 연관된 수용기에 리간드가 결합함
Voltage-Gated Channel (전압작동통로)	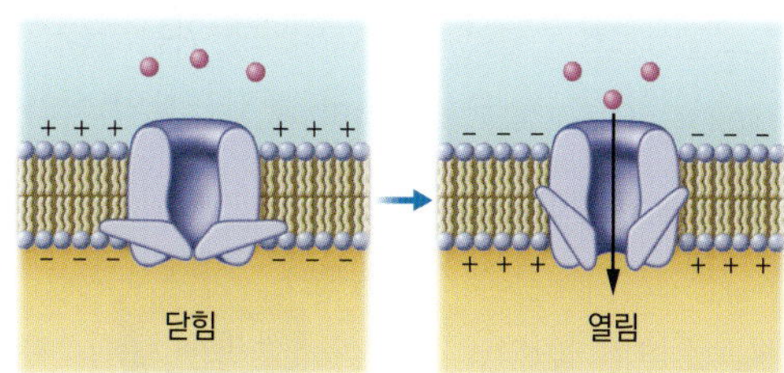	형질막을 따라 전압이 변함
Mechanically Gated Channel (기계작동통로)	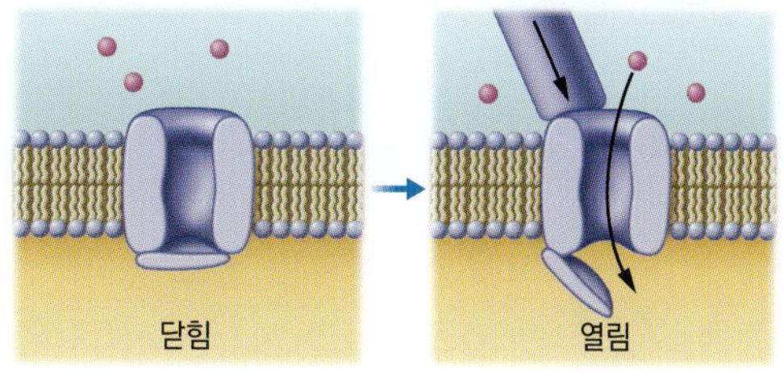	압력이나 폄과 같은 기계적 자극에 의한 변형

음의 상태를 의미한다.

- 형질막 전체에 이온은 불균등하게 분포되어 있다. Na^+와 K^+의 기울기에 대해 논의했지만, Cl^- (chloride ion, 염화이온)이나 Ca^{2+} (calcium, 칼슘이온) 같은 다른 이온의 기울기도 존재한다. 이러한 기울기는 관문통로와 Na^+/K^+ 펌프에 의해 유지된다.
- 특정 이온에 대해 관문통로가 열리면, 이온은 전기화학 기울기를 따라 세포 안 또는 밖으로 이동한다.

관문통로를 열고 이온을 세포 안 또는 밖으로 이동시킴으로서 세포막전위를 변하게 할 수 있다. 막은 안정상태에 있거나 자극받지 않고 있으며, 막의 이온 관문통로는 닫혀있다(그림 11.10a). 리간드가 리간드관문통로에 붙게 되면 Na^+와 같은 양이온은 전기화학기울기를 따라 세포 내로 들어간다(그림 11.10b). 이러한 양전위의 유입은 막전위를 더 적게 음성화(더 양성화)시키고 depolarization(탈분극)이 일어난다. 이러한 과정에서 막전위가 0mV에 가까워지고 세포는 덜 분극화된다. 임상에서 적용하기 Local anesthetic drugs(국소마취제)를 참고한다. 세포가 다시 안정막전위상태로 돌아갈 때 repolarization(재분극)이 일어나게 된다.

리간드가 K^+ 통로 같은 양이온통로에 붙으면 전기화학기울기가 반대로 되어 양이온이 세포로부터 나와 ECF로 이동한다(그림 11.10c). 세포가 양전위를 잃게 되어 막전위는 휴식기보다 더욱 음성을 띠며, 이를 hyperpolarization(과다분극)이라고 한다. 탈분극과 과다분극은 신경세포에서 일어난다.

임상에서 적용하기

Local Anesthetic Drugs
국소마취제

일반적으로 리도카인과 같은 local anesthetic drugs(국소마취제)는 수술이나 치과 치료를 위해 흔히 투여되는 약물이다. 이러한 약물은 약물이 주입된 부위 신경세포의 Na^+ 전압작동통로를 차단한다. 통로를 차단하면 탈분극이 일어나지 않으므로 통증에 대한 자극을 전달하는 활동전위가 CNS로 전달되지 않는다. 리도카인과 같은 약물은 Na^+ 통로를 비선택적으로 차단하기 때문에 이 부위 근육의 Na^+ 통로에도 영향을 미친다. 이로 인해 영향을 받는 근육이 일시적으로 약화되거나 마비된다.

확인하기

- ☐ 1. Resting membrane potential(안정막전위)은 무엇인가?
- ☐ 2. 축삭 안과 주위(around)에서 어디가 더 Na^+의 농도가 높은가? 어디에 K^+ 농도가 더 높은가? 무엇이 전기화학기울기를 유지하는가?
- ☐ 3. Depolarization(탈분극), repolarization(재분극), hyperpolarization(과다분극) 시 어떤 일이 일어나는가?

Local Potential 국소전위

Motor neuron(운동신경세포)의 각 자극이 action potential(활동전위)로 불리는 근섬유의 막전위를 빠르고 일시적으로 바꾼다는 것을 배웠다. 하지만 신경세포가 한 번만 자극되면 완전한 활동전위는 일어나지 않고, 작고 국소적인 막전위의 변화가 신경세포에서 발생하는데, 이를 국소전위라고 한다.

국소전위는 다음 두 가지 효과 중 하나를 일으킨다.

- 탈분극을 일으켜 양전하가 세포질액으로 들어가 막전압의 음전위를 낮춘다(예: −70mV에서 −60mV로 변화).
- 그렇지 않은 경우는 양전하가 밖으로 유출되거나 음전하가 세포질액 내부로 들어와 막전위를 더 음성으로 만드는 과다분극을 일으킬 수 있다(예: −70mV에서 −80mV으로 변화).

국소전위는 크기가 아주 다양하기 때문에 graded potential(등급전위)이라고 부르기도 한다. 국소전위 중 막전위

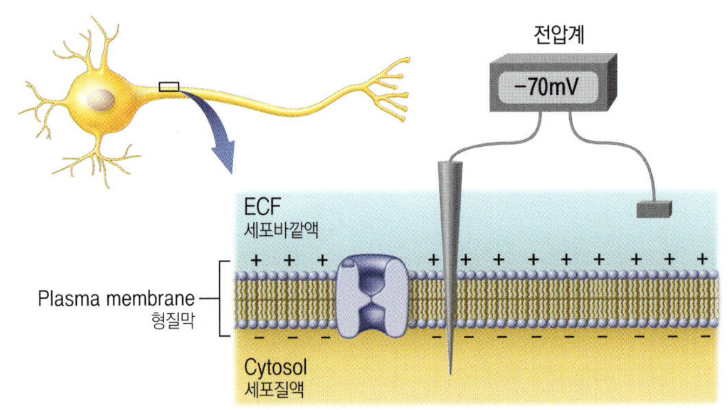

(a) 막은 자극 전 안정막전위 상태이다.

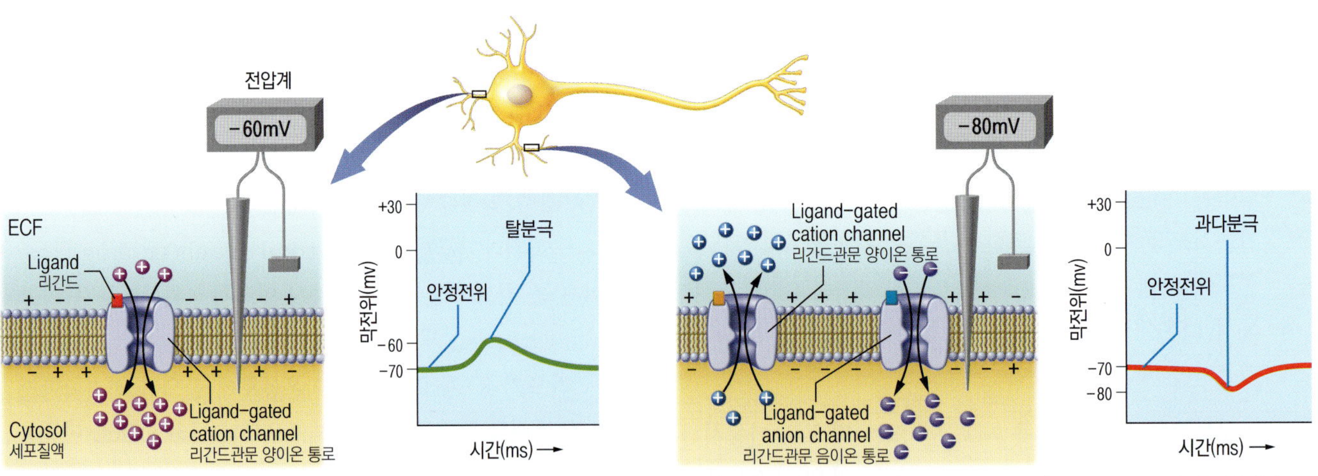

(b) **탈분극**: 양전하가 들어오면 세포 내는 덜 음성화되고 탈분극을 일으킨다.

(c) **과다분극**: 양전하의 상실(또는 음전하의 유입)은 세포 내를 더욱 음성화시켜 과다분극을 일으킨다.

그림 11.10 막전위에 변화를 가져오는 이온의 움직임

의 변화 정도는 자극의 길이, 개방된 이온통로의 수, 개방된 이온통로의 유형 등 여러 요인에 따라 달라진다. 국소전위의 또 다른 특징은 가역적이라는 것이다. 이온통로의 개방을 유발한 자극이 멈추면 신경세포는 빨리 안정전위로 되돌아오고, 국소전위는 자연적으로 점차 감소한다. 국소전위가 생성하는 막전위의 변화는 적으며, 생성된 전류는 수 mm의 거리에 걸쳐 막을 가로지르며 손실된다. 결과적으로 국소전위는 먼 거리의 신호를 전달할 수 없고 가까운 거리에서의 신호에만 유용하다.

확인하기

☐ 4. Local potential(국소전위)을 정의하고, 이는 왜 graded potential(등급전위)이라고도 불리는가?

☐ 5. 왜 국소전위는 단거리 신호에서만 유용한가?

Action Potential 활동전위

활동전위는 세포 막전위의 균일하고 빠른 탈분극과 재분극이다. 막전위의 이러한 변화는 반응 또는 어떠한 작용을 일으킨다. 근육섬유의 경우 이러한 변화는 근육섬유의 수축으로 이어지는 작용을 일으킨다. Nervous system(신경계통)에서 이 신호는 축삭을 통해 다른 신경세포, 근육섬유 또는 샘으로 전달된다.

오직 축삭만이 활동전위를 생성하고, dendrites(가지돌기, 수상돌기)와 cell body(세포체)는 국소전위만 생성한다. 활동전위는 축삭의 시작지점에서 생성되는데, 이 지점을 trigger zone(유발영역)이라고 한다.

Stage of Voltage-Gated Channel
전압작동통로의 단계

두 가지 유형의 전압작동통로는 활동전위의 탈분극 및 재분극에 관여한다(Na^+와 K^+). 전압작동통로는 신경세포의 axolemma(축삭집)에서 가장 많이 발견되며, 이는 축삭만이 활동전위를 가지고 있는 이유이다.

전압작동통로의 K^+와 Na^+ 통로의 구조는 그림 11.11에 나와 있다. 전압작동 K^+ 통로는 2가지 상태인 휴식과 활성화를 나타내고 있다(그림 11.11a). 이 통로는 휴식 상태에서는 닫혀 있고, 활동 상태에서는 K^+가 축삭집을 통과할 수 있도록 열려있다.

그림 11.11b에 나와 있는 Na^+ 전압작동통로는 더 복잡하다. 2개의 관문을 가지고 있는데 하나는 활성관문이고 다른 하나는 비활성관문이다. 이는 Na^+ 통로가 3개의 잠재적인 상태를 가지고 있다는 것을 의미한다.

- **Resting state(휴식상태).** 비활성관문은 열려있고 활성관문은 닫혀있다. 휴식상태에서의 신경세포는 자극받지 않고, 활성관문은 닫혀있으며 비활성관문은 열려있다. 통로가 휴식상태에 있을 때 Na^+가 막을 통과할 수 없다.
- **Activate state(활성상태).** 활성관문과 비활성관문이 모두 열려있다. 활동전위가 시작되면, 전압의 변화는 활성관문

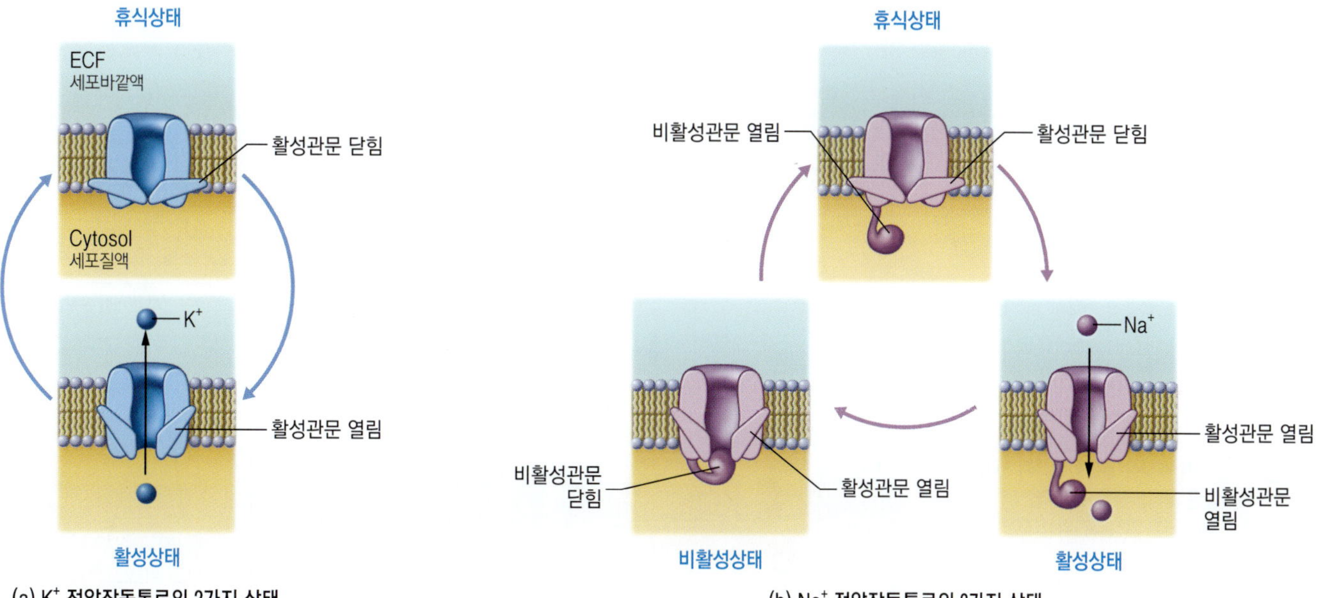

그림 11.11 전압작동통로의 상태

을 열고 통로는 활성상태로 바뀐다. 활성상태에서 이러한 통로는 Na^+가 축삭집을 통과해 나갈 수 있게 해준다.

- **Inactivated stated(비활성상태).** 비활성관문은 닫혀있고 활성관문은 열려있다. 비활성관문이 닫힐 때 통로는 비활성상태가 되고, 더 이상 Na^+가 통과하지 못하도록 한다. 이 상태에서 활성관문은 열려 있으며, 활동전위가 끝

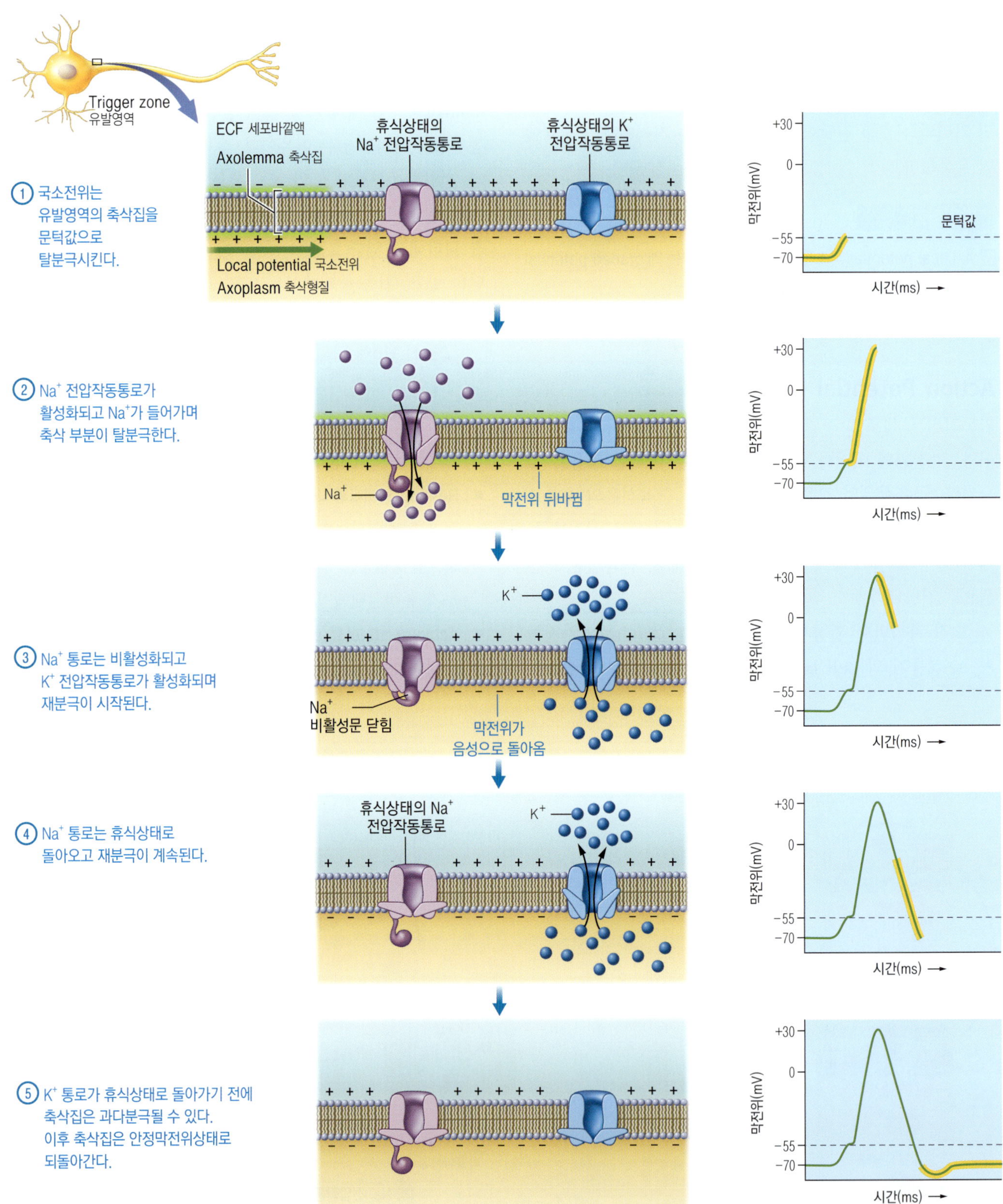

그림 11.12 활동전위 동안 일어나는 일

날 때 통로는 다시 휴식상태로 돌아간다.

Event of an Action Potential 활동전위 동안 일어나는 일

축삭의 한 부분에서 활동전압이 어떤 순서로 일어나는지 살펴보면, 전체 진행은 단 몇 ms 이내에 일어난다(그림 11.12). 신경의 활동전위는 탈분극, 재분극, 과다분극의 단계를 갖는다. Depolarization phase(탈분극단계)에서는 막전위가 0를 향해 하강해서 잠시 양성을 띠게 된다. 막전위는 repolarization phase(재분극단계)에서 다시 음성으로 돌아가고, hyperpolarizatio phase(과다분극단계)에서는 잠시 더 음성을 띠게 된다. 각각의 단계는 특별한 전압작동통로의 선택적 개폐로 인해 일어난다. 활동전위 이전에 막이 휴식기일 때 Na^+와 K^+ 통로도 휴식상태이다. 활동전위는 다음과 같이 일어난다.

① **국소전위는 유발영역의 축삭집을 문턱값으로 탈분극시킨다.** 활동전위는 축삭집의 유발영역 안에 있는 Na^+ 전압작동통로가 활성단계에 들어가면서 시작된다(그림 11.11b). 하지만 전압작동통로는 막이 threshold(문턱값, 역치) 단계(보통 −55mV)에 도달하여 탈분극이 된 상태여야만 활성화된다. 이러한 탈분극의 근원은 보통 세포체에 도달한 국소전위이다.

② **Na^+ 전압작동통로가 활성화되고 Na^+가 들어가며 축삭 부분이 탈분극한다.** 문턱값에 도달하면 Na^+ 통로는 활성화되고 Na^+는 전기화학기울기에 따라 신경세포 내로 들어간다. 막전위가 더 양성을 띠게 되면, 더 많은 Na^+ 전압작동통로가 활성화된다. 이러한 단계가 반복되며, 더 많은 축삭이 탈분극하여 더 많은 Na^+ 전압작동통로가 활성화된다. 이러한 양전위의 유입은 약 +30mV까지의 빠른 탈분극을 일으키는데, 이는 양성되먹임고리의 예시이다.

③ **Na^+ 통로는 비활성화되고 K^+ 전압작동통로가 활성화되며 재분극이 시작된다.** 축삭집이 충분히 탈분극화되면(약 +30mV), Na^+ 전압작동통로의 비활성관문은 닫히고 Na^+는 축삭 안으로 들어가는 것을 멈춘다. 이 경우 K^+ 전압작동통로가 서서히 열리고 K^+가 전기화학기울기를 따라 축삭 밖으로 흘러나와 유발영역의 축삭집이 양전하를 잃게 되는 재분극이 시작된다.

④ **Na^+ 통로는 휴식상태로 돌아오고 재분극이 계속된다.** K^+가 축삭 밖으로 나가고 재분극이 지속되면서 Na^+ 통로의 활성관문은 닫히고 비활성관문이 열려 Na^+ 통로를 휴식기로 돌아가게 한다.

⑤ **K^+ 통로가 휴식상태로 돌아가기 전에 축삭집은 과다분극될 수 있다. 이후 축삭집은 안정막전위 상태로 되돌아간다.** 많은 축삭에서 K^+의 유출은 축삭집의 막전위가 과다분극될 때까지 계속되며 −90mV만큼의 음의 값이 될 수 있다. K^+ 통로의 관문이 더 천천히 닫히기 때문에 축삭집은 과다분극되고 이는 추가적인 K^+가 세포 밖으로 나가도록 만든다. 과다분극은 K^+ 전압작동통로가 휴식기에 들어가면서 끝이 난다. 활동전위 후에 K^+ 누출통로와 Na^+/K^+ 펌프는 안정막전위 상태를 다시 만든다.

이전의 과정에서 단일활동전위를 갖는 세포 안팎 Na^+나 K^+의 농도변화는 거의 없기 때문에 기울기는 불안정하지 않다. 하지만 반복적인 활동전위가 있으면 결국 기울기는 무너지게 되고, 신경세포는 이를 회복시키기 위해 축삭집의 Na^+/K^+ 펌프에 의존하게 된다.

확인하기

☐ 6. Action potential(활동전위)의 depolarization phase(탈분극단계)에서 무슨 일이 일어나는가? 이는 왜 양성되먹임고리의 예시인가?
☐ 7. Na^+ 전압작동통로가 열리기 위해서는 무엇에 도달해야 하는가?
☐ 8. 활동전위의 repolarization(재분극)과 hyperpolarization(과다분극)에서 무슨 일이 일어나는가?

Refractory Period 불응기

신경세포는 활동전위를 발생시키는 횟수에 제한이 있다. 신경세포가 활동전위를 생성한 후, 잠시동안 그 막은 다른 막을 자극시킬 수 없는데, 이러한 기간을 refractory period(불응기)라고 한다(그림 11.13). 불응기는 두 단계인 absolute refractory period(절대불응기)와 relative refractory period(상대불응기)로 나눌 수 있다.

절대불응기 동안에는 아무리 강한 자극이 오더라도 활동전위를 만들 수 없다. Na^+ 통로는 활성관문이 닫히고 비활성관문이 열린상태의 휴식상태로 돌아올 때까지 활성화되지 않을 수 있다.

절대불응기 바로 다음에 상대불응기가 있으며, 그 기간 동안에는 강한 자극만이 활동전위를 생성한다. 상대불응기는 일부 K^+ 통로가 활성화된 상태에서 Na^+ 전압작동통로가 휴식상태로 복귀하는 것으로 알 수 있다. 이 기간 동안 K^+ 통로가 활성화되고 막이 재분극 또는 과다분극되기 때문에 막을 문턱값까지 탈분극시키는 것이 어렵다. 하지만 정상 이상의 자극이 가해지면 막은 문턱값까지 탈분극하고 축삭이 다른 활동전위를 발화할 수 있다.

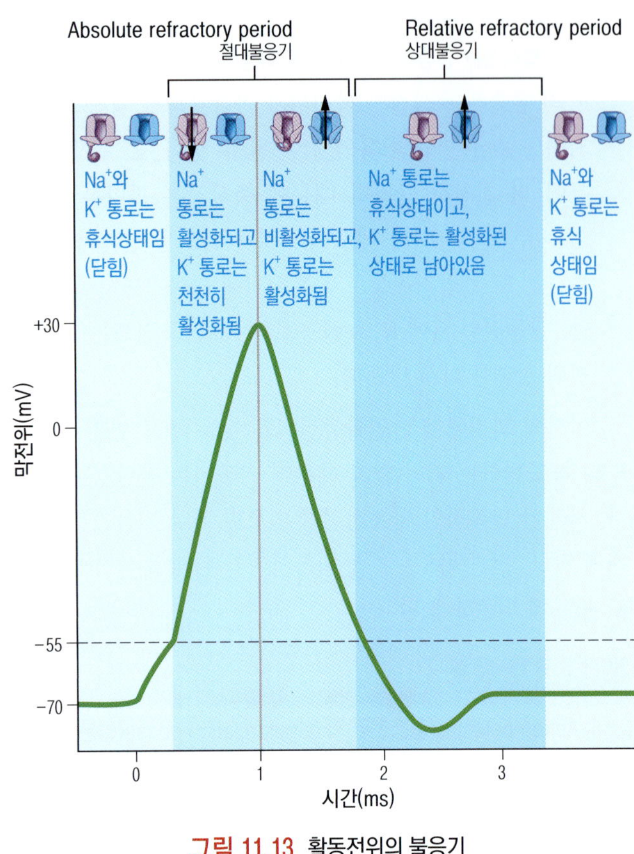

그림 11.13 활동전위의 불응기

절대불응기와 상대불응기는 활동전위 생산의 횟수를 제한한다. 또한 상대불응기는 더 강한 자극이 더 자주 활동전위를 만들도록 해준다.

확인하기

☐ 9. Absolute refractory period(절대불응기)와 relative refractory period(상대불응기)는 무엇인가?

Local and Action Potential Compared
국소전위와 활동전위의 비교

국소전위와 활동전위를 비교하면 첫 번째, 국소전위는 단계가 있고, 자극의 세기에 따라 다양한 수준의 막전위에 변화를 일으킨다. 강하거나 장기적인 자극은 약한 자극보다 이온통로를 좀 더 많이 열고, 더 많은 Na^+는 안으로 유입되며 전압은 약한 자극일 때보다 더 크게 변한다. 이에 반해 활동전위는 all or none law(실무율)에 의해 +30mV까지의 동일한 양의 최대 탈분극을 일으킨다. 즉 실무율은 활동전위가 완전히 일어나거나 아예 활동전위가 생성되지 않는 것을 의미한다. 두 번째, 국소전위는 reversible(가역성)하다. 만약 자극이 중단되면 양이온은 세포 밖으로 확산되어 막전위를 안정전위로 빠르게 되돌릴 수 있다. 반면 활동전위는 문턱값에 도달할 때까지 진행된다. 마지막으로 신호이동거리이다. 국소전위는 자극 지점으로부터 멀어지면 힘이 약해지는 반면, 활동전위는 그 힘이 줄어들지 않는다. 이러한 활동전위의 특성은 신경계통에서 장거리로 신호를 보낼 때 매우 중요하다.

확인하기

☐ 10. Local potential(국소전위)과 action potential(활동전위)은 어떻게 다른가?

☐ 11. 장거리로 신호를 보낼 때 어떤 것이 더 유용한가? 왜 그렇게 생각하는가?

Propagation of Action Potential
활동전위의 전파

Membrane(막)의 어떤 지점에서 단일활동전위는 장거리 신호 전달 방법으로 작용하는 주요 기능을 수행할 수 없기 때문에 이때는 축삭 길이를 따라 전달 또는 propagated(전파)되어야 한다. 축삭을 따라 활동전위가 전파되면 입자의 흐름 또는 전류가 생성된다. 활동전위는 self-propagating(자가전파)이며, 이는 각 활동전위가 축삭의 이웃한 부분에서 또 다른 활동전위를 유발한다는 것을 의미한다. 이 과정을 도미노를 상상하여 적용할 수 있는데, 첫 번째로 놓아진 도미노에만 힘을 가하면 끝날 때까지 더 이상의 힘을 가하지 않아도 넘어지게 된다.

이러한 활동전위 전달과정은 일정한 속도로 일어나며, 거의 대부분 유발지점에서 axon terminals(축삭종말)까지 한 방향으로 일어난다. 전파는 한 방향으로 일어나게 되는데, 이는 아직 불응기 기간에 있기 때문이다. 막의 불응기에 속한 Na^+ 통로는 비활성상태이며, 이는 탈분극의 파동이 그 통로를 열지 못하는 것을 말한다.

Conduction Speed 전도속도

전파의 발생속도를 conduction speed(전도속도)라고 하며, 축삭의 직경과 myelin sheath(말이집, 수초)의 존재 유무에 영향을 받는다. 첫 번째, 축삭의 직경이 클수록 전도에 대한 저항이 낮아 전류가 더 쉽게 통과하므로 전도속도가 빠르다. 두 번째, 말이집의 유무에 영향을 받는다. Myelinated fiber(말이집신경섬유)는 절연체 역할을 하는 말이집으로 인해 랑비어 마디와 마디 사이에 이온통로가 거의 없어 신경신호는 한 마디에서 다음 마디까지의 거리를 건너는 saltatory conduction(도약전도)을 한다. 한편 unmyelinated fiber(민말이집신경섬유)는 축삭집의 각 부분을 문턱값까지 탈분극시켜야 하는 것을 의미한다(그림 11.14). 그러므로 이러한 전도를 continuous conduction(연속전도)이라고 한다. 즉 말이집신경섬유의 전도속도가 민말이집신경섬유보다 훨씬 빠르다. 임상에서 적용하기 Multiple Sclerosis(다발성경화증)를 참고한다.

Classification of Axon by Conduction Speed
전도속도에 따른 축삭의 분류

축삭은 종종 전도속도에 따라 분류된다. 이러한 분류의 주요 특징은 축삭의 직경과 말이집의 유무이다. 세 가지 주유 분류는 다음과 같다.

- **Type A fibers (A형섬유)**는 축삭의 직경이 가장 크고(5~20μm), 전부 다 말이집화되어 있다. 따라서 최대 속도가 약 120m/초인 가장 빠른 전도속도를 가능하게 한다. A형섬유는 관절과 근육섬유에서 나오는 특정 감각축삭뿐만 아니라 뼈대근육으로 전달되는 운동축삭 같이 CNS가 빠르게 신호를 전달해야 하는 인체 일부에서 발견된다.
- **Type B fibers (B형섬유)**는 축삭의 직경이 중간 정도로 크고(2~3μm), 대부분이 말이집화되어 있다. B형섬유의 최대속도는 15m/초이며, ANS의 특정 원심성 섬유와 기관에서 오는 감각축삭이 해당된다.
- **Type C fibers (C형섬유)**는 직경이 가장 작은 섬유(0.5~1.5μm)이며 말이집이 없다. C형섬유의 활동전위 전도속도는 약 0.5~2m/초로 가장 느리다. C형섬유는 ANS의 다른 원심성 섬유 및 통증, 온도, 특정 압력 감각을 전달하는 축삭을 포함한다.

> **임상에서 적용하기**
>
> **Multiple Sclerosis 다발성경화증**
>
> Multiple sclerosis (MS, 다발성경화증)는 면역계통의 특정 세포가 CNS의 축삭 주위 말이집을 공격하는 질병이다. 다발성경화증은 자가면역질환이며, 대부분의 다발성경화증은 말이집이 점진적으로 소실되어 결국 신경세포의 전류가 손실된다. 다발성경화증의 증상은 도약전도가 비효율적으로 변하여 점진적인 활동전위 전도가 늦어지게 되면서 나타난다.
>
> 다발성경화증의 정확한 증상은 CNS의 어디에 영향을 받는지에 따라 다르다. 시간이 지남에 따라 대부분의 환자는 감각의 변화, 행동 및 인지능력의 변화, 마비를 포함한 운동기능장애를 보이며, 이러한 증상 모두 중대한 장애를 유발할 수 있다.

확인하기

- ☐ 12. Action potential(활동전위)은 축삭을 따라 어떻게 전달는가?
- ☐ 13. Saltatory conduction(도약전도)과 continuous conduction(연속전도)은 어떻게 다른가? 그 이유는 무엇인가?

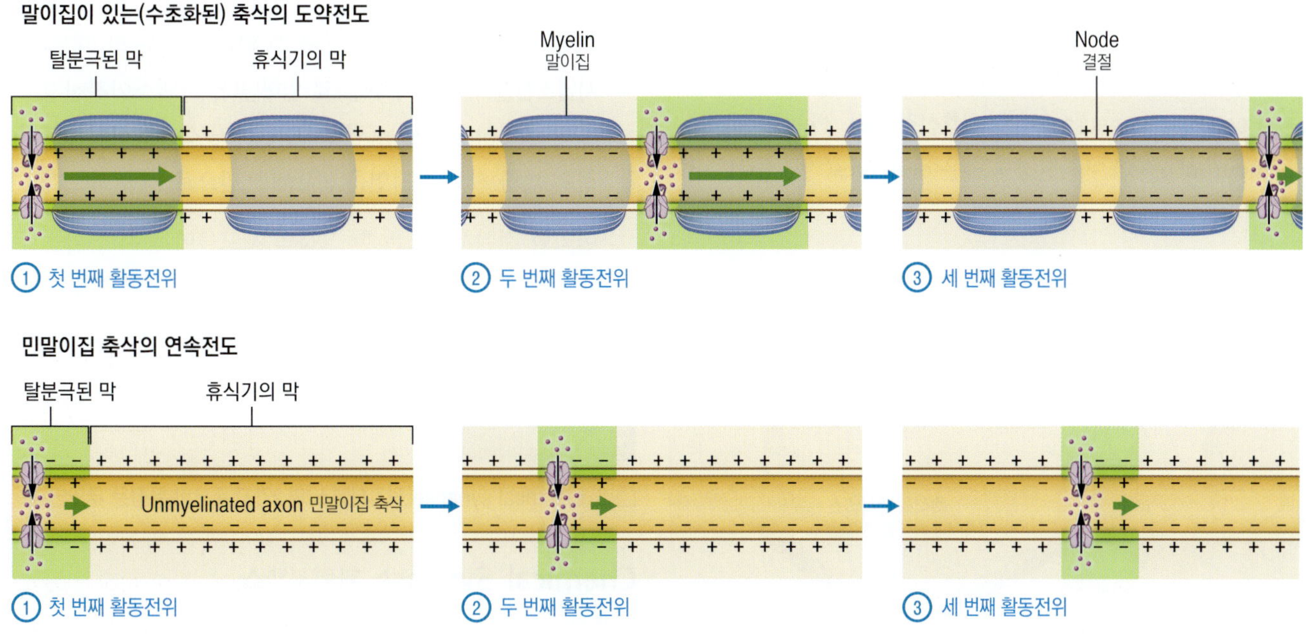

그림 11.14 도약전도와 연속전도의 비교

11.4 신경시냅스

Neuronal Synapse

학습목표

1. Electrical synapse(전기시냅스)와 chemical synapse(화학시냅스)에 대해 비교 · 대조할 수 있다.
2. 화학시냅스를 구성하는 구조에 대해 설명할 수 있다.
3. Neurotransmitter(신경전달물질)와 수용기 간의 관계를 설명할 수 있다.
4. 화학시냅스 전달 사건을 시간순으로 설명할 수 있다.
5. EPSP와 IPSP를 정의하고 이와 관계된 그래프를 설명할 수 있다.
6. 시냅스전위의 시간적 · 공간적 합에 대해 설명할 수 있다.

Neuron(신경세포)은 기능을 수행하기 위해 다른 신경세포와 의사소통해야 한다. Synapse(시냅스)는 신경세포가 표적이 되는 세포를 만나는 곳이다. 이번 장에서는 신경세포간의 시냅스인 neuronal synapse(신경시냅스)에 대해 다룰 것이다. 시냅스는 전기 또는 화학의 두 종류가 있다.

Overview of Neuronal Synapse 신경시냅스 개요

신경시냅스는 보통 axon(축삭)과 가지돌기, 축삭과 세포체 및 축삭과 다른 축삭 사이에서 일어난다. 이 유형은 차례대로 axodendritic synapse(축삭가지돌기시냅스), axosomatic synapse(축삭세포체시냅스), axoaxonic synapse(축삭축삭시냅스)라고 한다(그림 11.15).

- **Presynaptic neuron(시냅스이전신경세포).** Presynaptic neuron(시냅스이전신경세포)은 메시지를 axon terminals(축삭종말)에서부터 보내는 신경세포이다.
- **Postsynaptic neuron(시냅스이후신경세포).** Postsynaptic neuron(시냅스이후신경세포)은 dendrites(가지돌기, 수상돌기), 세포체 또는 축삭으로부터 메시지를 받는 신경세포이다.

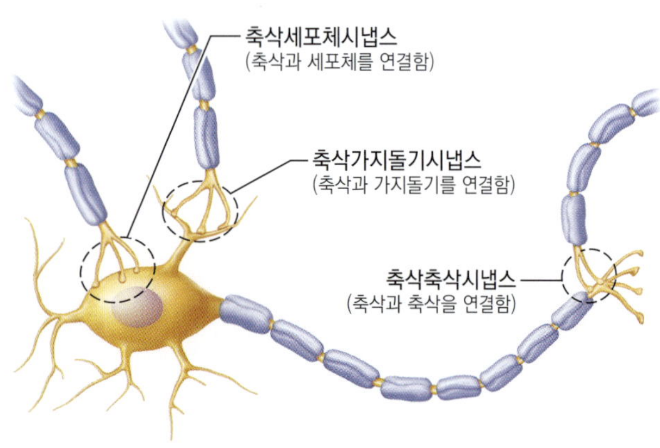

그림 11.15 시냅스의 구조적 유형

시냅스에서 신경세포 사이의 화학적 또는 전기적 신호전달을 synaptic transmission(시냅스전달)이라고 하며, 이는 신경계통의 대부분의 기능을 위한 기본 과정이다.

확인하기

☐ 1. 시냅스이전축삭이 postsynaptic neuron(시냅스이후신경세포)과 연결되는 3가지 장소는 어디인가?

☐ 2. Synaptic transmission(시냅스전달)은 무엇인가?

Electrical Synapse 전기시냅스

Electrical synapse(전기시냅스)는 gap junction(틈새이음, 간극연결)을 통해 전기적으로 결합된 세포 사이에서 발생한다(그림 11.16a). 이 시냅스에서 두 신경세포의 axolemma(축삭집)는 거의 맞닿아 있고(약 3.5mm만 분리된 상태) 틈새이음부는 이온 및 다른 작은 물질이 이동할 수 있는 통로가 정확하게 정렬되어 있다. 이로 인해 전류가 하나의 신경세포 축삭형질에서 다음 신경세포의 축삭형질로 직접 흐를 수 있게 된다.

이러한 배열은 다음과 같은 전기시냅스의 2가지 고유한 특성을 만든다.

- **시냅스전달은 양방향이다.** 전기시냅스에서 전달은 대개 양방향이며, 이는 신경세포가 시냅스이전신경세포 또는 시냅스이후신경세포로 작용할 수 있고, 전류가 두 세포 사이에서 어느 방향으로든 흐를 수 있다는 것을 의미한다.
- **시냅스전달이 거의 즉각적으로 일어난다.** 시냅스이전신경세포의 depolarization(탈분극)과 시냅스이후신경세포의 전위 변화 사이의 지연은 0.1ms 미만으로 매우 빠르다.

이러한 전기시냅스는 한 그룹의 세포들이 동시에 활동할 수 있게 하며, 주로 뇌, 심장 및 내장의 민무늬근육에서 발견되는데, 이러한 위치에서 조직이 조정된 근육활동을 할 수 있게 돕는다.

확인하기

☐ 3. Electrical synapse(전기시냅스)의 2가지 주요한 특징은 무엇인가?

Chemical Synapse 화학시냅스

대부분 신경계통에 있는 시냅스는 화학시냅스이다. 화학시냅스가 더 효율적이기 때문에 더 많다.

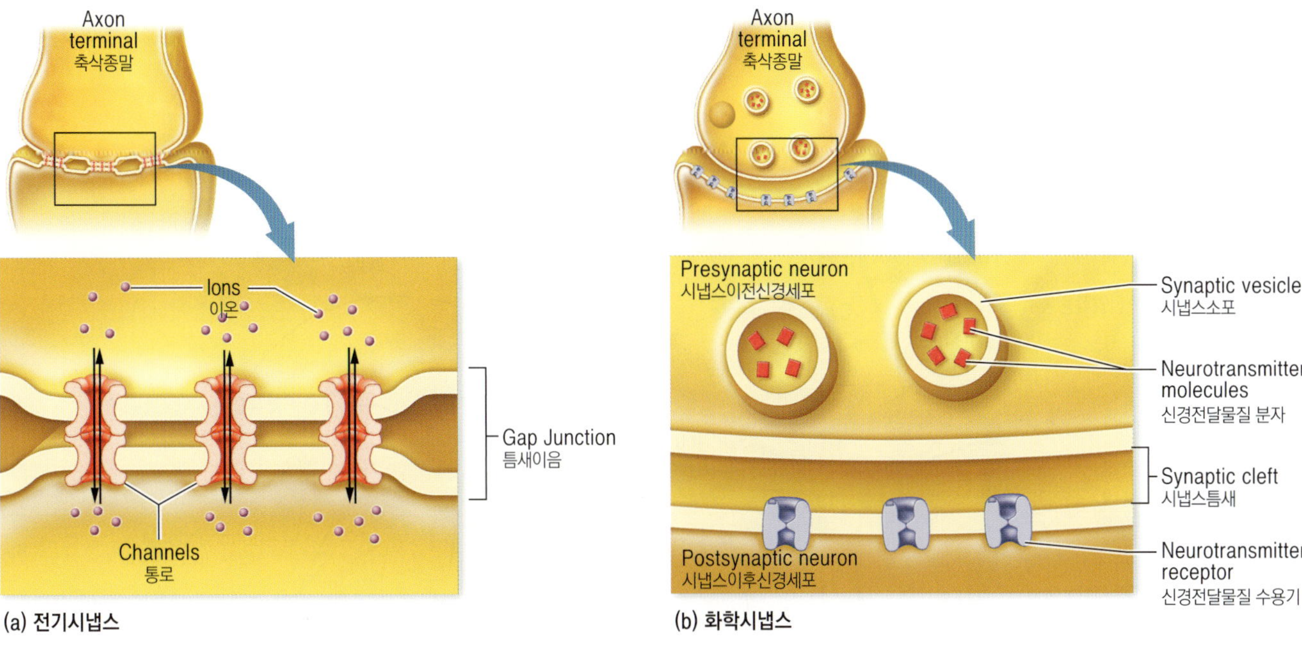

그림 11.16 전기시냅스와 화학시냅스의 구조

Electrical and Chemical Synapse Compared
전기시냅스와 화학시냅스의 비교

그림 11.16b는 화학시냅스의 구조를 보여준다. 전기시냅스와 화학시냅스의 세 가지 구조적인 중요한 차이에 대해 알아보자.

- **Synaptic vesicles(시냅스소포).** 모든 화학시냅스의 시냅스이전신경세포의 축삭종말에 synaptic vesicle(시냅스소포, 연접소포)을 가지고 있고, 소포 안에는 neurotransmitter(신경전달물질)가 있다. 신경전달물질은 시냅스이전신경세포에서부터 시냅스이후신경세포로 신호를 전달한다. 이는 action potential(활동전위)의 전기신호가 화학신호로 변경되는 방법이다.
- **Synaptic cleft(시냅스틈새).** Synaptic cleft(시냅스틈새, 연접틈새)는 20~50nm이고, ECF 및 효소와 같은 단백질로 채워져 있다.
- **Neurotransmitter receptors(신경전달물질 수용기).** 화학시냅스의 시냅스이후신경세포는 시냅스이전신경세포에 의해 유리되는 신경전달물질이 결합할 수 있는 수용기가 있어야 전달되는 신호에 반응할 수 있다. 일반적으로 수용기는 이온통로에 직접 또는 간접적으로 연결되어 있다. 이는 화학신호가 전기신호로 다시 변환되는 방법이다.

화학시냅스의 세 가지 특징은 시냅스가 전기시냅스보다 신호를 더 천천히 보낸다. 축삭종말에 활동전위가 도착하는 것과 시냅스이후신경세포의 막에 미치는 영향 사이에는 약 0.5ms의 간격이 있는데, 이를 synaptic delay(시냅스지연, 연접지연)라고 한다. 또한 화학시냅스는 단방향으로만 보낼 수 있고, 메시지는 시냅스이전신경세포에서만 보낼 수 있다. 하지만 이런 세 가지 구조적 차이로 인해 전기시냅스의 구조에서 허용되지 않는 것이 허용된다. 신호의 크기는 다양하다. 반대로 전기시냅스의 신호는 항상 같은 크기이다. 더 많은 신경전달물질이 방출되면 시냅스이전신경세포는 시냅스이후신경세포에 더 큰 영향을 미친다. 또한 시냅스이전신경세포가 유발하는 효과는 신경전달물질과 수용기에 따라 달라질 수 있다.

Event at a Chemical Synapse
화학시냅스에서 일어나는 사건

신경의 시냅스에서 실제로 일어나는 일에 대해 자세히 알아보자(그림 11.17).

① **시냅스이전신경세포의 활동전위는 축삭종말의 Ca^{2+} 통로를 열리도록 한다.** 활동전위는 시냅스이전신경세포의 축삭종말에 도착하고, 이는 축삭집의 Ca^{2+} 전압작동통로가 열리게 한다.

② **Ca^{2+}의 유입은 시냅스소포가 시냅스틈새로 신경전달물질을 방출하게 한다.** Ca^{2+}는 축삭종말에 들어가고 이는 시냅스소포가 시냅스이전막과 융합되게 한다. Exocytosis(세포외배출) 방법으로 시냅스통로로의 신경전달물질 방출이 이루어진다.

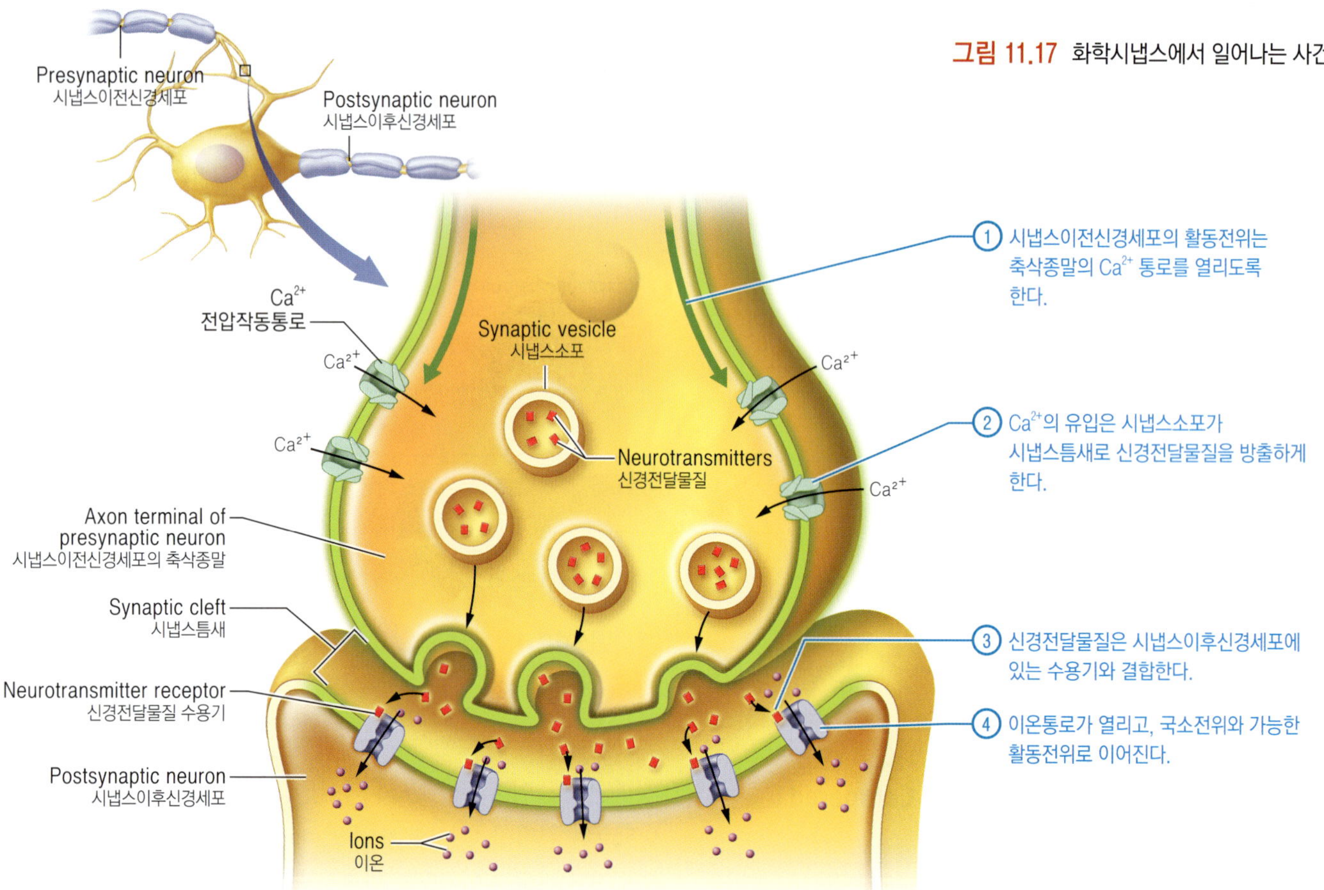

그림 11.17 화학시냅스에서 일어나는 사건

③ **신경전달물질은 시냅스이후신경세포에 있는 수용기와 결합한다.** 신경전달물질은 시냅스틈새로 확산되고, 시냅스틈새에서 시냅스이후신경세포막의 neurotransmitter receptors(신경전달물질 수용기)에 결합된다.

④ **이온통로가 열리고, 국소전위와 가능한 활동전위로 이어진다.** 일반적으로 수용기에 대한 신경전달물질의 결합은 리간드관문 이온통로에서 열리거나 닫혀서 local potentials(국소전위)이 된다. 이러한 국소전위는 시냅스이후신경세포에 활동전위를 일으킬 수도 있고 그렇지 않을 수도 있다.

Postsynaptic Potential 시냅스이후전위

시냅스이후신경세포막의 국소전위는 postsynaptic potential(시냅스이후전위)이라고 불리며, trigger zone(유발영역)의 membrane potential(막전위)을 문턱값에 더 가까이 또는 문턱값으로부터 더 멀리 이동할 수 있다. 따라서 열려있는 통로에 따라 두 가지 경우 중 한 가지가 발생한다.

- **시냅스이후신경세포의 막전위는 문턱값에 가까워진다.** EPSP (excitatory postsynaptic potential, 흥분시냅스이후전위, 흥분성시냅스후전압)라고 하는 작은 국소 탈분극이 발생할 수 있으며, 이는 유발영역에서 막전위를 문턱값에 더 가깝게 만든다(그림 11.18a). 막전위가 문턱값에 도달하면 활동전위가 생성된다.
- **시냅스이후신경세포의 막전위는 문턱값으로부터 멀어진다.** IPSP (inhibitory postsynaptic potential, 억제시냅스이후전위, 억제성시냅스후전압)라고 알려진 작고 국소적인 hyperpolarization(과다분극)이 발생하여 유발영역에서 막전위를 문턱값으로부터 멀리 이동시킬 수 있다(그림 11.18b). 이는 신호를 보내는 활동전위를 억제하는 경향이 있다.

일반적으로 EPSP는 Na^+ 또는 Ca^{2+} 통로 같은 ligand-gated channel(리간드관문통로)이 열릴 때 발생하며, 이러한 양전하이온은 시냅스이후신경세포로 들어간다(그림 11.18a). 하나의 EPSP는 매우 작은 국소전위만을 생산한다. 하지만 연속하는 EPSP는 막을 더욱 탈분극시키고, 유발영역이 문턱값에 도달하여 활동전위를 일으킬 가능성이 더 높아진다. IPSP는 두 가지 방법으로 생성될 수 있다(그림 11.18b). 첫 번째, 리간드관문 K^+ 통로가 열린다. 이로 인해

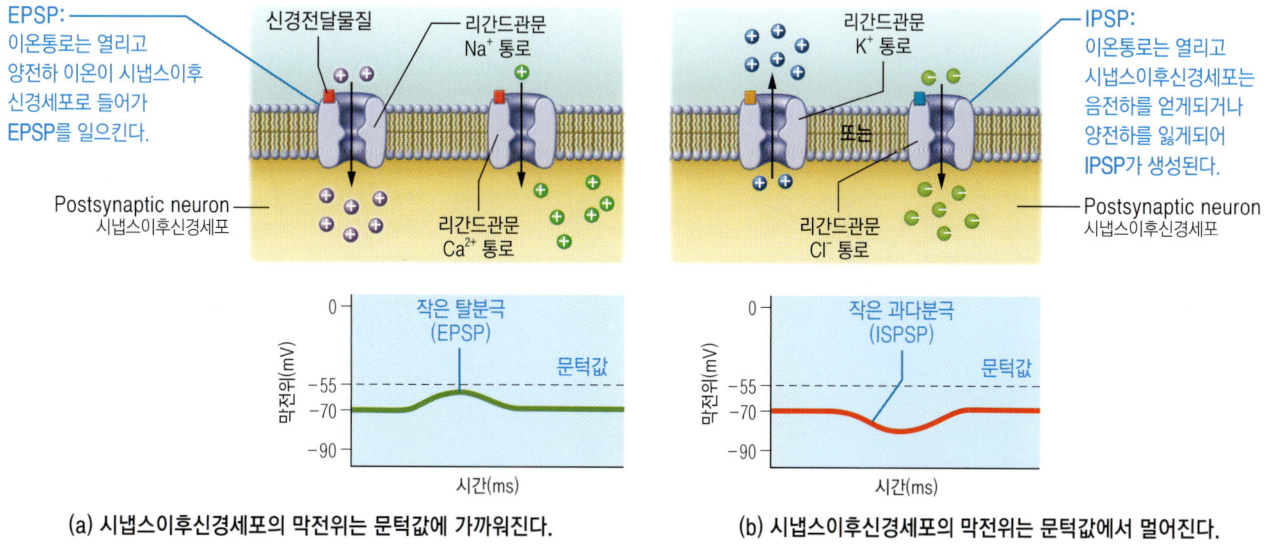

(a) 시냅스이후신경세포의 막전위는 문턱값에 가까워진다.

(b) 시냅스이후신경세포의 막전위는 문턱값에서 멀어진다.

그림 11.18 시냅스이후전위

양전위를 잃게 되어 막전위가 보다 음전위가 되도록 한다. 두 번째, 리간드관문 Cl^- 통로가 열린다. Cl^-은 신경세포보다 ECF에서 더 풍부하여 Cl^- 통로가 열리면 이러한 음이온들이 신경세포로 들어가 막전위를 더 음성으로 만든다. 즉, 두 유형의 통로가 열리면 동일한 결과가 나타난다. 유발영역의 막전위가 문턱값으로부터 더 멀어지고 활동전위가 일어날 가능성이 줄어든다.

Summation of Postsynaptic Potential and Neural Integration 시냅스이후전위와 신경통합의 가중

신경세포는 하나의 source(자원)에서 입력을 받는 일은 거의 없고, EPSP 또는 IPSP를 발생시키는 다수의 시냅스이전신경세포로부터 입력을 수신한다. 흥분성 시냅스이후전위가 억제성 시냅스이후전위보다 우세하면 문턱값에 도달하여 활동전위가 일어난다. 반대로 억제성 시냅스이후전위가 우세하면 신경세포를 발화하지 못하게 억제한다. Summation(가중)은 시냅스이후전위들을 합쳐 그 순효과에 반응하는 과정으로 trigger zone(유발영역)에서 일어난다. 유발영역에서 막전위에 영향을 미치기 위해 여러 개의 시냅스이후전위의 입력을 추가하는 이러한 현상을 가중이라고 한다.

가중에는 두 가지 유형인 시간가중과 공간가중이 있다. 첫 번째로 temporal summation(시간가중)은 신경전달물질 분자가 단일시냅스이전신경세포의 축삭종말에서 반복적으로 방출될 때 발생한다(**그림 11.19a**). 각 EPSP가 약 15ms 이하로 지속되기 때문에 시간가중이 발생하려면 EPSP가 연속적으로 빠르게 발생해야 한다.

두 번째는 spatial summation(공간가중)이며, 이는 여러 개의 시냅스이전신경세포의 축삭종말에서 신경전달물질의 동시적 방출을 일으킨다(**그림 11.19b**).

Termination of Synaptic Transmission
시냅스전달의 종료

시냅스이전신경세포가 시냅스이후신경세포 안의 특정 반응을 만들고 나면, 그 반응은 시냅스이후신경세포의 자극이 멈추기 전까지 다시 시작될 수 없기 때문에 시냅스전달을 종료해야 한다. 다시 말해, 한 가지 시냅스전달 과정이 멈춰야 다시 시작할 수 있는 것이다. 간단한 예시로 호흡과 관련된 신경세포가 있다. 들숨 시 특정한 신경세포가 호흡근의 수축을 유발하도록 자극을 받아야 한다. 숨을 쉬고 나면 신경계통은 신경세포의 자극을 멈춰야 하고, 만약 그렇지 않으면 계속 숨을 들이쉬게 될 것이다. 이렇게 자극을 멈추는 과정은 시냅스전달의 종료에 의해 일어난다.

시냅스전달의 메신저는 시냅스이전신경세포에서 방출되는 신경전달물질이다. 따라서 신경전달물질의 효과를 멈춤으로써 시냅스전달을 종료시킬 수 있다. 일반적으로 이 과정은 세 가지 방법으로 발생한다(**그림 11.20**).

- **Diffusion(확산)과 absorption(흡수).** 일부 신경전달물질은 ECM (extracellular matrix, 세포바깥바탕질, 세포외기질)을 통해 시냅스틈새로부터 확산되어 신경세포나 astrocytes(별아교세포, 성상교세포)의 형질막으로 확산된 후 시냅스이전신경세포로 되돌아간다.
- **Degradation in the synaptic cleft(시냅스틈새에서 분해).** 특

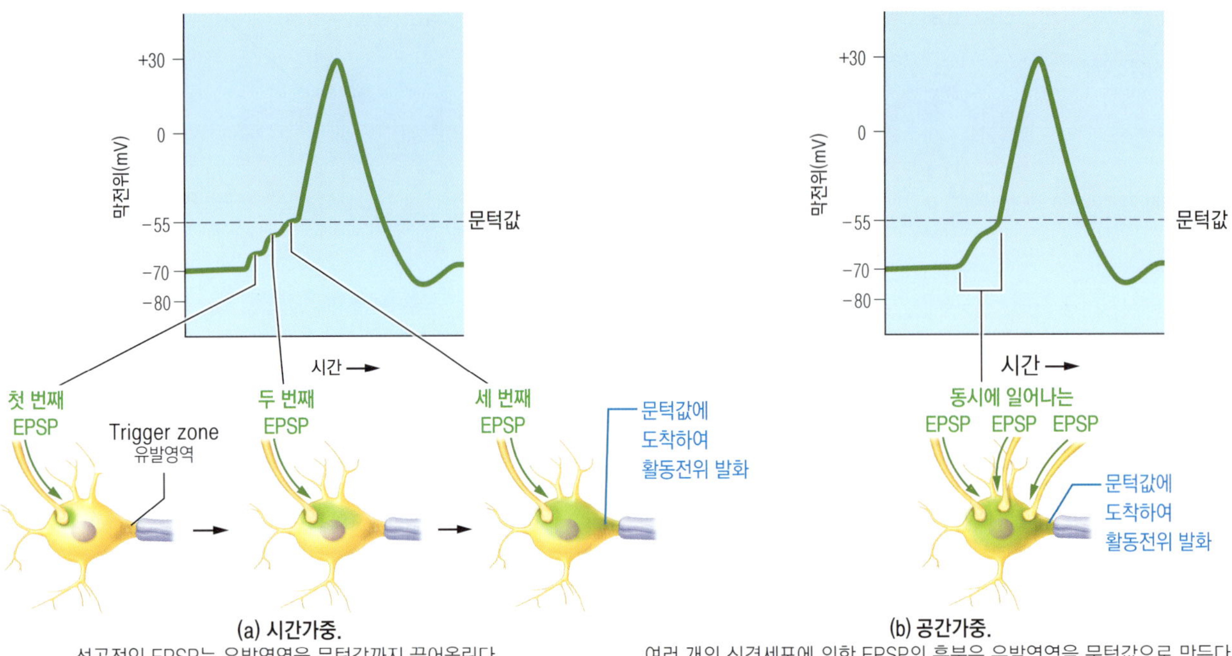

(a) 시간가중.
성공적인 EPSP는 유발영역을 문턱값까지 끌어올린다.

(b) 공간가중.
여러 개의 신경세포에 의한 EPSP의 흥분은 유발영역을 문턱값으로 만든다.

그림 11.19 EPSP의 시간가중과 공간가중

정 신경전달물질은 시냅스틈새에 존재하는 효소 촉매반응에 의해 분해된다. 분해된 신경전달물질의 성분은 종종 시냅스이전신경세포에 의해 다시 흡수되고 원래의 신경전달물질로 다시 재합성된다.

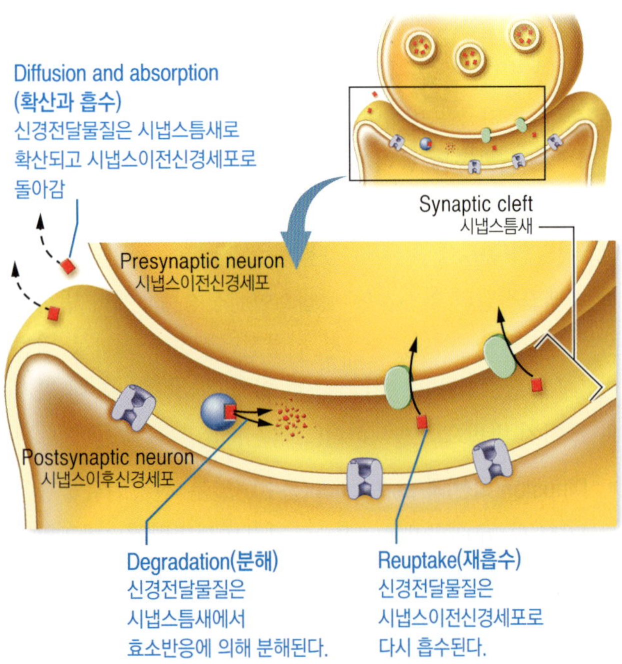

그림 11.20 시냅스전달 종료방법

- **Reuptake into the presynaptic neuron(시냅스이전신경세포로의 재흡수).** 일부 신경전달물질은 reuptake(재흡수) 과정을 통해 제거된다. 이러한 과정에서 신경전달물질은 axolemma(축삭집)의 단백질에 의해 시냅스이전신경세포로 다시 이동된다. 이들 유형에 따라 신경전달물질은 시냅스소포에 재포장되거나 효소 촉매반응에 의해 분해될 수 있다.

신경전달물질 분자가 시냅스틈새에서 제거되면 시냅스 전달은 완료된다. **임상에서 적용하기** Arthropod venom(절지동물 독)을 참고한다.

확인하기

- ☐ 4. Postsynaptic potential(시냅스이후전위)의 두 가지 종류는 어떻게 다른가?
- ☐ 5. Synaptic transmission(시냅스전달)은 어떻게 종료되는가?
- ☐ 6. Temporal summation(시간가중)과 spatial summation(공간가중)의 차이점은 무엇인가?

Big Picture

Chemical Synaptic Transmission
화학시냅스 전달

화학시냅스의 시냅스전달에 대해 전체 과정이 요약되어 있다(**그림 11.21**).

Big Picture 화학시냅스 전달

그림 11.21

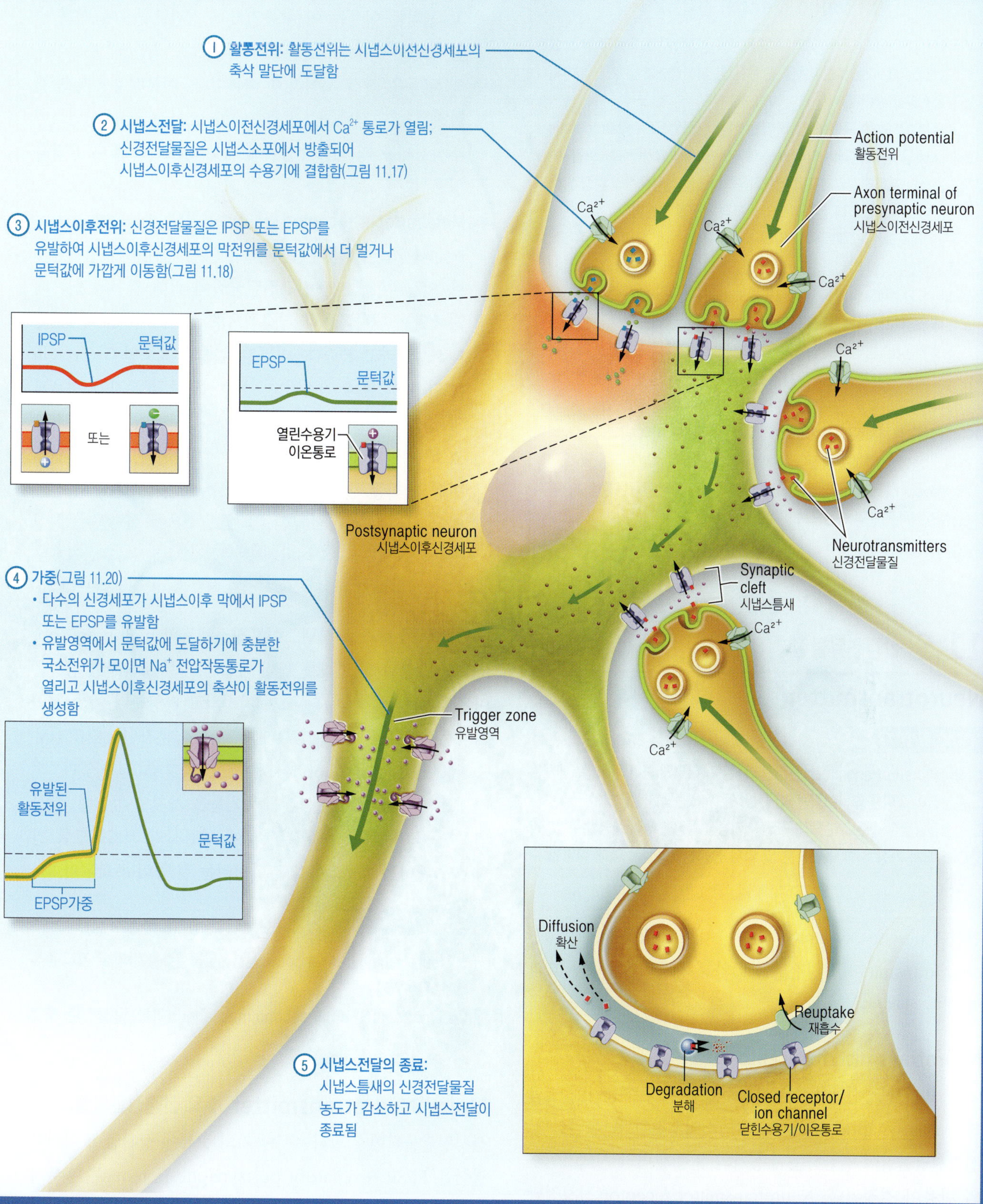

임상에서 적용하기

Arthropod Venom 절지동물 독

미국에는 거미와 전갈 등 여러 종의 독성을 가진 절지동물들이 살고 있다. Arthropod venom(절지동물 독)은 신경의 시냅스에 영향을 미치며, 신경독소라고 불린다.

가장 악명 높은 독거미 중 하나는 신경독을 일으키는 latrodectus mactans(암컷 과부 거미)이다. 사람에게 독이 주입되거나 활성화될 때, 독소는 시냅스이전신경세포와 상호작용하여 신경전달물질의 대량 방출을 일으키고 시냅스이후신경세포의 반복적 자극을 유발한다.

또한 미국에는 약 40종의 전갈이 서식하고 있는데, 유일하게 잠재적으로 치명적인 신경독을 가진 종은 껍질전갈이다. 껍질전갈의 독은 시냅스이후신경세포의 Na^+ 전압작동통로가 비활성화되는 것을 막고, 이로인해 신경세포는 계속해서 활동전위를 발생한다.

독소가 다른 방법으로 작용하지만 둘 다 시냅스이후신경세포의 과다자극으로 이어지기 때문에 유사한 효과를 나타낸다. 일반적인 증상으로는 근육의 과다흥분, 근육통, 다한, 오심구토 및 호흡곤란이 있다. 두 가지 유형의 상처치료에 대한 치료와 예후는 주입된 독의 양과 의료서비스의 가용성에 의해 달라진다. 심각한 경우에는 독소의 효과를 막기 위해 antivenin(항뱀독소)이 필요하다. 다행히 대부분의 유독동물독소중독은 심각하지 않으며 죽음으로 이어지는 경우는 매우 드물다.

11.5 신경전달물질

Neurotransmitter

학습목표

1. 하나의 neurotransmitter(신경전달물질)가 어떻게 하나의 시냅스에서는 흥분성이고 다른 하나에서는 억제성이 될 수 있는지를 설명할 수 있다.
2. 신경전달물질의 주요 분류의 구조적 · 기능적 특징에 대해 설명할 수 있다.
3. CNS에서 가장 일반적인 흥분 및 억제 신경전달물질에 대해 설명할 수 있다.

인간의 nervous system(신경계통) 내에서 작용하는 다양한 neurotransmitter(신경전달물질)와 수용체의 특성 및 효과에 대해 살펴본다.

Neurotransmitter Receptor 신경전달물질수용기

거의 모든 신경전달물질은 시냅스이후 막의 수용기에 결합하여 postsynaptic potential(시냅스이후전위)을 유발한다. 신경전달물질이 결합하는 수용기의 유형에 따라 시냅스이후의 반응이 결정된다. Neurotransmitter receptor(신경전달물질수용기)는 ionotropic(이온성)과 metabotropic(대사성)의 두 가지 유형으로 확인된다(그림 11.22).

- **Ionotropic receptor(이온성수용기)**는 ligand-gated ion channel(리간드관문 이온통로)의 일부이다. 이온성이라고 불리는 이유는 이 수용기가 신경전달물질에 의해 결합되었을 때 neuron(신경세포) 안으로 또는 밖으로 이온의 이동을 직접 제어하기 때문이다. 이온성수용기를 결합하는 신경전달물질은 postsynaptic neuron(시냅스이후신경세포)의 세포막전위에 매우 빠르지만 짧은 효과를 일으킨다.
- **Metabotropic receptor(대사성수용기)**는 plasma membrane(형질막) 내의 수용기로, 어떤 형태로든 이온통로에 연결되어 있다. 신경전달물질에 의해 결합되었을 때 시작되는 대사작용과 직접적으로 연관되어 있기 때문에 대사성이라고 불린다. 대부분 세포 내 효소인 G-protein (G단백)을 통해 연결된다. 신경전달물질 분자가 수용기에 결합되면 1개 또는 그 이상의 G단백이 활성화되고, 효소-촉매반응의 연속적 과정이 시작된다. 이러한 연쇄반응의 최종 결과는 second messenger(이차전령물질)라고 불리는 시냅스이후신경세포 내부에 화합물을 형성하는 것이다. 이후 이차전령물질은 시냅스이후신경세포의 형질막에서 리간드관문 이온통로를 열거나 닫는다.

대사성수용기는 시냅스이후신경세포의 membrane potential(막전위)의 변화를 훨씬 더 느리게 유도하지만 영향은 이온성수용기에 비해 더 오래 지속되고 다양하다. 일반적인 이차전령물질의 예로는 ATP에서 유래된 분자인 cAMP (cyclic adenosine momophosphate, 고리형AMP)가 있다. 신경세포 내에서 cAMP는 몇 개의 기능을 가지고 있는데, 인산염 그룹을 리간드관문 이온통로에 연결시켜 개폐하도록 반응을 촉매하는 효소그룹을 결합시키는 것 등이 포함된다.

확인하기

- ☐ 1. Neurotransmitter receptor(신경전달물질수용기)의 두 가지 종류는 무엇인가?
- ☐ 2. G-protein (G단백)과 second messenger(이차전령물질)는 무엇인가?

Major Neurotransmitter 주요 신경전달물질

신경전달물질이 결합하는 수용기의 종류에 상관없이 이러한 결합은 EPSP (excitatory postsynaptic potential, 흥분시냅스이후전위, 흥분성시냅스후전압) 또는 IPSP (inhibitory postsynaptic potential, 억제시냅스이후전위, 억제성시냅스

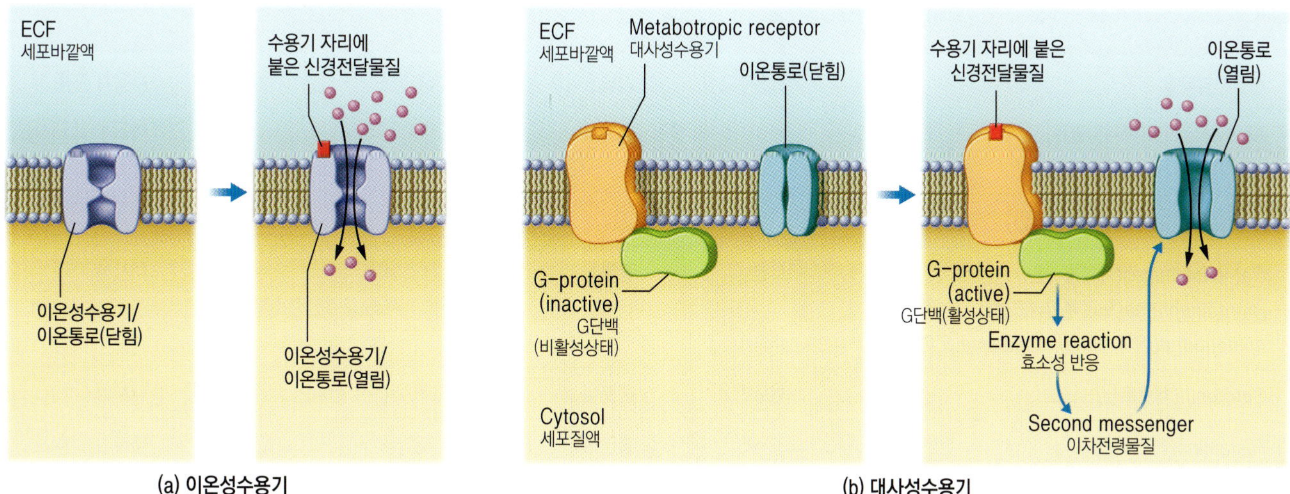

그림 11.22 신경전달물질수용기의 종류

후전압)를 유도하는 것으로 이어진다. 시냅스이후신경세포의 신경전달물질이 EPSP를 유발하면 흥분성 효과를 가지고 있다고 하고, IPSP를 유발하면 억제성이라고 한다. 대부분 신경전달물질은 어느 시냅스이후신경세포수용기에 결합하는지에 따라 흥분성과 억제성 효과를 모두 갖는다. 단일 신경전달물질은 여러 가지의 수용기 유형을 가질 수 있다. 이는 신경전달물질의 순수한 기능적 분류를 어렵게 만든다. 따라서 신경계통 내에서 작용하는 주요한 신경전달물질은 화학적 구조에 의해 다음과 같이 4그룹으로 분류된다.

표 11.3은 특정 신경전달물질의 위치, 기능, 효과를 요약하고 있다.

Acetylcholine 아세틸콜린

신경계통 전반에 걸쳐 가장 많이 사용되는 신경전달물질은 ACh (acetylcholine, 아세틸콜린)이다. Cholinergic synapse(콜린성 시냅스)라고 불리는 아세틸콜린을 사용하는 시냅스는 뇌와 척수 내부 및 ANS 내에 있는 신경접합부에 위치한다. 대부분 효과는 흥분성이지만 일부 PNS 시냅스에서는 억제효과를 나타낸다.

Biogenic Amine 생체아민

Biogenic amine(생체아민)은 monoamine(모노아민)이라고도 불리며 amino acid(아미노산)로부터 합성된 신경전달물질의 한 종류이다. 대부분 생체아민은 CNS와 PNS에서 많이 쓰이고 항상성 유지와 인지기능 유지의 기능을 담당한다.

세 개의 생체아민은 아미노산 티로신으로부터 합성되고, 비슷한 화학구조를 가진 caecholamines(카테콜라민)이라는 하위 그룹을 형성한다. 카테콜라민에는 다음과 같은 3가지 종류가 있다.

- **Norepinephrine(노르에피네프린).** Norepinephrine(노르에피네프린)은 심장박동수, 혈압, 소화와 같은 기능에 영향을 미치는 ANS에서 많이 사용된다. CNS에서 노르에피네프린을 분비하는 신경세포는 주로 뇌줄기에 한정되어 있으며 수면주기와 각성주기, 주의력 및 영양섭취행동을 조절한다.
- **Epinephrine(에피네프린).** Epinephrine(에피네프린, 아드레날린)은 ANS에 의해 사용되며 노르에피네프린과 같은 효과를 가지고 있다.
- **Dopamine(도파민).** Dopamine(도파민)은 CNS에 광범위하게 사용되며 다양한 기능을 갖고 있다. 움직임을 조정하는데 도움을 주고, 감정과 동기부여에도 관여한다.

또 다른 생체아민으로 serotonin(세로토닌)이 있으며, 세로토닌은 감정조절과 관련된 주요한 신경전달물질로 알려져 있고, 또한 세로토닌은 감정, 주의력, 다른 인지기능, 운동 행동, 섭식 행동 및 일상의 리듬에 영향을 미친다.

마지막으로 생체아민은 histamine(히스타민)이며, 이는 amino acid histidine(아미노산히스티딘)으로부터 합성된다. 히스타민은 CNS 내에서 광범위한 과정에 관여하며 각성과 주의력의 조절 과정이 포함된다. 또한 신경계통 외부에서 히스타민은 알레르기 반응의 중요한 매개체이다. 히스타민이 각성에 중요한 역할을 하고 있기 때문에 히스타민의 활동

표 11.3 주요 신경전달물질

신경전달물질	복합전구물질	시냅스이후 효과	주요 장소	수용기 종류
Acetylcholine(아세틸콜린)	acetyl-CoA와 콜린	흥분성	CNS: 뇌와 척수 PNS: 신경근이음부와 ANS	이온성 및 대사성
Biogenic amines(생체아민)				
Catecholamines(카테콜라민) [norepinephrine(노르에피네프린), epinephrine(에피네프린), dopamine(도파민)]	티로신	흥분성	CNS: 뇌와 척수 PNS: ANS(교감신경계통)	대사성
Serotonin(세로토닌)	트립토판	흥분성	CNS: 뇌	대사성
Histamine(히스타민)	히스티딘	흥분성	CNS: 뇌	대사성
Amino acids(아미노산)				
Glutamate(글루탐산염)	글루타민	흥분성	CNS: 뇌(주요 뇌신경전달물질)	이온성 및 대사성
GABA (G-aminobutyric acid) (감마아미노부티르산)	글루탐산염	억제성	CNS: 뇌와 척수	이온성 및 대사성
Glycine(글라이신)	세린	억제성	CNS: 뇌와 척수	이온성
Neuropeptides(신경펩티드)				
Substance P(물질 P)	아미노산	흥분성 및 억제성	CNS: 뇌와 척수 (통증인지의 주요 신경전달물질) PNS: 창자신경계통 (소화기관의 신경세포)	대사성
Opioids(아편유사약물) [enkephalin(엔케팔린), A-endorphin(A-엔돌핀), dynorphin-A(디놀핀-A)]	아미노산	흥분성 및 억제성	CNS: 뇌와 척수 (통증조절의 주요 신경전달물질)	대사성
Neuropeptide Y(신경펩티드 Y)	—	흥분성 및 억제성	CNS: 뇌 PNS: ANS	대사성

을 차단하게 되면 졸음 같이 흔한 부작용이 나타나게 된다.

Amino Acid Neurotransmitter 아미노산 신경전달물질

세 가지 주요 amino acid neurotransmitter(아미노산 신경전달물질)는 glutamate(글루탐산염), glycine(글라이신), GABA (gamma-aminobutyric acid, 감마아미노부티르산)이다. 글루탐산염은 뇌에서 가장 중요한 흥분성 신경전달물질이다. 대부분의 뇌 신경세포는 최소한 한 가지 유형의 수용기를 가지고 있다고 여겨진다. 일반적으로 글루탐산염에 대한 이온성수용기와 대사성수용기는 Ca^{2+} 통로를 열고 EPSP를 일으킨다.

글라이신과 GABA는 신경계통의 두 가지 주요 억제성 신경전달물질이다. 둘 다 시냅스이후신경세포에서 IPSP를 유도하는데, 주로 리간드관문 Cl^- 통로를 열고 축삭을 hyperpolarization(과다분극)시킨다. GABA는 뇌에서 가장 중요한 억제성 신경전달물질인 반면, 글라이신은 척수에서 가장 널리 사용되는 억제성 신경전달물질이다.

Neuropeptide 신경펩티드

Neuropeptide(신경펩티드)는 신경계통 내에서 다양한 효과를 가진 신경전달물질 그룹이다.

- **Substance P (P물질).** Substance P (P물질)는 최초로 확인된 신경펩티드이다. P물질은 통증과 온도에 대한 자극의 전달과 관계있다.
- **Opioids(아편유사제).** Opioids(아편유사제)에는 endorphins(엔돌핀), enkephalins(엔케팔린)와 dynorphins

(디놀핀)가 있으며, 20개 이상의 신경펩티드로 이루어져 있다. 세 가지 모두 통증의 완화를 유도하는 특성(analgesia라고 함)을 공유하며, 모두 신경계 억제제이다. 또한 성적 매력과 공격적이거나 복종적인 행동에 관련되어 있는 것으로 생각된다.

- **Neuropeptide Y(신경펩티드 Y).** Neuropeptide Y(신경펩티드 Y)는 36개의 아미노산을 가진 대규모 신경펩티드이다. 이는 섭식행동과 관련된 기능을 수행하는 것으로 보이고 배고픔을 조절하거나 포만감을 느끼게 할 수 있다.

확인하기

☐ 3. Notransmitter(신경전달물질)는 어떻게 postsynaptic neuron(시냅스이후신경세포)을 흥분시키는가? 어떻게 시냅스이후신경세포를 억제시키는가?
☐ 4. 어느 신경전달물질이 흥분성 효과가 큰가?
☐ 5. 어느 신경전달물질이 억제성 효과가 큰가?

11.6 신경세포의 기능적 그룹

Functional Group of Neuron

학습목표

1. Neuronal pool(신경세포 풀)을 정의하고 목적을 설명할 수 있다.
2. CNS의 두 가지 주요 neural circuits(신경회로)을 비교 · 대조할 수 있다.

지금까지 개별 neuron(신경세포)의 행동, 즉 action potential(활동전위)이 어떻게 생성되고 전달되는지, 활동전위가 어떻게 synaptic transmission(시냅스전달)으로 이어지는지, 그리고 neurotransmitter(신경전달물질)가 postsynaptic neuron(시냅스이후신경세포)에 어떤 영향을 미치는지에 대해 논의했다. 지금부터 group of neuron(신경세포 그룹)에 대해 알아볼 것이다. 신경세포는 분리된 개체로 작용하지 않고 공통의 기능을 수행하기 위해 neuronal pool(신경세포 풀)이라고 하는 네트워크를 형성한다. 신경세포 풀은 neural circuits(신경회로)라는 기능적인 그룹으로 구성된다.

Neuronal Pool 신경세포 풀

신경세포 풀은 CNS 안의 interneuron(사이신경세포) 그룹이다. 이러한 풀은 전형적으로 뇌 안의 neuroglial cell(신경아교세포), dendrite(가지돌기)와 axon(축삭)으로 얽혀있는 mat(매트)인 반면, cell body(세포체)는 CNS의 다른 부분에 위치할 수 있다. 신경세포 풀에서 처리할 수 있는 정보의 유형은 해당하는 풀의 시냅스연결에 의해 정의된다. 풀 사이의 연결은 계획된 움직임, 인지 및 성격과 같은 복잡한 정신적 활동을 가능하게 한다.

각 신경세포 풀은 일련의 신호를 시작하는 입력 신경세포라고 불리는 한 개 이상의 신경세포로부터 시작된다. 입력 신경세포는 풀에서 여러 신경세포로 작용하기 위해 반복적으로 가지를 낸다. 일부 신경세포의 경우 활동전위를 유발하는 EPSP를 생성할 수 있으며, 다른 신경세포에는 trigger zone(유발영역)을 threshold(문턱값, 역치)에 더 가깝게 만들 수도 있다. 이러한 차이는 입력 신경세포가 다른 시냅스이후신경세포와 접촉하는 횟수에 의해 결정된다.

하나의 입력 신경세포와 시냅스이후신경세포가 포함된 작은 신경세포 풀은 그림 11.23에 설명되어 있다. 중앙의 시냅스이후신경세포가 입력 신경세포와 가장 많은 수의 시냅스 접촉이 이루어진다. 이러한 연결로 인해 spatial summation(공간가중)이 가능하며, 입력 신경세포의 자극은 활동전위를 촉발할만한 적절한 양의 EPSP (excitatory postsynaptic potential, 흥분시냅스이후전위, 흥분성시냅스후전압)를 발생시킬 가능성이 있다.

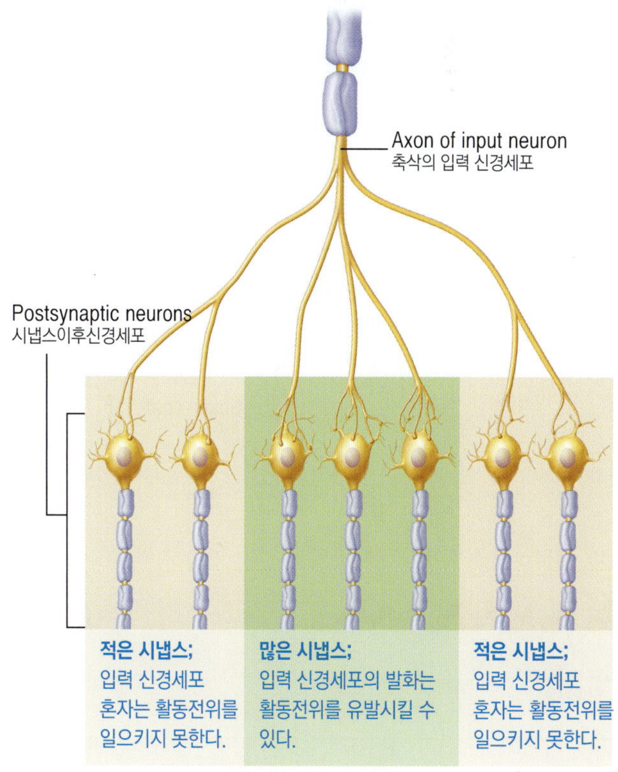

그림 11.23 신경세포 풀

반면, 양쪽 영역의 신경세포는 입력 신경세포와의 시냅스 접촉이 더 적다. 그 결과, 혼자 작용하는 입력 신경세포는 이러한 신경세포의 유발영역을 문턱값으로 가져오지 못하고 활동전위를 이끌어 내지 못할 것이다. 하지만 다른 입력 신경세포가 활동전위를 촉발시키는 데에 도움을 줄 수 있다.

또한 억제성 시냅스도 발생하는데, 억제의 정도는 시냅스 접촉의 수와 밀접한 관계가 있다. 입력 신경세포로부터 가장 많은 수의 IPSP (inhibitory postsynaptic potential, 억제시냅스이후전위, 억제성시냅스후전압)를 받는 시냅스이 후신경세포에서 활동전위가 효과적으로 차단된다.

Neural Circuit 신경회로

신경세포 풀 사이의 시냅스 연결 패턴을 신경회로라고 한다. 신경회로의 각 신경세포 풀은 다른 풀로부터 입력을 수신한 다음 다른 풀로 이동하는 출력을 생성한다. 신경세포 풀의 연결방식에 따라 신경회로의 기능이 결정된다.

신경회로에는 diverging(확산형)과 converging(수렴형)의 두 가지 유형이 있다.

- **Diverging circuit(확산형 회로).** Diverging circuit(확산형 회로)은 다수의 시냅스 이후 신경세포와 접촉하기 위해 하나의 입력신경세포의 축삭으로부터 시작한다(그림 11.24a). 시냅스이후신경세포의 축삭은 더 많은 신경세포와 접촉하기 위해 가지를 뻗어 신경세포와 차례로 접촉한다. 따라서 신호가 회로의 track(경로)을 따라 전달될 때 점점 더 많은 신경세포가 흥분하게 된다. 확산형 회로는 하나의 신경세포가 뇌 및/또는 인체의 여러 부분과 통신할 수 있도록 해주기 때문에 매우 중요하다. 일부 확산형 회로는 회로가 증폭되어 신호가 점점 더 많은 신경세포를 통과하게 된다(그림 11.24a 왼쪽). 한 개의 신경세포로 시작한 뒤, 이는 2개로 나뉘어져 2개의 신경세포를 자극하고, 2개의 신경세포는 다시 4개의 신경세포를 자극한다. 또한 일부 확산형 회로는 각각 다른 방향으로 가는 여러 개의 길로 분할된다(그림 11.24a 오른쪽). 이런 유형의 회로는 수신되는 자극을 전달하는 특성을 가지고 있으며, spinal cord(척수)에 있는 신경세포에서부터 뇌의 다른 신경세포 풀로 보내진다.
- **Converging circuit(수렴형 회로).** Converging circuit(수렴형 회로)은 기본적으로 확산형 회로와 반대이다(그림 11.24b). 수렴형 회로에서 여러 개의 입력 신경세포로부터의 axon terminals(축삭종말)은 시냅스의 공간가중을 가능하게 하면서 한 개의 시냅스이후신경세포로 모인다. 수렴형 회로는 뼈대근육의 움직임을 제어하는데 중요한 역할을 한다, 척수의 사이신경세포는 뇌의 서로 다른 부위에 있는 신경세포로부터 입력을 수신하고, 이후 뼈대근육 수축을 조절하기 위해 원심성운동신경세포에 수렴된다. 또한 수렴형 회로는 신경계통이 수집하고 처리하는 감각자극에 반응할 수 있게 한다(그림 11.24b).

뇌의 모든 부분이 일부 신경회로를 통해 뇌의 거의 모든

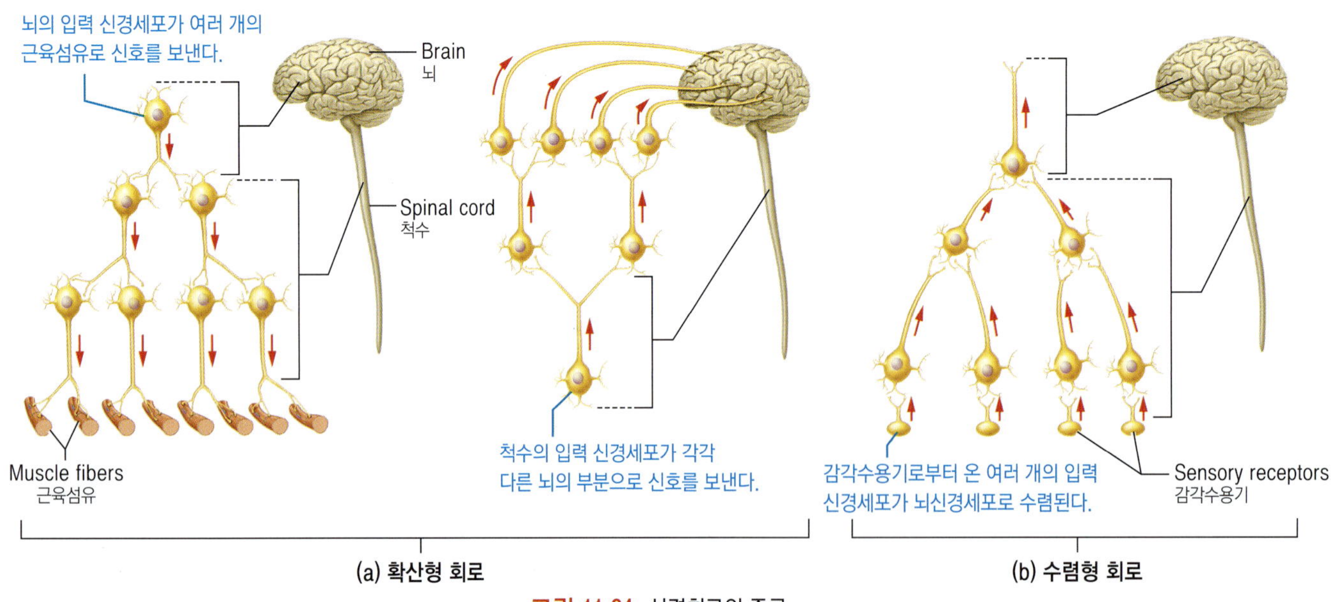

그림 11.24 신경회로의 종류

다른 부분과 접촉한다고 가정하면, 비조직적인 전기활동은 재앙이 될 수 있다. 임상에서 적용하기 Epileptic Seizures(간질발작)를 참조한다. 뇌의 전기활동이 혼란스럽고 지나치게 흥분되는 것을 막기 위해 CNS는 신경회로를 안정화시키는 두 가지 기본 기전을 가지고 있다. 첫 번째 기전은 단순 억제회로이다. 대부분 신경회로는 신경세포가 과도하게 흥분할 경우 입력 신경세포 또는 신경세포 풀의 시냅스이후신경세포를 억제하는 neuromodulators(신경조절물질)에 의해 매개되는 내인성 음성되먹임기전을 가지고 있다. 또한 일부 신경세포 풀은 주로 다른 신경회로의 활동을 제어하는 신경조절물질을 방출하는 신경세포로 구성되어 있다.

신경회로를 안정화시키는 두 번째 기전은 시냅스 피로라고 불리는 시냅스의 속성이다. Fatigue(피로)란 장기적이고 강렬한 자극에 따라 시냅스전달이 점진적으로 약해지는 것을 말한다. 왜냐하면 부분적으로 과다하게 사용될 때 신경전달물질에 대한 시냅스이후신경세포의 민감도가 점차 감소하기 때문이다. 이러한 시냅스이후수용기에 대한 'downregulation(하향조절)'은 신경전달물질 방출을 조절하는 특정 약물에 대한 내성이 생기는 이유이다.

임상에서 적용하기

Epileptic Seizures 간질발작

Epileptic seizures(간질발작)는 뇌에서 발작이라고 불리는 비정상적이고 조직적이지 않은 전기활동의 반복으로 특징지어진다. 발작은 하나의 신경세포의 membrane potential(막전위)의 불안정성에 의해 유발될 수 있는 신경세포 풀의 갑작스런 흥분성 전기활동 때문에 발생한다. 과도한 자극은 지나치게 과한 자극을 방지하는 억제회로를 지치게 만든다. 이러한 억제기전이 상실되면 연속적인 흥분이 뇌의 일부(partial seizure, 부분발작) 또는 뇌의 전체(generalized seizure, 대발작)로 퍼진다. 뇌에 이러한 유형의 신호가 많아지면 의미 있는 신호는 전송될 수 없다. 이는 가벼운 감각장애에서부터 의식의 상실, 조절되지 않는 근육활동에서 발생하는 특징적인 율동성 움직임까지 다양한 증상을 초래할 수 있다.

비록 많은 약물이 발작을 멈추게 하겠지만, 일반적으로 시냅스 피로로 인해 발작이 스스로 멈춘다. 따라서 간질치료의 대부분은 발작을 방지하고 억제회로가 최적으로 기능하도록 하는 것을 목표로 한다.

확인하기

- ☐ 1. 신경세포가 neuronal pool(신경세포 풀)로 구성되는 이유는 무엇인가?
- ☐ 2. Diverging circuit(확산형 회로)과 converging circuit(수렴형 회로)은 어떠한 점이 다른가?
- ☐ 3. Neural circuits(신경회로)를 안정시키는 기전은 무엇인가?

12

Central Nervous System
중추신경계통

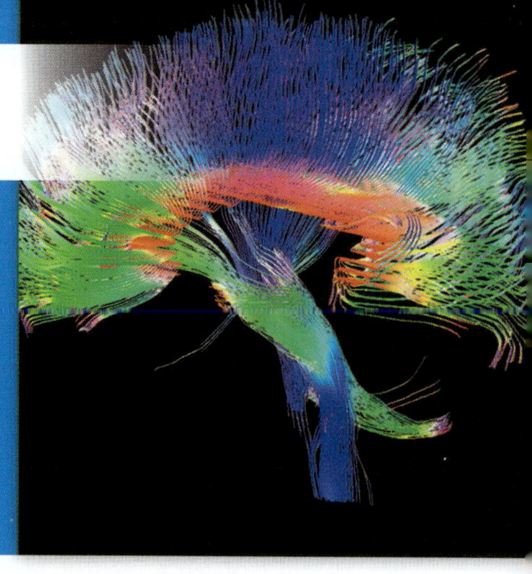

우리는 마음이라는 단어를 일상 생활에서 자주 사용한다. 마음은 정확히 무엇이고 어디에 위치해 있을까? 이 물음에 답하기 위해 과학자, 철학자 및 신학자들은 수 세기의 시간을 보냈다. 현대의 마음(정신)의 정의는 '각 개인의 고유한 생각, 감정, 지성 및 상상의 집합체'이다. 이 장에서는 CNS (central nervous system, 중추신경계통)인 brain(뇌)과 spinal cord(척수)의 구조와 기능에 대해 알아볼 것이다. 먼저 뇌의 해부학적 구조를 살펴보고 그 다음에 항상성 유지와 관련된 뇌의 통합적 조절 기능 및 운동과 감각 자극을 전달하는 척수의 구조와 기능에 대해 살펴볼 것이다.

12.1 CNS의 개요

Overview of the Central Nervous System

학습목표

1. Brain(뇌)의 각 주요 부분의 구조와 기능을 설명할 수 있다.
2. 뇌의 다섯 가지 발달영역에 대해 설명하고, 성인 뇌의 주요 영역을 구분할 수 있다.

Overview of CNS Function CNS 기능의 개요

신경계통의 기능은 세 가지 범주로 나눌 수 있다. 첫 번째는 감각기능, 두 번째는 통합기능, 세 번째는 운동기능이다. 감각과 운동 기능 모두 PNS (peripheral nervous system, 말초신경계통)에 의해 수행되는 반면, 통합기능은 전적으로 CNS에 의해 수행된다. 통합기능은 homeostasis(항상성) 유지, 언어나 학습과 같은 고도의 정신적 기능, 감각자극의 해석, 움직임에 대한 계획과 모니터링 등 다양한 과정을 포함한다.

Brain(뇌)은 PNS의 sensory nerve cell(감각신경세포), 뇌 다른 부분의 interneuron(사이신경세포)과 spinal cord(척수)의 사이신경세포를 포함한 여러 곳으로부터 신호를 받고 기능을 수행한다. 뇌는 정보가 처리되면, 입력정보에 반응하는 방법에 대해 결정을 내리고, 결과를 CNS의 사이신경세포 또는 PNS의 motor neuron(운동신경세포)을 통해 근육이나 샘으로 내보낸다.

확인하기

☐ 1. CNS가 수행하는 기능에는 무엇이 있는가?

Basic Structure of the Brain and Spinal Cord 뇌와 척수의 기본 구조

뇌와 척수는 해부학적으로 하나의 연속적인 구조이다. 뇌는 cranial cavity(머리안, 두개강)에 위치한 부드러운 회백색의 기관이다. 뇌는 주로 nervous tissue(신경조직)로 이루어져 있지만 epithelial tissue(상피조직)와 connective tissue(결합조직)도 포함하고 있다. 뇌는 CSF (cerebrospinal fluid, 뇌척수액)로 채워져 있는 cerebral ventricle(뇌실)이라고 불리는 내부공간이 있다. 성인의 뇌는 1,250~1,450g 정도이고 남성이 여성보다 약간 더 큰 경향이 있다. 뇌의 크기는 지능과 거의 관련이 없다.

뇌에는 혈관이 풍부하며, 휴식을 취하는 동안에도 전체 혈류량의 약 20%가 뇌로 가는데, 이는 뇌가 많은 양의 산소, 포도당, 다른 영양성분을 필요로 하기 때문이다.

뇌는 cerebrum(대뇌), diencephalon(사이뇌, 간뇌), cerebellum(소뇌), brainstem(뇌줄기, 뇌간) 4가지 부분으로 구성된다(그림 12.1).

- **Cerebrum(대뇌).** 대뇌는 뇌에서 가장 큰 부분을 차지한다. 대뇌는 오른쪽과 왼쪽 두 개의 cerebral hemisphere(대뇌반구)로 구성된다. 대뇌는 학습, 기억, 성격, 인식(생각), 언어, 양심을 포함한 고도의 정신적 기능을 담당하고 있으며 감각과 운동에서도 중요한 역할을 수행한다.
- **Diencephalon(사이뇌).** 대뇌반구 아래에 위치한 큰 핵덩어리인 사이뇌는 네 개의 분리된 구조로 되어있으며 정보를 처리하고 통합하고 뇌의 다른 부분으로 정보를 전달하는 역할을 한다. 또한, 인체의 다양한 변화에 대한 항상성 유지와 움직임을 조절하며 생물학적 리듬을 유지하는 역할을 한다.
- **Cerebellum(소뇌).** 뇌의 뒤쪽 아래 부분을 소뇌라고 한다. 대뇌와 비슷하게 소뇌도 오른쪽과 왼쪽 반구로 이루어져 있다. 소뇌는 스포츠나 악기를 연주하는 것과 같은 복잡한 활동에서 움직임을 계획하고 조정할 때 중요한 역할을 수행한다.
- **Brainstem(뇌줄기).** 진화론적 관점에서 보았을 때, 뇌에서 가장 덜 진화된 부분인 뇌줄기는 뇌와 척수를 연결한다. 뇌줄기의 기능은 호흡의 속도와 깊이 조절, 특정 반사작용 중재, 움직임의 감시, 정보를 통합하고 신경계통의 서로 다른 부분의 정보를 전달하는 중개역할 등 기본적인 불수의적 과정을 조절한다.

척수는 긴 관 모양의 기관으로, vertebral cavity(척추안, 척추강)에 의해 쌓여있다. 척수는 skull(머리뼈, 두개골)의 foramen magnum(큰구멍, 대공)을 통과해 뇌줄기의 아래쪽과 연결되며 대략 첫 번째 혹은 두 번째 lumbar(요추) 사이에서 끝난다. 길이는 약 43~46cm이며, 직경은 약 0.65~1.25cm로 매우 얇다. 척수는 뇌와 같이 CSF로 채워진 내부공간인 central canal(중심관)이 있다.

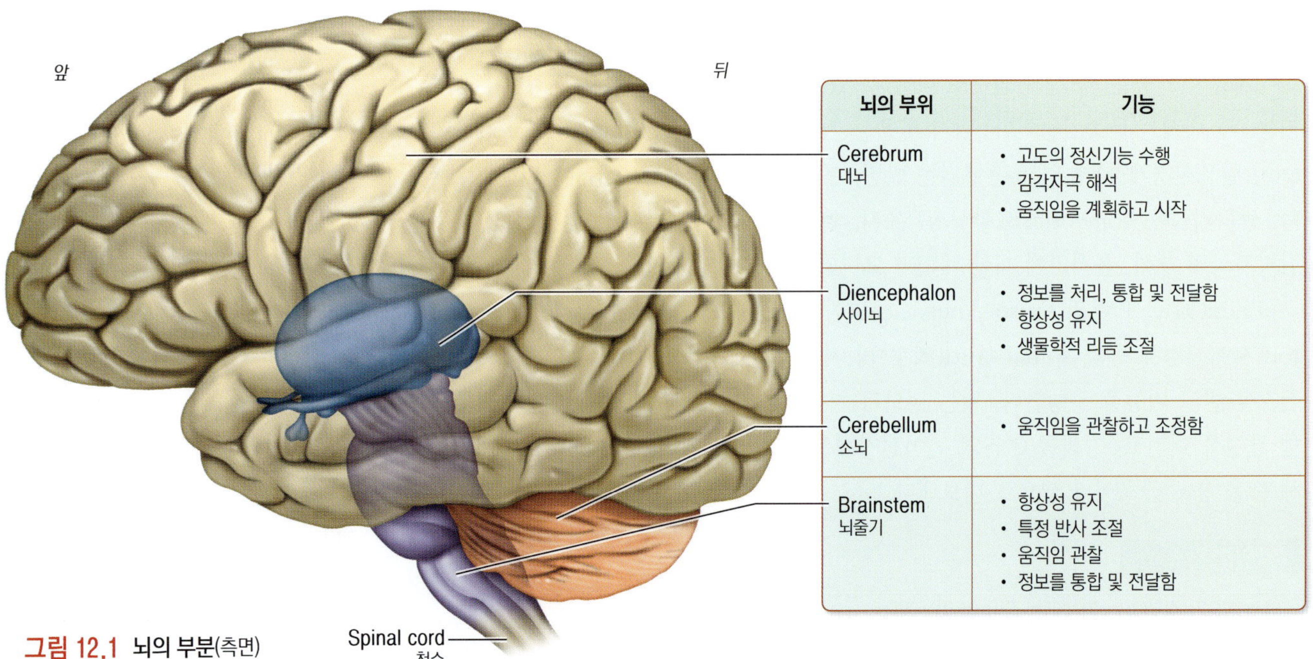

뇌의 부위	기능
Cerebrum 대뇌	• 고도의 정신기능 수행 • 감각자극 해석 • 움직임을 계획하고 시작
Diencephalon 사이뇌	• 정보를 처리, 통합 및 전달함 • 항상성 유지 • 생물학적 리듬 조절
Cerebellum 소뇌	• 움직임을 관찰하고 조정함
Brainstem 뇌줄기	• 항상성 유지 • 특정 반사 조절 • 움직임 관찰 • 정보를 통합 및 전달함

그림 12.1 뇌의 부분(측면)

뇌와 척수는 myelinated axon(말이집 축삭)으로 이루어진 white matter(백색질)와 neuron cell body(신경세포체), dendrite(가지돌기), unmyelinated axon(민말이집 축삭)으로 이루어진 gray matter(회색질)로 구성된다. 뇌에서 회색질은 대뇌 바깥쪽 표면 몇 mm 정도와 안쪽 깊은 부분까지 흩어져 있으며, 대뇌의 나머지 부분은 백색질이다(그림 12.2a). 대뇌의 각 lobe(엽)에는 tract(신경로)이라 불리는 백색질의 묶음이 있으며, 이는 뇌의 회색질 내 nuclei(핵)에서 세포체와 가지돌기의 cluster(군집)로부터 입력신호를 받고 군집으로 출력신호를 보낸다. 이러한 의사소통은 뇌와 척수의 여러 부분을 연결한다.

척수는 정보를 처리하는 핵을 포함하고 있는 회색질과 정보를 전달하는 백색질의 신경로로 구성된다. 척수의 회색질은 백색질에 둘러싸여 있고, 가로단면은 나비 모양이다(그림 12.2b). 뇌와 척수에 있는 회색질과 백색질의 위치는 서로 다른데 척수의 백색질은 바깥에 위치한 반면, 대뇌의 백색질은 안쪽 깊은 곳에 위치하고 있다.

확인하기

- ☐ 2. Brain(뇌)을 무엇으로 구분하는가?
- ☐ 3. Spinal cord(척수)는 어디에 위치해 있는가? 어디에서 시작하여 어디에서 끝나는가?

Overview of CNS Development

CNS 발달의 개요

뇌와 척수가 embryo(배아)와 fetus(태아)에서 어떻게 발달했는지 살펴보자(그림 12.3). 신경조직은 4주에 걸쳐 형성된 neural tube(신경관)라는 속이 비어있는 구조로부터 발달한다. 신경관이 형성된 직후 caudal end(꼬리 끝)가 척수가 되고, cranial end(머리 끝)는 빠르게 확장되며 세 개의 주머니같이 생긴 구조인 primary brain vesicles(일차뇌포)을 형성한다. Forebrain(앞뇌, 전뇌), midbrain(중뇌), hindbrain(마름뇌, 능형뇌)으로 이루어진 일차뇌포는 계속해서 커지며 약 5주 차까지 다섯 개의 secondary brain vesicles(이차뇌포)로 발달된다.

결국 이차뇌포는 성숙한 뇌의 4개의 부분으로 발달한다.

- Forebrain(앞뇌)은 두 개의 telencephalon(끝뇌, 종뇌)과 사이뇌인 이차뇌포로 확장된다. 끝뇌의 두 엽은 커져서 대뇌반구가 되며, 마찬가지로 사이뇌는 성숙한 뇌인 사이뇌가 된다.
- Midbrain(중뇌)은 이차뇌포의 mesencephalon(중간뇌)으로 확장하며, 뇌줄기의 일부인 중뇌가 된다.
- Hindbrain(마름뇌)은 두 개의 metencephalon(뒤뇌, 후뇌)과 myelencephalon(숨뇌, 연수)인 이차뇌포로 발달된다. 두 개의 부분은 뇌줄기의 나머지 부분으로 발달되고, 뒤뇌의 일부분은 소뇌로 발달된다.

빈 신경관 내의 cavity(공간)는 뇌실과 척수의 중심관이 된다.

확인하기

- ☐ 4. Neural tube(신경관)는 무엇인가?
- ☐ 5. 각각의 secondary brain vesicles(이차뇌포)은 성숙한 뇌의 무엇으로 발달하는가?

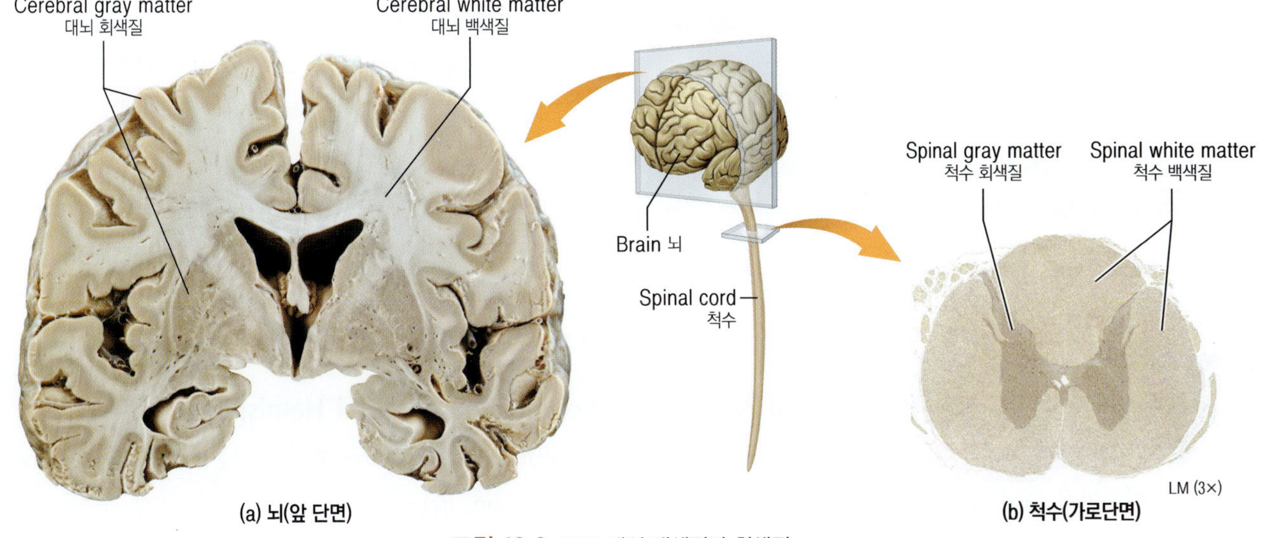

그림 12.2 CNS 내의 백색질과 회색질

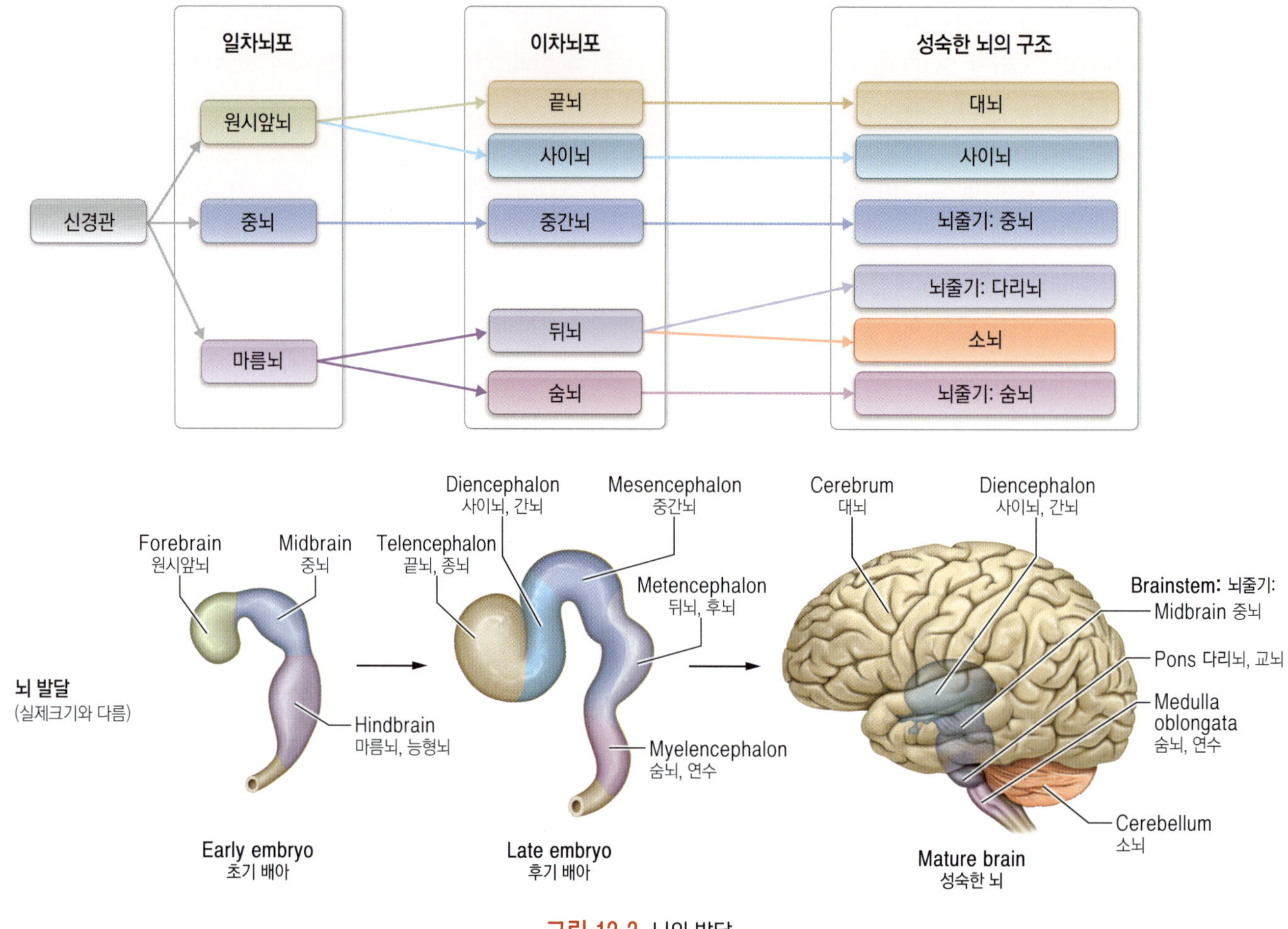

그림 12.3 뇌의 발달

12.2 뇌

Brain

학습목표

1. Cerebral hemisphere(대뇌반구)의 다섯 개 lobe(엽)의 구조와 기능에 대해 설명할 수 있다.
2. Diencephalon(사이뇌), cerebellum(소뇌), brainstem(뇌줄기)의 영역별 구조 및 일반적인 기능에 대해 설명할 수 있다.
3. Limbic system(둘레계통)과 reticular formation(그물체) 형성의 위치와 기능에 대해 설명할 수 있다.

Brain(뇌)의 4가지 영역의 기능에 대해 간단히 알아보자.

Cerebrum 대뇌

Cerebrum(대뇌)은 뇌의 한 부분으로 고도의 정신 기능을 수행한다. 오른 · 왼 한 쌍의 cerebral hemisphere(대뇌반구)로 이루어진 대뇌는 껍질을 벗긴 호두와 비슷한 모양이다. 대뇌의 표면에 얕은 홈과 깊은 홈이 있다. 얕은 홈은 sulci(대뇌고랑)라고 불리고, 깊은 홈은 fissure(틈새)라고 불린다. 이러한 2개의 반구는 longitudinal fissure(세로틈새, 종열)라고 불리는 긴 틈으로 서로 분리되어 있다. 각 반구는 여러 개의 대뇌고랑을 포함하며, 대뇌고랑 사이에는 gyri(대뇌이랑)라는 둔덕이 있다. 대뇌이랑과 대뇌고랑은 뇌의 표면적은 증가시키고 뇌 크기는 작게 만든다. 만약, 뇌가 매끄럽다면 훨씬 더 큰 skull(머리뼈, 두개골)이 필요할 것이다.

대뇌반구에는 2개의 cerebral ventricle(뇌실)이 있는데, right lateral ventricles(오른쪽측뇌실)과 left lateral ventricles(왼쪽측뇌실)이다. 또한 특수한 CNS 기능을 수행하는 여러 구조들이 포함되어 있다.

Lobe of the Cerebral Hemisphere 대뇌반구의 엽

Cerebral hemisphere(대뇌반구)는 5개의 lobe (round subdivision, 엽)으로 나뉘어져 있으며, 특정 기능을 수행하는 신경세포의 그룹으로 이루어져 있다.

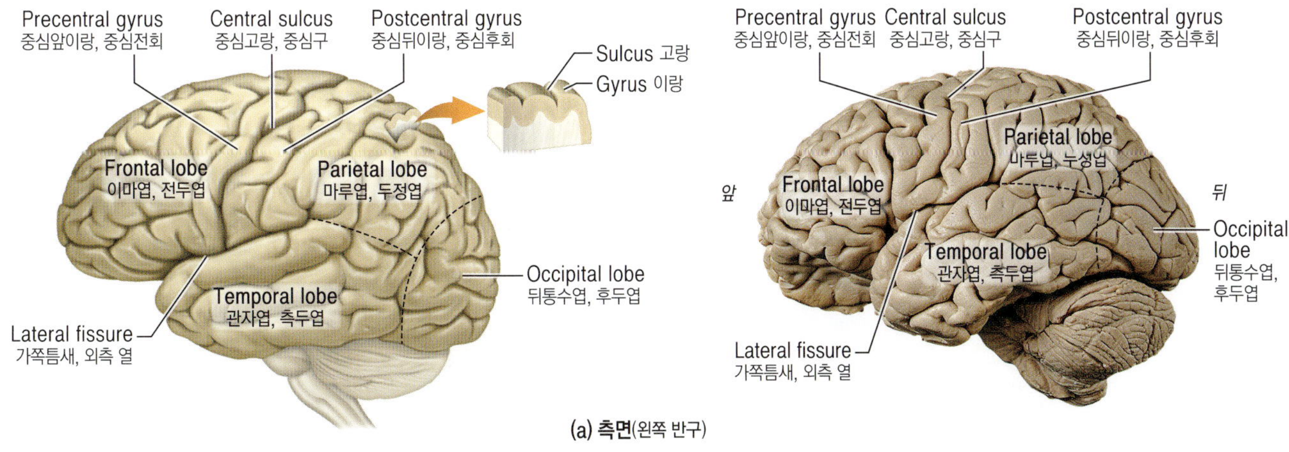

(a) **측면**(왼쪽 반구)

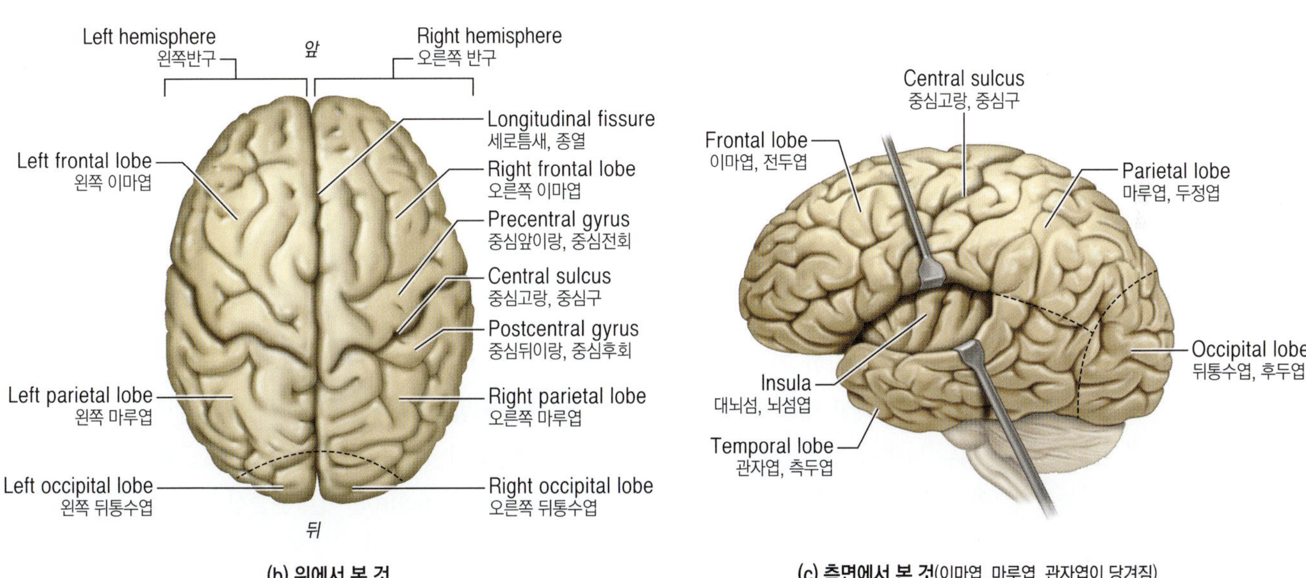

(b) **위에서 본 것**

(c) **측면에서 본 것**(이마엽, 마루엽, 관자엽이 당겨짐)

그림 12.4 대뇌의 구조

- **Frontal lobe(이마엽).** 가장 앞쪽에 있는 엽은 frontal lobe(이마엽, 전두엽)으로 이마엽의 뒤쪽 경계는 central sulcus(중심고랑, 중심구)이다(그림 12.4a와 b).
- **Parietal lobe(마루엽).** 이마엽 뒤쪽에 위치한 엽은 parietal lobe(마루엽, 두정엽)이다. 마루엽은 postcentral gyrus(중심뒤이랑)에서 parietooccipital sulcus(마루뒤통수고랑, 두정후두구) 사이에 위치하고 있다.
- **Temporal lobe(관자엽).** 한 쌍의 temporal lobe(관자엽, 측두엽)은 대뇌반구의 측면에 위치하며 이마엽과 마루엽으로부터 lateral fissure(가쪽틈새, 외측 열)에 의해 분리된다.
- **Occipital lobe(뒤통수엽).** 각 대뇌반구의 뒤쪽 엽은 occipital lobe(뒤통수엽, 후두엽)으로, 이는 마루뒤통수고랑에 의해 마루엽으로부터 분리되어 있다.
- **Insula(대뇌섬).** 한 쌍의 insula(대뇌섬, 뇌섬엽)는 이마엽, 마루엽, 관자엽을 가쪽틈새에서 분리한 경우에만 볼 수 있다(그림 12.4c).

Gray Matter: Cerebral Cortex 회색질: 대뇌겉질

기능적으로 뇌에서 가장 복잡한 곳은 cerebral cortex(대뇌겉질, 대뇌피질)인 gray matter(회색질)이다(그림 12.5). 거의 대부분의 대뇌겉질은 neocortex (new cortex, 새겉질, 신피질)이며, 이렇게 불리는 이유는 뇌에서 가장 최근에 진화한 부분이기 때문이다. 새겉질은 6층의 신경세포와 neuroglia(신경아교)로 구성되어 있고 두께는 약 1.5~4.5mm까지 다양하다.

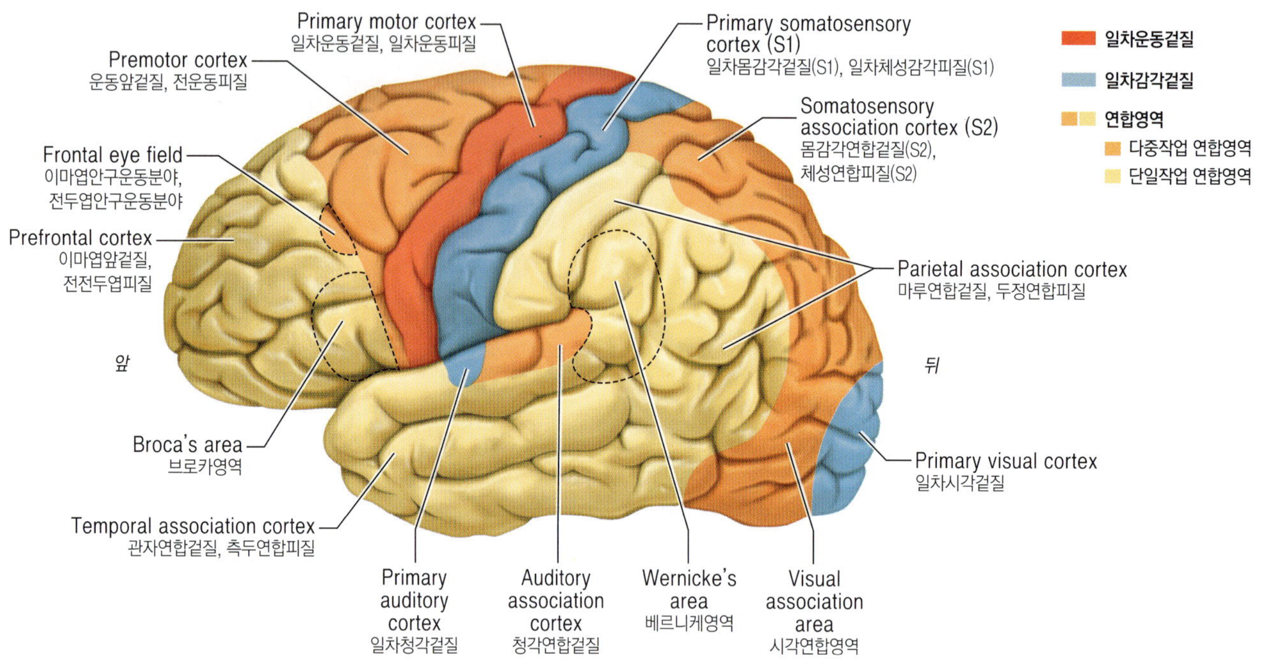

그림 12.5 대뇌겉질의 구조(왼쪽반구 측면)

새겉질은 의식적인 과정, 즉 운동 계획, 수신된 감각자극의 해석, 나눗셈 등을 수행하는 고도의 복잡한 기능을 수행한다. 이러한 새겉질은 주변환경을 인식하고 대응할 수 있게 해준다. 대뇌의 다른 부분과 뇌의 나머지 부분은 거의 무의식적인 과정에서 기능한다. 이는 의식적 사고과정보다 하위 수준에서 수행된다는 의미이다. 이러한 과정을 종종 subcortical(겉질밑, 피질하) 과정이라고 부르는데, 이는 혈압과 체온조절같이 생명유지에 필수적이고 무의식적인 이러한 과정은 대뇌겉질과 직접적으로 관련되어 있지 않기 때문이다.

새겉질은 5개의 엽 사이에 분포된 일반적으로 인식된 3개의 영역을 가지고 있다(그림 12.5). Primary motor cortex(일차운동겉질, 일차운동피질)는 움직임을 계획하고 실행하며, primary sensory cortex(일차감각겉질, 일차감각피질)는 감각입력신호를 제일 처음 받고 처리한다. 그리고 association area(연합영역)는 여러 가지 다른 유형의 자극을 통합한다. 일부 연합영역은 한 가지 유형의 정보(단일작업)만 통합하고 다른 연합영역에서는 여러 가지 다른 유형의 자극(다중작업)을 통합한다. 겉질의 모든 신경세포는 interneuron(사이신경세포)이다.

Motor Cortex and Upper Motor Neuron 운동겉질과 위운동신경세포. 대부분의 운동영역은 이마엽에 위치한다. 이러한 영역은 사이신경세포인 upper motor neuron(위운동신경세포)으로 되어 있다. 의식적으로 이루어지는 운동계획은 이마엽의 중심앞이랑에 위치한 일차운동겉질에 의해 이루어진다. 각 대뇌반구의 위운동신경세포는 인체 반대편의 운동활동을 제어한다. 이러한 움직임은 뼈대근육과 직접 접촉하는 lower motor neuron(아래운동신경세포, 하위운동신경원)이라고 불리는 PNS의 신경세포에 의해 수행된다.

움직임을 위해서는 여러 운동연합영역으로부터 입력이 필요하다. 예를 들어, 이마엽의 일차운동겉질 앞에 위치한 premotor cortex(운동앞겉질, 전운동피질)는 운동의 계획, 지도, 조정 및 실행에 관여한다. 또 다른 운동연합영역은 한 쌍의 frontal eye field(이마엽안구운동분야, 전두엽안구운동분야)로 이루어져 있으며 이마엽 양쪽으로 운동앞겉질 앞에 위치한다. 이러한 영역은 독서와 같이 좌우로 눈을 움직이는 데에 필요하다.

Sensory Cortex 감각겉질. 촉각, 시각, 청각, 후각, 미각의 다섯 가지 감각은 대뇌겉질의 일차영역과 연합영역에 의해 수행된다. 그리고 균형에 대한 정보를 알려주는 평형감각 또한 일차영역 및 연합영역과 연관이 있다. 그림 12.5에 대부분 표시된 이러한 영역은 이마엽을 제외한 모든 엽에서 발견되며 다음과 같다.

- **Somatosensory area(몸감각영역).** 대뇌겉질의 2가지 주요한 영역은 진동, 압력, 뻗침, 관절의 위치 등 온도나 촉각

과 관련된 somatic sense(몸감각, 체성감각)를 다룬다. 첫 번째는 마루엽의 postcentral gyrus(중심뒤이랑)에 위치한 primary somatosensory cortex (S1, 일차몸감각겉질, 일차체성감각피질)이다. 두 번째는 마루엽 S1 뒤쪽에 위치한 somatosensory association cortex (S2, 몸감각연합겉질, 몸감각연합피질)이다.

- **Visual area(시각영역).** 인간은 시각정보처리를 위한 뒤통수엽의 전체와 관자엽의 일부를 포함한 시각적인 신호입력을 처리하는 많은 양의 겉질영역을 가지고 있다. 이는 인간과 다른 영장류에서 시력이 얼마나 중요한지 보여준다. Primary visual cortex(일차시각겉질, 일차시각피질)는 뒤통수엽의 끝부분에 위치하며 시각적 입력을 제일 처음 받는 영역이다. 일차시각겉질은 색, 물체의 움직임 및 깊이를 처리하는 주변의 visual association area(시각연합영역)로 정보를 전달한다.
- **Auditory area(청각영역).** 관자엽 위에 위치하는 primary auditory cortex(일차청각겉질, 일차청각피질)는 청각적 자극을 가장 먼저 받는 곳이다. 여기서부터 자극은 인접한 auditory association cortex(청각연합겉질, 청각연합피질)뿐만 아니라 다른 연합영역에도 전달된다.
- **Other sensory area(다른 감각영역).** 미각자극은 gustatory cortex(미각겉질, 미각피질)에 의해 처리되는데, 이는 대뇌섬과 마루엽 일부에 있다. 평형과 위치 감각에 관련된 자극은 마루엽과 관자엽에 위치한 vestibular area(안뜰영역, 전정영역)에 의해 처리된다. 후각은 안쪽 관자엽의 내부와 주변으로 구성된 olfactory cortex(후각겉질, 후각피질)에 의해 처리된다.

Multiple-Task Association Area **다중 업무 연합영역.** 연합영역 중 높은 수준의 기능을 담당하는 부분이다. 이러한 특징을 잘 나타내는 몇몇 연합영역은 다음과 같다.

- **Language area(언어영역).** 겉질의 두 영역이 language(언어)와 직접적으로 연관되어 있다. 이마엽의 앞가쪽에 위치한 말을 하는 언어운동영역은 Broca's area(브로카영역)이고, 마루엽과 관자엽에 위치한 영역은 Wernicke's area(베르니케영역) 또는 통합 언어영역이다. 브로카영역은 언어를 생산하는 능력에 관여하는 반면, 베르니케영역은 언어를 이해하는 능력을 담당한다.
- **Prefrontal cortex(이마엽앞겉질).** Prefrontal cortex(이마엽앞겉질, 전전두엽피질)는 이마엽에 위치하고 대부분의 이마엽을 차지한다(그림 12.5). 이마엽앞겉질은 diencephalon(사이뇌, 간뇌), 대뇌의 회색질 및 다른 대뇌엽의 연합겉질 등 뇌의 여러 영역과 의사소통한다. 이마엽앞겉질은 행동조절, 성격, 학습, 기억, 개인의 심리상태 등 많은 기능을 담당한다.
- **Parietal association cortex(마루연합겉질)와 temporal association cortex(관자연합겉질).** 마루연합겉질과 관자연합겉질은 각각의 엽 대부분을 차지한다. 이러한 영역들은 감각자극의 통합, 언어, 주의집중, 인식, 공간 인지와 같은 다양한 작업을 수행한다.

대뇌겉질의 주요 운동, 감각 및 연합영역은 표 12.1에 요약되어 있다.

Gray Matter: Basal Nuclei 회색질: 바닥핵

사이뇌의 양옆에 위치하며, 대뇌반구 내에 묻혀있는 신경세포의 군집을 바닥핵이라고 한다(그림 12.6). 바닥핵은 internal capsule(속섬유막)의 백색질 영역에 의해 사이뇌의 회색질과 분리된다.

Basal nuclei(바닥핵, 기저핵)는 다음의 쌍을 포함한다.

- **Caudate nuclei(꼬리핵).** Caudate nuclei(꼬리핵, 미상핵)는 회색질의 C 모양 고리로 각각의 반구 내에서 가쪽뇌실의 외측에 위치해 있다(그림 12.6).
- **Putamen(조가비핵).** Putamen(조가비핵, 피각)은 꼬리핵의 뒤쪽과 아래쪽에 위치하고 회색질의 작은 다리를 통해 연결되어 있다. 꼬리핵과 조가비핵은 구조 및 기능적으로 유사하며, 두 개를 합쳐서 striatum(줄무늬) 또는 lentiform nucleus(렌즈핵)이라고 한다.
- **Globus pallidus(창백핵).** Globus pallidus(창백핵, 담창구)는 조가비핵의 안쪽에 위치하며 다른 바닥핵보다 더 많은 말이집섬유를 함유해 더 창백하기 때문에 이름이 붙여졌다.

바닥핵은 불수의적 움직임을 억제하고 수의적 움직임을 시작하는 중요한 역할을 한다. 움직임이 일어나지 않을 때 창백핵은 위운동신경세포가 자발적이고 부적절한 근육수축을 일으키는 것을 막는다. 움직임을 일으키기 위해 꼬리핵과 조가비핵은 위운동신경세포가 원하는 움직임을 시작할 수 있도록 창백핵을 억제한다.

바닥핵은 주로 움직임과 관련이 있지만, 바닥핵과 관련된 질병은 행동, cognition(인지), 지각에 문제를 일으킨다.

표 12.1 대뇌겉질의 운동, 감각 및 연합영역

영역 이름	겉질의 종류	위치	기능
Primary motor cortex(일차운동겉질)	운동	이마엽의 중심앞이랑	운동을 계획하고 실행함
Premotor cortex(운동앞겉질)	연합	이마엽의 측면과 중앙에 퍼져 있음	복잡한 움직임을 계획하고 실행함
Frontal eye fields(이마엽안구운동분야)	연합	운동앞겉질의 앞쪽	눈의 앞뒤 운동
Primary somatosensory cortex, S1(일차몸감각겉질)	감각	마루엽의 중심뒤이랑	전달되는 몸감각자극을 해석함
Somatosensory association cortex, S2(몸감각연합겉질)	연합	마루엽 내의 일차몸감각겉질의 뒤	몸감각자극의 통합
Primary visual cortex(일차시각겉질)	감각	뒤통수엽 뒤	시각자극의 해석과 처리
Primary auditory cortex(일차청각겉질)	감각	관자엽 위	청각자극의 처리
Gustatory cortex(미각겉질)	감각	대뇌섬, 마루엽	미각자극의 처리
Vestibular areas(안뜰영역)	감각	마루엽과 관자엽 내에 여러 개	평형과 발란스에 관련된 자극을 처리
Olfactory cortex(후각겉질)	감각	둘레엽, 안쪽 관자엽	냄새자극을 처리
Broca's area(브로카영역)	연합	위가쪽 이마엽	언어의 생성
Wernicke's area(베르니케영역)	연합	위가쪽 관자엽	언어의 해석
Prefrontal cortex(이마엽앞겉질)	연합	앞이마엽	계획, 성격, 높은 인지기능
Parietal association cortex(마루연합겉질)	연합	마루엽 내에 퍼져 있음	공간 인지 및 주의집중
Temporal association cortex(관자연합겉질)	연합	관자엽 내에 퍼져 있음	인식과 연관

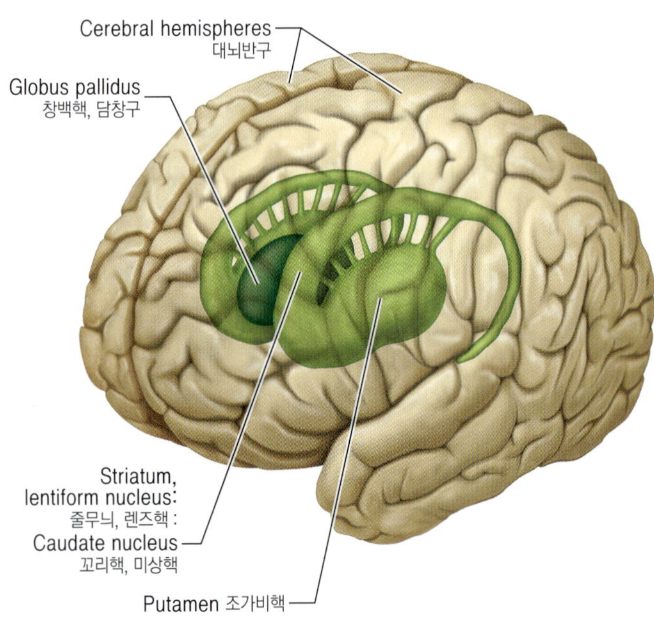

그림 12.6 바닥핵의 구조(앞가쪽)

이는 바닥핵이 뇌 안에서 여러 기능을 갖고 있다는 것을 보여준다.

Cerebral White Matter 대뇌 백색질

Cerebral white matter(대뇌 백색질)는 기능에 따라 3가지 유형으로 분류된다(그림 12.7).

- **Commissural fiber(맞교차섬유).** Commissural fiber(맞교차섬유, 교련섬유)는 오른쪽 뇌반구와 왼쪽 뇌반구를 연결한다. 4가지 그룹의 맞교차섬유 중, 가장 큰 것은 세로틈새의 밑부분에 있는 뇌의 중앙에 위치한 corpus callosum(뇌들보, 뇌량)이다.
- **Projection fiber(투사섬유).** Projection fiber(투사섬유)는 한쪽 대뇌반구의 대뇌겉질을 같은 대뇌반구의 다른 영역뿐만 아니라 spinal cord(척수)와도 연결한다. 그림 12.7에서 각 대뇌반구의 투사섬유는 corona radiate(대뇌부챗살, 방사관)라고 하는 부채 모양의 패턴을 형성한다. 이 섬유는 오른쪽과 왼쪽의 사이뇌 주변에 응축되어 internal capsule(속섬유막, 내포)로 알려진 2개의 V자 모양의 띠를 형성한다.
- **Association fiber(연합섬유).** Association fiber(연합섬유) 또한 하나의 대뇌반구 내에서 대뇌피질의 회색질과 다른 이랑을 서로 연결한다.

뇌의 한 영역에서 다른 영역으로 action potential(활동전위)의 전도에 의해 정보가 전달되는 경로는 그림 12.8에 나와있다. 활동전위는 ① 회색질로부터 생성되고, ② 투사섬

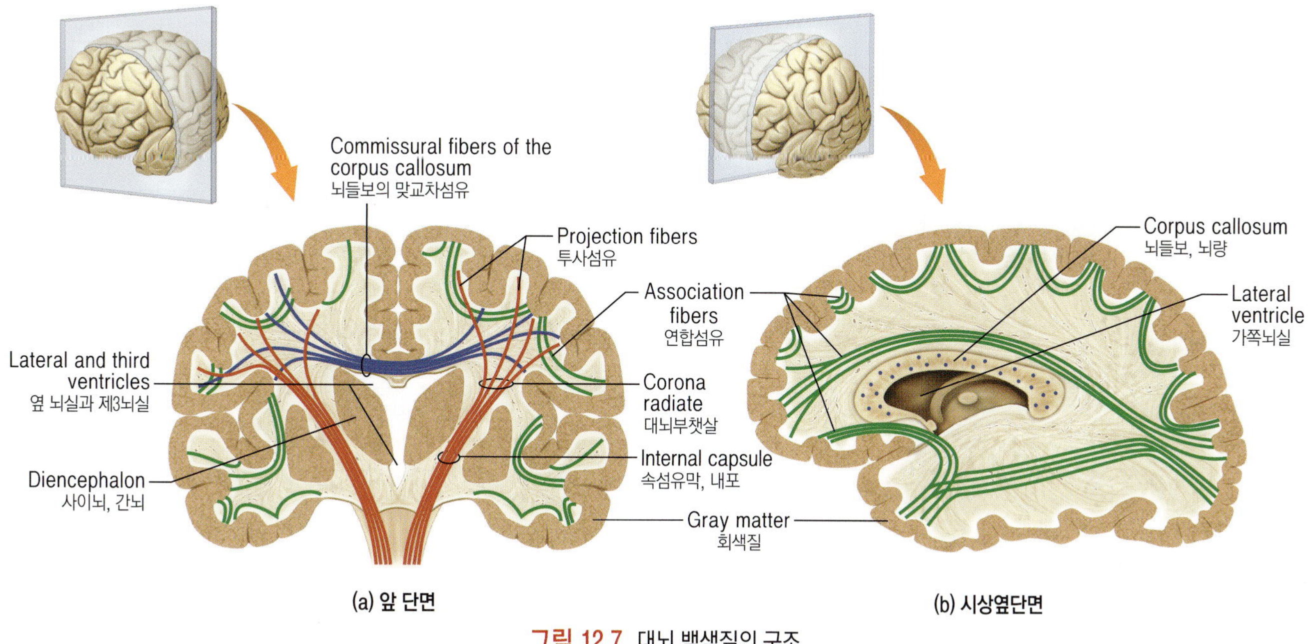

그림 12.7 대뇌 백색질의 구조

유에 의해 다른 회색질 영역으로 보내진다. ③ 회색질 영역은 연합섬유를 통해 인접한 회색질에 새로운 활동전위를 전달하고, ④ 다른 활동전위가 생성되어 맞교차섬유를 통해 다른 대뇌반구로 보내진다. 일부 핵은 한 개의 핵에만 자극을 보내지만 많은 핵이 여러 곳과 의사소통하며, white matter(백색질) 부위는 현란한 3차원 고속도로 시스템과 비슷하다.

Structure of the Limbic System 둘레계통의 구조

같은 기능을 공유하는 회색질 그룹과 이를 연결하는 백색질은 때때로 기능적 뇌 계통이라고 여겨진다. 중요한 기능적 뇌 계통을 합쳐서 limbic system(둘레계통, 변연계)이라고 하며, 이 계통은 대뇌의 중앙부분에 있는 limbic lobe(둘레엽, 변연엽), hippocampus(해마), amygdala(편도)의 회색질 모음과 fornix(천장, 뇌활) 등을 포함한다(그림 12.9). 둘레계통은 포유류에서만 발견되며 진화적 관점에서 볼 때 포유류의 가장 오래된 뇌의 일부를 포함한다. 이는 기억, 학습, 감정, 행동을 포함한 두뇌기능의 더 매력적인 측면으로서, 특정 상황에 대한 내장반응에 응답하기 때문에 'visceral brain(내장 뇌)'이라고 불린다. 긴장하고 위가 뒤틀리고 두렵거나 심장이 빨리 뛸 때, 그 반응은 부분적으로 둘레계통의 산물이다.

둘레엽과 연관된 구조가 대뇌반구의 중앙면에서 보이는

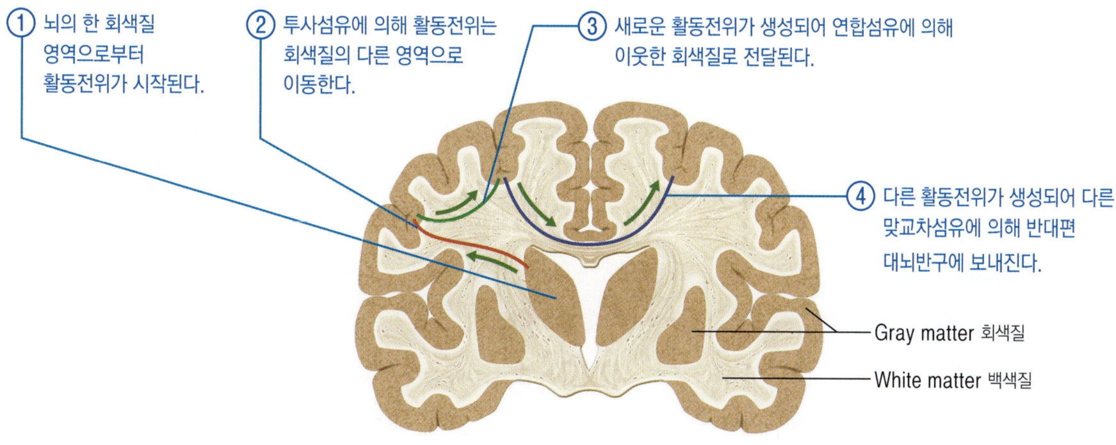

그림 12.8 뇌 내의 활동전위 전달의 가능 경로

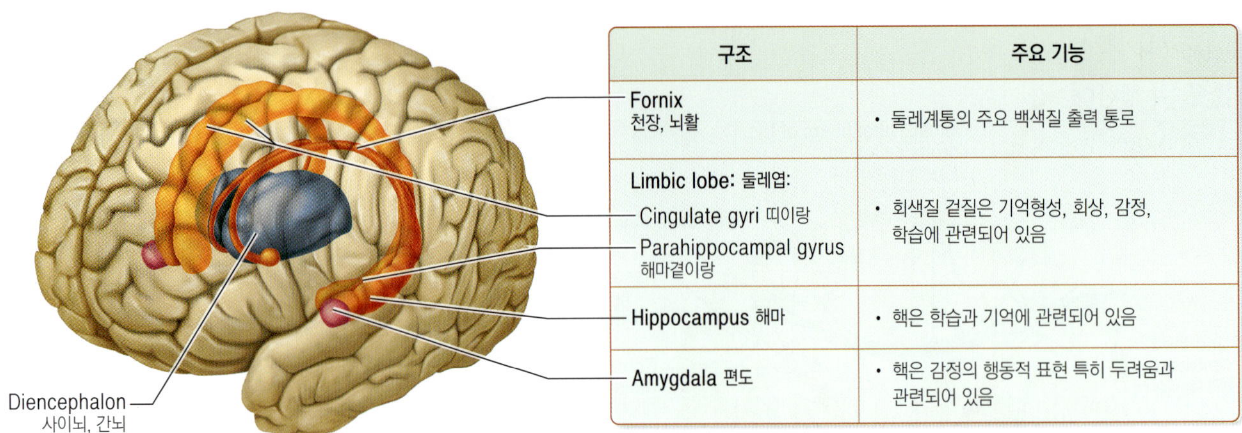

구조	주요 기능
Fornix 천장, 뇌활	• 둘레계통의 주요 백색질 출력 통로
Limbic lobe: 둘레엽: Cingulate gyri 띠이랑 Parahippocampal gyrus 해마곁이랑	• 회색질 겉질은 기억형성, 회상, 감정, 학습에 관련되어 있음
Hippocampus 해마	• 핵은 학습과 기억에 관련되어 있음
Amygdala 편도	• 핵은 감정의 행동적 표현 특히 두려움과 관련되어 있음

그림 12.9 둘레계통의 구조(앞가쪽)

고리를 형성한 것을 볼 수 있다(그림 12.9). 이러한 엽은 2개의 주요 이랑을 가지는데, 즉 cingulate gyrus(띠이랑, 대상회)와 parahippocampal gyrus(해마곁이랑, 해마방회)이다. 해마는 'seahorse(해마)'와 모양이 비슷하여 붙여진 이름이며, 해마는 눈에 잘 띄는 C자 모양의 백색질인 fornix(천장, 뇌활)와 연결되어 있고 이는 해마의 주요 출력관이다. 해마는 기억과 학습의 역할을 한다.

해마 앞에는 그리스 단어 아몬드라는 이름에서처럼 아몬드 모양인 편도가 있다. 편도는 감정 특히 공포에 대한 행동 표현과 관련있다.

확인하기

☐ 1. 다음 용어를 알맞은 정의/묘사와 연결하시오.

_______ Insula(대뇌섬)
_______ Occipital lobe(뒤통수엽)
_______ Cerebral cortex(대뇌겉질)
_______ Cerebral white matter(대뇌 백색질)
_______ Parietal lobe(마루엽)
_______ Basal nuclei(바닥핵)

a. 대뇌반구의 회색질의 표면 몇 mm
b. 이마엽, 마루엽 및 관자엽의 깊숙한 대뇌엽
c. 운동조절에 관여하는 대뇌 안쪽의 회색질 무리들
d. 대뇌엽의 뒤쪽
e. 말이집수초의 그룹으로 대뇌의 영역과 뇌의 다른 부분을 연결하는 것
f. 대뇌엽의 중앙과 상위

☐ 2. Cerebral cortex(대뇌겉질)의 일차운동, 일차감각 및 연합영역의 차이점은 무엇인가?

Diencephalon 사이뇌

Diencephalon(사이뇌, 간뇌)은 뇌의 중앙에 위치하므로 대뇌반구에 의해 가려져 있어 외부에서 보이지 않는다. 사이뇌는 구조 및 기능적으로 4가지 부분으로 구분한다. 크고 중심부에 있는 thalamus(시상), 뒤 위쪽의 epithalamus(시상상부), 아래의 hypothalamus(시상하부)와 subthalamus(시상밑부)이다(그림 12.10). 각 부분은 다양한 핵으로 이루어져 있고 이 핵은 특정한 입력신호를 받고 뇌의 다른 부분으로 신호를 보낸다.

Thalamus 시상

Thalamus(시상)는 두 개의 커다란 달걀 모양의 회색질로 구성되어 있으며, 사이뇌의 80%를 차지한다(그림 12.10a와 b). 이 두 덩어리 사이에는 제3뇌실이라고 알려진 공간이 존재한다. 내부적으로 시상의 각 반쪽은 백색질의 두 개의 얇은 층으로 분리된 세 개의 주요 핵 그룹을 갖고 있다.

Thalamic nuclei(시상핵)는 대뇌겉질, 소뇌, 바닥핵, 둘레계통의 구조 및 감각계통(후각을 제외한)을 포함한 여러 곳으로부터 입력을 수신하고, 주요한 출력신호는 대뇌겉질로 이동한다. 시상은 대뇌겉질로 들어가는 주된 입구이며 대뇌겉질에 도달해야 하는 거의 모든 자극이 시상을 통과한다. 따라서 이는 시상이 대뇌겉질에 도달하는 정보와 그 정보가 전송되는 위치를 제어할 수 있는데, 이는 시상이 대뇌 활동을 조절한다는 것을 의미한다. 이러한 이유로 시상은 뇌 움직임의 시작과 규제, 감각자극의 통합, 감정, 기억, 흥분, 의식, 대뇌겉질의 응답과 흥분의 수준을 포함한 거의 모든 과정에 관여한다.

Hypothalamus 시상하부

Hypothalamus(시상하부)는 시상의 앞과 아래에 위치한 핵들이다. 시상하부는 약 4g의 무게와 뇌의 질량 중 1% 이하

를 차지하는 등 시상보다 크기가 훨씬 작지만, hypothalamic nucleus(시상하부핵)는 생존에 절대적으로 필요한 몇 가지 기능을 수행한다. 일부 기능들을 살펴보면 ANS (autonomic nervous system, 자율신경계통), 수면/각성 주기, 갈증, 배고픔, 체온조절 등이다.

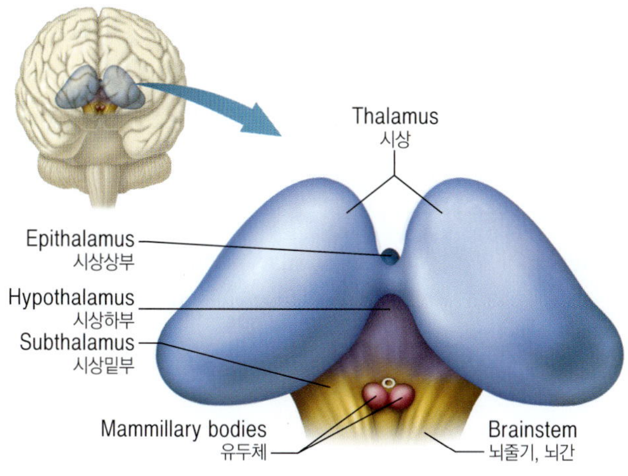

(a) 사이뇌, 앞면 시야

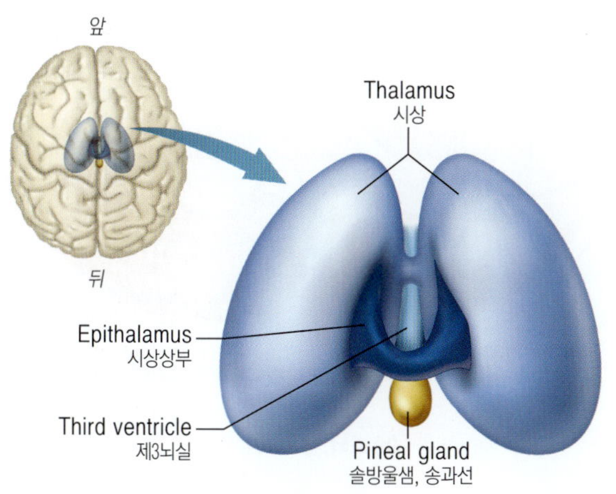

(b) 사이뇌, 위쪽 시야

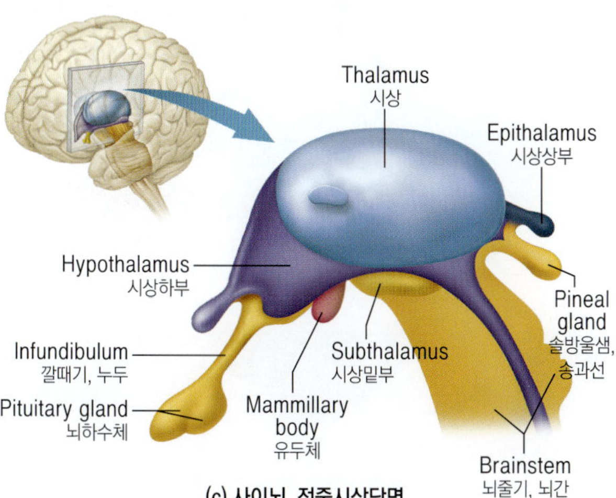

(c) 사이뇌, 정중시상단면

그림 12.10 사이뇌의 구조

이외에도 시상하부는 pituitary gland(뇌하수체)라고 불리는 내분비기관과 긴밀하게 해부학적 및 기능적으로 연결되어 있다. 그림 12.10c에서 뇌하수체는 시상하부의 아래쪽 부분에 깔때기 모양으로 붙어 있으며, 시상하부 조직은 이 샘의 뒤쪽 부분을 구성한다. 시상하부는 뇌하수체에 영향을 미치는 다양한 호르몬을 분비한다. Hypothalamic releasing hormone(시상하부유리호르몬) 또는 hypothalamic inhibitory hormone(시상하부억제호르몬)은 뇌하수체로부터 나오는 다른 호르몬의 양을 증가시키거나 감소시킨다. 즉 뇌하수체는 몸 전체에 있는 다른 내분비샘의 호르몬 분비에 영향을 미치는 호르몬을 분비한다. 또한 시상하부는 뇌하수체에 작용하지 않는 두 개의 추가적인 호르몬을 생산하는데, 하나는 체내 수분 균형에 영향을 미치는 ADH (antidiuretic hormone, 항이뇨호르몬)이고 다른 하나는 여성에서 출산 시 자궁을 수축하고 남성과 여성 모두에게서 감정적 유대를 촉진시키는 oxytocin(옥시토신)이다.

시상하부는 대뇌겉질과 시상핵을 포함한 다양한 곳으로부터 입력신호를 받는다. 또한 시상하부는 mammillary body(유두체)라고 불리는 두 개의 작은 투사를 통해 둘레계통과 연결된다. 이러한 구조는 해마로부터 입력신호를 받고 기억과 행동을 조절하는 역할을 수행한다. 또한, 입력은 내분비계통, 체온의 변화를 감지하는 수용체 및 혈액의 농도를 감지하는 수용체를 포함하여 신경계통 밖으로부터 시상하부핵에 도달한다.

Epithalamus and Subthalamus 시상상부와 시상밑부

Epithalamus(시상상부)는 시상의 위쪽에 있고 subthalamus(시상밑부)는 아래쪽에 위치한다. 시상상부의 주요 부위는 사이뇌의 뒤쪽 위에 위치하며 pineal gland(솔방울샘, 송과선)라는 내분비샘이다. 솔방울과 비슷하게 생겨 이름 붙여진 솔방울샘은 수면/각성을 조절하는 호르몬인 melatonin(멜라토닌)을 분비한다. 시상밑부의 가장 큰 핵은 기능적으로 바닥핵과 연결되어 있고 움직임을 제어하기 위해 함께 일한다.

확인하기

☐ 3. Diencephalon(사이뇌)의 어느 부분이 다음과 같은 기능을 수행하는가?

a. 체온, 갈증, 배고픔 조절

b. 감정, 기억, 감각자극의 통합과 정보를 대뇌겉질의 연합영역으로 전달

c. 멜라토닌 호르몬 생산
d. 움직임을 모니터하고 조절하기 위해 바닥핵과 같이 일함
e. ANS를 조절하고 내분비계통의 일부 조절
f. 대뇌겉질에 어떤 자극을 조절시킬지 결정

Cerebellum 소뇌

Cerebellum(소뇌)은 뇌의 뒤쪽과 아래쪽을 이루고 있다. 소뇌는 운동 오류를 줄이기 위해 진행중인 움직임의 조정 과정에서 대뇌겉질, 바닥핵, 뇌줄기, 척수와 함께 기능한다. 소뇌는 2개의 cerebellar hemisphere(소뇌반구)로 이루어져 있고 vermis(벌레, 충부)라고 하는 구조로 연결되어 있다(그림 12.11a). 소뇌의 표면은 folia(소뇌이랑)('leaves')라고 알려진 둔덕이 있으며, 이는 얕은 고랑에 의해 구분된다. 이러한 방식은 대뇌겉질의 표면적을 증가시키기 위해 대뇌이랑과 대뇌고랑이 있는 것과 동일한 방식이다. 소뇌는 anterior lobe(전엽), posterior lobe(후엽), 작은 flocculonodular lobe(타래결절엽, 편엽소절엽)과 같은 3개의 엽이 있다(그림 12.11b).

소뇌의 내부는 대뇌와 같은 방식으로 회색질과 백색질이 배열되어 있다(그림 12.11c와 d). 회색질은 소뇌의 겉질과 안쪽 깊숙한 곳에 위치한 백색질 사이의 cerebellar nuclei(소뇌핵)라고 불리는 부분에 배열되어 있다. 소뇌겉질이 매우 넓게 접혀있기 때문에 백색질의 가지는 나뭇가지와 비슷하여 arbor vitae(소뇌나무)라고 불린다. Cerebellar white matter(소뇌 백색질)는 cerebellar peduncles(소뇌다리)이라고 하는 소뇌와 뇌줄기를 연결하는 3개의 커다란 백색질 덩어리로 구성되어 있다. 이는 신경자극이 소뇌로 들어오고

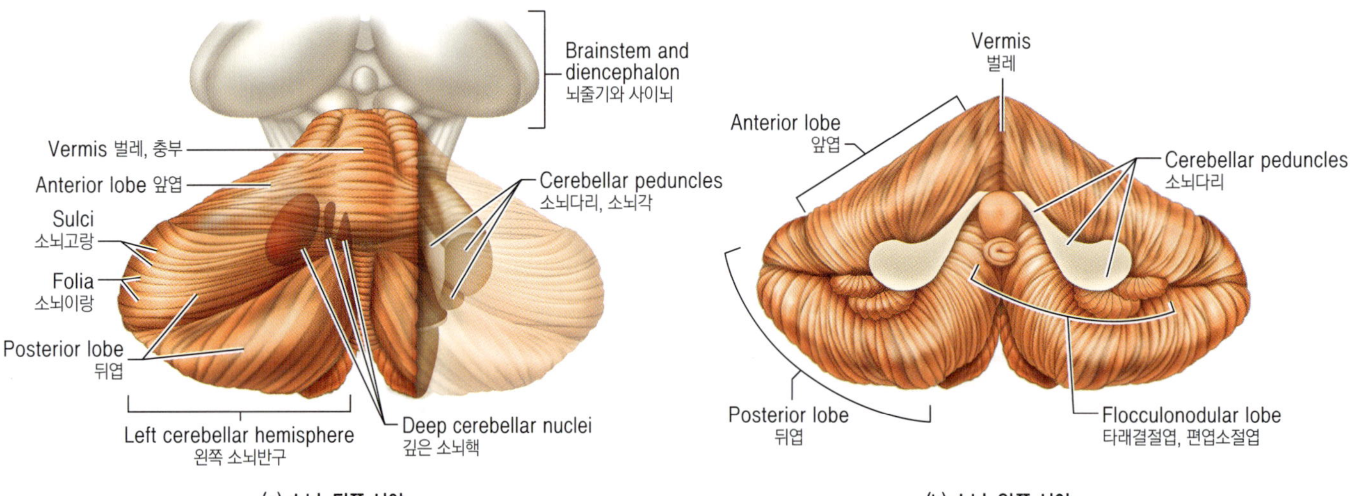

(a) 소뇌, 뒤쪽 시야

(b) 소뇌, 앞쪽 시야

(c) 소뇌, 시상옆단면

(d) 소뇌 사진, 정중시상단면

그림 12.11 소뇌의 구조

나가는 유일한 경로를 형성한다.

확인하기

- ☐ 4. Cerebellum(소뇌)의 해부학 구조는 어떻게 이루어져 있는가?
- ☐ 5. 소뇌의 주요 기능은 무엇인가?

Brainstem 뇌줄기

뇌의 진화적인 관점에서 가장 오래된 구성 요소 중 하나는 brainstem(뇌줄기, 뇌간)이다. 즉각적인 생존 측면에서 볼 때, 뇌줄기의 핵은 심박동수와 호흡 리듬을 포함한 많은 기본 기능을 통제하기 때문에 뇌의 가장 중요한 부분이라고 할 수 있다. 따라서 뇌줄기 손상과 관련된 머리의 부상은 예후

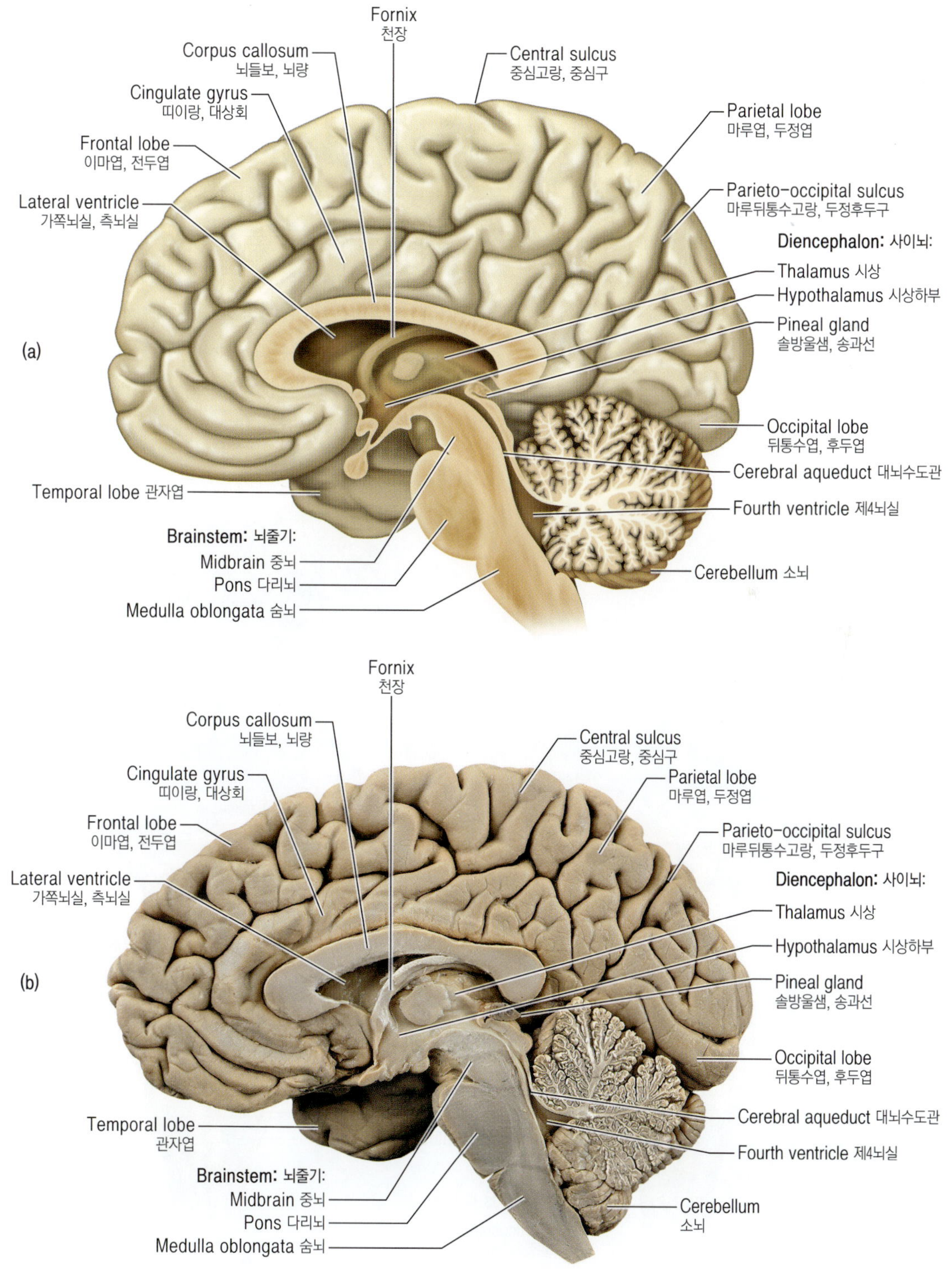

그림 12.12 뇌줄기가 보이는 뇌의 정중시상단면. (a)는 그림이고 (b)는 같은 단면의 사진이다.

가 좋지 않으며 아주 작은 뇌줄기의 병변도 사망에 이를 수 있다. 또한 뇌줄기는 자극에 대한 반응과 운동, 감각 및 각성 유지기능을 포함한 수많은 반사작용을 중재한다.

그림 12.12에 나온 뇌의 정중시상면에서 뇌줄기는 사이뇌의 아래쪽에 위치하며, 소뇌의 앞쪽과 척수의 위쪽에 위치한다. 또한 뇌줄기는 뒤통수뼈의 foramen magnum(큰구멍, 대공)까지 확장되며 뒤쪽에 제4뇌실이 있다.

뇌줄기는 midbrain(중뇌), 중간의 pons(다리뇌, 교뇌), 뒤쪽의 medulla oblongata(숨뇌, 연수)로 구성되어 있다(그림 12.13). 이들의 내부에는 제 3 · 4번 뇌신경핵, 소뇌의 섬유 그리고 관련 핵, 척수와 뇌 사이의 신경로와 같은 구조가 있다. 또한 호흡 환기 조절, 혈압, 수면/각성주기, 통증 인식 및 의식 등 다양한 기능을 가진 reticular formation(그물체, 망상체)인 핵의 집합체가 있다.

Midbrain 중뇌

큰 소리 혹은 갑작스런 예상치 못한 시각적 목격으로 놀란적이 있다면 이는 midbrain(중뇌)에 책임이 있다. 위쪽의 중뇌는 사이뇌의 바로 아래에서 찾을 수 있다(그림 12.14a와 b).

중뇌의 구조는 다음과 같다.

- **Crus cerebri(대뇌다리).** 뇌줄기의 앞면에는 대뇌에서 유래한 백색질로의 아래부분이 있는데, 이를 crus cerebri(대뇌다리, 대뇌각)라고 한다.
- **Midbrain tegmentum(중간뇌뒤판).** 중뇌의 중심 부위인 tegmentum(뒤판, 피개)은 여러 개의 핵을 갖고 있다. 대뇌다리의 바로 뒤에 위치한 큰 핵은 substantia nigra(흑색질)라고 불린다. 흑색질은 신경세포에서 발견되는 멜라닌과 유사한 색소에 의해 어두운 색을 띤다. 흑색질의 신경세포는 바닥핵과 움직임을 제어하는 데 있어서 밀접하게 관계한다. 그리고 red nucleus(적색핵)를 볼 수 있는데, 이는 세포가 철분이 함유된 색소를 가지고 있어 분홍빛처럼 보인다. 신경세포는 상체의 움직임을 조절하는데 관여하고 있으며 적색핵이 더 높은 뇌 기능에 영향을 줄 수 있다는 연구결과가 있다. 또한 뒤판 안에는 여러 개의 뇌신경핵과 reticular formation nuclei(그물체 핵)가 있다.

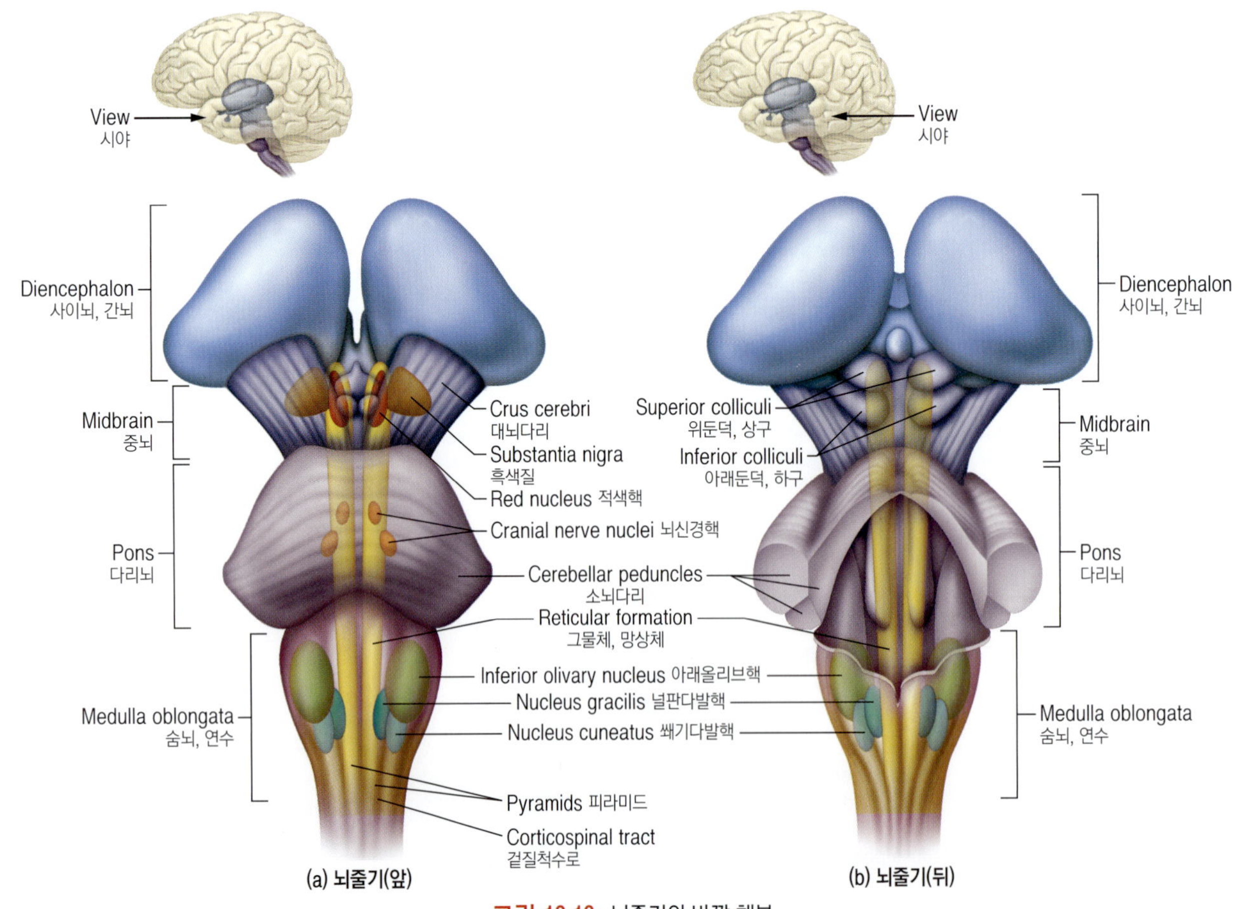

그림 12.13 뇌줄기의 바깥 해부

- **Tectum(덮개).** 뇌줄기의 뒤쪽 표면에는 tectum(덮개) 또는 지붕이라고 알려진 부분이 있다. 덮개 가운데에는 cerebral aqueduct(대뇌수도관)가 있고, 이것의 뒤쪽 표면에 두 쌍의 원형 돌출부는 superior colliculi(위둔덕, 상구)와 inferior colliculi(아래둔덕, 하구)이다. 이러한 구조물은 시각 및 청각기능과 관련되며 자극을 시상에 투사된다.

중뇌의 핵은 움직임, 감각, 놀람반사와 같은 특정 반사작용의 역할을 포함한 다양한 기능을 가지고 있다.

Pons 다리뇌

중뇌의 아래는 pons(다리뇌, 교뇌)이며, 앞면이 둥글게 두드러진 모습이다(그림 12.14c). 다리뇌 앞쪽은 대뇌다리에서 내려오는 하행성 운동이며, 일부는 다리뇌를 통해 척추로 내려간다. 나머지는 middle cerebellar peduncle(중간소뇌다리, 중소뇌각)을 통해 소뇌로 들어간다. 이들 신경로의 뒤쪽은 그물체 핵과 뇌신경핵을 포함하는 영역이다. Pontine tegmentum(다리뇌뒤판)을 둘러싸고 있는 것은 중간소뇌다리이다.

다리뇌는 다양한 기능을 갖고 있는데, 특정 핵은 호흡조절에 관여한다. 다른 핵들, 특히 뇌신경핵은 반사작용에 참여하며 일부는 수면이나 각성과 같은 복잡한 기능에 관여한다.

Medulla Oblongata 숨뇌

뇌줄기의 가장 아래쪽 부분은 medulla oblongata(숨뇌, 연수)이고, 이는 큰구멍을 통과하고 나서 척수와 연결된다(그림 12.14d). 숨뇌 앞쪽에서 솟아오른 부분인 pyramid(피라미드)를 발견할 수 있고, corticospinal tract(겉질척수로, 피질척수로)으로 불리는 일차운동겉질로부터 유래한 백색질의

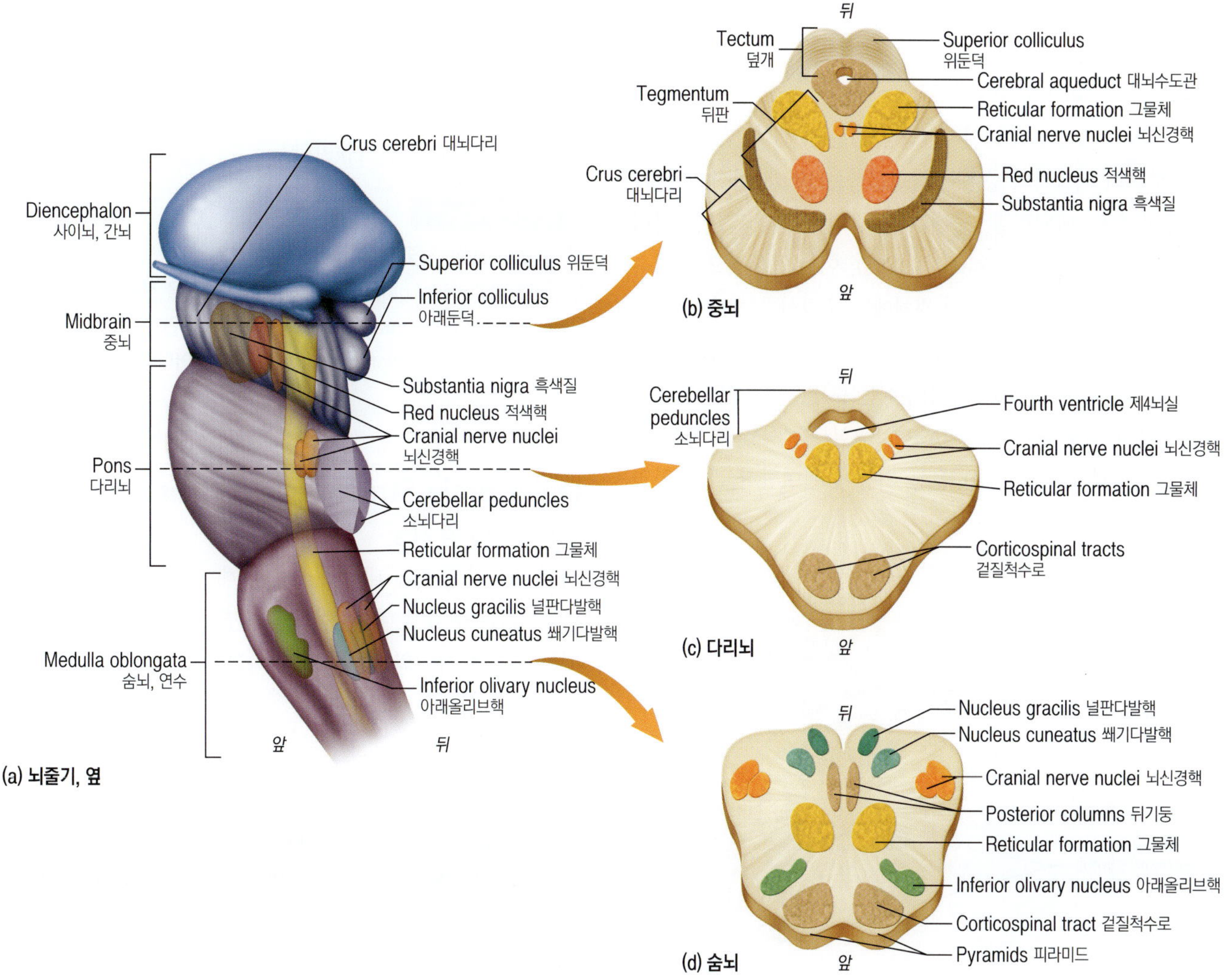

그림 12.14 뇌줄기 부분의 내부 해부

상위운동신경섬유가 포함되어 있다. 이러한 이유로 겉질척수로는 때때로 pyramidal tract(피라미드로)이라고 불린다. 피라미드 안에서 오른쪽과 왼쪽 겉질척수로의 대부분의 섬유는 교차되어 척수로 내려온다. 이는 대뇌겉질의 오른쪽에서 유래된 motor fiber(운동섬유)가 척수의 왼쪽으로 내려오고, 반대쪽도 마찬가지라는 것을 의미한다.

숨뇌의 뒤쪽 표면에는 posterior column(뒤기둥)이라고 알려진 백색질의 2개의 다른 길이 있다. 뒤기둥은 nucleus gracilis(널판핵, 박속핵)와 nucleus cuneatus(쐐기핵, 설상핵)로부터 신호를 수신한다. 뒤기둥은 척수로부터의 감각자극을 운반한다. 겉질척수로 대부분의 섬유와 마찬가지로 숨뇌에서 교차되어, 척수의 오른쪽에서 오는 감각섬유는 뇌의 왼쪽에서 처리되고, 반대쪽도 마찬가지이다.

숨뇌는 뇌신경핵과 그물체 핵을 포함한다. 그리고 숨뇌는 olive(올리브)라고 불리는 각 피라미드의 옆면 돌출부를 포함한다. 이러한 구조는 척수로부터 감각섬유를 받아 소뇌로 전달하는 핵이 포함되어 있다.

Reticular Formation 그물체

Reticular formation(그물체, 망상체)은 중간뇌, 다리뇌, 숨뇌 3부분의 뇌줄기의 중심핵을 형성하는 100개 이상의 핵의 집합체이며, 대뇌겉질, 둘레계통, 감각자극을 포함한 여러 곳으로부터 입력을 받는다(그림 12.15). 이는 근본적으로 척수의 모든 부분뿐만 아니라 뇌 전체에도 출력신호를 보낸다.

그물체 핵은 다양하며 많은 핵이 섞이지만 기능에 따라 4영역으로 나눌 수 있다. 중심부에는 수면, 통증전달의 조절 및 기분에 작용하는 핵이 있으며, 중심부를 둘러싼 핵은 안구 움직임과 같은 복잡한 운동 기능에 관여한다. 중간영역은 심박수, 호흡 환기 조절, 혈압과 같은 생리학적 변수의 항상성을 유지하는 역할을 하는 핵이 포함되어 있으며, 흥분과 각성, 팔과 다리의 근육운동조절을 담당한다. 마지막으로 그물체의 측면영역 핵은 감각기능, 대뇌겉질의 각성과 활동수준 및 위장활동과 배뇨를 포함한 기본적인 기능을 한다.

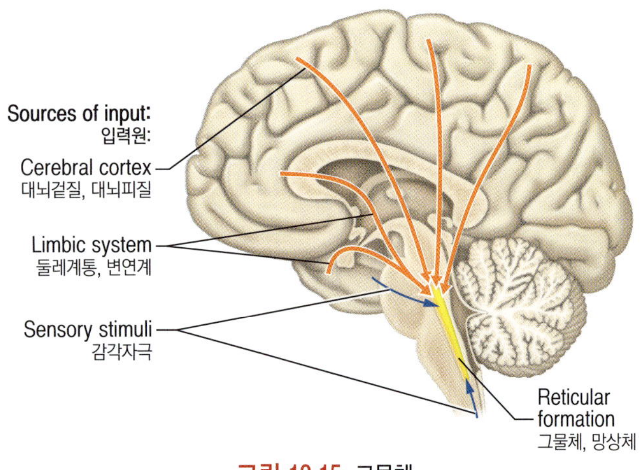

그림 12.15 그물체

흥분과 각성상태를 유지하는데 있어 그물체 핵의 중요성은 아무리 강조해도 지나치지 않다. 대뇌겉질은 의식상태를 유지하기 위해 감각자극의 연속적 흐름을 필요로 한다. 이러한 감각자극의 흐름은 중앙영역의 그물체 핵에 의해 제공된다. 이 핵은 주로 신호를 시상으로 내보내고 이는 차례로 대뇌겉질 전체로 전달된다. 그물체로부터 대뇌겉질에 이르는 섬유체계는 겉질을 활성화시켜 수면으로부터 깨어나도록 유지시키기 때문에 RAS (reticular activating system, 그물체활성화계, 망상체활성화계)라고 한다. 어떤 유형의 마취 중에 발생하는 RAS 차단은 무의식을 초래한다.

크고 갑작스러운 자극은 RAS를 활성화하기 위한 더 강력한 촉진제인 반면, 감각자극의 부족은 활동을 현저히 감소시킨다. 이는 아침 알람시계에 크고 불쾌한 소리를 사용하는 이유이고 어둡고 조용한 방보다 콘서트 현장에서는 잠드는 것이 훨씬 더 어려운 이유이다.

확인하기

- ☐ 6. Brainstem(뇌줄기)의 기능은 무엇인가?
- ☐ 7. Medulla oblongata(숨뇌)의 운동로는 무엇을 전달하는가?
- ☐ 8. Reticular formation(그물체)의 일반적인 기능은 무엇인가? Reticular formation nuclei(그물체 핵)는 어디에 위치하는가?

Big Picture

Major Brain Structure and Their Function
주요 뇌 구조와 기능

뇌의 개요와 구조에 대한 복습을 위해 그림 12.16에 정리하였다. 이러한 구조에 대해 잘 알게 되면 그림 12.17에 정리되어 있는 구조물 사이의 관계를 요약하고 그 기능과 연결되어 있는 그림을 확인하도록 하자.

확인하기

- ☐ 9. 식물인간은 cerebrum(대뇌)의 활동이 없다. 이러한 상태의 사람은 어떻게 일정기간 동안 계속 생명을 유지할 수 있는가? 이러한 사람이 고통을 느끼거나 자발적인 움직임을 시작할 수 있는가?
- ☐ 10. Basal nuclei(바닥핵)와 cerebellum(소뇌)의 손상이 일으킬 수 있는 것은 무엇인가?

Big Picture 뇌의 개요

그림 12.16

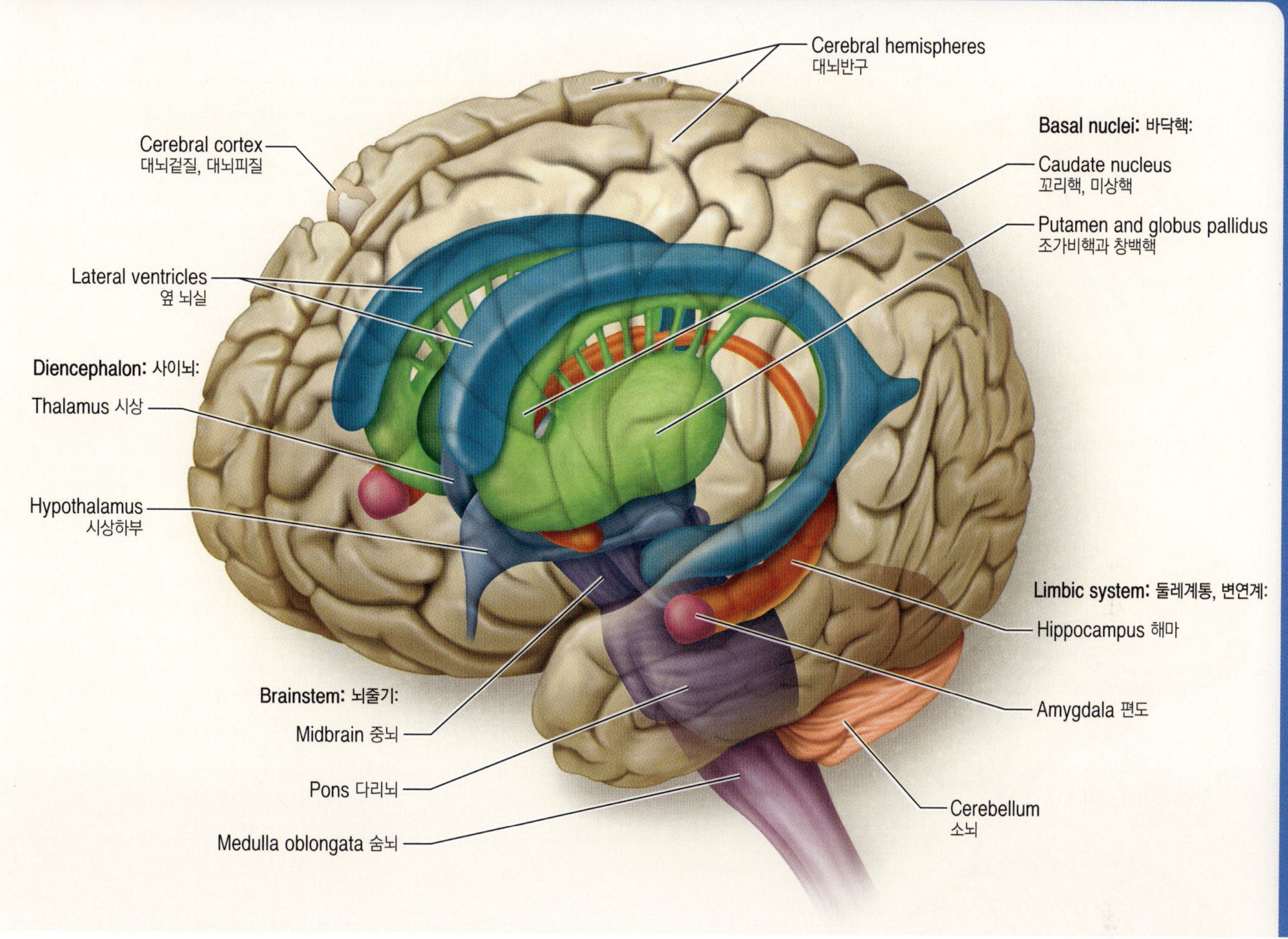

12.3 항상성 I: 항상성 유지를 위한 뇌의 기능

Homeostasis Part I: Role of the Brain in Maintenance of Homeostasis

학습목표

1. Homeostasis(항상성) 유지와 관련하여 내분비계통과 신경계통의 차이점을 설명할 수 있다.
2. 인체에서 항상성을 유지하기 위해 신경계통이 어떻게 반응하는지 구체적인 예를 제시할 수 있다.

Homeostasis(항상성)는 항상 변화하는 상황에 직면하여 비교적 안정된 내부의 환경을 유지하는 것이다. 인체는 수분, 전해질, 산-염기 균형, 혈압, 혈당 농도, 생물학적 리듬 및 체온 등 다양한 생리적 변수의 항상성을 유지한다. 이러한 항상성을 유지하는 인체의 두 가지 주요 계통은 신경계통과 내분비계통이다. 두 계통이 기능을 수행하기 위해 함께 일하지만 방식은 조금 다르다. 내분비계통은 호르몬을 혈액 속에 분비하여 다른 세포의 기능을 조절하는 반면, 신경계통은 target cell(표적세포)을 자극하거나 억제하는 action potential(활동전위)을 내보낸다. 내분비계통의 작용은 보통 느리고 효과가 발현하기까지 몇 시간에서 몇 일이 걸리는 반면, 신경계통의 이러한 작용은 일반적으로 바로 발현된다.

뇌의 두 구조물인 뇌줄기와 그물체의 특정 핵과 시상은 항상성 유지와 직접적으로 관련이 있다. 또한 그물체와 시상하부는 많은 기능을 조절할 수 있는 연결 고리를 가지고 있다.

Homeostasis of Vital Function 생체기능의 항상성

심장박동, 혈압, 소화와 같은 생체기능의 항상성은 주로 ANS에 의해 유지된다.

ANS의 고위중추는 시상하부이다. 시상하부는 내장, lim-

Big Picture 주요 뇌 구조와 기능

그림 12.17

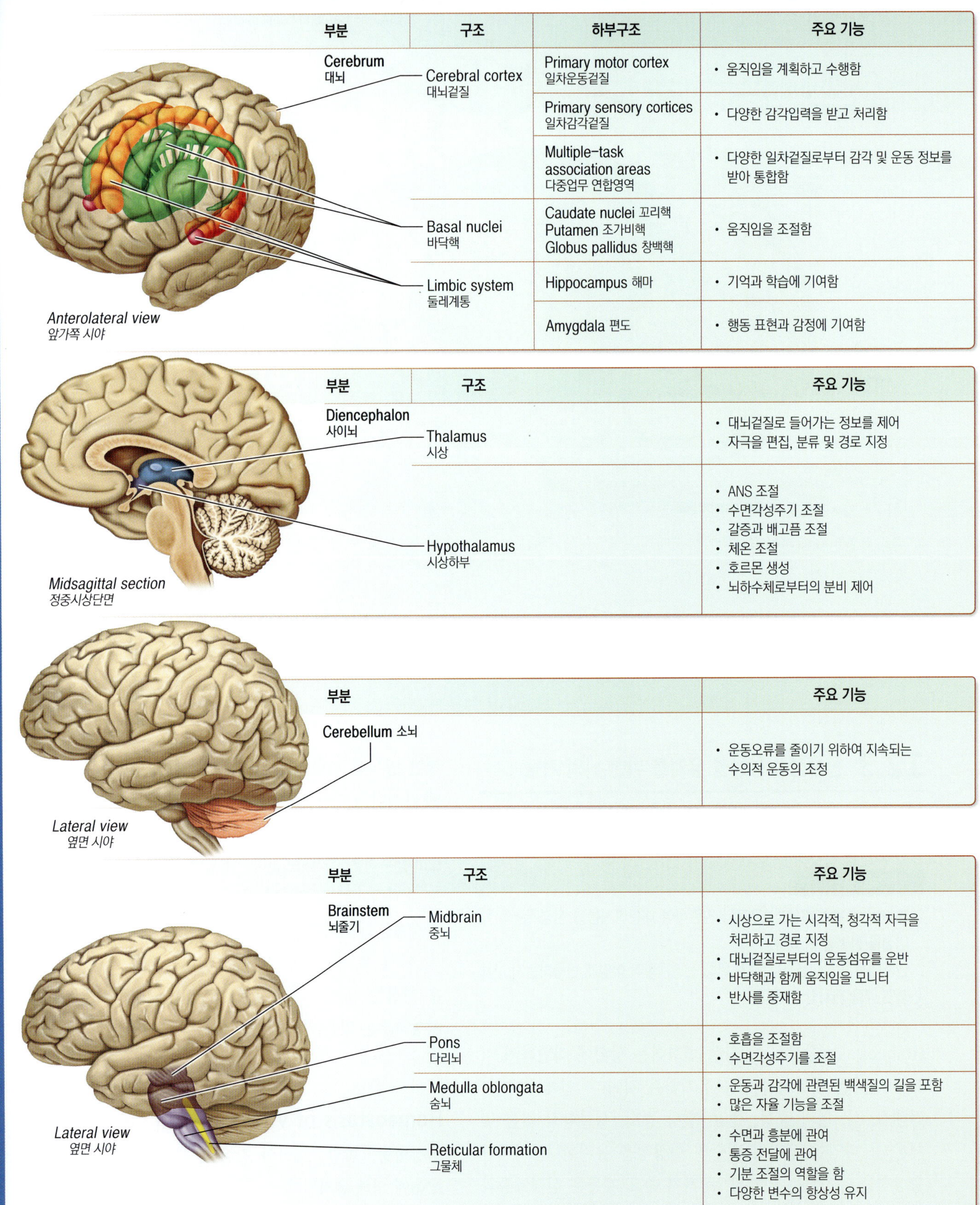

부분	구조	하부구조	주요 기능
Cerebrum 대뇌	Cerebral cortex 대뇌겉질	Primary motor cortex 일차운동겉질	• 움직임을 계획하고 수행함
		Primary sensory cortices 일차감각겉질	• 다양한 감각입력을 받고 처리함
		Multiple-task association areas 다중업무 연합영역	• 다양한 일차겉질로부터 감각 및 운동 정보를 받아 통합함
	Basal nuclei 바닥핵	Caudate nuclei 꼬리핵 Putamen 조가비핵 Globus pallidus 창백핵	• 움직임을 조절함
	Limbic system 둘레계통	Hippocampus 해마	• 기억과 학습에 기여함
		Amygdala 편도	• 행동 표현과 감정에 기여함

부분	구조	주요 기능
Diencephalon 사이뇌	Thalamus 시상	• 대뇌겉질로 들어가는 정보를 제어 • 자극을 편집, 분류 및 경로 지정
	Hypothalamus 시상하부	• ANS 조절 • 수면각성주기 조절 • 갈증과 배고픔 조절 • 체온 조절 • 호르몬 생성 • 뇌하수체로부터의 분비 제어

부분	주요 기능
Cerebellum 소뇌	• 운동오류를 줄이기 위하여 지속되는 수의적 운동의 조정

부분	구조	주요 기능
Brainstem 뇌줄기	Midbrain 중뇌	• 시상으로 가는 시각적, 청각적 자극을 처리하고 경로 지정 • 대뇌겉질로부터의 운동섬유를 운반 • 바닥핵과 함께 움직임을 모니터 • 반사를 중재함
	Pons 다리뇌	• 호흡을 조절함 • 수면각성주기를 조절
	Medulla oblongata 숨뇌	• 운동과 감각에 관련된 백색질의 길을 포함 • 많은 자율 기능을 조절
	Reticular formation 그물체	• 수면과 흥분에 관여 • 통증 전달에 관여 • 기분 조절의 역할을 함 • 다양한 변수의 항상성 유지

bic system(둘레계통, 변연계) 및 cerebral cortex(대뇌겉질, 대뇌피질)로부터 감각 신호를 받는다. 이를 통해 시상하부는 ANS를 조절하여 정상적인 생리기능 및 감정적 변화에 대해 항상성을 유지할 수 있다. 시상하부는 다음의 중추들을 포함한 뇌줄기의 reticular formation nuclei(그물체 핵)에 명령을 전달함으로써 기능을 수행한다.

- **Vasopressor center(혈관수축중추).** Vasopressor center(혈관수축중추)의 신경세포는 pons(다리뇌, 교뇌)의 앞가쪽핵과 oblongata(숨뇌, 연수)에 위치한다. 시상하부에 의해 자극을 받으면 혈관수축중추는 심장의 수축속도와 수축력을 증가시키고 혈관수축을 유발한다. 이러한 세 가지 효과는 모두 혈압을 상승시킨다.
- **Vasodepressor center(혈관억제중추).** Vasodepressor center(혈관억제중추)는 혈관수축중추의 아래와 중심에 있는 핵에 위치한다. 효과는 혈관수축중추의 심장과 혈관에 대한 효과의 반대이다. 혈관억제중추는 심장의 수축속도와 수축력을 저하시키고 혈관을 확장시킨다. 이러한 세 가지 효과는 모두 혈압을 하강시킨다.
- **Other centers(기타 중추).** 많은 그물체 핵은 소화 과정을 조절하고 배뇨를 조절한다.

환기(숨쉬기)는 ANS의 직접적인 통제 하에 있지 않은 몇 가지 활력기능 중 하나이다. 대신에 환기의 속도와 깊이는 주로 다리뇌에 있는 그물체 핵에 의해 조절된다. 대뇌겉질, 둘레계통, 시상하부, 특정 감각수용체 및 다른 뇌줄기 핵으로부터의 신호 입력을 포함하여 신경세포가 발화되는 속도에 영향을 미친다.

확인하기

☐ 1. 어떤 두 인체의 계통이 homeostasis(항상성)를 조절하는가? 이러한 과제를 수행하는 방식이 어떻게 다른가?

☐ 2. 인체의 활력기능의 대부분을 제어하는 것은 PNS의 어느 부분인가? 이러한 부분의 대표는 어느 기관인가?

Body Temperature and Feeding 체온과 영양

시상하부는 체온과 섭식 행동을 모두 조절한다. 이는 인체의 자동온도조절기 역할을 하며 체온을 정상온도 범위(약 36.5~37.2℃)로 조절한다. 시상하부는 여러 곳에 있는 체온에 민감한 신경세포로부터 신호를 받는데, 피부와 심부 영역 및 시상하부의 신경세포가 해당된다. 체온이 정상범위 이상으로 증가하면 negative feedback mechanism(음성되먹임기전)이 시작되어 특정 hypothalamic nucleus(시상하부핵)에서 발한과 같이 몸을 식히기 위한 변화를 유도한다. 반대로 체온이 정상범위 이하로 떨어지면 shivering(떨기)과 같이 체온을 보전하기 위한 음성되먹임기전이 작동한다. 체온의 설정점이 일시적으로 정상보다 높게 설정되면 열이 발생한다.

또한 시상하부는 섭식을 조절하는데 이는 혈중 포도당과 다른 영양소의 수치를 유지하는데 도움을 준다. 특정 시상하부핵의 자극은 배고픔과 섭식행동을 유발하는데, 이는 간접적으로 혈액 속의 포도당 농도의 항상성을 보존하는 역할을 한다. 이러한 영향은 부분적으로 orexin(오렉신)이라고 불리는 neurotransmitter(신경전달물질)에 기인한다고 하는데, 이는 금식기간 동안 시상하부의 신경세포에 의해 많은 양이 분비되어 먹고자 하는 욕구를 불러 일으킨다. 다른 시상하부핵의 자극은 먹는 것을 억제하는 것처럼 보이지만 음식 섭취를 통제하는 메커니즘은 복잡하며 뇌의 다른 부분과 시상하부호르몬 및 몇몇 핵들이 관여한다. 흥미롭게도 배고픔을 중재하는 시상하부의 영역은 공격성과 분노를 중재하는데 이는 아마도 일부 사람들이 배고플 때 느끼는 분노의 원인이 될 수 있다. 또한 오렉신은 수면/각성 주기 조절에 중요한 역할을 하는 것으로 알려져 있다.

확인하기

☐ 3. Hypothalamus(시상하부)가 배고픔을 어떻게 조절하는가?

☐ 4. 체온 항상성에서 시상하부의 역할은 무엇인가?

Sleep and Wakefulness 수면과 각성

Sleep(수면)은 인간과 동물이 수행하는 가장 기본적이지만 가장 신비로운 것 중 하나이다. 수면은 의식을 되돌릴 수 있는 정상적인 정지상태라고 정의된다. 어떻게 잠을 자고 수면을 조절하며, 잠자는 동안의 뇌는 어떤 활동을 하는지에 대해 많은 것을 밝혀 냈지만 여전히 왜 대부분의 동물이 잠을 자는지에 대해 확실히 알지 못한다. 생리학적으로 수면은 뇌에 glycogen(글리코겐)을 보충하는 에너지 복원 기능을 하는 것으로 보인다. 그럼에도 불구하고 수면은 생존을 위해 확실히 필요하다. 수면 부족은 체온 항상성의 불균형, 체중 감소, 인지 능력 감소, 환각 심지어 죽음에까지 이를 수 있다. 대부분 성인은 쉬었다는 느낌을 위해 7~8시간의 수면이 필요하다. 영아는 하루에 약 17시간의 수면이 필요하고, 나이가 들수록 수면 시간이 감소한다. 나이가 들면서 더 짧은 기간동안 얕은 수면을 취하는 경향이 있는데, 이유는 분명하지 않다.

Circadian Rhythm and the "Biological Clock"
일주기리듬과 생체 시계

수면과 관련된 가장 기본적 질문 중 하나는 언제 그리고 어떻게 잠을 자는지에 관한 것이다. 일반적으로 인간의 수면은 circadian rhythm(일주기리듬)을 따르고, 이는 24시간 주기 중 한 기간은 깨어있고 또 다른 주기는 잠으로 보낸다는 뜻이다. 이러한 리듬은 시상하부의 생체 시계에 의해 제어되는데 이는 낮과 밤 사이의 주기동안 깨어있는 정도에 변화를 일으킨다. 그림 12.18처럼 이 시계는 다음과 같은 방식으로 잠을 유발한다.

① **눈의 신경세포는 조도가 감소하고 있다는 것을 SCN에게 알린다.** 조도 감소를 감지하는 눈의 수용체는 정보를 시상하부의 한 부위인 SCN (suprachiasmatic nucleus, 시신경교차상핵)으로 전달한다. SCN은 종종 인체의 master clock(만능시계)이라고 불린다.

② **SCN은 배가쪽 시각앞핵을 자극한다.** SCN은 자극을 다른 시상하부핵인 preoptic nucleus(시각앞핵)로 보낸다. 또한 SCN은 신호를 melatonin(멜라토닌) 분비를 자극하는 pineal gland(솔방울샘, 송과선)로 보낸다.

③ **배가쪽 시각앞핵은 그물체의 활동을 저하시킨다.** 흥분되었을 때, 배가쪽 시각앞핵은 그물체 활성체계의 활동을 저하시키는 신호를 보낸다. 이러한 핵은 각성기간 동안 시상을 자극하고, 차례로 대뇌겉질을 자극한다. 또한 멜라토닌은 그물체의 이러한 부분의 활동을 억제한다.

④ **그물체의 저하된 활동이 시상을 대뇌겉질로부터 분리시키고 차례로 의식수준을 감소시킨다.** 그물체의 다중 핵 활동의 감소는 시상이 외부 자극을 대뇌겉질로 전달하는 속도를 낮춘다. 이러한 효과는 외부 세계로부터 대뇌겉질을 분리하고(그림 12.18의 적색 X) 의식수준을 감소시키게 한다.

수면으로부터의 각성은 신경전달물질인 오렉신을 분비하는 시상하부 신경세포에 의해 매개된다. 오렉신 분비는 깨어나기 전에 증가하며 하루 종일 깨어있는 상태로 유지되도록 도와준다. 이러한 효과는 오렉신을 분비하는 신경세포에 의한 reticular activating system(그물체 활성화시스템) 핵의 자극 때문이라고 여겨진다. Reticular formation neuron(그물체형성 신경세포)이 활성화되면, 이는 시상이 외부의 sensory stimuli(감각자극)를 대뇌겉질에 전달하도록 한다. Histamine(히스타민)은 이러한 시스템에서 중요한 흥분성 신경전달물질로서 히스타민을 차단하는 약물인 항히스타민제가 종종 부작용으로 졸음을 발생시키는 이유이다. 흥미롭게도 오렉신 결핍은 밤에 수면을 취하지 못하여 낮 동안 잠에 대한 매우 강한 충동을 일으키는 질병인 기면발작의 원인으로 여겨진다.

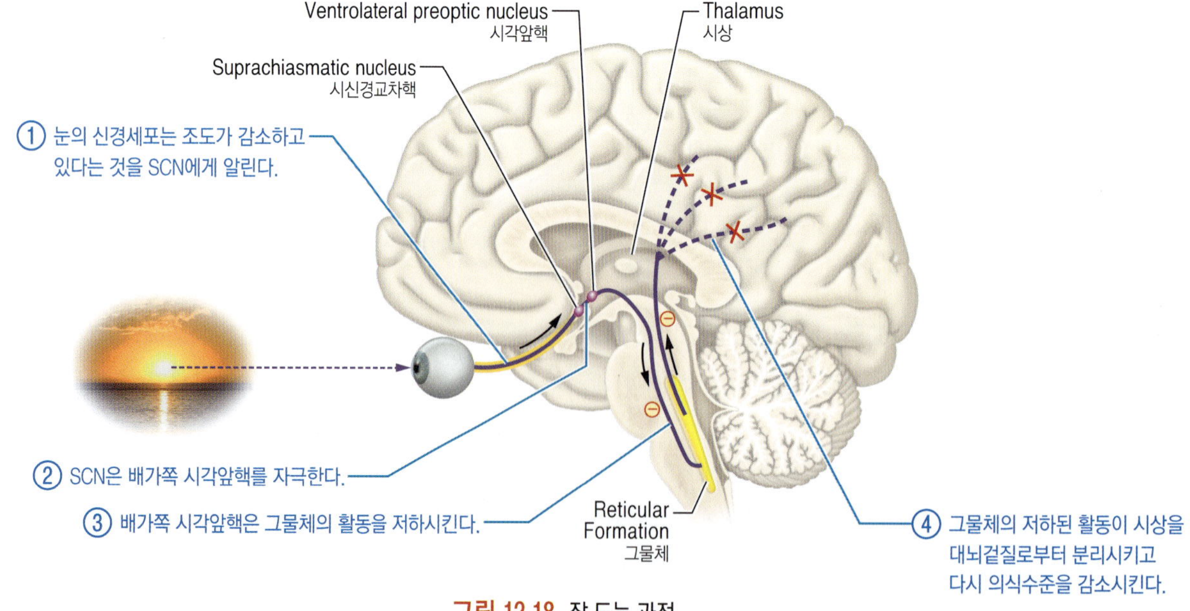

그림 12.18 잠 드는 과정

Brain Wave and Stage of Sleep 뇌파와 수면의 단계

하루 밤에 수면의 여러 주기 과정을 거친다는 것은 연구에서 증명하고 있다. 이러한 단계는 EEG (electroencephalogram, 뇌파도)에 의해 모니터할 수 있다. Brain wave(뇌파)라고 불리는 전기활동을 추적하면 깨어있는 단계와 수면의 단계에서 특징적으로 다른 패턴을 볼 수 있다. 파형은 amplitude(진폭)라고 하는 높이와 발생 속도인 frequency(진동수)에 따라 달라진다. 정신적인 활동을 할 때 뇌파는 낮은 진폭이고 높은 진동수를 보이는데 이러한 패턴을 beta wave(베타파)라고 한다(그림 12.19). 잠이 들어 수면 단계가 되면 이 파의 진폭은 점차 높아지고 진동수는 점점 줄어든다.

수면의 단계는 다음과 같다.

- **Stage I-III sleep (I-III단계 수면).** 처음 3개의 수면단계는 적당하게 깊은 잠으로 진행되는 졸음과 정상적으로 깨어있는 베타파 리듬의 둔화가 특징인 theta wave(세타파)이다. 세타파의 진폭은 증가하고 I단계에서 III단계로 이동함에 따라 진동수는 감소한다.
- **Stage IV sleep (IV단계 수면).** 가장 깊은 잠은 IV단계에서 발생한다. 이때 발생하는 delta wave(델타파)는 뇌파의 빈도가 줄어들고 진폭이 높아진다. 델타파는 전신마취 동안 또는 심각한 뇌손상을 입은 깨어있는 성인에게서 볼 수 있다. I~IV단계까지의 전체 순서를 완료하는데 1시간도 걸리지 않는다.
- **REM sleep(렘수면).** IV단계의 수면에서 깨어날 때 사람은 수면 주기의 REM sleep (rapid eye movement sleep, 렘수면, 빠른눈운동수면)이라는 단계에 들어간다. REM 수면은 다른 단계에서는 발생하지 않는 빠르고 앞뒤로 눈을 움직이는 것 때문에 이름 붙여졌다. 대부분 REM 수면은 꿈을 꾸는 단계이나, 감정적인 내용이 많지만 말이 되지 않는 환각 같은 삽화이다. REM 수면 중 뇌파 패턴은 두 개의 뇌 상태가 동일하지는 않지만 깨어있는 성인의 베타파와 유사하다. 일반적으로 REM 수면은 I단계로 돌아가기 전에 약 10~15분 정도 지속되지만 REM 수면 단계는 각 수면 주기에 따라 더 길어진다.

한 개인이 반드시 각 수면단계를 순서대로 진행하여 수면을 취하는 것은 아니다. 예를 들어, IV단계 수면에서 REM 수면, I단계 또는 II단계 수면으로 전환될 수 있다.

Non-REM sleep (non-rapid eye movement sleep, 논렘수면, 정상파수면)과 REM 수면 중 뇌와 인체의 활동간의 차이는 눈의 움직임뿐만이 아니다. 수면 주기의 I단계부터 IV단계까지는 인체를 움직일 수 있고(이 단계에서 몸을 뒤척이거나 몸을 돌리는 것이 발생함) 혈압, 심박동수, 호흡수, 체온, 대사속도는 감소한다. 하지만 REM 수면에서는 혈압, 심박동수 및 대사율이 증가하고 대부분 주요 근육 그룹이 마비된다. REM 수면 중에 일어나는 근육 마비는 아마도 꿈을 직접 실행하는 것을 막기 위함인듯 하다.

REM 수면과 꿈의 기능은 알려져 있지 않지만 한 가지 가설은 일반적으로 꿈과 수면이 기억과 최근 학습된 작업을 통합하는데 필요하다는 것이다. 그러나 다른 가설은 반대 의견으로 깨어있는 기간동안 축적된 원하지 않는 기억을 처리하는데 꿈이 필요하다는 것이다. 꿈을 꾸는 동안 뇌 활동에 대

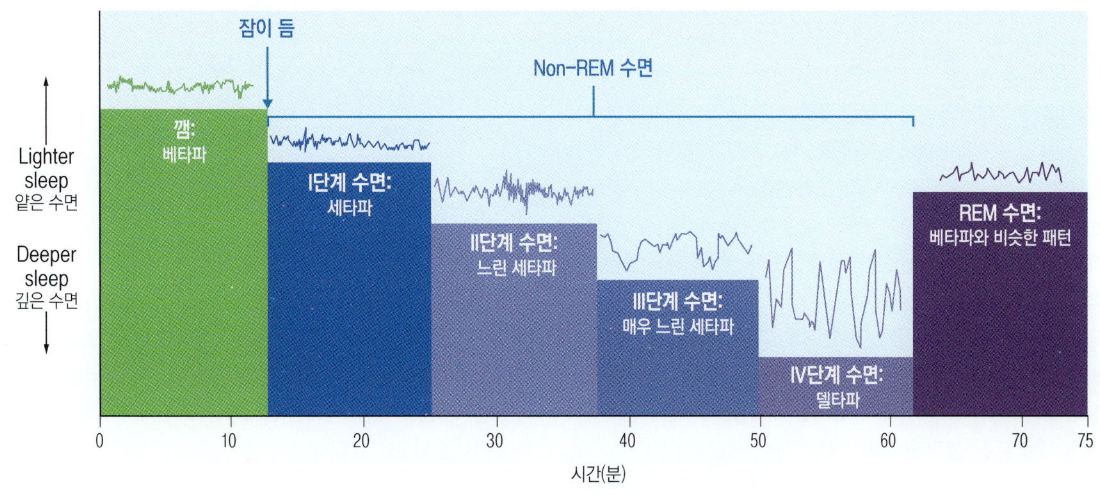

그림 12.19 뇌파의 패턴으로 보여지는 각성과 수면의 단계

한 연구는 감정을 조절하는 둘레계통의 구조가 꿈을 꾸는 동안에 매우 활발하지만 논리와 이성에 관여하는 prefrontal cortex(이마엽앞겉질, 이마엽앞피질)는 거의 활동적이지 않다는 것을 보여준다.

비록 수면이 정상적인 의식의 변화된 상태이긴 하지만 중요한 특징은 이를 되돌릴 수 있다는 것이다. 임상에서 적용하기 States of Altered Consciousness Mimicking Sleep(수면을 모방한 변화된 의식상태)을 참조한다.

확인하기

- ☐ 5. Sleep(수면)의 정의는 무엇인가? 수면의 기능은 무엇인가?
- ☐ 6. 인간의 수면은 어떤 종류의 리듬을 따르는가? 수면을 시작하는 일반적인 신경경로는 무엇인가?
- ☐ 7. EEG가 무엇인가? 깨어있고 의식이 명료한 성인의 정상적인 brain wave(뇌파)의 패턴은 무엇인가?

12.4 고도의 정신적 기능

Higher Mental Function

학습목표

1. Cognition(인지)과 language(언어)를 담당하는 겉질의 영역에 대해 설명할 수 있다.
2. Cerebral hemispheres(대뇌반구) 편측화의 개념에 대해 설명할 수 있다.
3. 뇌에서 long-term memory(장기기억)를 저장하는 곳과 기억 강화의 매커니즘에 대해 설명할 수 있다.

생물학, 진화론, 생리학에 대한 이해는 도덕, 언어, 학습과 같은 고도의 정신적 기능이 뇌기능의 결과라는 것은 의심의 여지가 없다. 이번 절에서는 이러한 복잡한 정신적 기능과 생리학적 과정에 대해 알아본다.

Cognition and Language 인지와 언어

Cerebral cortex(대뇌겉질, 대뇌피질)의 대부분은 인지기능과 관련된 다양한 업무를 통합적으로 수행하는 연합 영역으로 구성된다. 인지기능은 복잡한 외부 자극의 처리 및 대응, 관련된 자극 인식, 내부 자극 처리, 자극에 대한 적절한 응답 계획 등을 포함한다. 또한 인지과정은 지능, 생각, 문제해결 능력, 언어 및 성격과 같은 사회적, 도덕적 행동에 대한 책임이 있다. 다음 내용은 인지기능을 담당하는 뇌의 영역과 언어가 어떻게 생성되는지에 대해 설명하고 있다.

Localization of Cognitive Function 인지기능의 국소화

인지기능은 frontal lobe(이마엽, 전두엽), parietal lobe (마루엽, 두정엽), temporal lobe(관자엽, 측두엽)의 여러 다중업무연합영역에 국한되어 있다. 이들의 영역과 기능은 다음과 같다.

- **Parietal association cortex(마루연합겉질).** Parietal association cortex(마루연합겉질)의 영역은 공간인지와 주의력을 담당하는 곳이다. 이는 특정 물질이 움직이는 방향, 색 또는 모양과 같은 뚜렷한 측면에 초점을 맞출 수 있게

임상에서 적용하기

States of Altered Consciousness Mimicking Sleep 수면을 모방한 변화된 의식상태

수면을 모방한 변화된 의식상태는 심각한 뇌손상을 뜻하는 것일수도 있다. 이 상태의 일부에는 다음이 포함된다.

- **Stupor(혼미).** 혼미상태의 사람은 종종 강하고 고통스러운 자극에 깨어날 수 있지만 겉질 활동이 감소된 수준을 가지고 있다. 혼미상태의 흔한 원인은 감염, 정신질환, 뇌종양 등이 포함된다.
- **Coma(혼수).** Coma(혼수)는 어떤 자극이나 통증에도 의미있는 반응이 없고 깨어나지 못하고 의식이 없는 상태를 말한다. 혼수상태의 근본적인 결함은 그물체의 손상 또는 정상적인 기면을 막는 대뇌겉질과 관련된 영역의 손상이다. EEG는 관찰가능한 수면/각성 사이클 없이 느린 고정된 패턴을 보인다. 그러나 뇌줄기의 반사작용은 온전하게 남아있어 불수의적 움직임을 보일 수 있다. 혼수는 뇌외상, 다양한 신경학적 상태, 특정 약물 및 산-염기 균형의 장애로 인해 발생할 수 있다.
- **Persistent vegetative state(지속식물상태).** 때때로 뇌외상 또는 신경학적 손상 환자들은 혼수상태에서 persistent vegetative state(지속식물상태)가 될 수 있다. 이 상태에서 환자는 대뇌겉질에 손상을 입었고 깨어있지만 알지 못하고 수의적 운동이 없다. 수면/각성주기는 발생하고 뇌줄기 반사작용은 온전하며 이로 인해 간병인이 종종 의미 있는 상호작용으로 잘못 해석하는 머리 움직임 및 앓는 소리와 같은 불수의적인 움직임이 발생한다. 그러나 이런 행동은 대뇌겉질에 의해 매개되는 것은 아니며 따라서 의식적인 cognition(인지)을 의미하지 않는다.

이러한 상태의 사람들은 때때로 그 원인에 따라 의식을 되찾을 수 있다. 하지만 이는 의식상태 중 가장 극단적인 상태인 brain death(뇌사)는 아니며 뇌사상태에서는 EEG는 아무 활동도 보이지 않고 뇌줄기에 의해 제어되는 반사활동도 없다. 이러한 상태에서 뇌의 대사와 혈류는 0으로 감소하며 의식을 되찾을 수 없다.

해준다. 또한 뇌의 이러한 부분은 시각적·공간적 기능을 가지고 있어서 공간에서 어떤 물체의 위치를 인식할 수 있게 해준다. 이러한 영역의 손상에 대한 특이한 결과를 neglect(무시)라고 부르며, 환자는 정상적인 감각 경로가 있음에도 불구하고 자신의 시야 전체의 절반 또는 인체 전체의 절반에 대한 존재를 인식하지 못할 수 있다.

- **Temporal association cortex(관자연합겉질).** 이 영역은 특히 얼굴과 같은 복잡한 자극을 인식하는 것을 담당한다. 뇌의 temporal association cortex(관자연합겉질)에 손상이 있는 환자들은 자극에 대한 인식은 있지만 이를 식별할 수 없는 agnosia(인식불능증)가 생기게 된다.
- **Prefrontal cortex(이마엽앞겉질).** Prefrontal cortex(이마엽앞겉질, 이마엽앞피질)는 가장 크고 복잡한 연합겉질이다. 사람의 특성 또는 성격을 구성하는 대부분의 인지기능에 관여한다. 이는 관자엽과 마루연합겉질뿐 아니라 여러 개의 다른 감각 및 운동 겉질로부터 정보를 받는다. 이를 통해 세계에 '자신'에 대한 인식을 생성하는 복잡한 감각과 운동정보의 통합을 가능하게 하며, 이는 주어진 상황에 적합한 행동 계획과 실행으로 이어진다. 예를 들어, 이마엽앞겉질은 친구들과 점심식사를 할 때 크게 웃는 것은 적절하지만 장례식에 참석하여 같은 행동을 하는 것은 부적절하다는 것을 인식할 수 있도록 해준다. 또한 이마엽앞겉질은 도덕적으로 적절한 행동을 선택할 수 있도록 해주며, 감정의 지배에 관한 역할을 한다. 이마엽앞겉질의 손상은 매우 충격적일 수 있으며 성격의 극적인 변화, 통제 불가능한 충동적 행동, 계획 수립의 어려움 및 잘못된 사고 과정을 초래할 수 있다. Dementia(치매)와 같은 뇌의 질환도 인지능력과 지적기능의 상실을 일으킬 수 있다. 임상에서 적용하기 Dementia(치매)를 참조한다.

Cerebral Lateralization 대뇌편측화

인지기능은 대부분 cerebral lateralization(대뇌편측화)에 의해 오른뇌반구와 왼뇌반구에 편중되어 있다. 현상인 특정 인지기능이 편중된다는 생각은 사람이 한쪽 반구가 다른 반구에 비해 우세하여 '오른뇌를 쓰는 사람' 또는 '왼뇌를 쓰는 사람'이 될 수 있다는 잘못된 인식을 갖게 한다.

편측화로 보이는 기능에는 다음이 포함된다(편측화가 절

임상에서 적용하기

Dementia 치매

뇌의 가장 치명적인 질병 중 일부를 통틀어 dementia(치매)라고 한다. 치매의 원인은 다양하지만 치매 환자는 최근 기억력의 점진적인 상실과 인지기능의 퇴화 및 성격의 변화를 보인다. 치매의 흔한 형태는 다음과 같다.

- **AD (Alzheimer's disease. 알츠하이머치매).** AD는 치매의 가장 흔한 형태로 전 세계 약 3천만 명의 사람들에게 영향을 미친다. AD를 가진 사람들의 뇌 조직에서 발견된 특징은 neurofibrillary tangle(신경원섬유매듭)(신경세포가 단백질과 얽힘)과 senile plaque(노인성반점)(신경세포 주변에 특정 유형 단백질이 세포 밖에 쌓임), 겉질 신경세포와 시냅스 연결의 퇴화 등이 있다. 이러한 변화는 뇌에서 발견되지만 특히 겉질연합영역과 hippocampus(해마)에서 많이 발견된다. AD의 초기 징후는 일반적으로 최근 기억상실과 건망증을 포함한다. 그리고 질병이 점차 진행되면서 주의력, 언어능력, 비판적 사고, 시각적-공간적 능력 뿐만 아니라 성격의 변화도 뚜렷해진다. 결국 운동능력, 감각 지각능력 및 장기기억력 등도 영향을 받는다.
- **Vascular dementia(혈관성치매).** Vascular dementia(혈관성치매)는 뇌의 일부분, 특히 대뇌겉질로 가는 혈액흐름의 방해라는 공통적인 특징을 공유하는 질환의 그룹이다. 혈관성치매의 징후와 증상은 영향을 받는 뇌 부위의 범위에 따라 매우 다양하다. 혈관성치매는 AD와 상당히 겹치는 부분이 많으며 실제로 환자들은 mixed dementia(혼합성치매)라고 알려진 두 가지 형태의 치매를 모두 가진다.
- **Lewy body dementia(레비소체치매).** Lewy body dementia(레비소체치매)는 lewy bodies(레비소체)라고 하는 뇌의 특정부분에 있는 신경세포의 cytoplasmic inclusions(세포질포함체)의 포함이 특징이다. 다른 형태의 치매와 다르게 레비소체치매는 인지기능의 변화, 기억 형성, 환각과 망상, 수면장애에 덜 심각한 영향을 미친다. 또한 레비소체치매를 앓고 있는 환자들은 종종 Parkinson's disease(파킨슨병)의 운동 특성을 지니고 있다.
- **Pick's disease(픽병).** Pick's disease(픽병)에서 frontal lobe(이마엽)과 temporal lobe(관자엽)의 대뇌겉질은 점차 퇴화되어 신경세포의 상실과 과도한 신경아교세포로 인해 심각한 위축이 발생한다. 픽병은 보통 55~65세 사이의 비교적 젊은 사람들에게서 발병하는 것이 이례적이다. 환자들은 빠르게 악화되는 경향이 있고 퇴화가 이마엽앞겉질에 영향을 미치기 때문에 극적인 성격 변화와 행동 문제가 흔히 나타난다.

다양한 형태의 치매를 예방할 수 있는 방법이나 치료는 아직 밝혀지지 않았다. 일부 약물은 특정 환자의 AD를 늦출 수는 있지만 이미 진행된 변화를 되돌릴 수는 없다. 이러한 약은 다른 형태의 치매에 대한 효과는 없다. 치매는 한 개인의 삶에 심각하고 파괴적인 영향을 미치기 때문에 치매의 원인, 예방, 치료에 대한 연구는 집중적이고 지속적으로 진행되고 있다.

대적이지는 않다).

- Emotional function(감정기능)에서 왼쪽 이마엽겉질은 행복과 같은 긍정적 감정, 오른쪽 이마엽겉질은 분노와 공포같은 부정적 감정을 책임진다.
- Attention(집중)은 오른쪽 마루엽겉질에 편측화되어 있다.
- Facial recognition(얼굴인지) 기능은 오른쪽 관자엽겉질에서 수행되는 경향이 있다.
- 사물을 그에 맞는 이름으로 인지하는 language-related recognition(언어 관련 인지) 기능은 왼쪽 관자엽겉질에 편측화되어 있다.

언어기능은 다음에서 설명하는 것처럼 강하게 편측화되어 있는 것으로 보인다.

Language 언어

언어는 뇌의 가장 중요한 인지기능 중 하나이다. 어떤 단어를 물체나 개념의 상징적 표현으로 선택하는 능력은 말하기, 쓰기 또는 몸짓을 통해 서로 의사소통할 수 있게 해준다. 이러한 능력은 가장 중요한 문화, 기술, 사회적 성취를 가능하게 만든다.

신경학적으로 언어는 말하기, 쓰기, 신호를 통해 단어를 이해하고 생산하는 능력과 단어의 상징적 의미를 올바르게 선택하고 인식하는 능력을 말한다.

인간이 언어, 쓰기 또는 수화를 통해 성공적으로 의사 소통하려면 뇌의 여러 부분이 필요하다(그림 12.20). 그러나 이들 영역의 대부분은 의사소통 자체보다는 언어 운동과 감각 기능에 집중되어 있다. 예를 들어, 시각장애인이나 청각장애인은 언어 능력을 잃지 않으며, 말할 수 없는 사람도 아니다. 대신에 언어는 두 개의 연합영역에 의존하는 것으로 보인다. 첫 번째는 이마엽의 Broca's area(브로카영역)로 적절한 문법과 구문을 가진 단어의 계획 및 순서를 포함하여 언어를 만들어 내는 데에 관여하는 곳이다. 두 번째는 관자엽의 Wernicke's area(베르니케영역)로 이는 언어를 이해하고 단어를 정확한 상징적 의미와 연결시키는 기능을 한다. 언어영역의 손상은 aphasia(언어상실증)라는 language deficit(언어 결손)이 나타난다. 임상에서 적용하기 Aphasias(언어상실증)를 참조한다.

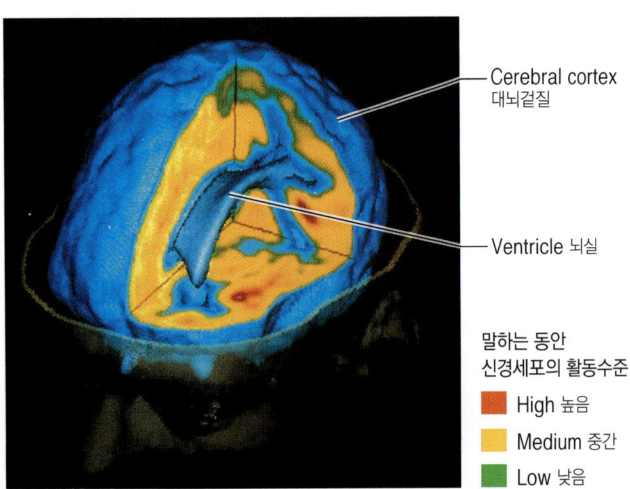

그림 12.20 말하는 동안 뇌의 기능적 뇌영상(MRI)

언어기능은 매우 편측화되어 있고 대부분의 언어기능은 약 97%의 사람들이 왼뇌반구에 존재한다. 그러나 오른뇌는 언어의 감정적 본질과 관련된 몇 가지 중요한 언어기능을 가지고 있다. 오른뇌반구의 language area(언어영역)가 손상되면 언어의 감정적, 음조적 구성 요소가 상실된다. 따라서 양쪽 반구는 정상적인 언어기능을 위해 필요하다.

확인하기

- ☐ 1. Recognition(인지)이 무엇인가? 인지과정에 필요한 곳은 뇌의 어느 부분인가?
- ☐ 2. 뇌의 편측화는 무엇인가? 어느 기능이 편측화된 것으로 알려져 있는가?

임상에서 적용하기

Aphasias 언어상실증

Aphasia(언어상실증)의 두 가지 주요한 종류는 Broca's aphasia(브로카 언어상실증)와 Wernicke's aphasia(베르니케 언어상실증)이다.

- **Broca's aphasia(브로카 언어상실증)**는 환자가 문장의 문법과 구문을 정확히 계획하고 지시할 수 없기 때문에 말을 할 수 없는 것으로 특징지어진다. 브로카 언어상실증을 앓고 있는 환자가 하는 말은 유창하지 않다. 단어와 구절이 반복되는 경향이 있으며 문법, 구문, 개별 단어의 구조가 뒤틀린다. 브로카 언어상실증은 언어에 대한 이해력이 온전하기 때문에 환자에게 좌절감을 주는 경향이 있다. 환자는 다른 사람이 말하는 것을 이해하지만 대답을 만들어 낼 수는 없다.
- **Wernicke's aphasia(베르니케 언어상실증)**는 언어를 이해할 수 없는 것으로 특징지어진다. 이런 형태의 언어상실증을 가진 환자는 적절한 문법, 구문과 함께 유창하게 말할 수 있지만, 단어와 의미가 정확히 연결되어 있지 않기 때문에 단어의 의미는 거의 없다. 베르니케 언어상실증에서, 언어 이해력은 완전하지 않다. 그래서 환자는 말해지는 것을 완전히 이해할 수 없고, 말하는 것이 말이 안 된다는 것을 깨닫지 못한다.

☐ 3. Broca's area(브로카영역)와 Wernicke's area(베르니케영역)의 기능은 무엇인가?

Learning and Memory 학습과 기억

일반적으로 학습한 것은 memory(기억)에 새겨지는데, 기억은 신경회로에 암호화되어 저장되며 필요할 때 검색할 수 있다. 기억은 저장되는 기간에 따라 분류될 수 있다. 이러한 분류는 다음과 같다.

- **Immediate memory(즉시기억).** Immediate memory(즉시기억)는 단 몇 초 동안만 저장된다. 이는 중요해 보이지 않지만, 일상 대화, 독서 및 방금 걸레로 닦은 바닥이 어디인지를 기억하는 것과 같은 일상생활과 관련하여 매우 중요하다.
- **Short-term memory(단기기억) 또는 working memory(작업기억).** Short-term memory(단기기억)는 몇 분간 저장되고 일반적인 행동목표를 염두에 두고 정보를 기억하고 조작할 수 있게 해준다. 단기기억은 열쇠를 잃어버리고 열쇠를 찾고 있을 때 작용한다. 그러한 단기기억이 없다면, 이미 어디를 찾아 봤는지 기억할 수 없을 것이고, 효과적인 검색을 불가능하게 할 것이다.
- **Long-term memory(장기기억).** Long-term memory(장기기억)는 더 영구적인 형태로 몇 일, 몇 주 심지어 일생 동안 저장된다.

즉시기억 및 단기기억의 일부 정보는 consolidation(강화)이라는 과정을 통해 장기기억으로 이동된다(그림 12.21).

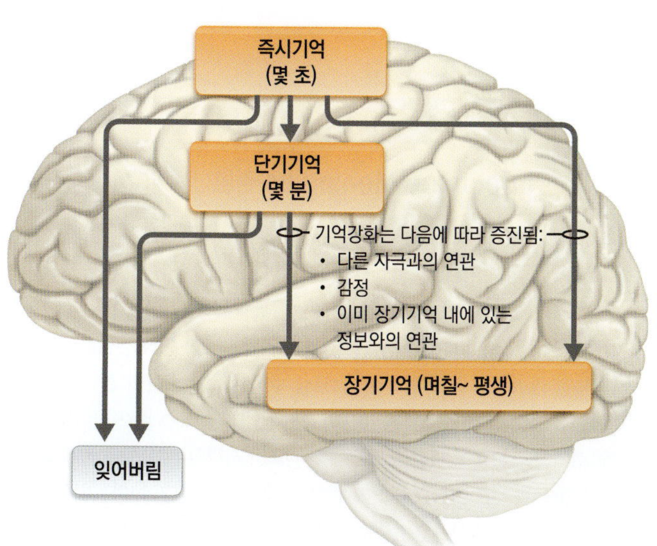

그림 12.21 기억강화를 위한 경로

하지만 정보의 많은 부분은 그냥 잊혀진다. 상대적으로 인간은 의미없는 데이터를 장기기억으로 강화할 수 있는 능력이 매우 제한적이다. 하지만 이러한 정보가 강한 감정, 또 다른 자극 혹은 이미 습득한 것과 관련된 형태로 표현된다면, 강화는 훨씬 더 쉽게 발생한다. 예를 들어, 아이들이 알파벳을 노래로 배우는 방법을 생각해 보면, 26글자의 줄을 음악에 맞춰 놓음으로써 아이는 한 글자와 악보를 연관지을 수 있다. 지금 당장 알파벳을 거꾸로 암송해 보아라. 비록 글자의 순서를 알고 있지만, 이를 연관시킬 기억이 없기 때문에 어려움을 겪을 것이다.

확인하기

☐ 4. Immediate memory(즉시기억), short-term memory(단기기억), long-term memory(장기기억)는 어떻게 다른가?

Emotion 감정

우리가 흔히 감정이라고 생각하는 것은 서로 분리된 복잡한 현상의 조합이다.

- 당황할 때 얼굴을 붉히거나 두려울 때 심장이 뛰는 것과 같은 본능적인 visceral motor response(내장운동반응)
- 미소짓거나 웃거나 찡그리거나 울 때와 같은 somatic motor response(몸운동반응)
- 잃어버린 애완동물을 기억할 때 슬퍼하거나, 긴장감 넘치는 영화를 볼 때 긴장감을 느끼는 것과 같은 감각 또는 인지 자극에 대응하고 통합하는 매우 주관적인 '느낌'

예를 들어, 흥분이라는 감정에 동반되는 내장운동반응과 몸운동반응을 일으키는 뇌의 여러 부분에 대해 이야기해 보자. Hypothalamus(시상하부)는 내장운동반응과 몸운동반응 구성요소 모두에서 역할을 한다. 이는 reticular formation nuclei(그물체 핵)에 명령신호를 보내는데, 차례로 내장을 활성화하는 신경세포를 활성화하고, 심박동수와 혈압을 증가시키게 된다. 시상하부와 limbic lobe(둘레엽, 변연엽)은 모두 그물체의 다른 핵에 지시를 보냄으로써 몸운동반응에 영향을 미친다. 이러한 핵은 눈을 크게 뜨고 미소짓게 하는 아래몸운동신경세포에 지시를 전달한다.

우리가 경험하는 매우 주관적인 'feeling(느낌)'은 가장 복잡하다. 이러한 감정의 주요 요소는 amygdala(편도)이다. 편도는 brainstem(뇌줄기, 뇌간), thalamus(시상), 대뇌겉질 및 바닥핵을 포함한 여러 곳으로부터 sensory stimuli(감각자극)를 전달받는다. 이러한 연결은 편도가 감각자극의 중요성을 분석하고 '감정적 학습'의 일종인 여러 감각자극 간의 연관성을 만들 수 있게 한다. 예를 들어, 어린아이는 보호자의 명랑한 목소리와 행복, 크고 거친 목소리와 분노 및 두려움을 연관시키는 것을 배운다. 또한 편도는 보상을 극대화하고 처벌을 최소화하는 행동을 선택하는 것과 관련되어 보이는 basal nuclei circuit(바닥핵 회로)과도 연결되어 있다.

확인하기

☐ 5. 신경계통의 어느 부분이 감정을 중재하는가?

12.5 뇌의 보호

Protection of the Brain

학습목표

1. CSF의 생성과 순환경로를 설명할 수 있다.
2. BBB의 중요성을 설명할 수 있다.
3. Cranial meninges(뇌막)를 설명할 수 있다.

뇌는 skull(머리뼈, 두개골) 안에 있고 머리뼈는 외상, 움직임, 온도 변화와 같은 외부 힘으로부터 강력한 보호를 한다.

머리뼈 안에는 세 가지 특징적 물질이 있어 외부와 내부의 자극으로부터 뇌를 보호하고 있다.

- Cranial meninges(뇌막)는 뇌를 둘러싸고 있는 세 개의 막이다.
- CSF (cerebrospinal fluid, 뇌척수액)는 뇌를 정화하고 공간을 채우는 보호액이다.
- BBB (blood brain barrier, 혈액뇌장벽)는 혈액의 많은 물질이 뇌 세포에 접근하지 못하게 하는 장벽이다.

Cranial Meninges 뇌막

세 개의 뇌막은 주로 고밀도의 불규칙한 콜라겐 결합조직으로 만들어진 보호막이다. Dura mater (경질막, 경막)는 가장 바깥의 막이며 막 중에 가장 두껍고 단단하다. 경질막은 두 층으로 위쪽 경질막과 머리뼈 사이에는 epidural space(경질막바깥공간, 경막외공간)라고 하는 잠재적인 공간이 있다. 일반적으로 경질막은 뼈에 단단히 붙어 있고 혈관을 제외하고는 아무것도 발견되지 않기 때문에 '잠재적' 공간이라고 한다. 또한, 경질막 깊은 곳에는 또 다른 매우 좁은 공간인 subdural space(경질막밑공간, 경막하강)가 있는데, 이는 얇은 장액층과 뇌의 배수관 역할을 하는 특정 혈관을 포함하고 있다.

중간에는 얇은 arachnoid mater(거미막, 지주막)가 있고, 안쪽에 가장 얇은 pia mater (연질막, 연막)가 있다. 거미막과 연질막은 좁고 액체로 차 있는 공간인 subarachnoid space(거미막밑공간, 지주막하강)로 분리된다. 거미막밑공간은 CSF와 뇌의 주요 혈관을 포함하고 있다. 임상에서 적용하기 Infectious Meningitis(감염성 수막염)를 참조한다.

수막 주위와 수막 사이의 잠재적 공간은 혈액으로 채워질 수도 있는데 이러한 상태를 epidural hematoma(경질막바깥혈종, 경막외혈종), subdural hematoma(경질막밑혈종), subarachnoid hematoma(거미막밑혈종)라고 하며, 외상 또는 혈관파열로 인해 발생한다. 이러한 심각한 상황은 잠재적으로 생명을 위협하는데, 이는 머리뼈 내 압력이나 뇌에 대한 압력을 증가시키기 때문이다. 일반적으로 뇌막 공간에서의 혈종 치료는 머리뼈를 통해 구멍을 뚫고 혈액이 공간에서 배출되도록 하는 장치를 삽입하여 뇌에 가해지는 압력을 완화시킨다.

Dura Mater 경질막

경질막은 콜라겐섬유가 풍부하고 탄력섬유가 거의 없는 단단하고 가죽같은 막이다. 이는 표면에서부터 깊은 곳으로 2개의 층으로 되어 있다(그림 12.22a).

1. **Periosteal dura(뼈막경질막).** 바깥의 periosteal dura(뼈막경질막)는 머리뼈의 안쪽 뼈에 붙어있다. 이는 뼈의 periosteum(뼈막, 골막) 역할을 하고 경질막바깥공간에 혈액공급을 한다.

임상에서 적용하기

Infectious Meningitis 감염성 수막염

Infectious meningitis(감염성 수막염)는 잠재적으로 생명을 위협하는 거미막밑공간의 수막감염이다. 감염성 수막염은 수막에 염증 반응을 일으켜 전형적인 증상인 두통, 기면, 뻣뻣한 목과 열을 일으킨다. 감염성 수막염은 CSF 표본을 검사하여 감염성 인자와 백혈구를 통해 진단한다.

특정 바이러스와 박테리아는 감염성 수막염의 가장 흔한 원인이다. 일반적으로 바이러스 수막염은 순하고 1~2주 내에 치유되는 반면, 세균성 수막염은 뇌의 침범으로 빠르게 진행되어 사망할 수 있으므로 공격적인 항생제 치료가 필요하다. 다행히도, 가장 흔한 형태의 박테리아 수막염 중 일부는 안전하고 효과적인 백신으로 대부분 예방할 수 있다.

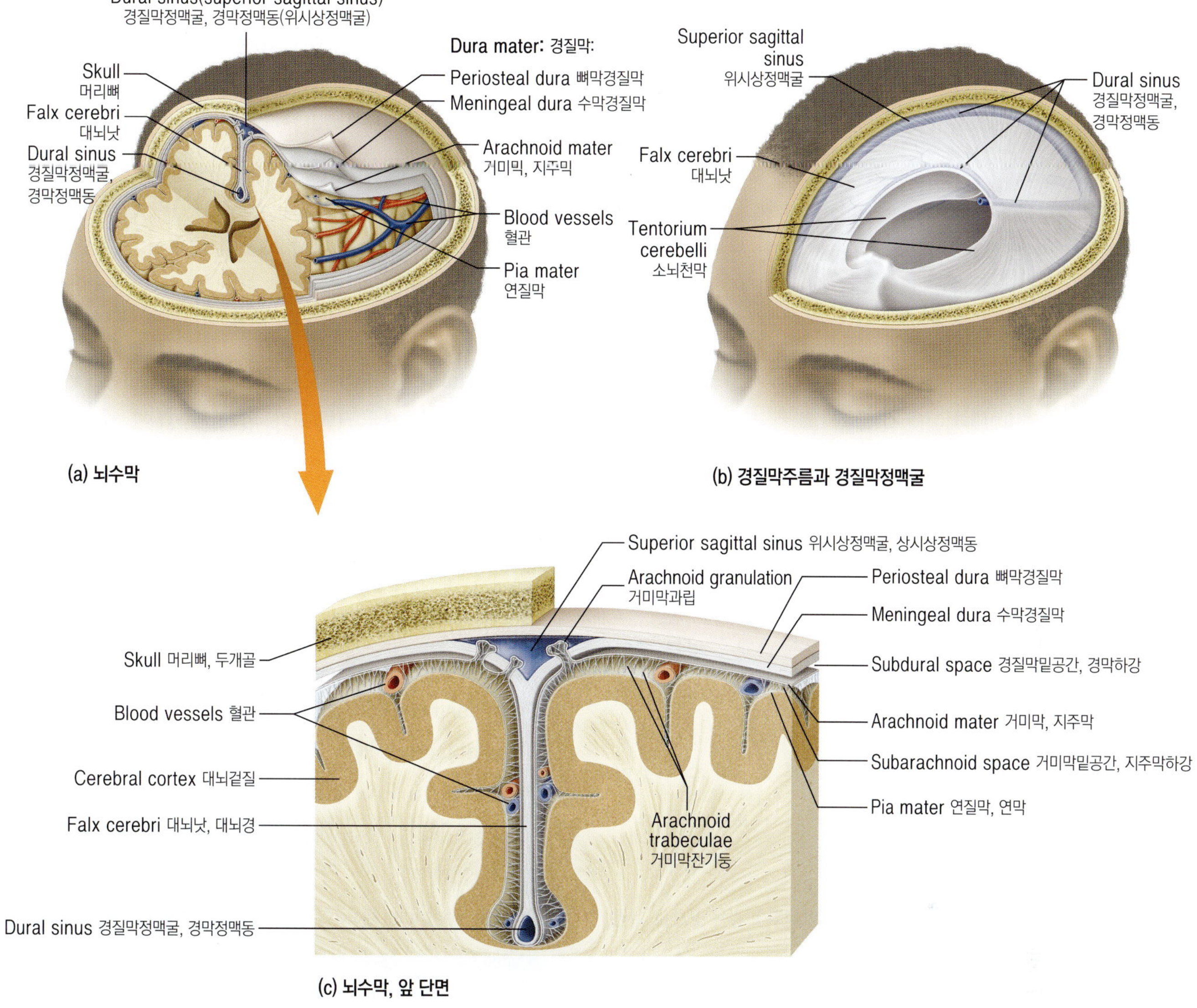

그림 12.22 뇌수막과 경질막정맥굴의 구조

2. **Meningeal dura(수막경질막).** 안쪽의 meningeal dura (수막경질막)는 거미막 표면에 놓여있는 혈관이 없는 층이다.

대부분 경질막의 두 층은 융합되어 하나의 두껍고 비탄성적인 막을 만든다. 그러나 특정 위치에서 두 층은 분리되어 dural sinus(경질막정맥굴, 경막정맥동)라고 하는 공간을 형성한다. 경질막정맥굴은 뇌의 많은 정맥에서 CSF와 탈산소화된 혈액을 배출하는 정맥 통로이다. 그림 12.22에서 경질막정맥굴은 파란색이며 이는 탈산소화된 혈액을 포함한다는 사실을 보여주고 있다.

경질막정맥굴은 수막경질막이 그 자체로 접혀서 뇌의 특정 구조 사이로 들어가는 곳에서 발견될 수 있다(그림 12.22 b). 이러한 위치는 다음과 같다.

- **Falx cerebri(대뇌낫).** Falx cerebri(대뇌낫, 대뇌겸)는 오른뇌반구와 왼뇌반구의 분할이며 대뇌틈새를 따라 길게 형성되어 있다. Large dural sinus(큰 경질막정맥굴)는 superior sagittal sinus(위시상정맥굴, 상시상정맥동)라고 불리며 대뇌낫의 위쪽에 위치하고 있다.
- **Tentorium cerebelli(소뇌천막).** Tentorium cerebelli(소뇌천막)는 cerebellum(소뇌)과 cerebrum(대뇌)의 occipital lobe(뒤통수엽, 후두엽) 사이로 분리된다. 이는 소뇌를 감싸고 있는 텐트와 같은 모양을 띠고 있어서 붙여진 이름이다.
- **Falx cerebelli(소뇌낫).** 작은 falx cerebelli(소뇌낫, 소뇌겸)는 오른쪽과 왼쪽 cerebellar hemisphere(소뇌반구)를 분리한다.

Arachnoid Mater 거미막

중간에 위치한 수막인 거미막은 거미줄을 닮아 붙여진 이름이다. 경질막과 같이 거미막은 치밀하고 불규칙한 콜라겐 결합조직으로 이루어져 있지만, 거미막은 더 얇고 더 탄성이 있다. 거미막은 arachnoid trabecula(거미막잔기둥)라고 하는 안쪽으로 확장된 곳을 볼 수 있다(그림 12.22c). 이러한 잔기둥은 콜라겐섬유와 섬유모세포로 구성되어 있고 거미막을 더 깊이 위치한 연질막에 고정시킨다. 또한 거미막의 작은 묶음이 경질막을 통해 경질막정맥굴로 돌출되어 있다. 이러한 arachnoid granulations(거미막과립, 지주막과립) 또는 arachnoid villi(지주막융모)는 CSF를 혈액 내로 돌려보내는데 중요한 역할을 한다.

Pia Mater 연질막

가장 안쪽에 위치하고 매우 얇은 연질막은 직접적으로 뇌에 닿는 유일한 수막이고 뇌의 고랑과 축삭의 윤곽을 따라 배열되어 있다(그림 12.22). 연질막은 뇌의 ECF (extracellular fluid, 세포바깥액, 세포외액)와 CSF의 물질에 대한 투과성이 있다. 이를 통해 물질이 두 액체 사이를 이동할 수 있으며 서로 다른 용질의 농도를 균형있게 유지할 수 있다.

확인하기

- ☐ 1. 세 개의 meninges(수막)는 무엇인지 가장 위부터 깊은 곳으로 설명할 수 있는가?
- ☐ 2. 3가지 수막의 종류는 무엇인가? 어느 공간이 CSF로 채워져 있는가?

Ventricle and Cerebrospinal Fluid
뇌실과 뇌척수액

뇌에는 ventricle(뇌실)이라는 빈 공간이 있다(그림 12.23). 뇌실은 서로 연결되어 있고 central canal(중심관)이라고 불리는 spinal cord(척수)의 cavity(공간, 강)와 연속되어 있다. 뇌실과 중심관은 모두 뇌실막 세포로 이루어져 있고 완충제인 CSF로 채워져 있다.

뇌에는 다음과 같은 4개의 뇌실이 있다.

- **Right lateral ventricle(오른가쪽뇌실)과 left lateral ventricle(왼가쪽뇌실).** 오른뇌반구와 왼뇌반구내에 있는 공간을 각각 right lateral ventricle(오른가쪽뇌실)과 left lateral ventricle(왼가쪽뇌실)이라고 한다. 그림 12.23의 정면에서 보면 가쪽뇌실은 숫양의 뿔과 비슷하고 측면에서 보면 말발굽 모양이며 anterior horn(앞뿔), posterior horn(뒤뿔), inferior horn(아래뿔)의 3영역을 가지고 있다.
- **Third ventricle(제3뇌실).** 좁은 third ventricle(제3뇌실)은 diencephalon(사이뇌, 간뇌)의 두 개의 엽 사이에 위치한다. 이는 interventricular foramen(뇌실사이구멍, 뇌실간공)이라는 세 군데를 연결하는 개구부를 통해 측뇌실과 연결된다.
- **Fourth ventricle(제4뇌실).** 제3뇌실은 뇌줄기의 midbrain(중뇌)을 지나는 작은 관인 cerebral aqueduct(대뇌수도관)를 통해 fourth ventricle(제4뇌실)로 배수된다. 제4

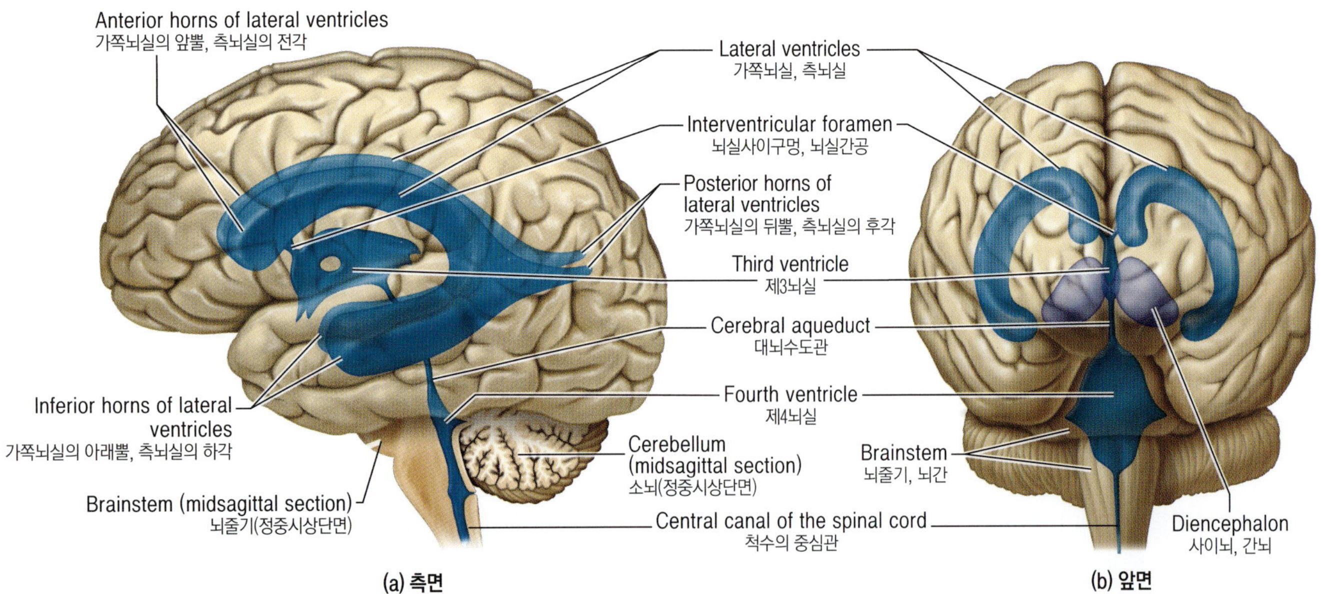

그림 12.23 뇌의 뇌실

뇌실은 pons(다리뇌, 교뇌)와 소뇌 사이에 위치하고 척수의 중심관 아래로 연속된다. 그림 12.23a는 이러한 뇌실이 포함하는 몇 개의 구멍을 보여주는데, 이는 뇌와 척수 주위의 CSF를 거미막밑공간으로 흘러갈 수 있도록 해준다.

CSF는 투명하고 무색의 액체로 혈장의 구성과 비슷하다. CSF는 완충작용을 통해 뇌를 보호하고 머리안 내 일정한 온도를 유지해주며 노폐물을 제거하고 뇌의 부력을 증가시킨다. 특히, 뇌의 부력은 중요한데 CSF 없이는 뇌가 뇌 자체의 무게 때문에 갑작스러운 충격에 뇌가 머리뼈에 부딪힐 수 있기 때문이다.

대부분의 CSF는 네 개의 각 뇌실에서 choroid plexuses(맥락얼기, 맥락총)라는 구조에 의해 만들어진다. 맥락얼기는 capillary(모세혈관)와 뇌실을 이루는 ependymal cell(뇌실막세포, 상의 세포; 약간의 CSF 생성)이 직접 만나는 곳에 위치해 있으며, 맥락얼기 내의 모세혈관은 작은 구멍들이 있다. 세포와 세포 사이에는 작은 틈을 가지고 있어서 액체와 전해질이 혈액을 빠져나와 ECF로 들어갈 수 있다.

CSF의 일반적인 형성, 순환, 재흡수의 경로는 다음과 같은 단계를 거친다(그림 12.24).

① **액체와 전해질은 맥락얼기의 모세혈관 밖으로 누출된다.** 수분과 전해질은 뇌실로 누출된다.

② **뇌실막세포는 CSF를 뇌실로 분비한다.** 모세혈관을 빠져나온 수분과 전해질은 뇌실막세포 내로 들어간다. 뇌실막세포는 CSF를 exocytosis(세포외배출)를 통해 뇌실로 분비한다.

③ **거미막밑공간에서 CSF는 뇌와 척수를 순환한다.** CSF는 섬모가 있는 뇌실막세포의 도움으로 뇌실을 통해 순환한다. CSF의 일부는 척수 주위의 거미막밑공간으로 흘러 들어간다.

④ **CSF의 일부는 경질막정맥굴에서 거미막과립을 통해 혈액으로 재흡수된다.** CSF가 거미막밑공간을 통해 흐르면서 일부

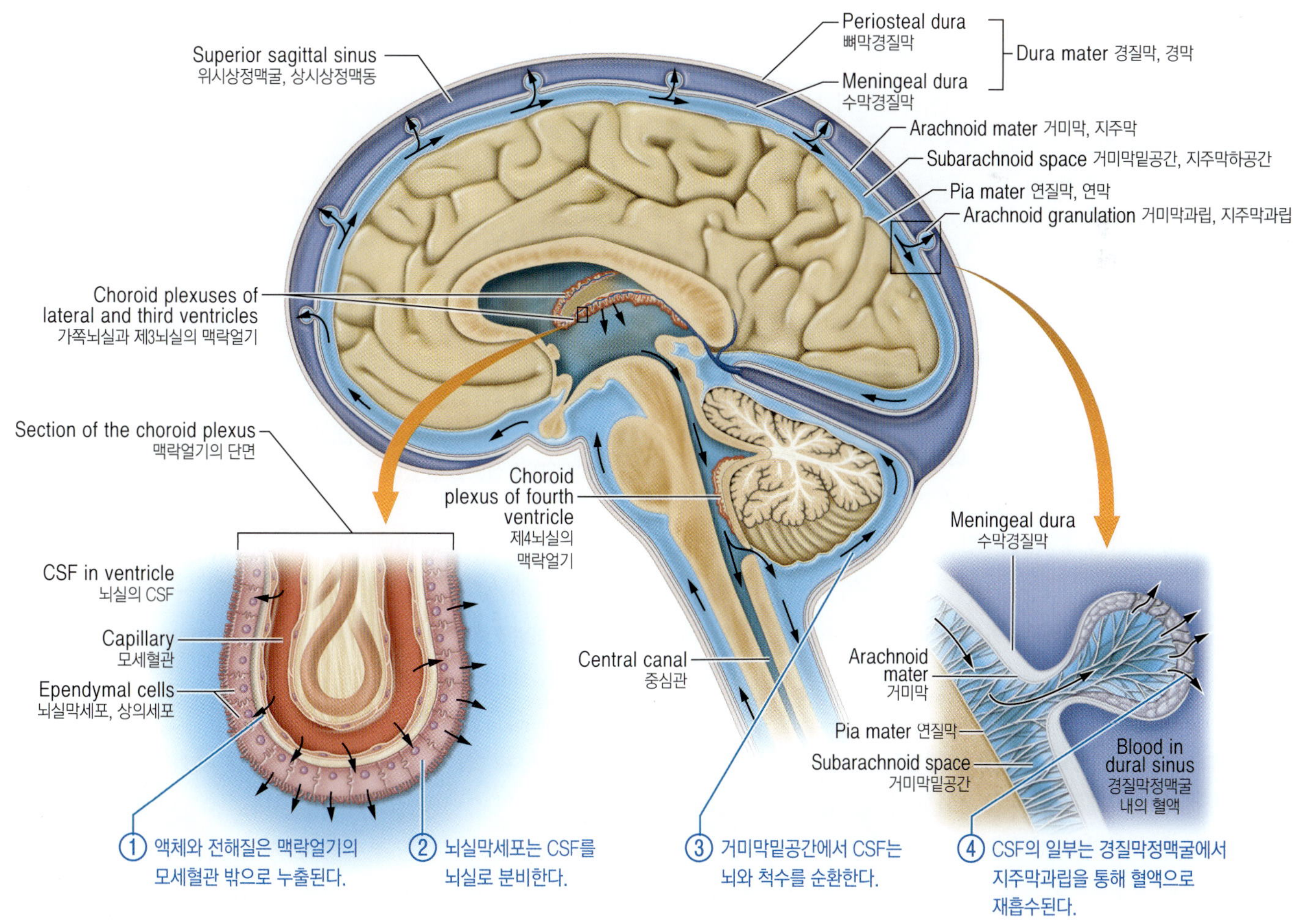

그림 12.24 CSF의 형성과 흐름

는 거미막과립을 통해 재흡수된다. 재흡수된 CSF는 경질막정맥굴에서 끝나고 정맥혈과 섞이게 된다.

주어진 시간 내에서 대략 150mL의 CSF는 뇌와 척수를 순환한다. 약 50mL는 뇌실 내, 거미막밑공간, 그리고 척수 주위에 존재한다. 그러나 약 750~800mL의 CSF는 매일 생성된다. 이는 맥락얼기가 새로운 CSF를 생성하기 때문에 오래된 CSF는 배출된다는 것을 의미한다. 이러한 현상은 지속적으로 일어나며 총 CSF의 약 50%는 매 5~6시간마다 완전히 교체된다.

Hydrocephalus(뇌수종)는 너무 많은 양의 CSF가 맥락얼기를 통해 생성되는 경우 CSF의 흐름이 막히거나 충분한 양의 CSF가 거미막과립을 통해 재흡수되지 않으면 뇌수종이 나타난다. 이를 치료하지 않으면 뇌압을 상승시켜 뇌손상을 초래한다.

확인하기

- ☐ 3. 4개의 cerebral ventricle(뇌실)은 뇌 내 어디에 위치하는가?
- ☐ 4. 뇌실에는 무엇이 있고, 그 이유는 무엇인가?

Blood Brain Barrier BBB(혈액뇌장벽)

뇌는 외부 공격 또는 뇌 내의 위협으로부터 보호받는다. 대부분의 화학물질과 질병을 일으키는 박테리아와 바이러스 같은 미생물은 CSF와 뇌의 ECF를 혈액으로부터 분리시키는 BBB를 통해 뇌세포에 접근하는 것이 차단된다.

BBB는 주로 뇌 안 모세혈관의 단순편평상피세포 또는 endothelial cell(내피세포)과 바닥판 및 astrocyte(별아교세포)로 구성되어 있다. 이러한 내피세포는 두 가지 측면에서 독특하다.

- **대부분 모세혈관의 세포보다 더 많은 치밀이음부를 갖고 있다.** Tight junction(치밀이음부)은 액체와 다른 분자가 세포 사이의 공간을 통과하는 것을 막는 세포의 이음이다. 대부분 모세혈관의 세포는 치밀이음부에 의해 결합된다. 그러나 뇌의 모세혈관의 내피세포는 이러한 결합의 수가 매우 많은데, 이는 대부분 뇌의 별아교세포의 영향 때문이다.
- **세포내섭취와 세포외배출를 제한한다.** 분자는 치밀이음부 때문에 내피세포 사이를 통과할 수 없기 때문에 세포의 혈장막의 인지질 이중층을 통과해야 한다. 그러나 일반적으로 크고 극을 가진 단백질 같은 분자는 혈장막을 자유롭게 통과하지 못하므로 세포 내로 들어오거나 세포 밖으로 나가기 위해 endocytosis(세포내섭취)와 exocytosis(세포외배출)에 의존한다. BBB의 내피세포는 몸의 다른 곳에 있는 모세혈관과 비교했을 때 이러한 과정을 수행할 매우 제한된 능력을 가지고 있다. 즉, 분자들은 혈액에서 뇌의 ECF로 또는 뇌의 ECF에서 혈액으로 들어갈 수 없다.

특정물질은 쉽게 BBB를 통과할 수 있는데, 일반적으로 원형질막을 자유롭게 투과하는 것은 예를 들어 포도당, 아미노산, 이온과 같이 단백질통로나 운반체가 있는 것들이다. 그러나 대부분의 큰 극성 분자들은 BBB를 통과하기 어렵다. 이는 유익할 수도 있고 해로울 수도 있다. 비록 BBB가 많은 독소와 유기체가 뇌 안으로 들어오는 것을 막지만, 많은 치료 약물이 들어오는 것 또한 막는다. 예를 들어, 소수의 항생제만이 뇌의 세균감염을 치료할 수 있을 만큼만 BBB를 통과하므로, 이는 감염을 치료하기 어렵게 만든다.

확인하기

- ☐ 5. 어떤 2가지 인자가 BBB를 생성하는가?
- ☐ 6. 어떤 물질이 BBB를 쉽게 통과하는가?

12.6 척수

Spinal Cord

학습목표

1. Spinal cord(척수)의 전체적인 해부와 위치에 대해 설명할 수 있다.
2. 척수의 단면도에서 보이는 해부학적 특징을 설명할 수 있다.
3. 척수막과 척수막 사이 및 주위 공간에 대해 설명할 수 있다.
4. 척수의 ascending tracts(오름길)과 descending tracts(내림길)의 차이에 대해 설명할 수 있다.

Spinal cord(척수)는 brain(뇌)보다 구조적으로 덜 복잡하지만 중요한 부분이다. 척수는 주로 신경조직으로 구성되며 자극을 중계하고 처리하는 역할을 수행한다.

- **Relay station(중계국).** 척수는 relay station(중계국)의 역할을 하는 인체와 뇌 사이의 중간지점에 있다. 사실, 척수는 뇌가 머리와 목 아래 대부분의 인체와 소통할 수 있도록 하는 유일한 길이다. 이는 뇌로부터 나가는 자극을 받아 몸의 나머지 부분으로 보낸다. 또한 인체로부터 들어오는 자극을 받아 뇌로 보낸다.

- **Processing station(처리국).** 척수는 뇌와 같이 매우 복잡한 기능을 수행할 수는 없지만 반사작용 같은 형태의 통합과 처리를 수행한다. 실제로 spinal reflex(척수반사)라고 불리는 특정 활동은 뇌와 상관없이 척수만 수행할 수 있다.

Protection of the Spinal Cord 척수의 보호

뇌의 meninges(수막)는 foramen magnum(큰구멍, 대공)을 통과하여 척수를 계속해서 덮고 있다. 이 덮개는 척수가 끝난 부분 이후에도 계속되며 척수의 신경을 바닥에서 감싸고 있다. 뇌와 마찬가지로 세 개의 spinal meninges(척수수막)는 dura mater(경질막), arachnoid mater(거미막), pia mater(연질막)로 되어있다(그림 12.25a). 척수수막은 periosteum(뼈막)이 없고 수막층으로만 구성된 경질막을 제외하고 뇌막의 구조와 유사하다. Spinal pia mater(척수연질막)는 척수가 vertebral cavity(척추안, 척추강) 내에서 고정되는 것을 돕는다. Denticulate ligaments(치아인대, 치상인대)라고 불리는 척수연막은 거미막을 통해 바깥쪽으로 확장되어 spinal dura mater(척수경질막)에 부착된다(그림 12.25b).

1. **Epidural space(경질막바깥공간).** 척수는 periosteal dura(뼈막경질막)가 없기 때문에 경질막바깥공간은 meningeal dura(수막경질막)와 vertebral foramina(척추뼈구멍)의 벽 사이에 존재한다. 이러한 공간은 정맥과 지방조직으로 가득 차 있어 척수를 완충하고 보호하는데 도움을 준다.
2. **Subdural space(경질막밑공간).** 뇌 주위의 경질막바깥공간과 비슷하게 척수의 경질막밑공간은 단지 잠재적 공간일 뿐이다. 정상적으로 경질막과 거미막은 서로 붙어 있다.
3. **Subarachnoid space(거미막밑공간).** 뇌 주위의 거미막밑공간과 비슷하게 척수 거미막밑공간은 거미막과 연질막 사이에 놓여있고 CSF (cerebrospinal fluid, 뇌척수액)로 가득 차 있다. 척수 기저부 아래 부분은 더 많은 양의 CSF를 포함하고 있어 필요한 경우 CSF를 채취하는 데 유용하다.

임상에서 적용하기 Epidural Anesthesia and Lumbar Punctures(경질막바깥마취와 허리천자)를 참조한다.

확인하기

- [ ] 1. Spinal cord(척수)의 2가지 주요 기능은 무엇인가?
- [ ] 2. 3가지 spinal meninges(척수수막)를 나열하고 설명할 수 있는가?
- [ ] 3. 척수를 둘러싼 세 개의 수막공간은 무엇인가?

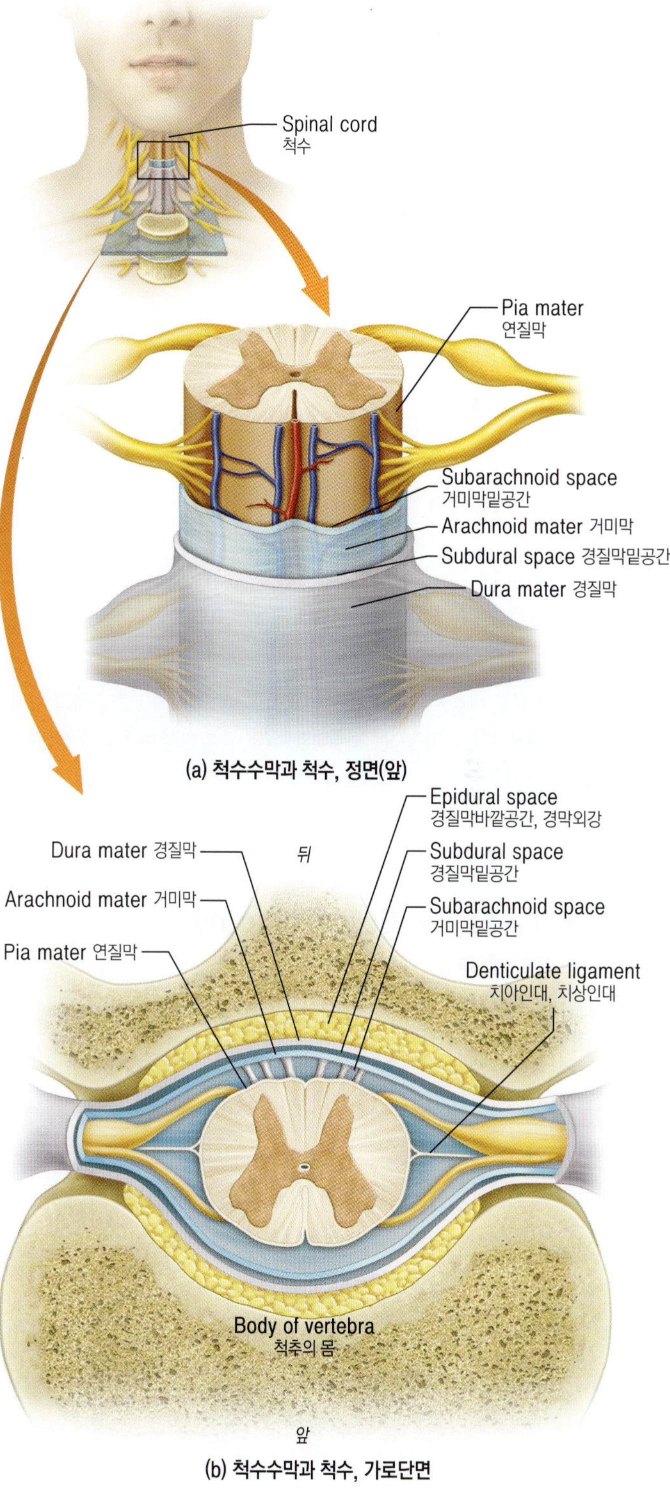

그림 12.25 척수수막의 구조

임상에서 적용하기

Epidural Anesthesia and Lumbar Punctures
경질막바깥마취와 허리천자

척수 수막공간의 해부는 특정 의료 시술에 매우 유용한 것으로 증명되었다. 절차 중 하나는 삽입된 바늘을 통해 국소마취제를 경질막바깥공간으로 주입하는 epidural anesthesia(경질막바깥마취, 경막외마취) 또는 척추마취이다. 이 시술은 척추에서 약물주입한 곳 아래로 확장되는 신경의 감각마비를 유발하며 이는 신경이 운동이나 sensory stimuli(감각자극)를 전송할 수 없다는 것을 의미한다. 이러한 종류의 마취는 출산 중인 여성뿐 아니라 특정 수술 시 남녀 모두에게 일반적으로 사용된다.

척수 수막공간과 관련된 또 다른 시술은 lumbar puncture(허리천자, 요추천자)이며, 이는 spinal tap(요추뚫기)이라고도 한다. 허리천자 시에 그림과 같이 바늘이 거미막밑공간으로 삽입되어 CSF를 흡인한다.

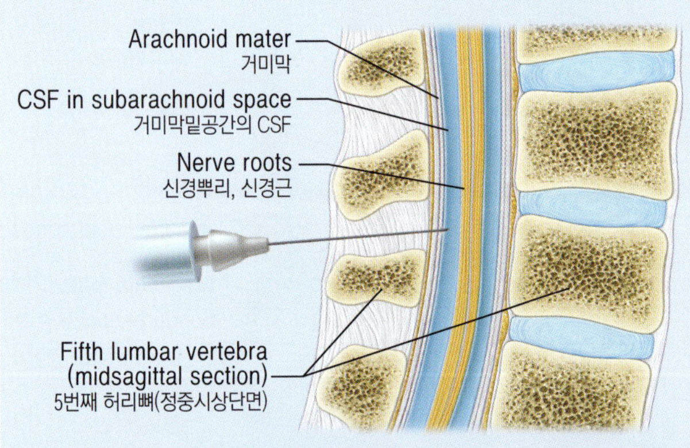

일반적으로 바늘은 척수의 손상을 막기 위해 4번째와 5번째 허리뼈 사이로 삽입된다. 허리천자는 뇌수막염, 뇌염, 다발성 경화증 등을 진단하기 위해 시행된다.

External Spinal Cord Anatomy
척수 외부의 해부학

척수는 큰구멍에서 brainstem(뇌줄기, 뇌간)의 연장으로 시작하여 첫 번째와 두 번째 허리뼈 사이에서 종료된다. 척수의 뒤쪽에는 좁은 posterior median sulcus(뒤정중고랑, 후정중구)가 있고 앞쪽에는 anterior median fissure(앞정중틈새, 전정중구)가 있다. 척수의 끝부분은 원뿔 모양의 conus medullaris(척수원뿔, 척수원추)를 형성한다. 첫 번째와 두 번째 허리뼈에서 척수연질막은 filum terminale(종말끈, 종사)로 알려진 매우 얇은 구조로 모이고 첫 번째 coccygeal vertebra(꼬리뼈)에 고정된다.

척수에는 두 곳의 불룩한 곳이 있다(그림 12.26a). 하나는 cervical vertebra(목뼈) 부분에 있고 다른 하나는 lumbar vertebra(허리뼈) 부분에 있다. 튀어나온 곳은 각각 cervical enlargement(목팽대)와 lumbar enlargement(요팽대)이다. Upper limb(팔, 상지)과 lower limb(다리, 하지)에 작용하는 spinal nerve(척수신경)를 형성하기 위해 융합된 nerve root(신경뿌리)이 이러한 확장부위에 붙는다. 척수신경은 PNS의 일부로 감각 자극을 척수로 전달 하거나 척수로부터 운동자극을 전달한다. 척추사이의 한쪽 척수에서 나오는 것은 posterior nerve root(뒤신경뿌리, 후근)과 anterior nerve root(앞신경뿌리, 전근)이다. 척수신경의 뿌리는 척수원뿔에서 아래쪽으로 확장되어 척추안 나머지를 채운다. 이러한 신경뿌리의 묶음은 합쳐서 cauda equina(말총, 마미)라고 불리는데, 말의 꼬리를 닮았기 때문에 붙여진 이름이다.

확인하기

- ☐ 4. Spinal cord(척수)에서 두 개의 불룩한 곳은 어디인가?
- ☐ 5. Cauda equina(말총)는 무엇인가?

Internal Spinal Cord Anatomy 척수 내부의 해부학

나비 모양의 spinal gray matter(척수 회색질)는 백색질로 둘러 쌓여 있다(그림 12.26b). CSF로 가득 찬 central canal(중심관)은 척수 중심을 따라 이어진다. 2개의 나비 날개는 척수의 중심관을 둘러 싸고 있는 회색의 얇은 gray commissure(회색질맞교차)에 의해 연결되어 있다. 척수의 다른 날개 모양을 보고, 앞면과 뒷면을 구분할 수 있다. 척수의 앞쪽은 더 넓지만 뒤쪽 면은 더 얇고, 바깥 표면으로 확장되어 있다.

Spinal Gray Matter 척수 회색질

척수 내에서 3가지 뚜렷한 gray matter(회색질) 영역이 발견되며 각 영역은 특정 관련 기능이 있는 신경세포를 포함하고 있다(그림 12.27). 세 가지 영역은 다음과 같다.

- **Anterior horn(앞뿔).** Anterior horn(앞뿔) 또는 ventral horn(배쪽 뿔)은 나비의 앞쪽 날개를 구성하는 회색질영역이다. 앞뿔의 신경세포는 몸감각 운동 기능(뼈대근육)에 관여한다.
- **Posterior horn(뒤뿔).** 더 길고 가는 posterior horn(뒤뿔) 또는 dorsal horn(등쪽 뿔)은 나비의 뒤쪽 날개를 구성한다. 이는 체성 및 내장에서 오는 sensory stimuli(감각자극)를 처리하는 신경세포의 세포체를 포함하고 있다.
- **Lateral horn(옆뿔).** Lateral horn(옆뿔, 측각)은 척수의 가슴부위부터 허리부분까지만 존재한다. 이는 ANS를 통

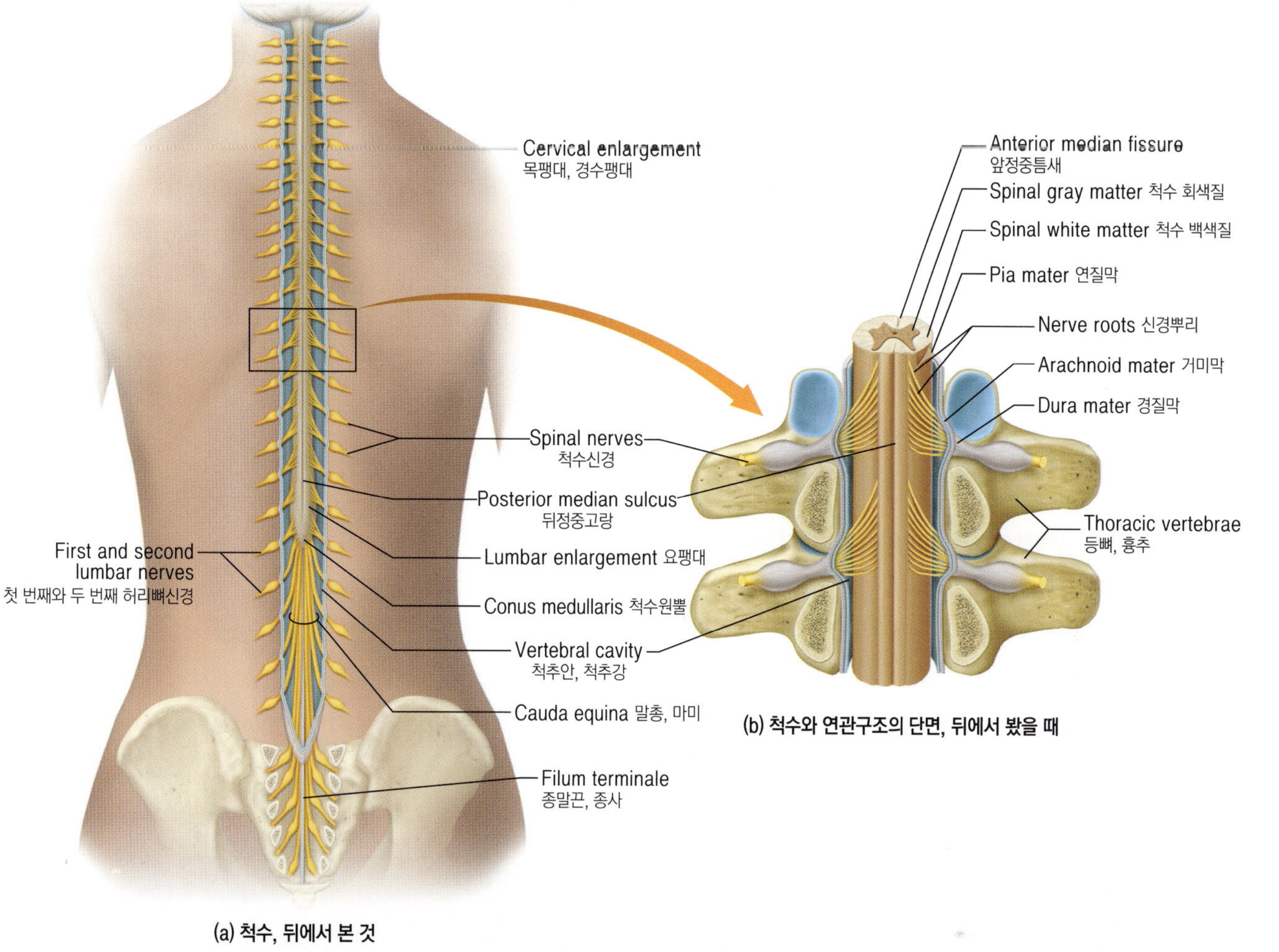

Cervical enlargement
목팽대, 경수팽대
Spinal nerves
척수신경
Posterior median sulcus
뒤정중고랑
First and second lumbar nerves
첫 번째와 두 번째 허리뼈신경
Lumbar enlargement 요팽대
Conus medullaris 척수원뿔
Vertebral cavity
척추안, 척추강
Cauda equina 말총, 마미
Filum terminale
종말끈, 종사

(a) 척수, 뒤에서 본 것

Anterior median fissure
앞정중틈새
Spinal gray matter 척수 회색질
Spinal white matter 척수 백색질
Pia mater 연질막
Nerve roots 신경뿌리
Arachnoid mater 거미막
Dura mater 경질막
Thoracic vertebrae
등뼈, 흉추

(b) 척수와 연관구조의 단면, 뒤에서 봤을 때

그림 12.26 척수의 외부 구조

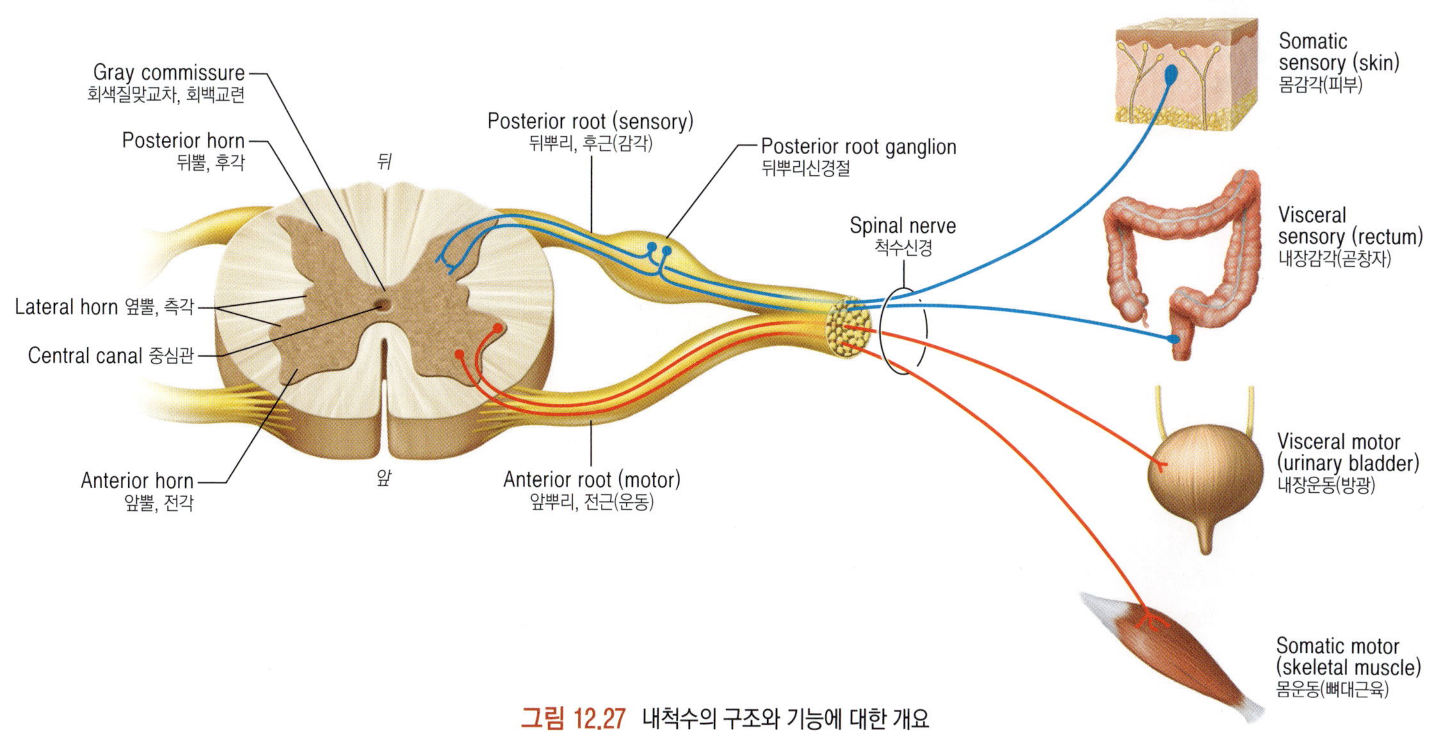

그림 12.27 내척수의 구조와 기능에 대한 개요

해 내장의 운동 조절을 담당하는 신경세포의 세포체를 포함하고 있다.

뿔에서 뻗어나와 연결된 신경은 anterior (moter) nerve root[앞신경(운동)뿌리]과 posterior (sensory) nerve root[뒤신경(감각)뿌리]이다(그림 12.27). 뒤뿌리는 척수 바로 옆쪽에서 신경세포의 세포체가 위치하고 있는 posterior root ganglion(뒤쪽뿌리신경절, 후근신경절) 또는 dorsal root ganglion(뒤뿌리신경절)을 형성한다. 앞뿌리신경과 뒤뿌리신경은 운동축삭과 감각축삭을 모두 포함하는 척수신경을 형성한다. 그러므로 척수신경은 운동과 감각자극을 근육 및 피부와 같은 인체 여러 부위로 전달한다.

Spinal White Matter: Ascending and Descending Tract 척수 백색질: 오름길과 내림길

척수의 주요 기능 중 하나는 중계국 역할을 하는 것이다. 이러한 기능은 척수의 white matter(백색질)에 의해 수행된다. Spinal white matter(척수 백색질)의 각 영역은 funiculus(섬유단)라고 하며, 척수의 양쪽에 posterior funiculus(뒤쪽섬유단, 후삭), lateral funiculus(옆쪽섬유단, 측삭), anterior funiculus(앞쪽섬유단, 전삭)인 3개의 섬유단이 있다. 각 섬유단 내의 백색질은 기둥 또는 길로 정의한다. Ascending tract(오름길)과 descending tract(내림길)은 자극을 뇌의 특정 부분으로 전달하거나 자극을 뇌의 특정 부분으로부터 전달 받는다. 척수의 나머지 부분과 마찬가지로 이러한 길은 양방향으로 대칭이며 오른쪽과 왼쪽의 척수가 인체의 오른쪽과 왼쪽을 관장하는 동일한 오름길과 내림길을 가지고 있다는 것을 의미한다.

Ascending (Sensory) Tract 오름(감각)길. 몇몇 오름길은 다양한 감각자극을 전달한다(그림 12.28a). 주요한 길은 다음과 같다.

- **Posterior column(뒤기둥).** 섬유단 내에서 두 개의 길을 발견할 수 있는데, 이를 합쳐서 posterior column(뒤기둥)이라고 한다. 뒤기둥의 길은 중앙 fasciculus gracilis(널판다발)와 측면 fasciculus cuneatus(쐐기다발)이며, 길

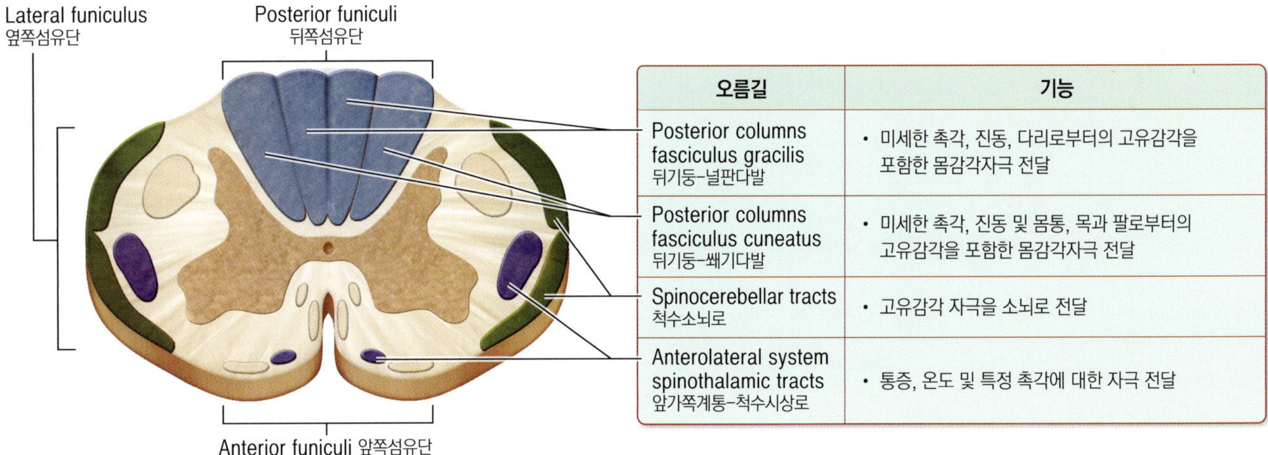

오름길	기능
Posterior columns fasciculus gracilis 뒤기둥–널판다발	• 미세한 촉각, 진동, 다리로부터의 고유감각을 포함한 몸감각자극 전달
Posterior columns fasciculus cuneatus 뒤기둥–쐐기다발	• 미세한 촉각, 진동 및 몸통, 목과 팔로부터의 고유감각을 포함한 몸감각자극 전달
Spinocerebellar tracts 척수소뇌로	• 고유감각 자극을 소뇌로 전달
Anterolateral system spinothalamic tracts 앞가쪽계통–척수시상로	• 통증, 온도 및 특정 촉각에 대한 자극 전달

(a) 오름길(감각)

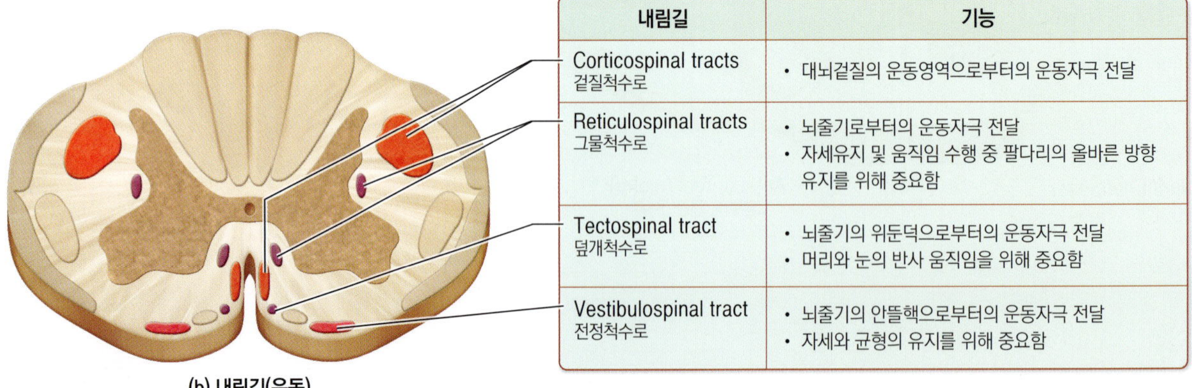

내림길	기능
Corticospinal tracts 겉질척수로	• 대뇌겉질의 운동영역으로부터의 운동자극 전달
Reticulospinal tracts 그물척수로	• 뇌줄기로부터의 운동자극 전달 • 자세유지 및 움직임 수행 중 팔다리의 올바른 방향 유지를 위해 중요함
Tectospinal tract 덮개척수로	• 뇌줄기의 위둔덕으로부터의 운동자극 전달 • 머리와 눈의 반사 움직임을 위해 중요함
Vestibulospinal tract 전정척수로	• 뇌줄기의 안뜰핵으로부터의 운동자극 전달 • 자세와 균형의 유지를 위해 중요함

(b) 내림길(운동)

그림 12.28 척수의 오름길과 내림길

은 촉각과 고유감각(관절 위치)과 같은 몸감각자극을 뇌로 전달한다.

- **Spinocerebellar tract(척수소뇌로).** 쐐기다발의 가쪽에 있는 길은 anterior spinocerebellar tract(앞척수소뇌로)과 posterior spinocerebellar tract(뒤척수소뇌로)이며 관절 위치와 근육 신전에 대한 정보를 소뇌로 전달한다.
- **Anterolateral system(앞가쪽계통).** Spinothalamic tract(척수시상로)의 부분인 anterolateral system(앞가쪽계통)은 앞쪽섬유단과 옆쪽섬유단 내에 있고 통증과 체온자극을 뇌로 전달한다.

Descending (Motor) Tract 내림(운동)길. 주요 descending spinal tract(척수 내림길)은 그림 12.28b에 나와있다. 머리와 목 아래의 뼈대근육을 제어하는 길은 corticospinal tract(겉질척수로, 피질척수로)이다. 겉질척수로는 주로 cerebral cortex(대뇌겉질, 대뇌피질)의 운동영역에서 시작된다. 먼저 축삭은 internal capsule(내포, 내낭)의 일부로 내려온 다음 뇌줄기를 통해 내려오면서, 대부분 decussate(십자형, 교차)를 보인다. 척수의 가쪽섬유단을 따라 이동할 때 앞뿔의 적정한 위치에 운동자극을 준다.

확인하기

- ☐ 6. Spinal gray matter(척수 회색질)에서 세 개의 뿔에 있는 신경세포의 기능은 무엇인가?
- ☐ 7. Spinal white matter(척수 백색질)의 주요 ascending tract(오름길)은 무엇이고 기능은 무엇인가?
- ☐ 8. 척수 백색질의 주요 descending tract(내림길)은 무엇이고 기능은 무엇인가?

12.7 감각영역 I: 감각에서 CNS의 역할

Sensation Part I: Role of the CNS in Sensation

학습목표

1. 감각자극 처리 시에 CNS와 PNS의 역할을 설명할 수 있다.
2. 감각 전달에서 첫 번째, 두 번째, 세 번째, 신경세포의 위치와 기능에 대해 설명할 수 있다.
3. 특수 감각자극이 CNS를 통해 처리되는 길에 대해 설명할 수 있다.

인간은 sensory stimuli(감각자극)를 인식할 뿐만 아니라 여러 개의 감각자극을 하나의 정신적인 그림이나 아이디어로 조합할 수 있는 놀라운 능력을 가지고 있다.

1. **자극은 PNS의 신경세포에 의해 감지되고 감각입력으로 CNS에 전달된다.** 신경세포는 축삭을 따라 spinal cord(척수) 또는 brainstem(뇌줄기, 뇌간)으로 이동하는 action potential(활동전위)을 시작한다.
2. **CNS에서 감각입력은 해석을 위해 대뇌겉질로 보내진다.** 척수 또는 뇌줄기는 자극에 대한 반응으로 생성된 신호를 cerebral cortex(대뇌겉질, 대뇌피질)로 전달하고, 대뇌겉질은 이러한 자극을 해석한다.

CNS는 다양한 감각입력이 수신되면 이를 single perception(단일지각)으로 통합한다. 감각은 시각, 청각, 균형, 후각, 미각과 같은 특수감각기관에 의해 감지되는 특수감각과 피부, 근육, 장기의 벽에 있는 감각신경세포에 의해 감지되는 일반감각 두 가지로 분류할 수 있다. 또한 일반적인 감각은 피부, 근육, 관절과 관련된 감각과 내부 장기와 관련된 감각으로 더 세분화 할 수 있다.

대부분 일반적인 내장감각과 특정 somatic sense(몸감각, 체성감각)의 입력은 cerebellum(소뇌) 및 뇌줄기같은 뇌 부분으로 전달된다. 자극의 초기 감지는 PNS와 함께 다뤄진다. 자극의 전달과 해석, 뇌와 척수의 감각 경로와 구성요소에 대해 알아보자.

General Somatic Sense 일반적인 몸감각

일반적인 몸감각은 촉각, 스트레칭, 관절 위치, 통증 및 온도와 관련이 있다. 두 가지 유형의 촉각 자극은 다양한 경로를 대뇌겉질의 해당 부분에 전달한다.

- **Tactile sense(촉각)**는 미세하거나 구별가능한 tactile sense(촉각)에 해당하며 진동, two-point discrimination(두점식별) 및 가벼운 촉각도 포함된다. 촉각은 시각적 입력 없이 다른 모양과 질감을 구별할 수 있게 해준다.
- **Nondiscriminative touch(비식별 촉각)**는 crude touch(일반촉각)라고도 하며, 촉각의 정밀한 공간에 대한 분석력은 떨어진다. 종종 신체부위를 국소마취로 마비시킬 때 이러한 일반촉각이 유지되므로 압력은 여전히 감지될 수 있다.

대부분 일반적인 몸감각은 기계적 감각으로 여겨진다. 즉, 이를 감지하는 신경세포는 피부, 관절 또는 장기의 기계적인 변형에 민감하다(온도감각 예외). 먼저 이러한 감각자극이 전달되는 경로를 살펴보고 뇌가 촉각과 통증 자극을 어떻게 해석하는지 살펴보자.

Sensory Pathway through the Spinal Cord to the Brain 척수에서 뇌까지 감각경로

척수에서 뇌로 somatic sensory stimuli(몸감각자극)를 전달하는 두 가지 주요 ascending tract(오름길)은 posterior column(뒤기둥)/medial lemniscal system(안쪽섬유띠계통)과 anterolateral system(앞가쪽계통)이다. 이 신경로의 first-order neuron(일차신경세포, 일차신경원)은 거짓홑극세포로 PNS의 처음 자극을 감지하는 감각신경세포이다. 일차신경세포는 척수의 posterior horn(뒤뿔) 또는 뇌줄기에 위치한 사이신경인 second-order neuron(이차신경세포, 이차신경원)에 연접된다. 일반적으로 이차신경세포의 축삭은 thalamus(시상)의 사이신경세포인 third-order neuron(삼차신경세포, 삼차신경원)에 시냅스(연접)한다. 그리고 삼차신경세포의 축삭은 이러한 신호를 대뇌겉질로 운반한다.

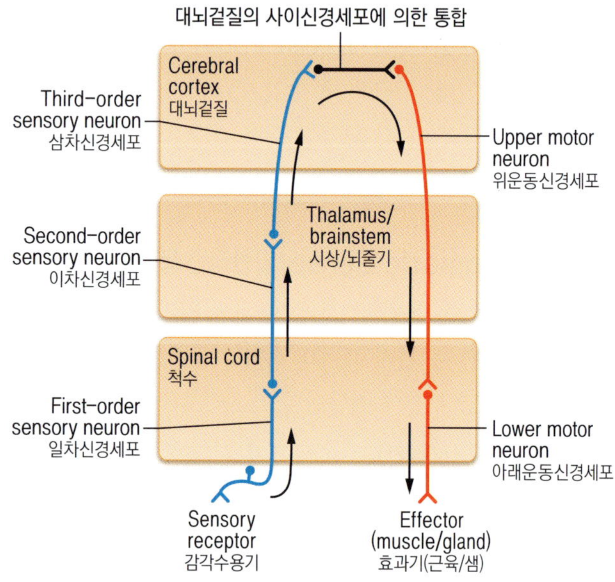

Posterior Column/Medial Lemniscal System 뒤기둥/안쪽섬유띠계통.

Discriminative touch(식별 촉각)와 고유감각 자극을 전달하는 감각신경세포의 축삭은 뒤기둥/안쪽섬유띠계통으로 알려진 길을 구성한다. 이러한 계통은 척수의 뒷면으로 들어가는 일차신경세포 자극에서 시작한다(그림 12.29). 이러한 신경세포의 축삭은 뒤기둥 안의 척수를 통해 올라가며, 두 개의 길이 뒤기둥 안에 위치한다. (1) 안쪽 fasciculus gracilis(널판다발)는 다리로부터의 자극을 전달하는 신경세포를 포함하고 있고, (2) 옆쪽 fasciculus cuneatus(쐐기다발)는 몸통, 목, 팔로부터의 자극을 전달하는 신경세포를 포함한다. 뒤기둥의 두 길은 원래의 자극과 동일한 위치에서 위로 올라 간다(그림 12.29).

널판다발과 쐐기다발 신경세포의 축삭이 medulla oblongata(숨뇌, 연수)로 들어갈 때 nucleus gracilis(널판다발핵)와 nucleus cuneatus(쐐기다발핵)는 각각 이차신경세포에 시냅스한다. 이러한 신경세포의 축삭은 decussate(십자형, 교차)되고 medial lemniscus(안쪽섬유띠)라고 하는 길을 형성한다. 안쪽섬유띠의 섬유는 pons(다리뇌, 교뇌)와 midbrain(중뇌)을 따라 시상에 도달할 때까지 올라간다. 시상에서 이러한 신경세포는 통합을 위해 대뇌겉질로 올라가는 삼차신경세포에 시냅스한다.

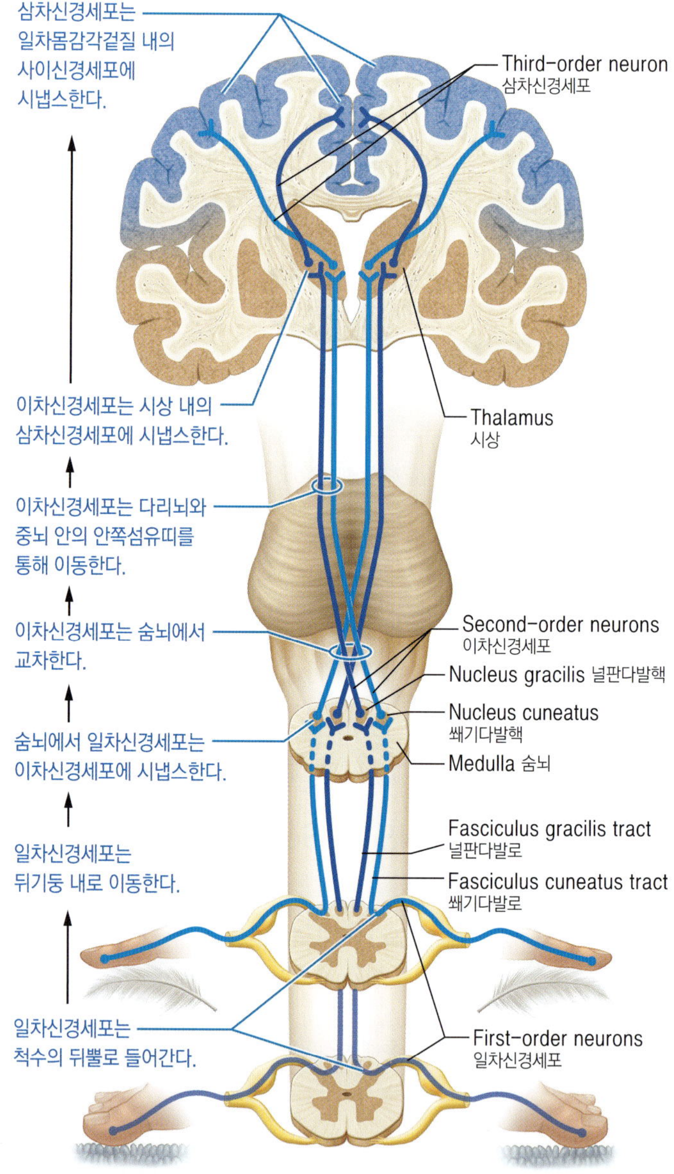

그림 12.29 오름(감각)경로: 오른쪽과 왼쪽 인체의 뒤기둥/안쪽섬유띠계통

Anterolateral System 앞가쪽계통. 촉각과 고유감각처럼 통증, 온도, 비식별 촉각을 운반하는 섬유는 뒤쪽 척수로 들어간다. 하지만 이러한 자극은 척수의 앞가쪽 안의 경로를 따라 올라가고 앞가쪽계통이라고 한다. 뒤기둥과 앞가쪽계통의 차이를 볼 수 있다(그림 12.30). 일차신경세포는 뒤뿔에서 이차신경세포에 시냅스한 후 교차된다.

앞가쪽계통 안에 몇 개의 길 중 가장 큰 것은 오른·왼 spinothalamic tracts(척수시상로)이다. 척수시상로는 척수에서 thalamic nuclei(시상핵)로 신호를 보내며, 시상으로부터 삼차신경세포는 이러한 자극을 대뇌겉질로 보낸다.

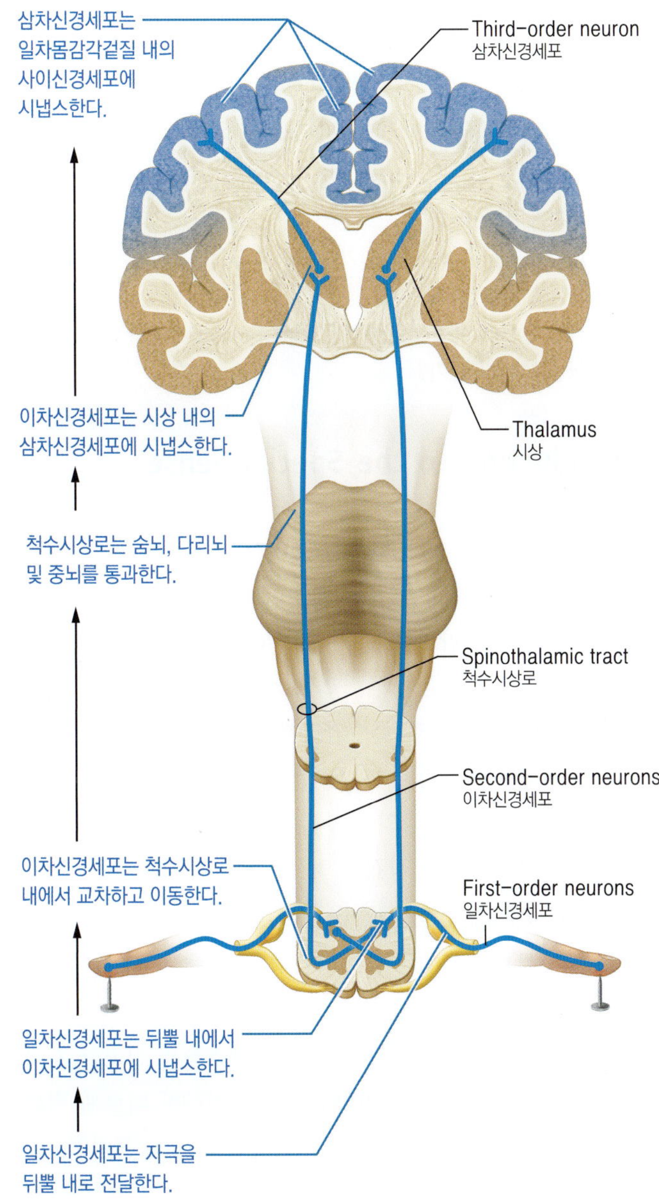

그림 12.30 오름(감각)경로. 오른쪽과 왼쪽 척수시상로(앞가쪽계통의 일부분)

Role of the Cerebral Cortex in Sensation
감각에서 대뇌겉질의 역할

시상은 유입된 많은 정보를 postcentral gyrus(중심뒤이랑) 내에서 primary somatosensory cortex (S1, 일차몸감각겉질, 일차체성감각피질)로 보낸다(그림 12.5). 인체의 각 부분은 일차몸감각겉질의 특정영역으로 표현된다. 일차몸감각겉질 지도는 인체의 각 부분이 실제 크기와는 불균등하게 표현된 것을 볼 수 있다(그림 12.31a). 예를 들어, 뇌의 많은 부분이 손과 얼굴에 할당되어 있는데 이는 외부의 환경을 감지하는 데 있어 인체의 이런 부위의 중요성을 반영하는 것이다. 일차몸감각겉질에서 신체부위의 불균등한 표현은 sensory homunculus(감각 호먼큘러스)(글자 그대로 'little man')에 의해 예시되고, 이는 일차몸감각겉질의 영역에 비례하는 경우 모습이 어떻게 보일지를 보여준다(그림 12.31b). 일차몸감각겉질(S1)이 어떻게 두 가지의 다른 감각입력인 촉각과 통증을 처리하는지에 대해 알아볼 것이다.

Processing of Touch Stimuli 감각자극의 처리과정. 시상핵은 주로 의식적 지각을 위해 척수시상로와 뒤기둥의 촉각 자극을 일차몸감각겉질에 전달한다. 감각 정보가 일차몸감각겉질에 도달하면 처리되고(즉, 촉각이 인식된다), 일차몸감각겉질 신경세포의 축삭은 정보를 겉질연합영역으로 전달한다. 주요 겉질연합영역 중 하나는 somatosensory association cortex (S2, 몸감각연합겉질, 몸감각연합피질)이다(그림 12.5). 이어서 몸감각연합겉질은 학습과 기억에 관련된 limbic system(둘레계통, 변연계)에 정보를 전달한다(예: 시각적 단서 없이 사과 질감과 오렌지의 질감을 구별하는 것을 학습). 또한 일차몸감각겉질의 신경세포(S1)는 parietal and temporal association area(마루엽 및 관자연합영역)로 출력을 보내고, 이러한 정보를 frontal lobe(이마엽, 전두엽)의 운동영역으로 통합하고 전달한다. 이는 운동과 감각기능의 통합에서 핵심 단계임을 나타낸다.

Processing of Pain Stimuli 통증자극의 처리과정. 통증 자극에 대한 인식은 촉각이나 고유감각과 다르게 이루어진다. 예를 들어, 시상은 통증을 감시하고 분석하는 식별감각(위치, 강도, 특징)인 일차몸감각겉질과 몸감각연합겉질을 포함한 뇌의 여러 부분에 통증 자극을 전달한다. 또한 이러한 자극은 basal nuclei(바닥핵, 기저핵), 둘레계통의 구조, hypothalamus(시상하부), 이마엽겉질에도 전달된다.

통증입력의 처리는 인체의 다른 감각에 대한 처리와 다

르다. 예를 들어, 겉질은 통증이 어떻게 감지되는지에 많은 영향을 미치는 것 같다. 이는 플라시보 효과(속임약효과)라는 현상에서 분명한데, 환자에게 실제 치료 가치가 없는 '가짜 치료'인 위약을 투여한다. Painkiller(진통제)로 위약을 사용하는 것은 놀라울 정도로 효과적일 수 있다. 대부분의 연구에서, 위약을 투여할 때 환자의 최대 30%가 통증 완화를 보고하지만, 어떤 연구에서 이러한 수치는 75%까지 높은 것으로 보고되었다. 이는 환자가 고통의 인식을 조절하는 뇌의 매우 실제적인 능력을 반영한다.

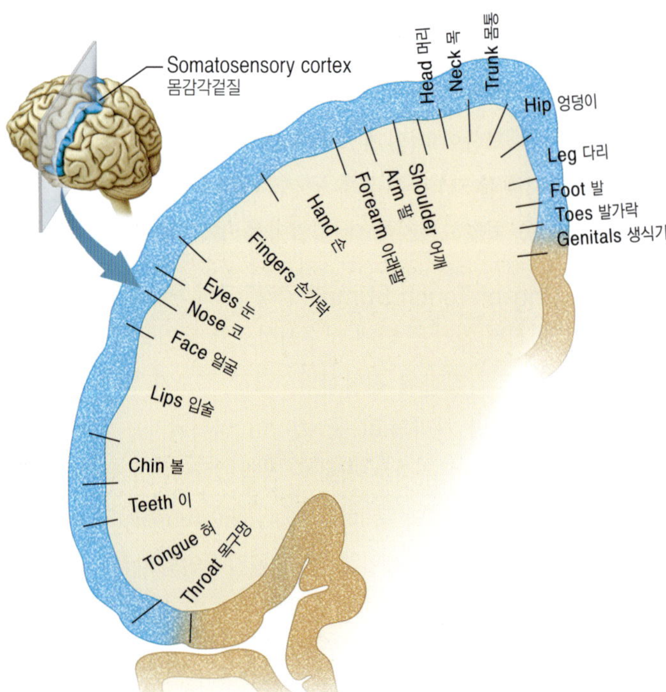

(a) 일차몸감각겉질(S1)의 지도

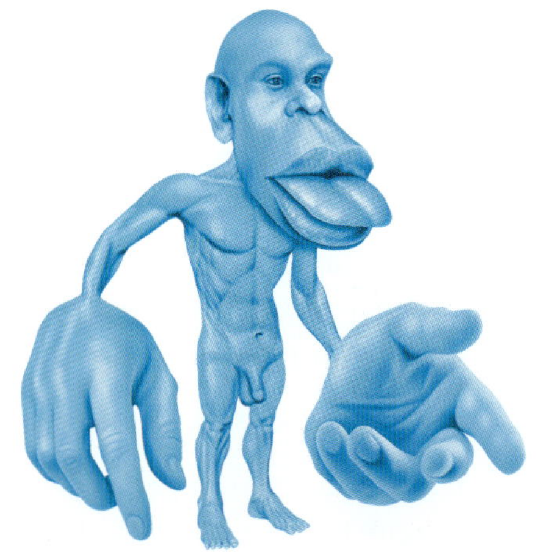

(b) 감각 호먼큘러스

그림 12.31 일차몸감각겉질의 표현

위약 효과에 대한 설명은 주로 일차몸감각겉질, amygdala(편도) 및 periaqueductal gray matter(수도관주위회색질)로 알려진 중뇌의 한 영역에서 유래하는 descending pathway(내림경로)를 포함하는 것으로 보인다. 수도관주위회색질의 신경세포는 endorphin(엔도르핀)을 방출하는데, 이는 척수에 있는 뒤뿔의 신경세포를 통증입력에 덜 민감하게 만드는 neurotransmitter(신경전달물질)이다. 통증을 유발하는 자극(예: 골절)은 여전히 같은 강도로 존재하지만, CNS의 신경세포는 이를 덜 강렬하거나 아예 없는 것으로 인식한다. Morphine(모르핀)과 같은 진통제는 엔도르핀과 같은 수용체에 결합함으로써 작용한다. 연구자들은 왜 어떤 사람들이 다른 사람들보다 더 효과적으로 고통의 인식을 조절하는지 아직 모른다. 임상에서 적용하기 Phantom Limb Pain(헛팔다리통증)을 참조한다.

확인하기

- ☐ 1. Posterior column(뒤기둥)과 두 개의 길은 무엇인가? 어떤 종류의 자극을 전달하는가?
- ☐ 2. Anterolateral system(앞가쪽계통)은 무엇인가? 어떤 자극이 이 계통을 통해 전달되는가?
- ☐ 3. Tactile sense(촉각)와 통증은 cerebral cortex(대뇌겉질)에 의해 어떻게 처리되는가?

Introduction to the Special Sense
특수감각의 소개

특수감각은 시각, 청각(청력), 맛(미각), 냄새(후각), 균형감각(안뜰감각)을 포함한다. 일반적인 몸감각처럼 각각의 특수감각도 자극을 감지하고, 처리와 통합을 위해 CNS로 전달된다.

일반적인 몸감각과 특수감각자극이 처리되는 방식에서 많은 유사점을 발견할 수 있다. 몸감각에서와 마찬가지로 대뇌겉질은 특수감각자극의 대부분을 해석한다. 각 유형의 감각자극 처리를 위한 통상적인 경로는 다음과 같다.

- **Visual stimuli(시각자극).** 대부분의 visual stimuli(시각자극)는 시상에 직접 전달되며, 이는 occipital lobe(뒤통수엽, 후두엽)의 primary visual cortex(일차시각겉질, 일차시각피질)로 전달된다. 주요 시각겉질은 이러한 자극을 처리하고 물체의 깊이와 색을 인지하며 빠르게 변화하는 자극을 감지한다. 또한 temporal lobe(관자엽, 측두엽)과 parietal lobe(마루엽, 두정엽)의 연합영역에도 사물 인지와 공간 지각에 중요한 정보를 보낸다.

임상에서 적용하기

Phantom Limb Pain
헛팔다리통증

감각지각에서 CNS의 역할은 phantom limb(헛팔다리, 환상사지)으로 알려진 현상에서 상당히 명백해진다. 헛팔다리는 환자가 팔다리, 손가락 또는 심지어 유방까지 절단한 후에 발생한다. 이는 감각입력이 없어도 인체 부분이 여전히 존재하고 기능한다는 인식으로 특징지어진다. 헛팔다리를 가진 환자들 중 소수는 phantom limb pain(헛팔다리통증, 환상사지통증)을 유발한다. 이는 없어진 부위의 뜨겁고 얼얼하고 심지어는 심각한 통증을 느낀다. 헛팔다리통증은 CNS가 통증을 처리하는 복잡한 방법 때문에 치료하기 매우 어렵다.

헛팔다리와 헛팔다리통증의 존재는 PNS와는 독립적으로 일차몸감각겉질이 인체 지도를 가지고 있다는 생각을 지지한다. 이러한 지도는 팔다리자극이 뇌로 전달되지 않더라도 일차몸감각겉질이 팔다리를 계속 존재하는 것으로 인식하는 이유다. 시간이 흐르면서, 지도는 일반적으로 몸을 정확하게 나타내고, 헛팔다리와 통증감각은 감소하도록 스스로를 재정렬시킬 것이다.

- **Auditory stimuli(청각자극).** 음파의 자극은 먼저 뇌줄기 내의 핵으로 전달된다. 이러한 일부는 자극 중 핵 안에서 처리되고 나머지는 시상으로 전달된 다음 다시 superior temporal lobe(위관자엽)의 primary auditory cortex(일차청각겉질, 일차청각피질)로 전달된다. 이러한 대뇌겉질 부분의 신경세포는 음성이나 음악과 같이 복잡한 템포의 음을 처리하는 데 특화되어 있다. 일차청각겉질에서 얻은 정보는 language(언어) 이해를 위해 Wernicke's area(베르니케영역)를 포함한 많은 연합영역으로 전달된다.
- **Gustatory stimuli(미각자극).** 맛과 관련된 자극은 숨뇌의 핵에 전달되고 시상으로 전달된다. 시상으로부터 미각은 맛의 다른 요소를 분석하는 insula(대뇌섬, 뇌섬엽)와 마루엽의 gustatory cortex(미각겉질, 미각피질)로 보내진다. 이러한 겉질은 시상하부와 둘레계통과도 연결되어 입맛 선호도나 음식 탐색 행동에 영향을 미친다.
- **Olfactory stimuli(후각자극).** Olfactory stimuli(후각자극)는 실제로 시상을 거치지 않고 초기 처리를 위해 둘레계통의 대뇌겉질로 들어간다. Limbic lobe(둘레엽, 변연엽)에서 자극은 시상(앞이마엽겉질로 자극을 전달), 시상하부 및 둘레계통의 다른 구성요소를 포함한 여러 곳으로 전달된다. 이러한 특징은 후각자극이 섭취, 감정, cognition(인지)과 관련된 다양한 행동에 영향을 미칠 수 있게 한다.
- **Vestibular stimuli(안뜰자극).** Vestibular stimuli(안뜰자극)의 처리 과정은 다수의 뇌줄기 핵, 소뇌, 척수를 통과하는 내림경로 및 시상을 통과하여 대뇌겉질로 가는 경로와 연관되어 있다.

확인하기

☐ 4. Olfactory stimuli(후각자극)의 처리는 다른 특별 감각자극의 처리와 어떻게 다른가?

12.8 운동영역 I: 수의적 운동에서 CNS의 역할

Movement Part I: Role of the CNS in Voluntary Movement

학습목표

1. 운동경로에서 upper motor neuron(위운동신경세포)과 lower motor neuron(아래운동신경세포)의 위치와 기능을 설명할 수 있다.
2. 운동과 관련하여 cerebral cortex(대뇌겉질), basal nuclei(바닥핵), cerebellum(소뇌)의 역할을 설명할 수 있다.
3. 운동프로그램의 계획에서 실행까지의 전반적인 경로를 설명할 수 있다.
4. 감각 및 운동경로에서 교차가 어떻게 발생하는지 설명하고 뇌와 spinal cord(척수) 부상이 이들 pathway(경로)에 어떤 영향을 미치는지 예측할 수 있다.

자발적 움직임의 계획 및 조정은 CNS 내에서 수행되며, cerebral cortex(대뇌겉질, 대뇌피질), basal nuclei(바닥핵, 기저핵), cerebellum(소뇌) 및 spinal cord(척수)의 운동영역이 이에 포함된다. 이러한 각 구성요소는 움직임이 원활하고 신속하게 발생하는데 필요하며, 한 요소가 방해를 받으면 결과는 극적일 수 있다.

세 종류의 신경세포가 근육수축을 유발하는데 직접 관여한다. 첫 번째 신경세포는 upper motor neuron(위운동신경세포)이며, 신경 세포체는 대뇌겉질의 운동영역에 위치한다[일부 위운동신경세포는 brainstem(뇌줄기, 뇌간)에 위치]. 축삭은 대뇌 white matter(백색질)를 통해 내려와 뇌줄기와 척수로 들어가면 local interneuron(국소사이신경세포)과 상호작용한다. 이러한 사이신경세포는 위운동신경세포의 메시지를 그들의 이웃인 lower motor neuron(아래운동신경세포, 하위운동신경원)에 전달한다. 아래운동신경세포의 세포체는 spinal gray matter(척수 회색질)의 anterior horn(앞뿔)에 놓여 있고, 축삭은 척수 밖으로 나와 뼈대근육을 자극한다. 아래운동신경세포는 PNS의 일부분이다.

이장에서 위운동신경세포에서 척수를 떠나 아래운동신경세포로 가는 경로를 설명하고, 위운동신경세포의 역할과 소뇌와 바닥핵의 활동을 조절하는 방법을 포함하여 운동이 어떻게 이루어지는지를 알아볼 것이다.

Motor Pathway from the Brain through the Spinal Cord 뇌로부터 척수를 지나는 운동경로

가장 큰 길 중에는 오른 · 왼 corticospinal tract(겉질척수로, 피질척수로)이 있는데, spinal nerve(척수신경)의 아래운동신경세포를 통해 머리와 목 아래의 근육을 제어하는 corticonuclear tract(겉질핵로, 피질핵로)이 있다. 이러한 각각의 운동경로에 대해 알아보자.

Corticospinal Tract 겉질척수로

겉질척수로를 형성하는 축삭은 primary motor cortex(일차운동겉질, 일차운동피질)와 premotor cortex(운동앞겉질, 전운동피질)의 위운동신경세포의 세포체에서 유래한다(그림 12.32). 축삭들은 corona radiata(대뇌부챗살, 방사관)와 internal capsule(속섬유막, 내포)을 거치면서 합쳐져 뇌줄기인 midbrain(중뇌)과 pons(다리뇌, 교뇌)에 도달한다. 숨뇌의 피라미드에서 대부분의 겉질척수로 섬유는 교차한다. 이러한 이유로 오른뇌의 신경세포는 인체의 왼쪽을 제어하고, 반대도 마찬가지이다. 뇌의 특정 부위에 손상을 입은 환자가 손상 부위의 반대편 인체의 근육 기능을 잃는 것이 이러한 이유 때문이다.

교차한 섬유는 척수의 오른쪽과 왼쪽 겉질척수로로 알려진 lateral funiculus(옆쪽섬유단)를 통해 이동하며, lateral corticospinal tract(옆겉질척수로)은 척수 회색질의 앞뿔에 도달하여 국소 사이신경세포에 연접한다(그림 12.32). 겉질척수 섬유의 절반 이상이 팔의 운동기능을 제어하기 위해 척수의 목 부분에서 종료된다. 이러한 위치는 팔과 손의 정밀한 운동 제어의 중요성을 반영하고 있다.

Cerebrum(대뇌)의 약 10~15%의 motor fiber(운동섬유)는 교차하지 않고 같은 쪽에 남아있다. 이들 운동섬유는 spinal white matter(척수 백색질)의 anterior funiculus(앞쪽섬유단)를 통해 이동하므로, 오른 · 왼 anterior corticospinal tract(앞겉질척수로)이라고 한다. 이들 경로는 해당 척수에서 오른 · 왼이 서로 교차한다.

Corticonuclear Tract 겉질핵로

Corticonuclear tract(겉질핵로)의 경로는 겉질척수로의 경로와 비슷하며, 겉질척수로와 비슷하게 위운동신경세포로부터 시작된다. 겉질척수로와 겉질핵로는 corona radiate(대뇌부챗살, 방사관), 속섬유막, 뇌줄기까지 같이 이동한다. 하지만 겉질핵로의 섬유는 교차하지 않고 척수로 들어가지 않는다. 대신 interneuron(사이신경세포)에 연접하여 뇌줄기의 여러 수준에서 뇌신경핵과 소통하는데, 아래운동신경세포는 머리와 목의 근육에 분포한다.

확인하기

☐ 1. Corticospinal tract(겉질척수로)과 corticonuclear tract(겉질핵

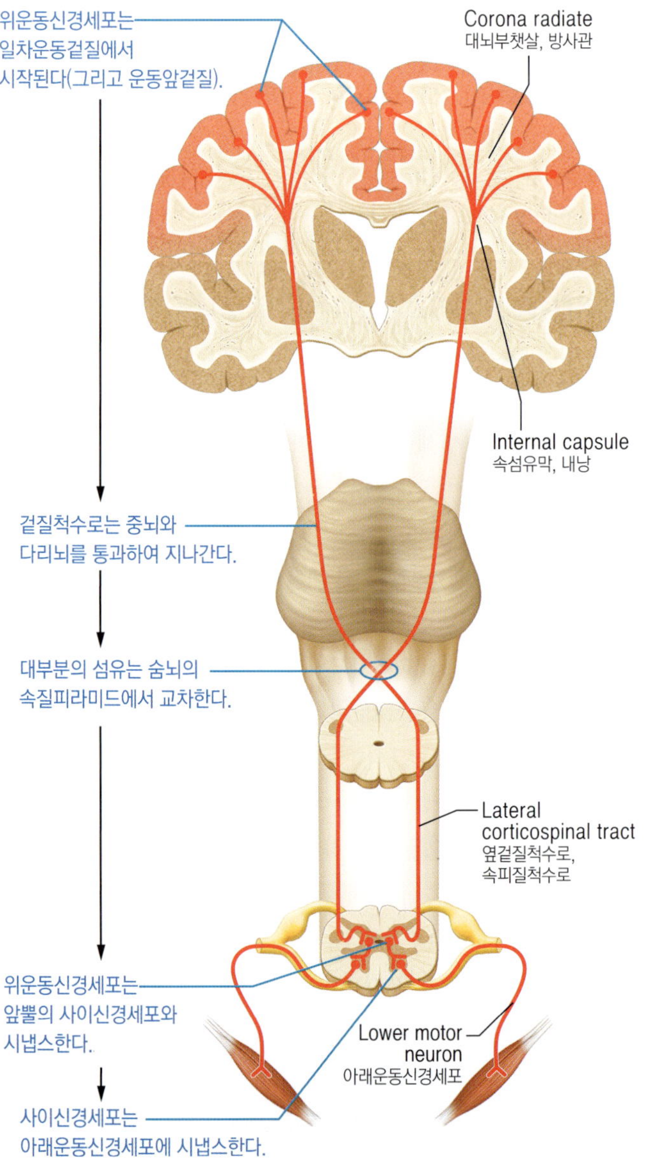

그림 12.32 내림(운동)경로. 오른쪽과 왼쪽의 겉질척수로

로)의 주 차이점은 무엇인가?

☐ 2. 겉질척수로의 섬유는 어디에서 교차하는가?

Role of the Brain in Voluntary Movement
수의적 운동에서 뇌의 역할

문을 밀기 위한 운동프로그램은 열어야 할 근육, 필요한 힘의 양, 문을 열 때 균형을 유지하기 위해 사용될 근육 등을 포함한다. 이러한 운동프로그램을 실행하려면 운동연합영역의 신경세포 자극, 위운동신경의 자극, 바닥핵, 소뇌, 척수, 앞이마엽겉질과 같은 연합영역 및 다양한 감각영역의 입력이 필요하다. 또한 PNS에서 아래운동신경세포의 자극이 필요하다.

Role of the Cerebral Cortex 대뇌겉질의 역할

일차운동겉질과 운동앞 및 운동연합영역의 위운동신경세포는 적절한 운동프로그램을 선택하여 자발적 움직임을 계획하고 시작한다. 이는 자전거를 타거나 문자 메시지를 보내는 것과 같은 숙련된 움직임의 순서를 조정한다. 또한 위운동신경세포는 특히 운동 중의 자세, 균형, 몸의 위치를 유지하기 위해 작동하는 뇌줄기의 특정 핵에도 위치해 있다. 이러한 뇌줄기 위운동신경세포는 머리와 눈을 시끄러운 소리가 나는 곳으로 향하게 하는 것과 같은 sensory stimuli(감각자극)에 대한 운동반응을 생성한다.

일차운동겉질과 운동 호먼큘러스(축소인간)의 위운동신경의 지도가 앞에서 논의한 몸감각 지도와 매우 흡사한 것을 알 수 있다(그림 12.33). Primary somatosensory cortex (S1, 일차몸감각겉질, 일차체성감각피질)와 마찬가지로 일차운동겉질은 인체부위별로 연결되어 있고 입술, 혀, 손을 포함한 특정 부위에는 겉질영역이 불균형적으로 더 많이 분포되어 있다. 이는 인간이 생존하는데 있어 발성과 손동작이 중요하다는 것을 보여준다.

대뇌겉질 운동영역의 위운동신경세포는 아래운동신경세포에 움직임을 일으키는 명령을 전달하기 위해 단독으로 작용하지 않는다. 사실 대뇌겉질만으로 시작된 움직임은 덜컹거리고 조정되지 않고 통제하기 어렵다. 부드럽고 유동적인 움직임은 바닥핵과 소뇌로부터의 입력을 요구한다.

Role of the Basal Nuclei 바닥핵의 기능

바닥핵을 구성하는 세 개의 세포체는 caudate nuclei(꼬리핵, 미상핵), globus pallidus(창백핵, 담창구), putamen(조가비핵, 피각)이다. 중뇌의 substantia nigra(흑색질)는 바닥핵과 매우 밀접하게 작용하며, 공통의 기능 때문에 함께 분류된다. 바닥핵은 수의적인 운동을 일으키고 불수의적이고 비의도적인 운동을 억제하기 위해 위운동신경세포의 활동을 수정한다.

복잡한 상호연결은 바닥핵과 뇌의 다른 구조 사이의 회로를 형성한다. 창백핵의 신경세포는 thalamus(시상)의 운동핵을 억제하기 위해 계속해서 발화한다(그림 12.34a). 이

Primary motor cortex
일차운동겉질
Wrist 손목
Elbow 팔꿈치
Shoulder 어깨
Trunk 몸통
Hip 엉덩이
Knee 무릎
Ankle 발목
Toes 발가락
Hand 손
Fingers 손가락
Neck 목
Face 얼굴
Jaw 턱
Tongue 혀
Throat, swallowing 목, 삼킴

(a) 일차운동겉질의 지도

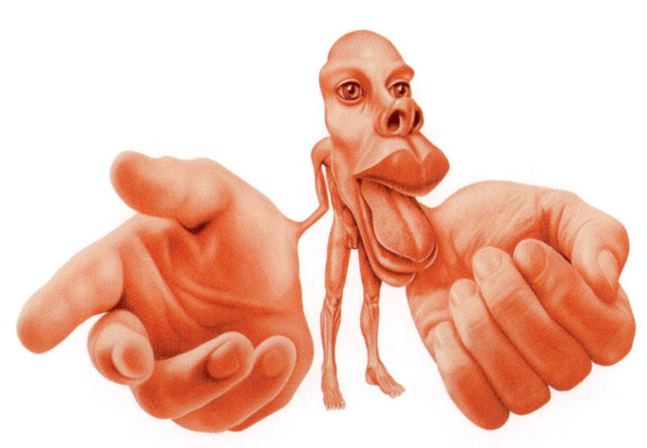

(b) 운동 호먼큘러스

그림 12.33 일차운동겉질의 표현

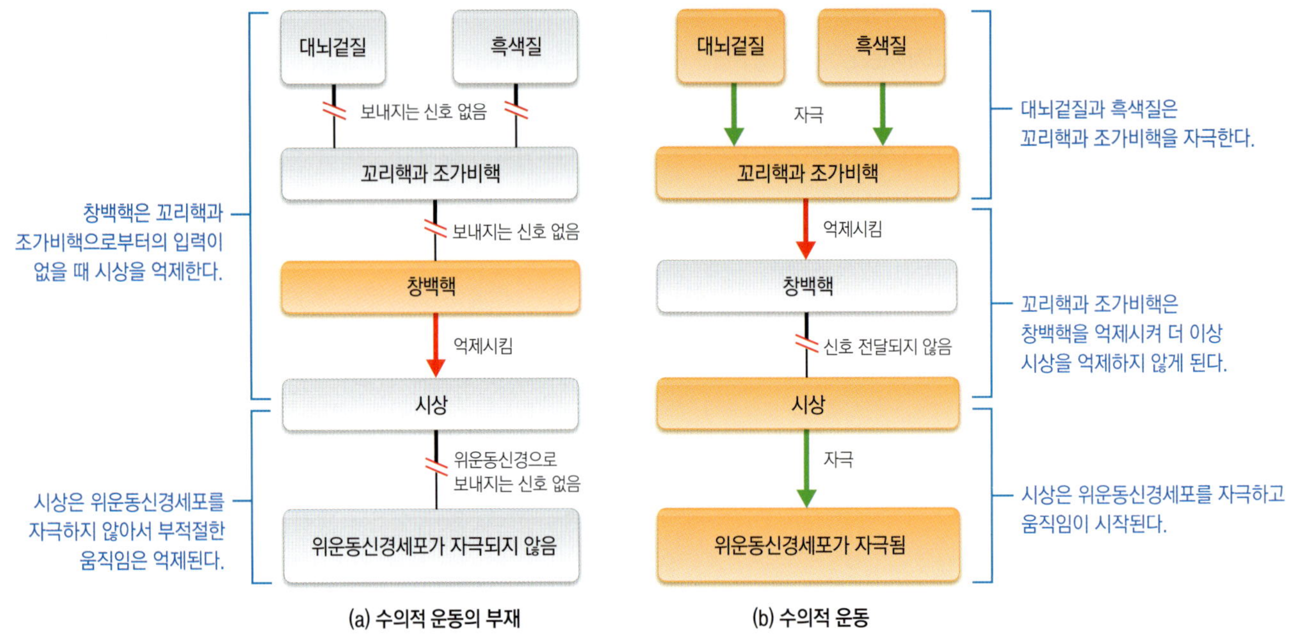

그림 12.34 수의적 운동에서 바닥핵의 역할

는 차례로 겉질운동영역의 위운동신경세포가 부적절한 시기에 발화되는 것을 억제한다. 이러한 기능의 중요성은 분명하다. 식료품점에 줄 서 있다고 상상했을 때, 팔다리의 근육이 갑자기 수축하는 것을 원하지 않을 것이다. Basal nuclei circuit(바닥핵 회로)의 이 부분은 이를 방지하는데 도움을 준다. 즉, 바닥핵의 중요한 기능은 부적절한 움직임을 억제하는 것이다.

어떻게 이러한 수의적 운동이 같은 회로에 의해 시작되는지 알아보면(그림 12.34b), 꼬리핵과 조가비핵의 신경세포는 대뇌겉질의 입력을 받아 흥분성 시냅스를 형성한다. 꼬리핵과 조가비핵은 신경세포의 발화를 억제하는 창백핵에 활동전위를 보낸다. 이러한 억제효과는 흑색질에 의해 강화되며, 꼬리핵과 조가비핵의 출력을 증가시킨다. 전체적 효과는 이들 두 핵으로부터의 입력이 창백핵과 같은 inhibitor(억제인자)를 억제한다는 것이다. 이는 시상의 마개를 제거해서 운동핵이 대뇌겉질의 위운동신경세포를 자극하여 움직임을 시작할 수 있게 한다. 따라서 바닥핵의 두 번째 중요한 기능은 수의적 운동을 시작하는 것이다.

흑색질의 신경세포는 neurotransmitter(신경전달물질)인 dopamine(도파민)을 분비하기 때문에 도파민성 신경세포라고 불린다. 도파민성 신경세포는 꼬리핵과 조가비핵을 향하며, 도파민이 수용체에 결합하면 창백핵에 대한 억제가 강화된다. 전반적 효과는 원하는 운동 활동을 자극할 위운동신경세포의 최종 활성화의 증가이다. 따라서 흑색질의 입력은 움직임을 시작하는데 필수적이다.

바닥핵계통의 구성요소에 손상을 입으면 movement disorder(운동장애)가 일어난다. 운동장애의 종류는 수없이 많지만 2가지의 주요 형태가 있다. 첫 번째는 수의적 운동을 시작할 수 없게 하여 걷기 또는 말하기와 같은 간단한 활동을 어렵게 만드는 것이다. 그리고 두 번째는 부적절하고 불수의적인 움직임을 억제하지 못하게 하는 것이다. 임상에서 적용하기 Parkinson's Disease(파킨슨병)를 참조한다.

Role of the Cerebellum 소뇌의 기능

소뇌는 진행 중인 움직임을 모니터하고 근육의 수축과 이완, 관절의 위치, 다음에 일어날 움직임의 방향, 힘 및 유형에 대한 정보를 통합한다. 일단 정보가 통합되면, 소뇌는 의도한 움직임과 실제 일어나는 움직임 사이의 차이인 운동오류를 결정한다. 그 다음 오류를 최소화하기 위해 뇌의 다른 부분에 영향을 미친다. 운동오류의 보정은 motor learning(운동학습)이라는 과정에 의해 장단기적으로 발생할 수 있다. 본질적으로, 운동오류에 대한 보정은 시간이 지남에 따라 운동프로그램에 추가된다. 특정한 행위를 더 많이 수행할수록 프로그램에 추가되는 운동오류에 대한 보정이 더 많아지고, 동

임상에서 적용하기

Parkinson's Disease
파킨슨병

가장 흔한 운동장애 중 하나는 Parkinson's disease(파킨슨병)이다. 이 질병은 운동감소 운동장애라고 불리며 움직임을 시작하는 데에 어려움이 있고 한번 움직임이 시작된 경우 멈추기도 어렵다. 이는 무표정, 팔의 움직임이 없는 불안정한 걸음, 휴식 중 떨림(휴식 중 억제할 수 없는 떨림), 삼킴곤란 및 팔과 다리의 경직된 움직임과 같은 특징적인 증상들로 이어진다.

흑색질의 도파민 분비 신경세포의 퇴화는 파킨슨병을 일으킨다. 이 퇴화는 10~20년 기간 동안 진행되는 경향이 있다. 유전적 메커니즘이 약 10%의 사례에서 의심되지만, 근본적인 원인은 알려져 있지 않다. 파킨슨병은 대개 감소된 수치를 올리기 위해 뇌의 도파민 수치를 증가시키는 약으로 치료한다.

작이 더 유동적이며 오류가 없게 된다. 이러한 경우 실행된 운동은 정말로 완벽하거나, 대부분 오류가 없다.

그림 12.35의 단계 ①이 보여주듯 소뇌는 입력을 3군데에서 동시에 받는다.

- 위운동신경세포를 통한 대뇌겉질의 운동영역
- 다리뇌의 안뜰핵
- 척수부터의 오름 감각길

운동영역은 의도한 움직임에 대한 정보를 제공하고, vestibular nucleus(안뜰핵)와 ascending tract(오름길)은 실제 수행된 움직임에 대한 데이터를 제공한다. ②단계에서 소뇌의 신경세포는 정보원으로부터의 입력을 처리하고 통합한다. 그리고 ③단계에서 소뇌의 신경세포는 운동오류를 정정하기 위해 출력을 전달하는데, 주로 운동앞겉질과 일차운동겉질을 통해 위운동신경세포에 전달한다. 바닥핵과 같이 소뇌는 위운동신경세포의 활동을 수정함으로써 움직임에 영향을 미친다. 소뇌는 아래운동신경세포와는 직접적인 관련은 없다.

Cerebellar damage(소뇌 손상)는 유연하거나 잘 조정된 움직임을 거의 불가능하게 만든다. 대신, 움직임은 갑작스럽고(jerky) 부정확하다. Cerebellar ataxia(소뇌실조증)라고 불리는 이러한 상태는 일반적으로 넓고 흔들리는 걸음걸이, 빠르고 교차하는 움직임에 대한 어려움, 물체를 향해 덜 움직이거나 더 움직이는 것 또는 활동떨림(컵을 잡으려고 정확하게 또는 정밀하게 움직임을 시도할 때 발생함)을 특징으로 한다. 활동떨림은 소뇌 손상의 과거력 없이도 나타날 수 있는데, 이는 본태떨림이라고 불리며 특정 소뇌 신경세포의 퇴화로 인해 생기는 것으로 생각된다. 정확한 활동떨림의 원인은 알려져 있지 않지만 유전적 요인과 관련된 것으로 보인다.

확인하기

- ☐ 3. Upper motor neuron(위운동신경세포)이 어디에 위치하며 기능은 무엇인가?
- ☐ 4. Basal nuclei circuit(바닥핵 회로)의 2가지 부분은 무엇인가?
- ☐ 5. Cerebellum(소뇌)의 전반적 기능은 무엇인가?

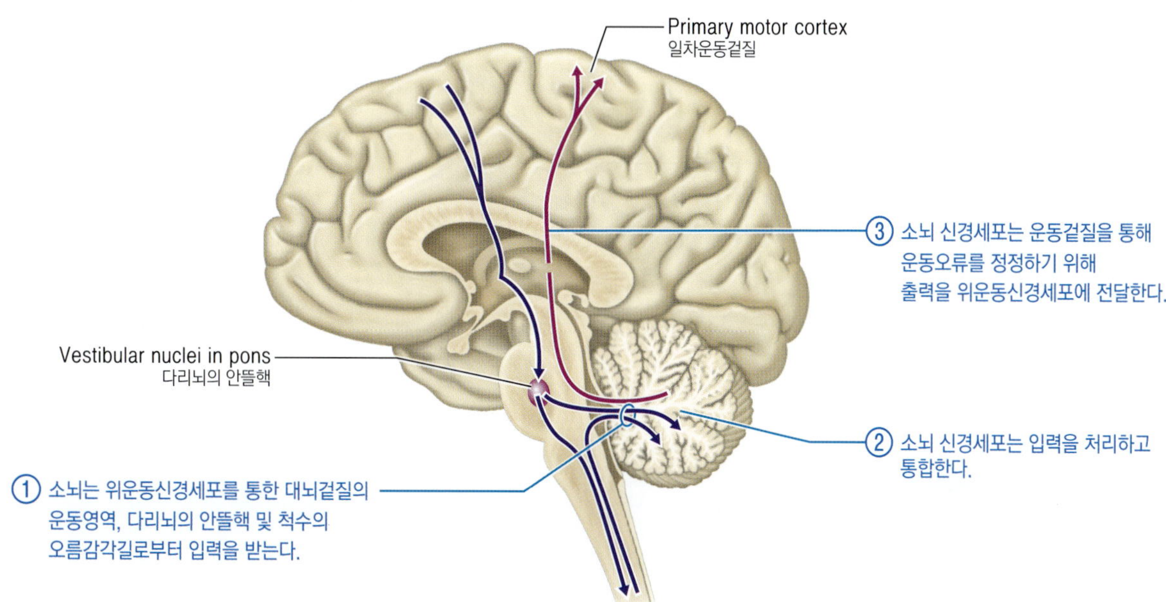

그림 12.35 수의적운동에서의 소뇌 역할

Big Picture 수의적 운동의 CNS 통제

그림 12.36

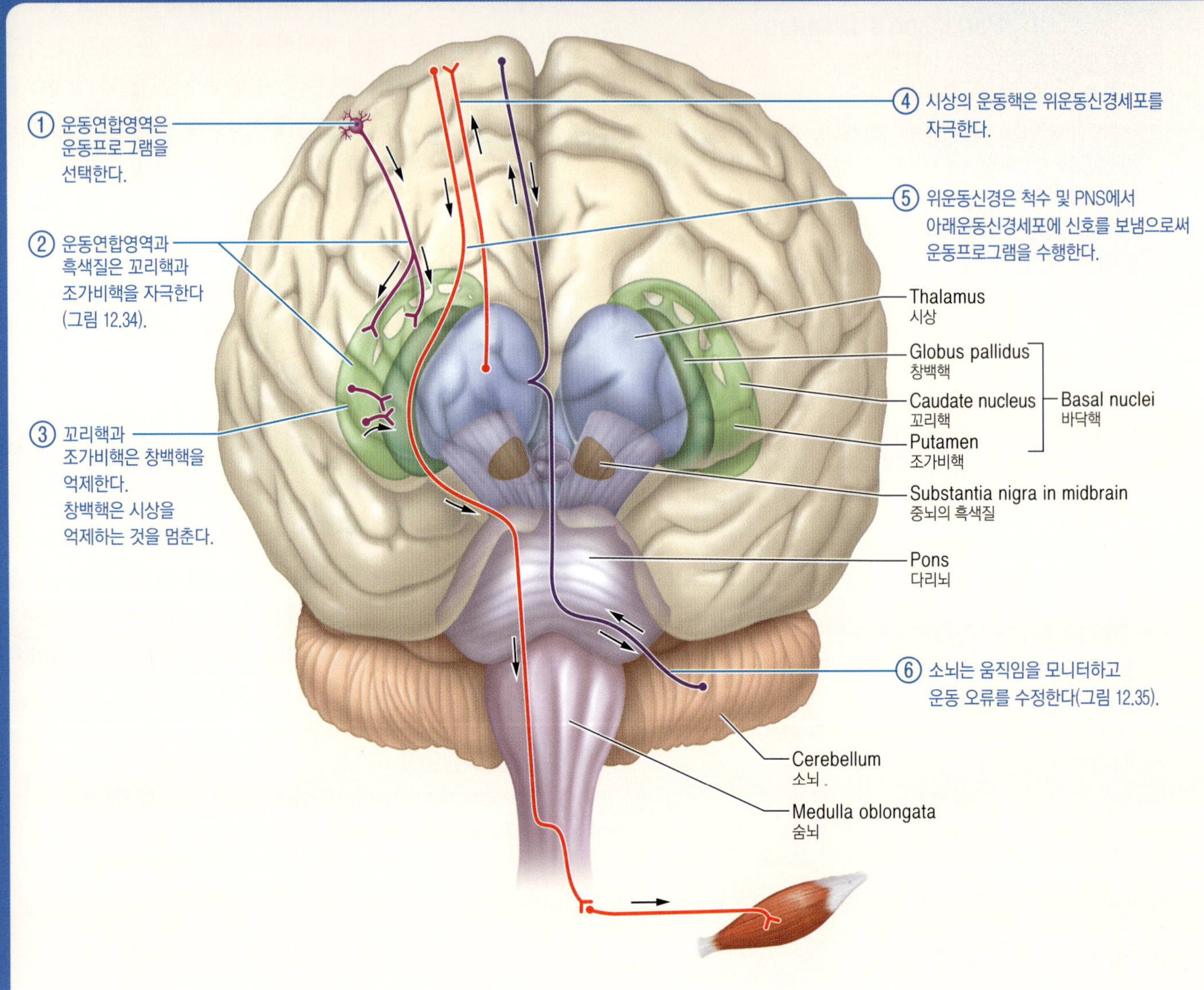

Big Picture

CNS Control of Voluntary Movement

수의적 운동의 CNS 통제

CNS의 여러 부분이 운동프로그램을 실행하고 모니터하기 위해 함께 일한다. 이러한 역할에 대한 모든 다른 구성이 그림 12.36에 나와있다.

확인하기

☐ 6. 수의적 운동경로를 추적할 수 있는가?

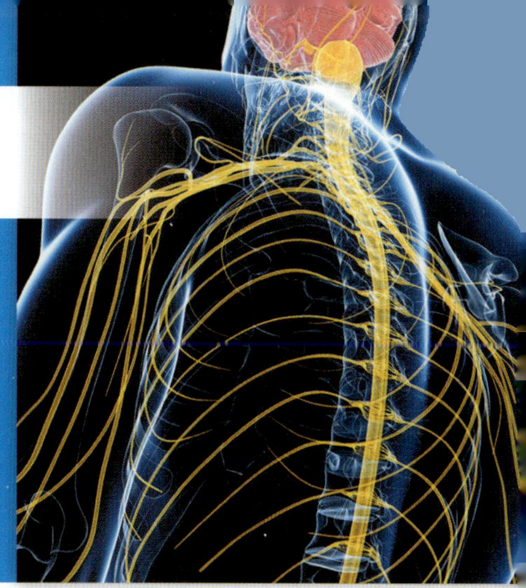

13 Peripheral Nervous System
말초신경계통

CNS (central nervous system, 중추신경계통)를 탐구하여 운동, 감각인식, homeostasis(항상성) 유지에 대한 역할을 검토하였고, 이제 신경계통의 두 번째 부분인 PNS (peripheral nervous system, 말초신경계통)에 대해 알아볼 것이다. 각각의 다른 세 개의 장에서 다루었듯이 PNS와 CNS는 해부학적 · 기능적으로 서로 연계되어 있다. 사실 PNS 내 많은 neuron(신경세포)의 세포체는 CNS 내에 위치하므로, 두 계통을 각각 분리해서는 기능이 불가하다.

이 장에서는 감각 및 운동에서 PNS의 역할과 해부구조에 대해 살펴볼 것이다. 또한 CNS와 PNS의 역할을 함께 연계하여 신경계통이 이러한 중요한 삶의 기능을 전체적으로 어떻게 조절하는지 'Big Picture'를 통해 확인할 것이다, 마지막으로, 반사작용이라 불리는 자율적인 움직임을 일으키는 과정에 대해 학습할 것이다.

13.1 PNS의 개요

Overview of the Peripheral Nervous System

학습목표

1. PNS의 sensory division(감각분지)과 motor division(운동분지)의 차이를 설명할 수 있다.
2. 신경계통의 somatic motor division(몸운동분지)과 visceral motor division(내장운동분지)의 차이를 설명할 수 있다.
3. Peripheral nerve(말초신경)의 구조를 설명하고, spinal nerve(척수신경)와 cranial nerve(뇌신경)의 차이를 설명할 수 있다.

PNS는 인체의 CNS와 외부환경을 연결해준다. PNS는 우선 감각자극을 감지하여 이를 감각 입력으로 CNS에 전달한다. 그리고 CNS는 입력을 처리하고 운동 출력을 위해 PNS를 통해 자극을 효과기(근육세포와 샘)로 전달한다.

Division of the PNS PNS의 분지

PNS는 기능적으로 두 가지 주요 분지인 Sensory (afferent) division(감각분지, 들신경분지)과 motor (efferent) division(운동분지, 날신경분지)으로 분류된다. 그리고 각 분지는 해부학적으로 더 세분화하여 몸과 내장 가지로 분류된다(그림 13.1).

Sensory Division 감각분지

PNS의 감각분지는 sensory (atterent) neuron[감각(구심성) 분지]으로 구성되어 있으며, 다양한 감각자극을 감지하고, 그 자극을 CNS로 전달한다. 감각분지에는 두 가지의 해부학적인 하위 분지가 있다.

- **Somatic sensory division(몸감각분지, 체감각분지)**은 피부와 근육뼈대계통의 구조에서 감각자극을 감지하는 neuron(신경세포)을 포함한다. 신경세포는 촉각, 온도, 통증 등 인체 외부에서 발생하는 일반적인 감각 자극과 근육의 스트레칭, 체액의 다양한 화학물질의 농도 등 인체 내부에서 발생하는 감각에 반응한다. 몸감각분지는 시각, 청각, 평형, 맛, 냄새 등 special sense(특수감각) 자극을 감지하는 특수감각신경세포도 포함한다.
- **Visceral sensory division(내장감각분지)**은 배골반과 흉곽 기관으로부터 감각자극을 전달하는 신경세포를 포함한다. 이와 같은 신경세포는 혈압과 같은 내부 변화와 비뇨기의 방광과 같은 기관의 stretch(신장) 정도를 감지한다.

Motor Division 운동분지

PNS의 운동분지는 신경계통의 운동기능을 수행하는 motor neuron(운동신경세포)으로 구성되어 있다. 감각분지와 마찬가지로 운동분지도 신경세포와 만나는 기관을 바탕으로 다음과 같이 더 세분화시킬 수 있다.

- **Somatic motor division(몸운동분지).** Somatic motor division(몸운동분지, 체성운동분지)은 인체의 수의적인 운동기능에 관여한다. 이는 lower motor neuron(아래운동신경세포)으로 이루어져 있으며, 뼈대근육섬유에 직접

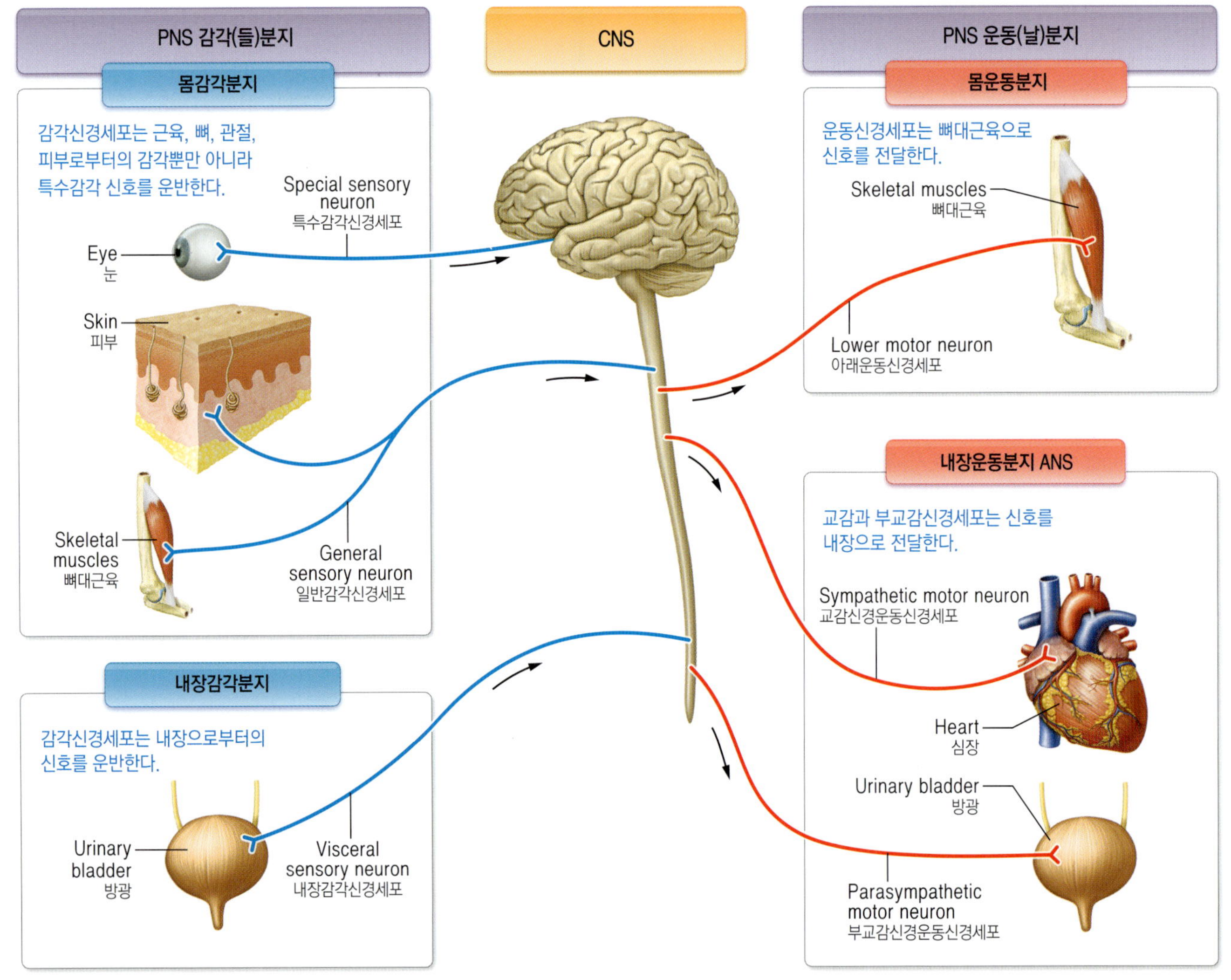

그림 13.1 PNS의 구조

접촉하여 CNS의 upper motor neuron(위운동신경세포)에 의한 자극이 있을 때 수축을 유발한다.

- **Visceral Motor division: Autonomic Nervous System (내장운동분지: ANS).** Visceral motor division(내장운동분지) 또는 ANS는 인체의 불수의적 운동기능을 조절하여 많은 생리학적 변수로부터 homeostasis(항상성)를 유지시킨다. ANS (autonomic nervous system, 자율신경계통) 신경세포는 심장근육세포, 민무늬근육세포 및 샘의 분비세포를 자극한다.

ANS에는 두 개의 분지인 sympathetic nervous system(교감신경계통)과 parasympathetic nervous system(부교감신경계통)이 있다. 교감신경계통은 대부분 ANS의 'fight or flight(투쟁도피반응)' 분지로 설명된다. 이 이름은 싸우거나 위험으로부터 도망칠 수 있는 비상상황에 대비해 인체를 준비하는 역할을 반영한다. 그러나 이는 여러 신체활동 시 항상성을 유지하고 감정에 대한 본능적인 반응을 중재하기 때문에 그 역할은 투쟁도피반응보다 더 넓은 범위이다. 종종 부교감신경계통은 ANS의 '휴식과 소화' 계통으로 설명되는데, 이는 소화와 휴식시 인체의 항상성을 유지하는 역할을 의미한다.

확인하기

- ☐ 1. PNS의 두 가지 sensory division(감각분지)은 무엇이며, 그 둘의 차이는 무엇인가?
- ☐ 2. Lower motor neuron(아래운동신경세포)은 무엇이며, upper motor neuron(위운동신경세포)과의 차이점은 무엇인가?
- ☐ 3. PNS의 somatic motor division(몸운동분지)과 visceral motor division(내장운동분지)의 차이점은 무엇인가?

Overview of Peripheral Nerves and Associated Ganglia 말초신경과 연관 신경절의 개요

PNS의 주요 기관은 connective tissue sheath(결합조직 말이집)에 의해 싸여진 많은 신경세포의 축삭으로 구성된 peripheral nerve(말초신경)이다. PNS의 많은 신경은 인체 대부분의 구조와 접촉하거나 자극한다. 대부분의 신경은 mixed nerve(혼합신경)이고, 감각과 운동신경세포를 모두 포함하기 때문에 손상된 신경이 감각과 운동 전부에 영향을 미치는 이유이다. 그러나 sensory neuron(감각신경세포)만 포함하는 sensory nerve(감각신경)와 운동신경세포만 포함하는 motor nerve(운동신경)가 있다. 모든 운동신경은 근육의 확장과 긴장에 관련된 자극을 전달하는 감각신경의 작은 군을 포함하고 있으므로 어떤 신경도 순수 운동신경은 아니다.

- **Spinal nerve(척수신경).** Spinal nerve(척수신경)는 척수로부터 유래하고 주로 머리와 목보다 아래에 있는 인체 구조에 신경이 분포된다. 축삭의 두 그룹은 PNS를 척수의 gray matter(회색질)에 연결한다. 한 그룹은 anterior horn(앞뿔, 전각)에서 나오는 운동신경의 축삭인 anterior root(앞뿌리, 전근)이고, 다른 그룹은 posterior horn(뒤뿔, 후각)으로 들어가는 감각신경세포의 축삭인 posterior root(뒤뿌리, 후근)이다(그림 13.2a). 뒤뿌리의 특징은 척수 바로 옆에서 감각신경세포의 세포체를 수용하는 확대된 영역이다. PNS에 있는 세포체 집합을 ganglion(신경절)이라고 하며, 뒤뿌리의 팽창된 부분을 posterior root ganglion (dorsal root ganglion, 뒤뿌리신경절, 후근신경절)이라고 한다. 뒤뿌리신경절 옆쪽에서 앞뿌리와 뒤뿌리가 합쳐져 척수신경을 형성한다. 각 척수신경은 감각신경과 운동신경을 모두 포함하고 있는 혼합신경이다.
- **Cranial nerve(뇌신경).** Cranial nerve(뇌신경)는 주로 뇌, 머리와 목의 기관에 신경이 분포된다. 척수신경과 다르게 뇌신경은 운동신경과 뒤뿌리 또는 감각신경뿌리의 융합으로 형성된 것이 아니다. 따라서 뇌신경의 일부는 순수한 감각신경이고, 일부는 혼합되어 있거나 나머지 대부분은 운동신경이다.

신경을 이루는 운동축삭과 감각축삭이 어떻게 함께 엮여 있는지를 그림 13.2b와 c를 통해 확인할 수 있다. 이 신경 전체는 epineurium(신경바깥막, 신경외막)이라고 하는 결합조직집에 의해 싸여있다. 신경 내에서 축삭은 fascicle(다발)이라고 부르는 더 작은 그룹으로 묶여있다. 다발은 다른 연결조직집인 perineurium(신경다발막)에 의해 싸여있다. 다발 사이에는 축삭에 산소와 영양분을 공급하는 혈관이 존재한다. 다발 내의 각 축삭은 자체적인 결합조직집인 endoneurium(신경속막, 신경내막)에 의해 둘러싸여 있다. 신경막의 배열은 뼈대근육막의 배열과 매우 유사하다.

확인하기

- ☐ 4. Cranial nerve(뇌신경)와 spinal nerve(척수신경)의 차이점은 무엇인가?
- ☐ 5. 척수신경을 형성하기 위해 어떤 구조가 연합하는가?

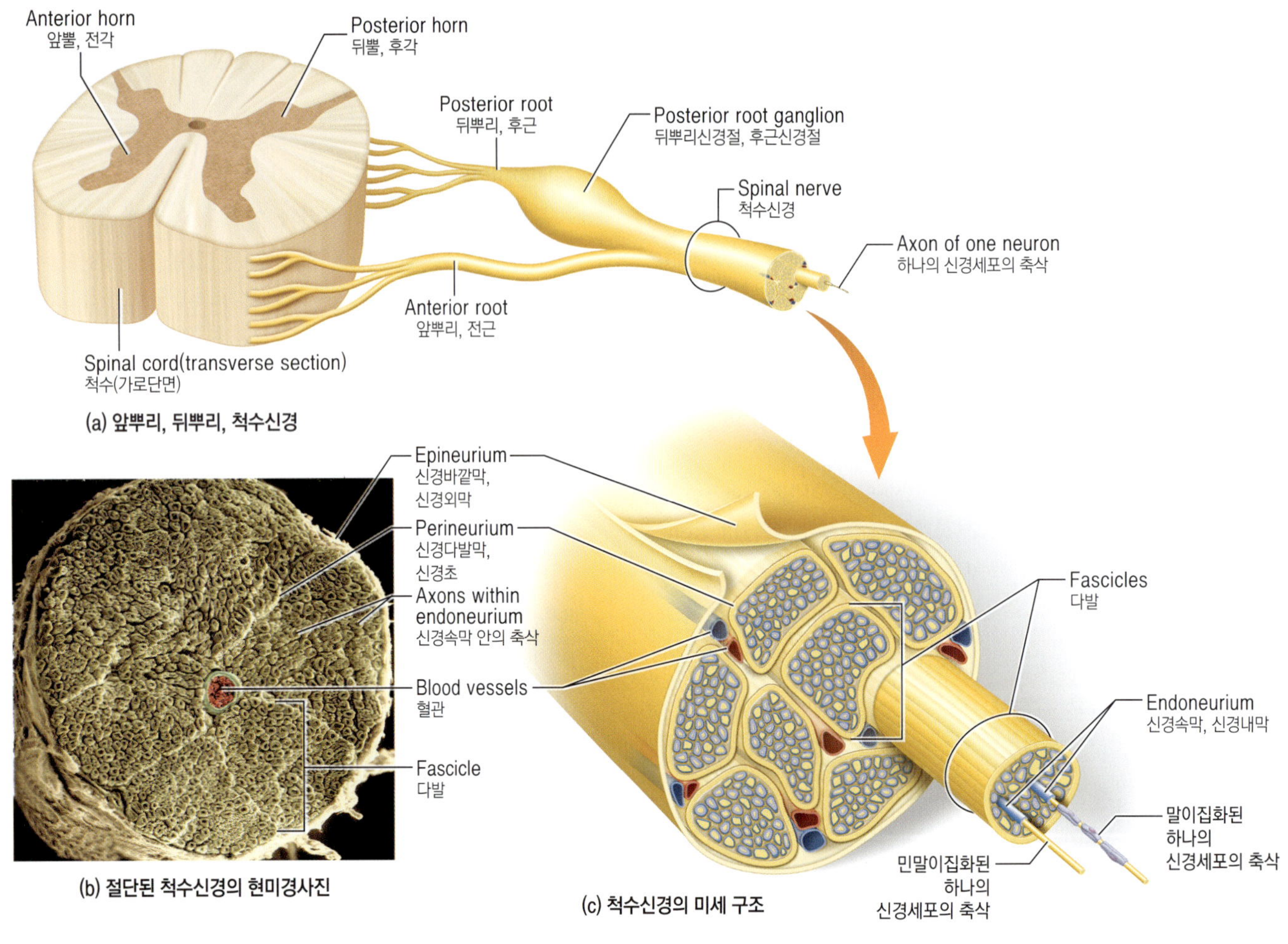

그림 13.2 척수신경의 구조

Functional Overview of the PNS
PNS의 기능적 개요

PNS가 어떻게 기능하고 어떻게 CNS와 통합되는지 알아보자. 감각신경세포는 sensory receptor(감각수용기)라고 알려진 구조에서 자극을 감지한다. 감지된 자극은 척수신경과 뇌신경을 통해 감각신경세포를 따라 CNS의 감각신경세포로 전달되고, 이 신호는 해석과 통합을 위해 대뇌겉질로 전달된다. 감각자극의 특성에 따라 적절한 운동반응이 시작된다.

운동반응은 뇌의 운동영역에서 위운동신경세포의 명령에 의해 시작된다. 이 명령은 척수로 이동하는데, 척수의 국소 사이신경과 PNS의 아래운동신경세포에서 시냅스 된다. 그리고 아래운동신경은 특정 뇌신경이나 척수신경을 통해 근육섬유로 자극을 전달하고, 근육수축을 유발한다.

확인하기

- ☐ 6. PNS에서 감각은 어떻게 감지되고 CNS로 전달되는가?
- ☐ 7. 운동자극이 CNS에서 PNS로 어떻게 이동하는가?

13.2 뇌신경

Cranial Nerve

학습목표

1. Cranial nerve(뇌신경)를 이름과 번호에 따라 정의할 수 있다.
2. 뇌신경 각각의 특정 기능을 설명하고, sensory nerve(감각신경), motor nerve(운동신경), mixed nerve(혼합신경)로 분류할 수 있다.
3. 뇌신경의 위치를 설명하고, 뇌신경과 연관된 ganglion(신경절)을 설명할 수 있다.

Cranial nerve(뇌신경)는 뇌와 자극을 주고 받는다. 각 뇌신경의 쌍은 로마 숫자나 기능을 반영하는 이름으로 정의된다.

뇌신경은 sensory nerve(감각신경), motor nerve(운동신경), mixed nerve(혼합신경)로 분기한다(그림 13.3).

이 절에서 12쌍의 뇌신경의 구조, 위치 및 기능에 대해 논의할 것이다.

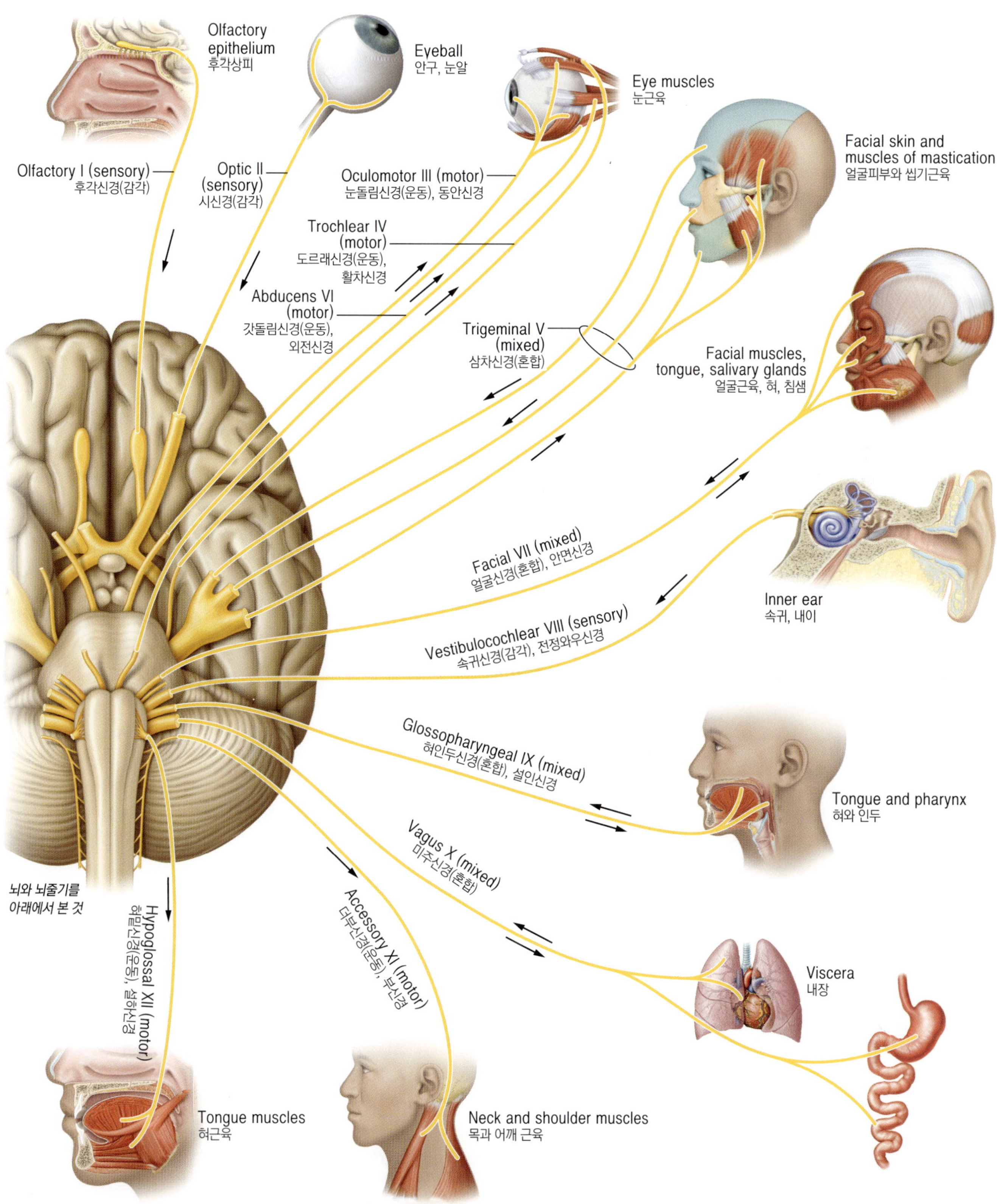

그림 13.3 뇌신경의 개요

표 13.1 감각뇌신경

신경	기원, 과정, 목적지	기능
Olfactory nerve (I) 후각신경(I) Corpus callosum 뇌들보, 뇌량 Frontal lobe 이마엽, 전두엽 Olfactory bulb 후각망울, 후구 Cribriform plate of ethmoid bone 벌집뼈의 체판, 사골의 체판 Olfactory epithelium 후각상피 Olfactory nerves 후각신경 Amygdala 편도 Olfactory tract 후각로	**기원:** 코안 천정의 후각상피에 세포체가 있는 신경세포의 민말이집 축삭에서부터 기원한다. **과정:** 다발을 형성한 축삭이 벌집뼈의 체판 내로 구멍을 뚫고 들어가고, 망울 형태의 구조인 후각망울(왼쪽 그림)에서 끝난다. 이 망울은 뇌의 이마엽 하부 표면에서부터 뒤로 후각로의 형태로 이어진다. **목적지:** 중앙 관자엽과 둘레 겉질, 해마 및 편도를 포함한 둘레계통의 구조에서 끝난다.	냄새를 맡는 감각신경이다. 신경종말은 숨쉴 때 공기중의 화학물질에 반응하여 탈분극하는 화학수용기가 포함되어 있다. 이러한 자극은 뇌에서 일차후각겉질에 의해 해석된다.
Optic nerve (II) 시신경(II) 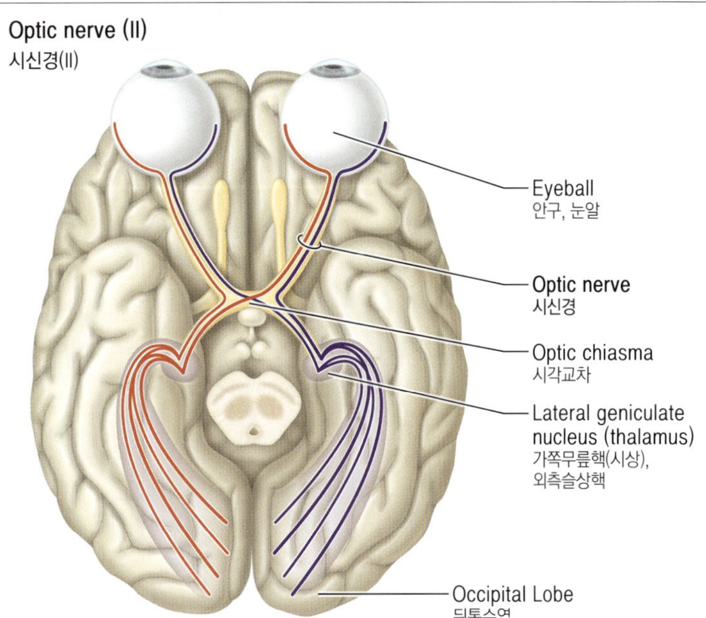 	**기원:** 눈 뒤쪽 신경세포의 말이 집화된 축삭으로부터 시작한다. **과정:** 두 개의 시신경이 모여 X자 형태의 시각교차를 형성하고, 이곳에서 몇몇 축삭은 교차한다. **목적지:** 시각교차로부터의 축삭은 시상의 가쪽무릎핵, 중뇌 그리고 궁극적으로는 뒤통수엽의 일차 시각겉질을 향한다.	시야를 위한 신경이다. 이는 빛이 눈의 광수용기에 닿을 때 유발된 활동전위의 형태로 시각자극을 전달한다.
Vestibulocochlear nerve (VIII) 속귀신경(VIII) 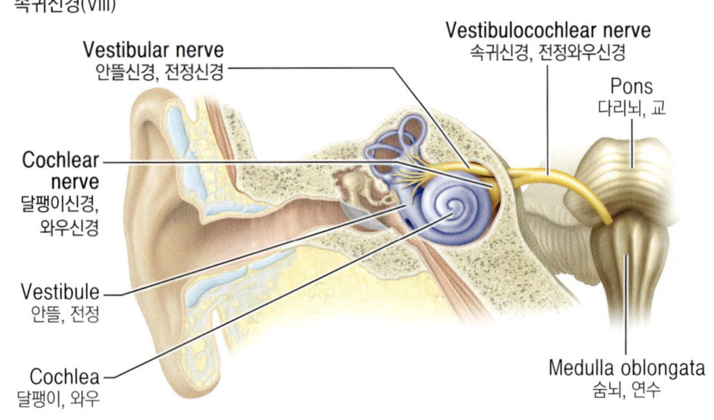 	**기원:** 두 개의 분리된 신경인 안뜰신경과 달팽이신경은 속귀에서 기원하며, 신경바깥막을 공유하고 있다. **과정:** 안뜰과 달팽이신경으로부터의 섬유는 관자뼈를 떠난 직후 융합하여 속귀신경이 된다. **안뜰신경의 목적지:** 축삭은 소뇌와 숨뇌의 핵에서 끝난다. **달팽이신경의 목적지:** 축삭은 숨뇌를 따라 이동하고, 청각 달팽이 영역에서 끝난다.	**안뜰신경:** 신경세포는 몸의 위치에 반응하여 탈분극하기 때문에 균형과 평형에 관여한다. **달팽이신경:** 신경세포는 음파에 반응하여 탈분극하고 청력 또는 듣는 감각을 담당한다.

표 13.2 운동뇌신경

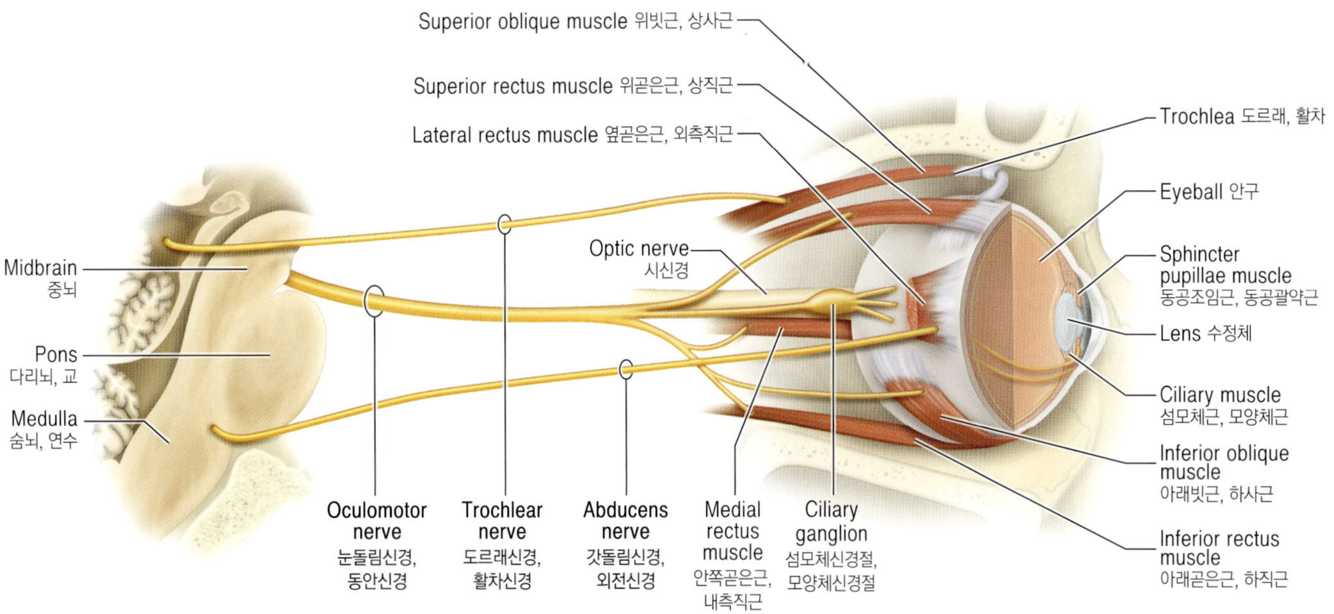

신경	기원과 목적지	기능
Oculomotor nerve (III) 눈돌림신경, 동안신경(III)	**기원:** 중뇌의 위와 옆 부분에서 시작된다. **목적지:** 바깥눈근육과 눈의 민무늬근육	부교감신경계통의 몸운동신경세포와 내장운동신경세포의 축삭을 모두 가지고 있으며, 다음과 같은 4가지 주요 기능을 수행한다. • **안구를 움직임** 몸운동축삭은 안구를 움직이는 6개의 바깥눈근육 중 4개인 안쪽곧은근, 위곧은근, 아래곧은근, 아래빗근에 신경이 분포한다. 이 근육들은 각각 눈을 안쪽으로, 위로, 아래로 그리고 위옆쪽으로 움직인다. • **눈을 뜨게함** 다른 몸운동 축삭은 눈꺼풀을 뜨게하는 눈꺼풀올림근에 신경이 분포한다. • **동공을 축소시킴** 부교감축삭은 동공을 둘러싼 동공조임근에 신경이 연결된다. 축삭들은 이 근육을 자극하여 동공을 수축시키고 눈으로 들어오는 빛을 제한한다. • **수정체의 모양을 변화시킴** 수정체의 두께는 안구의 뒤쪽 광수용기에 빛을 집중시키는 섬모체근에 의해 조절된다. 이 근육은 부교감신경축삭에 의해 자극되고, 섬모체근을 수축하여 수정체를 더 동그랗게 만들어 가까운 곳을 볼 수 있게 한다.
Trochlear nerve (IV) 도르래신경, 활차신경(IV)	**기원:** 중뇌의 아래 부분에서부터 기원한다. **목적지:** 눈의 위빗근	몸운동신경세포는 안구를 아래 가쪽으로 움직이는 위빗근에 신경이 통하게 된다.
Abducens nerve (VI) 갓돌림신경, 외전신경(VI)	**기원:** 갓돌림신경의 세포체는 다리뇌에 위치한다. **목적지:** 눈의 옆곧은근	몸운동신경세포는 옆곧은근에 신경이 통하게 된다.

표 13.2 운동뇌신경(계속)

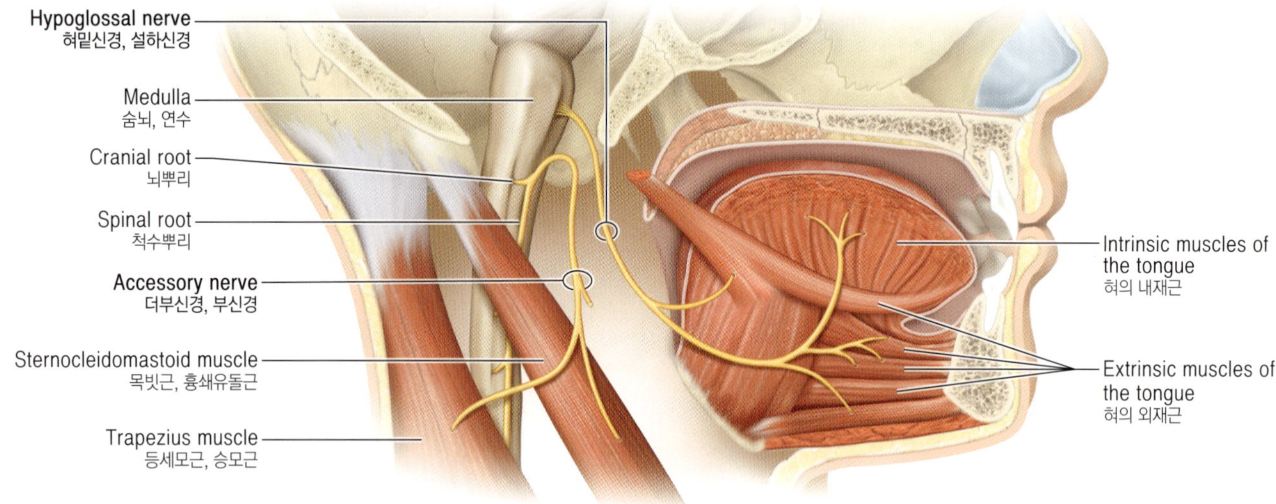

신경	기원과 목적지	기능
Accessory nerve (XI) 더부신경, 부신경(XI)	**기원:** 숨뇌와 목척수로부터 기원한다. 척수 부분의 몸운동신경세포는 위로 이동하고, 큰구멍을 통해 머리안으로 들어가며, 그 이후에 뇌 부분의 몸운동신경세포와 합쳐진다. 그 후 짧은 거리를 함께 이동하고 이후에 갈라진다. **뇌의 목적지:** 뇌 부분은 미주신경을 동반하고, 후두의 특정 근육에 신경이 통하게 된다. **척수의 목적지:** 척수 부분은 아래로 회전하고 뇌공간에서 나와 목과 어깨의 등세모근과 목빗근에 신경이 통하게 된다.	더부신경의 뇌 부분은 언어를 위한 특정 근육과 신경이 통하는 반면 척수 부분은 머리와 어깨에 신경이 통한다.
Hypoglossal nerve (XII) 혀밑신경, 설인신경(XII)	**기원:** 숨뇌의 제일 안쪽 부분에서 기원한다. **목적지:** 목적지는 혀의 아래쪽이다. 대부분의 혀밑신경은 혀의 내재근과 외재근에 신경이 통하게 된다.	운동신경으로 혀의 근육에 신경이 분포한다. 미각에는 관여하지 않는다.

Sensory Cranial Nerve 감각뇌신경

Sensory neuron(감각신경세포)만 포함하는 뇌신경 3가지는 olfactory nerve(후각신경, I), optic nerve(시신경, II), vestibulocochlear nerve(속귀신경, 전정와우신경, VIII)이다(표 13.1).

확인하기

☐ 1. 다음 신경의 로마 숫자와 기능은 무엇인가?
  a. Olfactory nerve(후각신경)
  b. Optic nerve(시신경)
  c. Vestibulocochlear nerve(속귀신경)

Motor Cranial Nerve 운동뇌신경

Motor cranial nerve(운동뇌신경)는 oculomotor nerve(눈돌림신경, 동안신경, III), trochlear nerve(도르래신경, IV), abducens nerve(갓돌림신경, 외전신경, VI), accessory nerve(더부신경, 부신경, XI), hypoglossal nerve(혀밑신경, 설하신경, XII)이다. 운동뇌신경의 위치와 기능은 표 13.2를 참조한다.

확인하기

☐ 2. 다음 신경의 로마 숫자와 주요 기능은 무엇인가?
  a. Oculomotor nerve(눈돌림신경)
  b. Trochlear nerve(도르래신경)
  c. Abducens nerve(갓돌림신경)

표 13.3 혼합뇌신경

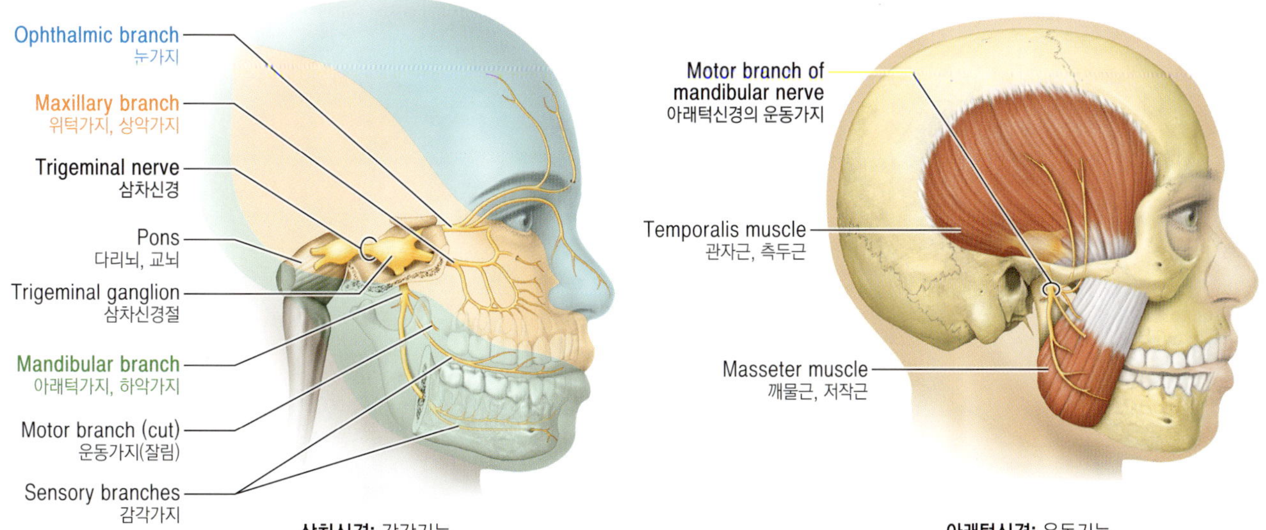

삼차신경: 감각기능

아래턱신경: 운동기능

신경	기원, 과정, 목적지	감각기능	운동기능
Trigeminal (V) 삼차신경(V)	**기원:** 운동 부분은 중뇌와 다리뇌의 연결부위에서 시작되고 감각 부분은 얼굴주변의 감각수용기로부터 유래한다. **과정:** 기원부위로 가까운 곳에 크고 둥근 삼차신경절이 있고, 감각신경세포의 세포체를 수용하고 있다. 이 신경절의 앞부분은 눈, 아래턱, 위턱신경의 세 가지 부분으로 나뉜다. **목적지:** 세 가지 모두 감각섬유를 가지고 있고 일차몸감각겉질 내에서 끝난다. 아래턱신경은 씹기근육에서 끝이나는 운동섬유를 가지고 있다.	감각뿌리는 입안과 코안으로부터의 자극을 포함한 얼굴 감각을 감지한다. Ophthalmic nerve(눈신경): 몸신경감각축삭은 파란색으로 표시된 곳이며, 대부분의 두피, 이마, 눈 주위 및 코의 앞부분을 포함한다. 또한 코의 점막과 눈의 구조에 분포한다. Maxillary nerve(위턱신경): 몸신경감각축삭은 주황색으로 표시된 부분이며, 얼굴 중심부분의 피부를 포함한다. Mandibular nerve(아래턱신경): 아래턱신경의 감각축삭은 녹색으로 표시된 부분이며, 볼과 얼굴 옆쪽을 포함한다.	Ophthalmic nerve(눈신경): 운동기능이 없다. Maxillary nerve(위턱신경): 운동기능이 없다. Mandibular nerve(아래턱신경): 운동축삭은 깨물근과 관자근에 분포하고 씹고 삼키는 동안 아래턱을 위로 올리는 역할을 한다.
Facial nerve (VII) 얼굴신경, 안면신경(VII)	**기원:** 다음 페이지의 그림에서 볼 수 있듯이 운동 부분(또는 운동뿌리)은 다리뇌와 숨뇌의 핵에서 기원하고, 감각 부분(또는 감각뿌리)은 혀, 바깥귀, 입천장 및 코안으로부터 기원한다. **과정:** 몇 개의 신경절이 얼굴신경 감각뿌리의 세포체를 가지고 있고 가장 큰 것을 무릎신경절이라고 한다.		얼굴 표정을 위한 근육과 그 외 얼굴근육에 분포한 운동뿌리의 다섯 가지 몸운동신경세포이다.

d. Accessory nerve(더부신경)
e. Hypoglossal nerve(혀밑신경)

Mixed Cranial Nerve 혼합뇌신경

Mixed cranial nerve(혼합뇌신경)는 trigeminal nerve(삼차신경, V), facial nerve(얼굴신경, 안면신경, VII), glossopharyngeal nerve(혀인두신경, 설인신경, IX), vagus nerve(미주신경, X)이다. 이 신경은 일반적으로 크고, 분포 영역이 꽤 넓다. 삼차신경을 제외한 모든 신경은 몸감각, 몸운동 및 부교감 신경세포를 포함하고 있다. 혼합뇌신경은 크기와 이들이 가지고 있는 다른 종류의 신경세포 때문에 다양한 여러 기능을 가지고 있다(표 13.3).

표 13.3 혼합뇌신경(계속)

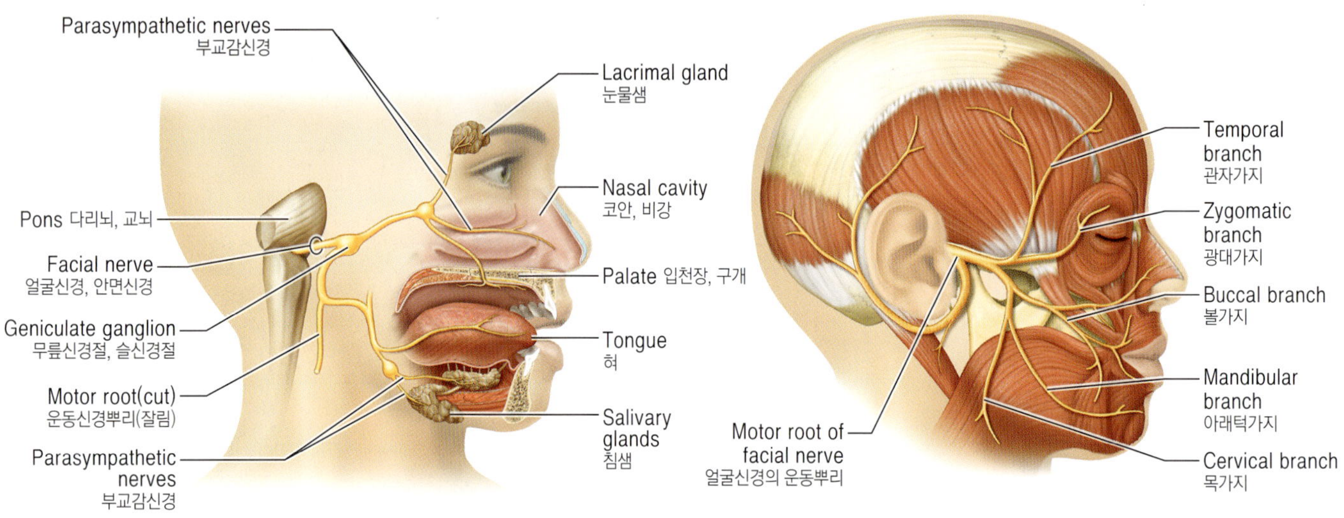

얼굴신경: 감각과 내장 운동뿌리가 혼합됨

얼굴신경: 운동기능

신경	기원, 과정, 목적지	감각기능	운동기능
Facial nerve (VII) 얼굴신경, 안면신경(VII)	**감각 목적지:** 다양한 대뇌겉질의 몸감각 영역이다. **운동 목적지:** 이들 신경세포는 얼굴 표정 근육뿐만 아니라 그 외의 얼굴 및 목근육에 분포되어 있다. 운동뿌리는 5개의 가지인 관자, 광대, 볼, 아래턱, 목 신경으로 나뉜다.		부교감신경세포는 입의 특정 침샘, 눈 위의 눈물샘 및 코의 점액선으로부터 분비를 유발한다.
Glossopharyngeal nerve (IX) 혀인두신경, 설인신경(IX)	**기원:** 운동신경세포는 숨뇌의 핵에서 기원한다. 감각신경세포는 혀, 인두, 귀 주변 및 목의 혈관에서 기원한다. **과정:** 감각신경세포의 세포체들은 두 개의 신경절인 위신경절과 아래신경절에 위치해 있다. **목적지:** 신경위치와 신경이 분포하는 구조는 이름에 반영되어 있다. Glosso의 뜻은 혀이고, pharynx의 뜻은 목구멍이다.	혀인두신경의 감각 부분은 다음을 감지한다. • 혀의 뒤쪽 1/3의 화학수용기는 이 신경의 특별한 감각축삭과 연관되어 있다. 이러한 신경세포의 세포체는 아래신경절에 있다. • 혀인두신경의 작은 가지는 얼굴신경을 따라서 바깥귀에 신경이 통한다. 또한 내장감각신경세포를 포함하는데, 이는 인두의 뒤쪽과 그 주위 구조에 감각을 제공한다. 그리고 특정 내장신경세포는 목의 목동맥을 통해 혈압의 변화를 감지한다.	혀인두신경의 운동가지는 삼키는 운동에 관여하며 인두 주변의 근육에 분포한다. 또한 부교감신경세포는 귀밑샘이라고 하는 침샘으로부터 침의 분비를 유발한다. 따라서 피클이나 레몬과 같이 매우 짜거나 신 음식을 먹을 때 뺨에 이런 자극과 이어서 침의 분비를 느낄 수 있다.

여러 기능이 있다는 것은 혼합신경이 손상을 입었을 때 많은 문제를 일으킨다는 것을 의미한다. **임상에서 적용하기** Trigeminal Neuralgia(삼차신경통)와 Bell's Palsy(벨마비)를 참조한다.

확인하기

☐ 3. 다음 신경의 로마 숫자와 기능은 무엇인가?
- a. Trigeminal nerve(삼차신경)
- b. Facial nerve(얼굴신경)
- c. Glossopharyngeal nerve(혀인두신경)
- d. Vagus nerve(미주신경)

☐ 4. Cranial nerve(뇌신경)의 12쌍을 이름과 숫자를 오름차순으로 나열할 수 있는가?

☐ 5. 어떤 cranial nerve(뇌신경)가 sensory nerve(감각신경)이고, motor nerve(운동신경)이고 mixed nerve(혼합신경)인가?

표 13.3 혼합뇌신경(계속)

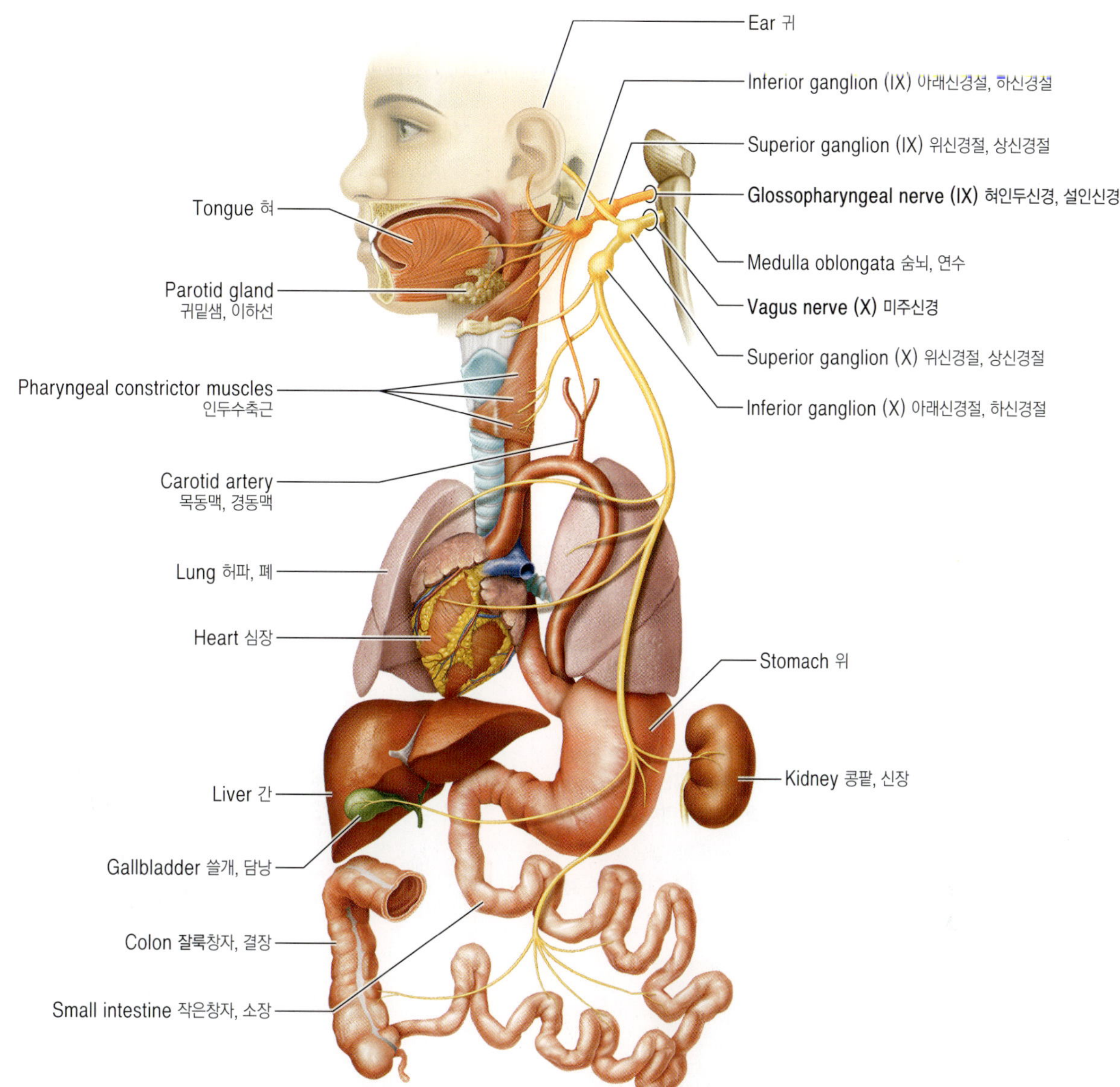

그림은 실제사이즈와 다름. 주황색은 단순히 혀인두신경을 구분하기 위해 사용됨

신경	기원, 과정, 목적지	감각기능	운동기능
Vagus nerve (X) 미주신경(X)	**기원:** 운동신경세포는 뇌의 숨뇌에서 기원한다. 감각신경세포는 혀, 인두, 귀의 피부 및 목의 특정 혈관 주변에서 기원한다. **과정:** 감각신경의 세포체는 위신경절과 아래신경절에 있다. **목적지:** 미주신경은 주요 부교감신경이고, 몸에서 가장 널리 퍼져있는 신경이다. 목구멍과 목의 앞쪽 및 거의 모든 가슴과 배의 장기에 신경이 연결된다.	몸신경감각세포는 귀 주변의 피부에 분포한다. 특수감각신경세포는 인두로부터 미각을 전달하고, 내장감각신경세포는 인두의 점막에서 감각을 감지한다. 또한 이 신경은 혈액 CO_2 농도를 감지하는 화학수용기를 가진 내장감각신경세포를 포함하고 있다.	몸신경운동섬유는 말하거나 삼키는 동안 수축되는 인두와 후두를 둘러싼 근육에 분포한다.

임상에서 적용하기

Trigeminal Neuralgia 삼차신경통

Trigeminal neuralgia(삼차신경통)는 삼차신경의 하나 또는 그 이상의 가지에 해당하는 만성통증증후군이다. 삼차신경통을 앓는 환자들은 몇 초에서 2분까지 지속되는 강한 통증에 시달린다. 이 통증은 전형적으로 한쪽에서 일어나며, 하루에 여러 번 발생할 수 있다. 음식을 씹거나 가볍게 만지거나 얼굴의 진동자극과 같은 특정 자극은 이 통증 발생을 유발한다(특정 환자에게서는 가벼운 산들바람도 통증 발생을 유발하기도 한다).

이러한 반복되는 통증에도 삼차신경통 환자의 신경학적 검사는 정상이며, 질병의 원인은 아직 알려져 있지 않다. 보통 진통제는 효과가 없으며 치료는 신경을 절단하여 신경을 통한 비정상적인 전달을 감소시키는 것을 목표로 한다.

임상에서 적용하기

Bell's Palsy 벨마비(안면신경마비)

얼굴신경과 관련된 흔한 문제로 얼굴신경의 운동뿌리가 바이러스, 종양, 외상 또는 알려지지 않은 원인으로 인해 손상되는 Bell's palsy(벨마비)가 있다. 벨마비 환자들은 영향을 받은 쪽의 얼굴 표정근육이 약해지거나 완전히 마비가 되지만, 영향을 받지 않은 쪽은 정상으로 보인다. 벨마비는 눈을 깜빡이고, 눈을 감고, 미소 짓는 것과 같은 일반적인 얼굴 표정을 짓는 것에 문제가 생긴다. 또한, 얼굴신경에 의해 신경이 연결된 다른 구조들은 눈물샘, 침샘 그리고 혀의 앞쪽 3분의 2에 대한 미각을 포함하여 영향을 받을 수 있다.

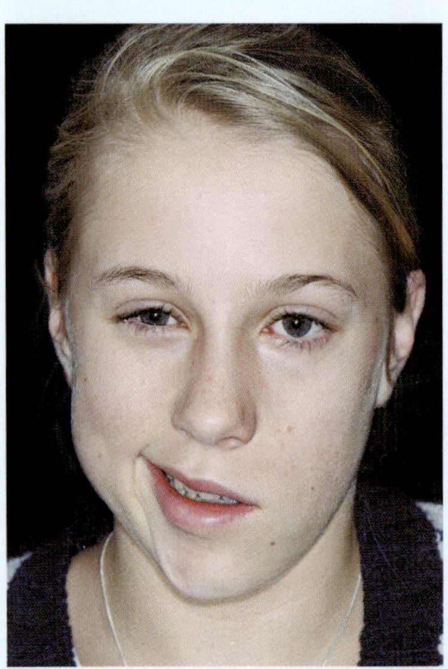

일반적으로 환자들은 약 72시간 내에 빠른 증상을 경험한다. 치료 방법으로 항염증제, 항바이러스제, 물리치료 및 수술이 있지만, 치료를 받지 않고도 3~8주만에 많은 사람들이 마비된 근육의 기능을 회복한다.

13.3 척수신경

Spinal Nerve

학습목표

1. Spinal nerve(척수신경)의 구조인 root(뿌리), nerve(신경), ramus(가지), plexus(얼기), ganglion(신경절) 사이의 관계에 대해 설명할 수 있다.
2. 4개의 plexus nervorum spinalium(척수신경얼기)에 대해 정의하고, 설명하며 각각의 예를 들 수 있다.
3. 주요 척수신경의 기능에 대해 설명할 수 있다.

Structure of Spinal Nerve and Spinal Nerve Plexus 척수신경의 구조와 척수신경얼기

모든 spinal nerve(척수신경)는 anterior root(앞뿌리, 전근)와 posterior root(뒤뿌리, 후근)가 엮여서 형성되었기 때문에 mixed nerve(혼합신경)이다. 뒤뿌리는 PNS로부터 CNS까지 감각자극을 전달하고, 앞뿌리는 몸운동과 내장운동 신호를 CNS로부터 PNS까지 전달한다. 두 뿌리가 척수신경으로 합쳐지면 신경은 감각축삭과 운동축삭을 모두 포함하게 된다.

척수신경이 형성되어 척추안에서 나온 후 1~2cm가 지나면 두 개의 신경으로 갈라지기 때문에 척수신경 자체는 실제로 매우 짧다(그림 13.4a). (1) posterior ramus(뒤가지)는 인체의 뒤쪽을 따라 분포하고, (2) anterior ramus(앞가지)는 인체의 앞쪽 또는 upper and lower limbs(위아래 팔다리)에 분포한다. 각 가지는 전형적으로 몸 전체에 걸쳐 여러 번 분지하고, 궁극적으로는 여러 뼈대근육과 피부에 분포한다. 앞가지와 뒤가지 둘다 감각과 운동축삭 모두를 포함하고 있으므로 혼합신경이다(그림 13.4b).

앞가지로부터 다른 작은 가지가 나온다. 이 작은 가지들은 rami communicantes(교통가지)인데, 내장운동 또는 sympathetic nervous system(교감신경계통)의 자율신경세포를 포함한다. 앞가지, 뒤가지와는 다르게 이 교통가지는 내장운동축삭만 포함하고 있어서 혼합신경이 아니다.

척수신경의 31쌍은 8쌍의 cervical spinal nerve(목척수신경, 경수신경, $C_1 \sim C_8$), 12쌍의 thoracic spinal nerve(가슴척수신경, 흉수신경, $T_1 \sim T_{12}$), 각 5쌍의 lumbar spinal nerve(허리척수신경, 요수신경, $L_1 \sim L_5$)와 sacral spinal nerve(엉치척수신경, 천수신경, $S_1 \sim S_5$), 1쌍의 작은 coccygeal nerve(꼬리신경, 미수신경, Co_1)로 이루어져 있다(그림

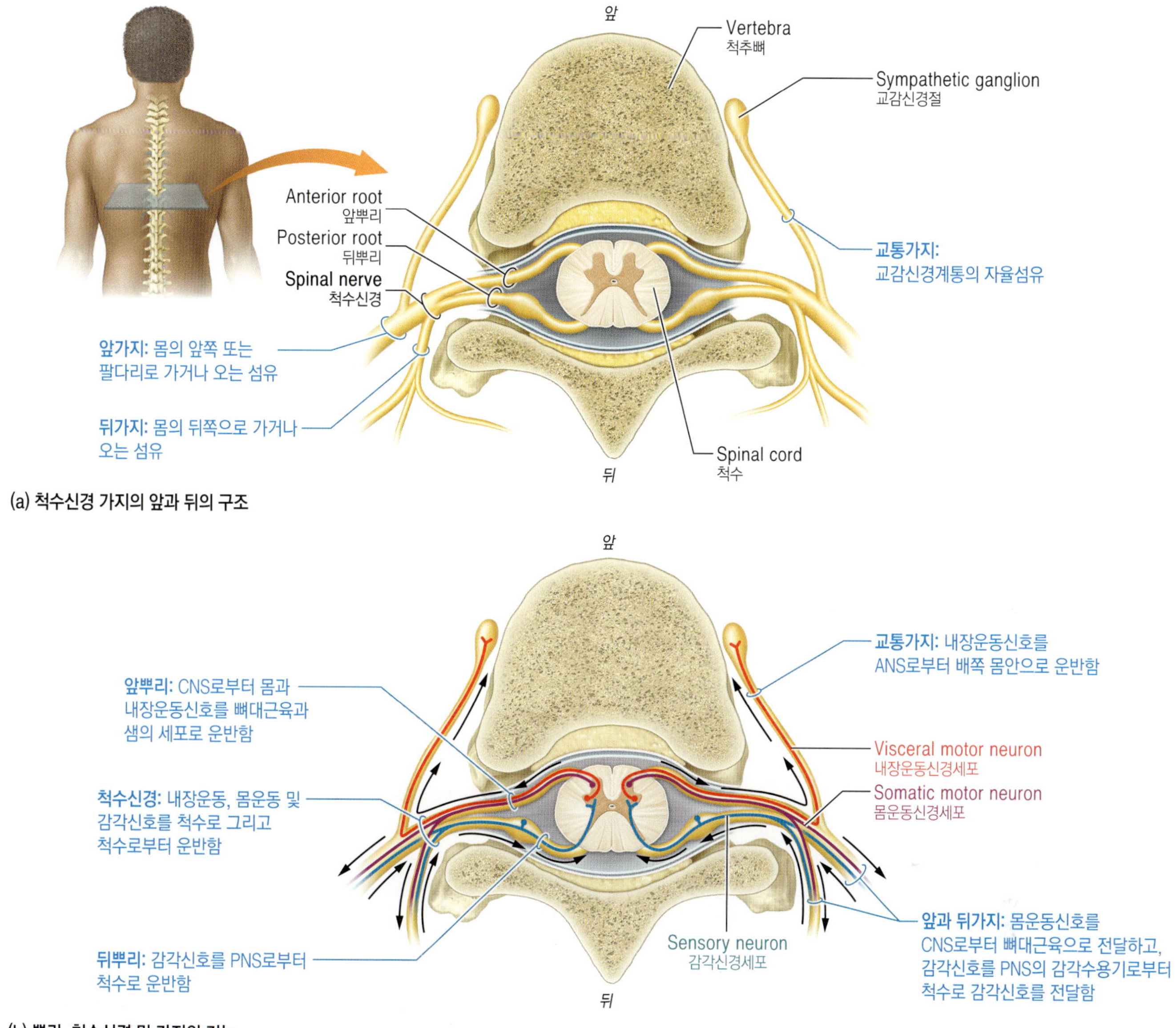

그림 13.4 뿌리, 척수신경 및 가지의 구조와 기능

13.5). 목척수신경, 허리척수신경, 엉치척수신경의 앞뿌리는 같은 곳에 모여 복잡하게 생긴 nerve plexus(신경얼기)를 형성한다. 각 척수신경의 축삭은 서로 교차하여 다른 얼기 가지로 들어간다. 이러한 이유로 근육들은 종종 두 개 이상의 척수신경으로 이루어진 신경얼기의 한 가지가 분포한다. 이는 한 척수신경의 손상이 그 신체부위에 대한 운동 또는 감각 신경분포를 완전히 차단하지 않기 때문에 유리하다.

확인하기

☐ 1. Spinal nerve(척수신경)를 형성하는 구조는 어떻게 되는가? 왜 모든 척수신경은 mixed nerve(혼합신경)인가?

☐ 2. Anterior ramus(앞가지)와 posterior ramus(뒤가지)는 무엇이고 이들은 무엇을 공급하는가?

Cervical Plexus 목신경얼기

오른쪽과 왼쪽의 cervical plexus(목신경얼기)는 첫 번째부터 네 번째 목척추를 따라 목 깊은 곳에 위치한다. 이러한 얼기는 C_1~C_4의 앞가지로 구성되어 있다. 각 목얼기의 신경은 목의 피부와 머리, 가슴 및 어깨의 일부에 공급하는 피부가지를 포함하고 있다(그림 13.6). 또한 infrahyoid muscle(목뿔아래근육)과 scalene muscle(목갈비근)을 포함하여 목의 근육에 분포하는 운동가지를 낸다. 주된 운동가지는 C_4이지만 C_3~C_5까지의 축삭을 포함하고 있는 phrenic nerve(가로막신경, 횡격막신경)는 주요 운동가지이다. 가로막신경은 가로막근육에 분포하며 폐 환기를 촉진하는 주요 신경이다.

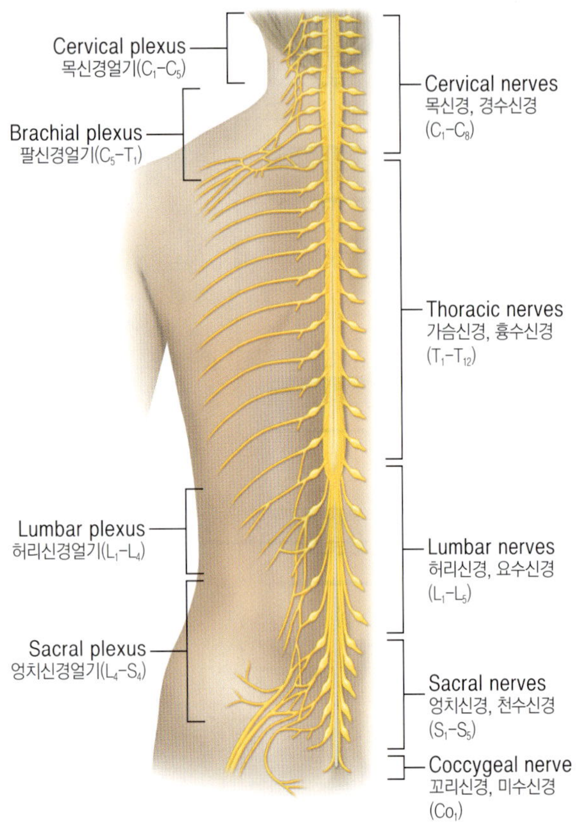

그림 13.5 척수신경의 개요

임상에서 적용하기 A Hiccups Cure That Really Works(효과가 있는 딸꾹질 치료)를 참조한다.

Brachial Plexus 팔신경얼기

Brachial plexus(팔신경얼기, 상완신경총)는 팔의 운동과 감각신경에 분포한다. 측면에서 보면 척추신경 C_5~T_1의 앞가지에서 시작되었으며, 얼기 내에서 형성된 첫 번째 구조물은 큰 trunk(줄기)이다. 전형적으로 C_5와 C_6는 unite superior trunk(위줄기)를 형성하기 위해 결합하고, C_7은 middle trunk(가운데줄기)를 형성하며 C_8과 T_1은 inferior trunk(아래줄기)를 형성한다.

각 줄기는 앞분지와 뒤분지로 갈라져 얼기의 cord(다발, 신경속)가 된다. 아래줄기의 앞분지는 안쪽팔에 내려오는 medial cord(안쪽신경다발, 내측신경속)를 형성한다. 위줄기와 중간줄기의 앞분지는 옆팔에 내려오는 lateral cord(옆쪽신경다발, 외측신경속)를 형성한다. 각 줄기의 뒤분지는 뒤팔에 있는 posterior cord(뒤신경다발, 후측신경속)를 형성한다.

전체 팔신경얼기를 앞에서 본 모습은 그림 13.7a에서 볼 수 있다. 줄기와 팔신경얼기의 다발 여러 군데에서 다양한 신경이 나오고 팔, 아래팔 및 손의 다양한 근육과 피부로 이동한다. 다섯 개의 주요 신경은 다음과 같다(그림 13.7b).

- **Axillary nerve(겨드랑신경).** Axillary nerve(겨드랑신경, 액와신경)는 팔신경얼기의 뒤쪽신경다발의 가지이다. 겨드랑신경은 deltoid muscle(삼각근), teres minor mus-

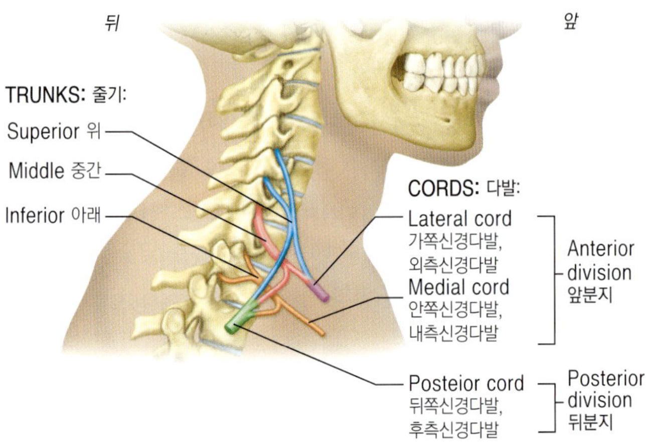

임상에서 적용하기

A Hiccups Cure That Really Works 효과가 있는 딸꾹질 치료

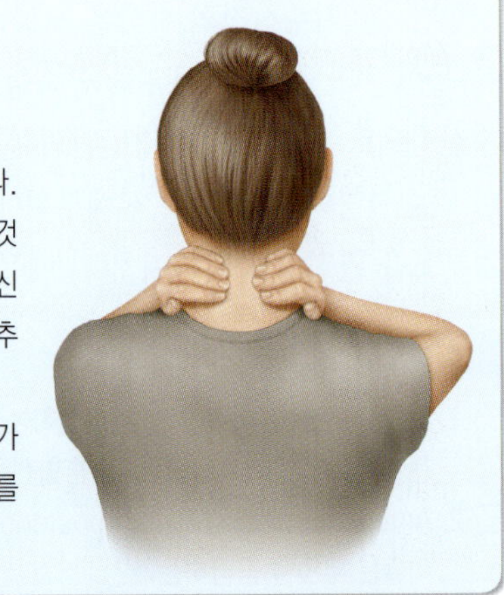

일반적으로 흔하고 성가신 딸꾹질은 사실 강한 공기의 흡입을 초래하는 가로막근육의 경련에 의해 발생된다. 숨을 참는 것부터 누군가 놀래키는 것까지 딸꾹질을 치료하기 위한 수많은 치료법이 알려져 있지만 그 어떤것도 믿을만한 효과가 없다는 것이 밝혀졌다. 그러나 많은 딸꾹질의 경우 멈추게 하는 한 가지 방법은 가로막신경에 적용하는 방법이다. 목의 중앙에 있는 3~5번째 목뼈의 대략적인 부위를 찾아서 손가락을 목 양쪽의 척추기둥에 1cm 옆쪽에 놓는다.

약 5~10초 후에 딸꾹질이 멈출 때까지 가로막신경이 겹치는 목의 근육에 단단히 압력을 가한다. 이 압력은 가로막근육이 부적절하게 수축하는 이상 전달을 방해한다(이 압력이 신경이 완전히 발화되는 것을 막거나 환기를 방해할 정도로 충분하지는 않지만). 주위 사람들에게 이 방법을 쓰면 딸꾹질을 멈추는데 도움을 줄 수 있다.

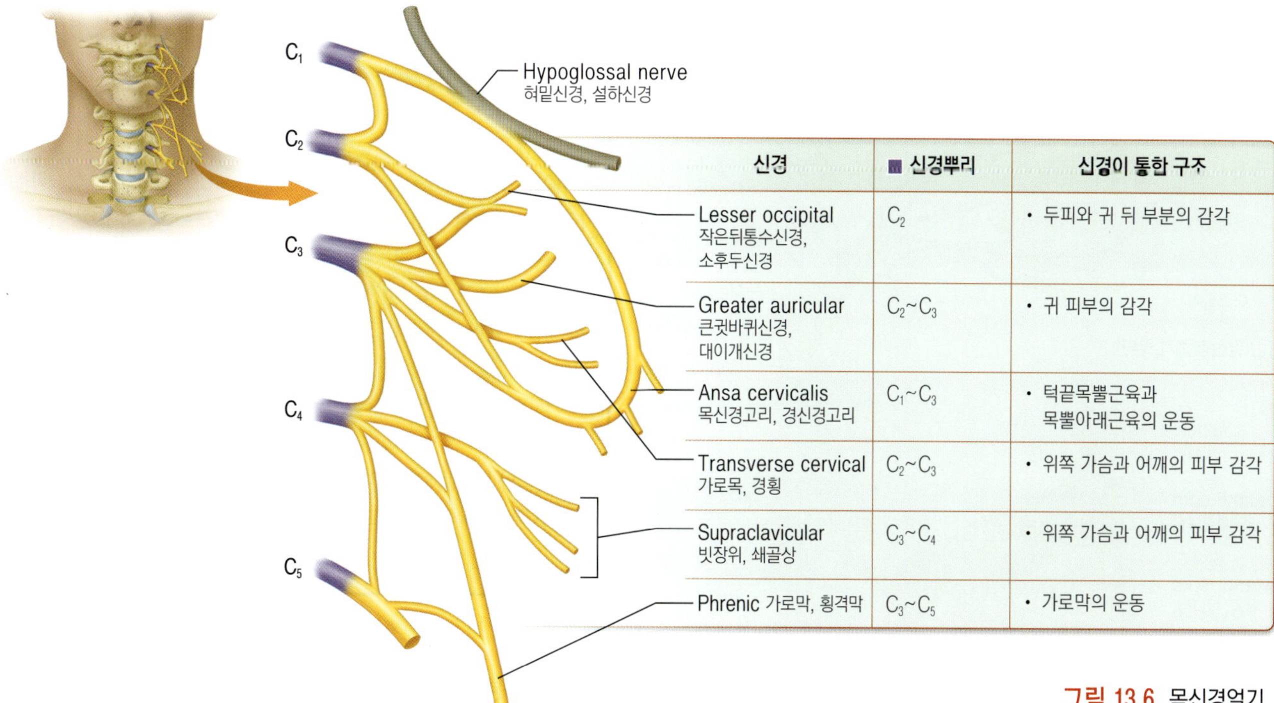

신경	■ 신경뿌리	신경이 통합 구조
Lesser occipital 작은뒤통수신경, 소후두신경	C_2	• 두피와 귀 뒤 부분의 감각
Greater auricular 큰귓바퀴신경, 대이개신경	C_2~C_3	• 귀 피부의 감각
Ansa cervicalis 목신경고리, 경신경고리	C_1~C_3	• 턱끝목뿔근육과 목뿔아래근육의 운동
Transverse cervical 가로목, 경횡	C_2~C_3	• 위쪽 가슴과 어깨의 피부 감각
Supraclavicular 빗장위, 쇄골상	C_3~C_4	• 위쪽 가슴과 어깨의 피부 감각
Phrenic 가로막, 횡격막	C_3~C_5	• 가로막의 운동

그림 13.6 목신경얼기

cle(작은원근) 및 deltoid region(삼각근 부위)의 피부를 포함한 겨드랑이 근처의 구조에 분포한다.

- **Radial nerve(노신경).** 뒤쪽신경다발이 뒤팔로 내려가면서 radial nerve(노신경, 요골신경)가 된다. 이 신경은 뒤팔에서 triceps brachii muscle(위팔세갈래근, 상완삼두근)에 분포하며, 이후 아래팔 대부분의 근육에 분포한다. 작은 가지가 손으로 내려가서 엄지손가락 뒤쪽, 집게손가락, 가운데손가락, 반지손가락의 옆쪽절반에 분포한다.
- **Musculocutaneous nerve(근육피부신경).** 팔신경얼기의 가쪽다발에 이어지는 것은 musculocutaneous nerve(근육피부신경, 근피신경)이다. 이 신경은 biceps brachii muscle(위팔두갈래근, 상완이두근)과 아래팔의 옆면을 포함하여 아래팔을 굽히는 대부분의 근육에 분포한다.
- **Median nerve(정중신경).** 가쪽신경다발과 안쪽신경다발이 모여 median nerve(정중신경)를 형성한다(그림 13.7a). 이 신경은 아래팔에서 손과 손가락을 굽히는 근육에 분포하고, 손 안에서는 몇몇 내재된 손근육에 분포한다. 또한 엄지손가락 안쪽, 집게손가락, 가운데손가락, 반지손가락의 옆면 반쪽에 감각신경의 연결도 제공한다. 정중신경이 손으로 들어갈 때 연결조직의 띠인 flexor retinaculum(굽힘근지지띠)을 통과한다. 때때로 이러한 해부학적 배치는 정중신경이 지지띠 아래에 염증을 일으키고 막히게 하여 carpal tunnel syndrome(손목굴증후군)을 초래하게 된다. 일반적으로 이러한 고통스러운 상태는 지지띠에 작은 절개를 하여 신경을 압박하는 압력을 해소하는 것으로 치료한다.
- **Ulnar nerve(자신경).** Ulnar nerve(자신경, 척골신경)는 팔신경얼기의 안쪽신경다발의 연속이다. 팔뒤쪽에서 시작하여 위팔뼈의 중앙 위관절융기를 지나 아래팔로 들어간다. 여기에서 자신경은 매우 얕은 곳에 위치하여 단단한 표면에 팔꿈치를 부딪히면 예민하게 인지될 수 있다. 일단 자신경이 아래팔에 들어가면 자뼈를 따라 이동하며 손을 구부리지만, 정중신경에 의해 공급되지 않는 아래팔의 근육, 대부분 내재된 손근육과 새끼손가락과 반지손가락의 중앙에 분포한다.

팔신경얼기의 더 작은 신경은 pectoralis major muscle(큰가슴근, 대흉근)과 pectoralis minor muscle(작은가슴근, 소흉근), serratus anterior muscle(앞톱니근, 전거근), latissimus dorsi muscle(넓은등근, 광배근) 및 몇몇 rotator cuff muscle(회전근)을 포함한 팔 이외의 구조에 분포한다.

확인하기

☐ 3. 다음 각각의 신경이 분포하는 주요 구조는 무엇인가?
  a. Phrenic nerve(가로막신경)
  b. Ulnar nerve(자신경)

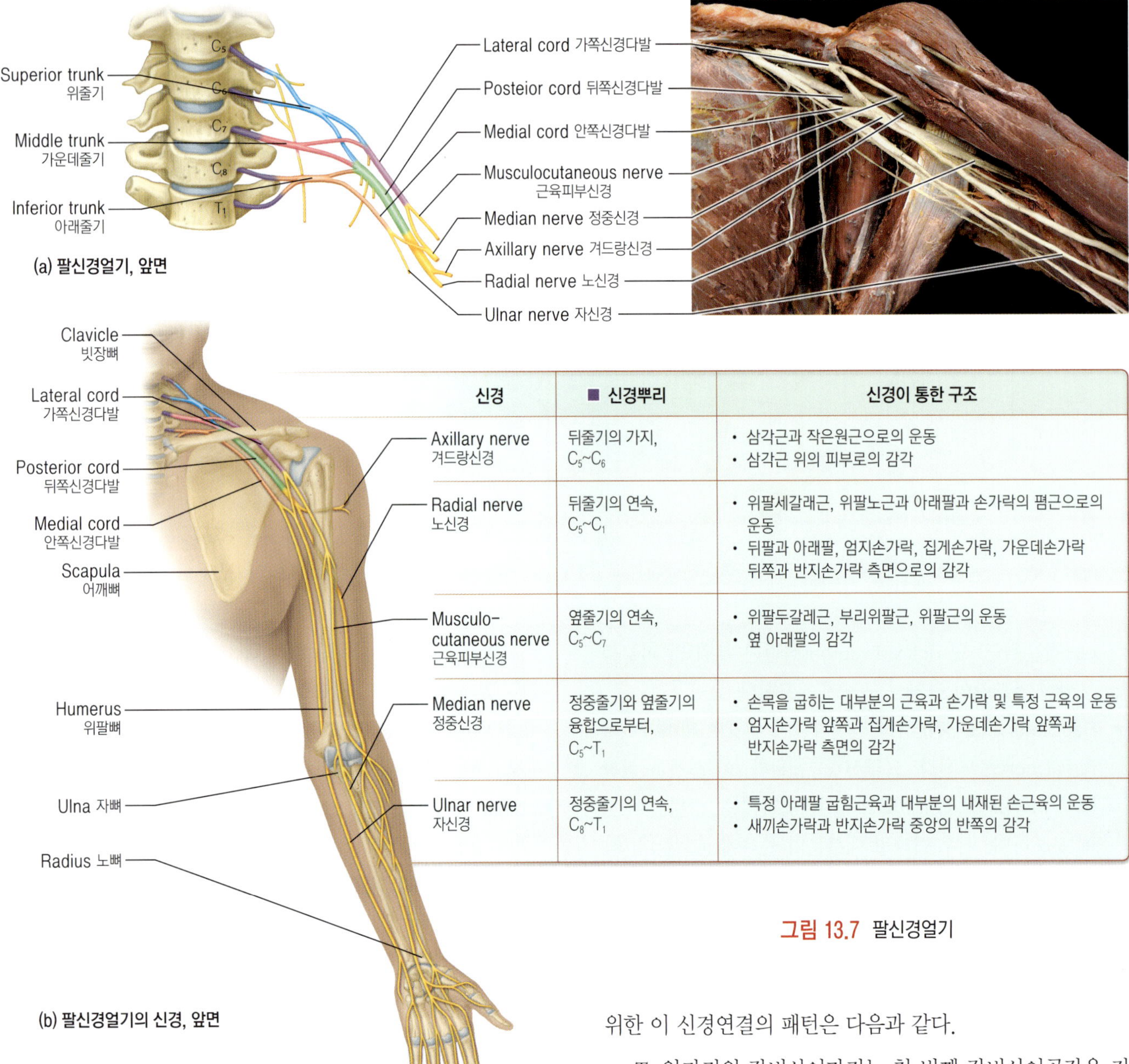

신경	■ 신경뿌리	신경이 통한 구조
Axillary nerve 겨드랑신경	뒤줄기의 가지, C_5~C_6	• 삼각근과 작은원근으로의 운동 • 삼각근 위의 피부로의 감각
Radial nerve 노신경	뒤줄기의 연속, C_5~C_1	• 위팔세갈래근, 위팔노근과 아래팔과 손가락의 폄근으로의 운동 • 뒤팔과 아래팔, 엄지손가락, 집게손가락, 가운데손가락 뒤쪽과 반지손가락 측면으로의 감각
Musculo-cutaneous nerve 근육피부신경	옆줄기의 연속, C_5~C_7	• 위팔두갈레근, 부리위팔근, 위팔근의 운동 • 옆 아래팔의 감각
Median nerve 정중신경	정중줄기와 옆줄기의 융합으로부터, C_5~T_1	• 손목을 굽히는 대부분의 근육과 손가락 및 특정 근육의 운동 • 엄지손가락 앞쪽과 집게손가락, 가운데손가락 앞쪽과 반지손가락 측면의 감각
Ulnar nerve 자신경	정중줄기의 연속, C_8~T_1	• 특정 아래팔 굽힘근육과 대부분의 내재된 손근육의 운동 • 새끼손가락과 반지손가락 중앙의 반쪽의 감각

그림 13.7 팔신경얼기

c. Musculocutaneous nerve(근육피부신경)
d. Median nerve(정중신경)
e. Radial nerve(노신경)

Thoracic Spinal Nerve 가슴척수신경

T_1을 제외하고 thoracic spinal nerve(가슴척수신경, 흉수신경)는 얼기를 형성하지 않는다. 각각의 뒤가지는 깊은 등근육에 분포하고, 앞가지는 갈비뼈 사이를 intercostal nerve(갈비사이신경, 늑간신경)가 지난다. 갈비사이신경을 위한 이 신경연결의 패턴은 다음과 같다.

- T_1 앞가지의 갈비사이가지는 첫 번째 갈비사이공간을 지나며, 갈비사이근육과 겨드랑이 피부에 분포한다.
- T_2~T_6 앞가지는 각각의 공간을 지나고, 갈비사이근육과 가슴벽의 피부에 분포한다.
- T_7~T_{12} 앞가지도 각각의 공간을 지나고, 갈비사이근과 그 위에 있는 피부에 분포한다.

확인하기

☐ 4. Intercostal nerve(갈비사이신경)는 무엇이고, 신경이 무엇과 연결되어 있는가?

Lumbar Plexus 허리신경얼기

왼쪽과 오른쪽의 lumbar plexus(허리신경얼기)는 L_1~L_4의

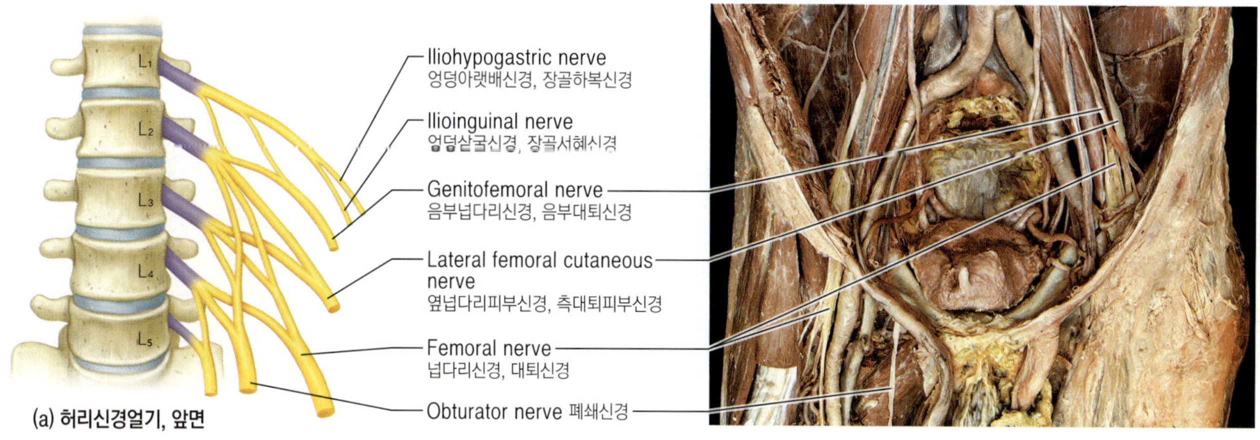

(a) 허리신경얼기, 앞면

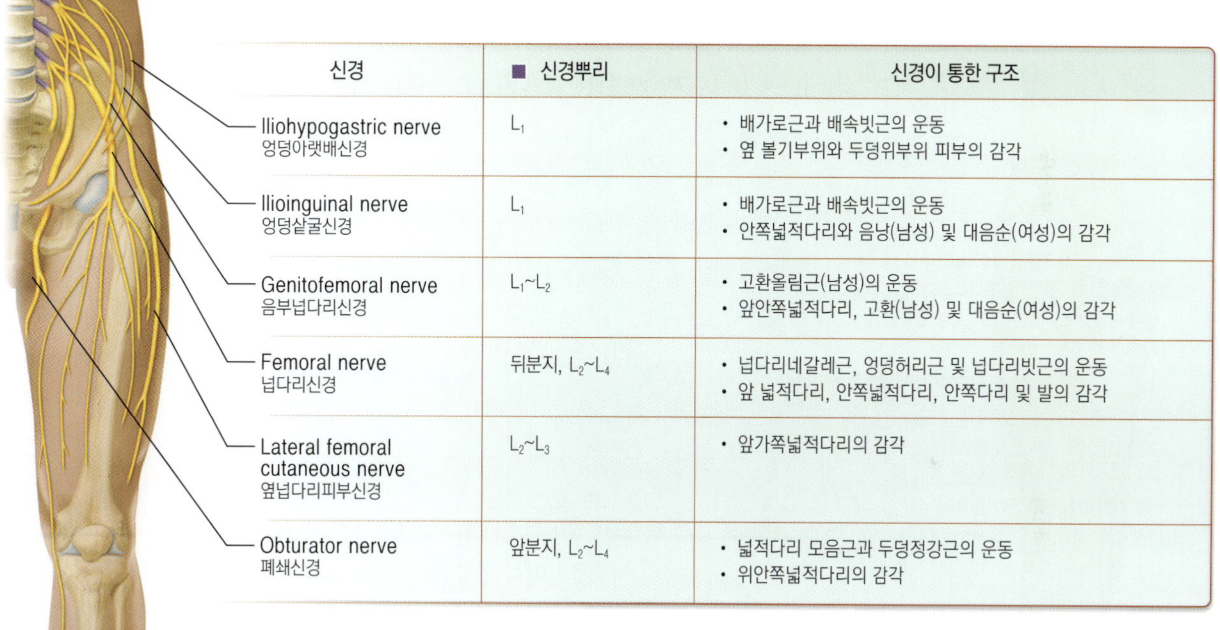

신경	■ 신경뿌리	신경이 통한 구조
Iliohypogastric nerve 엉덩아랫배신경	L_1	• 배가로근과 배속빗근의 운동 • 옆 볼기부위와 두덩위부위 피부의 감각
Ilioinguinal nerve 엉덩샅굴신경	L_1	• 배가로근과 배속빗근의 운동 • 안쪽넓적다리와 음낭(남성) 및 대음순(여성)의 감각
Genitofemoral nerve 음부넙다리신경	L_1~L_2	• 고환올림근(남성)의 운동 • 앞안쪽넓적다리, 고환(남성) 및 대음순(여성)의 감각
Femoral nerve 넙다리신경	뒤분지, L_2~L_4	• 넙다리네갈래근, 엉덩허리근 및 넙다리빗근의 운동 • 앞 넓적다리, 안쪽넓적다리, 안쪽다리 및 발의 감각
Lateral femoral cutaneous nerve 옆넙다리피부신경	L_2~L_3	• 앞가쪽넓적다리의 감각
Obturator nerve 폐쇄신경	앞분지, L_2~L_4	• 넓적다리 모음근과 두덩정강근의 운동 • 위안쪽넓적다리의 감각

그림 13.8 허리신경얼기

(b) 허리신경얼기의 신경, 앞면

앞가지에서 나온다(그림 13.8a). 이 얼기는 척추의 앞쪽에 위치하며, psoas major muscle(큰허리근, 대요근)의 뒤쪽 부분에 묻혀 있다. 그 얼기의 많은 가지들은 주로 골반과 다리에 분포한다.

팔신경얼기처럼 대부분의 허리신경얼기의 신경뿌리는 앞분지와 뒤분지로 나뉜다(그림 13.8b). 앞분지의 가장 큰 신경은 obturator nerve(폐쇄신경)로, 이 신경은 골반을 따라 이동하고 obturator foramen(폐쇄구멍)을 통해 thigh(넓적다리)로 들어간다. 이러한 가지는 넓적다리, hip joint(엉덩관절) 및 넓적다리의 중앙부분 피부의 모음근에 분포한다.

허리신경얼기 중 가장 큰 신경은 femoral nerve(넙다리신경, 대퇴신경)이다. 이는 골반을 통해 큰허리근을 지나고, 넓적다리로 들어가기 위해 샅고랑인대 아래로 지나간다. 넙다리신경의 가지는 quadriceps femoris muscle(넙다리네갈래근), 무릎까지의 앞쪽 넓적다리근육, 허벅지와 무릎, 종아

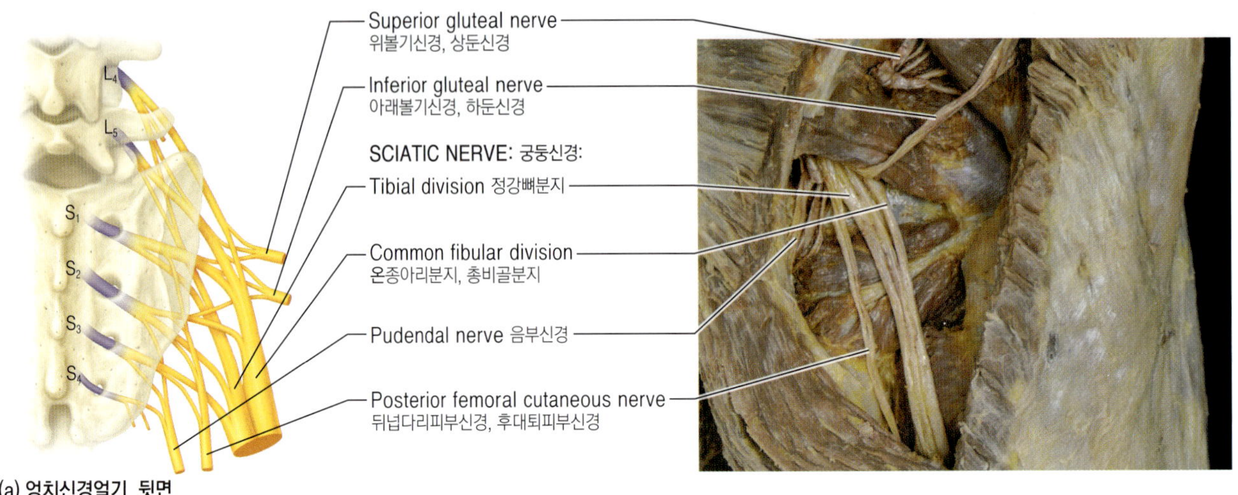

(a) 엉치신경얼기, 뒷면

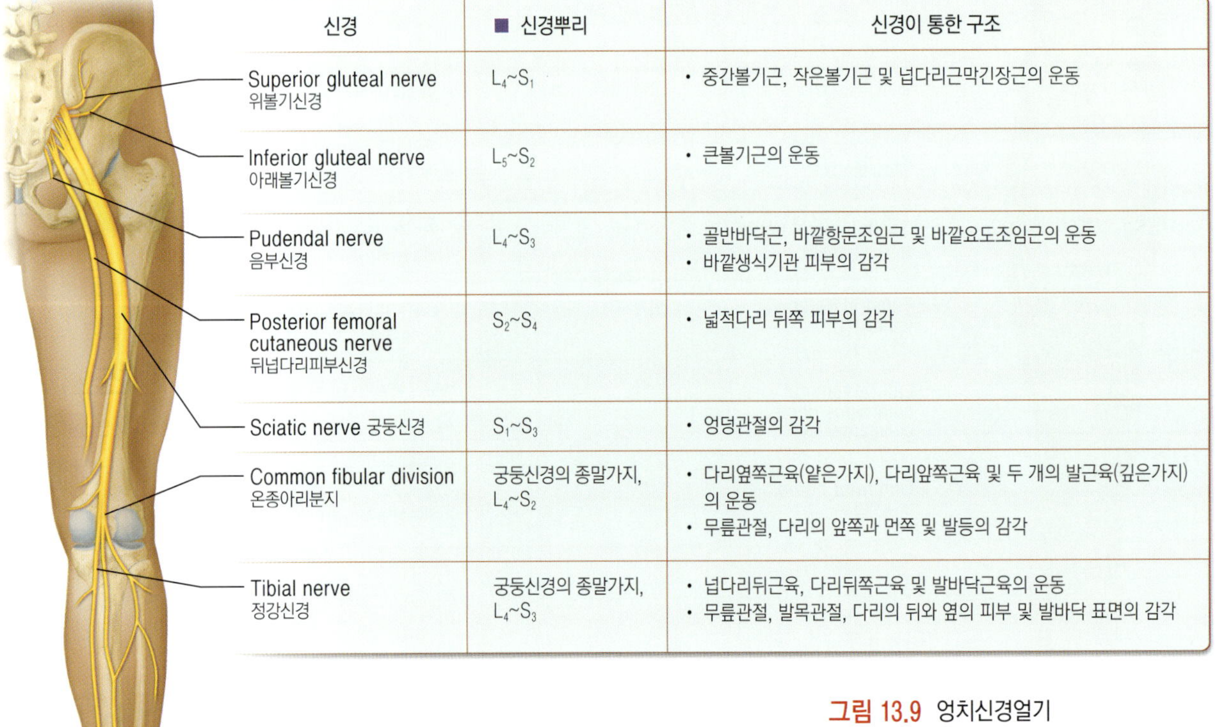

신경	■ 신경뿌리	신경이 통한 구조
Superior gluteal nerve 위볼기신경	L_4~S_1	• 중간볼기근, 작은볼기근 및 넙다리근막긴장근의 운동
Inferior gluteal nerve 아래볼기신경	L_5~S_2	• 큰볼기근의 운동
Pudendal nerve 음부신경	L_4~S_3	• 골반바닥근, 바깥항문조임근 및 바깥요도조임근의 운동 • 바깥생식기관 피부의 감각
Posterior femoral cutaneous nerve 뒤넙다리피부신경	S_2~S_4	• 넓적다리 뒤쪽 피부의 감각
Sciatic nerve 궁둥신경	S_1~S_3	• 엉덩관절의 감각
Common fibular division 온종아리분지	궁둥신경의 종말가지, L_4~S_2	• 다리옆쪽근육(얕은가지), 다리앞쪽근육 및 두 개의 발근육(깊은가지)의 운동 • 무릎관절, 다리의 앞쪽과 먼쪽 및 발등의 감각
Tibial nerve 정강신경	궁둥신경의 종말가지, L_4~S_3	• 넙다리뒤근육, 다리뒤쪽근육 및 발바닥근육의 운동 • 무릎관절, 발목관절, 다리의 뒤와 옆의 피부 및 발바닥 표면의 감각

(b) 엉치신경얼기의 신경, 뒷면

그림 13.9 엉치신경얼기

리의 앞쪽 피부에 분포한다.

확인하기

☐ 5. Lumbar plexus(허리신경얼기)의 주요 신경은 무엇이고, 신경이 어디에 분포하는가?

Sacral Plexus 엉치신경얼기

허리신경얼기의 바로 아래 뒤골반벽 가까이에서 오른쪽과 왼쪽의 sacral plexus(엉치신경얼기)를 발견할 수 있다(그림 13.9a). 이는 척수신경 L_4~S_4의 앞가지들이 형성하는데, 이 엉치신경얼기로부터 나온 신경은 골반, 볼기부위와 대부분의 다리에 신경이 분포한다. 팔신경얼기와 허리신경얼기처럼 엉치신경얼기도 앞분지와 뒤분지로 나뉜다.

엉치신경얼기의 가장 큰 신경(실제로 몸에서 가장 크고 가장 긴 신경)은 sciatic nerve(궁둥신경, 좌골신경)이다.

다른 신경얼기와 다르게 궁둥신경은 함께 이동하면서 epineurium(신경바깥막, 신경외막)을 공유하는 앞분지와 뒤분지의 축삭을 포함하고 있다. 이 궁둥신경은 greater sciatic notch(큰 궁둥패임, 내좌골질흔)를 통해 골반으로 이동하며, greater trochanter(큰돌기)와 ischial tuberosity(궁둥뼈결절, 좌골결절) 사이를 통과하여 넓적다리에 들어간다. 넓적다리 아래 쪽에서 두 개의 주요 가지인 tibial nerve(정강신경, 경골신경)와 common fibular nerve (common peroneal nerve, 온종아리신경, 총비골신경)로 나누어진다.

정강신경은 더 큰 가지이며, 이는 엉치신경얼기의 앞분지로부터의 축삭을 포함한다(그림 13.9b). 넓적다리에 있는 가지는 hamstring group(넙다리뒤 그룹)의 거의 모든 근육을 분포한다. 정강이를 따라 아래로 내려가서 무릎관절, 발목관절 및 gastrocnemius muscle(장딴지근)과 같이 발을 바닥쪽으로 굽히는 다리의 근육에 분포한다. 정강신경은 medial malleolus(내측복사)에서 마지막 가지로 분지되고, 이 가지는 발의 근육과 피부에 분포한다.

common peroneal nerve(온종아리신경)라고도 알려진 smaller common fibular nerve(작은 온종아리신경)은 엉치신경얼기의 뒤분지에서 나오는 축삭을 포함한다. 이 신경은 다리의 옆을 따라 내려와 무릎관절의 일부와 앞쪽 다리와 아래쪽 다리의 피부에 분포한다. 이는 superficial branch(얕은가지)와 deep branch(깊은가지)로 나뉘며, 얕은가지는 발을 evert(가쪽번짐, 외번)하는 다리의 가쪽에 있는 근육에 분포하는 반면, 깊은가지는 dorsiflexion(발등굽힘)하는 앞쪽다리의 근육과 발등의 두 개 근육에 분포한다.

확인하기

☐ 6. Sacral plexus(엉치신경얼기)의 주요 신경은 무엇이고, 어느 구조에 신경이 연결되는가?

Summary of the Distribution of Spinal Nerve Branch 척수신경가지의 분포 요약

척수얼기의 피부분포에 대해 요약하고, 이 신경이 감각자극을 전달하는 피부의 영역을 나타내고 있다(그림 13.10a). 이러한 얼기의 운동분포를 설명하고 어떤 근육 그룹에 운동신호를 전달하는지 알 수 있다(그림 13.10b). 신경은 두 그림에서 동일한 색상으로 표시되어 감각과 운동분포를 더 쉽게 연결할 수 있다.

13.4 감각영역 II: 감각에서 PNS의 역할

Sensation Part II: Role of PNS in Sensation

학습목표

1. Exteroceptor(외수용기), interoceptor(내수용기), proprioceptor(고유감각수용기)의 구조와 기능에 대해 비교 · 설명할 수 있다.
2. Nociceptor(통각수용기), thermoreceptor(온도수용기), mechanoreceptor(기계수용기), chemoreceptor(화학수용기), photoreceptor(광수용기)의 위치, 구조 및 기능에 대해 설명할 수 있다.
3. Sensory receptor(감각수용기)에서 감각신호전달이 어떻게 이루어지는지 설명할 수 있다.
4. 자극의 감지부터 PNS에서 CNS까지 이동 경로를 설명할 수 있다.

감각의 과정에서 자극은 처음에 sensory neuron(감각신경세포)에 의해 감지되며, 자극을 CNS로 전달한다. 정보 흐름의 기본 경로는 다음과 같다.

1단계, 자극은 PNS의 sensory receptor(감각수용기)에서 감지된다. →

2단계, PNS의 감각신경세포에 의해 CNS로 전달된다. →

3단계, CNS 신경세포에 의해 통합되고 해석된다.

지금부터는 감각신경세포에 의한 감각자극의 초기 감지와 전달(1단계와 2단계의 일부)에 대한 PNS의 역할에 대해 살펴보자.

Neuron(신경세포)은 몸 전체에 위치하지만 특히 피부, 뼈대근육, 특수감각기관에 많다. 자극을 실제로 감지하는 감각신경세포의 부분을 살펴보고 전체 감각신경세포의 구조와 기능에 중점을 두고자 한다. 이 절은 자극이 척수와 뇌로 전달되는 방법과 자극이 PNS의 감지에서 CNS의 해석에 이르는 전반적인 경로를 설명할 것이다.

Sensory Receptor 감각수용기

Somatic sensory neuron(몸감각신경세포)에 속하는 peripheral process(말초돌기)의 시작 지점은 여러 개의 작은 nerve ending(신경종말)을 특징으로 한다. 자극이 감지되고 전기신호로 변환되는 sensory transduction(감각전달) 과정이 여기에서 시작된다. 감각전달은 여러 가지 유형이 될 수 있는 감각수용기라고 불리는 신경종말부위에서 시작된다. 일부 감각수용기는 특수 버팀세포로 둘러싸여 있으며, 이러한 수용기는 encapsulated nerve endings(피막신경종말)라고 알려져 있다. 다른 것들은 free nerve endings(자유신경

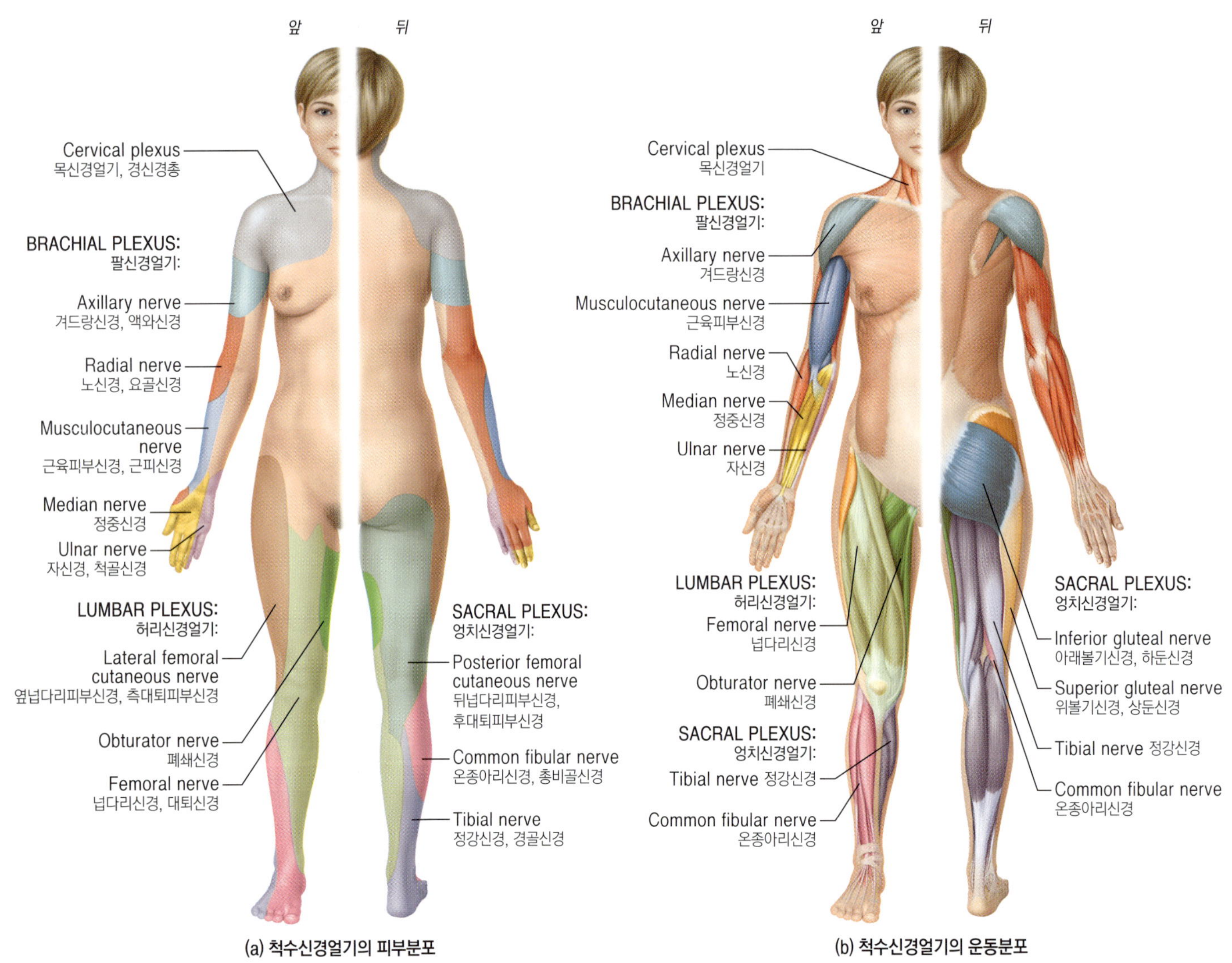

그림 13.10 척수신경가지의 분포

종말)이고 이들은 특수 버팀세포가 없고 피막이 없는 상태이다.

Sensory Transduction 감각전달

그림 13.11은 기본적인 감각전달의 메커니즘을 설명하고 있다. 신경종말의 axolemma(축삭집)는 다양한 자극에 반응하는 많은 관문이온통로를 포함하고 있다. 자극에 반응하기 위해 한 개 또는 그 이상의 이온통로가 열리거나 닫히고 막을 통해 움직이는 이온의 흐름을 변화시킨다.

감각전달의 기본적인 단계는 다음과 같다. ① 자극이 도달하기 전에 몸감각신경세포의 축삭집 내 이온통로가 닫힌다. 전달과정은 자극이 있을 때 시작되는데 이 자극은 그림에서 probe(프로브, 탐침)로부터 손가락에 작용하는 압력을 말한다. ② 압력과 같은 자극을 가하면 기계관문 Na^+ 통로가 열린다. Na^+ (sodium ion, 소듐이온)가 축삭형질에 들어가며, receptor potential(수용기전위)이라고 하는 일시적인 탈분극을 일으킨다. ③ 충분한 Na^+ 막전위가 문턱값에 도달할 경우 전압관문 Na^+ 통로가 열린다. 이는 축삭을 따라 척수로 전파되는 action potential(활동전위)을 유발한다.

여러 유형의 감각수용기는 다른 속도, 강도 및 지속시간의 자극에 반응한다. 몇몇 수용기는 빠르고 강한 강도에 반응하지만 적응이라고 알려진 현상인 특정 기간이 지나면 자극 전달을 중지한다. 이러한 rapidly adapting receptor(빠른적응수용기)는 자극의 시작을 감지하기 위해 중요하지만 이들은 지속되는 자극은 무시한다. Slowly adapting receptor(느린적응수용기)라고 불리는 다른 수용기는 사라지지 않고 지속되는 활동전위가 있는 자극에 반응한다. 발목에 염좌가 오고 일주일 동안 느끼는 둔하고 욱신거리는 통증은 느린 적응수용기가 반응하기 때문이다.

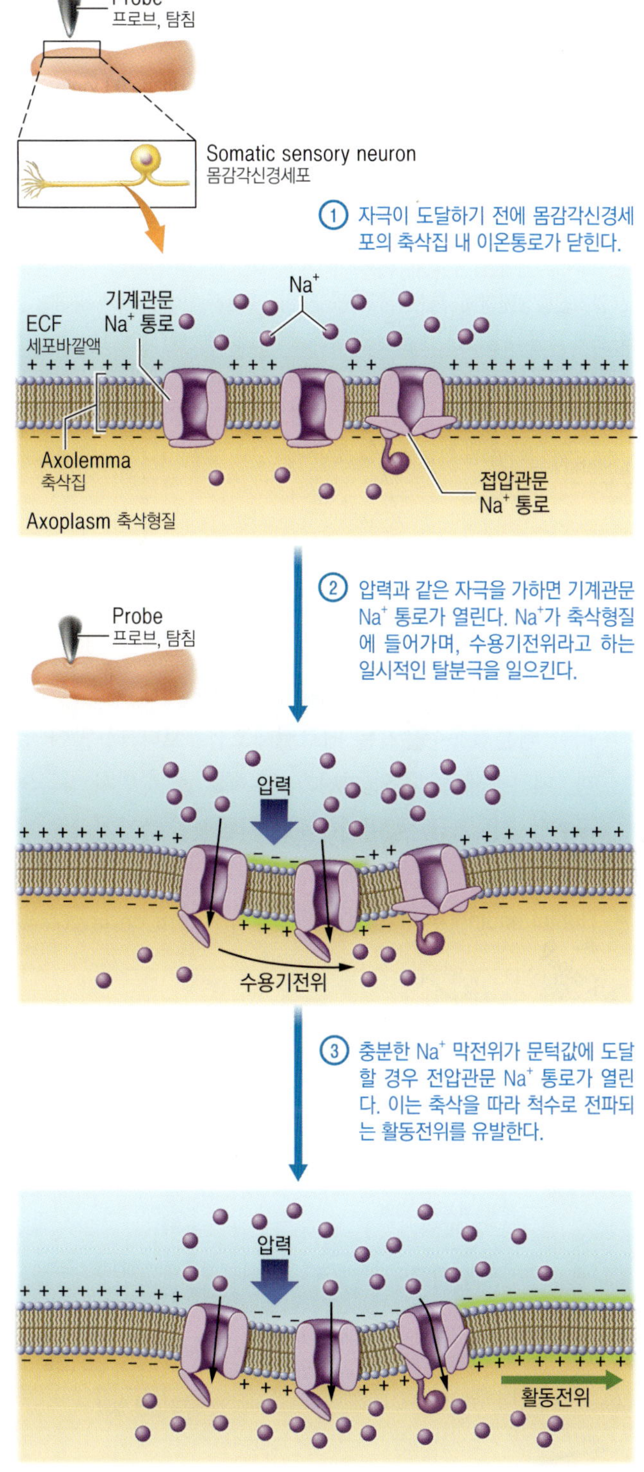

그림 13.11 감각전달

Classification of Sensory Receptor

감각수용기의 분류

감각수용기는 위치와 어떤 자극을 감지하는지에 따라 광범위하게 분류된다. 특히 exteroceptor(외수용기)는 몸의 표면에 가까운데, 이들은 물건의 감촉, 온도, 색, 공기중의 화학적 냄새 및 불의 밝기 등 체외로부터 시작되는 자극을 감지한다. 일반적으로 interoceptor(내수용기)는 혈압, 뼈대근육이나 방광 등 기관의 신축성 및 체액의 특정화학물질의 농도와 체온을 포함한 인체 내부에서 발생하는 자극을 감지한다.

감각수용기를 분류하는 더 상세한 방법은 수용기를 탈분극하고 수용기전위를 생성하게 하는 자극의 유형에 의해 이루어진다. 분류체계에는 5가지 유형의 수용기가 있다.

- **Mechanoreceptor(기계수용기).** Mechanoreceptor(기계수용기)는 피부, 근육뼈대계통 및 많은 다른 장기에서 발견되는 피막화된 외수용기 또는 내수용기이다. 이들은 가벼운 접촉과 진동 같은 외부 자극과 늘어남, 압력과 같은 내부 자극을 포함하여 조직을 기계적으로 변형시키는 모든 것에 대한 반응에 의해 탈분극한다. 감각전달 뒤의 메커니즘은 기계관문 이온통로라고 불리는 특수 이온통로에서 찾을 수 있다.
- **Thermoreceptor(온도수용기).** Thermoreceptor(온도수용기)는 외수용기로써 온도 자극에 반응하고, 온도 변화에 반응하여 탈분극한다. 대부분의 온도수용기는 느린적응수용기이다. 별도의 온도수용기는 뜨겁고 차가운 자극을 감지한다.
- **Chemoreceptor(화학수용기).** Chemoreceptor(화학수용기)는 체액이나 공기 중의 특정 화학물질에 반응하여 탈분극되는 외수용기 또는 내수용기이다. 수용체 특성 화학물질은 이온통로를 열리도록 하여 수용체전위와 활동전위를 생성한다. Internal chemoreceptor(내부 화학수용기)는 H^+ (hydrogen ion, 수소이온) 농도, 이산화탄소 농도, 체액의 산소 농도를 감지한다. External chemoreceptor(외부 화학수용기)는 냄새와 맛 같은 특별한 감각을 담당한다.
- **Photoreceptor(광수용기).** 눈에서만 발견되는 photoreceptor(광수용기, 빛수용기)는 빛에 반응하여 막전위가 변화하는 특수한 감각 외수용기이다.
- **Nociceptor(통각수용기).** Nociception(통각)은 유해한 자

극을 감지하는 방법이며, pain(통증)은 이 자극에 대한 인식과 해석이다. 이러한 자극에 반응하여 탈분극하는 수용기는 nociceptor(통각수용기)라고 불리며 일반적으로 외수용기이다. 온도수용기와 같이 통각수용기는 느린적응수용기이다.

통각은 기계수용기, 온도수용기, 화학수용기 및 광수용기의 주요 기능은 아니지만, 각 수용기는 뇌가 아프다고 느끼는 자극을 전달할 수 있다. 일반적인 예로 눈에 번쩍거리는 밝은 빛이 보이는 것과 톡 쏘는 냄새를 가진 독성화학물질을 들 수 있다. 이 자극은 통각수용기의 탈분극을 일으키지 않지만 통증으로 인식된다. 임상에서 적용하기 Capsaicin(캡사이신)을 참조한다.

> **임상에서 적용하기**
>
> **Capsaicin 캡사이신**
>
> 매운 고추를 먹어본 적이 있다면, 매운 고추 때문에 마치 입이 불에 탄 것처럼 느낄 수 있다는 것을 알 것이다. 이는 capsaicin(캡사이신)이라고 불리는 고추의 화학물질 때문이다. 캡사이신은 특정 Ligand-gated channel(리간드관문 이온통로)을 통각수용기에서 개방하고 활동전위를 유발하여 CNS가 화학물질을 고통스러운 것으로 지각하게 한다. 유전공학으로 인해 이 수용기가 없는 쥐는 캡사이신을 마치 물처럼 섭취할 수 있다.
>
> 흥미롭게도 통각수용기에 캡사이신을 반복적으로 적용하면 감수성이 저하되는 것처럼 보인다. 이로 인해 아픈 자극에 대한 반응으로 수용기전위를 발생시킬 가능성이 낮아진다. 이런 이유로 캡사이신은 말초신경장애인 peripheral neuropathy(말초신경병증), 수두바이러스에 의한 대상포진 감염 및 다른 경우에 고통을 경감시켜 주는 국소 피부 크림으로 사용될 수 있다. 캡사이신은 실제 통증의 원인을 치료하는 데에는 아무런 영향을 미치지 않으며, 단지 통각수용기가 통증 자극을 CNS에 덜 전달하게 할 뿐이다.

Types of Mechanoreceptor 기계수용기의 종류. 인체에는 6가지 종류의 기계수용기가 있다. 이 수용기는 얕은 곳에서부터 깊은 곳까지 위치해 있다(그림 13.12).

- **Merkel cell fiber(메르켈세포섬유).** 피부에서 merkel cell fiber(메르켈세포섬유) 또는 tactile cell fiber(촉각세포섬유)는 메르켈세포 또는 촉각세포의 피막에 의해 둘러싸인 신경종말로 이루어져 있다. 이러한 느린적응수용기는 표피능선의 바닥에서 발견되는데, 손의 피부 특히 손가락 끝에 가장 많이 있다. 활동전위는 신경종말에 있는 기계관문 이온통로에서 비롯되는 것으로 보인다. 메르켈세포섬유는 피부 기계수용기 중에서 가장 섬세한 공간 해결능력을 가지고 있다. 이러한 이유로 메르켈세포섬유는 주로 형태와 질감같은 차별된 촉각자극을 감지한다.
- **Tactile corpuscle(촉각소체).** Tactile corpuscle(촉각소체)은 meissner corpuscle(마이스너소체)로도 알려져있으며 진피에서 표피로 돌출된 진피유두에서 발견된다. 이러한 빠른적응수용기는 메르켈세포섬유보다 더 많이 있다. 메르켈세포섬유와 마찬가지로 촉각소체 역시 자극의 구별능력은 조금 덜 미세하지만 차별적인 촉각자극을 전달한다.
- **Ruffini ending(루피니종말).** 방추형의 ruffini ending(루피

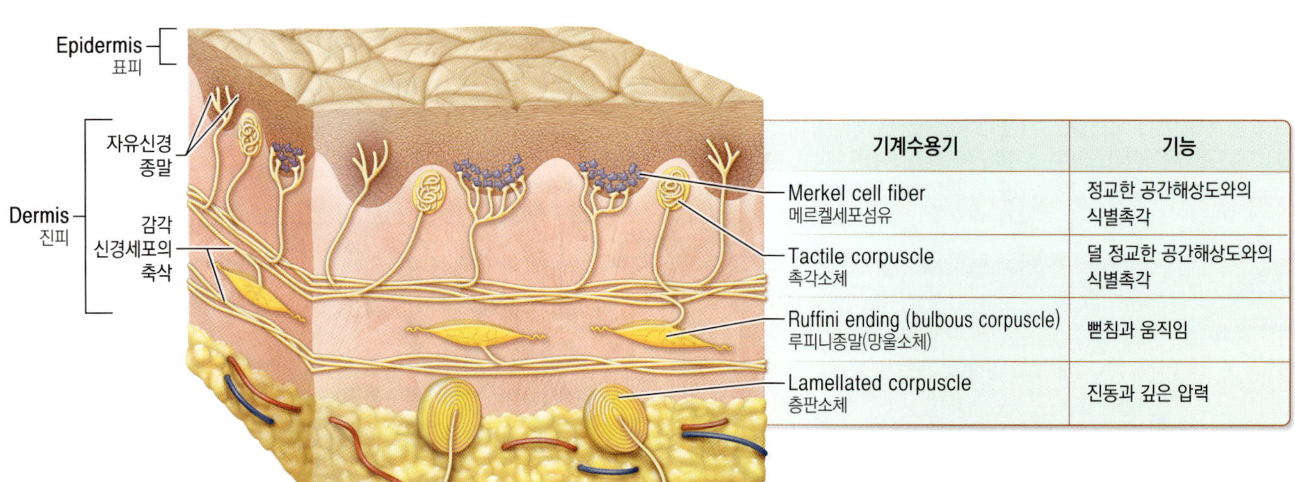

그림 13.12 피부내의 기계수용기

니종말) 또는 bulbous corpuscles(망울소체)는 인대뿐 만 아니라 진피와 피부밑에도 위치한다. 스트레칭과 움직임에 반응하는 느린적응수용기이며, 차별적인 촉각자극을 전달하지는 않는다.

- **Lamellated corpuscle(층판소체).** 예전에는 pacinian corpuscle(파치니소체)이라고 불렸던 lamellated corpuscle(층판소체)은 층이 양파 모양의 외형과 같아서 이름이 지어졌고 진피 깊은 곳에 위치해 있다. 층으로 이루어진 피막 구조는 이러한 수용기가 그 기능을 수행할 수 있게 한다. 이 층들은 고주파 진동자극과 이들을 활성화 시키는 깊은 압력만 허용하는 필터 같은 역할을 수행한다. 층판소체는 빠른 적응을 하며 루피니종말과 같이 식별촉각자극을 전달하지 않는다.
- **Hair follicle receptor(모낭수용체).** Hair follicle receptor(모낭수용체)는 진피나 피부밑조직의 털낭을 감싸고 있는 자유신경종말이다. 이러한 수용체는 두꺼운 피부에서는 발견되지 않는다(그림 13.12). 모낭수용체는 팔에 곤충이 착지하는 등 털을 구부리게 하는 자극에 반응한다.
- **Proprioceptor(고유감각기).** Proprioceptor(고유감각기)는 관절이나 신체부위의 움직임과 위치를 감지하는 근육뼈대계통 내에 있다(피부에서 발견되지 않아 그림 13.12에 포함되지 않는다). 이 수용기는 공간에서의 위치를 감지하고 진행 중인 움직임을 감시하는 인체에 필수적인 능력이다. 즉, 감각과 운동기능의 통합에 매우 중요하다.

Types of Thermoreceptor 온도수용기의 종류. 일반적으로 온도수용기는 피부 내의 자유신경종말 끝에 있는 작은 knobs(손잡이)이다. 온도수용기에는 두 종류인 10~40℃ 사이의 온도에 반응하는 냉각수용기와 32~48℃ 사이의 더 따뜻한 온도에 반응하는 열수용기가 있다. 냉각수용기는 진피 얕은 곳에 위치하는 반면, 열수용기는 진피의 깊은 부분에 있다. 열수용기와 냉각수용기 범위 밖의 온도는 통각수용기에 의해 감지되며, 이는 매우 뜨겁거나 차가운 촉감에 고통을 느끼는 이유이다.

확인하기

- ☐ 1. Sensory transduction(감각전달)은 무엇인가?
- ☐ 2. 감각전달에서 sensory receptor(감각수용기)의 역할은 무엇인가?

Sensory Neuron 감각신경세포

Structure of Sensory Neuron 감각신경세포의 구조

전형적인 몸감각신경세포는 그림 13.13에 나와 있다. 이들을 first-order neuron(일차신경세포)이라고 부르는데, CNS의 primary somatosensory cortex(일차몸감각겉질)로 가는 감각자극을 감지하고 전달하는 첫 번째 신경세포이기 때문이다. First-order somatic sensory neuron(일차몸감각신경세포)은 3가지 구성요소인 세포체와 2개의 축삭으로 이루어진 pseudounipolar neuron(거짓홑극신경세포)이다.

- 신경세포의 세포체는 척수의 가쪽에서 발견되는 posterior root ganglion (dorsal root ganglion, 뒤뿌리신경절, 후근신경절) 안에 위치해 있다. Cranial nerve(뇌신경)의 세포체는 머리와 목에 있는 cranial nerve ganglia(뇌신경절)에 위치하고 있다.
- 신경세포의 말초돌기는 긴 축삭이다. 한쪽 끝이 2개의

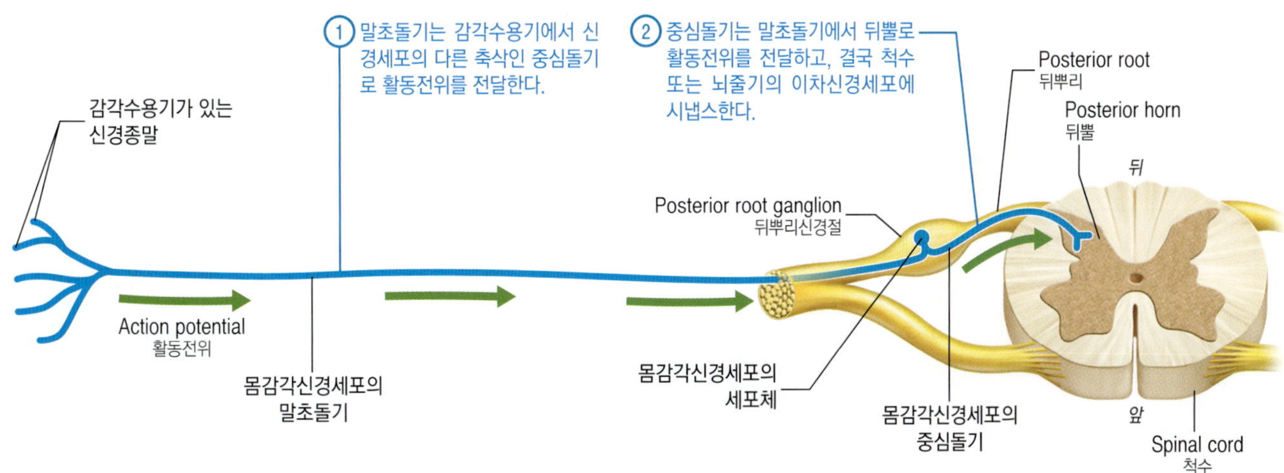

그림 13.13 몸감각신경세포의 구조와 기능

신경종말로 갈라지는데, 각각의 신경종말은 감각수용기이다. 다른 쪽 끝의 말초돌기는 세포체 근처에서 끝난다.

- Central process(중심돌기)는 세포체 밖으로 나와 척수의 posterior root(뒤뿌리, 후근)을 통해 posterior horn(뒤뿔, 후각) 또는 뇌신경의 뇌줄기 안으로 들어간다.

일차몸감각신경세포의 정보 흐름이 어떻게 흐르는지 볼 수 있다(그림 13.13). ① 말초돌기는 감각수용기에서 신경세포의 다른 축삭인 중심돌기로 활동전위를 전달한다. ② 중심돌기는 말초돌기에서 뒤뿔로 활동전위를 전달하고, 결국 척수 또는 뇌줄기의 이차신경세포에 시냅스한다. 일반적으로 말초돌기로 전파된 활동전위는 세포체에 도달하지 않는다. 그러나 보통 자극은 말초돌기와 중심돌기가 있는 축삭의 줄기 부분인 세포체 근처의 중심돌기로 전달된다.

Classification of Sensory Neuron 감각신경세포의 분류

일반적으로 감각신경세포는 말초 축삭이 활동전위를 전달하는 속도에 따라 분류된다. 활동전위가 전달되는 속도는 축삭의 직경과 말이집의 두께에 따라 결정된다. 직경이 가장 크고 두꺼운 말이집을 가진 축삭은 가장 빠른 속도로 신호를 전달한다. 이러한 축삭에는 CNS에 고유감각을 전달하는 축삭들이 해당된다. 이러한 자극은 CNS가 움직이는 동안 자세와 균형을 유지하기 위해 필요로 하기 때문에 자극이 빠르게 이동하는 것이 중요하다. 또한 식별촉각자극과 비식별촉각자극을 전달하는 축삭도 상당히 크고 두껍게 말이집화되어 있으므로 활동전위를 신속하게 전달한다.

가장 작은 직경의 축삭과 가장 적은 양의 말이집이 활동전위를 가장 느리게 전달한다. 통증과 온도자극 모두 이러한 축삭을 통해 CNS에 전달된다. 실제로 이러한 축삭을 통한 전도는 너무 느리기 때문에 자극의 시작과 CNS에 의한 해석 사이에 현저한 지연이 발생한다. 이는 물체를 만진 후에 그것이 뜨거운지 차가운지를 알아내는 데의 시간이 걸리는지를 설명해준다.

Receptive Field 감수영역

일차감각신경세포에서 특히 피부를 관할하는 신경세포의 중요한 특성은 receptive field(감수영역) 또는 신경세포에 의해 공급되는 영역이다(그림 13.14a). 각각의 일차몸감각신경세포는 피부에 광범위한 네트워크가지를 가지고 있으며, 가지가 더 많이 있을수록 신경세포의 감수영역도 더 넓어진다. 신경세포가지가 얼마나 많은지는 일반적으로 특정 신체부위에 작용하는 신경세포의 수에 의해 결정된다. 손가락 끝의 피부는 감각신경세포가 풍부하게 분포되어 있으며, 각각의 신경세포는 비교적 작은 감수영역을 가지고 있다. 그러나 아래팔의 피부에는 훨씬 적은 수의 신경세포가 분포되어 있으며, 각각의 신경세포는 다소 더 큰 감수영역을 가지고 있다.

감수영역의 상대적 크기는 two-point discrimination threshold(두점식별문턱값)로 측정할 수 있다. 이 테스트에

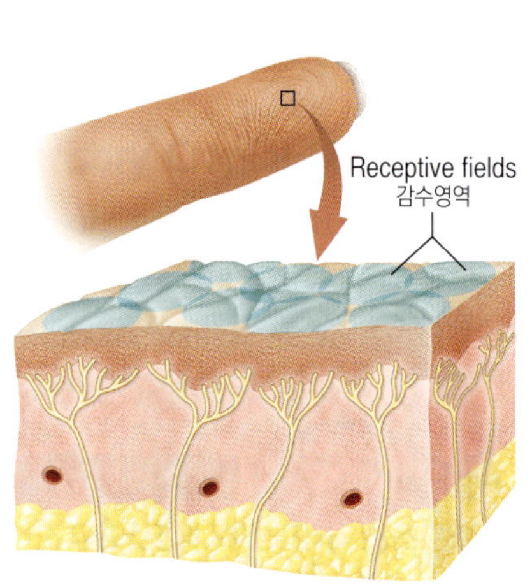

손끝의 피부는 작은 감수영역을 가진 많은 감각신경세포를 가지고 있다.

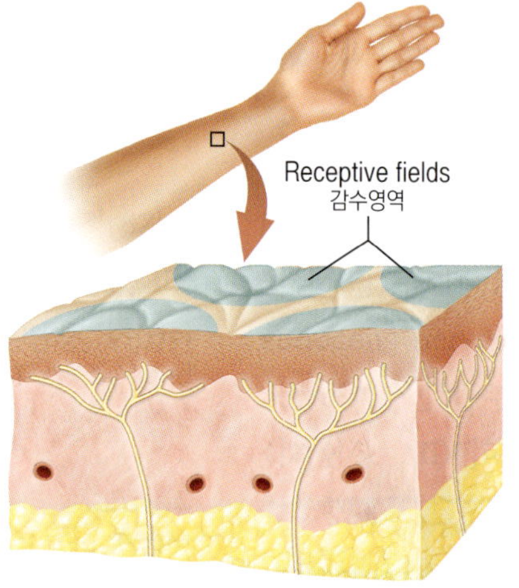

아래팔의 피부는 큰 감수영역을 가진 적은 감각신경세포를 가지고 있다.

(a) 손끝과 아래팔의 감수영역

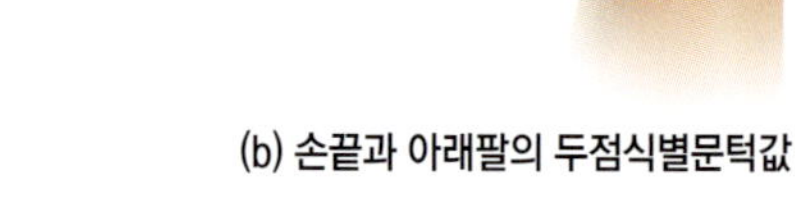

(b) 손끝과 아래팔의 두점식별문턱값

그림 13.14 감수영역과 두점식별

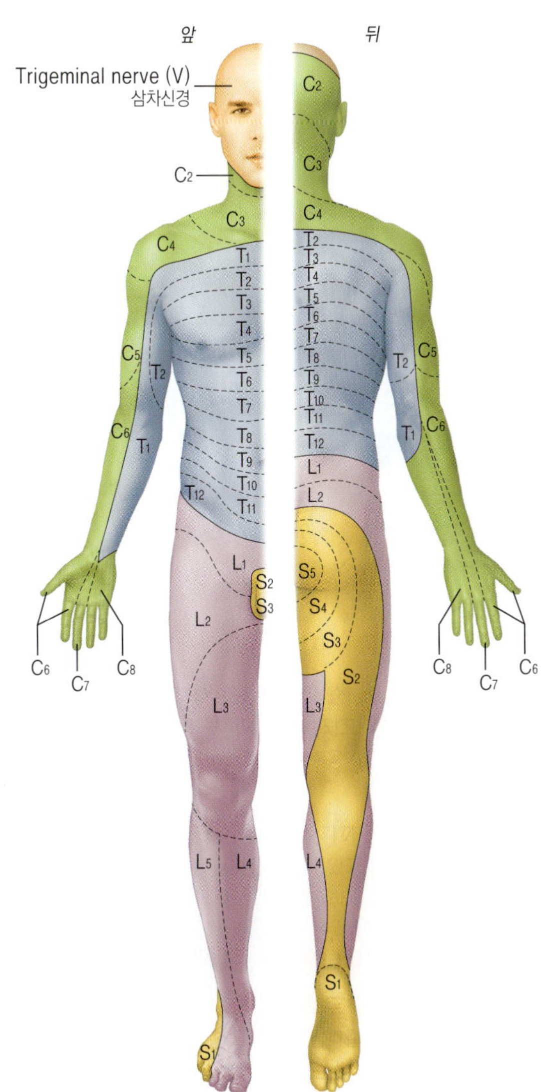

(a) 피부분절지도

서 두 개의 자극(일반적으로 측경양각기 또는 2개의 스틱)을 피부에 가깝게 배치한다(그림 13.14b). 이 자극은 피험자가 두 가지 분명한 감각을 느낄 수 있을 때까지 분리된다. 손가락 끝의 두점식별문턱값(약 3mm)은 아래팔의 값(약 40mm)에 비해 상당히 적다.

확인하기

- ☐ 3. 전형적인 first-order somatic sensory neuron(일차몸감각신경세포)의 세 가지 구성요소는 무엇인가?
- ☐ 4. First-order sensory neuron(일차감각신경세포)의 receptive field(감수영역)는 무엇인가?
- ☐ 5. Two-point discrimination threshold(두점식별문턱값)는 무엇이고 무엇을 측정하는가?

Dermatome and Referred Pain
피부분절과 연관통증

피부는 몸감각영역에 분포하는 척수신경을 바탕으로 dermatome(피부분절)이라고 불리는 분절로 나눌 수 있다. 피부분절은 모든 척수신경(C_1 제외)을 나타내는 dermatome map(피부분절 지도)으로 연결할 수 있다(그림 13.15a). 임상적으로 이 지도는 인체의 여러 부위로 가는 감각경로의 integrity(통합)를 시험하는데 사용될 수 있다. 예를 들어, 목뼈에 부상을 당한 환자는 손의 측면, 엄지손가락, 집게손가락, 가운데손가락에서 감각을 느낄 수 있지만 손의 중앙부분과 반지손가락, 새끼손가락에서는 아무 느낌도 느낄 수 없다. 이는 대략 C_8 단계의 척추손상의 위치를 말해준다.

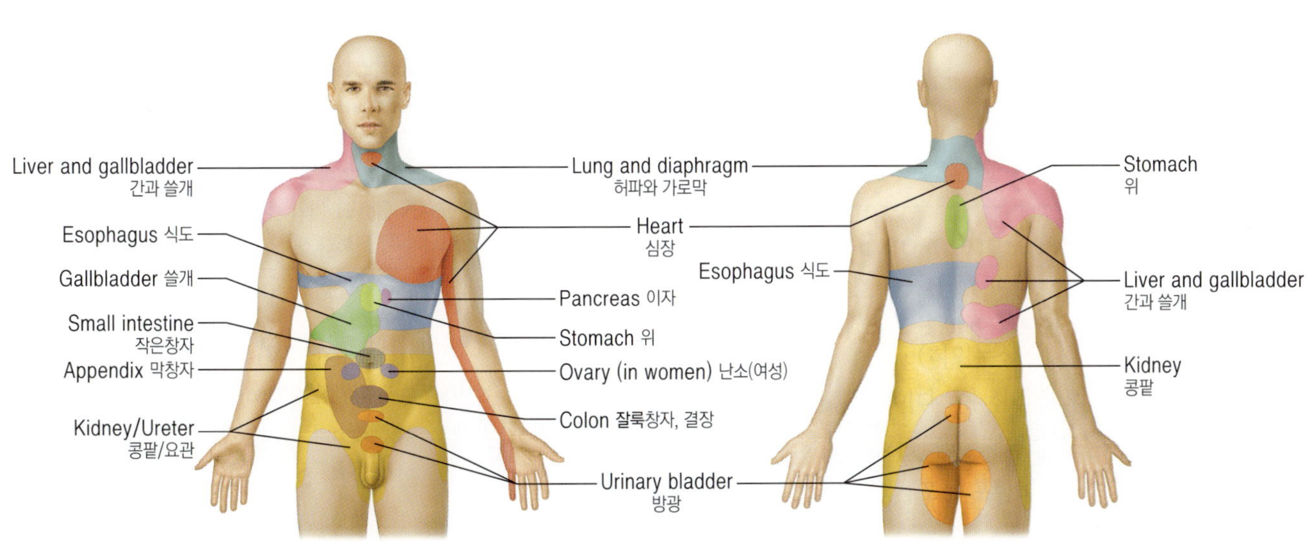

(b) 내장연관통증의 위치

그림 13.15 피부분절지도와 연관통증

많은 척수신경은 일차몸감각신경세포와 visceral sensory neuron(내장감각신경세포)을 모두 가지고 있다. 이러한 해부학적 배열은 내장에서 발생한 통증을 피부밑통증으로 인식하는 referred pain(연관통증)이라고 알려진 특이한 결과를 낳는다. 이 통증은 보통 해당 신경의 피부분절을 따라 위치한다. 예를 들어, 심장마비로 인한 통증은 종종 가슴 앞쪽과 왼팔에서 나오는 통증으로 인식된다. 이는 T_1~T_5 피부분절의 일차몸감각신경세포와 심장으로부터의 first-order visceral sensory neuron(일차내장감각신경세포)이 함께 이동하기 때문이다. 그림 13.15a에서와 같이 이러한 피부분절 지도는 앞가슴벽과 팔을 나타낸다. 연관통증의 다른 예시는 그림 13.15b에 나와 있다.

또한 피부분절은 shingles (herpes zoster, 대상포진)와 임상적으로 관련이 있다. 대상포진은 수두바이러스 때문에 생긴다. 초기 감염 후에 바이러스는 대개 알 수 없는 이유로 다시 활성화될 때까지 뒤뿌리신경절에 있는 일차몸감각신경세포의 세포체에서 종종 수십 년 동안 비활성 상태로 유지된다. 면역체계가 취약한 환자들의 경우, 바이러스는 증식하여 말초돌기의 축삭을 따라 피부로 이동하여 물집으로 인한 고통스러운 발진을 일으킨다. 또한 이 바이러스는 이웃한 ganglion(신경절)으로 옮겨져 한 군데 또는 더 많은 피부분절을 감염시킬 수도 있다. 이는 피부 모양을 따라 생기는 고통스러운 발진으로 이어진다. 대상포진은 직접적인 치료법은 아직 없지만, 백신을 통해 효과적으로 예방할 수 있다.

확인하기

- ☐ 6. Dermatome(피부분절)은 무엇인가?
- ☐ 7. Visceral pain(내장통증)이 종종 피부통증으로 받아들여지는 이유는 무엇인가?

Big Picture

Detection and Perception of Somatic Sensation by the Nervous System

신경계통에 의한 몸감각의 감지와 지각

몸감각자극의 감지와 지각에 대한 전반적인 경로는 그림 13.16에 나와있다. 이 그림은 압력 또는 비식별 촉각자극의 예를 나타내고 있다. 자극은 뇌줄기 또는 척수로 들어가는 일차감각신경세포의 중심돌기에 전달되며, 활동전위를 CNS의 이차감각신경세포로 전달한다. 일단 자극이 CNS로 들어가면 자극의 유형에 따라 달라진다. 압력자극의 경우에는 시상 내의 삼차감각신경세포에 시냅스하며 처리와 해석을 위해 일차몸감각겉질과 이차몸감각겉질에 전달된다. 많은 고유감각은 초기의 처리를 위해 소뇌로 전달된다.

13.5 운동영역 II: 운동에서 PNS의 역할

Movement Part II: Role of the PNS in Movement

학습목표

1. Upper motor neuron(위운동신경세포)과 lower motor neuron(아래운동신경세포)의 차이점을 설명할 수 있다.
2. 움직임이 발생하는 방식에 대한 전체적인 'Big Picture' 관점을 설명할 수 있다.

From CNS to PNS: Motor Output

CNS부터 PNS까지: 운동 출력

근육계통과 신경계통은 밀접하게 연관되어 있다. 뼈대근육섬유는 수의적이고 몸운동신경세포에 의해 자극을 받을 때만 수축한다. 대뇌의 primary motor cortex(일차운동겉질)의 위운동신경세포는 움직임과 움직임을 시작하기 위한 '결정'을 내린다. 그러나 위운동신경세포는 뼈대근육섬유와 접촉하지 않기 때문에 근육수축을 자극할 수 없다. 그렇기 때문에 위운동신경세포로부터의 메시지는 아래운동신경세포에 전달되어 Ach (acetylcholine, 아세틸콜린)을 근육섬유에 방출하고 근육수축을 시작한다.

Role of Lower Motor Neuron

아래운동신경세포의 역할

아래운동신경세포는 mulitipolar neuron(다분극신경세포)으로 세포체가 CNS 내에 위치하고 있고(척수의 앞뿔 또는 뇌줄기), 크고 말이집화된 축삭은 PNS 내에 위치한다. 각 아래운동세포는 한 개의 뼈대근육 내에서 뼈대근육섬유를 자극한다. 같은 근육에 신경이 분포하는 아래운동세포의 그룹을 motor neuron pools(운동신경세포풀)라고 하고, 막대 모양의 무리에서 anterior horn(앞뿔)에 함께 위치하고 있다.

대부분 운동신경세포풀 내의 아래운동신경세포는 큰 α-motor neuron (α운동신경세포)이다. α운동신경세포는 홍

Big Picture 신경계통에 의한 몸감각의 감지와 지각

그림 13.16

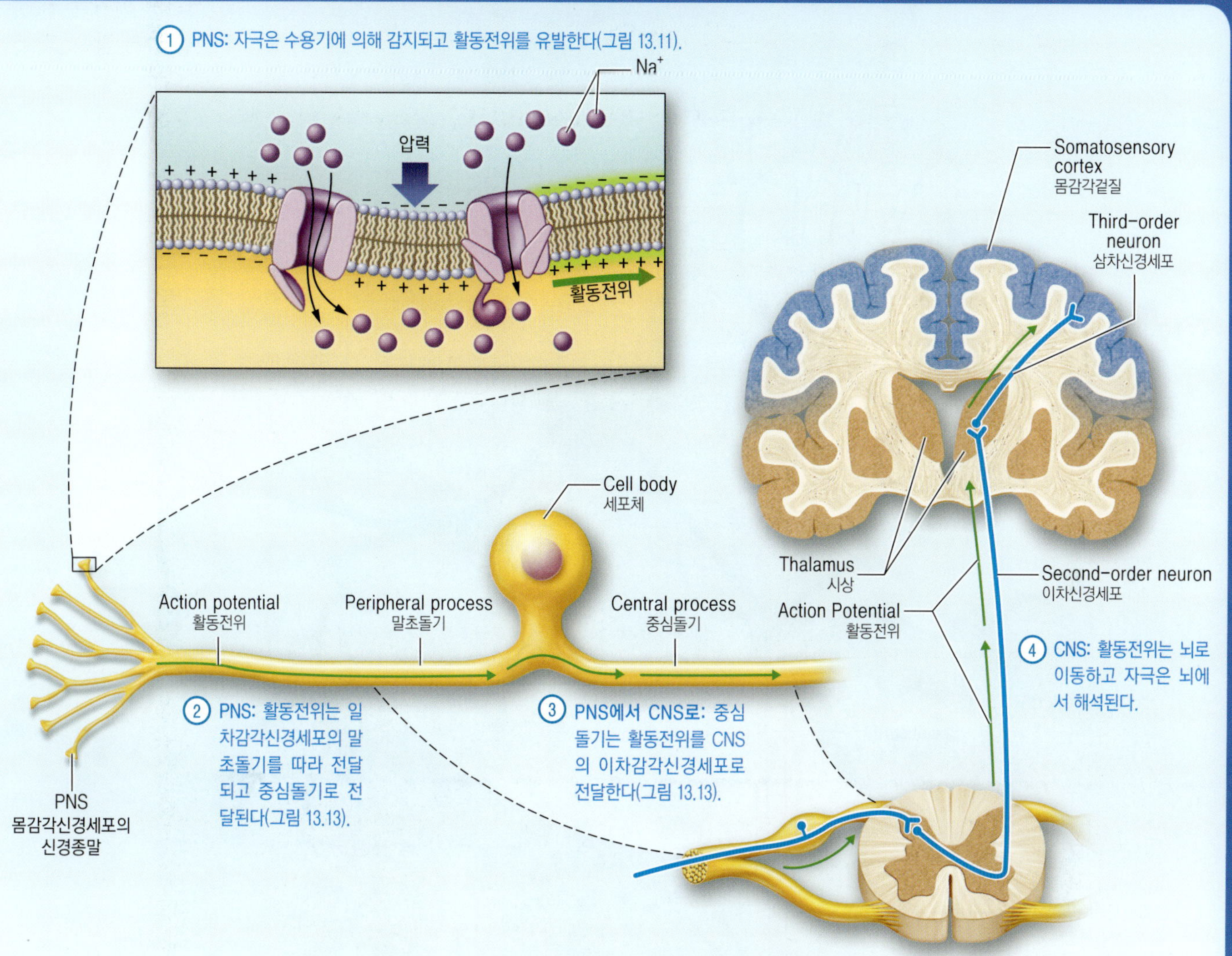

분-수축 매커니즘을 통해 뼈대근육섬유가 수축하도록 자극한다. 또한 운동신경세포풀 내에는 γ-motor neurons(γ운동신경세포)도 존재한다. 이들 아래운동신경세포는 특수한 stretch receptor(뻗침수용기)의 일부인 intrafusal muscle fiber(방추속근섬유)라고 불리는 근육섬유에 신경이 분포한다.

확인하기

☐ 1. Upper motor neuron(위운동신경세포)과 lower motor neuron(아래운동신경세포)의 주된 차이점은 무엇인가?

☐ 2. Motor neuron pools(운동신경세포풀)는 무엇인가?

Big Picture

Control of Movement by the Nervous System 신경계통에 의한 움직임의 조절

움직임에 대한 CNS와 PNS의 역할에 대한 지금까지의 학습을 통해 신경계통에 의한 움직임의 결정에서부터 실제로 수행하는 것까지의 기본과정을 통합할 수 있다(그림 13.17).

확인하기

☐ 3. 움직임을 위한 일반적인 단계는 무엇이고, CNS와 PNS의 어느 부분이 연관되어 있는가?

Big Picture 신경계통에 의한 움직임의 제어

그림 13.17

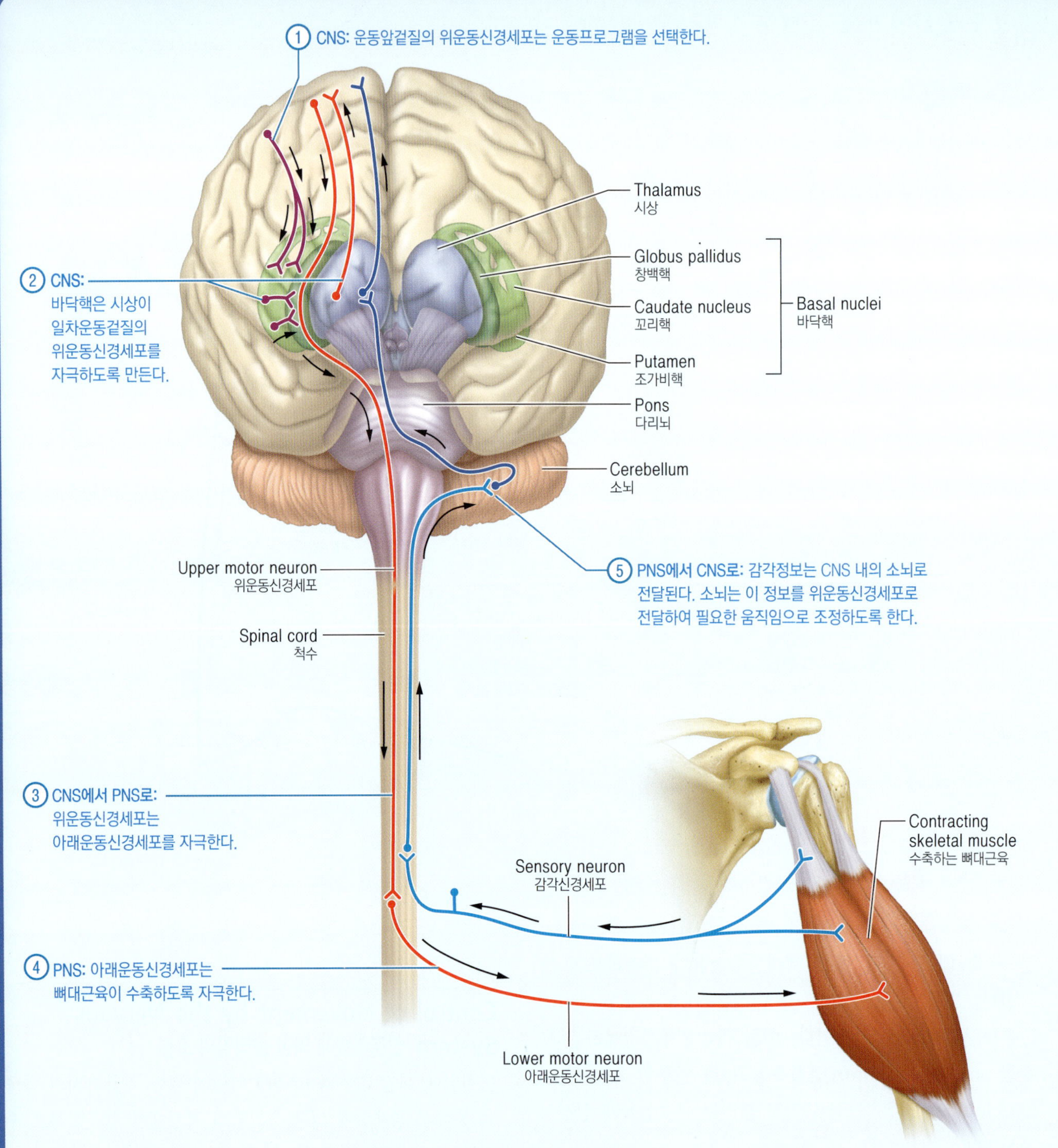

13.6 반사활: 감각과 운동기능의 통합

Reflex Arc: Integration of Sensory and Motor Function

학습목표

1. Reflex arc(반사활)의 주요 구조적 · 기능적 구성요소에 의한 반사 반응에 대해 설명할 수 있다.
2. Somatic reflex(몸반사)와 visceral reflex(내장반사)를 구분하고 monosynaptic reflex(단일시냅스반사)와 polysynaptic reflex(다시냅스반사)를 구분할 수 있다.
3. Simple stretch reflex(단순폄반사), flexion reflex(굽힘반사) 및 crossed extension reflex(교차폄반사)에 대해 설명할 수 있다.
4. 뼈대근육에서 stretch receptor(뻗침수용기)의 역할에 대해 설명할 수 있다.

신경계통과 몸 전체의 적절한 기능은 감각자극과 운동자극 이상의 것을 필요로 한다. 또한 운동과 감각정보의 통합이 필요하다. 예를 들어, 불꽃이 보이고, 연기가 나고 열이 느껴진다. 이때 sensory neuron(감각신경세포)은 모든 감각 입력을 CNS로 전달하고, 화재가 났다고 해석한다. 화재 발생을 단순히 발생했음을 인지하면 적절한 motor response(운동반응) 없이는 불을 끄거나 화재를 진압할 수 없다. 방금 설명한 예와 같이 특정 유형의 sensory–motor integration(감각–운동 통합)은 CNS와 PNS의 여러 부분 간의 협력을 동반한다. 그러나 다른 유형의 통합은 훨씬 더 단순하며, 선택된 감각 입력에 프로그램화되고 자율반응을 초래한다. 이러한 유형의 통합 반응을 반사작용이라 한다. 두 가지 형태의 통합은 신경세포사이의 빠른 통신을 통해 이루어진다.

Reflex arc(반사활, 반사궁)의 기본 원리를 설명하고, 뼈대근육과 힘줄 내에서 자극을 감지하는 감각신경세포와 수용기에 대해 학습할 것이다.

Reflex Arc 반사활

앞에서 언급했듯이 누군가가 놀래키면 펄쩍 뛰게 된다. 그리고 뜨거운 냄비를 만질 때 손을 잽싸게 빼내고, 눈에 무엇인가 닿으면 눈을 깜박인다. 이러한 반응 모두 자극에 대해 프로그래밍된 자동 반응으로, reflex(반사)라고 한다. 대부분 reflex action(반사작용)은 보호적이며, 어떤 방식으로든 조직손상을 방지한다.

각각의 반사작용은 감각자극으로 시작하여 빠른 운동 반응으로 마무리된다. 감각자극과 운동 반응 사이의 신경 통합은 CNS 내에서 보통 뇌나 척수 내에서 일어난다. 반사작용

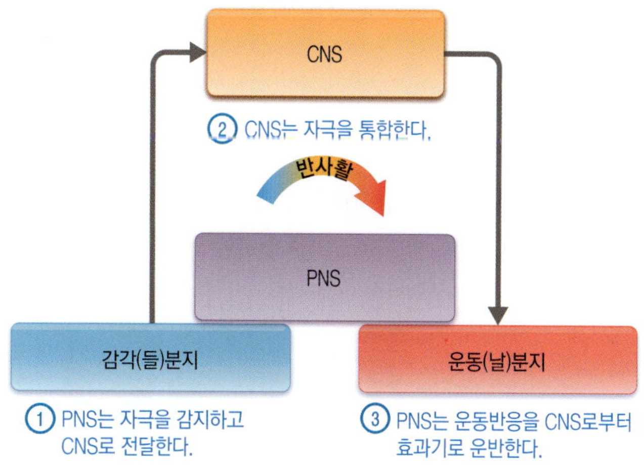

의 전반적인 순서는 다음과 같다.

①과 ③은 PNS 내에서 일어나고, ②는 CNS 내에서 일어난다. 이러한 3단계로 이루어진 사건의 순서를 반사활이라고 한다. 대부분 반사활은 negative feedback mechanism(음성되먹임기전)으로서 원래의 조건이 회복되면 sensory receptor(감각수용기)가 발화를 멈춘다.

확인하기

☐ 1. Reflex(반사)는 무엇이며, 전반적인 순서는 무엇인가?

Role of Stretch Receptor in Skeletal Muscle 뼈대근육 내에서 뻗침수용기의 역할

몇몇 가장 흔한 반사는 우리가 모르는 사이에 일어난다. 이러한 반사는 정상 움직임의 일부이며 CNS가 운동오류를 정정하고 근육손상을 막는 것을 돕는다. 이러한 반사의 감각 구성요소는 근육과 힘줄 내의 muscle spindle(근방추)과 golgi tendon organ(골지힘줄기관)의 mechanoreceptor(기계수용기)에 의해 감지된다. 이러한 기계수용기는 근육의 길이와 수축력을 감시하고 척수, 소뇌 및 대뇌겉질에 정보를 전달한다.

Muscle Spindle 근방추

근방추는 일반 수축근섬유 사이에 삽입된 것으로 점점 가늘어지는 형태의 구조이며 extrafusal muscle fiber(방추바깥근섬유)라고도 한다(그림 13.18a). 각 방추 내에는 intrafusal muscle fiber(방추속근섬유)라고 불리는 특수 근육섬유가 2~12개 있다. 방추속근섬유는 pole(극)에 액틴과 미오신으로 구성된 수축성필라멘트를 가지고 있으며, 중심부에는 수축성필라멘트가 없다. 이 수축 극은 γ–motor neurons (γ운

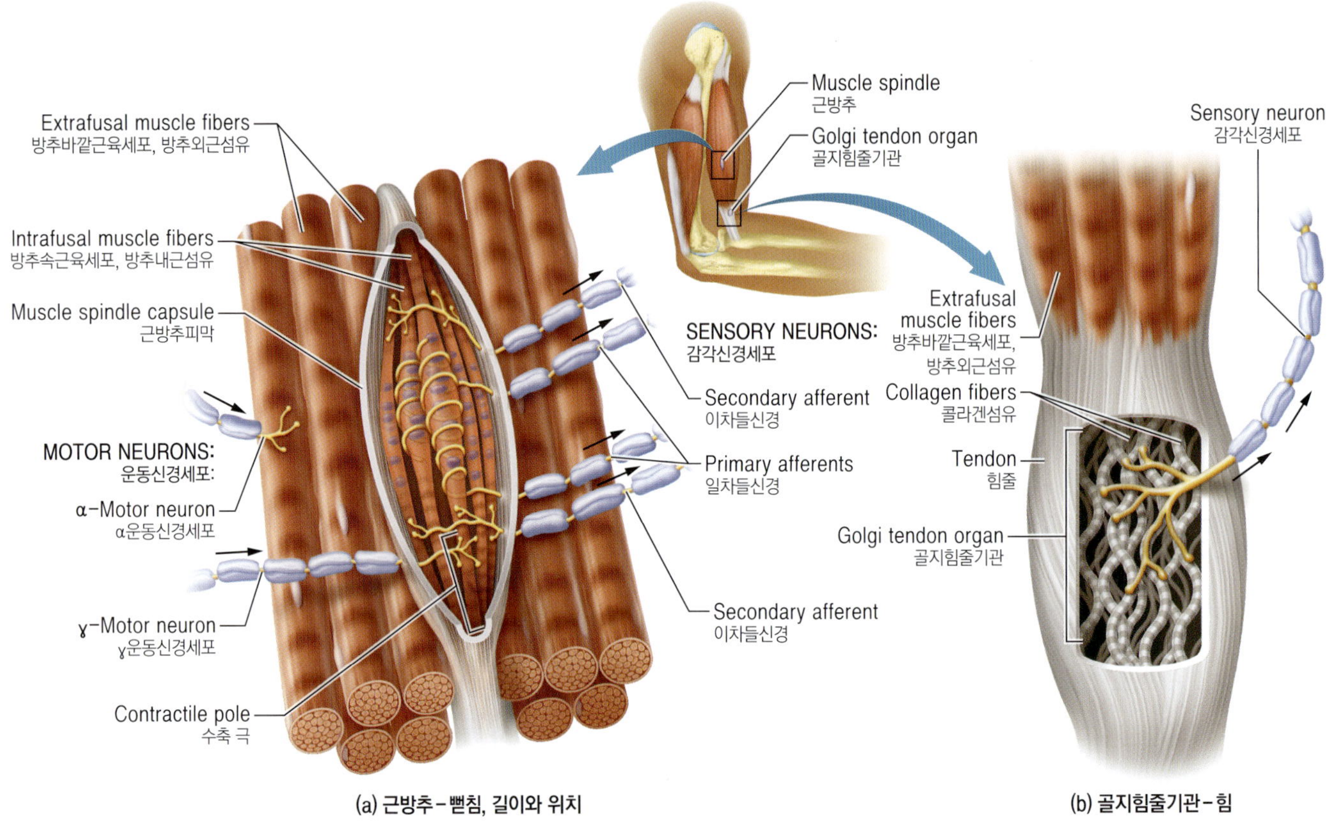

그림 13.18 근방추와 골지힘줄기관

동신경세포)에 의해 신경이 통하게 된다.

두 종류의 감각신경세포는 방추속근섬유에 신경이 분포된다. 두 종류의 신경세포 모두 방추속근섬유가 늘어나면 열리는 mechanically gated ion channel(기계관문 이온통로)을 포함하고 있다. 첫 번째 유형의 일차구심성신경세포는 처음 시작되었을 때의 뻗침에 반응한다. 이차구심성신경세포는 근육의 정지상태의 길이와 팔다리의 위치 모두에 반응한다.

근육 집단은 근방추의 수에 따라 다르다. 손이나 바깥눈근육 같이 미세한 움직임을 생성하는 집단은 근방추를 많이 가지고 있다. 이는 정교한 근육수축의 제어를 가능하게 한다. 반대로 등의 자세유지근과 같은 무딘 움직임을 보이는 근육 집단은 상대적으로 적은 양의 근방추를 가지고 있다.

Golgi Tendon Organ 골지힘줄기관

Golgi tendon organ(골지힘줄기관)은 근육-힘줄 접합부 근처의 힘줄 내에 위치한 기계수용기로서 근육수축에 의해 발생하는 muscle tone(근육긴장도)을 감시한다. 골지힘줄기관은 약 20개의 방추바깥근섬유에 부착된 콜라겐섬유의 피막화된 묶음인 fibrous capsule(섬유피막)로 구성된다(그림 13.18b). 각 골지힘줄기관에는 한 개의 몸감각축삭이 들어있으며, 종말은 끝이 막힌 콜라겐섬유로 감싸져 있다. 신경세포가 발화하는 속도는 각각의 수축에 의해 발생되는 근육 긴장도의 양에 달려있다. 긴장이 클수록 더 빨리 발화된다. 이 되먹임은 각 근육수축에 의해 발생하는 힘에 대한 정보를 CNS에 제공한다.

확인하기

- ☐ 2. Intrafusal muscle fiber(방추속근섬유)와 extrafusal muscle fiber(방추바깥근섬유)는 어떻게 다른가?
- ☐ 3. Primary afferent nerve(일차들신경)와 secondary afferent nerve(이차들신경)의 기능은 무엇인가?
- ☐ 4. Golgi tendon organ(골지힘줄기관)과 muscle spindle(근방추)은 어떻게 다른가?

Type of Reflex 반사의 종류

반사는 적어도 두 가지 기준으로 분류할 수 있다. 첫 번째 기준을 위해 반사활과 관련된 신경세포 사이에서 일어나는 시냅스의 수를 결정한다. 가장 단순한 반사활은 감각신경과 운동신경 사이의 척수 내에서 단 한 개의 시냅스만을 포함하며, 이를 monosynaptic reflex(단일시냅스반사, 단일연접반사)라고 한다. 더 복잡한 종류의 반사활은 polysynaptic reflex(다시냅스반사, 다연접반사)이고, 여러 개의 시냅스를 포함한다.

반사활을 분류하는 두 번째 기준은 반사가 일어나는 기관의 유형에 따라 다르다. Visceral reflex(내장반사)는 내부장기를 신경이 통하게 하는 신경세포를 포함하며 대부분 ANS와 연결되어 있다. 주로 반사작용은 몸감각과 운동신경세포를 포함하는 somatic reflex(몸반사) 작용이다. 몸반사는 cranial nerve(뇌신경) 또는 spinal nerve(척수신경)를 포함할 수 있다. 몸반사의 4가지 예인 단순폄반사, 골지힘줄반사, 굽힘반사와 교차폄반사, 뇌신경반사를 살펴보자.

Simple Stretch Reflex 단순폄반사

CNS의 upper motor neuron(위운동신경세포)은 각 뼈대근육에 대해 최적의 길이를 갖고 있다. 이 최적의 길이는 수축할 때와 휴식할 때의 근육 모두에 적용된다. 정지상태에서 일부 근육운동단위는 최적의 길이를 유지하기 위해 활성화된 상태를 유지하며 이는 근육긴장도를 생성한다. 근육이 늘어나면(길어지면) 최적의 길이로부터 벗어나 손상받을 수 있다. 즉, 파열되기 전까지의 길이로만 늘어날 수 있다. 인체는 근육섬유의 손상을 방지하기 위해 근육을 수축시켜 최적의 길이로 복귀하는 단일시냅스반사로 반응한다. 이 반사작용은 simple stretch reflex(단순폄반사)이다.

척수신경 내의 단순폄반사의 단계를 주스 한 잔을 마시기 위해 필요한 움직임을 예시로 하여 알아보도록 한다(그림 13.19).

① **외부의 힘이 근육을 신장시킨다.** 근육은 유리잔에 액체를 부음으로써 발생하는 추가적인 무게의 외부 힘에 의해 늘어난다.

② **근방추는 늘어남을 감지하고 일차들신경과 이차들신경은 척수로 활동전위를 전달한다.** 신장시키는 힘은 근방추에 있는 방추속근섬유를 확장시켜 primary afferent nerve(일차들신경)와 secondary afferent nerve(이차들신경)에서 기계관문 이온통로를 개방한다. Streching force(신장력)가 신경세포막의 탈분극을 초래할 정도로 충분히 강하면 활동전위가 시작되고, axon(축삭)을 따라 척수 또는 뇌신경의 뇌줄기로 전달된다.

③ **척수 내에서 감각들신경은 α운동신경세포에 시냅스하고 활동전위를 유발한다.** 감각들신경은 척수 내에서 α운동신경세포에 시냅스한다. α운동신경세포가 활동전위를 일으키도록 하기 때문에 위운동신경세포는 이 과정에 직접적으로 연관되어 있지 않다.

④ **α운동신경세포는 근육을 수축하도록 자극하고 최적의 길이로 되돌린다.** 활동전위는 α운동신경세포의 축삭을 따라 전파

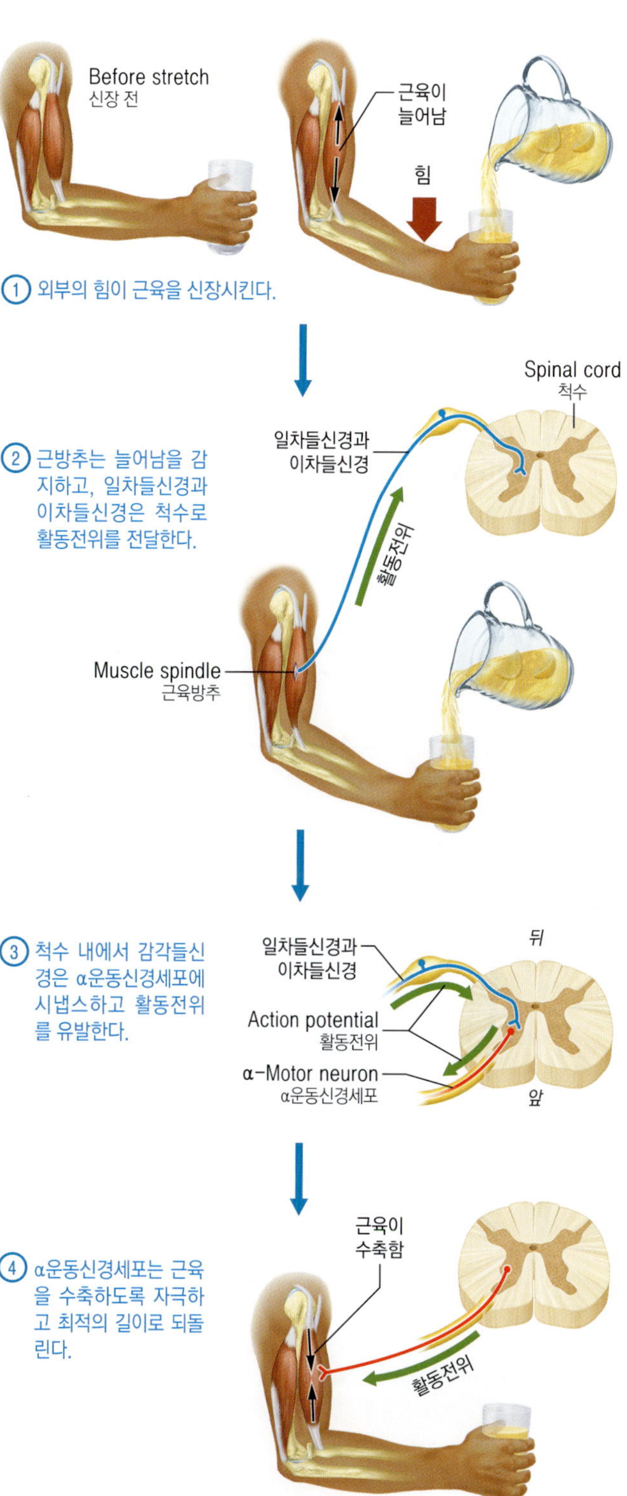

그림 13.19 단순폄반사

되며 신경근육접합에 도달하면 근육을 수축하도록 한다. 위팔두갈래근이 수축하도록 자극될 때 위팔은 원래의 위치로 되돌아온다.

이 반사활은 단일시냅스반사로 분류되지만 단일시냅스의 자극보다 더 잘 진행된다. 또한 감각들신경은 antagonistic muscle(길항근)을 억제하는 척수의 사이신경과 시냅스한다(그림 13.19). 이는 길항근의 간섭 없이 작용근이 수축되도록 한다.

단순폄반사는 특정 힘줄을 두드려서 쉽게 유도할 수 있다. 가장 잘 알려진 예는 patellar reflex (knee-jerk reflex, 무릎반사)일 것이다. 무릎반사는 반사 망치 같은 뭉툭한 물체나 손의 중간 표면을 사용하여 무릎 힘줄을 두드리면 유도된다. 허벅지의 quadriceps femoris muscle(넙다리네갈래근) 그룹이 신장하고 다리의 폄과 함께 빠른 무릎반사가 일어난다. 이 반사는 사람이 서 있을 때 똑바로 서 있기 위해 매우 중요하다. 바로 서 있을 때 무릎 관절을 약간 구부리면 넙다리네갈래근 그룹의 근육도 늘어나게 된다. 근방추는 이 신장을 감지하고 반사를 시작하는데 이는 다리를 곧게 하고 무릎 관절이 더 이상 구부려지지 않게 하기 위해 근육을 발화시킨다.

Flexion(Withdrawal) and Crossed-Extension Spinal Reflex 굽힘반사와 교차폄반사

매우 뜨거운 물건에 닿았을 때나 압정에 발을 디뎠을 때 pain(통증)의 원인으로부터 바로 손이나 발을 뺀다. 이는 flexion(굽힘) 또는 withdrawal reflex(회피반사)의 예시이다. Flexion reflex(굽힘반사)는 척수에 있는 빠른통각수용기들신경과 척수의 다중 시냅스를 포함하여 polysynaptic reflex(다시냅스반사)를 만들어낸다(**그림 13.20a**). ① 자극되었을 때, 통각들신경은 척수의 사이신경으로 자극을 보낸다. 이러한 사이신경은 α운동신경세포에 시냅스한다. ②a α운동신경세포는 활동전위를 생성하고 근육수축을 자극하여 통증 자극을 받는 팔다리 근육의 수축을 자극한다. 이는 자극

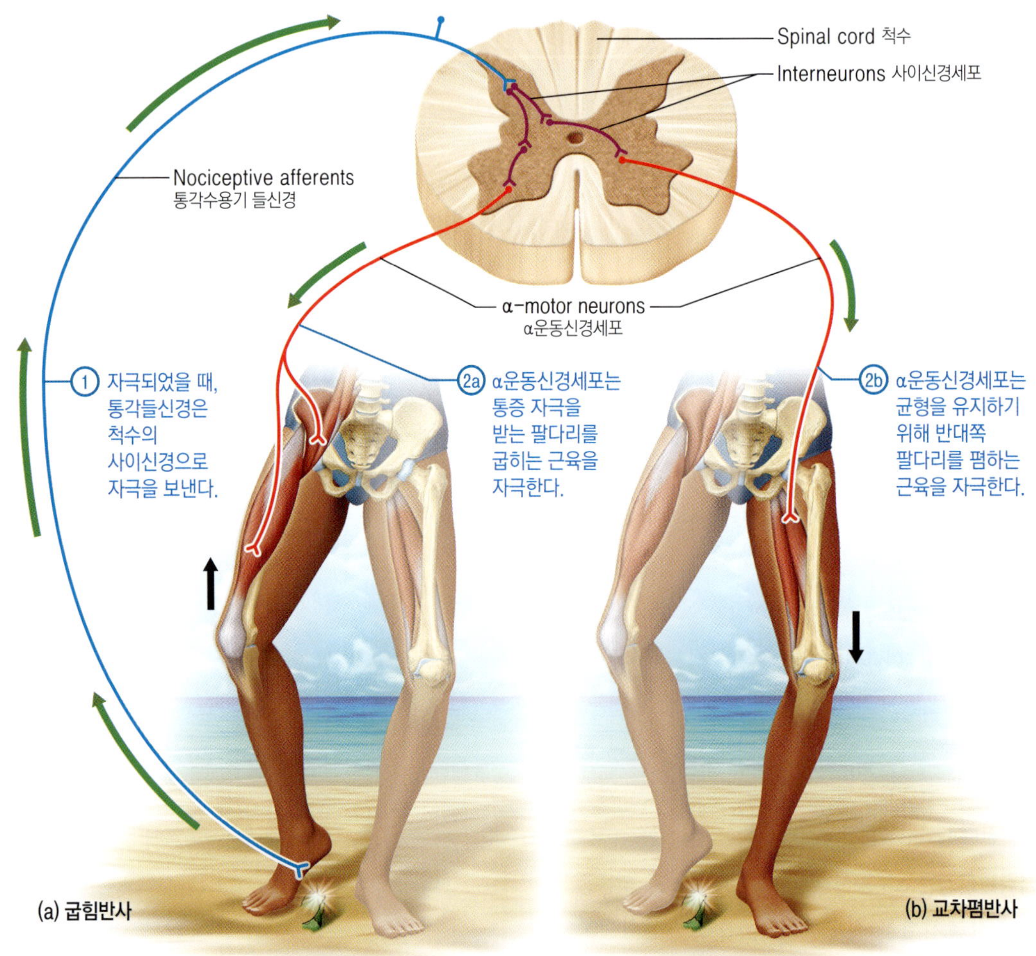

그림 13.20 굽힘반사와 교차폄반사

으로부터 자극을 받는 팔이나 다리를 빼내도록 한다.

굽힘반사와 동시에 발생하는 두 번째 반사작용은 균형을 유지하기 위해 반대편 팔다리의 폄을 유발하는 crossed-extension reflex(교차폄반사)이다. 척수의 사이신경이 영향을 받는 팔다리의 굽힘근육과 반대편 팔다리의 폄근육을 공급하는 운동신경세포의 두 가지 다른 집단에서 동시에 나타날 수 있다(그림 13.20b). 이러한 이유로 굽힘반사가 자극되면 ⓐ 영향을 받는 팔다리의 굽힘과 ⓑ 반대 팔다리의 폄이 동시에 일어난다.

오른쪽 아래다리를 구부리는 근육은 왼쪽 아래다리를 펴는 근육과 동시에 수축한다. 이 두 가지 움직임은 함께 고통스러운 자극을 피하는 동시에 균형과 자세 유지를 제공한다. 교차폄반사와 굽힘반사가 동시에 일어나지 않는다면, 고통스러운 자극에서 팔다리를 빼낼 때 균형을 잃고 넘어질 가능성이 있다.

Golgi Tendon Reflex 골지힘줄반사

근육과 힘줄이 손상되지 않도록 보호하는 다시냅스반사는 golgi tendon reflex(골지힘줄반사)이다. 그러나 이 반사작용의 효과는 단순폄반사의 효과와 반대로 근육이완을 일으키고, 골지힘줄기관을 포함한다. 근육과 힘줄의 긴장이 급격히 증가하면 골지힘줄기관은 척수와 소뇌에 신호를 보낸다. 이는 수축하는 작용근을 공급하는 운동신경세포의 억제를 가져오고 길항근의 동시적 활성화로 이어진다. 그 결과 작용근이 이완되고 길항근이 수축하여 근육과 힘줄이 손상되는 것을 보호한다.

Cranial Nerve Reflex 뇌신경반사

몇몇 polysynaptic reflex arc(다시냅스반사활)는 뇌신경과 연관되어 있다. 머리와 목의 어떤 구조들은 서로 다른 신경에서 나오는 운동신경과 감각신경으로 공급된다. 따라서 이러한 뇌신경반사작용은 두 개의 분리된 신경인 들신경과 날신경을 포함한다. 이러한 뇌 신경반사작용 중에서 중요한 것은 구역반사작용과 corneal blink reflex(각막눈깜박반사)이다.

Gag reflex(구역반사)는 후두에서 glossopharyngeal nerve(혀인두신경, 설인신경, IX)의 내장감각신경종말이 일방적으로 자극될 때 유발된다. 이 자극은 혀인두신경과 미주신경이 공유하는 nucleus pulposus(수질핵)로 되돌아온다. 통합이 완료되면 미주신경의 몸운동신경세포는 인두근육의 수축을 유발하여 익숙한 'gagging(구역)' 소리와 동작을 생성한다.

일반적으로 눈에 무엇인가 들어가면 눈을 깜박거리는 corneal blint reflex(각막눈깜박반사)가 일어난다. 이 반사는 각막이라 불리는 눈의 얇은 외피에 있는 trigeminal nerve(삼차신경, V)의 감각수용기에 자극을 줄 때 일어난다. 이러한 자극은 통합을 위해 다리뇌로 되돌아오고 facial nerve(얼굴신경, 안면신경, VII)의 somatic sensory neuron(몸감각신경세포)을 통해 눈둘레근의 수축을 유발한다.

확인하기

- ☐ 5. Polysynaptic reflex arc(다시냅스반사활)와 monosynaptic reflex arc(단일시냅스반사활)는 어떻게 다른가?
- ☐ 6. 다음 reflex(반사)의 reflex arc(반사활)는 무엇인가?
  - a. Simple stretch reflex(단순폄반사)
  - b. Flexion reflex(굽힘반사)
  - c. Gag reflex(구역반사)
  - d. Corneal blink reflex(각막눈깜박반사)

Sensory and Motor Neuron Disorder
감각장애와 운동장애

Homeostasis(항상성)는 감각신경세포와 운동신경세포의 적절한 기능을 필요로 한다. 따라서 어느 한 신경세포의 손상은 문제를 일으킬 수 있다. PNS의 감각신경세포와 운동신경세포에 영향을 미치는 장애를 총칭하여 peripheral neuropathy(말초신경병증)라고 한다. 말초신경병증의 가장 흔한 원인 중 하나는 외상, 당뇨와 같은 전신질환, 비소 같은 특정 약물의 독으로 인한 척수 또는 뇌신경의 손상이다.

Sensory Neuron Disorder 감각신경세포장애

감각 말초신경병의 증상과 심각성은 어느 뇌신경이 손상을 받았는지에 달려 있다. Visceral sensory neuron(내장감각신경세포)의 손상은 요실금 또는 대변실금 같은 다양한 증상을 일으킬 수 있다. 몸감각신경세포의 손상은 종종 영향을 받은 인체 부위의 통증 또는 감각의 감소나 손실을 가져올 수 있다. 이러한 손상을 입은 사람은 조직손상을 일으킬 수 있는 고통스러운 자극을 인식하지 못하고 반응하지 않기 때문에 위험할 수 있다. 반대 현상이 나타나 타는 듯하고 쏘인 듯한 통증을 느끼기도 한다. 일반적으로 이는 신경세포의 염증과 nociceptor(통각수용기) 및 다른 감각수용기가 부적절하게 발화되기 때문이다.

감각 말초신경병의 다른 유형은 고유감각신경세포에 손상을 입는 것이다. 일반적으로 이 상태는 proprioceptors(고유감각기)가 위치한 곳의 힘줄과 인대가 손상되었기 때문에 나타난다. 축삭이 소뇌와 다른 CNS의 여러 부분에 관절의 위치에 대한 정보를 효과적으로 전달하지 못하기 때문에 움직임을 감시하고 제어하는데에 어려움이 생길 것이다.

Lower Motor Neuron Disorder
아래운동신경세포장애

운동 말초신경병은 lower motor neuron disorder(아래운동신경세포장애)로도 알려져 있다. 대부분 척수신경이나 뇌신경 또는 척수에 있는 lower motor neurons(아래운동신경세포) 세포체의 손상으로 발생한다. 이런 부상은 α 운동신경세포가 뼈대근육섬유를 자극하여 수축하는 것을 방지한다. 그렇기 때문에 아래운동신경세포장애는 마비나 불완전마비를 일으킬 수 있다. 손상된 α 운동신경세포는 근방추의 되먹임에 반응할 수 없어 신장반사의 감소 또는 완전소실과 근육긴장도의 손실을 일으킨다.

Upper Motor Neuron Disorder
위운동신경세포장애

아래운동신경세포장애는 upper motor neuron disorder(위운동신경세포장애)와 매우 다른 증상을 일으킨다. 이러한 상태는 운동겉질에서 척수로 가는 경로를 따라 어느 곳에서든 손상 또는 질병으로 인해 발생할 수 있다. 위운동신경세포 손상에 대한 인체의 초기 반응은 마비로 특징 지어지는 척수쇼크이다. 척수쇼크는 위운동신경세포에서부터의 입력이 제거되었을 때 척수회로에 의해 경험되는 'shock(충격)'에서 비롯된다고 여겨진다.

며칠 후에 척수쇼크는 사라지고 그 자리에서 간간히 강직이 일어난다. 강직은 펌반사의 증가, 근육긴장도의 증가 그리고 클로누스라고 불리는 근육의 교대 수축과 이완을 특징으로 한다. 강직은 위운동신경세포에 의해 매개되는 정상적인 억제의 손실로 인해 발생할 가능성이 크다. 강직 외에도 Babinski sign(바빈스키징후)이 발생하는데, 이는 건강한 성인의 발바닥을 쓰다듬듯이 문지르면 발가락을 구부리는 것으로 발바닥반사로 알려진 반응이다(그림 13.21). 그러나 위운동신경세포장애가 있는 환자는 발바닥을 문지르면 엄지발가락은 폄하고 나머지 발가락은 쫙 펼친다. 양성 바빈스키징후는 생후 18개월까지의 유아에게 종종 나타나며 병적인 것을 의미하지 않지만, 성인에게서는 비정상으로 여겨진다.

몇몇 질병은 위운동신경세포와 아래운동신경세포 모두에 영향을 미친다. 임상에서 적용하기 Amyotrophic Lateral Sclerosis(근위축가쪽경화증)를 참조한다.

확인하기

- ☐ 7. 감각 peripheral neuropathy(말초신경병증)의 몇몇 잠재적 효과는 무엇인가?
- ☐ 8. Upper motor neuron(위운동신경세포)과 lower motor neuron(아래운동신경세포) 질병은 어떻게 다른가?

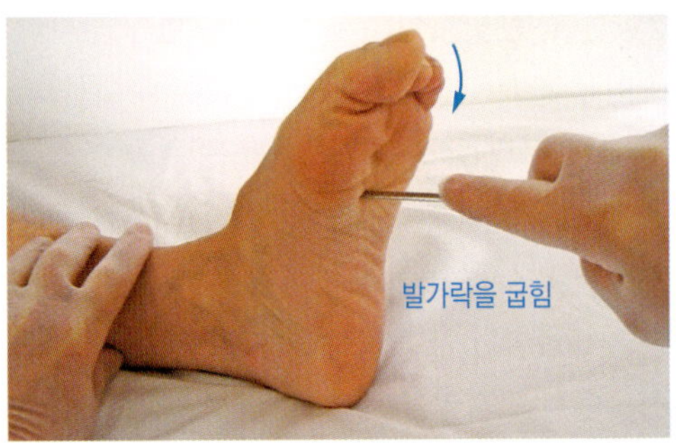

(a) **발바닥반사:** 정상반응

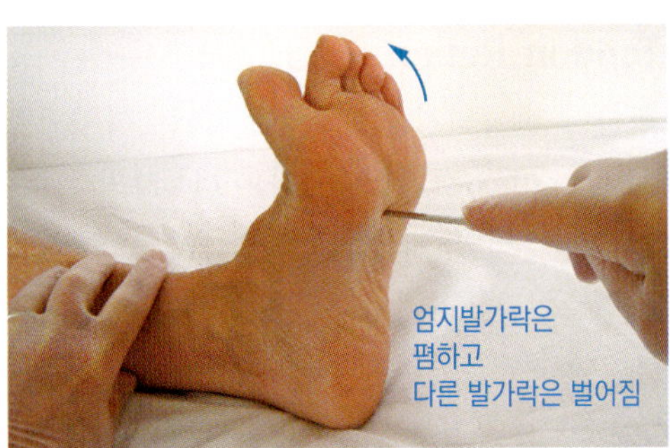

(b) **양성 바빈스키징후:** 위운동신경세포장애를 가진 성인에게서 나타남

그림 13.21 바빈스키징후

임상에서 적용하기

Amyotrophic Lateral Sclerosis
근위축가쪽경화증

루게릭병으로도 알려져 있는 치명적인 ALS (amyotrophic lateral sclerosis, 근위축가쪽경화증)는 척수 앞뿔에 있는 α운동신경세포의 세포체뿐만 아니라 대뇌겉질의 아래운동신경세포와도 연관이 있다. 퇴화의 원인은 현재 알려지지 않았으며 여러 요인이 작용하는 것으로 보인다.

이 질병의 가장 흔한 초기 특징은 근육의 약화, 특히 팔다리의 말단 근육과 손의 근육 부위의 약화이다. 시간이 흐르면서 근육 약화 증상은 다른 근육 그룹으로 퍼지고, 아래운동신경세포의 증상도 발생하게 된다. 일반적으로 ALS로 인한 사망은 질병 발생 5년 이내에 발생한다. 대부분 ALS에서 인지기능은 유지되기 때문에 환자는 질병의 영향과 합병증에 대해 인지하고 있다. 집중적인 연구가 진행 중이지만, 현재로서는 질병을 완치하거나 진행을 막는 치료법이 없다.

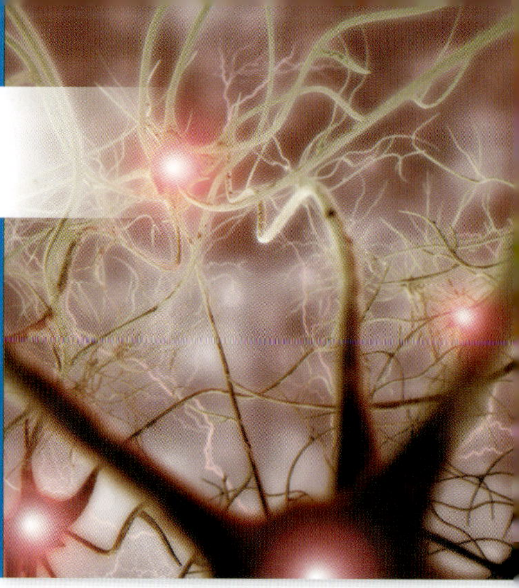

14 Autonomic Nervous System and Homeostasis
자율신경계통과 항상성

당신은 다른 차와 충돌하는 것을 피하기 위해 자동차 브레이크를 갑자기 밟아야 했고, 그 직후 식은땀이 나고 심장박동이 빨라진 것을 경험한 적이 있는가? 이러한 행동과 느낌은 대부분 불수의적으로 이루어지는 ANS (autonomic nervous system, 자율신경계통)에 의한 활동이다.

ANS는 sympathetic nervous system(교감신경계통)과 parasympathetic nervous system(부교감신경계통)의 두 분지가 있다. 두 계통은 별도의 분지이지만 두 시스템은 함께 작용하며 서로 균형을 유지한다. ANS와 신경계통 전체가 어떻게 항상성을 유지하는지 알아보자.

14.1 ANS의 개요

Overview of the Autonomic Nervous System

학습목표

1. Visceral reflex arc(내장반사활)의 감각과 운동신경의 구조와 기능에 대해 설명할 수 있다.
2. Sympathetic nervous system(교감신경계통)과 ANS의 target cell(표적세포)에 대해 구분할 수 있다.
3. 몸운동경로와 자율운동경로의 세포 성분에 대해 비교할 수 있다.
4. ANS의 각 분지에 대한 생리학적 역할에 대해 설명할 수 있다.

Function of the ANS and Visceral Reflex Arc
ANS의 기능과 내장반사활

ANS는 심장박동수, 혈압, 소화 및 배뇨와 같은 중요한 기능을 조절한다. ANS는 의식적인 통제 없이 자율적으로 작동할 수 있다는 점에서 이름 붙여졌다. 이 기능은 일련의 visceral reflex arc(내장반사활, 내장반사궁)를 통해 수행된다. Reflex arc(반사활)는 감각자극이 예측 가능한 운동반응을 일으키는 일련의 과정이다.

내장반사활의 작용은 ① 내장과 피부에서 오는 감각 신호는 서로 다른 감각신경세포에 의해 뇌 또는 spinal cord(척수)로 전달된다(그림 14.1). ② 자극은 CNS (central nervous system, 중추신경계통)에 의해 통합된다. ③ 운동자극은 cranial nerve(뇌신경)와 spinal nerve(척수신경)의 운동신경세포를 통해 전달된다. 이러한 신경은 PNS

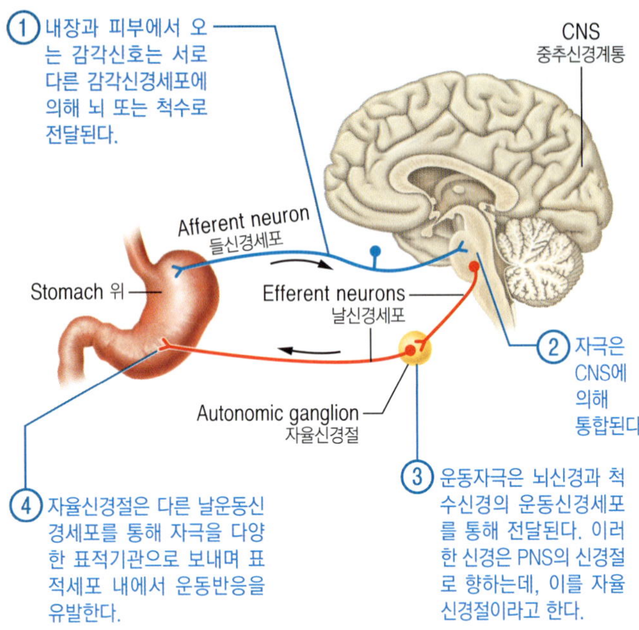

그림 14.1 내장반사활

(peripheral nervous system, 말초신경계통)의 ganglion(신경절)으로 향하는데, 이를 autonomic ganglia(자율신경절)라고 한다. ④ 자율신경절은 다른 efferent motor neuron(날운동신경세포)을 통해 자극을 다양한 target organ(표적기관)으로 보내며 target cell(표적세포)의 운동반응을 유발한다.

학습목표

- ☐ 1. ANS의 기본적인 기능은 무엇인가?
- ☐ 2. Autonomic ganglia(자율신경절)는 무엇인가?

Comparison of Somatic and Autonomic Nervous System 몸신경계통과 ANS의 비교

몸운동신경세포는 뼈대근육섬유에 연결되고, 신경전달물질인 ACh (acetylcholine, 아세틸콜린)을 방출하여 자극한다(그림 14.2a).

몸운동신경세포와 다르게 autonomic motor neuron(자율운동신경세포)은 smooth muscle cell(민무늬근육세포), cardiac muscle cell(심장근육세포) 및 gland(분비샘)에 신경이 연결되고 불수의적인 움직임을 생성한다(그림 14.2b). 이 자율운동신경세포들은 표적세포와 직접 연결되어 있지 않고, 두 개의 신경세포가 연결되어 있다. 첫 번째는 efferent neuron(날신경세포)으로 세포체는 CNS 내에 존재하며, preganglionic neuron(신경절이전신경세포)이라고 한다. 신경절이전신경세포는 두 번째 세포체에 synapse(시냅스)를 이루는데, 이를 postganglionic neuron(신경절이후신경세포)이라고 하며, PNS의 자율신경절 내에 위치한다. 신경절이후신경세포의 축삭은 표적세포와 시냅스를 형성하며, Ach과 norepinephrine(노르에피네프린)과 같은 신경전달물질을 방출함으로써 표적세포의 변화를 유발한다. 이러한 신경전달물질은 표적세포를 자극하거나 억제할 수 있다.

확인하기

- ☐ 3. Somatic motor neuron(몸운동신경세포)과 autonomic neuron(자율신경세포)은 어떻게 다른가?
- ☐ 4. Preganglionic neuron(신경절이전신경세포)과 postganglionic neuron(신경절이후신경세포)은 무엇인가?

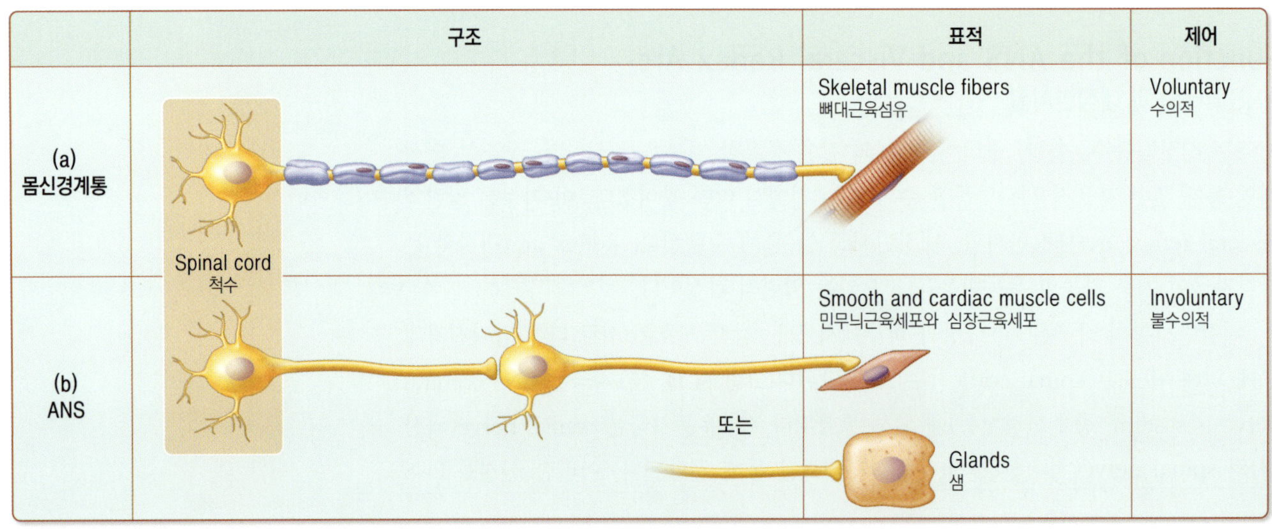

그림 14.2 몸신경계통과 ANS의 비교

Division of the ANS ANS의 분지

ANS의 두 분지인 sympathetic nervous system(교감신경계통)과 parasympathetic nervous system(부교감신경계통)은 구조와 기능이 상당히 다르다. 교감신경계통의 preganglionic axon(신경절이전축삭)은 흔히 짧고, postganglionic axon(신경절이후축삭)은 길다. 부교감신경계통의 축삭은 반대이다.

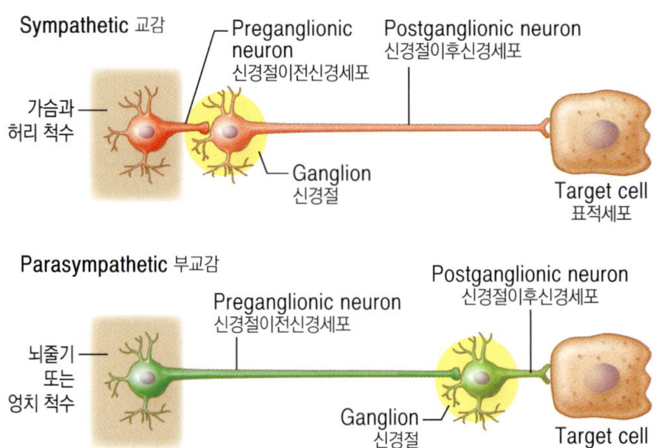

Sympathetic Nervous System 교감신경계통

교감신경계통의 신경절이전신경세포의 세포체는 thoracic and upper lumbar spinal cord(가슴과 위허리척수)에서 기원한다(**그림 14.3**). 따라서 교감신경계통은 흔히 ANS의 thoracolumbar division(등허리분지, 흉요분지)이라고 불린다. 이러한 신경세포는 주로 척수근처에 위치한 교감신경절에서 처음 시냅스된다. 신경절이후신경세포는 그들의 표적세포에 신경이 연결된다.

교감신경계통은 주로 ANS의 'fight or flight(맞섬도피반응)' 분지로 묘사된다. 이는 공격자와 맞서 싸울 필요가 있거나 위험으로부터 도망칠 수 있는 응급상황에 대비하기 위한 인체의 역할을 반영한다. 그러나 교감신경계통의 역할은 이보다 더 넓다. 인체가 어떤 육체적인 일에 종사할 때 항상성을 유지하고 감정에 대한 인체의 내장반응을 중재하기 때문이다.

Parasympathetic Nervous System 부교감신경계통

Preganglionic parasympathetic neuron(부교감신경절이전신경세포)의 세포체는 뇌줄기의 뇌신경핵과 척수의 엉치부분(sacral region)에 위치하고 있다(**그림 14.3**). 이러한 이유로, 부교감신경계통은 흔히 ANS의 craniosacral division(머리엉치분지)이라고 불린다. 뇌신경은 머리와 목, 흉부 내장과 대부분의 복부 내장에 연결되어 있다. 교감신경 분지에서와 같이, 신경절이전신경세포는 parasympathetic ganglia(부교감신경절)에 신경절이후신경세포와 시냅스하고, 그 후 표적세포에 신경흥분이 전달된다. 그러나 부교감신경절은 보통 표적기관의 근처 또는 기관 내에 위치하는데, 이는 척수 근처에 위치하는 교감신경절과는 대조적이다.

부교감신경계통은 흔히 ANS의 'rest and digest(휴식과 소화)' 분지로 묘사된다. 이는 휴식 중 인체의 항상성을 유지하는 기능을 반영한다.

Balance Between the Parasympathetic and Sympathetic Nervous System
부교감신경계통과 교감신경계통간의 균형

부교감신경계통의 작용은 교감신경계통의 작용에 직접적으로 대항한다. 예를 들어, parasympathetic neuron(부교감신경세포)은 심장의 수축 속도를 감소시키는 반면, sympathetic neuron(교감신경세포)은 속도를 증가시킨다. 이 분지는 서로 길항작용을 통해 항상성 유지에 기여한다.

확인하기

- ☐ 5. ANS의 두 분지는 무엇인가?
- ☐ 6. ANS의 두 분지는 어떤 점에서 비슷하고 어떤 점에서 다른가?

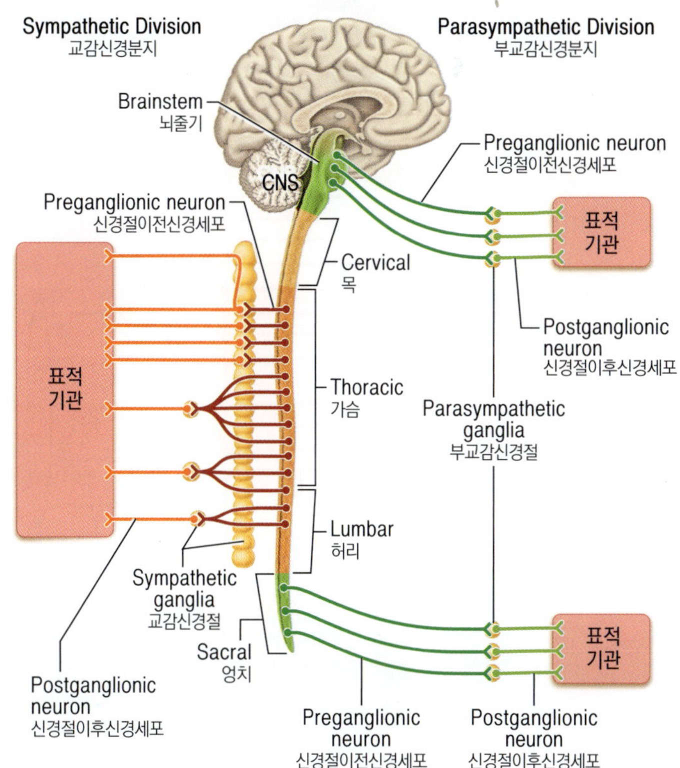

그림 14.3 ANS 분지의 구조

14.2 교감신경계통

Sympathetic Nervous System

학습목표

1. Sympathetic nervous system(교감신경계통)이 어떻게 항상성을 유지하는지 설명할 수 있다.
2. 교감신경계통의 해부를 설명할 수 있다.
3. 교감신경계통의 neurotransmitter(신경전달물질)와 신경전달물질수용기에 대해 설명할 수 있다.
4. Target organ(표적기관)의 세포에 교감신경계통이 미치는 영향을 설명할 수 있다.

ANS의 분지인 sympathetic nervous system(교감신경계통)은 우리 몸을 응급상황에 대응하게 하며, 단순하게 'fight or flight(맞섬도피반응)'라고 표현한다. 또한 이 계통은 감정의 변화나 사소한 신체활동에서도 활성화된다. 만약 신경세포가 일시적으로 심장박동수와 혈관 직경을 변화시키지 못한다면, 혈액에 대한 중력효과로 인해 기립성 저혈압이 올 수 있다. 이는 실신의 원인이 된다.

이 절에서는 교감신경계통의 구조와 기능에 대해 학습하며, 이 계통이 지배적일 때 어떻게 항상성을 유지하는지를 설명한다.

Gross and Microscopic Anatomy of Sympathetic Nervous System

교감신경계통의 맨눈 해부와 현미경적 해부

교감신경계통의 신경절이전신경세포와 신경절이후신경세포에 대한 구조는 그림 14.4에 나와있다. 신경절이후신경세포의 세포체 대부분이 척추의 기둥을 따라 연속해서 발견된다.

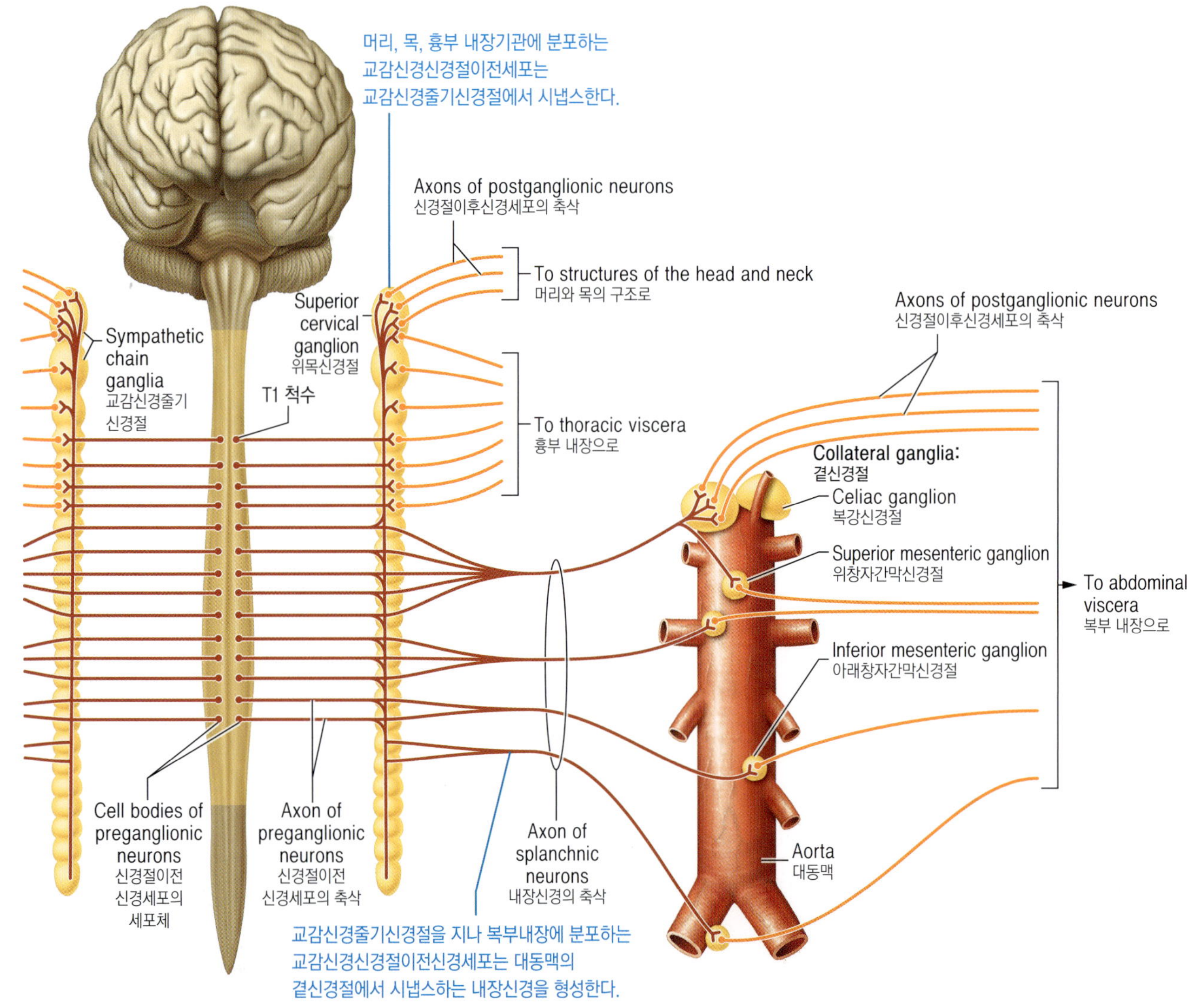

그림 14.4 교감신경계통의 구조

사슬 같은 모양의 sympathetic chain ganglia(교감신경줄기신경절)는 thoracic and lumbar spinal cord(가슴척수, 흉수 및 허리척수, 요수)에서 나와 superior cervical ganglion(위목신경절)에서 inferior sacral ganglion(아래엉치신경절)까지 이어진다.

Preganglionic neuron(신경절이전신경세포)은 가슴과 허리척수의 lateral horns(옆뿔)에서 시작된다. 신경절이전신경세포의 축삭은 anterior root(앞뿌리)을 통해 lower motor neuron(아래운동신경세포)의 축삭과 spinal cord(척수)를 빠져나간다. 그 다음 spinal nerve(척수신경)의 앞가지와 짧은 거리를 이동하다가 white rami communicantes(백색교통가지)라는 작은 신경을 형성한다. 이는 다음과 같다. 백색교통가지의 축삭들은 이후 postganglionic sympathetic neuron(교감신경절이후신경세포)의 세포체가 있는 sympathetic chain ganglia(교감줄기신경절)로 들어간다.

몇몇 신경절이전신경세포는 시냅스 연결 없이 교감줄기신경절을 통과한다. 대신 다른 줄기신경절 또는 target organ(표적기관) 근처에 위치한 collateral ganglia(측부신경절, 곁신경절)의 세포체와 시냅스할 수 있다. 많은 곁신경절은 대동맥 근처에 위치하고, 이러한 이유로 preaortic ganglia(대동맥이전신경절)라고 불린다. 다른 곁신경절은 배골반안의 장기 근처에 위치하고 있다. 이곳에서 시냅스하는 preganglionic axon(신경절이전축삭)은 celiac ganglion(복강신경), superior mesenteric ganglion(위창자간막신경절) 및 inferior mesenteric ganglion(아래창자간막신경절)을 포함한 ganglion(신경절)에 시냅스하는 splanchnic nerves(내장신경)라고 불리는 신경의 부분이다.

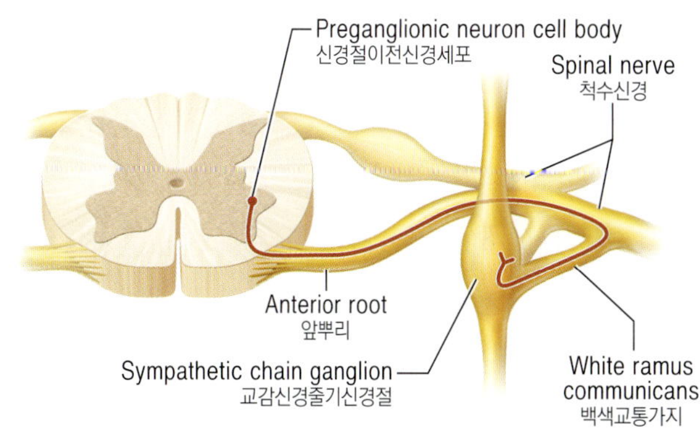

신경절이전신경세포는 다음 세 가지 중 하나의 방법으로 신경절이후신경세포와 시냅스한다(그림 14.5).

- 교감줄기신경절 안의 신경절이후신경세포와 축삭이 시냅스한다.

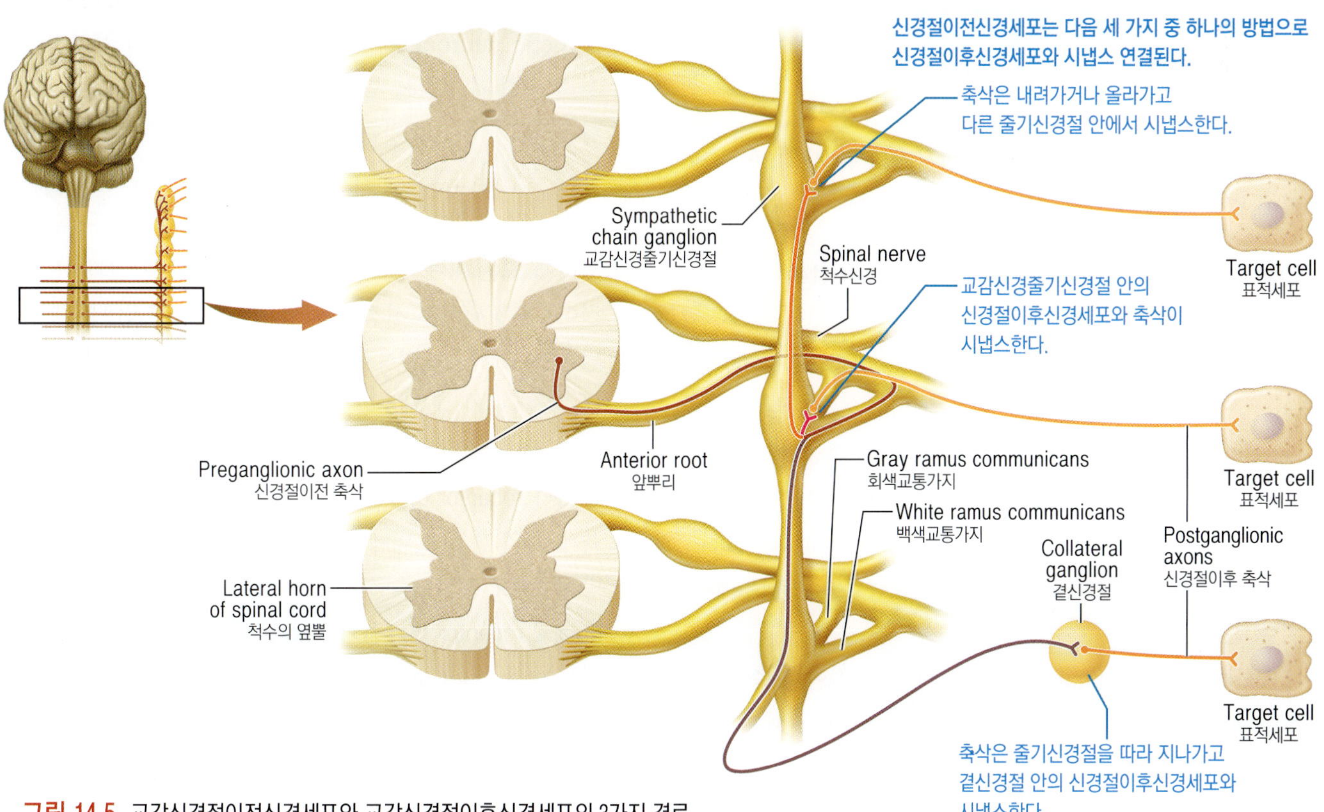

그림 14.5 교감신경절이전신경세포와 교감신경절이후신경세포의 3가지 경로

- 축삭은 내려가거나 올라가고 다른 줄기신경절 안에서 시냅스한다.
- 축삭은 줄기신경절을 따라 지나가고 곁신경절 안의 신경절이후신경세포와 시냅스한다.

그 후 신경절이후신경세포는 target cell(표적세포)과 신경이 연결된다. 그림 14.5에서 처음의 두 경로를 취하는 postganglionic axon(신경절이후 축삭)은 작은 gray rami communicantes(회색교통가지; 그 이유는 민말이집신경섬유이므로)로, 신경절을 빠져나오며 표적세포에 도달하기 위해 다시 결합하여 척수신경으로 이동한다. 반면, 세 번째 경로를 택하는 신경절이후 축삭은 표적세포로 직접 이동한다. 세 번째 경로를 선택한 가장 많은 수의 신경절이후 축삭은 내장신경이다.

확인하기

- ☐ 1. Sympathetic preganglionic neuron(교감신경절이전신경세포)의 세포체는 어디에 위치하는가? 축삭은 어디에 위치하며 무엇과 시냅스하는가?
- ☐ 2. Sympathetic postganglionic neuron(교감신경절이후신경세포)의 세포체는 어디에 위치하는가? 축삭은 어디에 위치하며 무엇과 시냅스하는가?

Sympathetic Neurotransmitter and Receptor 교감신경전달물질과 수용기

신경세포는 neurotransmitter(신경전달물질)인 화학물질의 방출을 통해 표적세포와 의사소통한다. 신경전달물질은 표적세포의 혈장막에 내장된 신경전달물질의 단백질기반 수용기에 결합함으로써 표적세포와 상호작용한다.

Class of Sympathetic Neurotransmitter 교감신경전달물질의 분류

교감신경절이전 축삭은 신경전달물질인 ACh (acetylcholine, 아세틸콜린)을 사용하여 흥분 시냅스를 통해 postganglionic neuron(신경절이후신경세포)과 소통한다. 이는 somatic motor neuron(몸운동신경세포)에 의해 방출되는 신경전달물질과 같다. 신경절이후신경세포의 unmyelinated axon(민말이집 축삭)은 표적세포에 활동전위의 형태로 메시지를 전달한다.

표적세포와 postganglionic axon(신경절이후 축삭)은 norepinephrine(노르에피네프린), epinephrine(에피네프린)을 방출한다. 노르에피네프린과 에피네프린은 각각 noradrenalin(노르아드레날린)과 adrenalin(아드레날린)으로도 알려져 있다. 이 이름들은 이 화학물질들이 처음 발견된 부신에서 유래한다. 약 80%의 신경절이후교감신경세포는 노르에피네프린을 방출하고 나머지 신경세포는 에피네프린 또는 ACh을 방출한다.

Class of Sympathetic Receptor 교감수용기의 분류

노르에피네프린 또는 에피네프린과 결합하는 신경전달물질 수용기를 adrenergic receptor(아드레날린수용기)라고 하며, Ach과 결합하는 것을 cholinergic receptor(콜린성수용기)라고 한다.

Adrenergic Receptor 아드레날린수용기. Adrenergic receptor(아드레날린수용기)에는 두 가지 주요 유형인 Alpha receptor (α수용기)와 beta receptor (β수용기)가 있다. 이 수용기는 단백질의 구조에 따라 더 상세히 분류된다.

- **Alpha-1 receptor (α_1수용기).** 피부에 분포하는 혈관, 위장계통 및 콩팥을 포함한 다양한 장기의 smooth muscle cell(민무늬근육세포)의 혈장막에 위치해 있다. 이러한 수용기는 진피 내의 arrector pili muscle(털세움근육), 자궁(임신기간 중) 및 비뇨생식계통에서도 발견된다.
- **Alpha-2 receptor (α_2수용기).** 다른 아드레날린수용기와는 다르다. 말초의 표적세포보다는 preganglionic sympathetic neuron(교감신경절이전신경세포)의 세포막에서 발견할 수 있다. 일반적으로 신경절이전신경세포의 활동전위가 Ach의 방출을 유도하여 신경절이후신경세포를 자극한다(그림 14.6a). 그러나 노르에피네프린이 α_2수용기에 결합하면 축삭종말은 과분극되고 그 활동전위를 느리게 또는 아예 취소시킨다(그림 14.6b). 그 결과, 신경절이전신경세포는 신경절이후신경세포를 자극하는 것을 멈추어 교감신경 반응을 약화시키거나 심지어 차단시킨다. 또한 이자 내 세포와 지방조직을 포함한 특정 교감신경 표적세포의 혈장 세포막에서 α_2수용기가 발견된다.
- **Beta-1 receptor (β_1수용기).** Cardiac muscle cell(심장근육세포)의 형질막 내에 위치하고 콩팥의 특정 세포와 지방세포에도 있다.
- **Beta-2 receptor (β_2수용기).** 허파(세기관지) 안의 기도를 이루는 smooth muscle cell(민무늬근육)의 형질막에서 찾을 수 있다. β_2수용기는 skeletal muscle fiber(뼈대근육섬유), 방광의 민무늬근육, skeletal muscle(뼈대근육,

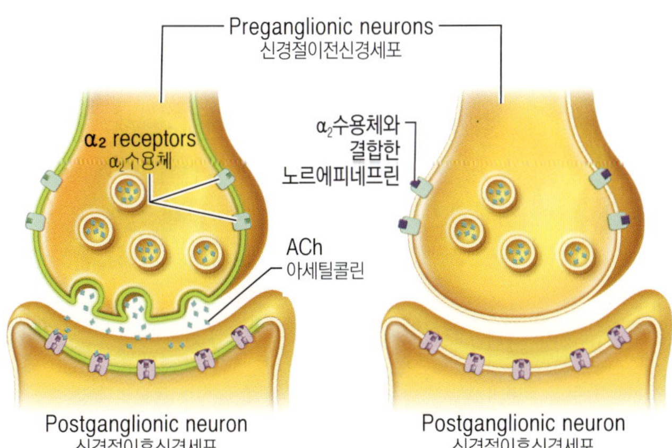

그림 14.6 신경절이전신경세포의 α_2수용체의 효과

골격근)의 혈관을 이루는 민무늬근육, 간과 이자의 세포 및 salivary gland(침샘)의 세포에서도 발견된다.

- **Beta-3 receptor (β_3수용기).** 대부분 지방조직의 세포와 소화관 벽의 민무늬근육에 위치한다.

Cholinergic Receptor **콜린성수용기.** Cholinergic receptor(콜린성수용기)에는 두 가지 종류가 있는데, muscarinic receptor(무스카린수용기)와 nicotinic receptor(니코틴수용기)이다. 무스카린수용기는 피부의 sweat gland(땀샘)에서 발견된다. 니코틴수용기는 모든 신경절이후신경세포의 막과 부신속질의 세포에 위치하고 있다.

확인하기

- ☐ 3. Sympathetic preganglionic neuron(교감신경절이전신경세포)에 의해 방출되는 neurotransmitter(신경전달물질)는 무엇인가? Sympathetic postganglionic neuron(교감신경절이후신경세포)에 의해 방출되는 신경전달물질은 무엇인가?
- ☐ 4. 이러한 신경전달물질은 어느 유형의 수용기와 결합하는가?

Effects of the Sympathetic Nervous System on Target Cell
교감신경계통이 표적세포에 미치는 영향

교감신경계통이 표적세포에 미치는 영향은 그림 14.7에 나와 있다. 이러한 영향은 그 계통의 가장 기본적인 기능, 즉 신체적 또는 정서적 스트레스가 있는 시기에 생존을 보장하고 항상성을 유지하는 것을 고려해보면 이해하기 쉽다. 달리기를 할 때 몸에 어떤 일이 일어나는지 생각해보자. 심장은 점점 더 빨리 뛰고, 땀을 흘리기 시작하고, 혈압이 증가한다. 이러한 각각의 상황은 교감신경절이전신경세포와 교감신경절이후신경세포에서 노르에피네프린, 에피네프린 및 ACh의 방출을 유발하며, 차례로 표적기관과 조직의 세포에 변화를 유발한다.

Effect on Cardiac Muscle Cell
심장근육세포에 미치는 영향

긴장하거나 운동을 할 때 심장박동수와 혈압이 상승한다. 이는 수축률과 힘을 모두 증가시키는 이온통로를 여는 심장근육세포에서 β_1수용기에 대한 노르에피네프린 binding(결합)의 효과 때문이다. 이는 조직으로 전달된 혈액의 양뿐만 아니라 혈압을 높인다. 혈압은 활동량이 증가하는 동안 항상성을 유지한다.

Effect on Smooth Muscle Cell
민무늬근육에 미치는 영향

많은 기관의 민무늬근육세포 또한 노르에피네프린을 위한 수용기를 가지고 있다. 노르에피네프린과 결합할 때, 다음과 같은 변화를 매개한다.

- **소화계통, 비뇨계통, 피부계통의 혈관을 수축시킴.** 노르에피네프린은 소화계통, 비뇨계통, 피부계통 혈관의 민무늬근육에서 α_1수용기에 결합하고 혈관을 수축시킨다. 혈관수축은 이러한 기관으로 가는 혈류를 감소시키고, 뼈대근육과 심장근육 같이 '더 중요한 일을 하는' 조직으로 혈류를 전환시킨다. 광범위한 혈관수축은 몸 전체의 혈압을 증가시키고, 비뇨기관과 소화기관으로의 혈류량 감소는 소변 생성과 소화기능을 떨어뜨린다. 피부로의 혈류 감소는 사람들이 겁을 먹었을 때 왜 얼굴이 창백해지는지 설명해준다.
- **세기관지의 확장.** 스트레스를 받는 동안에는 대사요구에 맞추기 위해 더 많은 산소가 인체의 세포, 특히 skeletal muscle cell(뼈대근육세포)로 전달되어야 한다. 교감신경계통은 노르에피네프린이 bronchioles(세기관지)를 감싸는 민무늬근육에 미치는 영향을 통해 세기관지를 확장한다. 노르에피네프린이 이러한 세포들의 β_2수용기에 결합되면, 기관지가 확장되고 직경을 증가시켜 숨을 쉴 때마다 흡입될 수 있는 산소의 양을 증가시킨다. 교감신경

계통은 산소 섭취를 증가시키지만 환기 속도에 영향을 미치지 않는다. 운동 및 응급상황에서 환기의 비율이 증가하는 경향이 있지만, 이는 교감신경계통과 무관한 기전에 기인한다.

- **뼈대근육과 심장근육의 혈관확장.** 노르에피네프린은 인체 대부분의 혈관을 수축시킨다. 하지만 뼈대근육과 심장근육에 작용하는 혈관의 민무늬근육에서 β_2수용기와 결합하면, 혈관을 열어 혈액의 흐름을 증가시키고, 세포에 산소와 영양분을 공급하는 vasodilation(혈관확장) 작용을 한다. 만약 혈관확장이 단독으로 일어난다면, 혈압은 낮아

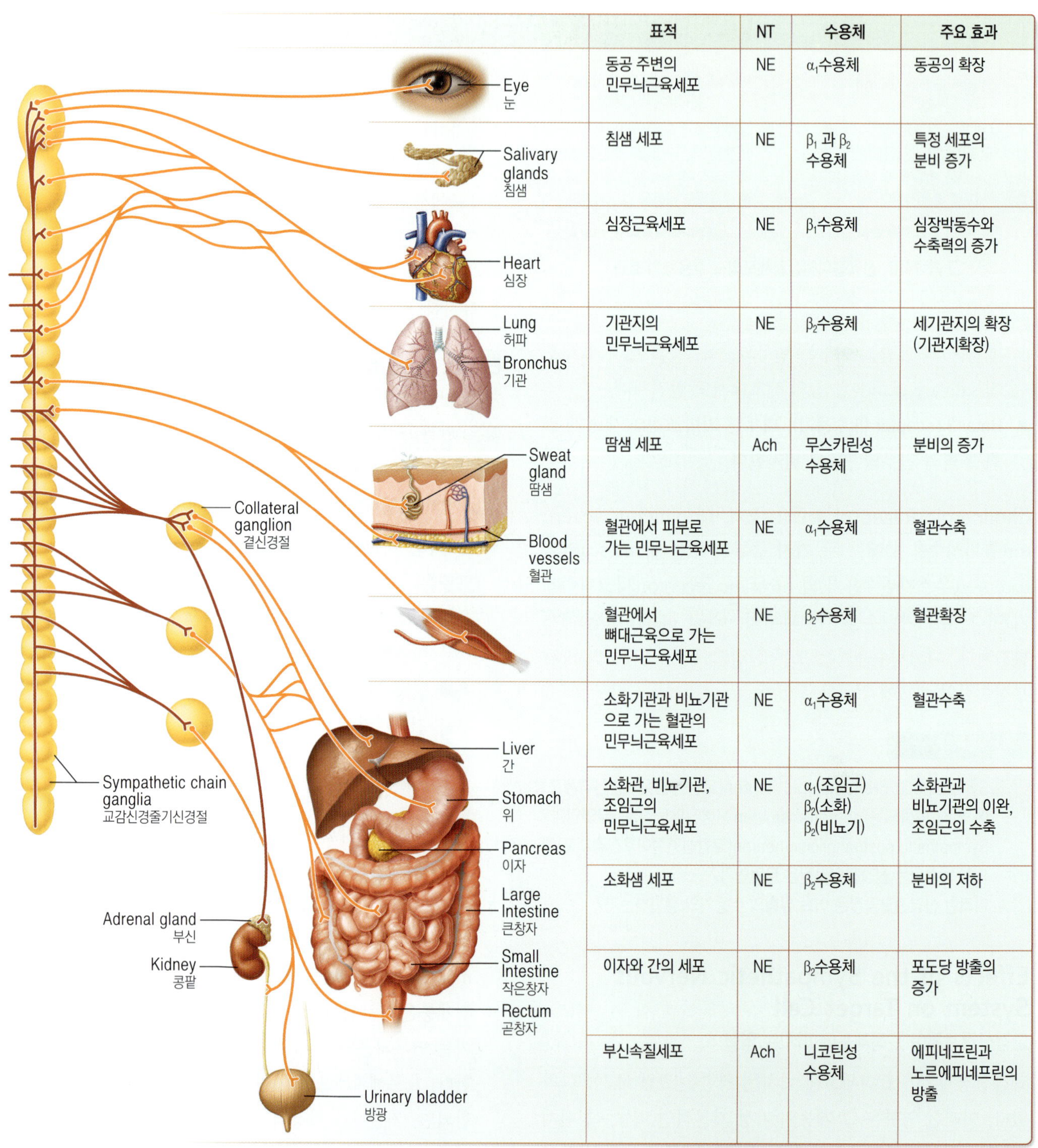

표적	NT	수용체	주요 효과
동공 주변의 민무늬근육세포	NE	α_1수용체	동공의 확장
침샘 세포	NE	β_1 과 β_2 수용체	특정 세포의 분비 증가
심장근육세포	NE	β_1수용체	심장박동수와 수축력의 증가
기관지의 민무늬근육세포	NE	β_2수용체	세기관지의 확장 (기관지확장)
땀샘 세포	Ach	무스카린성 수용체	분비의 증가
혈관에서 피부로 가는 민무늬근육세포	NE	α_1수용체	혈관수축
혈관에서 뼈대근육으로 가는 민무늬근육세포	NE	β_2수용체	혈관확장
소화기관과 비뇨기관으로 가는 혈관의 민무늬근육세포	NE	α_1수용체	혈관수축
소화관, 비뇨기관, 조임근의 민무늬근육세포	NE	α_1(조임근) β_2(소화) β_2(비뇨기)	소화관과 비뇨기관의 이완, 조임근의 수축
소화샘 세포	NE	β_2수용체	분비의 저하
이자와 간의 세포	NE	β_2수용체	포도당 방출의 증가
부신속질세포	Ach	니코틴성 수용체	에피네프린과 노르에피네프린의 방출

그림 14.7 표적세포의 교감신경계통의 주요 효과(NT: 신경전달물질 약자, NE: 노르에피네프린 약자)

질 것이다. 그러나 인체의 거의 모든 다른 혈관의 혈관수축과 동시에 발생하기 때문에 뼈대근육과 심장근육의 혈관확장으로 혈압에 미치는 영향은 미미하다.

- **비뇨기와 소화기 조임근의 수축.** 비뇨계통과 소화계통의 조임근인 민무늬근육에 노르에피네프린이 결합하면 조임근은 수축한다. 이는 운동하는 동안, 스트레스를 받을 때 및 응급상황에서 배변과 배뇨를 더욱 어렵게 만든다.
- **소화관 민무늬근육의 이완.** 교감신경계통에 의한 자극이 digestive tract(소화관) 조임근의 민무늬근육을 수축하게 만들지만, 노르에피네프린이 β_3수용기와 결합하면 이는 소화관 내 민무늬근육의 나머지를 이완시킨다. 이는 음식이 소화계통을 지나는 것을 줄이고 전반적인 소화 기능을 느리게 만든다.
- **동공의 확장.** Dilator pupillae muscle(동공확대근)은 교감신경계통 신경세포에 의해 자극된다. 이러한 민무늬근육에 α_1수용기가 결합하면 수축이 일어나고, 동공을 확장시켜 더 많은 빛이 눈으로 들어올 수 있게 만든다.
- **대부분의 외분비샘 혈관을 수축시킴.** 교감신경계통은 보편적으로 β_2수용기에 결합하는 노르에피네프린을 통해 exocrine glands(외분비샘)로부터의 분비를 감소시킨다. 이 결합 효과는 입 주변의 침샘과 소화물질을 분비하는 세포를 포함한 소화계통의 외분비세포에 영향을 미친다. 침샘에 미치는 영향으로 인해 긴장할 때, 입이 자주 건조해진다. 일반적으로 분비물 감소는 분비기관 자체에 직접적인 영향을 미치기보다는 분비기관으로 가는 혈류 감소의 결과이다.

Effect on the Cellular Metabolic Rate
세포대사율에 미치는 영향

교감신경계통이 활성화되는 동안 거의 모든 세포, 특히 뼈대근육세포는 대사율이 증가함에 따라 ATP (adenosine triphosphate, 삼인산아데노신)를 더 많이 소비한다. 뼈대근육세포에 ATP를 만들기 위한 연료가 지속적으로 공급되기 위해 노르에피네프린은 다음의 세 가지 주요 효과를 가져온다. 첫 번째, 지방세포의 β_3수용기에 결합하여 지방을 분해하여 유리 지방산을 혈류로 방출한다. 두 번째, 간세포에서 β_2수용기와 결합하여 glycogen(글리코겐)으로부터 포도당 방출을 유발하고 다른 전구물질로부터 포도당을 합성한다. 세 번째, pancreas(이자)세포의 β_2수용기와 결합하여 glucagon(글루카곤)이라는 호르몬의 방출을 유발하여 혈액 내 포도당 농도를 증가시킨다. 신진대사율을 소화와 혼동하지 않도록 주의해야 한다. 소화는 혈액으로 흡수될 수 있는 식품의 영양소 분자로서의 분해이며, 교감신경활동이 증가하면 이러한 과정이 감소한다. 하지만 신진대사율은 세포가 ATP를 소비하는 속도를 말하며, 이는 교감신경활동이 증가할 때 증가한다.

임상에서 적용하기 Sympathetic nervous system and Weight Loss Supplements(교감신경계통과 체중 감소 보조제)를 참고한다.

Effect on Secretion from Sweat Gland
땀샘 분비에 미치는 영향

긴장하거나 운동을 할 때 땀을 흘리는 것은 인체가 체온의 항상성을 유지하도록 도와주는 것이다. 이는 피부의 땀샘 세포에 ACh을 방출하는 교감신경절이후신경세포 때문에 나타난다. ACh은 세포의 무스카린수용기에 결합하여 분비를 증가시킨다. 이는 체온을 제어하는 negative feedback loop(음성되먹임고리)의 일부로 일어난다.

Effect on Cell of the Adrenal Medulla
부신속질의 세포에 미치는 영향

부신의 안쪽 부분인 adrenal medulla(부신속질)는 양쪽 콩팥의 위쪽에 위치한다. 이는 교감신경절이전신경세포에 의

> **임상에서 적용하기**
>
> **Sympathetic Nervous System and Weight Loss Supplements**
>
> **교감신경계통과 체중 감소 보조제**
>
> 교감신경계통의 한 가지 효과는 대사율을 높이거나 ATP의 생성과 소비 속도를 높이는 것이다. 식이보충제 제조업체는 이러한 효과를 활용하여 체중 감소를 위한 제품을 만들었다. 이러한 제품은 지방조직이 많아 문제가 되는 부위에 문지르는 국소 크림으로 판매된다.
>
> 이 크림에서 발견되는 화학물질 중 하나는 yohimbine(요힘빈)으로, 요힘빈이라는 식물에서 추출한 활성 성분이다. 크림 제조사는 요힘빈이 지방세포의 β_3수용체에 결합하여 지질의 파괴를 유발한다고 주장한다. 실제로 요힘빈은 혈관의 α_1수용체와 척수의 α_2수용체를 차단하는 이중 효과가 있다. 교감신경활동을 증가시키면서 혈관확장을 일으킨다. 높은 교감신경활동은 간단히 신진대사율을 높일 수 있지만 심장박동수를 위험하게 상승시킬 수도 있다. 발작, 고혈압 및 신부전을 유발하거나 불면증과 공황 발작을 일으킨다. 다행히도, 요힘빈은 실제로 표피를 통해 상당한 양으로 흡수되지 않기 때문에, 진피와 피하 속 혈관에 절대 도달하지 않는다.

해 직접 접촉된다는 것이 특이하다. 부신속질은 샘상피 대신 사실상 변형된 postganglionic sympathetic neuron(교감신경절이후신경세포)으로 구성되어 있다. 즉, 각 부신속질은 기능적으로는 신경절이다. 그림 14.8에서와 같이 ① 신경절이전신경세포가 Ach을 방출할 때, ② adrenal medulla cell(부신속질 세포)의 니코틴수용기에 결합한다. 그리고 ③ ACh은 부신속질세포를 자극하여 추가로 에피네프린과 노르에피네프린을 혈액으로 분비하게 한다. 일반적으로 노르에피네프린과 에피네프린은 신경전달물질로 간주되지만, 호르몬 즉, 장거리 chemical messengers(화학전령)로도 작용할 수 있다.

일반적으로 부신속질이 생성하는 화학물질의 비율은 신경계통과 반대이며, 약 80%의 에피네프린과 20%의 노르에피네프린을 생성한다. 부신속질의 에피네프린과 노르에피네프린은 여러 면에서 유용하다. 첫 번째 유용한 점은 교감신경계통의 효과를 연장시켜 준다. Postganglionic neuron(신경절이후신경세포)에 의해 방출되는 신경전달물질의 영향은 수 초간 지속되는 반면, 혈액에서는 수 분간 지속된다. 두 번째 유용한 점은 혈액 내 에피네프린과 노르에피네프린이 sympathetic neuron(교감신경세포)에 의해 신경이 연결되지 않은 세포에도 도달할 수 있다는 것이다. 따라서 교감신경계통이 모든 인체세포에 신경이 통하지 않아도 몸 전체에 영향을 미치게 된다. 마지막으로, 부신속질은 교감신경계통을 위한 '백업' 역할을 한다. 이 계통과 표적기관의 많은 부분을 연결하는 경로가 손상되더라도, 부신속질을 통해 간접적으로 기관에 영향을 미친다.

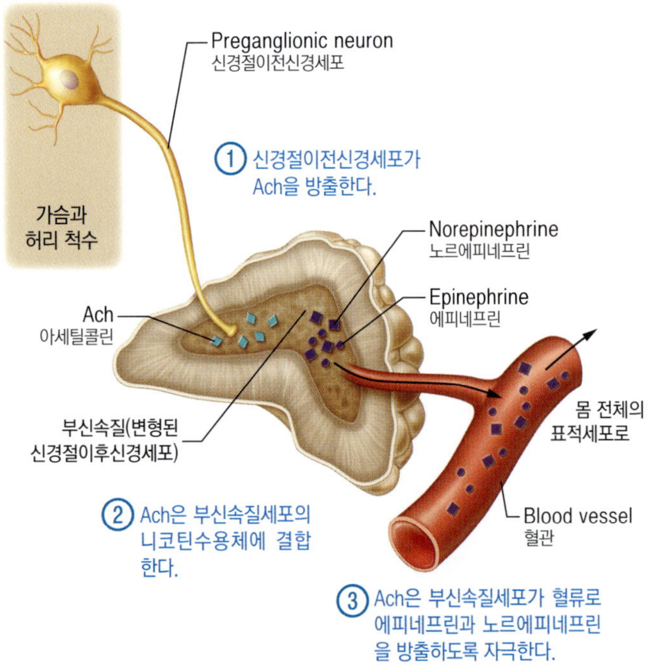

그림 14.8 부신속질의 교감신경계통 자극

Effect on Other Cell 다른 세포에 미치는 영향

교감신경계통은 표적세포에 미치는 영향을 통해 인체의 다른 다양한 과정에 영향을 준다. 예를 들어, 이 계통은 cerebral cortex(대뇌겉질)의 연합영역에서 신경세포 활동을 증가시킴으로써 정신적 각성도를 향상시킨다. 이 계통에 의한 자극은 혈액응고를 증가시키며, 이는 'fight or flight(맞섬도피반응)'에서 사람이 부상을 당했을 때 유용할 수 있다. 또한, 교감신경계통은 근육수축 시 뼈대근육세포에 의해 생성되는 긴장을 일시적으로 상승시킬 수 있기 때문에 순간적인 힘을 발휘할 수 있다. 그리고 교감신경절이후신경세포는 닭살을 돋게하는 털세움근의 수축을 유발한다. 마지막으로, 이러한 신경세포는 남성 생식기관의 민무늬근육에 미치는 영향을 통해 정액 사정을 유발한다.

확인하기

☐ 5. 각 조직에 교감신경계통이 미치는 효과는 무엇인가?

a. Cardiac muscle(심장근육)
b. Blood vessels serving skeletal muscles(뼈대근육의 혈관)
c. Sweat glands(땀샘)
d. Blood vessels serving digestive and urinary organs (소화기관과 비뇨기관의 혈관)
e. Smooth muscle lining the airways(기도를 이루는 민무늬근육)

Pharmacology and Sympathetic Nervous System Receptor 약리학과 교감신경계통 수용기

교감신경계통을 표적으로 하는 대부분의 약물은 수용기를 차단하고 노르에피네프린이 결합하는 것을 차단하는 길항제이거나, 수용기에 결합하여 노르에피네프린의 효과를 모방하는 작용제 중 하나로 작용한다. 교감신경계 수용기에 결합하는 일반적인 약물은 다음과 같다.

- **α_1 blocker (antagonists) [α_1차단제(길항제)].** α_1수용기, 특히 혈관을 이루는 민무늬근육에 있는 수용기에 결합한다. 이는 노르에피네프린의 작용을 차단하고 혈관이 수축하는 것을 방지하여 혈압을 낮추기 때문에 고혈압 치료에 유용하다. 특정 α_1차단제는 전립샘에서 민무늬근육의 이완을 일으키며, 이는 양성전립샘비대증을 치료하는 데 사용된다.

- **α_2 agonists (α_2작용제).** 시냅스이전 α_2수용기에 결합하고 활성화되어 교감신경절이전신경세포와 교감신경절이후 신경세포의 출력을 감소시킨다. 이러한 약물은 고혈압과 아편제 금단 같은 질환의 치료에 사용될 수 있다.
- **β blockers (β차단제).** 심장의 β_1수용기에 결합하여 수축의 속도와 수축력을 감소시키는 길항제이다. 이러한 약물은 고혈압과 심혈관질환 같은 질병의 치료에 사용된다.
- **β_2 agonists (β_2작용제).** 세기관지의 민무늬근육에 있는 β_2 수용기에 결합하여 기관지확장을 일으킨다. 일반적으로 이러한 약물은 천식 치료에 사용된다.

확인하기

- ☐ 6. 작용제와 길항제는 무엇인가?
- ☐ 7. 간호사는 α_2 아드레날린수용기에 선택적으로 결합하고 활성화시키는 약물을 환자에게 주사하였다. 교감신경계통은 어떤 반응을 일으키는가? 이유는 무엇인가? 이러한 약물은 어떤 용도로 사용되는가?
- ☐ 8. 교감신경절이후신경세포에서 니코틴수용기를 선택적으로 차단하는 약물이 있는 경우, 환자에서 관찰된 효과는 질문 7에서 투여된 약물의 효과와 유사하다. 이유는 무엇인가?

14.3 부교감신경계통

Parasympathetic Nervous System

학습목표

1. Parasympathetic nervous system(부교감신경계통)의 기능을 알아보고 어떻게 항상성을 유지하는지 설명할 수 있다.
2. 부교감신경계통의 해부에 대해 설명할 수 있다.
3. 부교감신경계통의 neurotransmitter(신경전달물질)와 신경전달물질 수용기에 대해 설명할 수 있다.
4. 부교감신경계통이 target cell(표적세포)에 미치는 영향을 설명할 수 있다.

Parasympathetic nervous system(부교감신경계통)은 흔히 ANS의 'rest and digest(휴식과 소화)' 부분으로 특징 지어진다. 이는 소화와 소변의 형성과 같은 인체 유지 기능에서의 역할과 관련 있으며, 일반적으로 휴식 기간 동안 수행된다.

Gross and Microscopic Anatomy of the Parasympathetic Nervous System

부교감신경계통의 맨눈 해부와 현미경적 해부학

Preganglionic parasympathetic neuron(부교감신경절이전신경세포)의 세포체가 위치하고 있는 cranial nerve(뇌신경)는 oculomotor nerve(눈돌림신경, 동안신경, III), facial nerve(얼굴신경, 안면신경, VII), glossopharyngeal nerve(혀인두신경, 설인신경, IX), vagus nerve(미주신경, X)이다. 부교감신경신경절이전신경세포의 세포체가 있는 sacral nerve(엉치뼈신경)는 S_2~S_4이다(그림 14.9).

Preganglionic sympathetic neuron(교감신경절이전신경)과 마찬가지로 부교감신경절이전신경세포의 축삭은 신경절 내에 위치한 postganglionic neuron(신경절이후신경세포)과 synapse(시냅스)한다. Terminal ganglion(종말신경절)으로 알려진 신경절은 전형적으로 신경절이후신경세포의 target cell(표적세포)에서 발견되며, 일반적으로 postganglionic axon(신경절이후 축삭)은 상당히 짧다.

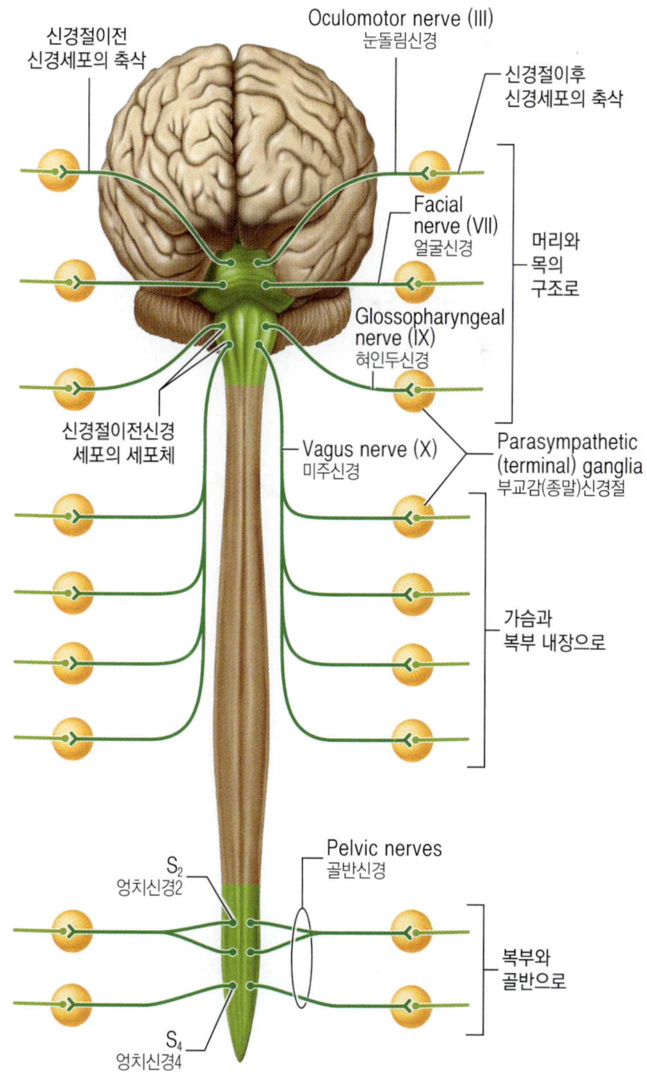

그림 14.9 부교감신경계통의 구조

Parasympathetic Cranial Nerve 부교감뇌신경

4개의 cranial nerve(뇌신경)가 parasympathetic fiber(부교감신경섬유)를 가지고 있지만, parasympathetic nerves(부교감신경)의 주된 신경은 미주신경이며, 미주신경의 가지는 특정 장기에 연결되는 신경 또는 plexus(얼기)를 형성한다. 예를 들어, 심장신경얼기는 심장에 신경을 연결하고, 허파신경얼기는 허파와 기도에 신경을 연결하며, 식도신경얼기는 식도에 신경을 연결한다. 이 신경절이전 섬유는 전형적으로 신경이 연결되는 기관의 벽에 있는 종말신경절에서 시냅스한다.

다른 뇌신경도 부교감신경섬유를 가지고 있다. 눈돌림신경의 부교감신경절이전신경세포는 종말신경절인 ciliary ganglia(섬모체신경절, 모양체신경절)에 시냅스한다. Submandibular ganglia(턱밑신경절, 악하신경절)와 pterygopalatine ganglia(날개입천장신경절, 익구개신경절)를 포함한 몇몇 종말신경절은 감각신경세포의 세포체를 가지고 있으며, 얼굴신경의 부교감신경절이 부교감신경절이후신경세포에 시냅스되는 곳이다. 혀인두신경의 부교감신경절이전신경세포는 otic ganglia(귀신경절)라고 불리는 작은 종말신경절 내의 부교감신경절이후신경세포에 시냅스한다.

Parasympathetic Sacral Neuron 부교감 엉치신경

뇌신경의 부교감 섬유는 가슴과 배골반안 대부분의 내장에 분포한다. 큰창자의 마지막 부분, 방광 및 생식기관을 포함한 나머지 기관은 부교감 엉치신경세포가 지배한다. 엉치척수로부터의 가지는 pelvic splanchnic nerves(골반내장신경)를 형성하며, 이는 골반바닥에 신경얼기를 형성한다. 몇몇 신경절이전신경세포는 종말신경절에서 이러한 얼기에 시냅스하지만, 대부분은 기관의 벽에 있는 종말신경절에서 시냅스된다.

확인하기

- ☐ 1. Parasympathetic nervous system(부교감신경계통)의 기본적인 기능은 무엇인가?
- ☐ 2. 부교감신경절이전신경 세포체와 부교감신경절이후신경 세포체는 각각 어디에 위치하고 있는가?
- ☐ 3. Sympathetic nervous system(교감신경계통) 신경세포의 배열은 부교감신경계통의 배열과 어떻게 다른가?

Parasympathetic Neurotransmitter and Receptor 부교감 신경전달물질과 수용기

부교감신경절이전신경세포와 부교감신경절이후신경세포는 시냅스에서 ACh (acetylcholine, 아세틸콜린)을 방출하고 일반적으로 효과는 흥분성이다. Cholinergic receptor(콜린성수용기)에는 nicotinic receptor(니코틴수용기)와 muscarinic receptor(무스카린수용기)가 있다. 니코틴수용기는 부교감신경절이후신경세포막에 위치하는 반면, 무스카린수용기는 모든 부교감 표적세포의 막에서 발견된다.

확인하기

- ☐ 4. 어떤 neurotransmitter(신경전달물질)가 모든 parasympathetic neuron(부교감신경세포)에서 방출되는가?
- ☐ 5. 어떤 세포가 nicotinic receptor(니코틴수용기)를 포함하는가? 어떤 세포가 muscarinic receptor(무스카린수용기)를 포함하는가?

Effect of the Parasympathetic Nervous System on Target Cell
표적세포에 미치는 부교감신경계통의 영향

부교감신경계통이 표적세포에 미치는 영향은 몸의 휴식 시 항상성을 유지하는 가장 기본적인 기능을 염두에 두면 쉽게 이해할 수 있다. 각 효과는 sympathetic activity(교감신경활동)의 감소와 부교감신경절이전신경세포와 부교감신경절이후신경세포로부터 ACh의 방출에 기인한다. 부교감신경계통의 주요 효과는 그림 14.10과 같다.

Effect on Cardiac Muscle Cell
심장근육세포에 미치는 효과

Sympathetic nervous system(교감신경계통)은 심장박동수와 혈압을 증가시키고, 부교감신경계통을 감소시킨다. 부교감신경절이전신경세포는 미주신경을 통해 심장으로 이동하고, postganglionic neuron(신경절이후신경세포)을 자극한다. 이 신경세포는 심장의 수축 속도를 줄이기 위해 차례대로 작용하여 혈압을 낮춘다.

Effect on Smooth Muscle Cell
민무늬근육세포에 미치는 효과

부교감신경절이후신경세포는 여러 기관에서 smooth muscle cell(민무늬근육세포)을 자극하고 다음과 같은 효과를 유발한다.

- **동공의 수축.** Ciliary ganglion(섬모체신경절)에서 oculomotor nerve(눈돌림신경)의 섬유는 동공조임근에 분포하여 동공을 수축시키고, 눈에 더 적은 양의 빛이 들어오게 한다.
- **근시용 수정체의 적응.** 또한 눈돌림신경섬유는 ciliary muscle(섬모체근육)의 민무늬근육에도 분포한다. 이 근육이 수축하면 수정체는 더 둥글어지며 근거리를 볼 수 있도록 적응하게 된다.
- **세기관지의 수축.** Vagal parasympathetic neuron(미주 부교감신경세포)이 기도를 이루는 민무늬근육의 수축을 자

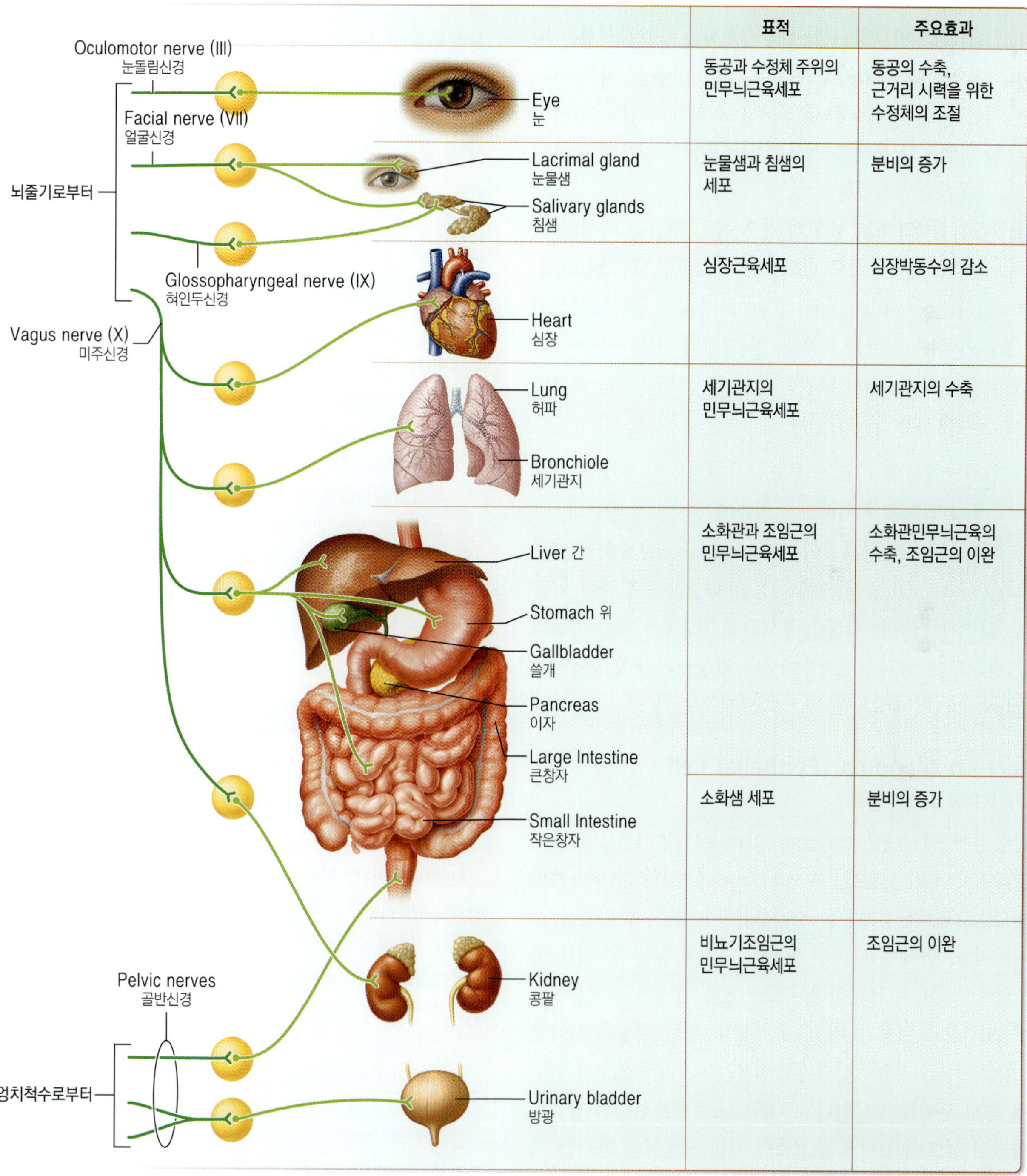

표적	주요효과
동공과 수정체 주위의 민무늬근육세포	동공의 수축, 근거리 시력을 위한 수정체의 조절
눈물샘과 침샘의 세포	분비의 증가
심장근육세포	심장박동수의 감소
세기관지의 민무늬근육세포	세기관지의 수축
소화관과 조임근의 민무늬근육세포	소화관민무늬근육의 수축, 조임근의 이완
소화샘 세포	분비의 증가
비뇨기조임근의 민무늬근육세포	조임근의 이완

그림 14.10 표적세포에 미치는 부교감신경계통의 주요 효과. 이러한 모든 효과는 신경절이후신경세포의 니코틴수용체와 표적기관 내의 무스카린수용체의 Ach에 의해 자극된다.

극하면 기도가 좁아지는 기관지수축이 일어난다.

- **소화관을 이루는 민무늬근육의 수축.** 미주신경의 부교감신경세포는 digestive tract(소화관)을 감싸는 민무늬근육의 수축을 유발한다. 이는 소화관의 한 영역에서 다음 영역으로 섭취한 음식을 추진하는 데 도움이 되는 peristalsis(꿈틀운동, 연동운동)로 율동적인 수축을 생성한다.
- **비뇨기와 소화기 조임근의 이완.** 미주신경과 pelvic splanchnic nerve(골반내장신경)에서 발생하는 부교감신경은 비뇨기조임근과 소화기조임근의 민무늬근육을 자극한다. 이러한 작용은 배뇨를 촉진하고 소화관의 한 영역에서 다음 영역으로 음식을 소화시키는 운동을 일으켜 궁극적으로 배변을 일으킨다.
- **음경 또는 음핵의 충혈.** 남성의 경우 음경 혈관은 여성의 음핵 혈관과 마찬가지로 부교감이 지배한다. Parasympathetic pelvic splanchnic neuron(부교감 골반내장신경세포)에 의해 자극을 받으면, 이 혈관의 민무늬근육이 이완되어 vasodilation(혈관확장)을 유도하고, 이는 음경이나 음핵에 혈액을 공급한다.

교감신경계통과 다르게 부교감신경계통은 음경과 같은 인체의 특정 영역을 제외하고는 혈관에 분포되지 않는다. 그러나 특히 부교감신경계통이 digestive system(소화계통)과 urinary system(비뇨계통)에 작용할 때, 많은 혈관이 확장된다. 그러나 이러한 확장은 부교감신경세포에 의한 직접적인 작용보다는 교감신경계통에서의 활동저하와 혈류에서의 epinephrine(에피네프린) 제거로 인한 것이다.

Effect on Glandular Epithelial Cell 샘상피세포에 미치는 영향

교감신경계통은 다른 exocrine glands(외분비샘)로부터의 분비를 감소시키는 반면, sweat gland(땀샘)의 분비는 촉진시킨다. 부교감신경계통은 다른 외분비샘에서 분비물을 증가시키지만, 땀샘에는 거의 영향을 미치지 않는다. 예를 들어, 얼굴신경의 부교감신경세포는 코안 점막의 점액층에서 분비물 생성과 눈물 분비샘으로부터의 눈물 생성을 자극한다. 얼굴신경과 혀인두신경에서 섬유는 salivary gland(침샘)에서 침의 분비를 자극한다. 마지막으로, 미주신경의 섬유는 소화관의 세포에서 나오는 효소와 기타 생성물의 분비를 자극한다.

Effect on Other Cell 다른 세포에 미치는 영향

교감신경계통과 다르게 부교감신경계통은 대사율, 정신 각성 및 뼈대근육 수축에 의한 힘, 혈액응고, 지방세포 및 대부분의 내분비샘 분비에 직접적인 영향을 미치지 않는다. 대신, 교감신경계통이 더 이상 지배적이지 않기 때문에 부교감신경 활동이 진행되는 동안 이들 각각의 요인들은 정상 또는 '휴식'상태로 돌아간다. 휴식상태로의 복귀는 다음의 교감신경활동을 준비하기 위해 인체가 포도당과 다른 연료를 저장하는 중요한 시간이다.

일부 약물에는 콜린성 시냅스를 차단하는 부작용이 있으며 부교감신경계통에 많은 영향을 준다. 임상에서 적용하기 Side Effects of Anticholinergic Drugs(항콜린작용약물의 부작용)를 참고한다.

확인하기

- ☐ 6. Parasympathetic nervous(부교감신경)는 어떻게 혈압에 영향을 미치는가?
- ☐ 7. Smooth muscle cell(민무늬근육)에 대한 parasympathetic nervous system(부교감신경계통)의 효과는 무엇인가?
  - a. Pupil(동공)
  - b. Lens(수정체)
  - c. Blood vessels serving the penis(음경의 혈관)
  - d. Digestive tract(소화관)
  - e. Urinary and digestive sphincters(비뇨기조임근과 소화기조임근)

임상에서 적용하기

Side Effects of Anticholinergic Drugs 항콜린작용약물의 부작용

많은 약물이 의도하지 않은 부작용으로 ACh 방출 또는 ACh 수용기를 차단한다. 이러한 약물은 알레르기, 호흡기질환, 위장장애와 같은 여러 질환에서 처방된다. 항콜린성약물은 광범위한 잠재적 효과를 가지고 있다. 원하지 않는 영향 중 더 흔한 증상은 다음과 같다.

- **Urinary retention(소변정체).** 항콜린성약물은 방광조임근의 부교감신경계통의 이완효과를 차단하여 소변이 지나가는 것을 더 어렵게 만든다.
- **Constipation(변비).** 항콜린성약물은 소화관의 민무늬근육의 부교감신경 영향을 차단하여, 소화가 된 음식물이 관을 통해 천천히 이동하게 되어 변비로 이어질 수 있다.
- **Dry mouth(입안건조).** 가장 흔한 항콜린성약물의 영향 중 하나이며, 부교감신경계통의 침 분비 자극 능력이 저하되어 일어난다.

14.4 항상성 II: PNS의 항상성 유지

Homeostasis Part II: PNS Maintenance of Homeostasis

학습목표

1. Sympathetic tone(교감신경긴장)과 parasympathetic tone(부교감신경긴장)에 대해 정의할 수 있다.
2. 신경계통 전체가 어떻게 항상성을 유지하는지 설명할 수 있다.

Sympathetic nervous system(교감신경계통)과 parasympathetic nervous system(부교감신경계통)은 단독으로 기능하지 않는다. 대신, 인체의 많은 조절 변수를 정상범위 내로 유지하기 위해 함께 작용한다.

Interaction of Autonomic Division
자율신경계 분지들의 상호작용

일반적으로 교감신경계통과 부교감신경계통은 서로 상반되는 작용을 하며, 각 신체기능이나 기관에 반대 효과가 있다. 이 두 계통은 항상 인체의 요구를 적절하게 충족시킬 수 있도록 균형을 유지한다. 대부분의 기관에는 두 계통의 신경세포가 분포되어 있기 때문에 가능하며, 이러한 현상을 dual innervation(이중신경분포)이라고 한다. 운동이나 응급상황에서는 교감신경계통이 우세하여 항상성을 유지하는 효과를 유발하고, 부교감신경계통은 동일한 기관을 조절하기 위해 운동 또는 응급상황이 끝났을 때 항상성 조절을 한다. 교감신경계통과 부교감신경계통의 구조와 기능적 특징에 대한

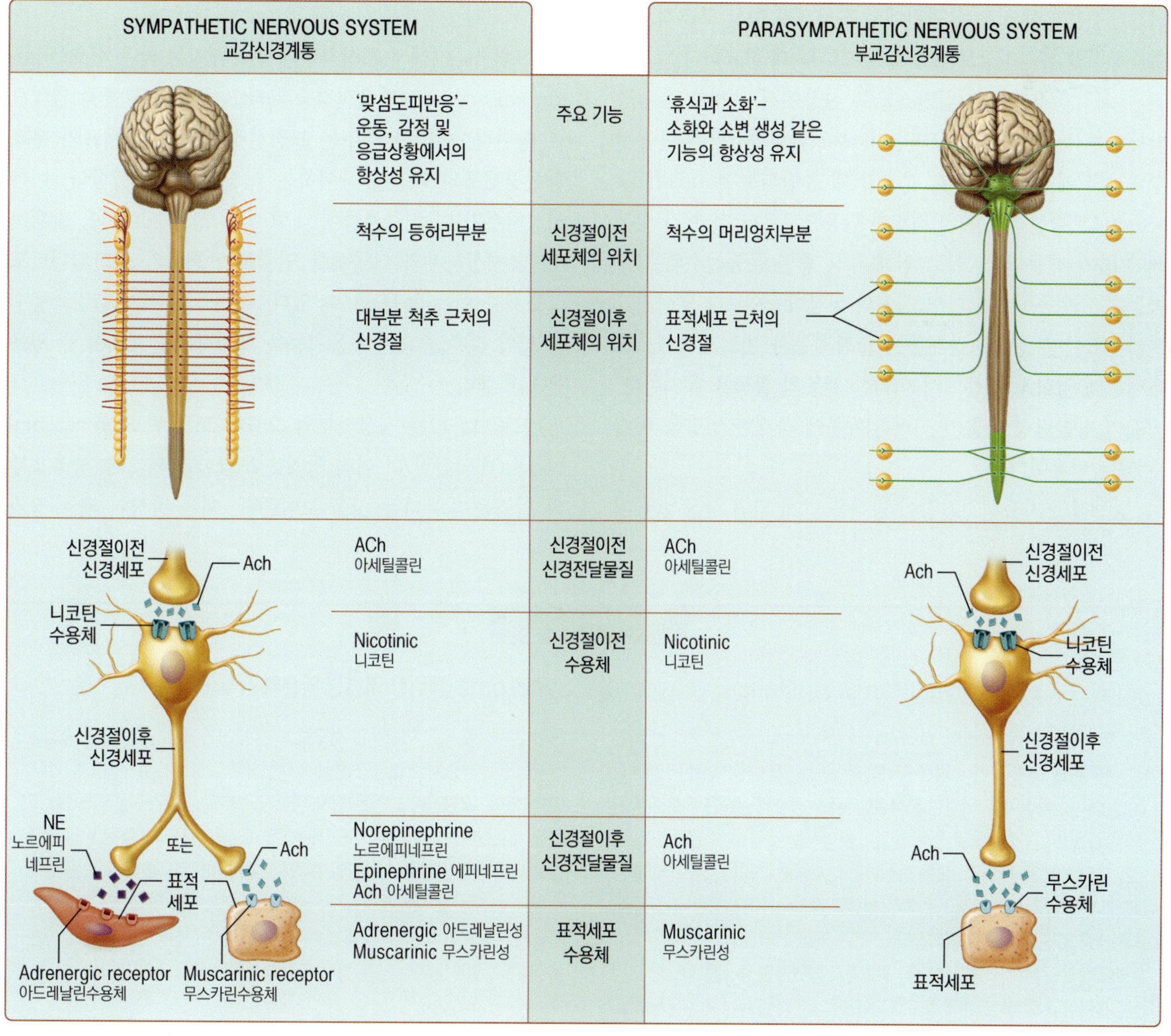

그림 14.11 교감신경계통과 부교감신경계통의 구조와 효과의 비교

비교 · 요약은 그림 14.11을 참조한다.

확인하기

- ☐ 1. Dual innervation(이중신경분포)은 무엇인가?
- ☐ 2. Sympathetic nervous system(교감신경계통)과 parasympathetic nervous system(부교감신경계통)은 어떻게 상호작용하는가?

Autonomic Tone 자율신경긴장

교감신경계통과 부교감신경계통은 둘 다 어느 정도 대부분의 시간동안 긴장을 유지한다. 각 계통의 이러한 긴장을 autonomic tone(자율신경긴장)이라고 한다. 이는 sympathetic tone(교감신경긴장)과 parasympathetic tone(부교감신경긴장)으로 분류된다. 각각의 기관에 따라 다른 정도의 교감신경긴장과 부교감신경긴장이 존재한다. 예를 들어, 교감신경계통은 일반적으로 혈관에서 우세하며 항상 부분적으로 수축상태를 유지하므로 혈압을 유지하는 데 중요하다.

부교감신경계통은 일반적으로 심장에서 우세하고 심장박동수를 분당 72회로 유지한다. 부교감신경긴장은 운동선수의 심장에서 더 강한데, 운동할 때 동반되는 sympathetic activity(교감신경활동)의 격렬한 반응으로부터 더 빨리 회복해야 하기 때문이다. 이로 인해 휴식 중인 운동선수의 심장박동수는 운동선수가 아닌 사람의 심장박동수보다 낮아지게 된다. 또한 부교감신경계통은 소화계통과 비뇨계통에서도 우세하며 정상적 수준에서 이러한 계통의 활동을 유지한다. 이것이 항콜린성 약물이 이러한 계통에 중대한 영향을 미칠 수 있는 이유이다.

정상적인 자율신경긴장이 방해를 받게 되면 항상성에 매우 중대한 영향을 미친다. **임상에서 적용하기** Postural Orthostatic Tachycardia Syndrome(체위성 기립성 빠른맥 증후군)을 참고한다.

확인하기

- ☐ 3. Autonomic tone(자율신경긴장)은 무엇인가?

Summary of Nervous System Control of Homeostasis 항상성의 신경계통 조절의 요약

항상성의 유지는 인체의 가장 필수적인 기능이며, ANS의 두 분지는 신경계통이 전반적으로 역할을 어떻게 수행하는지의 관점에서 중요하다(그림 14.12). Hypothalamus(시상하부)와 뇌줄기 그물체에 의해 조절되는 생리적 변수가 주로 중추에서 조절된다는 것을 기억하라. 이러한 작용들은 교감신경계통과부교감신경계통을 통해 말초로 매개된다.

그림 14.12에서 시상하부에서 보내지는 많은 신호는 autonomic centers(자율신경중추)라고 불리는 그물체 영역으로 향한다. 이러한 중추는 교감신경절이전신경세포와 부교감신경세포의 활동을 제어하는 신경세포를 포함한다. 비록 시상하부가 이들 중추들에 대해 어느 정도 제어력을 발휘하지만, 시상하부와 그물체를 연결하는 회로가 절단되더라도 그물체가 이 기능을 할 수 있다. 이는 그물체가 심장박동수와 혈압 같은 중요한 자율기능을 자체적으로 제어할 수 있음을 나타낸다.

그림 14.12는 시상하부와 그물체 모두 편도 및 cerebral cortex(대뇌겉질)의 여러 영역을 포함한 뇌의 고위 중추로부터 입력을 받는다는 것을 보여준다. 이는 감정이 왜 내장기

임상에서 적용하기

Postural Orthostatic Tachycardia Syndrome 체위성 기립성 빠른맥 증후군

POTS (postural orthostatic tachycardia syndrome, 체위성 기립성 빠른맥 증후군)는 누워 있거나 앉은 자세에서 일어날 때 심장박동수의 비정상적인 증가가 특징이다. 이러한 부적절한 심장박동수의 상승은 대부분 혈관 확장을 동반하여 중력으로 인해 혈압이 낮아지는 것에 의해 발생한다. 일반적으로 저혈압으로부터 오는 증상에는 어지럼증, 현기증, 피로 및 갈증이 있다. 또한 저혈압은 장기로 가는 혈류를 감소시켜 호흡곤란, 가슴통증, 사지냉증 및 근육 약화로 이어진다.

POTS의 근본적인 원인은 아직 밝혀지지 않았지만 증상은 과도한 교감신경활동이나 에피네프린과 노르에피네프린에 대한 교감신경수용체의 과도한 민감성에 의한 이차적인 것으로 보인다. 보통 교감신경계통은 혈압을 일시적으로 상승시켜 혈류가 중력에 대항하여 일정하게 유지되도록 한다. 일반적으로 교감신경 반응은 점차 약해지고 부교감신경은 심장박동수 조절을 재개한다. 그러나 POTS를 사용하면 교감신경자극에 대한 반응이 과장되어 특징적인 증상을 유발할 수 있다. 일반적으로 POTS 치료는 물과 소금의 섭취를 늘리는 것과 같은 식이요법, 운동처방 및 교감신경수용체 차단제 복용으로 이어진다. 대부분의 환자에게서 증상이 점진적으로 개선될 것이고, 일부 환자는 남은 생애 동안 어려움을 겪을 수도 있다.

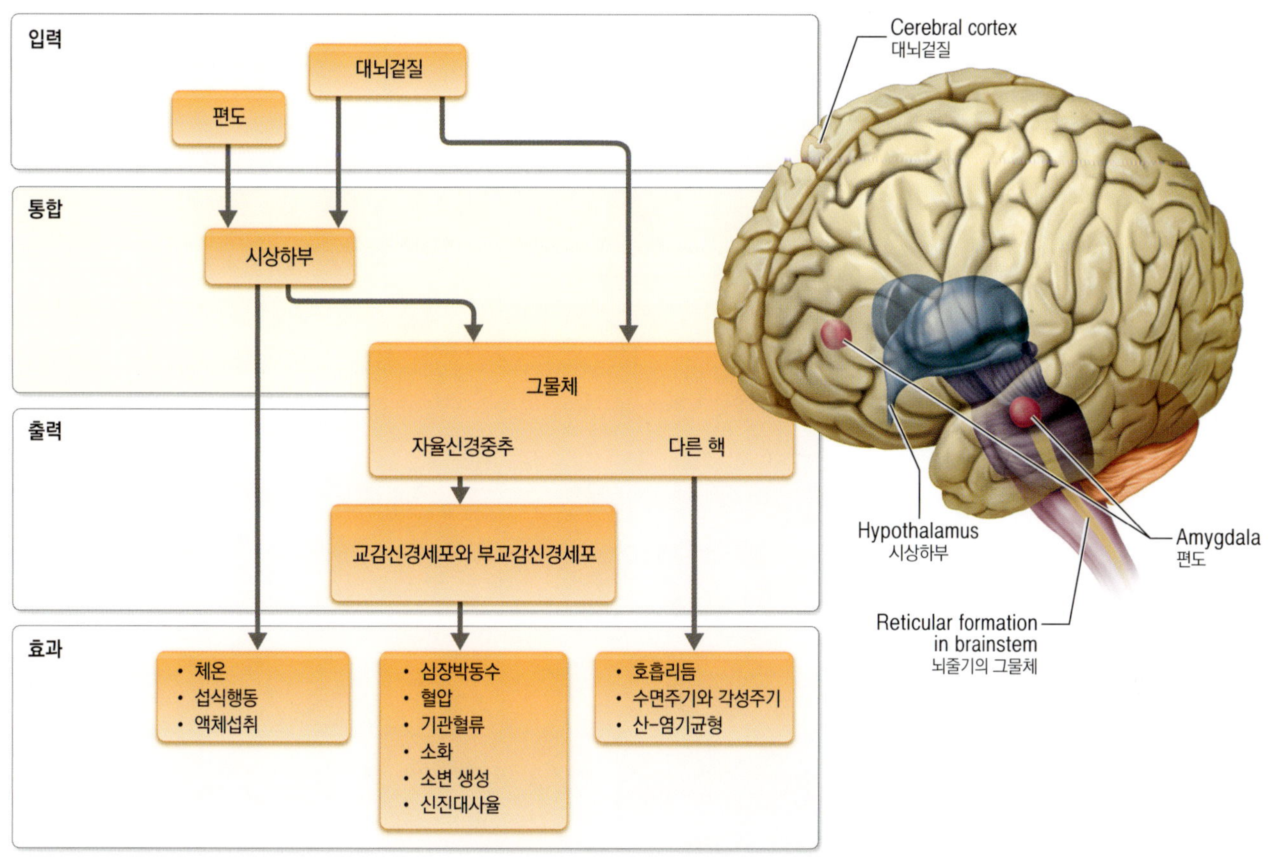

그림 14.12 항상성의 신경계통 조절의 요약

능에 중대한 영향을 미치는지를 부분적으로 설명한다. 대뇌겉질과 amygdala(편도)가 중재하는 흥분상태는 시상하부, 그물체, 마지막으로 ANS로 이어지고, 교감신경활동인 심장박동수가 증가하고 혈압이 상승하며 동공확장 등의 기타 증상이 나타난다.

신경계통이 항상성 유지에 중요한 역할을 하지만, 다음에 학습할 내분비계통도 항상성 유지에 기여한다.

확인하기

☐ 4. CNS는 ANS에 대한 통제권을 어떻게 중재하는가?

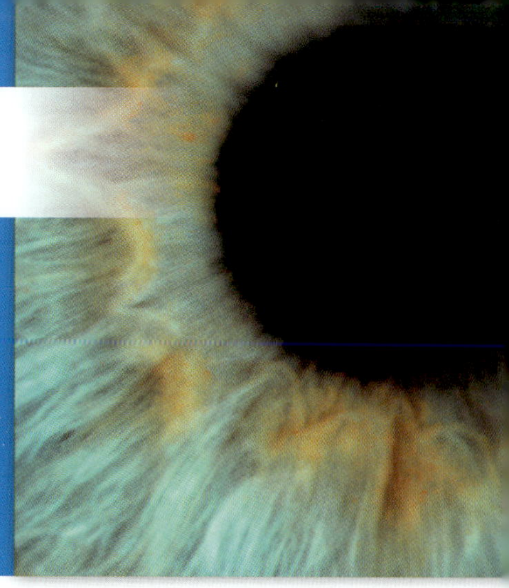

15

Special Sense
특수감각

Special sense(특수감각)에 대해 학습함으로써 쓰러지는 나무에 의해 생성된 소리와 이를 감지하는 특화된 수용기를 구별하게 될 것이다. 이 장에서는 소리, 아로마 향, 빛과 같은 자극을 감지하고, 이를 action potential(활동전위)로 변환한 다음, 해석하는 특수감각의 역할에 대해 살펴볼 것이다.

15.1 특수감각의 개요

Overview of the Special Sense

학습목표

1. Sensory transduction(감각전달)의 기본 과정에 대해 설명할 수 있다.
2. General sense(일반감각)와 special sense(특수감각)를 비교 · 설명할 수 있다.

Special sense(특수감각)는 머리부위에 위치한 감각기관으로부터 특정한 자극을 전달하는 감각기관이다. 특수감각은 크게 4가지 특별한 감각인 olfaction(후각), gustation(미각), vision(시각), audition(청각) 외에 평형 또는 균형을 유지하는 vestibular sensation(안뜰감각, 전정감각)으로 나뉜다.

Comparison of the General and Special Sense
일반감각과 특수감각의 비교

특수감각을 학습하기 전, 일반감각과 특수감각이 어떻게 다른지 살펴보자(그림 15.1).

- **자극 감지.** 일반감각은 통각, 촉각, 온도감각과 같은 자극을 감지하고, 특수감각기관은 매우 특정한 자극인 빛, 소리, 머리의 움직임이나 맛과 냄새 등을 감지한다.
- **감각수용기의 구조.** 일반감각에서 자극은 감각신경세포의 수용기 종말에서 감지된다. 이러한 수용기는 상대적으로 단순한 구조를 가지며, 피부와 내장 등 인체의 전반에 걸쳐 위치한다. 반면, 특수감각 수용기는 신경세포가 아닌 특수감각 자극을 감지하는 특화된 세포이다. 감각기관은 이러한 자극을 neurotransmitter(신경전달물질)를 통해 신경세포로 전달되는 전기신호로 변환한다. 후각은 수용기세포가 신경세포인 유일한 특수감각이다.

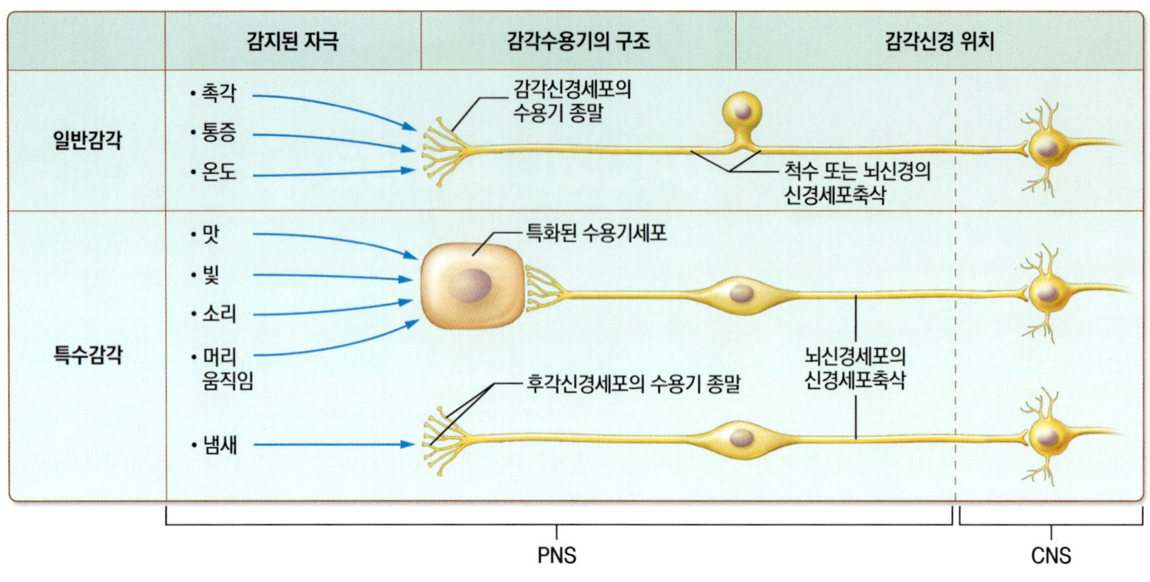

그림 15.1 일반감각과 특수감각의 비교

- **감각신경의 위치.** 일반감각 자극은 척수신경과 뇌신경 모두에 위치한 신경세포의 축삭에 의해 CNS (central nervous system, 중추신경계통)로 전달된다. 그러나 특수감각기관은 모두 머리부위에 위치하므로 뇌신경의 신경세포축삭에서만 감각자극을 전달한다.

확인하기

☐ 1. General sense(일반감각)와 special sense(특수감각)의 두 가지 큰 차이점은 무엇인가?

Sensory Transduction 감각전달

일반감각은 촉각, 통각 및 온도감각을 감지할 수 있는 특화된 수용기 종말을 가지고 있다. 이러한 자극은 CNS에 도달하는 활동전위를 생성하기 위해 감각신경세포의 안정막전위를 변화시킨다.

특수감각은 빛, 화학물질 또는 소리와 같은 자극을 감지하여 활동전위로 변환시킨다. 이러한 활동전위는 말초신경세포의 축삭을 통해 CNS로 전달된다.

일반 및 특수감각자극은 sensory nuclei(감각핵)에 의해 먼저 처리되고, 인지와 식별을 위해 시상 및 일차겉질영역으로 전달된다. 이후 감각신호는 더 깊은 해석과 통합을 위해 연합영역으로 전달된다.

확인하기

☐ 2. Sensory transduction(감각전달)은 무엇인가?

15.2 후각

Olfaction

학습목표

1. Olfactory receptor(후각수용기)의 위치를 설명할 수 있다.
2. 냄새가 어떻게 후각수용기를 활성화하는지 설명할 수 있다.
3. 후각수용기에서 뇌의 여러 부위에 이르는 활동전위의 경로를 설명할 수 있다.

후각계통은 공기 중의 후각자극제 또는 화학물질의 존재를 감지하게 해준다. 감지된 후각감각은 후각자극제의 화학신호를 뇌에서 해석 가능한 전기신호로 변환한다. 대략 400,000개의 후각자극제 냄새를 맡을 수 있는데, 그 중 약 80%는 불쾌한 냄새이다. 이는 후각이 연기와 같은 위험한 화학물질의 존재를 경고하는 동물의 보호역할을 하기 때문이다.

Structure of Olfaction 후각의 구조

후각은 코안의 위쪽 부분에 위치한 olfactory epithelium(후각상피)에서 시작된다(그림 15.2a). 후각상피는 다음 3가지 종류의 세포를 가지고 있다(그림 15.2b와 c).

- **Olfactory neuron(후각신경세포).** 후각자극제를 감지하는 변형된 두극신경세포이다. 후각신경세포는 neurotransmitter(신경전달물질)보다는 공기 중의 특정 화학물질의 존재에 반응하기 때문에 chemoreceptor(화학수용기)로 알려져 있다. 인간은 약 1천만 개의 후각신경세포

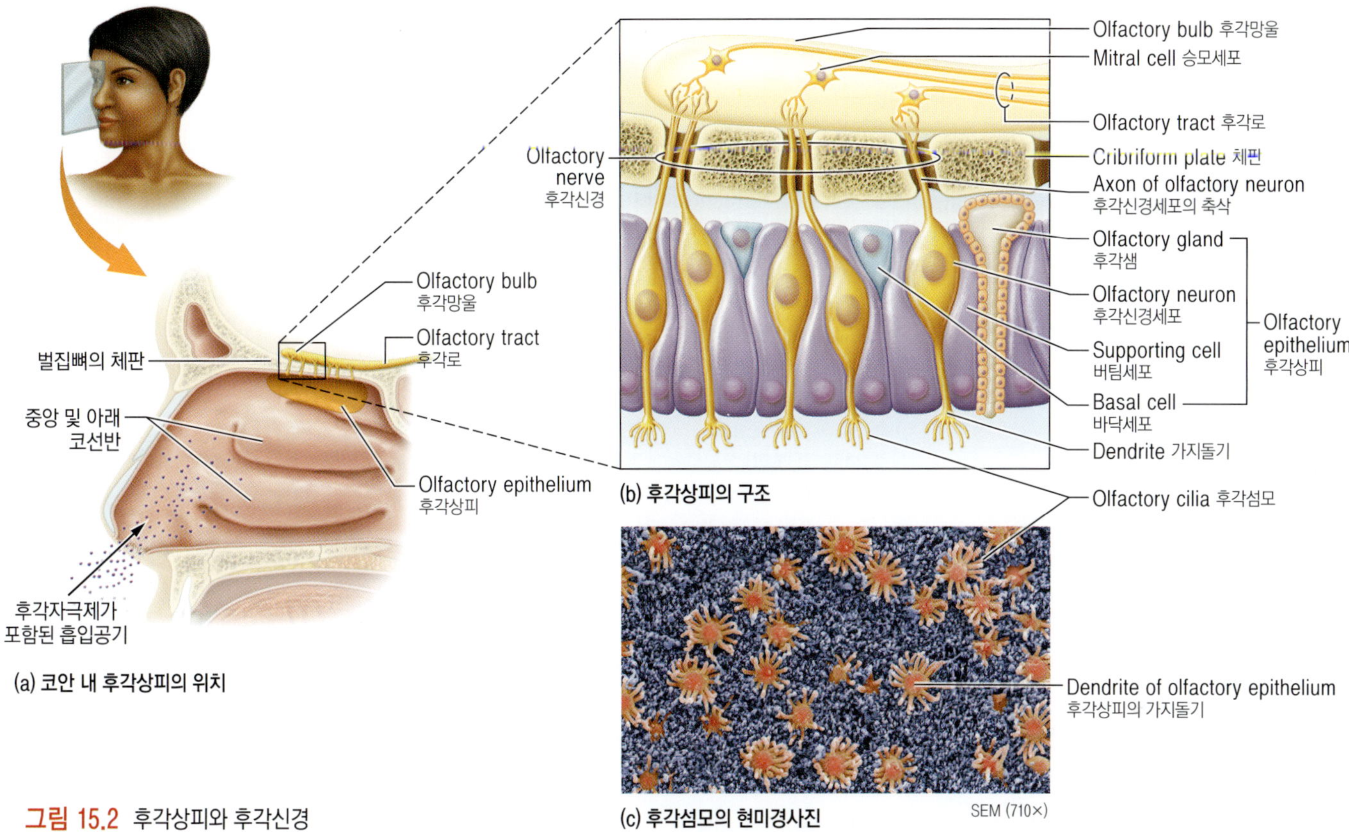

(a) 코안 내 후각상피의 위치

(b) 후각상피의 구조

(c) 후각섬모의 현미경사진

그림 15.2 후각상피와 후각신경

를 가지고 있지만, 예민한 냄새감각을 가진 개와 같은 동물은 수십억 개를 가지고 있다. 후각신경세포는 변형된 dendrite(가지돌기), 세포체 및 축삭으로 이루어져 있으며, 변형된 가지돌기가 코안의 천정으로 돌출되어 있다. 그리고 가지돌기는 후각자극제에 반응하는 olfactory cilia(후각섬모)를 가지고 있다(그림 15.2c). 후각신경세포의 축삭은 olfactory nerve(후각신경, 뇌신경 I)를 형성한다. 이 축삭들은 olfactory bulb(후각망울)에서 mitral cell(승모세포)과 시냅스함으로써 종결되며, 이어 olfactory tract(후각로)로 이어진다. 후각망울은 ethmoid bone(벌집뼈, 사골)보다 바로 위 또는 뇌의 이마엽 바로 아래 위치해 있다. 후각망울에는 수많은 후각수용기세포가 모여있어 냄새를 식별하고 뇌의 다른 부위에 후각자극을 전달한다(그림 15.2a와 b).

- **Basal cell(바닥세포).** 후각신경세포로 발달하는 줄기세포이다. 후각신경세포는 많은 노출로 인해 수명이 30~60일 밖에 되지 않는다. Basal cell(바닥세포, 기저세포)은 후각신경세포가 지속적으로 교체되도록 한다.
- **Supporting cell(버팀세포).** 후각신경세포를 둘러싸는 원주세포이며, 후각신경세포를 지지 · 보호한다.

확인하기

- ☐ 1. Olfactory epithelium(후각상피)은 어디에 위치하는가?
- ☐ 2. 후각상피는 어떤 종류의 세포로 이루어지는가?
- ☐ 3. Olfactory neuron(후각신경세포)의 구조는 어떠한가?

Physiology of Olfaction 후각 생리학

후각자극제는 공기전파를 통해 코안으로 운반되고, 희미한 냄새가 나는 것을 감지하면 냄새를 맡기 위해 공기를 더 빠르고 깊게 흡입한다. 이는 후각자극제가 후각상피와 접촉하도록 한다. 후각자극제가 후각상피와 접촉하게 되면 후각신경세포에 의해 감지되어 뇌의 특정 부분으로 전달되는 일련의 action potential(활동전위)이 시작되어 냄새를 식별할 수 있게 한다.

Activation of Olfactory Receptor
후각수용기의 활성화

대부분의 후각자극제가 후각상피에 도달하면, 후각결합단백질과 결합해 후각섬모의 수용기로 운반된다. 후각자극제가 수용기에 도달하면 다음과 같은 현상이 일어난다(그림 15.3).

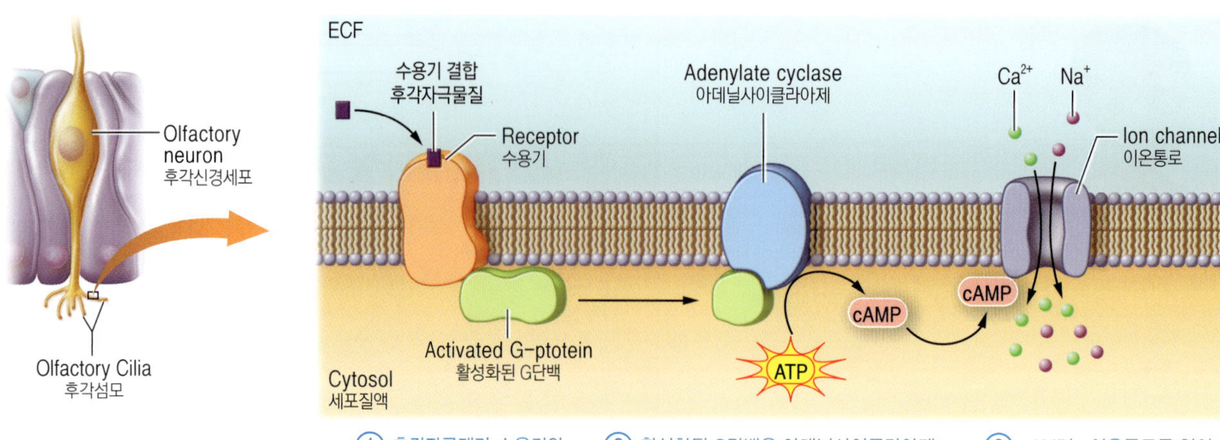

① 후각자극제가 수용기와 결합하여 G단백이 활성화된다.

② 활성화된 G단백은 아데닐사이클라아제 효소를 자극하여 ATP를 cAMP로 변환하도록 만든다.

③ cAMP는 이온통로를 열어 Na^{+}와 Ca^{2+}가 세포 내로 들어오는 것을 허용한다.

그림 15.3 후각신경세포에서 후각의 전달

① **후각자극제가 수용기와 결합하여 G단백이 활성화된다.** 활성화된 G단백은 수용기로부터 분리된다.

② **활성화된 G단백은 아데닐사이클라아제 효소를 자극하여 ATP를 cAMP로 변환하도록 만든다.**

③ **cAMP는 이온통로를 열어 Na^{+}와 Ca^{2+}가 세포 내로 들어오는 것을 허용한다.** 이러한 이온이 세포 내로 들어가면 후각신경세포의 막을 탈분극시키는 국소전위가 생긴다. 충분한 국소 탈분극이 더해져 축삭둔덕에서 문턱값에 도달하면 활동전위가 유발된다.

인간은 약 400,000개의 다른 냄새를 감지할 수 있지만, 수용기 단백질을 위한 유전자 코딩을 약 350개만 가지고 있다. 그러나 각각의 후각자극제는 두 가지 이상의 냄새를 결합시킬 수 있고, 자극을 받은 수용기의 조합으로 특정한 냄새를 식별한다.

Olfactory Pathway 후각경로

냄새를 감지하고 식별하려면 후각자극을 CNS로 전달하여 뇌의 다양한 영역에 전달해야 한다.

① **후각신경세포의 축삭은 후각자극을 후각망울로 운반한다.** 후각신경세포의 축삭은 이마엽 바로 아래의 후각망울에서 끝난다. 축삭종말은 mitral cell(승모세포)의 가지돌기와 시냅스하고, 가지돌기에서 국소탈분극을 유발한다. 만약 충분한 국소탈분극이 유발되면, 승모세포는 활동전위를 갖게 된다.

② **후각자극은 후각망울에서 관자엽의 일차후각겉질로 이동한다.** 활동전위가 시작되면 후각로의 대부분을 구성하는 승모세포의 축삭을 따라 이동한다. 이 자극은 primary olfactory cortex(일차후각겉질)로 이동하는데, 아래안쪽 관자엽에 위치한다. 다른 감각과 달리 후각경로는 시상으로 뻗어 있지 않으며, 대뇌로 가기 전 시상에서 처리되지 않는다.

임상에서 적용하기 Anosmia(후각상실증)를 참고한다. Olfactory cortex(후각겉질)의 신경세포는 편도, 해마, 시상하부

임상에서 적용하기

Anosmia 후각상실증

후각을 잃는다는 것은 시력이나 청력을 잃는 것만큼 심각하지 않을 수도 있지만, anosmia(후각상실증)는 매우 큰 문제이다. 후각상실증을 가진 사람은 담배 연기나 상한 음식의 냄새를 감지하지 못해서 영양실조로 고통을 겪을 수도 있다. 즉, 후각은 미각에 상당한 기여를 한다. 그래서 음식에 흥미를 잃을 수도 있다.

다양한 이유로 후각상실증 또는 hyposmia(후각저하)를 초래할 수 있다. 후각상피에 공기가 도달하는 것을 막는 것은 무엇이든 후각을 방해한다. 예를 들어 코안 폴립, 비뚤어진 코 중격, 호흡기 감염이나 알레르기 반응으로 인해 부어오른 호흡상피 등이 있다. 이러한 경우, 일시적으로 후각기능이 상실될 수 있다.

후각기능의 영구적 상실이 올 수도 있다. 어느 부위든 후각 신경경로를 손상시키는 머리 손상은 후각을 방해할 수 있다. 후각신경은 체판의 골절에 특히 취약하다. 알츠하이머 병이나 파킨슨병으로 인한 신경성 퇴화는 종종 냄새감각을 약화시킨다. 후각저하가 알츠하이머 병의 초기 증상일 수도 있다는 연구 결과도 있다. 또한 후각저하는 노화와 함께 자연스럽게 발생하는데, 후각신경세포가 후각상피의 바닥세포에 의해 적게 교체되기 때문이다. 그 과정은 점진적으로 일어나며 60세 이후에 두드러진다.

및 둘레계통 등에서 다른 신경세포와 접촉한다. 이는 냄새에 대한 정서적인 반응뿐만 아니라 타액 분비, 성적 흥분 및 메스꺼움과 같은 내장반응을 유발한다.

확인하기

- ☐ 4. Odorants(후각자극제)가 수용기와 결합할 때, olfactory neuron(후각신경세포)에 어떤 일이 일어나는가?
- ☐ 5. 인간은 제한된 수의 olfactory receptor(후각수용기)를 가지고 어떻게 다양한 냄새를 감지할 수 있는가?

15.3 미각

Gustation

학습목표

1. Taste bud(맛봉오리)의 구조와 위치에 대해 설명할 수 있다.
2. 화학물질이 침에 녹아서 taste receptor(미각수용기)를 어떻게 활성화시키는지에 대해 설명할 수 있다.
3. 미각수용기로부터 뇌의 다양한 부분으로 이동하는 활동전위의 경로를 설명할 수 있다.
4. 5가지의 일차미각에 대해 설명할 수 있다.

음식의 맛은 다양한 종류의 감각을 포함한다. 실제로 맛의 대부분은 코안과 인두를 통해 olfactory epithelium(후각상피)에 도달하는 음식의 냄새이다. 이는 감기에 걸렸을 때와 같이 코가 막히면 음식의 맛이 느껴지지 않는 이유이다. 음식의 온도나 질감 등은 일반감각신경세포에 의해 감지된다. 일부 음식은 따뜻할 때 '맛'이 더 좋고, 일부는 맛이 좋음에도 불구하고 음식의 질감은 매력적이지 않을 수도 있다. 실제로 매운 음식은 trigeminal nerve(삼차신경, V)에서 통증과 열에 대한 수용기를 자극하여 '매운 맛' 또는 '뜨겁다'로 해석한다.

후각과 마찬가지로 미각은 화학물질에 반응하는 chemoreceptor(화학수용기)를 포함하고 있다. 맛은 입안과 혀에 분산되어 있는 taste bud(맛봉오리)의 특화된 수용기세포의 자극으로 시작된다. 맛봉오리는 CNS에 자극을 전달하는 감각신경세포와 접촉한다.

Structure of Gustation: Taste Bud

미각의 구조: 맛봉오리

혀는 둥그런 돌기와 같은 papilla(유두)로 덮혀 있다. 유두는 모양에 따라 4가지로 분류된다(그림 15.4a).

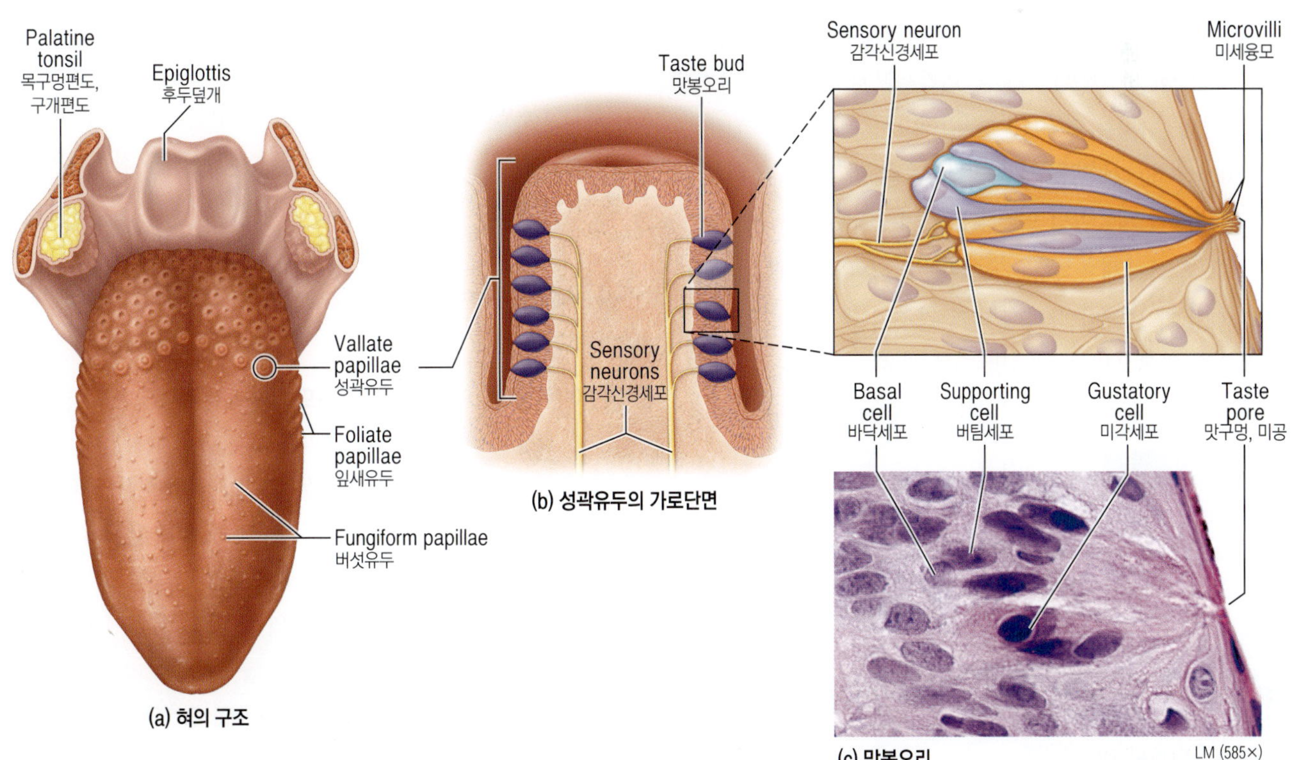

그림 15.4 혀와 맛봉오리의 해부

- **Vallate papilla (circumvallate papilla, 성곽유두).** 가장 크고 둥근천장 모양으로 각각 수백 개의 맛봉오리를 가지고 있다(그림 15.4b).
- **Fungiform papilla(버섯유두).** 버섯 모양으로 각각 몇 개의 맛봉오리를 가지고 있다.
- **Foliate papilla(잎새유두).** 혀의 각 가쪽면에 있는 융기부분으로 어린 시절에만 있으며, 맛봉오리를 가지고 있다.
- **Filiform papilla(실모양유두).** 길고 얇은 원통이 혀에 흩어져 있으며, 맛봉오리는 없지만 음식의 질감과 온도를 감지하는 감각신경종말을 가지고 있다.

맛봉오리는 전형적으로 유두의 옆 표면에 위치하고, 3종류의 세포를 포함하고 있다(그림 15.4c).

- **Gustatory cell (taste cell, 미각세포).** 상이한 맛을 감지하고, 수용기를 포함한 microvilli(미세융모)가 있는 전문화된 상피세포이다. 미세융모는 세포의 꼭대기 표면에서 발견되며, taste pore(맛구멍)라고 불리는 유두 표면의 작은 주머니로 돌출한다. 미각세포의 바닥 끝은 facial nerve(얼굴신경, 안면신경, VII), glossopharyngeal nerve(혀인두신경, 설인신경, IX) 또는 vagus nerve(미주신경, X)를 통해 CNS에 미각자극을 전달하는 감각신경세포의 수용기 종말과 함께 시냅스를 형성한다. 전형적인 맛봉오리는 대략 100개의 미각세포를 포함한다.
- **Basal cell(바닥세포).** 새로운 미각세포로 분화하는 줄기세포이며, 수명은 단지 10~14일이다.
- **Supporting cell(버팀세포).** 미각세포를 둘러싸고 있어 물리적 지지를 제공하며 미각에는 관여하지 않는다.

미각은 바닥세포 수가 감소하고 퇴화된 세포가 교체되지 않기 때문에 사람의 나이에 따라 감소하는 경향이 있다. 일반적으로 맛봉오리는 약 1만 개를 가지고 태어나지만 성년기에 절반을 잃고, 50세 이후에는 더 많이 감소된다.

확인하기

- ☐ 1. Taste bud(맛봉오리)는 어디에 위치하고 있는가?
- ☐ 2. Gustatory cell(미각세포)은 어떻게 감각신경세포를 자극하는가?
- ☐ 3. Basal cell(바닥세포)과 supporting cell(버팀세포)의 역할은 무엇인가?

Physiology of Gustation 미각의 생리학

Taste Sensation 미각

일반적으로 미각은 5개로 분류되는 다양한 화학물질 검출에 의존한다.

- **Sweet taste(단맛).** 주로 포도당이나 과당 같은 단순한 당분에 의한 것이다.
- **Sour tastes(신맛).** H^+ (hydrogen ion, 수소이온)에 의해 만들어지고 레몬주스의 구연산에서 발견된다.
- **Salty(짠맛).** 음식은 Na^+ (sodium ion, 소듐이온) 및 K^+ (potassium ion, 포타슘이온)와 같은 금속이온으로 짠맛이 난다.
- **Bitter(쓴맛).** 커피, 식물의 독, 썩은 냄새가 나는 음식에서 발견되는 것 같이 알칼로이드와 같은 화합물에 의해 전해진다. 독성을 가진 많은 물질이 쓴맛을 내기 때문에 인간은 보호기능을 하는 쓴맛에 가장 민감하다.
- **Umami(감칠맛, 우마미).** 고기나 육수같은 맛으로, glutamic acid(글루탐산) 또는 다른 아미노산에 의해 생성된다.

미각자극은 미각세포가 미세융모에 있는 수용기에 결합할 때 감지된다. Taste receptor(미각수용기)는 반응하는 물질에 따라 분류되며 전형적으로 한 종류의 수용기만이 미각세포에서 발견된다. 음식의 독특한 풍미는 미각분자와 이를 활성화하는 미각수용기(다른 감각성분, 특히 후각)의 독특한 조합에 의해 느낀다.

Activation of Taste Receptor 미각수용기의 활성화

미각수용기를 활성화하는 첫 번째 단계는 맛을 자극하는 물질이 맛봉오리와 접촉하도록 하는 것이다. 이는 대부분 물질이 녹는 침의 도움으로 이루어진다. 그러므로 침은 맛에 중요한 역할을 담당한다.

미각자극이 미각세포에 도달하면 전기신호로 옮겨져야 하는데, 이는 미각세포의 탈분극에서 시작하여 여러 단계를 거쳐 발생한다(그림 15.5).

① **이온 움직임의 변화는 미각세포 막을 탈분극시킨다.** 특정 이온 움직임은 특정 미각에 따라 달라진다. 예를 들어, 짠 음식의 Na^+와 신 음식의 H^+는 직접 이온통로를 통해 세포의 탈분극을 위해 이동한다. 그러나 쓰고 달고 감칠맛을 느끼게 하는 수용기는 K^+ 누출통로를 간접적으로 닫는 G 단백을 활성화한다. 세포 외의 K^+의 움직임이 감소하면 점진적인 탈분극화가 발생한다.

② **막의 탈분극은 전압작동 Ca^{2+} 통로를 열고 Ca^{2+}가 세포 내로 들어간다.** 탈분극은 국소전위를 일으킨다. 그러나 신경세포와 다르게 미각세포는 보통 활동전위를 생성하지 않는다.

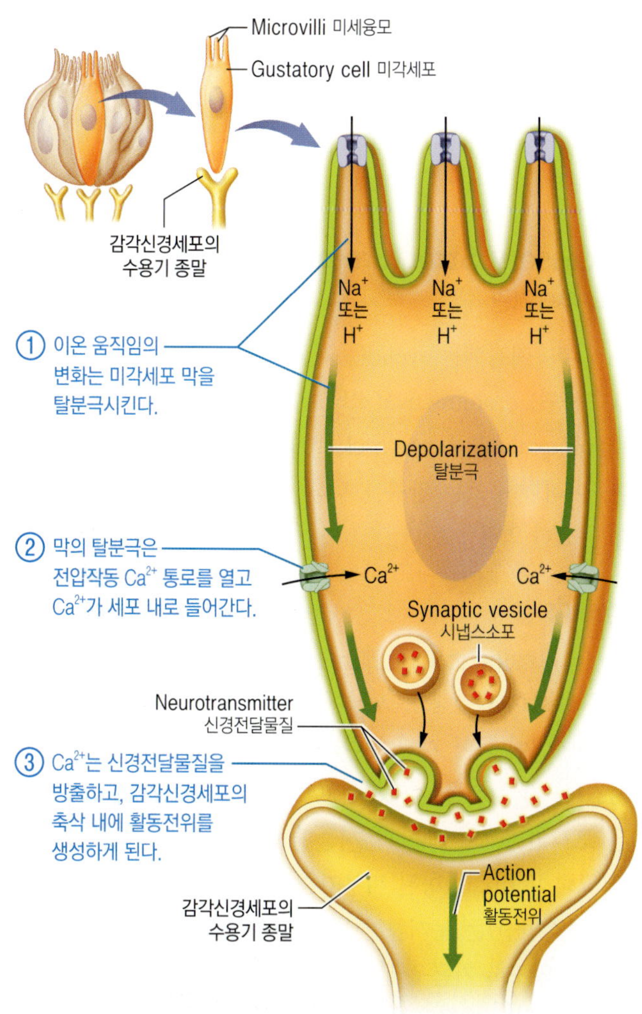

그림 15.5 미각세포에서 짠맛과 신맛의 변환

미각세포는 국소전위가 빠르게 세포막으로 퍼질 수 있는 정도로 작아서 활동전위가 불필요하다.

③ **Ca^{2+}는 신경전달물질을 방출하고, 감각신경세포의 축삭 내에 활동전위를 생성하게 된다.** 미각세포는 serotonin(세로토닌), glutamate(글루탐산염), acetylcholine(아세틸콜린) 및 GABA (gamma aminobutyric acid, 감마아미노부티르산)를 포함한 다양한 신경전달물질을 방출한다.

확인하기

☐ 4. 어떤 종류의 화학물질이 각각 5가지 미각을 생산하는가?

☐ 5. Gustatory cell(미각세포)이 어떻게 화학적인 맛을 action potential (활동전위)로 변화시키는가?

Gustatory Pathway 미각경로

미각자극은 감각신경세포를 통해 CNS로 전달되며, 이를 통해 뇌의 여러 부분으로 전달되어 처리된다(그림 15.6).

① **얼굴신경, 혀인두신경, 미주신경의 축삭이 미각자극을 혀에서부터 CNS로 운반한다.** 얼굴신경은 혀의 앞쪽 2/3 부분, 혀인두신경은 혀의 뒤쪽 1/3 부분의 미각자극을 CNS로 전달한다. 미주신경은 미각에서의 역할이 미미하며, 맛봉오리는 혀 아래와 뒤쪽 입천장에 흩어져 있다.

② **3개 신경의 축삭은 숨뇌의 고립로핵에서 중심 감각신경세포에 시**

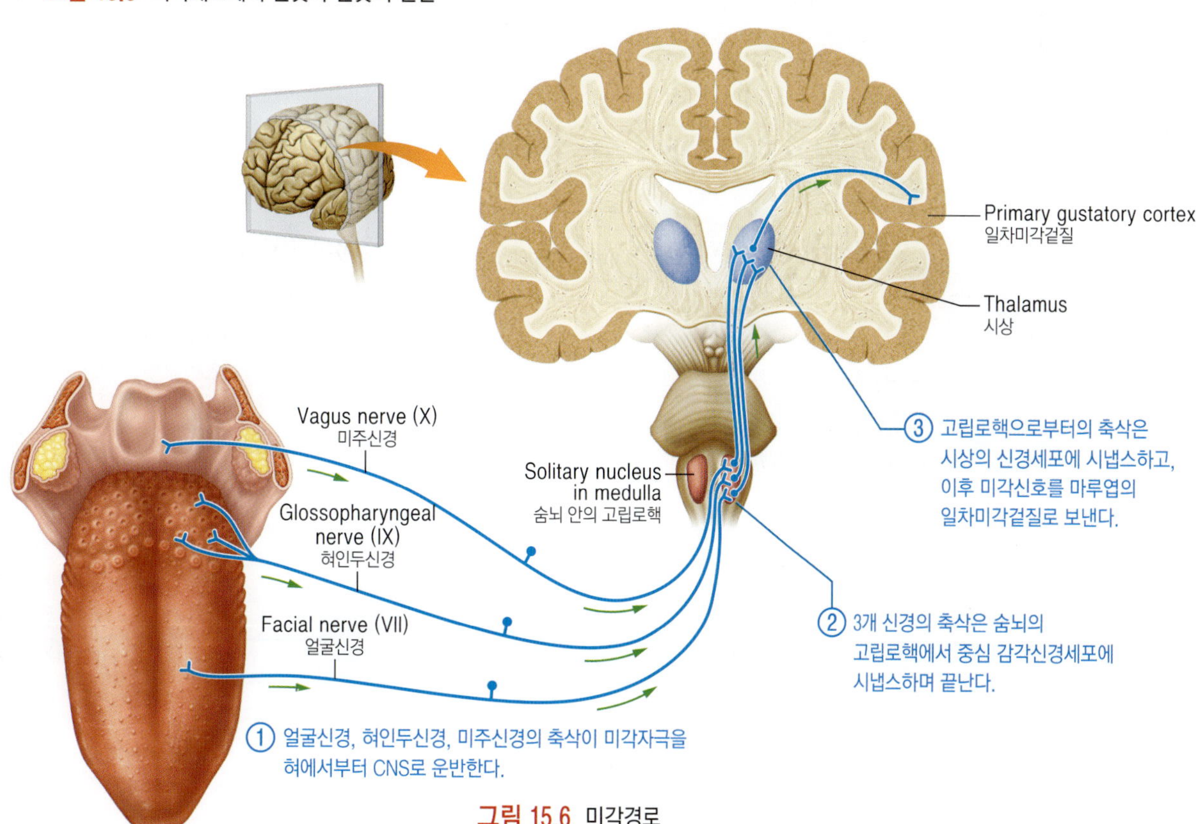

그림 15.6 미각경로

냅스하며 끝난다. Solitary nucleus(고립로핵)는 숨뇌의 기둥 안에 위치한 세포체의 집합으로 미각자극 축삭과 시냅스한다. 고립로핵 안의 몇몇 신경세포는 얼굴신경과 혀인두신경의 부교감신경세포와 연결되어 침의 반사적인 생산에 관여한다.

③ **고립로핵으로부터의 축삭은 시상의 신경세포에 시냅스하고, 이후 미각신호를 마루엽의 일차미각겉질로 보낸다.** Primary gustatory cortex(일차미각겉질)는 들어오는 자극을 통합하여 특정한 맛을 식별한다.

확인하기

- ☐ 6. 어떤 cranial nerve(뇌신경)가 미각을 CNS로 보내는가?
- ☐ 7. 뇌의 어느 부분이 특정 맛을 식별하는가?

15.4 눈의 해부

Anatomy of the Eye

학습목표

1. 눈의 부속기관에 대한 구조와 기능에 대해 논의할 수 있다.
2. Extrinsic eye muscle(바깥눈근육)의 신경분포와 작용에 대해 설명할 수 있다.
3. Eyeball(안구)의 3개의 층에 대해 정의하고 설명할 수 있다.
4. Retina(망막)의 구조에 대해 설명할 수 있다.

눈은 크게 두 가지 주요 부분으로 구분된다. Eyeball(안구) 자체와 안구를 지지, 보호 또는 움직이는 안구 주위를 둘러싼 부속기관으로 나뉜다.

Accessory Structure of the Eye
눈의 부속기관

눈의 부속기관에는 eyelid(눈꺼풀), eyebrow(눈썹), eyelash(속눈썹), conjunctiva(결막), lacrimal apparatus(눈물기관) 및 extrinsic eye muscle(바깥눈근육, 외안근)이 포함된다. 이러한 구조는 안구를 부상으로부터 보호하고 움직이는 데 중요한 역할을 한다.

Eyelids 눈꺼풀

Eyelids (palpebrae, 눈꺼풀)는 눈확의 앞부분을 덮는 2개의 얇은 주름이다(**그림 15.7a**). 눈꺼풀은 눈을 깜박이는 중, 눈에 이물질이 들어 가지 못하게 하고, 눈 표면에 눈물을 분산시킨다. 각 눈꺼풀은 조밀하고 일정한 콜라겐결합조직의 얇은 조각인 tarsal plate(눈꺼풀판, 안검판)에 의해 뻣뻣해진다(**그림 15.7b**). 변형된 피부기름샘인 tarsal gland(눈꺼풀판샘, 안검판선)는 눈꺼풀판 내에 위치하고 눈꺼풀이 서로 달라붙지 않도록 기름을 분비한다.

두 개의 뼈대근육이 눈꺼풀을 움직인다. 위와 아래 눈꺼풀에는 orbicularis oculi muscle(눈둘레근, 안륜근)의 일부가 포함되어 있어 눈을 꽉 감을 수 있게 한다. Levator pal-

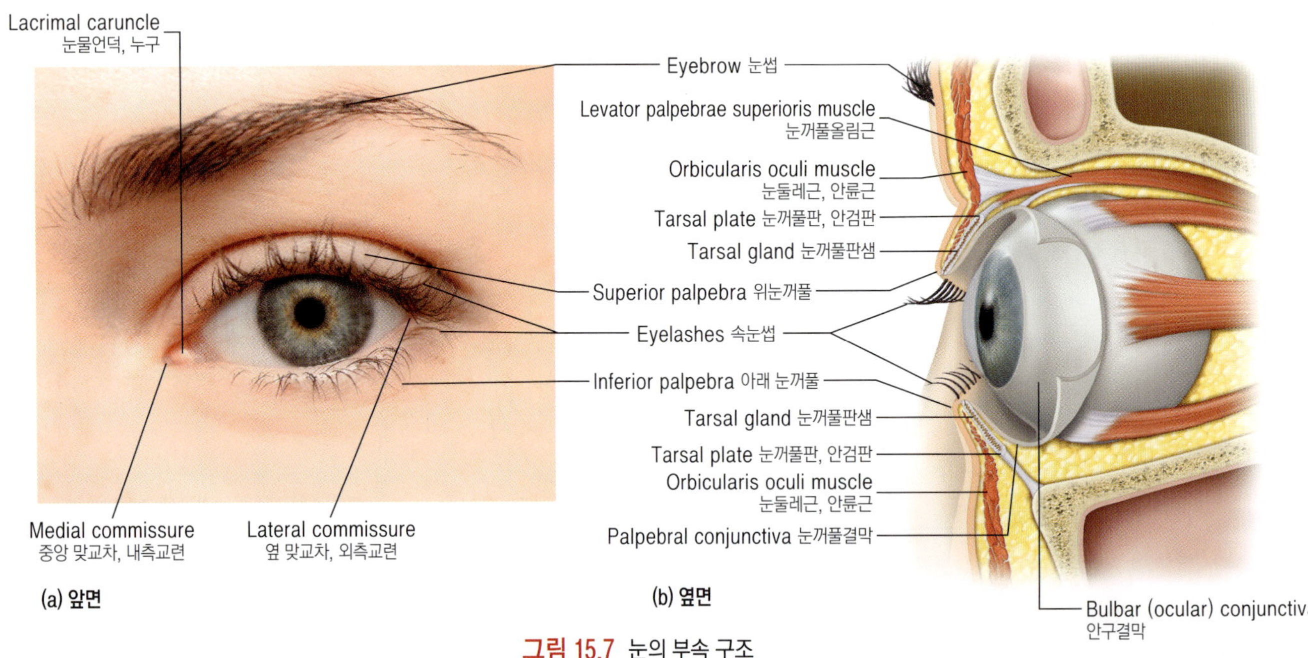

그림 15.7 눈의 부속 구조

pebrae superioris muscle(눈꺼풀올림근, 안검거근)은 위쪽 눈꺼풀을 들어 올린다.

Eyebrow and Eyelashes 눈썹과 속눈썹

눈썹과 속눈썹은 보호기능을 한다(그림 15.7). 눈썹은 땀이 눈에 들어가지 않도록 막아주고, 밝은 빛으로부터 눈부심을 줄이고 표정을 만드는데 중요한 역할을 한다. 속눈썹은 위와 아래 눈꺼풀의 가장자리에 위치한 뻣뻣한 모발이다. 속눈썹의 끝에는 신경분포가 풍부하여 작은 접촉에도 눈을 깜박거리게 하여 눈 부상의 위험을 줄인다.

Conjunctiva 결막

Conjunctiva(결막)는 얇은 상피 막으로 눈꺼풀의 뒤쪽 표면에 있고, bulbar conjunctiva (ocular conjunctiva, 안구결막)가 되어 안구 뒤쪽에서 눈의 흰자위 부분의 표면을 덮고 있다(그림 15.7b). 결막은 반투명하므로 그 아래에 있는 작은 혈관을 볼 수 있다. 결막의 염증은 conjunctivitis(결막염)라고 불리며, 바이러스성 또는 세균성 감염으로 전염성이 높다.

Lacrimal Apparatus 눈물기관

Lacrimal apparatus(눈물기관, 누기관)는 눈물을 생성하고 빠져나가도록 한다. Lacrimal gland(눈물샘)는 안구의 위 옆쪽에 위치하는데, 결막 바로 뒤쪽이다(그림 15.8a). 자율신경 세포에 의해 자극을 받으면 미세한 관이 눈물과 점액을 결막 주머니로 분출시켜 먼지와 잔해를 씻어 낸다.

눈물은 눈꺼풀의 내측 가장자리에 있는 작은 구멍인 lacrimal punctum(눈물점, 누점)으로 들어가고, 이 눈물점은 lacrimal canaliculi(눈물소관, 누소관)라고 불리는 작은 노관으로 연결되어 있다. 이 관은 lacrimal sac(눈물주머니, 누낭)을 거쳐 코안으로 연결되는 nasolacrimal duct(코눈물관, 비루관)를 통해 아래콧길로 흐른다. 눈물기관의 관이 얼마나 좁은지 그림 15.8b에서 확인할 수 있고, 염료가 주입된 관의 X-ray를 보여주고 있다. 파편, 알레르겐 또는 감정에 따라 눈물의 생산이 증가하면 콧물이 나며 과도한 눈물은 뺨에 흘러 넘칠 수 있다.

Extrinsic Eye Muscle 바깥눈근육

각 안구의 바깥층에 삽입되어 있는 6개의 뼈대근육인 extrinsic eye muscle(바깥눈근육, 외안근)은 안구를 움직인다. 각각의 근육은 다음과 같다.

- **Superior rectus muscle(위곧은근)과 inferior rectus muscle(아래곧은근).** 안구의 위와 아래 부분에 삽입되며 안구를 각각 위쪽과 아래쪽으로 움직인다. 이 근육에는 제III뇌신경인 눈돌림신경이 분포하고 있다.
- **Medial rectus muscle(내측곧은근)과 lateral rectus muscle(외측곧은근).** 안구의 내측과 외측 부분에 삽입되고, 안구를 각각 내측면과 외측면으로 움직인다. 내측곧은근에는 제III뇌신경인 눈돌림신경이, 외측곧은근에는 제VI뇌신

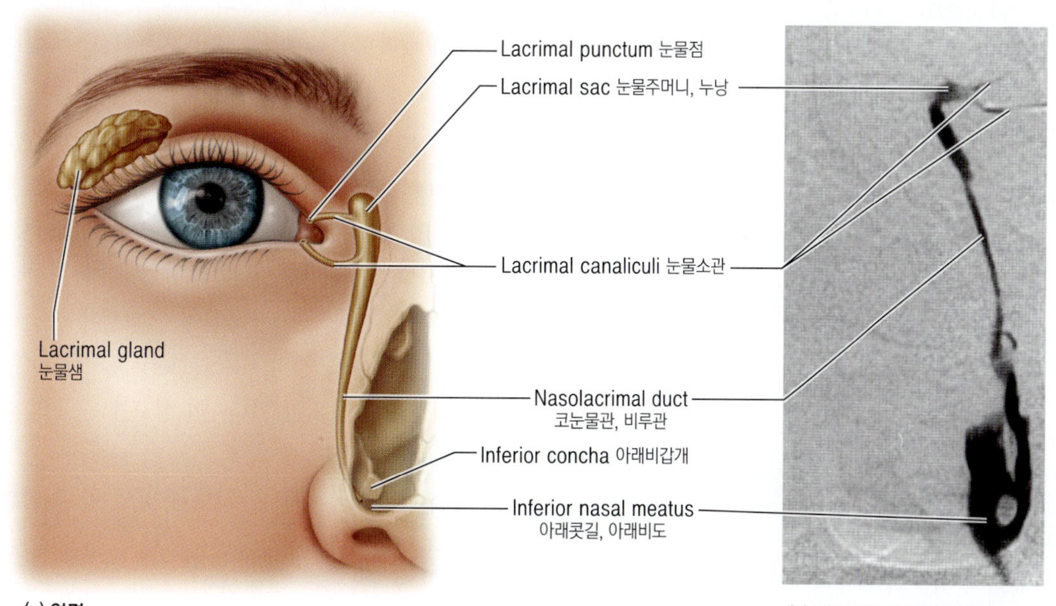

(a) 앞면

(b) 염료 주입된 눈물관의 X-ray

그림 15.8 눈물기관

경인 갓돌림신경이 분포하고 있다.

- **Superior oblique muscle(위빗근).** Trochlea(도르래, 활차)라고 불리는 섬유연골고리를 지나 안구의 위 바깥 부분에 부착되어 있고, 눈을 아래로 내리고 옆으로 끌어당기는데 관여하며, 제IV뇌신경인 도르래신경이 분포하고 있다.
- **Inferior oblique muscle(아래빗근).** 눈확의 중앙 바닥으로부터 이어져 안구의 아래 옆쪽에 부착되어 있고, 눈을 위로 올리고 옆으로 움직이는데 관여하고, 제III뇌신경인 눈돌림신경이 분포하고 있다.

바깥눈근육은 매우 작고 정밀한 움직임을 만들어야 하므로 인체에서 신경이 가장 많이 연결된 뼈대근육이다. 12개 중 3개의 뇌신경인 oculomotor nerve(눈돌림신경, 동안신경, III), trochlear nerve(도르래신경, 활차신경, IV) 및 abducens nerve(갓돌림신경, 외전신경 VI)가 바깥눈근육에 연결된다.

뇌신경의 손상은 눈 근육을 약화시키거나 마비시킬 수 있다. 눈의 움직임이 조화롭지 못하면 흐릿하거나 상이 겹쳐 보이는 복시가 나타날 수 있다. 출생 시 복시가 있는 경우, 아이는 strabismus(사시)를 가지고 있다. 사시는 안구 근육 운동을 통해 교정할 수도 있다. 하지만 시간 내에 교정되지 않으면, 근육이 위축되고 복시가 영구적으로 된다.

확인하기

- ☐ 1. Tarsal gland(눈꺼풀판샘)와 conjunctiva(결막)의 기능은 무엇인가?
- ☐ 2. Lacrimal gland(눈물샘)로부터 코안까지 이동하는 눈물의 경로를 설명할 수 있는가?
- ☐ 3. Extrinsic eye muscle(바깥눈근육) 중 눈을 위로 움직이게 하는 두 개의 근육은 무엇인가?

Eyeball 안구

Eyeball(안구)은 orbit(눈확, 안와)의 안에 들어 있는 직경이 약 2.5cm(1in)인 속이 빈 구체이다. 안구는 눈확의 앞쪽 1/3 부분을 차지한다. 눈확의 나머지 부분은 안구를 완충하고 제 위치에 고정시키는 지방조직으로 채워져 있다. 안구는 몇 개의 안쪽 방과 렌즈를 둘러싸는 바깥벽으로 이루어져 있으며, 렌즈는 눈에 빛이 들어올 때 빛을 집중시킨다.

Layer of the Eyeball 안구의 층

안구의 벽은 3개의 조직층인 섬유층, 혈관층, 신경층으로 이루어져 있다. 이러한 층은 안구의 모양을 유지하고 빛을 action potential(활동전위)로 전환하는 등 다양한 기능을 수행한다.

Fibrous Layer 섬유층. 눈의 가장 바깥층은 fibrous layer(섬유층, 섬유판)로 sclera(공막, 흰자위막)와 cornea(각막)가 있다(그림 15.9). 공막은 눈의 흰 부분으로 안구의 뒤쪽 5/6만큼의 표면을 덮고 있다. 공막은 많은 collagen fiber(콜라겐섬유, 아교섬유) 때문에 흰색으로 보이고, 외부 및 내부의 힘으로부터의 변형에 저항하고 그 형태를 유지하게 한다.

공막은 투명한 각막과 이어지는데, 각막은 안구의 앞쪽 1/6을 덮고 있다. 각막은 혈관이 분포되지 않은 콜라겐섬유의 정배열로 인해 반투명하다. 이러한 반투명 특성으로 인해 각막은 빛을 굴절시키고 초점을 맞출 때 중요한 역할을 한다.

각막은 혈관이 없으므로 공기뿐만 아니라 그 뒤에 있는 액체로부터 산소를 얻어야 한다. 콘택트렌즈는 각막에 직접 얹혀져서 산소가 도달할 수 있도록 설계되어 있다. 장기 착용렌즈는 더 많은 산소가 통과되어 각막이 부어 오르거나 감염될 위험을 줄이므로 밤새 착용할 수 있다. 각막에는 통증을 전달하는 신경종말이 많이 포함되어 있지만 촉각수용기는 비교적 적다. 이는 매끄러운 콘택트렌즈는 착용할 수 있지만, 고르지 않은 먼지 입자는 참을 수 없는 이유이다.

Vascular Layer 혈관층. 안구의 vascular layer(혈관층)는 섬유층 바로 아래 위치하고 있으며, 3부분으로 이루어져 있다(그림 15.9).

1. **Choroid(맥락막).** 혈관층의 가장 광범위한 부분으로 choroid(맥락막)는 혈관분포가 풍부하다. 맥락막의 혈관은 안구의 신경층에 산소와 영양분을 공급한다. 또한 안구 속 빛의 산란을 줄이기 위해 멜라닌세포를 포함하고 있다.
2. **Ciliary body(섬모체).** Ciliary body(섬모체)는 맥락막에 연속되어 있으며, 이 섬모체는 수정체를 둘러싸는 민무늬근육으로 이루어진 고리 모양이다. 톱니둘레로 알려진 섬모체의 부채꼴 가장자리에서 수정체를 둘러싸고 고정하는 주머니 모양의 suspensory ligament(걸이인대)가 수정체에 연결되어 있다. 이 섬모체 근육의 수축과 이완으로 초점을 조절한다.
3. **Iris(홍채).** Iris(홍채)는 섬모체 바로 앞의 혈관층이 확장된 부분이다. Pupil(동공)은 빛이 눈에 들어오는 구멍이다. 홍채는 두 종류의 smooth muscle(민무늬근육, 평활근)로 얼마나 많은 빛이 동공을 통과할지 결정한다

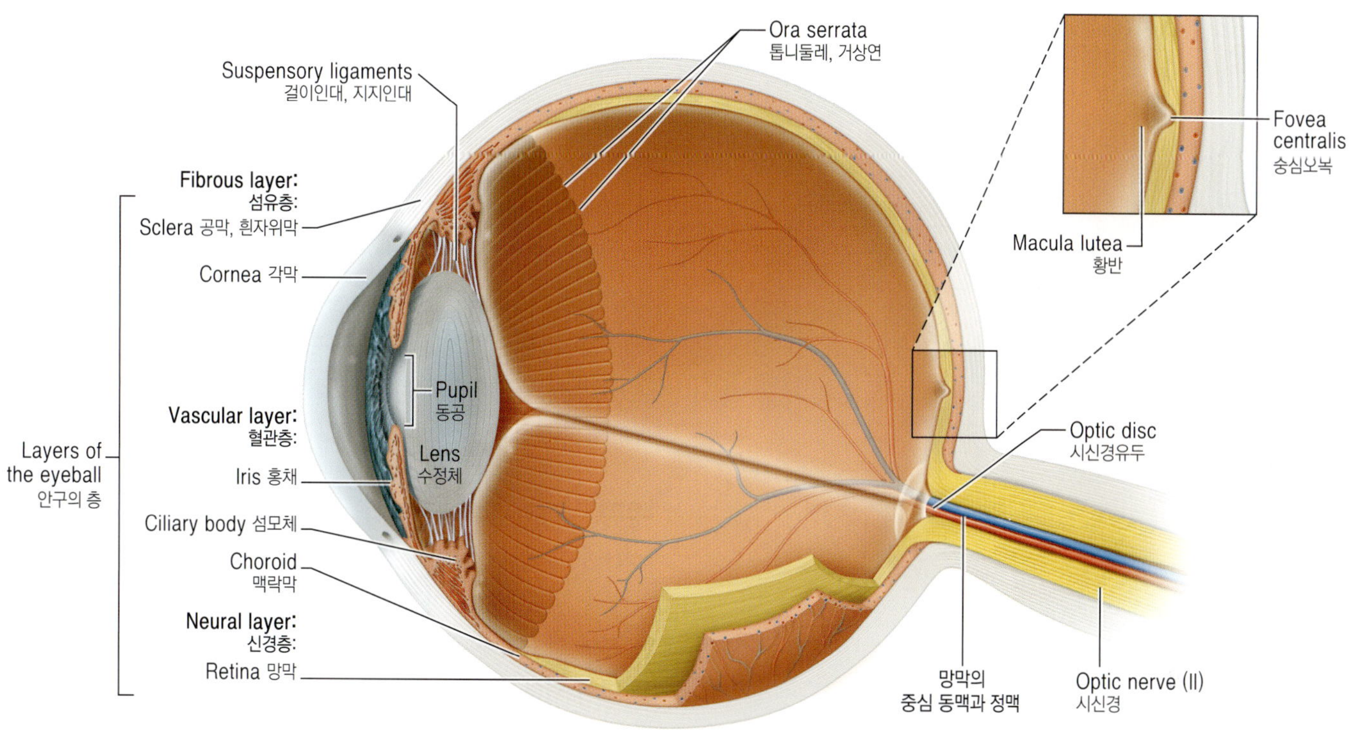

그림 15.9 눈의 내부구조

(그림 15.10). Pupillary sphincter muscle(동공조임근, 동공괄약근)은 부교감신경 자극에 반응하여 눈에 들어가는 빛의 양을 줄이기 위해 동공을 수축시킨다. Pupillary dilator muscle(동공확대근, 동공산대근)은 교감신경 자극에 반응하여 동공을 확대시키고 더 많은 빛이 들어오도록 한다.

빛의 강도 증가

빛의 강도 감소

Parasympathetic control
부교감 조절

Pupil
동공

Sympathetic control
교감 조절

동종조임근은
동공을 수축시킨다.

동공확대근은
동공을 확장시킨다.

그림 15.10 동공의 수축과 확장

홍채의 색은 갈색색소인 melanin(멜라닌)의 양에 따라 결정된다. 갈색 눈은 다량의 멜라닌색소로 인해 나타나고 푸른색 또는 녹색 눈은 색소가 거의 없을 때 나타난다.

Neural Layer (Retina) 신경층(망막). 안구의 가장 안쪽층은 neural layer(신경층)인 retina(망막)이다. 망막은 2층으로 이루어져 있다. 표면층은 얇고 색소가 있는 상피세포 층으로 되어 있고, 깊은 층은 photoreceptor cell(광수용기세포)을 포함하는 층이다. 광수용기세포는 rod cell(막대세포, 간상세포)과 cone cell(원뿔세포)로 알려져 있다. 막대세포는 낮은 조도에서 흑백 시력에 관여하고, 원뿔세포는 높은 조도에서 고도의 정확한 색각 인지에 관여한다. 광수용기 이외에도 이 층에는 optic nerve(시신경, II)를 만드는 세포를 포함한 다양한 세포 유형이 있다.

망막의 상피와 광수용기는 맥락막 안의 혈관에 의해 영양을 공급받는다. 망막의 더 깊은 층은 retinal artery(망막동맥)의 가지에 의해 영양을 공급받는다. 이 동맥은 optic disc(시신경유두)를 통해 눈으로 들어 간다. 이러한 혈관은 눈 검사 중에 동공을 통해 볼 수 있다(그림 15.11).

망막의 뒤쪽 중앙에는 고농도의 광수용기를 포함한 노르스름한 macula lutea(황반)가 있다. 황반의 중심부에는 원뿔세포가 집단으로 모인 fovea centralis(중심오목, 중심와)라

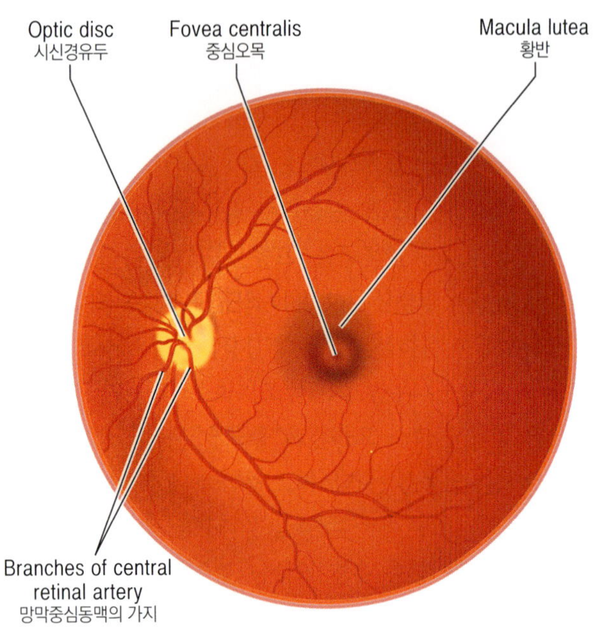

그림 15.11 눈 뒤쪽 사진

는 푹 들어간 곳을 볼 수 있다. 이 중심오목은 원뿔세포가 고밀도로 분포해 있어 상이 가장 선명한 곳이다. 이는 특정 대상에 초점을 맞출 때, 매우 선명한 시야를 제공한다.

Macular degeneration(황반변성)은 이 부위의 세포가 손상되어 나타나는 현상이다. 황반변성은 시력의 점진적인 감소를 가져오며 특히 시야의 중심부에 영향을 미친다. 시력이 왜곡될 수 있으며, 환자는 종종 색의 지각에 어려움을 겪는다.

눈 신경의 축삭은 광수용기가 전혀 없는 부분인 optic disc(시신경유두)에 모인다. 이러한 이유로 이 영역을 맹점이라고 한다. 그러나 두뇌는 옆에 있는 이미지를 기반으로 누락된 정보를 채우는데 숙달되어있기 때문에 우리는 맹점을 잘 인지하지 못한다. 그림 15.12의 테스트를 사용하여 맹점을 찾을 수 있다.

망막의 두 층은 대개 서로 붙어 있지만 치밀이음부로 연결되어 있지 않다. 이러한 이유로 외상, 당뇨 또는 비정상적 모양의 안구와 같은 특정 조건은 retinal detachment(망막박리)라고 불리는 안쪽 색소층이 분리되는 상태를 만들 수 있다. 이렇게 되면 광수용기에 혈액공급이 차단됨으로 인해 신속하게 교정하지 않으면 영구적 시력 손상이 발생할 수 있다.

Lens 수정체

Lens(수정체, 렌즈)는 투명하고 유연한 둥근 디스크로 홍채와 동공 뒤쪽에 위치하고 망막에 초점을 집중시킨다. 수정체는 핵이 없고 수정체를 투명하게 하기 위한 압축된 투명섬유로 되어 있다. 수정체는 suspensory ligament(걸이인대, 지지인대)에 의해 섬모체에 연결되어 있다(그림 15.13). 이는 외부 힘이 억지로 평평하게 하지 않는 한 탄성섬유에 의해 둥근 모양을 유지한다. 또한 혼탁한 수정체는 시력을 손상시키게 된다. 임상에서 적용하기 Cataracts(백내장)를 참고한다.

Cavity and Chamber of the Eye 안구강과 안구방

안구는 수정체와 섬모체에 의해 anterior cavity(앞쪽 강)와 posterior cavity(뒤쪽 강)로 나뉘어져 있다(그림 15.13). 큰 뒤쪽 강은 수정체 뒤쪽에 위치하고, vitreous humor(유리체액, 초자체액)라고 불리는 젤라틴 같은 물질로 채워져 있다. 유리체액은 안구의 모양을 구형으로 유지하도록 돕고, 망막

(a) 맹점찾기

① 왼쪽 눈을 테스트하기 위해 오른쪽 눈을 가리고 X에 집중한다. 천천히 점이 사라질 때까지 책을 가까이(또는 멀리) 움직인다.
② 오른쪽 눈을 테스트하기 위해 왼쪽 눈을 가리고 점에 초점을 맞춘다. X가 없어질 때까지 책을 움직인다.

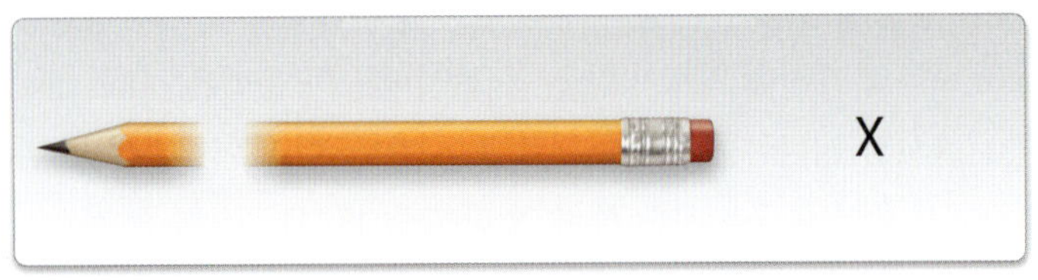

(b) 맹점채우기

① 왼쪽 눈을 테스트하기 위해 오른쪽 눈을 가리고 X자에 집중한다. 천천히 책을 연필이 똑바로 보일 때까지 가까이(또는 멀리) 움직인다.
② 연필의 틈새가 맹점에 닿으면 두뇌가 연필이 바로 보이도록 빠진 정보를 채운다.
③ 오른쪽 눈을 테스트하기 위해 책을 거꾸로 들고 왼쪽을 가린 후, 이 과정을 반복한다.

그림 15.12 맹점과 맹점채우기 실험

> **임상에서 적용하기**
>
> **Cataracts 백내장**
>
> 투명한 수정체는 시력에 필수적이다. 빛이 수정체를 통과할 수 없는 경우, 망막의 기능적 광수용기가 존재하더라도 시력이 손상된다. 사실 실명의 가장 흔한 원인 중 하나는 cataract(백내장)로 수정체가 흐려지게 되는 현상이다. 외상, 자외선 노출 및 당뇨와 같은 질병은 백내장을 일으킬 수 있으며, 가장 흔한 원인은 단순한 노화로 수정체 섬유가 점차 어두워지고 조직이 적어져 수정체가 백색으로 변하여 시력을 잃게 된다. 백내장 치료를 위해 안경이나 콘택트렌즈가 시력 교정에 필요할 수도 있지만, 일반적인 백내장 치료법은 수정체를 인공수정체로 교체하는 외과적 방법으로 시력이 회복될 수 있다.

을 부드럽게 압박한다.

앞쪽 강은 수정체와 섬모체의 앞쪽 부분이며, 두 개의 작은 방을 갖고 있다. Posterior chamber(뒤쪽 방)는 수정체와 홍채 사이에 있고 anterior chamber(앞쪽 방)는 홍채와 각막 사이에 있다. 두 개의 방은 섬모체에 의해 분비된 물 같은 aqueous humor(안구방수, 안방수)로 채워져 있다. 안구방수는 동공을 통해 뒤쪽 방에서 앞쪽 방으로 흐른다. 그리고 안구방수가 쌓이는 것을 막기 위해 액체는 앞쪽 방에서 홍채의 앞쪽 가장자리에 위치한 혈관인 scleral venous sinus(공막정맥굴, 공막정맥동)로 배액된다. 안구방수가 적절히 배액되지 않으면 어떻게 되는가에 대한 답은 임상에서 적용하기 Glaucoma(녹내장)를 참조한다.

> **임상에서 적용하기**
>
> **Glaucoma 녹내장**
>
> Glaucoma(녹내장)에서 안구방수는 배액될 수 없으며, 앞쪽 방과 뒤쪽 방에 액체가 쌓여 넘치면 액은 안구 안의 압력 또는 안압을 높인다. 높아진 압력은 유리체를 밀어내고 결국 망막과 시신경을 압박하고 손상시킨다. 실명의 두 번째 주요 원인인 녹내장은 눈 감염, 특정 약물 또는 scleral venous sinus(공막정맥굴)의 선천성 결손으로 발생할 수 있지만 대부분의 경우 원인은 알 수 없다.
>
> 녹내장을 앓고 있는 대부분의 사람들은 질병이 진행되기 전까지는 시력의 점진적 상실 이외의 증상이 없다. 불행히도 잃어버린 시력은 다시 회복될 수 없지만 안구방수의 배액 기능을 향상시키거나 안구방수가 생성되는 양을 줄이는 약물로 질병의 진행을 막거나 느리게 할 수 있다. 투약으로 안압이 조절되지 않으면 외과적 시술로 배액을 개선시킬 수 있다.

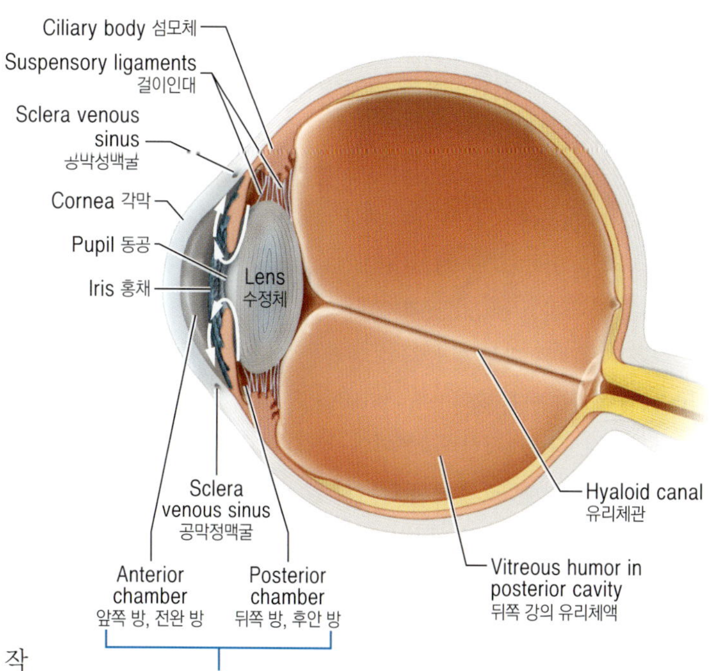

그림 15.13 수정체, 안구강, 안구방

확인하기

- ☐ 4. Eyeball(안구)의 어느 층에서 광수용기가 발견되는가?
- ☐ 5. 안구의 vascular layer(혈관층)의 각 구성요소의 기능은 무엇인가?

15.5 시력의 생리학

Physiology of Vision

학습목표

1. 빛이 photoreceptor(광수용기)를 어떻게 활성화시키는지 설명할 수 있다.
2. 눈의 광학계통이 어떻게 retina(망막)에 상을 생성하는지 설명할 수 있다.
3. 시각에서 rod cell(막대세포)과 cone cell(원뿔세포)의 기능을 비교할 수 있다.
4. 눈을 통과한 빛이 망막으로부터 뇌로 전달되는 경로를 설명할 수 있다.
5. Light adaptation(명순응)과 dark adaptation(암순응)의 과정을 설명할 수 있다.

시각은 단순히 빛을 감지하는 것 이상의 의미를 가진다. 눈과 CNS의 visual pathway(시각경로)를 통하여 물체의 크기, 모양, 색상, 물체의 이동 속도와 방향, 물체 사이의 거리를 알 수 있다.

Principle of Light 빛의 원리

가시광선은 눈으로 감지할 수 있는 파장의 범위이며, 그 범위의 분절을 특정 색으로 인식한다(그림 15.14). 예를 들어, 더 짧은 가시광선(약 420nm)의 파장은 청색 및 보라색, 더 긴 파장(660nm)은 적색으로 본다. 파장에 관계 없이 빛의 기본 단위는 retina(망막)의 photoreceptor(광수용기, 빛수용기)를 자극하는 photon(광자)이다.

빛의 광선은 반투명 물체를 통과할 때 구부러지거나 refract(굴절)된다. 물체의 refractive index(굴절지수, 굴절률)는 굴절 정도를 측정한다. 공기의 굴절지수는 1.0으로 공기를 통과하는 빛은 크게 구부러지지 않는다(그림 15.15a). 그러나 물과 같은 물질의 굴절지수가 공기의 굴절지수보다 큰 경우 빛은 굴절된다(그림 15.15b). 숟가락을 물컵에 넣었을 때 굴절되는 것을 보았을 것이다. 물 밖으로 튀어 나온 숟가락 부분은 곧게 보이지만 물 속에 있는 부분은 구부러진 것처럼 보인다. 이는 물이 공기보다 굴절지수가 높기 때문에 물에 들어간 광선은 굴절된다.

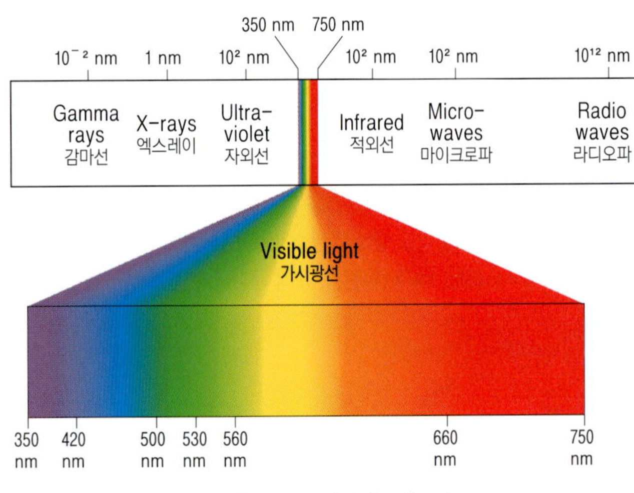

그림 15.14 전자기스펙트럼

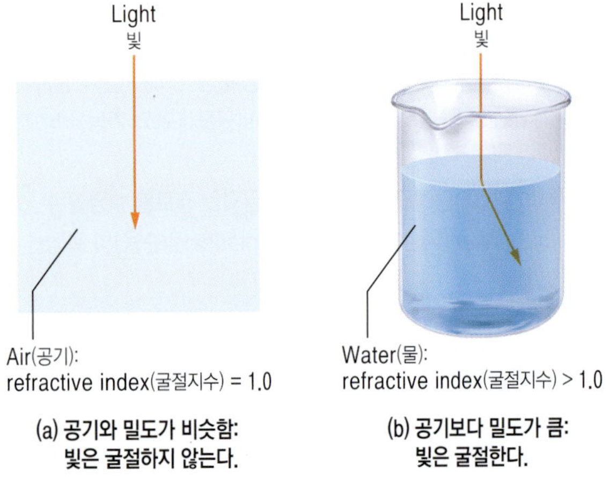

그림 15.15 빛의 굴절

빛이 굴절하는 정도는 표면에 부딪히는 각도에 따라 달라진다. 각도가 클수록 굴절이 커진다. 볼록렌즈는 바깥쪽에 돌출된 표면을 가지고 있어 렌즈의 가장자리에 부딪히는 빛이 안쪽으로 구부러지거나 converge(모음, 수렴) 현상이 일어난다.

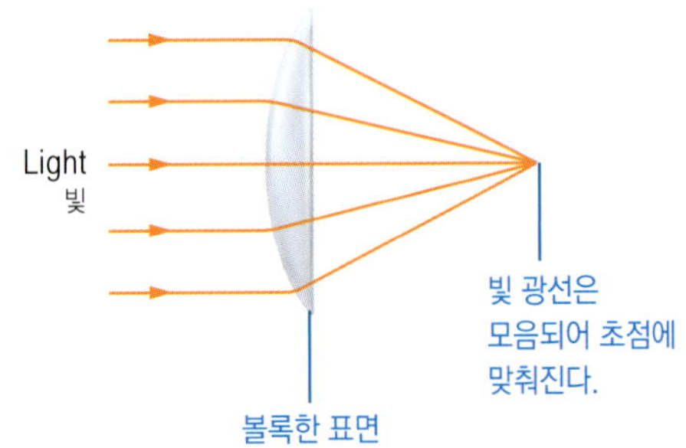

광선이 focal point(초점)라고 하는 한 지점에서 모음될 때 초점이 맞춰진다고 한다. 오목렌즈는 표면에 푹 꺼진 부분이 있어서 렌즈의 가장자리에 부딪히는 빛이 바깥쪽으로 구부러지거나 diverge(벌림, 발산) 현상이 발생하여 초점이 맞지 않게 된다.

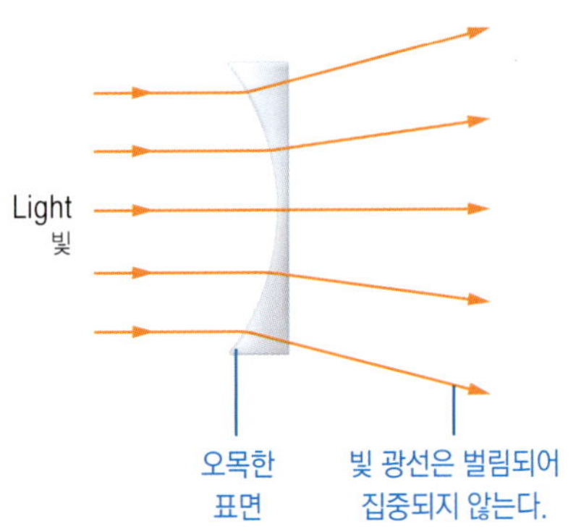

확인하기

- ☐ 1. Refract(굴절)는 무엇인가?
- ☐ 2. 빛의 converge(모음)와 diverge(벌림) 현상의 차이는 무엇인가?

Focusing Light on the Retina 망막에 빛 집중

선명한 시각을 제공하기 위해 빛의 광선은 망막에 초점을 맞춰야 한다. 불행하게도 빛이 불투명한 물체(사과와 같은)에 닿을 때, 광선은 반사되어 물체로부터 멀리 분산된다. 그림 15.16a에서 물체에 가까운 곳에서 반사하는 광선은 급격하게 벌어지지만 물체로부터 약 6m(20ft)의 거리에서 반사하는 광선은 거의 평행하다. 두 경우 모두 광선이 굴절되어 망막에 집중되어야 한다. Cornea(각막)와 lens(수정체, 렌즈)는 이러한 굴절을 일으킨다.

물체로부터 먼 빛이 눈에 도달하면 거의 평행하므로 망막에 초점을 맞추기 위해 굴절이 거의 필요하지 않다. 각막은 필요한 굴절의 대부분을 제공하며 수정체는 평평한 모양으로 나머지 굴절을 제공한다(그림 15.16b). 눈이 이완되고 멀리 있는 물체에 초점을 맞출 때 이는 emmetropic(정시안의) 상태이다.

그러나 가까이 있는 물체에서 반사되는 광선은 각막이 제공할 수 있는 것보다 훨씬 큰 굴절이 필요하다. 수정체는 평평한 모양에서 원형으로 모양을 변형하여 총 굴절을 증가시킨다. 수정체가 둥글게 되는 능력을 accommodation(조절, 적응)이라고 한다. 수정체가 둥글게 될 때 곡면은 빛을 더 많이 굴절시키고 망막에 초점을 맞출 수 있다(그림 15.16c).

수정체 모양의 변화는 수정체를 둘러싸고 있는 ciliary body(섬모체)에서 발달된 조임근인 smooth muscle(민무늬근육, 평활근)에 있다. 멀리 있는 물체를 볼 때, 눈은 정시안의 상태에 있고 섬모체의 민무늬근육을 이완하여 섬모체를 수정체에서 멀리 이동시킨다. 이러한 운동은 suspensory ligament(걸이인대, 지지인대)의 긴장을 증가시키고 수정체를 평평하게 하며 굴절을 감소시킨다.

가까이 있는 물체를 볼 때 섬모근이 수축하고 섬모체가 수정체에 더 가깝게 이동한다. 이는 걸이인대의 긴장을 감소시키므로 수정체를 당기는 힘이 줄어 든다. 그 결과 수정체는 둥글게 되고 망막에 빛을 집중시킨다.

초점을 맞추기 위해서는 다음의 두 가지 다른 과정도 함께 필요하다.

- **Pupillary constriction(동공수축).** 수정체의 가장자리에 들어가는 광선은 충분히 굴절될 수 없으므로 망막에서 흐릿한 이미지를 생성한다. 이를 방지하기 위해 동공은 약간 수축하여 수정체의 가장자리를 가린다.
- **Convergence(눈모음).** Convergence(눈모음)란 가까이 있는 물체를 볼 때 눈이 가운데로 모아지는 현상을 말한다.

확인하기

- ☐ 3. 조절은 무엇인가?
- ☐ 4. Ciliary body(섬모체)와 lens(수정체)는 retina(망막)에서 가까운 물체로부터 어떻게 초점을 맞추는가?
- ☐ 5. 조절근점은 무엇이고, 눈이 노화하면서 이는 어떻게 변하는가?

Error of Refraction: Presbyopia, Hyperopia, and Myopia 굴절오류: 노안, 원시, 근시

정상적인 시력은 물체와 눈 사이의 거리 그리고 수정체의 유연성에 달려있다. 물체가 눈에 너무 가까이 있다면, 수정체는 필요한 굴절을 제공할 만큼 충분히 둥근 모양이 될 수 없다. 어떤 물체에 초점을 맞출 수 있는 가장 가까운 지점을 조절근이라고 하며, 나이가 들수록 조절근점은 멀어진다. 유아들은 매우 유연한 수정체를 가지고 있기 때문에 눈에서 가까운 곳에 집중할 수 있다. 그러나 나이가 들면서, 수정체는 점점 단단해지고 초점을 맞추는데 잘 적응하지 못한다. 40대

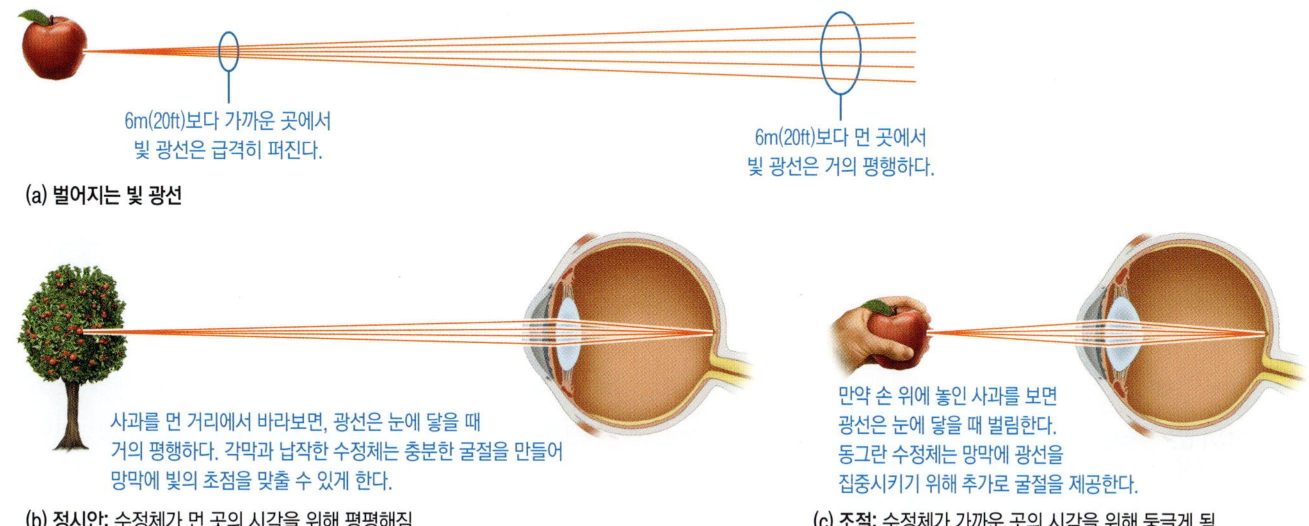

그림 15.16 렌즈의 굴절

중반이 되면, 조절근점은 약 25.4~50.8cm(10~20in)이며, 대부분의 사람들은 가까운 시력을 요하는 책이나 활동에서 어려움을 겪기 시작한다. 이러한 현상을 presbyopia(노안, 노시)라고 한다.

수정체에 의한 조절은 정확한 눈 모양과 각막의 적절한 곡선에 달려있다. 정시안에서 안구의 길이는 앞-뒤 방향으로 정상이며 수정체는 망막에 빛을 집중시킬 수 있다. Hyperopia(원시)는 안구가 너무 짧거나(그림 15.17a) 각막이 너무 평평하다. 따라서 이러한 수정체는 빛을 적절하게 구부릴 정도로 둥글지 않고, 상은 망막 뒤에 집중되어 가까이 있는 물체를 볼 때 흐릿한 이미지를 생성한다. 원시는 빛이 망막에 집중되도록 볼록렌즈로 교정할 수 있다.

반대로 myopia(근시)는 각막과 망막의 거리가 너무 길고, 각막의 굴곡이 너무 심할 때 나타난다(그림 15.17b). 이러한 경우, 수정체는 충분히 평평하지 않고 빛을 너무 많이 굴절시켜 망막 앞쪽에 빛을 집중시켜 먼 물체를 볼 때, 이미지를 흐릿하게 만든다. 근시는 빛을 분산시키는 오목렌즈로 교정할 수 있다.

Astigmatism(난시)은 수정체의 굽어짐이나 각막이 불규칙하고 광선의 굴절이 균일하지 않을 때 발생한다. 모든 거리에서의 시야가 흐려지고, 특정 비정상 각막이나 수정체

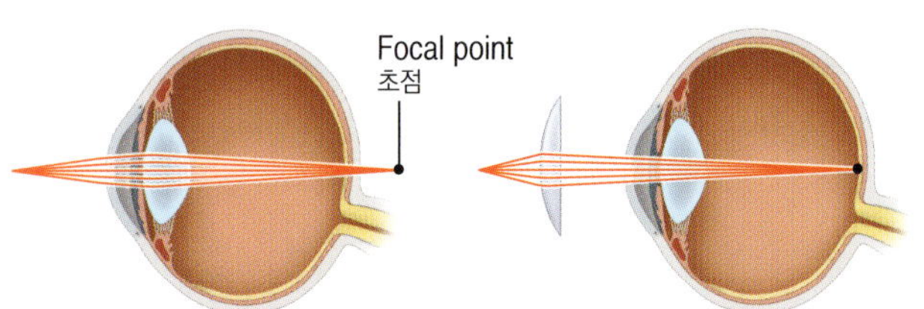

교정되지 않은 수정체는 충분히 둥글지 않아 근처에 있는 물체를 볼 때, 빛 광선은 망막 뒤에 초점을 맞춘다.

볼록렌즈는 빛 광선을 눈에 도달하기 전에 모으고, 수정체는 필요한 굴절을 그 나머지 부분에 제공한다.

(a) 원시: 안구가 너무 짧음

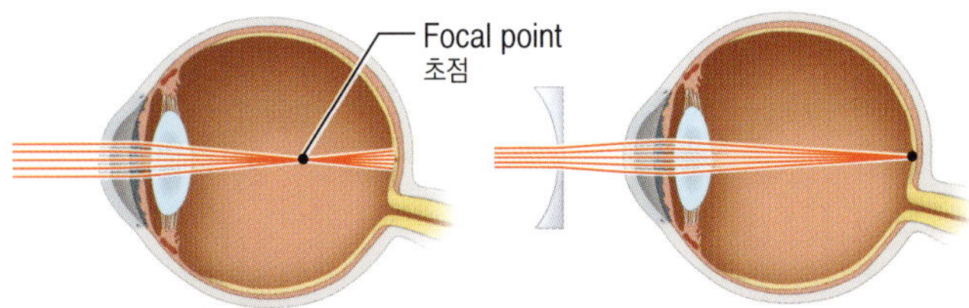

교정되지 않은 수정체는 충분히 평평해지지 못하고, 빛 광선은 가까운 물체를 볼 때 망막 앞에 초점을 맞춘다.

오목렌즈는 빛 광선을 눈에 도달하기 전에 벌림시켜 렌즈의 굴절이 망막에 광선을 집중시킨다.

(b) 근시: 안구가 너무 길

그림 15.17 굴절오류

의 곡선에 맞는 교정렌즈로 치료할 수 있다. 만약 난시가 각막의 표면 때문에 일어난다면, 라식(laser-assisted in situ keratomileusis, LASIK)이라고 불리는 외과적 시술로 치료할 수 있다.

확인하기

□ 6. Myopia(근시)와 hyperopia(원시)는 어떻게 다른가?

Photoreceptor and the Retina 광수용기와 망막

망막은 두 개의 층인 외부 색소상피층과 광수용기 및 다른 형태의 세포가 층으로 배열된 내부층으로 구성되어 있다. 색소상피층에 인접한 곳에서 두 종류의 광수용기인 rod cell(막대세포, 간상세포)과 cone cell(원뿔세포)을 발견할 수 있다. 세포들은 망막에서 가장 앞쪽에 있는 retinal ganglion cell(망막신경절세포)과 소통하는 bipolar cell(두극세포)이라는 신경세포와 시냅스된다(그림 15.18). 망막신경절세포의 축삭은 망막을 가로질러 ophthalmic nerve(눈신경, 안신경, II)를 형성한다. 상의 형성과정에는 두 가지 다른 세포의 유형도 포함된다. Horizontal cell(수평세포)은 광수용기와 두극세포 사이의 연결을 형성하고, 전송을 조절하여 시각적 대비를 향상시킨다. Amacrine cell(무축삭세포)은 망막신경절세포의 dendrite(가지돌기) 사이에 위치하며, 빛의 강도와 이동하는 물질의 변화에 반응한다.

두 종류의 광수용기는 원뿔세포와 막대세포이다. 원뿔세포는 색을 인지할 수 있는 색소를 포함하고 있고, 고도의 시력(예민한)을 생성한다. 밝은 빛에서 가장 잘 기능하고 어둠 속에서는 반응할 수 없다. 막대세포는 낮은 시력을 생성하며 색을 감지할 수 없고 어두운 곳(희미한 빛)에서 기능한다. 막대세포의 막원반에는 비타민 A 유도체인 로돕신이라는 분자가 쌓여 있다.

막대세포와 원뿔세포는 망막에서 반대로 배열되어 있다. 각 망막의 fovea centralis(중심오목, 중심와)에는 약 3백만 개의 원뿔세포가 고도로 집중되어 있다. 반면에 각 망막에는 1억 개의 막대세포가 있지만 중심오목으로부터 멀리 분산되어 있다. 중심오목에서 원뿔세포의 집중분포는 한 물체에 초점을 맞출 수 있게 해준다. 그러나 망막의 바깥쪽에 분포한 막대세포는 주변 시각 또는 시각의 가장자리에 있는 이미지를 감지하는데 중요하다.

Structure of Photoreceptor 광수용기의 구조

원뿔세포와 막대세포는 네 개의 주요 부분으로 구성되어 있

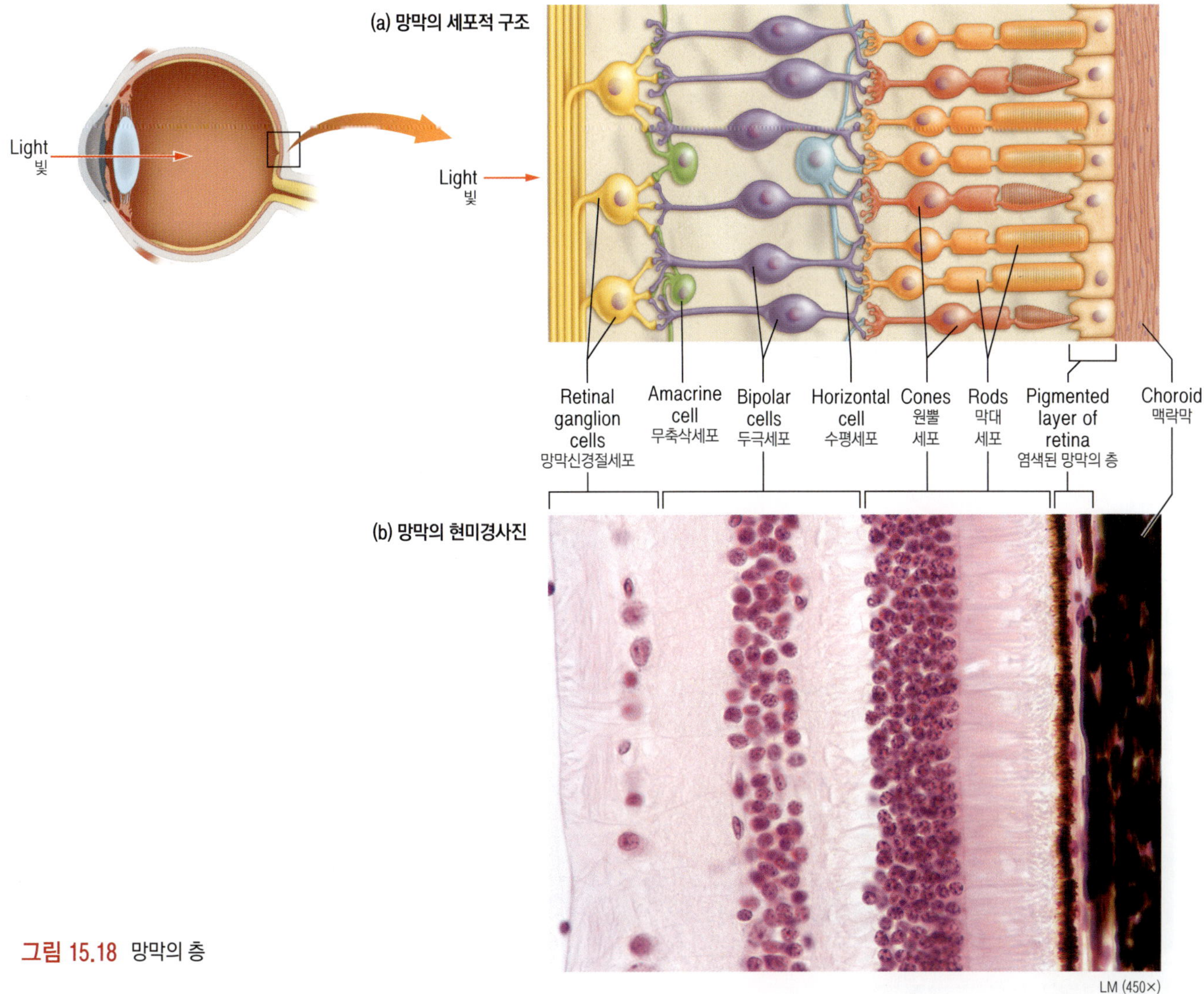

그림 15.18 망막의 층

다(그림 15.19a). (1) 두극세포와 접촉하는 가장 앞쪽에 있는 시냅스 종말, (2) 핵을 가진 세포체, (3) 미토콘드리아와 전형적인 세포소기관을 포함하는 inner segments(안쪽 구역), (4) 색소층에 더 가까운 옆면의 바깥 구역인 outer segments(바깥쪽 구역)이다. 바깥쪽 구역은 빛을 흡수하고 형질막으로부터 형성된 납작한 모양의 디스크가 쌓여있다. 수명은 10~12일 밖에 되지 않고 광수용기에 의해 떨어져 나가거나 색소층의 세포에 의해 포식된다.

막대세포에는 원통 모양의 바깥쪽 분절이 있고, rhodopsin(로돕신)이 포함되어 있다(그림 15.19b). 로돕신은 단백질 opsin(옵신)과 비타민 A에서 유래된 retinal(레티날) 색소의 2가지 성분을 가지고 있다.

Cone cell(원뿔세포)은 iodopsin(요돕신)이라는 색소를 포함하는데, 망막과 단백질인 photopsin(포톱신)으로 이루어져 있다(그림 15.19c). 포톱신은 옵신과 비슷하지만, 빛의 다른 파장을 흡수할 수 있도록 약간 변형된 구조를 가지고 있다.

세 가지 형태의 포톱신은 청색, 녹색 또는 적색으로 인식하는 파장에 반응한다. 색소는 약간 겹치는 범위의 파장에 반응하여 각 색상에 대한 인식은 원뿔세포 집단의 다양한 조합을 자극하여 생성된다(그림 15.19d). 예를 들어, 빨간 빛은 주로 빨간 원뿔세포를 자극하지만, 주황색 빛은 빨간 원뿔세포와 일부 녹색 원뿔세포를 자극한다. 임상에서 적용하기 Color Blindness(색맹)를 참고한다.

Dark and Light Adaptation 암순응과 명순응

밝은 곳에서 어두운 극장으로 들어가거나, 어두운 방에서 갑자기 불을 켰을 때, 처음에는 잘 보이지 않는다는 느낌이 들

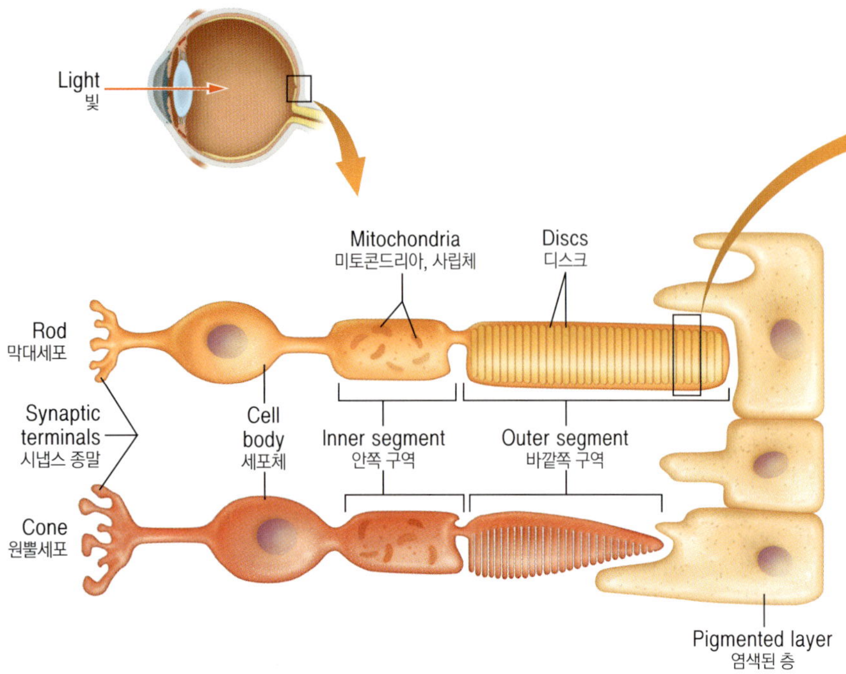

Light 빛

Mitochondria 미토콘드리아, 사립체

Discs 디스크

Rod 막대세포

Synaptic terminals 시냅스 종말

Cell body 세포체

Inner segment 안쪽 구역

Outer segment 바깥쪽 구역

Cone 원뿔세포

Pigmented layer 염색된 층

(a) 막대세포와 원뿔세포의 구조

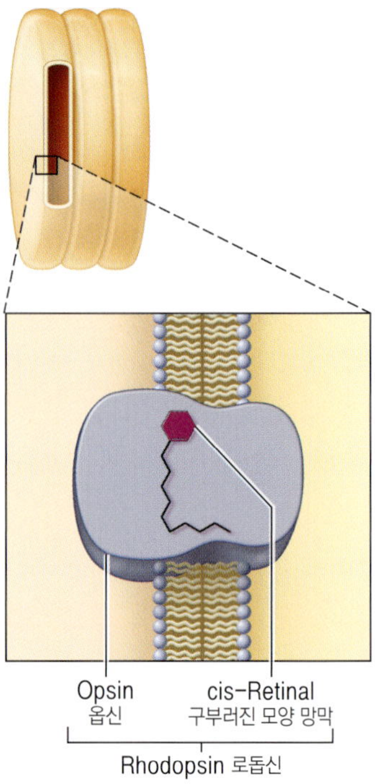

Opsin 옵신

cis-Retinal 구부러진 모양 망막

Rhodopsin 로돕신

(b) 막대세포 디스크 막의 로돕신

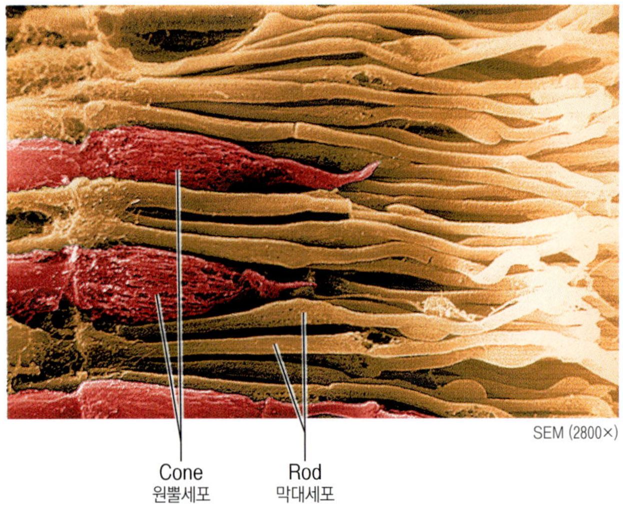

SEM (2800×)

Cone 원뿔세포

Rod 막대세포

(c) 망막에 있는 막대세포와 원뿔세포의 현미경사진

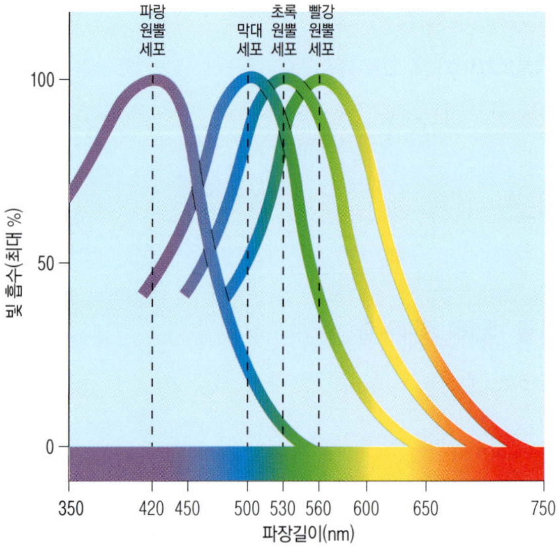

파랑 원뿔 세포

막대 세포

초록 원뿔 세포

빨강 원뿔 세포

100

50

0

빛 흡수(최대 %)

350 420 450 500 530 560 600 650 750

파장길이(nm)

(d) 원뿔세포와 막대세포에 의한 빛의 다양한 파장의 흡수

그림 15.19 원뿔세포와 막대세포

임상에서 적용하기

Color Blindness 색맹

하나 이상의 원뿔세포가 결핍되면, 이를 color blindness(색맹)라고 한다. 가장 일반적으로 적색 또는 녹색 색소에 대한 누락이나 결함으로 인해 적색-녹색 색맹을 초래한다. 이들은 적색과 녹색을 구별하는 데 어려움이 있으며, 이 두 가지 색상을 회갈색으로 인지한다. 남성의 약 8~10%가 색맹을 앓고 있으며, 여성의 1% 미만이 색맹을 앓고 있다.

색맹의 가장 일반적인 검사는 이시하라색각검사표를 사용한다. 이 색각검사표는 다른 색의 점들을 사용하여 숫자 모양으로 끼워진 점들의 모음이다. 다음의 그림에서 빨간색-녹색 색맹인 사람은 74번을 감지하지 못한다. 색맹은 완치 또는 치료가 없지만, 대부분의 사람들은 색강도 또는 위치와 같은 단서로 일상생활을 한다. 예를 들어 적색등은 교통신호의 맨 위 빛이다.

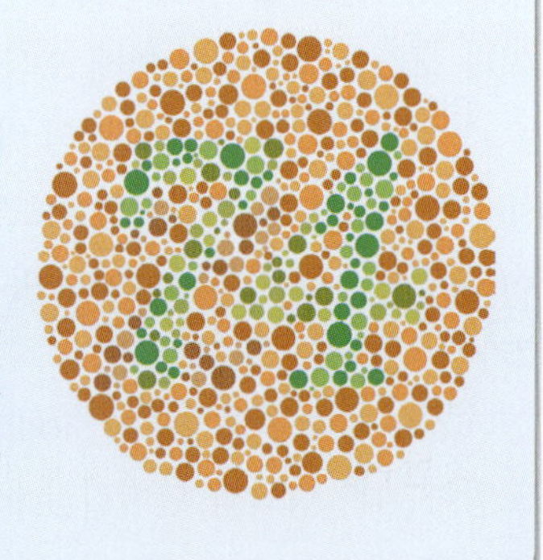

지만 dark adaptation(암순응, 어둠적응)과 light adaptation(명순응)이라는 과정을 통해 눈은 점차적으로 조정된다.

희미한 빛에서 기능하는 광수용기인 막대세포에 의해 조절한다. 그러나 너무 밝은 빛에서 막대세포의 모든 로돕신은 bleached(표백)되고 막대세포는 기능을 할 수 없으며 시각은 원뿔세포에 의존한다. 빛이 갑자기 줄어들면 원뿔세포는 더 이상 기능하지 못하고 막대세포의 로돕신이 기능을 발휘하기까지 재생 속도는 느리다. 암순응이 일어나고 막대세포가 완전히 기능하기 위해서는 몇 분 정도의 시간이 걸릴 수 있다.

확인하기

☐ 7. Rod cell(막대세포)과 cone cell(원뿔세포)의 차이점은 무엇인가?

Visual Pathway 시각경로

망막의 정보는 의식적인 인식과 해석을 위해 뇌의 시각영역으로 전달되어야 한다.

Structure of the Visual Pathway 시각경로의 구조

시각정보가 어떻게 뇌로 전달되는지 이해하려면, visual field(시야)의 개념을 이해해야 한다. 시야는 두 눈으로 볼 때, 중심에서 초점(시선이 초점을 맞춘 곳)이 있는 오른쪽과 왼쪽 시야를 의미한다.

그림 15.20에서 오른쪽 시야는 주황색으로 표시되어 있고 왼쪽 시야는 보라색으로 표시되어 있다. 시야의 중심은 두 눈으로 본 것으로(어두운 주황색과 어두운 보라색 부분 참조) binocular vision(두눈보기, 양안시)이라고 한다. 그러나 시야의 끝부분은 같은 쪽의 한 눈으로만 본 것으로 monocular vision(한눈시력, 단안시력)이라고 한다. 시각경로는 다음과 같다.

① **각 눈의 망막은 오른쪽과 왼쪽 시야의 일부로부터 시각자극을 감지한다.** 왼쪽 시야의 이미지는 그림 15.20에서 보라색으로 표시된 부분이고 왼쪽 눈의 코 쪽 망막과 오른쪽 눈의 관자놀이 쪽 망막에서 감지된다. 반대로 오른쪽 시야의 이미지는 그림에서 주황색으로 표시된 부분이고, 오른쪽 눈의 코 쪽 망막과 왼쪽 눈의 관자놀이 쪽 망막에서 감지된다.

② **일부 시각자극은 시각교차에서 교차하여 오른쪽 시야에서 나오는 자극은 왼쪽 반구에서 처리되고, 왼쪽 시야에서 나오는 자극은 오른쪽 반구에서 처리된다.** 망막신경절세포의 모든 축삭은 optic disc(시신경유두)에서 모여 눈의 뒤쪽으로 빠져나간다. 눈확을 빠져나와 나비뼈의 큰구멍을 통해 머리뼈로 들어가서 시상하부의 아래쪽에 있는 X 모양의 optic chiasma(시각교차)의 정중신에서 만난다. 시각교차에서 각 코 쪽 망막의 축삭은 뇌의 반대편으로 교차한다. 그러나 각 관자놀이 쪽 망막의 축삭은 같은 쪽 뇌로 들어간다.

시각교차를 지난 후 망막신경절 축삭은 optic tracts(시각로)이라고 하며, 시각로 대부분의 축삭은 시상의 lateral geniculate nucleus(가쪽무릎핵)에서 끝나지만 10% 정도는 중뇌의 위둔덕 또는 덮개 앞 구역에서 끝난다.

③ **시각자극은 시상에서부터 뒤통수엽의 중앙 부분에 있는 일차시각겉질로 이동한다.** Lateral geniculate neuron(가쪽무릎신경세포)의 축삭은 그룹으로 묶여 있고, optic radiation(시각부챗살)이라고 부른다. 시각부챗살은 관자엽과 마루엽으로 뻗어 나간다. 시각부챗살이 뒤통수엽의 primary visual cortex(일차시각겉질, 일차시각피질)에 도달하면 시야의 각 절반은 대뇌반구의 반대편에서 해석된다. 이 시점에서 시각자극을 의식적으로 인식하게 되고, 물체의 모양, 색상, 움직임 및 위치와 관련된 기본적인 분석이 시작된다. 일차시각겉질에서 정보는 다른 감각과의 더 많은 해석 및 통합을 위해 뒤통수엽의 다른 부분과 관자엽 및 마루엽으로 전달된다.

시각로의 일부 축삭은 중뇌의 뒤쪽 표면에 위치한 위둔덕에서 종결된다. 위둔덕에 있는 신경세포는 시선을 한 물체에서 다른 물체로 옮길 때 눈동자를 조정한다. 각 눈은 새로운 대상을 중심오목에 집중시키기 위해 동시에 동일한 방향으로 같은 거리만큼 똑같이 움직여야 한다. 또한 위둔덕은 머리와 목의 움직임을 제어하는 신경세포와 시냅스하여 관심 갖는 물체로 빠르게 머리를 움직일 수 있게 해준다.

Consensual Pupillary Response 공감동공반응

밝은 빛을 한쪽 눈에 비추면 밝은 빛에 노출된 눈뿐만 아니라 양쪽 눈의 동공이 수축한다. 이를 consensual pupillary response(공감동공반응)라고 하며, 눈 사이의 신경연결에 의해 일어난다. 시상으로 향하는 각 시신경로의 일부 축삭은 덮개앞구역 중뇌의 양쪽에서 종결된다(그림 15.20). 덮개 앞 신경세포는 oculomotor nerve(눈돌림신경, 동안신경, III)를 통해 두 눈의 동공을 수축하는 신경세포와 시냅스한다. 한쪽 눈의 망막에 닿는 밝은 빛에 대한 신호가 뇌의 양쪽으

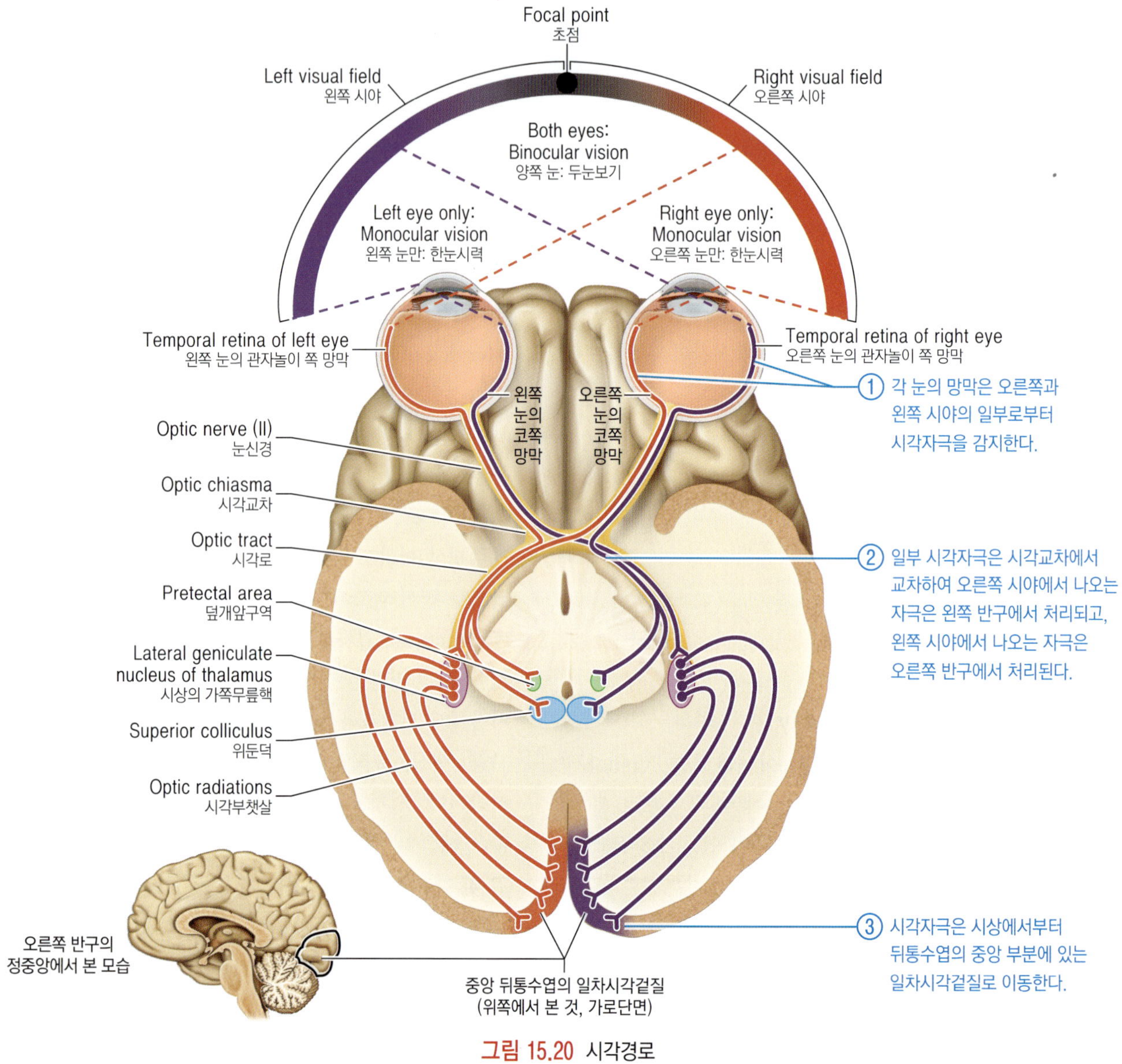

그림 15.20 시각경로

로 이동하기 때문에 반사적 반응은 양쪽 눈에서 눈동자를 수축시킨다.

공감동공반응은 임상적으로 중요하다. 반응이 일어나지 않으면 망막, 시신경 또는 뇌줄기의 손상을 의미한다.

Stereoscopic Vision (Depth Perception) 입체시(거리인지)

눈은 앞을 향하고 있기 때문에 한쪽 눈의 시야의 대부분이 다른 쪽 눈의 시야와 겹쳐서 두눈보기가 생긴다. 각 눈은 동일한 물체를 많이 보지만 약간 다른 관점에서 본다. 이러한 이미지를 비교하고 차이를 이용하여 stereoscopic vision(입체시) 또는 depth perception(거리인지, 심도인지)을 생성하는데, 이는 눈에서 물체까지의 거리를 말한다. 한쪽 눈에서의 시력 손실은 이미지를 비교하는 능력을 파괴하고 입체시는 상실된다.

Image Processing by the Brain 뇌의 이미지 처리

보는 행위는 시각적 자극에 대한 단순한 탐지 및 의식적 인식 이상의 것을 의미하며, 시각 정보 처리와 관련된 뇌 영역은 광범위하다. 망막 축삭은 가쪽무릎핵과 일차시각겉질에 투사되어 망막으로부터의 이미지는 이 영역으로 지도화되지만, 이미지는 왜곡된다. 망막의 중심오목 부분이 주변부보다 많은 부분을 차지한다. 이는 중심오목의 광수용기 수가 많아 민감도가 높아지기 때문이다.

시각자극에 대한 의식적 인식 외에도 일차시각겉질은 위치, 움직임, 모양 및 색상의 초기 처리과정을 제공하고, 두눈

Big Picture 시각

그림 15.21

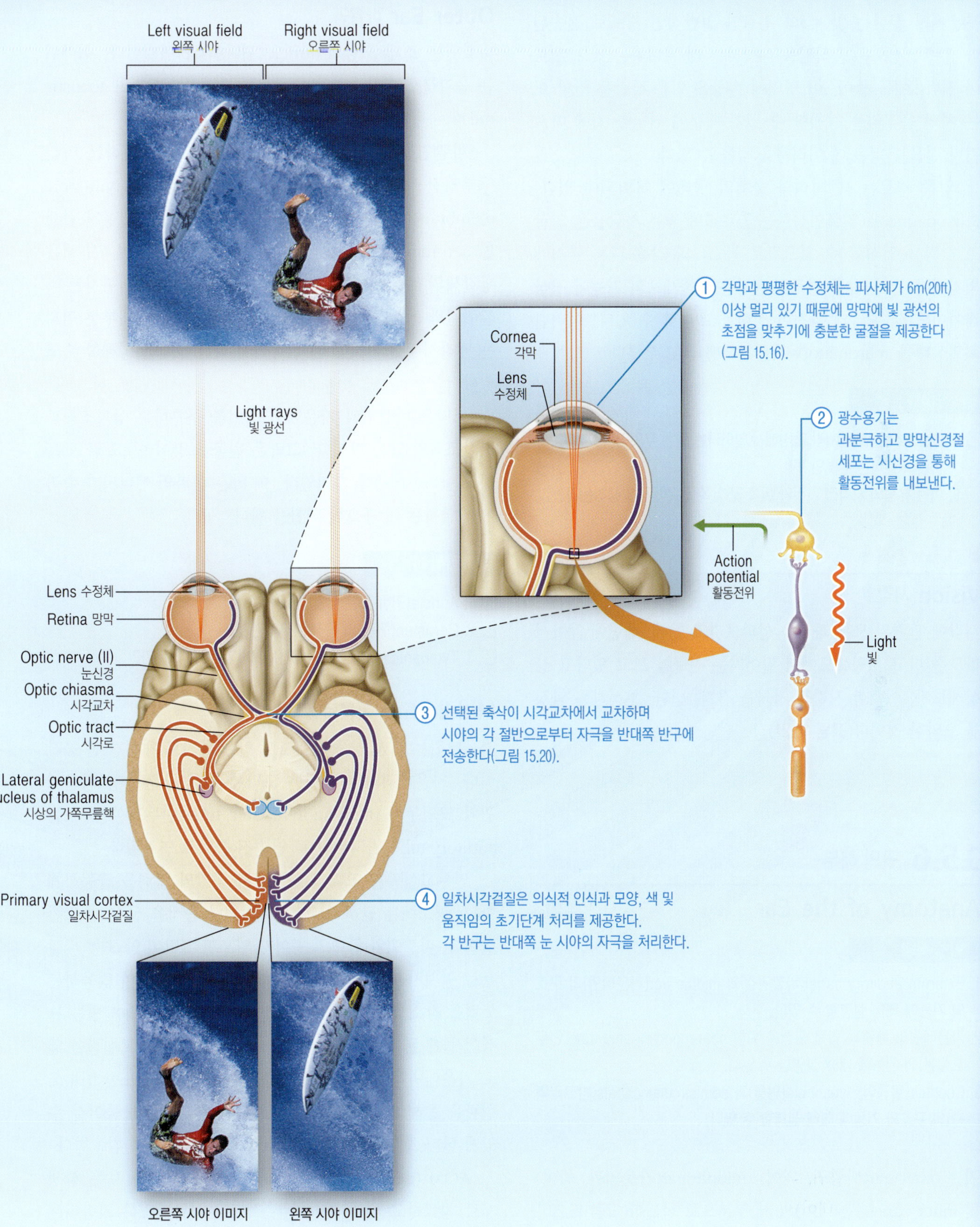

보기를 위해 각 눈의 이미지를 결합한다. 일차겉질로부터 시각정보는 마루엽을 포함하는 뒤(등)쪽 경로와 관자엽의 아래 부분에서 끝나는 앞(배)쪽 경로인 일반적인 경로로 전송된다. 뒤쪽 경로는 움직임을 해석하는 데 관여하는 것으로 보여 진다. 예를 들어, 이 영역에 손상을 입은 사람은 커피 또는 차의 움직임을 감지할 수 없기 때문에 커피를 컵에 따르거나 길을 건너는 데 어려움을 겪을 수 있다.

앞쪽 경로는 색 처리와 물체의 형태에 특화되어 있다. Prosopagnosia(얼굴인식불능증)로 고통받는 사람들은 얼굴로 사람을 인식할 수 없으므로 목소리와 같은 다른 단서에 의지해야 한다. 앞쪽 경로의 손상은 원뿔세포의 기능이 정상적이어도 색 지각의 완전한 상실을 초래할 수 있다. 이러한 희귀상태를 achromatopsia(완전색맹)라고 부른다.

확인하기

- ☐ 8. Optic chiasma(시각교차)에서 일어나는 일은 무엇인가? 이것의 결과는 무엇인가?
- ☐ 9. 어떤 유형의 시각적 처리가 뒤쪽 및 앞쪽 경로에서 발생하는가?

Big Picture

Vision 시각

시각에 관련된 모든 과정을 살펴보려고 한다. 해변에 앉아서 파도를 타고 서핑보드에서 떨어지는 친구를 보고 있다고 상상해보자. 이러한 시각적 자극을 감지, 변환, 분석하는 과정을 요약한 것이다(그림 15.21).

15.6 귀의 해부

Anatomy of the Ear

학습목표

1. External auditory canal(바깥귀길)과 middle ear(가운데귀)의 구조와 기능에 대해 설명할 수 있다.
2. 가운데귀의 배액과 입력 균형을 위한 pharyngotympanic tube(인두고실관)의 기능에 대해 설명할 수 있다.
3. Cochlea(달팽이), vestibule(안뜰)과 semicircular canals(반고리뼈관)의 구조와 기능에 대해 설명할 수 있다.

귀는 outer ear(바깥귀, 외이), middle ear(가운데귀, 중이) 및 inner ear(속귀, 내이)의 세 부분으로 나뉜다(그림 15.22). 세 부분 모두 청력에 관여하지만, 속귀의 일부분은 평형에 중요한 vestibular sensation(안뜰감각, 전정감각)을 제공한다.

Outer Ear 바깥귀

바깥귀는 조개 모양의 auricle(귀바퀴)과 귀길이다. 귀바퀴는 음파를 모아 external auditory canal (external acoustic meatus, 바깥귀길, 외이도)로 전달한다.

바깥귀길은 temporal bone(관자뼈)을 통과하는 약간 구부러진 터널이며 eardrum(고막)으로 알려진 tympanic membrane(고막)까지 연결된다. 바깥귀길에는 변형된 땀샘인 ceruminous glands(귀지샘, 귀지선)가 있으며, 이 샘은 황갈색의 cerumen (ear wax, 귀지)을 분비한다. 귀지는 바깥귀길과 고막을 윤활시키고 방수 역할을 한다. 대부분 귀지는 말라서 건조되지만 계속 쌓이게 되면 청력을 방해할 수도 있다.

고막은 바깥귀와 가운데귀 사이를 구분하는 상피조직과 결합조직의 얇은 막이다. 고막은 원뿔 모양이며, 그 끝 또는 첨부는 가운데귀를 가리킨다. 이 막은 음파의 에너지가 속귀에 도달하는 데 중요한 역할을 한다.

확인하기

- ☐ 1. Auricle(귀바퀴)은 무엇인가?
- ☐ 2. Cerumen(귀지)의 목적은 무엇인가?
- ☐ 3. Tympanic membrane(고막)은 어디에 위치하는가?

Middle Ear 가운데귀

가운데귀는 고막 안쪽의 관자뼈 안에 공기로 채워진 빈 공간이다. 가운데귀와 바깥귀는 고막에 의해 구분된다. 가운데귀와 코인두는 pharyngotympanic tube(인두고실관) 또는 auditory tube(귀인두관)로 알려진 통로로 연결된다.

인두고실관은 고막의 양쪽에서 공기의 압력을 균등하게 한다. 평소에는 닫혀 있고, 하품하거나 음식을 삼킬 때 잠깐 열린다. 바깥귀와 압력의 차이가 있으면 고막이 안 또는 바깥으로 펼쳐지고 부풀어 오른다. 과도한 압력은 막이 진동하는 능력을 감소시키고, 청력에 지장을 주어 귀에 압력을 받는 느낌이 들게 된다. 하품을 하거나 삼키는 것은 인두고실관을 열고 가운데귀와 바깥귀의 압력을 동등하게 한다. 또한 인두고실관을 통해 호흡기에 있는 병원체가 가운데귀에 들어갈 수 있게 한다. 임상에서 적용하기 Otitis Media(중이염)를 참고한다.

AOM (acute otitis media, 급성 중이염)은 보통 항생제로 치료하고 몇몇 전문가는 스스로 치료되도록 기다리는 것을 권장하기도 한다. 하지만 치료를 시행하여도 AOM은

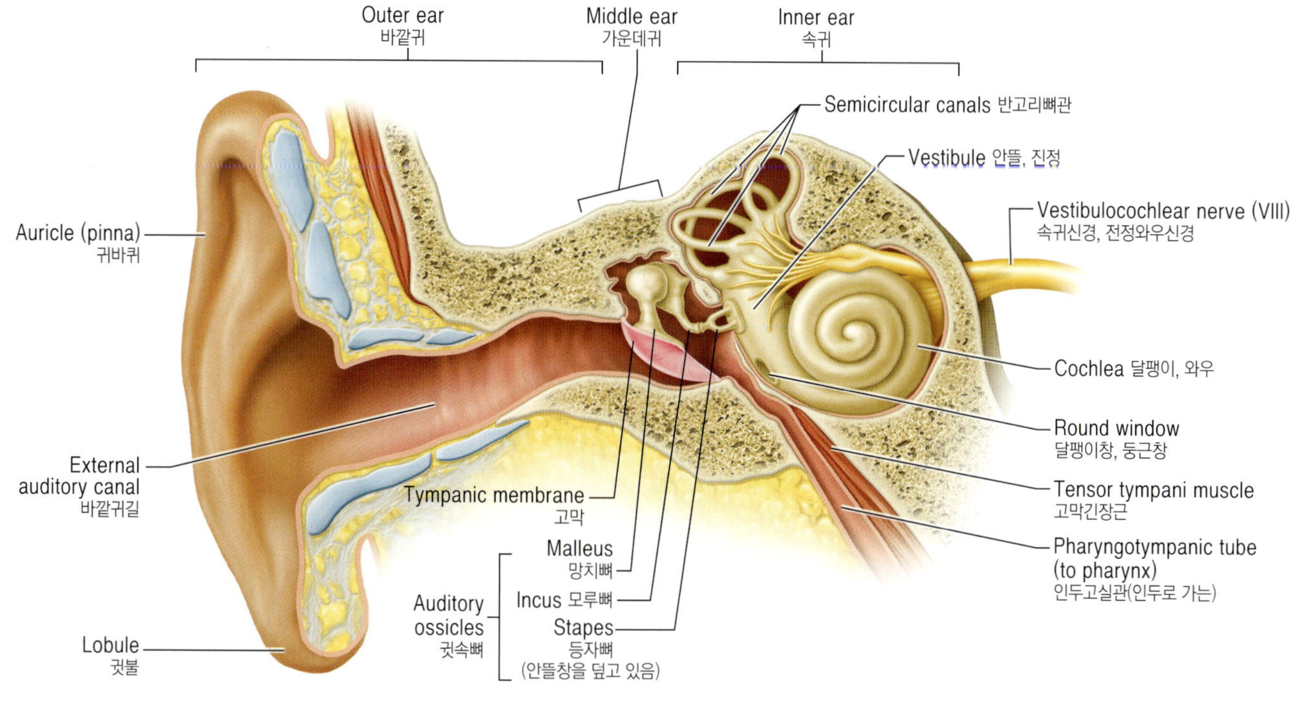

그림 15.22 귀의 영역

OME (otitis media with effusion, 삼출성 중이염)로 발전할 수 있다. 이는 염증이 사라져도 삼출액이 남아 정상 청력을 위한 고막의 움직임을 방해하는 것이다. 지속되는 OME는 myringotomy(고막절개술)로 치료가 가능하다.

가운데귀는 체내에서 가장 작은 뼈인 3개의 auditory ossicles(귓속뼈)을 포함하고 있다. Malleus(망치뼈, 추골), incus(모루뼈, 침골), stapes(등자뼈, 등골)인데, 이들은 모양에 따라 이름 붙여졌다. 이 뼈들은 작은뼈 윤활관절로 연결되어 있고 가운데귀에서 속귀로 연결되는 다리 역할을 한다(그림 15.22). Oval window(안뜰창, 난원창)는 공기로 채워진 가운데귀와 액체로 채워진 속귀 사이의 경계이다. 귓속뼈는 공기중의 음파를 증폭시키고 음파를 액체의 움직임으로 바꾸는 중요한 역할을 한다.

확인하기

- ☐ 4. 세 개의 auditory ossicles(귓속뼈)은 무엇이고, 기능은 무엇인가?
- ☐ 5. Pharyngotympanic tube(인두고실관)의 기능은 무엇인가?

Inner Ear 속귀

속귀는 관자뼈 내의 공간으로, 세 부분으로 나뉘어져 있다(그림 15.23). Cochlea(달팽이, 와우)는 청력과 관련된 구조를 포함하고, vestibule(안뜰, 전정)과 semicircular canal(반고리뼈관)은 머리의 움직임과 위치를 감지하는 구조물을

임상에서 적용하기

Otitis Media 중이염

Otitis media(중이염)는 가운데귀 강의 염증이다. 어린이에게서 나타나는 가장 큰 감염 중 하나이며, 대부분 상부 호흡기 감염이 선행된다. 일반적인 증상으로는 귀 통증, 발열, 청력장애, irritable(자극과민) 및 구토를 보인다.

AOM에서 인두고실관은 인두 내의 병원체가 가운데귀에 도달하는 통로역할을 한다. 염증은 액체 또는 고름의 축적을 일으키고, 고막은 바깥귀길로 팽창하여 고통스럽게 하며 청력을 방해한다. 오른쪽의 첫 번째와 두 번째 사진은 건강한 고막과 AOM이 있는 고막을 비교한 것이다. 압력이 강하면 고막이 파열될 수 있다. 소아의 인두고실관이 성인보다 훨씬 더 짧고 일직선이기 때문에 어린 아이들이 AOM에 더 쉽게 노출된다.

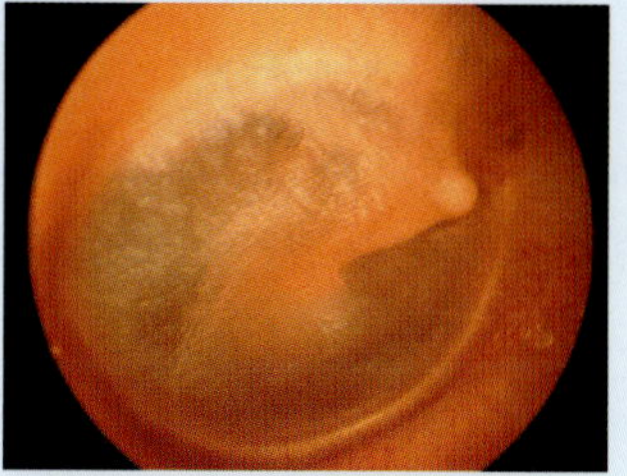

바깥귀길을 통해 본 건강한 고막

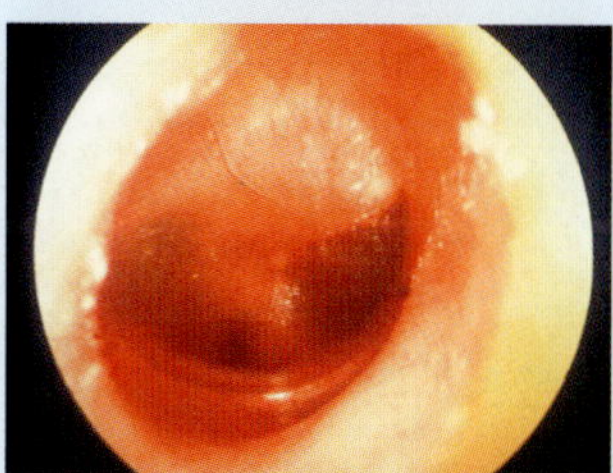

AOM의 고막

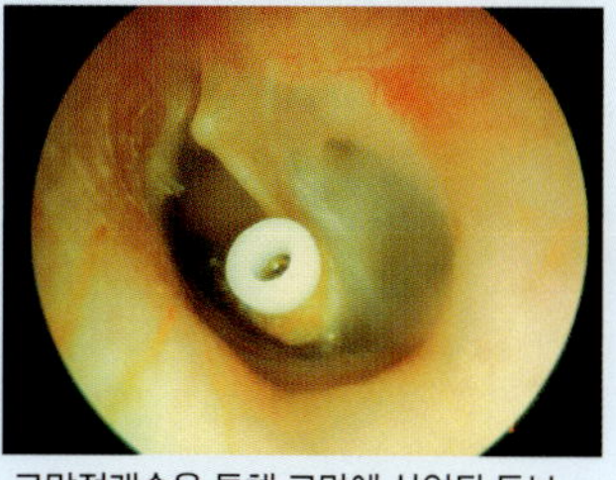

고막절개술을 통해 고막에 삽입된 튜브

포함하고 있다.

Bony and Membranous Labyrinth 뼈미로와 막미로

미로는 구불구불한 길과 같이 복잡한 구조이다. 속귀는 복잡한 구조 때문에 bony labyrinth(뼈미로, 골미로)라고도 불린다. Membranous labyrinth(막미로)라고 불리는 막은 뼈미로의 안쪽에 막으로 된 부분이다. 막미로 안에서 세포질액과 유사한 Na^+보다 K^+ 농도가 높은 액체인 endolymph(속림프, 내림프)를 발견할 수 있다. 뼈미로와 막미로의 벽 사이에는 ECF (extracellular fluid, 세포바깥액, 세포외액)와 유사한 K^+보다 Na^+ 농도가 더 높은 액체인 perilymph(바깥림프, 외림프)가 있다. 속림프와 바깥림프는 음파와 머리의 움직임을 활동전위로 변환하는 데 중요한 역할을 한다.

Vestibule 안뜰

안뜰은 속귀의 중앙에 위치하며 벽에는 등자뼈가 연결된 막 모양의 안뜰창이 있다(그림 15.23). 안뜰에는 막미로의 두 부분인 utricle(타원주머니, 타원낭)과 saccule(원형주머니, 구형낭)이 있으며, 이는 머리가 직선으로 기울어질 때 이를 감지하는 수용기세포가 포함되어 있다. 수용기세포는 vestibulocochlear nerve(속귀신경, 전정와우신경, VIII)의 안뜰 부분을 형성하는 신경세포에 자극을 전달한다.

Semicircular Canal 반고리뼈관

타원주머니는 semicircular canal(반고리뼈관)로 둘러 싸인 semicircular duct(반고리관, 반규관)라고 불리는 막미로의 3개의 관과 연속되어 있다. 그림 15.23에서 앞, 뒤 및 옆쪽의 반고리관은 서로 직각으로 배치되어 어떤 평면에서도 머리의 회전운동을 감지할 수 있다. 각 관의 바닥에는 팽창된 동그란 부분인 ampulla(팽대부)가 있는데 신경세포와 접촉하는 수용기세포를 포함하고 있다. 이 수용기세포는 머리의 회전 감각을 속귀신경에 전달한다.

Cochlea 달팽이

뼈같은 달팽이는 round window(달팽이창, 둥근창)라고 불리는 막으로 덮인 구멍이 있으며 이는 가운데귀와 속귀를 구분한다. 달팽이는 나선형으로 돌돌 감겨 있는 관으로 진동을 신경신호로 변환하는 장치이다. 달팽이의 수직 단면은 그림 15.24와 같다. 달팽이에는 3개의 방이 있는데, 가운데는 속림프로 채워진 cochlear duct(달팽이관)가 있고, 달팽이관의 위쪽에는 scala vestibuli(안뜰계단, 전정계단)가 있는데 이는 안뜰창 근처의 안뜰부터 이어진다. 아래쪽 방은 scala tympani(고실계단)인데, 달팽이창 근처에 있는 안뜰에서 끝난다. 고실계단과 안뜰계단은 달팽이관 주위에서 '샌드위치' 모양을 하고 있으며 달팽이관의 끝 부분에서 서로 연속되어 있다.

달팽이관과 안뜰계단 사이의 경계는 vestibular membrane(안뜰막)이라 불리는 상피막으로 되어 있으며, 이 막은 속림프와 바깥림프를 분리하며 둘 사이의 확산 장벽 역

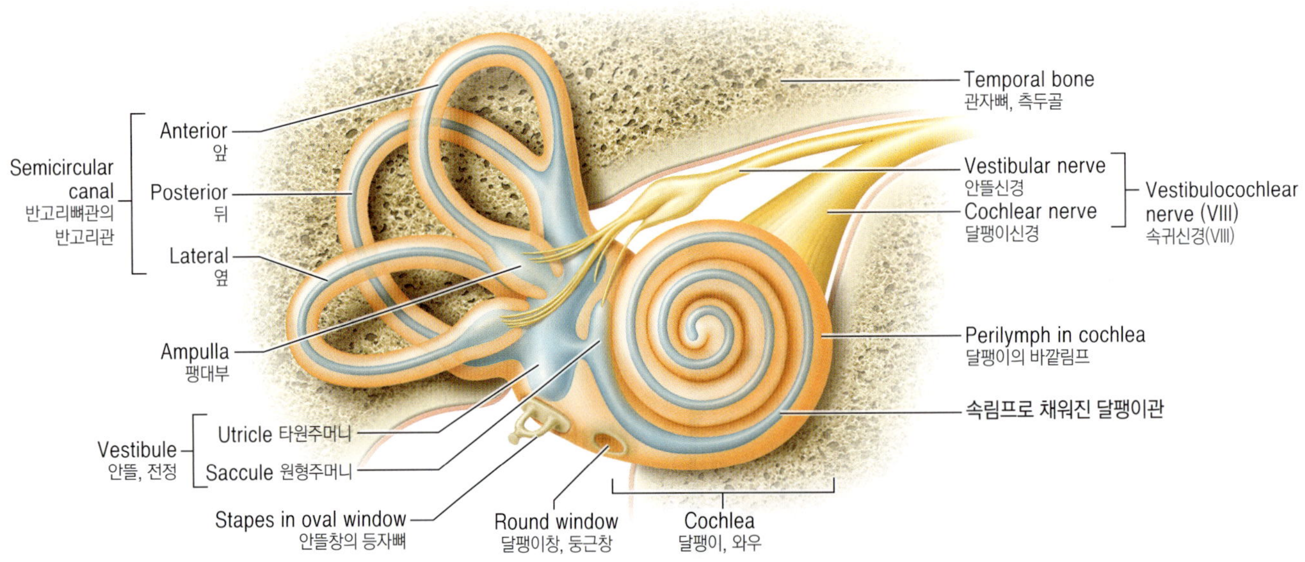

그림 15.23 막미로. 바깥림프를 포함하는 구조는 주황색, 속림프를 포함하는 구조는 파란색으로 표시하였다. 색 표시는 그림 15.24와 15.26에서도 같은 방법으로 사용되었다.

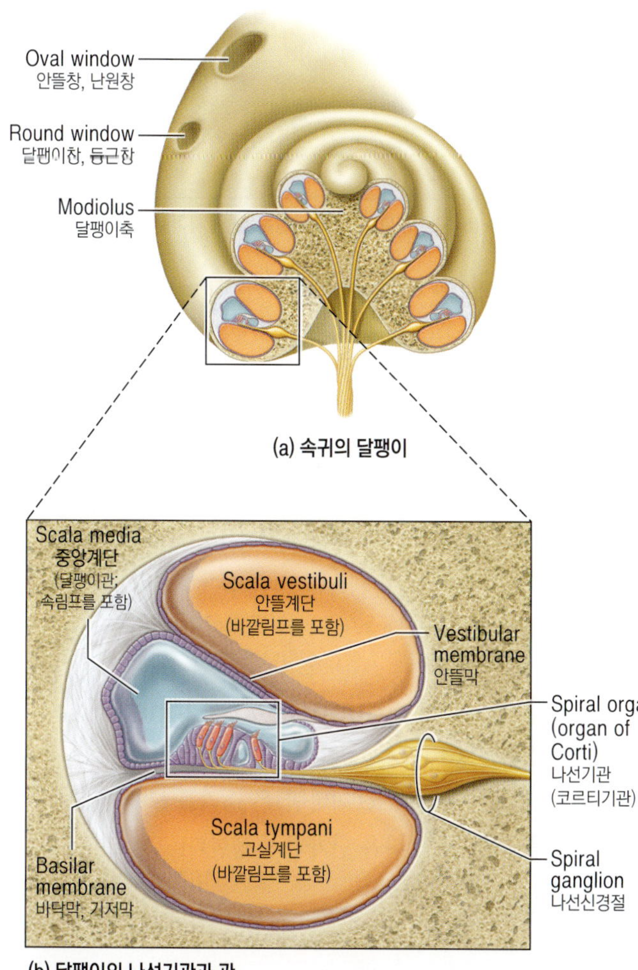

그림 15.24 달팽이의 구조

할을 한다.

달팽이관과 고실계단은 콜라겐성 basilar membrane(바닥막, 기저막)에 의해 분리되어 있다. 바닥막은 달팽이관의 바닥 근처에서는 좁고 뻣뻣하지만 끝으로 갈수록 넓고 유연해진다. 이러한 유연성의 차이는 소리 변화를 탐지하는데 중요하다.

달팽이관 내에 위치한 spiral organ(나선기관)은 음파에 의한 에너지가 활동전위로 변환되는 곳이다. 활동전위는 cochlear nerve(달팽이신경)를 통해 CNS로 전달된다.

확인하기

- ☐ 6. Utricle(타원주머니), saccule(원형주머니), semicircular ducts (반고리관)의 기능은 무엇인가?
- ☐ 7. Scala tympani(고실계단), scala media(중간계단), scala vestibuli (안뜰계단)는 어떻게 배열되어 있는가?
- ☐ 8. Spiral organ(나선기관)은 무엇이고 어디에 위치하고 있는가?

15.7 청력 생리학

Physiology of Hearing

학습목표

1. Outer ear(바깥귀), middle ear(가운데귀), inner ear(속귀)의 구조가 어떻게 청력에 작용하는지 설명할 수 있다.
2. Auricle(귀바퀴)부터 속귀의 액체로의 소리 전도 경로를 설명할 수 있다.
3. Spiral organ(나선기관)으로부터 뇌의 다양한 부위로 전달되는 활동전위의 경로를 설명할 수 있다.
4. 귀의 구조가 소리의 음조와 강도의 차이를 어떻게 구분하는지 설명할 수 있다.

사람의 귀는 음파를 감지할 수 있으며, 음파는 소리를 인식하고 해석할 수 있도록 활동전위로 변환되어야 한다. 청력 과정을 이해하기 위해 먼저 음파가 생성되는 소리의 원리에 대해 살펴보자.

Principle of Sound 소리의 원리

음파는 물체의 움직임에 대한 공기 분자의 변화이다. 악기에서 줄을 당기면 줄이 진동하거나 앞뒤로 움직인다(그림 15.25a). 이는 한 방향으로 움직이면서 공기 분자를 압축하고 공기 압력이 약간 증가된다. 반면 악기의 줄이 반대 방향으로 움직이면 공기압은 떨어진다.

음파가 공기 분자를 원래 위치에서 움직이게 하여 인접한 분자들과 부딪히게 하고, 그 분자들이 다른 분자들과 충돌하면서 에너지를 전달한다(일련의 도미노에서 연쇄 반응과 같다). 에너지는 연못을 가로 질러 퍼지는 잔물결처럼 진동하는 물체에서 멀리 방사되어 전달된다.

종종 소리를 음높이와 소리의 크기로 묘사한다. 모든 소리에는 일정한 음조가 있다. 천둥과 같은 낮은 울림의 소리와 폭풍우에 강아지의 높은 울림의 소리를 들은 적이 있다. 음조 또는 주파수는 특정 기간 동안 개체가 진동하는 횟수에 따라 결정된다(그림 15.25b). 음조는 1초 내의 주기 또는 1초 단위의 진동 횟수인 Hz(헤르츠)로 측정된다. 일반적으로 귀는 20Hz와 20,000Hz(20kHz) 사이의 소리를 감지할 수 있다. 반면 개들의 청력 범위는 훨씬 높아서 사람은 들을 수는 없는 4~16Hz 사이의 소리의 진동을 느낄 수 있다. 코끼리와 일부 고래는 20Hz 이하의 주파수로 소리를 내면서 소통한다.

음량 또는 amplitude(음파)의 진폭은 높은 공기 압력과 낮은 공기 압력 영역 사이의 차이에 의해 결정된다(그림 15.25c). 소리의 크기는 dB(데시벨) 단위로 측정된다. 나뭇잎의

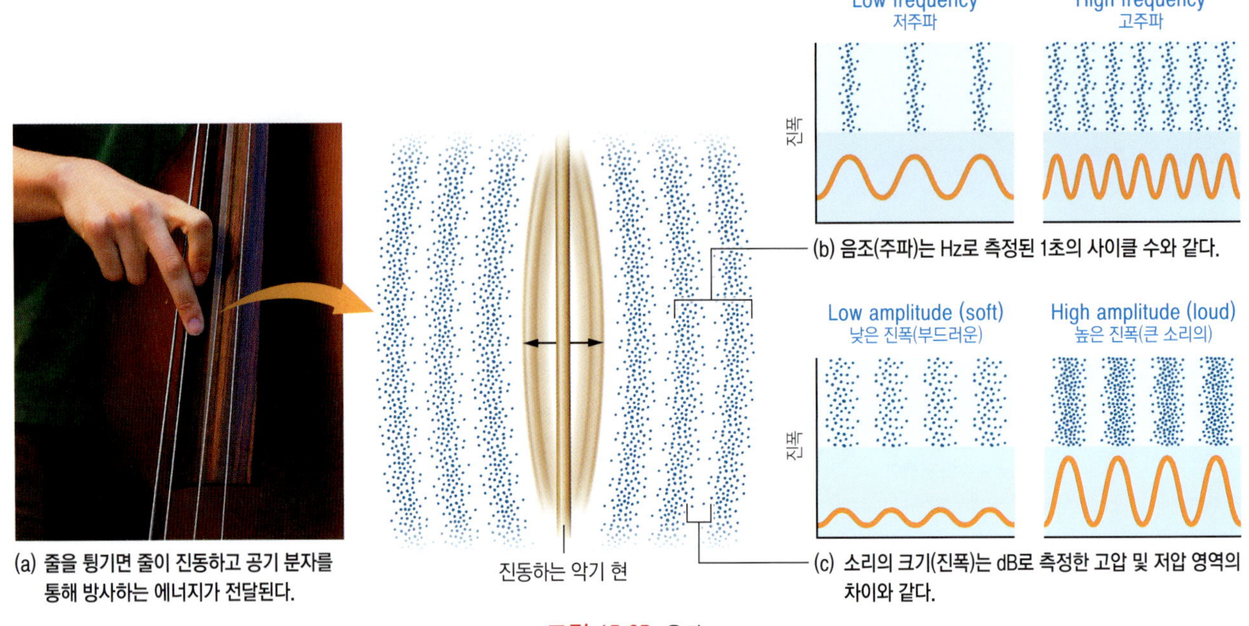

(a) 줄을 튕기면 줄이 진동하고 공기 분자를 통해 방사하는 에너지가 전달된다.

(b) 음조(주파)는 Hz로 측정된 1초의 사이클 수와 같다.

(c) 소리의 크기(진폭)는 dB로 측정한 고압 및 저압 영역의 차이와 같다.

그림 15.25 음파

삐걱거리는 소리는 10dB로 거의 들리지 않는 반면, 제트 엔진의 소리는 120dB로 고통스러우며 귀에 손상을 준다.

확인하기

☐ 1. 인간의 청력 범위(Hz로 표시)는 무엇인가?

Transmission of Sound to the Inner Ear

속귀로의 소리전달

음파가 귀에 닿으면 auricle(귀바퀴)은 소리를 모아 청각기관으로 음파를 전달하고, 다음 단계가 발생한다(그림 15.26a).

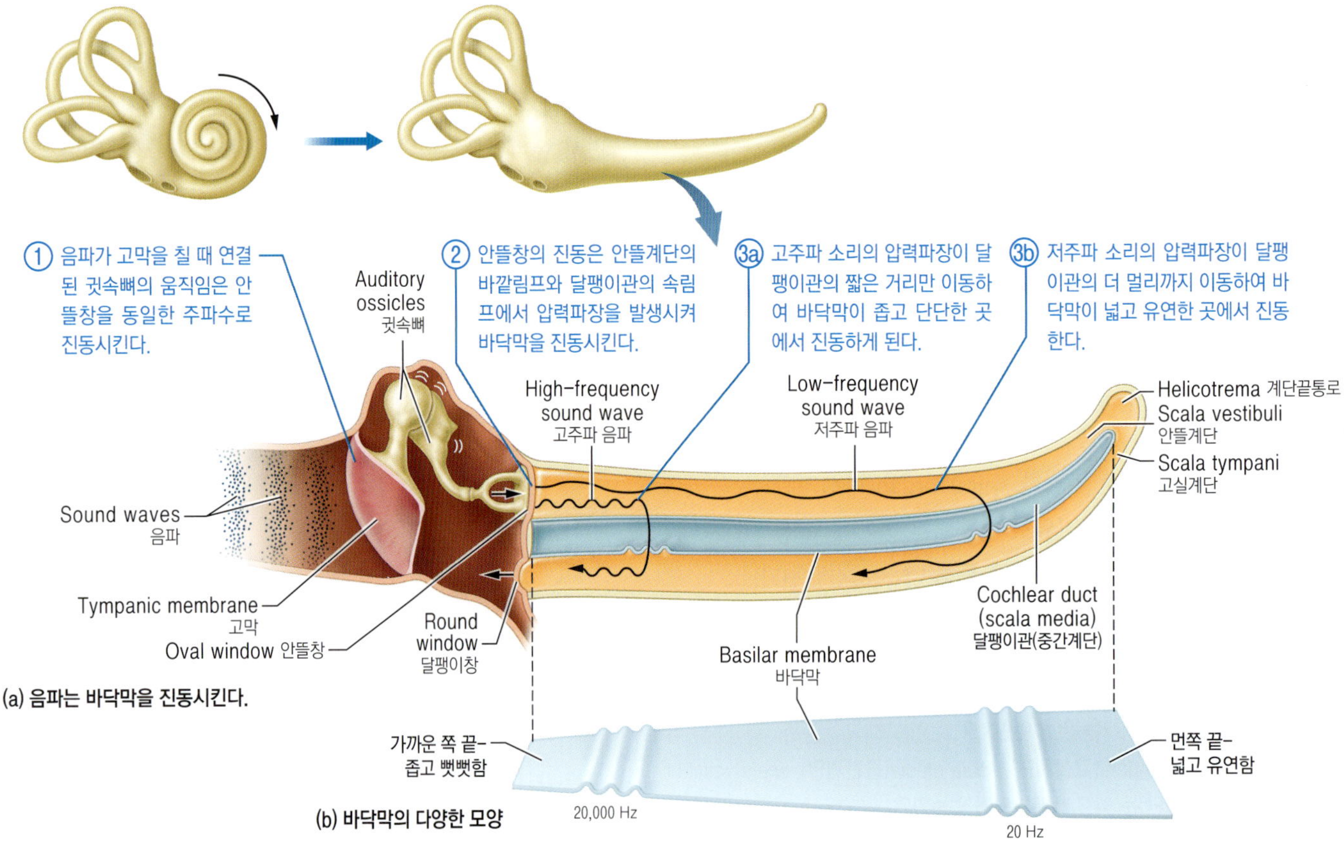

① 음파가 고막을 칠 때 연결된 귓속뼈의 움직임은 안뜰창을 동일한 주파수로 진동시킨다.

② 안뜰창의 진동은 안뜰계단의 바깥림프와 달팽이관의 속림프에서 압력파장을 발생시켜 바닥막을 진동시킨다.

③a 고주파 소리의 압력파장이 달팽이관의 짧은 거리만 이동하여 바닥막이 좁고 단단한 곳에서 진동하게 된다.

③b 저주파 소리의 압력파장이 달팽이관의 더 멀리까지 이동하여 바닥막이 넓고 유연한 곳에서 진동한다.

Auditory ossicles 귓속뼈
High-frequency sound wave 고주파 음파
Low-frequency sound wave 저주파 음파
Helicotrema 계단끝통로
Scala vestibuli 안뜰계단
Scala tympani 고실계단
Sound waves 음파
Tympanic membrane 고막
Oval window 안뜰창
Round window 달팽이창
Basilar membrane 바닥막
Cochlear duct (scala media) 달팽이관(중간계단)

(a) 음파는 바닥막을 진동시킨다.

가까운 쪽 끝-좁고 뻣뻣함
먼쪽 끝-넓고 유연함
20,000 Hz
20 Hz

(b) 바닥막의 다양한 모양

그림 15.26 바닥막의 진동

① **음파가 고막을 칠 때 연결된 귓속뼈의 움직임은 안뜰창을 동일한 주파수로 진동시킨다.** Oval window(안뜰창, 난원창)는 tympanic membrane(고막)과 같은 주파수로 진동하지만 귓속뼈는 큰 고막에서 작은 안뜰창으로 힘을 전달한다. 이는 힘을 집중되도록 하기 때문에 안뜰창의 진동을 증폭시키는 지렛대시스템 역할을 한다.

② **안뜰창의 진동은 안뜰계단의 바깥림프와 달팽이관의 속림프에서 압력파장을 발생시켜 바닥막을 진동시킨다.** 공기보다 액체에서의 움직임을 발생시키기 위해서는 더 많은 힘이 필요하다. 이는 힘이 안뜰창에 집중되고 증폭되어야 하는 이유이며, endolymph(속림프, 내림프)와 perilymph(바깥림프, 외림프)를 움직이는 데 힘이 필요하다.

3a **고주파 소리의 압력파장이 달팽이관으로 짧은 거리만 이동하여 바닥막이 좁고 단단한 곳에서 진동하게 된다.** 안뜰창에서 생성된 압력파장은 vestibule(안뜰, 어귀)의 바깥림프를 통해 cochlear duct(달팽이관)의 scala vestibuli(안뜰계단, 전정계단)로 이동한다. 고주파 진동은 scala tympani(고실계단)에 도달하기 위해 달팽이관을 통해 지름길로 간다. 달팽이관을 통과하여 고실계단으로 갈 때 속림프와 basilar membrane(바닥막, 기저막)이 진동한다. 이러한 진동은 바닥막이 좁고 단단한 달팽이관 바닥막 근처에서 발생한다(그림 15.26a). 그림에서 파장이 고실계단의 안뜰에 도달하면, round window(달팽이창, 둥근창)가 가운데귀 내로 부풀어 오르는 것을 볼 수 있다. 이처럼 한 영역에서 밀리면 다른 영역으로 이동해야 한다(물풍선의 한쪽을 누르면 다른 쪽 끝이 부풀듯이). 같은 방법으로 안뜰창이 inner ear(속귀, 내이) 내로 밀리면 달팽이창이 바깥쪽으로 부풀어 오르고, 반대인 경우 반대 현상이 나타난다.

3b **저주파 소리의 압력파장이 달팽이관의 더 멀리까지 이동하여 바닥막이 넓고 유연한 곳에서 진동한다.** 저주파 진동(엔진 울리는 소리와 같은)은 바닥막이 더 넓고 유연한 달팽이관의 깊숙한 곳으로 이동한다. 사람이 들을 수 없는 매우 낮은 주파수의 소리는 그 파장이 helicotrema(계단끝통로, 달팽이구멍)라고 불리는 달팽이관의 끝까지 계속 이동한다.

음조는 바닥막의 어느 영역이 진동하는지에 의해 결정되지만 음량은 바닥막이 영역에서 얼마만큼 많이 진동하는지에 따라 결정된다. 시끄러운 소음은 더 많은 에너지를 가진 음파를 만들어내고 차례대로 고막, 귓속뼈, 바깥림프 및 속림프의 움직임을 더 크게 만든다. 이러한 액체의 움직임이 증가하면 바닥막의 진동이 더 커지고 근처의 수용기세포가 더 강하게 자극된다.

확인하기

☐ 2. 소리가 나는 동안 oval window(안뜰창)에 작용하는 힘이 tympanic membrane(고막)에 가해지는 힘보다 더 큰 이유는 무엇인가?

그림 15.27 나선기관의 구조

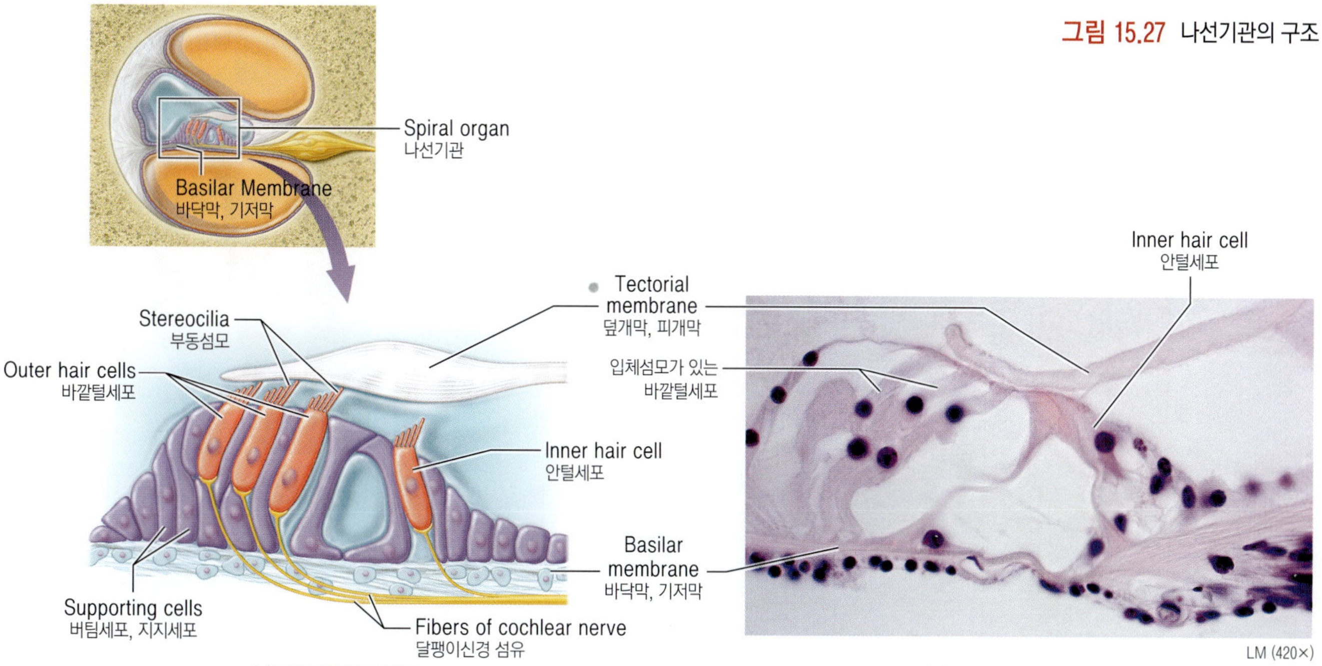

(a) 나선기관과 털세포

(b) 나선기관의 현미경사진

Processing of Sound in the Inner Ear
속귀 내에서 소리의 처리과정

바닥막의 진동위치에 상관없이 움직임은 바닥막에 있는 spiral organ(나선기관)의 변화를 일으킨다. 이러한 변화를 이해하기 위해서는 나선기관의 구조를 더 자세하게 살펴볼 필요가 있다(그림 15.27).

나선기관은 hair cell(털세포)이라고 불리는 수용기세포를 포함하고 있다. 털세포는 한 줄의 inner hair cell(안털세포)과 세 줄의 outer hair cell(바깥털세포)로 묶여져 있다. 안털세포는 주로 소리를 감지하는 역할을 한다. 각 털세포는 stereocilia(부동섬모)라고 알려진 다양한 길이의 microvilli(미세융모)를 갖고 있다. 부동섬모 자체는 뻣뻣하지만, 세포체와의 교차점에서는 유연하게 구부려져 있다.

Tectorial membrane(덮개막, 피개막)이라고 불리는 뻣뻣한 막은 털세포의 꼭대기에서 바닥막과 덮개막 사이에 끼게 된다. 바깥털세포의 부동섬모는 덮개막과 접촉하지만 안털세포의 부동섬모는 그렇지 않다. 바닥막이 음파에 반응하여 위아래로 진동하면 털세포가 그 막과 함께 움직인다.

각 부동섬모는 tip link(끝 연결)라고 하는 탄성 필라멘트에 의해 연결되어 있다(그림 15.28a). 가장 키가 큰 부동섬모가 한 방향으로 휘어지면 다른 부동섬모가 같은 방향으로 당겨진다.

소리가 속귀에 전달될 때 발생하는 일련의 현상은 그림 15.28b에 나타나 있으며, 다음과 같이 진행된다.

① **바닥막이 덮개막을 향해 위쪽으로 이동하여 부동섬모를 가장 큰 부동섬모쪽으로 구부린다.** 바닥막이 덮개막쪽으로 이동함에 따라 바깥털세포의 부동섬모가 가장 큰 부동섬모쪽으로 구부러진다. 바닥막이 덮개막으로부터 멀어지면 부동섬모는 반대 방향으로 구부러진다.

② **부동섬모를 구부리면 털세포를 탈분극시키는 K^+ 통로가 열린다.** 부동섬모가 가장 높은쪽으로 구부러짐에 따라 끝 연결은 각 부동섬모의 끝 부분에서 K^+ 통로를 열어 당긴다. 일반적인 신경세포에서 K^+ 통로를 열면 세포가 과분극되지만, 속림프는 높은 농도의 K^+를 함유하고 있기 때문에 기울기가 역전되어 털세포 내로 유입된다. 이는 depolarization(탈분극)과 local potential(국소전위)로 이어진다.

③ **탈분극된 털세포는 신경전달물질을 방출하여 달팽이신경의 축삭 내 활동전위를 유발한다.** Neurotransmitter(신경전달물질)는 털세포에 신경을 연결하는 cochlear nerve(달팽이신경) 내의 활동전위를 유발한다.

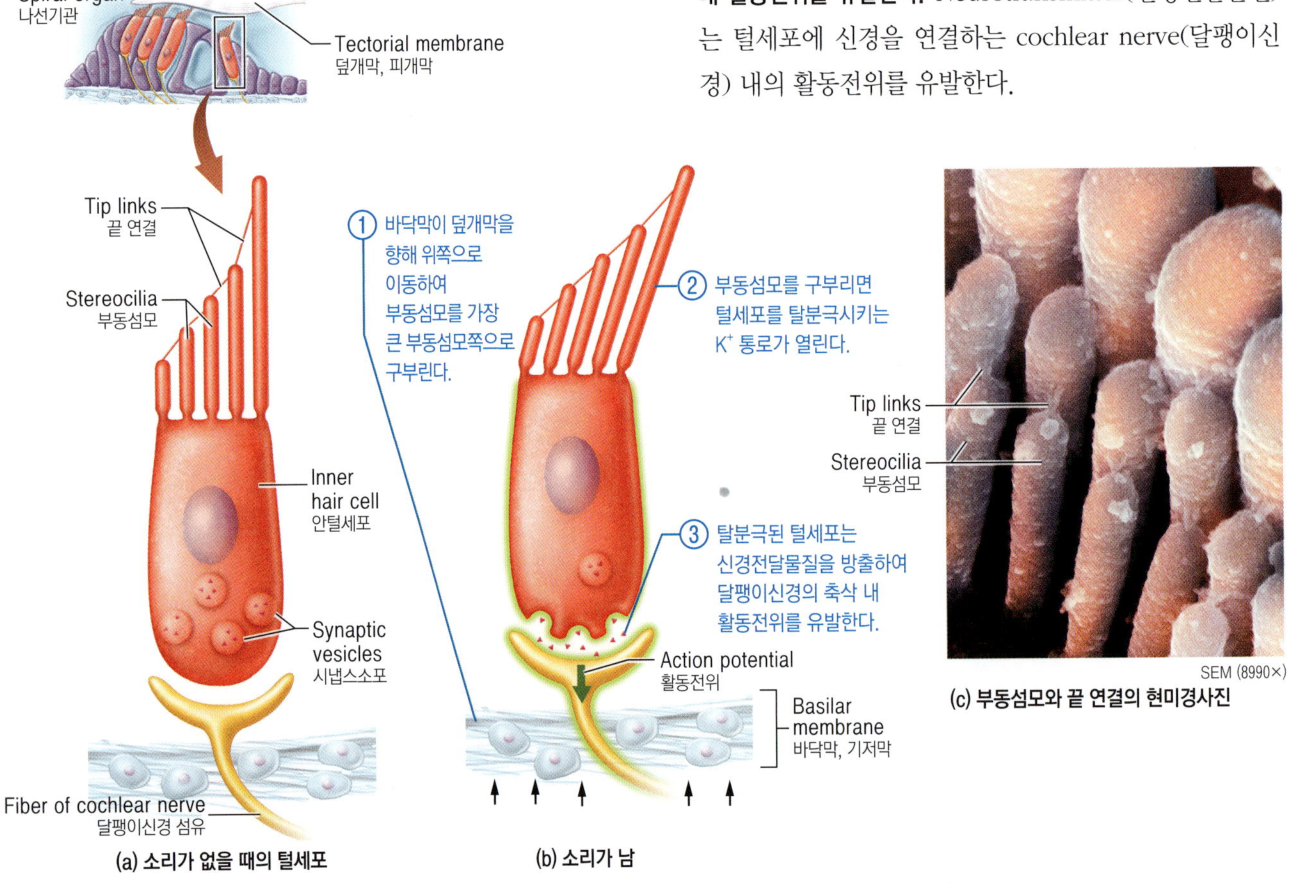

(a) 소리가 없을 때의 털세포
(b) 소리가 남
(c) 부동섬모와 끝 연결의 현미경사진

그림 15.28 털세포의 소리 전달

바닥막이 움직일 때, 부동섬모는 반대 방향으로 구부러진다. 끝 연결이 더 이상 늘어나지 않고 K^+ 통로가 닫히면, 털세포가 과분극되어 신경전달물질의 방출을 멈춘다.

각각의 안털세포는 여러 신경세포와 접촉하며, 그중 청각신경세포의 약 90%가 안털세포에 접촉한다. 반면, 오직 한 개의 신경세포만 여러 개의 바깥털세포와 접촉한다. 이러한 이유로 안털세포가 소리를 감지하는 대부분의 작업을 수행하지만 바깥털세포가 파괴되면 deafness(귀먹음)가 유발된다. 이는 바깥털세포가 안털세포의 민감도를 높이고 바닥막의 진동을 증폭시키는 데 필수적인 역할을 하기 때문이다. 털세포의 손상 또는 귀의 기타 구조가 청력에 어떤 영향을 줄 수 있는지 알아보기 위해 **임상에서 적용하기** Tinnitus(귀울림)를 참조한다.

확인하기

- ☐ 3. Cochlear duct(달팽이관)는 어떻게 다른 주파수를 구별하는가?
- ☐ 4. 끝 연결의 기능은 무엇인가?
- ☐ 5. 소리를 감지하는 데에 있어 tectorial membrane(덮개막)의 역할은 무엇인가?

Auditory Pathway 청각경로

털세포가 음파에서 활동전위로 에너지를 변환한 후 이 신호는 그림 15.29에 표시된 경로를 따라 CNS로 이동한다.

① **활동전위는 속귀신경(VIII) 달팽이관 부분의 축삭을 통해 숨뇌와 다리뇌 접합부의 달팽이핵으로 전파된다.** Cochlear nuclei(달팽이핵)에 있는 달팽이신경의 축삭은 숨뇌와 다리뇌의 접합부에 위치한다.

② **달팽이핵으로부터의 축삭은 다리뇌의 위올리브핵에 시냅스한다.** Superior olivary nucleus(위올리브핵)에 있는 신경세포는 양쪽 귀의 정보를 비교하여 소리의 위치를 결정한다.

③ **청각자극은 중뇌의 아래둔덕에 전달된다.** 자극은 머리와 몸통의 움직임을 조정하여 놀람반사를 일으킨다. 예상하지 못한 소리에 대한 반응인 놀람반사는 머리와 몸을 소리가 난 곳을 향하게 하여 소리의 근거를 확인하게 한다.

④ **청각자극은 시상의 안쪽무릎핵으로 이어진다.** 인간의 청력에 대한 시상의 역할은 명확히 알려져 있지 않지만 주파수와 소리의 조합을 처리하는 것에 중요한 역할을 하는 것으로 여겨진다.

⑤ **시상은 관자엽의 위쪽 부분에서 일차청각겉질의 신경세포를 자극한다.** 다른 감각겉질과 마찬가지로, primary auditory cortex(일차청각겉질)는 소리에 대한 첫 번째 의식이 시작되고 위치, 음조, 음량에 대한 분석이 시작되는 곳이다.

한쪽 귀의 손상된 청력은 달팽이핵, vestibulocochlear nerve(속귀신경, 전정와우신경, VIII) 또는 귀 자체의 구조의 손상을 의미한다. 달팽이핵의 축삭은 뇌의 양쪽으로 이동하므로 이후의 청각경로 손상은 청력의 특정 가쪽면에 영향을 미치지만 청력 전체를 손상시키지 않는다. 예를 들어, 한쪽 반구의 일차청각겉질에 손상을 입은 사람은 소리의 위치를 결정하는데 문제가 있을 수 있지만, 양쪽 귀의 자극이 다른 반구에 도달하기 때문에 소리는 들을 수 있다.

확인하기

- ☐ 6. Primary auditory cortex(일차청각겉질)는 어디에 있는가?
- ☐ 7. 소리정보를 처리하는데 있어 superior olivary nucleus(위올리브핵)의 역할은 무엇인가?

임상에서 적용하기

Tinnitus 귀울림

Tinnitus(귀울림, 이명)는 외부에서 실제 소리가 없는 상황에서 청각 소음을 느끼는 것이다. 귀울림을 앓고 있는 사람들은 소리가 울리거나 윙윙거리고 휘파람 소리 또는 치찰음 같은 소리가 들린다고 묘사한다. 이는 질병 자체가 아니라 종종 다른 질환에서 나타나는 증상이다.

거의 5명 중 1명이 귀울림을 앓고 있으며, 가장 흔한 원인은 달팽이털세포의 부동섬모 손상으로 인한 청력상실이다. 손상된 부동섬모는 종종 구부러지거나 이상한 모양이기 때문에 털세포를 탈분극시켜 일부 신경전달물질을 달팽이관 신경종말로 방출한다. 또한 귀울림은 가운데귀 작은뼈의 융합, 고막의 염증 또는 자극, 특정 약물 또는 CNS의 신경경로 손상으로 인해 발생할 수 있다. 하지만 정확한 원인은 아직 밝혀지지 않았다. 어떤 경우에 귀울림은 일시적이지만(큰 용량의 아스피린을 섭취하는 경우) 많은 경우에 영구적이다.

Hearing Loss 난청

Hearing loss(난청) 또는 deafness(귀먹음)는 전도와 감각신경성의 두 가지 큰 범주로 분류할 수 있다. Conduction hearing loss(전도성난청)는 outer ear(바깥귀, 외이) 또는 middle ear(가운데귀, 중이)의 문제로 인해 음파가 속귀에 도달하지 못하게 한다. 예를 들어, cerumen(귀지)의 과다 축적, 중이염, 고막 천공 또는 귓속뼈의 융합이 있다. 진동은 관자엽을 통해 속귀의 액체에 도달할 수 있지만, 공기를 통한 전도보다는 정확도가 훨씬 떨어진다. 여러 형태의 전도성 난청은 일시적이며 과도한 귀지를 제거하거나 천공된 고막

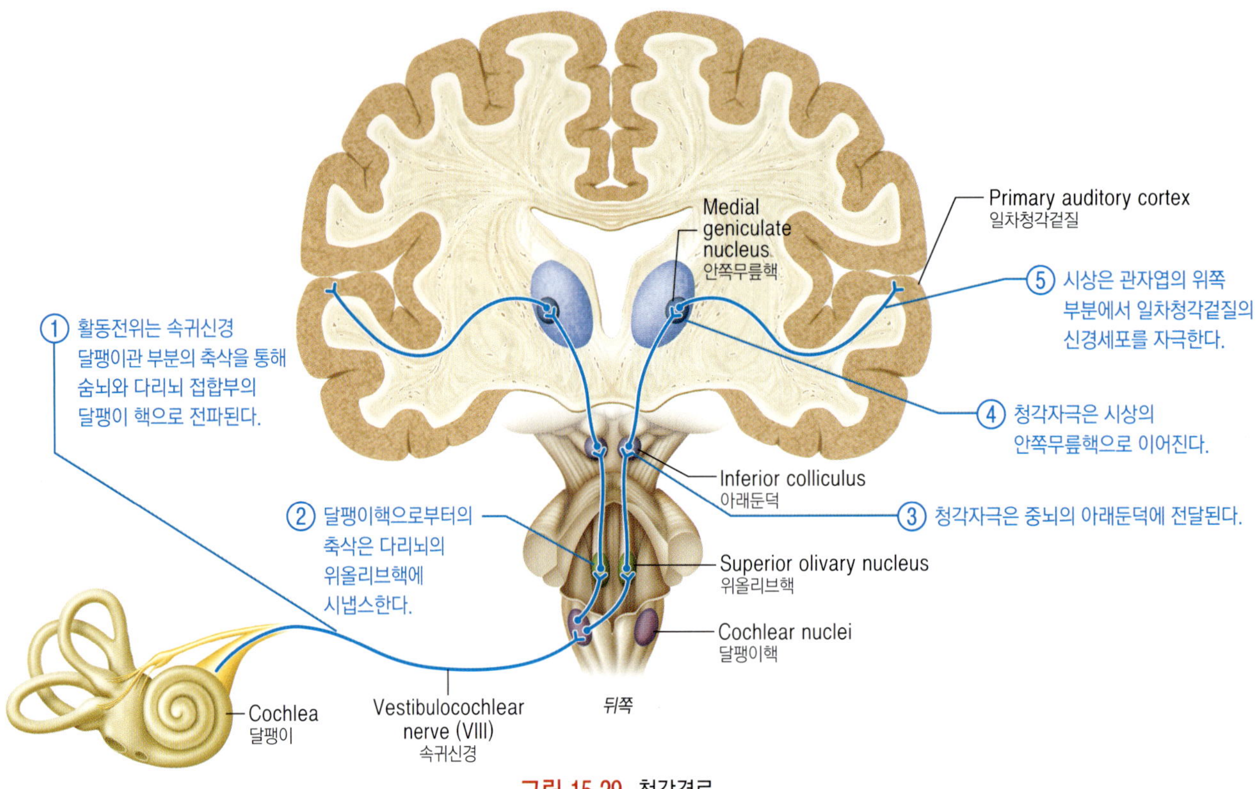

그림 15.29 청각경로

재건 등의 방법으로 교정 가능하다.

Sensorineural hearing loss(감각신경성난청)는 달팽이관이나 달팽이신경 또는 CNS 내의 감각경로의 결함을 말한다. 감각신경성난청에는 두 가지 유형이 있으며 원인과 치료에 있어서 크게 다르다.

- **Sensory hearing loss(감각난청).** 일반적으로 털세포의 기능장애로 인해 활동전위가 달팽이관에서 발생하지 않을 때 나타난다. 큰 소리나 특정 약물에 노출되면 털세포가 손상될 수 있다. 또한 나이가 들어감에 따라 부동섬모, 특히 고주파음을 감지하는 달팽이관 근위부의 입체섬모를 잃게 된다. 보청기는 경증 또는 중증도의 감각난청의 경우 도움이 될 수 있다.
- **Neural hearing loss(신경난청).** 활동전위가 속귀신경 또는 CNS 경로의 달팽이관을 통해 전파되지 않을 때 발생한다. 전형적인 원인은 뇌졸중 또는 청신경종 등의 종양, 뇌줄기 바깥 숨뇌와 사이뇌 접합부의 양성종양이 있다.

Big Picture

Hearing 청력

당신은 해변에 있고 친구는 파도타기 중이다. 당신의 귀는 주위의 많은 자극을 감지한다. 모래사장에 파도 치는 소리, 사람들이 말하는 소리 그리고 서핑 보드에서 떨어지며 웃는 친구의 소리를 들을 수 있다. 이 모든 소리는 공기를 통해 귀길 안으로 들어오고, 그 후에 활동전위로 전환되며 해석을 위해 CNS로 이동하게 된다(그림 15.30).

15.8 안뜰감각

Vestibular Sensation

학습목표

1. Static equilibrium(정적평형)과 dynamic equilibrium(동적평형)을 구별할 수 있다.
2. Maculae(평형반)의 구조를 설명하고, 정적평형에서의 기능을 설명할 수 있다
3. Crista ampullaris(팽대능선)의 구조를 설명하고, 동적평형에서의 기능을 설명할 수 있다.

갑자기 발이 걸려 넘어질 때 넘어지지 않으려고 팔을 막 흔든 적이 있을 것이다. 그때 inner ear(속귀, 내이), 신경계통과 뼈대근육의 빠른 반응으로 균형을 유지하는 기전을 우리는 잘 인지하지 못하고 있다.

Big Picture 청력

그림 15.30

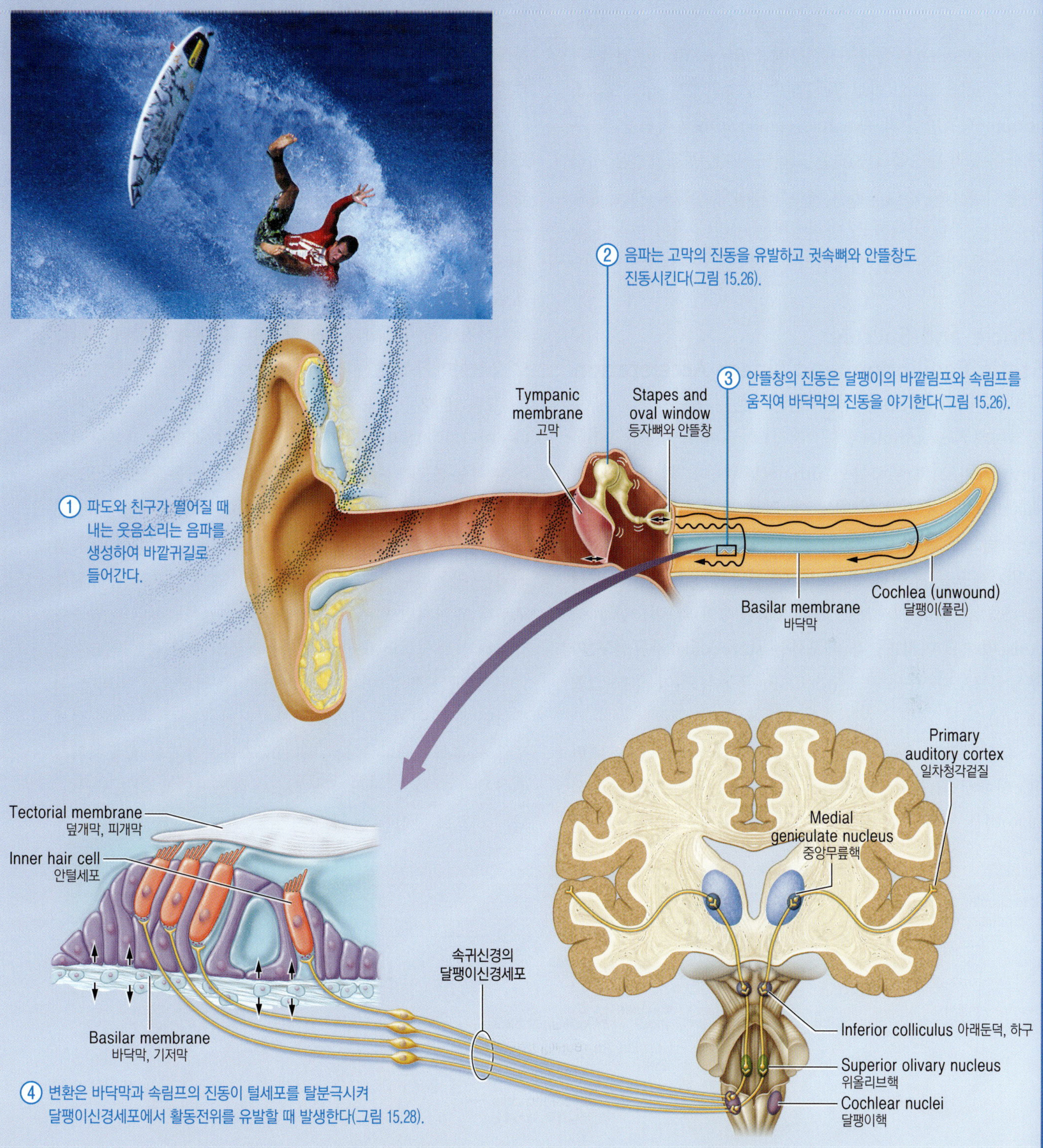

평형감각은 다음과 같은 세 가지 출처로부터의 입력에 의존한다. (1) 시각계통, (2) 근육 및 관절의 고유감각기관, (3) vestibular sensation(안뜰감각, 전정감각)으로 알려진 머리의 위치와 움직임에 대한 정보를 제공하는 속귀 내의 vestibular system(안뜰계통, 전정계통)인 vestibule(안뜰)과 semicircular canal(반고리뼈관)이다. 속귀에는 static equilibrium(정적평형)과 dynamic equilibrium(동적평형)의 두 가지 유형의 평형을 감지하는 기관이 있다. 정적평형은 머리와 몸이 움직이지 않으면서 머리가 기울어져 있을 때 균형을 유지하는 것을 의미하고, 동적평형은 머리나 몸이 움직일 때 균형을 유지하는 것을 의미한다.

Utricle and Saccule: Static Equilibrium and Linear Acceleration

타원주머니와 원형주머니: 정적평형과 선형가속도

정적평형은 vestibule(안뜰, 전정)의 membranous labyrinth(막미로)의 일부분인 utricle(타원주머니, 타원낭)과 saccule(원형주머니, 구형낭)에 의해 감지된다. 각 주머니는 속림프로 채워져 있으며 머리의 위치와 움직임에 대한 수용기세포를 포함한 maculae(평형반)를 가지고 있다(그림 15.31a). 수용기세포는 cochlea(달팽이)와 비슷한 hair cells(털세포)이지만, 각 세포에는 stereocilia(부동섬모)와 부동섬모보다 키가 큰 kinocilium(운동섬모)이 있다(그림 15.31b).

부동섬모와 운동섬모는 방의 endolymph(속림프, 내림프) 안에서 떠다니는 otolithic membrane(평형모래막, 이석막)이라는 젤라틴 덩어리에 묻혀 있다. 평형모래막은 탄산칼슘의 결정체로 밀도가 높은 otoliths(귀돌, 이석)를 함유하고 있다. 털세포는 신경전달물질인 글루탐산염을 vestibulocochlear nerve(속귀신경, 전정와우신경, VIII) 중에서 안뜰 부분을 형성하는 양극성 신경세포의 가지돌기로 방출한다. 즉, 부동섬모를 구부리면 안뜰신경세포의 활동을 변화시키는 글루탐산염을 방출한다.

평형반의 털세포는 방향이 다르기 때문에 타원주머니와 원형주머니에서 다르게 반응한다. 타원주머니에서 부동섬모는 세로로 되어 있다. 그래서 머리가 바로 고정되어 있으면 부동섬모는 수직으로 유지되지만, 머리가 앞뒤나 옆으로 기울어지면 구부러진다. 그러나 원형주머니의 부동섬모는 가로로 되어있다. 머리가 똑바로 고정되어 있을 때는 수평을 유지하지만 구부정한 자세에서 똑바로 설 때와 같이 위아래로 움직이면 구부러진다.

그림 15.32는 부동섬모의 움직임에 따른 기능을 보여준다. 머리가 기울어질 때, 중력은 평형모래막을 끌어당기고 이는 부동섬모를 구부린다. 부동섬모가 운동섬모쪽으로 구부러지면 털세포는 국소전위를 감지하고 탈분극한다. 그리고 더 많은 글루탐산염을 방출하여 안뜰신경의 축삭에서 생성되는 활동전위의 수를 증가시킨다. 부동섬모가 운동섬모로부터 멀어지면 털세포가 과분극되어 글루탐산염의 방출이 감소해 안뜰신경의 축삭에서 활동전위의 수를 줄인다.

평형반은 쌍을 이루고 있어서 한쪽 방향으로 머리를 기울이면 한쪽 귀의 털세포를 탈분극시키고 다른 쪽 귀의 털세포를 과분극시킨다. 이는 하나의 안뜰신경에서 활동전위를 증가시키고 다른 안뜰신경에서의 활동전위를 감소시킨다. 뇌는 신호의 조합을 통해 머리가 특정 방향으로 기울이는 것

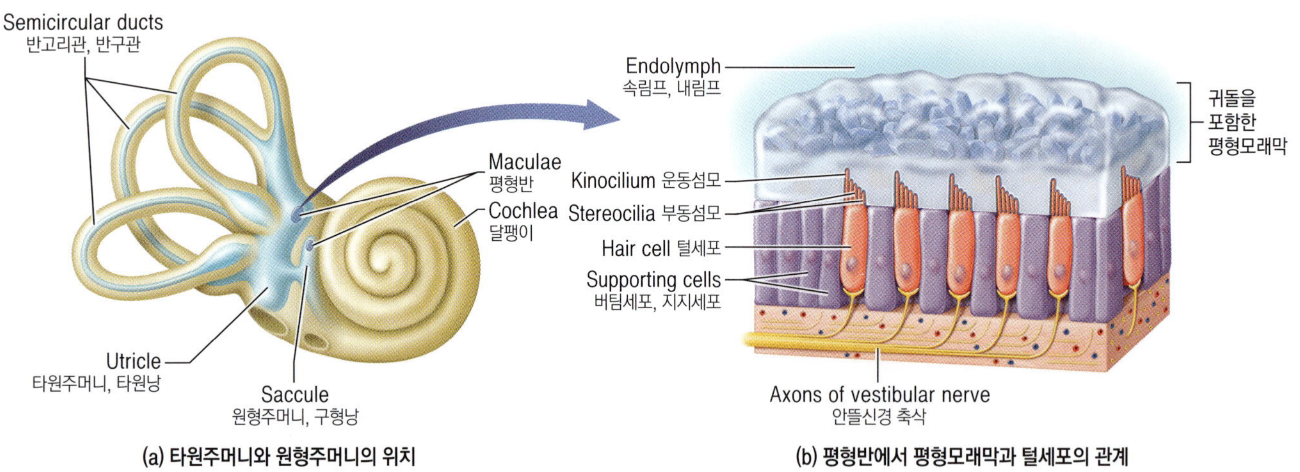

그림 15.31 타원주머니와 원형주머니의 평형반

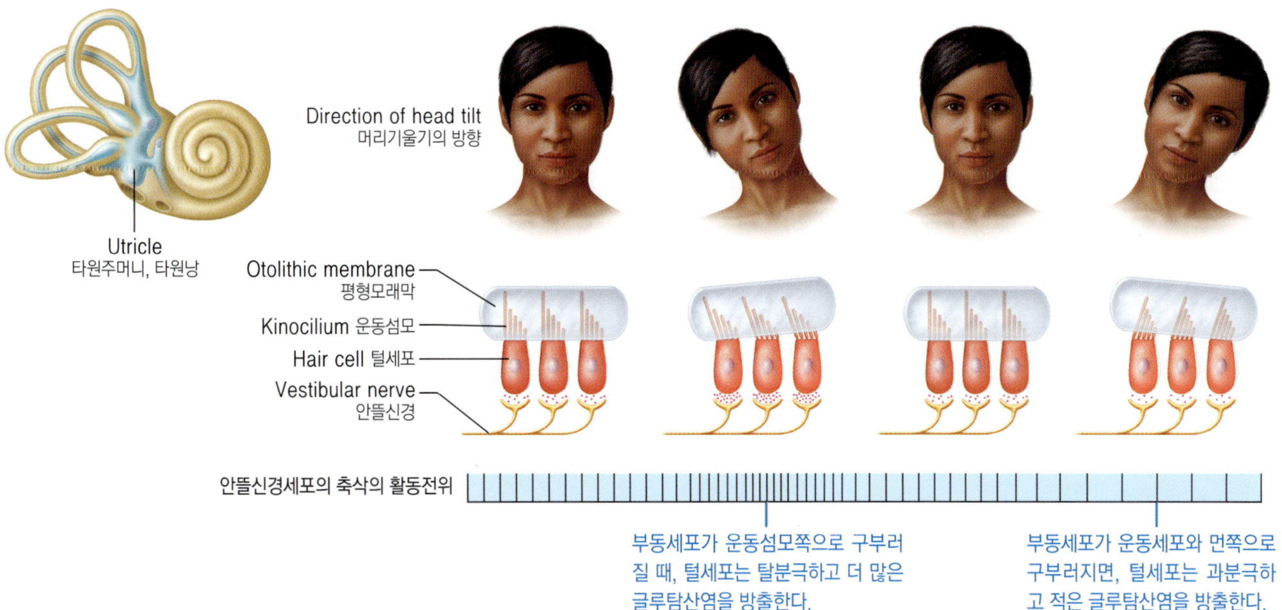

그림 15.32 머리기울기와 평형반의 활동

으로 해석한다.

타원주머니와 원형주머니는 자동차나 엘리베이터를 탈 때와 같은 동적평형의 한 형태인 선형가속도를 탐지하는 데에도 중요하다. 움직임이 시작되면 털세포는 나머지 인체와 함께 움직이지만 속림프와 평형모래막은 관성 때문에 바로 움직이지 않고 지연된다. 이러한 지연은 부동섬모를 구부려서 털세포를 탈분극 또는 과분극시키고 안뜰신경에서의 활동을 변화시킨다. 움직임이 멈추면 털세포는 몸과 함께 멈추지만 속림프와 평형모래막은 계속해서 움직인다. 이는 부동섬모를 반대 방향으로 구부리고 털세포는 글루탐산염 방출을 변화시킴으로써 반응한다.

평형반은 움직임 자체가 아니라 운동 속도의 변화에만 민감하다. 가속이 멈추면 속림프와 평형모래막은 결국 털세포에 밀착하여 부동섬모가 더 이상 구부러지지 않고, 안뜰신경은 뇌의 움직임이 없는 것으로 인식하게 된다. 승용차에 탑승하면 이러한 현상을 쉽게 경험할 수 있다. 눈을 감고도 정지상태에서 출발하는 자동차의 가속을 감지할 수 있다. 하지만 운전자가 가속을 멈추고 안정된 속도를 유지하면 눈을 뜨지 않고서는 차가 움직이는지 알 수 없다. CNS가 움직임에 대한 상반된 신호를 수신할 때 어떤 일이 발생하는지 알아보기 위해 임상에서 적용하기 Motion Sickness(멀미)를 참조한다.

확인하기

- ☐ 1. Static equilibrium(정적평형)과 dynamic equilibrium(동적평형)의 차이점은 무엇인가?
- ☐ 2. 정적평형에서 utricle(타원주머니)과 saccule(원형주머니)의 역할은 무엇인가?
- ☐ 3. 동적평형에서 타원주머니와 원형주머니의 역할은 무엇인가?

Semicircular duct: Rotational Equilibrium
반고리관: 회전평형

또 다른 유형의 동적평형은 회전평형으로 머리를 돌리거나 의자에서 회전하는 것과 같은 회전 운동 중에 균형을 유지하는 것이다. 이러한 유형의 움직임은 membranous laby-

임상에서 적용하기

Motion Sickness 멀미

Motion sckness(멀미)는 구역, 어지러움, 때로는 구토 등의 증상을 나타내며, 자동차, 보트 및 롤러코스터를 타는 등 특정 유형의 움직임에서 발생할 수 있다. 멀미는 눈과 vestibular system(안뜰계통)에서 일치하지 않는 감각 정보를 뇌가 받을 때 발생한다. 예를 들어, 배에 타고, 물 위에서 심하게 흔들릴 때, 안뜰계통은 움직이고 있다고 보고한다. 그러나, 시각계통은 보트와 관련하여 움직이지 않고 있다고 해석한다. 뇌는 모순된 정보를 통합할 수 없으며, 이는 잘 이해되지 않는 경로를 통해 멀미 증상을 일으킨다.

특정 항히스타민제 또는 스코폴라민 패치를 사용하면 메스꺼움을 완화하여 멀미를 해결할 수 있다. 보트 앞에서 수평선을 바라보거나, 차의 앞자리에 앉으면 시각의 상반된 정보를 개선하여 멀미에 도움이 될 수 있다.

rinth(막미로)의 앞쪽, 뒤쪽 및 옆쪽의 semicircular ducts(반고리관, 반구관)에 위치한 털세포에 의해 감지된다. 속림프로 채워진 세 개의 관은 세 평면 모두에서 회전을 감지하도록 되어 있다. 반고리관은 타원주머니와 연결되어 있으며, 연결부 근처에는 각 관의 팽창된 부분이 있고 이를 ampulla(팽대부)라고 부른다(그림 15.33a). 각각의 팽대부 안에서 털세포와 지지세포의 군집인 crista ampullaris(팽대능선)를 볼 수 있다. 털세포는 cupula(마루, 꼭대기)라고 불리는 젤라틴 덩어리에 박힌 부동섬모와 운동섬모를 가지고 있다.

팽대능선의 구조는 평형반과 비슷하며, 기능도 평형반과 매우 비슷하다. 예를 들어, 머리를 회전하면 속림프가 뒤로 가면서 마루를 밀게 된다(그림 15.33b). 이는 부동섬모를 구부리는데, 부동섬모는 털세포로부터 글루탐산염 방출을 증가시키거나 감소시켜 안뜰신경의 신경세포 활동을 변화시킨다. 그리고 뇌는 신경세포 활동의 변화를 머리 회전의 시작(가속)으로 해석한다. 머리를 회전하는 것을 멈추면 속림프는 머리를 돌릴 때와 반대 방향으로 움직임을 계속하고 마루는 구부러진다. 이는 글루탐산염 방출과 안뜰신경의 신경세

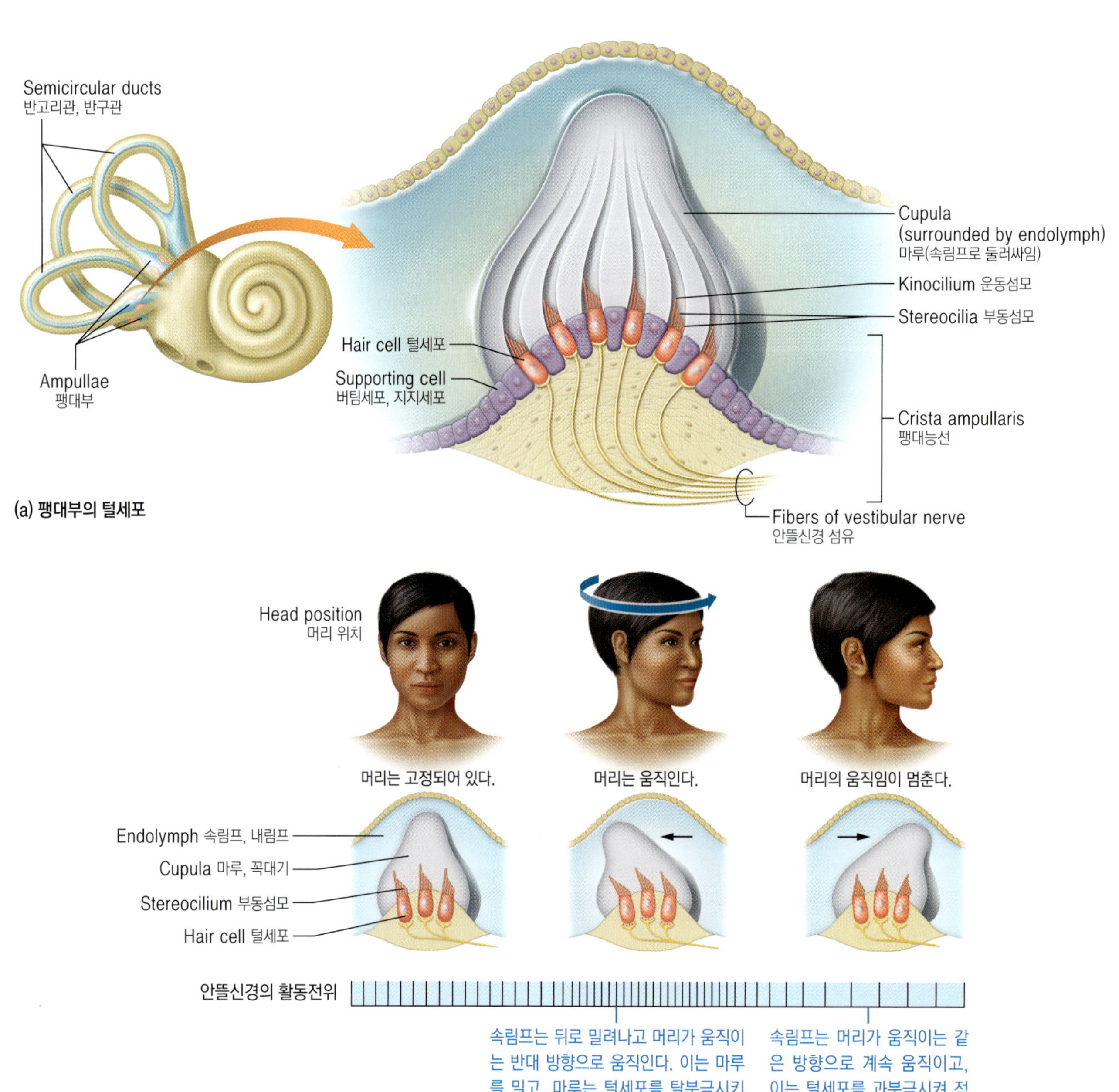

그림 15.33 각 운동과 반고리뼈관

포 활동에 반대 작용을 하며, 뇌는 머리 회전이 멈춘 것으로 변화를 해석한다.

확인하기

☐ 4. Crista ampullaris(팽대능선)의 털세포가 머리의 회전을 어떻게 감지하는가?

Vestibular Sensation Pathway
안뜰감각 경로

머리 움직임과 위치를 감지하는 것은 평형을 유지하기 위한 노력의 일부분이다. 뇌는 자극을 받아 분석하고 반응을 조정해야 한다. 이러한 반응은 3가지로 분류할 수 있다. (1) 자세 변화를 일으키는 근육 움직임(예: 걸려 넘어질 때 팔을 휘두르는 것), (2) 머리의 위치 또는 움직임에 대한 인지, (3) 머리 움직임의 일부 유형을 위한 보상적 눈의 움직임이다.

이런 반응을 일으키기 위해 안뜰자극은 그림 15.34에 나타난 경로로 발생하는 CNS의 다양한 영역에 도달해야 한다.

① **활동전위는 숨뇌-사이뇌 접합부에 위치한 안뜰핵으로 전파된다.** 안뜰신경세포에 의해 생성된 활동전위는 축삭을 따라 전파되며, 뇌줄기의 vestibular nuclei(안뜰핵)에 시냅스된다.

② **안뜰핵은 신호를 CNS의 다음 영역으로 동시에 전달한다.**

ⓐ **시상과 아래 마루엽은 머리 위치와 움직임을 의식하기 위한 것이다.** 아래 마루엽은 자극을 통합하여 머리가 움직이는 방향을 인식하게 한다(머리가 왼쪽이 아닌 오른쪽으로 향하는 것을 아는 것).

ⓑ **뇌신경핵은 머리의 움직임에 반응하여 눈의 움직임을 조정한다.** 안뜰핵의 축삭은 안구운동에 관여하는 뇌신경에서 출발하여 눈돌림, 도르래 및 가돌림 신경핵에서 끝난다. 조율된 안구운동의 예로 vestibulo-ocular reflex(안뜰눈반사, 전정안구반사)는 머리가 움직이는 동안 눈을 물건에 고정시킬 수 있게 해준다.

ⓒ **소뇌와 척수는 머리 움직임에 반응하여 균형을 유지하는 근육 움직임을 조정한다.** 예를 들어, 하늘을 보기 위해 머리를 뒤로 젖히면 몸과 다리의 근육이 수축하여 뒤쪽으로 넘어지지 않는다.

확인하기

☐ 5. Vestibular nerve(안뜰신경)로부터 입력을 받는 CNS의 세 가지 기본 영역은 무엇인가?

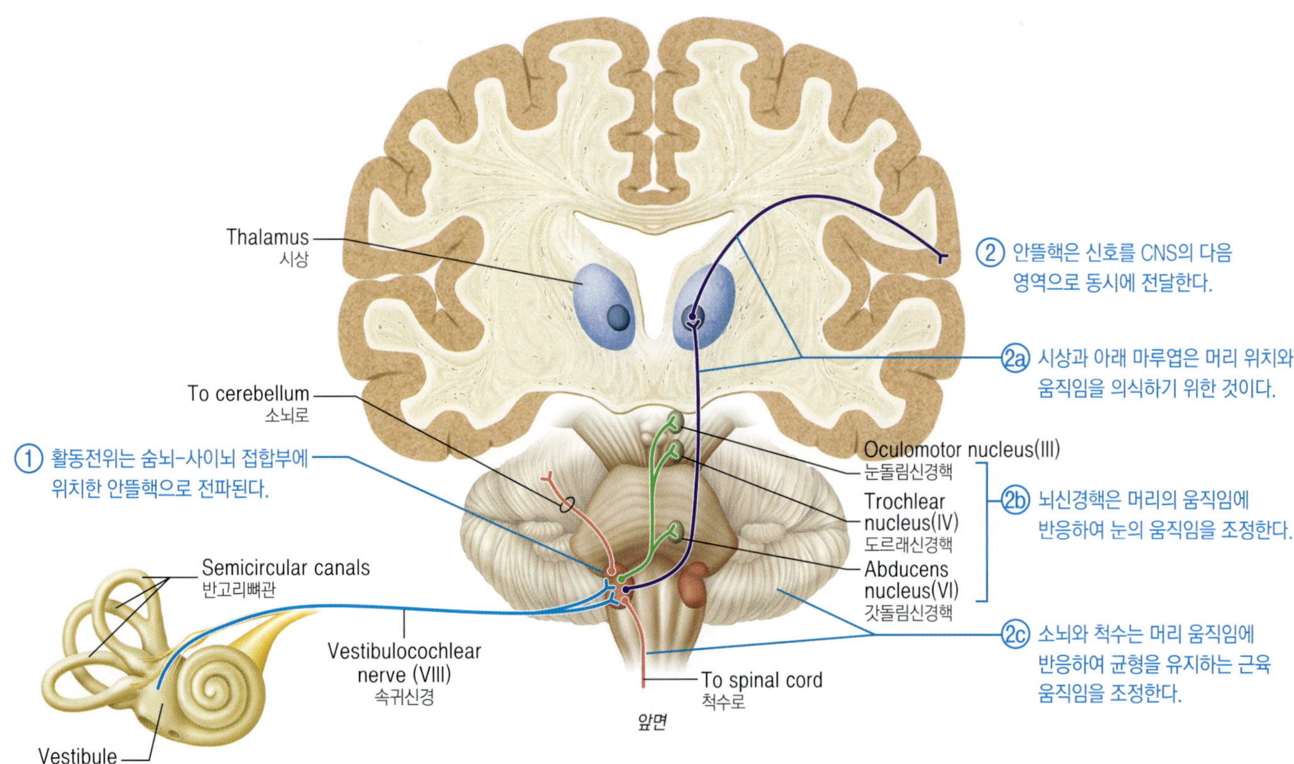

그림 15.34 안뜰감각경로

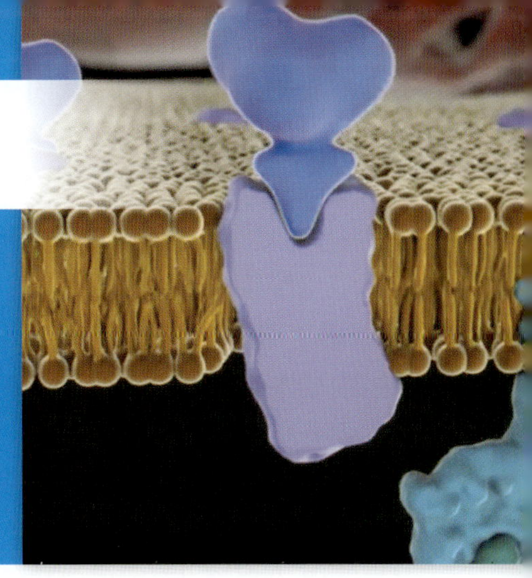

16

Endocrine System

내분비계통

세포는 homeostasis(항상성)를 유지하기 위해 끊임없이 변화한다. 예를 들어, 혈중 Ca^{2+} (calcium ion, 칼슘이온)의 농도가 감소하면, osteoclast(뼈파괴세포, 파골세포)가 더 활성화되어 Ca^{2+}가 방출된다. 그러나 세포가 언제 어떻게 그 활동을 변화시켜야 하는가? 이에 대한 답은 세포의 기능을 조절하는 인체의 두 가지 주요 조절 계통인 nervous system(신경계통)과 endocrine system(내분비계통)에서 찾을 수 있다. 내분비계통의 기관은 혈액 속으로 hormone(호르몬)이라는 화학메신저를 합성하여 분비함으로써 작용한다. 호르몬은 target cell(표적세포)이라고 하는 특정 세포와 상호작용한다. 표적세포는 호르몬이 결합할 수 있는 특정 receptor(수용기, 수용체)를 가지고 있어서 세포의 기능 변화를 일으킨다.

이 장에서는 내분비계통의 장기와 세포, 그들이 생산하는 호르몬 그리고 어떻게 이들 호르몬이 다양한 생리변수의 항상성을 유지하는지 알아볼 것이다.

16.1 내분비계통의 개요

Overview of the Endocrine System

학습목표

1. Endocrine system(내분비계통)과 nervous system(신경계통)이 어떻게 인체 기능을 조절하는지 비교하여 설명할 수 있다.
2. 내분비계통의 주요 구조와 기능에 대해 설명할 수 있다.
3. 인체가 사용하는 여러 화학신호의 종류에 대해 설명할 수 있다.
4. 인체에서 발견되는 호르몬의 화학적 분류를 기술하고, 호르몬의 각 분류가 결합하는 receptor(수용기)의 유형을 비교·설명할 수 있다.
5. 음성 및 양성되먹임의 역할을 포함하여 hormone(호르몬)의 생산과 분비를 조절하는 여러 종류의 자극을 기술할 수 있다.

Comparison of the Endocrine and Nervous System

내분비계통과 신경계통의 비교

Endocrine system(내분비계통)과 nervous system(신경계통)은 homeostasis(항상성)를 유지하기 위해 함께 상호보완한다. 두 계통의 세포는 화학물질을 사용하여 다른 세포와 소통한다. 그러나 두 계통의 인체 기능 조절 방법은 많이 다르다. 신경계통은 neurotransmitter(신경전달물질)의 방출을 통해 target cell(표적세포)에 직접 영향을 미치는 일련의 신경세포를 통해 작용한다. 신경계통의 영향은 거의 즉각적이지만 자극이 반복되지 않으면 단기간만 지속된다.

그러나 내분비계통의 세포는 표적세포와 밀접하게 접촉하지 않는다. 그림 16.1에서 볼 수 있듯이 ① hormone(호르몬)은 interstitial fluid(사이질액, 간질액)로 먼저 분비되며, 그 후 혈액 속으로 들어간다. ② Capillary bed(모세혈관계)라고 불리는 네트워크에 있는 작은 혈관인 blood capillary(모세혈관)를 통과하거나 그 사이를 통해 확산된다. 혈액이 모세혈관을 지나 vein(정맥)을 통해 심장으로 호르몬을 운반하게 된다. ③ 혈액은 심장을 떠난 후 artery(동맥)를 통해 호르몬을 인체의 여러 부분으로 운반한다. 결국, 동맥은 반복적으로 작은 혈관과 모세혈관계로 분지한다. ④ 모세혈관 내의 호르몬은 표적세포의 receptor(수용기, 수용체)에 도달하기 위해 사이질액으로 확산된다.

호르몬의 작용기전이 다르기 때문에 호르몬은 그 효과를 이끌어 내려면 몇 초에서 수 시간 또는 며칠이 걸리지만, 일반적으로 이러한 효과는 신경계통보다 오래 지속된다. 또한 내분비계통 및 신경계통이 서로 작용하여 서로의 효과를 증가시킬 수 있다.

확인하기

☐ 1. Endocrine system(내분비계통)과 nervous system(신경계통)이 homeostasis(항상성)를 유지하는데 있어서 어떠한 점이 다르고, 어떠한 점은 비슷한가?

Paracrine and Autocrine Signal
주변분비와 자가분비 신호

멀리 있는 표적세포에 영향을 미치기 위해 혈액으로 분비되는 호르몬은 classic endocrine signal(고전적 내분비신호)로 알려져 있다(그림 16.2a). 그러나 호르몬이 사이질액으로 분비되어 혈액에 들어가지 않고 국소세포에 영향을 주는 국소신호에는 paracrine(주변분비)과 autocrine(자가분비), 두 가지 유형이 있다. 주변분비는 세포에 의해 ECF (extracellular fluid, 세포바깥액, 세포외액)로 분비되는 화학물질로 구성되어 근처의 세포에 영향을 주게 된다(그림 16.2b). 자가분비는 ECF로 분비된 화학물질이 동일 세포의 변화를 이끌어낸다(그림 16.2c). 이 절에서는 주로 고전적 내분비신호에 대해 다루지만, 세 가지 신호 유형 모두 인체 조절계통의 중요한 부분이다.

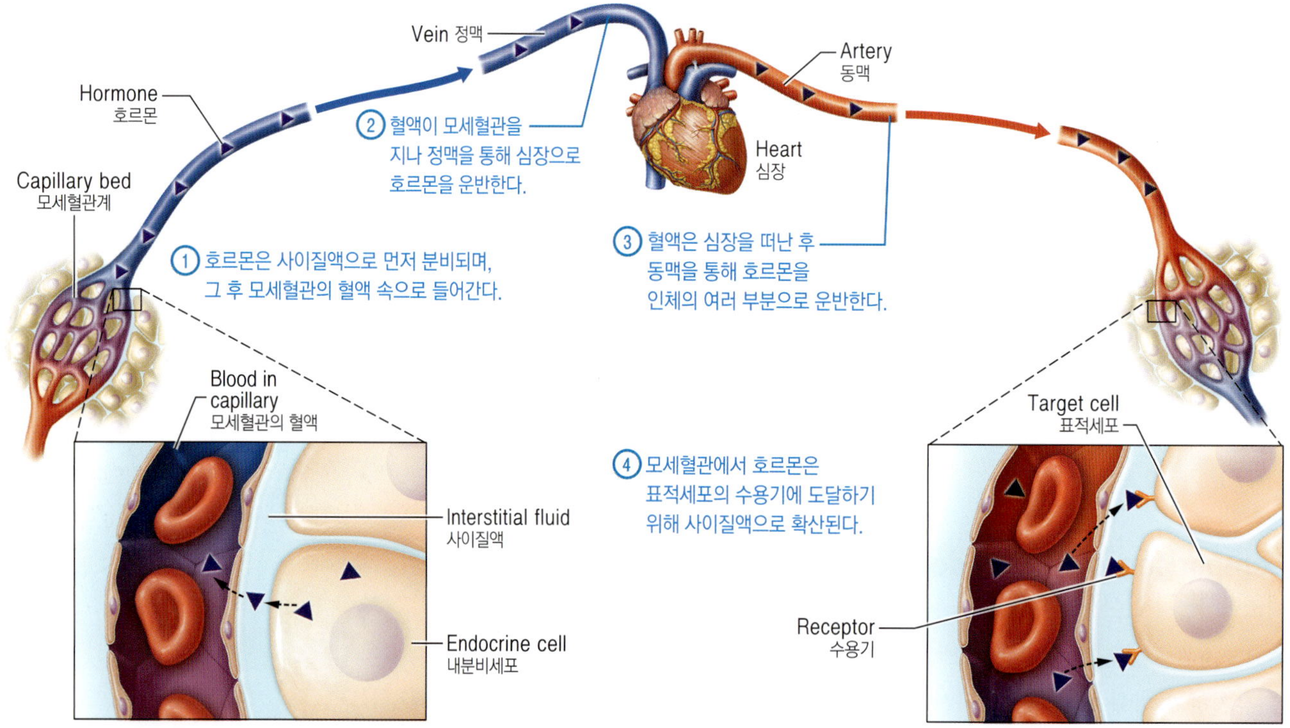

그림 16.1 호르몬의 분비와 혈액에 의한 분배

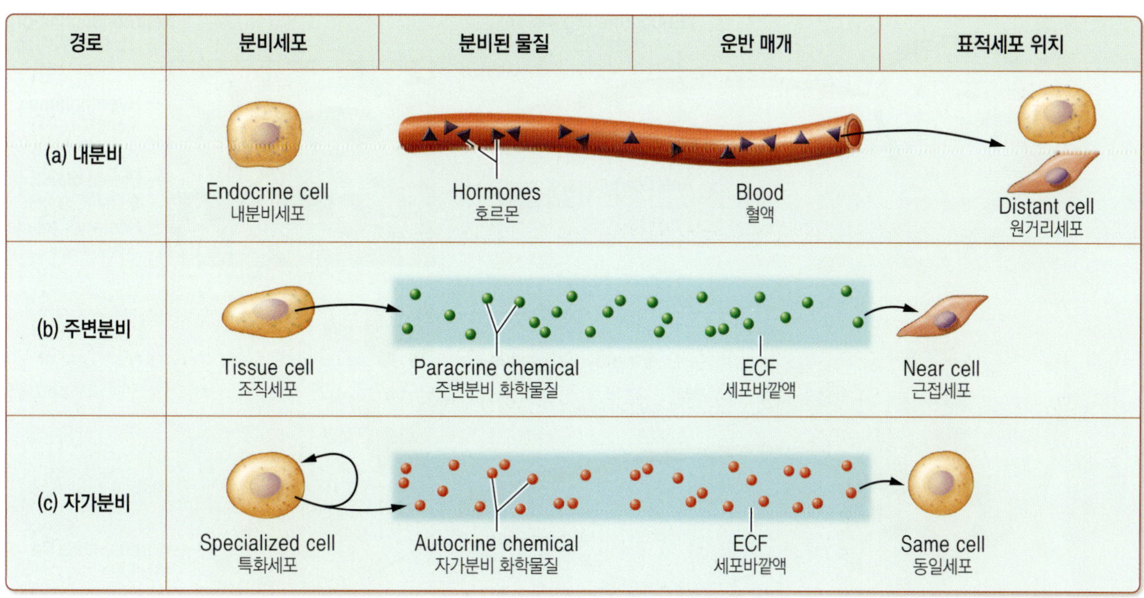

그림 16.2 세 가지 기본 신호 경로

Overview of the Endocrine Organ
내분비기관의 개요

Endocrine gland(내분비샘)라고 불리는 내분비계통의 기관은 그림 16.3에 나타나 있다. 이는 호르몬의 생산과 분비를 통해 다른 세포의 기능을 조절한다. 내분비샘은 관이 없는 샘상피세포로 이루어져 있으며, 혈류로 호르몬을 분비한다. Exocrine gland(외분비샘)는 내분비샘과 다르게 관을 통해 물질을 분비한다.

일반적으로 내분비계통의 주요 기관은 다음과 같다.

- 머리뼈의 나비뼈에 위치한 pituitary gland(뇌하수체)
- 앞쪽 목에 위치한 thyroid gland(갑상샘)
- 갑상샘 뒤쪽에서 볼 수 있는 4개의 작은 parathyroid gland(부갑상샘)
- 콩팥의 위쪽 표면에 위치한 한 쌍의 adrenal cortex(부신겉질, 부신피질)
- Stomach(위) 뒤쪽에 위치한 왼쪽 배안의 endocrine pancreas(내분비이자)
- 위세로칸에 위치한 thymus(가슴샘)
- 여성의 골반안에 있는 한 쌍의 ovary(난소) 또는 남성의 골반안 아래에 매달려 있는 한 쌍의 testis(고환)

이러한 샘 외에도 내분비계통으로 분류되지 않는 secondary endocrine gland(2차 내분비샘)로 알려진 여러 기관이 있다. 고환과 난소는 생식기계통에 속하는 secondary endocrine organ(2차 내분비기관)으로 분류된다. 뇌의 hypothalamus(시상하부)와 pineal gland(솔방울샘, 송과선) 및 부신의 adrenal medulla(부신속질, 부신수질)를 포함하여 많은 2차 내분비기관들은 neuroendocrine organ(신경내분비기관)에 속한다. 해부학적으로 이러한 구조는 신경조직으로 구성되지만, neurohormone(신경호르몬)으로 알려진 화학물질을 분비한다. 2차 내분비기관으로 활동하는 다른 장기와 조직에는 심장, 콩팥, 작은창자 및 지방조직이 있다.

확인하기

- ☐ 2. Endocrine system(내분비계통)의 주요 기관은 무엇인가?
- ☐ 3. Secondary endocrine organ(2차 내분비기관)은 무엇이고, 어느 기관이 neuroendocrine organ(신경내분비기관)으로 간주되는가?

Hormone 호르몬

호르몬은 다른 세포의 기능을 조절하는 화학물질로, 인체의 '중간 관리자'라고 할 수 있다. 이는 다른 세포가 그 세포의 변화를 자극하여 무엇을 해야 하는지 알려준다. 개별적인 호르몬에 대해 논의하기 전에 그들의 일반적인 특성을 먼저 살펴본다. 이후에 호르몬의 종류, 혈액을 통한 이동 방법, 표적세포와 상호작용하여 특정 효과를 생성하는 방법에 대해 학습한다. 또한 호르몬 분비의 분비조절기전, 호르몬이 어떻게 상호작용하는지, 어떻게 호르몬이 제거되는지를 알아보자.

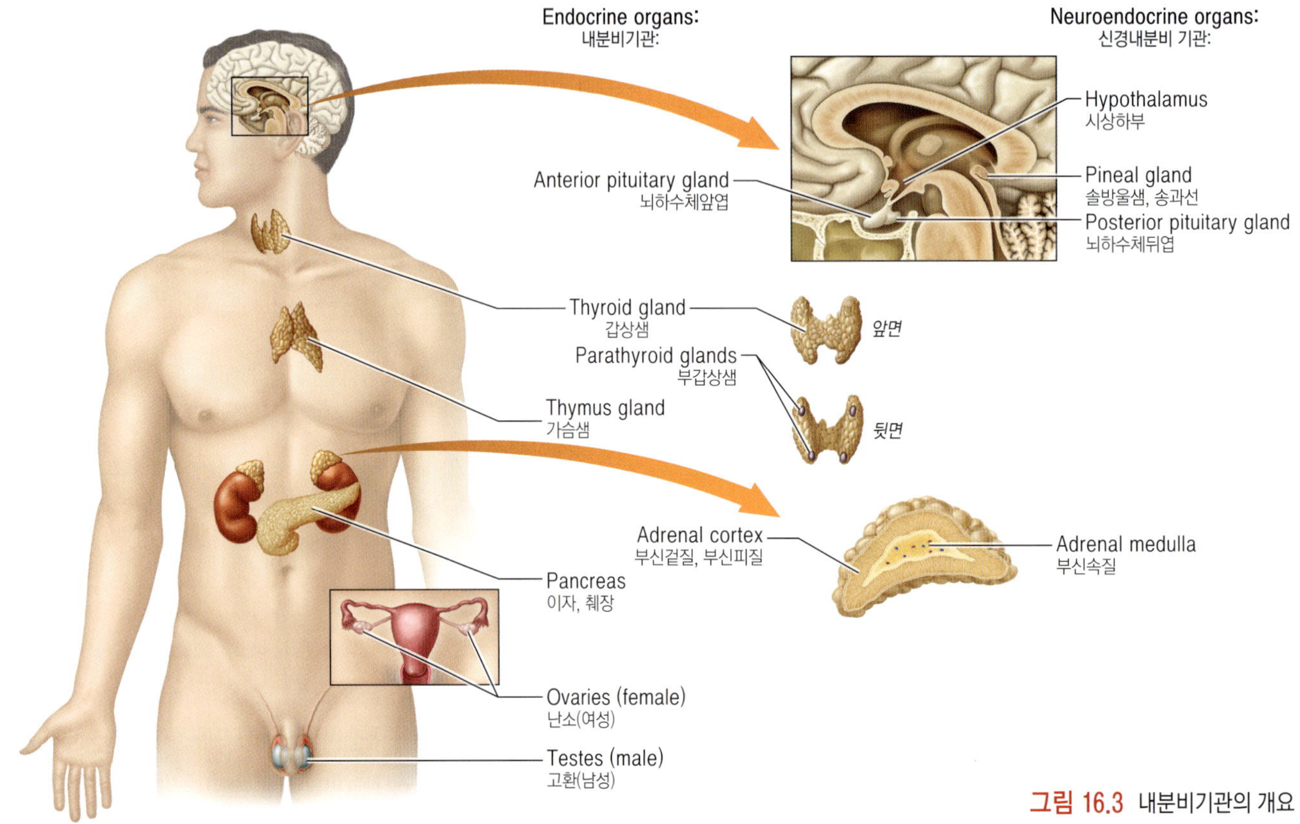

그림 16.3 내분비기관의 개요

Class of Hormone 호르몬의 분류

호르몬은 기본적으로 두 가지로 분류되는데, amino acid(아미노산)와 steroid(스테로이드)를 바탕으로 하는 화학구조에 따라 분류된다. 뇌하수체, 이자, 가슴샘, 갑상샘 및 부갑상샘에 의해 생성되는 아미노산을 원료로 한 amino acid-based hormone(아미노산호르몬)은 하나 이상의 아미노산으로 구성되어 있다. 그들은 단일 아미노산(아민호르몬)에서 여러 아미노산(펩타이드호르몬)을 거쳐 단백질(단백질호르몬)을 완성하는 데까지 그 크기는 다양하다. 대부분의 아미노산호르몬은 친수성인 구조로 되어 있어 물 분자와 자유롭게 상호작용할 수 있다. 그러나 thyroid hormone(갑상샘호르몬)은 예외이다. 이는 소수성 아미노산 티로신으로부터 유래된 것이며, 따라서 물과 자유롭게 상호작용하지 않는다.

Steroid hormone(스테로이드호르몬)은 콜레스테롤의 파생물이며 탄화수소 고리가 그 중심에 있다. 스테로이드호르몬을 생산하는 내분비샘은 부신겉질, 고환 및 난소 등이 있다. 콜레스테롤과 마찬가지로 모든 스테로이드호르몬은 소수성이며, 지방과 혼합될 수 있고 지방조직에 저장될 수 있기 때문에 lipid-soluble(지용성)으로도 불린다.

Hormone Transport through the Blood 혈액을 통한 호르몬 운반

호르몬은 혈액에서 자유롭게 이동하거나 혈장 내 단백질에 결합할 수 있다. 일반적으로 free hormone(자유호르몬)은 친수성이 있고 물과 자유롭게 결합할 수 있는 아미노산호르몬이다. 친수성 특성으로 인해 수분 기반의 혈장을 자유롭게 이동할 수 있다. 그러나 혈장 내 결합단백질과 복합체를 이루는 bound hormone(결합호르몬)은 일반적으로 소수성이어서 혈장 내의 물 분자와 결합하지 않는다.

단백질 결합은 몇 가지 중요한 기능을 한다. 첫째, 소수성 호르몬을 수분이 많은 환경을 통해 안전하게 운반할 수 있다. 둘째, 필요 시 방출될 수 있는 호르몬 저장소를 인체에 제공하여 혈장의 자유호르몬 농도가 크게 변동하는 것을 방지한다. 마지막으로 혈액 내 호르몬의 수명을 연장한다.

Target Cell and Receptor 표적세포와 수용기

호르몬은 호르몬이 결합할 수 있는 receptor(수용기, 수용체)를 가진 표적세포와만 상호작용 할 수 있다. 수용기는 호르몬과 결합하기 위한 매우 특이적인 모양을 가지고 있기 때문에 매우 낮은 농도로 존재하는 호르몬과 결합할 수 있다.

일부 호르몬은 주로 한 종류의 표적세포에 결합하는 반면, 다른 호르몬은 표적세포의 여러 조직에 서로 결합할 수 있다. 예를 들어, 시상하부는 뇌하수체의 특정 세포 유형에 거의 독점적으로 결합하는 releasing hormone(유리호르몬)을 생성한다. 대조적으로 갑상샘은 갑상샘호르몬을 생성하며 갑상샘호르몬은 인체의 거의 모든 세포에 결합한다.

마찬가지로 어떤 호르몬은 하나의 수용기만 가지고 있으며, 다른 호르몬은 여러 수용기에 결합할 수 있다. 놀랍게도, 호르몬은 다른 수용기에 결합함으로써 동일한 세포 유형에서 반대 효과를 나타낼 수도 있다. 부신에서 분비되는 호르몬인 epinephrine(에피네프린)과 norepinephrine(노르에피네프린)을 예로 들 수 있다. 이러한 호르몬이 뼈대근육에 작용하는 혈관의 민무늬근육세포의 수용기에 결합하면 세포가 이완되고 혈관이 팽창하는 반면, 호르몬이 소화기관과 피부에 작용하는 혈관의 민무늬근육세포의 수용기와 결합하면 세포가 수축되어 혈관이 수축한다.

Hormone receptor(호르몬수용기)는 형질막에 포함되거나 표적세포의 세포질액 또는 핵 내에 존재할 수 있는데, 호르몬이 결합하는 위치는 친수성인지 소수성인지에 따라 다르게 나타난다. 친수성 호르몬은 인지질 이중층을 쉽게 가로질러 표적세포에 들어갈 수 없다. 대조적으로 소수성 호르몬은 호르몬과 막의 지방산 꼬리 사이의 인력 때문에 막을 통과할 수 있다.

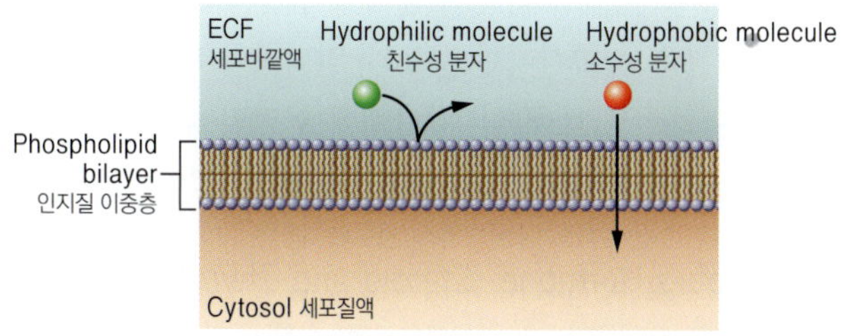

이러한 차이로 인해 친수성 호르몬은 표적세포의 형질막의 수용기와 상호작용한다. 세포 표면에 결합 부위가 노출된다. 수용기는 종종 세포 내부에서 반응을 일으키는 또 다른 막단백질과 관련이 있다. 이러한 다른 단백질은 이온통로, 효소 또는 말초 단백질일 수도 있다. 그러나 소수성 호르몬은 형질막, 세포질액 또는 핵에서 발견되는 수용기에 결합할 수 있다.

Mechanism of Hormone Action
호르몬작용의 매커니즘

호르몬이 효과를 일으키는 방법은 친수성인지 소수성인지에 따라 다르게 나타난다.

Hydrophilic Amino Acid-Based Hormone 친수성 아미노산호르몬.

Hydrophilic amino acid-based hormone(친수성 아미노산호르몬)이 표적세포에 있는 표면수용기와 결합할 때 여러 유형의 매커니즘이 일어날 수 있다. 이러한 매커니즘 중 하나는 second-messenger system(이차전달계통)이다. 이 계통에서 호르몬이 수용기에 결합하면 형질막과 결합한 하나 또는 그 이상의 단백질을 활성화시키고 효소촉매 작용반응이 연속적으로 나타난다. 이 연속반응의 최종 결과는 일차전령물질인 호르몬이 second messenger(이차전령물질)라고 하는 화합물을 표적세포 내부에 형성하는 것이다.

대부분의 이차전달계통은 수용기와 관련된 단백질군인 G-proteins (G단백)를 통해 작용한다. 호르몬이 G단백에 연결된 수용기에 결합하면 G단백은 모양이 바뀌고 두 개의 하위단위로 분리된다. 하위단위 중 하나는 일반적으로 다른 단백질인 효소와 상호작용한다. 효소가 활성화되면 이차전령물질의 형성을 촉진하고, 세포에서 일련의 변화를 일으켜 세포의 활동을 변화시킨다.

이차전달계통의 핵심 기능 중 하나는 signal amplification(신호증폭)이 가능하다는 것이다. 이는 하나의 호르몬 분자가 수용기에 결합하여 수백 가지의 이차전달분자를 형성한다. 이차전령물질은 차례로 세포의 사건을 변화시키는 수천 개의 다른 분자를 활성화시키거나 억제할 수 있다.

G단백 이차전달계통에 대해 잘 알려진 예시는 adenylate cyclase-cAMP system(아데닐사이클라아제-cAMP 계통)이다. 이 신호 연속에서 G단백은 adenylate cyclase(아데닐사이클라아제)라고 불리는 효소를 활성화하고, 이는 이차전령물질인 cAMP (cyclic adenosine monophosphate, 고리형AMP)의 형성을 촉매한다. 그림 16.4에서 보이는 아데닐사이클라아제-cAMP 계통의 기본 단계는 다음과 같다.

① **친수성 호르몬(일차전령)은 형질막의 수용기에 결합하여 G단백을 두 개의 하위단위로 분리시킨다.** 표적세포의 수용기는 G단백과 연결되어 있다. 호르몬이 결합함에 따라 G단백은 모양이 바뀌고, 두 개의 하위단위로 분리된다.

② **G단백의 하위단위는 아데닐사이클라아제를 활성화시킨다.** G단백 하위단위 중 하나는 수용기를 아데닐사이클라아제와 상호작용하도록 남겨두고, 다른 하나는 결합하여 활성화시킨다.

③ **아데닐사이클라아제는 cAMP의 형성을 촉매하는데, 이는 이차**

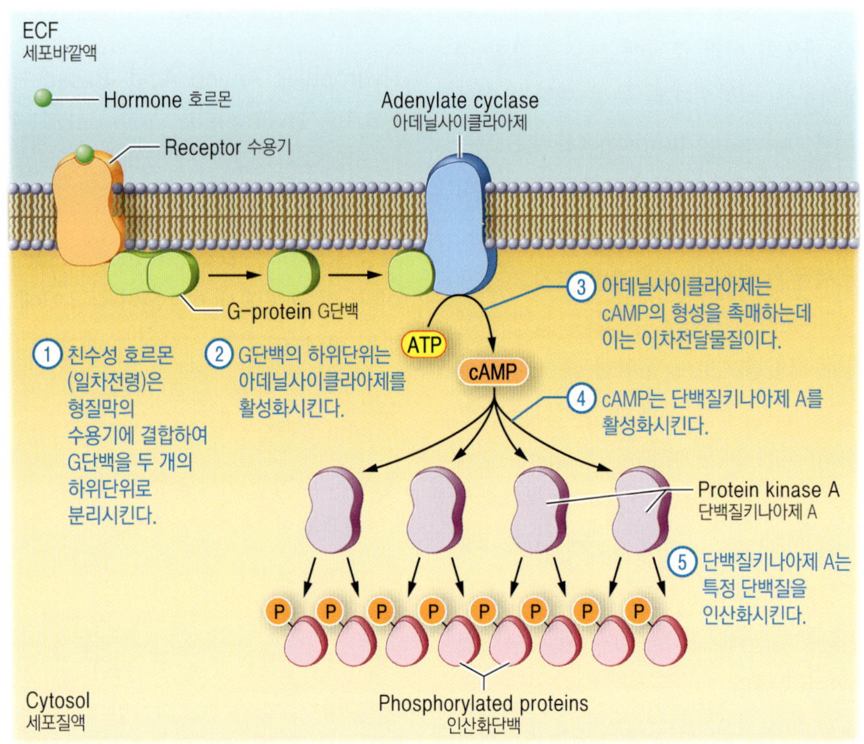

그림 16.4 아데닐사이클라아제-cAMP 이차전달계통을 통한 친수성 아미노산 기반 호르몬 작용 기전의 예시

전령물질이다. 활성화된 아데닐사이클라아제는 세포 안 ATP (adenosine triphosphate, 삼인산아데노신)로부터 cAMP를 형성한다.

④ **cAMP는 단백질키나아제 A를 활성화시킨다.** 많은 cAMP의 효과는 효소 protein kinase A(단백질키나아제 A)의 활성화 때문이다. 신호증폭—cAMP가 여러 단백질키나아제 A 효소를 활성화시킨다. 키나아제는 ATP에서 다른 분자로 인산 그룹이 전달되는 것을 촉매하는 효소이며, phosphorylation(인산화)작용이라고 불린다.

⑤ **단백질키나아제 A는 특정 단백질을 인산화시킨다.** 인산화는 단백질의 활성 또는 모양을 변화시키므로 세포 내에서 광범위한 영향을 미칠 수 있다. 각 단백질키나아제 A 효소가 여러 단백질의 인산화를 촉진함에 따라 신호증폭이 증가한다.

아데닐사이클라아제-cAMP 계통은 G단백 및 단백질 키나아제를 포함하는 다수의 이차전달계통 중 하나일 뿐이다. 비슷한 다른 계통은 유사한 방식으로 기능한다. 예를 들어, 일부 G단백은 IP3(inositol triphosphate, 이노시톨 트리포스페이트)와 DAG (diacylglycerol, 디아실글리세롤)를 생성하는 효소인 phospholipase C(포스포리파아제 C)를 활성화시킨다.

G단백 매개 이차전달계통은 친수성 호르몬이 표적세포와 상호작용할 수 있는 유일한 방법이다. 다른 친수성 호르몬은 이온통로 역할을 하는 수용기에 결합한다. 그러한 수용기에 호르몬을 결합시키면 통로가 열리거나 닫힐 수 있다. 또한 일부 친수성 호르몬은 G단백에 연결된 수용기에 결합하여 간접적으로 이온통로를 열거나 닫을 수 있다.

Hydrophobic Hormone: Steroid and Thyroid Hormone

소수성 호르몬: 스테로이드와 갑상샘호르몬. 스테로이드와 갑상샘호르몬을 포함한 소수성 호르몬 분자는 형질막을 통해 확산되어 표적세포의 세포질액에 들어갈 수 있다. 그림 16.5에서 이는 세포질액 또는 핵막에 위치한 수용기와 상호작용할 수 있다. 소수성 호르몬이 세포 내 수용기에 결합할 때, 호르몬-수용기 복합체를 형성한다. 이 복합체는 하나 이상의 단백질 합성 속도를 변화시키는 작용인 hormone-response elements(호르몬반응요소)로 알려진 DNA (deoxyribonucleic acid, 데옥시리보핵산)의 특정 영역에 결합한다.

오랫동안 DNA와의 상호작용은 소수성 호르몬의 유일한 작용기전으로 생각되었다. 그러나 최근의 연구결과에 따르면, DNA와 관련 없는 많은 다른 효과를 발휘할 수 있다. 이

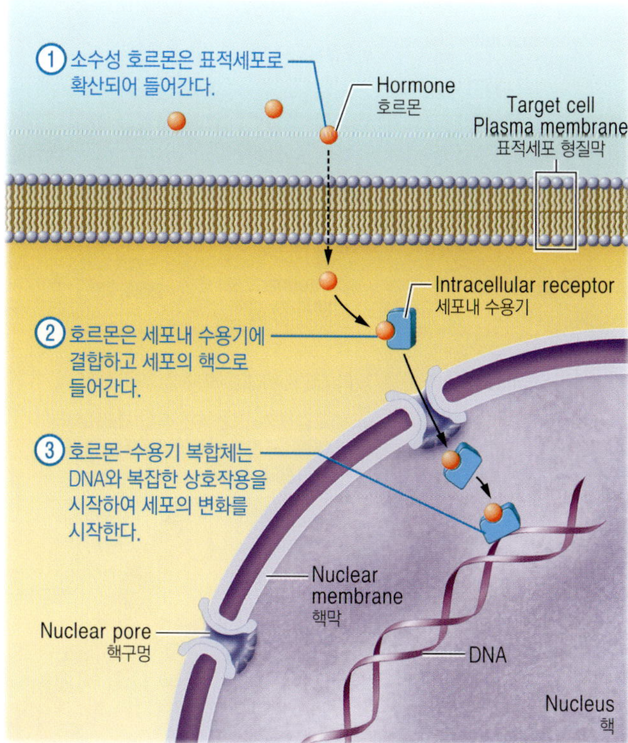

그림 16.5 세포내 수용기에 결합하는 소수성 호르몬(스테로이드와 갑상샘호르몬)의 작용기전

러한 효과는 형질막 수용기 또는 특정한 세포질액 수용기를 통해 수행된다.

Effect of Hormone Action 호르몬작용의 효과

세포 표면 또는 세포 내 수용기의 활성화는 세포 내에서 다른 효과를 일으키는 메커니즘을 유발한다. 호르몬작용의 효과는 다음과 같다.

- 내분비 또는 외분비 세포로부터의 분비를 자극
- 효소를 활성화 또는 억제
- Mitosis(유사분열)와 meiosis(감수분열)의 자극 및 억제
- 세포의 형질막에서 이온통로를 열거나 닫고 또는 막전위를 바꾼다.
- RNA (ribonucleic acid, 리보핵산) 또는 단백질을 코딩하는 유전자의 전사를 활성화 또는 억제한다.

Hormone Interaction 호르몬 상호작용

항상성의 유지는 개별 호르몬뿐만 아니라 여러 호르몬의 상호작용을 필요로 한다. 많은 호르몬은 상호 보완적인 작용을 한다. 즉, 서로 다른 표적세포가 공통의 목표를 달성하는 데 영향을 준다. 예를 들어, 부신호르몬과 이자는 운동 중 항상성을 유지하기 위해 함께 작용하게 된다. 다른 호르몬은 동일한 표적세포에서 동일한 효과를 발휘할 수 있다. 그러한 호르몬은 synergists(상승제)로 알려져 있으며, 혼자 행동할 때보다 함께 행동할 때 더 두드러진 효과가 나타난다. 그러나 때로는 동일한 표적세포에 작용하는 호르몬이 정반대의 효과를 나타내는데, 이 호르몬을 antagonists(길항제)라고 한다.

Hormone Half-Life and Elimination
호르몬 반감기와 제거

호르몬은 표적세포에 의해 흡수되거나 분해되고 비활성화될 때까지 혈액에서 계속 순환한다. 주어진 시간에 혈액 내 특정 호르몬의 양은 내분비샘에서 분비되는 호르몬의 양과 호르몬이 혈액에서 제거되는 속도에 따라 다르다. 일부 호르몬은 효소에 의해 촉매된 반응에 의해 표적세포에서 매우 빠르게 비활성화되지만, 대부분은 콩팥(소변에서 제거됨) 또는 간(효소에 의해 촉매된 반응에서 분해됨)에서 분해되어 더 천천히 제거된다.

호르몬이 제거되는 속도는 주요 호르몬의 구조와 단백질에 결합되는 정도에 따라 크게 좌우된다. 일반적으로 소수성 호르몬은 광범위한 단백질결합으로 인해 가장 긴 반감기(주로 1주일 이상)를 가지고 있다. 반대로 친수성 호르몬은 상대적으로 짧은 반감기를 가지며, 일부 친수성 호르몬은 수분에서 수 초의 반감기를 갖는다.

확인하기

- ☐ 4. Hormone(호르몬)의 두 가지 주요 분류는 무엇이고, 표적세포와 어떻게 상호작용하는가?
- ☐ 5. 호르몬의 half-life(반감기)란 무엇인가?

Regulation of Hormone Secretion
호르몬 분비의 조절

호르몬 분비는 호르몬, 체액성 또는 신경자극에 의해 시작될 수 있다(그림 16.6). 각 유형의 자극에 대해 자세히 살펴본다.

- **Hormonal stimuli(호르몬 자극).** 몇몇 내분비세포는 다른 호르몬에 반응하여 분비를 증가 또는 감소시킨다. 예를 들어, 시상하부는 유리호르몬 분비와 억제를 통해 뇌하수체의 분비를 조절한다. 그림 16.6a에서 두 개의 시상하부 호르몬인 GHRH (growth hormone-releasing

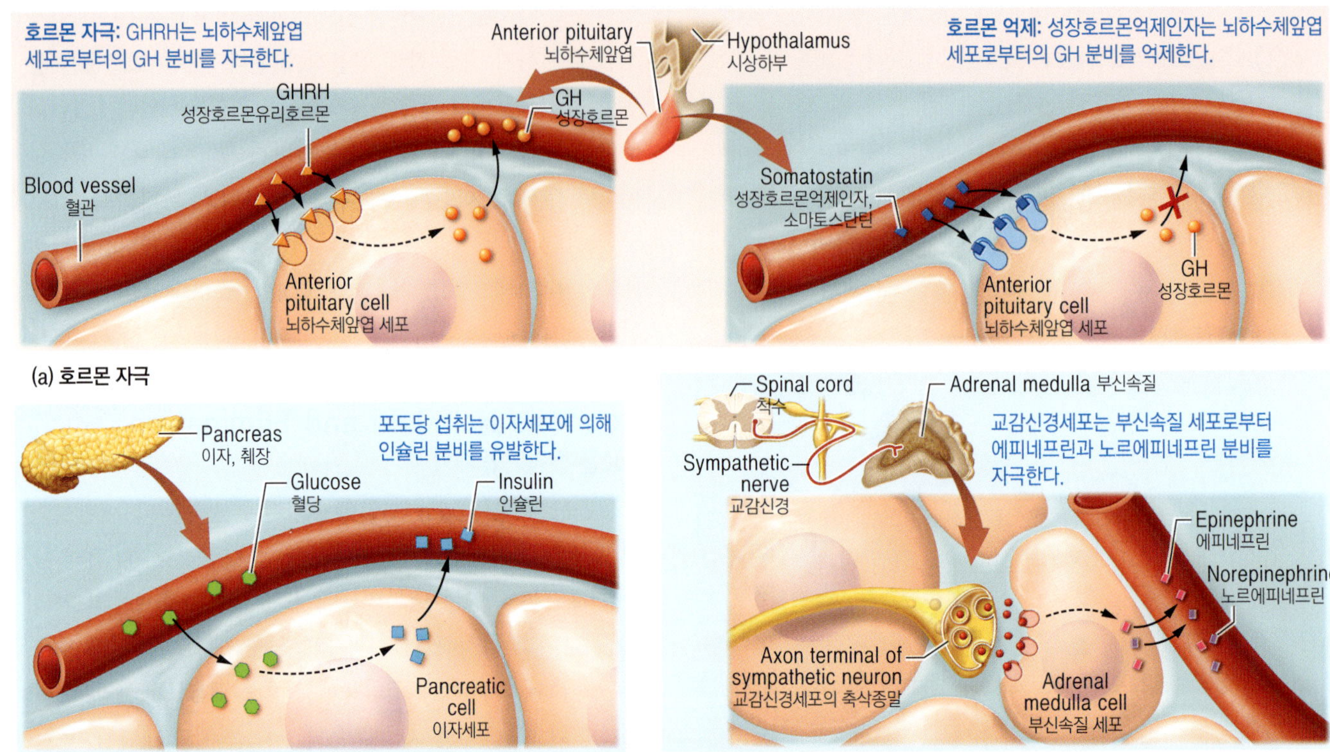

(a) 호르몬 자극

(b) 체액성 자극

(c) 신경자극

그림 16.6 호르몬 분비를 위한 자극의 유형

hormone, 성장호르몬유리호르몬)와 somatostatin(성장호르몬억제인자, 소마토스타틴)을 사용하여 각각 뇌하수체앞엽으로부터 GH (growth hormone, 성장호르몬)를 자극하거나 억제한다.

- **Humoral stimuli(체액성 자극).** 많은 내분비세포는 포도당 또는 Ca^{2+}와 같이 혈액이나 ECF 속의 특정 이온이나 화합물의 농도에 반응하게 된다. 그림 16.6b의 예시는 혈중 포도당 농도가 증가함에 따라 insulin(인슐린) 호르몬을 분비하는 이자의 세포를 보여주고 있다.
- **Neural stimuli(신경자극).** 마지막으로 일부 세포는 그림 16.6c와 같이 신경계통의 신호에 반응한다. 가장 좋은 예는 신경호르몬인 에피네프린과 노르에피네프린을 분비하기 위해 교감신경에 의해 자극되는 부신속질을 들 수 있다.

일반적으로 호르몬 분비는 negative feedback mechanism(음성되먹임기전)에 의해 조절된다. 내분비계통의 음성되먹임기전은 다음과 같은 단계로 진행된다(그림 16.7).

- **Stimulus(자극).** 생리적 변수가 정상범위를 벗어난다. 이러한 변동사항은 정상범위에서 증가 또는 감소할 수 있는데, 이 그림에서는 감소를 보여주고 있다.
- **Receptor(수용기).** 내분비세포의 수용기는 변수의 편차를 감지한다. 내분비샘세포의 수용기는 혈액 내 변수를 지속적으로 감시하는데, 이러한 변수에는 포도당 및 Ca^{2+} 농도와 체온 등이 있다.
- **Control center(통제중추).** 자극된 control center(통제중추)는 특정 호르몬의 분비를 증가시키거나 감소시킨다.
- **Effector/response(효과기/반응).** 호르몬은 표적세포에서 정상범위로 상태를 이동시키는 반응을 유발한다. 호르몬은 혈액에 들어가 목표 조직이나 조직에 도달하여 정상범위로 되돌리는 변화를 유발한다.
- **Homeostatic range(항상성 범위).** 변수가 정상범위로 돌아오면 통제중추로의 피드백이 효과기 반응을 감소시킨다. 항상성 상태가 회복되면 통제중추는 호르몬 분비를 감소시키거나 증가시켜 호르몬 분비를 정상범위로 되돌린다. 이것은 차례로 표적세포에 대한 자극을 중지시키며 반응을 감소시키거나 종료시킨다.

확인하기

☐ 6. 일반적으로 hormone(호르몬) 분비는 어떻게 조절되는가?

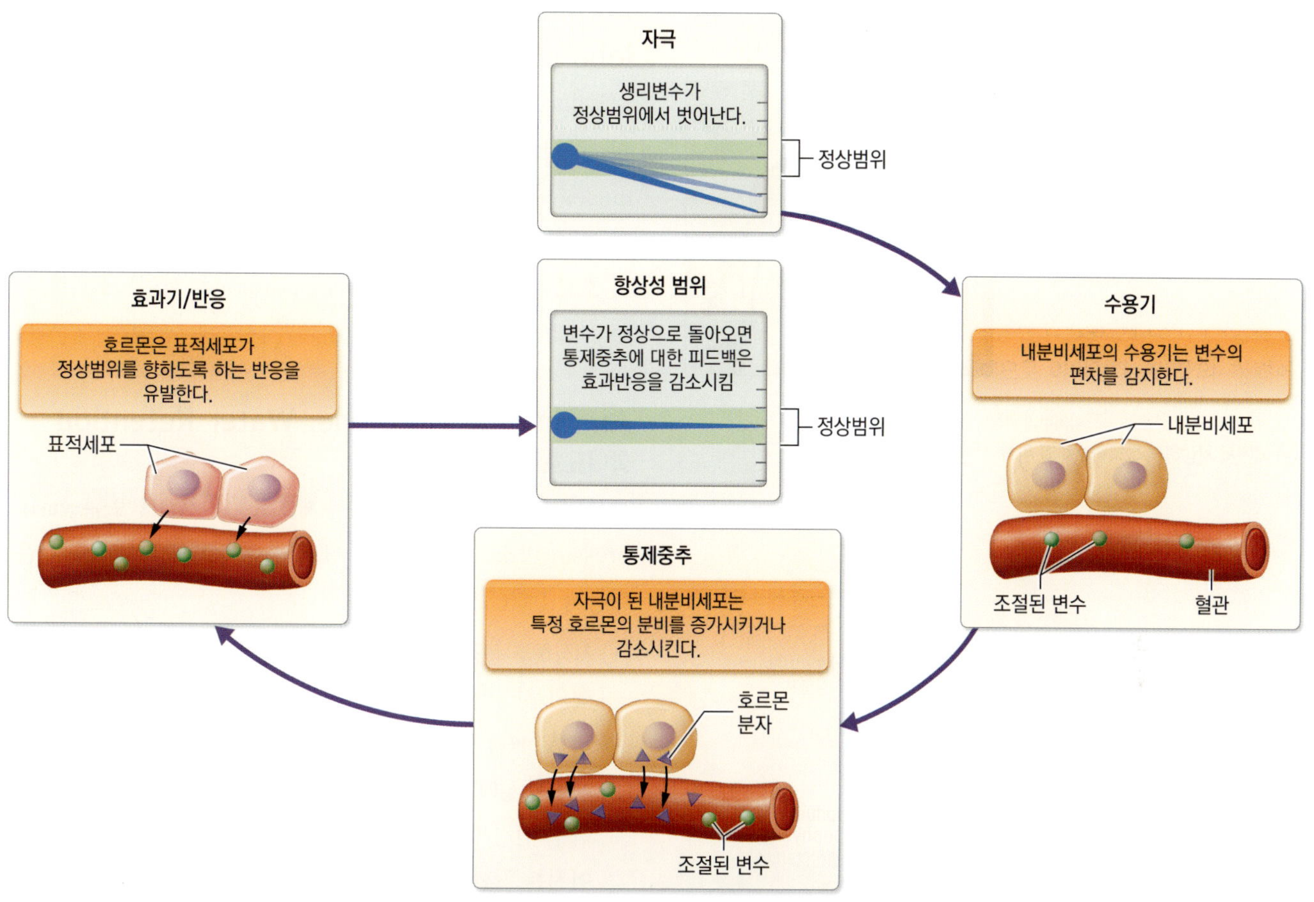

그림 16.7 **항상성 유지.** 음성되먹임고리에 의한 호르몬 분비 조절

16.2 시상하부와 뇌하수체

Hypothalamus and the Pituitary Gland

학습목표

1. Hypothalamus(시상하부)와 pituitary gland(뇌하수체)의 해부학 및 기능적 관계에 대해 설명할 수 있다.
2. Trophic hormone(자극호르몬)이 다른 hormone(호르몬) 분비에 어떻게 영향을 미치는지 설명할 수 있다.
3. 분비를 위한 자극, target tissue(표적조직) 및 뇌하수체앞엽과 뇌하수체뒤엽에서 분비되는 각 호르몬의 기능적 효과를 설명할 수 있다.
4. 뇌하수체 호르몬의 생산과 분비를 조절하는 negative feedback mechanism(음성되먹임기전)에 대해 설명할 수 있다.

뇌의 hypothalamus(시상하부)는 배고픔, 갈증, 체액 균형, 체온 조절, 수면/각성 주기, 특정 생식기능 조절을 포함하여 많은 중요한 생리기능을 가진 작은 핵 덩어리이다. 시상하부는 hypophysis(뇌하수체)와 함께 작용하는데, 이들은 비슷한 해부학적 및 생리학적 관계를 가지고 있다. 몇몇 시상하부 및 뇌하수체 호르몬은 특정 인체 기능을 직접적으로 조절하는 반면, trophic hormone(자극호르몬)은 다른 endocrine gland(내분비샘)의 호르몬 분비를 조절한다.

시상하부의 주요 기능 중 일부는 시상하부신경세포에 의해 직접적으로 수행되는 반면, 뇌하수체앞엽에서 분비되는 호르몬은 시상하부의 유리호르몬에 의해 분비된다.

Structure of the Hypothalamus and Pituitary Gland 시상하부와 뇌하수체의 구조

그림 16.8a에서 볼 수 있듯이 시상하부는 사이뇌의 앞배쪽의 작은 부분이다. 이는 뇌하수체(hypophysis라고도 불림)와 infundibulum(깔때기, 누두)이라는 줄기로 연결되어 있다. 뇌하수체는 콩알만한 크기의 작은 기관으로 나비뼈의 안장에 위치하고 있다.

그림 16.8b에서와 같이 뇌하수체는 두 개의 구조적 및 기능적으로 분류된 구조로 이루어져 있는데, 뇌하수체앞엽 또는 adenohypophysis(샘뇌하수체, 선뇌하수체)와 뇌하수체뒤엽 또는 neurohypophysis(신경뇌하수체)이다. 이 두 구

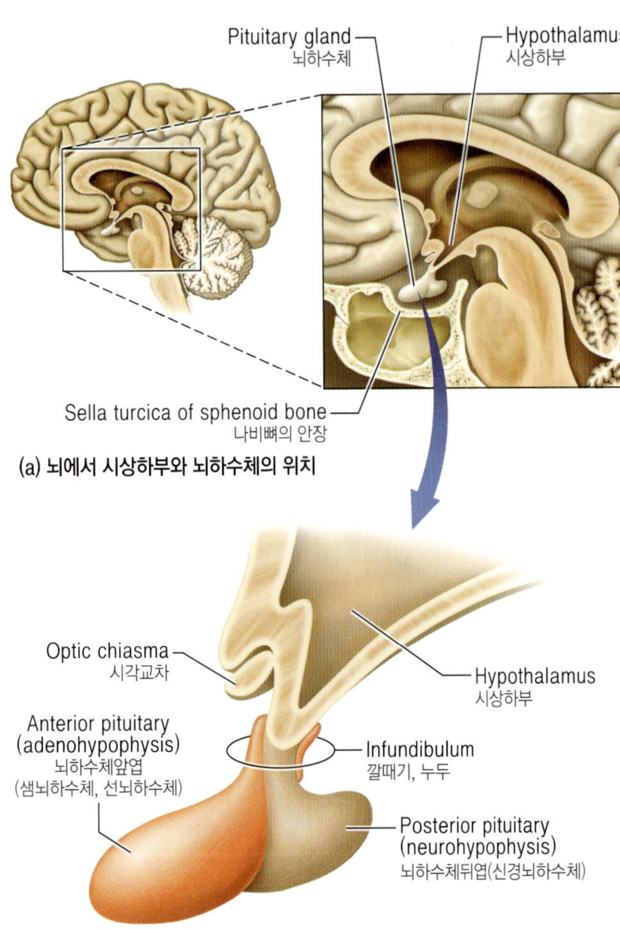

그림 16.8 시상하부와 뇌하수체의 구조

조의 차이는 이름에 내재되어 있다. 샘뇌하수체의 adeno-는 샘을 뜻하고, 호르몬을 분비하는 샘상피로 이루어져 있으며, 신경뇌하수체의 neuro-는 뇌하수체뒤엽이 실제로 신경조직으로 이루어진 것을 의미한다.

시상하부와 뇌하수체에는 표적세포에 호르몬을 전달할 수 있는 특수한 혈액 공급 장치가 있다. 모세혈관은 시상하부에 병합되어 모세혈관그물을 형성하는데, 이를 portal system(문맥계통)이라고 한다. 따라서 이 혈관 그룹을 hypothalamic-hypophyseal portal system(시상하부-뇌하수체 문맥계통)이라고 부른다(그림 16.9).

확인하기

☐ 1. Anterior lobe of pituitary gland(뇌하수체앞엽)와 posterior lobe of pituitary(뇌하수체뒤엽)는 구조적 및 기능적으로 어떻게 다른가?

☐ 2. Hypothalamic-hypophyseal portal system(시상하부-뇌하수체 문맥계통)은 무엇인가?

Hormone of the Hypothalamus and Posterior lobe of Pituitary 시상하부와 뇌하수체뒤엽 호르몬

뇌하수체뒤엽은 자체적으로 호르몬을 생성하지 않는다. 대신, 시상하부의 supraoptic(시각로위)과 paraventricular nuclei(뇌실곁핵)라고 알려진 세포체의 단위에 의해 생산된 두 개의 neurohormone(신경호르몬)을 저장하고 방출한다. 이 호르몬은 ADH (antidiuretic hormone, 항이뇨호르몬)와 oxytocin(옥시토신)이다.

Antidiuretic Hormone: Water Retention 항이뇨호르몬: 수분 유지

수분 균형을 조절하는 뇌하수체호르몬은 ADH 또는 vasopressin(바소프레신)이다. ADH의 합성과정과 분비과정은 다음과 같다(그림 16.9a).

① **시상하부 신경세포는 ADH를 생성한다.** 시각로위 및 뇌실곁핵의 시상하부 신경세포의 세포체는 지속적으로 적은 양의 ADH를 만든다.

② **ADH는 깔때기를 통해 시상하부-뇌하수체로를 통과한다.** 시상하부 신경세포의 축삭은 시상하부-뇌하수체로라고 일컬어지는 집합으로 깔때기를 통해 이동한다.

③ **ADH는 뇌하수체뒤엽의 축삭종말에 저장된다.** 시상하부 신경세포의 축삭은 뇌하수체뒤엽에서 끝나는데, 이곳은 ADH가 저장되는 곳이다.

④ **ADH는 시상하부 신경세포가 활동전위를 발화할 때 뇌하수체뒤엽에서 모세혈관으로 분비된다.** 일반적으로 축삭종말은 다른 세포와 시냅스를 형성한다. 하지만 뇌하수체뒤엽에서 축삭종말은 exocytosis(세포외배출)를 통해 interstitial fluid(사이질액, 간질액)로 호르몬을 분비하고 국소 모세혈관으로 확산된다.

ADH의 주요 기능은 콩팥이 보유하는 수분의 양을 늘리는 것이다. Diuretic(이뇨제)는 콩팥에서 소변을 만들어 체내의 수분을 감소시키는 화학물질이다. Antidiuretic(항이뇨제)은 그 반대 효과를 나타내는데, 인체가 보유하고 있는 물의 양을 늘려 소변생성을 감소시킨다. 따라서 ADH의 효과는 소변의 생성을 줄여 물을 혈액으로 되돌려주는 것이다.

시상하부의 세포에는 혈액의 용질 농도변화를 감시하는 osmoreceptors(삼투수용기)가 있다. 이런 삼투수용기는 용질 농도에 반응하여 뇌하수체뒤엽에서 ADH 분비를 자극하도록 한다. 이는 수분 보유로 이어져 혈액의 용질 농도를 감소시킨다. 반대의 경우에 이 수용기는 ADH 분비를 억제함으로써 비정상적으로 낮은 용질 농도에 반응하여 수분 손실 및 혈액의 용질 농도의 증가로 이어진다.

ADH 분비나 활동의 비정상적 결핍은 diabetes insipidus(요붕증)라고 불리는 질환을 초래한다. 인체가 소비되는 물의 대부분을 보존할 수 없기 때문에 징후와 증상은 극도의 갈증, 탈수 및 혈액의 매우 높은 용질 농도 등이 있다. 대부분의 요붕증은 합성 ADH의 투여로 치료할 수 있다.

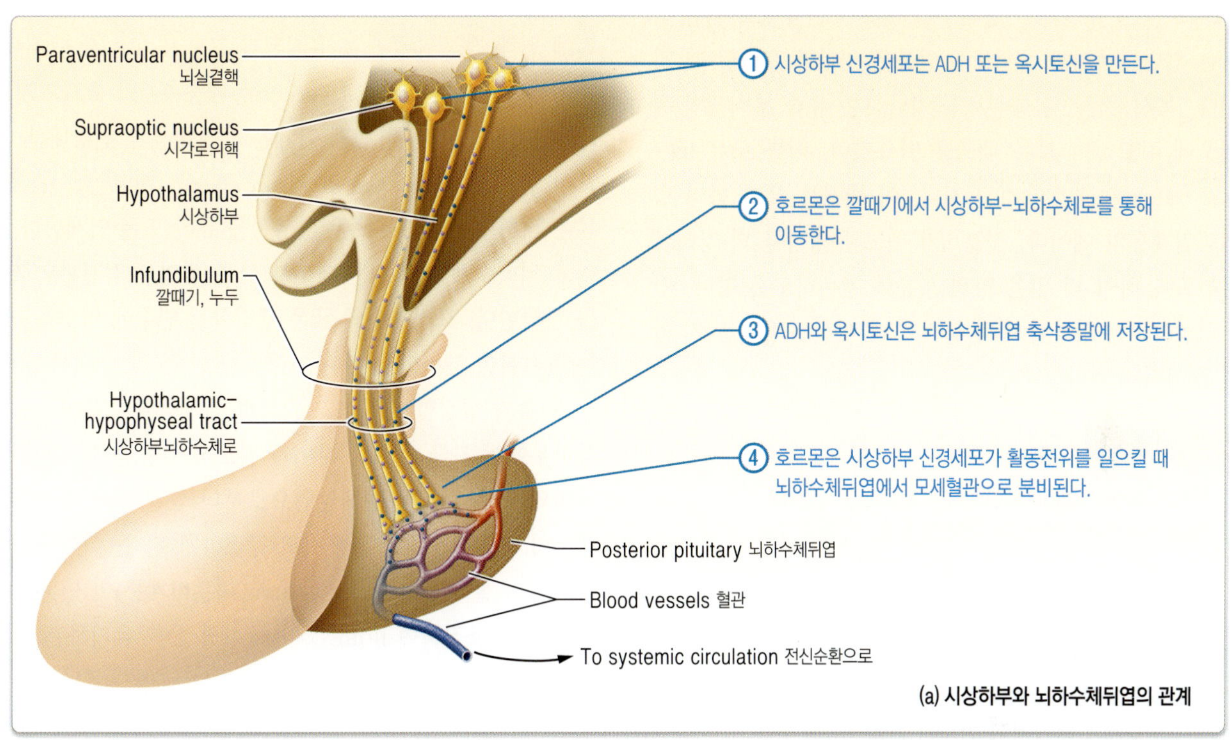

(a) 시상하부와 뇌하수체뒤엽의 관계

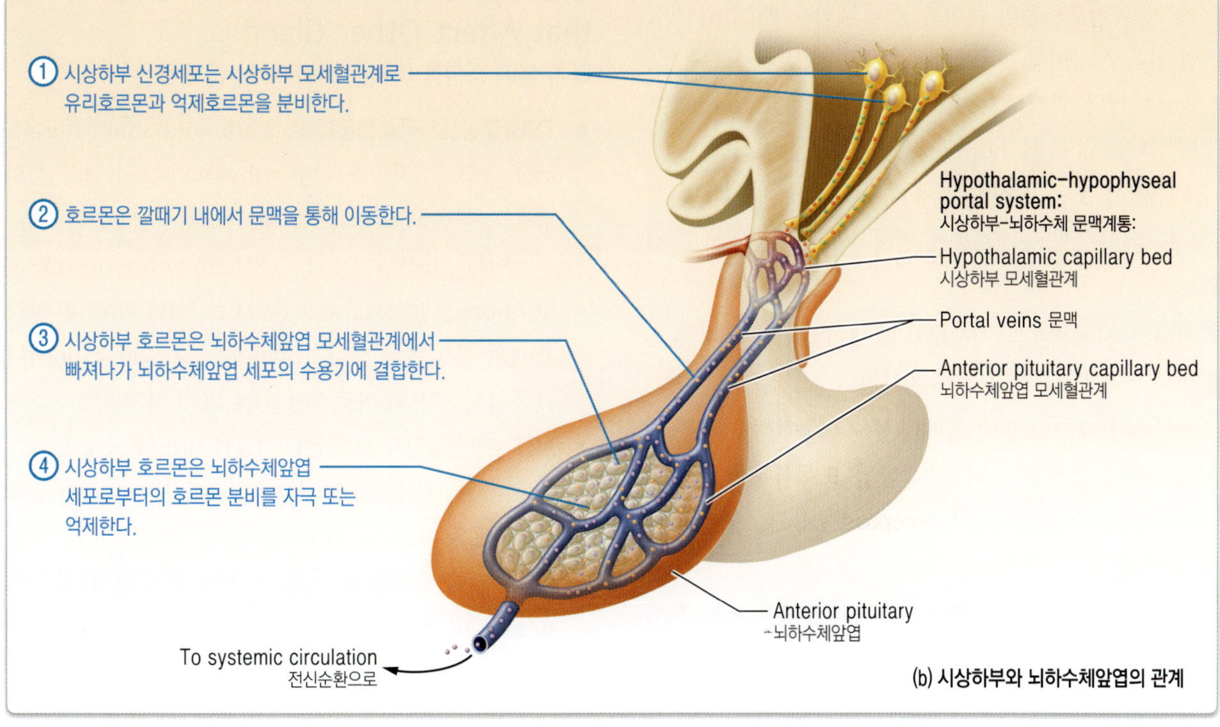

(b) 시상하부와 뇌하수체앞엽의 관계

그림 16.9 시상하부와 뇌하수체의 기능적 관계

Oxytocin: Supporting Reproduction and Milk Release 옥시토신: 생식과 모유방출 지원

그림 16.9a에서 ADH처럼 시상하부 호르몬인 옥시토신이 시상하부에 의해 생성되고 뇌하수체뒤엽의 축삭종말에 저장되는 것을 알 수 있다. 옥시토신의 기능은 주로 생식이다. 주 표적조직은 유선과 여성의 자궁 민무늬근육세포이다. 육아하는 엄마들에게서 옥시토신 방출은 영아가 흡유할 때 자극된다. 옥시토신은 유즙분비를 자극하는 유즙 분비샘의 특수세포에 결합하여 모유 배출을 일으키며, 이를 모유 let-down reflex(사출반사)라고 한다. 이 반사는 우리 몸의 양성되먹임계통의 예이다. 젖분비가 배고픈 영아를 더 강하게 흡유하도록 하여 더 많은 양의 모유를 분비하도록 한다. 양성되먹임고리는 영아가 배가 불러서 더 이상 모유를 먹지 않으면 끊어지게 된다.

확인하기

- ☐ 3. ADH의 target tissue(표적조직)와 효과는 무엇인가?
- ☐ 4. Oxytocin(옥시토신)의 표적조직과 효과는 무엇인가?
- ☐ 5. 어느 샘이 ADH와 옥시토신을 생산하고 어디에서 분비되는가?

Functional Relationship of the Hypothalamus and Anterior Pituitary

시상하부와 뇌하수체앞엽의 기능적 관계

시상하부는 유리호르몬의 분비를 통해 뇌하수체앞엽의 기능을 조절한다. 시상하부 호르몬은 뇌하수체앞엽의 호르몬 분비를 자극하거나 억제하기 때문에 releasing hormone(유리호르몬)과 inhibitory hormone(억제호르몬)이라고 한다. 그림 16.9b에서 보듯 시상하부 유리호르몬과 억제호르몬은 시상하부-뇌하수체 문맥계통에 의해 뇌하수체앞엽으로 전달된다.

① 시상하부 신경세포는 시상하부 모세혈관 내로 유리호르몬이나 억제호르몬의 분비를 자극한다.

② 호르몬은 깔때기의 문맥 정맥을 통해 이동한다.

③ 시상하부 신경세포는 뇌하수체앞엽 모세혈관층을 빠져나와 뇌하수체앞엽 세포의 receptor(수용기, 수용체)에 결합한다.

④ 시상하부 호르몬은 뇌하수체앞엽 세포에서 나오는 호르몬의 분비를 자극 또는 억제한다.

대부분의 뇌하수체앞엽 호르몬은 주로 자극호르몬이고, 내분비샘이나 조직에 의해 호르몬 분비를 조절한다.

Negative Feedback Control of Anterior Pituitary Hormone by Hypothalamic Releasing and Inhibiting Hormone 시상하부 유리호르몬과 억제 호르몬에 의한 뇌하수체앞엽 호르몬의 음성되먹임 조절

시상하부 호르몬, 뇌하수체앞엽 호르몬과 뇌하수체앞엽의 표적조직에서 분비되는 호르몬은 여러 단계의 음성되먹임기전에 의해 정상 수준으로 유지된다(그림 16.10). 각 단계에는 자극제, 수용기, control center(통제중추) 및 효과기가 있다. 되먹임조절의 첫 번째 단계는 시상하부의 신경내분비세포이며, 이는 유리호르몬과 억제호르몬을 분비한다. 이 호르몬은 뇌하수체앞엽 호르몬의 생성을 유리 또는 억제한다. 그리고 뇌하수체 호르몬은 대부분 다른 샘인 표적기관의 세포를 자극한다. 표적기관의 샘은 생리학적 변수에 영향을 미치는 호르몬을 분비하게 된다.

변수가 설정한 지점을 기준으로 정상범위로 돌아오면 시상하부에서 자극 호르몬 분비가 감소하거나 증가한다. 이런 변화의 결과로 뇌하수체앞엽으로부터의 분비는 감소하고, 내분비 표적세포에서의 분비도 감소하게 된다. 이러한 여러 단계의 조절로 endocrine system(내분비계통)이 인체 내의 조건을 잘 조절하여 homeostasis(항상성)를 유지하는 데 중요한 역할을 하게 된다.

Anterior Lobe of Pituitary Hormone that Affect Other Gland

다른 샘에 영향을 미치는 뇌하수체앞엽 호르몬

- **TSH(갑상샘자극호르몬).** TSH (thyroid stimulating hormone, 갑상샘자극호르몬)는 thyroid gland(갑상샘)의 발달을 자극하고 thyroid hormone(갑상샘호르몬) 분비를 자극한다. TSH의 분비는 TRH (thyrotropin-releasing hormone, 갑상샘호르몬유리호르몬)에 의해 분비되고, TSH의 분비는 시상하부 호르몬인 somatostatin(성장호르몬억제인자, 소마토스타틴)에 의해 억제된다.
- **ACTH(부신겉질자극호르몬).** ACTH (adrenocorticotropic hormone, 부신겉질자극호르몬) 또는 corticotropin(코르티코트로핀)은 corticotrophs(코르티코트로프)라는 세포에 의해 생산된다. 이는 부신샘 발달과 함께 다양한 steroid hormone(스테로이드호르몬) 합성을 자극한다. ACTH 분비는 시상하부유리호르몬인 CRH (corticotropin-releasing hormone, 코르티코트로핀유리호르몬)에 의해 자극된다.

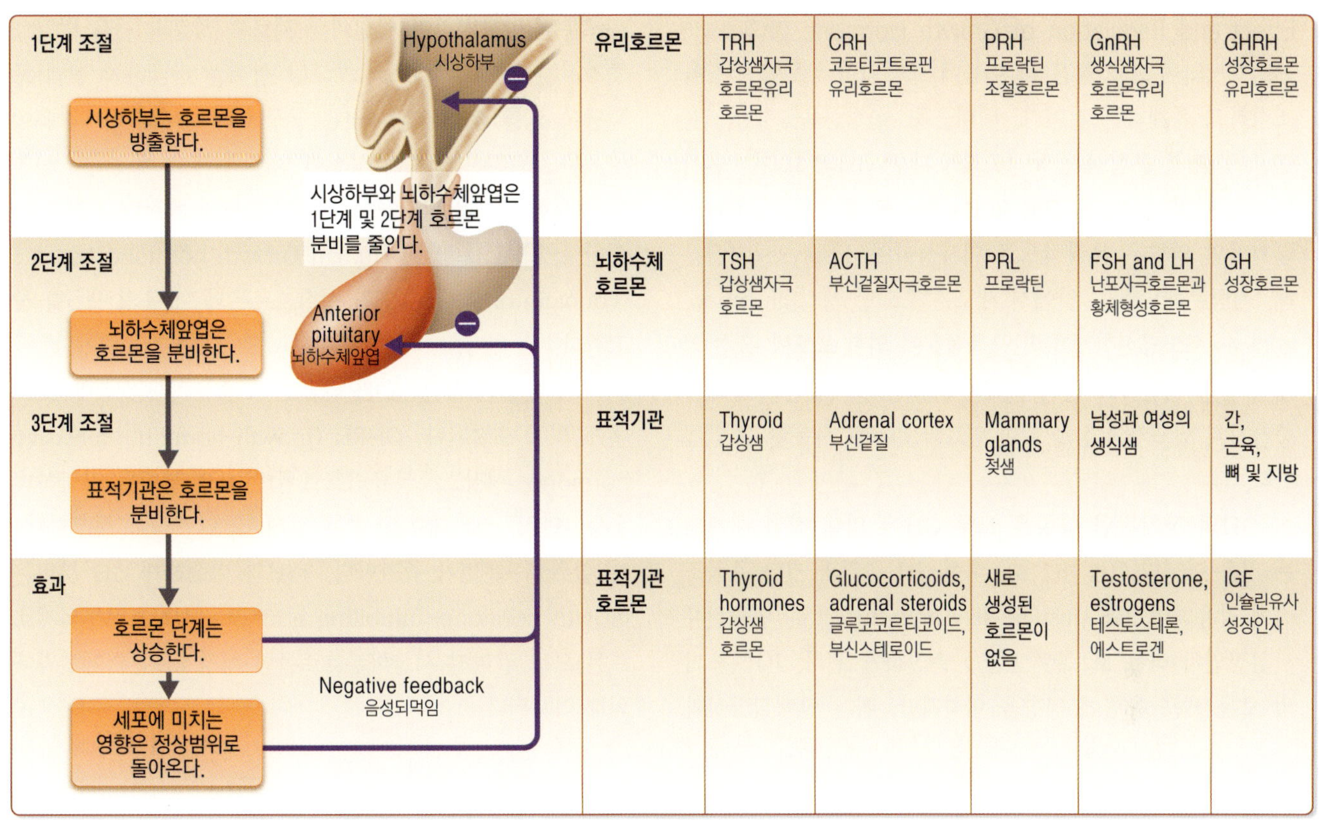

그림 16.10 시상하부, 뇌하수체앞엽과 표적기관 호르몬의 음성되먹임 조절

- **Prolactin(프로락틴).** Prolactin(프로락틴, 젖분비호르몬)은 lactotrophs(프로락틴분비세포)라는 세포에 의해 생성된다. 출산한 여성에게 분비되며 젖샘의 성장, 출산 후 모유 생성의 시작 및 모유수유 기간 동안 모유 생산 유지를 촉진하게 된다. 프로락틴 분비의 주된 자극은 유아에 의한 유두의 흡유이다. 일반적으로 프로락틴 분비는 시상하부억제호르몬인 prolactin-inhibiting factor(프로락틴분비억제인자)에 의해 저하된다.
- **LH(황체형성호르몬).** LH (luteinizing hormone, 황체형성호르몬)는 gonadotroph(생식샘자극세포)에 의해 분비되는 gonadotropin(생식샘자극호르몬, 성선자극호르몬)으로 알려진 두 가지 호르몬 중 하나이다. 생식샘자극호르몬은 남성과 여성의 생식샘인 testis(고환)와 ovary(난소)를 자극하기 때문에 이름 붙여졌다. LH 분비는 시상하부유리호르몬인 GnRH (gonadotropin-releasing hormone, 생식샘자극호르몬유리호르몬)에 의해 자극된다. 남성의 경우, LH는 고환세포에서 남성호르몬인 testosterone(테스토스테론)의 생산을 촉진한다. 여성에서는 estrogen(에스트로겐)과 progesterone(프로게스테론)이라는 여성 호르몬의 생산을 촉진한다. 또한 배란된 난포의 황체화를 유도한다.
- **FSH (난포자극호르몬).** GnRH에 의해 생성되는 다른 생식샘자극세포는 FSH (follicle-stimulating hormone, 난포자극호르몬)이다. 남성의 경우, FSH는 고환세포를 자극하여 테스토스테론에 결합하고 정자 생성을 촉진한다. 여성에서는 FSH가 LH와 함께 에스트로겐 생산을 유도하고, 난모세포의 성숙을 촉진하고 배란을 유도한다.

Anterior Pituitary Hormone with Widespread Effect: Growth Hormone
널리 영향을 미치는 뇌하수체앞엽 호르몬: GH

뇌하수체앞엽에 의해 생산되는 다른 중요한 호르몬은 GH (growth hormone, 성장호르몬)이다. GH는 somatotrophs(성장호르몬분비세포)라고 불리는 세포에 의해 생산되고 분비된다. 이 세포들은 하루에 정기적으로 GH를 분비하는데, 수면 중에 가장 많이 분비된다.

Effect and Regulation of Growth Hormone GH의 효과와 조절. GH의 주요 기능은 그 이름에 포함되어 있듯이 성장을 조절하고 통제하는 것이다. 뼈대근육, 심장근육, 지방, 간, 연골 및 뼈를 포함하는 표적조직에 대한 GH의 효과는 단기 또는 장기일 수 있다. 그림 16.11a에서 볼 수 있듯이, GH의 단기적인 영향은 본질적으로 대사성이며, lipolysis(지질분해, 지방분해) 촉진, 간에서 새로운 포도당 생성[gluconeogenesis(포도당신합성)] 및 근육섬유에 의한 포도당 흡수 억제이다. 이러한 효과는 혈액에서 포도당과 지방산의 농도를 증가시켜 세포가 성장을 위한 연료와 원료로 사용할 수 있게 한다.

GH의 장기적인 영향은 모두 GH에 의해 직접 매개되는 것은 아니다(그림 16.11b). 대신 GH는 간과 기타 표적조직에 작용하여 IGF (insulin-like growth factor, 인슐린유사성장인자)라는 호르몬 생산을 촉진하게 된다. IGF는 거의 모든 세포 유형에 영향을 미치지만, 빠른 단백질합성과 세포분열을 유발하여 어린이의 세로뼈 성장과 근육 발달을 증가시킨다. 또한 세포의 포도당 섭취를 자극하여 혈액 포도당 농도를 감소시키는 것은 급성 GH 분비의 반대작용이다. 두 호르몬은 세로뼈 성장이 멈춘 후에도 계속해서 성인의 중요한 부분을 담당하여 근육의 발달과 체질량 조절을 촉진한다. 임상에서 적용하기 Human Growth hormone and the "Fountain of Youth"(인간 성장호르몬과 "젊음의 샘")를 참고한다.

GH 분비는 그림 16.12와 같이 두 종류의 시상하부 호르몬에 의해 조절된다. GHRH (growth hormone-releasing hormone, 성장호르몬유리호르몬)는 GH 분비를 자극하며 운동, 단식, 스트레스를 받는 상태 및 단백질이 풍부한 식사 섭취 후 분비가 증가한다. TSH와 비슷하게 GH 분비는 growth hormone-inhibiting hormone(성장호르몬억제호르몬)으로 알려진 시상하부호르몬인 성장호르몬억제인자에 의해 억제된다.

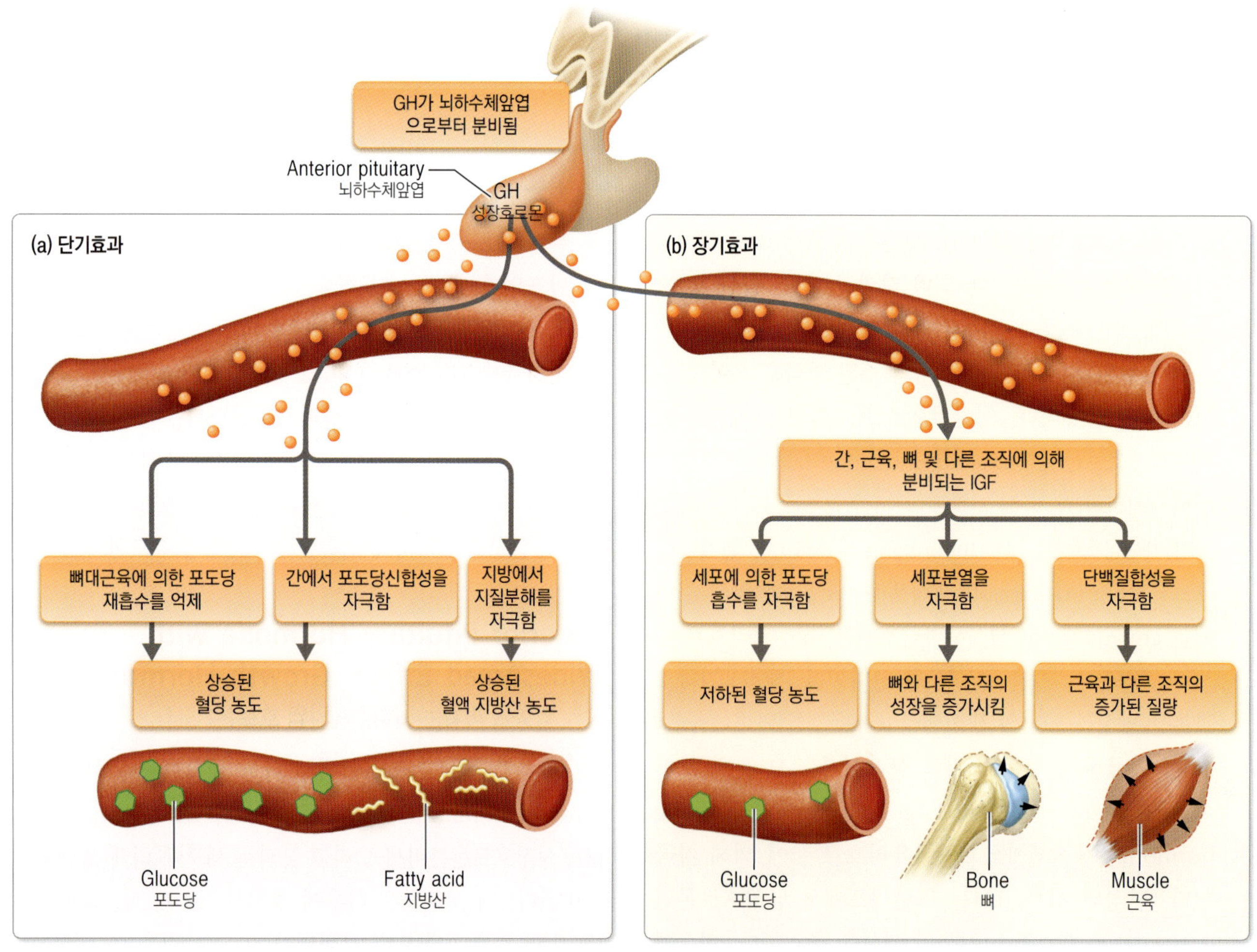

그림 16.11 GH의 효과

임상에서 적용하기

Human Growth Hormone and the "Fountain of Youth"
인간 성장호르몬과 "젊음의 샘"

hGH를 지방 감소와 근육 성장을 촉진시키고, "젊음의 샘"이라고 주장한다. 바디 빌더, 체중 감소를 원하는 사람 및 피할 수 없는 노화의 영향을 막기 위해 찾는 사람들에게 인기 있는 보충제가 되었다.

GH는 실제로 지질분해와 단백질합성을 촉진한다. 또한 hGH로 치료받는 GH 결핍 환자는 지방을 잃고 근육을 얻는다. 그러나 hGH 보충제에도 잠재적인 문제가 발생할 수 있다. 과다한 GH는 혈당 수치 상승(고혈당)과 혀, 뼈, 손, 얼굴, 발 등의 장기 성장과 같은 잠재적 해로운 영향을 미친다.

그러나 대부분의 hGH 보충제는 다행히도 경구용으로 섭취하기 위해 판매되기 때문에 위험이 거의 없다. 왜 이것이 위험을 최소화하는가? GH는 단백질호르몬이기 때문에 위장에서 산과 효소 반응에 의해 파괴된다. 약물을 효과적으로 투여하는 방법은 주사를 통한 것이므로 구강 투여는 배설량이 많기 때문이다. 그런 보충제를 복용하는 사람은 안전성이나 효능을 위해 아직 시험되지 않은 성분을 함유할 수 있기 때문에 조심해야 한다.

Growth Hormone Disorder GH 장애. GH 분비의 불균형은 성장에 다양한 혼란을 가져올 수 있다. 일반적으로 뇌하수체 종양에 의한 GH의 과다분비는 나이에 따라 증상이 다르게 나타난다. 성장판이 폐쇄되기 전에 GH 과다분비가 발생하면 gigantism(거인증, 거대증)이 나타난다. 일반적으로 거인증을 가진 사람은 약 2.1m(7ft) 이상 비정상적으로 키가 크다. 뼈대의 크기가 커질 뿐만 아니라 심장과 다른 장기를 포함한 다른 모든 조직도 커진다. 상태가 일찍 감지되면 종양 제거로 관리될 수 있지만, 치료를 받지 않으면 일반적으로 어린 나이에 심부전에 빠진다. 성장판이 폐쇄된 후 GH 과다분비가 발생하면 acromegaly(말단거대증)가 나타난다. 세로성장은 더 이상 발생할 수 없지만, 조직은 둘레가 증가한다. 가장 영향을 받은 조직은 심장이나 간과 같은 장기뿐만 아니라 머리, 얼굴, 손, 발의 조직들이다. 이 상태는 점차적으로 왜곡된 얼굴 특징, 두꺼운 혀와 피부, 손과 발의 확대를 초래하게 된다. 거인증과 같이 말단거대증은 치료를 하지 않으면 심장마비를 포함하여 다양한 장기계통의 기능을 방해할 수 있다. 반면, 성장판이 닫히기 전에 GH가 과소분비되면 pituitary dwarfism(뇌하수체난장이증)이 나타난다.

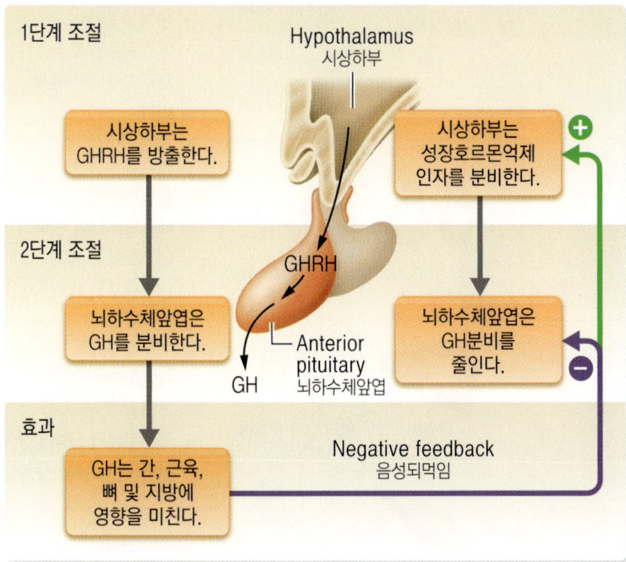

그림 16.12 GH 분비의 조절

표 16.1은 뇌하수체뒤엽에 저장되어 있는 시상하부 호르몬과 뇌하수체앞엽의 호르몬에 대한 요약이다.

확인하기

- ☐ 6. Hypothalamus(시상하부)는 anterior lobe of pituitary gland(뇌하수체앞엽)로부터 분비되는 호르몬을 어떻게 조절하는가?
- ☐ 7. 뇌하수체앞엽의 trophic hormone(자극호르몬)은 무엇인가? 어떤 샘에 영향을 주는가?

16.3 갑상샘과 부갑상샘
Thyroid and Parathyroid Gland

학습목표

1. Thyroid gland(갑상샘)와 parathyroid gland(부갑상샘)의 해부학적 구조를 설명할 수 있다.
2. Thyroid hormone(갑상샘호르몬)과 calcitonin(칼시토닌)을 생성하는 갑상샘 내의 세포 유형을 확인하고 설명할 수 있다.
3. Hormone(호르몬) 분비를 위한 자극, target tissue(표적조직) 및 갑상샘호르몬의 효과에 대해 설명할 수 있다.
4. Negative feedback mechanism(음성되먹임기전)이 어떻게 갑상샘호르몬의 생산을 조절하는지 설명할 수 있다.
5. 호르몬 분비를 위한 자극, 표적조직 및 PTH의 효과에 대해 설명할 수 있다.

Thyroid gland(갑상샘)는 목 앞쪽에서 발견되며, 후두 표면에 있다(그림 16.13a). 갑상샘은 두 종류의 hormone(호르몬)인 성장과 대사를 조절하는 thyroid hormone(갑상

표 16.1 시상하부와 뇌하수체호르몬

호르몬	분비 자극	분비 억제	표적조직	효과
시상하부 호르몬(뇌하수체뒤엽에 저장됨)				
ADH(항이뇨호르몬)	• 혈액의 용질 농도 증가	• 혈액의 용질농도 감소	Kidneys 콩팥 Brain 뇌	• 콩팥세뇨관으로부터 수분재흡수 • 혈액량 증가
Oxytocin(옥시토신)	• 자궁의 늘림 • 유두에서 영아의 흡유	• 적절한 자극의 부족	Uterus 자궁 Mammary gland 젖샘, 유선	• 자궁수축 • 사출반사
뇌하수체앞엽 호르몬				
TSH(갑상샘자극호르몬)	• 시상하부로부터의 TRH • 추위에 노출 • 스트레스	• 증가된 갑상샘호르몬 단계 • 시상하부로부터의 성장호르몬억제인자	Thyroid gland 갑상샘	• 갑상샘의 성장과 발달 • 갑상샘호르몬의 합성
ACTH(부신겉질자극호르몬)	• 시상하부로부터의 CRH • 스트레스	• 증가된 코티솔 단계 • 증가된 알도스테론 단계	Adrenal cortex 부신겉질	• 부신겉질의 성장과 발달 • 부신겉질호르몬 합성과 분비 촉진
Prolactin(프로락틴)	• 유두에서 영아의 흡유 • 시상하부로부터의 PRH	• 시상하부로부터의 프로락틴억제인자(도파민)	Mammary gland 젖샘, 유선	• 젖샘의 발달 • 모유 생성
LH(황체형성호르몬)	• 시상하부로부터의 GnRH	• 증가된 테스토스테론(남성)과 에스트로겐 및 프로게스테론(여성)의 단계	Male gonads 남성 생식샘 Female gonads 여성 생식샘	남성 생식샘: • 생식샘 발달 • 테스토스테론 생성 여성 생식샘: • 생식샘 발달 • 에스트로겐과 프로게스테론 생성 • 배란
FSH(난포자극호르몬)	• 시상하부로부터의 GnRH	• 증가된 테스토스테론(남성)과 에스트로겐(여성)의 단계	Male gonads 남성 생식샘 Female gonads 여성 생식샘	• 테스토스테론과 결합하는 인자 생성 및 테스토스테론 농축 • 에스트로겐 생성, 난소난포의 성숙
GH(성장호르몬)	• 시상하부로부터의 GHRH • 스트레스/운동 • 단백질 소화 • 금식	• 시상하부로부터의 성장호르몬억제인자	Liver 간 Adipose tissue 지방조직 Muscle tissue 근육조직 Bone and cartilage 뼈와 연골	• 포도당신합성 • 지방분해(지질분해) • 단백질 분해 • 세포분열과 단백질합성을 자극하는 IGF의 생성

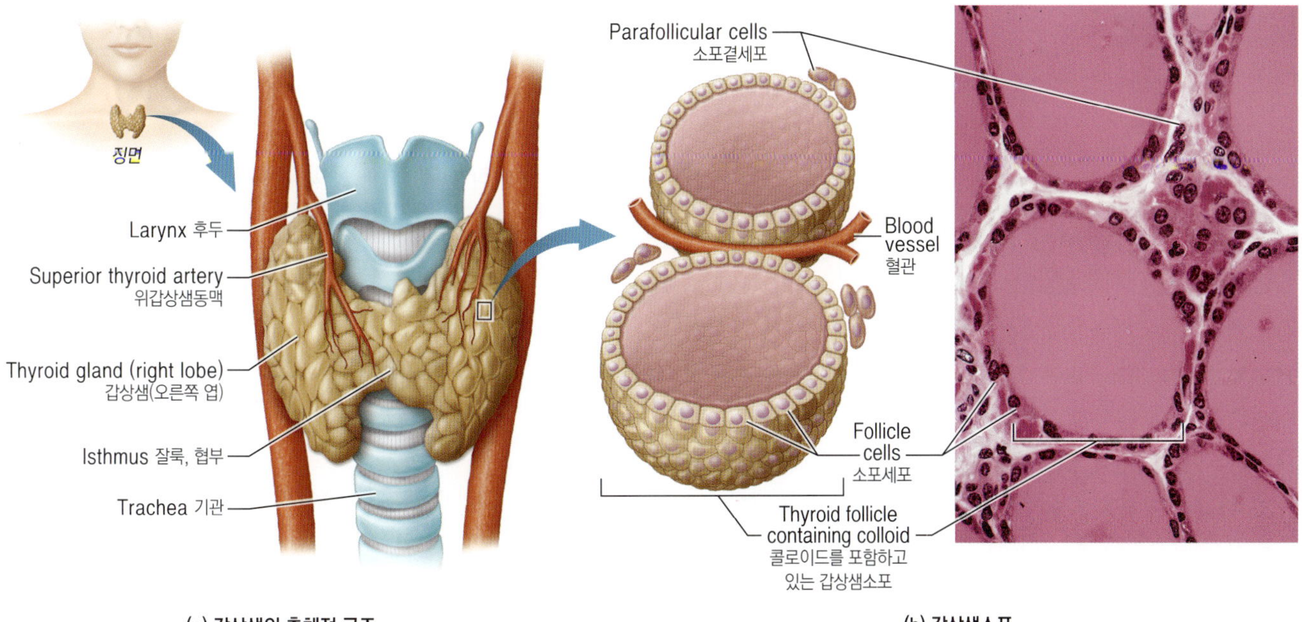

그림 16.13 갑상샘의 해부학과 조직학

샘호르몬)과 Ca^{2+}의 homeostasis(항상성)를 조절하는 calcitonin(칼시토닌)을 분비한다. 갑상샘의 뒤쪽 표면에 묻혀 있는 몇 개의 작은 샘을 볼 수 있는데, 이는 parathyroid glands(부갑상샘)이다(그림 16.3). 이 샘은 PTH (parathyroid hormone, 부갑상샘호르몬)라고 불리는 호르몬을 분비한다. 이 호르몬은 정상범위 내에서 ECF의 Ca^{2+} 수준을 유지하는 중요한 역할을 한다.

이 절은 갑상샘과 부갑상샘의 구조를 설명하고, 이후에 갑상샘호르몬의 생리적 역할, PTH와 칼시토닌에 대해 알아볼 것이다.

Structure of the Thyroid and Parathyroid Gland 갑상샘과 부갑상샘의 구조

나비 모양의 갑상샘은 isthmus(잘룩)라고 불리는 작은 띠로 연결된 오른쪽과 왼쪽의 엽으로 구성되어 있다. 현미경적으로 갑상샘은 thyroid follicle(갑상샘소포)로 알려진 여러 개의 구형물질로 이루어져 있다. 그림 16.13b에서 난포는 갑상샘호르몬을 생산하는 follicle cell(소포세포)로 불리는 단순 입방상피세포의 층에 의해 경계지어져 있다. 소포의 내부는 갑상샘호르몬의 전구물질이 저장되어 있는 단백질이 풍부한 젤라틴 소재인 colloid(콜로이드)로 채워져 있다. 콜로이드는 갑상샘호르몬 합성에 필요한 요오드 원자의 농도가 높다.

갑상샘소포 사이에는 parafollicular cell(소포곁세포)의 무리가 있다. 이 세포들은 갑상샘호르몬 생성에 아무 역할을 하지 못하는 대신 칼시토닌 호르몬을 생성한다.

부갑상샘은 갑상샘의 뒤쪽 표면에 내장된 작은 샘이다(그림 16.14). 일반적으로 3~5개의 부갑상샘이 있다. PTH를 생성하는 부삽상샘의 호르몬분비세포를 chief cell(으뜸세포, 주세포)이라고 부른다.

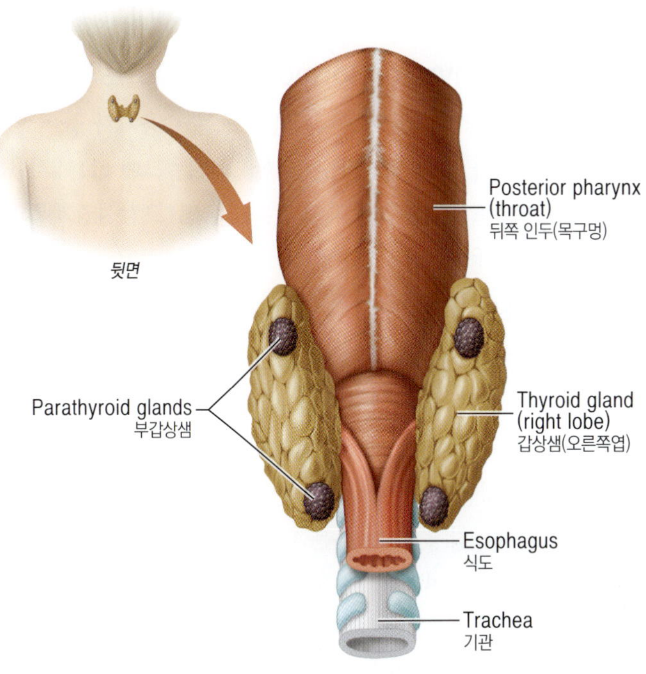

그림 16.14 부갑상샘의 해부학

확인하기

☐ 1. Thyroid follicle(갑상샘소포)은 무엇이고, 어떤 구조를 가지고 있는가?
☐ 2. Parafollicular cell(소포곁세포)는 무엇인가?

Thyroid Hormone: Metabolic Regulator 갑상샘호르몬: 대사조절인자

Thyroid hormone(갑상샘호르몬)은 요오드 원자에 결합된 아미노산 핵으로 구성되어 있다. 갑상샘호르몬에는 두 가지 형태의 요오드 원자가 포함되어 있다. 3개의 요오드 원자를 포함하는 T_3 (triiodothyronine, 삼요드티로닌)와 4개의 요오드 원자를 포함하는 T_4 (thyroxine, 티록신)이다. 두 가지 형태의 호르몬은 모두 활성형이지만, T_3는 T_4보다 훨씬 더 큰 생리학적 활성을 가지고 있다. T_4는 보통 target cell(표적세포)에서 T_3로 변환된다.

T_3와 T_4가 amino acid-based hormone(아미노산호르몬)이지만, amino acid(아미노산)는 비극성 및 소수성이어서 세포표면의 수용기 단백질에 결합하지 않는다. 대신, 이는 표적세포로 확산한 다음, 세포 내 핵막의 수용기와 결합한다. Steroid hormone(스테로이드호르몬)과 마찬가지로 특정 유전자의 전사를 활성화하거나 억제한다.

이 절에서는 먼저 갑상샘호르몬의 기능에 대해 설명한다. 호르몬이 어떻게 생산되는지, 생산이 어떻게 조절되는지, 생산이 불균형할 때 어떤 일이 일어나는지를 살펴볼 것이다.

Effect of Thyroid Hormone 갑상샘호르몬의 영향

인체의 거의 모든 세포에는 갑상샘호르몬 수용기가 들어 있으므로 효과가 널리 퍼진다. 이러한 효과는 크게 (1) 대사율조절과 체온조절, (2) 성장과 발달 촉진, (3) 교감신경계통과의 시너지 작용으로 나눌 수 있다.

- **대사율조절과 체온조절.** 갑상샘호르몬은 기초 신진대사율 즉, 인체가 휴식을 취할 때 모든 반응을 수행하는데 필요한 에너지의 양을 설정한다. 호르몬은 여러 가지 방법으로 이를 수행한다. 하나는 ATP를 필요로 하는 Na^+/K^+ 펌프의 합성을 증가시켜 세포가 소비하는 ATP의 양을 증가시킨다. 갑상샘호르몬은 다른 에너지 요구 반응을 유발하기 위해 여러 세포 유형에 작용한다. 예를 들어, 이들은 간세포에 작용하여 gluconeogenesis(포도당신합성)를 유발한다. 또한 포도당신합성을 위해 지방조직과 단백질을 분해하는 반응을 자극한다. 마지막으로, 갑상샘호르몬은 단백질과 지방을 생성하는 동일한 조직에서 에너지 요구반응을 일으킨다. 따라서 갑상샘호르몬은 세포가 이화작용(분해)과 동화작용(합성) 반응을 모두 수행하는 비율을 증가시켜 세포의 전체 구성에서 본질적으로 순변화는 없다. 왜 세포들이 순변화를 일으키지 않는 방식으로 에너지를 소비하는가? 대답은 이러한 반응의 부산물인 열에 있다. 세포 반응에서 에너지 전달은 비효율적이며, 이 에너지의 대부분은 열로 손실된다. 이러한 반응의 열은 체온을 유지하는 데 도움이 된다. 이 과정을 thermoregulation(체온조절)이라고 한다. 따라서 갑상샘호르몬의 이러한 작용은 '낭비'로 보일 수 있지만, 실제로는 체온을 유지하는 데 중요하다.
- **성장과 발달촉진.** 갑상샘호르몬은 정상적인 뼈 성장, 근육 성장 및 신경계통 발달에 필요하다. 갑상샘호르몬이 담당하는 정확한 역할이 완전히 밝혀지지는 않았지만, 갑상샘호르몬의 결핍은 신경계통 발달 장애 및 성장장애를 초래한다.
- **교감신경계통과의 시너지 작용.** 갑상샘호르몬의 상승은 교감신경계의 표적세포에 작용하고 교감신경전달물질 수용기 생성을 증가시킨다. 이런 식으로 갑상샘호르몬은 혈압, 심장박동수 및 교감신경계통의 다른 작용을 조절하는데 도움이 된다.

Thyroid Hormone Production 갑상샘호르몬 생성

갑상샘호르몬의 합성은 콜로이드와 소포세포 모두에서 발생하는 여러 단계의 과정을 거친다. 이 과정은 그림 16.15에 나와 있으며 다음과 같이 진행된다.

① **요오드이온과 갑상샘글로불린은 콜로이드 내로 분비된다.** 갑상샘호르몬의 합성은 콜로이드에서 요오드이온의 축적으로 시작된다. 요오드는 식이로부터 섭취되고 혈액으로 흡수된다. 갑상샘 모세혈관에서는 요오드이온이 interstitial fluid(사이질액, 간질액)로 확산되어 소포세포 내로 활발히 들어간다. 그 후, 요오드이온은 소포세포에 의해 세포막에서 수송단백질을 통해 콜로이드로 들어간다. 또한 소포세포는 exocytosis(세포외배출)에 의해 콜로이드로 thyroglobulin(갑상샘글로불린) 단백질을 분비하고, 갑상샘글로불린은 많은 아미노산 티로신 잔여물을 함유한 매우 큰 분자의 단백질이다. 갑상샘호르몬은 이러한

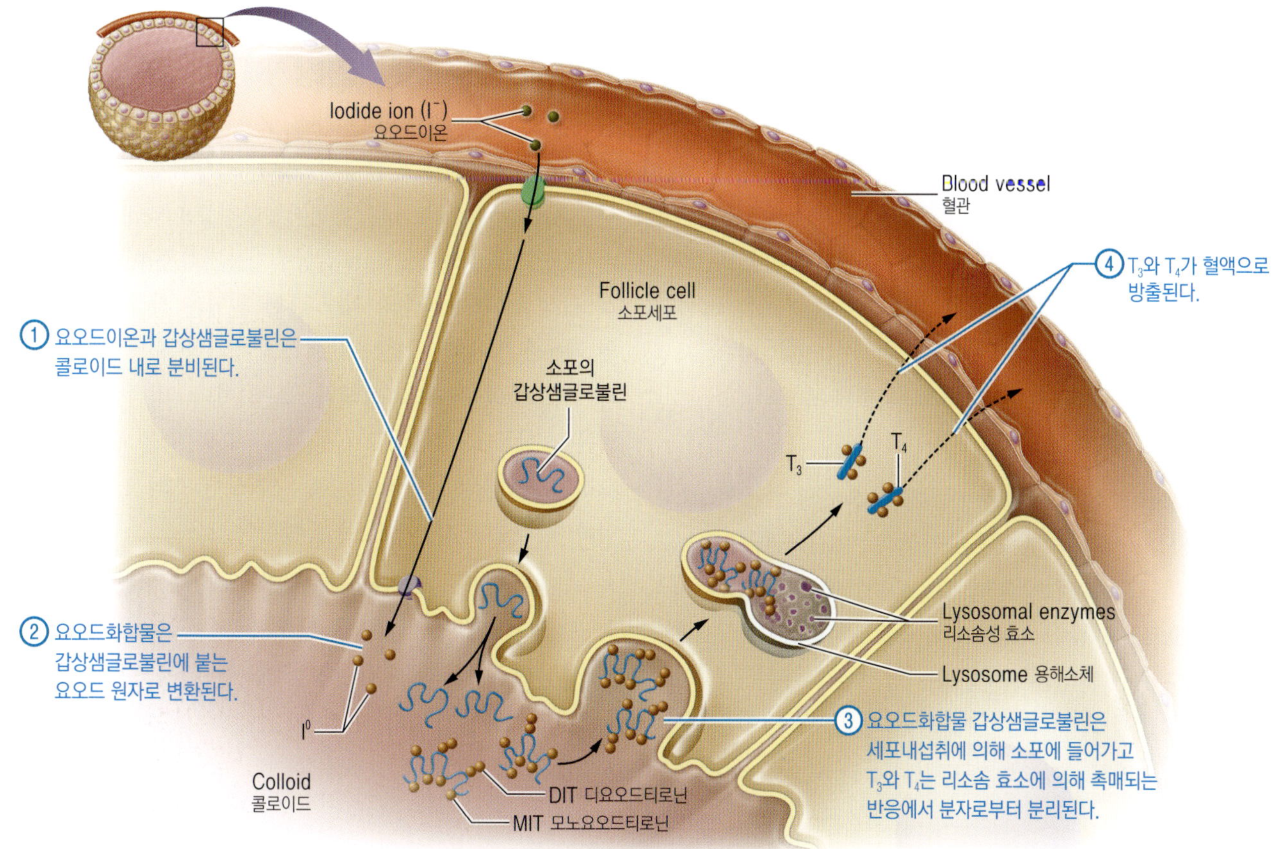

그림 16.15 갑상샘호르몬의 생성

티로신 잔여물로 만들어 진다.

② **요오드화합물은 갑상샘글로불린에 붙는 요오드 원자로 변환된다.** 효소반응은 요오드화합물을 요오드 원자로 변환시킨다. 이어서 요오드 원자는 콜로이드로 이동하고 갑상샘글로불린의 선택된 티로신 잔여물에 붙어 iodinated thyroglobulin(요오드표지 갑상샘글로불린)을 형성한다. 티로신 잔여물의 일부는 MIT (monoiodothyronine, 모노요오드티로닌)를 형성하는 단일 요오드 원자만을 받지만, 다른 것은 요오드 원자 2개를 받아 DIT (diiodothyronine, 디요오드티로닌)를 형성한다.

③ **요오드화합물 갑상샘글로불린은 세포내섭취에 의해 소포에 들어가고, T_3와 T_4는 리소솜 효소에 의해 촉매되는 반응에서 분자로부터 분리된다.** 요오드화된 갑상샘글로불린은 endocytosis(세포내섭취)를 통해 소포세포에 흡수된다. 세포내이입소포는 리소솜과 융합되며 효소반응은 MIT와 DIT를 갑상샘글로불린으로부터 분리한다. MIT 분자가 DIT 분자와 결합된 경우 결과는 T_3이며 두 개의 DIT 분자가 결합된 경우의 결과는 T_4이다. 생산된 호르몬의 약 90%는 T_4이며 나머지는 T_3이다.

④ **T_3와 T_4가 혈액으로 방출된다.** T_3와 T_4는 혈액 내로 방출되며 대다수는 혈장 단백에 결합한다. 결합호르몬은 자유 T_3와 T_4로 알려져 있다. 생물학적 활성은 자유 T_3와 T_4이다.

갑상샘은 T_3보다 훨씬 많은 양의 T_4를 생성하지만, T_3는 훨씬 더 활성적인 호르몬이다. 왜 갑상샘은 덜 활성적인 호르몬을 생산하는가? 대답은 많은 말초조직이 T_4를 T_3로 전환시킬 수 있기 때문에 혈액에 다량의 T_4가 존재하면 T_3의 잠재적 공급을 제공한다는 것이다. 이는 T_3의 half-life(반감기)가 약 24시간으로 짧은 반면, T_4는 반감기가 약 7일로 길기 때문에 중요하다.

Regulation of Thyroid Hormone Production
갑상샘호르몬 생산 조절

대부분의 호르몬과 마찬가지로, T_3와 T_4의 생성은 음성되먹임기전에 의해 조절된다. 그러나 그림 16.16에서 이 음성되먹임기전을 보여주고 있다. 첫 번째 단계로 hypothalamus(시상하부)에서 TRH (thyrotropin-releasing hormone, 갑상샘자극호르몬유리호르몬)와 두 번째 단계로 뇌하수체앞엽에서 TSH (thyroid stimulating hormone, 갑상샘자극호르몬)를 분비한다. 시상하부 신경세포는 TRH를 상당히 일정한 속도로 분비한다. TRH는 hypothalamic–hypophyseal portal system(시상하부–뇌하수체 문맥계통)을 통해 뇌하수체앞엽으로 이동하고, TSH의 생산과 방출을 자극한다. TSH는 갑상샘에서 다음의 반응을 자극한다.

- 소포세포에 의한 T_3와 T_4 생산
- 소포세포로부터 혈액으로 T_3와 T_4의 분비
- 갑상샘의 성장 및 발달

T_3와 T_4가 감소하거나 몸이 차가운 온도에 노출될 때, TRH와 TSH의 생성과 분비가 증가한다. TRH와 TSH의 분비는 T_3와 T_4가 증가함에 따라 감소된다. 앞서 언급했듯이 시상하부 호르몬인 somatostatin(성장호르몬억제인자, 소마토스탄틴)도 TSH 분비를 억제한다.

Thyroid Disorder 갑상샘 장애

갑상샘호르몬의 과다 또는 과소 생산으로 인한 항상성의 불균형은 전신 증상을 수반할 수 있다. 갑상샘호르몬의 과다생산은 hyperthyroidism(갑상샘기능항진증)이라고 불리며, 과소생산은 hypothyroidism(갑상샘기능저하증)이다.

갑상샘기능항진증의 가장 흔한 원인은 갑상샘에서 TSH의 작용을 모방한 비정상 단백질을 생성하는 면역계통의 결과인 Graves' disease(그레이브스병)이다. 비정상적인 단백질은 갑상샘을 자극하고 혈중 T_3와 T_4의 양을 증가시킨다. 그레이브스병의 일반적인 증상은 과도한 T_3와 T_4 활동에 기인하며, 다음과 같은 증상을 유발한다.

- 증가된 대사율로 인한 체중 감소
- 과도한 열 생산으로 인한 열 과민증
- 갑상샘호르몬과 교감신경계통의 시너지작용으로 인한 심장 리듬장애 및 혈압 상승

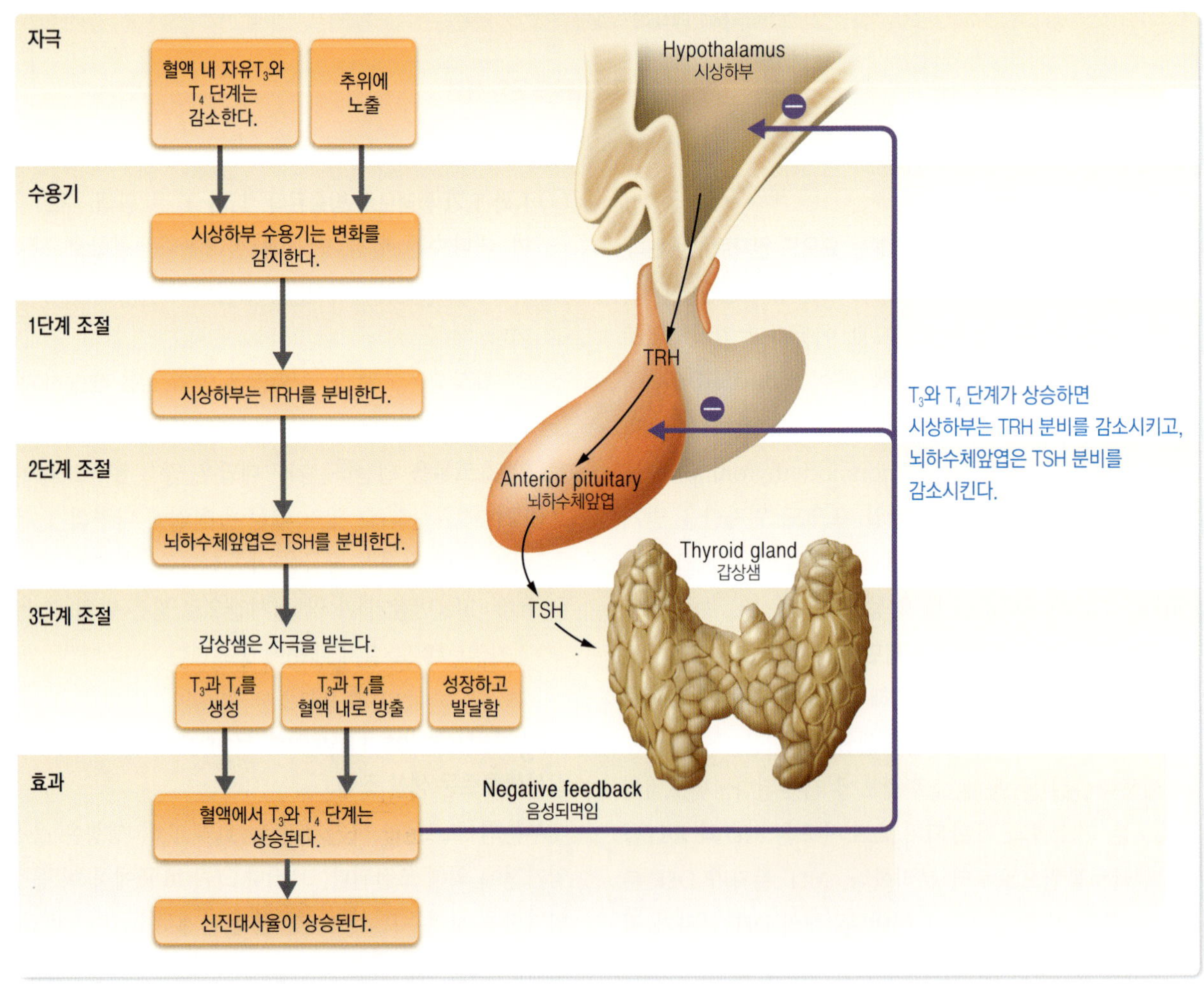

그림 16.16 항상성 유지. 음성되먹임에 의한 갑상샘호르몬 생성

- Exophthalmos(눈돌출증)

갑상샘기능항진증의 마지막 징후는 그림 16.17에서 보듯이 갑상샘종으로 알려진 갑상샘의 증대이다.

갑상샘기능저하증의 가장 흔한 두 가지 원인은 요오드 결핍과 면역계통에 의한 갑상샘 파괴이다. 후자의 상태는 Hashimoto thyroiditis(하시모토 갑상샘염)로 알려져 있다. 대부분의 소금에는 요오드가 보충되기 때문에 요오드 결핍 갑상샘기능저하증은 선진국에서는 비교적 드물다. 또한 정기적으로 해조류를 섭취하는 사람들은 자연적으로 요오드를 섭취할 수 있다. 그러나 일부 개발도상국에서는 요오드결핍이 상대적으로 흔하다. 두 원인으로 인한 갑상샘기능저하증은 모두 T_3와 T_4의 생성을 감소시키고, TRH와 TSH 생성을 동시에 증가시킨다. 이는 갑상샘으로부터 T_3 및 T_4 생산을 증가시키려는 음성되먹임기전에 의해 설명될 수 있다.

대부분의 갑상샘기능저하증의 증상과 징후는 갑상샘기능항진증과 반대이며 다음과 같다.

- 저하된 대사율에 의한 체중 증가
- 저하된 열 생산에 의한 추위민감증
- 교감신경계통과의 시너지 효과 감소로 인한 심박수 저하와 저혈압

놀랍게도 갑상샘기능저하증을 가진 많은 환자들은 갑상샘기능항진증에서 나타나는 징후인 갑상샘종을 가지고 있다. 갑상샘종은 TSH 증가로 인해 갑상샘 성장을 촉진하기 때문에 하시모토 갑상샘염에서 발생한다.

Congenital hypothyroidism(선천성 갑상샘기능저하증)은 갑상샘기능저하증의 특수한 변종으로 갑상샘 기능이 불충분한 아이가 태어났을 때 발생한다. 일반적으로 cretinism(크레틴병)으로 알려져 있다. 치료하지 않으면, 신체적 발달과 nervous system(신경계통) 발달이 지연되고 결국 지적 장애가 발생하기도 한다. 선천성 갑상샘기능저하증은 조기 진단과 치료로 완전히 피할 수 있다. 이러한 이유로 영아는 갑상샘기능저하증에 대한 검사를 출생 시 받는다.

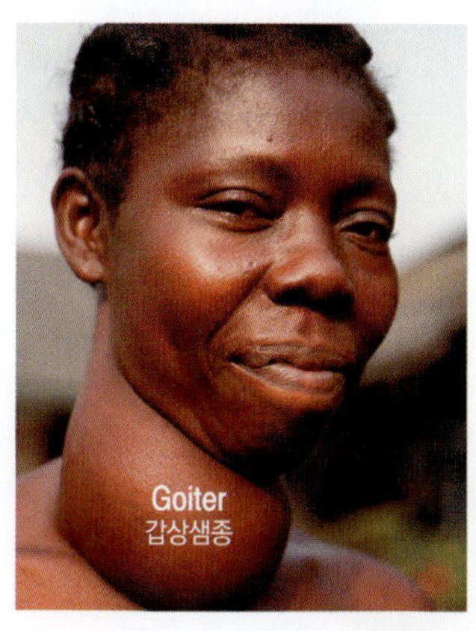

그림 16.17 갑상샘호르몬 분비의 질병. 갑상샘종

확인하기

- ☐ 3. Thyroid hormone(갑상샘호르몬)의 주 기능은 무엇인가?
- ☐ 4. 갑상샘호르몬 생성은 어떻게 조절되는가?

Parathyroid Hormone and Calcitonin: Calcium Ion Homeostasis PTH와 칼시토닌: Ca^{2+} 항상성

칼시토닌과 PTH는 각각 갑상샘과 부갑상샘에 의해 생성된다.

Parathyroid Hormone 부갑상샘호르몬

부갑상샘의 chief cell(으뜸세포)은 펩타이드호르몬인 PTH(parathyroid hormone, 부갑상샘호르몬)를 분비하여 혈액 내 Ca^{2+} 농도를 정상범위 내로 유지한다. PTH는 저칼슘혈증 상태인 혈액 내 Ca^{2+} 농도가 감소함에 따라 분비된다. 그 작용은 다음과 같은 효과를 유발하여 혈액 내 Ca^{2+} 수준을 높인다.

- **뼈파괴세포를 자극하여 뼈로부터 Ca^{2+} 방출을 증가시킴.** PTH는 뼈모세포의 변화를 유도하여 osteoclast(뼈파괴세포, 파골세포)의 활동을 향상시킨다. 뼈파괴세포는 뼈의 ECM(extracellular matrix, 세포바깥바탕질, 세포외기질)을 파괴하여 Ca^{2+}를 혈액으로 방출한다. 뼈파괴세포가 뼈를 분해하면 Ca^{2+}가 혈액으로 방출된다.
- **작은창자에서 식이 Ca^{2+}의 흡수를 증가시킴.** 작은창자에 대한 PTH의 영향은 간접적이며 비활성 형태의 비타민 D를 활성 형태인 비타민 D_3 또는 calcitriol(칼시트리올)로 변환하도록 한다. 이 형태에서 비타민 D_3는 작은창자에서 Ca^{2+}의 흡수를 증가시킨다.
- **콩팥에서 Ca^{2+}의 재흡수를 증가시킴.** 혈액을 걸러내는 과정에서 콩팥은 Ca^{2+}를 포함하여 혈액으로부터 많은 양의 물과 용질을 제거한다. 콩팥세뇨관의 세포는 요세관재흡수라는 과정을 통해 물과 용질의 대부분을 회수한다. PTH는 콩팥세뇨관의 세포에 작용하여 Ca^{2+}의 재흡수를 증가시킨다.

Regulation of Calcium Ion Homeostasis
Ca^{2+} 항상성의 조절

정상범위에서 혈중 Ca^{2+} 농도를 유지하는 PTH와 관련된 음성되먹임기전은 다음과 같이 진행된다(그림 16.18).

- **Stimulus(자극).** 혈액 Ca^{2+} 단계가 정상범위보다 감소한다.
- **Receptor(수용기).** 부갑상샘의 으뜸세포는 낮은 혈중 Ca^{2+} 농도를 감지한다. 혈중 Ca^{2+} 농도가 낮으면 으뜸세포 주위의 ECF에서 Ca^{2+} 농도가 낮아진다. 이는 세포 표면 수용기에 의해 감지된다.
- **Control center(통제중추).** 으뜸세포는 PTH 분비를 증가시킨다. 통제중추로도 활동하는 으뜸세포는 PTH의 생성을 증가시키고 혈액 내로 PTH의 분비를 증가시킨다.
- **Effector/response(효과기/반응).** 표적세포에 PTH가 미치는 영향은 혈중 Ca^{2+} 농도를 증가시킨다. PTH는 뼈(뼈파괴세포), 콩팥 및 작은창자에서 표적세포에 영향을 미친다. 또한 비활성 비타민 D가 활성 형태인 칼시트리올로 전환되는 것을 촉진한다. 이런 모든 효과는 혈액 내 Ca^{2+} 농도를 증가시킨다.
- **Homeostatic range(항상성 범위)와 negative feedback(음성되먹임).** 혈중 Ca^{2+} 농도가 정상범위로 돌아감에 따라 으뜸세포에 대한 음성되먹임은 PTH 분비를 감소시킨다. 혈액 내의 Ca^{2+} 농도는 정상범위로 돌아오고, 으뜸세포의 수용기는 이러한 변화를 감지하고 음성되먹임은 PTH의 생산과 분비를 감소시킨다. 이는 차례로 표적세포에 대한 자극을 감소시키며, 반응은 감소된다.

Calcitonin 칼시토닌

Hypercalcemia(고칼슘혈증)는 혈액의 Ca^{2+} 농도가 정상범위 이상으로 증가할 때 일어난다. 고칼슘혈증에 대응하여 칼시토닌 호르몬이 분비된다. 칼시토닌은 갑상샘의 소포곁세포에 의해 생성되며 혈중 Ca^{2+} 농도를 감소시킨다. 칼시토닌의 주요 활동은 뼈에 있는 뼈파괴세포의 활동을 억제하는 것이다. 뼈모세포를 자극하여 Ca^{2+}를 뼈에 축적시켜 Ca^{2+}의 혈중 농도를 감소시킨다.

칼시토닌의 효과는 일시적이기 때문에 특성화하기가 어렵다. 높은 칼시토닌 단계는 불과 몇 시간만 지속되는 것으로 보여진다. 이러한 활동은 뼈 성장과 같은 성장기 동안 가장 중요하다. 현재 칼시토닌은 Ca^{2+} 항상성의 주요 조절 인자로 여겨지지는 않지만, 뼈의 항상성에 중요한 역할을 하는 것으로 알려져 있다.

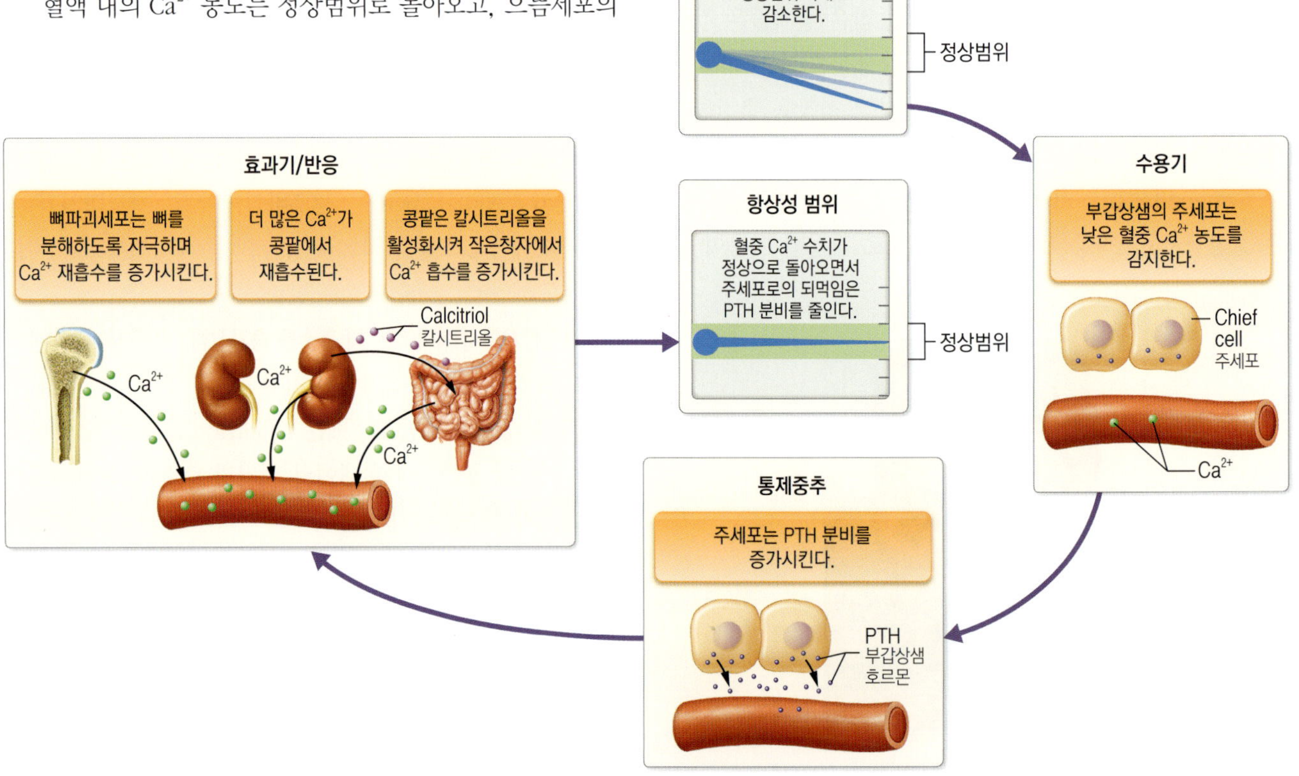

그림 16.18 항상성 유지. 음성되먹임에 의한 혈중 Ca^{2+} 농도의 조절

칼시토닌과 PTH는 모두 osteoporosis(뼈엉성증, 골다공증) 치료에 사용될 수 있다. 임상에서 적용하기 Calcitonin, Parathyroid Hormon, and Osteoporosis(칼시토닌, PTH 및 뼈엉성증)를 참소한다.

갑상샘과 PTH는 표 16.2에 요약되어 있다.

확인하기

- ☐ 5. Calcitonin(칼시토닌)과 PTH의 target tissue(표적조직)는 무엇이며, 미치는 영향은 무엇인가?
- ☐ 6. PTH는 어떻게 Ca^{2+} 항상성을 유지하는가?

임상에서 적용하기

Calcitonin, Parathyroid Hormone, and Osteoporosis
칼시토닌, PTH 및 뼈엉성증

뼈엉성증은 뼈의 미네랄 밀도가 감소한다. 이 질병은 뼈가 약해지고 골절의 위험이 상당히 증가한다. 일반적으로 뼈엉성증에 사용되는 치료법 중 하나는 칼시토닌이 갑상샘에서 생성되는 것보다 훨씬 많은 양을 비강 스프레이를 통해 투여한다. 이 약물은 뼈파괴를 늦춤으로써 뼈의 질량을 증가시킨다. 다른 일반적인 치료법은 PTH를 모방하는 약물을 사용한다. 이는 PTH가 뼈파괴를 자극하기 때문에 잘못된 것처럼 보일 수 있다. 그러나 PTH는 혈중 Ca^{2+} 농도가 정상 수준 이하로 떨어질 경우에만 뼈파괴세포에 영향을 미치는 것으로 나타났다. 정상적인 Ca^{2+} 농도일 때, PTH는 뼈파괴세포에 미치는 영향을 최소화하면서 소화관과 콩팥에 미치는 영향을 통해 Ca^{2+}의 흡수를 증가시킨다.

16.4 부신

Adrenal Gland

학습목표

1. Adrenal cortex(부신겉질)와 adrenal medulla(부신속질)의 해부학적 구조를 설명할 수 있다.
2. 부신겉질에 의해 분비된 mineralocorticoid(미네랄코르티코이드)의 효과와 target tissue(표적조직), 호르몬 분비를 위한 자극에 대해 설명할 수 있다.
3. 부신겉질에 의해 분비된 glucocorticoids(글루코코르티코이드)의 효과와 표적조직, 호르몬 분비를 위한 자극에 대해 설명할 수 있다.
4. 부신겉질과 교감신경계통의 관계를 설명할 수 있다.
5. 부신속질에 의해 분비된 catecholamine(카테콜아민)의 효과와 표적조직, 분비를 위한 자극에 대해 설명할 수 있다.

Adrenal gland(부신)는 오른쪽과 왼쪽 콩팥의 위쪽 끝에 위치하고, 인체에서 다양한 역할을 하는 두 종류의 hormone(호르몬)인 Steroid hormone(스테로이드호르몬)과 catecholamine(카테콜아민)을 생산한다.

Structure of the Adrenal Gland 부신의 구조

부신의 내부를 보면 바깥쪽의 adrenal cortex(부신겉질, 부신피질)와 안쪽의 adrenal medulla(부신속질, 부신수질)로 분리된 두 개의 영역을 가지고 있는 것을 발견할 수 있다(그림 16.19a). 부신겉질은 전형적인 endocrine gland(내분비샘)이며, 부신속질은 neurohormone(신경호르몬)을 분비하

표 16.2 갑상샘호르몬과 부갑상샘호르몬

세포유형	호르몬	분비 자극	분비 억제	표적조직	효과
Thyroid gland(갑상샘)					
Follicle cell(소포세포)	T_3 와 T_4	뇌하수체앞엽으로부터의 TSH	증가한 T_3와 T_4 단계는 TRH와 TSH를 억제함	인체의 거의 모든 세포	• 기초대사율을 설정 • 체온조절 • 성장과 발달 • 교감신경계통과의 시너지효과
Parafollicular cell (소포곁세포)	칼시토닌	증가된 혈액 내 Ca^{2+} 농도	감소한 혈액 내 Ca^{2+} 농도	뼈파괴세포	• 특정 조건에서 뼈파괴 활동을 억제하고 일시적으로 혈액 내 Ca^{2+} 농도를 감소시킴
Parathyroid gland(부갑상샘)					
Chief cell(주세포)	PTH	혈액 내 Ca^{2+} 농도 감소	혈액 내 Ca^{2+} 농도 증가	뼈, 콩팥, 창자	• 콩팥에서 Ca^{2+} 재흡수를 증가시킴 • 작은창자에서 Ca^{2+} 재흡수를 증가시킴 • 뼈파괴활동을 간접적으로 증가시킴 • 모든 효과는 혈중 Ca^{2+} 농도를 증가시킴

는 neuroendocrine organ(신경내분비기관)이다.

그림 16.19b에서 볼 수 있듯이, 부신겉질은 3개의 분리된 영역을 가지고 있는데, 바깥의 zona glomerulosa(사구층), 가운데의 zona fasciculate(다발층), 안쪽의 zona reticularis(그물층)이다.

Hormone of the Adrenal Cortex
부신겉질의 호르몬

부신겉질의 각 구역은 콜레스테롤에서 유래한 스테로이드 호르몬을 생성한다. 사구층세포는 mineralocorticoid(미네랄코르티코이드)를 생산한다. 다발층의 세포는 glucocorticoid(글루코코티코이드)라는 호르몬을 생성하고 분비한다. 또한 적은 양의 글루코코티코이드는 그물층 세포에 의해 생성되고 분비되며, 그물층은 androgenic steroid(안드로제닉 스테로이드)도 생성한다.

Mineralocorticoid: Fluid and Electrolyte Homeostasis 미네랄코르티코이드: 수분과 전해질 항상성

Mineralocorticoid(미네랄코르티코이드)는 인체의 특정 미네랄[Na^+ (sodium ion, 소듐이온)와 K^+ (potassium ion, 포타슘이온)과 같은]의 농도를 조절한다. 주요 미네랄코르티코이드는 aldosterone(알도스테론)이다. 알도스테론의 기능과 조절에 대한 내용은 다음과 같다.

Effect of Aldosterone 알도스테론의 효과. 그림 16.20에서 알도스테론의 여러 가지 기능을 알 수 있다.

- **정상범위 내에서 세포외 Na^+와 K^+의 농도 유지.** 세포막 안과 밖의 Na^+와 K^+의 농도는 근육세포와 신경세포의 기능에 중요하다. 구체적으로 이러한 흥분성 세포는 높은 세포외와 낮은 세포내 Na^+ 농도와 낮은 세포외와 높은 세포내 K^+ 농도를 필요로 한다. 이러한 기울기는 주로 세

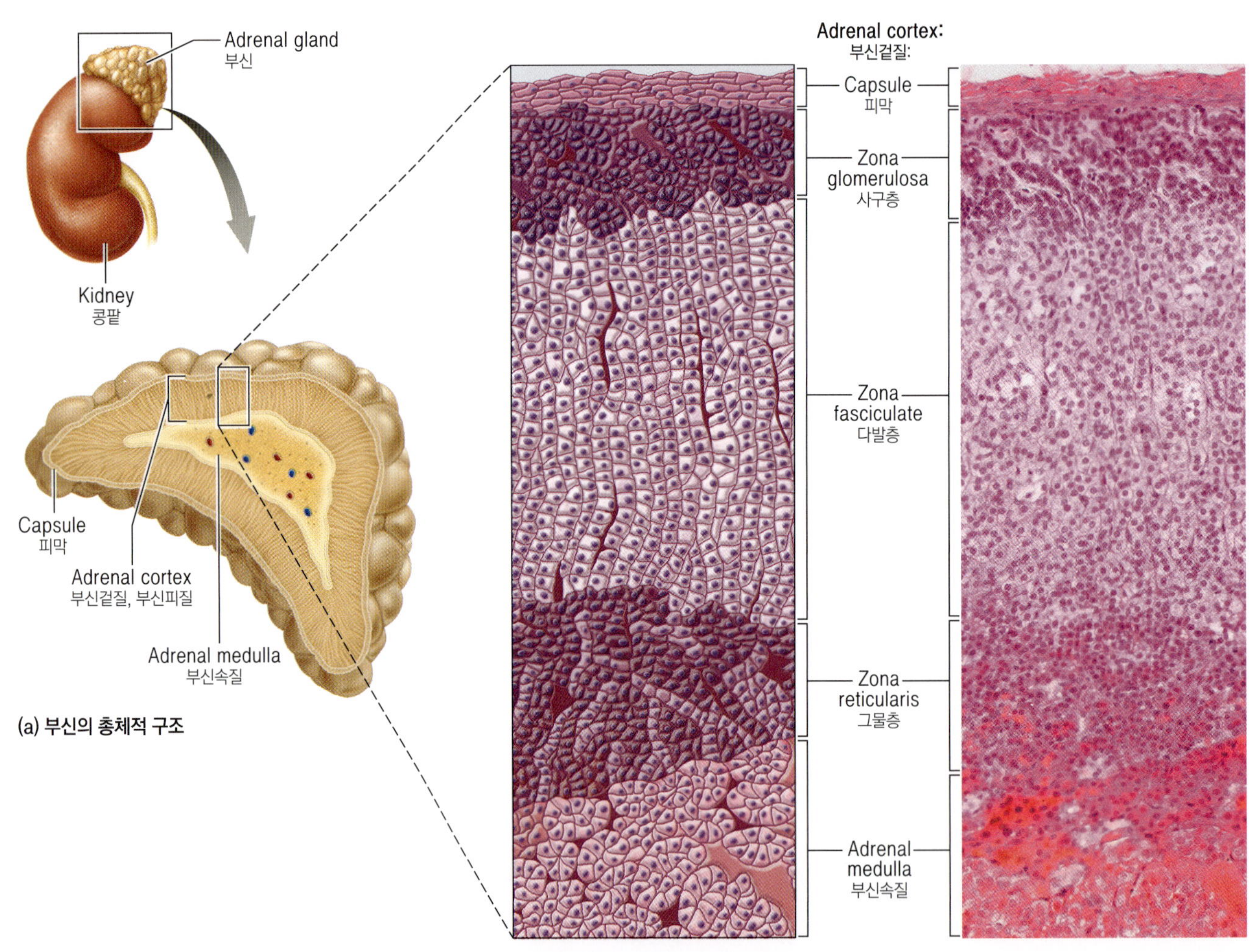

그림 16.19 부신의 해부학과 조직학

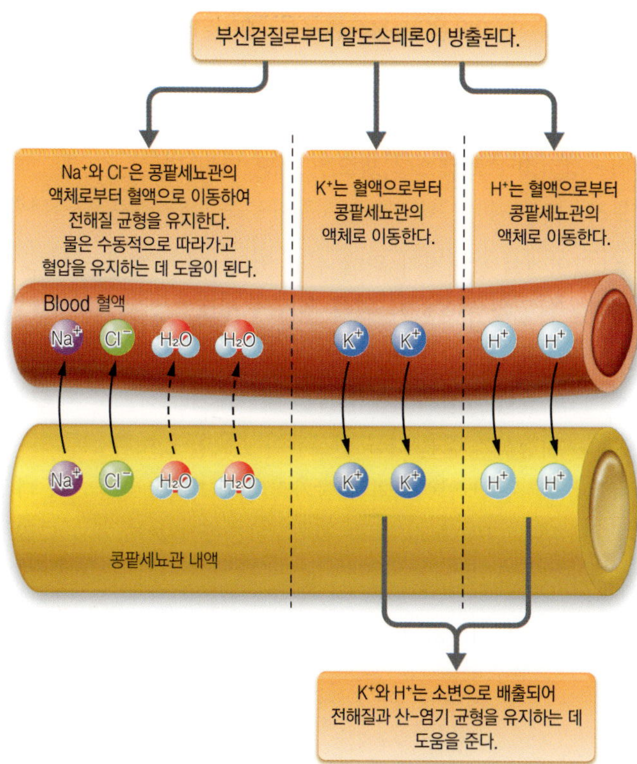

그림 16.20 알도스테론의 효과

포 형질막에서 Na^+/K^+ 펌프의 작용에 의해 유지된다. 또한 ECF에서 이들 이온의 농도는 콩팥세뇨관의 세포에 작용하는 알도스테론에 의해 부분적으로 유지된다. 이러한 작용은 다음과 같은 두 가지 효과가 있다. (1) K^+는 ECF에서 콩팥세뇨관 내의 액체로 운반되어 소변으로 배출된다. (2) Na^+와 Cl^- (chlorine ion, 염소이온)은 콩팥세뇨관의 액체에서 ECF로 수송되어 혈액으로 되돌아온다.

- **세포바깥액 용량조절.** 세뇨관 세포에서 Na^+와 Cl^-에 대한 알도스테론의 영향은 보다 농축된 interstitial fluid(사이질액, 간질액)를 생성한다. 이로 인해 물이 삼투압에 의해 세뇨관강 내에서 사이질액 및 혈액으로 이동한다.
- **혈압 유지.** 혈액량은 혈압을 결정하는 주요 요인 중 하나이다. 알도스테론이 간접적으로 수분재흡수를 촉진하면 ECF와 혈액량이 유지되고 혈압이 유지된다. 알도스테론이 혈압에 미치는 영향은 RAAS (renin–angiotensin–aldosterone system, 레닌–안지오텐신–알도스테론계통)라고 불리는 콩팥, 허파, 간과 관련된 계통에 의해 이루어진다. 이 계통의 전반적인 생리기능은 혈압을 높이고 심장, 뇌, 콩팥으로의 혈류를 유지하는 것이다.
- **산–염기 항상성 유지.** 혈액의 pH는 약 알칼리성이며 약 7.35~7.45이다. 알도스테론은 콩팥세뇨관의 특정 세포에서 H^+ (hydrogen ion, 수소이온) 펌프를 활성화하여 정상범위를 유지하는데 도움이 된다. 이 펌프는 H^+를 ECF에서 세뇨관내액으로 운반한 후 소변으로 배설된다. 이는 혈액의 H^+ 농도를 낮추어 약 알칼리성의 pH를 유지한다.

Regulation of Aldosterone Synthesis **알도스테론 합성 조절.** 여러 요인이 알도스테론 합성과 분비를 조절한다. 알도스테론 분비를 자극하는 주요 요인으로는 상승된 혈중 K^+ 농도, 혈액 pH의 감소 및 안지오텐신–II라는 호르몬이 있다. 또한 HPA (hypothalamic–pituitary–adrenal)축에서 시상하부의 CRH (corticotropin–releasing hormone, 코르티코트로핀유리호르몬)에 의해 분비된 뇌하수체앞엽호르몬인 ACTH (adrenocorticotropic hormone, 부신겉질자극호르몬)는 알도스테론 생성 및 방출을 자극한다.

Aldosterone Disorder **알도스테론 장애.** 알도스테론의 과다분비는 저칼륨혈증, 고나트륨혈증 및 고혈압을 유발할 수 있다. 또한 산–염기 균형을 깨뜨리고 혈액의 pH를 과도하게 알칼리성으로 만들어 많은 세포 과정을 방해할 수 있다.

Glucocorticoid: Metabolic Homeostasis
글루코코티코이드: 대사 항상성

Glucocorticoid(글루코코티코이드)는 다발층에서 생산되며, 주요 기능은 인체가 스트레스에 대응하도록 중재하는 것이다. 또한 혈당 조절을 통한 스트레스에 도움이 된다. 체내에서 가장 강력한 글루코코르티코이드 호르몬은 cortisol(코티솔)로, hydrocortisone(히드로코르티손)으로 알려져 있다.

Effect of Cortisol **코티솔의 효과.** 코티솔의 주요 표적조직은 간, 근육, 지방이며 다음과 같은 과정을 자극한다(그림 16.21).

- **간에서 포도당신합성.** 코티솔은 간세포의 유전자에 결합하여 gluconeogenesis(포도당신합성)에 의해 amino acid(아미노산)와 지방을 포도당으로 전환시키는 효소를 합성하도록 자극한다. 이는 혈당 수치를 상승시킨다.
- **근육조직으로부터 아미노산 방출.** 코티솔은 뼈대근육에 작용하여 근육 단백질이 아미노산으로 분해되는 것을 유도한다. 이 아미노산은 혈류에 들어가서 간에서 포도당신합성에 사용될 수 있다.

- **지방조직으로부터 지방산 방출.** 지방조직에 저장된 지방산은 세포에 의해 포도당의 대체 연료로 사용되거나 포도당신합성을 위해 간에서 사용될 수 있다. 이러한 이유로 코티솔은 지방세포에 작용하여 lipolysis(지질분해, 지방분해)를 일으키거나 지방산을 혈류로 방출한다.

체내에서 코티솔의 역할은 혈당 농도에 미치는 영향 그 이상이다. 실제로 인체의 대부분 조직에는 코티솔에 대한 receptor(수용기, 수용체)가 있으므로 효과는 광범위하다. 가장 두드러진 효과 중 하나는 면역계통에 있으며, 코티솔은 특정 백혈구 수치를 감소시켜 강력한 항염증제 역할을 한다. 항염증제로서의 코티솔의 강도는 corticosteroid(코르티코스테로이드)라고 불리는 합성 코티솔 유도체의 개발을 이끌었으며, 염증의 주요 원인인 다양한 상태를 치료하는데 사용된다. 또한 코티솔은 면역반응을 억제하는 데도 사용된다.

코티솔의 작용은 stress response(스트레스 반응)에 중요하다. 코티솔의 이러한 역할로 인해 '스트레스 호르몬'이라고도 한다. 이러한 관계를 이해하려면, 악어에게 쫓기는 신체적 · 정서적 스트레스를 받으면 어떤 일이 벌어질지 생각해 보라.

- 악어에서 멀어지기 위해 뛰고 있다. 이는 뼈대근육세포가 활동을 촉진하기 위해 추가의 포도당을 필요로 한다는 것을 의미한다.
- 근육 활동은 글리코겐 공급을 빠르게 소모하므로 세포에는 지방산과 같은 다른 연료원이 필요할 것이다.
- 달리는 동안 넘어지거나 발가락이 부러져도 멈추거나 다친 곳을 간호할 수 없다. 대신, 안전할 때까지 계속 달려야 한다.

코티솔은 이러한 각 항목에 대해 어떻게 도움이 되는가?

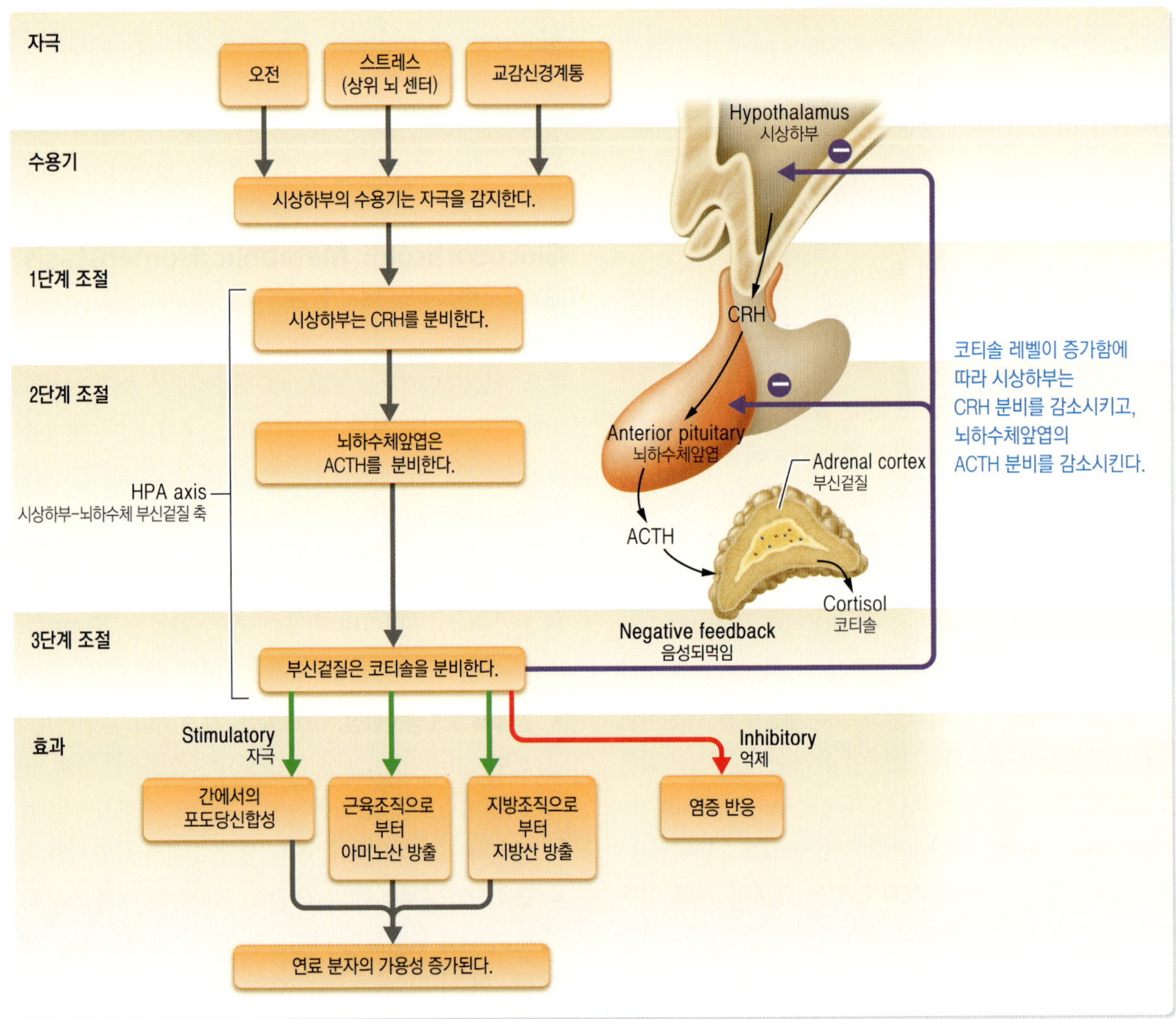

그림 16.21 음성되먹임기전에 의한 코티솔 생성의 조절

첫 번째, 코티솔은 포도당신합성을 위해 지방과 단백질의 파괴를 유발하여 혈액의 포도당 수준을 증가시킨다. 두 번째, 지방조직에서 방출되는 지방산은 근육 활동을 지속시키기 위해 추가 연료를 공급한다. 마지막으로, 코티솔의 항염증작용은 발가락 부상으로 인한 염증을 예방하여 계속 달리게 한다. 이러한 효과는 스트레스반응에서 코티솔이 매우 중요한 호르몬이라는 것을 의미한다.

Regulation of Cortisol Synthesis 코티솔 합성. 시상하부의 CRH는 매일 율동적인 방식으로 분비되며 일반적으로 가장 높은 CRH 분비는 아침 시간대에 발생한다. 또한 CRH 분비는 교감신경계통과 스트레스요인에 대한 인체의 반응을 중재하는 대뇌겉질 부분에 의해 영향을 받는다. CRH는 뇌하수체앞엽에서 ACTH 방출을 자극한다. ACTH는 차례로 코티솔 생산을 자극하고 다발층의 세포에서부터 분비된다. 결과적으로 증가된 코티솔 수치는 CRH와 ACTH의 분비를 억제한다(그림 16.21).

Cortisol Disorder 코티솔 장애. 인체에 코티솔이 광범위한 효과를 주는 것을 감안할 때, 혈액에서 과량의 코티솔이 인체 항상성을 심각하게 혼란시킬 수 있다는 것은 놀라운 일은 아니다. 이 상태에는 두 가지 주요 원인이 있다. (1) 대개는 부신겉질 종양으로 인해 종양세포에서 코티솔이 과잉분비되며, 결과적으로 쿠싱병을 초래한다. (2) 장기 간 각 코르티코스테로이드 투여가 원인인 iatrogenic Cushing's syndrome(의인성 쿠싱증후군)은 모든 경우의 90% 이상을 차지한다.

원인과 관계없이 쿠싱병이나 쿠싱증후군의 증상은 동일하다. 쿠싱증후군은 신진대사에 여러 가지 영향을 미친다. 원인을 알 수 없는 이유로 코티솔에 의해 유도된 지질분해는 팔과 다리의 지방산을 방출하여 팔과 다리가 가늘어진다. 이 지방산은 몸통 특정 부위의 지방조직에 축적되며 뚱뚱해진다. 또한 지방의 축적은 얼굴에서 발생하는 경향이 있어 moon face(달덩이얼굴)와 목 뒤쪽에서 buffalo hump(들소형 목)를 만들게 된다(그림 16.22).

또한 코티솔은 근육 내 단백질파괴로 인한 아미노산의 방출로 인해 근육 소모를 유발한다. 방출된 지방과 아미노산은 비정상적으로 많은 양의 포도당을 만드는데 사용되어 혈당 수치를 높인다. 이는 코티솔의 다른 대사작용이 식욕을 증가시키는 경향이 있으며, 이로 인해 체중이 증가한다.

과도한 코티솔은 다른 인체계통에도 영향을 준다. 예를 들어, 콩팥에 작은 광물코르티코이드 효과가 나타나면 Na^+와 콩팥에 의한 수분 보유가 증가하게 된다. 시간이 지남에 따라 이 초과된 물은 혈류를 증가시켜 혈압을 상승시킨다. 또한 백혈구에 미치는 코티솔의 영향으로 면역반응이 전반적으로 억제된다. 결과적으로 쿠싱증후군 환자는 감염 위험이 높다. 마지막으로, 과량의 코티솔은 뼈모세포 활동을 감소시키고 작은창자에 의한 식이 Ca^{2+}의 흡수를 방해한다. 이 두 가지 효과는 뼈소실로 이어져 결국 뼈엉성증을 일으킬 수 있다. 임상에서 적용하기 HPA Axis Suppression and Corticosteroid Therapy (HPA 축 억제와 코르티코스테로이드 치료)를 참조한다.

Adrenal Insufficiency 부신부전. 코티솔과 알도스테론 둘의 과소분비는 adrenal insufficiency(부신부전) 또는 Addison disease(애디슨병)를 초래한다. 이 질환은 부신의 비정상적인 발달, 스테로이드호르몬을 생성하는 데 필요한 특정 효소

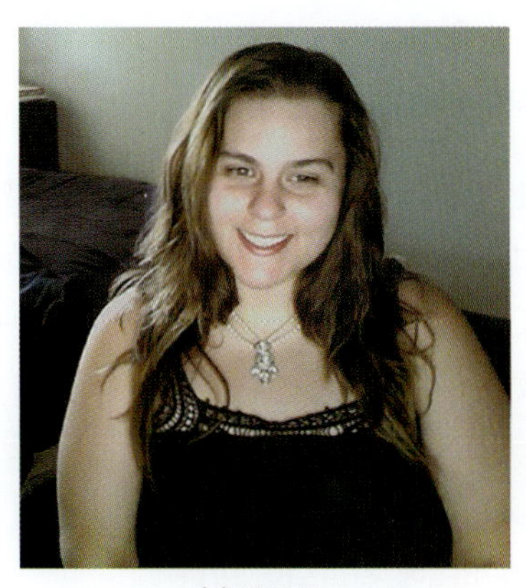

(a) 발병 전

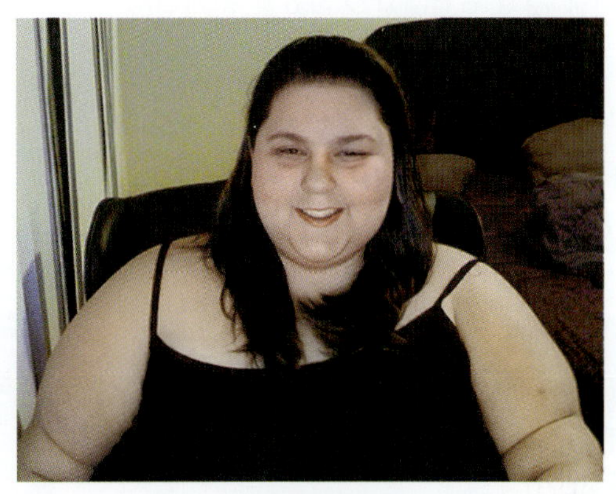

(b) 발병 3년 후

그림 16.22 코티솔분비 장애로 인한 쿠싱병

임상에서 적용하기

HPA Axis Suppression and Corticosteroid Therapy
HPA 축 억제와 코르티코스테로이드 치료

코르티코스테로이드 요법을 중단할 때, 코르티코스테로이드 용량은 몇 주 또는 몇 개월에 걸쳐 서서히 줄여야 한다. 이는 코티솔 생산 및 분비를 조절하는 HPA 축 되먹임기전 때문에 필요하다. 환자가 장기간에 과다한 코르티코스테로이드를 투여 받으면 음성되먹임기전은 HPA 축 압박으로 알려진 현상인 CRH 및 ACTH 생성을 본질적으로 중단시킨다. 이로 인해 환자의 인체가 코르티코스테로이드 치료를 중단한 후 몇 주 또는 몇 달 동안 적절한 양의 코티솔을 생산하지 못하게 된다.

축 억제의 가장 심각한 잠재적 결과는 adrenal crisis(부신위기)이다. 코티솔은 환자가 수술, 외상 또는 질병과 같은 스트레스를 받을 때 생존에 절대적으로 필요하다. 환자가 이러한 스트레스 요인에 직면했을 때 적절한 양의 코티솔을 생산하지 못하면 저혈당, 저혈압, 실신, 구토 및 경련과 같은 증상이 나타날 수 있다. 치료를 받지 않으면 부신위기가 치명적일 수 있다. 그러나 이는 코르티코스테로이드의 용량을 천천히 줄여 환자의 HPA 축에 정상적인 수준의 CRH, ACTH 및 코티솔 생산을 재개할 수 있는 적절한 시간을 제공함으로써 예방할 수 있다.

의 결핍 및 개인의 면역체계에 의한 부신의 파괴를 비롯한 많은 원인이 있다. 애디슨병은 환자를 adrenal crisis(부신위기)의 위험에 처하게 하고 체액, 전해질 및 산-염기 항상성에 혼란을 초래한다.

Adrenal Production of Androgenic Steroid: Sex Hormone
안드로제닉스테로이드의 부신생성: 성호르몬

Androgenic steroid(안드로제닉스테로이드)는 생식기관, 생식샘 및 기타 여러 조직에 영향을 미치는 성 호르몬이다. 안드로제닉스테로이드의 대부분은 생식샘에 의해 생성되지만, 부신겉질에 의해 남성과 여성 모두에서 소량으로 합성되며, 주로 코티솔 생성경로의 부산물이다. 부신겉질에서 생산되는 안드로제닉스테로이드는 생식샘과 동일한 일반적인 효과를 가지며 순환 중에 남성호르몬인 testosterone(테스토스테론) 또는 여성호르몬인 estrogen(에스트로겐)으로 전환될 수 있다.

확인하기

☐ 1. Adrenal cortex(부신겉질)의 세 영역은 무엇이고 각 영역에서 생성되는 호르몬은 무엇인가?

☐ 2. Aldosterone(알도스테론)의 target tissue(표적조직)와 효과는 무엇인가?

☐ 3. Cortisol(코티솔)의 표적조직과 효과는 무엇인가?

Hormone of the Adrenal Medulla: Messenger of the Sympathetic Nervous System
부신속질의 호르몬: 교감신경계통의 메신저

부신속질은 선 조직이 아닌, 신경조직에서 유래된 chromaffin cells(크롬친화세포)라는 신경내분비세포로 구성되어 있다. 이들은 교감신경계통의 preganglionic neuron(신경절이전신경세포)에서 분비된 아세틸콜린에 의해 자극된다. Preganglionic sympathetic neuron(신경절이전교감신경세포)이 척수를 빠져 나와 신경전달물질을 표적세포로 분비하기 위해 postganglionic neuron(신경절이후신경세포)을 작동시킨다. 크롬친화세포는 혈류에 생성물을 분비한다는 점을 제외하고는 신경절이후신경세포와 매우 유사하다. 이러한 이유로 신경호르몬으로 간주된다.

Postganglionic sympathetic neuron(신경절이후교감신경세포)과 마찬가지로, 크롬친화세포에 의해 분비되는 생성물은 카테콜아민이라고 불리는 화학물질이며, 주로 epinephrine(에피네프린)과 norepinephrine(노르에피네프린)이다. 크롬친화세포는 일차적으로 에피네프린을 생산하고 분비한다. 에피네프린과 노르에피네프린은 표적세포에 교감신경계통의 신경전달물질과 거의 같은 영향을 준다. 구체적으로, 다음과 같은 방법으로 스트레스 요인에 대한 인체의 즉각적인 반응을 중재한다.

- 심장수축력과 심장박동수 증가
- 세기관지 확장(허파의 기도)
- 피부, 소화기관, 비뇨기 장기의 혈관 수축(혈압을 상승시킴)
- 뼈대근육의 혈관 확장
- 동공 확장
- 소화 및 비뇨기 기능 저하

이전에 논의했듯이, 부신속질에 의해 분비된 추가적인 에피네프린과 노르에피네프린은 교감반응의 지속기간을 연장시킨다. 또한 부신속질의 에피네프린과 노르에피네프린은 교감신경이 연결되어 있지 않은 세포에 도달할 수 있다. 이런 방식으로, 교감신경계통은 모든 세포에 분포하지 않고도 몸 전체에 영향을 줄 수 있다. 부신겉질과 부신속질의 호르몬은 표 16.3에 정리되어 있다.

표 16.3 부신호르몬

호르몬	분비 자극	분비 억제	표적조직	효과
Adrenocortical Hormones(부신겉질호르몬)				
Aldosterone (mineralocorticoids) *[알도스테론(미네랄코르티코이드)]*	• 안지오텐신-II • 증가된 K^+ 농도 • ACTH • 증가된 H^+ 농도	• 증가된 알도스테론 단계 • 감소한 K^+ 농도 • 감소한 H^+ 농도 • 증가된 혈압	• 콩팥세뇨관	• Na^+ 보유를 직접적으로 증가시켜 수분 보유를 간접적으로 증가시킴 • 소변으로 K^+ 상실을 증가시킴 • 소변으로 H^+ 상실을 증가시킴 • 혈압을 조절함
Cortisol (glucocorticoids) *[코티솔(글루코코티코이드)]*	• ACTH	• 코티솔 수치 증가	• 간 • 근육 • 지방세포 • 백혈구	• 간에서 포도당신합성을 증가시킴 • 근육에서 단백질 분해를 증가 • 지방조직에서 지질분해를 증가 • 염증 반응을 억제함
Androgens (androgenic steroids) *[안드로겐(안드로제닉스테로이드)]*	• ACTH	• 거의 알려져 있지 않음	다음을 포함한 여러 표적조직 • 생식계통의 기관 • 뇌 • 뼈 • 뼈대근육	• 순환하는 테스토스테론으로 전환 가능 • 여성 음모와 성역의 발달
Adrenal medullary Hormones(부신속질호르몬)				
Catecholamines *(epinephrine and norepinephrine)* *[카테콜아민* *(에피네프린과 노르에피네프린)]*	• 신경절이전교감신경 세포로부터의 자극 • ACTH	• 교감신경계통 자극의 부족	• 인체의 거의 모든 세포	• 심장수축력과 박동수 증가 • 세기관지 확장 • 소화, 비뇨기관, 피부의 혈관 수축 • 대사율 증가, 동공 확장

확인하기

☐ 4. Adrenal medulla(부신속질)에 의해 생성되는 두 호르몬은 무엇인가? 그들의 target tissue(표적조직)와 효과는 무엇인가?

☐ 5. 부신속질과 교감신경계통의 관계는 무엇인가?

16.5 내분비이자

Endocrine Pancreas

학습목표

1. Endocrine pancreas(내분비이자)의 구조와 hormone(호르몬) 분비세포에 대해 설명할 수 있다.
2. Glucagon(글루카곤)의 분비를 위한 자극조직과 표적조직 및 효과에 대해 설명할 수 있다.
3. Insulin(인슐린)의 분비를 위한 자극조직과 표적조직 및 효과에 대해 설명할 수 있다.
4. 인슐린과 글루카곤이 혈당을 정상 수준으로 유지하기 위해 어떤 역할을 하는지 설명할 수 있다.
5. 두 가지 diabetes mellitus(당뇨병)의 원인, 증상 및 치료에 대해 설명할 수 있다.

이미 혈당에 영향을 미치는 3가지 hormone(호르몬)인 thyroid hormone(갑상샘호르몬), GH (growth hormone, 성장호르몬), cortisol(코티솔)에 대해 공부하였다. 그 효과가 중요하기는 하지만 정상 혈당 수준을 유지하는 주요 호르몬은 아니다. 혈당 homeostasis(항상성)의 유지에 중요한 역할을 하는 두 개의 호르몬인 insulin(인슐린)과 glucagon(글루카곤)에 대해 알아볼 것이다.

Structure of the Pancreas 이자의 구조

Pancreas(이자, 췌장)는 배안 위의 뒤쪽에 위치한 곤봉 모양의 기관이다. 이는 둥근 머리, 중간 몸체, 얇은 꼬리의 세 부분으로 구성된다(그림 16.23a). 이자는 endocrine gland(내분비샘)와 exocrine gland(외분비샘)의 기능을 모두 수행한다. 이자 내에는 두 개의 세포그룹이 있다(그림 16.23b); (1) pancreatic islets(이자섬)라고 불리는 내분비세포의 작고 둥근 섬, (2) acinar cells(샘꽈리세포). 샘꽈리세포의 집단은 작은 관 주위에 있으며, 소화관으로 전달되는 효소 및 기타 다른 물질을 분비한다.

이자섬은 혈류 내로 호르몬을 분비한다. 이 섬은 다음과

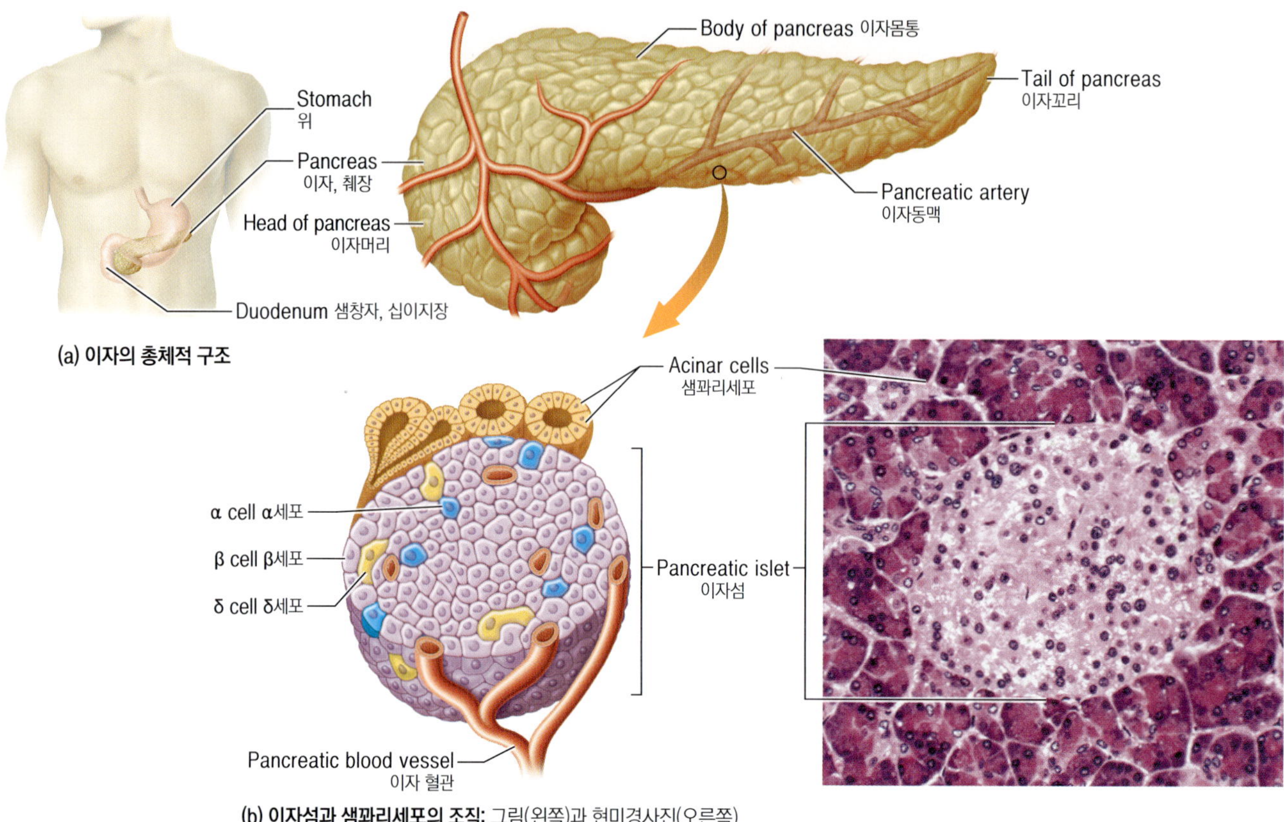

(a) 이자의 총체적 구조

(b) 이자섬과 샘꽈리세포의 조직: 그림(왼쪽)과 현미경사진(오른쪽)

그림 16.23 이자의 해부학과 조직학

같은 3가지 주요 세포 유형을 포함한다.

- α세포, 펩티드호르몬인 글루카곤을 분비
- β세포, 단백질호르몬인 인슐린을 분비
- δ세포, 펩티드호르몬인 somatostatin(성장호르몬억제인자, 소마토스타틴)[이는 hypothalamus(시상하부)에 의해 생성된 성장호르몬억제인자와 동일]을 분비

이 절에서는 α세포와 β세포에 초점을 맞춘다.

Hormone of the Endocrine Pancreas: Glucose Homeostasis 내분비이자의 호르몬: 포도당 항상성

혈중 포도당 농도를 조절하는 역할을 하는 글루카곤과 인슐린의 역할에 대해 살펴본다(표 16.4).

Glucagon 글루카곤

글루카곤의 주요 표적은 간, 근육조직, 지방조직의 세포이다. 이러한 조직에서는 혈중 포도당과 기타 대사산물의 수준을 높이는 반응을 촉진하게 된다. 이러한 반응은 다음과 같다.

- Glycogenolysis(글리코겐분해)라고 불리는 글리코겐을 포도당으로 분해하는 과정
- 간에서 gluconeogenesis(포도당신합성)를 통한 새로운 포도당 형성
- 포도당신합성을 위해 근육조직의 단백질 분해를 통한 amino acid(아미노산) 방출
- 포도당신합성과 추가 연료원에 대한 지방조직에서 지방산의 방출
- 간에서 지방산으로부터 ketone bodies(케톤체)라고 하는 연료분자의 형성

케톤체는 지방산 신진대사의 산물이 결합하여 4탄소 케톤 분자를 만들어 낼 때 형성된다. 간은 스스로 케톤체를 분해할 수 없기 때문에 혈류로 방출되어 다른 세포로 전달된다. 심장과 뼈대근육과 같은 일부 조직들은 케톤체를 흡수하고 산화시킬 수 있다.

극도의 칼로리제한식이나 기아상태일 때 글루카곤은 빠른 케톤체 생성을 촉진한다. 그러나 케톤체를 연료로 사용할 수 있는 세포는 많은 양을 사용해야 하고, 그 결과 혈액 속에 축적된다. 케톤체가 너무 많이 축적되면 혈중 pH를 낮추어

위험한 상태인 ketoacidosis(케톤산증)를 발생시킬 수 있다.

글루카곤 분비는 혈당 농도 감소, 교감신경계통으로부터의 자극, 부신속질에서 catecholamine(카테콜라아민) 순환 등 여러 요인에 의해 유발된다. 글루카곤 분비는 혈당 수치 증가와 소마토스탄틴에 의해 억제된다.

Insulin 인슐린

인슐린은 글루카곤의 1차 antagonists(길항제)로서, 혈중 포도당 수치를 낮추는 효과가 크다. 또한 세포가 즉시 연료를 위해 필요로 하지 않을 경우, 표적세포에 의한 영양소의 보관을 촉진한다. 인슐린의 주요 target tissue(표적조직)는 간, 심장근육, 뼈대근육, 뇌의 특정부분이다. 이 세포에서 인슐린은 다음을 자극한다.

- 지질, 아미노산, 포도당 흡수
- 간에서 글리코겐의 합성
- Lipid(지질)와 탄수화물로부터 fat(지방) 합성
- Satiety(포만감, 만복감) 촉진

이러한 효과를 통해 인슐린은 금식 중 고갈된 연료원을 보충하고 혈당 농도를 좁은 범위 내에서 유지하는데 도움을 준다. 인슐린은 표적세포가 포도당을 받기 위해 절대적으로 필요하다.

금식 중에는 인슐린 분비가 감소하고, 식사 중에는 증가한다. 인슐린의 분비는 혈당 농도의 상승에 의해 직접적으로 자극되며, 소마토스타틴과 교감신경계통에 의해 억제된다.

인슐린 수치가 너무 높게 올라가면 혈당 수치가 떨어져 hypoglycemia(저혈당) 상태가 된다. 저혈당의 증상은 허약감, 현기증, 빠른 호흡, 메스꺼움, 발한을 포함한다. 심한 저혈당은 혼돈, 환각, 발작, 혼수상태, 심지어 죽음까지 초래할 수 있다. 저혈당은 혈당 수치를 낮추는 인슐린이나 다른 약물의 과잉 투여에 의해 가장 많이 발생하지만 장기간의 기아, 인슐린을 분비하는 종양, 알코올, 독극물, 감염 및 유전적 신진대사 상태에서도 나타날 수 있다.

반대로 인슐린 분비가 불충분하거나 인슐린 민감도가 감소하면 혈당 수치가 상승하게 되는데, 이는 hyperglycemia(고혈당)라고 불린다. 만성 고지혈증의 두 가지 가장 흔한 원인은 diabetes mellitus(당뇨병) 제1형과 제2형이다.

확인하기

☐ 1. Glucagon(글루카곤)의 주 target tissue(표적조직)는 어디인가? 글루카곤의 분비를 위한 자극은 무엇이 있는가?

☐ 2. Insulin(인슐린)의 주 표적조직은 어디인가?

Blood Glucose Regulation 혈당 조절

인슐린과 글루카곤은 혈당 농도를 조절하는 음성되먹임기전에서 길항 작용을 한다. 혈당 수준의 조절은 그림 16.24에 나와있다. 혈당 수치가 증가하면 다음과 같은 되먹임기전이 시작된다(그림 16.24a).

- **Stimulus(자극).** 혈당 수치가 정상 수치보다 높아진다. 코티솔과 같은 호르몬에 반응하여 혈당 농도가 증가할 수 있지만, 주요 원인은 음식섭취이다.
- **Receptor(수용기).** 이자의 β세포가 혈당 농도 상승을 감지한다. α세포처럼 β세포도 혈당 수치 증가를 감지하는 센서 역할을 한다.
- **Control center(통제중추).** 또한 β세포는 인슐린 분비를 조절하는 control center(통제중추) 역할을 한다. 동일한 자극은 α세포에서 글루카곤 분비를 감소시킨다.
- **Effector/response(효과기/반응).** 인슐린은 세포의 포도당 섭취를 증가시키고 포도당, 아미노산 및 지방의 저장을 통해 혈당 수치를 감소시킨다. 인슐린은 포도당, 아미노산 및 지방산의 저장뿐만 아니라 근육 및 지방세포의 포도당 섭취를 유발한다. 이러한 효과는 음식에서 단백질에 대한 반응으로 글루카곤 분비가 약간 증가함에 따라 균형을 이룬다.
- **Homeostatic range(항상성 범위)와 negative feedback(음성되먹임).** 혈당치가 정상범위로 돌아오면 β세포로의 음성되먹임은 인슐린분비를 감소시킨다. 떨어지는 혈당 농도는 β세포에 의해 일어난다. 이 세포들은 인슐린분비를 늦추고 음성되먹임을 통해 반응을 감소시키므로 혈당 수치가 정상범위보다 훨씬 낮아지지는 않는다.

공복시와 같이 혈당치가 정상범위 이하로 떨어지면, 다른 기전이 시작된다(그림 16.24b).

- **Stimulus(자극).** 혈당치가 정상범위 이하로 떨어진다. 혈당 농도는 당뇨병 환자에서 금식이나 인슐린 주입량의 증가로 인해 정상범위보다 낮아질 수 있다.
- **Receptor(수용기).** 이자의 α세포는 감소된 혈당 농도를 감지한다. α세포는 센서 역할을 하여 떨어지는 혈당치를 감지한다.
- **Control center(통제중추).** α세포는 글루카곤 분비를 증가시킨다. 또한 α세포는 글루카곤 분비를 증가시키는 통제

중추로서 작용함과 동시에 β세포에 의한 인슐린 분비는 감소한다.

- **Effector/response(효과기/반응).** 글루카곤은 글리코겐이 포도당으로 분해(글리코겐 분해)되고 새로운 포도당이 생성됨(포도당신합성)으로써 혈당수치를 상승시킨다. 또한 케톤체, 유리 아미노산 및 지방산과 같은 다른 연료의

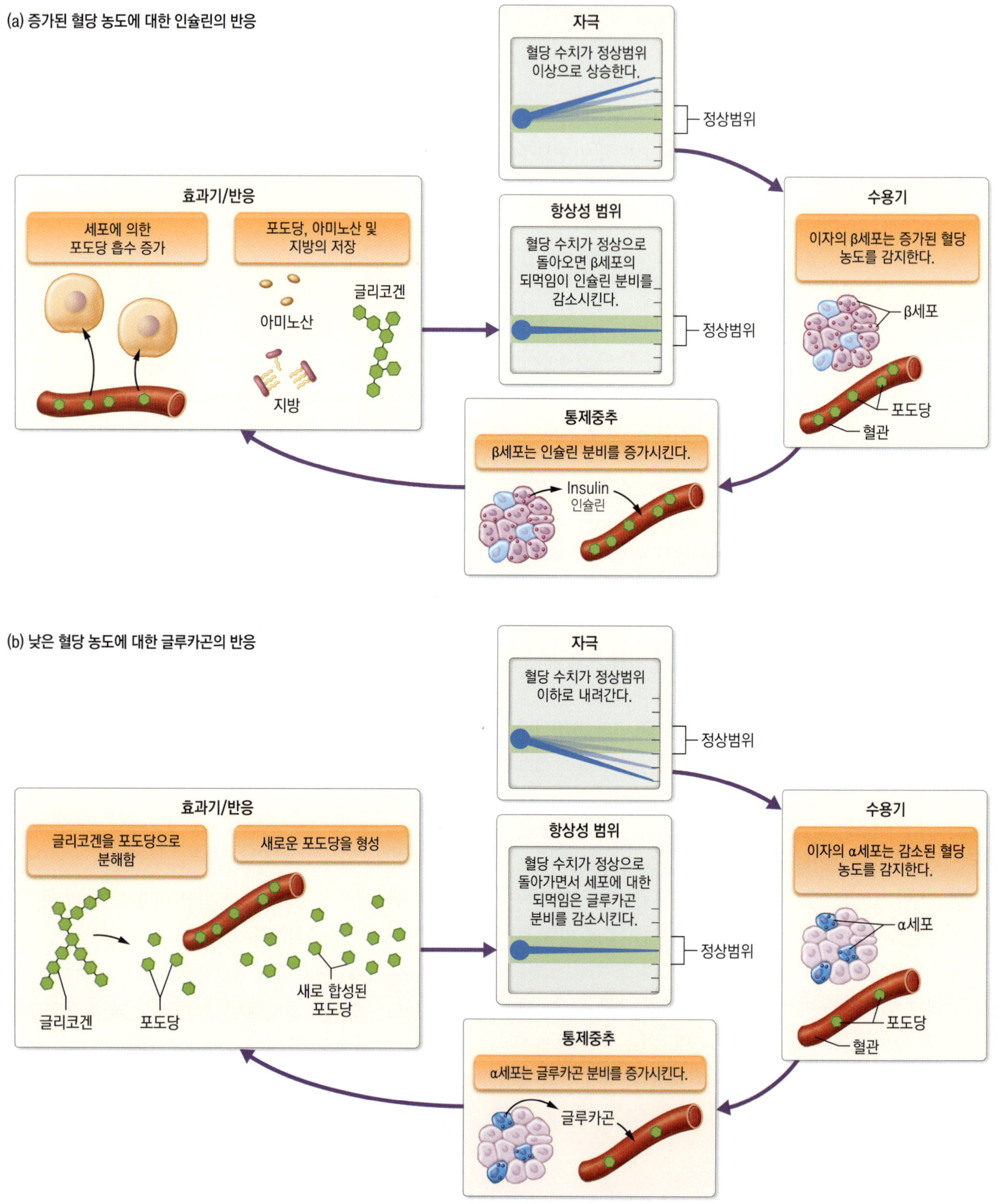

그림 16.24 항상성 유지. 음성되먹임고리에 의한 혈당 농도 조절

가용성을 증가시킨다.

- **Homeostatic range(항상성 범위)와 negative feedback(음성되먹임).** 혈당수치가 정상범위로 돌아오면 α세포에 대한 음성되먹임은 글루카곤 분비를 감소시킨다. 혈당농도가 정상범위로 돌아오면 α세포에 의해 감지된다. 이는 차례로 음성되먹임을 통해 글루카곤 분비를 감소시킨다.

확인하기

☐ 3. Glucagon(글루카곤)과 insulin(인슐린)이 함께 작용하여 혈당 수준을 어떻게 조절하는가?

16.6 기타 내분비샘과 호르몬분비조직

Other Endocrine Gland and Hormone-Secreting Tissue

학습목표

1. Pineal gland(솔방울샘)와 thymus(가슴샘) 호르몬분비를 위한 자극, 표적조직, 호르몬의 효과를 설명할 수 있다.
2. 유리를 위한 자극조직, 표적조직, gonad(생식샘), 지방조직, 심장 및 콩팥 호르몬의 분비를 위한 자극, 표적조직, 호르몬의 효과를 설명할 수 있다.

Thymus: Thymosin and Thymopoietin 가슴샘: 타이모신과 타이모포이에틴

가슴샘은 종격동에 위치한 불규칙한 모양의 기관이다(그림 16.2). 이는 면역반응과 관련된 T lymphocyte (T림프구)라고 불리는 백혈구의 성숙 부위이다. 또한 paracrine(주변분비)으로 기능하여 T림프구 성숙을 돕는 신호 호르몬인 thymosin(타이모신)과 thymopoietin(타이모포이에틴)을 분비한다. 가슴샘은 면역계통이 발달하는 영아 및 소아에서 훨씬 더 활동적이다. 성인에서는 가슴샘이 줄어들어 결국 지방과 다른 결합조직으로 대체된다.

Gonad: Sex Hormone 생식샘: 성호르몬

Testis(고환)와 ovary(난소)는 주요한 남성과 여성생식기관 또는 gonad(생식샘)이다. 생식샘은 gamete(생식세포)의 생산을 담당하고 남성에서는 sperm(정자), 여성에서는 ovum(난자)를 생산한다. 이러한 기능 외에도 생식샘은 생식세포 생산을 담당하고 인체 전반에 걸쳐 여러 기능을 수행하는 성스테로이드호르몬을 생산한다.

Testis: Testosterone 고환: 테스토스테론

고환은 steroid hormone(스테로이드호르몬)인 testosterone(테스토스테론)을 생산한다. 비록 테스토스테론이 남성호르몬으로 여겨지지만, 여성들은 adrenal cortex(부신겉질, 부신피질)와 난소에서 소량의 테스토스테론을 생산한다. 남성의 테스토스테론 생성과 분비는 hypothalamus(시상하부)와 anterior pituitary gland(뇌하수체앞엽)를 포함하는 여러 단계의 음성되먹임기전에 의해 조절된다. 시상하부의 GnRH (gonadotropin–releasing hormone, 생식샘자극호르몬유리호르몬)가 뇌하수체앞엽에서 LH (luteinizing hormone, 황체형성호르몬)와 FSH (follicle–stimulating hormone, 난포자극호르몬)의 분비를 유발한다. LH는 테스토스테론 합성을 자극하고, FSH는 테스토스테론에 결합하여 고환에서 테스토스테론이 농축되도록 하는 단백질 생성을 촉진한다. 음성되먹임에 따르면, 높은 수준의 혈중 테스토스테론은 GnRH 분비를 감소시키고, 따라서 LH와 FSH 분비를 감소시킨다.

모든 스테로이드호르몬과 마찬가지로 테스토스테론은 소수성이어서 target cell(표적세포)의 혈장막을 쉽게 넘고 다양한 유전자의 발현에 영향을 미치는 세포 내 수용기에 결합한다. 테스토스테론은 표적세포에 두 가지 기본적인 효과를 가지고 있다: (1) anabolic effects(합성대사효과), 뼈 성장을 촉진하고 근육 질량을 증가시키는 효과, (2) androgenic effects(안드로겐성 효과)로 저음 목소리, 두드러진 얼굴의 털, 뼈와 근육 질량의 증가와 같은 남성의 이차성징발달과 관련된 효과를 포함한다.

Ovary: Estrogen and Progesterone 난소: 에스트로겐과 프로게스테론

난소는 estrogens(에스트로겐)으로 알려진 여성 스테로이드호르몬을 생산한다. 테스토스테론과 병행하여, 에스트로겐은 '여성'호르몬으로 간주되지만, 남성에서도 적은 양이 생산된다. 테스토스테론과 마찬가지로 에스트로겐의 분비는 시상하부의 GnRH와 뇌하수체앞엽의 LH와 FSH를 포함하는 음성되먹임기전에 의해 조절된다. 에스트로겐은 유방과 같은 여성 이차성징의 발달을 자극하고 생리주기를 조절한다. 뼈, 혈액, 콩팥, 지방과 같은 다른 조직 및 기관에 여러 가지 영향을 미치게 된다.

난소에서 생성되는 또 다른 스테로이드호르몬은 progesterone(프로게스테론, 황체호르몬)이다. 프로게스테론 생산은 배란 후와 임신 기간 중 최고점에 달한다. 프로게스테론은 여러 가지 생리작용을 하며, 그 중 많은 부분이 임신을 위해 인체를 준비하고 임신 중 태아 발육을 돕는다. 또한 민무늬근육조직, 체온, 혈액 응고, 뼈 조직 및 신진대사에 영향을 준다.

Pineal Gland: Melatonin 솔방울샘: 멜라토닌

Pineal gland(솔방울샘, 송과선)는 epithalamus(시상상부)의 일부로 사이뇌의 뒤쪽 부분에 있다. 솔방울샘은 neurohormone(신경호르몬)인 melatonin(멜라토닌)을 분비한다. 멜라토닌 분비를 유발하는 요인은 빛과 어둠의 주기와 관련이 있다. 솔방울샘은 저녁에 주위의 빛이 감소하면 멜라토닌 분비를 시작하여 야간 시간대에 최고치에 이른다. 멜라토닌의 주요 표적조직은 그물체의 수면통제중추로 수면/각성 주기의 수면 단계에 관여한다. 합성 멜라토닌은 종종 수면을 촉진하고 시차로 인한 피로를 예방하기 위한 보충제로 사용된다.

확인하기

- ☐ 1. Melatonin(멜라토닌)의 target tissue(표적조직)는 무엇이고 효과는 무엇인가?
- ☐ 2. Testosterone(테스토스테론)과 estrogen(에스트로겐)의 표적조직과 주요 효과는 무엇인가?

Adipose Tissue: Leptin 지방조직: 렙틴

지방세포는 leptin(렙틴)이라는 단백질호르몬을 생산한다. 렙틴은 단백질이지만, BBB (blood-brain barrier, 혈액뇌장벽)를 가로 질러 주요 표적세포와 상호작용한다. 시상하부의 신경세포는 음식섭취를 조절한다. 렙틴은 포만감을 유발하기 위해 이 신경세포에 작용하여 과잉 섭취를 방지하게 된다. 흥미롭게도, 분비된 렙틴의 양은 존재하는 지방조직의 양과 관련이 있는 것으로 보인다. 이론적으로 이는 과량의 지방조직을 가진 사람이 과식을 하지 못하게 해야 한다. 그러나 섭취를 조절하는 기전은 여러 신경 및 호르몬 요소를 포함하여 매우 복잡하다. 임상에서 적용하기 Leptin and Obesity(렙틴과 비만)를 참조한다.

Heart: Atrial Natriuretic Peptide 심장: ANP

특정 심장근육세포는 stretch(늘어남)에 민감한 이온통로를 가지고 있다. 이 통로는 심장 내부의 혈액량이 증가할 때 더 넓게 열리며 심장근육세포를 자극하여 호르몬인 ANP (atrial natriuretic peptide, 심방나트륨이뇨펩티드)를 분비한다. 혈관을 감싸는 민무늬근육세포와 콩팥세뇨관이라는 두 가지 주요 표적조직을 가지고 있다. ANP는 혈관에서의 민무늬근육세포의 이완작용을 유발하여 혈관 직경을 증가시킨다. 콩팥에서는 Na^+의 배설을 촉진시킨다. 이는 삼투에 의해 유지되는 물의 양을 줄이고 소변으로 더 많은 물을 배출하며 혈액량을 줄이게 된다. 혈관확장과 나트륨 배설증가에 수반되는 혈량 감소는 혈압을 감소시킨다.

임상에서 적용하기

Leptin and Obesity 렙틴과 비만

체중감량과 관련해 제약 응용 분야에서 렙틴에 대해 많은 연구가 있었다. 렙틴 보충제가 식욕을 억제하여 체중 감소로 이어질 것이라는 가설이다. 하지만 이 연구는 투여된 렙틴이 인간의 식욕을 감소시키는데 효과적이지 않다는 것이 증명되었다. 그러나 이는 제조사가 많은 사람들이 처방전 없이 구입할 수 있는 렙틴을 함유한 식이 보조 약물을 '기적의 체중 감량' 솔루션으로 마케팅하고 있다.

확인하기

- ☐ 3. 가슴샘, 지방조직, 심장근육세포의 호르몬은 무엇인가? 이 호르몬 각각의 target tissue(표적조직)와 효과는 무엇인가?

Kidney: Erythropoietin 콩팥: EPO

콩팥은 다음과 같은 몇몇 내분비기능을 수행한다.

- **EPO 생성.** 호르몬인 EPO (erythropoietin, 적혈구형성인자, 에리트로포이에틴)는 혈액 내의 산소 수준이 감소함에 따라 주로 콩팥의 특정 세포에서 분비된다. EPO는 적혈구의 발달을 자극하는 적색골수에 작용하여 혈액의 산소 운반 능력을 증가시킨다.
- **레닌 분비.** 콩팥세포는 혈장 단백인 안지오텐시노겐을 안지오텐신-I으로 전환시키는 혈액 내 효소인 renin(레닌)을 분비한다. RAAS (renin-angiotensin-aldosterone system, 레닌-안지오텐신-알도스테론계통)는 혈압을 유지하는 중요한 기전이다.
- **활성 형태로의 비타민 D 전환.** 비타민 D는 콩팥에 도착해서야 Ca^{2+}의 활성형태인 calcitriol(칼시트리올)로 전환된다. 이러한 변화는 PTH (parathyroid hormone, 부갑상샘호르몬)에 의해 자극된다.

기타 내분비기관과 호르몬분비조직에서 생산하는 호르몬, 표적조직 및 효과는 표 16.4에 요약되어 있다.

확인하기

☐ 4. 콩팥의 내분비 역할은 무엇인가?

표 16.4 기타 내분비기관과 호르몬분비조직에서 생산하는 호르몬

기관/조직	호르몬	표적조직	효과
기타 내분비기관			
Pancreas(이자)	• 인슐린 • 글루카곤	• 인슐린: 간, 뼈대근육 및 심장근육, 지방세포를 포함한 대부분 세포 • 글루카곤: 간, 근육, 지방	• 인슐린: 대부분 표적세포에 의한 포도당 흡수 자극, 글리코겐 합성, 지방합성 • 글루카곤: 포도당신합성, 글리코겐 분해, 케토산 합성 및 지방과 단백질 분해를 자극
Thymus(가슴샘)	• 타이모신 • 타이모포이에틴	• T림프구	• T림프구 성숙 증진
Testes(고환)	• 테스토스테론	• 남성 생식기관 • 여러 다른 표적조직	• 안드로겐성 효과 • 합성대사 효과
Ovarie(난소)	• 에스트로겐	• 여성 생식기관	• 여성 이차성징 발달 • 월경주기 조절 • 여러 개의 다른 효과
	• 프로게스테론	• 여러 다른 표적조직	• 임신을 위한 인체를 준비 • 태아발달 지지 • 여러 개의 다른 효과
호르몬분비조직			
Pineal gland(솔방울샘)	• 멜라토닌	• 뇌줄기의 그물체	• 수면/각성주기 조절 • 수면을 증진
Adipose tissue(지방조직)	• 렙틴	• 뇌	• 포만감 증진
Heart(심장)	• ANP	• 혈관 벽의 민무늬근육세포 • 콩팥세뇨관	• 혈관의 민무늬근육을 이완시켜 혈관확장을 일으킴 • 콩팥에서 나트륨배설증가와 수분손실을 증진시켜 혈액량을 감소시킴 • 위의 효과에 의한 혈압 감소
Kidneys(콩팥)	• EPO	• 적색골수	• 적혈구 형성 속도 증가
	• 레닌	• 안지오텐시노겐을 활성화하는 효소	• RAAS의 일부
	• 비타민 D(칼시트리올)	• 작은창자	• 비타민 D 활성화

17

Cardiovascular System I: Heart
심장혈관계통 I: 심장

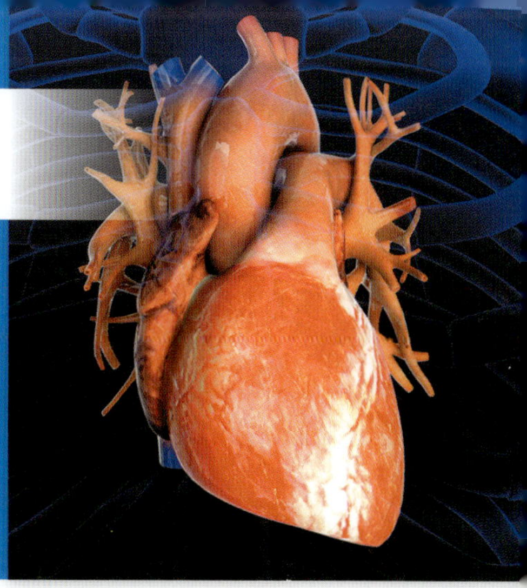

인간은 오랜 기간 동안 심장의 중요성에 대해 알고 있으며, 사랑의 감정을 심장으로 표현하기도 한다. 지난 수세기 동안 수행되어 온 심장에 대한 연구를 통해 심장의 기능과 심장이 homeostasis(항상성) 유지에 어떻게 기여하는가를 알게 되었다.

이 장에서는 심장과 혈관 및 혈액으로 구성되는 cardiovascular system(심장혈관계통)에 대해 학습할 것이다. 심장은 혈액을 펌프하고, 혈관을 통하여 인체 곳곳으로 산소와 영양분을 나누어주는 역할을 수행한다.

17.1 심장의 개요

Overview of the Heart

학습목표

1. Thoracic cavity(가슴안) 내 심장의 위치를 설명할 수 있다.
2. 심장의 surface anatomy(표면해부학)에 대해 설명할 수 있다.
3. 심장의 펌프기능과 이러한 기능이 중요한 이유를 설명할 수 있다.

근육성 기관인 심장은 리드미컬하게 수축하여 온몸으로 혈액을 펌프한다. 이 절은 심장의 기본 구조와 위치, pulmonary circuit(허파순환, 폐순환)과 systemic circuit(온몸순환, 체순환) 그리고 심장의 기능에 대해 소개한다.

Location and Basic Structure of the Heart 심장의 위치와 기본 구조

심장은 가슴의 약간 왼쪽에 치우쳐 있으며, thoracic cavity(가슴안, 흉강) 내의 mediastinum(가슴세로칸, 종격)에 위치하고 있다(그림 17.1a).

좌 · 우 lung(허파, 폐) 사이에 위치한 가슴세로칸에는 심장과 함께 great vessel(대형혈관), trachea(기관), esophagus(식도)가 자리잡고 있다. 심장은 pericardial cavity(심장막안, 심낭강)에 싸여 가슴세로칸의 하부공간에 위치한다(그림 17.1b).

보통 심장을 하트 모양이라고 생각하지만, 사실 원뿔 모양과 유사하다. 원뿔 모양의 끝쪽인 심장의 apex(심장꼭대기, 심첨)는 왼쪽 아래 부분이고, 심장의 평평한 부분인 base(심장바닥, 심저)는 심장의 위쪽 부분이다(그림 17.1c). 심장은 작은 기관이지만, 강력한 힘과 지구력을 가진 기관으로써 크기는 주먹만하고, 무게는 보통 250 ~350g 정도이다.

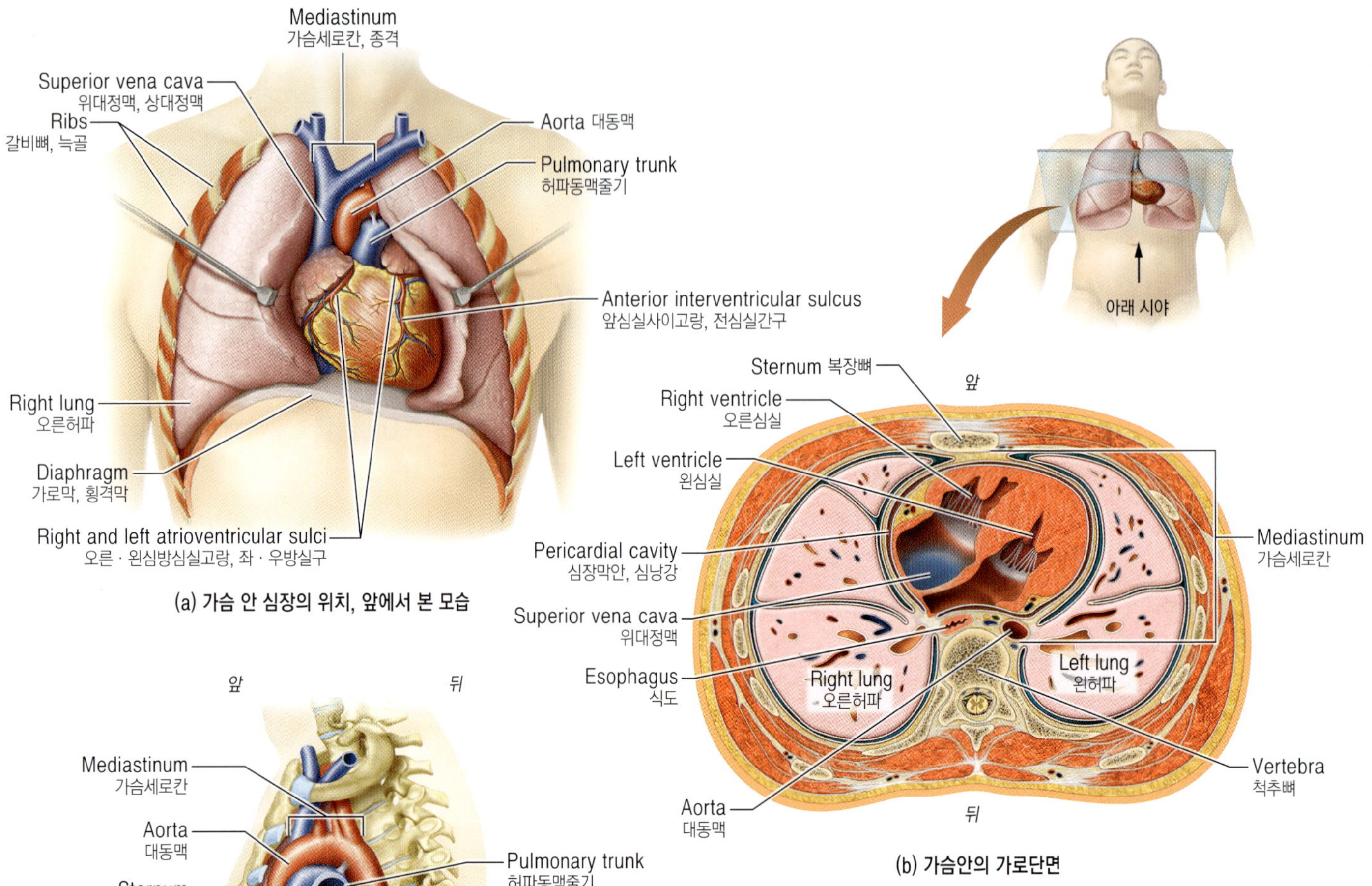

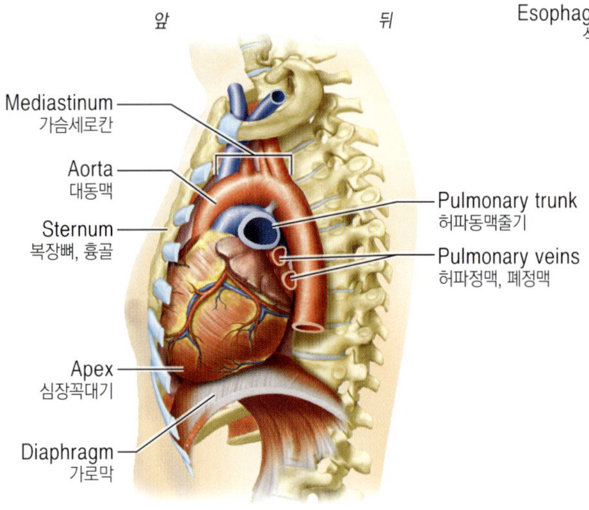

Mediastinum 가슴세로칸, 종격
Superior vena cava 위대정맥, 상대정맥
Ribs 갈비뼈, 늑골
Aorta 대동맥
Pulmonary trunk 허파동맥줄기
Anterior interventricular sulcus 앞심실사이고랑, 전심실간구
Right lung 오른허파
Diaphragm 가로막, 횡격막
Right and left atrioventricular sulci 오른 · 왼심방심실고랑, 좌 · 우방실구

(a) 가슴 안 심장의 위치, 앞에서 본 모습

아래 시야
Sternum 복장뼈
앞
Right ventricle 오른심실
Left ventricle 왼심실
Pericardial cavity 심장막안, 심낭강
Superior vena cava 위대정맥
Esophagus 식도
Right lung 오른허파
Left lung 왼허파
Mediastinum 가슴세로칸
Vertebra 척추뼈
Aorta 대동맥
뒤

(b) 가슴안의 가로단면

앞 뒤
Mediastinum 가슴세로칸
Aorta 대동맥
Sternum 복장뼈, 흉골
Pulmonary trunk 허파동맥줄기
Pulmonary veins 허파정맥, 폐정맥
Apex 심장꼭대기
Diaphragm 가로막

(c) 가슴 안 심장의 위치, 왼쪽 옆에서 본 모습

그림 17.1 가슴안 내 심장의 위치와 기본 해부

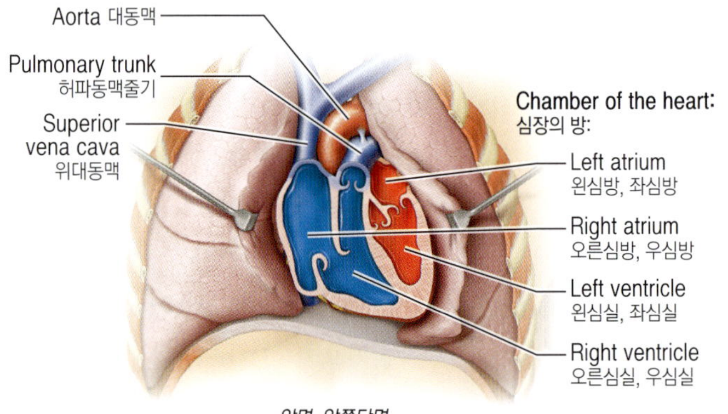

그림 17.2 심장의 심방과 심실

심장은 4개의 방으로 구성되어 있다. 위쪽에는 right atrium(오른심방, 우심방)과 left atrium(왼심방, 좌심방)이 있고, 아래쪽에는 right ventricle(오른심실, 우심실)과 left ventricle(왼심실, 좌심실)이 있다(그림 17.2). 심장의 바깥쪽에는 atrioventricular sulcus(심방심실고랑, 방실구)라고 하는 홈이 심방과 심실 사이의 경계에서 보인다. 또 다른 홈인 interventricular sulcus(심실사이고랑, 심실간구)는 오른심실과 왼심실 사이에 위치하고 있다.

혈액은 심장으로 혈액을 운반하는 혈관인 vein(정맥)을 통해 심방으로 들어온다. 오른심방은 SVC (superior vena cava, 위대정맥, 상대정맥)와 IVC (inferior vena cava, 아래대정맥, 하대정맥)로부터 혈액을 받고, 왼심방은 pulmonary veins(허파정맥, 폐정맥)으로부터 혈액을 받아 각 심실로 혈액을 운반한다. 심실은 혈액을 artery(동맥)로 펌프하여 심장으로부터 멀리 운반한다. 오른심실은 혈액을 pulmonary trunk(허파동맥줄기)로 펌프하고, 왼심실은 혈액을 aorta(대동맥)로 펌프한다. 심장으로부터 혈액을 멀리 운반하는 이러한 수요 농맥을 대형혈관이라 한다.

확인하기

☐ 1. 심장은 어디에 위치해 있으며, 크기는 어떠한가?
☐ 2. 심장의 위쪽 방과 아래쪽 방의 명칭은 무엇인가?

Function of the Heart 심장의 기능

심장의 일차적인 기능은 혈액을 펌프하는 것으로, 기능은 단순하지 않다. 심장은 서로 다른 두 개의 순환경로인 허파순환과 온몸순환을 통해 혈액을 펌프한다.

Pulmonary and Systemic Circuit 허파순환과 온몸순환

심장은 기능에 따라 오른쪽과 왼쪽으로 나뉜다. 심장의 오른쪽은 혈액을 허파로 펌프하고, 심장의 왼쪽은 혈액을 온몸으로 펌프하여 내보낸다. 심장의 오른쪽은 때때로 허파펌프라고 불리며(그림 17.3a 파란색 음영), 이는 허파로 혈액을 내보내기 때문에 pulmonary circuit(허파순환, 폐순환)이라고도 한다. ① 허파순환의 허파동맥은 산소가 부족하고, 이산화탄소가 많은 혈액을 허파로 운반한다.

② 가스교환의 과정은 허파의 아주 작은 공기주머니인 pulmonary alveolus(허파꽈리, 폐포)와 pulmonary capillaries(허파모세혈관)라고 부르는 혈관 사이에서 일어난다. 가스교환과정 동안 O_2는 허파꽈리 안의 공기로부터 허파모세혈관의 혈액으로 확산되고, CO_2는 허파모세혈관으로부터 허파꽈리로 확산된다. ③ 허파순환의 정맥은 O_2가 풍부한 혈액을 심장의 왼쪽으로 운반한다. 그림 17.3a에서 산소화된 혈액을 운반하는 혈관과 기관은 빨간색으로 표시하고, O_2가 감소된 혈액을 운반하는 혈관과 기관은 파란색으로 표시하였다.

심장의 왼쪽 부분은 systemic pump(온몸펌프)라고 하며, 그림 17.3b에서 빨간색으로 표시된 부분이다. ① Pulmonary veins(허파정맥)으로부터 산소화된 혈액을 받아 온몸으로 혈액을 펌프하는데, 이를 systemic circuit(온몸순환, 체순환)이라고 한다. 온몸순환에서 동맥은 산소화된 혈액을 온몸모세혈관으로 운반한다. 여기에서 ② 가스교환이 다시 일어나지만, 허파순환과는 반대 방향이다. O_2는 혈액에서 조직으로 확산되고, CO_2는 조직에서 혈액으로 확산된다. 또한 혈액은 O_2와 함께 영양소를 운반하거나, 배출할 노폐물을 운반하며, 호르몬을 온몸의 각 target organ(표적기관)으로 분산하기도 한다. 조직에서는 가스교환의 결과로 혈액의 O_2가 감소하게 된다. ③ 온몸순환의 정맥은 허파순환을 통해 혈액을 산소화하기 위해 혈액을 오른심장으로 되돌려 보낸다.

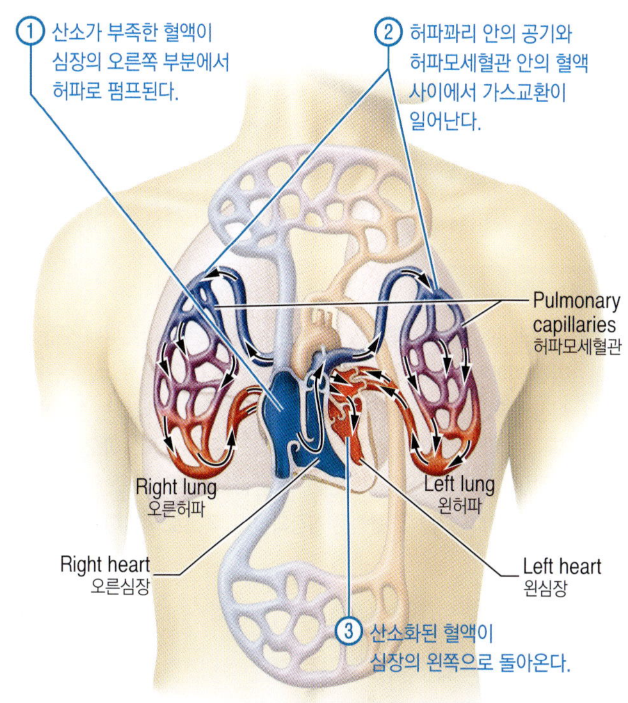

(a) 허파순환

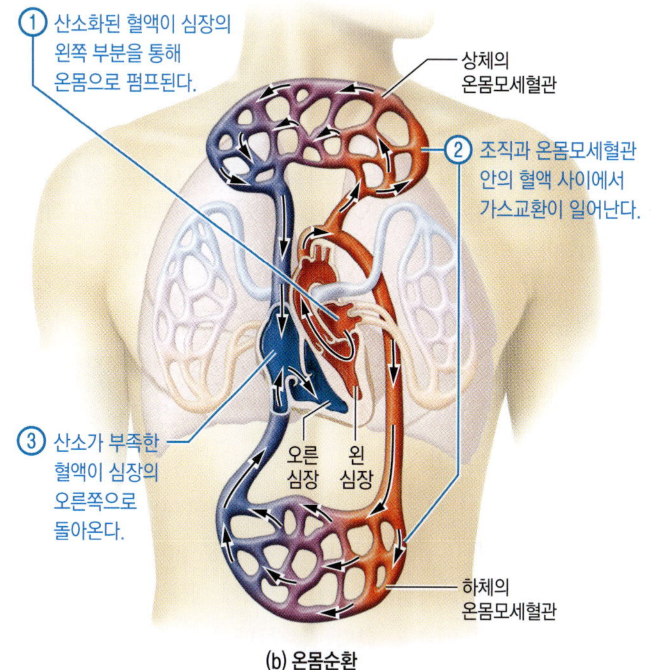

(b) 온몸순환

그림 17.3 허파순환과 온몸순환

Other Function of the Heart 심장의 다른 기능

심장은 혈액을 펌프하는 것 이외에도 여러 가지 기능을 가지고 있다. 가장 중요한 기능 중 하나는 혈액이 혈관에 미치는 압력인 혈압을 일정하게 유지하여 항성성 유지에 기여하는 것이다. 심장 수축의 속도와 압력은 혈압과 기관으로 가는 혈류에 영향을 주는 주요 요인이다. 심장(특히, 심방)은 내분비기관으로 기능하기도 하며, ANP (atrial natriuretic peptide, 심방나트륨이뇨펩티드)라고 부르는 호르몬을 생성한다. ANP는 콩팥에서 Na^+ (sodium ion, 소듐이온)의 정체를 줄여 혈압을 낮추고, 수분의 정체를 감소시켜 혈관 안 혈액의 양과 압력을 감소시킨다.

확인하기

- ☐ 3. 심장의 위쪽과 아래쪽 방으로 흐르는 혈액은 어디로부터 오는가? 이들 방에서 혈액이 펌프되는 목적지는 어디인가?
- ☐ 4. 심장의 어느 쪽이 허파펌프인가? 허파펌프로부터 나오는 혈액의 목적지는 어디인가? 그 혈액은 심장의 어느 쪽으로 되돌아오는가?
- ☐ 5. 심장의 어느 쪽이 온몸펌프인가? 온몸펌프로부터 나오는 혈액의 목적지는 어디인가? 그 혈액은 심장의 어느 쪽으로 되돌아오는가?

17.2 심장의 해부와 혈류경로

Heart Anatomy and Blood Flow Pathway

학습목표

1. Pericardium(심장막)과 heart wall(심장벽)의 층에 대해 설명할 수 있다.
2. Coronary circulation(심장순환)과 great vessel(대형혈관)의 위치와 기능에 대해 설명할 수 있다.
3. 심장의 방, 막, 판막 및 다른 구조적 특징과 기능에 대해 설명할 수 있다.
4. 심장을 통과하는 혈액흐름의 경로를 추적하고, 심장의 구조가 어떻게 혈액이 한 방향으로 흐르게 하는지에 대해 설명할 수 있다.

심장은 혈액을 온몸으로 펌프하는 기관이다. 혈액은 심장의 빈공간인 lumen(속공간, 내강) 안에 채워져 있다. 모든 기관과 같이, 심장은 적절한 기능을 하도록 하는 여러 종류의 조직층으로 구성되어 있다.

이번 절에서 심장이 위치하는 body cavity(몸안)와 심장벽의 조직층에 대해 살펴보고, 심장의 방, great vessel(대형혈관), heart valve(심장판막)의 구조에 대해 알아보고, 심장근육에 공급과 배출을 담당하는 동맥과 정맥인 심장순환에 대해 살펴볼 것이다.

Pericardium, Heart Wall, and Heart Skeleton 심장막, 심장벽, 심장뼈대

심장은 thoracic cavity(가슴안, 흉강)에 바로 노출되지 않는다. 가슴안을 처음 열었을 때 볼 수 있는 심장의 모습은 그림 17.4a와 같다. 심장을 감싸고 있는 막으로 된 이중구조의 주머니를 pericardium(심장막, 심막)이라고 부른다. Fibrous pericardium(섬유심장막, 섬유성심막)은 거친 바깥쪽 층으로 주변 구조물에 심장을 부착시키고, serous pericardium(장막심장막, 장액성심막)은 장액을 생산하는 얇은 안쪽 막이다(그림 17.4b).

섬유심장막은 단단하게 만들어진 콜라겐다발로 구성되어 있어 diaphragm(가로막, 횡격막)이나 대형혈관 같은 구조에 심장을 고정할 수 있다. 또한 섬유심장막은 팽창성이 낮기 때문에 늘어나는 힘이 가해질 때, 모양이나 크기가 많이 변하지 않도록 한다. 이는 심장의 방에 너무 많은 혈액이 차지 않도록 예방하는데 도움이 된다. **임상에서 적용하기** Cardiac Tamponade(심장눌림증)를 참고한다.

장막심장막은 두 층으로 바깥쪽 층인 parietal pericardium(벽쪽심장막, 벽측심막)은 섬유심장막의 안쪽 면에 융합되어 있으며, 주머니처럼 심장을 감싸고 있고, 안쪽 층인 visceral pericardium(내장쪽심장막)은 epicardium(심장바깥막, 심외막)이라고도 하며, 심장벽의 가장 표면층이다. 장막심장막이 마치 두 개의 분리된 구조로 보일 수도 있지만, 실제로는 다음과 같이 하나의 연속된 구조이다.

벽쪽심장막과 내장쪽심장막 사이에는 pericardial fluid(심장막액)가 매우 얇은 층으로 채워져 있는 pericardial

---

임상에서 적용하기

Cardiac Tamponade

심장눌림증

심장막안에 과도한 체액이 채워지면, cardiac tamponade(심장눌림증, 심장압전)가 발생할 수 있다. 이는 외상, 특정 암, 콩팥기능상실, 최근 가슴안 부위의 수술 및 HIV를 포함한 많은 잠재적 요인에 의해 발생하는데, 원인에 관계없이 그 결과는 동일하다. 심장막안의 과도한 액체는 심장쪽으로 팽창하는데, 그 이유는 섬유심장막이 단단하지만 유연하지 않기 때문이다. 이는 심장 바깥쪽을 압박하여 심장을 압박하고 심실의 공간이 혈액으로 채워지는 능력을 감소시키며, 각 박동마다 펌프 혈액의 양을 손상시킨다. 심장눌림증의 치료에는 심장막안으로 바늘을 삽입하여 과도한 액체를 제거하는 방법이 있다.

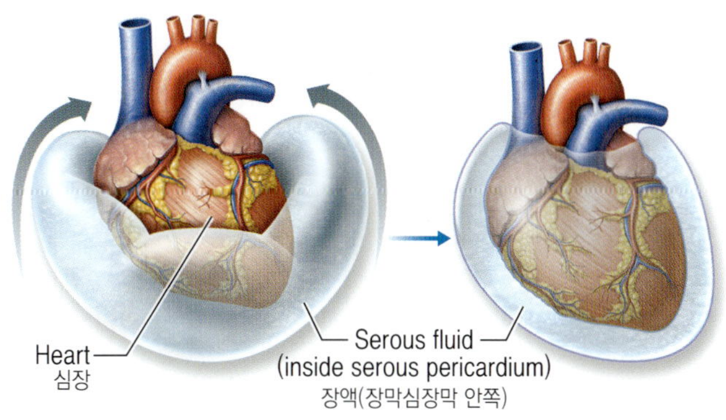

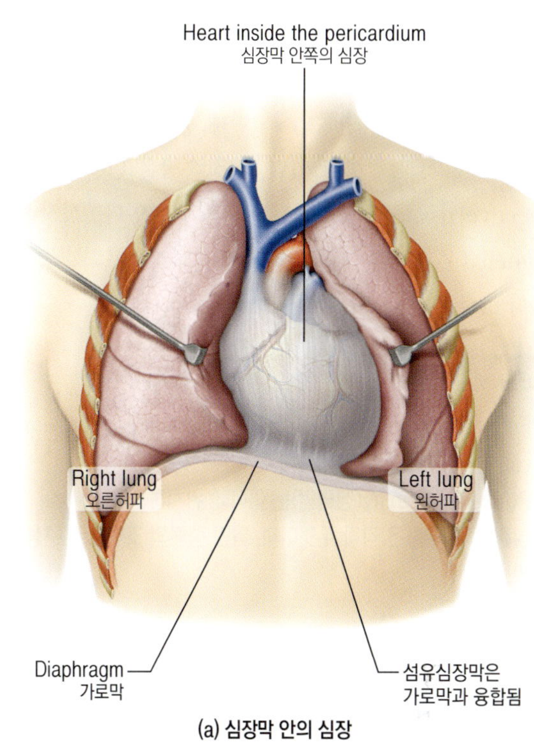

(a) 심장막 안의 심장

cavity(심장막안, 심낭강)가 있다. 이 액체는 윤활제로 작용하여 심장이 움직일 때 마찰을 줄여주고, 심장이 복장뼈에 마찰되는 것을 예방해준다.

그 아래에는 심장의 두 번째 층이자, 가장 두꺼운 층인 myocardium(심장근육막, 심근막)이 있다. 심장근육막은 심장근육조직과 섬유체라는 두 가지 구성요소를 가지고 있다. 심장근육조직은 심장이 수축할 때 'wringing(비트는)' 동작에 관여하고, 섬유체는 밀도가 높은 불규칙한 콜라겐성 결합조직으로 심실사이와 심방사이의 중격과 심장판막 주변을 포함하여 추가적으로 지지가 필요한 곳에 위치하고 있다. 이러한 섬유체는 심장근육세포가 수축할 때 심장근육세포를

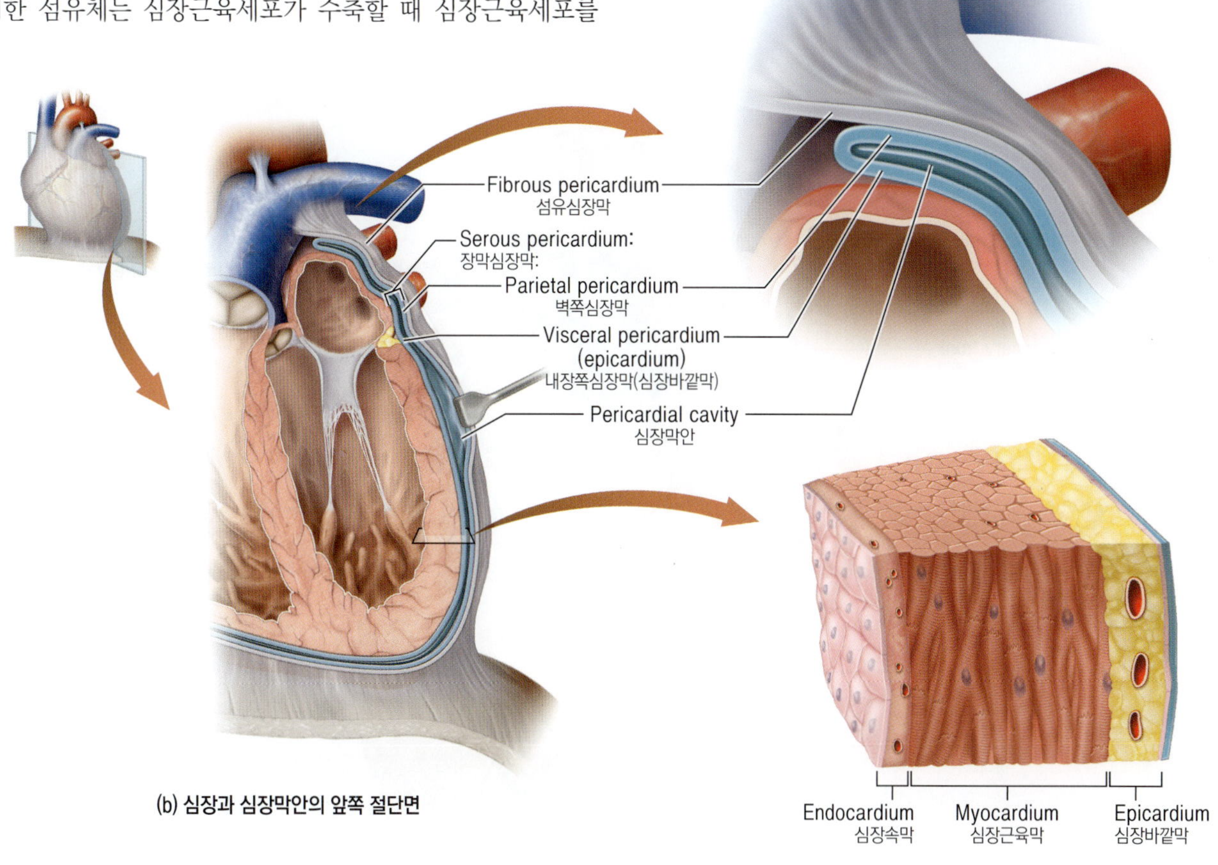

(b) 심장과 심장막안의 앞쪽 절단면

(c) 심장벽의 층

그림 17.4 심장막과 심장벽의 층

당겨주고, 구조적 지지를 제공하며, 심장 전기활동을 위한 절연체 역할 등을 한다.

심장 공간은 가장 안쪽의 세 번째 층인 endocardium(심장속막, 심내막)과 접하고 있다. 심장속막은 단순편평상피와 connective tissue(결합조직)로 구성되어 있다. 심장속막의 endothelial cell(내피세포)은 혈관의 내피세포와 같은 역할을 한다.

확인하기

- ☐ 1. Fibrous pericardium(섬유심장막)과 serous pericardium (장막심장막)은 어떻게 다른가?
- ☐ 2. Pericardial cavity(심막안)는 어디에 위치하는가?
- ☐ 3. 심장벽의 세 층은 각각 무엇이며, 어떤 종류의 조직으로 구성되어 있는가?

Great Vessel, Chamber, and Valve of the Heart 심장의 대형혈관, 방, 심장판막

심장은 두 개의 심방과 두 개의 심실로 구성된 총 네 개의 방으로 되어 있다. 심방은 vein(정맥)으로부터 혈액을 받고, valve(판막)를 통해 혈액을 심실로 펌프한다. 판막은 심실이 수축할 때 닫히는데, 이는 혈액의 역류를 막아 주는 역할을 한다. 심실은 수축하여 혈액을 동맥으로 내보내 systemic pump(온몸펌프) 또는 pulmonary circuit(허파순환, 폐순환)을 통해 혈액을 운반한다.

Great Vessel 대형혈관

인체에서 가장 큰 혈관은 심장 안과 밖으로 혈액을 운반하는 혈관이다. 네 개의 주요 대형혈관은 다음과 같다(그림 17.5)

- **주요 전신정맥: SVC와 IVC.** 온몸순환의 혈액 대부분을 받아내는 두 정맥은 SVC (superior venae cava, 위대정맥, 상대정맥)와 IVC (inferior venae cava, 아래대정맥, 하대정맥)이다. SVC는 diaphragm(가로막, 횡격막)의 위쪽에 있는 대부분의 정맥으로부터 산소가 부족한 혈액을 받고, IVC는 가로막의 아래쪽에 있는 대부분의 정맥으로부터 산소가 부족한(탈산소화된) 혈액을 받아들인다. 두 정맥은 right atrium(오른심방)의 뒤쪽면으로 들어가는 큰 구멍을 통해 혈액을 운반한다.
- **Pulmonary trunk(허파동맥줄기).** 큰 pulmonary trunk(허파동맥줄기)는 허파순환의 첫 번째 혈관으로 오른심실에서 펌프된 산소가 부족한 혈액을 받는다. 허파동맥은 심장의 앞쪽에 위치하며, 거의 정중선을 따라 오른심실에

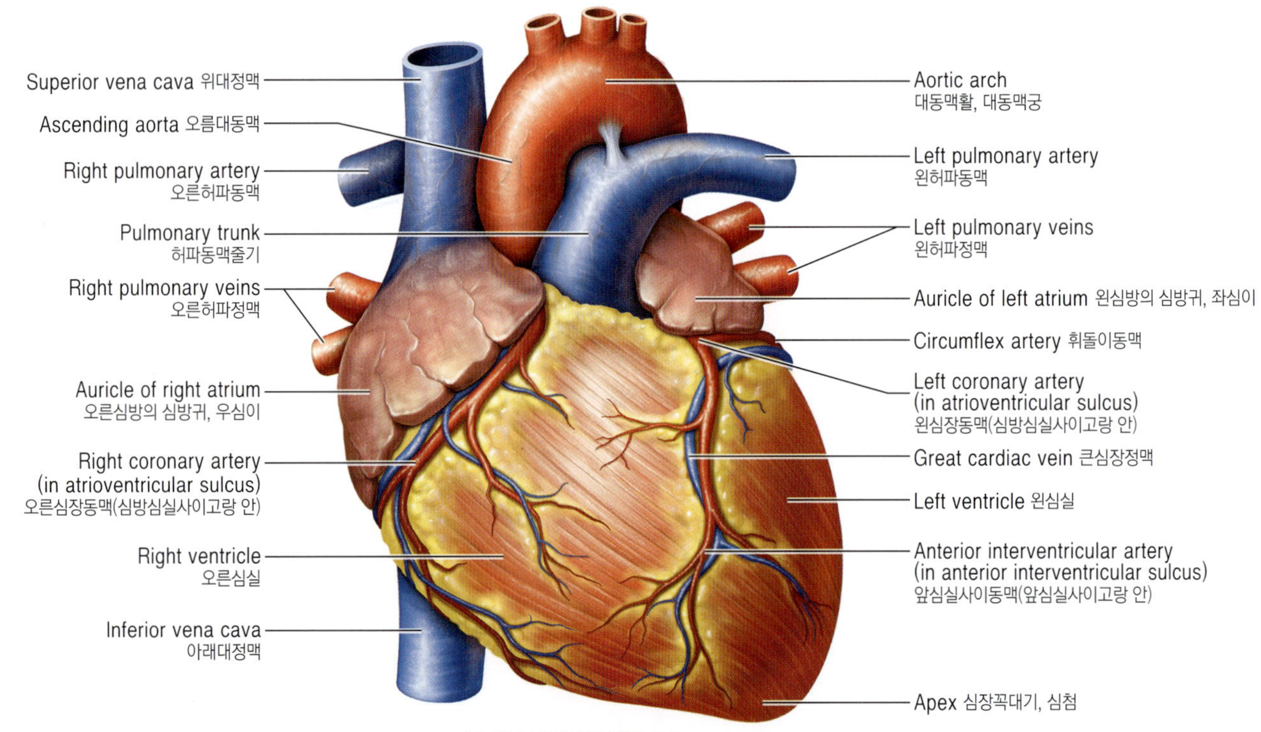

(a) 심장 바깥쪽의 앞쪽 모습

그림 17.5 심장의 바깥쪽 해부학

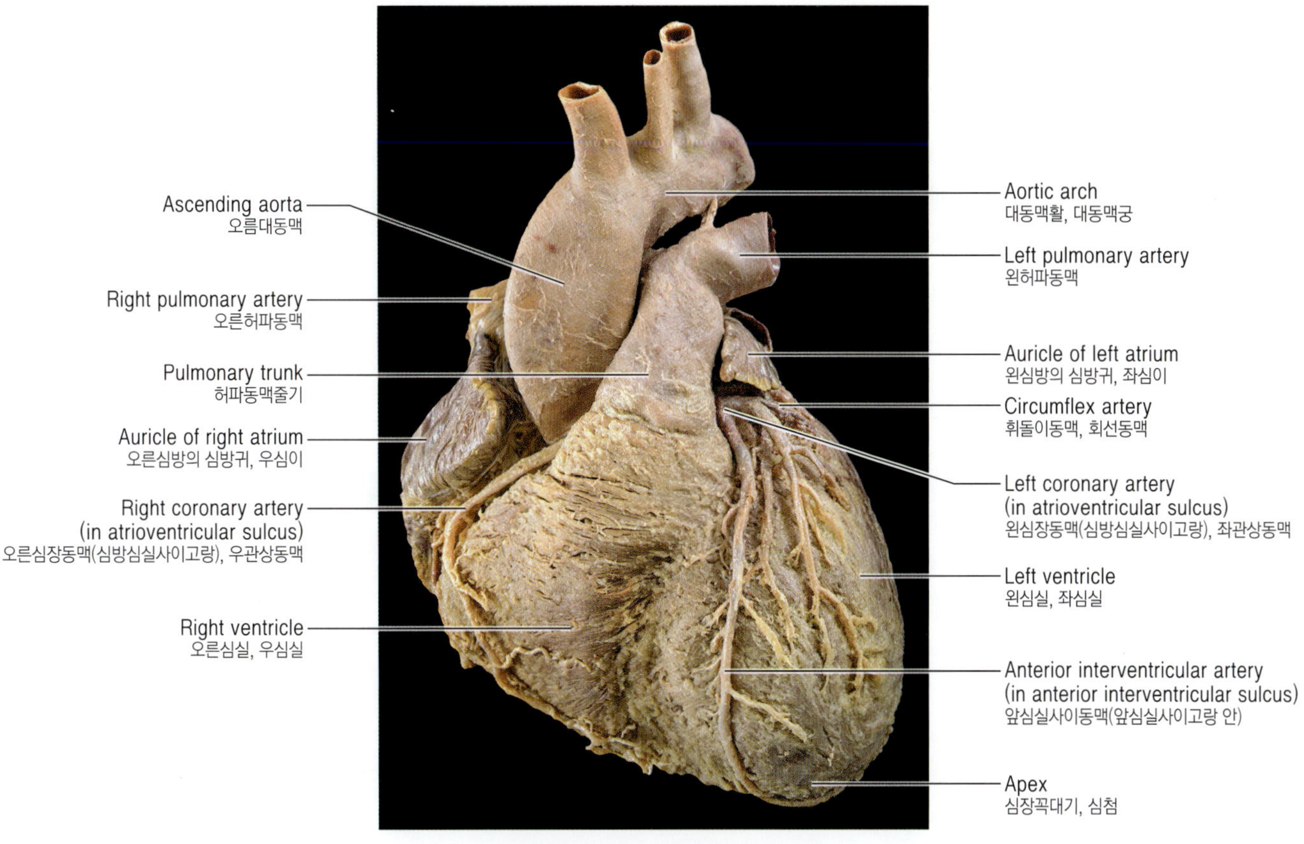

(b) 시신해부 사진, 심장 바깥쪽의 앞쪽 모습

Aortic arch
대동맥활
Left pulmonary artery
왼허파동맥
Left pulmonary veins
왼허파정맥
Auricle of left atrium
왼심방의 심방귀
Left atrium 왼심방
Circumflex artery
(in atrioventricular sulcus)
휘돌이동맥(심방심실사이고랑)
Coronary sinus
심장동맥굴
Left ventricle
왼심실
Ascending aorta
오름대동맥
Superior vena cava
위대정맥
Right pulmonary artery
오른허파동맥
Right pulmonary veins
오른허파정맥
Right atrium
오른심방
Inferior vena cava 아래대정맥
Auricle of right atrium
오른심방의 심방귀
Right coronary artery
(in atrioventricular sulcus)
오른심장동맥(심방심실사이고랑)
Right ventricle 오른심실
Posterior interventricular artery
(in posterior interventricular sulcus)
뒤심실사이동맥(뒤심실사이고랑)

(c) 심장 바깥쪽의 뒤쪽 모습

그림 17.5 심장의 바깥쪽 해부학(계속)

서부터 시작된다. 동맥줄기는 짧은 거리를 주행한 후에 오른허파동맥과 왼허파동맥으로 나뉜다. 허파동맥은 허파 내부에서 광범위하게 분지되어 가스가 교환되는 pulmonary capillary(허파모세혈관)가 된다.

- **Pulmonary vein(허파정맥).** 혈액이 허파모세혈관에서 산소화된 후, pulmonary vein(허파정맥, 폐정맥)을 통해 심장으로 되돌아온다. 대부분의 사람은 각 허파에서 2개씩 나온 4개의 허파정맥을 가지고 있는데, 이러한 허파정맥은 산소화된 혈액을 왼심방으로 보내는 역할을 한다.
- **Aorta(대동맥).** Aorta(대동맥)는 몸전체에서 가장 크고 두꺼운 동맥으로, systemic circuit(온몸순환)을 통해 산소화된 혈액을 온몸에 공급한다. 대동맥은 왼심실로부터 나온 후, ascending aorta(오름대동맥, 상행대동맥)를 통과해 U자 모양으로 구불어져 aortic arch(대동맥활)를 만든다. 허파동맥은 대동맥활 바로 아래 두 개의 허파동맥으로 갈라진다.

Chamber of the Heart 심장의 방

심장의 안쪽을 보면, 심실은 심방보다 더 크고 벽도 훨씬 더 두껍다(**그림 17.6**). 이는 심실이 더 강하게 펌프할 수 있도록 만들어주며, 혈액의 허파순환과 온몸순환으로 펌프하는 압력을 조절하기 위함이다.

Atria 심방. Atria(심방)의 크기, 모양, 위치는 좌우대칭이 아니다. Right atrium(오른심방, 우심방)은 크고, 벽이 얇으며, 앞쪽에 위치하고 있다. 반면, left atrium(왼심방, 좌심방)은 더 두꺼운 벽을 가지고 있지만, 다소 작은 편이다. 그리고 주로 심장의 뒤쪽에 위치하여 심장의 바닥과 뒤쪽 표면의 대부분을 구성한다. 각 심방의 표면에는 바깥귀와 닮아서 이름 붙여진 auricle(심방귀, 심이)이라는 근육주머니가 있는데, 이는 심방을 확장하여 혈액을 저장할 공간을 넓혀준다. 오른심방의 심방귀는 왼심방의 심방귀보다 훨씬 크다.

오른심방의 안쪽 표면에는 pectinate muscle(빗살근육, 즐상근)이라는 근육 이랑이 있는데, 근육의 뒤쪽 표면은 부드럽고 SVC, IVC, coronary sinus(심장동맥굴, 관상정맥동)의 구멍이 있다. 왼심방에는 네 개의 허파정맥이 들어 오는 구멍이 있고, 안쪽 벽은 부드럽다.

오른심방과 왼심방은 얇은 벽인 interatrial septum(심방사이막, 심방중격)으로 구분된다. 심방사이막의 작게 움푹 패인 부분을 fossa ovalis(타원오목, 난원와)라고 부르며, 이는 태아 심장의 심방사이막에 존재하는 foramen ovale(타원구멍, 타원공)의 흔적이다(그림 17.6). 타원구멍은 혈액을 오른심방에서 바로 왼심방으로 보낸다. 이는 태아의 허파가 아직 기능하지 않기 때문이다. 일반적으로 타원구멍은 출생 직전 또는 출생 직후에 닫히고, 타원오목으로 남게 된다.

Ventricle 심실. 다음의 그림과 같이, 오른심실과 왼심실은 비대칭이다.

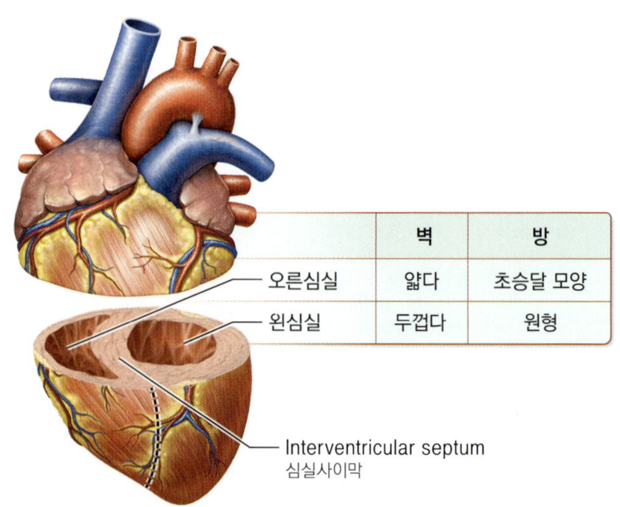

	벽	방
오른심실	얇다	초승달 모양
왼심실	두껍다	원형

오른심실은 왼심실에 비해 벽이 더 얇다. 허파순환과 온몸순환의 압력차이로 인해 오른심실은 혈액을 펌프하는데 적은 저항을 갖는 반면, 왼심실은 훨씬 더 큰 저항을 갖기 때문이다. 이는 왼심실이 오른심실보다 더 힘들게 일을 하므로, 근육량이 더 크다는 것을 의미한다. 왼심실의 벽은 오른심실의 벽보다 대략 세 배 정도 더 두껍다. 또한 왼심실의 단면은 더 길고 둥근 모양이며, 오른심실의 단면은 초승달 모양이다.

두 심실의 내부는 심장근육조직의 불규칙한 돌출에 의해 생긴 융기된 표면을 가지고 있다(그림 17.6). 이러한 융기를 trabeculae carneae(근육기둥, 육주)라고 한다. 또한 각 심실에는 손가락 모양의 근육돌기인 papillary muscle(꼭지근, 유두근)이 있는데, 이는 chordae tendineae(힘줄끈, 건삭)라고 부르는 힘줄 같이 생긴 끈으로, 심방과 심실 사이에 위치하는 판막에 연결되어 있다. 근육기둥과 꼭지근은 판막이 제대로 작동할 수 있도록 하며, 두꺼운 interventricurar septum(심실사이막)은 오른심실과 왼심실을 분리한다.

Valve of the Heart 심장의 판막

심장을 통과하는 혈액의 흐름은 오직 한 방향으로만 흐른다. 탈산소된 혈액은 허파순환으로 이동하고, 산소화된 혈액은

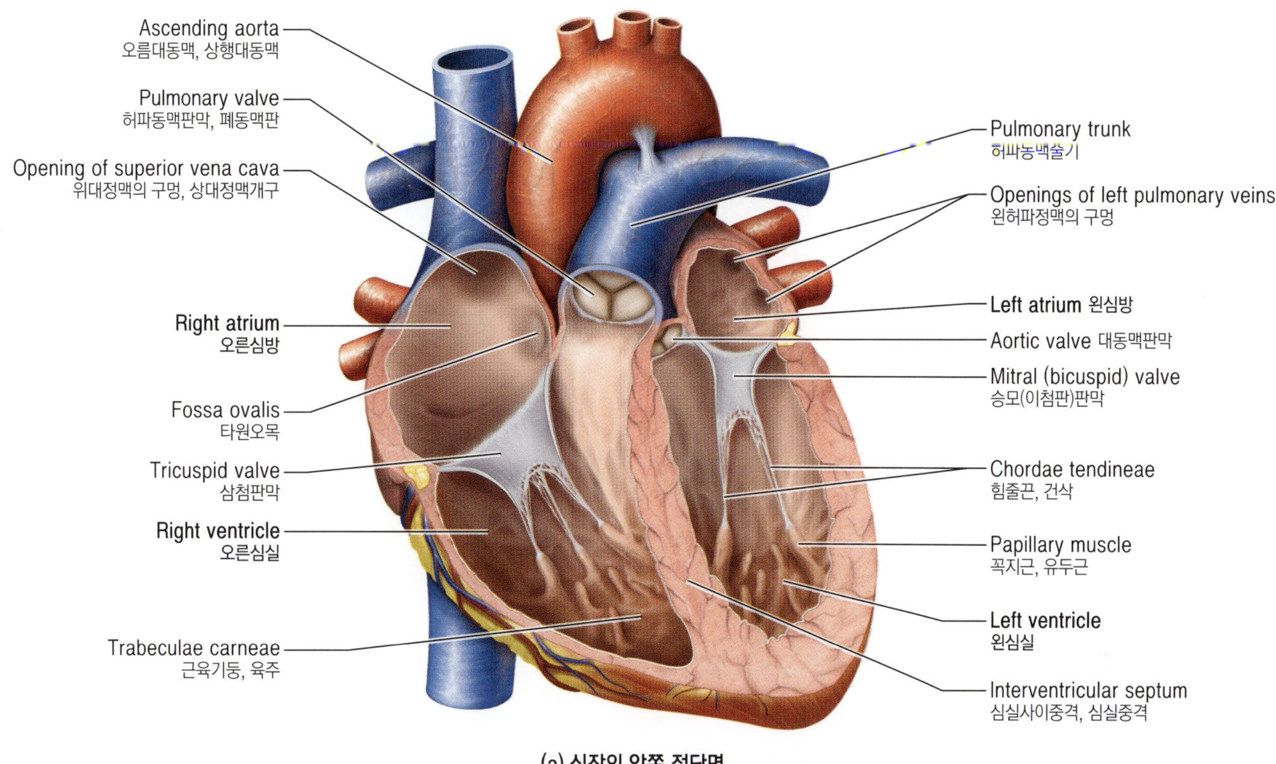

(a) 심장의 앞쪽 절단면

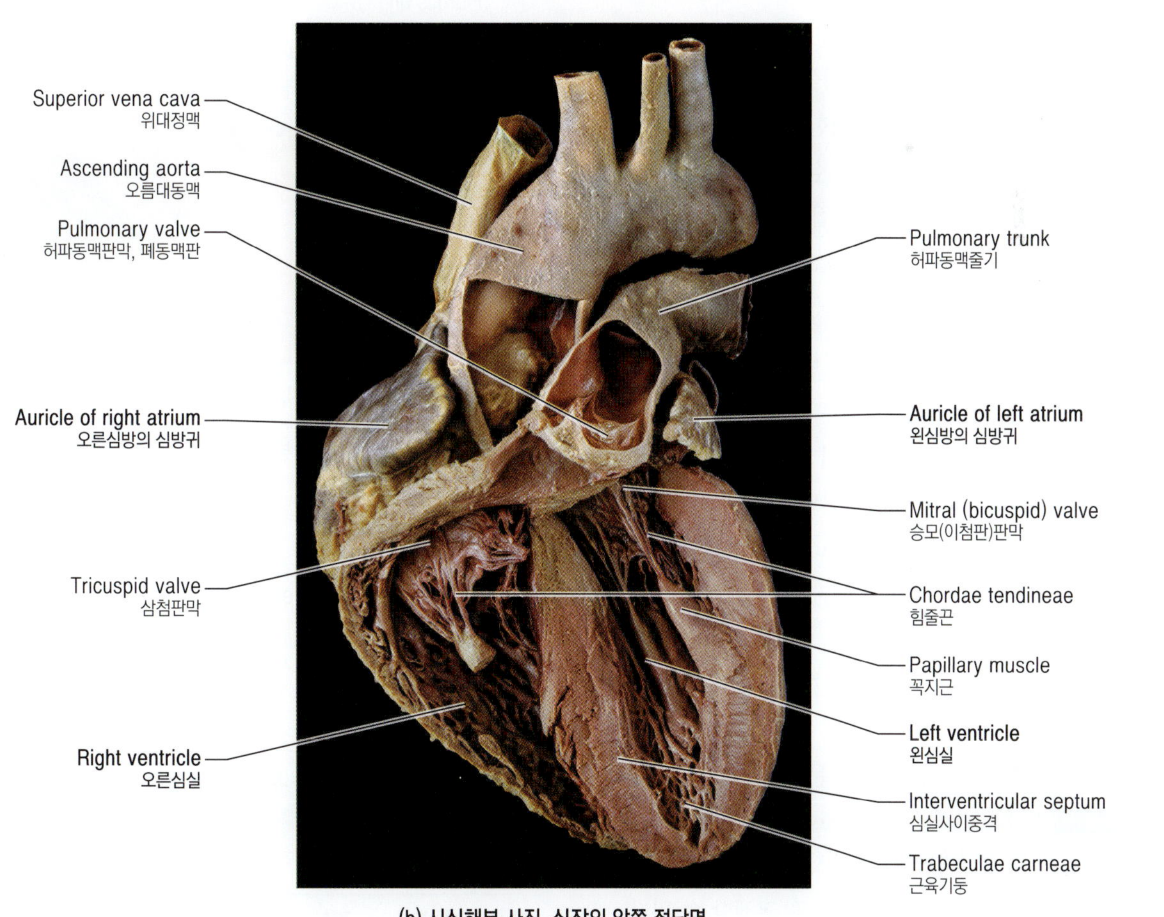

(b) 시신해부 사진, 심장의 앞쪽 절단면

그림 17.6 심장의 안쪽 해부학

온몸순환으로 이동한다. 일반적으로 심방으로 들어가는 정맥에서는 혈액의 역류가 발생하지 않는데, 이는 심방의 압력이 매우 낮고, 중력과 혈관의 압력으로 인해 혈액이 심방으로 흘러 들어가기 때문이다. 그러나 심실이 수축할 때는 압력이 매우 높기 때문에 혈액이 심방으로 역류할 수도 있다. 또한 심실에서 박출되는 혈액은 중력에 역행하여 압력이 높은 동맥으로 나가야 하므로, 심실로 역류할 수 있다. 이러한 역류를 방지하기 위해 심장에는 다음과 같은 두 가지 종류의 판막이 있다.

Atrioventricular Valve 방실판막. 심방과 실심 사이의 판막은 right atrioventricular (AV) valve(오른방실판막)와 left atrioventricular (AV) valve(왼방실판막)이다(그림 17.7a). 두 개의 방실판막은 첨판이라는 덮개로 이루어져 있으며, fibrous skeleton(섬유성뼈대)이 이를 지지하고 있다. 각 판막의 이름은 첨판의 수에 따라 불리는데, 오른심방과 오른심실 사이의 tricuspid valve(삼첨판막)는 3개의 첨판으로 되어 있고, 왼심방과 왼심실 사이의 bicuspid valve(이첨판막)는 2개의 첨판으로 되어 있다. 임상에서 이첨판막은 mitral valve(승모판막)로 더 많이 불려진다.

각 첨판의 아래쪽 가장자리는 힘줄끈에 의해 심실바닥에 있는 꼭지근과 연결되어 있다. 이러한 구조물은 판막이 닫힌 상태에서는 힘줄끈을 긴장시키고, 심실이 수축하여 압력이 증가할 때는 첨판이 심방쪽으로 뒤집어져 혈액의 역류를 방지한다.

Semilunar Valve 반달판막. 허파동맥줄기와 대동맥의 혈액은 semilunar (SL) valve(반달판막, 반월판)라고 불리는 2개의 판막에 의해 혈액이 심실로 역류되는 것을 방지한다. 반달이라는 단어는 판막의 3개 첨판이 반달 모양인 것을 의미한다. Pulmonary valve(허파동맥판막, 폐동맥판막)는 오른심실과 허파동맥줄기 사이에 있고, aortic valve(대동맥판막)는 왼심실과 대동맥 사이에 위치한다. 섬유성뼈대는 방실판막을 지원하는 것과 같은 방식으로 대동맥판막과 허파동맥판막을 지지한다. 허파동맥판막의 닫힌 모습과 열린 모습은 그림 17.7b를 참조한다.

판막의 기능부전은 여러 가지 문제를 일으킬 수 있다. 임상에서 적용하기 Valvular Heart Diseases(판막성심장병)를 참조한다. 기능이 상실된 판막은 외과적 수술에 의해 기계판막이나 사람의 사체 혹은 동물의 판막으로 교체할 수 있다.

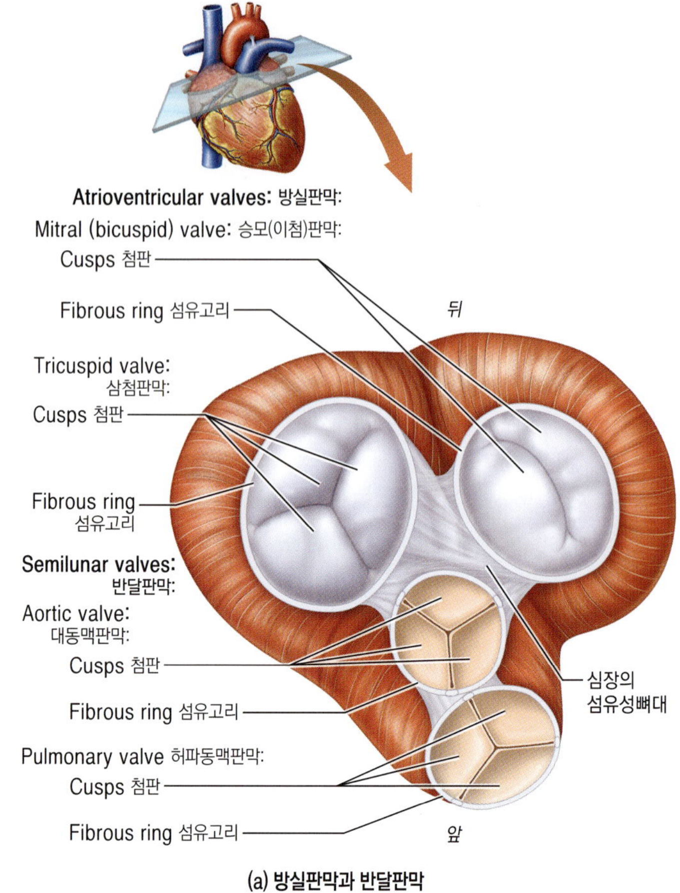

(a) 방실판막과 반달판막

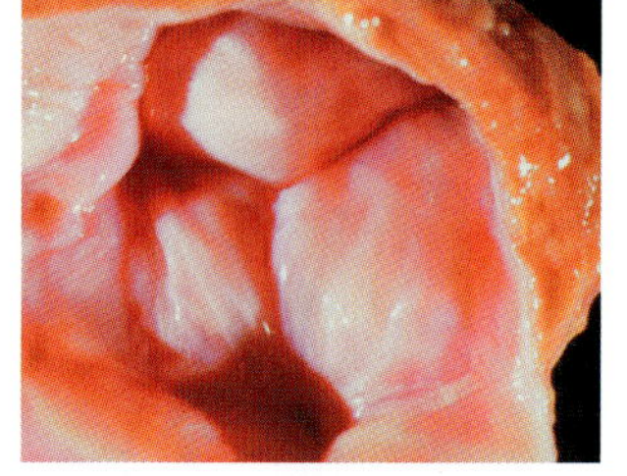
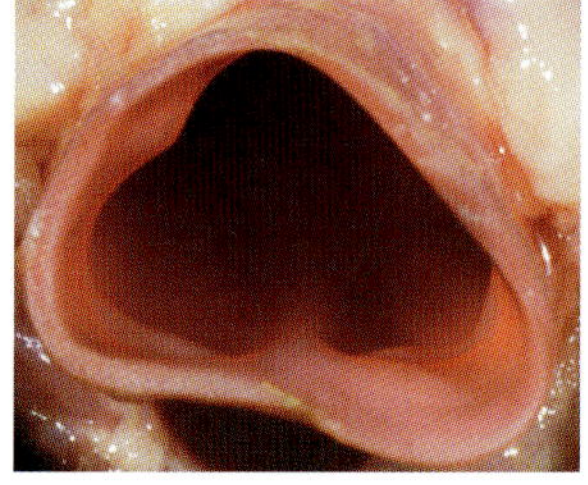

(b) 허파동맥판막, 닫힌모습(왼쪽)과 열린모습(오른쪽)

그림 17.7 방실판막과 반달판막의 해부학

확인하기

- ☐ 4. 네 개의 주요 great vessel(대형혈관)은 무엇이며, 혈액을 공급받는 혈관은 무엇인가?
- ☐ 5. Right ventricle(오른심실)과 left ventricle(왼심실)은 크기와 모양이 어떻게 다른가?
- ☐ 6. 혈액이 심장 안에서 오직 한 방향으로 흐르도록 하기 위해 심장의 판막이 중요한 이유는 무엇이라고 생각하는가?

Big Picture

Blood Flow Through the Heart 심장 혈류

심장의 오른쪽은 혈액을 허파로 펌프하여 산소화하고, 심장

Big Picture 심장 혈류

그림 17.8

① 온몸모세혈관의 혈액은 온몸 세포에 산소를 전달한다.

② 온몸정맥은 탈산소화된 혈액을 오른심방으로 되돌려 보낸다(그림 17.6).

③ 혈액은 오른심방으로부터 삼첨판막을 통과하여 오른심실로 들어간다(그림 17.6, 17.7).

④ 오른심실은 혈액을 펌프하여 허파동맥판막을 통과하여 허파동맥줄기로 들어간다(그림 17.3a, 17.7).

⑤ 허파동맥줄기는 혈액을 왼허파와 오른허파의 허파모세혈관으로 운반한다.

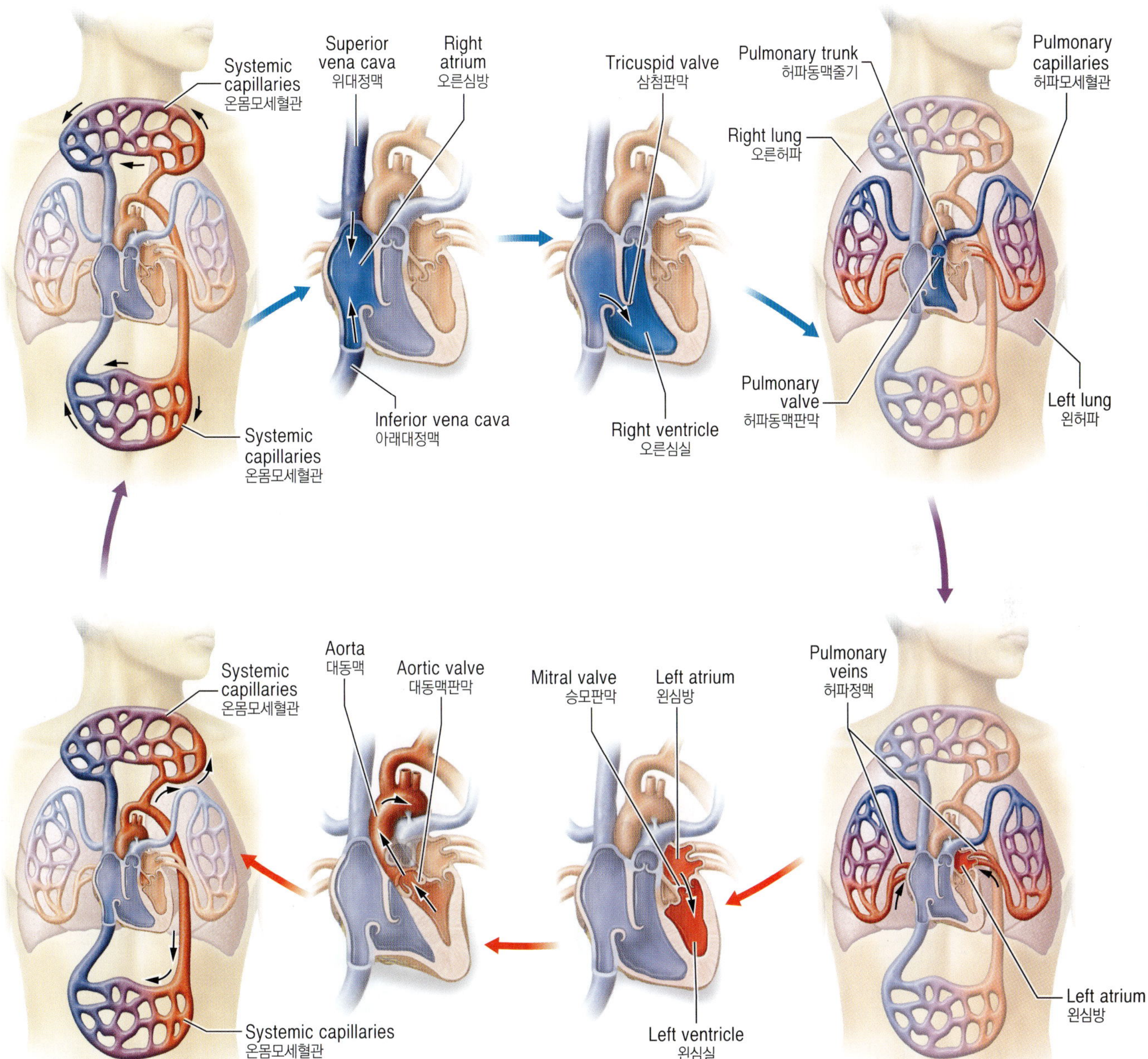

⑨ 대동맥은 혈액을 온몸모세혈관으로 운반하고, 이 주기는 계속된다(그림 17.3b).

⑧ 왼심실은 대동맥판막을 거쳐 대동맥으로 혈액을 펌프한다.

⑦ 혈액은 왼심방을 지나 승모판막을 거쳐 왼심실로 들어간다.

⑥ 혈액은 허파모세혈관에서 산소화되고 허파정맥은 산소화된 혈액을 왼심방으로 돌려보낸다.

임상에서 적용하기

Valvular Heart Diseases
판막성심장병

Valvular heart diseases(판막성심장병)는 판막에 하나 이상의 기능부전이 발생한 상태를 말한다. 이러한 질병은 선천성이거나 감염, 암 또는 면역계통의 장애로 인해 발생할 수 있다. 일반적인 판막결손의 두 가지 주요 유형에는 insufficiency(기능부전)와 stenosis(협착)가 있다. 기능부전의 판막은 완전히 닫히지 않아 혈액이 역류할 수 있고, 협착된 판막은 Ca^{2+} 침착물이 첨판에 쌓여, 첨판을 딱딱하고 유연하지 않게 만든다. 또한 혈액은 협착된 판막을 통해 흐르기 어려우며, 그 결과 혈액을 배출하기 위해 심장은 더 세게 펌프해야만 한다.

판막성심장병의 두 가지 유형 모두 심장박동시 '휙휙'하는 heart murmur(심장잡음)가 들릴 수 있다. 징후와 증상은 질병의 유형과 중증도에 따라 다르게 나타나지만, 주로 심장비대, 피로, 현기증, 심장 두근거림 등이 있다. 네 개의 판막 중 승모판막과 대동맥판막은 판막성심장병의 가장 흔한 예이다.

의 왼쪽은 몸의 나머지 전체에 혈액을 펌프한다. 이로 인해 혈액이 온몸의 세포에 산소와 영양소를 공급할 수 있는 것이다(그림 17.8).

확인하기

☐ 7. Systemic capillary(온몸모세혈관)의 시작과 끝, valve(판막)와 great vessel(대형혈관)을 포함하는 혈류의 전체 경로는 무엇인가?

Coronary Circulation 심장순환

심장의 방이 혈액으로 채워지더라도, 심장의 근육에 산소와 영양분을 직접 공급하기에는 심장벽이 너무 두껍다. 따라서 심장은 coronary circulation(심장순환, 관상순환)이라고 불리는 혈관에 의해 혈액이 공급되고 빠져나간다(그림 17.9).

Coronary Vessel 심장혈관

Coronary artery(심장동맥, 관상동맥)는 산소화된 혈액을 심장 모세혈관으로 운반한다. 그 다음 산소가 부족한 혈액을 모세혈관으로부터 coronary vein(심장정맥)으로 운반한다.

Coronary Artery 심장동맥. 왼심실은 혈액을 ascending aorta(오름대동맥)로 펌프한다. 오름대동맥이 왼심실에서 나온 직후, right coronary arteriy(오른심장동맥, 우관상동맥)와 left coronary artery(왼심장동맥, 좌관상동맥)가 갈라져 나온다. 오른심장동맥과 왼심장동맥은 각각 심장의 오른쪽과 왼쪽의 방실사이고랑으로 이동한다.

오른심장동맥은 오른심방과 심실에 혈액을 공급하는 marginal artery(모서리동맥)와 posterior interventricular artery(뒤심실사이동맥)를 분지한다(그림 17.9a 오렌지색 부분).

- **Marginal artery(모서리동맥).** 모서리동맥은 가장 큰 가지이며, 특징적으로 심장의 아래쪽 모서리 혹은 경계 주변으로 이어진다.
- **Posterior interventricular artery(뒤심실사이동맥).** 모서리동맥의 가지가 끝난 후, 오른심장동맥은 심장 뒤쪽으로 돌아 뒤심실사이고랑으로 이어진다.

왼심장동맥은 오름대동맥으로부터 갈라져나온 후, 보통 anterior interventricular artery(앞심실사이동맥)와 circumflex artery(휘돌이동맥, 회선동맥)로 분지된다.

- **Anterior interventricular artery(앞심실사이동맥).** 앞심실사이동맥은 LAD (left anterior descending artery, 왼앞내림동맥)라고도 부른다. 이 혈관은 심장꼭대기에서 뒤로 돌아서 뒤심실사이동맥과 만난다. 이러한 경로를 통해 심실사이막, 앞왼심실의 대부분, 뒤왼심실의 일부에 혈액을 공급한다(그림 17.9a 노란색 부분).
- **Circumflex artery(휘돌이동맥).** 휘돌이동맥은 왼심방심실사이고랑을 따라 돌아서 심장 주변으로 구부러진다. 이 동맥은 왼심방과 왼심실의 일부에 혈액을 공급한다(그림 17.9a 분홍색 부분).

이러한 동맥들은 경피적 coronary angiography(관상동맥조영술)를 통해 혈관을 볼 수 있다. 이 시술에서 온몸순환의 동맥을 통해 작은 관을 삽입하여 오름대동맥으로 들어가고 이어서 오른심장동맥과 왼심장동맥으로 들어간다. 이후 특수조영제를 동맥으로 주입하여 다음과 같은 X-ray 영상을 만들어낸다.

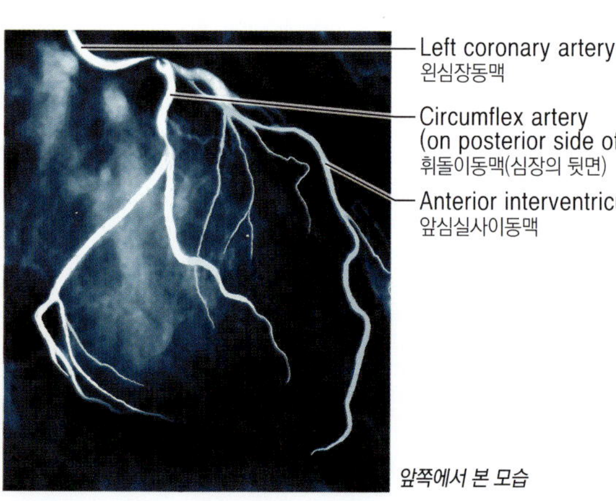

Coronary Vein 심장정맥. Coronary vein (cardiac veins, 심장정맥)에서 정맥 혈류의 가장 일반적인 패턴은 그림 17.9 b에 나와 있다. 일반적으로 심장정맥의 대부분은 심장 뒷면의 오른심방에 있는 coronary sinus(심장동맥굴, 관상정맥동)와 연결된다. 심장동맥굴은 세 개의 주요 정맥에서 혈액을 받는다.

- **Great cardiac vein(큰심장정맥).** Great cardiac vein(큰심장정맥, 대심장정맥)은 앞심실사이고랑을 따라 올라가고, 왼심방심실사이고랑을 따라 심장의 뒷면으로 흐른다. 이러한 정맥은 왼심방과 양쪽 심실의 많은 부분에서 혈액을 받아온다(그림 17.9a 파란색 부분).
- **Small cardiac vein(작은심장정맥).** Small cardiac vein(작은심장정맥, 소심장정맥)은 오른심방심실사이고랑을 따라 흐르면서, 오른심방과 오른심실 혈액의 일부를 받아온다(그림 17.9a 연보라색 부분).
- **Middle cardiac vein(중간심장정맥).** Middle cardiac vein(중간심장정맥)은 뒤심실사이고랑을 따라 흐르면서, 뒤왼심실 혈액의 대부분을 받아온다(그림 17.9a 청록색 부분).

Coronary Artery Disease and Myocardial Infarction 심장동맥질환과 심근경색

심장동맥에 지방물질인 plaques(플라그, 판)가 축적되면, CAD (coronary artery disease, 심장동맥질환)가 발생하는데, 이는 전 세계적으로 주요 사망 원인 중 하나이다. 심장동맥질환은 심장근육으로의 혈류를 감소시켜, myocardial ischemia(심근허혈)로 알려진 산소부족 상태가 된다. 그러

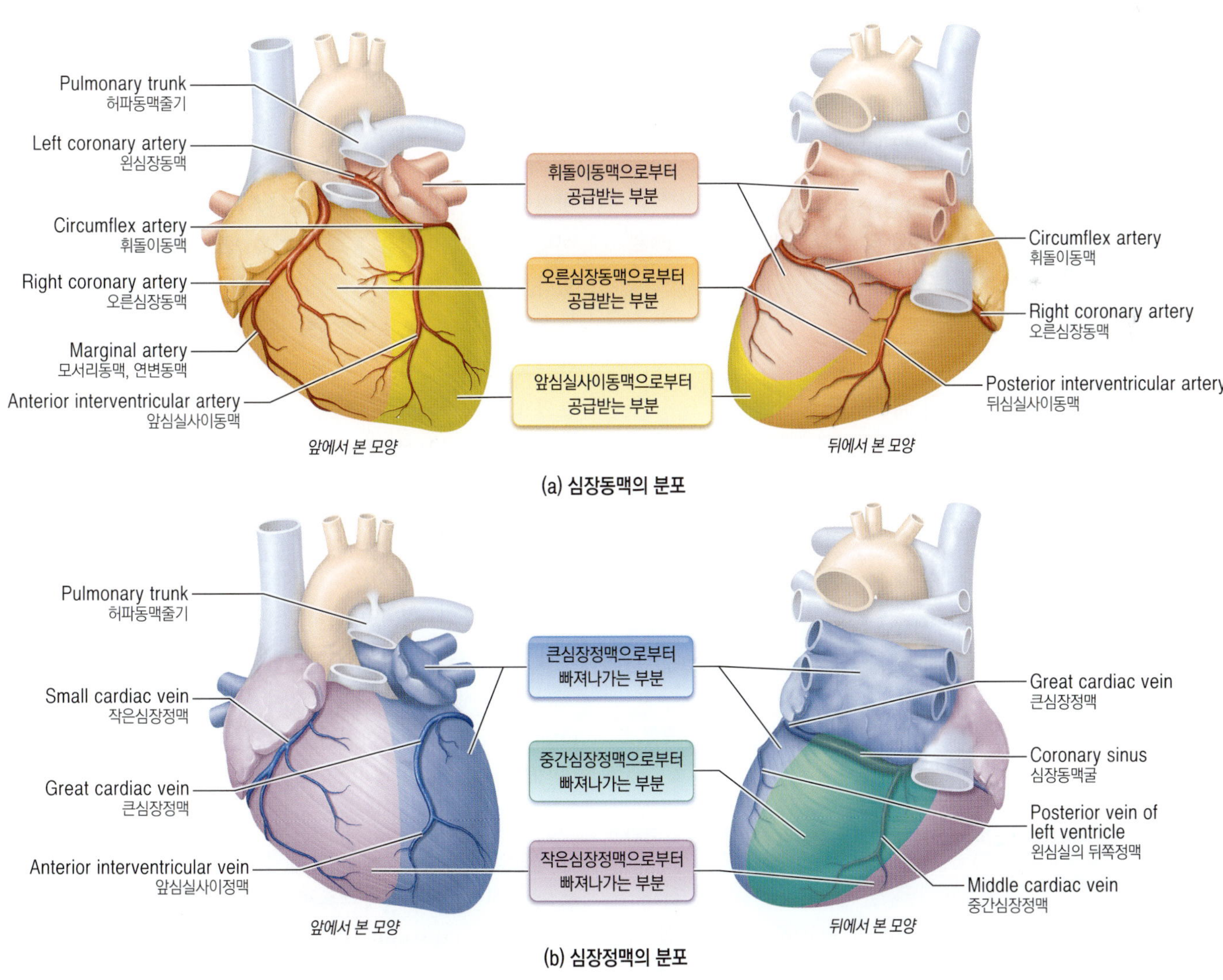

그림 17.9 심장순환

나 불행히도 심장동맥질환은 종종 증상이 나타나지 않기 때문에 초기에 질환을 발견할 수 있는 기회를 놓치는 경우가 많다. 일반적으로 증상이 나타나면, angina pectoris(협심증)라고 하는 가슴통증의 형태로 나타난다.

심장동맥질환의 가장 위험한 결과는 MI (myocardial infarction, 심근경색) 또는 cardioplegia(심장마비)이다. 일반적으로 심근경색은 심장동맥의 플라그가 파열되고, 심장근육으로 가는 혈류를 방해하는 혈전이 형성될 때 발생한다. 이로 인해 혈류 공급이 차단되어 심장근육조직이 경색되거나 죽게 된다. 심근경색 후 생존율은 손상 정도와 위치에 따라 다르게 나타난다. 일반적으로 cardiac muscle cell(심장근육세포)은 유사분열을 겪지 않으므로 심근경색 후에 죽은 세포는 섬유성이나 비협착성 흉터조직으로 대체된다. 일부 심장근육의 손상은 남아있는 심장근육의 부담을 증가시킨다.

확인하기

- ☐ 8. Right coronary artery(오른심장동맥)는 어디에 위치하는가? 주요 가지는 무엇이고, 혈액을 공급하는 곳은 어디인가?
- ☐ 9. Left coronary artery(왼심장동맥)는 어디에 위치하는가? 주요 가지는 무엇이고, 혈액을 공급하는 곳은 어디인가?
- ☐ 10. Coronary circulation(심장순환)의 정맥혈을 받는 가장 큰 정맥은 무엇이며, 어디에 위치하는가?

17.3 심장근육조직의 해부학과 전기생리학

Cardiac Muscle Tissue Anatomy and Electrophysiology

학습목표

1. 심장근육조직과 뼈대근육조직의 차이점을 구별할 수 있다.
2. 각 단계에서 발생하는 이온 이동을 포함한 심장근육세포의 action potential(활동전위) 단계를 설명하고, plateau phase(정점지속기)의 중요성을 설명할 수 있다.
3. Pacemaker cell(박동조율기 세포), 심장수축세포, 뼈대근육세포에서 활동전위가 생성되는 방식을 비교 · 설명할 수 있다.
4. 심장전도계통과 이들의 기능에 대해 설명할 수 있다.
5. 정상 ECG 파형을 확인하고, 심전도 파형을 심장의 전기적 활동과 연관시켜 설명할 수 있다.

심장은 자율적으로 수축을 하고 있다. 모든 근육세포와 마찬가지로, cardiac muscle cell(심장근육세포)은 전기적 자극에 반응하여 action potential(활동전위)을 일으켜 수축한다. 그러나 심장근육세포는 뼈대근육섬유나 smooth muscle cell(민무늬근육세포)과는 다르게, 활동전위를 생산하기 위한 신경계통으로부터의 자극을 필요로 하지는 않는다. 이는 전기적 활동이 pacemaker cell(박동조율기 세포)로 불리는 변형된 심장근육세포의 독특한 집단에 의해 조정되기 때문이다. 또한 이러한 세포는 리드미컬하고 자발적으로 심장근육세포의 활동전위를 조절하고, 심장근육에 자율적인 박동성을 부여한다. 즉, 신경계통으로부터의 자극없이도 스스로 자신의 리듬을 설정한다.

Histology of Cardiac Muscle Tissue and Cell 심장근육조직과 세포의 조직학

심장근육세포와 뼈대근육섬유를 비교해 보면, 뼈대근육섬유와 같이 심장근육세포도 줄무늬를 가지고 있다. 이는 현미경으로 볼 때, 세포가 밝고 어두운 띠를 가지고 있음을 의미한다. 이러한 줄무늬는 심장근육세포 내 contractile protein(수축단백질)의 배열로 인한 것이며, transverse tubule(가로세관)과 sarcoplasmic reticulum(근육세포질그물)을 가지고 있다. 이러한 구조적 유사성은 생리학적 유사점을 반영한다. 즉, 뼈대근육과 심장근육의 조직 모두 수축-슬라이딩 필라멘트기전을 통해 수축을 일으키는 기능을 가지고 있다.

그러나 이러한 유사점에도 불구하고, 심장근육세포와 뼈대근육세포 사이에는 주목할 만한 차이가 있다. 뼈대근육세포와 다르게 심장근육세포는 긴 섬유를 만들지 않는 대신, 개별적이고, 대부분 단일 핵으로 되어 있으며, 뼈대근육세포보다 짧고 넓다. 또한, 심장근육세포는 산소를 운반하는 단백질인 myoglobin(미오글로빈)을 풍부하게 함유하고 있으며, 세포질 용적의 거의 절반이 mitochondria(미토콘드리아, 사립체)로 구성되어 있다. 이러한 사실은 높은 에너지 수요를 보여준다.

두 근육세포의 또 다른 차이점은 심장근육세포는 인접한 intercalated disc(사이원반, 개재원반)와 연결된다는 것이다. 사이원반은 박동조율기 세포를 수축세포에 연결하고, 수축세포를 또 다른 세포에 연결한다. 심장근육세포의 세포막은 원반과 만나는 곳에서 크게 주름져 있다(그림 17.10). 또한 주름의 끝에서 심장근육세포가 찢어지는 것을 방지하는 desmosome(부착반점)을 발견할 수 있다. 세포막의 평평한 부분이 닿는 gap junction(틈새이음)은 이온이 세포에서 또 다른 세포로 신속하게 통과할 수 있도록 하여 심장근육세포

사이의 통신을 가능하게 한다.

이러한 틈새이음은 단순 electrical synapse(전기시냅스)이다. 원반 안의 틈새이음은 박동조율기 세포의 전기적 활동을 소설하여 선기시냅스를 통해 보는 심상근육세포에 빠르게 퍼지도록 한다. 이는 심장을 마치 하나의 세포처럼 수축하게 하며, 이를 심장근육의 functional syncytium(기능적 융합체)이라고 한다.

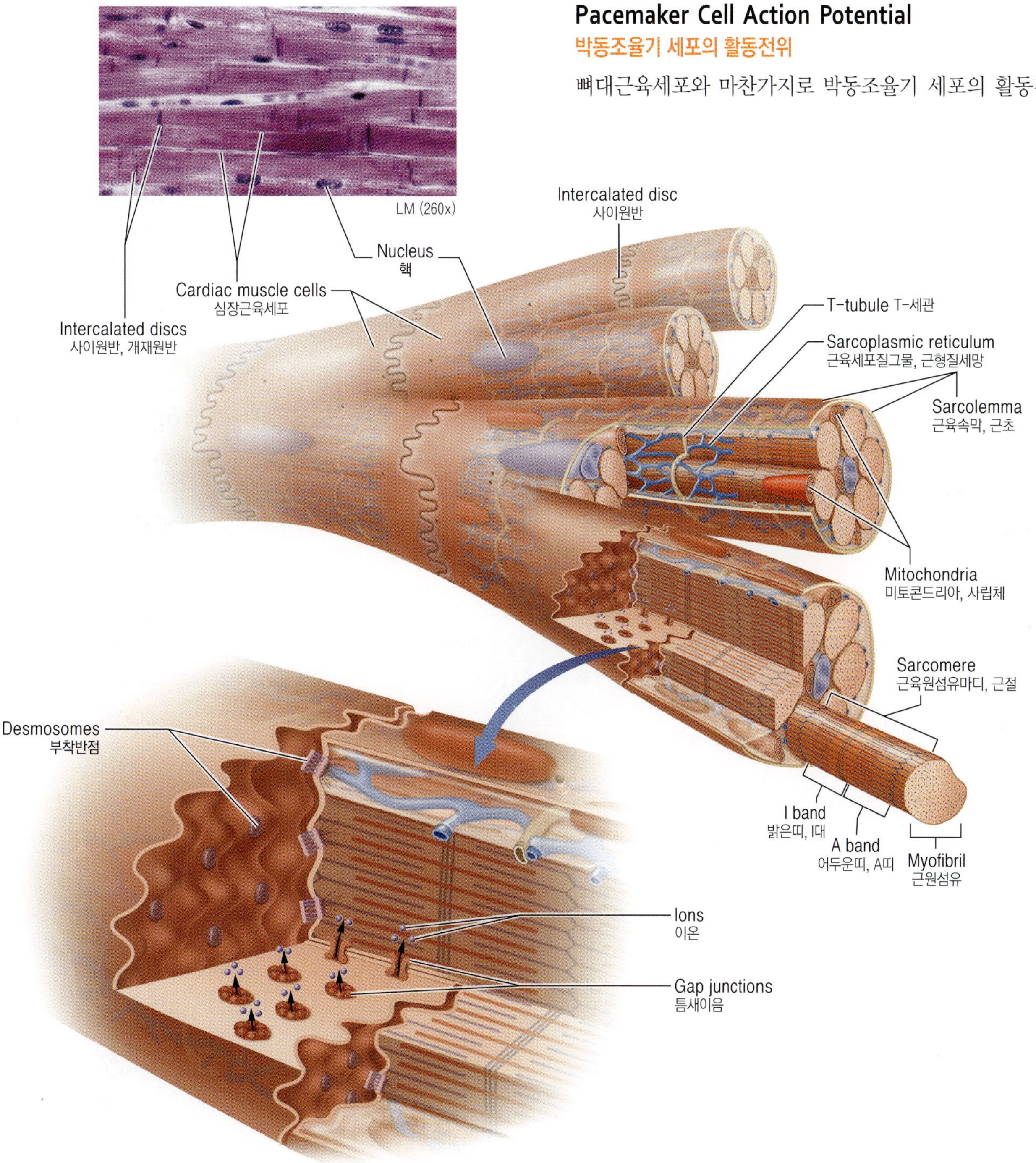

확인하기

- ☐ 1. Pacemaker cell(박동조율기 세포)과 수축세포는 어떻게 다른가? 자율박동성은 무엇인가?
- ☐ 2. Intercalated disc(사이원반)란 무엇이며, 이들의 기능은 무엇인가?

Cardiac Electrophysiology: Pacemaker Cell and the Cardiac Conduction System
심장 전기생리학: 박동조율기 세포와 심장전도계통

Pacemaker Cell Action Potential
박동조율기 세포의 활동전위

뼈대근육세포와 마찬가지로 박동조율기 세포의 활동전위는

그림 17.10 심장근육세포

membrane potential(막전위)의 역전으로 인해 발생한다. 이러한 변화는 근육섬유막의 안과 밖으로 이온을 이동시키는 막 양쪽의 Ca^{2+} (calcium ion, 칼슘이온), Na^{+}, K^{+} (potassium ion, 포타슘이온)의 불균등한 농도 차이 때문이다. Pacemaker potential(박동조율기 전위)은 SVC (superior venae cava, 위대정맥, 상대정맥)에서 오른심장으로 들어오는 근처에 있는 sinoatrial node (SA node, 굴심방결절, 동방결절)에서 분당 60~100회의 속도로 전기적 신호를 생성한다.

Anatomy of the Cardiac Conduction System
심장전도계통의 해부학

박동조율기 활동전위는 심장전도계통에 의해 atria(심방)에서 심실로 빠르게 퍼진다. 심장전도계통에는 세 종류의 박동조율기 세포 그룹이 있다(그림 17.11).

- **Sinoatrial node(굴심방결절).** 굴심방결절(SA node)은 오른심방의 SVC 개구부의 약간 옆쪽에 위치해 있다. 정상 상태에서 굴심방결절 세포는 가장 빠른 depolarization(탈분극) 속도를 가지고 있는데, 1분에 약 60~100회 이상이다. 그러나 이러한 속도는 교감신경계통과 부교감신경계통의 영향을 받을 수 있다.
- **Atrioventricular node(방실결절).** 방실결절(AV node)은 tricuspid valve(삼첨판막)의 위쪽 중앙에 위치해 있다. 이 세포들은 굴심방결절보다 느린 고유의 속도를 가지고 있어, 1분에 약 40~60회로 탈분극한다.
- **Purkinje fiber system(푸르킨예섬유계통).** 이러한 세포 그룹의 탈분극 속도는 1분에 약 20~40회로 가장 느리다. 때때로 푸르킨예섬유계통 세포는 비전형적 박동조율기라고 불리는데, 이들의 활동전위가 다른 종류의 이온통로에 의존하고 있고, 세포들이 약간 다른 방식으로 기능하기 때문이다. 그림 17.11에 있는 푸르킨예섬유의 세 가지 구성(방실다발, 오른다발가지와 왼다발가지, 푸르킨예섬유의 말단가지)을 참조한다. Atrioventricular bundle (AV bundle, 방실다발)은 각각 right bundle branches(오른다발가지)와 left bundle branches(왼다발가지), terminal branches(말단가지)로 심실의 수축세포와 연결된다.

Pacing the Heart: Sinus Rhythm 심장박동: 굴리듬

세 가지 종류의 박동조율기 세포는 잠재적으로 탈분극하여 심장을 박동할 수 있지만, 가장 빠르게 탈분극하는 박동이 심장박동을 리드하게 된다. 따라서 가장 빠른 박동조율기가 기능을 멈추는 경우에만 다른 박동조율기가 심장박동을 리드할 수 있다.

굴심방결절은 심장의 정상 박동조율기이다. 굴심방결절에 의해 전기적 리듬이 만들어지고 유지되는 것을 sinus

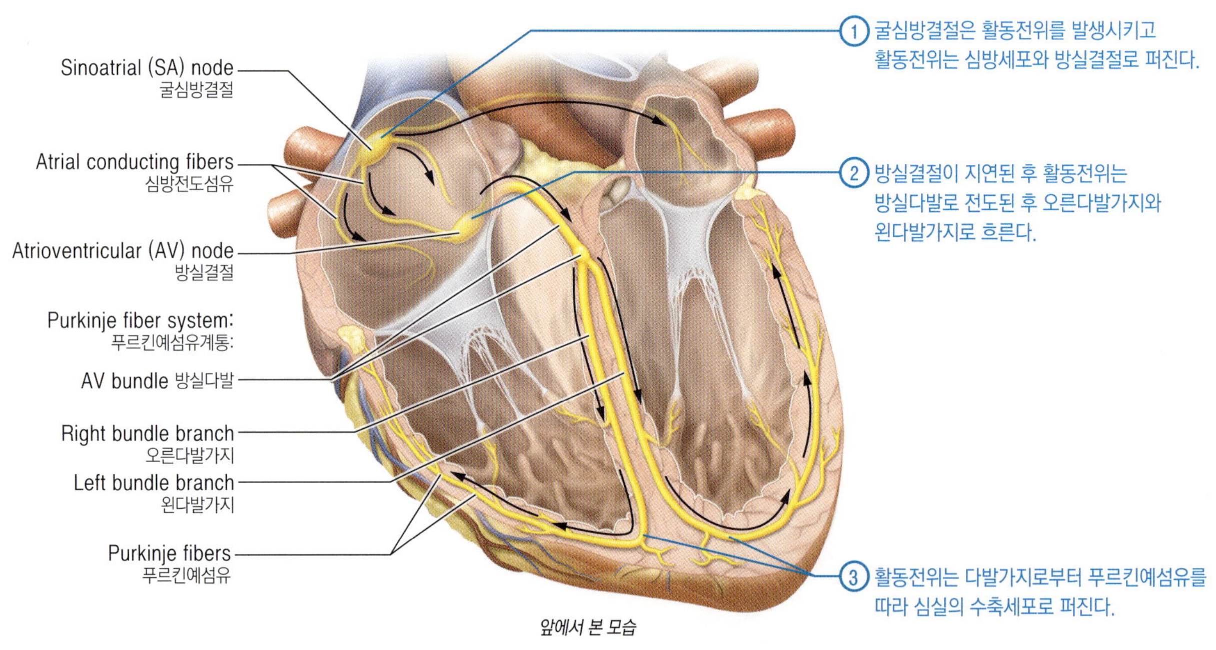

그림 17.11 심장전도계통

rhythm(굴리듬, 동성리듬)이라고 한다. 일반적으로 방실결절과 푸르킨예섬유계통은 굴심방결절에 의해 만들어진 활동전위만 전도된다. 그러나 굴심방결절이 작동을 멈추면, 방실결절은 다소 느리지만 성공적으로 심장박동을 할 수 있다. 푸르킨예섬유계통의 방실다발은 방실결절과 심실 사이의 유일한 연결이다. 그러므로 이 계통이 차단되면, 굴심방결절이 정상적으로 작동하더라도 심실은 박동할 수 없다. 푸르킨예섬유계통은 심장을 박동시킬 수 있지만, 탈분극 속도가 너무 느려 생명을 유지하기는 어렵다. 때때로 굴심방결절이 아닌, 다른 박동조율기 세포의 수축에 의한 심장박동을 ectopic pacemaker(기외수축, 이소성심장박동조율기)라고 하는데, 이는 불규칙한 심장 리듬을 유발할 수 있다.

Conduction Pathway Through the Heart
심장전도 경로

심장전도계통을 통한 심장박동의 전기적 흐름에 초점을 맞추어 살펴보자. 정상 상태에서 ① 굴심방결절은 활동전위를 생성하여 틈새이음을 통해 주변 심방 세포로 급속하게 퍼지고, 전기적 흥분이 특수화된 심방전도섬유에 의해 방실결절로 전달되는데, 약 0.03초가 소요된다. ② 전기적 흥분이 방실결절에 도달하면, 전도는 두 가지 조건의 결과로 상당히 느려진다. 첫 번째, 방실결절세포 사이의 틈새이음 수가 적고, 두 번째는 방실결절을 둘러싸고 있는 비전도성 섬유체의 존재이다. 일반적으로 방실결절 지연으로 알려진 느린 전도는 약 0.13초 지속된다. 활동전위가 굴심방결절에서 방실다발로 퍼지는 데 걸리는 시간은 심방이 심실보다 먼저 탈분극할 수 있게 하여, 심실이 혈액으로 채워지는 시간을 가지게 한다. 또한 전류가 심방으로 역류하는 것을 방지하는 데 도움이 된다.

그러면 활동전위는 방실다발에서 오른다발가지와 왼다발가지로 전도된다. ③ 이 지점에서 탈분극이 Purkinje fiber(푸르킨예섬유)를 따라 심실의 수축세포로 퍼진다. 푸르킨예섬유의 전도속도는 가장 빠른데, 이는 푸르킨예섬유의 이온통로가 다르고 세포막 안 틈새이음의 수가 많기 때문이다. 약 0.06초 안에 오른심실과 왼심실의 전체 면적이 탈분극되고, 총 활동전위 시간은 약 0.22초 정도이다.

확인하기

☐ 3. 심장 안에서 pacemaker(박동조율기)로 작용할 수 있는 세포 집단은 무엇인가? 그들은 어떤 차이가 있는가?
☐ 4. 방실결절 지연의 중요성은 무엇인가?

Cardiac Electrophysiology: Contractile Cell
심장전기생리학: 수축세포

심장근육세포 대부분은 수축세포로 이루어져 있다. 뼈대근육이나 신경세포의 수축기전과 유사한 심장근육수축세포의 활동전위에 대해 알아보자.

Contractile Cell Action Potential 수축세포의 활동전위

박동조율기 세포에 의해 발생되는 활동전위는 세포를 연결하는 intercalated disc(사이원반)를 통해 수축세포로 빠르게 전달된다. 박동조율기 전위는 수축세포가 다음과 같은 순서를 따라 활동전위를 갖도록 만든다(그림 17.12).

① **Rapid depolarization phase(빠른탈분극기).** 박동조율기 세포의 활동전위는 근육섬유막의 이온통로를 활성화하는 인접한 세포 안의 전압 변화로 인해 발생한다. 이러한 현상은 세포막이 빠르게 탈분극하여 Na^+가 즉각적이고 대량으로 유입됨으로서 일어난다.

② **Initial repolarization phase(초기재분극기).** 탈분극파 이후에 즉시 작은 초기 재분극이 일어난다(그림 17.12). 작은 재분극은 Na^+ 통로의 갑작스러운 비활성화와 잠깐 열리는 선택적 K^+ 통로를 통한 K^+의 매우 작은 유출로 인한 것이다.

③ **Plateau phase(정점지속기).** ②단계에서 재분극의 완료를 계속한다면, 활동전위는 뼈대근육섬유의 활동전위와 거의 동일해 보일 것이다. 그러나 탈분극은 약 0mV에서 유지되는데, 이를 plateau phase(정점지속기, 고원기)라고 한다(그림 17.12). 이 중요한 단계는 주로 Ca^{2+} 통로의 느린 개방과 Ca^{2+}의 유입으로 인한 것이다(특정 Na^+ 통로도 개방상태임). Ca^{2+}가 들어감에 따라 K^+가 다른 통로를 통해 빠져나오므로 막전위의 실제 변화는 매우 적다. 또한 Ca^{2+} 통로는 느리게 닫히므로 정점지속기가 초기 탈분극기보다 훨씬 오래 지속될 수 있다.

④ **Repolarization phase(재분극기).** 활동전위의 마지막 단계는 Na^+와 Ca^{2+} 통로가 모두 휴지기로 돌아가고, 대부분의 K^+ 통로가 열릴 때 발생한다. 양전하인 K^+가 심장근육세포를 빠져나가고, 막전위는 약 −85mL의 안정기 값으로 돌아오게 된다.

수축세포의 활동전위 순서는 한 가지 중요한 예외인 정점지속기를 제외하고는 뼈대근육섬유의 활동전위와 유사하다. 뼈대근육섬유와 심장수축세포에서 활동전위의 시기를 비교해본다.

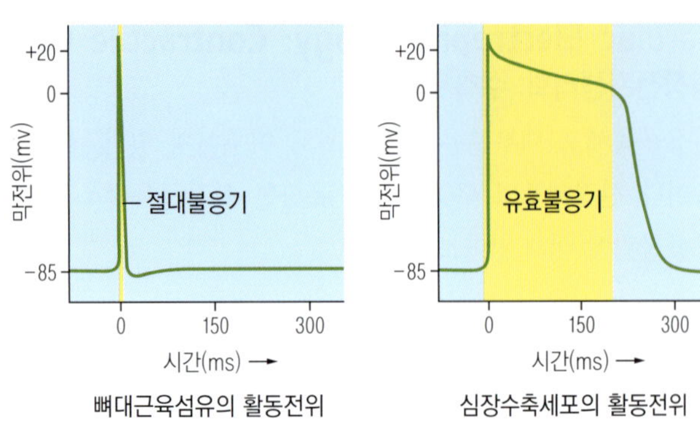

심장의 활동전위가 뼈대근육섬유의 활동전위 같이 약 1~5msec만 지속된다면, 심장에는 약 15배 더 빠른 심장박동이 발생할 것이다. 정점지속기는 심장의 활동전위를 약 200~300msec로 연장시켜 심장박동을 늦추고, 심장이 혈액으로 채워지는 데 필요한 시간을 제공한다. 또한 정점지속기는 심장수축의 힘을 증가시킨다. 연장된 활동전위는 근육 긴축을 오랫동안 지속할 수 있게 만들어줌으로써 더 많은 힘을 낼 수 있으며, 슬라이딩-필라멘트 메커니즘을 통해 세포

① **빠른탈분극기:** 전압-작동 Na^+ 통로가 활성화되고, Na^+가 들어가며, 막이 빠르게 탈분극된다.

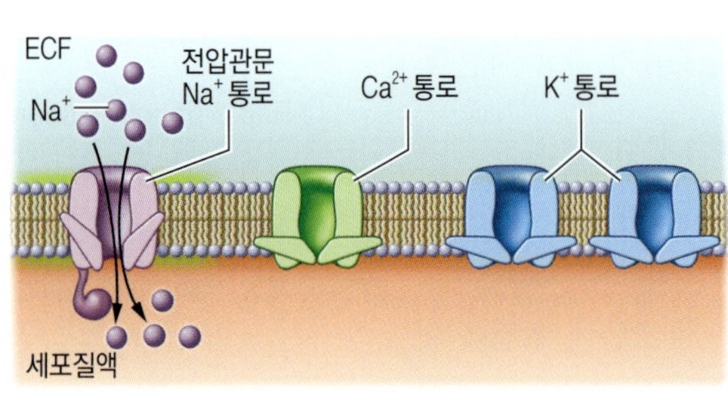

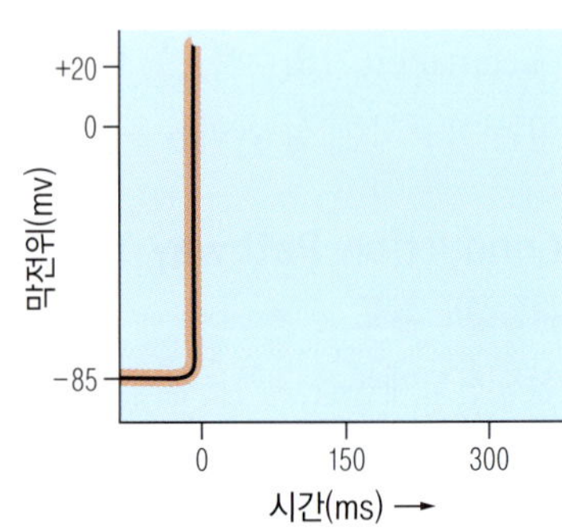

② **초기재분극기:** Na^+ 통로가 활성화되고 몇 개의 K^+ 통로가 열리면, K^+가 빠져나가고 작은 초기재분극이 발생한다.

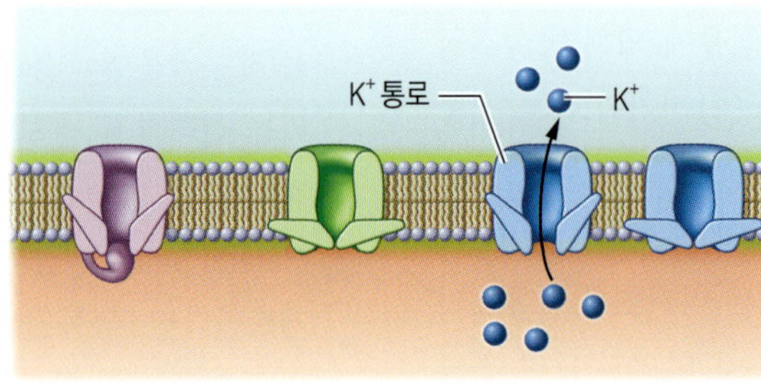

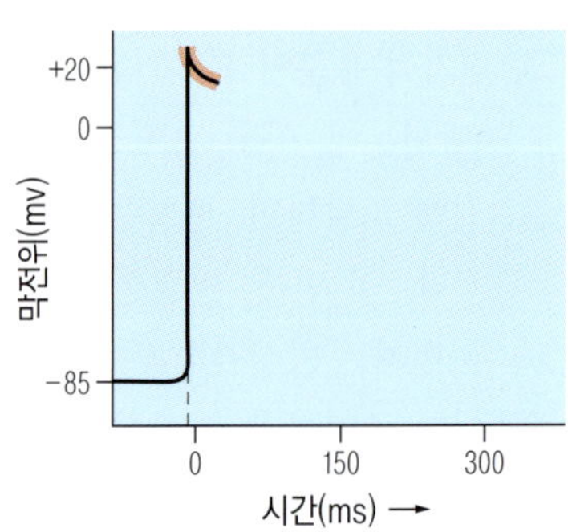

③ **정점지속기:** Ca^{2+} 통로가 열리고 K^+가 나가는대로 Ca^{2+}가 들어오면, 탈분극이 연장된다.

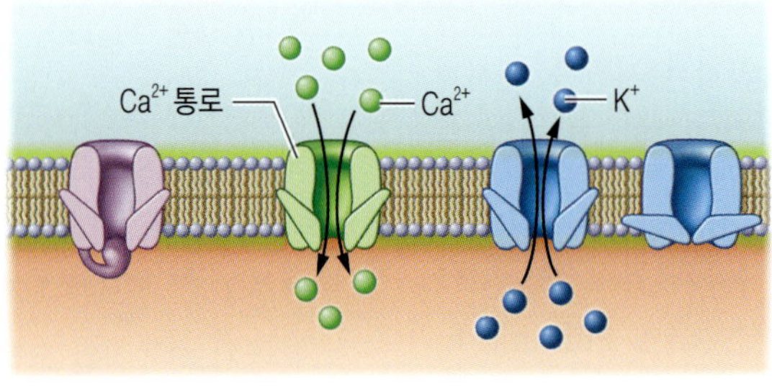

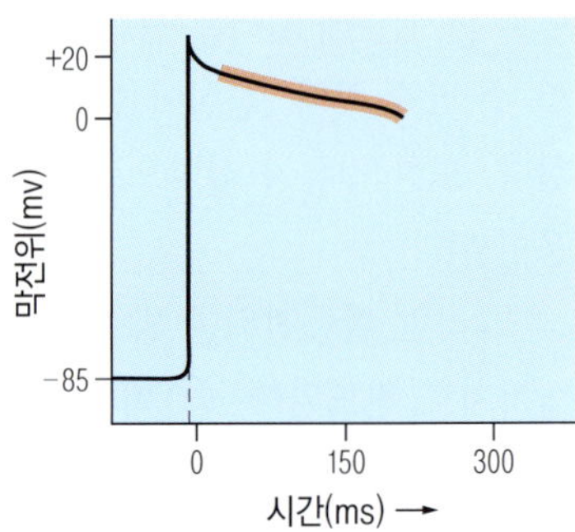

④ **재분극기:** Na^+와 Ca^{2+} 통로가 닫히고도 K^+가 계속 빠져나가면 재분극이 일어난다.

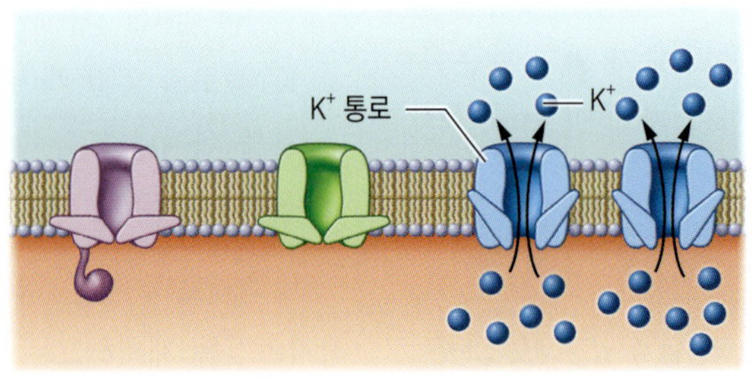

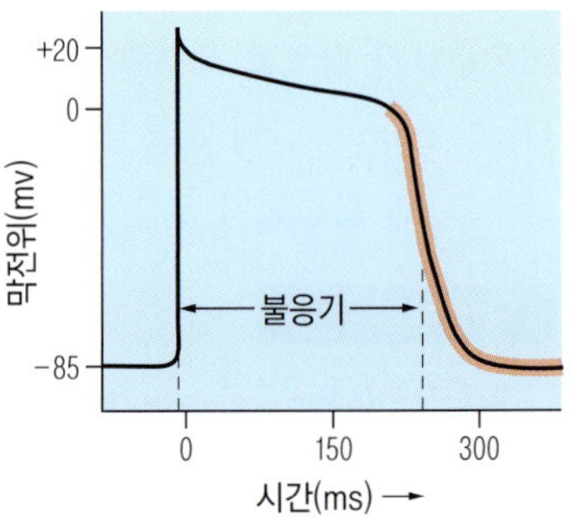

그림 17.12 수축세포 활동전위

의 수축에 필요한 Ca^{2+}가 세포에 더 많이 들어가도록 할 수 있다.

정점지속기는 refractory period(불응기)를 연장하게 하여 심장에 강직이 발생하는 것을 방지한다. 불응기는 흥분성 세포를 다시 자극할 수 없도록 하는 시간이다. 뼈대근육섬유의 절대불응기는 너무 짧아서 반복적인 자극으로 강직이 발생할 수 있지만, 심장근육세포의 불응기는 꽤 길어서 세포가 강직 상태에 들어갈 수 없다. 이는 심장근육세포가 다시 수축하도록 자극되기 전에 심장이 이완되고, 심실이 혈액으로 채워지도록 한다.

확인하기

- ☐ 5. 수축세포의 action potential(활동전위)이 발생하는 순서는 무엇인가? 활동전위에서 plateau phase(정점지속기)의 중요성은 무엇인가?
- ☐ 6. Cardiac muscle cell(심장근육세포)의 refractory period(불응기)는 뼈대근육섬유와 어떻게 다른가? 그 목적은 무엇인가?

Electrocardiogram ECG(심전도)

심장근육세포에서 일어나는 전기적 활동을 그린 ECG (electrocardiogram, 심전도)는 심장을 검사하는 중요한 임상적 진단도구 중 하나이다. ECG는 환자의 피부표면에 전극을 놓음으로써 기록된다. 이러한 전극은 심장의 고유한 위치로부터의 전기적 활동의 변화를 wave(파동)로 기록한다. 파동은 전기적 활동의 변화를 보여주는 것이다. 만약 차이가 없다면, ECG에 파동이 나타나지 않는다. 그러나 ECG 상의 선이 파동 사이에 평평하더라도 심장의 세포는 활동전위의 어떤 단계에 있는 것이다.

ECG 기록은 보통 5개의 파동으로 이루어져 있으며, 각 파형은 심장의 각기 다른 부분에서의 depolarization(탈분극)이나 repolarization(재분극)을 의미한다. ECG 파동은 다음과 같다(그림 17.13).

- **P wave (P파).** 초기의 작은 P wave (P파)는 심방 세포의 탈분극을 의미한다. P파는 ECG 상에서 거의 언제나 위쪽을 향한 굴절을 기록한다.
- **QRS complex (QRS 복합).** QRS complex (QRS 복합)는 심실의 탈분극을 의미하는데, 3개의 큰 파로 나뉜다. Q파는 아래로 향하는 첫 번째 굴절이고, R은 위쪽으로 향하는 큰 굴절이며, S는 아래를 향하는 두 번째 굴절이다. QRS는 보통 P파보다 훨씬 큰 규모인데, 심방과 심실의 크기 차이 때문이다. 심방의 재분극은 심실의 탈분극과 함께 일어나며, 작은 전기적 신호를 만들어내지만, 훨씬 큰 QRS 복합으로 인해 보기가 힘들며, 기록에서도 나타나지 않는다.

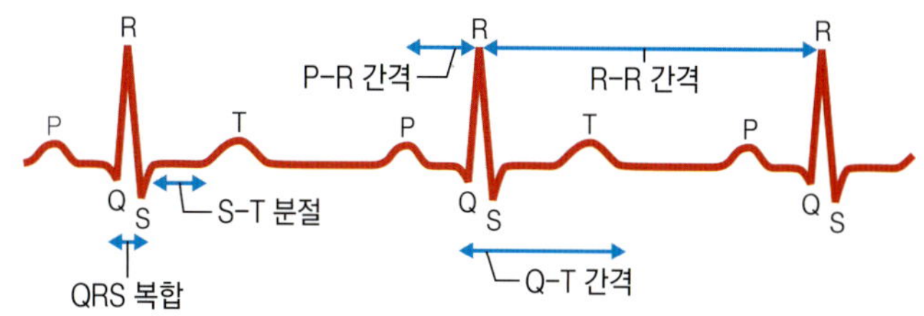

심전도 결과	의미
P파	심방의 탈분극
QRS 복합	심실의 탈분극 (심방의 재분극 차폐)
T파	심실의 재분극
R-R 간격	심장활동전위의 전체 지속기간
P-R 간격	심방의 탈분극과 방실결절 지연의 기간
Q-T 간격	심실 활동전위의 전체 기간
S-T 분절	심실의 정점지속기

그림 17.13 정상 ECG

- **T wave (T파).** 작은 T wave (T파)는 QRS 복합의 S파 이후에 발생하며, 심실의 재분극을 의미한다. T파는 정상적인 상태에서는 위로 향하는 굴절이다. 그러나 T파는 심장근육 허혈과 같은 질환에서 뒤집어질 수 있다.

파동 사이의 기간은 심장을 통과하는 전기적 활동의 확산뿐만 아니라 중요한 활동전위기를 나타낸다. Interval(간격)은 적어도 하나의 파동이 포함되는 반면, segment(분절)는 어떤 파동도 포함하지 않는다. 간격은 아래 세 개의 간격이 중요하다.

- **R-R interval (R-R 간격).** 두 개의 연속적인 R파 사이의 시간이다. 이는 심장 활동전위의 시작에서 다음 활동전위의 시작까지의 시간을 나타내며, 이 간격으로 심장박동수를 측정할 수 있다.
- **P-R interval (P-R 간격).** 이는 P파의 시작부터 QRS 복합의 시작까지의 기간으로 동방결절(SA node)에서의 탈분극이 심방을 통해 심실로 퍼지는데 걸리는 시간이다(방실결절 지연 포함).
- **Q-T interval (Q-T 간격).** QRS 복합의 시작부터 T파 끝까지의 시간을 나타낸다. Q-T 간격 동안 심실세포는 활동전위가 계속되고 있다.
- **S-T segment (S-T 분절).** S파의 끝과 T파의 시작 사이에는 S-T 분절이 있다. S-T 분절은 심실의 정점지속기 동안 기록되기 때문에 평평하다. S-T 분절의 상승이나 하락은 심근의 허혈이나 손상, 심근경색 등 많은 임상적 징후에서 보여진다.

ECG는 심장전도경로와 심장의 전반적인 건강상태에 대한 정보를 제공하므로 심장질환의 진단에 사용된다.

임상에서 적용하기 Dysrhythmias(심장박동장애)를 참고한다.

확인하기

□ 7. ECG 기록이란 무엇인가?

□ 8. ECG 상의 3개의 파동은 무엇이며, 그 파동은 심장활동의 어디에 해당하는가?

임상에서 적용하기

Dysrhythmias 심장박동장애

Dysrhythmias(심장박동장애)는 세 가지의 기본 유형을 가지고 있다.

1. **Disturbances in heart rate(심장박동수 장애).** 심장박동수 장애는 예상보다 느리거나 빠른 두 가지 유형 중 하나일 수 있다. Bradycardia(느린맥, 서맥)는 분당 60회 이하의 심장박동수이고, tachycardia(빠른맥, 빈맥)는 분당 100회 이상의 심장박동수이다. Sinus tachycardia(굴빠른맥)는 규칙적이고 빠른 리듬이다.
2. **Disturbances in conduction pathways(전도경로장애).** 전도경로장애는 심장의 정상적인 전도경로와 heart block(심장차단)으로 불리는 심장전도계통의 차단에 의해 발생할 수 있다. 심장차단은 종종 방실결절에서 발견된다. 이때, 심전도의 P-R 간격은 정상보다 긴데, 자극이 방실결절을 통해 심실로 퍼지는데 걸리는 시간이 증가하기 때문이다. 여분의 P파가 존재한다는 것은 굴심방결절의 일부 활동전위가 방실결절을 통해 전혀 전도되지 않음을 가리킨다. 심장차단의 다른 주요 위치는 오른다발가지와 왼다발가지를 따라 나타난다. 일반적으로 이러한 차단은 QRS 군을 넓힌다.
3. **Fibrillation(잔떨림).** 잔떨림은 심장의 전기적 활동이 비정상적이고, 심장의 일부가 탈분극하고 수축하는 반면, 다른 곳은 재분극하거나 수축하지 않기도 한다. Atrial fibrillation(심방세동)은 심방 수축이 심실을 혈액으로 채우기 위해 필요하지 않기 때문에 생명을 위협하지는 않는다. 그러나 ventricular fibrillation(심실세동)은 생명을 위협하며, 즉각적인 defibrillation(제세동)으로 치료하지 않으면 위험하고, ECG 상 무질서한 파형으로 나타난다.

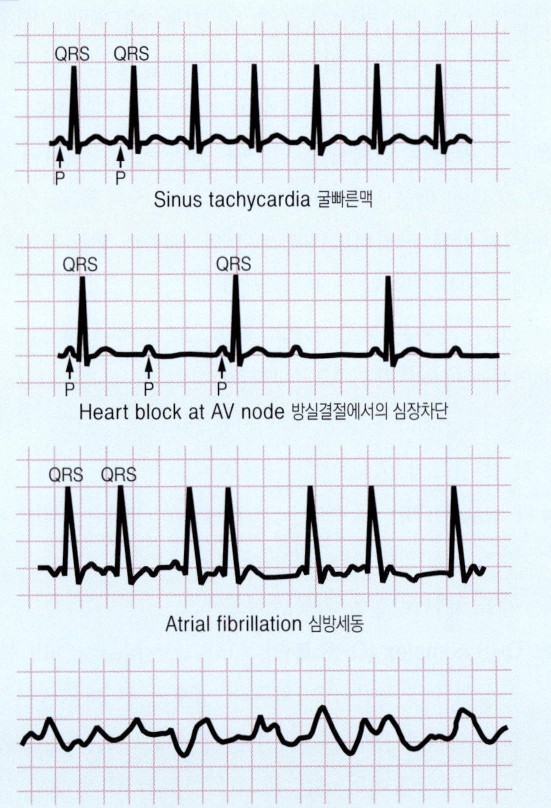

Sinus tachycardia 굴빠른맥

Heart block at AV node 방실결절에서의 심장차단

Atrial fibrillation 심방세동

Ventricular fibrillation 심실세동

17.4 심장주기

Cardiac Cycle

학습목표

1. Cardiac cycle(심장주기)의 단계에 대해 설명한다.
2. 심장주기의 각 단계에서 특정 heart valve(심장판막)의 열림과 닫힘을 heart chamber(심장의 방)들의 압력 단계와 연관시켜 설명할 수 있다.
3. Heart sounds(심음)와 ECG의 파동을 심장주기와 연관시켜 설명할 수 있다.
4. 왼심실, 오른심실, 대동맥의 압력과 용적을 비교 · 대조하여 설명할 수 있다.

이 절에서는 cardiac cycle(심장주기)과 심장이 박동할 때 만들어내는 heart sounds(심음)과 혈류, 압력의 변화에 대해 알아볼 것이다.

Relationship Between Pressure Change, Blood Flow, and Valve Function

압력 변화, 혈류, 판막 기능 사이의 관계

심장의 수축은 혈류를 심장의 방과 pulmonary trunk(허파동맥, 폐동맥), aorta(대동맥)로 흐르게 한다. 심실이 수축하거나 이완되면, 각 방의 압력이 변하고 이러한 압력 변화에 따라 혈액이 흐르면서 판막을 밀어 열거나 닫을 수 있다.

예를 들어, left ventricle(왼심실, 좌심실)에서 이러한 현상이 어떻게 일어나는지 살펴보면, 왼심실이 수축하면서 왼심방과 대동맥의 압력보다 왼심실의 압력이 높아진다(그림 17.14a). 이로 인해, 혈액이 심실에서 대동맥으로 흐르고, 판막에 두 가지 변화가 동시에 발생한다. 첫 번째, Mitral valve(승모판막)는 혈액이 밀어 올려 닫히고, 두 번째, aortic valve(대동맥판막)는 나가는 혈액의 압력에 의해 강제로 열리게 된다. 반대로 심실이 이완될 때, 심실의 압력은 왼심방과 대동맥의 압력보다 낮아진다. Left atrium(왼심방, 좌심방)에 있는 혈액의 높은 압력으로 인해 승모판막이 열리고, 혈액이 이완된 심실로 배출된다. 동시에 대동맥의 압력이 더 높으면 대동맥판막의 첨판을 밀어 닫히게 한다(그림 17.14b).

Heart Sound 심음

의료인이 사용하는 가장 기본적인 도구 중 하나는 heart sound(심음)를 청진하는 데 사용하는 청진기이다. 심음에는 두 가지가 있는데, S1 혹은 'lub'은 atrioventricular valve(방실판막)가 닫힐 때 들리며, S2 혹은 'dub'은 semilunar valve(반달판막, 반월판)가 닫힐 때 들린다. 일반적으로 S1은 S2보다 소리가 길고 크지만, 주파수는 낮다.

때때로, S1과 S2 이외의 심음도 청진기를 통해 들을 수 있다. 임상에서 적용하기 Heart Murmurs and Extra Heart Sounds(심장잡음과 기타 심음)를 참고한다.

확인하기

☐ 1. Heart sound(심음) S1과 S2의 원인은 무엇인가?

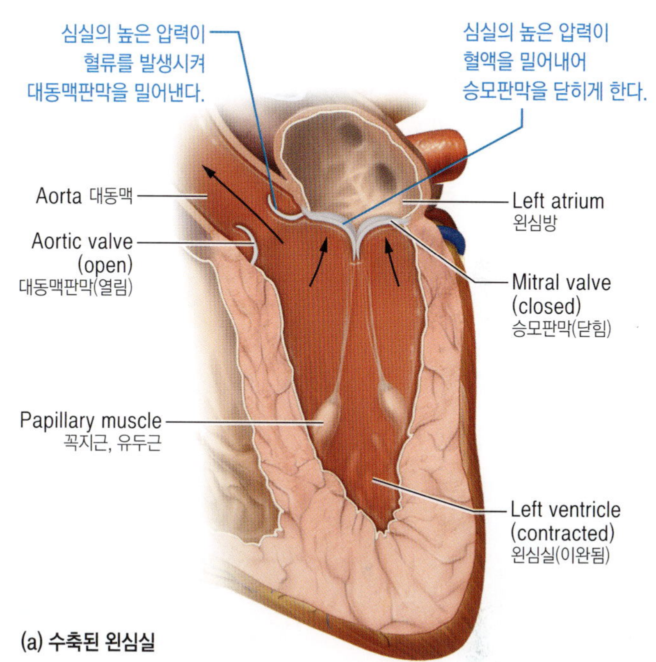

(a) 수축된 왼심실

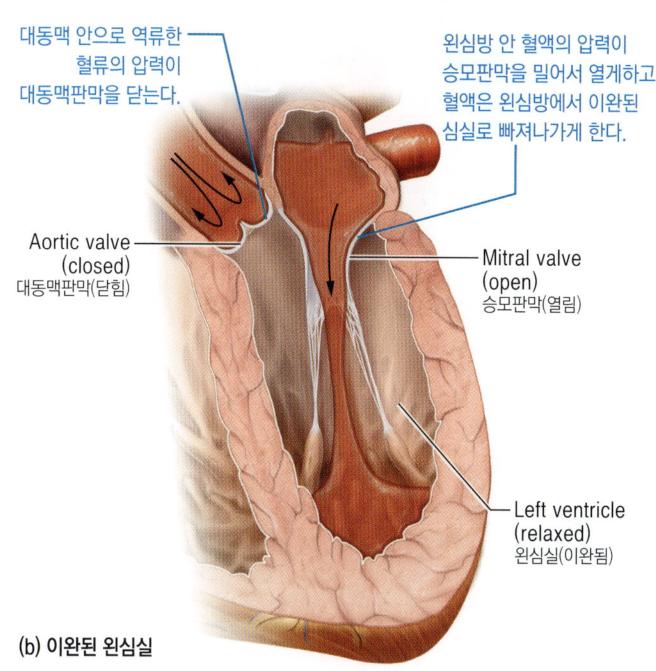

(b) 이완된 왼심실

그림 17.14 압력의 변화, 혈류와 판막의 기능

임상에서 적용하기

Heart Murmurs and Extra Heart Sounds
심장잡음과 기타 심음

가슴 청진에서 가장 흔하게 발견되는 것 중 하나는 심장을 흐르는 혈류에 turbulence(와류)가 발생하는 heart murmur(심장잡음)이다. 심장잡음은 보통 결함이 있는 판막으로 인해 일어나기도 하지만, 심방사이막이나 심실사이막 안의 힘줄끈이나 구멍의 결함으로 인해 발생하기도 한다. 그러나 아동에게서 종종 발견되는 심장잡음은 반드시 결함을 의미하지는 않는다.

가슴 청진을 통해 알 수 있는 기타 심음은 다음과 같다. 첫 번째, S3는 S2 바로 뒤에 혈류가 심실로 흐르기 시작하면 바로 발생할 수 있다. 이는 심실벽이 늘어나고 채워지는 만큼 움츠러들어 생기는 결과이다. 두 번째, S4는 S1의 바로 전 심방에서 심실로 혈액이 빠져나가는 것을 거의 마쳤을 때 들린다. 혈액이 단단하고 커진 심실벽에 부딪히는 결과이다. 기타 심음인 S3와 S4는 병리현상을 의미할 수도 있지만, 건강한 심장에서도 들릴 수 있다.

Cardiac Cycle 심장주기

각 심장주기는 심장의 각 방에서 diastole이라고 불리는 이완기와 systole이라고 불리는 수축기로 이루어져 있다. 심방과 심실의 이완기와 수축기는 atrioventricular node (AV node, 방실결절) 지연 결과로 인해 각기 다른 시간에 나타난다. 심장주기는 심실의 활동과 판막의 상태에 따라 4단계인 충만, 수축, 박출, 이완으로 나눌 수 있다(그림 17.15).

① **Ventricular filling phase(심실충만기).** Ventricular filling phase(심실충만기)는 혈액이 심방에서 심실로 빠져나가는 기간이다. 심실이 차는 동안, 왼심실과 오른심실의 압력은 심방 및 허파동맥줄기나 대동맥보다 낮다. 허파동맥줄기와 대동맥의 높은 압력은 반달판막을 닫히도록 하여 허파줄기동맥과 대동맥의 혈액이 심실로 되돌아가는 것을 방지한다. 하지만 atrioventricular valve(방실판막)는 열려 있는데, 이는 심방의 압력이 더 높기 때

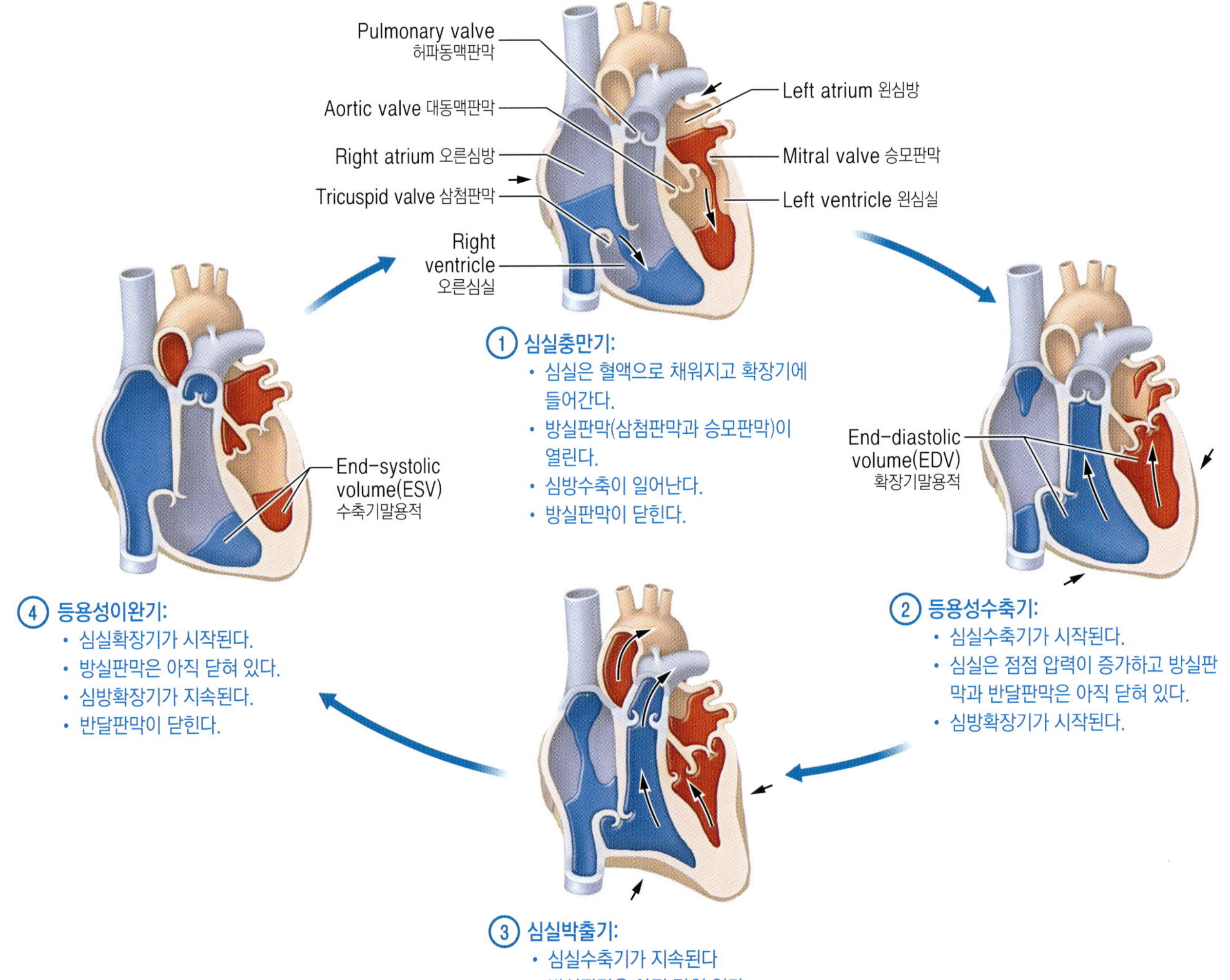

그림 7.15 심장주기

문이며, 혈류는 압력의 변화로 인해 심방에서 심실로 흐른다. 심방의 총 혈액량의 약 80%가 이러한 방식으로 인해 수동적으로 심실로 빠져나간다. 심실충만기가 시작될 때, 심방은 확상기에 있지만, 혈액이 심실로 빠져나가고 압력차이가 점점 작아지면서 심실의 혈액충만은 느려진다. 이 시점에서 심방수축기가 일어나고, 심방이 수축하여 남은 혈액을 심실로 짜낸다. 심방수축기 끝의 각 심실에는 약 120mL의 혈액이 있다. 이 값은 EDV (end-diastolic volume, 확장기말용적)로, 심실확장기 끝의 심실 용적이다.

② **Isovolumetric contraction phase(등용적성수축기).** 심실수축의 시작기로, 심실이 수축하기 위해 압력이 빠르게 높아진다. 이러한 높은 압력으로 인해 방실판막이 닫히고, S1이 들리게 된다. 그러나 심실의 압력이 반달판막을 밀어 열기에는 아직 충분히 높지 않으므로, 두 판막은 닫혀 있고 심실 용적은 변하지 않는다.

③ **Ventricular ejection phase(심실박출기).** Ventricular ejection phase(심실박출기)가 시작될 때, 심실의 압력이 허파동맥줄기와 대동맥보다 높아지고, 높은 심실의 압력은 반달판막을 위로 밀어 열리게 한다. 박출기의 시작에는 심실로부터 혈액이 빠른 속도로 빠져나간다. 이 시기가 지속되면, 허파동맥줄기와 대동맥의 압력은 심실의 압력에 다다르게 되고, 압력차이가 줄어 들어 심실에서 동맥으로의 혈액 방출이 느려진다. 심실박출기에 각 심실은 약 70mL의 혈액을 펌프한다. 이는 각 심실에 약 50mL의 혈액이 남아 있다는 것을 의미하며, 이러한 용적을 ESV (end-systolic volume, 수축기말용적)라고 한다.

④ **Isovolumetric relaxation phase(등용적성이완기).** 마지막 단계는 짧은 isovolumetric relaxation phase(등용적성이완기)이며, 심실확장기가 시작되고, 심실 안의 압력이 줄어듦으로써 발생한다. 이 단계에서 반달판막이 닫히면서 S2가 들리지만, 심실의 압력은 여전히 심방보다 약간 높아 방실판막은 닫혀 있다. 또한 혈액은 심실로 들어가지도 나가지도 않아 용적은 잠시 그대로 남아 있게 된다.

그림 17.16은 심장주기 동안 오른심실, 왼심실, 허파동맥줄기와 대동맥에서 일어나는 압력 변화를 나타낸 것이다. 두 그래프는 심장주기 동안, 오른심실과 왼심실에서 어떤 일이 일어나는지를 나타낸 것이다. 각 그래프의 녹색선은 심장주기의 각 단계 동안, 오른심실 혹은 왼심실의 압력 변화를 나타낸 것이다. 왼심실에 의해 생성된 것과 비교하여 오른심실에 의한 등용적성 수축과 심실박출에서 생성된 압력의 차이에 주목한다. 오른심실의 최대 압력은 28mmHg인 반면, 왼심실의 최대 압력은 약 118mmHg이다.

허파동맥줄기(파란색 선, 오른심실의 경우)와 대동맥(보라색 선, 왼심실의 경우)의 압력을 보여주는 그래프에서 다른 두 개의 선을 비교하면, 심실 압력차이의 이유를 알 수 있다. 동맥과 심실의 압력곡선은 결국 겹쳐진다. 허파동맥줄기

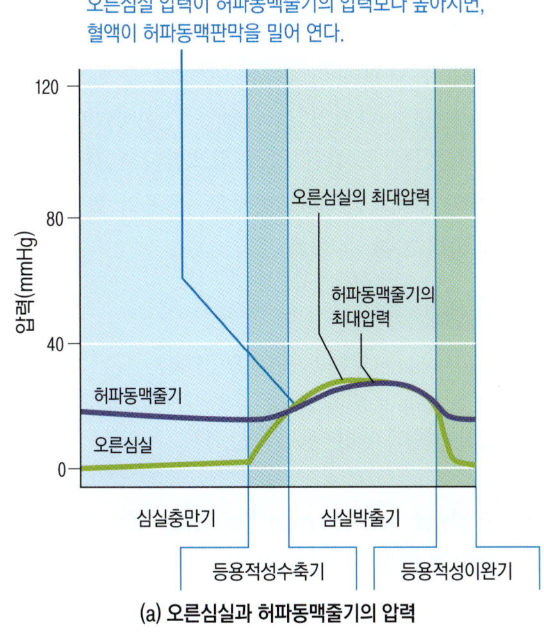

(a) 오른심실과 허파동맥줄기의 압력

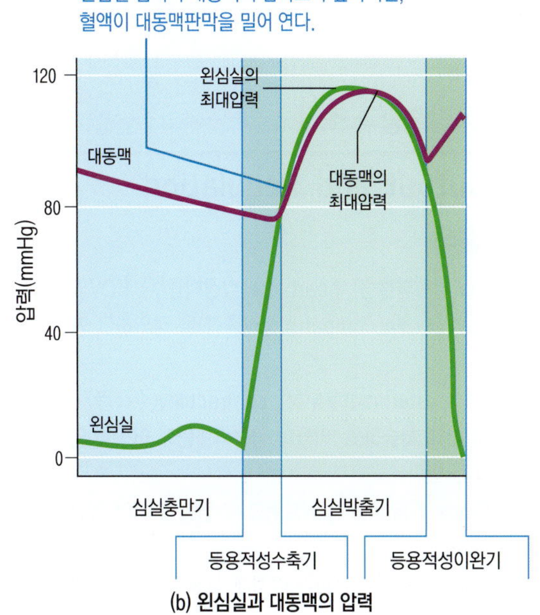

(b) 왼심실과 대동맥의 압력

그림 17.16 심장주기 동안의 왼심실과 오른심실의 압력차이

의 압력은 약 10~28mmHg 사이로, 이는 pulmonary valve (허파동맥판막, 폐동맥판막)를 열고 혈액을 배출하기 위해 오른심실이 생성해야 하는 최대 압력이 약 28mmHg이라는 의미이다. 그러나 systemic circuit(온몸순환, 체순환)의 전체 blood pressure(혈압)가 높기 때문에 대동맥의 압력은 약 80~118mmHg로 상당히 높다. 따라서 왼심실은 대동맥판막을 열고 대동맥으로 혈액을 배출하기 위한 압력을 생성하기 위해 훨씬 더 세게 쥐어 짜야만 한다.

확인하기

- ☐ 2. Cardiac cycle(심장주기)은 어떻게 정의하는가?
- ☐ 3. 심장주기의 4단계는 무엇인가?
- ☐ 4. EDV와 ESV 혈액의 용적 중 어느 것이 더 큰가? 이유는 무엇인가?

Connecting the Electrical and Mechanical Event in the Heart
심장의 전기적 현상과 기계적 현상의 연결

그림 17.17은 왼심실을 기준으로 심장주기의 각 단계별 심전도, 심음과 대동맥과 폐동맥 및 심실과 심방의 압력 변화 그리고 혈액량의 변화를 보여주고 있다. 압력과 용적의 그래프는 왼심실만을 보여주고 있는데, 이는 압력이 낮다는 것을 제외하면 오른심실과 거의 비슷하다.

확인하기

- ☐ 5. 심전도 파동은 심장주기의 각 부분과 어떻게 연관지을 수 있는가?
- ☐ 6. 왼심실 압력은 mitral valve(승모판막)와 aortic valve(대동맥판막)의 개폐와 어떠한 관계가 있는가?

17.5 심장박출량과 조절
Cardiac Output and Regulation

학습목표

1. Stroke volume(일회박출량), heart rate(심장박동수), EDV와 ESV가 주어진 상태에서 cardiac output(심장박출량)을 정의하고 계산할 수 있다.
2. Preload(전부하), afterload(후부하), contractility(수축력)에 영향을 미치는 요인에 대해 서술하고, 이들이 심장박출량에 어떻게 영향을 미치는지 설명할 수 있다.
3. 심장에서의 Frank-Starling law(프랭크-스탈링법칙)의 중요성에 대해 설명할 수 있다.
4. 심장박동수와 일회박출량의 변화가 어떻게 심장박출량에 영향을 미치는지를 예측할 수 있다.

심장은 1분에 60~80회 박동하는데, 이를 heart rate (HR, 심장박동수)라고 한다. 그러나 cardiac output (CO, 심장박출량)은 심장박동만으로 알 수는 없다. 심장박출량은 stroke volume (SV, 일회박출량)이라고 하는 한 번의 심장박동 시 펌프되는 혈액의 양과 심장박동수에 의해 계산된다.

이 절에서는 심장박출량을 계산하는 방법과 일회박출량과 심장박동수에 영향을 미치는 인자에 대해 알아보고, 일회박출량과 심장박동수가 인체의 요구에 부합하기 위해 심장박출량을 어떻게 조절하는지 살펴볼 것이다.

Determination of Cardiac Output
심장박출량의 계산

심장박출량을 계산하기 위해서는 일회박출량과 심장박동수를 알아야 한다. 일회박출량은 EDV (end-diastolic volume, 확장기말용적)에서 ESV (end-systolic volume, 수축기말용적)를 빼서 계산할 수 있다. 휴식기의 평균 일회박출량은 약 70mL 정도이다.

$$\underset{\text{EDV}}{120\,\text{mL}} - \underset{\text{ESV}}{50\,\text{mL}} = \underset{\text{일회박출량(SV)}}{70\,\text{mL}}$$

심장박출량은 심장박동수와 일회박출량을 곱해서 쉽게 구할 수 있다.

$$\underset{\text{심장박동수(HR)}}{72\,\text{회/분}} \times \underset{\text{일회박출량(SV)}}{70\,\text{mL/회}} = \underset{\text{심장박출량(CO)}}{5040\,\text{mL/분(약 5L/분)}}$$

위에서 확인한 바와 같이, 휴식기의 심장박출량은 평균 약 5L/분이다. 이는 1분에 right ventricle(오른심실, 우심실)은 pulmonary circuit(허파순환, 폐순환)으로 약 5L를 펌프하고, left ventricle(왼심실, 좌심실)은 systemic circuit(온몸순환, 체순환)으로 같은 양을 펌프한다는 것을 의미한다. 정상 성인의 혈액량은 약 5L이므로, 온몸의 혈액은 매분 심장을 통과한다고 볼 수 있다.

확인하기

- ☐ 1. Stroke volume(일회박출량)은 무엇인가?
- ☐ 2. Cardiac output(심장박출량)은 무엇인가? 심장박출량은 심장박동수와 일회박출량과 어떠한 관계가 있는가?

Factor that Influence Stroke Volume
일회박출량에 영향을 주는 요인

일회박출량은 평균 약 70mL 정도이지만, 50~120mL가 될 수도 있다. 정확한 일회박출량을 직접 계산하기는 어렵기 때

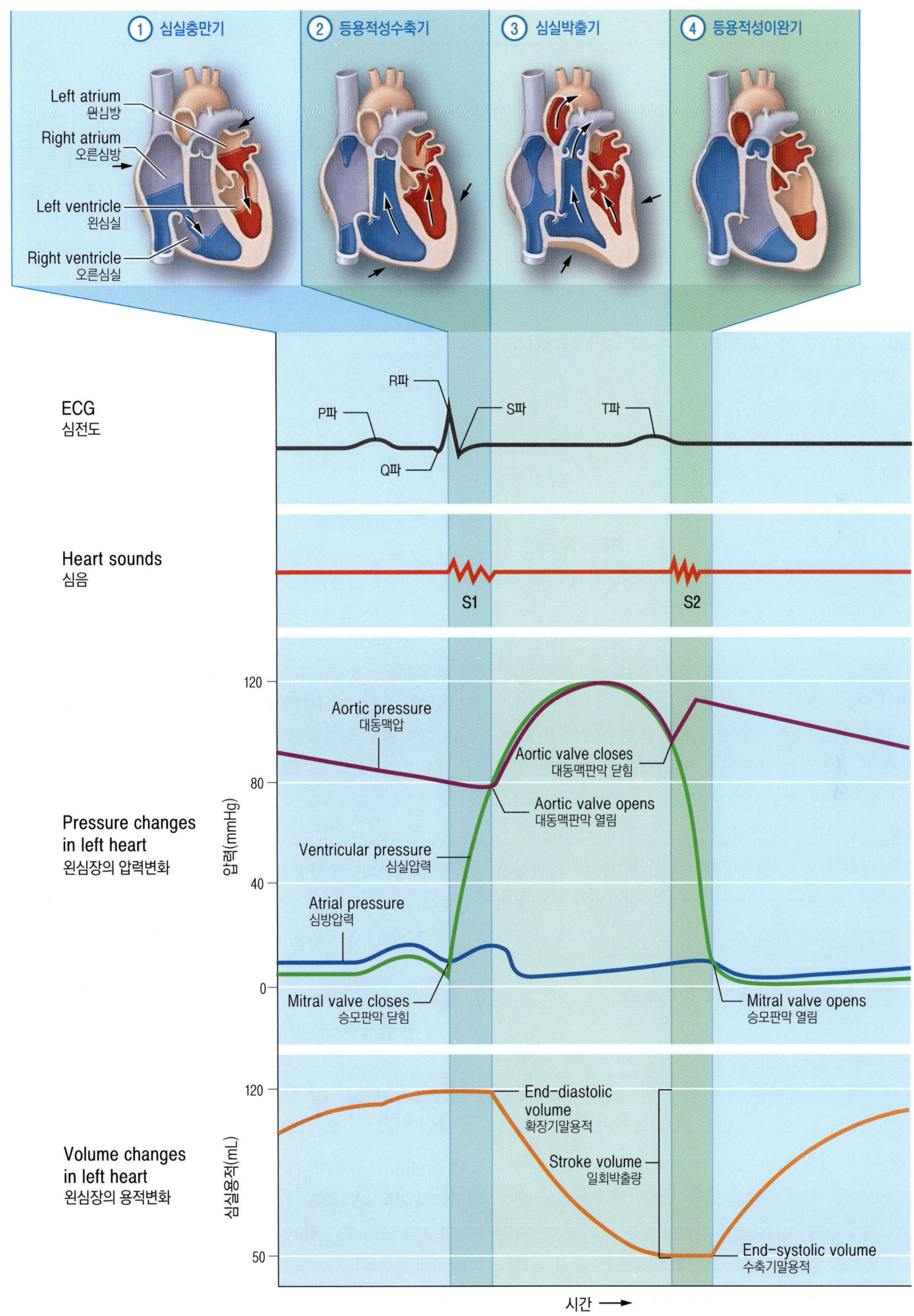

그림 17.17 심장주기 동안 심장에서 일어나는 변화

문에 ejection fraction(박출률)이라는 방법이 자주 사용된다. 박출률은 심실의 EDV에서 심실수축기에 박출되는 혈액의 비율로 약 50~65%이다.

일회박출량에 영향을 미치는 세 가지 요인으로는 (1) 심장이 수축하기 전에 가해지는 preload(전부하), (2) 심장의 contractility(수축력) 혹은 긴장을 조절하는 능력, (3) 심장이 수축할 때 펌핑에 대한 afterload(후부하)가 있다. 전부하는 EDV와 관련이 있는 반면, 수축력과 후부하는 ESV에 영향을 미친다.

Preload: Degree of Cardiac Muscle Cell Stretch
전부하: 심장근육세포의 폄 정도

전부하는 심실근육세포가 수축하기 전에 늘어나는 정도를 의미한다. 이는 심실의 EDV에 따라 달라진다.

전부하와 일회박출량 사이의 관계는 Frank-Starling law(프랭크-스탈링법칙)로 알려진 기전으로 설명된다. 이 법칙에 의하면, 더 많은 심장근육세포가 늘어날수록 심장은 더 힘차게 수축한다. 프랭크-스탈링법칙은 특히 인체의 요구를 충족시키기 위해 심장박출량이 증가되어야 하는 운동에서 중요하다.

Contractility 수축력

심장의 수축력은 내부적인 펌프능력 또는 일반적인 tension(장력)을 조절하는 능력이다. 수축력이 증가하면, 일회박출량이 늘어나고 ESV가 감소할 것이다. 반대로 수축력이 감소하면, 일회박출량이 줄어들고 ESV가 증가할 것이다.

교감신경자극 같이 심장박동수를 증가시키는 생리학적 과정은 수축력에 영향을 미친다. 그래서 일반적으로 일회박출량과 심장박동수가 함께 증가한다.

Afterload: Amount of Back Pressure
후부하: 후방압력의 양

후부하는 오른심실과 왼심실이 각각의 artery(동맥)로 혈액을 박출하는데 극복해야만 하는 힘을 의미한다. 이는 주로 허파순환과 온몸순환의 동맥압에 의해 결정된다. 후부하가 증가함에 따라 심실 압력은 pulmonary trunk(허파동맥줄기)와 aorta(대동맥)의 압력을 훨씬 웃돌아야 하고, semilunar valve(반달판막, 반월판)를 열어야 한다. 그러므로 일반적으로 후부하의 증가는 일회박출량의 감소와 심실의 ESV 상승을 유발한다. 반대로, 후부하의 감소는 일회박출량이 더 높고 ESV가 낮아지게 한다. 임상에서 적용하기 Ventricular Hypertrophy(심실비대)를 참고한다.

> **임상에서 적용하기**
>
> **Ventricular Hypertrophy**
> **심실비대**
>
> 장기간의 후부하 증가는 심실확장 또는 ventricular hypertrophy(심실비대)와 연관이 있다. 심실의 cardiac muscle cell(심장근육세포)은 더 높은 후부하에 대항하여 혈액을 계속 펌핑하기 위해 더 많은 장력을 생성한다. 결과적으로 심장근육세포가 변성되어 섬유성 조직으로 대체되고 유연성이 떨어지게 된다. 대부분 오른심실비대는 호흡기질환이나 허파순환에서의 고혈압의 결과로 생기고, 왼심실비대는 주로 온몸순환에서의 고혈압의 결과로 인해 발생한다. 심실벽의 비대는 혈액이 차야하는 공간인 심장의 lumen(속공간, 내강)을 감소시켜 여러 심장질환의 위험을 증가시킨다.

확인하기

- ☐ 3. Stroke volume(일회박출량)에 영향을 미치는 세 가지 요인은 무엇이며, 각 요인들과 일회박출량은 어떻게 다른가?
- ☐ 4. Frank-Starling law(프랭크-스탈링법칙)는 무엇이며, preload(전부하)와 어떠한 관계가 있는가?

Factor that Influence Heart Rate
심장박동수에 영향을 미치는 요인

심장박출량의 다른 결정인자는 심장박동수이다. 정상 상태에서 sinoatrial node (SA node, 굴심방결절, 동방결절)가 action potential(활동전위)을 생성하는 속도가 심장박동수를 결정한다. 굴심방결절이 depolarization(탈분극)하는 속도에 영향을 미치는 요인으로 교감신경자극, 부교감신경자극, 특정호르몬, 체온 등이 있다.

확인하기

- ☐ 5. 심장박동수 조절인자는 무엇인가?

Regulation of Cardiac Output
심장박출량의 조절

Cardiac Innervation and Regulation by the Nervous System 심장의 신경분포와 신경성조절

심장에 분포한 sympathetic nerve(교감신경)는 spinal cord(척수)의 가슴신경절에서 기인한다(그림 17.18). 교감신경은 positive chronotropic & inotropic effect(심장박동 및 수축력 증가 효과)로 심장박동수와 심장박출량을 증가시킨

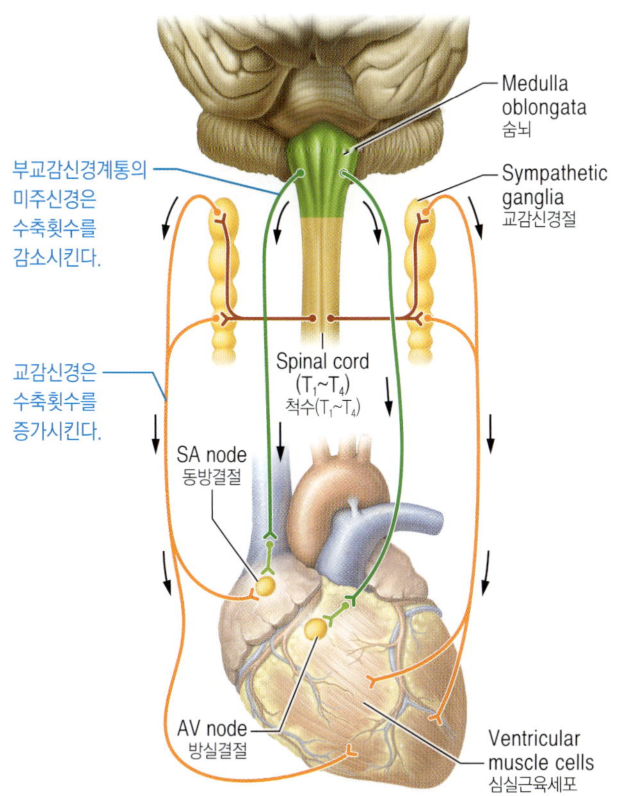

그림 17.18 심장의 신경분포와 신경조절

다. 신경전달물질인 norepinephrine(노르에피네프린)을 방출한다.

첫 번째, 교감신경과 노르에피네프린은 굴심방결절의 흥분 속도를 빠르게 하여 심장박동수를 분당 180~200회 이상까지 증가시킨다. 두 번째, Ca^{2+} 통로를 통해 더 많은 Ca^{2+}가 심장근육세포로 들어가도록 한다. 이는 수축력을 증가시켜 일회박출량을 증가시킨다. 이러한 두 가지 효과가 심장박출량을 증가시킨다.

부교감신경계통은 미주신경(CN X)을 통해 심장에 분포하고, 심장억제효과를 발휘한다. 이 신경은 자극을 받으면 acetylcholine(아세틸콜린)을 방출한다. 아세틸콜린은 굴심방결절의 활동전위 생성속도를 감소시키고, 방실결절의 전도속도를 느리게 한다. 이러한 negative chronotropic effect(심장박동 감소 효과)는 심장박동수를 늦춘다. 또한 약한 negative inotropic effect(심장수축력 감소 효과)는 심실의 수축력을 약하게 감소시킨다.

Cardiac Regulation by the Endocrine System
내분비계통에 의한 심장조절

호르몬에 의한 심장박출량의 조절은 다양한 형태로 나타난다. 부신속질에서 분비하는 epinephrine(에피네프린)과 노르에피네프린은 교감신경계통의 신경전달물질과 동일한 효과를 나타내지만 그 효과는 더 오래 지속된다. 이들은 수축력 증가와 심장박동수 증가의 효과가 있는데, 그 효과는 신경성 조절보다 오래 지속된다. 갑상선호르몬 또한 이러한 효과를 가진다.

Aldosterone(알도스테론)과 항이뇨호르몬 및 수분평형에 관여하는 호르몬은 혈액량과 전부하를 증가시켜 심장박출량을 증가시킨다. 반면, ANP (atrial natriuretic peptide, 심방나트륨이뇨펩티드)는 혈액량을 감소시켜 심장박출량을 감소시킨다.

Other Factor that Influence Cardiac Output
심장박출량에 영향을 미치는 다른 요인

신경계통과 내분비계통 외에 ECF (extracellular fluid, 세포바깥액, 세포외액)의 특정 전해질 농도, 체온, 나이 등도 심장박동수와 심장박출량에 영향을 미칠 수 있다. 또한 운동선수는 일회박출량이 증가하고 심박동수가 감소한다. 심장박출량에 영향을 미치는 요인은 그림 17.19에 요약하였다.

확인하기

- ☐ 6. 교감신경계통이 cardiac output(심장박출량)에 미치는 영향은 무엇인가?
- ☐ 7. 부교감신경계통이 심장박출량에 미치는 영향은 무엇인가?
- ☐ 8. 체액의 양을 감소시키는 호르몬이 심장박출량에 어떤 영향을 주는가?

Heart Failure 심장기능상실

과거에 congestive heart failure(울혈성 심부전)로 알려진 heart failure(심장기능상실, 심부전)는 심장의 펌프능력이 감소된 모든 상태를 의미한다. 심장기능상실의 원인으로 myocardial ischemia(심근허혈) 혹은 MI (myocardial infarction, 심근경색), 판막성 심장질환, 심근병증으로 알려진 심장근육 자체의 질병과 전해질 불균형으로 인한 수축력 감소 등이다. 일반적으로 심장기능상실은 일회박출량이 줄어 들고, 심장박출량도 감소한다.

이러한 심장기능상실의 증상과 징후는 주로 심장기능상실의 종류와 영향을 받은 심장의 부분에 따라 다르게 나타난다. 예를 들어, 왼심실기능이상으로 혈액이 허파순환으로 자주 후진하는 것은 stethemia(허파울혈, 폐울혈)로 알려져 있다. 이러한 혈류의 후진은 혈관의 압력을 높여, 체액이 pulmonary capillary(허파모세혈관)에서 lung(허파, 폐)

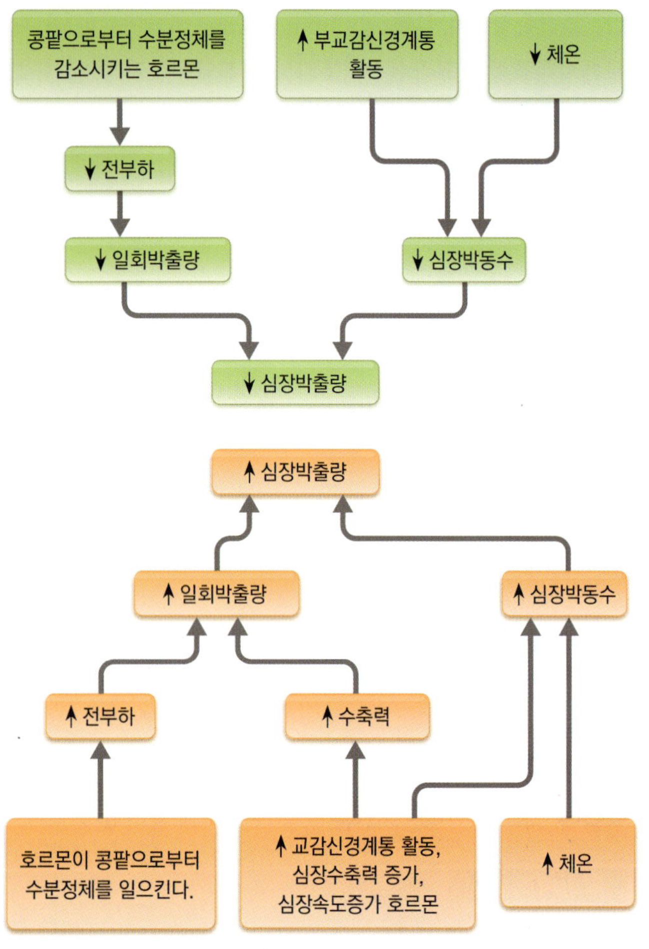

그림 17.19 심장박출량의 조절

조직으로 빠져나가게 하는데, 이러한 상태를 pulmonary edema(허파부종, 폐부종)라고 한다.

오른심실기능상실과 왼심실기능상실 모두 온몸순환에서 유사한 결과를 초래한다. 말초부종은 온몸울혈의 결과로 온몸모세혈관에서 혈액이 조직으로 빠져 나온 것이다. 부종은 특히 중력에 의해 다리와 발에 심하게 나타난다.

심장기능상실 치료의 목표는 주로 생활습관 개선과 약물치료 및 필요 시 수술을 통해 심장박출량을 높이는데 있다. 생활습관 개선은 체중조절, 운동, 소금과 수분 제한 등을 포함한다. 약물치료는 적어도 다음 세 가지 방법 중 하나로 심장박출량을 늘려주어야 한다. 첫 번째, 콩팥으로부터 수분 제거를 촉진시켜 congestion(울혈)을 줄이는 방법, 두 번째, 심장의 수축력을 증가시켜 더 효과적으로 펌프하는 방법, 세 번째, 후부하를 낮춰 심실의 부담을 줄여주는 방법이 있다.

확인하기

☐ 9. Heart failure(심장기능상실)의 정의는 무엇인가?

18

Cardiovascular System II: Blood Vessel

심장혈관계통 II: 혈관

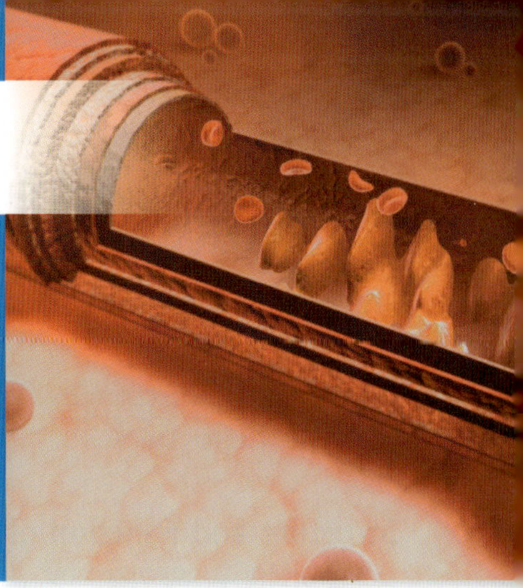

Cardiovascular system(심장혈관계통, 순환계통)의 두 번째 부분인 vasculature(혈관계)로 통칭되는 blood vessel(혈관)에 대해 학습할 것이다. 혈관은 영양 및 산소를 조직으로 운반하고, 이산화탄소 및 노폐물을 다시 심장으로 이송하는 일을 한다. 혈관의 길이는 약 96,560km(약 60,000mile) 이상이다. 혈관은 혈액의 통로 역할은 물론, 조직의 혈류와 blood pressure(혈압)를 조절하고, 다양한 화학물질을 분비하는 기능이 있다.

인체에서 혈액을 운반하는 두 가지 circuit(순환) 원리에 대해 학습하였다. 이는 심장과 허파 사이의 혈액을 운반하는 pulmonary circuit(허파순환)과 심장과 인체 나머지 부분 사이의 혈액을 운반하는 systemic circuit(온몸순환, 체순환)이다. 이 장에서는 혈관의 구조와 유형을 살펴보고, 혈압 및 순환생리학을 알아본 후에 온몸순환 경로에 대해 집중적으로 공부할 것이다.

18.1 동맥과 정맥의 개요

Overview of Artery and Vein

학습목표

1. Artery(동맥)와 vein(정맥)의 구조, arteriole(세동맥)과 venule(세정맥)의 구조를 비교할 수 있다.
2. Vascular anastomosis(혈관 문합)에 대해 정의하고, 문합의 중요성에 대해 설명할 수 있다.

Pulmonary circuit(허파순환)과 systemic circuit(온몸순환, 체순환)은 blood vessel(혈관)의 세 가지 유형인 artery(동맥), capillary(모세혈관), vein(정맥)으로 이루어져 있다.

- **동맥은 혈관계통의 분배시스템이다.** 동맥은 심장으로부터 멀어지면서 점차 더 작은 지름의 혈관으로 분지한다. 허파순환의 동맥은 산소가 부족한 혈액을 운반하는 반면, 온몸순환의 동맥은 산소화된 혈액을 운반한다.
- **모세혈관은 혈관계통의 교환시스템이다.** 모세혈관은 매우 작은 지름의 혈관으로 capillary bed(모세혈관계)라고 불리는 네트워크를 형성한다. 가스, 영양분, 노폐물 및 기타 물질은 모세혈관 벽을 통해 세포와 혈액 사이에서 신속하게 교환된다.

- **정맥은 혈관계통의 수집시스템이다.** 정맥은 모세혈관계로부터 혈액을 수집하여 심장으로 되돌려 보낸다. 이는 동맥의 패턴과는 반대이며, 작은 정맥은 다른 정맥과 합쳐져 심장에 가까워질수록 점차 커진다. 허파순환에서 정맥은 산소화된 혈액을 운반하는 반면, 온몸순환에서는 산소가 부족한 혈액을 운반한다.

Structure and Function of Artery and Vein
동맥과 정맥의 구조와 기능

혈관은 혈관 벽의 두께와 혈관 지름이 각기 다르지만, 동일한 기본 조직 패턴을 가지고 있다. 모든 혈관은 여러 조직 layer(층) 또는 tunics(막)를 가진 관상기관으로, 중심 공간, 즉 lumen(속공간, 내강)을 감싸고 있다(그림 18.1).

- **Tunica intima(혈관속막).** 가장 안쪽의 tunica intima(혈관속막, 혈관내막)는 endothelium(내피)으로 구성되어 있으며, 이는 단층편평상피와 basal lamina(바닥판, 기저판)로 구성되어 있다. Endothelial cell(내피세포)의 부드러운 표면은 혈액이 흐를 때 마찰과 난류를 최소화한다. 그리고 산화질소, 콜라겐, 응고인자와 같은 화학물질 및 단백질을 생산하고, 형질막 내에 효소를 함유하고 있다.

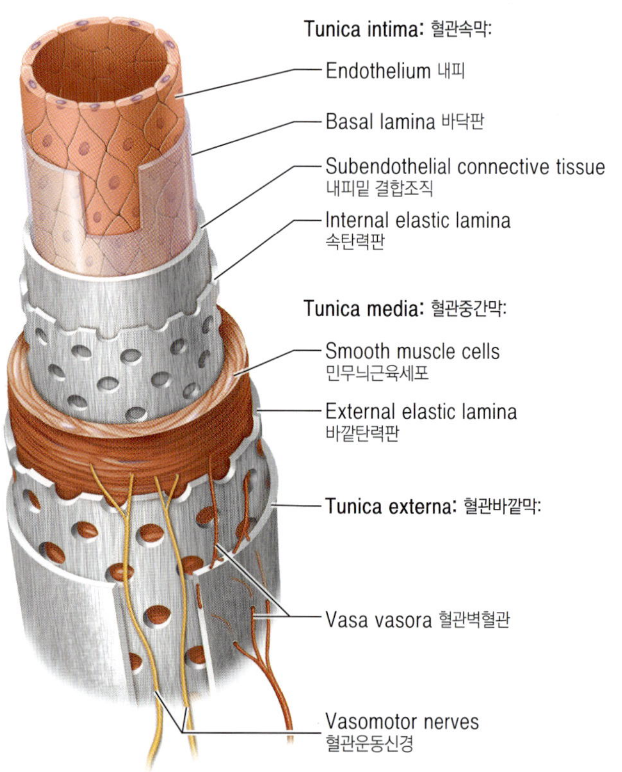

그림 18.1 혈관벽의 층

내피의 깊은 곳에서 connective tissue(결합조직)의 얇은 층과 속탄력막이라고 알려진 elastic fiber(탄력섬유) 층을 볼 수 있다. 탄력섬유는 혈관의 팽창성을 제공하거나 증가된 압력 및 탄성을 받을 때 혈관이 늘어날 수 있도록 하고, 신장력이 제거되었을 때는 원래의 크기로 되돌아가도록 한다.

- **Tunica media(혈관중간막).** 혈관벽의 중간층은 tunica media(혈관중간막)이며, Smooth muscle(민무늬근육, 평활근)과 바깥탄력층이라는 탄력섬유로 구성되어 있다(그림 18.1). 민무늬근육의 중간막은 혈관의 직경을 조절하여, 기관으로 보내는 혈액의 양을 조절한다. 이러한 근육세포는 혈관운동신경이라는 sympathetic nervous system(교감신경계통) 자극에 의해 수축 또는 확장된다. 혈관의 수축과 확장은 blood pressure(혈압) 및 장기와 조직으로 보내는 blood flow(혈류)의 양을 결정하는 중요한 요인이다.
- **Tunica externa(혈관바깥막).** 가장 바깥쪽인 tunica externa(혈관바깥막, 혈관외막)는 혈관을 지지하고 혈관의 과도한 신장을 예방하는 조밀한 불규칙 콜라겐결합조직으로 구성되어 있다

확인하기

- ☐ 1. Cardiovascular system(심장혈관계통)에서 blood vessel(혈관)의 세 가지 유형은 무엇인가?
- ☐ 2. 다음의 혈관벽을 구성하는 조직 유형은 무엇인가?
  - a. Tunica intima(혈관속막)
  - b. Tunica media(혈관중간막)
  - c. Tunica externa(혈관바깥막)
- ☐ 3. Vasoconstriction(혈관수축)과 vasodilation(혈관확장)은 무엇인가?

Artery 동맥

그림 18.2를 통해 전형적인 동맥 혈관벽과 정맥 혈관벽의 차이점을 볼 수 있다. 대부분의 동맥은 정맥보다 훨씬 더 두꺼운 혈관중간막을 가지고 있다. 이는 기관으로 보내는 혈류와 혈압을 조절하는 동맥의 중요한 역할을 의미한다. 또한 internal elastic laminae(속탄력판)와 external elastic laminae(바깥탄력판)는 정맥보다 동맥이 훨씬 광범위하며, 이는 정맥의 압력보다 동맥의 압력이 더 높다는 것을 반영한다. Arterial wall(동맥 벽) 각 구성요소의 두께는 동맥의 크기와 기능에 따라 다르다. 일반적으로 구조와 기능에 따라 동맥을 세 가지 유형으로 분류한다.

- **Elastic artery(탄력형동맥).** Elastic artery(탄력형동맥)는 가장 큰 지름의 동맥이며, conducting artery(전도동맥)라고도 한다. 탄력형동맥은 광범위한 elastic lamina(탄력층)를 가지고 있다. Aorta(대동맥) 및 대동맥에서 직접 분지된 동맥은 심장과 가깝기 때문에 어떤 혈관이든 높은 압력을 받고 있다. 이러한 이유로 탄력형동맥은 ventricular systole(심실수축기) 동안 확장하고, 이완기 동안 원래 상태로 되돌아온다.
- **Muscular artery(근육형동맥).** Muscular artery(근육형동맥)는 distributing artery(분배동맥)라고도 하며, 일반적으로 중간 지름의 동맥이다. 주로 민무늬근육으로 구성된 잘 발달된 혈관중간막을 가지고 있다. 기관에 혈액을 공급하는 대부분의 동맥은 근육형동맥이다. 민무늬근육세포로 구성된 근육형동맥의 직경은 vasoconstriction(혈관수축)과 vasodilation(혈관확장)으로 크게 변화한다. 이는 nervous system(신경계통)과 endocrine system(내분비계통)의 자극으로 blood vessel diameter(혈관직경)를 변화시킴으로써 기관으로 가는 국소 혈류를 조절할 수 있도록 한다. 이러한 혈관은 막힐 가능성이 높다. 임상에서 적용하기 Atherosclerosis(죽상동맥경화증)를 참고한다.
- **Arteriole(세동맥).** 가장 작은 동맥은 arteriole(세동맥)로 크기가 0.3mm 이하로 사람의 머리카락보다 가늘다. 세동맥은 혈관벽의 세 층을 각각 포함하지만, 얇은 바깥

임상에서 적용하기

Atherosclerosis 죽상동맥경화증

선진국의 주요 사망원인은 atherosclerosis(죽상동맥경화증)로, 이는 근육형 동맥에 영향을 주는 질환이다. 죽상동맥경화증은 동맥 내에 지질, 콜레스테롤, 칼슘염 및 세포파편이 침착하여 atherosclerotic plaque(죽상경화판)를 형성하는 것이 특징적인 원인이다.

죽상동맥경화증은 혈액의 속도와 방향이 급격히 변하는 지점 즉, 분기점 또는 혈관이 굽어지는 위치에서 잘 형성된다. Plaque(플라그)는 혈관내피의 손상으로 만들어진다. 혈관내피는 혈압, 특정 유형의 콜레스테롤, 감염, 흡연, 고혈당 및 homocysteine(호모시스테인)이라고 불리는 화학물질의 혈액 내 축적에 의해 손상 받는다.

플라그의 내용물이 혈액에 노출되면, 혈관 내 응고가 형성되고 혈류를 완전히 차단하여 myocardial infarction(심근경색증) 또는 heart attack(심장발작)과 stroke(뇌졸중, 뇌중풍)을 야기한다.

세계 인구의 10%가 죽상동맥경화증을 앓고 있지만, 대부분의 환자가 조기에 증상을 나타내지 않기 때문에 실제 유병률을 단정하기가 어렵다. 죽상동맥경화증의 치료는 주로 내피의 손상을 유발하는 요인을 줄이는데 중점을 둔다. 이러한 치료 방법은 dietary modification(식이조절), physical activity(신체적 활동), 콜레스테롤 저하제, 혈당조절, 금연 및 높은 혈압관리를 포함한다. 심각한 질환의 경우, 폐색된 혈관을 열거나 우회하는 수술 혹은 invasive procedure(침습적 시술)가 필요할 수도 있다.

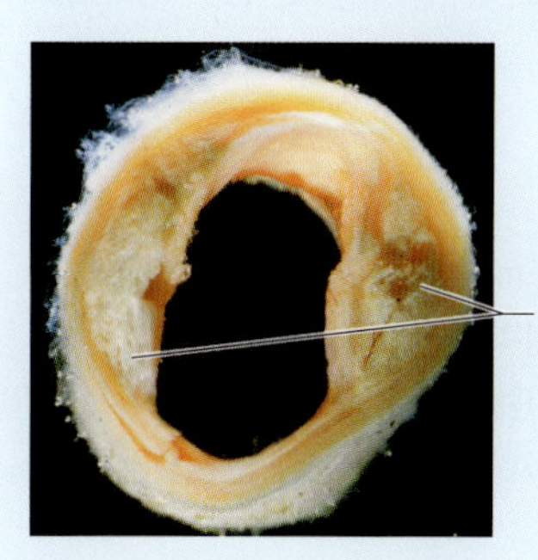

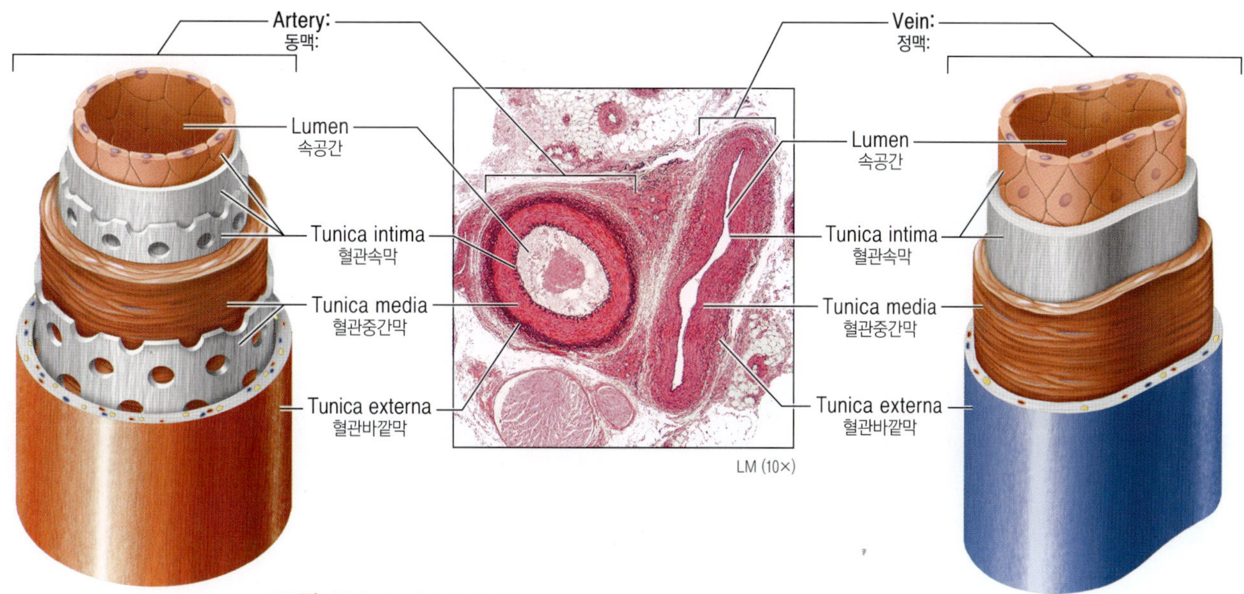

그림 18.2 동맥벽과 정맥벽의 비교. 현미경 사진은 동맥과 정맥의 단면을 보여준다.

막과 1~3개의 민무늬근육층으로 되어 있다. Metarteriole(메타세동맥)이라고 불리는 가장 작은 세동맥은 대부분의 조직 안에 있는 모세혈관계로 직접 혈액을 공급한다. 메타세동맥의 민무늬근육세포는 모세혈관 메타세동맥의 이음부를 둘러싸고 있는 precapillary sphincter(모세혈관앞조임근, 모세혈관이전괄약근)에 국한되어 있다. 혈관운동신경과 혈액 내 호르몬은 모두 세동맥의 직경에 영향을 줄 수 있다. 모세혈관앞조임근은 호르몬과 국소조직상태에 즉각 반응한다. 이러한 구조의 혈관수축과 혈관이완은 각각의 조직으로 흐르는 혈류에 중대한 영향을 미친다. 실제로 세동맥과 모세혈관앞조임근은 tissue(조직)로 흐르는 혈류를 완전히 차단할 수도 있다.

이러한 기능 외에도 특정 동맥은 혈압을 모니터링하고 혈액 내 특정 화학물질의 농도를 감지하는 중요한 역할을 담당한다. Baroreceptor(압력수용기)는 대동맥뿐만 아니라 목에 위치한 common carotid artery(온목동맥, 총경동맥)에서도 발견되며 혈액의 산소, 이산화탄소, H^+ (hydrogen ion, 수소이온)의 농도를 감지하는 화학수용기이다.

확인하기

☐ 4. Elastic artery(탄력형동맥), muscular artery(근육형동맥), arteriole(세동맥)의 기본적인 특성은 무엇인가?

☐ 5. 기관으로 가는 혈류를 조절하는 artery(동맥)의 유형은 무엇인가? 조직으로 보내지는 혈류를 통제하는 동맥의 유형은 무엇인가?

Vein 정맥

정맥은 동맥보다 수가 훨씬 더 많으며, lumen(속공간)의 직경 또한 더 크다. 이러한 이유로, 몸속 전체 혈액의 최대 70%는 정맥 내에 존재한다고 볼 수 있다. 그림 18.3은 정맥이 혈액 저장소의 기능을 하고 있음을 보여 준다. 필요한 경우, 혈액은 정맥에서 인체의 다른 부분으로 우회할 수도 있다. 그림 18.2에서 정맥은 허탈된 상태로 보이지만, 동맥은 원형을 유지한다. 왜냐하면 보통 정맥은 동맥보다 훨씬 얇고, 탄력섬유와 민무늬근육이 더 적을뿐만 아니라, 속공간이 더 넓기 때문이다.

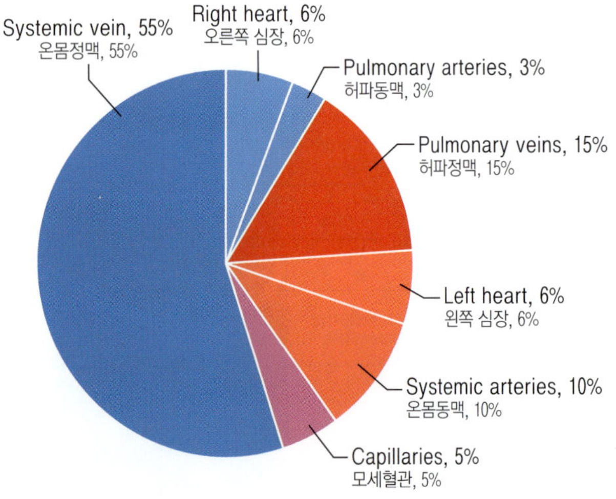

그림 18.3 심장혈관계통의 혈액 분포도

가장 작은 정맥은 venule(세정맥)이라고 하며, 모세혈관계로부터 혈액을 받는다. 세정맥이 합쳐져 독립적인 더 큰 세정맥이 된 후에 정맥이 된다. 대부분의 정맥은 민무늬근육세포가 거의 없는 얇은 혈관중간막이 있고, 직경은 혈관의 이완과 수축 시 약간 다르다.

많은 정맥에는 venous valve(정맥판막)가 있으며, 이러한 valve(판막)는 겹쳐진 혈관속막의 연장이며, 정맥순환의 역류를 막는다. 특히, 정맥판막은 심장으로 향하는 혈류가 중력의 힘을 많이 받는 다리에 분포되어 있다. 동맥과 정맥의 유형에 대한 자세한 내용은 표 18.1을 참조한다.

확인하기

☐ 6. Artery(동맥)와 vein(정맥)은 구조적 · 기능적으로 어떻게 다른가?

☐ 7. Venule(세정맥)은 무엇이며, 정맥과 어떻게 다른가?

☐ 8. Venous valve(정맥판막)는 무엇이며, 기능은 무엇인가?

Vascular Anastomosis 혈관문합

Anastomosis(문합)는 collateral vessel(곁혈관, 측부혈관)이라 부르는 경로를 통해 혈관과 혈관을 연결하는 구조를 말한다. Arterial anastomoses(동맥문합)는 심장이나 뇌와 같은 기관에 존재한다. 새로운 동맥문합은 동맥을 통한 혈류가 조직의 대사요구를 충족시키기에 불충분할 때 형성될 수 있다.

가장 일반적인 문합의 유형은 venous anastomosis(정맥문합술)로 인접한 정맥이 작은 곁혈관에 의해 연결된다. 특히 더 작은 정맥들은 피부 아래에서 볼 수 있는 복잡한 거미줄 모양의 패턴을 형성하며 문합한다. 세 번째 문합의 유형은 arteriovenous anastomosis(동정맥문합, 동정맥연결)로 동맥은 모세혈관계를 통과하지 않고 정맥으로 직접 흐른다. 동정맥연결의 예는 혈액이 동맥과 정맥 시스템 사이에서 특정 organ(기관)을 우회하기 위해 혈류의 경로가 변경되는 피부와 fetal circulation(태아순환)에서 볼 수 있다.

확인하기

☐ 9. Anastomosis(문합)는 무엇인가?

표 18.1 동맥과 정맥의 유형

	탄력형 동맥	근육형 동맥	세동맥	세정맥	정맥
	Extensive elastic laminae 광범위한 탄력층	Thick tunica media 두꺼운 혈관중간막	Thin walls 얇은 벽 Smooth muscle cells 민무늬근육세포	Thin walls, little smooth muscle 얇은 벽, 작은 민무늬근육	Thin layer of smooth muscle 얇은 민무늬근육층 Valve 판막 Large lumen 넓은 속공간
직경	2.5~1.0cm	1.0cm~0.3mm	0.3mm~10µm	8.0~100µm	100µm~1.5cm
구조	잘 발달된 탄력층의 큰 동맥	잘 발달된 혈관중간막의 두꺼운 동맥혈관벽	세 가지 혈관막의 얇은 벽	작은 세정맥에는 혈관속막만 있으며, 큰 세정맥은 세 가지 혈관막 모두 가지고 있음	넓은 속공간의 얇은 혈관벽, 작은 민무늬근육, 판막
기능	• 높은 혈압으로 기관에 혈액을 공급	• 기관으로 흐르는 혈류 조절 • 혈압 조절	• 조직으로 흐르는 혈류 조절 • 모세혈관계 공급	• 모세혈관계 배출	• 혈액을 심장으로 되돌려 보냄

18.2 혈류 생리학

Physiology of Blood Flow

학습목표

1. Blood flow(혈류), blood pressure(혈압), peripheral resistance(말초저항)에 영향을 미치는 요인을 설명할 수 있다.
2. Blood vessel radius(혈관직경), cross-sectional area(단면적), 혈압과 혈류속도 사이의 관계를 설명할 수 있다.
3. Systemic circuit(온몸순환)과 pulmonary circuit(허파순환)의 각 부분에서 혈압이 어떻게 작용하는지 설명할 수 있다.
4. Artery(동맥), capillary(모세혈관), vein(정맥)에서 혈압이 어떻게 변화하는지 설명할 수 있다.
5. MAP(평균동맥압)를 계산하는 방법을 설명할 수 있다.
6. Venous blood(정맥혈액)가 심장으로 돌아오는 것을 도와주는 기전에 대해 설명할 수 있다.

과거 20년 간 blood pressure(혈압)에 대한 대중의 인식은 급격히 높아졌다. 많은 연구에서 높은 혈압은 심장질환, 혈관질환, 콩팥질환, stroke(뇌졸중, 뇌중풍) 위험 등에 상당한 영향을 미친다고 보고하고 있다. 지금부터 혈압이 정확히 무엇인지, 왜 혈압이 많은 인체계통의 영향을 받는지, 혈류역학 또는 혈류생리에 대해 살펴볼 것이다.

Introduction to Hemodynamics 혈류역학의 서론

순환 생리학을 학습하기 전에 gradient(기울기, 경사)의 개념을 알아야 한다. 농도기울기, 압력기울기, 전기기울기 같은 기울기가 인체 대부분의 과정에 작용한다. Cardiovascular system(심장혈관계통, 순환계통)의 생리학도 예외가 아니다. Pressure(압력)는 심장 근처에서 가장 높으며, 심장에서 멀어질수록 감소한다. Blood flow(혈류)는 심장에서 가까운 혈관의 높은 압력으로부터 낮은 압력의 말초혈관으로 pressure gradient(압력기울기, 압력차)에 의해 흐른다.

혈압은 혈액이 혈관벽에 부딪히는 힘으로, mmHg로 표시한다. 혈압은 blood vessel(혈관)에 따라 다양한데, 큰동맥에서 가장 높고 큰정맥에서 가장 낮다.

혈압기울기의 크기는 혈류 또는 분당 흐르는 혈액의 양을 결정하는 주된 요인이다. 일반적으로 혈류는 cardiac output (CO, 심장박출량)과 일치하며 평균적으로 분당 5~6L의 혈액이 흐른다. 혈류는 압력기울기에 비례하므로 압력기울기가 증가하면 혈류가 증가하고, 압력기울기가 감소하면 혈류는 감소한다. 혈류를 결정하는 또 다른 요인은 혈류에 대한 저항이다. 혈류는 저항에 반비례하는데 즉, 저항이 증가하면 혈류는 감소한다. 혈류의 속도는 주로 혈관의 단면적에 의해 결정된다. 동맥계가 점차적으로 작아지며 여러 개로 갈라짐으로써 총단면적은 증가한다. 이러한 이유로 혈류속도는 aorta(대동맥)에서 가장 빠르고 capillary(모세혈관)에서 가장 느리다.

확인하기

- ☐ 1. Hemodynamics(혈류역학)은 무엇인가?
- ☐ 2. Blood flow(혈류)와 pressure gradient(압력기울기)는 어떤 관련이 있는가?
- ☐ 3. Cross-sectional area(단면적)는 혈류에 어떤 영향을 미치는가?

Factor that Determine Blood Pressure 혈압을 결정하는 요인

혈압은 여러 가지 변수의 다양한 상호작용에 의해 결정된다. 혈압에 영향을 미치는 세 가지 주요 변수는 저항, 심장박출량, blood volume(혈액량)이다. 인체는 이러한 세 가지 요인 중 하나 또는 그 이상의 요인을 조정함으로써 혈압을 유지한다(그림 18.4).

Peripheral Resistance 말초저항

혈관을 통한 혈류의 흐름을 방해하는 원인은 순환의 저항이 증가하는 것이다. 일반적으로 심장에서 가까운 혈관은 큰 탄력형혈관으로 저항에 거의 기여하지 않는다. 그러나 대부분의 저항은 심장에서 먼 주변부에서 발생되는데, 이를 peripheral resistance(말초저항)라고 한다. 말초저항과 혈압은 서로 직접적으로 관련이 있는데, 말초저항이 증가하면 혈압이 증가한다.

저항은 주로 세 가지 변수인 blood vessel radius(혈관직경), blood viscosity(혈액점도), blood vessel length(혈관길이)에 의해 결정된다. 이들 변수 중 혈관직경이 가장 빠르게 변하는 반면, 혈관길이는 가장 느리게 변한다.

- **Blood vessel radius(혈관직경).** 혈관직경은 저항에 상당한 영향을 미치며, 저항은 혈관직경에 반비례한다. 따라서 혈관직경이 증가함에 따라(예: 혈관확장), 혈류에 대한 저항은 감소하며, 반대의 경우도 마찬가지이다.
- **Blood viscosity(혈액점도).** Viscosity(점도)는 모든 액체의 흐름에 대한 내부저항을 의미한다. 액체의 점성이 높을수록 액체의 분자는 움직일 때 더 많은 저항을 받는다. 혈액은 단백질과 이를 포함한 세포 수로 인해 상대적으로 높은 점성을 나타낸다. 일반적으로 혈액점도는 비교적 일정하게 유지되지만, 단백질 또는 세포의 수가 변하거나, 탈수와 같이 혈액 내 수분의 양이 변하는 상태에

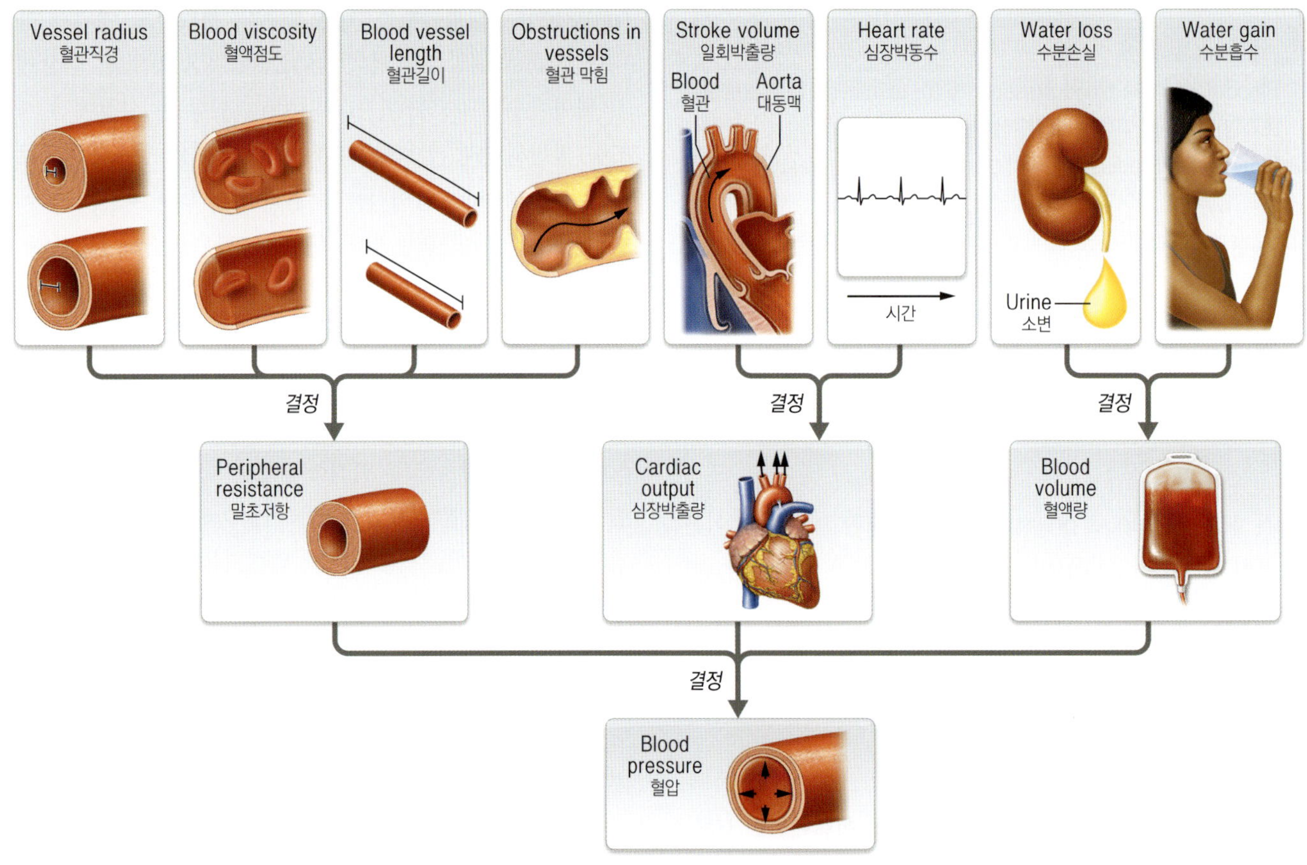

그림 18.4 혈압을 결정하는 요인

의해 변할 수 있다. 말초저항은 혈액점도가 증가하는 상황에서 상승하며, 혈액점도가 감소하는 상황에서는 낮아진다.

- **Blood vessel length(혈관길이).** 혈관길이 또한 저항에 영향을 받는다. 즉, 더 긴 혈관은 저항이 더 크다. 짧은 호스보다 긴 호스를 통해 물을 흘려 보내는데, 더 많은 압력이 필요한 것과 같이, 짧은 혈관보다 긴 혈관을 통해 혈액을 흘려 보내는데 더 많은 압력이 필요하다. 이는 pulmonary circuit(허파순환, 폐순환)의 저항이 systemic circuit(온몸순환, 체순환)보다 더 낮은 이유이다. 다시 말해, 허파순환의 혈관은 짧기 때문에 혈류에 대한 저항이 훨씬 더 작다.

말초저항에 영향을 줄 수 있는 네 번째 요인은 특정 질병으로 인해 발생되는 혈관 내 obstruction(막힘, 폐쇄)의 유무이다. Tumor(종양) 또는 atherosclerosis(죽상동맥경화증)로 보여지는 fatty(지방) 층 혹은 blood clot(혈액응고)과 같은 혈관 내 막힘은 혈류에 영향을 미친다.

Cardiac Output 심장박출량

Cardiac output (CO, 심장박출량)은 stroke volume (SV, 일회박출량)과 heart rate(심장박동수)의 곱이다(그림 18.4). 심장박출량과 말초저항은 혈액순환의 압력차이를 결정하는 요인이다. 이러한 관계는 아래와 같은 방정식으로 설명할 수 있다.

$$\Delta P = CO \times PR$$

압력차이 = 심장박출량 × 말초저항

일반적으로 심장박출량이 증가하면 혈압이 높아진다. 예를 들어, sympathetic nervous system(교감신경계통) 자극 및 caffeine(카페인)과 같은 약물 섭취에 대한 반응으로 발생한다. 반대로, 심장박출량이 감소하면 혈압은 낮아진다. 심장박출량은 parasympathetic nervous system(부교감신경계통)의 자극과 sympathetic response(교감신경반응)를 차단하는 약물에 의해 감소한다.

Blood Volume and Vessel Compliance 혈액량과 혈관 순응도

혈압을 결정하는 마지막 요인은 순환 혈액량이다. 총 혈액량은 혈액 속 수분의 양과 직접적인 관련이 있다. 혈액 속에 더 많은 물을 포함할 때, 혈액량은 증가하고 반대의 경우, 혈액량은 감소한다. 즉, 혈액량이 증가하면 혈압은 증가하고, 혈액량이 감소하면 혈압은 감소한다.

혈액의 작은 증가는 혈관 신축성에 의해 상쇄되는데, 이는 탄력성이라는 혈관의 특성 때문이다. 정맥은 가장 잘 늘어나는 혈관이며, 혈액량이 증가할 때 이를 수용하기 위해 정맥은 잘 늘어나고 압력은 약간 상승한다. 그러나 정맥이 더 많은 혈액량의 증가를 수용하기 위해 늘어나지 못할 경우, 여분의 혈액은 동맥으로 이동한다. 동맥은 정맥과 다르게 compliance(순응도)가 낮아서 동맥의 혈액량이 증가하면 혈압이 높아진다. 노화와 같은 정상적인 변화로 인해 동맥과 정맥의 순응도가 감소되고, 결과적으로 혈액량의 작은 변화에도 혈압이 증가 또는 감소할 수 있다.

확인하기

- ☐ 4. Blood pressure(혈압)를 결정하는 세 가지 요인은 무엇인가? 각 요인은 혈압에 어떻게 영향을 미치는가?
- ☐ 5. Blood vessel diameter(혈관직경)의 변화는 peripheral resistance(말초저항)에 어떻게 영향을 주는가?
- ☐ 6. Vessel compliance(혈관 순응도)는 무엇이며 가장 잘 순응하는 혈관은 무엇인가?

Blood Pressure in Different Portion of the Circulation 순환에 따른 각 부분에서의 혈압

온몸순환과 허파순환의 압력차이를 살펴보면, 허파순환의 압력은 온몸순환의 압력보다 훨씬 낮다. 그러므로 right ventricle(오른심실, 우심실)의 벽이 left ventricle(왼심실, 좌심실) 벽보다 더 얇다. 오른심실과 왼심실의 심장박출량은 동일하지만, 온몸순환의 저항이 허파순환보다 훨씬 더 크다. 따라서, 두 circuit(순환)의 압력은 상당히 다르며, 평균적으로 허파순환에서 압력은 약 15mmHg, 온몸순환에서는 약 95mmHg이다.

압력은 허파순환에서 많이 변하지 않는다. 이는 pulmonary artery(허파동맥, 폐동맥)에서 pulmonary vein(허파정맥, 폐정맥)까지는 압력이 꽤 낮다는 것을 의미한다(표 18.2). 그러나 blood(혈액)가 온몸순환을 통과할 때는 압력이 크게 변한다(그림 18.5).

Systemic Arterial Pressure 온몸동맥혈압

일반적으로 혈압은 동맥압을 의미한다. 그림 18.5는 전체 혈관의 부위별 압력 변화를 보여주고 있다. 그림에서 볼 수 있듯이 압력은 대동맥과 elastic artery(탄력형동맥)에서 가장 높고, muscular artery(근육형동맥)로 가면서 약간 감

표 18.2 허파순환과 온몸순환에서의 압력(혈압)

순환	압력
Pulmonary Circuit(허파순환)	
Pulmonary arteries(허파동맥)	15mmHg
Pulmonary veins(허파정맥)	5mmHg
Systemic Circuit(온몸순환)	
Arteries(동맥)	120mmHg(수축), 80mmHg(확장)
Arterioles(세동맥)	80~35mmHg
Capillaries(모세혈관)	35~15mmHg
Venules(세정맥)	15~5mmHg
Veins(정맥)	5~0mmHg

소한다. 그래프의 검정선은 전체 cardiac circulation(심장순환) 동안 온몸동맥의 평균 압력인 MAP (mean arterial pressure, 평균동맥압)를 보여준다. 일반적으로 MAP는 약 95mmHg이다.

그러나 심장에는 contraction period(수축기)와 relaxation period(이완기)가 있기 때문에, 심장박동에 의해 압력 기울기가 생성된다. 압력기울기는 ventricular systole(심실수축기) 동안 상승하고 ventricular diastole(심실확장기) 동안 감소한다. 이는 동맥에서 두 가지 분리된 압력 즉, 평균 약 110~120mmHg의 systolic pressure(수축기압)와 휴식할 때 평균 약 70~80mmHg의 diastolic pressure(확장기압)이다. Pulsation(박동)은 그림 18.5에서 주황색 물결선으로 MAP와 겹쳐져서 표시되어 있다. 수축기압과 확장기압의 차이(약 40mmHg)를 pulse pressure(맥박압)라고 한다.

압력은 arteriole(세동맥)에서 가장 급격하게 감소한다. MAP는 큰 세동맥(약 80mmHg)에서 가장 작은 세동맥(약 30mmHg)으로 감소한다(그림 18.5). 급격한 압력의 감소는 세동맥에서 말초저항의 급격한 증가 때문이다. 이는 세동맥이 말초에서 많은 가지로 분지되어 넓어지고 가늘어지기 때문이다.

Measuring the Arterial Blood Pressure 동맥혈압 측정. 일반적으로 arterial blood pressure(동맥혈압)는 혈압계와 청진기를 사용하여 팔에서 측정한다. 주로 brachial artery(위팔동맥, 상완동맥)에서 측정하고, 수축기압과 확장기압을 측정한다.

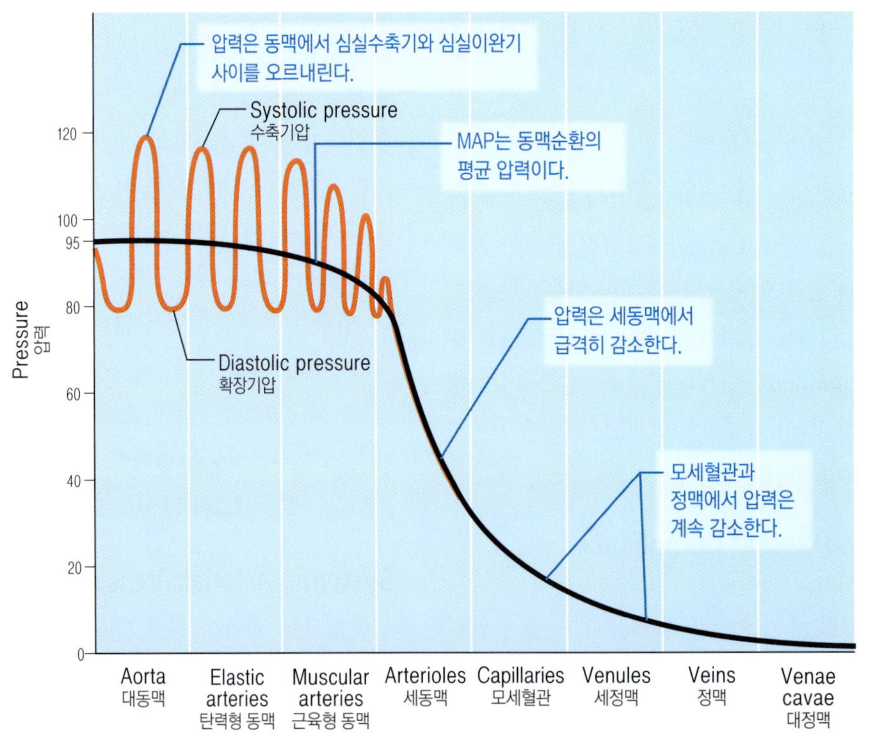

그림 18.5 온몸순환의 압력변화

Calculating the Mean Arterial Pressure MAP 측정. MAP는 직접적으로 측정하기 어렵다. MAP는 측정된 확장기압과 수축기압의 평균값과 동일하지만, 심장은 systole(수축기)보다 diastole(확장기)에 더 많은 시간을 할애한다. 이는 MAP에 영향을 준다. 그러므로 아래의 방정식을 이용하여 MAP를 계산한다.

$$\text{MAP} = \text{확장기압} + \frac{1}{3}(\text{수축기압} - \text{확장기압})$$

즉, MAP는 확장기압과 맥박압의 3분의 1을 합한 값과 거의 같다. 예를 들면, 혈압이 120/80mmHg인 사람의 평균적인 MAP는 약 95mmHg이다.

Systemic Capillary Pressure 온몸모세혈관혈압

압력은 온몸순환의 나머지 부분에서 계속 감소한다. 그림 18.5에서 capillary bed(모세혈관계)를 통해 압력이 얼마나 변하는지 볼 수 있다. 세동맥의 끝에서 압력은 약 35mmHg이지만, 모세혈관계 세정맥의 끝에서는 압력이 약 15mmHg까지 감소한다. 대체로 이러한 압력감소는 모세혈관에서 발생하는 혈액량의 감소 때문이다.

Systemic Venous Pressure and Mechanism of Venous Return 온몸정맥압과 정맥혈귀환 기전

압력은 세정맥과 정맥에서 더 낮아지고, inferior vena cava(아래대정맥, 하대정맥)에서는 4mmHg로 떨어지며, right atrium(오른심방, 우심방)에서는 0mmHg까지 떨어진다. 낮은 혈압은 정맥 순응도가 높고, 혈관이 합쳐져 커짐에 따라 저항이 감소하기 때문이다.

Venous blood(정맥혈액)는 심장이 박동하여 동맥으로 보내졌던 양만큼 심장으로 되돌아온다. 그러나 정맥순환의 압력은 크지 않다. 정맥은 동맥보다 단면적이 커서 arterial blood(동맥혈액)보다 흐름이 느리다. 하지만 다리와 같은 중력의 영향을 받는 위치에서는 역류가 발생할 수 있다. 임상에서 적용하기 Venous Veins(정맥류)를 참조한다.

정맥혈액이 심장으로 복귀하는 것을 돕는 두 가지 기전은 첫 번째, venous valve(정맥판막)가 정맥혈액의 역류를 방지하는 것과 두 번째, 정맥 벽의 smooth muscle(민무늬근육, 평활근)은 교감신경계통의 자극으로 수축하여 venous return(정맥혈귀환)의 속도를 증가시키는 것이다. 정맥혈귀환을 돕는 또 다른 기전은 skeletal muscle pump(뼈대근육 펌프)이다(그림 18.6).

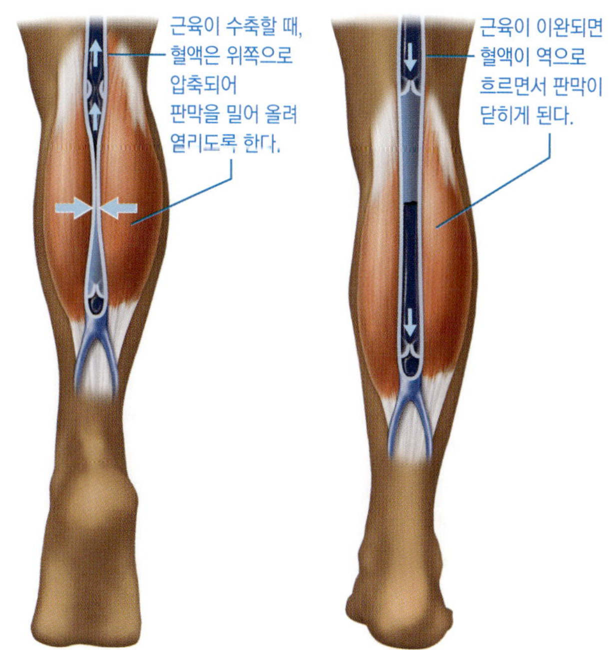

그림 18.6 뼈대근육 펌프

Upper limb(팔, 상지)과 lower limb(다리, 하지)의 깊은 정맥을 둘러싸고 있는 skeletal muscle(뼈대근육)은 정맥에서 혈액을 짜내고 contract(수축)와 relax(이완)를 함으로써 혈액을 심장쪽으로 보낸다.

뼈대근육에 둘러싸여 있지 않은 thoracic cavity(가슴안, 흉강) 및 abdominopelvic cavity(배골반안, 복부골반강)의 정맥에는 뼈대근육 펌프와 비슷한 기전이 있다. 이러한 기전을 respiratory pump(호흡펌프)하며 ventilation(환기)을 일

임상에서 적용하기

Varicose Veins 정맥류

Varicose veins(정맥류)의 일반적인 증상은 확장되고 팽창하거나 가끔 경화된 정맥이 특징이다. 정맥류는 다리의 superficial vein(얕은정맥)에서 자주 볼 수 있다. Pregnancy(임신), 장기간 지속된 직립상태 및 abdominal obesity(복부비만)와 같은 정맥혈귀환의 속도를 감소시키는 상황은 다리의 정맥에 혈액을 고이게 한다. 또한 정맥류의 발달에는 유전적 소인이 있는 것으로 보인다. 다리의 얕은정맥은 뼈대근육 펌프가 지지하지 않아 피부 아래쪽에 병변이 커지도록 한다.

정맥류의 또 다른 일반적인 위치는 anus(항문) 주위에 있으며, 이를 hemorrhoid(치질)라고 한다. Excretion(배설) 또는 출산 중 배안 내 압력이 높으면 anal vein(항문정맥)으로부터 정맥혈액의 복귀가 감소한다. 따라서 이러한 정맥은 주변 조직에 의해 지지를 받지 않아 높은 압력으로 약해지고 팽창된다.

으키는 가슴안 및 배골반안 내 압력의 율동적인 변화에 의해 이루어진다. Inspiration(들숨, 흡기) 동안 배골반안의 높은 압력은 abdominal vein(배정맥)의 혈액을 위쪽으로 밀고, 가슴안의 낮은 압력은 thoracic vein(가슴정맥)을 확장함으로 압력기울기를 만든다. 반대의 경우는 expiration(날숨, 호기) 동안 일어나는데, 가슴정맥이 압축되는 동안, 배정맥이 확장되고 혈액으로 채워진다.

확인하기

- ☐ 7. MAP는 systolic pressure(수축기압), diastolic pressure(확장기압)와 어떻게 다른가?
- ☐ 8. Arteriole(세동맥), capillary(모세혈관) 및 vein(정맥)에서 pressure(압력)는 어떻게 변하는가? 이유는 무엇인가?
- ☐ 9. 혈액이 심장으로 되돌아오는 것을 도와주는 기전은 무엇인가?

18.3 혈압 유지

Maintenance of Blood Pressure

학습목표

1. Tissue flow(조직 혈류) 및 systemic arterial blood pressure(온몸동맥혈압) 조절에서 arteriole(세동맥)의 역할을 설명할 수 있다.
2. 혈압조절에 영향을 주는 위치, 호르몬, 신경요인을 설명할 수 있다.

인체의 요구를 충족시키기 위해 blood flow(혈류)는 항상 충분한 pressure gradient(압력기울기, 압력차)를 유지해야 한다. MAP (mean arterial pressure, 평균동맥압)는 약 95mmHg를 유지해야 하며, 이는 nervous(신경), endocrine(내분비), renal(콩팥, 신장)의 기전이 영향을 미친다.

Short-Term Maintenance of Blood Pressure
혈압유지의 단기적 기전

앉은 자세에서 일어날 때와 같은 상황에서 요구되는 단기적인 blood pressure(혈압)의 조절은 주로 nervous system(신경계통)과 endocrine system(내분비계통)의 특정 호르몬에 의해 이루어진다. 이러한 단기적 효과는 저항과 cardiac output (CO, 심장박출량)의 조정에 의해 이루어진다.

Nervous System Maintenance of Blood Pressure
혈압의 신경 작용

혈압의 homeostasis(항상성)를 조절하는 신경계통은 ANS (autonomic nervous system, 자율신경계통)로 sympathetic nervous system(교감신경계통)과 parasympathetic nervous system(부교감신경계통)이 있다. 이러한 두 부분은 혈압에 즉각적인 영향을 준다.

Sympathetic and Parasympathetic Effect on Blood Pressure 혈압에 대한 교감 및 부교감 신경계통의 영향. 교감신경계통은 운동과 같은 stressor(스트레스인자)에 대해 몸이 전투 태세를 준비하는 ANS(자율신경계)의 한 부분이다. 그림 18.7a에서 axon(축삭)은 neurotransmitter(신경전달물질)인 norepinephrine(노르에피네프린)과 epinephrine(에피네프린)을 cardiac muscle cell(심장근육세포)과 blood vessel(혈관)의 smooth muscle cell(민무늬근육세포)로 분비하여 두 가지 즉각적인 변화를 일으킨다; (1) Heart rate(심장박동수)와 contractility(수축력)를 증가하여 심장박출량을 증가시킨다. (2) 모든 유형의 혈관, 특히 arteriole(세동맥)을 수축하여 peripheral resistance(말초저항)를 증가시킨다. 이러한 두 가지 변화 모두 혈압을 올린다. 우선 소화기관, 비뇨기관 및 피부에 영양분을 공급하고 배설물을 배출하는 혈관은 수축한다. 반면에 뼈대근육과 심장에 작용하는 혈관은 확장한다. 이는 조직에 산소와 영양분 공급의 증가를 가능하게 하기 때문에 신체운동에서 중요한 기전이다.

부교감신경계통이 혈압에 미치는 영향은 교감신경계통과 반대이다(그림 18.7b). 부교감신경계통은 vagus nerve(미주신경, X)를 통해 일차적으로 심장박동조율기 세포(특히, 굴심방결절과 방실결절)와 심장근육세포로 acetylcholine(아세틸콜린)을 방출하여 심장박동수를 감소시키고, 혈압이 낮아진다. 부교감신경계통의 대부분은 혈관 민무늬근육세포의 신경은 자극하지 않는다. 그러나 parasympathetic activity(부교감신경활동)는 vasodilation(혈관확장)과 말초저항의 감소를 유도한다. 이러한 효과는 brainstem(뇌줄기, 뇌간)의 autonomic center(자율중추)가 sympathetic neuron(교감신경)의 작용을 억제하면서 parasympathetic neuron(부교감신경)의 작용을 증가시키기 때문에 발생한다. 교감신경이 억제되면 혈관이 확장된다.

Baroreceptor Reflex 압력수용기 반사. 혈압은 혈관벽에 존재하는 특수한 압력수용기를 통해 감지된다. Carotid artery(목동맥, 경동맥)와 aorta(대동맥)에는 각각 압력수용기가 있다. 수용기는 압력에 반응하여 신속하게 압력수용기

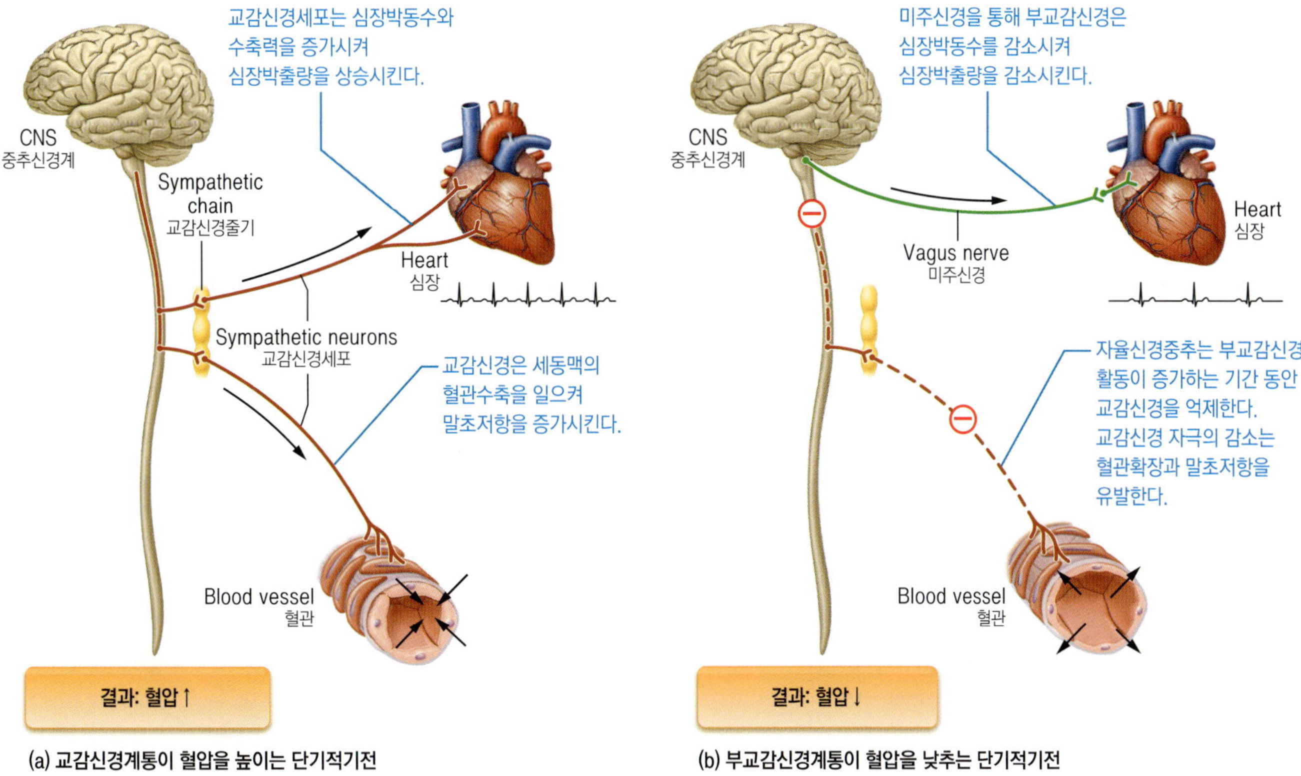

(a) 교감신경계통이 혈압을 높이는 단기적기전

(b) 부교감신경계통이 혈압을 낮추는 단기적기전

그림 18.7 혈압에 대한 ANS의 영향

반사를 촉발한다. 압력수용기 반사는 혈압상승에 반응하는 negative feedback mechanism(음성되먹임기전)이다. **그림 18.8a**에 표시된 reflex arc(반사활, 반사궁)는 다음 단계에 따라 진행된다.

- **Stimulus(자극).** 혈압이 정상범위 이상으로 상승한다.
- **Receptor(수용기).** Carotid sinus(목동맥팽대, 경동맥동)와 aortic sinus(대동맥굴, 대동맥동)의 압력수용기가 혈압 증가로 인한 혈관벽의 늘어남을 감지하여 활동전위를 발생시킨다.
- **Control center(조절중추).** 자극은 통합을 위해 뇌줄기의 숨뇌에 전달된다. 목동맥팽대는 9번 뇌신경인 혀인두신경의 지배를 받는다. 자극은 구심성 부교감신경을 통해 숨뇌의 심장혈관중추로 전달된다.
- **Effector/response(효과기/반응):** 숨뇌의 조절중추는 교감신경활동을 억제하여 혈관확장을 유도하고, 심장박동수와 심장박출량을 감소시킨다. 대부분 부교감신경은 혈관에는 직접적인 영향을 미치지 않지만, 심장에는 박동수를 줄여 심장박출량을 감소시킨다.

Endocrine System Maintenance of Blood Pressure
내분비계통 혈압 유지

내분비계통과 신경계통은 혈압을 포함한 많은 변화요인에 대한 항상성을 유지하기 위해 함께 작용한다. 내분비계통은 혈압변화에 반응하는 속도가 신경계통보다 느리다. 즉, 내분비계통은 어떠한 변화에 반응하고 효과를 나타내기 위해 시간이 필요하다.

이와 관련된 작용에 의한 영향은 다음과 같다.

- **심장박출량을 조절하는 호르몬.** 에피네프린, 노르에피네프린 및 thyroid hormone(갑상샘호르몬)은 심장박출량을 증가시키는 호르몬이다. Adrenal medulla(부신속질, 부신수질)에서 분비하는 에피네프린과 노르에피네프린의 효과는 교감신경말단에서 분비하는 화학물질과 동일하게 심장박동수와 심장수축성을 증가시킨다. 인체의 대사를 조절하는 갑상샘호르몬은 심장효과에 덜 직접적이다.
- **저항을 조절하는 호르몬.** 호르몬은 혈관직경의 조절을 통해 주로 말초저항에 영향을 준다. Adrenal medullar(부신속질)에서 방출된 에피네프린과 노르에피네프린은 vasocontraction(혈관수축)을 일으키고 말초저항을 증

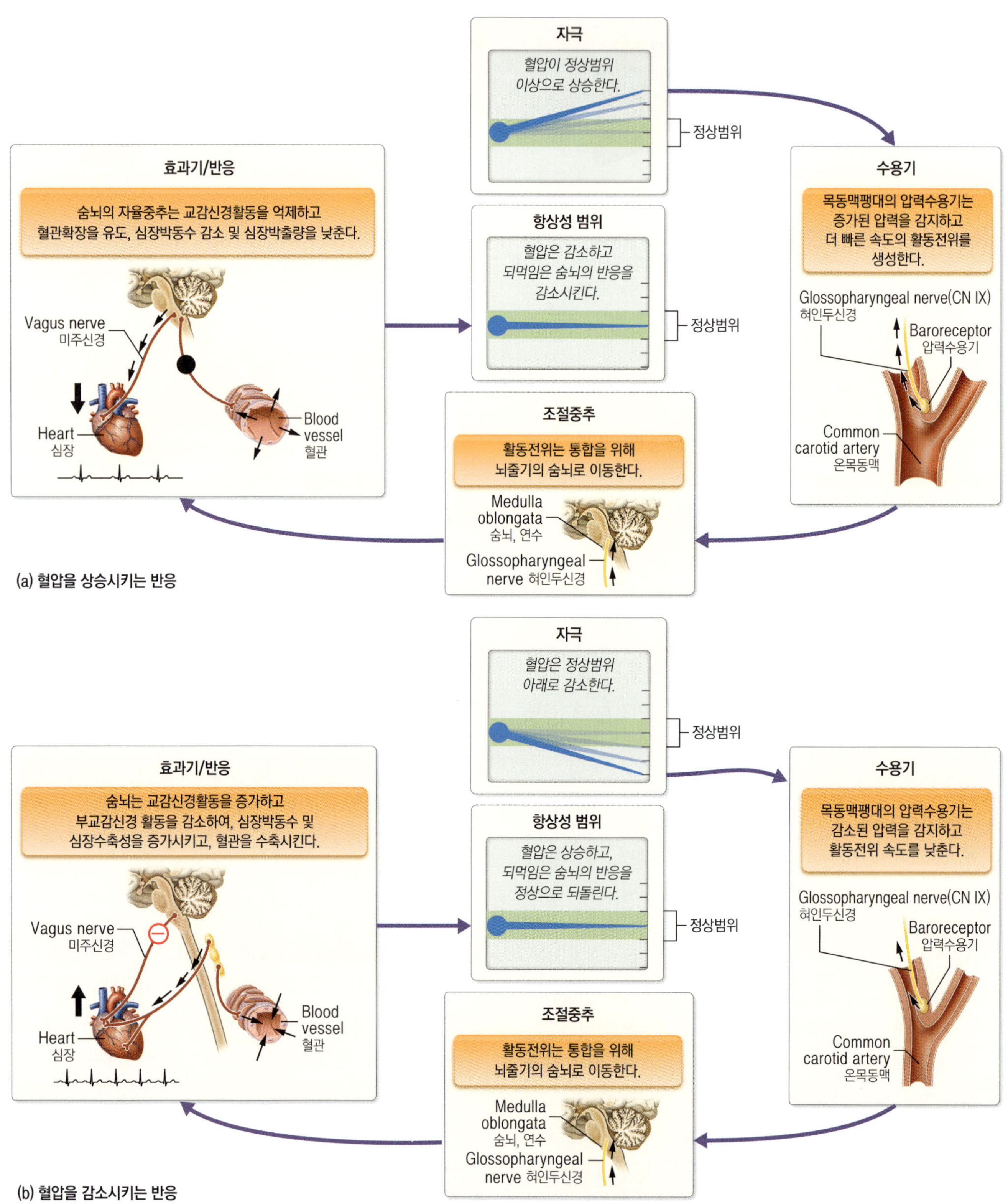

그림 18.8 항상성 유지. 압력수용기 반사에 의한 혈압조절

가시켜 혈압을 상승시킨다. 저항에 영향을 미치는 또 다른 호르몬은 RAAS (renin–angiotensin–aldosterone system, 레닌–앤지오텐신–알도스테론계통)에서 생성되는 angiotensin–II(안지오텐신 II)이다. 안지오텐신–II는 매우 강력한 vasocontractor(혈관수축제)이며, 이는 말초저항과 혈압을 급격히 증가시킨다. 호르몬 ANP (atrial natriuretic peptide, 심방나트륨이뇨펩티드)는 증가된 blood volume(혈액량)에 반응하는 atria(심방)에 의해 생성된다. ANP는 kidney(콩팥, 신장)에 영향을 미쳐 이뇨작용을 통해 말초저항과 혈압을 약간 감소시킨다.

호르몬, 특히 aldosterone(알도스테론)과 안지오텐신–II는 일반적인 고혈압 치료 약물이다.

확인하기

- ☐ 1. Sympathetic nervous system(교감신경계통)과 parasympathetic nervous system(부교감신경계통)은 blood pressure(혈압)에 어떠한 영향을 주는가?
- ☐ 2. Baroreceptor reflex(압력수용기 반사)의 단계는 무엇인가?
- ☐ 3. Epinephrine(에피네프린)과 norepinephrine(노르에피네프린)이 호르몬으로서 방출될 때, peripheral resistance(말초저항)와 혈압에 어떤 영향을 미치는가?
- ☐ 4. Angiotensin–II(안지오텐신–II)는 blood volume(혈액량), 말초저항 및 혈압에 어떤 영향을 미치는가?

Long-Term Maintenance of Blood Pressure by the Endocrine and Urinary System

내분비계통 및 비뇨기계통에 의한 혈압의 장기적인 유지

혈압의 장기적인 유지는 콩팥에서 분비하는 특정 호르몬에 의해 이루어진다. 이러한 시스템은 소변으로 배설되는 체액의 증가와 감소를 통해 혈액량을 조절하여 혈압을 조절한다. 내분비계통은 ANP와 안지오텐신–II뿐만 아니라 ADH (antidiuretic hormone, 항이뇨호르몬)와 알도스테론을 포함한 호르몬의 분비를 통해 혈액량을 조절한다.

확인하기

- ☐ 5. Blood volume(혈액량)에 영향을 주는 호르몬은 어떤 것이며 어떻게 영향을 미치는가?
- ☐ 6. Kidney(콩팥)는 혈압유지에 어떻게 영향을 미치는가?

Summary of Blood Pressure Maintenance

혈압유지에 대한 요점정리

Nervous system(신경계통), endocrine system(내분비계통), urinary system(비뇨계통)에 의해 혈압이 유지되는 과정이 그림으로 나타나있다(그림 18.9). 각 항목은 말초저항, 심장박출량 및 혈액량에 영향을 미치는 요인에 대한 시스템을 나타낸 것이다.

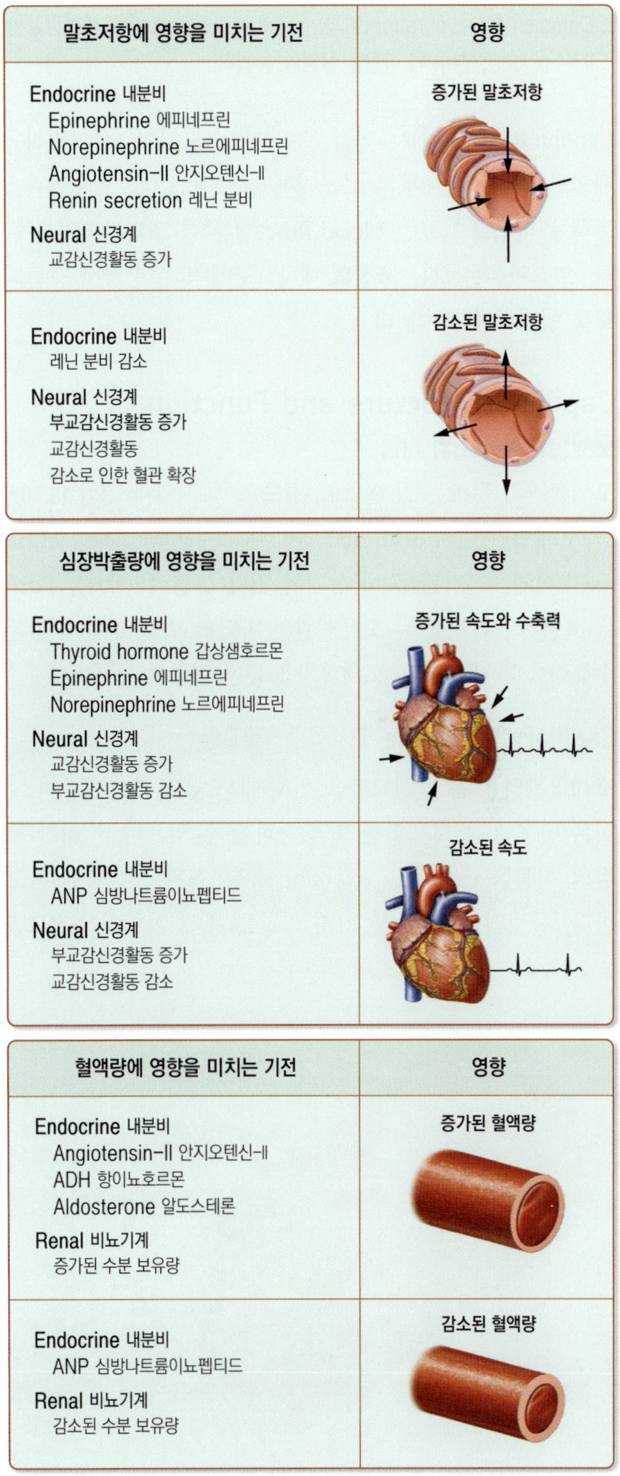

말초저항에 영향을 미치는 기전	영향
Endocrine 내분비 Epinephrine 에피네프린 Norepinephrine 노르에피네프린 Angiotensin–II 안지오텐신–II Renin secretion 레닌 분비 Neural 신경계 교감신경활동 증가	증가된 말초저항
Endocrine 내분비 레닌 분비 감소 Neural 신경계 부교감신경활동 증가 교감신경활동 감소로 인한 혈관 확장	감소된 말초저항

심장박출량에 영향을 미치는 기전	영향
Endocrine 내분비 Thyroid hormone 갑상샘호르몬 Epinephrine 에피네프린 Norepinephrine 노르에피네프린 Neural 신경계 교감신경활동 증가 부교감신경활동 감소	증가된 속도와 수축력
Endocrine 내분비 ANP 심방나트륨이뇨펩티드 Neural 신경계 부교감신경활동 증가 교감신경활동 감소	감소된 속도

혈액량에 영향을 미치는 기전	영향
Endocrine 내분비 Angiotensin–II 안지오텐신–II ADH 항이뇨호르몬 Aldosterone 알도스테론 Renal 비뇨기계 증가된 수분 보유량	증가된 혈액량
Endocrine 내분비 ANP 심방나트륨이뇨펩티드 Renal 비뇨기계 감소된 수분 보유량	감소된 혈액량

그림 18.9 혈압유지

18.4 모세혈관과 조직관류

Capillary and Tissue Perfusion

학습목표

1. Capillary(모세혈관)의 유형을 설명하고 관련된 기능과 구조를 설명할 수 있다.
2. Diffusion(확산), filtration(여과), capillary exchange(모세혈관교환)에서 osmosis(삼투)의 역할을 설명할 수 있다.

Capillary(모세혈관)는 연골, 눈의 공막과 각막, 상피조직을 제외한 인체 내 대부분의 조직에 분포해 있다. 모세혈관을 통해 조직으로 흐르는 blood flow(혈류)를 조직관류라고 한다. 조직관류는 모든 조직의 대사요구에 맞추어 항상 충족되도록 엄격하게 조절된다.

Capillary Structure and Function

모세혈관의 구조와 기능

모세혈관의 두께는 약 0.2μm 정도로 매우 얇다(그림 18.10). 각 모세혈관은 endothelial cell(내피세포)과 basal lamina(바닥판, 기저판)로 구성되어 있다(그림 18.10a). Pericyte(혈관주위세포)는 모세혈관의 바닥판 바깥 주위에 있는 수축력을 가진 세포로 모세혈관을 통한 혈류를 통제한다.

Capillary Exchange 모세혈관 물질교환

모세혈관의 벽은 물질교환을 위해 매우 얇다. 영양분, 가스, 이온 및 수분은 모세혈관 벽을 통과할 수 있으며, 이러한 물질의 이동을 capillary exchange(모세혈관 물질교환)라고 한다. 물질의 이동은 세 가지 기전을 통해 이루어진다(그림 18.11).

- **틈새와 창을 통한 확산과 삼투.** 많은 내피세포 사이의 치밀이음부는 불완전하며 내피세포 사이에 작은 틈을 만든다. 또한, 일부 모세혈관은 내피세포 내 창이라 불리는 구멍을 가지고 있다. 수분은 osmosis(삼투)에 의해 구멍을 통해 자유롭게 이동할 수 있고, 농도기울기가 존재한다면 monosaccharide(단당류) amino acid(아미노산)와 같은 작은 용질이 이동할 수 있다.
- **내피세포의 막을 통한 확산.** 산소, 이산화탄소, 특정 지질과 같은 지용성 물질은 일반적으로 내피세포의 막을 통한 확산 작용에 의해 모세혈관으로 들어오고 나가게 된다.
- **세포통과.** 더 큰 물질은 exocytosis(세포외배출)에 의해 내피세포를 통과해야 한다. 지방산, 알부민, 인슐린과 같은 호르몬은 이러한 기전에 의해 내피를 통과한다.

Type of Capillary 모세혈관 유형

신체부위에 따라 모세혈관은 조금씩 다른 기능을 가지고 있고, 기능에 따라 다른 구조를 가진다(표 18.3)

- **Continuous capillary(연속모세혈관).** 몸의 대부분을 이루는 모세혈관의 유형은 continuous capillary(연속모세혈관)이며, 근육, 피부 및 대부분의 nervous tissue(신경조직)와 connective tissue(결합조직)에 위치한다. 모세혈관은 최소한의 물질교환을 허용한다.
- **Fenestrated capillary(창모세혈관).** Fenestrated capillary(창모세혈관)는 연속모세혈관보다 누출이 더 되는 것이 특징이다. 왜냐하면 내피세포에 창 구멍이 있기 때

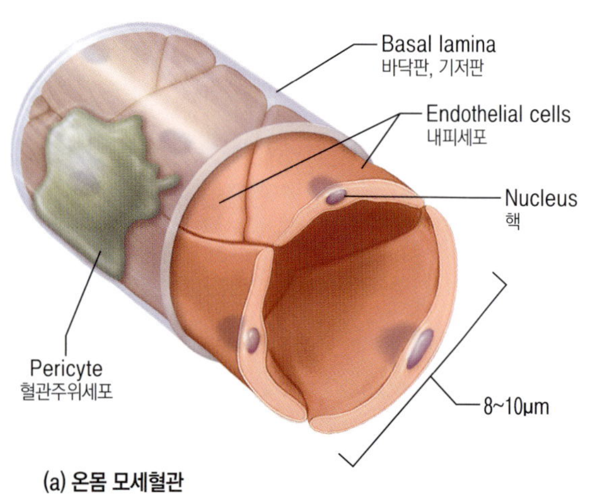

(a) 온몸 모세혈관

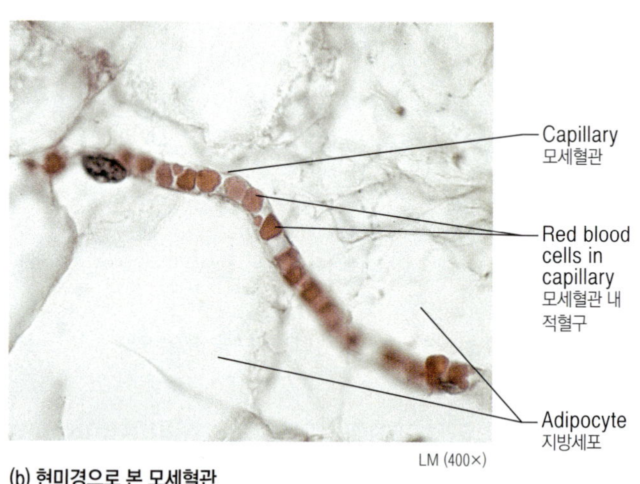

(b) 현미경으로 본 모세혈관

그림 18.10 온몸 모세혈관의 구조

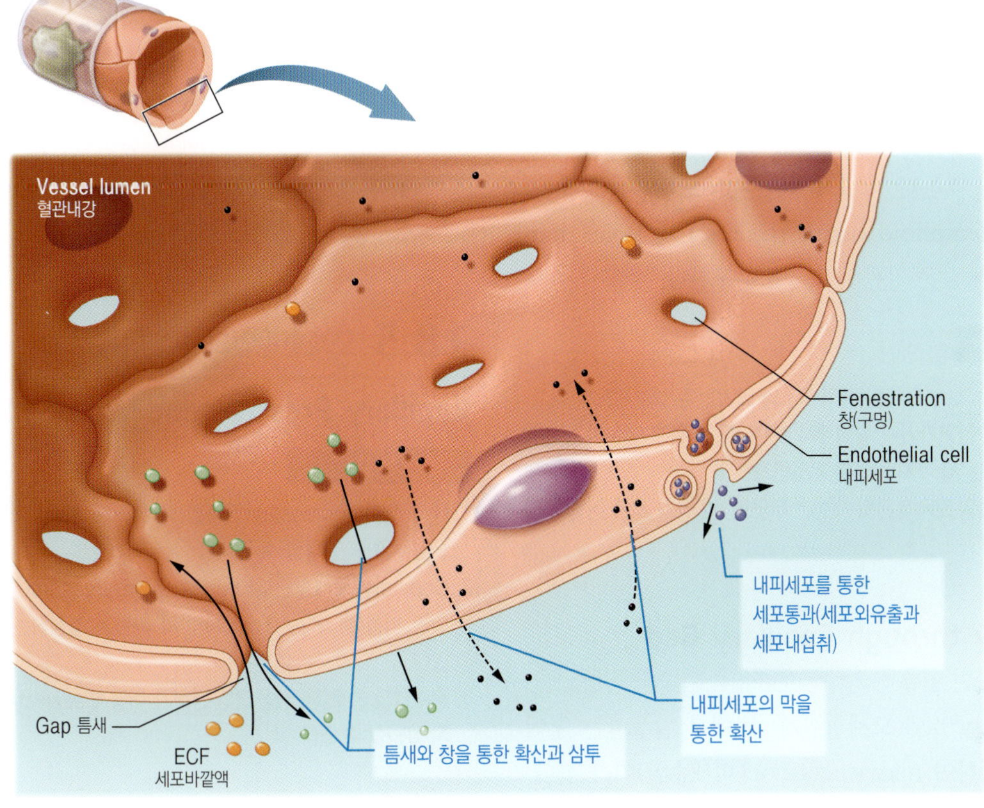

그림 18.11 모세혈관 교환 기전

문이다. 이러한 구멍은 연속모세혈관보다 확산이 훨씬 더 빨리 일어나도록 한다. 주로 내분비기관과 small intestine(작은창자, 소장), kidney(콩팥, 신장)에 분포해 있다.

- **Sinusoidal capillary(굴모세혈관).** Sinusoidal capillary(굴모세혈관)는 누출이 가장 많은 모세혈관이다. 굴모세혈

표 18.3 모세혈관의 유형

	연속모세혈관	창모세혈관	굴모세혈관
	Tight junctions between cells 세포사이 치밀이음부	Fenestrations 창(구멍)	Irregular basal lamina 불규칙 바닥판 Large pores 큰 구멍 Spaces between endothelial cells 내피세포 사이 공간
구조	치밀이음부에 의해 결합된 내피세포	내피세포 내 창모양의 구멍	내피의 불규칙한면, 내피불규칙 바닥판, 매우 큰 구멍
위치	• 피부 • 대부분의 신경 및 결합조직 • 근육조직	• 콩팥 • 내분비샘 • 작은창자	• 간 • 림프기관 • 골수 • 지라
기능	최소한으로 누출됨(물질을 통과): 좁은 범위에서 물질이 모세혈관 벽을 통과하도록 허용	적당히 누출됨: 많은 양의 체액과 큰 물질이 모세혈관 벽을 통과하도록 허용	가장 많이 누출됨: 세포와 같은 큰 물질이 모세혈관 벽을 통과하도록 허용

관은 내피세포에 큰 구멍이 있다(표 18.3). 일반적으로 굴모세혈관은 직경이 다른 모세혈관보다 3~4배 더 크며 경계는 organ(기관)에 의해 결정되기 때문에 종종 불규칙한 모양을 갖는다. 굴모세혈관은 liver(간), spleen(지라, 비장) lymphoid organ(림프기관) 및 bone marrow(골수)와 같은 기관의 조직에 분포한다.

확인하기

- ☐ 1. 전형적인 capillary(모세혈관)의 구조와 크기는 무엇인가?
- ☐ 2. 혈액 속으로 들어가거나 혈액에서 빠져나오기 위해 물질이 모세혈관을 통과하는 세 가지 방법은 무엇인가?
- ☐ 3. 세 가지 유형의 모세혈관의 특성은 무엇인가? 각각 서로 어떻게 다른가?

Blood Flow through Capillary Bed
모세혈관계를 통한 혈류

인체의 capillary bed(모세혈관계) 내에서 발생하는 혈액의 흐름을 통칭하여 microcirculation(미세순환)이라 한다. 미세순환은 물질이 교환되는 모세혈관과 작은 중심혈관으로 구성되어 있다. 그림 18.12a는 모세혈관이 어떻게 다양한 vascular anastomoses(혈관 문합)로 네트워크를 형성하는지 보여주고 있다. 각 capillary-metarteriole junction(모세혈관-메타세동맥 이음부)은 모세혈관으로 흐르는 혈류의 양을 조절하는 precapillary sphincter(모세혈관앞조임근, 모세혈관이전괄약근)를 가지고 있다. 모세혈관앞조임근이 닫혔을 때(그림 18.12b), 혈액은 모세혈관을 통해 흐르지 않고 metarteriole(메타세동맥)에서 중심혈관을 통해 venule(세정맥)로 흘러간다.

18.5 모세혈관압과 수분이동
Capillary Pressure and Water Movement

학습목표

1. Hydrostatic pressure(정수압)와 colloid osmotic pressure(콜로이드삼투압)를 설명할 수 있다.
2. Capillary(모세혈관)의 net filtration pressure(순여과압력)가 모세혈관 벽을 통과하는 fluid(체액)의 이동을 결정하는 방법을 설명할 수 있다.
3. 정수압과 콜로이드삼투압의 변화가 어떻게 edema(부종)를 유발시키는지 설명할 수 있다.

지금까지 diffusion(확산)이나 transcytosis(세포통과)에 의해 capillary(모세혈관) 내에서 교환되는 가스, 영양분 및 배설물에 대해 학습했다. 이제 모세혈관과 interstitial fluid(사이질액, 간질액) 사이에서 일어나는 체액의 이동에 대해 알아볼 것이다. 모세혈관 벽을 통한 수분의 이동은 filtration(여과)을 통해 이루어진다. 여과는 pressure(압력) 또는

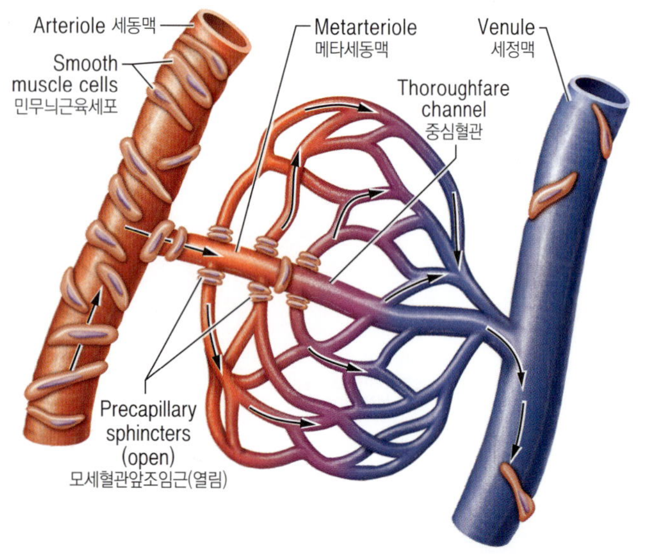

(a) 모세혈관앞조임근이 열렸을 때 모세혈관계를 통한 혈류

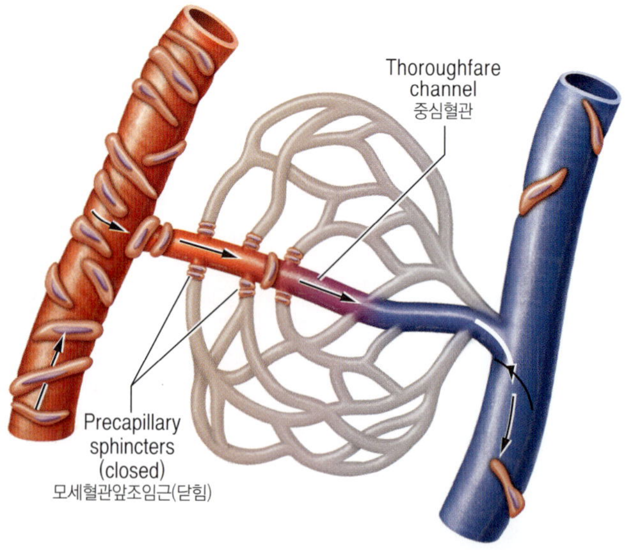

(b) 모세혈관앞조임근이 닫혔을 때 모세혈관계를 통한 혈류

그림 18.12 모세혈관계를 통한 혈류와 구조

gravity(중력)와 같은 힘에 의해 액체가 이동하는 것이다. 이러한 과정을 검토하고 모세혈관으로부터 손실되거나 얻어진 수분의 전체 양을 살펴볼 것이다.

Pressure at Work in a Capillary
모세혈관에서 작용하는 압력

모세혈관 내 water movement(수분 이동)를 주도하는 두 가지 기본 압력은 hydrostatic pressure (HP, 정수압)와 osmotic pressure (OP, 삼투압)이다. 이러한 힘은 정반대 방향으로 움직이는데, 정수압은 모세혈관 밖으로 수분을 빼내는 반면, 삼투압은 모세혈관 안으로 체액을 끌어들인다.

Hydrostatic Pressure 정수압

정수압은 액체가 용기의 벽을 밀어내는 단순한 힘이다. 혈액은 정수압을 생성하는 혈관 내 액체이기 때문에 혈압과 정수압은 같다. 정수압은 압력기울기에 따라 높은 정수압에서 낮은 정수압으로 흐른다.

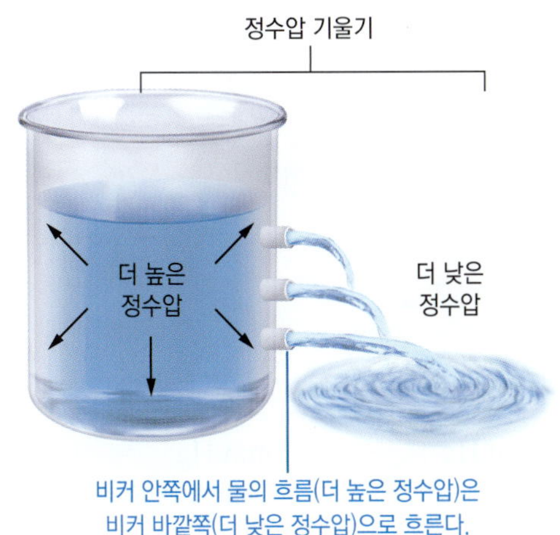

비커 안쪽에서 물의 흐름(더 높은 정수압)은 비커 바깥쪽(더 낮은 정수압)으로 흐른다.

이러한 액체의 흐름은 여과라고 알려진 수동적인 과정이다. 그림 18.13a에서 여과를 통해 모세혈관을 통과하는 수분의 이동과정을 볼 수 있다. 첫 번째, 모세혈관의 정수압이 약 35mmHg인 arteriolar end(세동맥 말단)에서 venular end(세정맥 말단)로 이동함에 따라 약 15mmHg로 변화한다. 두 번째, 사이질액의 정수압은 매우 낮아 기능적으로 압력이 0mmHg이다. 그러므로 모세혈관 양쪽 끝 부분에 가파른 정수압 기울기가 있어 모세혈관 밖으로 물이 빠져나가 사이질액으로 들어가게 된다.

Osmotic Pressure 삼투압

Osmosis(삼투)는 낮은 용질의 농도를 갖는 용액에서 더 높은 용질의 농도로 용매의 이동이 일어난다.

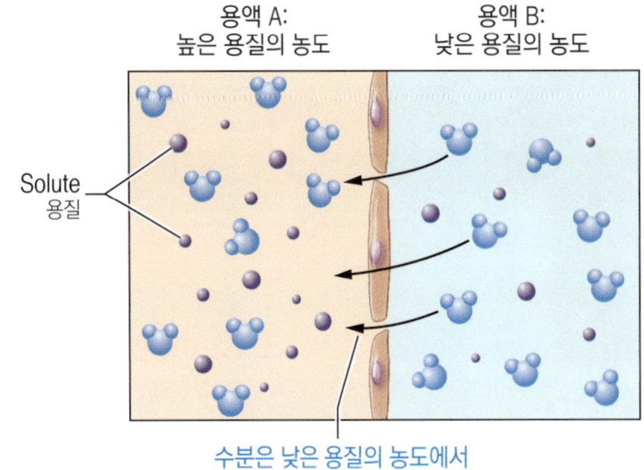

수분은 낮은 용질의 농도에서 더 높은 용질의 농도로 이동한다.

그림은 물의 입자가 더 적은 용질을 가진 용액 B(저농도)에서 더 많은 용질 입자를 가진 용액 A(고농도)로 이동한다. 용액 내의 용질 입자의 수는 용액의 osmolarity(삼투압농도)를 결정한다. 일반적인 법칙에 따라 더 높은 삼투압농도를 가진 용액은 삼투압이 더 높다고 말할 수 있다.

인체와 같은 생물학적시스템에서 많은 다양한 용질은 cytosol(세포질액, 시토솔), 사이질액, 혈액 그리고 다른 ECF (extracellular fluid, 세포바깥액, 세포외액) 사이를 쉽게 통과할 수 있다.

그림 18.13b를 자세히 살펴보면, 모세혈관 혈액의 교질삼투압은 약 25mmHg이다. 모세혈관과 사이질액 사이의 교질삼투압의 차이는 혈액 안의 혈장에 녹아 있는 albumin(알부민)의 양에 의해 결정된다. 알부민은 분자량이 커서 모세혈관 벽을 빠져 나갈 수 없으므로 교질삼투압은 arteriole(세동맥)과 venule(세정맥)에서 동일하게 유지된다. 사이질액의 삼투압은 3mmHg의 낮은 삼투압을 가진다.

$$25 \text{ mm Hg} \quad - \quad 3 \text{ mm Hg} \quad = \quad 22 \text{ mm Hg}$$

따라서 대부분 tissue(조직)의 혈액과 사이질액 간의 colloid osmotic pressure (COP, 콜로이드삼투압) 차이는 22 mmHg이다.

Osmotic pressure gradient(삼투압 기울기)는 hydrostatic pressure gradient(정수압 기울기)와 정반대 효과를 갖는다. 그림 18.13c에서 두 압력이 합쳐진 결과를 볼 수 있다. 모세혈관의 끝 정맥 쪽에서는 모세혈관 밖으로 수분을 밀어내려는 정수압보다 혈액 안으로 수분을 끌어들이는 콜로이드삼투압에 의해 사이질액의 수분이 혈관 안으로 이동하는 것을 볼 수 있다.

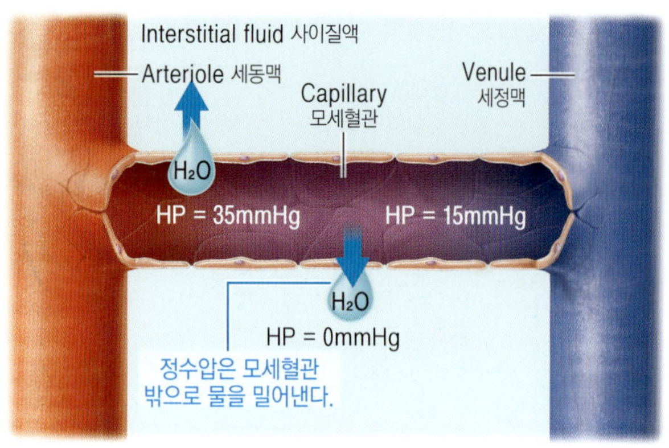

(a) 정수압

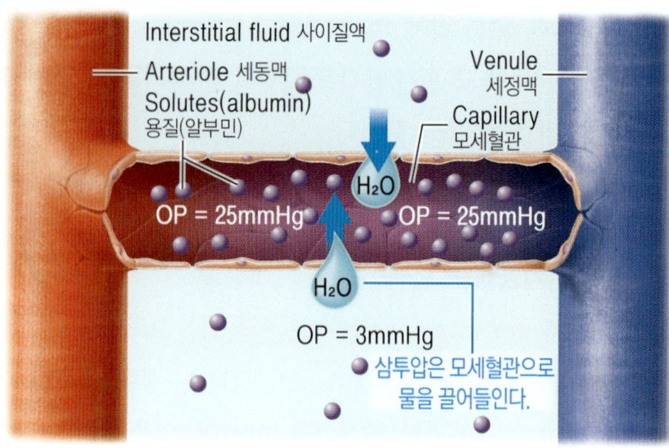

(b) 삼투압

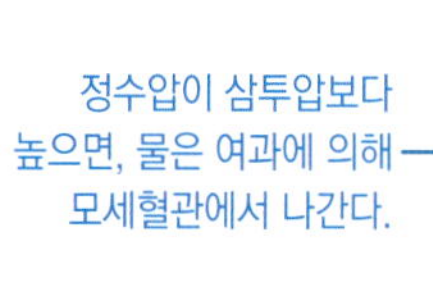

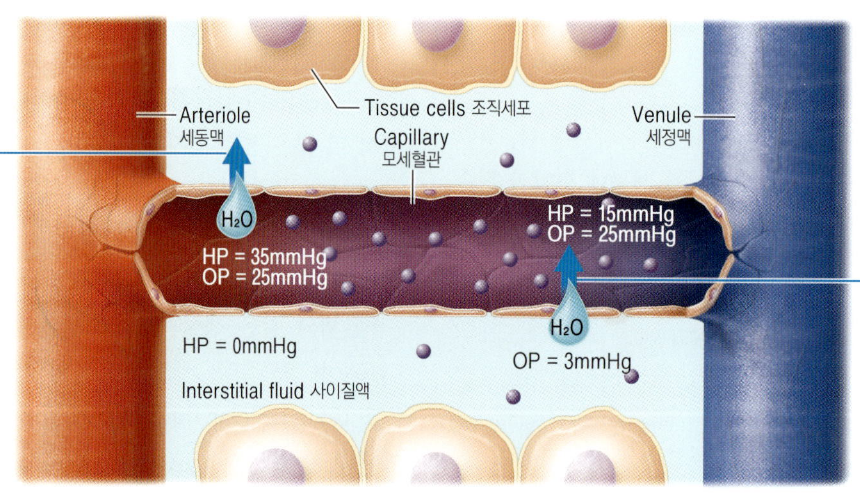

(c) 정수압과 삼투압이 함께 작용할 때

그림 18.13 모세혈관과 조직액의 정수압과 삼투압

확인하기

- ☐ 1. Hydrostatic pressure(정수압)는 무엇인가? Capillary(모세혈관) 말단 부위에서 정수압은 어떻게 다른가?
- ☐ 2. Hydrostatic pressure gradient(정수압 기울기)는 모세혈관에서 물의 움직임을 어느 방향으로 유도하는가?
- ☐ 3. Colloid osmotic pressure(콜로이드삼투압)는 무엇인가? Osmotic gradient(삼투압 기울기)가 있을 때 물은 어느 방향으로 움직이는가?

Capillary Net Filtration Pressure
모세혈관 순여과압력

콜로이드삼투압과 정수압 기울기는 정반대 방향으로 수분의 움직임을 초래한다(그림 18.14). 먼저 모세혈관의 세동맥 말단에 있는 두 가지 상반되는 힘을 비교하면, 정수압 기울기는 35mmHg이고 콜로이드삼투압은 22mmHg이다.

35 mm Hg	−	22 mm Hg	=	13 mm Hg
물을 밖으로 밀어내는 정수압		물을 안으로 끌어들이는 콜로이드삼투압		물을 밖으로 밀어내는 전체 힘

따라서 모세혈관의 세동맥 말단에서 정수압 기울기는 더 크므로 밖으로 밀어내는 힘이 더 강하다. 즉, 전체적인 압력인 net filtration pressure (NFP, 순여과압력)는 13mmHg가 된다.

그러나 모세혈관의 세정맥 말단으로 이동하면, 정수압의 기울기는 15mmHg로 감소하는 반면 콜로이드 삼투압은 동일하게 유지되어 순여과압력은 −7mmHg가 되며, 음수이다.

15 mm Hg	−	22 mm Hg	=	− 7 Hg
물을 밖으로 밀어내는 정수압		물을 안으로 끌어들이는 콜로이드삼투압		물을 안으로 끌어들이는 순여과압력

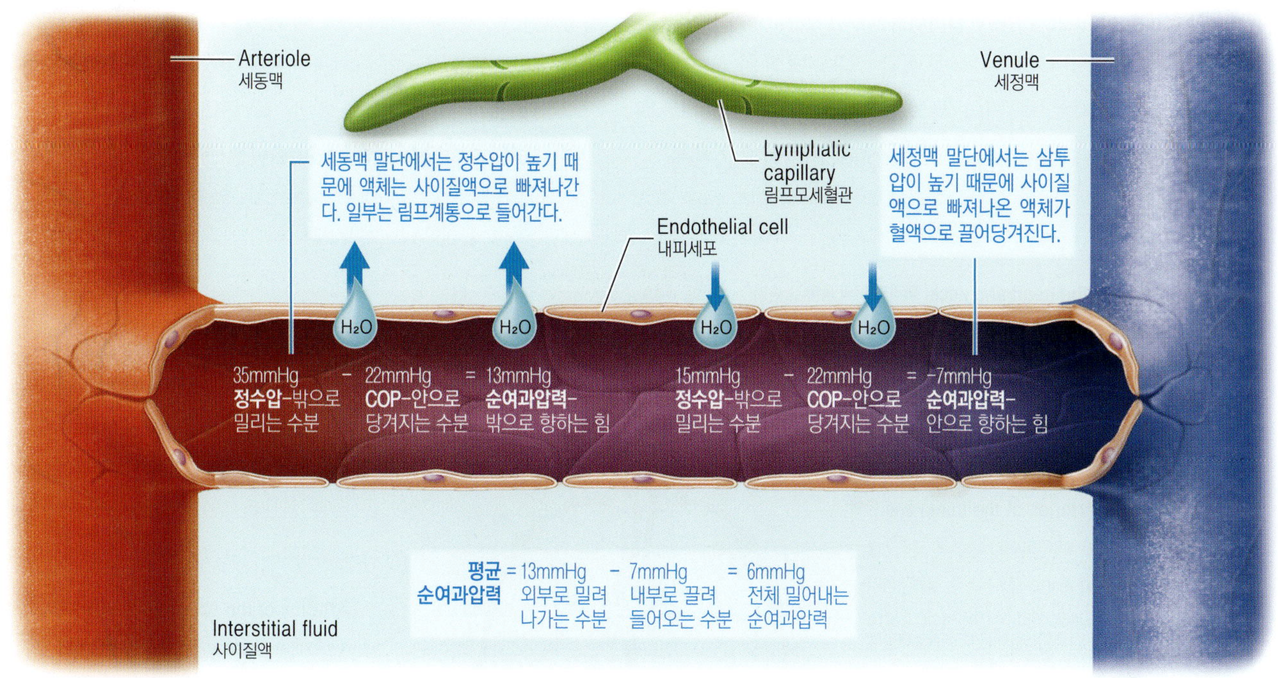

그림 18.14 모세혈관 내 순여과압력

이는 모세혈관으로 물이 끌어당겨지는 것을 의미하고, 이러한 과정을 absorption(흡수)이라고 한다. 따라서 세정맥 말단에서 콜로이드삼투압의 힘이 더 세기 때문에 수분은 삼투에 의해 모세혈관으로 흡수된다.

13 mm Hg	−	7 mm Hg	=	6 mm Hg
세동맥의 순여과압력		세정맥의 순여과압력		수분을 밖으로 밀어내는 전체 순여과압력

즉, 약 6mmHg의 순여과압력은 여과에 의해 모세혈관에서 사이질액으로 물을 배출시킨다. 혈액에서 사이질액으로 나온 수분의 양은 1일에 약 2~4L이다. 전체 blood volume(혈액량)이 평균 5L인 것을 고려하면 이는 상당한 양의 물이다. 이렇게 손실된 물의 양은 lymphatic system(림프계통)을 통해 cardiovascular system(심장혈관계통, 순환계통)으로 되돌아 간다.

확인하기

- ☐ 4. 순여과압력은 무엇인가?
- ☐ 5. Capillary(모세혈관) 내 순여과압력이 일어나는 곳은 어디인가? 모세혈관 내 net absorption(순흡수)이 일어나는 곳은 어디이며, 일어나는 이유는 무엇인가?
- ☐ 6. 총 순여과압력은 무엇이며, 모세혈관에 의한 net filtration(순여과) 또는 순흡수가 있는가?

18.6 온몸동맥의 해부학

Anatomy of the Systemic Artery

학습목표

1. Head(머리), thoracic cavity(가슴안), abdominopelvic cavity(배골반안), upper limb(팔)과 lower limb(다리)의 arterial blood flow(동맥혈류)를 설명할 수 있다.
2. Systemic circuit(온몸순환)의 주요 동맥을 설명할 수 있다.
3. 주요 pulse point(맥박지점)를 설명할 수 있다.

Systemic circuit(온몸순환, 체순환)의 동맥 anatomy(해부학)에 대해 살펴볼 것이다. 몸의 가장 큰 동맥은 aorta(대동맥)이며 다음과 같이 4부분으로 구분할 수 있다.(그림 18.15).

1. **Ascending aorta(오름대동맥).** 대동맥의 시작 부위를 ascending aorta(오름대동맥, 상행대동맥)라고 하며 위쪽으로 올라간다. 오름대동맥에서 myocardium(심장근육, 심근)에 혈액을 공급하는 오른·왼 coronary artery(심장동맥)가 분지된다.
2. **Aortic arch(대동맥활).** 오름대동맥은 왼쪽으로 굽어져 aortic arch(대동맥활, 대동맥궁)가 된다. 대동맥활로부터 세 개의 큰 elastic artery(탄력형동맥)가 분지되어 나간다.

- **Brachiocephalic artery(팔머리동맥).** Brachiocephalic artery(팔머리동맥, 완두동맥)는 대동맥활의 첫 번째 짧은 가지로, 머리와 목의 오른쪽 가쪽면에 혈액을 공급하는 right common carotid artery(오른온목동맥, 우총경동맥)와 팔과 가슴에 혈액을 공급하는 right subclavian artery(오른빗장밑동맥, 우쇄골하동맥)로 분지된다.
- **Left common carotid artery(왼온목동맥).** 대동맥활의

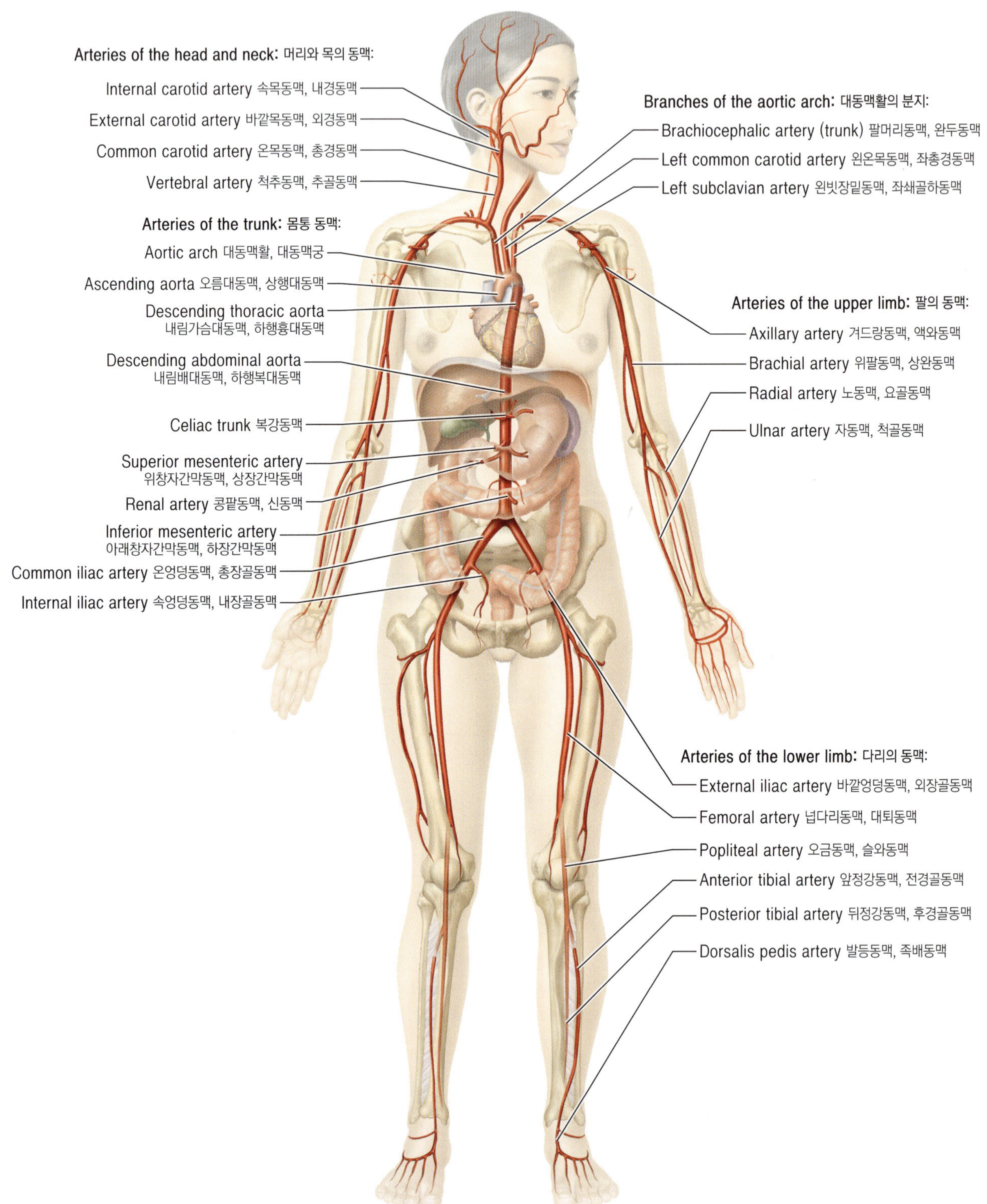

그림 18.15 주요 온몸 동맥

중간가지는 left common carotid artery(왼온목동맥, 좌총경동맥)이며, 머리와 목의 왼쪽에 혈액을 공급한다.

- **Left subclavian artery(왼빗장밑동맥).** 세 번째 가지는 left subclavian artery(왼빗장밑동맥, 좌쇄골하동맥)로 왼쪽 upper limb(팔, 상지)과 thorax(가슴, 흉부)에 혈액을 공급한다.

3. **descending thoracic aorta(내림흉부대동맥).** 대동맥 활이 아래로 돌아서 심장 뒤쪽의 종격동을 통과하면서 내림흉부대동맥이 된다. 이 대동맥의 가지들은 흉부의 구조들에 혈액을 공급한다.
4. **descending abdominal aorta(내림복부대동맥).** 내림복부대동맥은 횡격막을 뚫고 복부로 내려가 내림복부대동맥이 되고, 그 가지들은 복부의 내장에 혈액을 공급한다. 그리고 약 4번 요추 높이에서 오른, 왼 온장골동맥으로 갈라진다. 이 동맥들은 골반 안 장기들에 혈액을 공급하는 안쪽 엉덩동맥과 바깥엉덩동맥으로 갈라진다.

Artery of the Head and Neck 머리와 목의 동맥

머리와 목에 혈액을 공급하는 동맥은 대부분 common carotid artery(온목동맥, 총경동맥)이며, 4번 cervical vertebra(목뼈, 경추) 부위에서 두 개의 가지로 갈라져, 머리뼈의 바깥쪽 표면에 혈액을 공급하는 바깥목동맥과 뇌에 혈액을 공급하는 속목동맥으로 나뉜다(그림 18.16).

Blood Supply of the Neck, Face, and Superficial Head 목과 얼굴 및 두피의 혈액공급

External carotid artery(바깥목동맥, 외경동맥)는 머리뼈의 바깥쪽 구조와 얼굴, 목 부위로 여러개의 가지를 분지한다. 이러한 branch(가지)는 그림 18.16에서와 같이 혈액을 공급하는 부위에 따라 이름이 붙여진다:

- **Superior thyroid artery(위갑상샘동맥).** Thyroid gland(갑상샘)와 목의 앞쪽에 혈액을 공급한다.
- **Lingual artery(혀동맥).** 혀에 혈액을 공급한다.
- **Facial artery(얼굴동맥).** 얼굴에 혈액을 공급한다.
- **Occipital artery(뒤통수동맥).** 뒤통수 피부에 혈액을 공급한다.

Blood Supply of the Brain 뇌의 혈액공급

뇌에 혈액을 공급하는 right internal carotid artery(오른속목동맥, 우내경동맥)과 left internal carotid artery(왼속목동맥, 좌내경동맥)는 머리뼈 안에서 anterior cerebral artery(앞대뇌동맥)와 middle cerebral artery(중간대뇌동맥,

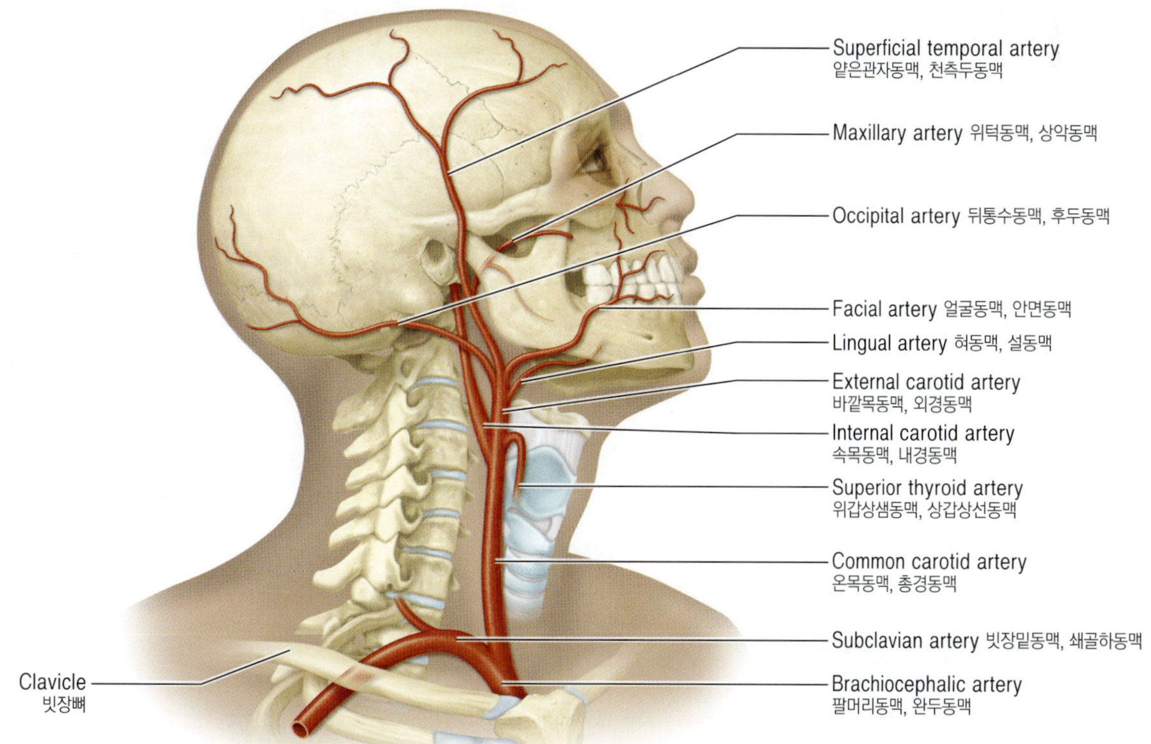

그림 18.16 목, 얼굴, 머리의 얕은 동맥

중대뇌동맥) 및 눈에 혈액을 공급하는 ophthalmic artery(눈동맥)를 포함하여 여러 개의 가지로 나뉘어진다.

오른 · 왼 vertebral artery(척추동맥)는 오른 · 왼 빗장밑동맥의 가지로 뇌의 나머지 부분에 혈액을 공급하는 동맥으로 foramen magnum(큰구멍)을 통과해 머리뼈 안으로 들어온 후 뇌의 바닥에서 만나 basilar artery(뇌바닥동맥, 뇌기저동맥)로 융합된다. 이후 뇌바닥동맥은 오른 · 왼 posterior cerebral artery(뒤대뇌동맥)로 갈라져 뇌줄기, 소뇌, 대뇌의 뒤통수엽에 혈액을 공급하는 많은 가지를 분지한다.

Cerebral arterial circle(대뇌동맥고리)은 뇌에 혈액을 공급하는 혈관의 anastomosis(문합, 연결)로 circle of Willis(윌리스 고리)라고도 한다. 대뇌동맥고리는 anterior communicating artery(앞교통동맥)가 두 개의 앞대뇌동맥을 연결하고, posterior communicating artery(뒤교통동맥)가 뒤대뇌동맥과 속목동맥을 연결하여 형성된 것이다(그림 18.17).

이러한 문합은 첫 번째, 뇌의 artery pressure(동맥압)를 동일하게 유지하도록 하고, 두 번째, 뇌의 주요 동맥 중 하나를 통과하는 혈류가 중단되더라도 혈액이 뇌로 계속 흐를 수 있도록 곁순환을 제공한다. **임상에서 적용하기** Cerebrovascular Accident(뇌혈관사고)를 참조한다.

확인하기

- ☐ 1. Aortic arch(대동맥활)를 세 가지로 구분할 수 있는가?
- ☐ 2. Common carotid artery(온목동맥)의 두 가지는 무엇이며, 어느 부위에 혈액을 공급하는가?
- ☐ 3. Cerebral artery circle(대뇌동맥고리)은 무엇이고, 역할은 무엇인가? 그리고 어떤 동맥이 대뇌동맥고리에 기여를 하는가?

Artery of the Thorax 가슴의 동맥

가슴과 thoracic organ(가슴기관)에 혈액을 공급하는 혈관은 빗장밑동맥과 descending thoracic aorta(내림가슴대동

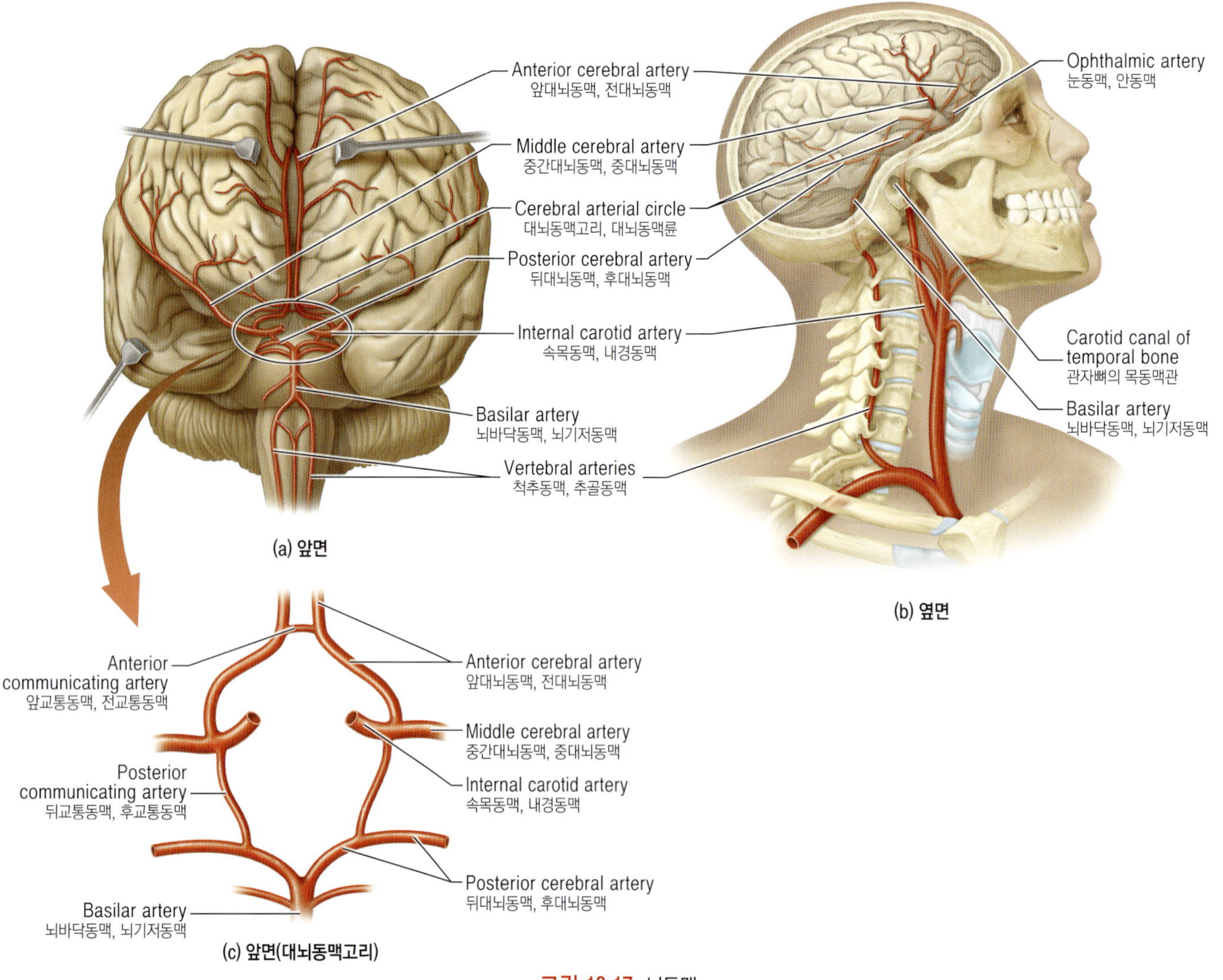

(a) 앞면

(b) 옆면

(c) 앞면(대뇌동맥고리)

그림 18.17 뇌동맥

임상에서 적용하기

Cerebrovascular Accident 뇌혈관사고

CVA (cerebrovascular accident, 뇌혈관사고) 또는 stroke(뇌졸중, 뇌중풍)은 혈류의 중단으로 발생하는 뇌의 손상이다. CVA의 원인은 두 가지로, (1) Blood clot(피덩이, 피떡)으로 인한 뇌의 동맥 중 하나가 막혔을 때; (2) 대뇌동맥의 파열로 인한 hemorrhage(출혈)이다.

일반적인 CVA의 증상은 갑작스럽게 나타나는 paralysis(마비) 또는 paresis(불완전마비)(weakness: 쇠약, 허약), loss of vision(시력 상실), 언어장애 또는 언어이해 장애 및 headache(두통)이다. 증상은 종종 몸의 한쪽에만 영향을 주지만, 여러 개의 피덩이가 떨어져서 흘러내려가 여러 혈관을 막을 때는 몸의 양쪽에서 다 일어나기도 한다.

CVA의 위험요인은 hypertension(고혈압), atherosclerosis(죽경화증), diabetes mellitus(당뇨병), 흡연, hypercholesterolemia(고콜레스테롤혈증), atrial fibrillation(심방잔떨림, 심방세동)이라고 부르는 cardiac dysrhythmia(심장박동장애) 등이다. 또한, CVA의 위험을 증가시키는 요인은 연령이며, 여자가 남자보다 CVA의 위험이 더 높다.

Ischemia(허혈)로 인한 CVA의 치료는 일반적으로 피덩이를 용해하거나 혈관을 얇게 하는 약물을 사용한다. Hemorrhagic stroke(출혈성 뇌졸중)은 일반적으로 손상된 혈관을 복구하는 수술이 필요하다. 원인에 관계 없이, CVA는 신속한 치료가 필요하다. 치료의 지연으로 인해 영구적인 neurologic damage(신경손상)는 물론, 심지어 사망에 이를 수도 있다.

맥)의 가지에서 나온다(그림 18.18a). 대부분의 anterior thoracic wall(앞 가슴벽)는 빗장밑동맥에서 뻗어 나온 두 개의 동맥, 즉 internal thoracic artery(속가슴동맥)에 의해 공급된다. 왼쪽의 속가슴동맥은 임상적으로 매우 중요한데, 이는 막힌 관상동맥을 우회하고 심장근육으로 가는 혈류를 회복시키는데 종종 사용되기 때문이다. 가슴안의 기관은 주로 내림가슴대동맥으로부터 뻗어 나온 동맥에 의해 혈액을 공급받는다. 동맥은 다음과 같다.

- **Bronchial arteries(기관지동맥).** Lung(허파, 폐)과 기관지에 혈액을 공급한다(허파순환 혈관과 혼동하지 말 것–기관지동맥은 온몸순환의 일부).
- **Esophageal arteries(식도동맥).** Esophagus(식도)로 혈액을 공급한다.
- **Superior phrenic arteries(위가로막동맥).** Diaphragm(가로막, 횡격막)의 일부에 혈액을 공급한다.

Artery of the Abdominal Organ 복부기관의 동맥

Anterior abdominal wall(앞배벽)의 위 부분은 속가슴동맥의 말단에서 혈액이 공급된다. Superior epigastric artery(위배벽동맥, 상복벽동맥)는 inferior abdominal wall(아래배벽)에 혈액을 공급하는 external iliac artery(바깥엉덩동맥, 외장골동맥)의 한 부분인 inferior epigastric artery(아래배벽동맥)와 함께 광범위한 문합을 형성한다. Posterior abdominal wall(뒤배벽)는 lumbar artery(허리동맥, 요골동맥)에 의해 공급되며, descending abdominal aorta(내림배대동맥)에서 분지된다.

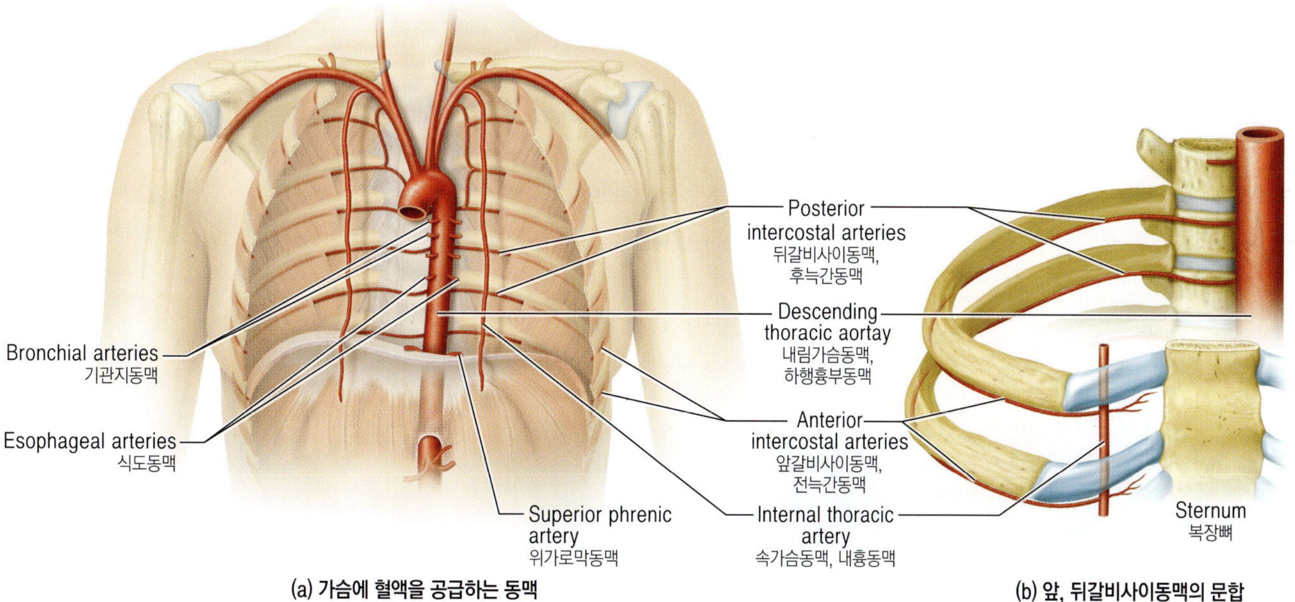

(a) 가슴에 혈액을 공급하는 동맥

(b) 앞, 뒤갈비사이동맥의 문합

그림 18.18 가슴의 동맥

Abdominopelvic cavity(배골반안, 복부골반강) 기관의 주요 혈액 공급은 descending abdominal aorta(내림배대동맥)의 말단가지로 주요 분지는 다음과 같다(그림 18.19a);

1. **Inferior phrenic artery(아래가로막동맥).** 위가로막동맥과 함께 가로막에 혈액을 공급한다.
2. **Celiac trunk(복강동맥).** 짧고, 쌍이 아닌 celiac trunk(복강동맥)는 배 안에 혈액을 공급하는 세 가지 동맥 가지로 분지된다(그림 18.19b).
   - Common hepatic artery(온간동맥)는 몸의 오른쪽 간의 방향으로 뻗어나간다. 이 동맥은 두 개의 동맥 가지로 나뉜다. 두 가지는 stomach(위)에 혈액을 공급하는 right gastric artery(오른위동맥)와 위, pancreas(이자, 췌장) 그리고 duodenum(샘창자, 십이지장)에 혈액을 공급하는 gastroduodenal artery(위샘창자동맥)이다. 위샘창자동맥 가지를 분지한 후 온간동맥은 liver(간)와 gallbladder(쓸개, 담낭)에 혈액을 공급하는 proper hepatic artery(고유간동맥)가 된다.
   - Splenic artery(지라동맥, 비장동맥)는 spleen(지라) 방향으로 이동하여 위와 이자에 혈액을 공급한다. 지라동맥의 목적지는 지라이다.
   - Left gastric artery(왼위동맥)는 복강동맥의 가장 작은 가지이다. 이 동맥은 위에 혈액을 공급하고 right

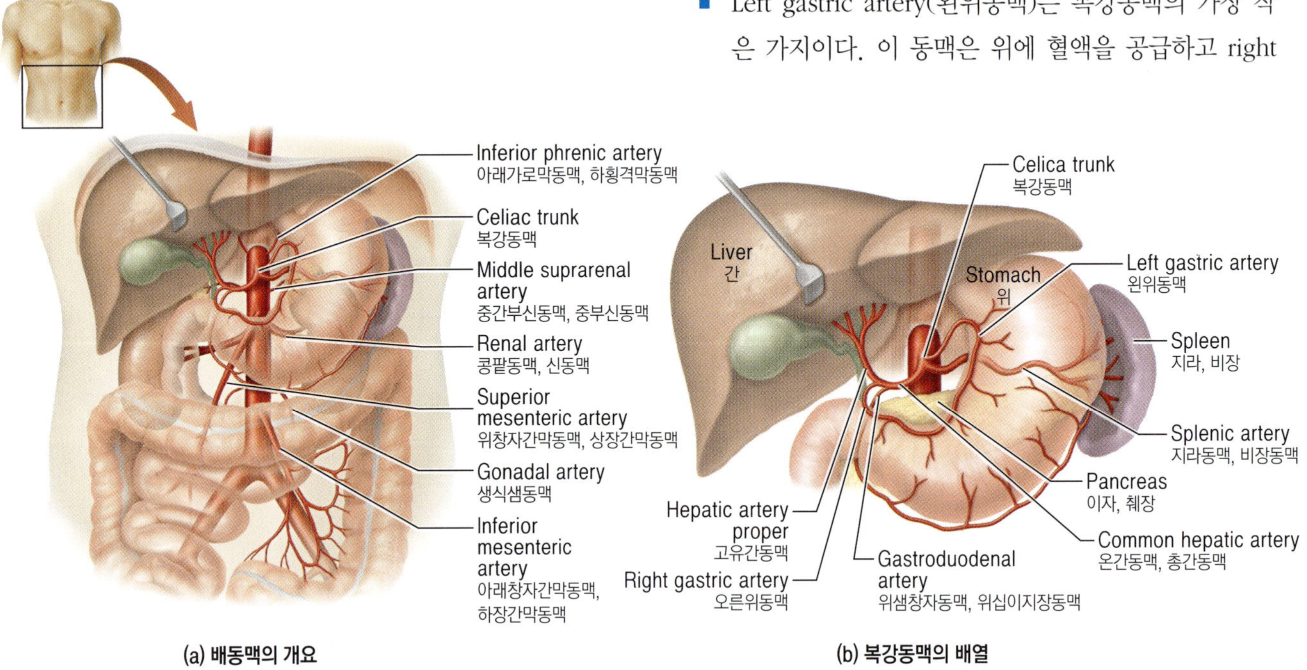

(a) 배동맥의 개요

(b) 복강동맥의 배열

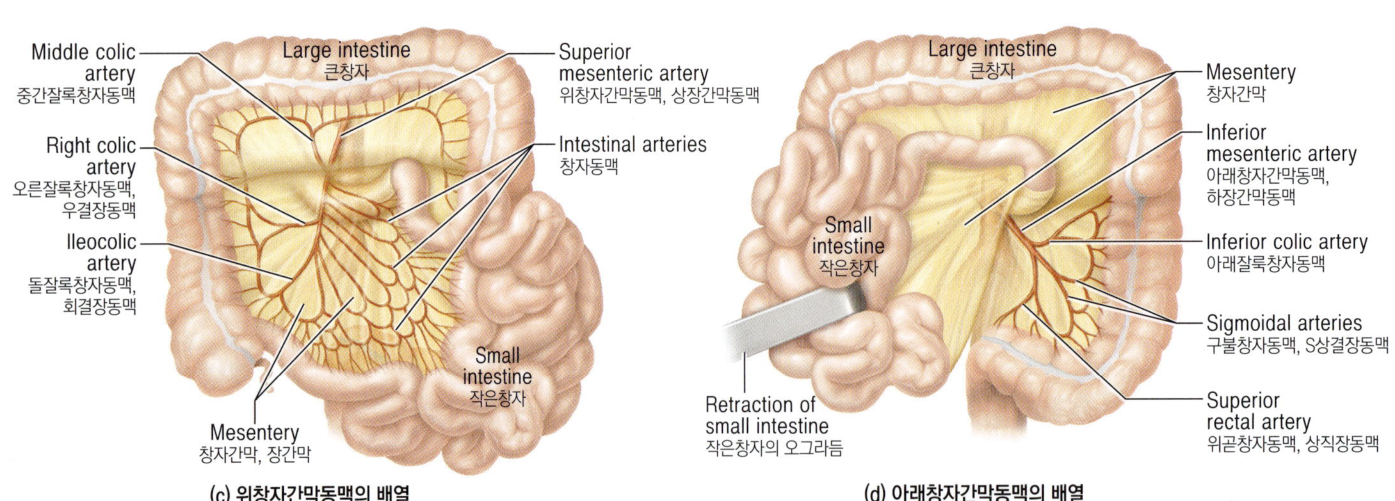

(c) 위창자간막동맥의 배열

(d) 아래창자간막동맥의 배열

그림 18.19 배동맥

gastric artery(오른위동맥)와 문합을 형성한다.

3. **Middle suprarenal artery(중간부신동맥).** 작고, 쌍을 이루며, adrenal gland(부신, 콩팥위샘)에 혈액을 공급한다(그림 18.19a).
4. **Superior mesenteric artery(위창자간막동맥).** Small intestine(작은창자, 소장)과 large intestine(큰창자, 대장)의 일부에 혈액을 공급한다. 작은창자는 영양분을 흡수하는 장기로 광범위한 혈액공급이 요구되므로 위창자간막동맥은 중요도가 높다(그림 18.19c).
5. **Renal artery(콩팥동맥).** 오른·왼 콩팥동맥은 둘째 허리뼈 정도의 내림배대동맥에서 분지되어 kidney(콩팥, 신장)에 혈액을 공급한다.
6. **Gonadal artery(생식샘동맥).** 남성과 여성의 gonad(생식샘) 또는 reproductive organ(생식기관)에 혈액을 공급한다. 남성에서는 testicular artery(고환동맥), 여성에서는 ovarian artery(난소동맥)가 있다.
7. **Inferior mesenteric artery(아래창자간막동맥).** 내림배대동맥의 마지막 가지로 큰창자의 나머지 부분에 혈액을 공급한다(그림 18.19d).

확인하기

- ☐ 4. 어떤 동맥이 thoracic wall(가슴벽)의 대부분에 혈액을 공급하는가?
- ☐ 5. 어떤 동맥이 anterior abdominal wall(앞배벽)와 posterior abdominal wall(뒤배벽)에 혈액을 공급하는가?
- ☐ 6. Descending abdominal aorta(내림배대동맥)의 주요 분지와 혈액을 공급하는 기관은 무엇인가?

Artery of the Upper Limb 팔의 동맥

팔에 혈액을 공급하는 동맥은 빗장밑동맥으로부터 파생되며, 위치에 따라 이름이 바뀐다(그림 18.20).

- **Axillary artery(겨드랑동맥).** 빗장밑동맥이 첫 번째 갈비뼈를 지나면서 axillary artery(겨드랑동맥, 액와동맥)로 이름이 바뀌고 겨드랑부위를 통과하며 anterior circumflex humeral artery(앞위팔휘돌이동맥, 앞상완회선동맥)와 posterior circumflex humeral artery(뒤위팔휘돌이동맥, 뒤상완회선동맥), 가슴부위로 작은 가지를 내고 위팔로 내려간다.
- **Brachial artery(위팔동맥).** 겨드랑동맥은 위팔뼈의 목부위에서 brachial artery(위팔동맥, 상완동맥)가 되어, 그 부위의 근육과 구조에 혈액을 공급한다.
- **Radial artery(노동맥)와 ulnar artery(자동맥).** 두 동맥은 forearm(아래팔)에 혈액을 공급하고 손바닥부위에서 deep palmar arch(깊은손바닥동맥활)와 superficial palmar arch(얕은손바닥동맥활)라고 일컫는 동맥문합에서 끝이 난다.

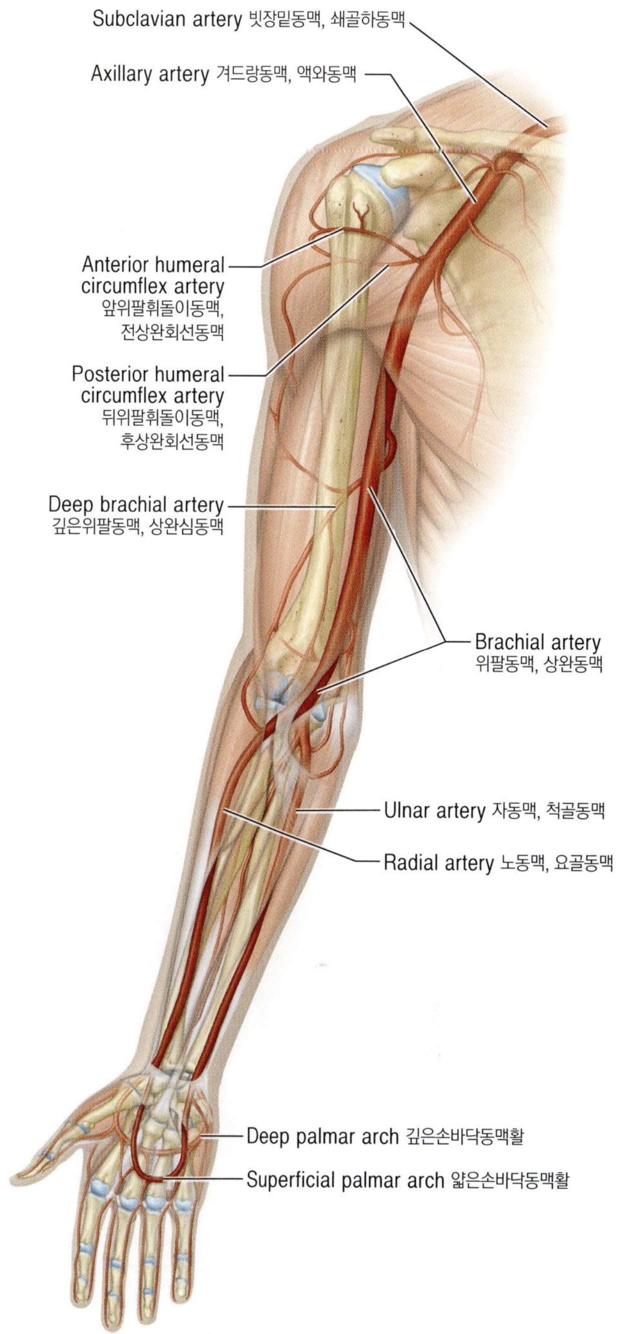

그림 18.20 팔의 동맥

확인하기

- ☐ 7. Upper limb(팔)에 혈액을 공급하는 동맥은 무엇인가?
- ☐ 8. Axilla(겨드랑)에서 hand(손)로 팔의 동맥을 따라가 볼 수 있는가?

Arteriy of the Lower Limb 다리의 동맥

다리의 혈류 패턴은 팔의 혈류 패턴과 유사하다. 다리의 동맥은 제4번 요추에서 갈라져 나온 온엉덩동맥의 가지인 바깥엉덩동맥에서부터 시작한다(그림 18.21).

- **External iliac artery(바깥엉덩동맥).** Inguinal ligament(샅고랑인대, 서혜인대) 아래 부분을 지나 다리로 내려가고, 명칭은 femoral artery(넙다리동맥)로 바뀐다. 이 동맥은 abdominal wall(배벽)와 pelvis(골반)의 근육 및 피부로 가는 가지인 속엉덩동맥과 갈라진다.
- **Femoral artery(넙다리동맥).** 샅고랑인대를 지나 thigh muscle(넙다리근육) 아래쪽으로 내려가면서 deep femoral artery(깊은넙다리동맥)라는 가지를 뻗어 낸다.
- **Popliteal artery(오금동맥).** 넙다리동맥이 무릎 뒤쪽의 다리오금으로 내려와 만들어진 혈관으로 무릎관절에 혈액을 공급한다.
- **Anterior tibial artery(앞정강동맥).** Anterior tibial artery(앞정강동맥, 전경골동맥)는 앞정강뼈를 따라 이동하면서 종아리 앞부위의 구조물에 혈액을 공급한다. 이는 발목

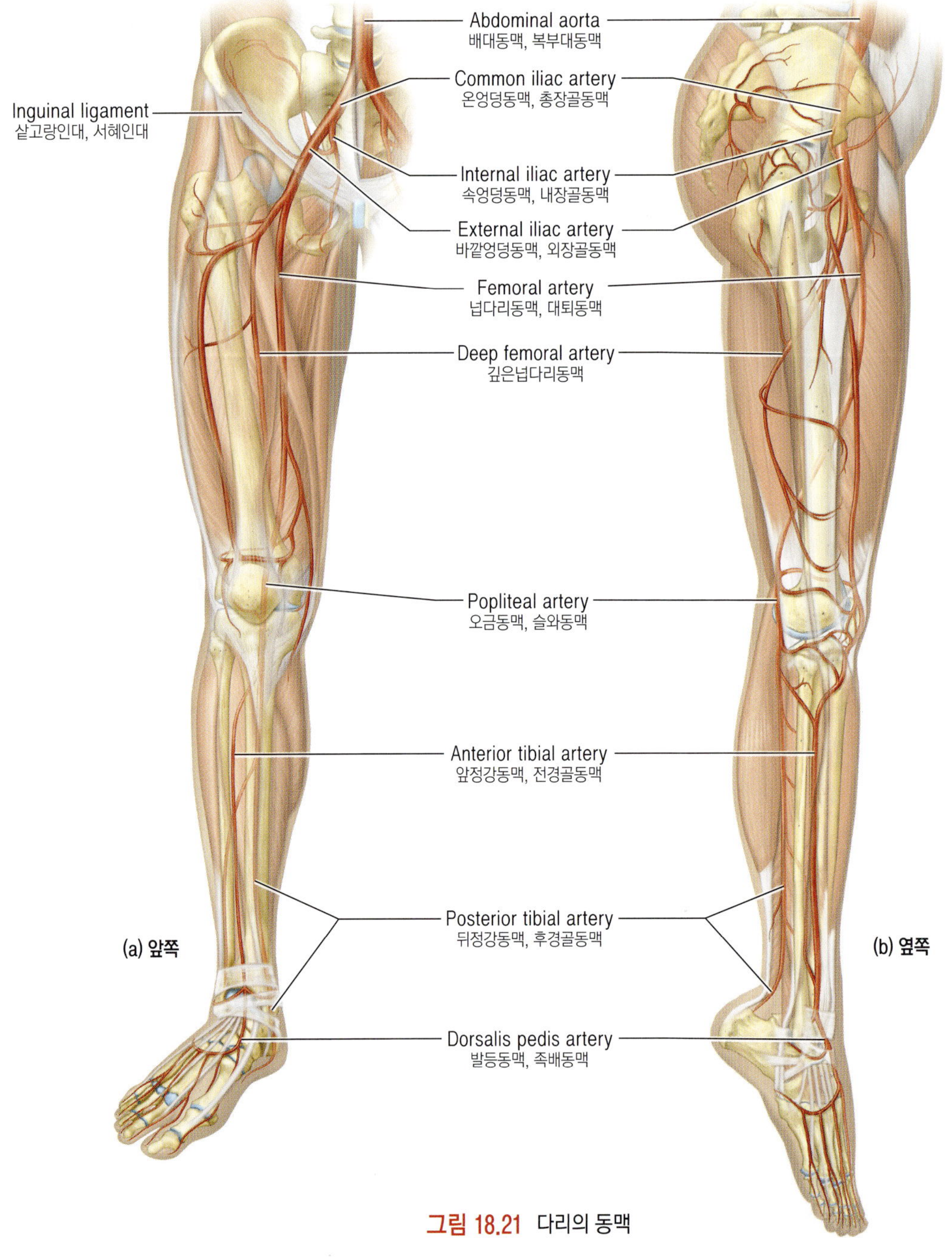

그림 18.21 다리의 동맥

관절을 통과하여 발에 들어가는 순간 dorsalis pedis artery(발등동맥, 족배동맥)로 이름이 바뀐다.

- **Posterior tibial artery(뒤정강동맥).** 오금동맥에서 갈라져 나와 종아리 뒤 근육사이를 따라 수행하며 종아리 뒤쪽과 옆에 혈액을 공급한다. Posterior tibial artery(뒤정강동맥, 후경골동맥)는 medial malleolus(안쪽복사뼈)를 돌아 발바닥으로 내려가며, medial and lateral plantar artery(안쪽과 바깥쪽 발바닥동맥)로 나누어진다.

확인하기

☐ 9. 어떤 동맥이 lower limb(다리)에 혈액을 공급하는가?
☐ 10. Femur(넙다리뼈)에서 발까지의 다리에 혈액을 공급하는 동맥은 무엇인가?

Pulse Point 맥박지점

여러 동맥의 피부 표면에서 heart rate(심장박동수)를 측정하고 신체부위의 혈류를 평가할 수 있다. 온몸동맥의 혈압은 ventricular systole(심실수축기)에는 올라가고 ventricular diastole(심실확장기)에는 내려간다. 이러한 압력의 변화는 동맥을 팽창시키는 심장박동에 따른 반동때문이다. 그러므로 분당 동맥 박동수는 심장박동수와 일치한다.

맥박은 pulse point(맥박지점)라고 알려진 위치에서 촉진할 수 있다. 그림 18.22에서 목동맥, 노동맥, 위팔동맥, 넙다리동맥, 발등동맥, 뒤정강동맥의 맥박지점을 볼 수 있다.

확인하기

☐ 11. 맥박은 무엇인가? 일반적인 pulse point(맥박지점)는 무엇인가?

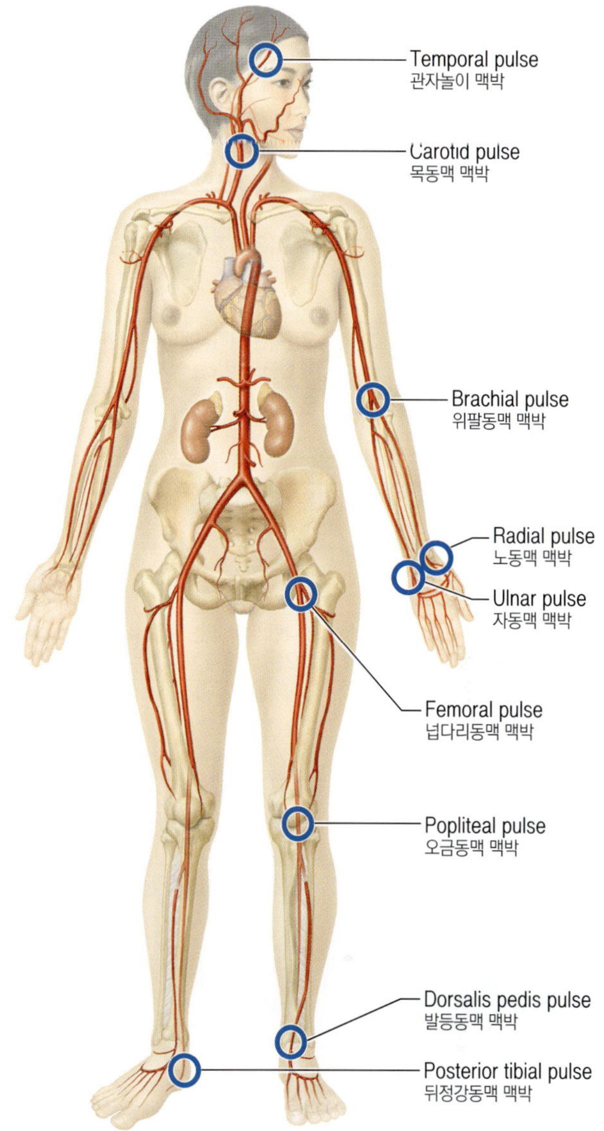

그림 18.22 일반적인 맥박지점

18.7 온몸정맥의 해부학

Anatomy of the Systemic Artery

학습목표

1. 머리, 목, thoracic cavity(가슴안), abdominopelvic cavity(배골반안), upper and lower limb(팔다리)을 지나는 vein(정맥)의 흐름을 설명할 수 있다.
2. 온몸순환을 구성하는 주요 정맥을 설명할 수 있다.
3. Hepatic portal vein(간문맥)의 구조와 기능을 설명할 수 있다.

Capillary bed(모세혈관계)를 통과하면서 저산소화된 혈액은 온몸의 정맥으로 흘러 심장으로 되돌아온다. 머리, 목, 팔을 포함한 diaphragm(가로막, 횡격막) 윗 부분의 대부분의 정맥혈은 오른 · 왼의 brachiocephalic vein(팔머리정맥, 완두정맥)으로 흐른다(그림 18.23). 오른 · 왼의 두 개의 팔 머리정맥은 합쳐져 superior vena cava(위대정맥, 상대정맥)를 이루고 혈액은 right atrium(오른심방, 우심방)으로 들어간다.

Lower limb(다리, 하지)과 골반의 venous blood(정맥혈액)는 각각 external iliac vein(바깥엉덩정맥, 외장골정맥)과 internal iliac vein(속엉덩정맥, 내장골정맥)으로 흐른다. 두 blood vessel(혈관)은 모여 inferior vena cava(아래대정맥, 하대정맥)를 이룬다. 가로막 아래의 인체 대부분의 정맥은 아래대정맥을 통과하고, 아래대정맥은 가로막을 통과해 오른심방으로 직접 흐른다.

표 18.4 주요 온몸동맥

동맥	설명	위치	공급되는 조직
Aorta(대동맥)	인체에서 네 가지로 구분되는 가장 큰 동맥: 오름대동맥, 대동맥활, 내림가슴대동맥, 내림배대동맥	가슴세로칸과 뒷배벽	• 인체에 있는 모든 조직에 공급
Brachiocephalic artery (팔머리동맥)	대동맥활에서 첫 번째로 나오는 가지	가슴세로칸의 오른쪽	• 상반신 오른쪽에 공급
Common carotid artery (온목동맥)	오른쪽은 팔머리동맥이며, 왼쪽은 대동맥활에서 두 번째로 나오는 가지	가쪽목	• 머리 • 목 • 뇌
Subclavian arteries (빗장밑동맥)	오른쪽은 팔머리동맥이며, 왼쪽은 대동맥활에서 세 번째로 나오는 가지	빗장뼈 깊은 곳	• 가슴 • 팔
External carotid artery (바깥목동맥)	온목동맥의 표면적 가지	가쪽목	• 목 • 얼굴 • 머리 표면
Internal carotid artery (속목동맥)	온목동맥의 깊은 곳에 있는 가지	깊은 목, 목동맥관을 통해서 뇌를 거쳐 지나감	• 뇌 • 눈확
Vertebral arteries (척추동맥)	빗장밑동맥의 가지로 뇌에서 좌우가 융합되어 뇌바닥동맥을 형성	목뼈의 가로구멍을 통과하여 큰구멍으로 들어감	• 뇌
Celiac trunk (복강동맥)	커다란 짝이 없는 동맥, 내림배대동맥에서 나오는 두 번째 가지	배안, 가로막 바로 아래	• 배안의 조직
Common hepatic artery (온간동맥)	복강동맥에서 나와 오른위동맥, 위샘창자동맥, 고유간동맥으로 나누어짐	복강동맥 오른편	• 간 • 위 • 샘창자 • 이자
Left gastric artery (왼위동맥)	복강동맥에서 나온 가지	위의 안쪽을 따라	• 위
Splenic artery (지라동맥)	복강동맥의 세 번째 가지	위의 바깥쪽	• 지라 • 위 • 이자
Superior mesenteric artery (위창자간막동맥)	커다란 짝이 없는 동맥; 내림배대동맥에서 나온 네 번째 가지	가지들이 작은창자와 큰창자 주변에 펼쳐져 있음	• 작은창자의 대부분 • 큰창자의 일부
Renal arteries (콩팥동맥)	내림배대동맥에서 나온 대략 다섯 번째, 여섯 번째 가지	콩팥으로 이동	• 콩팥
Inferior mesenteric artery (아래창자간막동맥)	내림배대동맥에서 나온 종말가지	가지들이 큰창자 마지막 부분에 펼쳐져 있음	• 나머지 큰창자
Axillary artery(겨드랑동맥)	빗장밑동맥의 연속	겨드랑	• 겨드랑 주변 조직
Brachial artery(위팔동맥)	겨드랑동맥의 연속	팔	• 팔
Radial artery(노동맥)	위팔동맥의 종말가지	바깥쪽 아래팔	• 아래팔과 손
Ulnar artery(자동맥)	위팔동맥의 종말가지	안쪽 아래팔	• 아래팔과 손
Common iliac arteries (온엉덩동맥)	내림배대동맥의 종말가지	뒤쪽 골반벽	• 골반과 다리 조직
Internal iliac artery (속엉덩동맥)	온엉덩동맥의 종말가지	뒤쪽 골반	• 골반 조직
External iliac artery (바깥엉덩동맥)	온엉덩동맥의 종말가지	앞쪽 골반	• 앞배벽
Femoral artery(넙다리동맥)	바깥엉덩동맥의 연속	안쪽넙다리	• 넙다리
Popliteal artery(오금동맥)	넙다리동맥의 뒤쪽 연속	다리오금	• 무릎관절 • 뒷다리 • 뒷넙다리
Anterior tibial artery (앞정강동맥)	오금동맥의 종말가지	앞정강	• 앞다리 • 발 앞쪽
Dorsalis pedis Artery (발등동맥)	앞정강동맥의 연속	발목과 발	• 발목관절 • 발
Posterior tibial artery (뒤정강동맥)	오금동맥의 종말가지	내측복사 주위 표면에 보이는 뒷다리	• 뒷다리 • 발바닥

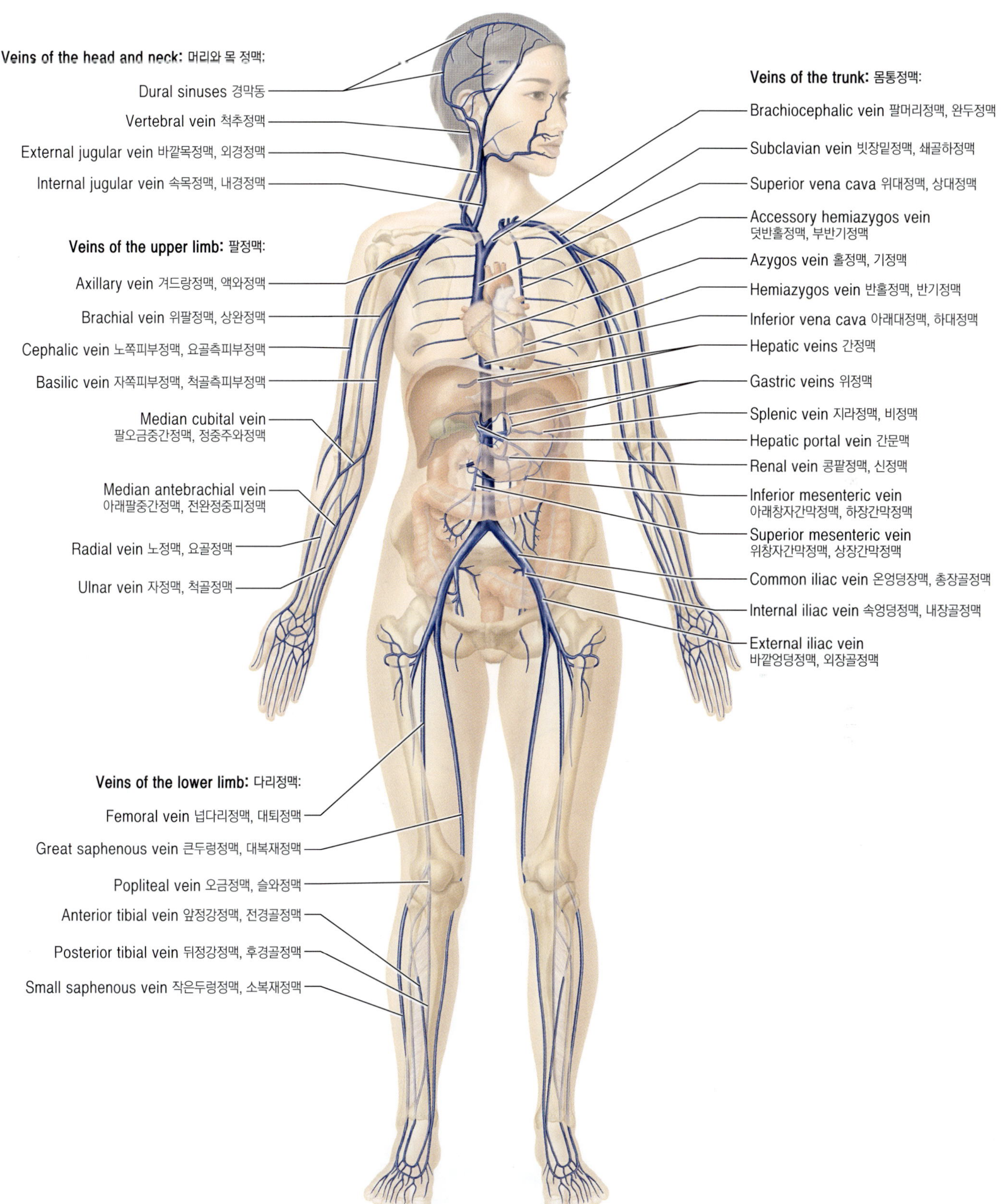

그림 18.23 주요 온몸정맥

Systemic circuit(온몸순환, 체순환)을 통하여 심장으로 돌아오는 정맥순환은 동맥순환과 반대 방향으로 동맥과 평행하게 흐르며 동맥과 같은 이름을 가지기 때문에 혈관들의 이름을 쉽게 기억할 수 있다.

Vein of the Head and Neck 머리와 목의 정맥

Venous Drainage of the Neck, Face, and Scalp 목, 얼굴, 두피의 정맥 흐름

머리와 목에서 배출되는 세 개의 주 정맥은 internal jugular vein(속목정맥, 내경정맥), vertebral vein(척추정맥, 추골정맥), external jugular vein(바깥목정맥, 외경정맥)이다(그림 18.24). 바깥목정맥과 척추정맥은 subclavian vein(빗장밑정맥, 쇄골하정맥)으로 흐른다. 빗장밑정맥은 속목정맥과 합쳐져 팔머리정맥이 된다. 척추정맥은 목 뒤의 척추뼈구멍을 가로질러 내려가 빗장밑정맥에 합쳐진다. 얼굴에서 나가는 정맥은 얼굴로 들어오는 동맥과 같은 이름으로 불리며 바깥쪽 목정맥으로 흐른다.

Venous Drainage of the Brain 뇌의 정맥 흐름

뇌는 단단한 결합조직의 dura mater(경질막, 경막)로 둘러싸여있다. 경질막은 두 층으로 되어 있고, 어떤 부분에서 분리되어 층 사이 공간에 dural sinus(경막동)라는 정맥통로가 형성되어 있다(그림 18.25). Brain capillary(뇌모세혈관)에서 혈액이 cerebral vein(대뇌정맥)으로 흐르고, 경막동으로 흘러 들어간다.

경막동계통은 뇌의 longitudinal fissure(세로틈새, 종열)에 있는 superior sagittal sinus(위시상정맥굴, 상시상정맥동)에서 시작된다. Straight sinus(곧은정맥굴, 직정맥동)가 occipital bone(뒤통수뼈, 후두골) 표면에 있는 두 개의 transverse sinus(가로정맥굴, 횡정맥동)를 형성하기 위해 위시상정맥굴과 합쳐진다. 가로정맥굴은 구불정맥으로 흐르고, sigmoid sinus(구불정맥굴, S상정맥동)는 속목정맥으로 흐른다.

확인하기

- ☐ 1. Diaphragm(가로막) 위에 있는 대부분의 정맥은 어디로 가는가? 가로막 아래에 있는 대부분의 정맥은 어디로 가는가?
- ☐ 2. 머리와 얼굴의 표면구조물로 흐르는 것은 어떤 정맥인가?
- ☐ 3. Dural sinus(경막동)는 어디에 위치하는가? 경막동으로 들어오는 것은 무엇인가?

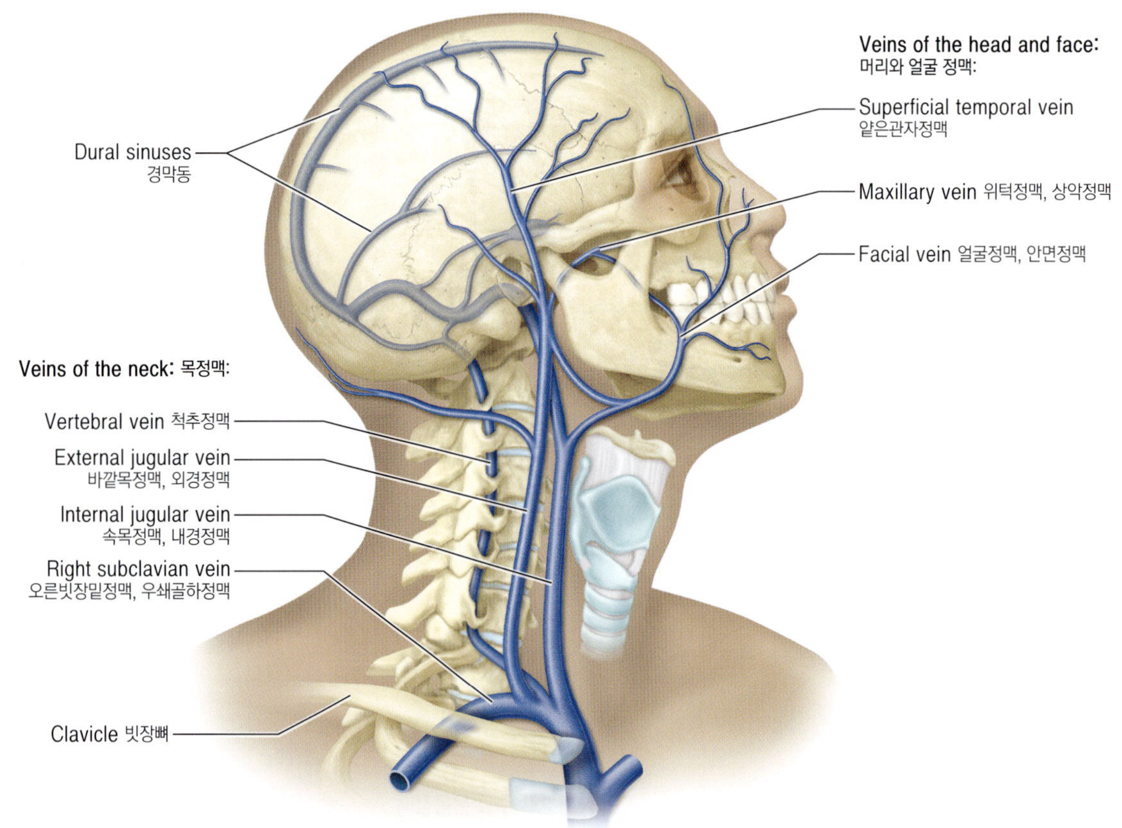

그림 18.24 목과 머리 정맥

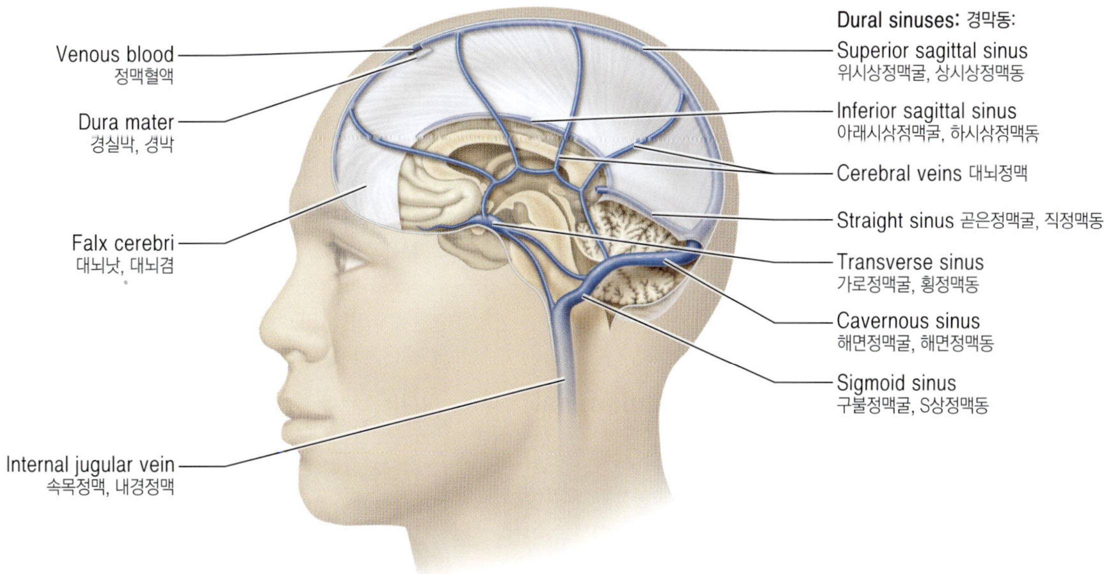

그림 18.25 경막동과 뇌의 다른 정맥

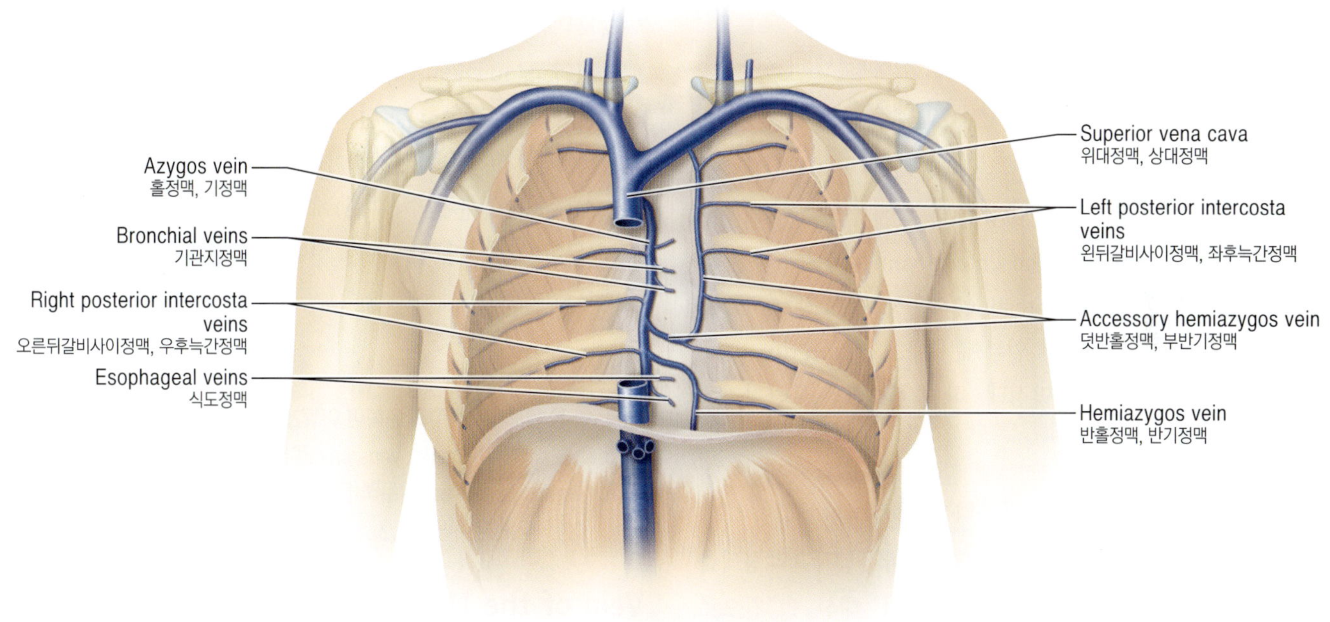

그림 18.26 뒤가슴 정맥

Vein of the Thorax and Abdomen
가슴과 배 정맥

Thoracic wall(가슴벽, 흉벽), abdomen(배, 복부)과 pelvis(골반), hepatic portal system(간문맥계)이라고 불리는 특별한 순환 경로의 흐름에 대해 알아보자.

Venous Drainage of the Thoracic and Abdominal Wall 가슴벽과 배벽의 정맥 흐름

앞가슴과 배벽의 정맥 흐름은 매우 단순하다. 앞가슴은 주로 internal thoracic vein(속가슴정맥, 내흉정맥)에 의해 팔머리정맥으로 흐르고, 앞아래배는 inferior epigastric vein(아래배벽정맥, 하복벽정맥)에 의해 external iliac vein(바깥엉덩정맥, 외장골정맥)으로 흐른다. 하지만 뒤가슴벽과 배벽 정맥은 전체적으로 azygos system(홀계통)이라고 불리는 다른 계통으로 흐른다(그림 18.26). 이 계통은 세 개의 가지 즉, 오른쪽에 있는 azygos vein(홀정맥, 기정맥)과 hemiazygos vein(반홀정맥, 반기정맥) 왼쪽에 있는 반홀정맥과 덧반홀정맥이 있다. accessory hemiazygos vein(덧반홀정맥, 부반기정맥)이 있다. Left lumbar vein(왼허리정맥, 좌요골정맥)과 left posterior intercostal vein(왼뒤갈비사이정맥)은 반홀정맥 또는 덧반홀정맥으로 흘러가서 홀정맥으로 들어간다. Bronchial vein(기관지정맥)과 esophageal vein(식도정맥)처럼 오른쪽에 위치한 정맥은 홀정맥으로 들어간다. 홀정맥은 직접 위대정맥과 합쳐진다.

Venous Drainage of the Pelvic and Abdominal Organ 골반과 복부기관의 정맥 흐름

골반조직의 정맥혈액은 속엉덩정맥으로 합쳐진 후에 common iliac vein(온엉덩정맥, 총장골동맥)으로 흐른다. 온엉덩정맥은 배골반안의 여러 정맥과 마찬가지로 아래대정맥으로 합류된다(그림 18.27a).

- **Right gonadal vein(오른생식샘정맥, 우성선정맥).** 남성의 testis(고환)과 여성의 ovary(난소)에서 나온다.
- **Renal vein(콩팥정맥).** Kidney(콩팥, 신장)에서 나온다.
- **Hepatic vein(간정맥).** Liver(간)에서 나온다.

배 안에 있는 다른 정맥은 spleen(지라, 비장)에서 나오는 splenic vein(지라정맥, 비정맥)과 위에서 나오는 위정맥이 있다. 또한, superior mesenteric vein(위창자간막정맥, 상장간막정맥)은 small intestine(작은창자, 소장)과 large intestine(큰창자, 대장)의 일부에서 나오고, inferior mesenteric vein(아래창자간막정맥, 하장간막정맥)은 큰창자의 나머지 부분에서 나온다.

Hepatic Portal System 간문맥계

그림 18.27b에서 지라정맥, 위정맥, 위아래창자간막정맥을 보면 이는 아래대정맥으로 흐르지 않는다. 대신, ①간으로 들어가는 큰 정맥인 hepatic portal vein(간문맥)으로 흐른다. 간문맥은 간 안에서 또 다시 모세혈관을 형성한다. 정맥이 다시 모세혈관을 이루는 특별한 형태의 순환을 문맥계통이라고 하며, 간문맥계라고 한다.

위와 작은창자, 큰창자의 일부에서 나온 정맥혈액은 흡수된 영양소와 함께 섭취한 약물, 방부제, 알코올과 같은 화학물질이 들어 있으며, 지라에서 나오는 정맥혈액은 적혈구파괴 산물을 가지고 있다. 간문맥계는 정맥혈액의 영양소와 화학물질들을 필수적으로 간을 통과하게 한다. 임상에서 적용하기 Drugs and the Hepatic Portal System(약물과 간문맥계)을 참조한다. ②혈액은 간문맥에 의해 간으로 배송되어, sinusoidal capillary(굴모세혈관)를 형성한다. 여기서 영양소, 독소, 파괴된 적혈구는 sinusoids(동양혈관)의 간세포에 의해 처리된다. 이러한 방법으로 간은 systemic circulation(온몸순환, 체순환)에 들어가기 전 혈액을 처리하고 해독한다. ③과정을 거친 혈액은 간정맥을 거쳐 아래대정맥으로 들어간다.

> **임상에서 적용하기**
>
> **Drugs and the Hepatic Portal System**
> **약물과 간문맥계**
>
> 간문맥계는 섭취하는 독성성분에 대한 방어기능을 포함한 수많은 생리기능을 수행한다. 하지만 간은 '좋은 화학물질'과 '나쁜 화학물질'을 구분하지 못해 대부분의 약을 치명적인 독소로 취급해 효소를 분비하여 이 독소를 파괴하는 반응을 촉진한다. 약이 효과를 가지려면 온몸 모세혈관계에 닿을 필요가 있는데, 약이 간문맥계를 통과하면 약의 효과를 볼 수 없게 된다.
>
> 간 대사의 정확한 범위는 약에 따라 다양하며, 이는 약 용량을 계산하는 기반이 된다. 예를 들어, 100mg의 약이 치료효과를 보기 위해 필요하다면, 전체 용량의 90%가 간 대사에 의해 분해되므로, 약은 1,000mg이 처방되어야 한다. 하지만 어떤 약은 간문맥계에서 완전히 분해되어서 약의 효과는 전혀 얻지 못한다. 이러한 약은 주사로 처방되어 간문맥계를 통과하지 않고 온몸의 모세혈관에 접근하도록 해야 한다.

확인하기

- ☐ 4. 뒤 몸벽에서 오른쪽과 왼쪽이 어떻게 다르게 배출하는가?
- ☐ 5. 어떤 배혈관이 inferior vena cava(아래대정맥)로 바로 배출되는가?
- ☐ 6. Hepatic portal vein(간문맥)을 통한 혈액순환은 어떻게 되는가? 이 계통의 기능은 무엇인가?

Vein of the Upper Limb 팔 정맥

팔의 정맥 흐름은 얕은 계통과 깊은 계통이 있다. 얕은 정맥 계통은 dorsal venous arch(손등정맥활)가 있는 손에서 시작하고(그림 18.28a), forearm(아래팔)에 있는 가쪽의 cephalic vein(노쪽피부정맥, 요측피정맥), 가운데의 median antebrachial vein(아래팔중간정맥, 전완정중피정맥)과 안쪽의 basilic vein(자쪽피부정맥, 척골측피부정맥)으로 흐른다(그림 18.28b).

흔히 antecubital fossa(팔오금)에서 median cubital vein(팔오금중간정맥, 정중주와정맥)이 노쪽피부정맥과 자쪽피부정맥을 연결한다.

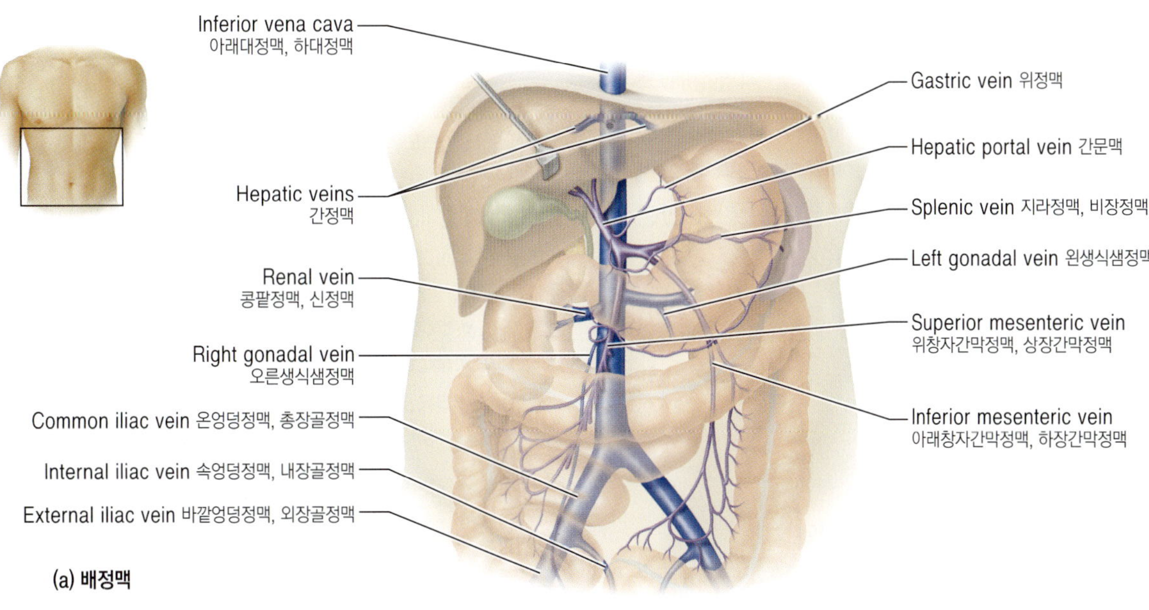

(a) 배정맥

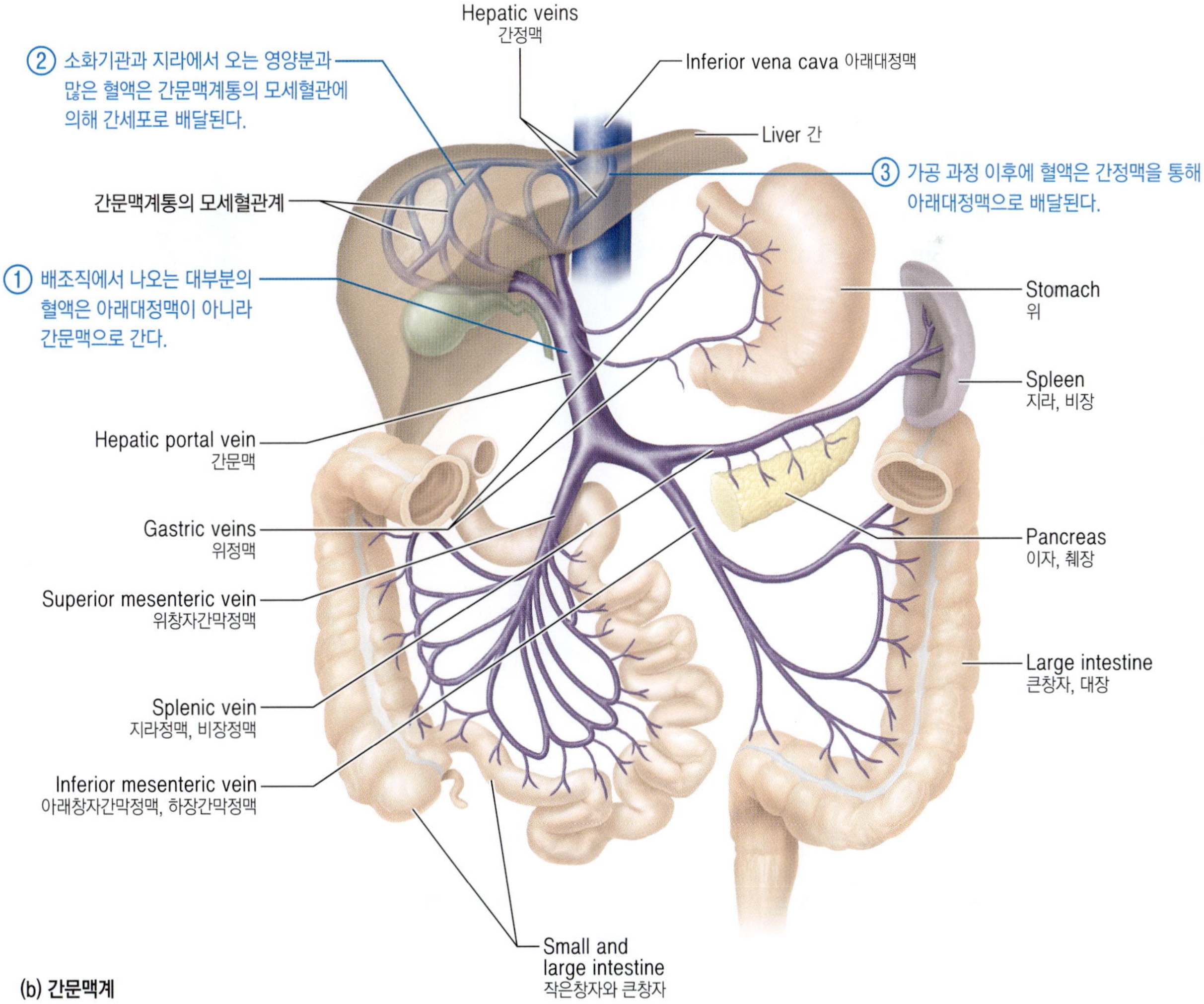

Hepatic veins
간정맥

② 소화기관과 지라에서 오는 영양분과 많은 혈액은 간문맥계통의 모세혈관에 의해 간세포로 배달된다.

Inferior vena cava 아래대정맥

Liver 간

③ 가공 과정 이후에 혈액은 간정맥을 통해 아래대정맥으로 배달된다.

간문맥계통의 모세혈관계

① 배조직에서 나오는 대부분의 혈액은 아래대정맥이 아니라 간문맥으로 간다.

Stomach
위

Spleen
지라, 비장

Hepatic portal vein
간문맥

Gastric veins
위정맥

Pancreas
이자, 췌장

Superior mesenteric vein
위창자간막정맥

Large intestine
큰창자, 대장

Splenic vein
지라정맥, 비장정맥

Inferior mesenteric vein
아래창자간막정맥, 하장간막정맥

Small and
large intestine
작은창자와 큰창자

(b) 간문맥계

그림 18.27 배의 정맥

깊은 정맥 계통은 손의 손바닥정맥활에서 시작한다(그림 18.28b). 이러한 혈관의 연결은 손목과 아래팔에 있는 radial vein(노정맥, 요골정맥)과 ulnar vein(자정맥, 척골정맥)으로 흐른다. 노정맥과 자정맥은 팔오금에서 합쳐져 brachial vein(위팔정맥, 상완정맥)을 형성하고, 자쪽피부정맥과 합쳐져 겨드랑정맥을 구성한다. 노쪽피부정맥은 몸쪽 팔에 있는 겨드랑정맥으로 흐르며, 겨드랑정맥은 빗장뼈 깊은 곳에서 빗장밑정맥이 된다.

확인하기

- ☐ 7. 팔에서 얕은 정맥은 무엇인가?
- ☐ 8. 팔에서 깊은 정맥은 무엇인가?

Vein of the Lower Limb 다리 정맥

다리 정맥도 얕은 계통과 깊은 계통으로 나뉜다(그림 18.29). 얕은 계통은 dorsal venous arch of foot(발등정맥활)에서 시작하는데, 이는 발목과 다리에 있는 크고 작은 saphenous(두렁정맥, 복재정맥)가 연결되는 곳으로 흐른다. Great saphenous vein(큰두렁정맥, 대복재정맥)은 얕은 안쪽 다리와 넙다리에 위치하고, 빈번하게 varicose vein(정맥류)이 발생한다. 임상에서 적용하기 Vein Grafting(정맥 이식)을 참조한다. 이는 몸쪽 넙다리에서 femoral vein(넙다리정맥, 대퇴정맥)으로 들어간다. Small saphenous vein(작은두렁정맥, 소복재정맥)은 큰두렁정맥의 가쪽에 있고 다리오금에 있는 popliteal vein(오금정맥)으로 들어간다.

임상에서 적용하기

Vein Grafting 정맥 이식

동맥으로 흐르는 혈액이 atherosclerosis(죽상동맥경화증) 또는 다른 질환으로 인해 차단되면, 혈류를 복원하기 위해 동맥을 우회해야 할 필요가 있다. 이는 우회로형성술을 통해 시행되며, 정맥을 제거하고 두 곳에 있는 동맥을 붙이는 시술로서, 혈류통로를 엇갈리게 해서 혈액을 공급하는 것이다. 일반적으로 이러한 시술에 사용한 정맥은 큰두렁정맥이므로, 얕고 쉽게 접근이 가능하다. 또한, 얕은 곳에 있는 혈액은 배출되어 보통 대체 정맥통로를 선택할 수 있다.

정맥은 안쪽 다리에 두 개의 작은 절개를 하는 수술적 방법으로 제거한다. 그런 다음 정맥을 분리하여 묶고 잡아당겨 잘라낸다. 외과의는 잘라낸 정맥을 영향 받는 동맥 자리에 꿰매서 혈류가 막힌 곳을 우회하여 흐를 수 있도록 한다.

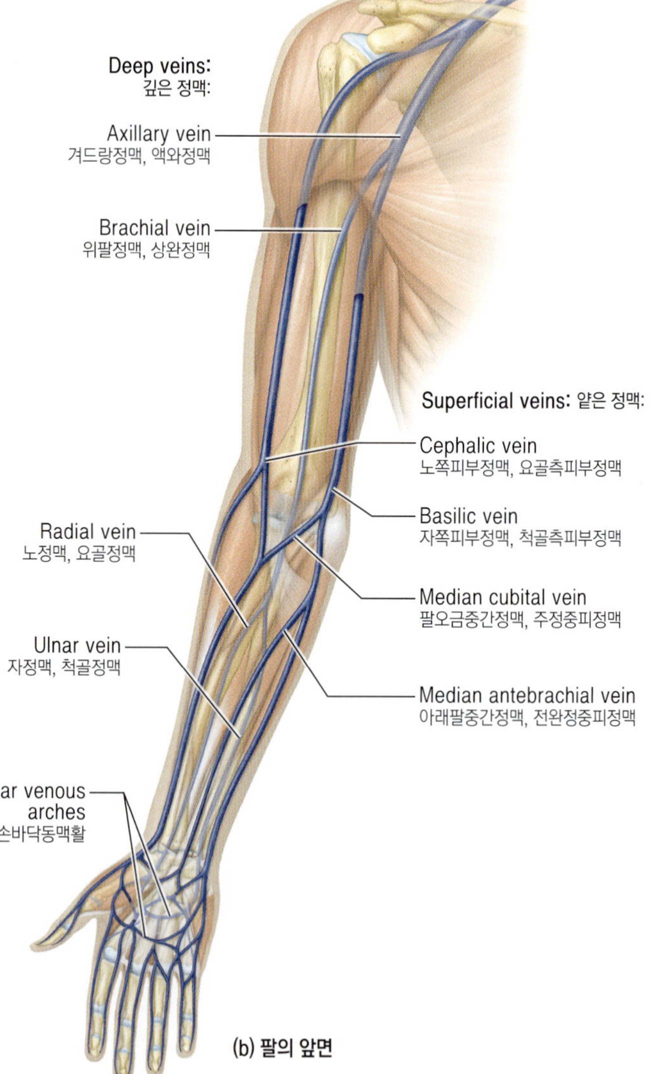

그림 18.28 팔 정맥

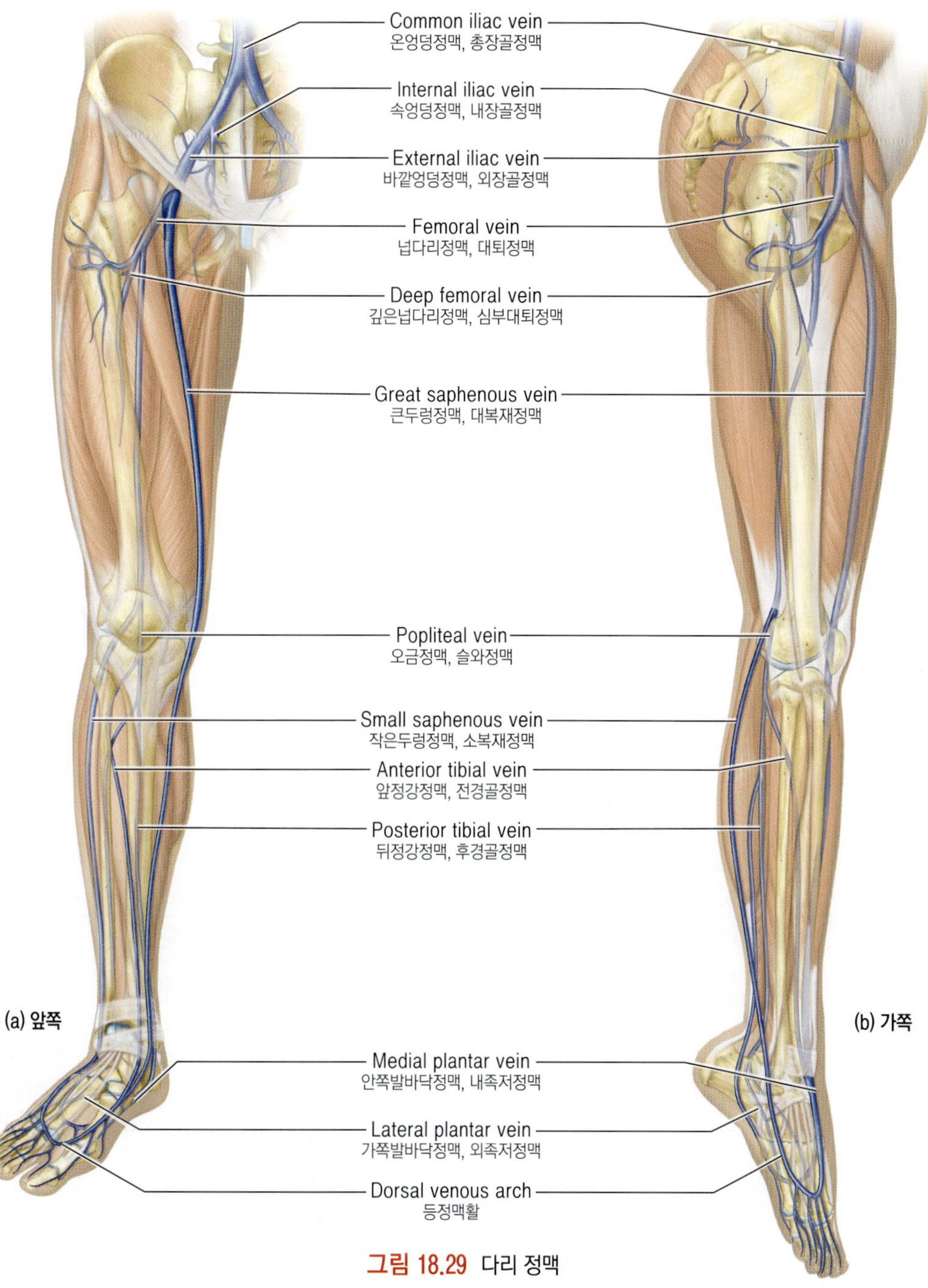

그림 18.29 다리 정맥

발의 깊은 정맥은 안쪽과 가쪽 발바닥정맥으로 흘러 보내며, 발목과 다리에 있는 앞과 뒤정강정맥으로 배출한다. 다리오금 주변에 이러한 정맥이 오금정맥을 형성하기 위해 합쳐지며, 오금정맥은 넙적다리 부위에서 넙다리정맥이 된다. 넙다리정맥은 inguinal ligament(샅고랑인대, 서혜인대)를 깊이 통과한 후 바깥엉덩정맥이 된다.

표 18.5에 인체의 주요 정맥을 요약하였다.

확인하기

- ☐ 9. 두 개의 주요한 얕은 다리 정맥은 무엇인가
- ☐ 10. 주된 깊은 다리 정맥은 무엇인가?

표 18.5 주요 온몸정맥

정맥	설명	위치	배액되는 조직
Brachiocephalic veins (팔머리정맥)	위대정맥 형성을 위해 합침	가슴세로칸	• 가로막 위쪽의 대부분 구조물
Internal iliac veins (속엉덩정맥)	온엉덩정맥 형성을 위해 바깥엉덩정맥과 합침	뒤쪽 골반	• 골반
External iliac veins (바깥엉덩정맥)	온엉덩정맥 형성을 위해 속엉덩정맥과 합침	안쪽 골반	• 다리
Common iliac veins (온엉덩정맥)	아래대정맥 형성을 위해 합침	뒤쪽골반벽	• 골반 • 다리
Dural sinuses (경막동)	CSF와 혈액을 받는 뇌 정맥통로	두 개의 뇌경질막 사이	• 뇌
Internal jugular veins (속목정맥)	팔머리정맥 형성을 위해 위대정맥과 합침	깊은 목, 온목동맥을 따라	• 뇌 • 머리 표면 • 목
External jugular veins (바깥목정맥)	빗장뼈정맥으로 나옴	얕은 목	• 얼굴 표면 • 목
Vertebral veins(척추정맥)	빗장뼈정맥으로 나옴	목뼈의 척추구멍을 통해 지나감	• 뒤쪽 목
Subclavian veins (빗장뼈정맥)	팔머리정맥 형성을 위해 속목정맥과 합침	빗장뼈 깊은 곳	• 다리 위쪽 • 가슴 위쪽
Azygos veins(홀정맥)	큰 하나의 정맥	뒤 가슴벽의 오른쪽	• 오른 뒤 가슴과 배벽 • 식도 • 허파
Hemiazygos and accessory hemiazygos veins (반홀정맥과 덧반홀정맥)	홀정맥으로 나감	왼쪽에 있는 뒤 몸벽	• 뒤 몸벽
Splenic veins(지라정맥)	간문맥으로 들어감	위 뒤쪽	• 지라
Gastric veins(위정맥)	간문맥으로 나감	위 주변	• 위
Superior mesenteric veins (위창자간막정맥)	간문맥으로 나감	작은창자와 큰창자 주변의 다양한 가지	• 작은창자 • 큰창자의 많은 부분
Inferior mesenteric veins (아래창자간막정맥)	간문맥으로 나감	큰창자 주변의 다양한 가지	• 큰창자 나머지 부분
Hepatic portal veins (간문맥)	소화기관과 지라에서 혈액을 받음	간으로 들어가는 큰 정맥	• 지라와 소화기관에서 혈액을 가공함
Hepatic veins(간정맥)	아래대정맥으로 나감	뒤쪽 간	• 간에서 나오는 동맥혈 • 간문맥에서 나오는 정맥혈
Renal veins(콩팥정맥)	아래대정맥으로 나감	뒤배벽	• 콩팥
Cephalic veins(노쪽피부정맥)	얕은 아래팔정맥, 겨드랑정맥으로 나감	가쪽팔과 아래팔	• 팔의 얕은 구조물
Basilic veins(자쪽피부정맥)	얕은 아래팔정맥, 겨드랑정맥 형성을 위해 위팔정맥과 합침	안쪽 팔과 아래팔	• 팔의 얕은 구조물
Radial and ulnar veins (노정맥과 자정맥)	깊은 아래팔정맥, 위팔정맥 형성을 위해 합침	가쪽아래팔(노뼈), 안쪽아래팔(자뼈)	• 아래팔
Brachial veins(위팔정맥)	노정맥과 자정맥이 합쳐져서 형성됨	안쪽팔	• 팔
Axillary veins(겨드랑정맥)	위팔정맥의 연속	겨드랑	• 팔 • 겨드랑
Great saphenous veins (큰두렁정맥)	다리의 얕은 정맥	다리안쪽	• 다리의 얕은 구조물
Anterior and posterior tibial veins(앞뒤정강정맥)	오금정맥 형성을 위해 합침	앞뒤다리	• 다리 • 발
Popliteal veins (오금정맥)	앞뒤정강정맥이 합쳐짐	다리오금	• 무릎관절 • 다리 • 넙다리
Femoral veins(넙다리정맥)	오금정맥의 연속	앞넙다리	• 넙다리

18.8 혈관 해부학 Big Picture

Blood Vessel Anatomy

학습목표

1. 몸을 통한 전반적인 혈류 경로에 대해 설명할 수 있다.
2. 몸에 있는 artery(동맥)와 vein(정맥)에 대해 설명할 수 있다.

지금까지 artery(동맥)와 vein(정맥)의 분리된 그림을 보았다. 그림 18.30, 18.31, 18.32에서 동맥과 정맥의 전체적인 모양을 동시에 보여줌으로써 blood vessel(혈관)과 인체의 기관과의 관계를 더 잘 알 수 있도록 하였다. 그림에서 동맥은 빨간색으로, 정맥은 파란색으로 표시하였다.

그림 18.30a와 b에서 머리와 목의 혈관을 볼 수 있다. 그

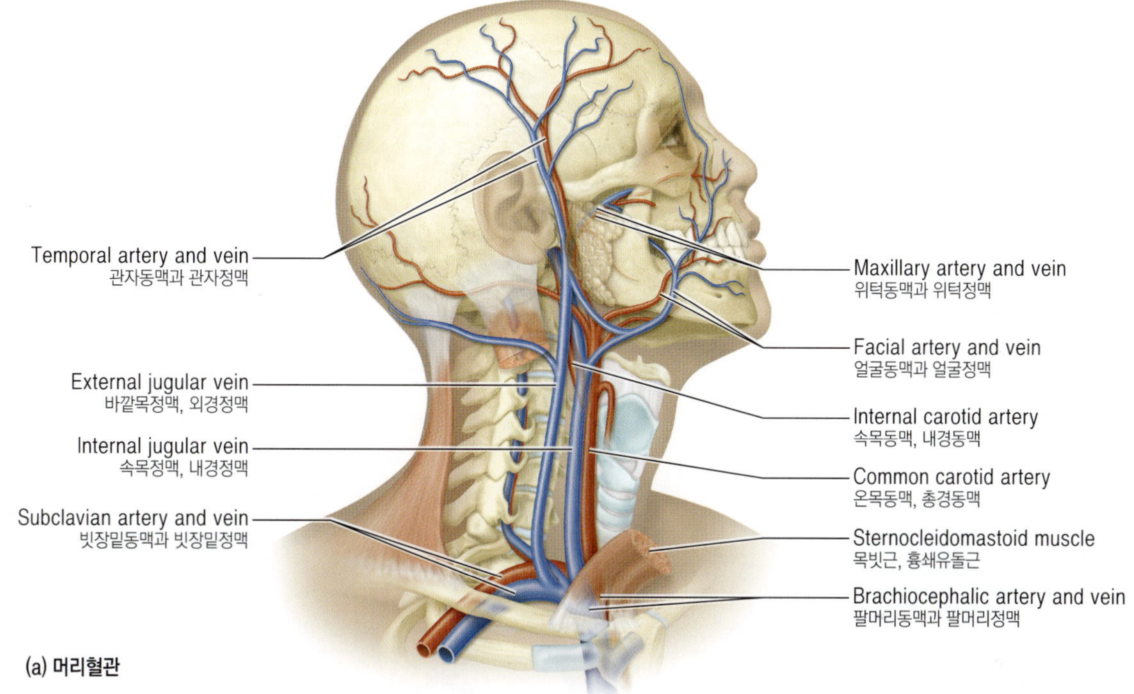

(a) 머리혈관

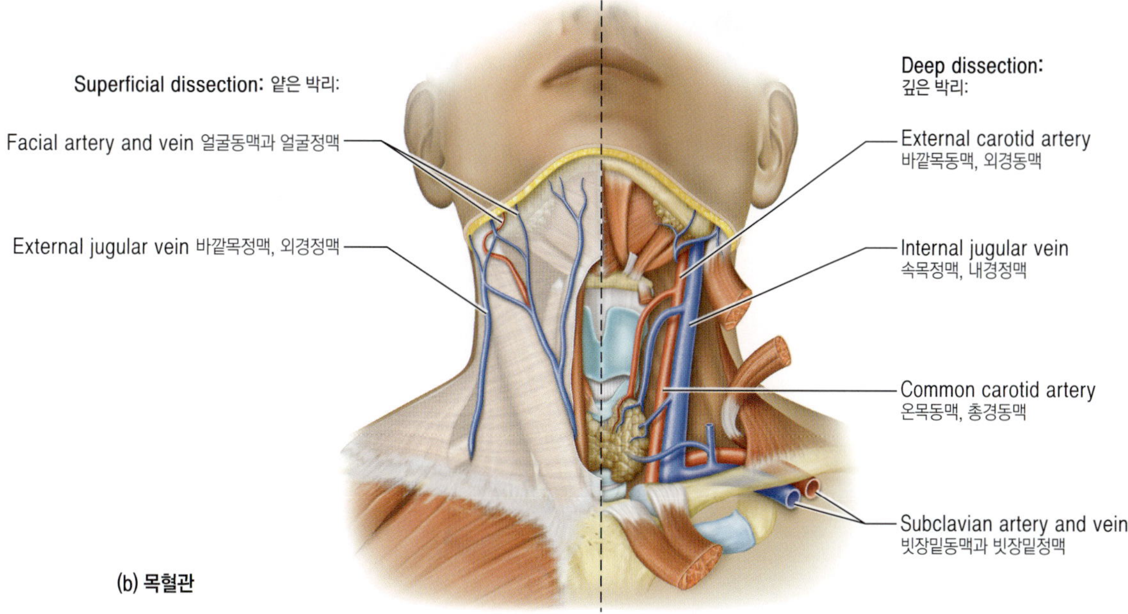

(b) 목혈관

그림 18.30 머리와 목의 혈관

림 18.30b에서 왼쪽은 얕은 박리, 오른쪽은 깊은 박리를 보여준다. 주변 조직은 희미하게 해서 혈관을 좀 더 분명하게 보이도록 하였다.

그림 18.31에서는 abdomen(배, 복부)의 혈관, 그림 18.32에서는 upper limb(팔, 상지)과 lower limb(다리, 하지)의 혈관을 볼 수 있다. 다른 그림과 같이, 팔다리 근육조직도 깊은 혈관까지 선명하게 보이게 하려고 희미하게 그려졌다.

그림 18.33은 인체 내부 혈액 흐름의 전체적인 모식도이다. 인체의 동맥과 capillary bed(모세혈관계)를 통하여 흐르는 blood flow(혈류)는 정맥으로 흘러 나간다. 그림을 보면 혈류는 동맥에서 정맥으로 한 방향으로만 흐른다.

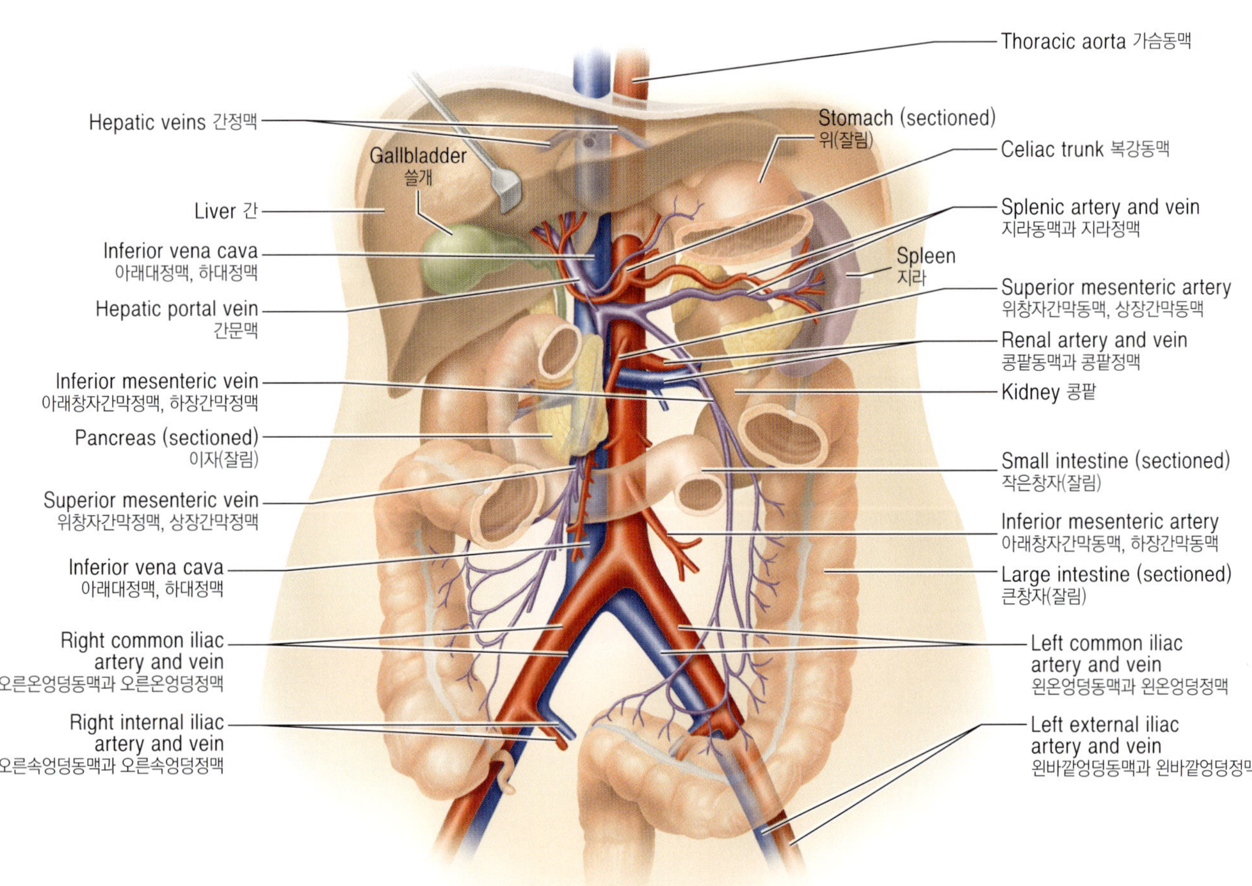

그림 18.31 배의 혈관

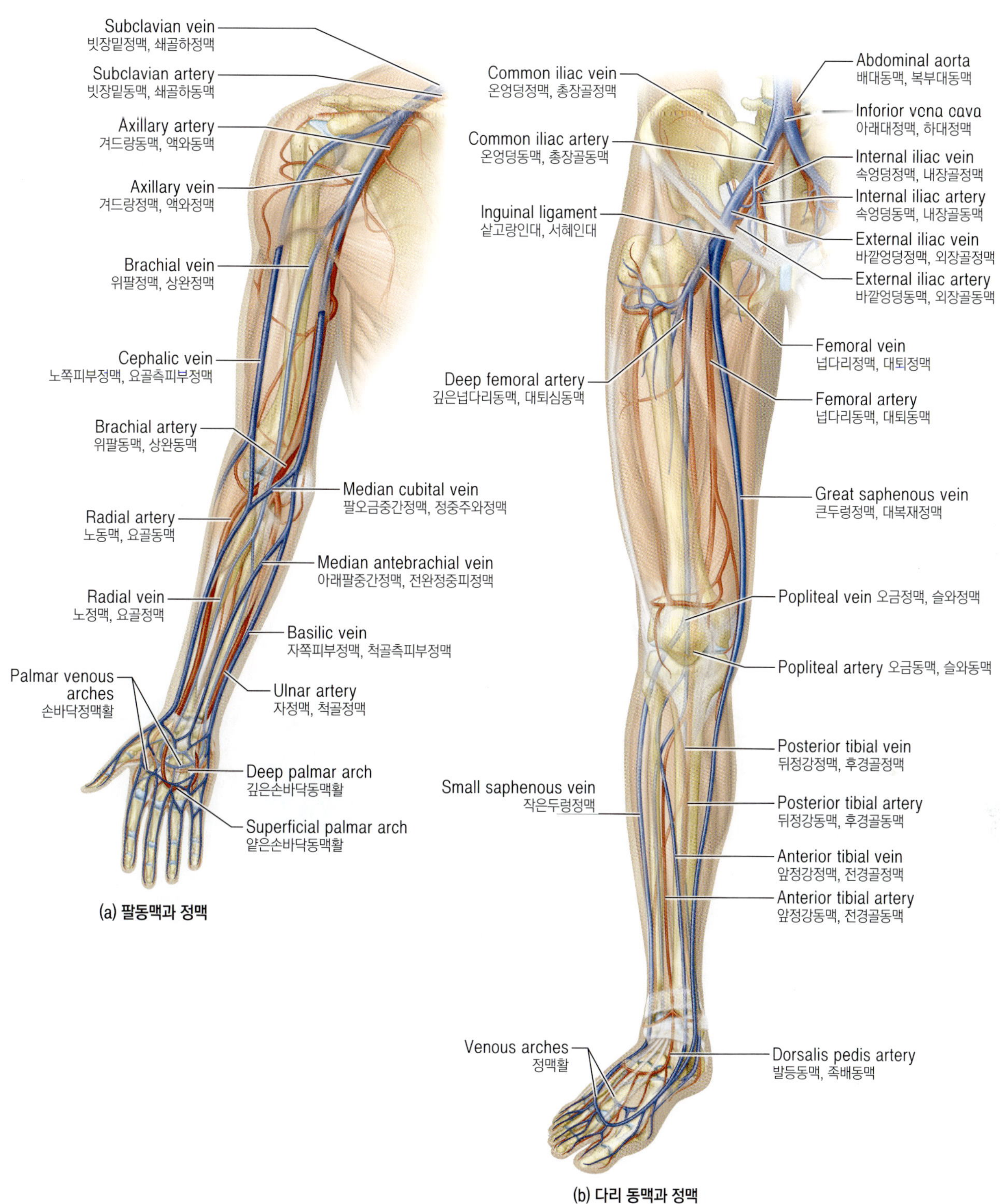

그림 18.32 팔과 다리의 혈관

Big Picture 혈관 해부학

그림 18.33

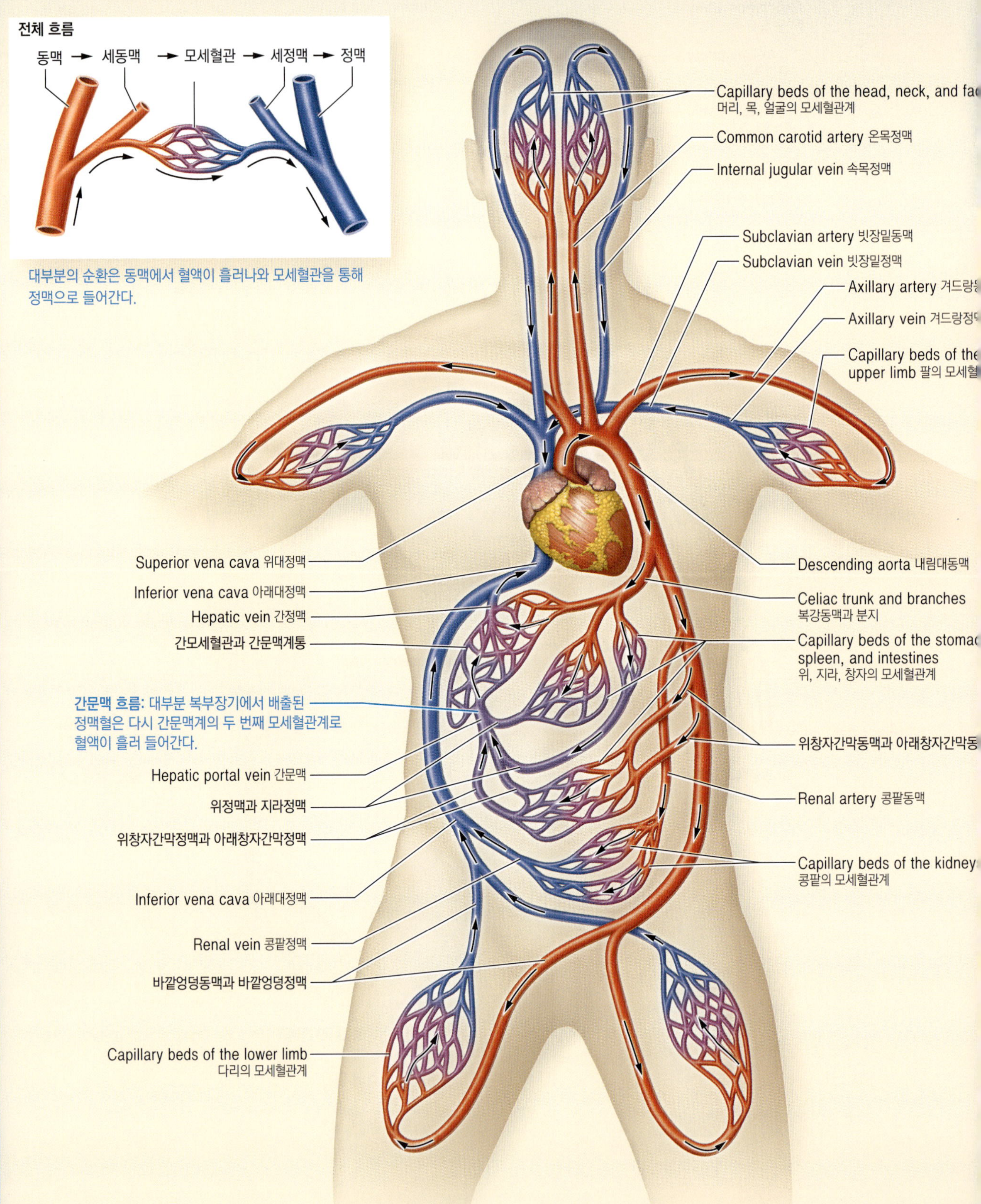

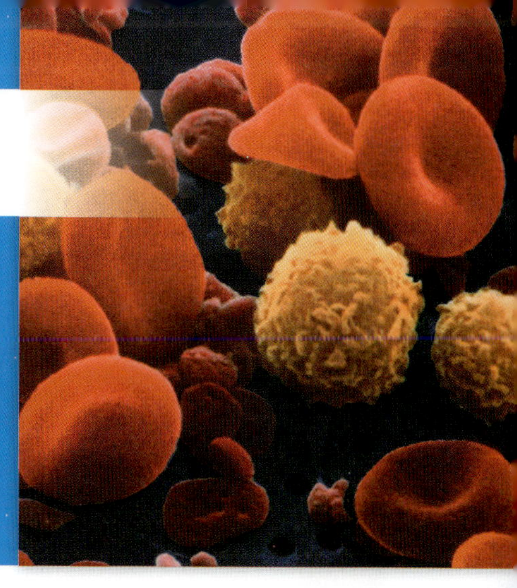

19 Blood

혈액

Blood(혈액)는 수천 년 동안 인류를 매료시켰다. 많은 양의 혈액을 제거하는 행위인 'bloodletting(사혈)'은 고대 이집트에서부터 19세기 미국에 걸쳐 일반적으로 행해졌던 의료시술이다. 비록 사혈이 치료법으로써 인기가 줄어들었지만, 여전히 혈액 채취로 질병을 진단하고 건강상태를 점검한다. 혈액은 의료계에서 중요한 부분을 차지한다. 지금부터 혈액의 구조와 기능에 대해 알아볼 것이다. 또한 이 장에서 학습하는 많은 부분들은 immune system(면역계통)과 밀접한 관련이 있다.

19.1 혈액의 개요

Overview of Blood

학습목표

1. Blood(혈액)의 주요 구성 요소에 대해 설명할 수 있다.
2. 혈액의 기본 기능에 대해 설명할 수 있다.
3. Plasma protein(혈장단백질)의 주요 유형과 기능, 생산되는 체내의 장소를 포함하여 plasma(혈장)의 전반적인 구성에 대해 설명할 수 있다.

약 5L의 blood(혈액)는 심장과 혈관을 순환한다. 혈액은 전체 체중의 약 8%를 차지한다. 혈액을 채취하여 현미경으로 검사하면, 주요 구성 요소는 ECM (extracellular matrix, 세포바깥바탕질, 세포외기질)인 plasma(혈장)와 혈액, 세포 그리고 혈장에 떠 있는 세포 조각들이다. 혈액의 세포 성분은 (1) erythrocyte (RBC, 적혈구), (2) leukocyte (WBC, 백혈구), (3) platelet(혈소판), 세 가지로 구성된다. 혈액 샘플을 원심분리기에 놓고 빠르게 회전시키면, 이는 뚜렷한 세 층으로 분리된다. 맨 위층은 총 혈액량의 약 55%를 차지하는 혈장이다. Buffy coat(백혈구연층)인 가운데 층은 총 혈액량의 1% 정도만 차지하며, 백혈구와 혈소판으로 이루어져 있다. 가장 아래층은 혈액의 나머지 44%를 차지하며, 적혈구로 구성된 검붉은색 침전물이다. 이러한 적혈구로 구성된 혈액의 백분율을 hematocrit(적혈구용적률)이라고 부른다(그림 19.1).

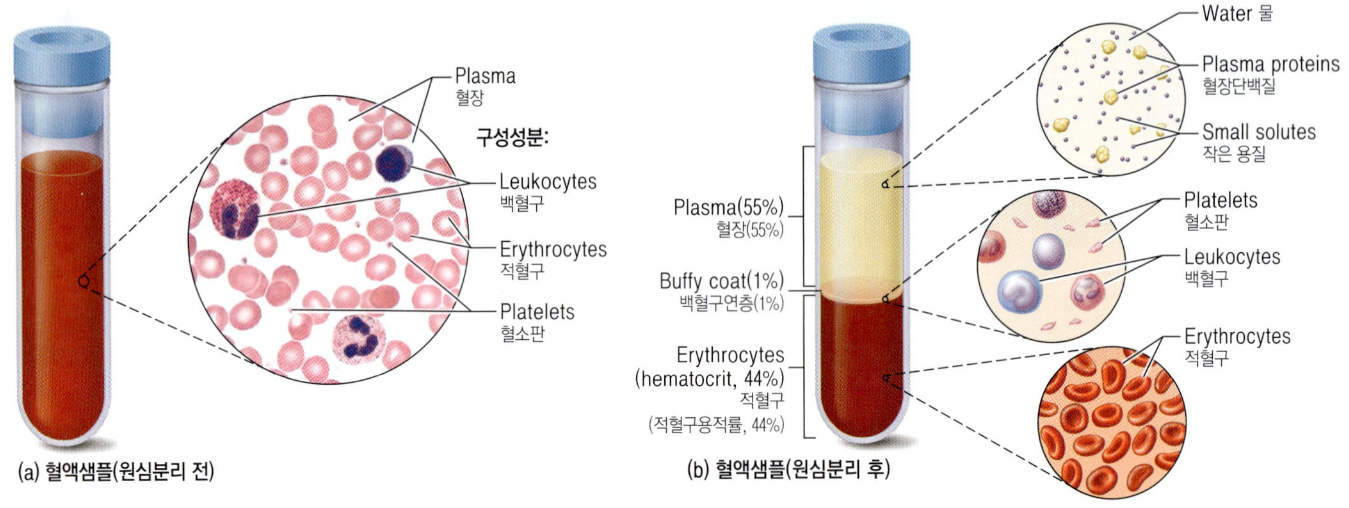

그림 19.1 눈에 보이는 혈액의 세 가지 층

Overview of Blood Function 혈액 기능의 개요

혈액은 다양한 기능을 수행하며, 기능은 다음과 같다.

- **가스 교환.** O_2(oxygen, 산소)는 주로 적혈구에 의해 허파에서 조직으로 수송된다. 또한 적혈구와 혈장은 조직에서 허파로 CO_2(carbon dioxide, 이산화탄소)를 운반하기도 한다.
- **용질 분배.** 혈장은 영양소, 호르몬, 노폐물을 포함하여 많은 용질을 수송한다. 또한, 혈액은 이온을 운반하여 조직에서 이온 농도를 조절하는 역할을 하기도 한다.
- **면역기능 수행.** 세포(백혈구)와 면역계통 단백질 모두 혈액을 통하여 인체 내에 있는 거의 모든 조직에 도달한다.
- **체온 유지.** 열은 체내에서 일어나는 많은 화학 반응, 특히 대사 반응의 부산물이다. 혈액은 활발히 대사하는 조직에 의해 생산되는 열을 운반하여 조직 내 온도를 일정하게 유지하도록 돕는다.
- **혈액응고 형성에 의한 손상된 혈관봉합.** 혈관이 손상되면, 혈소판과 어떤 단백질은 blood clotting(혈액응고)을 형성하여 손상된 혈관을 봉합함으로써 다량의 혈액손실을 방지한다.
- **산-염기 항상성 유지.** 일반적으로 혈액 pH는 7.35~7.45의 좁은 범위 내에서 유지된다. pH는 상당히 일정하게 유지되는데, 혈액 성분이 체내의 가장 중요한 완충계통의 대부분을 조절하기 때문이다.
- **혈압 안정화.** 혈압을 결정하는 주된 요소 중 하나는 순환 혈액량으로, 혈액량은 일정한 정도로 혈압을 유지하기 위해 필수적이다.

확인하기

- ☐ 1. 체내에 blood(혈액)는 어떠한 물질을 운반하는가?
- ☐ 2. Immune system(면역계통)과 blood clotting(혈액응고)에서 혈액은 어떠한 역할을 하는가?
- ☐ 3. 혈액은 온도와 산-염기 항상성을 어떻게 조절하는가?

Plasma 혈장

혈장은 약 90% 정도가 수분으로 이루어져 있는 옅은 노란색의 액체다. 혈장 속의 수분 함유량이 적으면 점도가 높아지면서 혈액의 흐름이 느려진다.

혈장단백질은 혈장의 9%를 이루며, 대부분 간에서 만들어지고, 혈장 속 수분에 용해되기에는 입자가 너무 커서 콜로이드 형태로 존재한다.

중요한 혈장단백질은 다음과 같다.

- **Albumin(알부민).** Albumin(알부민)은 비교적 큰 단백질로, 간에서 생산되며 혈액의 colloid osmotic pressure(콜로이드삼투압)를 형성해 수분을 끌어들인다. 간이 알부민을 충분히 만들어내지 못할 경우 어떤 일이 발생하는지 알아보기 위해 임상에서 적용하기 Cirrhosis(경변증)를 참조한다.
- **Immune protein(면역단백질).** Antibody(항체)로 알려진 γ-globulin(감마글로불린) 또한 혈장단백질이다. 대부분 혈장단백질과 달리 항체는 백혈구에 의해 만들어진다.
- **Transport protein(수송단백질).** 지방이나 스테로이드 같은 지질계화합물은 소수성이다. 이러한 특징으로 인해 혈액

임상에서 적용하기

Liver Cirrhosis 간경변증

Liver cirrhosis(간경변증) 또는 liver disease(간질환, 간병)는 암, 알코올 중독, 바이러스간염을 포함한 많은 원인을 가지고 있다. 미국에서 가장 흔한 질환인 간경변증은 10대 주요 남성 사망원인과 12대 주요 여성 사망원인이다. 간경변증의 한 가지 결과는 혈장단백질, 특히 알부민과 응고단백질 생산과 관련하여 질병이 진행이 되는 것이다. 알부민 감소는 삼투압 감소를 야기하고 이로 인해 혈액이 extracellular space(세포바깥공간, 세포외공간)로 수분을 빼앗기게 된다. 이는 ascites(복수)로 알려진 배 내의 edema(부종)[swelling(팽창)]를 야기한다. 또한 응고단백질의 점진적인 감소는 쉽게 멍이 들고 응고를 지연시켜 치명적이 될 수 있다.

은 transport protein(수송단백질)이 필요하다. 수송단백질의 예로는 α-globulin(알파글로불린)과 β-글로불린(베타글로불린), lipoprotein(지질단백질)이라 불리는 globular protein(구상단백질)이 있다.

- **Clotting protein(응고단백질).** 혈소판과 clotting protein(응고단백질)의 덩어리인 혈액응고는 손상된 혈관에서 출혈을 방지한다.

표 19.1 혈장의 성분

혈장 성분	기능
Water(물, 수분)	혈장의 90%, 많은 용질을 용해시키고 인체를 통한 수송
Plasma Proteins(혈장단백질)	혈장의 9%, 다양한 기능
Albumin(알부민)	삼투압 유지
Immune proteins(면역단백질)	백혈구에 의해 생산, 면역기능
Transport proteins(수송단백질)	소수성 화합물을 결합하고 인체를 통한 수송
Clotting proteins(응고단백질)	손상된 혈관으로부터 혈액손실 방지
Other Solutes(다른 용질)	혈장의 1%, 다양한 기능
Glucose(포도당), amino acids(아미노산)	영양, 단백질합성에 이용
Ions(이온)	전해질과 산-염기 항상성
Dissolved gases(용해 가스) (작은 양의 산소와 이산화탄소)	조직으로 배달된 산소, 숨을 내쉬기 위해 허파로 배달된 이산화탄소
Wastes(노폐물)	배출을 위해 적절한 장기로 배달

혈장의 나머지 1%는 다양한 미세용질로 구성되어 있고, 주로 혈장의 물 부분에 용해되고 용액을 형성한다. 용질은 포도당과 아미노산, 질소 노폐물, 이온과 O_2, CO_2 같은 것들이다.

혈장 성분에 대한 자세한 내용은 표 19.1을 참조한다.

확인하기

- ☐ 4. 4가지 주요 plasma protein(혈장단백질)은 무엇인가?
- ☐ 5. Plasma(혈장)의 다른 구성 성분은 무엇인가?

19.2 적혈구와 산소운반

Erythrocyte and Oxygen Transport

학습목표

1. Erythrocyte(적혈구)의 구조와 기능에 대해 설명할 수 있다.
2. Hemoglobin(혈색소)의 구조와 기능 및 분해산물에 대해 설명할 수 있다.
3. Erythropoiesis(적혈구형성) 과정과 조절인자에 대해 설명할 수 있다.
4. Anemia(빈혈)의 원인과 증상을 설명할 수 있다.

Erythrocyte (RBC, 적혈구)는 총 혈액량의 약 44%를 차지하며, 이는 hematocrit(적혈구용적률)을 통해 알 수 있다. 일반적으로 적혈구용적률은 남성(40~50%)이 여성(36~44%)보다 높다. 남성의 인체 크기가 여성보다 크고 근육과 뼈의 질량이 크기 때문이다. 적혈구의 주요 기능은 O_2와 CO_2의 운반이다.

Erythrocyte Structure 적혈구의 구조

전형적인 적혈구는 원판 모양(biconcave disk)으로 앞뒤 양면이 오목하고 평평한 도넛 모양의 세포이다(그림 19.2a와 b). 이러한 모양은 가스운반에서 중요한 역할을 한다. 적혈구는 직경 7.5μm, 너비 2.5μm이다.

성숙한 적혈구는 nuclei(핵)가 없으며 대부분의 다른 cell organelle(세포소기관)도 결핍되어 있다. 이는 성숙한 적혈구는 산화분해 대사 또는 단백질합성을 수행할 수 없다는 것을 의미한다. 적혈구는 O_2 분자 결합단백질인 혈색소로 구성되어 있다(그림 19.2c).

Hemoglobin(혈색소, 헤모글로빈)은 두 개의 α(알파) 사슬과 두 개의 β(베타) 사슬로 이루어진 네 개의 폴리펩티드로 구성된 커다란 단백질이다(그림 19.3). 각 폴리펩티드는 heme(헴) 그룹이라고 불리는 Fe^{2+} (iron ion, 철이온) 함유 화합물에 결합한다. 헴은 O_2 농도가 높은 신체부위(예: 허파)에서 O_2와 결합하여 HbO_2 (oxyhemoglobin, 산소혈색소, 산소헤모글로빈)라는 구조를 형성한다. O_2 농도가 낮은 조직 모세혈관에서 혈색소는 O_2를 방출하여 탈산소혈색소가 된다.

혈색소와 O_2의 상호작용은 붉은색을 띠며, 붉은색은 O_2가 얼마나 많은가에 따라 결정된다. 네 개의 헴 그룹 모두가 O_2에 결합되면 단백질은 밝은 빨간색을 띠게 된다. 이러한 이유로, 혈색소의 거의 100%가 HbO_2인 동맥은 혈액이 밝은 빨간색이다. 반대로, 적은 수의 헴 그룹이 O_2에 결합될 때, 혈색소는 더 진한 적자색을 띠게 된다. 따라서 deoxyhemoglobin(탈산소혈색소, 데옥시헤모글로빈)이 많은 전신정맥에서 혈액은 일반적으로 매우 어두운 붉은색을 띠고 있다.

O_2 수준이 낮은 정맥혈에서 혈색소는 CO_2와 결합하여 $HbCO_2$ (carbaminohemoglobin, 카르바미노헤모글로빈)를 형성한다. 혈액에서 CO_2의 약 23%가 이러한 방식으로 운반된다. 또한 혈색소는 carboxyhemoglobin(일산화탄소혈색소, 일산화탄소헤모글로빈)을 형성하는 CO (carbon monoxide, 일산화탄소)와 결합한다. CO는 보다 더 강력하게 혈색소에 결합하고, 혈색소에는 O_2보다 약 200배 높은 친화력이 있다. 이로 인해 고농도의 CO에 노출되면 인체 조직의 O_2 공급을 심각하게 감소시킨다.

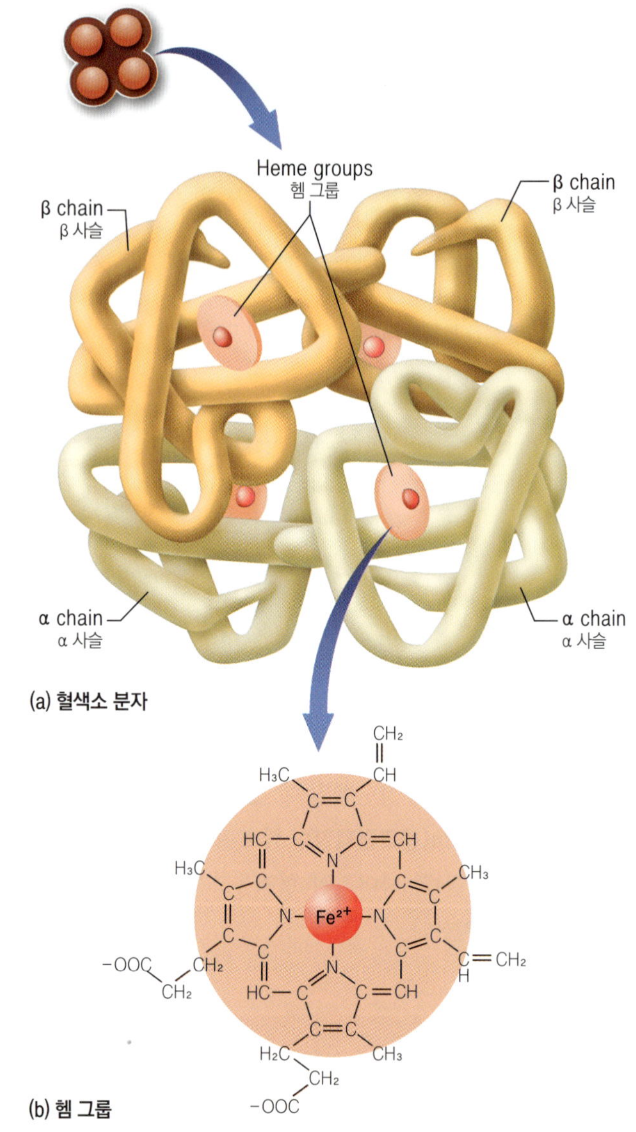

그림 19.3 혈색소 구조. 각각의 혈색소에 있는 헴 그룹이 O_2와 결합하면 HbO_2가 된다.

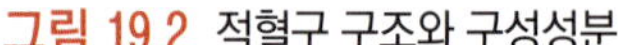
그림 19.2 적혈구 구조와 구성성분

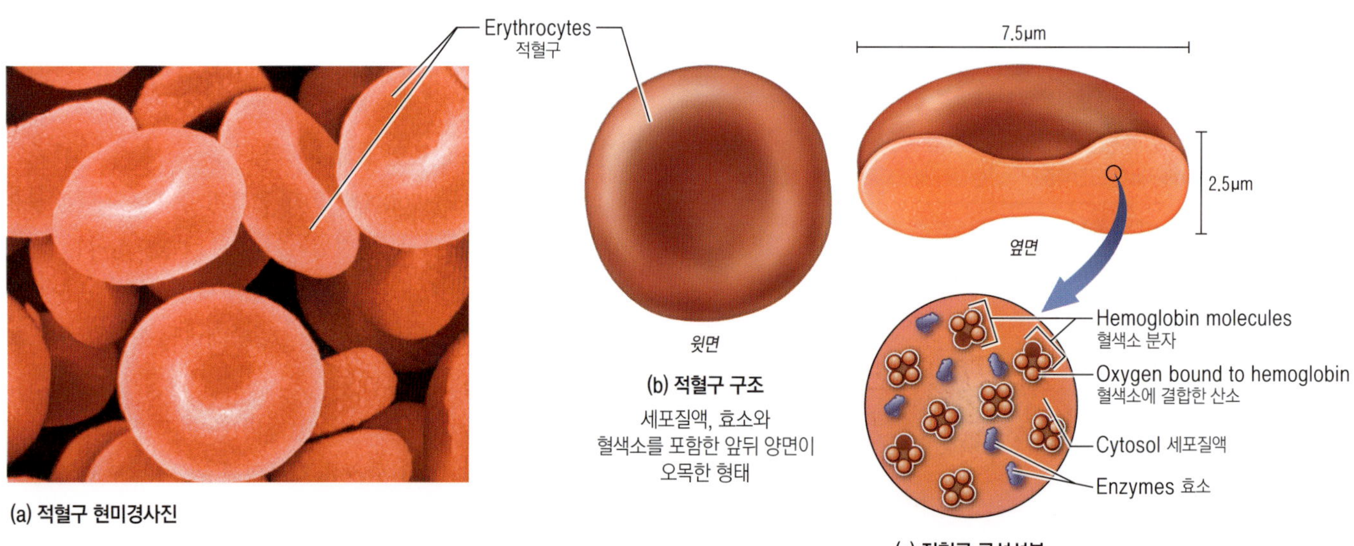

확인하기

- ☐ 1. 전형적인 erythrocyte(적혈구)의 구조는 무엇인가?
- ☐ 2. HbO_2, deoxyhemoglobin(탈산소혈색소), $HbCO_2$ 및 carboxyhemoglobin(일산화탄소혈색소)을 구별할 수 있는가?

Lifespan of an Erythrocyte 적혈구의 수명

적혈구의 평균 수명은 100~120일이며 새로운 적혈구를 지속적으로 만들어야 한다.

Erythrocyte Formation: Erythropoiesis 적혈구의 형성: 적혈구형성

Hematopoiesis(조혈)는 혈액 속의 혈구세포를 생산하는 과정이다. 조혈은 hematopoietic stem cell(조혈줄기세포)이 존재하는 red bone marrow(적색골수)에서 발생한다.

Erythropoiesis(적혈구형성, 적혈구생성)는 혈액 내 모든 구성성분이 만들어지는 조혈 과정의 일부이다(그림 19.4). 그러므로 적혈구형성도 골수의 조혈줄기세포에서 시작된다. 조혈줄기세포는 더 세분화되어 CFU (colony forming unit, 집락형성단위)가 되고, 구성성분의 하나로 성장한다. 적혈구는 하루 약 2,500억 개의 놀라운 속도로 형성된다.

적혈구 CFU는 proerythroblast(전적혈구모세포, 전적혈모세포)로 분화한다. 이 과정에는 콩팥에서 분비되는 호르몬인 erythropoietin (EPO, 에리트로포이에틴)의 존재를 필요로 한다. 전적혈구모세포는 혈색소와 다른 단백질을 빠르게 합성하는 erythroblast(적혈구모세포)로 분화한다. 적혈구가 성숙함에 따라 핵이 수축하고 결국 세포에서 핵과 소기관들이 사라진다. 이를 reticulocyte(그물적혈구, 망상적혈구)라고 부른다. 이 과정은 5~7일 정도 소요된다. 그물적혈구는 혈액으로 빠져나와 1~2일 후에 정상 적혈구로 성숙한다.

Regulation of Erythropoiesis 적혈구형성 조절

적혈구 조혈은 정상 한계 내에서 적혈구용적률을 유지하기 위해 음성되먹임고리에 의해 조절된다(그림 19.5). 적혈구용적률이 너무 낮게 떨어지면 조직으로 O_2를 운반하는 적혈구가 부족하고 반대로, 적혈구용적률이 너무 높으면 점도가 증가하여 혈류가 느려진다. 음성되먹임고리는 주로 호르몬인 에리트로포이에틴의 생산에 영향을 미치는 혈액 내의 O_2 농도에 의존한다.

적혈구형성을 조절하는 음성되먹임고리는 다음과 같이 진행한다.

- **Stimulus(자극).** 혈중 산소량이 정상범위 이하로 떨어진다. 혈액의 산소함유량의 감소는 보통 호흡 문제로 인한 것이지만, 심장의 문제나 O_2의 가용성 감소(예: 고시대)로 인해 발생할 수도 있다.
- **Receptor(수용기).** 콩팥세포는 낮은 O_2 수준을 감지한다. 콩팥의 특수화된 세포는 화학수용기 역할을 하며, 혈액의 O_2 수준을 감시한다. 산소함유량이 일정수준 이하로 떨어지면 자극을 받는다.
- **Control center(통제중추).** 콩팥은 더 많은 에리트로포이에틴을 생산하고 혈액으로 방출하여 골수에서 조혈줄기세포를 자극한다.
- **Effector(효과기)/response(반응).** 적혈구형성이 증가한다. 에리트로포이에틴은 많은 효과가 있다. 이는 골수에서 조혈줄기세포를 증식 · 분화시키고, 적혈구모세포에서 혈색소의 생성을 촉진한다. 또한 황색골수를 적색골수로 대체할 수도 있다.
- **Homeostasis(항상성).** O_2의 혈중농도가 정상으로 상승한다. 더 많은 적혈구가 혈액에 들어감에 따라 혈액의 적혈구용적률과 산소운반 능력이 증가한다. 정상적인 상황에서는 혈액의 산소함유량이 증가한다. 콩팥의 화학수용기는 O_2 수준이 정상으로 돌아 왔음을 감지하고 적혈구형성과 방출은 정상으로 감소한다.

에리트로포이에틴 외에도 growth factor(성장인자)로 알려진 화학물질은 적혈구형성을 증가시킬 수 있다. 성장인자는 혈관 endothelial cell(내피세포) 및 결합조직의 fibroblast(섬유모세포)와 같은 세포 유형에 의해 생성된다. 이는 황색골수에서 적색골수로의 전환을 돕고, 조혈줄기세포의 mitosis(유사분열)를 유발한다.

Erythrocyte Death 적혈구 사멸

적혈구는 시간이 지남에 따라 세포막의 유연성이 떨어져 작은 모세혈관을 통과하는 것이 어려워진다. 특히, 지라의 굴모양 모세혈관에서 이러한 현상이 발생한다. Erythrocyte destruction(적혈구파괴)은 다음 단계에 따라 진행된다(그림 19.6).

① 탄력성이 떨어진 늙은 적혈구는 지라의 촘촘한 그물망을 빠져나가지 못하고 남아 있다가, 지라의 macrophage(큰포식세포, 대식세포)에 의해 포식된다.

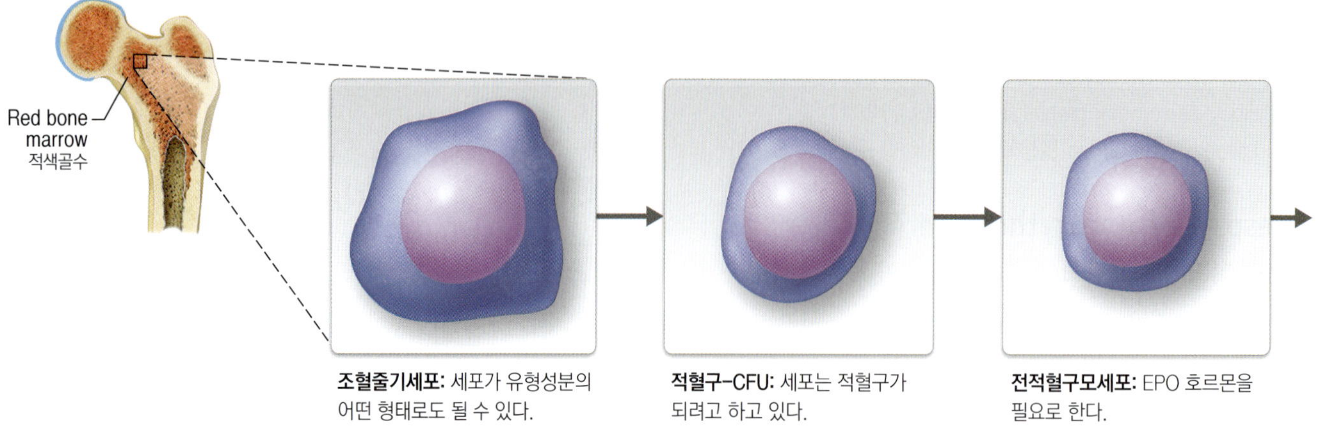

그림 19.4 적혈구형성

② 큰포식세포는 오래된 적혈구와 다른 세포를 섭취하고 파괴하는 식균세포이다.

③ 혈색소는 아미노산, Fe^{2+}, bilirubin(빌리루빈)으로 분해된다. 큰포식세포가 적혈구의 혈색소를 분해한다. 혈색소의 폴리펩티드 사슬은 아미노산으로 분해되고, Fe^{2+}는 헴 그룹에서 제거되고, 나머지 헴은 녹색 색소의 폐기물인 biliverdin(빌리베르딘)으로 변환된다. 일반적으로 빌리베르딘은 황색을 띠는 빌리루빈으로 변환된다. 빌리베르딘이 빌리루빈으로 변환되면 멍이 노랗게 들게 된다.

④a Fe^{2+}와 아미노산은 재활용되어 적색골수에서 새로운 혈색소를 만드는데 사용된다. 대부분의 Fe^{2+}와 아미노산은 적색골수로 운반되어 분자 재활용 형태로 새로운 혈색소 안에 통합된다. Fe^{2+}는 혈액을 통해 운반되는 transferrin(트랜스페린)이라는 단백질로 전달된다.

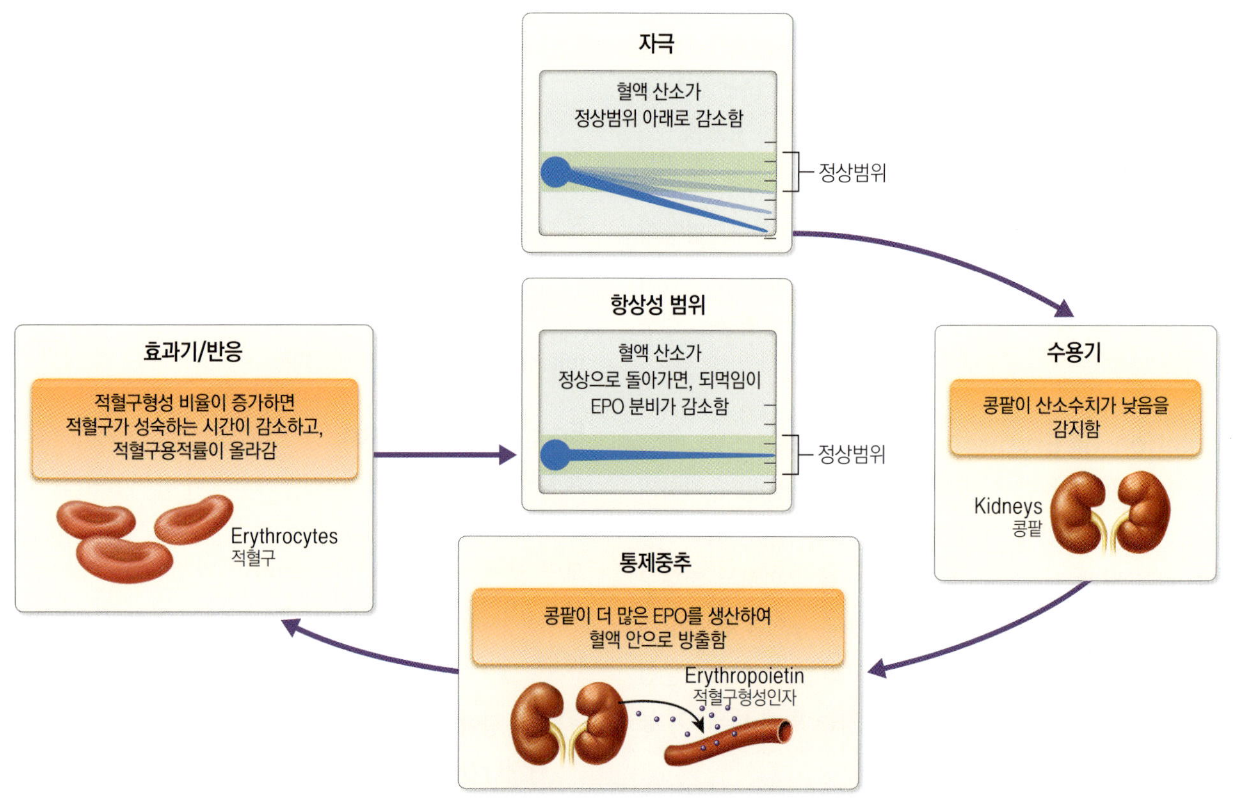

그림 19.5 적혈구형성 조정

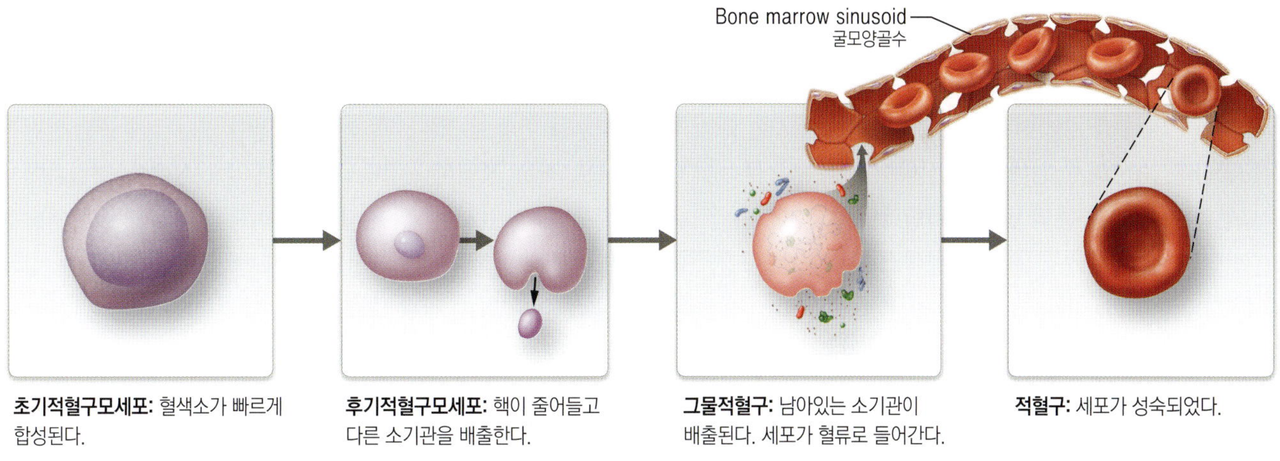

초기적혈구모세포: 혈색소가 빠르게 합성된다.

후기적혈구모세포: 핵이 줄어들고 다른 소기관을 배출한다.

그물적혈구: 남아있는 소기관이 배출된다. 세포가 혈류로 들어간다.

적혈구: 세포가 성숙되었다.

그림 19.4 적혈구형성(계속)

④b ④a 와 동시에 빌리루빈은 배설을 위해 간으로 옮겨져 대변과 소변으로 배설된다.

때로는 외상이나 질병으로 지라를 제거해야 하는데, 이런 경우, 오래된 적혈구는 간과 골수의 큰포식세포에 의해 파괴된다.

확인하기

- ☐ 3. Erythropoiesis(적혈구형성)의 기본 단계는 어떻게 되는가?
- ☐ 4. Erythrocyte(적혈구)의 수명은 얼마나 되는가?
- ☐ 5. 적혈구와 hemoglobin(혈색소)은 어떻게 재활용되는가?

Anemia 빈혈

빈혈에는 여러 가지 원인이 있지만, 증상은 비슷하며 대부분 조직으로의 산소운반이 감소된다. 빈혈의 증상은 창백한 피

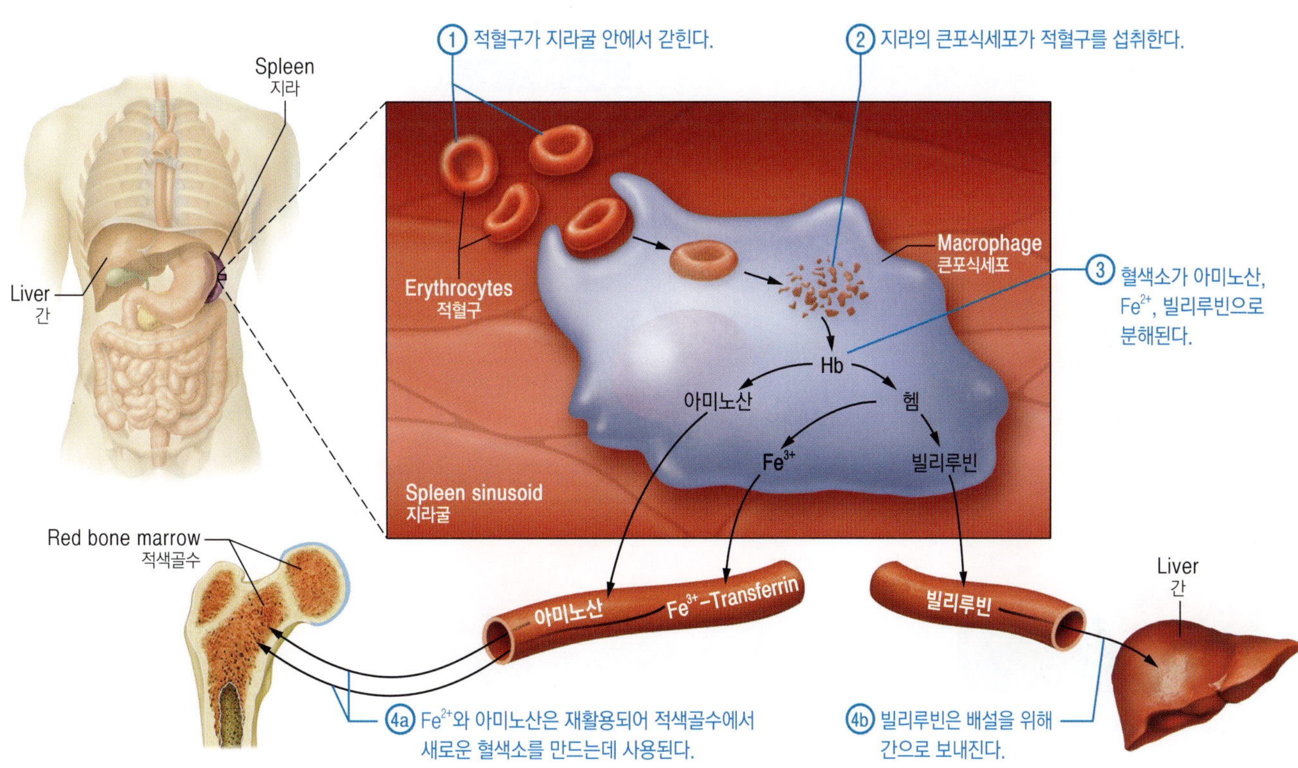

그림 19.6 적혈구 사멸

부와 손발톱, 피곤함, 허약감 및 숨가쁨이 있다. 또한, 많은 유형의 빈혈은 몸이 적혈구형성을 증가시킴에 따라 혈액 내 그물적혈구의 수를 증가시킨다. 심한 빈혈은 부족한 조직의 산소공급을 보상하기 위해 빠른 심박수를 유발할 수 있다. 치료를 받지 않은 중증의 빈혈은 치명적일 수 있다.

빈혈의 세 가지 주된 원인은 혈색소 감소, 적혈구용적률 감소 및 abnormal hemoglobin(이상혈색소)이다. 빈혈은 CBC (complete blood count, 전혈구계산)를 통해 진단할 수 있다. 임상에서 적용하기 Complete Blood Count(전혈구계산)를 참조한다.

Decreased Hemoglobin 혈색소 감소

가장 흔한 유형의 빈혈은 iron deficiency anemia(철결핍성 빈혈)이며, 이는 철분섭취 부족, 섭취한 철분의 흡수 감소 또는 혈액손실로 인한 것이다. Fe^{2+} 함유 헴 그룹이 없다면, 혈색소를 만들 수 없다. 철결핍성빈혈이 있는 적혈구는 일반적으로 작고 창백하다. 또 다른 형태의 빈혈은 만성질환에서 발생할 수 있으며, 암은 간에서 적색골수로의 철분 전달을 방해하는 화학물질을 생산한다. 또한 혈색소의 감소는 영양실조, 비타민 B_6 결핍, 특정 약물, 납과 같은 중금속 중독 또는 임신으로 인해 발생할 수 있다.

Decreased Hematocrit 적혈구용적률 감소

여러 요인들이 혈액의 적혈구 수를 감소시켜 적혈구용적률을 낮출 수 있다. 가장 흔한 경우는 급성 또는 만성적인 출혈이다. Pernicious anemia(악성빈혈)는 비타민 B_{12} 결핍으로 인해 비롯된다. 적혈구파괴는 hemolytic anemia(용혈성빈혈)를 유발할 수 있다. 용혈성빈혈의 원인으로는 박테리아 감염, 면역체계 또는 간 질환, 납 중독 등이 있다.

Abnormal Hemoglobin 이상혈색소

이상혈색소의 가장 흔한 형태는 낫적혈구이며, 원인은 유전적이고 일반적으로 무증상인 경우가 많다(그림 19.7). 낫 모양의 세포덩어리는 모세혈관에 고착되어 허혈과 조직손상을 일으키며, 결국 낫적혈구는 파괴된다. 이는 순환하는 적혈구의 수를 줄이고 빈혈을 유발한다.

확인하기

- ☐ 6. Anemia(빈혈)의 흔한 증상은 무엇인가?
- ☐ 7. 빈혈의 세 가지 주요 원인은 무엇인가?

임상에서 적용하기

Complete Blood Count 전혈구계산

빈혈 및 기타 여러 조건에 대한 중요한 검사는 완전한 혈액검사 또는 CBC (complete blood count, 전혈구계산)이다. 혈액을 채취하여 현미경 또는 자동화된 분석기로 검사하여 혈액세포의 수와 특성을 평가한다. 조사된 요인은 다음과 같다.

- 적혈구 수, 적혈구를 계산하는 데 사용되는 mL 당 세포 수로 보고된 적혈구의 수
- 샘플에서 혈색소의 농도
- 크기, 부피 및 혈색소의 농도와 같은 적혈구의 특징
- 혈소판 수와 부피

또한 대부분의 CBC는 백혈구의 수와 유형을 검사한다.

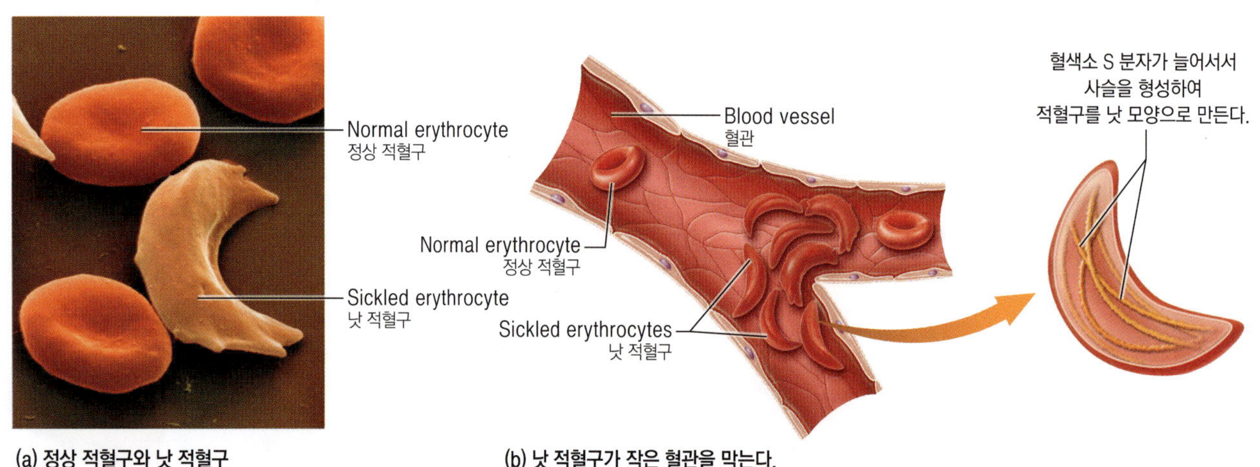

그림 19.7 낫 적혈구들에 막힌 작은 혈관

19.3 백혈구와 면역기능

Leukocyte and Immune Function

학습목표

1. 다섯 가지 leukocyte(백혈구)의 형태학적인 특징을 설명할 수 있다.
2. 다섯 가지 백혈구 각각의 기능을 설명할 수 있다.
3. Granulocyte(과립구)와 agranulocyte(무과립백혈구)의 차이점을 설명할 수 있다.

Leukocyte (WBC, 백혈구)는 erythrocyte (RBC, 적혈구)와 다르게 큰 nuclei(핵)를 가지고 있다. 또한, 백혈구는 적혈구처럼 blood(혈액) 안에서 기능을 하지 않고, 혈액과 모든 조직으로 운반되어서도 기능한다. 목적지에 도착하면, 모세혈관 벽에 달라 붙고 혈관의 endothelial cell(내피세포) 사이 틈을 통해 혈관 밖으로 나간다.

백혈구는 두 개의 기본 종류가 있다(그림 19.8); (1)granulocyte(과립구)는 세포가 활성화 될 때 방출되는 cytoplasmic granules(세포질 과립)를 함유한다. (2)agranulocytes(무과립구)는 세포질 과립이 없다.

Granulocyte 과립구

과립구는 특이한 핵에 의해 다른 세포 형태와 쉽게 구분이 된다(그림 19.8). 과립구는 다양한 종류의 핵을 가지고 있다. 모든 과립구는 일반적인 lysosomal granule(리소솜 과립)뿐만 아니라 각각의 과립구에 특이한 granule(과립)도 가지고 있다.

과립구는 특별한 염료 또는 착색 처리를 해야 현미경으로 관찰할 수 있는데, 염료 처리 형태에 따라 neutrophil(중성구), eosinophil(호산구), basophil(호염기구)의 세 가지로 분류된다.

Neutrophil 중성구

Neutrophil(중성구)은 백혈구 중 가장 일반적인 형태로 혈액 안에 있는 총 백혈구에서 약 60%를 차지한다. 중성구 과립은 산성과 염기성 염료에 모두 착색된다. 이 세포의 cytoplasm(세포질)은 옅은 라일락 색으로 착색된다(그림 19.8). 핵은 투명하게 보이고, 성숙한 중성구는 3~5가지의 다양한 엽으로 구성되어 있다.

중성구는 손상된 세포에 의해 방출된 화학물질에 이끌리는데, 이러한 과정을 chemotaxis(화학쏠림성, 화학주성)라고 한다.

중성구는 손상된 조직에 도달했을 때, 세균을 죽이기 위해 독성화학물질을 방출한다. 이러한 내용물은 직접적으로 박테리아 세포를 사멸시키고, 염증반응을 증진하고, 더 많은 중성구와 백혈구를 끌어들인다. 또한 중성구는 매우 활동적인 phagocyte(포식세포)로서 박테리아 세포를 섭취하고 파괴한다.

Eosinophil 호산구

Eosinophil(호산구)의 과립은 산성 색소인 eosin(에오신) 염료에 착색되어 빨간색으로 나타난다. 호산구는 혈액의 총 백혈구 중 3%를 차지한다. 호산구의 핵은 두엽이며, 핵 물질의 얇은 가닥에 의해 연결되어 있다.

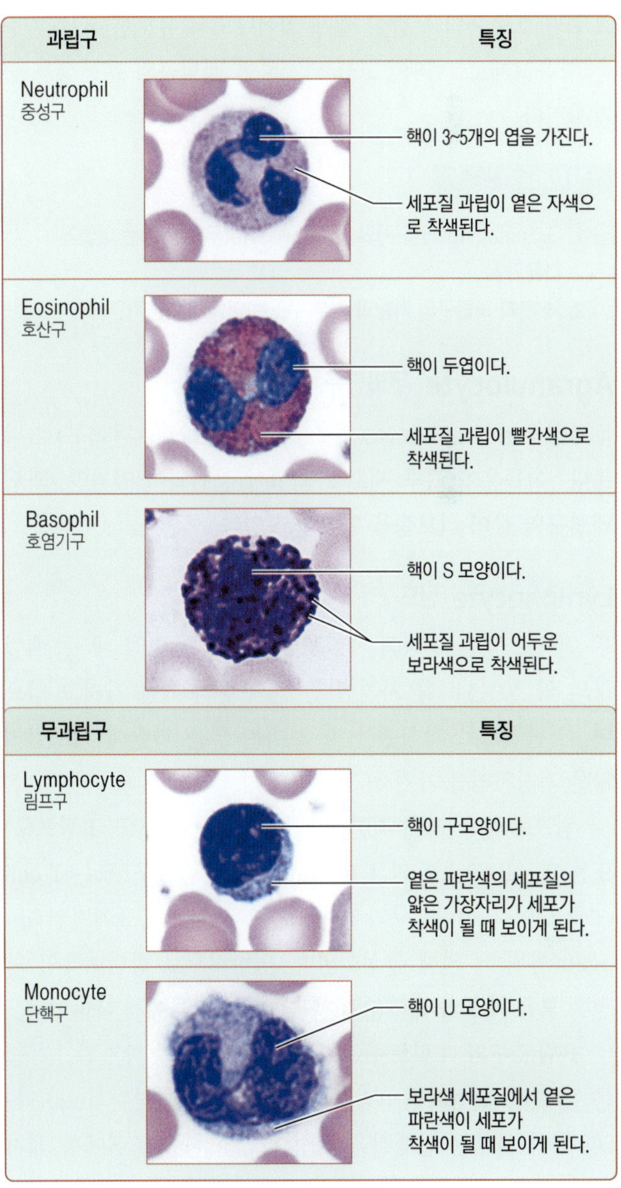

그림 19.8 백혈구 분류

호산구는 parasitic worms(기생충)에 의한 감염과 알레르기 반응에 관련이 있다. 호산구는 기생충을 약화하거나 파괴할 수 있는 화학물질을 함유하고 있다. 호산구는 포식작용을 통해 면역계통의 단백질에 의해 결합된 외부 화합물을 섭취한다.

Basophil 호염기구

Basophil(호염기구)은 총 백혈구 중 1% 미만의 가장 적은 양을 차지하는 백혈구이다. 호염기구는 염기성 색소인 methylene blue(메틸렌 블루)에 착색되는 과립을 가지고 있다. 핵은 과립에 의해 대부분 가려져 있고 S 모양이다. 호염기구는 염증을 중재하는 화학물질인 히스타민과 헤파린을 방출한다. 히스타민은 혈관을 확장하여 투과성을 증가시킴으로써 호중구의 누출이 쉽게 일어나도록 유도한다. 헤파린은 항응고제로, 혈액응고를 억제하여 백혈구의 운동성을 증가시킨다.

확인하기

- ☐ 1. Granulocyte(과립구)와 agranulocyte(무과립구)는 어떻게 다른가?
- ☐ 2. 세 가지 과립구의 기능과 기본 구조는 어떻게 다른가?

Agranulocyte 무과립구

무과립구는 lymphocyte(림프구)와 monocyte(단핵구)로 나눈다. 이들은 과립구 세포질 과립이 결핍되어 있지만, 과립백혈구와 같이 리보솜을 함유하고 있다.

Lymphocyte 림프구

두 번째로 많은 형태의 백혈구인 림프구는 혈액 내 총 백혈구의 약 30~34%를 차지한다. 큰 구형의 핵을 가지고 있으며, 일반적으로 착색했을 때 보이는 옅은 파란색 세포질의 얇은 가장자리를 가진다(그림 19.8).

림프구의 두 가지 기본 형태는 B lymphocyte (B림프구) 또는 B cell (B세포)과 T lymphocyte (T림프구) 또는 T cell (T세포)이다. B림프구와 T림프구 모두 세포의 표지자인 antigen(항원)에 의해 활성화된다. 일반적으로 당단백질인 항원은 모든 세포와 대부분의 생물학적 화합물에서 나타난다.

B림프구와 T림프구는 구조적으로 비슷하지만, 기능은 다르다. 활성화된 B림프구는 항원과 결합하는 antibody(항체)라 불리는 단백질을 생성하고, 항원을 조직에서 제거한다. B림프구는 각각 오직 하나의 고유한 항원과 결합하도록 하는 특이한 구조의 항체를 분비한다. T림프구 또한 개별의 항원에 대해 특이성을 보인다. 활성화된 T림프구는 항체를 생성하지 않지만, T림프구는 각각의 항원을 위해 특별한 수용기를 가진다. 수용기가 결합되면, T림프구는 immune system(면역계통)의 다른 구성성분을 활성화시키고 암세포나 바이러스성 감염 세포와 같은 비정상적인 체세포를 직접적으로 사멸한다. 항체와 T림프구 수용기는 오직 하나의 고유한 항원과 결합하는 방식으로 구조화된다.

Monocyte 단핵구

가장 큰 백혈구인 단핵구는 총 백혈구의 4~8%를 차지한다. 단핵구는 크고 U 모양의 핵과 세포가 착색되었을 때 보이게 되는 옅은 파란색 또는 보라색의 세포질에 의해서 다른 백혈구와 쉽게 구별된다.

단핵구는 모세혈관을 빠져나와 조직으로 들어가기 전, 며칠 동안만 혈액이 남아 있고, 조직으로 빠져나간 뒤, macrophage(큰포식세포, 대식세포)라고 불리는 매우 강한 포식세포로 성숙한다. 큰포식세포는 죽은 것과 죽어가는 세포(늙은 적혈구 또는 외상으로 인해 손상된 세포), 박테리아, 항원 그리고 다른 세포들의 조직파편을 포식한다. 또한 다른 백혈구에 포식작용 항원을 표시하여 면역계통의 다른 부분을 활성화시킨다.

확인하기

- ☐ 3. 두 가지 형태의 agranulocyte(무과립백혈구)를 비교할 수 있는가?
- ☐ 4. B lymphocyte(B림프구)와 T lymphocyte(T림프구)는 어떻게 구분하는가?
- ☐ 5. Monocyte(단핵구)는 조직 내에서 어떻게 되는가? 주요 기능은 무엇인가?

Leukocyte Formation: Leukopoiesis 백혈구의 형성: 백혈구형성

백혈구는 bone marrow(골수)에서 형성된다. 적혈구와 같이 모든 백혈구는 haematopoietic stem cell(조혈줄기세포)에서 발생한다. 조혈줄기세포는 두 개의 세포계로 분리된다.

- **Myeloid cell line(골수세포계)**은 적혈구 및 platelet(혈소판)를 포함한 혈액의 유형 요소 대부분을 생성한다.
- **Lymphoid cell line(림프세포계)**은 림프구를 형성한다.

골수세포계는 단핵구 또는 과립구가 되기 위한 blast cell(모세포)로 분화된다. 단핵구는 monoblast(단핵모세포, 단핵모구)라 불리는 세포로부터 성장한다. 모든 과립구는 promyelocyte(전골수세포)라고 알려진 전구세포에서 구별되는 myeloblast(골수모세포)에서 분화한다. 마지막 전구세포 단계에서, 세포는 band cell(띠세포) 또는 stab cell(찔린세포)로 알려진 성숙한 과립구로 발달한다.

림프세포계는 먼저 림프모세포로 분화된 후, 림프구가 된다. 림프모세포는 전림프구라고 불리는 전구세포로 발달한 후, 성숙한 B림프구와 T림프구가 된다. 이들 림프구는 다

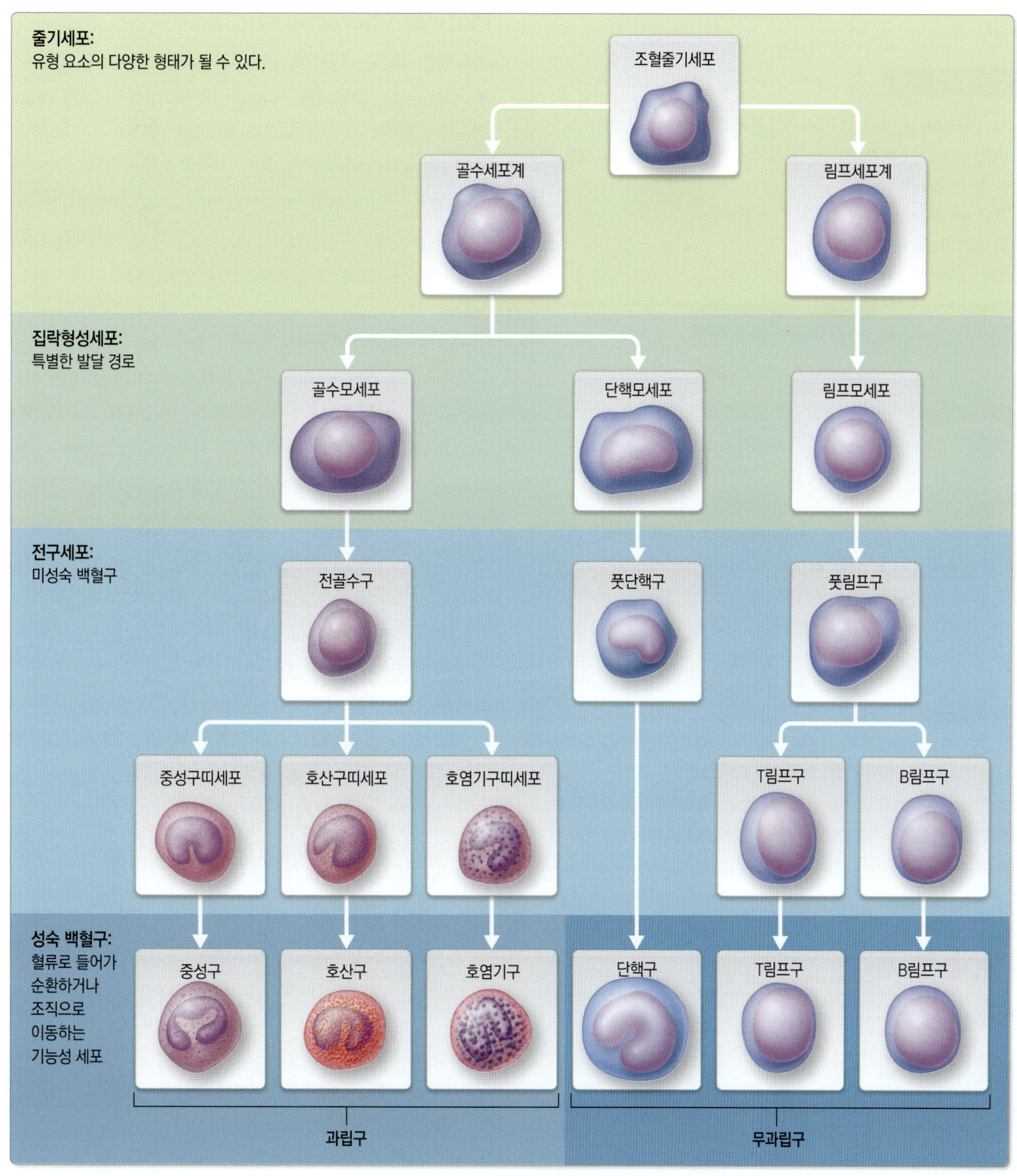

그림 19.9 백혈구의 형성

른 장소에서 성숙한다. B림프구는 골수에 남아있는 반면, T 림프구는 mediastinum(가슴세로칸, 종격)에 있는 thymus gland(가슴샘)로 이동하여 성숙을 완성한다.

그림 19.9에서 백혈구형성 과정을 요약하였다. 가끔 골수성 또는 림프구성 세포는 비정상적인 변화로 인해, 조절되지 못하는 암세포 분열을 초래한다. 임상에서 적용하기 Leukemias(백혈병)를 참조한다.

확인하기

- ☐ 6. 모든 leukocyte(백혈구)는 어떤 세포 형태에서 나오는가?
- ☐ 7. Lymphoid cell line(림프세포계)과 myeloid cell line(골수세포계)은 어떻게 다른가?
- ☐ 8. T lymphocyte (T림프구)와 B lymphocyte (B림프구)는 어디서 성숙되는가?

임상에서 적용하기

Leukemias 백혈병

Leukemias(백혈병)은 혈액세포 또는 골수의 여러 암 질환을 나타낸다. 백혈병은 질환의 진행 속도에 따라 급성 또는 만성으로 분류한다. 급성 백혈병은 미성숙하거나 기능이 없거나 형편 없는 기능성 혈액세포에서 빠르게 증식하지만, 만성 백혈병은 비정상적인 성숙한 백혈구를 빠르게 축적하는 것을 보여준다. 또한 백혈병은 비정상 세포를 끌어내는 세포계에 따라 분류된다. 림프구성 백혈병은 림프구 세포계에서 나오며 일반적으로 비정상적인 B림프구와 연관있다. 골수성 백혈병은 골수세포계에서 유래되며 골수를 형성하는 요소와 관련될 수 있다.

백혈병의 비정상 세포는 골수를 채우며 건강한 구성분을 만드는 능력을 감소시킨다. 암성 세포는 혈류로 들어가서 다른 조직에 전파 또는 전이된다.

ALL (acute lymphoblastic leukemia, 급성림프구성백혈병)은 어린이에게 가장 일반적인 형태이며 반면에 다른 백혈병은 어른에서 더 높은 유병률을 보인다. 치료와 예후는 백혈병 유형에 따라 다양하지만 일반적으로 급성은 초기에 전이되어 더 공격적으로 치료해야 한다.

19.4 혈소판

Platelet

학습목표

1. Platelet(혈소판)와 혈액의 다른 요소들이 구조적으로 어떻게 다른지 설명할 수 있다.
2. 혈소판 형성에 대한 megakaryocyte(거대핵세포)의 역할을 설명할 수 있다.

혈구세포 중 가장 작은 형태인 platelet(혈소판)는 손상된 혈관에서 출혈을 방지하는 과정인 hemostasis(지혈)와 관련이 있다. 혈소판의 특성과 bone marrow(골수)에서 혈소판 형성 과정 그리고 지혈과 관련된 혈소판의 역할에 대해 알아보자.

Platelet Characteristic 혈소판 특성

혈소판은 세포는 아니며 혈장막을 둘러싸고 있는 작은 세포 부스러기이다. 혈소판은 nuclei(핵)와 대부분 다른 organelle(소기관)이 부족하다(그림 19.10a). 혈소판은 다양한 형태의 granule(과립)를 가지고 있는데 이러한 과립은 응고인자와 효소, 적은 수의 미토콘드리아, 산화분해대사를 수행할 수 있게 하는 글리코겐을 함유하고 있다. 또한 microtubule(미세관)로 된 세포뼈대를 가지고 있다.

Platelet Formation 혈소판 형성

모든 구성요소와 같이, 혈소판은 hematopoietic stem cell(조혈줄기세포, 조혈간세포)로 시작한다(그림 19.10b). Megakaryoblast(거대핵모세포, 거핵모구)라 불리는 전구세포는 골수조직세포계에서 파생된다. 성장하는 동안, 거대핵모세포는 mitosis(유사분열)를 반복한 후 megakaryocyte(거대핵세포)가 된다. 하지만 다른 세포와 달리, 거대핵세포는 유사분열의 anaphase(후기)와 telophase(말기) 동안 cytokinesis(세포질분열)를 하지는 않는다. 최종적으로 단일핵에 위치한 DNA (deoxyribonucleic acid, 데옥시리보핵산)의 다양한 복제를 가진 거대한 세포가 된다.

Thrombopoietin(혈소판형성소)과 같은 호르몬의 영향 아래에서, 성숙한 거대핵세포는 arm(팔)이 리본같이 길게 확장되거나, cytosol(세포질액), 과립 그리고 여러 개의 소기관으로 가득 채워져 더 커진다. 이러한 팔은 골수의 sinusoids(동양혈관)에 더 확장된다(그림 19.10b). 팔은 흐르는 혈액의 힘에 의해 탈락되어 혈소판이 되고, 개개의 팔은 수천 개의 혈소판을 만든다. 혈소판의 수명은 7~10일 정도이다. 수명을 다한 혈소판은 간과 지라에서 소멸된다.

확인하기

- ☐ 1. Platelet(혈소판)의 구조는 어떻게 이루어져 있는가?
- ☐ 2. 혈소판은 어떻게 만들어지는가?

Big Picture

Formed Element 구성성분

그림 19.11은 혈액 구성성분의 큰 그림으로 hematopoiesis(조혈)의 과정과 각 혈액의 구성 요소에 대해 보여주고 있다.

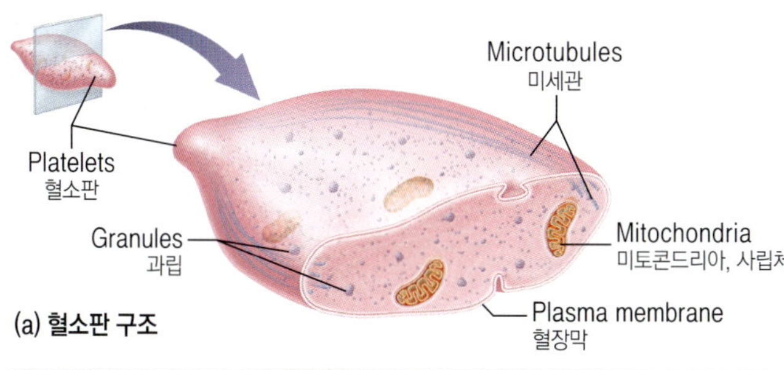

(a) 혈소판 구조

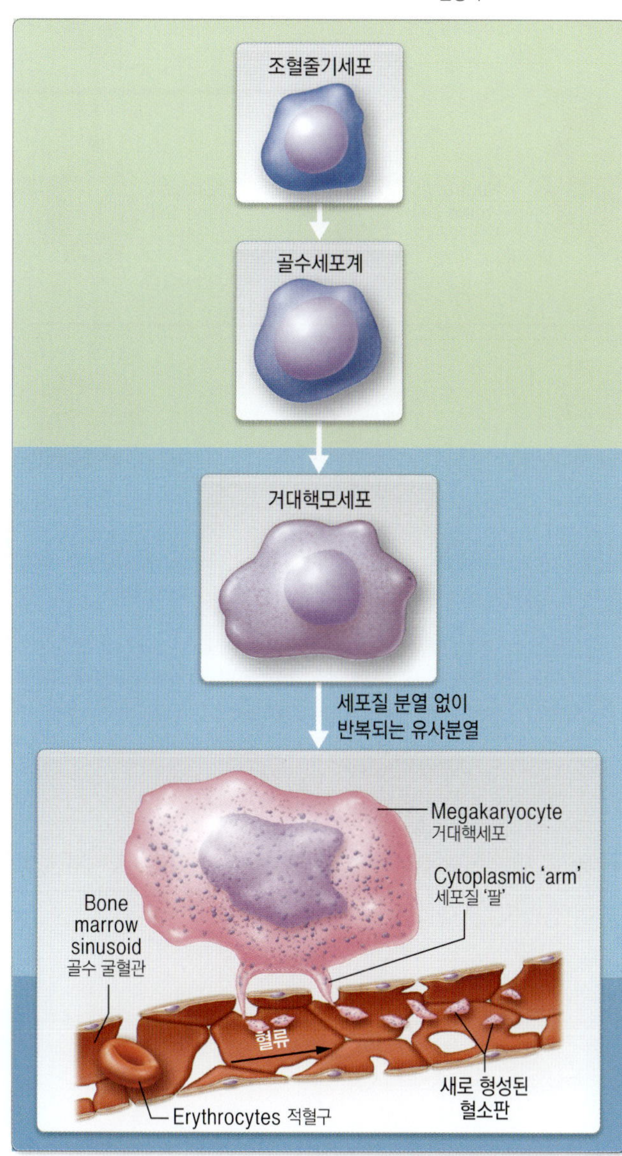

(b) 혈소판 형성

그림 19.10 혈소판 구조와 생성

19.5 지혈

Hemostasis

학습목표

1. Hemostasis(지혈)와 coagulation(응고)의 용어를 구분할 수 있다.
2. Vascular phase(혈관기), platelet plug formation(혈소판마개형성), fibrin(섬유소)을 포함하는 지혈의 과정에 대해 설명할 수 있다.
3. 응고 연속 반응에서 내재성/접촉성 활성화와 외인성/조직 인자 경로의 차이점을 설명할 수 있다.
4. Blood clotting(혈액응고)에서 Ca^{2+}와 비타민 K의 역할에 대해 설명할 수 있다.
5. 지혈을 증진시키는 platelet(혈소판)와 응고 단계에서 어떠한 긍정적인 반응이 있는지 설명할 수 있다.
6. 혈전용해 과정에 대해 설명할 수 있다.

많은 양의 혈액손실은 혈압 유지, 조직 산화 및 전해질 균형과 같은 인체의 여러 항상성 기능을 위협한다. 다행히도 몸은 혈관 손상으로 인한 많은 양의 혈액손실을 최소화하는 장치가 있는데, 이는 hemostasis(지혈)라 불리는 과정이다.

지혈은 손상된 혈관을 막기 위해 젤리 같은 blood clotting(혈액응고)을 만드는 일련의 사건들을 수반한다. 지혈은 5단계로 요약할 수 있다:

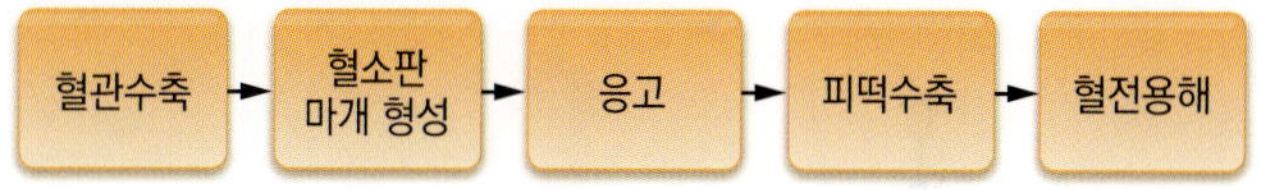

Hemostasis Part 1: Vascular Spasm

지혈 파트 1: 혈관수축

그림 19.12에서 보여지듯이, ① 혈관이 손상되면 ② 혈액이 혈관 밖으로 유출되고, 두 개의 즉각적인 반응이 일어난다. ③ vasoconstriction(혈관수축)과 조직 압력 증가. 두 가지 반응은 혈관직경을 줄인다. 이러한 감소는 혈압과 혈류를 국소적으로 줄이게 되며 손상된 혈관에서 혈액손실을 최소화시킨다. 이러한 활동은 출혈 상처에 압박을 주거나 지혈대를 적용하는 것과 같은 효과를 가진다. 외과의들은 이러한 원리를 수술 중에 혈관을 고정시키기 위하여 임상에서 사용한다. 외부 압력은 혈관을 축소시켜서 혈액손실을 감소시킨다.

확인하기

☐ 1. Vascular spasm(혈관수축)은 hemostasis(지혈) 과정에서 어떤 목적으로 이루어 지는가?

Big Picture 구성성분

그림 19.11

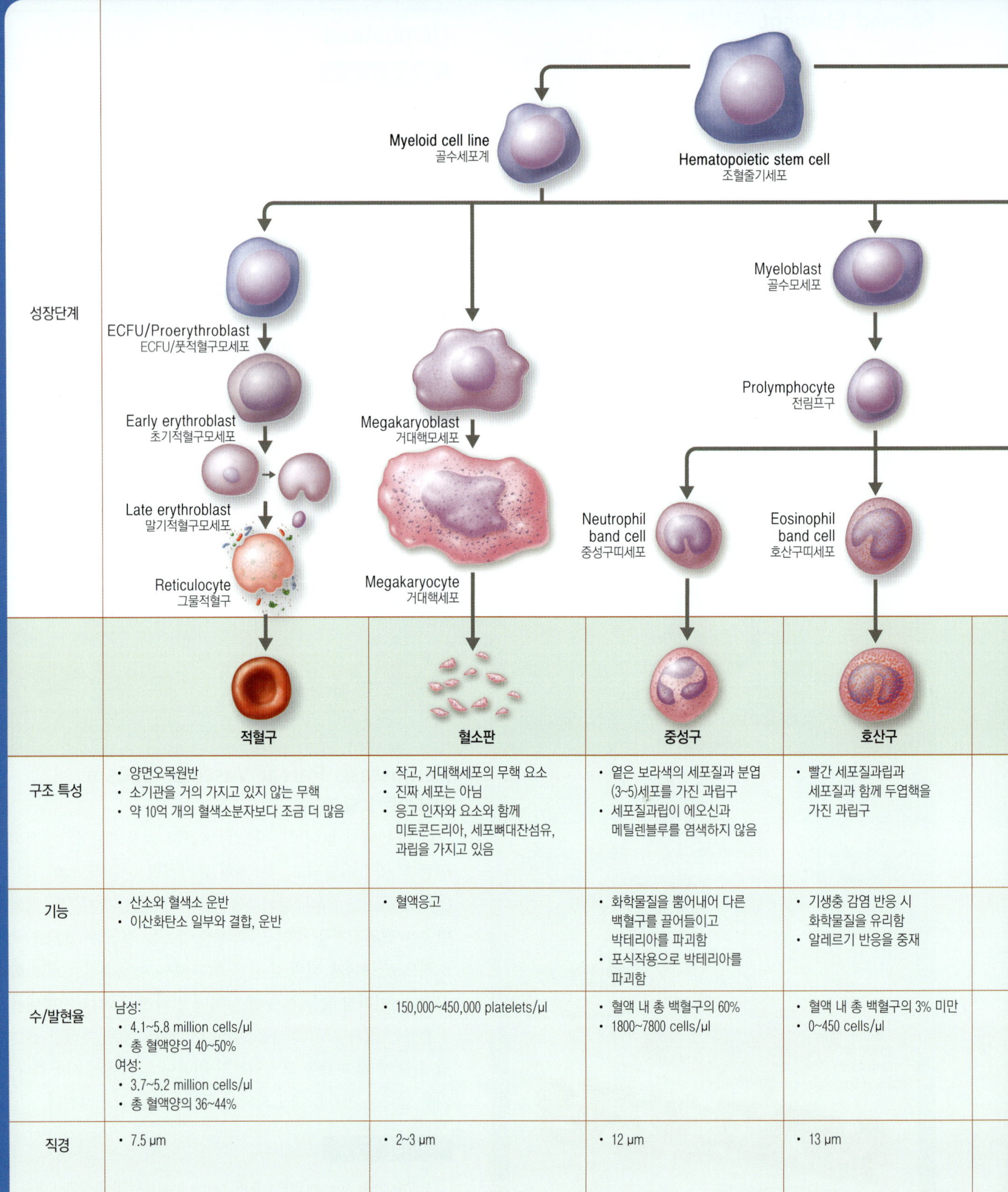

	적혈구	혈소판	중성구	호산구
구조 특성	• 양면오목원반 • 소기관을 거의 가지고 있지 않는 무핵 • 약 10억 개의 혈색소분자보다 조금 더 많음	• 작고, 거대핵세포의 무핵 요소 • 진짜 세포는 아님 • 응고 인자와 요소와 함께 미토콘드리아, 세포뼈대잔섬유, 과립을 가지고 있음	• 옅은 보라색의 세포질과 분엽(3~5)세포를 가진 과립구 • 세포질과립이 에오신과 메틸렌블루를 염색하지 않음	• 빨간 세포질과립과 세포질과 함께 두엽핵을 가진 과립구
기능	• 산소와 혈색소 운반 • 이산화탄소 일부와 결합, 운반	• 혈액응고	• 화학물질을 뿜어내어 다른 백혈구를 끌어들이고 박테리아를 파괴함 • 포식작용으로 박테리아를 파괴함	• 기생충 감염 반응 시 화학물질을 유리함 • 알레르기 반응을 중재
수/발현율	남성: • 4.1~5.8 million cells/μl • 총 혈액양의 40~50% 여성: • 3.7~5.2 million cells/μl • 총 혈액양의 36~44%	• 150,000~450,000 platelets/μl	• 혈액 내 총 백혈구의 60% • 1800~7800 cells/μl	• 혈액 내 총 백혈구의 3% 미만 • 0~450 cells/μl
직경	• 7.5 μm	• 2~3 μm	• 12 μm	• 13 μm

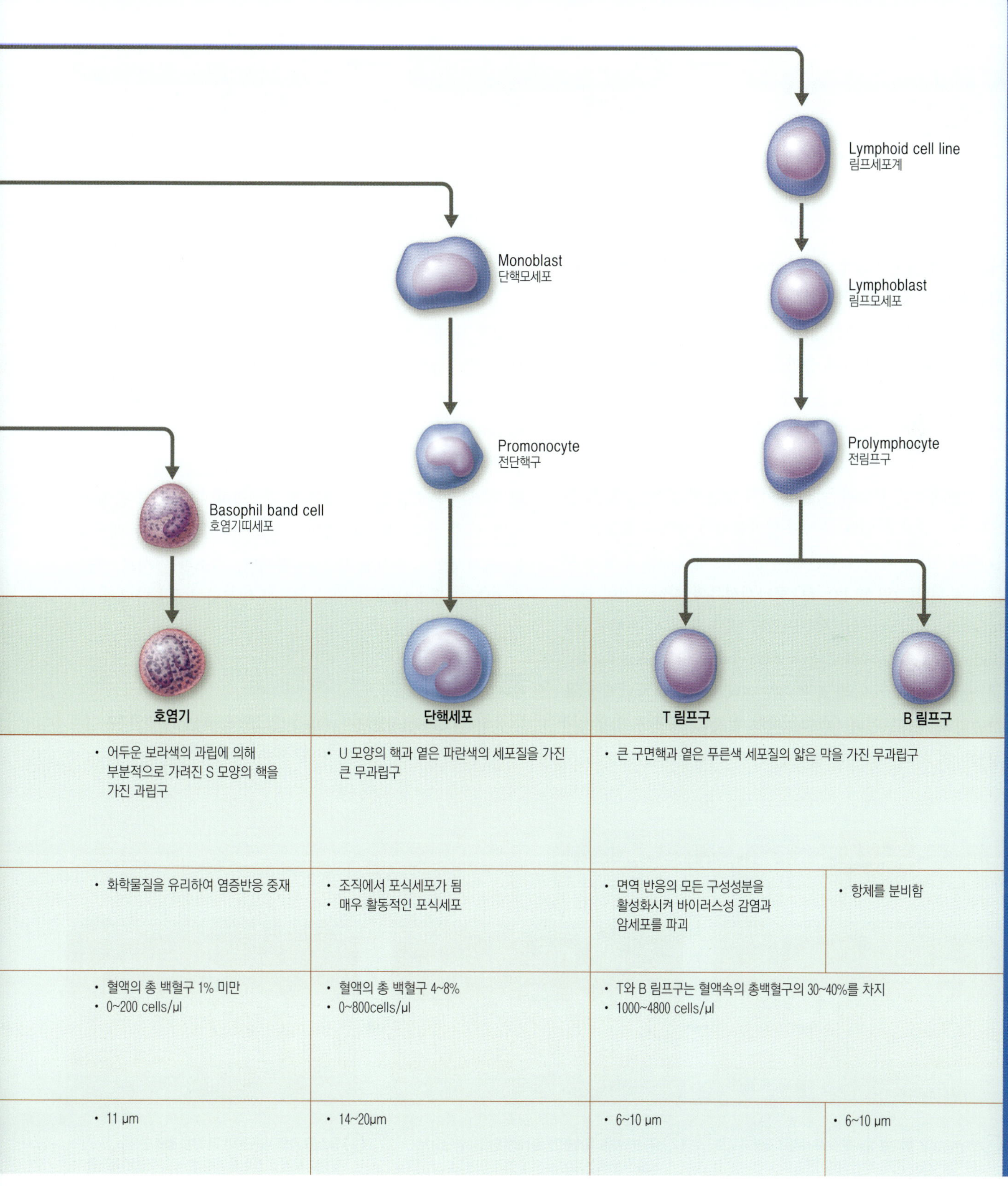

호염기	단핵세포	T 림프구	B 림프구
• 어두운 보라색의 과립에 의해 부분적으로 가려진 S 모양의 핵을 가진 과립구	• U 모양의 핵과 옅은 파란색의 세포질을 가진 큰 무과립구	• 큰 구면핵과 옅은 푸른색 세포질의 얇은 막을 가진 무과립구	
• 화학물질을 유리하여 염증반응 중재	• 조직에서 포식세포가 됨 • 매우 활동적인 포식세포	• 면역 반응의 모든 구성성분을 활성화시켜 바이러스성 감염과 암세포를 파괴	• 항체를 분비함
• 혈액의 총 백혈구 1% 미만 • 0~200 cells/μl	• 혈액의 총 백혈구 4~8% • 0~800cells/μl	• T와 B 림프구는 혈액속의 총백혈구의 30~40%를 차지 • 1000~4800 cells/μl	
• 11 μm	• 14~20μm	• 6~10 μm	• 6~10 μm

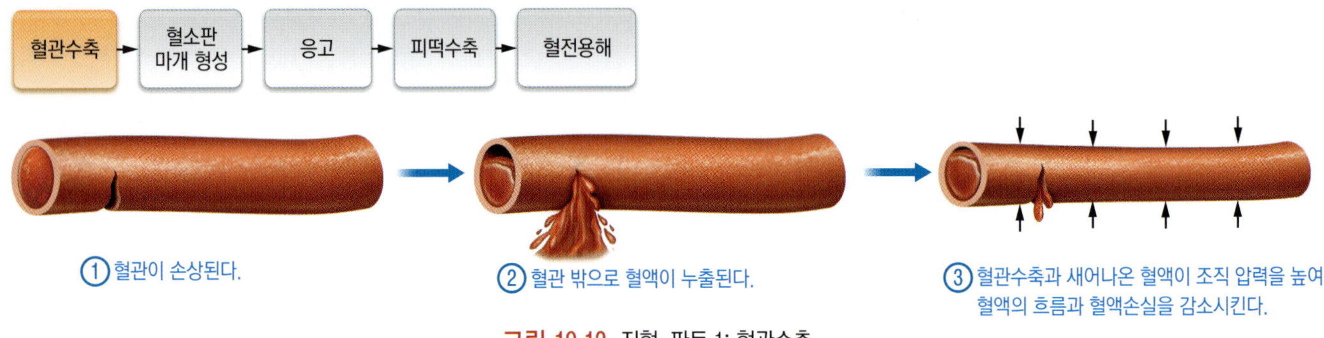

그림 19.12 지혈, 파트 1: 혈관수축

Hemostasis Part 2: Platelet Plug Formation
지혈 파트 2: 혈소판마개 형성

혈관수축과 증가된 조직압력이 손상혈관의 혈액손실을 최소화한다고 하지만 완전히 출혈을 막을 수는 없다. 그렇기 때문에, 코르크 마개와 같은 역할을 하는 'plug(마개)'가 필요하다. 이러한 마개는 주로 platelet(혈소판)으로 이루어져 있어서 platelet plug(혈소판마개)라고 한다.

일반적으로 혈소판은 '끈적'이지 않는게 좋다. 그렇지 않으면 혈소판으로 인해 조직에 달라붙어서 혈액의 흐름을 막을 수도 있다. 하지만 혈관이 손상되면, 혈소판은 손상된 부분에 붙는다(그림 19.13). ① 콜라겐섬유와 화학물질이 vessel's tunica adventitia(혈관바깥막)에 노출된다. 손상된 endothelial cell(내피세포)은 vWF (von Willebrand factor, 폰 빌레브란트 인자)라고 불리는 glycoprotein(당단백질)을 방출하고, 이로 인해 ② 혈소판의 혈장막 표면에 수용기에 결합하게 된다. 노출된 콜라겐과 vWF(당단백질)는 서로서로 혈관벽에 부착되도록 혈소판을 끈적거리게 만든다.

vWF(당단백질)의 결합과 혈소판의 콜라겐은 활성화되어 혈소판 내에서 일련의 사건을 촉발시킨다. 활성화된 혈소판은 과립 내용물인 ATP (adenosine triphosphate, 삼인산아데노신), ADP (adenosine diphosphate, 이인산아데노신), serotonin(세로토닌), calcium(칼슘), clotting factor(응고인자)를 exocytosis(세포외배출)에 의해 방출한다. ③ 이러한 인자는 혈소판을 끌어당기고 활성화하여 서로 모여 덩어리가 되게 한다. 혈소판 집합은 혈소판마개를 만드는데, 이는 일시적으로 손상된 혈관을 막지만, 혈소판을 서로 잡을 수 있는 섬유소실(fibrin threads)이 형성되어야만 단단한 마개를 만들 수 있다.

확인하기

- ☐ 2. Hemostasis(지혈)에서 platelet(혈소판)의 역할은 무엇인가?
- ☐ 3. Platelet agglutination(혈소판응집)은 어떻게 촉발되는가?

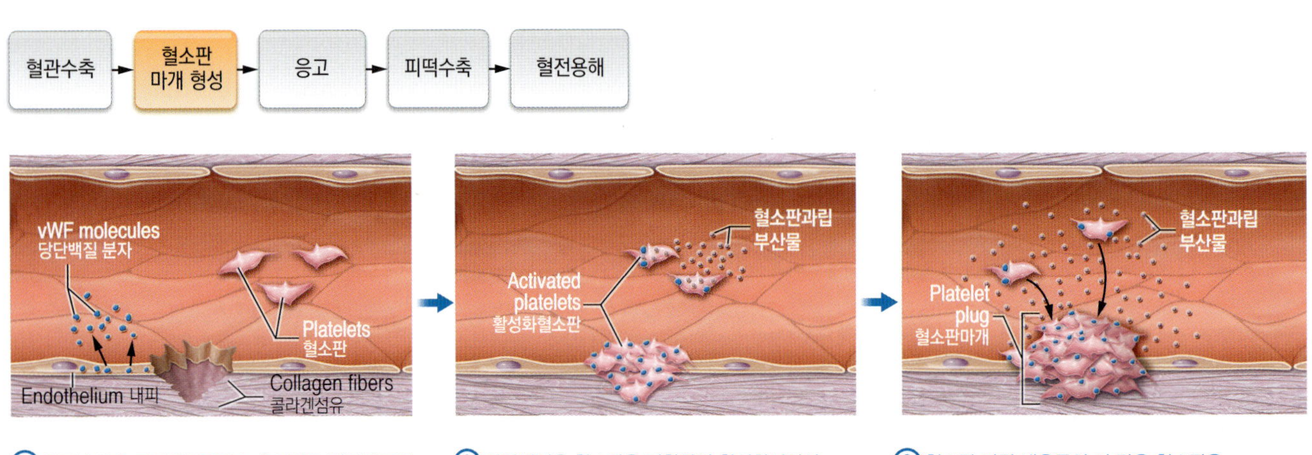

그림 19.13 지혈, 파트 2: 혈소판마개 형성

Hemostasis Part 3: Coagulation
지혈 파트 3: 응고

혈소판, 내피세포 그리고 다른 유형성분이 서로 결합한 접착제는 fibrin(섬유소)이라고 불리는 끈적거리는 실같은 단백질이다. 섬유소는 부드러운 액체 혈소판마개를 응고 과정에 의해 좀 더 고체 상태의 덩어리로 전환한다. Plasma(혈장)에는 비활성화 상태인 fibrinogen(섬유소원) 단백질이 존재한다. 섬유소원은 응고 연속단계에 의해 연속적인 반응을 일으키면서 섬유소로 전환된다(그림 19.14).

응고 연속단계는 응고인자를 필요로 한다. 대부분의 응고인자는 순환하는 혈액에서 비활성 상태이며, 간에서 생성된 효소이다. 많은 인자들은 고유의 이름을 가지고 있지만, 각각의 응고인자는 로마 숫자의 이름(I~XIII)을 가진다. 응고인자의 숫자는 응고 연속단계에서 작용하는 순서가 아니라, 발견된 순서에 따라 로마 숫자로 할당되었다. 그래서 응고의 연속단계 순서는 숫자 배열에 따라 진행되지 않는다.

네 개의 응고인자 II, VII, IX, X의 합성은 비타민 K의 존재를 필요로 한다. 응고인자를 결정하는 비타민 K는 응고를 차단하는 약물 치료로 중요하다.

응고 연속단계는 두 가지 경로에 의해 진행된다. 접촉성 활성화 경로인 내인성 경로와 조직 인자 경로인 외인성 경로이다. 두 경로는 섬유소 형성으로 끝나는 공통되는 경로로 모인다.

Intrinsic/Contact Activation Pathway
내인성/접촉성 활성화 경로

내인성 경로는 진행되는 과정에 필요한 모든 인자가 혈액 내에 내재되어 있기 때문에 이름 붙여졌다. 이 경로는 손상된 혈관에 혈소판이 들러붙은 후 비활성응고 단백질인 인자 XII가 손상된 내피에서 노출된 콜라겐섬유소와 접촉했을 때 시작된다. 이로 인해서 접촉성 활성화 경로라 불리게 된다.

내인성/접촉성 활성화 경로는 다음과 같은 단계를 따른다(그림 19.14 왼쪽 참조).

① 노출된 콜라겐섬유는 인자 XII를 활성화시킨다. 인자 XII는 노출된 콜라겐 단백질의 표면에 있는 negative charge(음전하)와 결합하여 활성화된다. 활성된 인자 XII는 인자 XIIa로 불린다['a'는 'activated(활성화)'를 뜻함].

② 인자 XI과 IX가 활성화된다. 인자 XIIa는 혈장 내의 다른 응고단백질을 인자 XI로 활성화시키는 효소로 작용한다. 활성화된 인자 XIa는 차례대로 다른 응고단백질인 인자 IX를 활성화시키는 효소로 작용한다.

③ 인자 IXa와 VIIIa는 Ca^{2+} (calcium ion, 칼슘이온)와 함께 인자 X를 활성시키는 효소 복합체를 형성한다. 내인성/접촉성 활성화 경로는 인자 IXa와 인자 VIIIa라고 불리는 다른 단백질과 Ca^{2+}를 포함하는 큰 입자의 효소 복합체를 형성하는 것으로 끝난다. 이러한 효소 복합체는 인자 X를 활성화 시킨다. Ca^{2+}는 혈소판마개에서 혈소판과 인자를 연결시키는데 필요하다.

내인성/접촉성 활성화 경로는 단지 노출된 콜라겐섬유에 의해서만 활성되는 것은 아니다. 활성화는 어느 때나 혈액이 유리시험관을 포함하여 음전하와 표면에 접촉할때마다 활성화된다. 따라서 시험관에 있는 혈액은 응고를 예방하기 위해 화학물질로 처리하지 않으면 응고된다.

Extrinsic/Tissue Factor Pathway
외인성/조직 인자 경로

외인성 경로는 혈관손상에 의해 혈액 이외의 곳에서 생성된 응고인자에 의해 응고가 시작되기 때문에 붙여진 이름이다. 이 인자는 tissue factor(조직인자)로 알려진 단백질로서, 이 경로의 다른 이름은 조직 인자 경로이다.

외인성/조직 인자 경로는 그림 19.14(오른쪽)에서 과정을 보여주고 있다.

① 내피밑세포는 조직인자를 내보인다. 내피 밑에는 subendothelium(내피밑층)이라 불리는 헐렁하게 연결되어 있는 조직층이 있다. 혈관의 내피층이 상처입게 되면, 내피밑에 있는 내피밑층이 손상된다. 손상된 내피밑 세포는 대부분 fibroblast(섬유모세포)로서, 혈장막 안에 있는 조직인자를 내보인다.

② 조직인자는 인자 VII을 활성시킨다. 응고 단백질 인자 VII은 혈액 속에서 비활성 형태로 순환한다. 조직인자와 접촉하게 되었을 때, 인자 VIIa라는 활성 형태가 된다.

③ 인자 VIIa와 조직인자 및 Ca^{2+}는 인자 X를 활성시키는 효소복합체를 형성한다. 활성화 된 인자 VIIa는 효소로 작용하여 인자 X를 활성화시킨다. Ca^{2+}는 여기에서도 내인성/접촉성 활성화 경로와 같은 일을 한다. 혈소판마개에서 혈소판과 인자를 연결하기 위해 필요하다.

두 가지 경로의 결말은 똑같다. 인자 X를 활성화시킨다. 비록 외인성/조직 인자 경로가 인자 Xa 생산에서 중요한 경로라고 생각되지만, 두 가지 경로 모두 상호작용하고 중요한 역할을 맡아서 완성시킨다.

두 가지 경로는 공통 경로로 모이게 된다.

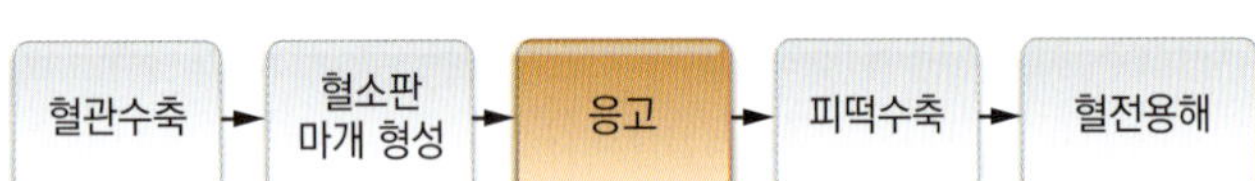

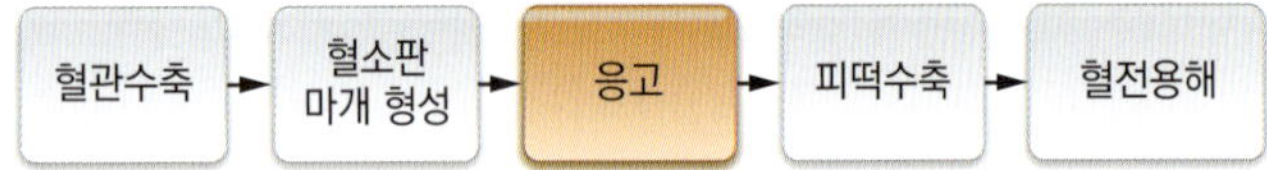

Common Pathway 공통 경로

공통 경로에서 섬유소가 생산된다(그림 19.14).

④ Ca^{2+}와 함께 인자 Xa와 Va는 prothrombin(프로트롬빈) 활성체를 형성하여 thrombin(트롬빈)으로 전환시킨다. 공통 경로는 인자 Xa와 인자 Va라고 불리는 다른 단백질

내인성/접촉성 활성화 경로

외인성/조직 인자 경로

① 노출된 콜라겐섬유가 인자 XII를 활성화시킨다.

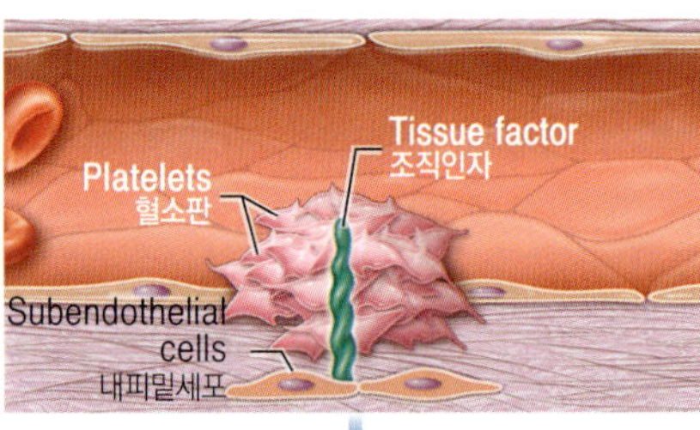

① 내피밑세포가 조직인자를 내보낸다.

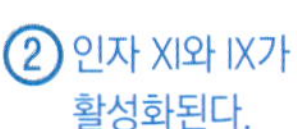

② 인자 XI와 IX가 활성화된다.

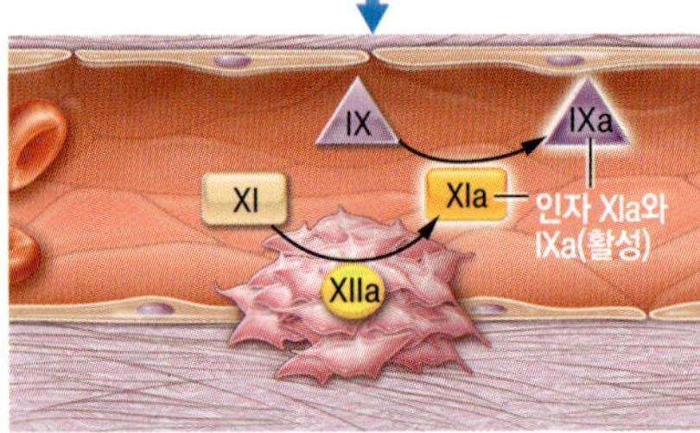

② 조직인자가 인자 VII를 활성화시킨다.

③ 인자 IX와 VIII와 Ca^{2+}가 효소 복합체를 형성하여 인자 X를 활성화시킨다.

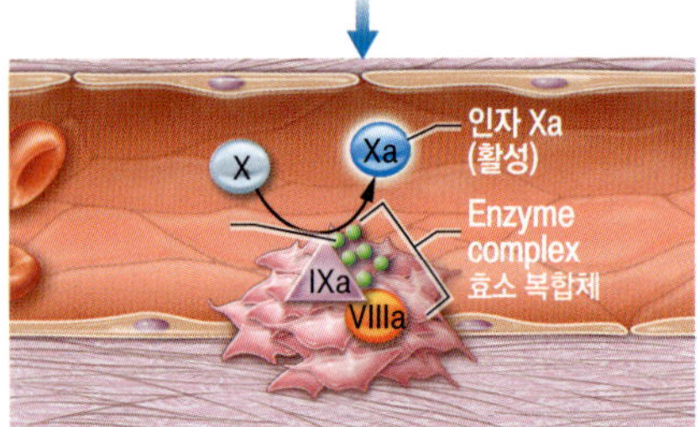

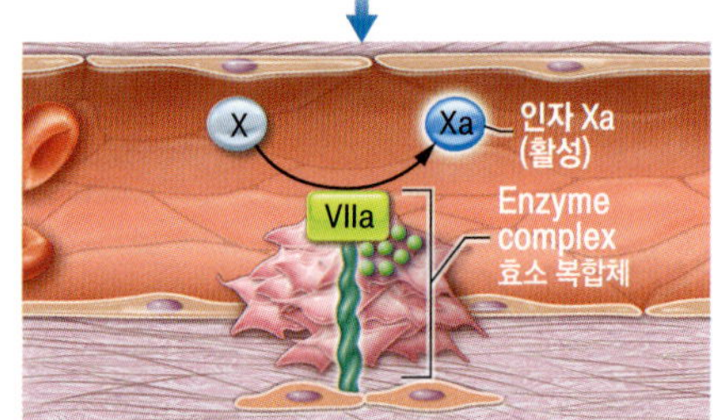

③ 인자 VIIa와 조직인자, Ca^{2+}가 효소 복합체를 형성하여 인자 X를 활성화시킨다.

공통 경로

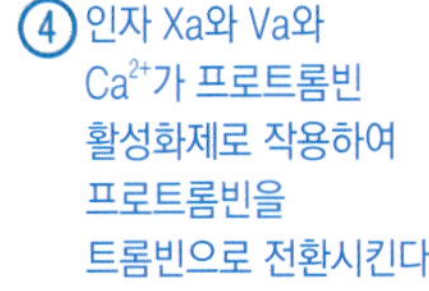

④ 인자 Xa와 Va와 Ca^{2+}가 프로트롬빈 활성화제로 작용하여 프로트롬빈을 트롬빈으로 전환시킨다.

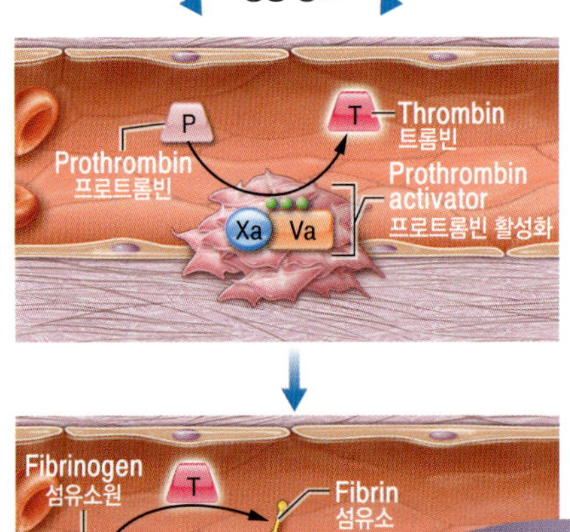

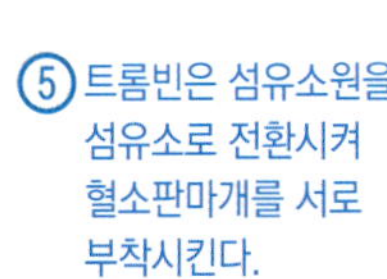

⑤ 트롬빈은 섬유소원을 섬유소로 전환시켜 혈소판마개를 서로 부착시킨다.

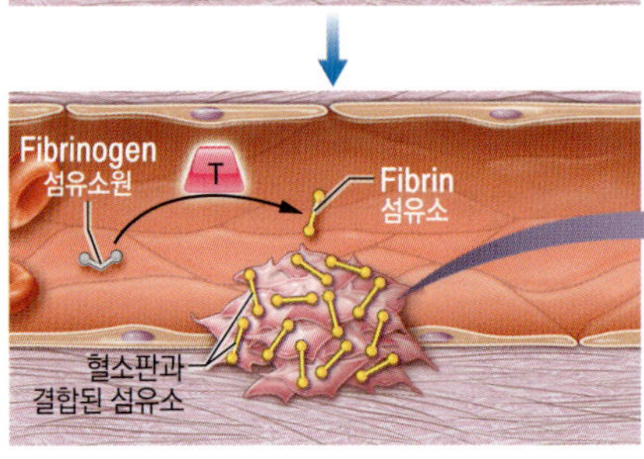

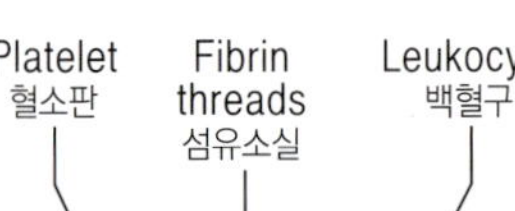

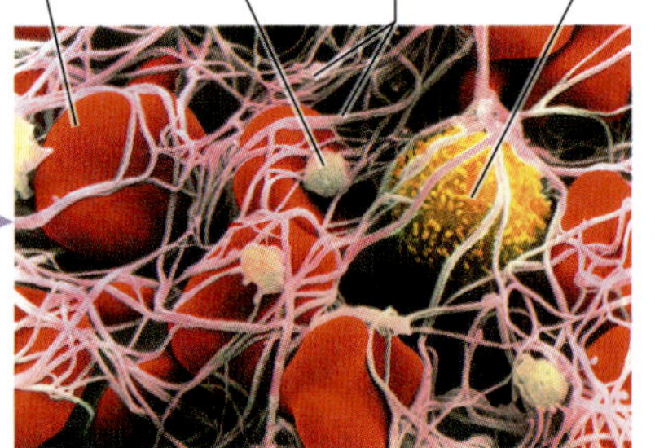

그림 19.14 지혈, 파트 3: 응고 연속단계

과 Ca^{2+}를 포함하는 효소 복합체인 프로트롬빈 활성체를 형성하면서 시작된다. 프로트롬빈 활성체는 비활성 단백질 프로트롬빈을 활성 효소 트롬빈으로 전환시킨다.

⑤ 트롬빈은 섬유소원을 섬유소로 변화시켜 혈소판미개를 서로 들러붙게 한다. 응고 연속단계의 마지막에서 혈장 속에 존재하는 비활성단백질인 프로트롬빈이 트롬빈으로 활성화된다. 트롬빈은 섬유소원을 활성 형태인 섬유소로 전환한다. 섬유소실은 혈소판마개, 다른 구성 요소 그리고 손상된 내피세포를 서로 붙여서 손상된 혈관을 봉합하는 그물망을 형성한다.

확인하기

☐ 4. Coagulation(응고) 연속단계는 무엇인가?

☐ 5. 내인성/접촉성 활성화와 외인성/조직 인자 경로의 차이점은 무엇인가?

☐ 6. 내인성/접촉성 활성화와 외인성/조직 인자 경로, 공통 경로의 궁극적인 목표는 무엇인가?

Hemostasis Part 4: Clot Retraction

지혈 파트 4: 피떡수축

응고 연속단계가 끝나면, 피떡이 수축한다. Clot retraction(피떡수축)이라 알려진 작용은 피부 상처의 끝을 suture(봉합)하는 것처럼 손상된 혈관의 끝을 서로 더 가까이 이어붙인다(그림19.15). 또한 피떡수축은 젖은 걸레에서 물을 짜내는 것처럼 피떡 밖으로 혈청을 쥐어 짜내어 혈장에 함유된 액체에서 응고 단백질을 빼낸다.

확인하기

☐ 7. Clot retraction(피떡수축)의 목적이 무엇인가?

Hemostasis Part 5: Thrombolysis

지혈 파트 5: 혈전용해

상처가 치유된 이후에 피떡은 더 이상 필요하지 않으며 thrombolysis(혈전용해)라는 과정에 의해 용해된다. 혈전용

표 19.2 응고인자

요소	대체명	설명	기능
I	섬유소원	간과 혈소판에 의해 만들어지는 혈장단백질	• 공통 경로에서 혈소판마개와 서로 달라붙는 끈적한 단백질실인 섬유소가 됨
II	프로트롬빈	간에 의해 만들어지는 혈장단백질; 합성 시 비타민 K가 필요함	• 트롬빈이 되어 섬유소원을 섬유소로 전환함
III	조직인자	내피 외부에 있는 세포의 혈장막에 있는 당단백질	• 인자 VIIa와 결합함 • 외인성/조직 인자 응고 경로를 활성화함
IV	Ca^{2+}	혈장 속의 이온	• 인자 X과 프로트롬빈 활성화 같은 다양한 역할을 가짐
V	불안정인자	간에 의해 만들어진 혈장단백질; 혈소판에 저장됨	• 공통 경로에서 프로트롬빈을 활성시키는 복합체의 일부분
VII*	안정인자	간에 의해 만들어지는 혈장단백질; 합성 시 비타민 K가 필요함	• 외인성/조직 인자 경로에서 인자 X를 활성시키는 복합체의 일부분
VIII	항혈우병인자 A	간에 의해 만들어지는 혈장단백질	• 내인성/접촉성 활성 경로에서 인자 X를 활성시키는 복합체의 일부분
IX	크리스마스인자	간에 의해 만들어지는 혈장단백질; 합성 시 비타민 K가 필요함	• 내인성/접촉성 활성 경로에서 인자 X를 활성시키는 복합체의 일부분
X	스튜어트인자	간에 의해 만들어지는 혈장 당단백질; 합성 시 비타민 K가 필요함	• 공통 경로에서 프로트롬빈을 활성시키는 복합체의 일부분
XI	혈장트롬보플라스틴 전구물질	간에 의해 만들어지고 혈소판에 저장되는 혈장단백질	• 내인성/접촉성 활성 경로에서 인자 IX를 활성시킴
XII	하게만인자	간에 의해 만들어지는 혈장 당단백질	• 내인성/접촉성 활성 경로에서 인자 XI 를 활성시킴
XIII	섬유소안정인자	간에 의해 만들어지고 혈소판에 저장되는 혈장단백질	• 트롬빈에 의해 활성됨 • 섬유소 그물망을 안정시킴

* 인자 VI가 없다는 것을 주의한다.

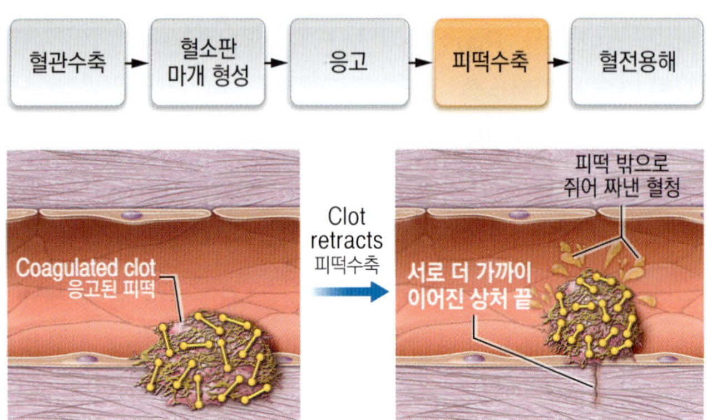

그림 19.15 지혈, 파트 4: 피떡수축

해는 응고 연속단계에서 생산된 섬유소 접착제를 분해하는 fibrinolysis(섬유소용해)에서 시작한다(그림19.16).

① 내피세포는 조직플라즈미노겐활성인자(tissue plasminogen activator, tPA)를 배출한다. 혈전용해는 치유된 내피세포가 조직플라즈미노겐활성인자를 생산하고 방출할 때 시작한다. 또한 혈전용해는 urokinase(유로키나아제)라는 효소에 의해 시작할 수도 있는데, 이는 간에서 생산되어 혈장과 interstitial fluid(사이질액, 간질액)에 존재한다.

② 조직플라즈미노겐활성인자는 plasminogen(플라즈미노겐)을 활성화한다. 비활성 효소 플라즈미노겐은 보통 혈장에서 발견되는데, 섬유소 단백질에 높은 친화력이 있다. 그러므로 모든 혈액응고는 상당히 많은 양의 플라즈미노겐을 함유한다. 조직플라즈미노겐활성인자가 플라즈미노겐과 접촉하면, 반응이 촉진되어 활성효소 plasmin(플라즈민)으로 전환된다.

③ 플라즈민은 섬유소를 분해하여 응고를 용해한다. 플라즈민은 섬유소와 섬유소원 둘 다 분해하는 반응을 촉진한다. 이로 인해 응고성분들이 내피에서 분리된다.

확인하기

- ☐ 8. Thrombolysis(혈전용해)란 무엇인가?
- ☐ 9. 혈전용해에서 조직플라즈미노겐활성인자와 plasmin(플라즈민)의 역할은 무엇인가?

Big Picture

Hemostasis 지혈

그림 19.17에서 지혈의 다섯 가지 과정인 혈관수축, 혈소판마개 형성, 응고, 피떡수축, 혈전용해에 대해 요약하였다.

확인하기

- ☐ 10. Coagulation(응고) 형성과 lysis(용해) 단계에 대해 설명해 본다.

Regulation of Clotting 응고 규칙

혈액응고는 양성되먹임기전에 의해 유지된다. 내피세포는 화학물질을 생산해서 응고 형성의 처음과 두 번째 단계를 조절한다. 이러한 화학물질은 혈소판 응집을 억제하는 prostacyclin(프로스타사이클린)과 혈관확장을 일으키는 nitric oxide(산화질소)이다.

프로스타사이클린은 염증 유발과 다양한 기능을 가진 화학물질을 포함한 prostaglandin(프로스타글란딘)이다. Ibuprofen(이부프로펜) 같은 항염증 약은 프로스타글란딘 형성을 억제한다. 이들 중 몇 가지는 프로스타사이클린 형성을 억제하며, 이러한 약의 사용은 혈액응고로 인한 위험을 증가시킨다.

내피세포와 간세포는 응고를 억제하는 anticoagulants(항응고제)를 생산한다. 몇 가지 예를 들어보자.

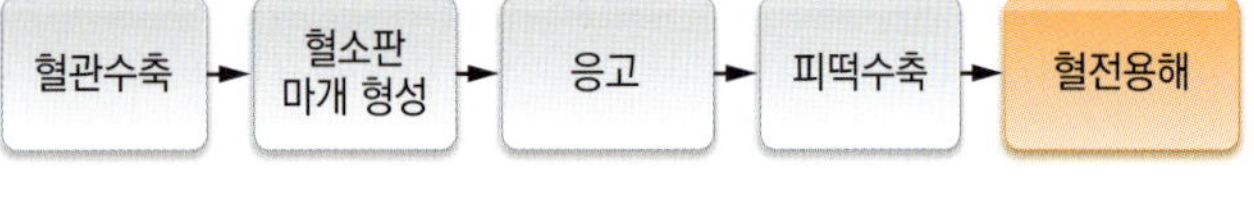

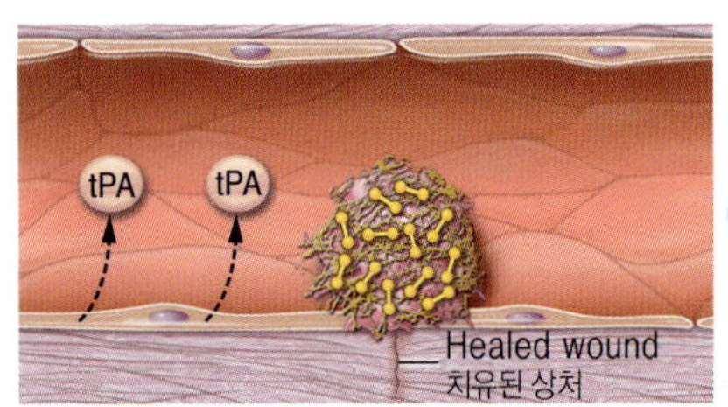

① 내피세포가 조직플라즈미노겐활성체인자를 배출한다.

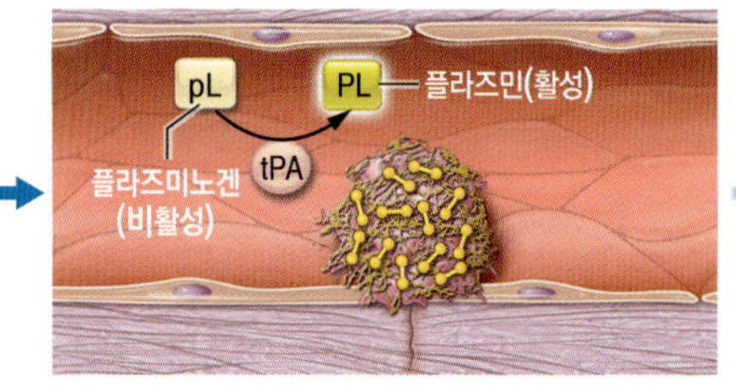

② 조직플라즈미노겐활성인자가 플라즈미노겐을 활성시킨다.

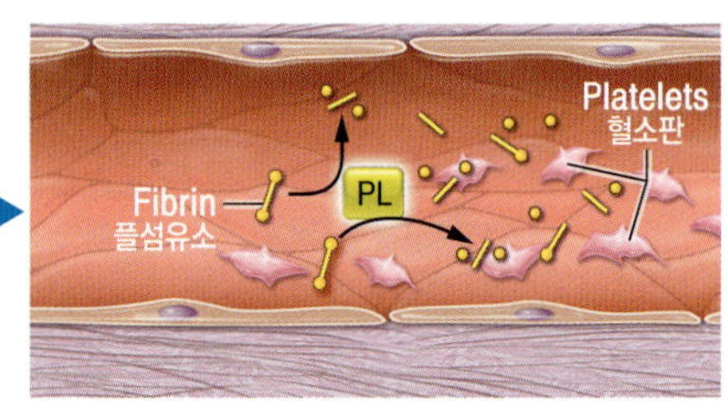

③ 플라즈민이 섬유소를 분해하고 피떡을 용해시킨다.

그림 19.16 지혈, 파트 5: 혈전용해

Big Picture 지혈

그림 19.17

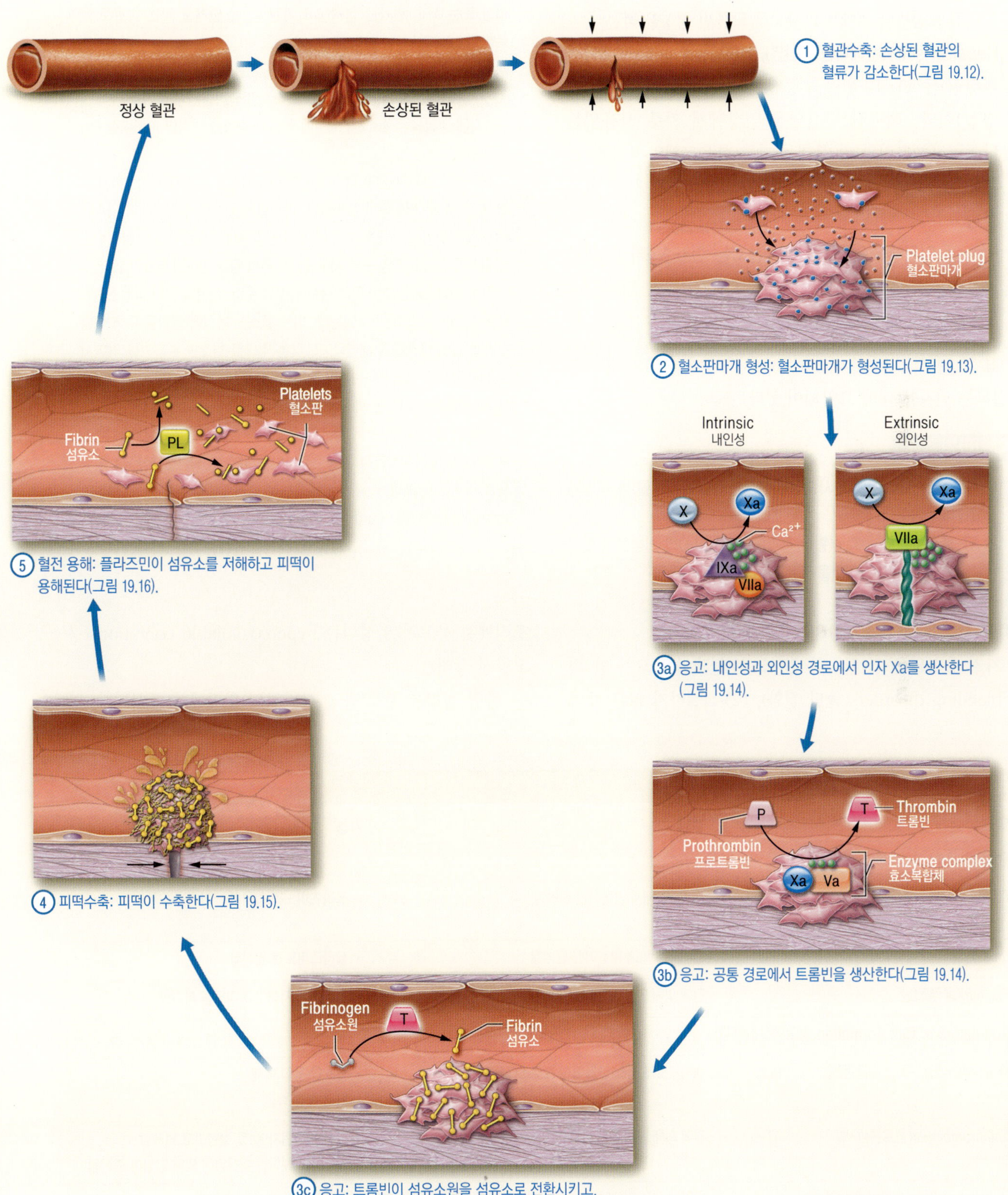

- **Antithrombin-III(항트롬빈-III).** 가장 중요한 항응고제 중 하나인 AT-III (antithrombin-III, 항트롬빈-III)는 인자 Xa와 트롬빈을 결합하여 활동을 억제한다. 이는 이미 만들어진 트롬빈을 억제하고 새로운 트롬빈 생성을 막는다.
- **Heparan sulfate(헤파란 황산염).** Heparan sulfate(헤파란 황산염)는 AT-III 활동을 증진시키는 polysaccharide(다당질)이다. 헤파란 황산염은 임상에서 자주 사용되는 heparin(헤파린)이라 불리는 다른 항응고제와 비슷하다. 임상에서 적용하기 Anticlot Medications(항응고제)을 참조한다.
- **Protein C(단백질 C).** 활성 단백질 C는 인자 Va와 VIIIa를 분해하는 반응을 촉진시킨다. 활성되기 위해, 단백질 C는 단백질 S라는 다른 단백질을 필요로 한다.

표 19.3에서 thrombolytic agents(혈전용해제)와 응고를 조절하는 인자에 대해 요약되어 있다.

확인하기

☐ 11. Prostacyclin(프로스타사이클린)은 hemostasis(지혈)를 어떻게 조절하는가?

☐ 12. AT-III, heparin sulfate(황산 헤파린), 단백질 C의 기능은 무엇인가? 지혈에 어떠한 영향을 주는가?

임상에서 적용하기

Anticlot Medications 항응고제

혈전 또는 색전 환자는 혈액응고 과정 중 한 단계를 막는 약물로 치료한다. Anticlot medication(항응고제)으로 heparin(헤파린)과 warfarin(와파린)이 있다. 와파린은 간에 의존적인 응고인자(인자 II, VII, IX, X)인 비타민 K 생성을 억제한다. 하지만 와파린은 혈장에서 이미 응고인자에 영향을 주지 않기 때문에 약물의 효과를 보려면 2~3일 정도가 소요된다.

헤파린은 효과가 금방 나타나기 때문에 색전을 관리하고 예방하기 위해 일반적으로 병원에서 사용한다. 헤파린은 주사로 투약되지만 와파린은 입으로 투약될 수 있기 때문에 외래 환경에서 선호된다. 두 가지 약 모두 환자가 항응고 과잉 또는 저하되는지 주의 깊게 관찰될 필요가 있다.

다른 항응고제는 혈소판에 즉시 영향을 준다. 가장 일반인 항혈소판약으로 aspirin(아스피린)이 있는데, 이는 혈소판 응집에 영향을 주어서 혈소판에 있는 효소를 억제한다. 또 다른 약으로 혈소판 수용기를 막아서 혈소판 활성을 억제시키는 clopidogrel(클로피도그릴)이 있다. 당단백질 IIb/IIIa 억제제는 비슷한 체계에 의해 심장 발작 환자에 보통 사용된다.

가끔은 혈전용해약으로 응고를 용해하려고 시도할 필요가 있다. 조직플라즈미노겐활성인자나 유로키나아제 효소는 혈류를 빠르게 회복시켜 조직손상 예방을 위해 사용되는데 예를 들어, 혈전 또는 색전이 stroke(뇌졸중) 또는 cardioplegia(심장마비)를 일으켰을 때이다.

Disorders of Clotting 응고 질환

두 가지 유형의 응고 질환이 있다; (1) 혈액이 응고가 안 되는 bleeding disorders(출혈 질환), (2) 적절하지 않은 때와 조직에서 응고가 형성되는 hypercoagulable conditions(응고항진 상태).

출혈 질환은 주로 응고 단백질의 결핍에서 초래된다. 예

표 19.3 혈전용해제와 응고형성조절제

요소	대체명	설명	기능
Thrombolytic Agents(혈전용해제)			
Tissue plasminogen activator (조직플라즈미노겐활성인자)	tPA	내피세포에서 만들어진 단백질	• 플라즈미노겐 활성화
Urokinase(유로키나아제)		간세포에 의해 만들어진 단백질	• 플라즈미노겐 활성화
Plasmin(플라즈민)		간에 의해 만들어진 혈장단백질	• 섬유소를 저해하고 피떡을 파괴함
Regulators of Clot Formation(응고형성조절제)			
Prostaglandin(프로스타글란딘)	PGI_2	내피세포에 의해 만들어진 프로스타글란딘	• 혈소판 응집 억제 • 혈관 확장 촉진
Antithrombin-III(항트롬빈-III)	AT-III	간에 의해 만들어진 혈장단백질	• 트롬빈과 인자 Xa를 결합하고 억제함 • 헤파린과 헤파란 황산염에 의해 활성이 증진됨
Heparan sulfate(헤파란 황산염)		다양한 세포 형태에 의해 생산되는 ECF에 있는 다당질	• 항트롬빈-III 활동을 촉진함
Protein C(C형 단백질)		간에 의해 만들어진 혈장단백질; 합성에 비타민 K가 필요	• 인자 Va와 VIIIa를 억제함

를 들면, hemophilia A (A형 혈우병)는 인자 VIII의 부족에 의한 것이고, hemophilia B (B형 혈우병)는 불충분한 인자 IX에 의한 것이다. 많은 출혈 질환은 주기적인 투약으로 부족한 응고인자나 단백질을 대체함으로써 치료될 수 있다. 응고 또는 thrombus(혈전)는 혈관을 통해 흐르는 혈류를 막을 수 있기 때문에 위험하다.

출혈과 다른 문제인 응고항진 상태는 thrombosis(혈전증)라고 불리는 부적절한 응고의 형성으로 인해 발생한다. 또한 thromboembolus(혈전 색전증)이라 불리는 혈전 조각은 혈전보다 더 작은 혈관을 막을 수도 있다.

대부분 혈전은 주로 다리의 깊은정맥에서 잘 생기며 DVT (deep vein thrombosis, 깊은정맥혈전증)를 야기한다. DVT의 가장 위험한 부작용은 허파 혈관 속에서 색전이 분리되고 머무르면서 생기는 pulmonary embolism(폐색전증)이다. DVT 위험요인에는 오랫동안 움직이지 않으면 혈액이 고여 잠재적으로 응고가 생기는 경우 또는 수술, 외상, 비정상적인 응고인자, 항응고인자 결핍 그리고 임신 등이 있다. DVT와 더불어, 혈전과 색전은 뇌혈관을 막아 stroke(뇌졸중) 또는 심장혈관 막는 myocardial infarction(심근경색증) 또는 heart attack(심장마비)을 일으킬 수도 있다.

확인하기

- ☐ 13. 출혈 질환의 가장 일반적인 이유는 무엇인가?
- ☐ 14. Thrombosis(혈전증)는 무엇이며 무엇 때문에 발생하는가?

19.6 혈액형과 적합성검사

Blood Typing and Matching

학습목표

1. Blood group(혈액형)과 관련된 erythrocyte(적혈구)의 surface antigen(표면항원)의 역할에 대해 설명할 수 있다.
2. 각각의 ABO와 Rh 혈액형을 나타내는 antigen(항원), antibody(항체)의 형태를 설명할 수 있다.
3. 항-Rh 항체 발달과 항-A와 항-B 항체 발달의 차이점에 대해 설명할 수 있다.
4. 수혈 가능한 혈액형과 수혈 부작용에 대해 설명할 수 있다.
5. O-형은 왜 만능공혈자이고 AB+형은 왜 만능수혈자인지 설명할 수 있다.

수혈은 1800년대에 처음으로 널리 사용되었는데, 초기에는 많은 수혈자가 사망하였다. 1901년 이후에야 비로소 죽음의 원인이 erythrocyte (RBC, 적혈구) 표면에 있는 표지자 또는 antigen(항원)의 존재 때문이라는 것이 밝혀졌다. 모든 세포와 대부분의 생물학적 화합물은 고유의 항원을 가지고 있다. Immune system(면역계통)은 이질적인 항원을 인식해서 제거하려고 반응한다. 이러한 반응이 초기에 수혈 받은 환자들을 죽게 만든 이유이다.

Blood group(혈액형)을 구분하게 하는 적혈구에 있는 항원은 유전학적으로 결정되는 당질 사슬이다. 30가지 이상의 항원이 적혈구에서 발견되지만, 두 가지 항원인 ABO혈액형과 Rh혈액형이 특히 중요하다.

Blood Typing 혈액형

ABO혈액형은 두 가지 항원을 특징으로 삼는다. A항원과 B항원의 존재 유무에 따라 4가지 형태의 ABO 혈액형을 만든다(표 19.4).

- **A형.** 적혈구에 A항원만 존재한다.

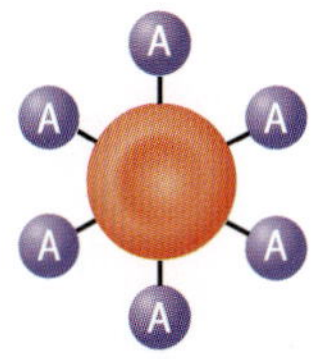

- **B형.** 적혈구에 B 항원만 존재한다.

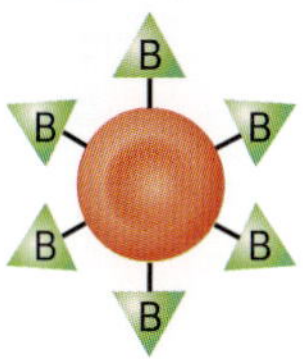

- **AB형.** 적혈구에 A와 B 항원 모두 존재한다.

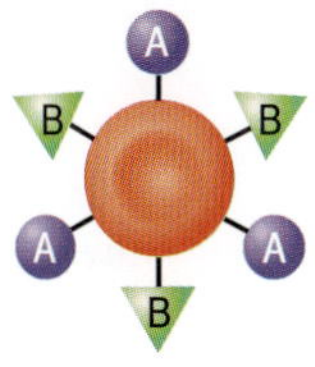

- **O형.** A와 B 항원 모두 존재하지 않는다.

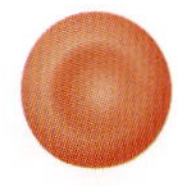

'O'는 A와 B 항원이 모두 없는 것을 의미한다.

Rh 혈액형[레서스 원숭이(rhesus monkey)에서 처음 발견되어 이름지어짐]은 Rh 항원을 특징으로 할 뿐만 아니라,

표 19.4 8개의 주 혈액형

혈액형	미국인구에서의 빈도	적혈구 표면의 항원 유무	혈장 안의 항체 유무*	수혈받을 수 있는	수혈할 수 있는
AB+	3%	A, B, Rh	없음	모든 혈액형에서 받을 수 있음	AB+
AB−	1%	A, B	항-Rh	AB−, A−, B−, O−	AB+, AB−
A+	34%	A, Rh	항-B	A+, A−, O+, O−	AB+, A+
A−	6%	A	항-B, 항-Rh	A−, O−	AB+, AB−, A+, A−
B+	9%	B, Rh	항-A	B+, B−, O+, O−	AB+, B+
B−	2%	B	항-A, 항-Rh	B−, O−	AB+, AB−, B+, B−
O+	38%	Rh	항-A, 항-B	O+, O−	AB+, A+, B+, O+
O−	7%	없음	항-A, 항-B, 항-Rh	O−	모든 혈액형에게 수혈 가능

*Rh−인 사람에게 Rh 항원이 노출되기 전이라는 것을 가정한다.

D 항원으로도 알려져 있다. Rh 항원을 적혈구에 가진 사람은 Rh+ (Rh 양성), 그리고 Rh 항원이 없는 사람을 Rh− (Rh 음성)라고 한다.

ABO와 Rh혈액형은 결합하여 8가지 혈액형을 만든다. 보편적으로 O+형이 가장 많고(약 38%), AB−형이 가장 드물다(약 1~2% 정도). 실험실에서 antibody(항체)를 이용하여 적혈구에 있는 항원과 결합시켜 혈액형을 구분할 수 있다. 항체는 항원으로 하여금 서로 무리짓거나 응집될 가능성을 크게 만든다. 이러한 이유로 항체는 agglutinin(응집소)으로 불리기도 한다. 근본적으로 응집은 hemolysis(용혈)라고 알려진 erythrocyte destruction(적혈구파괴)을 증진시킨다(그림 19.18).

혈액형을 결정하기 위해 혈액 샘플을 세 가지 항체로 처리한다.

- 항−A 항체는 A항원과 결합하여 응집한다.
- 항−B 항체는 B항원과 결합하여 응집한다.
- 항−Rh 항체는 Rh항원과 결합하여 응집한다.

항체에 반응하여 응집이 발생하면 해당 항원이 적혈구에 존재하는 것이다(그림 19.19).

혈액형	항−A항체가 A항원과 접합한다.	항−B항체가 B항원과 접합한다.
A		
B		
AB		
O		

그림 19.19 혈액형 검사. 4명 환자의 혈액을 채취하여 항체와 결합하였다. 응집반응은 특정한 항원이 환자의 적혈구에 존재함을 의미한다.

확인하기

☐ 1. 8가지 일반적인 blood group(혈액형)은 어떻게 결정되는가?

☐ 2. 항−A와 항−B 항체에 반응하지만, 항−Rh 항체에 반응하지 않는다. 혈액형이 무엇인가?

Blood Transfusion 수혈

면역계통은 적혈구에 있는 항원을 본인에게 속해있는 'self-(자가)'항원이라고 인식한다. 정상적인 상황의 면역계통은 자가항원에 대해 항체를 생산하지 않는다. 만약 그렇게 된다면 항체가 자신의 항원에 결합하기 때문이다. 하지만 면역계통은 이질적인 항원에 대해서 항체를 생성한다. 이는 적혈구 표면에 항원이 없는 경우에만 plasma(혈장)에 항체가 존재한다는 의미이다.

항−A와 항−B 항체는 항원에 노출된 적이 없더라도 미리 혈장에 존재한다. 그러나 항−Rh 항체는 오직 사람이 Rh 항원을 가지고 있는 혈액에 노출되었을 경우에만 생산된다. 따라서, Rh−인 사람은 Rh+ 적혈구에 노출되지 않은 경우에 항−Rh 항체를 가지지 않는다. 이는 Rh− 여성이 임신했을 때 특히 관련이 있는데, 임상에서 적용하기 Hemolytic Disease of the Newborn or Erythroblastosis Fetalis(신생아용혈병 또는 태아적모구증)을 참조한다.

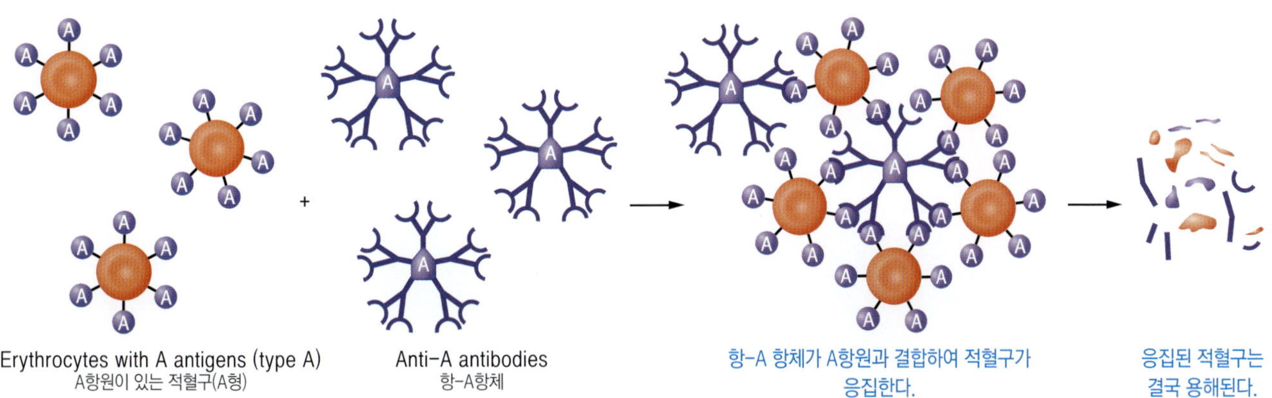

그림 19.18 항체가 적혈구를 응집하는 방법

예를 들어, 수지는 적혈구에 B항원만을 가지고 있는 B형 혈액형이다. 아래의 그림에서 볼 수 있듯이, 수지의 면역계통은 항-B 항체를 만들 수 없는데, 적혈구를 응집시키기 때문이다. 그러나 수지의 적혈구에는 A 및 Rh 항원이 없으므로, 항-A 및 항-Rh를 안전하게 생성할 수 있다.

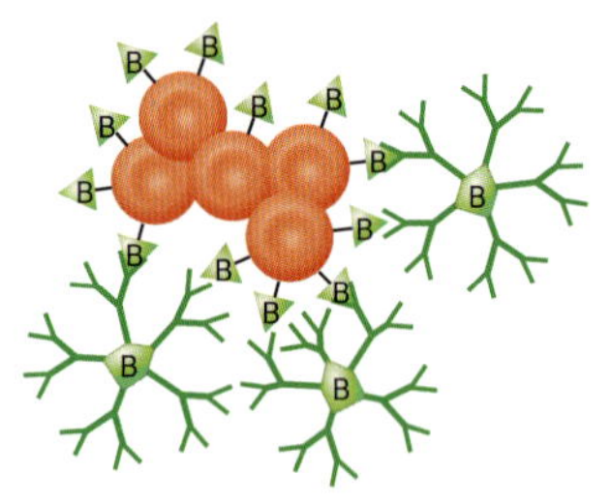

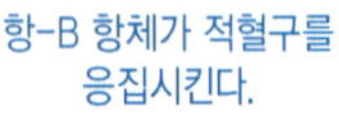
항-B 항체가 적혈구를 응집시킨다.

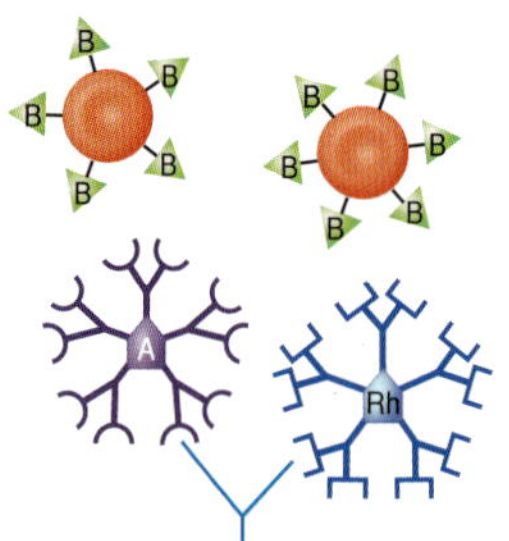

항-A와 항-Rh 항체는 응집을 일으키지 않는다.

이를 수혈에 적용해보면, 환자는 면역계통이 이물질로 인식하는 항원이 포함된 어떤 혈액도 받을 수 없다. 그러므로 수지는 A+, A−, B+, AB+, AB− 및 O+형이 가지고 있는 A 또는 Rh항원의 혈액을 수혈받을 수 없다. 수지는 A 및 Rh 항원이 없는 혈액형(B−, O−)만 수지의 혈액형과 일치하므로 안전하게 수혈받을 수 있다.

수지가 혈액을 기증한다면 어떠한가? 적혈구에 B 항원을 가지고 있기 때문에 항-B가 없는 사람에게만 수혈할 수 있다. 항-B가 없는 혈액과 일치하는 혈액형은 B+, B−, AB+ 및 AB−이다(표 19.4). 다른 모든 혈액형은 항-B가 있다. 수혈 반응으로 알려진 응집반응은 기증자의 적혈구를 파괴하여 renal failure(콩팥기능상실)와 사망으로 이어질 수 있다.

임상에서 적용하기

Hemolytic Disease of the Newborn or Erythroblastosis Fetalis

신생아용혈병 또는 태아적모구증

Rh-음성 엄마가 Rh-양성 태아를 출산할 때, erythroblastosis fetalis(태아적모구증)으로 알려진 hemolytic disease of newborn(신생아용혈병)이라는 결과가 생긴다. 출산할 때 태아 적혈구가 모체의 혈액에 들어가면, 항-Rh 항체를 생산하는 면역계통을 자극한다. 이는 첫 임신에서는 문제가 되지 않는다. 하지만 다음 임신에서는 모체의 항-Rh 항체가 태반을 통해 태아의 혈액으로 들어 갈 수 있고, 만약 Rh+면 태아의 적혈구를 용혈시키면서 파열되는 어쩌면 태아를 죽일 수도 있다. 특징적은 것은 태아의 혈액에서 미성숙한 적혈모세포가 존재한다는 것이다.

다행히 이러한 질환은 효과적으로 혈액형 검사로 예방할 수 있다. 만약 임신한 여성이 Rh−이면, 항-Rh 항체가 포함된 Rho(D) 면역글로불린을 투약받는다. 이러한 항체는 모체 순환으로 들어가는 태아의 세포와 결합하여 모체의 백혈구가 항-Rh 항체를 생산하고 분비하는 것을 방지한다.

확인하기

- ☐ 3. Transfusion(수혈)을 위한 혈액형 검사방법은 무엇인가?
- ☐ 4. 어떤 혈액형이 universal donor(만능공혈자)인가? 그 이유는 무엇인가?
- ☐ 5. 어떤 혈액형이 universal recipient(만능수혈자)인가? 그 이유는 무엇인가?

20

Lymphatic System and Immunity System
림프계통과 면역계통

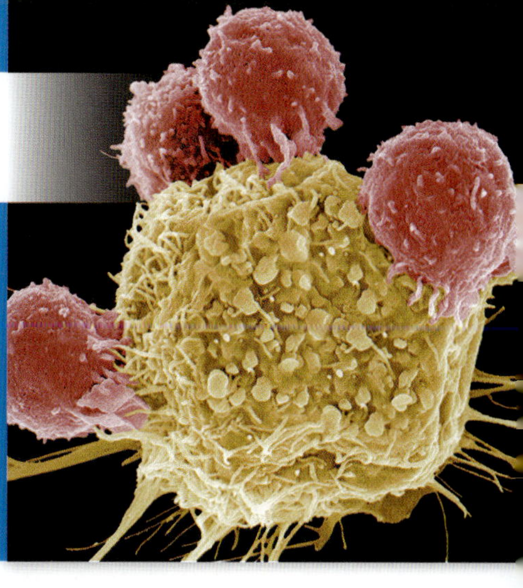

인체 내 · 외의 위협으로부터 몸을 방어하는 역할을 하는 immune system(면역계통)은 lymphatic system(림프계통)을 포함한 다른 계통의 혈액과 조직에 위치한 세포와 단백질로 구성된다. 림프계통은 기관과 조직의 집단으로 면역계통과 함께 기능할 뿐만 아니라, 체액 항상성 같은 수많은 기능에 관여한다.

면역계통과 림프계통은 함께 기능하며, 이는 광범위하게 immunity(면역)라고 불린다. 세포손상과 pathogen(병원체)으로 알려진 질병 유발 세포와 물질로부터 인체를 보호하는 일련의 다양한 과정을 말한다. 이러한 기능은 항상성에 결정적인 역할을 한다. 림프계통은 면역계통과는 다른 별도의 기능을 가지고 있음에도 불구하고, 구조적 · 기능적으로 면역계통과 밀접한 관계가 있다. 이번 장에서는 림프계통의 구조와 기능에 대해 먼저 알아본 후, 면역계통의 세포와 단백질에 대해 다루면서 두 계통 간의 관계를 알아볼 것이다. 또한 면역장애가 인체의 항상성에 어떠한 영향을 미치는지에 초점을 두고 살펴볼 것이다.

20.1 림프계통의 구조와 기능

Structure and Function of the Lymphatic System

학습목표

1. Lymphatic system(림프계통)의 주요 기능에 대해 서술할 수 있다.
2. Lymphatic vessel(림프관) 및 혈관의 구조와 기능을 비교 · 대조할 수 있다.
3. Lymphogenesis(림프형성) 기전을 설명하고, 인체를 통과하는 림프순환 경로에 대해 서술할 수 있다.
4. Lymphatic tissue(림프조직)의 기본 구조 및 세포 구성에 대해 서술하고, 이를 림프계통의 전반적인 기능과 연결할 수 있다.
5. Lymphoid organ(림프기관)의 구조와 기능에 대해 서술할 수 있다.

Lymphatic system(림프계통)은 다음과 같은 두 가지 주요 요소로 구성되어 있다. 첫 번째는 lymphatic vessel(림프관)이라고 불리는 맹관(blind-ended tube)계통이며, 두 번째는 lymph nodes(림프절), spleen(지라, 비장), thymus(가슴샘, 흉선)뿐만 아니라, tonsil(편도) 같은 lymphoid follicle(림프여포) 군집을 포함한 lymphatic tissue(림프조직) 및 lymphoid organ(림프기관)으로 구성되어 있다(그림 20.1).

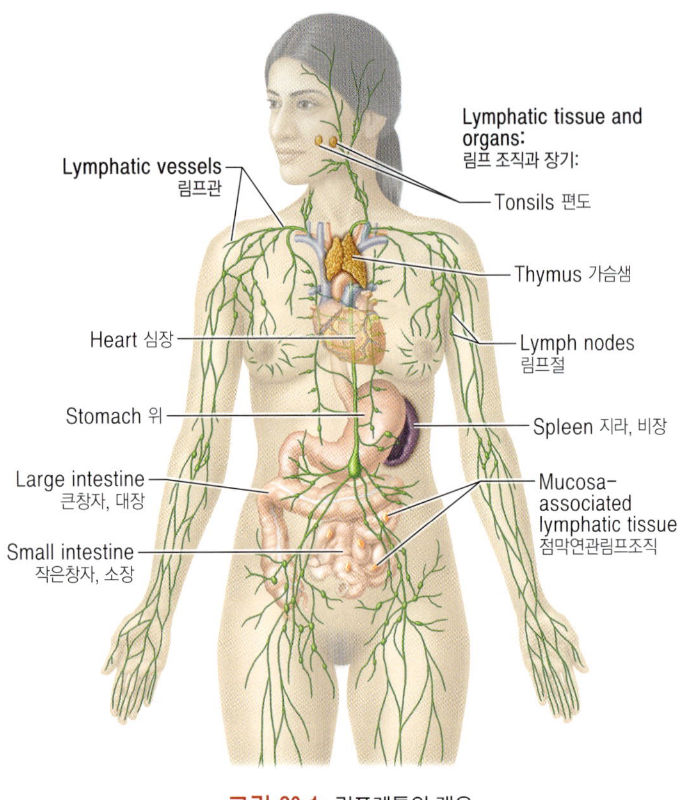

그림 20.1 림프계통의 개요

Function of the Lymphatic System
림프계통의 기능

림프계통은 vessel(맥관)과 organ(기관)에 의해 수행되는 다음과 같은 세 가지 기본 기능을 가지고 있다.

- **사이질액의 양 조절.** Capillary(모세혈관) 내 순여과압은 여과를 일으키고, 여과로 인해 혈액 내 혈장으로부터 interstitial fluid(사이질액, 간질액)로 물의 손실이 일어난다. 혈장으로부터 여과된 액체는 하루 약 2~4L 정도로, 상당히 많은 양이다. 이러한 액체는 순환계통을 통해 다시 돌아가야 하는데, 만약 그렇지 않으면 혈액량과 혈압이 너무 낮아져 항상성을 유지할 수 없다. 이러한 기능을 수행하는 맥관은 림프관으로, 과다한 사이질액을 cardiovascular system(심장혈관계통)으로 다시 전달한다. 사이질액이 세포바깥공간을 빠져나와 림프관으로 들어갔을 때, 그 액체를 lymph(림프)라고 하며, 림프는 사이질액의 구성요소와 유사하다.
- **식이지방의 흡수.** 식사로 얻어진 지방의 분해산물은 분자가 크기 때문에 모세혈관의 endothelial cell(내피세포) 사이의 작은 공간을 통과할 수 없다. 하지만 small intestine(작은창자, 소장) 내 작은 림프관으로는 들어갈 수 있다. 식이지방은 림프관을 통해 이동하며, 림프와 함께 혈액으로 전달된다.
- **면역기능.** 림프계통은 immune system(면역계통)에서 중요한 역할을 한다. 림프기관은 림프와 혈액으로부터 pathogen(병원체)을 여과시키며, leukocyte (WBC, 백혈구)의 성숙을 돕는다.

확인하기

☐ 1. Lymphatic system(림프계통)의 주요 기능은 무엇인가?

Lymphatic Vessel and Lymph Circulation
림프관과 림프순환

림프는 lymph-collecting vessel(림프-수집관)로 불리는 관 내에 모여지며, 이들은 더 큰 혈관인 lymph trunk(림프줄기)를 형성하게 된다. 신체부위로부터 림프를 배출시키는 림프줄기는 9개이다(그림 20.2a).

- Lumbar trunk(**허리림프줄기, 요림프본간**), lower limb(다리, 하지), pelvis(골반) 부위로부터 림프를 받는다.
- Intestinal trunk(**창자림프줄기, 장림프본간**), 작은창자 내에서 작은 림프관으로부터 지방이 포함된 림프를 받는다.
- Jugular trunk(**목림프줄기, 경림프본간**), 머리와 목으로부터 림프를 받는다.
- Bronchomediastinal trunk(**기관지세로칸림프관줄기, 기관지종격림프본간**), thoracic cavity(가슴안, 흉강)로부터 림프를 받는다.
- Subclavian trunk(**빗장밑림프관줄기, 쇄골하림프본간**), upper limb(팔, 상지)으로부터의 림프를 받는다.

창자림프줄기와 허리림프줄기 모두 cisterna chyli(가슴림프관팽대, 유미조)로 불리는 크고 두툼한 관으로 흐른다. 또한 가슴림프관팽대와 다른 lymphatic trunk(림프관줄기)는 두 개의 lymphatic duct(림프관) 중 하나로 빠져나간다. 가슴림프관팽대와 몸의 왼쪽 림프관줄기들은 left internal jugular vein(왼속목정맥, 좌내경정맥)과 left subclavian vein(왼빗장밑정맥, 좌쇄골하정맥)의 합류지점에 위치한 앞 척주를 따라 뻗어 있는 가장 큰 림프관인 thoracic duct(가슴림프관, 흉관)로 흐른다. (그림20.2b)

가슴림프관은 왼쪽 상체뿐만 아니라 하체 전체의 배액에 관여한다. 오른쪽 상체의 남은 줄기들은 오른속목정맥과 오른빗장밑정맥의 합류지점에 위치한 작은 right lymphatic duct(오른림프관)로 흘러 들어간다. 림프는 이러한 정맥집

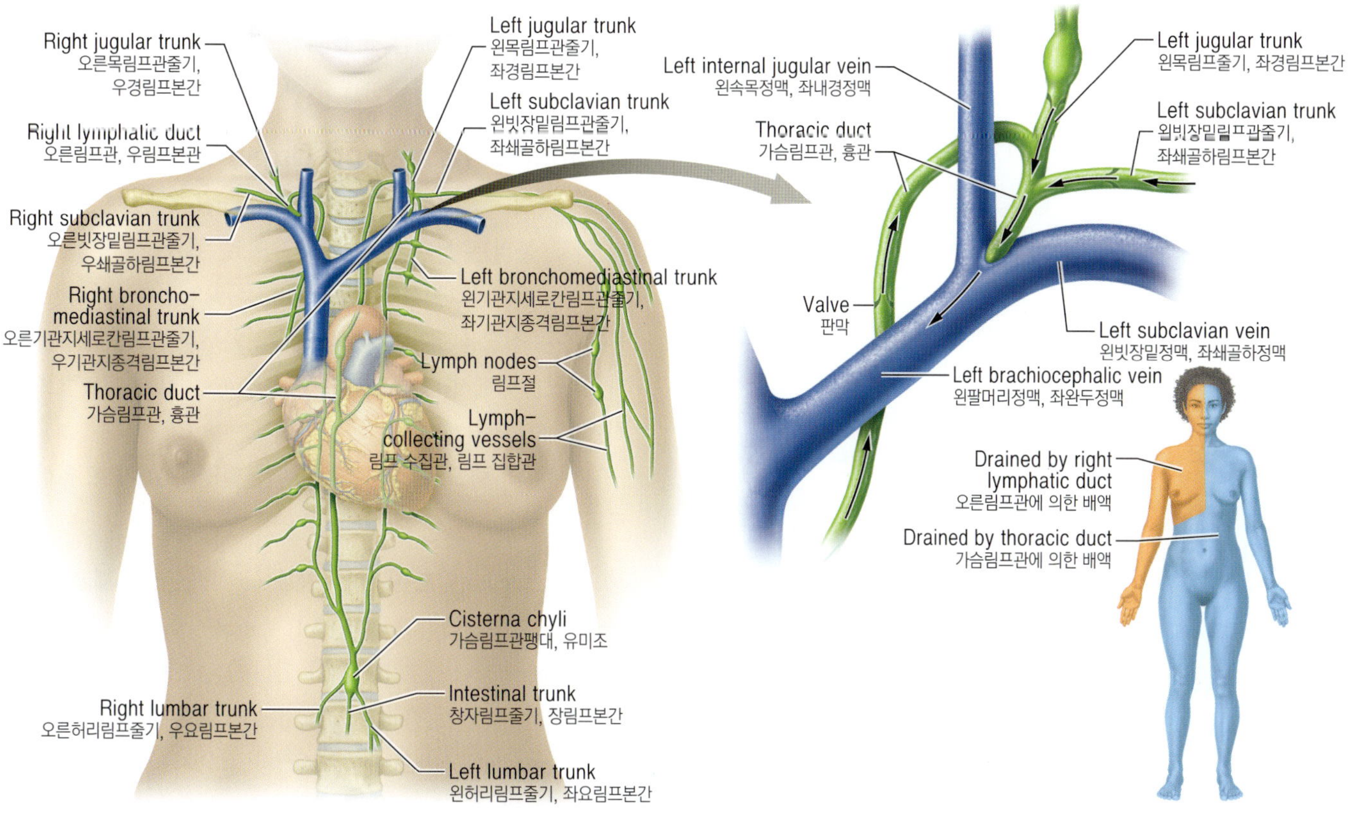

Right jugular trunk
오른목림프관줄기, 우경림프본간
Right lymphatic duct
오른림프관, 우림프본관
Right subclavian trunk
오른빗장밑림프관줄기, 우쇄골하림프본간
Right broncho-mediastinal trunk
오른기관지세로칸림프관줄기, 우기관지종격림프본간
Thoracic duct
가슴림프관, 흉관
Left jugular trunk
왼목림프관줄기, 좌경림프본간
Left subclavian trunk
왼빗장밑림프관줄기, 좌쇄골하림프본간
Left bronchomediastinal trunk
왼기관지세로칸림프관줄기, 좌기관지종격림프본간
Lymph nodes
림프절
Lymph-collecting vessels
림프 수집관, 림프 집합관
Cisterna chyli
가슴림프관팽대, 유미조
Intestinal trunk
창자림프줄기, 장림프본간
Right lumbar trunk
오른허리림프줄기, 우요림프본간
Left lumbar trunk
왼허리림프줄기, 좌요림프본간

(a) 림프줄기와 림프관

Left internal jugular vein
왼속목정맥, 좌내경정맥
Thoracic duct
가슴림프관, 흉관
Left jugular trunk
왼목림프관줄기, 좌경림프본간
Left subclavian trunk
왼빗장밑림프관줄기, 좌쇄골하림프본간
Valve
판막
Left subclavian vein
왼빗장밑정맥, 좌쇄골하정맥
Left brachiocephalic vein
왼팔머리정맥, 좌완두정맥
Drained by right lymphatic duct
오른림프관에 의한 배액
Drained by thoracic duct
가슴림프관에 의한 배액

(b) 가슴림프관의 배액점

그림 20.2 주요 림프관줄기와 림프관

합부(venous junction)의 빗장밑정맥에서 저압정맥순환기전으로 배출된다.

림프관은 관을 통해 림프를 이동시키는 주펌프가 없기 때문에 저압순환을 형성하며, 대부분 중력을 거슬러 림프를 운반한다. 이러한 이유로 심장혈관계통의 저압 정맥순환에서 발견되는 특징을 림프관 내에서도 볼 수 있다. 첫 번째, 림프관에는 lymphatic valve(림프관판막)가 있어 림프가 역류하는 것을 막는다. 또한, 림프관은 다른 깊은정맥처럼 근육을 수축시켜 림프를 심장 쪽으로 보내는 근육 사이에서 종종 발견된다. 두 번째, 부분적으로 관을 통한 림프의 유량은 lymphcollecting vessel(림프-수집관벽) 내에서 발견되는 smooth muscle(민무늬근육, 평활근육)의 수축에 의해 유발된다. 임상에서 적용하기 Lymphedema(림프부종)를 참조한다.

림프관은 작은 lymphatic capillary(림프모세관)를 가진 조직에서 시작하여, 혈액 capillary bed(모세혈관계)를 둘러싸고 있는 거미줄 같은 망을 형성한다. 또한, lacteal(유미관)로 알려진 특별한 림프모세관은 작은창자 내 지방을 모은다. 림프모세관은 모세혈관과 구조적 · 기능적으로 다르다(그림

임상에서 적용하기

Lymphedema 림프부종

일반적으로 edema(부종)는 과도한 사이질액의 축적으로 정의된다. 외상, 혈관질환 및 심장기능상실 등 많은 경우에서 부종을 일으킬 수 있는데, 일반적으로 lymphedema(림프부종)를 동반한 부종은 심각하며, 외양이 흉하게 변할 수 있다. 또한 수술 중 림프관의 제거 또는 기생충과 같은 병원체로 인해 림프관이 막혔을 경우에도 림프부종이 초래될 수 있다. 두 가지 경우 모두 과도한 사이질액을 심장혈관계통으로 다시 이동시키는 것을 막게 된다. 따라서 액체는 영향을 받은 신체부위 조직에 축적되어, 이를 비대하게 만든다. 다음 사진은 림프절절제술로 인한 유방암 환자 팔의 림프부종 모습이다.

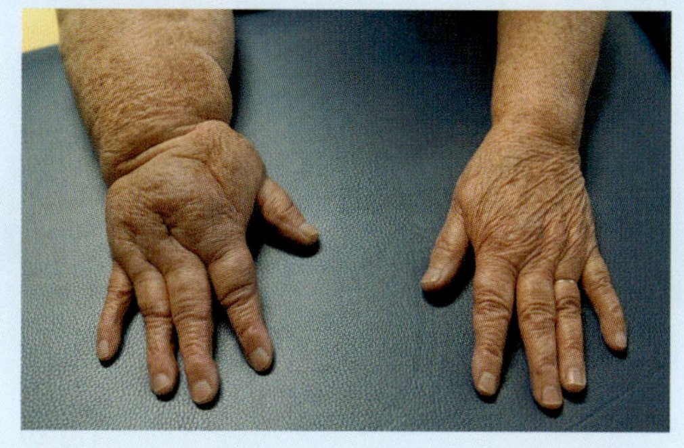

20.3a). 림프모세관은 한 쪽이 막힌 맹관(blind-ended)으로, 림프관의 구조를 일방통행으로 만들어 조직으로부터 오직 림프만을 이동시킨다. 반면, 모세혈관은 혈액을 조직으로 또는 조직으로부터 멀리 이동시키는 양방향시스템을 형성한다.

모세혈관에서 누출된 액체는 사이질액 내 압력을 증가시켜 림프모세관의 내피세포를 분리시키고, 많은 양의 액체가 림프모세관으로 들어갈 수 있게 된다. 반면, 사이질액 내 압력이 떨어지면, 내피세포는 닫히게 된다. 이와 같이 림프계통은 세포사이 액체의 양을 정확하게 조절하는데 중요한 역할을 한다. 림프모세관에는 macrophage(큰포식세포, 대식세포)나 다른 면역세포가 림프로 들어갈 수 있을 정도의 틈이 있다(그림 20.3b).

림프모세관의 과다한 투과성은 사이질액 내 암세포 및 박테리아 같은 병원체가 모세혈관보다 림프모세관에 더 쉽게 들어갈 수 있도록 한다. 이와 같이 병원체는 림프계통을 통해 다른 신체부위로 퍼질 수 있다. 그러나 림프절은 필터 역할을 하여 병원체를 포획하고, 다른 곳으로 이동하는 것을 막음으로써 병원체의 확산을 제한한다.

확인하기

☐ 2. Lymphatic capillary(림프모세관)는 blood capillary(모세혈관)와 구조와 기능면에서 다른점은 무엇인가?

☐ 3. 오른 발에서 혈액순환으로 들어가는 지점까지의 림프흐름의 경로는 무엇인가?

Lymphoid Tissue and Organ 림프조직과 기관

림프조직의 주된 형태는 reticular tissue(그물조직, 망상조직)라고 불리는 성긴아교결합조직으로, 특수 세포 및 얇은 reticular fiber(그물섬유, 망상섬유)를 포함한다. 이러한 그물섬유는 질병을 유발하는 병원체를 가두는 '그물'을 형성한다. 림프계통에서 그물조직은 종종 lymphoid tissue(림프조직)이라고 불린다.

대부분의 림프조직과 림프기관은 몇몇 주요 세포 유형으로 구성된다(그림 20.4).

- **Lymphocyte(림프구).** 림프기관에는 B cell (B세포)과 T cell (T세포)이라고 불리는 B lymphocyte (B림프구)와 T lymphocyte (T림프구)가 있다. B림프구와 T림프구는 다양한 면역기능을 가진 agranulocyte(무과립구)이다.
- **Phagocyte(포식세포).** 림프조직과 림프기관 내에는 큰포식세포와 dendritic cell(가지세포, 수지상세포)의 두 가지 유형으로 나뉘는 phagocyte(포식세포)가 있다. 큰포식세포는 성숙 단핵구로 활성포식세포이다. 가지세포는

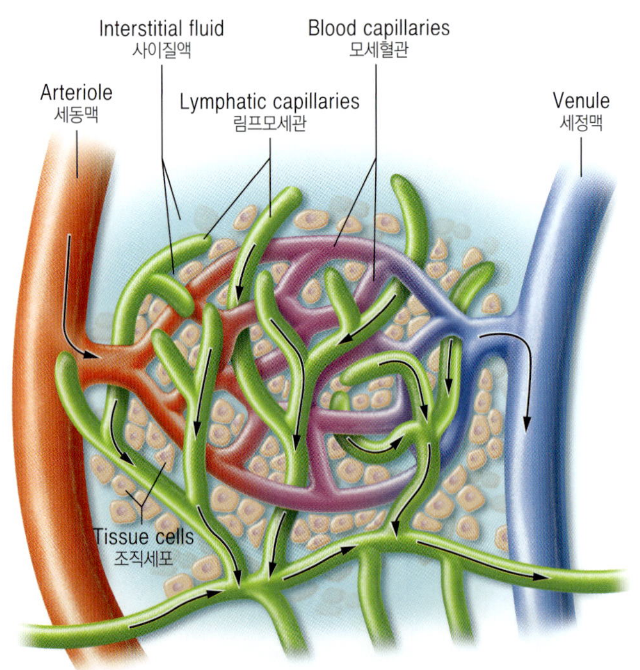

(a) 모세혈관계를 둘러싼 림프모세관

Blood capillary
모세혈관
Interstitial fluid
사이질액, 간질액
림프모세관으로 들어가는 큰포식세포
림프모세관의 내피세포
Lymph 림프
림프모세관으로 들어가는 사이질액

(b) 림프모세관의 구조와 기능

그림 20.3 림프모세관의 구조와 기능

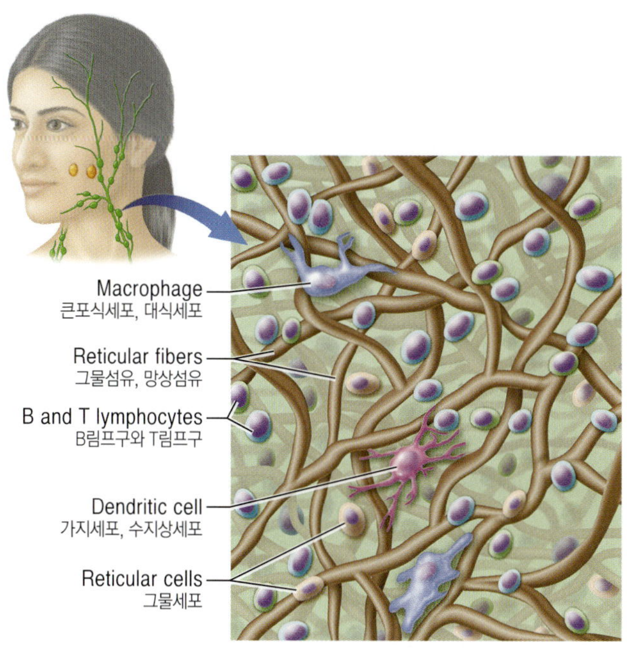

그림 20.4 림프기관의 현미경 구조

신경세포의 dendrite(가지돌기, 수상돌기)와 유사한 spinous process(가시돌기)를 가진 백혈구로 활성림프구에서 중요한 역할을 한다.

- **Reticular cell(그물세포).** 특이한 형태의 얇은 콜라겐 단백질로 이루어진 그물섬유는 reticular cell(그물세포, 망상세포)에 의해 생성된다. 특히 그물세포는 spleen(지라)이나 lymph node(림프절)와 같은 기관에 많이 분포한다.

Mucosa-Associated Lymphatic Tissue
MALT(점막연관림프조직)

입안과 코안의 점막은 많은 병원체에 노출되는 취약한 신체 부위이다. 이러한 영역은 MALT (mucosa-associated lymphatic tissue, 점막연관림프조직)라고 불리는 느슨하게 조직된 림프조직 군집에 의해 보호된다. MALT는 위장관이나 호흡기 통로 및 제한된 범위의 비뇨생식관에 흩어져 있는 것으로 알려져 있다.

인체의 MALT 대부분은 느슨하게 조직된 B세포와 T세포의 군집으로 이루어져 있다. 대부분의 MALT에는 결합조직막이 없다. 그러나 특수한 특정 유형의 MALT는 부분적으로 결합조직에 의해 피막화되어 있다.

특수한 MALT는 주로 B세포로 이루어진 림프여포 또는 lymphoid nodule(림프양결절)이라 불리는 구형의 군집으로 이루어져 있다. 림프여포가 병원체에 노출되면, 연한 염색 부위인 germinal center(종자중심, 배중심)를 생성하고, 이곳에서 B세포가 활발히 분열하게 된다. 입안이나 코안 주위에 위치한 tonsils(편도), ileum(돌창자, 회장) 끝 부위에 위치한 Peyer's patches(파이어판) 또는 aggregated lymphoid nodules(무리림프소절), large intestine(큰창자, 대장)에 위치한 appendix(막창자꼬리, 충수)에서 발견할 수 있다.

세 가지의 주요 편도는 다음과 같다(그림 20.5). (1) Adenoid(아데노이드)로 알려진 pharyngeal tonsil(인두편도)로, 코안 뒤쪽(코인두)에 위치한다. (2) palatine tonsil(목구멍편도, 구개편도)은 뒤가쪽 입안 내에서 발견되며, (3) 혀의 기저부에서 lingual tonsil(혀편도)이 발견된다. 여러 곳에서 깊이 옴폭 들어간 편도의 내벽상피는 박테리아와 찌꺼기를 모으는 tonsillar crypt(편도움, 편도음와)를 형성한다. 편도는 위치상 많은 잠재적 병원체와 접촉하게 된다. 그 결과, tonsillitis(편도염)가 흔하게 발생한다.

파이어판 또한 많은 잠재적인 병원체에 노출된다. 일반적으로 이러한 박테리아는 큰창자 내에서는 병원성을 지니지 않지만, 작은창자에 들어가면 질병을 일으킬 수 있다. 작은창자의 파이어판은 큰창자에서 벗어난 박테리아로부터 방어할 수 있도록 한다(그림 20.6).

막창자꼬리는 큰창자로부터 돌출된 끝이 막힌 구조를 가진 벌레 모양의 기관이다. 파이어판과 마찬가지로 막창자꼬리 또한 병원성이 있는 큰창자 내의 박테리아를 막아낸다. 그러나 박테리아나 대변이 막창자꼬리 내에 갇히는 경우 림프절이 박테리아 또는 다른 병원체로 가득 차 있을 때처럼 막창자꼬리가 부어오르는 appendicitis(막창자꼬리염, 충수염)가 발생한다. 끝이 막힌 구조인 막창자꼬리는 팽창될 공간이 거의 없어 파열될 수 있다. 이러한 파열은 박테리아를 abdominopelvic cavity(배골반안, 복부골반강)로 유출시키고, 이것이 내출혈로 이어질 수 있으므로 신속히 치료하지 않으면 치명적일 수 있다.

Lymph Nodes 림프절

림프절은 몸 전체의 림프관을 따라 위치한 작은 콩 모양의 림프조직 군집이다. 림프절의 군집은 팔 아래 겨드랑 내에 위치한 axillary lymph nodes(겨드랑림프절, 액와림프절), 목에 위치한 cervical lymph nodes(목림프절, 경부림프절), 샅굴 부위의 inguinal lymph nodes(샅고랑림프절, 서혜림프절), 배안 내 mesenteric lymph nodes(창자간막림

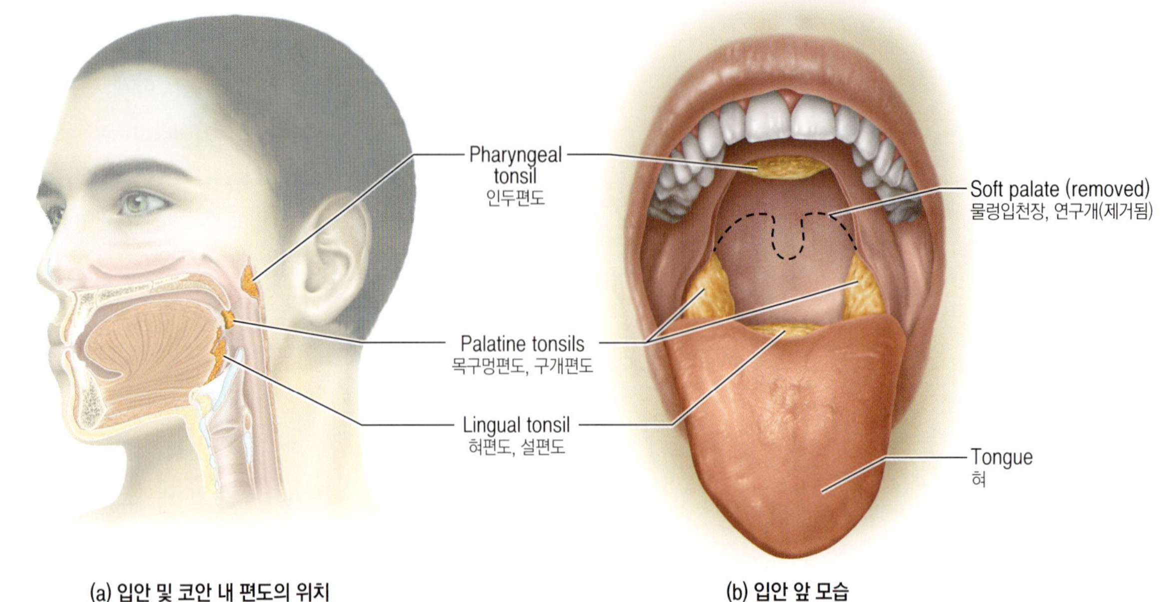

(a) 입안 및 코안 내 편도의 위치

(b) 입안 앞 모습

그림 20.5 편도의 위치

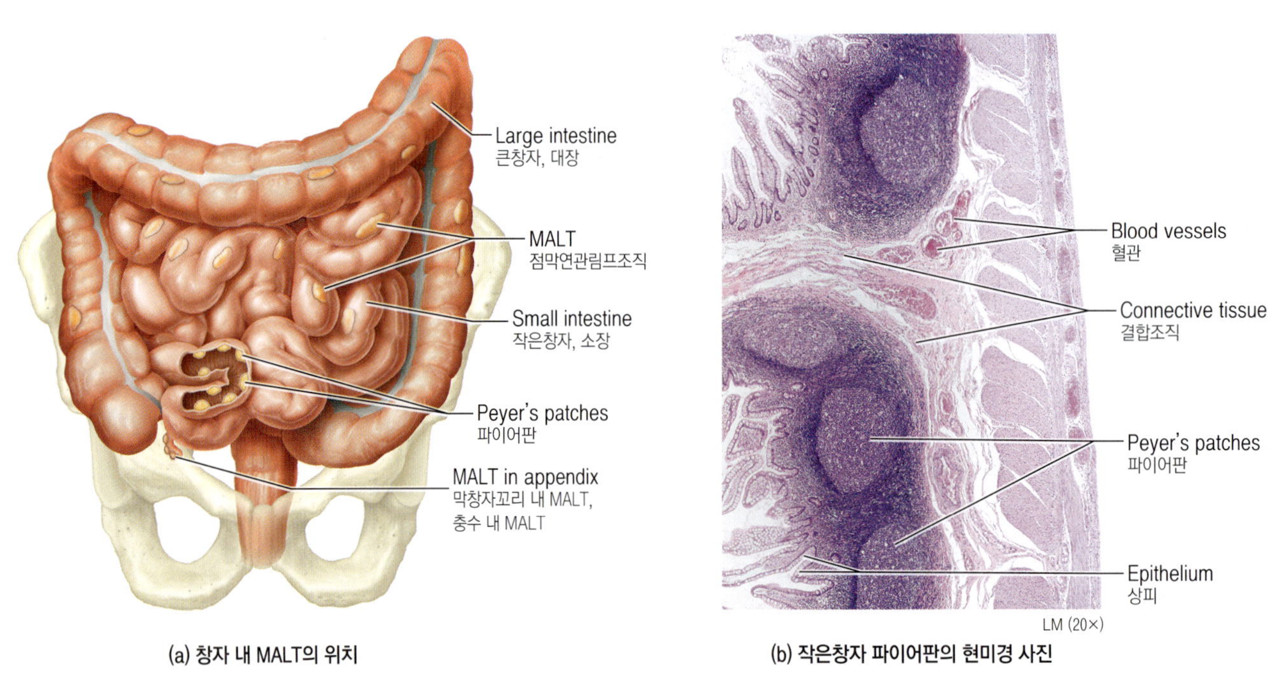

(a) 창자 내 MALT의 위치

(b) 작은창자 파이어판의 현미경 사진

그림 20.6 내장의 MALT

프절, 장간막림프절)를 포함한 특정 부위에 위치해 있다(그림 20.7a). 사체의 샅고랑림프절의 모습은 그림 20.7b를 참조한다.

그림 20.7c는 포식세포, 림프구, 가지세포로 채워져 있는 그물섬유망을 둘러싼 외부 결합조직피막을 나타낸다. 림프절은 외부인 cortex(겉질)와 내부인 medulla(속질)로 나뉘어진다. 겉질은 trabeculae(잔기둥, 소주)라고 불리는 피막의 내부확장에 의해 나뉘어진 B세포가 많은 림프여포(그림의 보라색 부분)로 구성되어 있다. 속질과 접하는 겉질 기저부의 어두운 구역은 주로 T세포로 이루어진 부분이다. 속질에는 포식세포와 medullary cord(속질끈, 수질삭)로 알려진 성숙 B세포가 늘어서 있다.

림프절이 림프를 걸러내는 기본 과정은 그림 20.7c에 화살표로 표시되어 있다. 림프는 afferent lymphatic vessel(들

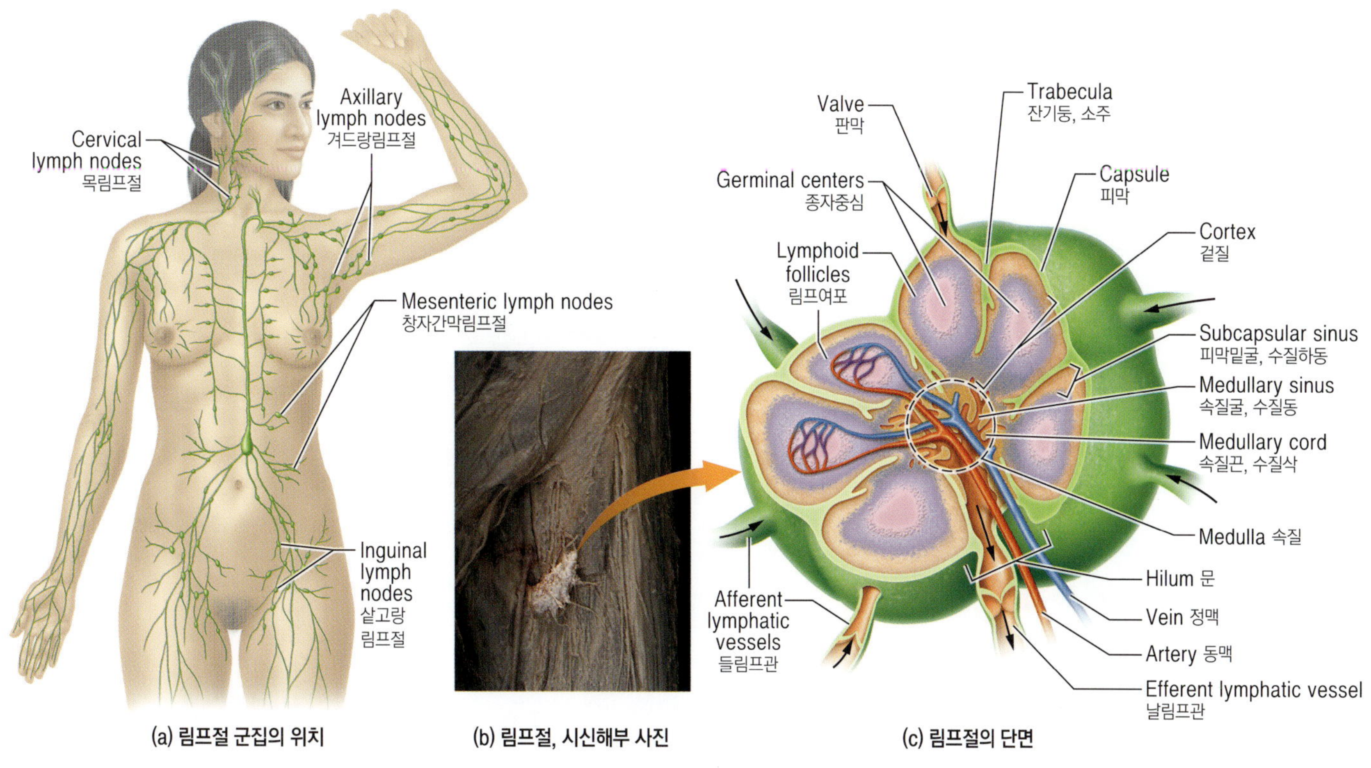

(a) 림프절 군집의 위치 (b) 림프절, 시신해부 사진 (c) 림프절의 단면

그림 20.7 림프절의 위치, 구조 및 기능

림프관, 수입림프관)로 불리는 여러 작은 림프관을 통하여 림프절로 흘러 들어간다. 먼저 림프는 림프절 내에서 subcapsular sinus(피막밑굴, 피막하동)라고 불리는 빈 공간으로 들어가고, 그 후 잔기둥 옆의 cortical sinus(겉질굴, 피질동)를 통과한다. 림프가 이러한 굴을 통과함에 따라, 병원체와 가지세포 같은 면역세포가 림프결절로 이동하여 immune response(면역반응)가 시작된다. 림프는 겉질굴에서 medullary sinus(속질굴, 수질동)까지 림프절을 따라 계속 흐르며, 이후 hilum(문)으로 불리는 구역내 림프절의 반대편에 위치한 efferent lymphatic vessel(날림프관, 수출림프관)을 통해 배출된다. 림프절은 매우 효과적으로 일하면서, 림프 내 약 90%의 병원체를 가두는데, 이는 병원체가 혈액으로 이동하여 다른 조직이나 기관으로 쉽게 퍼지는 것을 방지한다.

병원체가 림프절로 들어가 B세포가 활성화되면, 림프여포의 종자중심이 확대된다. 이로 인해 림프절 전체가 부어올라, 흔히 '부은샘(swollen glands)'이라고 하지만 이는 바르지 못한 용어이다. 왜냐하면 림프절은 샘이 아니며, 아무것도 분비하지 않기 때문이다. 박테리아나 바이러스 감염과 같은 특정 상태는 부은 림프절에 통증을 일으킨다. 알레르기 또는 림프관을 통한 암세포의 확산과 같은 상태는 일반적으로 통증이 거의 동반되지 않는 림프절의 확대를 일으킨다.

Spleen 지라

Spleen(지라, 비장)은 몸에서 가장 큰 림프기관으로 배골반안의 왼위바깥사분역의 측면에 위치해 있는 자줏빛 갈색 기관이다(**그림 20.8a**). 지라의 내부구조는 다른 림프기관과 마찬가지로 그물세포에 의해 만들어진 그물섬유망으로 이루어져 있다. 이 그물조직 체계 내에서 두 개의 뚜렷한 조직학적인 영역을 발견할 수 있다. Red pulp(적색속질)는 포식세포를 포함하고 있으며, 수명을 다한 적혈구를 파괴하고, white pulp(백색속질)는 혈액에서 병원체를 거르고, 백혈구를 포함하고 있다(**그림 20.8b**).

백색속질은 central artery(중심동맥)로 불리는 지라동맥의 가지를 둘러싸고 있다(그림 20.8b). 백색속질의 중심부 내 동맥을 둘러싸고 있는 바로 옆 부위는 대부분 T세포를 포함한다. 이 영역 바로 바깥쪽에는 B세포의 중심핵으로 구성된 림프여포가 있고, 백색속질의 바깥쪽 테두리에는 포식세포, 가지세포, 일부 B세포와 T세포가 있다.

혈액은 지라로 들어가 세동맥을 따라 큰 누출 모세혈

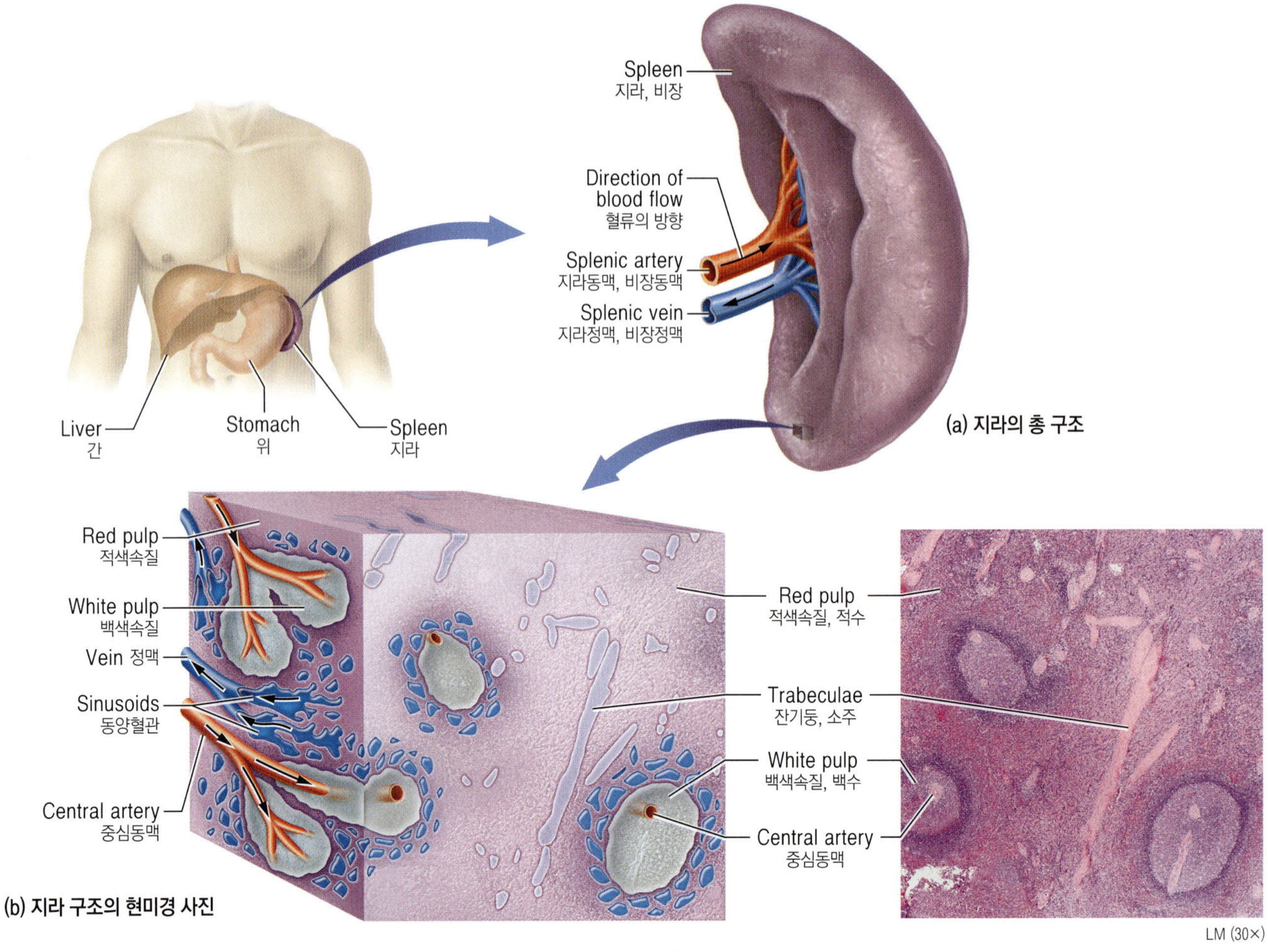

그림 20.8 지라의 구조

관인 sinusoid(굴맥관)까지 흐르게 된다. 여기서 병원체는 병원체의 일부를 처리하는 포식세포와 가지세포를 만나게 된다.

Thymus 가슴샘

가슴세로칸 위쪽에 두 개의 엽으로 구성된 작은 피막화된 기관인 가슴샘은 병원체로부터 인체를 보호할 수 있는 기능성 T세포 집단을 생성하는데 일차적 기능을 수행할 수 있도록 하는 호르몬을 분비한다. 가슴샘은 지라나 림프절과 달리 병원체를 가두지는 않는다.

영유아 및 어린이에서 가슴샘은 크기가 크고 왕성하게 기능하며, 약 12~14세에 최대 크기에 도달한다(그림 20.9a). 이후, 가슴샘은 위축되기 시작하며, 가슴샘 조직이 점차 지방으로 대체된다. 그리고 가슴샘이 위축하면서 T세포의 생성 또한 감소한다. 실제로, 65세까지 T세포의 생산율은 영유아기 T세포 생산율의 약 2%로 떨어진다. 하지만 유년기에 생산된 엄청난 수의 T세포로 인해, 이러한 생산량 감소가 면역기능의 저하로 이어지지는 않는다.

성인의 가슴샘은 thymic lobule(가슴샘소엽) 또는 thymic corpuscle(가슴샘소체)로 불리는 하위단위로 이루어져 있는데, 이는 가슴샘 표면의 'lumps(혹)'처럼 보여진다(그림 20.9b). 각 소엽은 두 개의 영역인 외부 겉질과 내부 속질로 되어 있다. 겉질은 T세포로 가득 차 있는 반면, 속질은 T세포가 적으며 대부분 T세포의 특정 개체군이 파괴되는 장소로 생각된다. 가슴샘에는 B세포가 없기 때문에 림프여포가 존재하지 않는다.

확인하기

- ☐ 4. Lymphoid organ(림프기관) 내 위치한 주요 세포 유형은 무엇인가?
- ☐ 5. MALT(점막연관림프조직), lymph nodes(림프절), spleen(지라), thymus(가슴샘)의 주요 기능은 무엇인가?

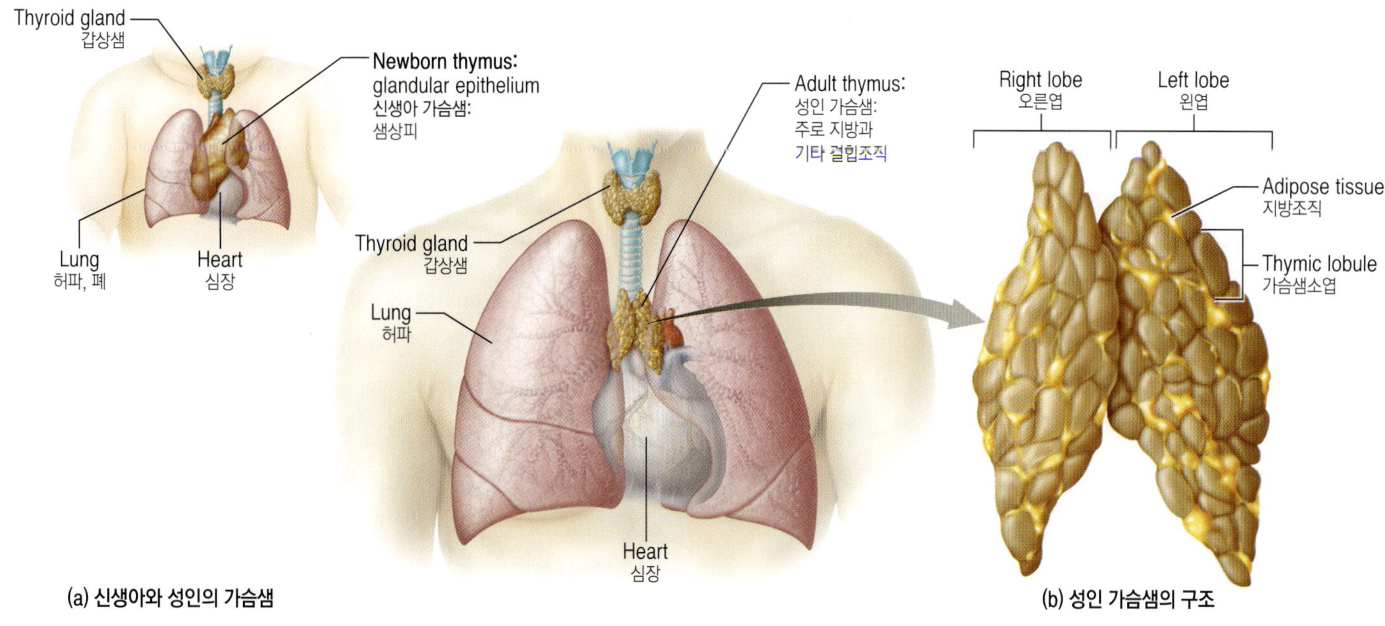

그림 20.9 신생아와 성인의 가슴샘 비교

20.2 면역계통의 개요

Overview of the Immune System

학습목표

1. Innate immunity(선천면역)와 adaptive immunity(적응면역)의 차이점을 확인하고, 어떻게 두 면역이 함께 작용하는지 설명할 수 있다.
2. Antibody-mediated immunity(항체매개면역)와 cell-mediated immunity(세포매개면역)의 차이점에 대해 기술할 수 있다.
3. 면역에서의 surface barrier(표면장벽)의 역할에 대해 설명할 수 있다.
4. Immune system(면역계통)을 구성하고 있는 세포의 단백질에 대해 기술할 수 있다.
5. 면역계통과 lymphatic system(림프계통)이 구조적 · 기능적으로 어떻게 연결되어 있는지에 대해 설명할 수 있다.

Immune system(면역계통)은 세포손상을 유발할 수 있는 모든 것으로부터 인체를 보호하는 다양한 종류의 leukocyte(WBC, 백혈구)와 단백질 그룹으로 이루어져 있다.

손상에는 외상 및 pathogen(병원체)에 기인한 손상이 있다. 일반적으로 병원체는 infection(감염)을 일으키는 미생물로서 세포를 침범하고, 수를 증가시켜 세포손상을 일으킨다. 이러한 미생물에는 박테리아, 바이러스, 곰팡이, 기생충 등이 있다. 또한 암세포, 박테리아 독소, 동물성 독소를 포함하는 여러 물질들로 병원성을 지닐 수 있다.

면역계통의 구성요소는 병원체에 대항하여 다음과 같은 삼중 방어선을 제공한다.

- **일차방어선**은 피부와 점막이 포함되며, 이들은 병원체가 인체에 들어오는 것을 막는 surface barrier(표면장벽)의 역할을 한다.
- **이차방어선**은 innate immunity(선천면역)를 구성하는 세포와 단백질의 반응으로 구성된다.
- **삼차방어선**은 adaptive immunity(적응면역)의 세포와 단백질의 반응으로 구성된다.

Type of Immunity 면역의 유형

면역은 다른 병원체나 세포손상의 형태에 반응하는 방식에 따라 분류된다. 선천면역 또는 nonspecific immunity(비특이면역)는 모든 병원체 또는 병원체 종(class of pathogen)에 동일한 방식으로 반응한다. 선천면역체계는 antimicrobial protein(항균성 단백질)과 특정 세포로 구성된다. 선천면역은 빠른 반응으로 병원체 노출 후, 첫 12시간 동안 병원체에 대한 지배적인 반응을 보인다. 이는 세포와 단백질이 혈류 내에 존재하기 때문에 자극이 없는 경우에도 발생하므로, '선천적'이라는 용어를 쓴다.

면역의 다른 유형인 적응면역은 antigen(항원)이라는 특수한 표지자에 반응한다. 항원은 자가세포와 대부분의 생물학적 분자를 포함한 모든 세포에 존재하며, 세포 또는 분자를 특정 집단에 속하는 것으로 인식한다. 적응면역은 세포와 단백질이 오직 특수한 각각의 항원에만 반응하기 때문에

specific immunity(특이면역)라고도 한다. 이는 모든 잠재적 병원체에 동일한 방식으로 반응하는 선천면역과는 대조적인 부분이다.

적응면역계통은 두 가지로, 첫 번째는 cell-mediated immunity(세포매개면역)로 T cell (T세포)에 의해 야기된다. 두 번째는 antibody(항체)라는 물질을 생산하는 B cell (B세포)과 단백질에 의해 수행되는 antibody-mediated immunity(항체매개면역) 또는 humoral immunity(체액면역)이다. 적응면역은 선천면역보다 느리게 반응하므로 반응을 시작하려면, 특정 항원에 노출되어야 한다. 따라서 이를 acquired immunity(획득면역)라고도 한다. 적응면역은 반응을 시작하기까지 3~5일 정도 걸리지만, 이 시점 이후에는 지배적인 반응을 보인다.

적응면역과 선천면역의 차이점을 살펴본다. 적응면역은 항원에의 노출이 특정 lymphocyte(림프구)와 항체에 의해 기억되는 immunological memory(면역기억)의 능력을 가진다. 이는 차후에 재노출 시, 더 빠르고 효과적으로 반응할 수 있도록 한다. 반면, 선천면역은 면역기억의 능력이 없고 병원체에 반복되는 노출에도 동일한 방식으로 반응한다.

확인하기

- ☐ 1. Innate immunity(선천면역)와 adaptive immunity(적응면역)의 차이 점은 무엇인가?
- ☐ 2. 삼중 방어선이란 무엇인가?

Surface Barrier 표면장벽

인체의 잠재적 위협에 대한 일차방어선은 피부와 점막, 그리고 이들이 분비하는 특수물질로 신체표면을 덮어 막을 형성하는 것이다. 피부와 점막은 표면장벽이 되어 잠재적인 병원체가 인체 내로 침투하는 것을 차단하는 지속적인 물리적 장벽이 되어 준다.

인체의 외부 표면을 덮고 있으며 딱딱한 단백질인 keratin(각질)으로 차 있는 여러 층의 상피세포는 기계적 스트레스에 보호장벽 기능을 한다. 인체의 또 다른 표면장벽은 점막이다. 이는 호흡기, 위장관, 비뇨생식관을 포함한 외부로 열려 있는 인체의 모든 통로에 막을 형성한다. 일반적으로 점막상피는 각질이 없고, 피부상피보다 얇아 기계적 마모에 대한 내성이 낮은 편이다.

표면장벽의 중요성은 표면장벽이 손상을 받았을 때 더뚜렷하게 나타난다. 피부에 상처가 생기면, 병원체가 몸에 들어오기 쉬워지므로 완전히 씻어 병원체를 제거해야 한다. 그리고 밴드로 상처를 막아 병원체가 이후에 침입하는 것을 막아야 한다. 이때 밴드는 피부가 치유되고, 다시 병원체의 침입을 막아낼 수 있을 때까지 새로운 표면장벽의 역할을 하게 된다.

피부와 점막은 단순한 장벽 이상의 역할을 하며, 다음과 같은 방어 분비물을 많이 생성한다.

- 피부의 sebaceous gland(피부기름샘, 피지선)는 약산성 pH를 띤 유성혼합물인 sebum(피지)을 분비하며, 병원체의 성장을 억제한다.
- 점막은 찌꺼기와 병원체를 가두고 화학적 · 기계적 외상으로부터 바닥세포를 보호하는 두껍고 끈적끈적한 물질인 mucus(점액)를 생성한다. 특히 호흡기 점막의 표면에 돌출된 섬모는 호흡기 점막 내 갇혀있는 물질을 나가도록 한다.
- 위 점막은 산을 분비하여 위 속으로 들어온 병원체를 죽인다.
- 피부와 점막의 세포는 병원체의 막을 손상시키는 항균펩티드인 defensin(디펜신)을 생성한다.

마지막으로 인체의 피부와 점막은 normal flora(정상균무리, 정상균총)로 알려진 박테리아종인 미생물을 대부분 가지고 있다. 일반적으로 이러한 박테리아는 기능성 면역계통을 지닌 개인에게는 질병을 일으키지 않는다. 이러한 정상균무리는 질병으로부터 인간을 보호하는 표면장벽으로서의 중요한 기능을 수행한다. 즉, 그들의 성장을 제한하는 병원성 박테리아와 공간과 자원을 차지하기 위해 경쟁하는 것, 병원성 박테리아를 제거(박멸)하기 위한 물질을 분비하는 것, 병원체의 성장을 막기 위해 표면장벽을 산성화시키는 물질을 분비하는 것등의 기능을 수행한다.

임상에서 적용하기 How Pathogens Can Evade Surface Barriers(어떻게 병원체가 표면장벽을 피할 수 있을까)를 참조한다.

확인하기

- ☐ 3. 인체의 주요 surface barrier(표면장벽)는 무엇이며, 어떻게 방어 기능을 수행하는가?

Overview of Cell and Protein of the Innate and Adaptive Immune System
선천면역계통과 적응면역계통의 세포와 단백질의 개요

면역계통의 주요 세포는 다양한 종류의 백혈구이다. 세포질

임상에서 적용하기

How Pathogens Can Evade Surface Barriers 어떻게 병원체가 표면장벽을 피할 수 있을까

병원체는 표면장벽에 의해 제공되는 방어막을 피하고 인체로의 침입을 촉진하기 위해 다양한 메커니즘을 발전시켜 왔다. 다음은 이러한 병원체의 예시이다.

- **Collagenase-producing bacteria(콜라겐분해효소 생성 박테리아).** 특히 collagenase(콜라겐분해효소)로 불리는 효소를 생성하는 *clostridium perfringens(클로스트리듐퍼프린젠스)*는 특수 박테리아 종으로 단백질콜라겐분해 반응을 촉진한다. 상처가 클로스트리듐퍼프린젠스에 감염되면, 박테리아는 바닥막과 진피 내에서 콜라겐을 파괴하기 위해 콜라겐분해효소를 생성하기 시작한다. 이는 뼈대근육과 같은 더 깊숙한 조직에 박테리아를 접근하게 하고, 결국 막대한 조직의 괴사를 가져온다. 박테리아가 조직을 파괴할 때, 많은 양의 가스가 생성되는데, 보통 gas gangrene(가스괴저)으로 일컬어진다. 또한 클로스트리듐퍼프린젠스는 호중구 파괴를 촉진하는 효소를 생산하며, 면역체계가 침입에 덜 반응하게 만든다.
- **Phagocytosis-resistant fungi(포식-저항성 곰팡이).** 일반적으로 점막과 접하게 되는 병원성 유기체는 국소 큰포식세포에 의해 섭취되어 감염의 위험을 최소화한다. 그러나 일부 곰팡이는 포식작용에 대한 저항성이 강하다. 예를 들어, 질병 blastomycosis(분아균증)를 일으키는 진균성 효모세포는 매우 두꺼운 벽을 가지고 있어 포식세포가 섭취하기 어렵다. 호흡기질환 cryptococcosis(효모균증, 크립토콕스병) 및 histoplasmosis(히스토플라스마증)를 일으키는 다른 곰팡이 종은 큰포식세포 내에서 살아남는다. 이는 면역계통에서 곰팡이를 보이지 않게 하고, 큰포식세포는 혈액과 림프를 통해 다른 조직으로 이동하면서 질병을 전파시킨다.
- **Acid-tolerant pathogens(내산성 병원균).** 일반적으로 표면장벽에 의해 생성된 분비물은 약산성에서 강산성을 띠어 대부분의 병원체를 막거나 제거한다. 그러나 특정 병원체는 산성에 잘 견디기도 한다. 예를 들어, 폴리오바이러스는 위장의 강산성 환경에서 살아남을 수 있어서 소화기관 내에서 복제가 가능하며, 다른 신체부위에 잠재적으로 침범할 가능성이 있다. 또한 많은 종류의 곰팡이나 박테리아 *helicobacter pylori(헬리코박터필로리)*는 산성 환경을 선호하며, 각각 피부와 위장 감염을 일으키게 한다.

과립이 결핍된 agranulocyte(무과립구)는 B lymphocyte (B림프구)와 T lymphocyte (T림프구), 단핵구이며, 세포질과립을 함유하는 granulocyte(과립구)는 중성구, 호산구, 호염기구이다. Neutrophil(호중구)과 macrophage(큰포식세포, 대식세포)가 가장 활동적인 phagocyte(포식세포)이지만, 선천면역의 많은 세포들도 이물질이나 손상된 세포를 잡아 먹는 포식세포로서 기능할 수 있다. 림프구는 적응면역의 주요한 세포이다.

면역기능을 하는 다른 유형의 백혈구인 natural killer cell(자연살해세포, NK세포)은 선천면역에서 주로 작용하는 림프구의 하나이다. 일반적으로 자연살해세포는 혈액과 spleen(지라, 비장) 내에 위치하고, 림프구와 동일하게 골수에서 형성된다. 다른 면역세포 유형으로 dendritic cell(가지세포, 수지상세포)은 많은 lymphoid organ(림프기관) 내에 위치한다. 가지세포는 선천면역반응의 일부이지만, 주요 역할은 적응면역의 T cell (T세포)을 활성화시키는 것이다.

면역계통의 다른 주요 구성요소에는 여러 유형의 단백질이 있다. 선천면역에는 complement system(보체계)이라 불리는 다른 단백질 그룹이 있다. 또한 cytokines(사이토카인)은 선천면역 및 적응면역의 세포에서 분비되는 다양한 단백질 그룹으로 면역세포의 성장과 활동성을 조절한다.

앞으로 이러한 세포와 단백질의 역할에 대해 보다 자세하게 다룬 후, 이들이 기능적인 immune response(면역반응)를 어떻게 일으키는지 살펴볼 것이다.

확인하기

☐ 4. Immune system(면역계통)의 세포와 단백질의 주요 유형은 무엇인가?

How the Lymphatic and Immune System Work Together

어떻게 림프계통과 면역계통이 함께 작용할까

림프계통과 면역계통은 구조적·기능적으로 긴밀하게 연결되어 있는데, 다양한 연결 방법은 다음과 같다.

- **림프기관과 조직 내 면역계통의 세포가 상주한다.** B세포, T세포, 큰포식세포는 종종 lymph nodes(림프절), MALT (mucosa-associated lymphatic tissue, 점막연관림프조직) 및 지라와 같은 림프기관 내 상주한다. 또한 이는 림프구 발달을 위한 장소를 제공한다.
- **림프기관과 조직은 면역계통의 병원체를 가둔다.** Lymphatic tissue(림프조직) 내 reticular fiber(그물섬유, 망상섬유)

망을 형성하고 병원체를 가두어 백혈구가 보다 쉽게 작용할 수 있도록 한다.

- **림프기관은 면역계통의 세포를 활성화시킨다.** 림프기관은 가지세포와 큰포식세포 등을 수용하고, 이는 B세포와 T세포의 활성화에 중요한 역할을 한다. 또한, thymus(가슴샘, 흉선)는 T세포의 기능적 성숙과정에 필요하다.

림프기관이 큰포식세포 같은 선천면역세포를 보유하지만, 림프계통은 선천면역보다 적응면역에서 더 큰 역할을 한다.

확인하기

☐ 5. Immune system(면역계통)과 lymphatic system(림프계통)이 구조적 · 기능적으로 어떻게 연결되어 있는가?

20.3 선천면역: 내부방어

Innate Immunity: Internal Defense

학습목표

1. Phagocyte(포식세포), nonphagocytic(비포식세포), complement (보체), interferon(인터페론)과 같은 혈장단백질에서의 innate immunity (선천면역)의 역할에 대해 설명할 수 있다.
2. Inflammatory response(염증반응)의 단계를 자세히 설명하고, 목적에 대해 설명할 수 있다.
3. 열이 나는 과정을 기술하고, 목적에 대해 설명할 수 있다.

Innate immunity(선천면역)는 specific antigen(특정 항원)에 노출되지 않아도 이루어진다. 선천면역은 pathogen(병원체)에 신속히 반응하는데, 이는 일반적으로 수 초에서 수 시간 내에 이루어진다. 선천면역은 다음과 같은 두 가지의 주요 구성요소로 이루어져 있다. (1) 사이토카인(cytocain)을 포함한 다양한 항균성 보체 단백질 그룹 (2) neutrophils(호중구), macrophage(큰포식세포, 대식세포), natural killer cell(자연살해세포, NK세포)을 포함한 여러 세포 유형으로 이루어져 있다. 이러한 구성요소가 어떻게 상호작용하여 inflammatory response(염증반응)를 일으키는지 알아본다.

Cell of Innate Immunity 선천면역의 세포

Surface barrier(표면장벽)를 통과한 병원체는 이차방어선인 선천면역의 세포와 단백질을 만나게 된다. 선천면역의 세포는 두 가지 유형인 phagocyte(포식세포)와 nonphagocytic(비포식세포)로 나누어진다. 포식세포에는 큰포식세포, 호중구, eosinophil(호산구), dendritic cell(가지세포, 수지상세포)이 있으며, 이들은 phagocytosis(포식작용)를 한다. 비포식세포에는 자연살해세포와 basophil(호염기구)이 있다.

Phagocyte 포식세포

Granulocyte(과립구)와 agranulocyte(무과립구)는 포식세포로의 기능을 한다. 예를 들어, 단핵구로 알려진 무과립구는 혈류를 빠져 나와 다양한 조직에 상주한다. 이후, 이는 확장(enlarged)하고 다양한 변화를 겪으면서 매우 활동적인 포식세포인 큰포식세포가 된다. 일부 큰포식세포는 특정 조직에 고정되어 있는 반면, 일부는 인체 내를 자유롭게 움직인다.

큰포식세포는 병원체에 존재하는 특정 물질, 손상된 세포에서 분비되는 화학물질, adaptive immunity(적응면역) 세포로부터의 신호를 비롯한 다양한 자극에 의해 활성화된다. 일반적으로 활성화된 큰포식세포는 세포손상에 반응하여 다른 세포와 세포 잔해물질을 섭취하고, 과산화수소와 차아염소산(표백제의 활성성분)을 함유한 화학물질로 섭취한 병원체를 제거한다. 또한 큰포식세포는 cytotoxic(세포독성) 효과를 나타내며, APCs (antigen-presenting cells, 항원제시세포)로 기능하고, 혈장 막에 섭취한 병원체(항원)의 일부를 제시하기도 한다. T cell (T세포)은 활성화됨으로써 이러한 항원에 반응한다. 양성되먹임고리의 한 예로, 활성화된 T세포는 큰포식세포의 활성을 증가시키는 물질을 분비한다. 이는 선천면역과 적응면역이 함께 작용하는 많은 사례 중 하나이다.

가장 우세한 과립구는 호중구이며, 이는 큰포식세포처럼 매우 효과적인 포식세포이다. 이들이 활성화되면, 산소소비

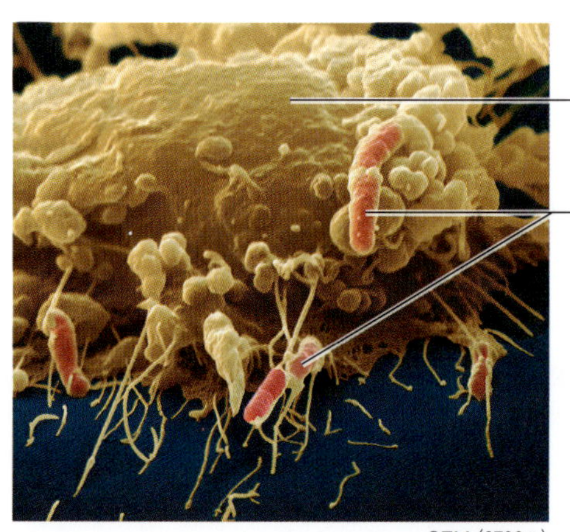

가 증가하는데, 이러한 현상을 respiratory burst(호흡폭발)라고 한다. 이는 과산화수소, 차아염소산, 수산화 음이온 같은 화학물질을 생성하여 섭취한 병원체를 제거한다. 호중구는 다른 많은 세포를 섭취할 수 있지만, 박테리아 병원체를 파괴하는데 특히 효과적이다. 일반적으로 호중구는 혈액에 존재하며, 화학적 신호에 의해 손상된 조직으로 이동한다.

호산구로 알려진 과립구는 포식세포로서 주로 기생충에 대한 반응에 관여한다. 사람이 기생충에 감염되면, 호산구가 기생충을 덮어, 과립의 내용물을 방출한다. 그리고 과립에서 나온 화학물질은 기생충을 손상시켜 파괴하거나 다른 면역세포들이 파괴하기 쉬운 상태로 만든다.

가지세포는 큰포식세포와 마찬가지로 APCs로써 기능한다. 실제로 가지세포는 immune response(면역반응)에서 가장 중요한 APCs이다. 이들이 섭취한 물질은 T세포(및 B세포)에 보내지며, 이후 활성화된다.

Other Cell of Innate Immunity 선천면역의 다른 세포

자연살해세포는 항원을 인식할 수 없지만, 암세포와 특정 바이러스에 감염된 세포를 인식할 수 있는 뛰어난 능력을 가진 lymphocyte(림프구)이다. 자연살해세포는 세포독성을 지니며, 표적세포를 파괴하는 물질을 방출한다. 또한 큰포식세포를 활성화시키고 포식작용을 강화시키는 항균성 사이토카인을 분비한다.

호염기구는 상대적으로 드문 비포식세포이며, 과립이 염증을 매개하는 inflammatory mediator(염증매개체)로 화학물질을 포함한 과립구이다. 관련된 세포 유형인 mast cell(비만세포)은 점막에 존재하지만, 호염기구는 주로 혈액 내 위치한다. 일반 호염기구와 마찬가지로, 비만세포는 염증을 유발시키는 화학물질, 특히 allergy(알레르기) 반응을 수반한 화학물질이 포함된 과립을 가지고 있다.

확인하기

☐ 1. 다음 세포 유형을 올바른 정의와 일치시키시오.

____ 큰포식세포	a. 기생충을 공격하는 과립
____ 자연살해세포	b. 염증매개체를 분비하는 과립구
____ 호산구	c. 고활성화된 포식 무과립구
____ 가지세포	d. 고활성화된 포식 과립구
____ 중성구	e. 암세포 및 특정 바이러스에 감염된 세포에 세포독성을 띄는 세포
____ 호염기구	f. 긴 과정을 거쳐 APCs로써 작용하는 림프기관에서 발견되는 세포

☐ 2. 질문 1의 세포 중 pathogen(병원체) 또는 비정상 세포를 직접 파괴하지 않는 세포는 어느 것인가?

Antimicrobial Protein 항균성 단백질

세포 외에도 선천면역반응은 보체 단백질과 여러 종류의 사이토카인을 포함한 다양한 혈장 항균성 단백질에 의해 매개된다. 이러한 단백질의 역할과 생산 및 활성화에 대해 알아보고, 적응면역에서의 보체와 사이토카인의 역할에 대해서도 살펴본다.

Complement 보체

Complement system(보체계)은 주로 간에서 생성되는 약 30개의 혈장단백질로 구성되어 있다. 보체 단백질은 'C'와 숫자로 표기된다.

보체 단백질은 주로 비활성화된 상태로 순환하며, 효소에 의해 매개되는 복잡한 단계적인 연쇄반응(경로)에 의해서 활성화된다. 보체 단백질이 활성화되는 세 가지의 주요 반응과 경로는 다음과 같다. (1) Classical pathway(고전 경로)는 비활성 보체 단백질이 항원항체 결합에 의해 시작된다. (2) Lectin pathway(렉틴 경로)는 lectin(렉틴)으로 불리는 단백질이 미생물 표면의 탄수화물에 결합하여 시작된다. (3) Alternative pathway(대체 경로)는 C3로 불리는 비활성 보체 단백질이 활성화 형태인 C3b로 쪼개지면서 시작된다. 또한 비활성 보체 단백질이 박테리아 같은 이물질을 만났을 때도 반응이 시작될 수 있다. 이러한 세 가지 경로는 C3b가 활성화되면, 하나로 통합되어 비활성 단백질인 C5를 쪼개어 활성화 구성요소인 C5b로 변화시킨다(그림 20.10).

활성화된 보체 단백질은 다음과 같은 주요 효과를 가져온다.

- **Cell lysis(세포 용해).** 일부 보체 단백질은 병원체의 혈장막을 lyse(용해)하거나 터트려서 병원체를 파괴할 수 있다. 전체적으로 이러한 보체 단백질은 MAC (membrane attack complex, 막공격복합체) 구조를 형성하여 용해를 일으키는 작은 구멍을 만들고, 표적세포의 혈장막 안으로 들어간다.
- **Enhanced inflammation(염증 강화).** 염증반응은 세포손상에 대한 비특이적 반응이다. 일부 보체 단백질, 특히 C5a와 C3a는 호염기구와 비만세포를 자극하여 염증을 매개하는 화학물질을 방출시켜 염증 반응을 강화시킨다.
- **Neutralized viruses(바이러스 중화).** C3b와 MAC 구성요소

의 다른 기능으로 특정 바이러스와 결합하여, 이를 neutralizing(중화)시키거나 숙주세포를 감염시키는 것을 막는다.

- **Enhanced phagocytosis(포식작용 강화).** 보체 단백질 C3b는 opsonin(옵소닌)으로 작용하여 병원체 및 포식세포에 결합한다. Opsonization(옵소닌 작용)은 포식세포를 병원체에 더욱 강하게 결합시키고 포식작용을 강화시킨다. 옵소닌은 "먹기위해 준비하라"는 의미로, 이러한 기능을 명백하게 드러내는 이름이다.
- **Clearance of immune complex(면역복합체의 제거).** C3b는 항체에 결합된 항원클러스터인 immune complex(면역복합체)에 결합하여 포식작용을 유발한다. 이는 순환계통에서 이러한 복합체를 제거하고, 면역복합체가 인체의 다른 조직 내 머무르는 것을 막는다.

Cytokine 사이토카인

사이토카인은 일부 면역세포에 의해 생성된 단백질로서 다

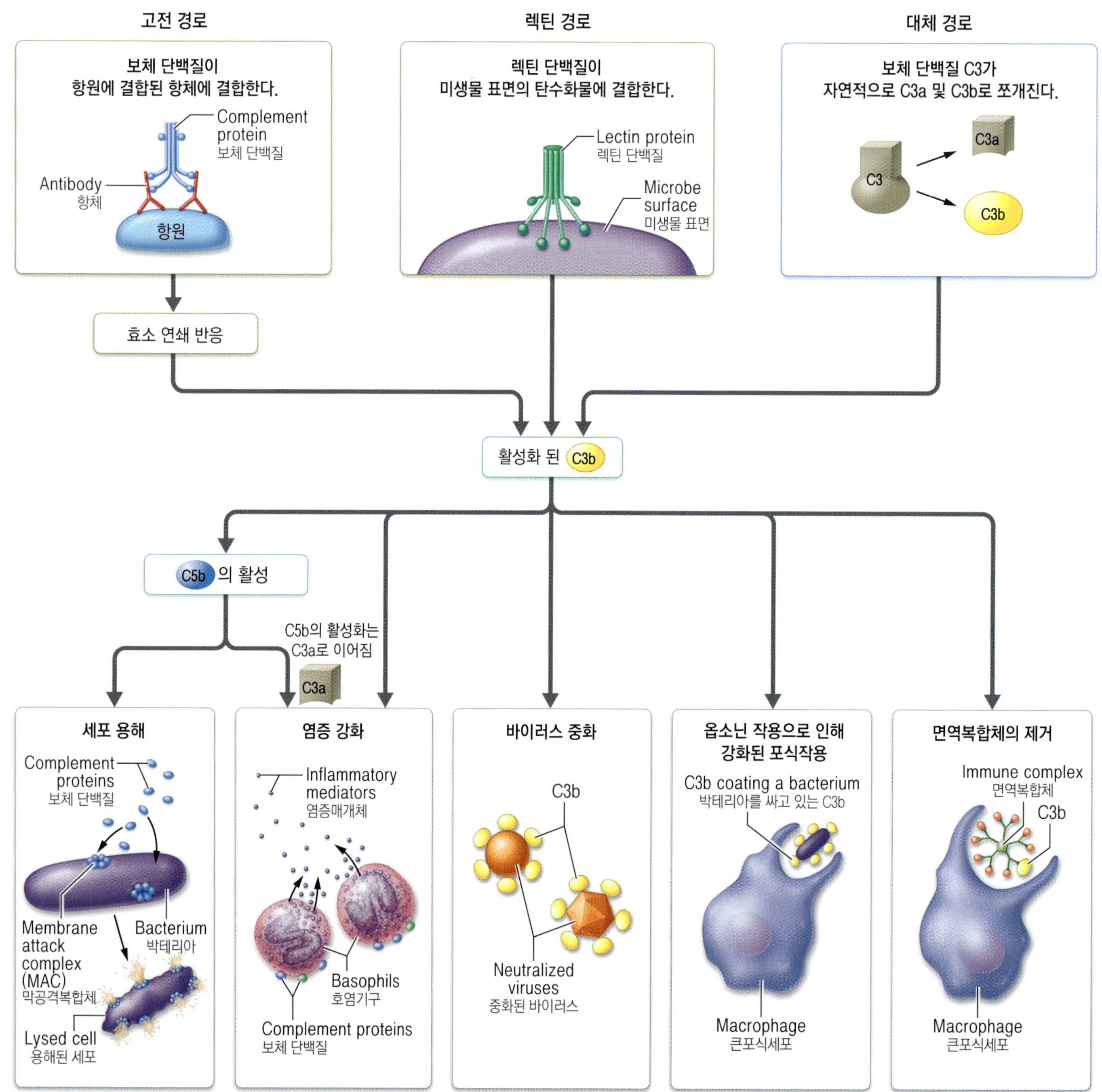

그림 20.10 보체계 활성화의 경로

양한 방법으로 면역반응을 강화한다. 많은 사이토카인은 열, 오한 및 염증의 자극에 의해 기인한 통증과 같은 '독감' 증상을 일으킨다. 병원체가 이러한 증상을 일으킨다고 생각하지만, 보통 자체 면역반응에 의해 발생한다. 선천면역에 관여하는 사이토카인은 다음과 같다.

- **Tumor necrosis factor(종양괴사인자).** TNF (tumor necrosis factor, 종양괴사인자)로 알려진 사이토카인은 종양세포의 괴사를 유도하는 능력이 발견된 후, 이름이 붙여졌다. TNF는 특정 박테리아 및 다른 병원체에 반응하여 주로 활성화된 큰포식세포에 의해 분비된다. TNF의 효과는 독감과 유사한 증상을 일으킨다. 그리고 포식세포를 감염부위로 끌어당기고, 포식세포의 활동성을 증가시키며, 사이토카인을 방출한다. 심한 감염의 경우, 분비된 TNF 양이 급격하게 증가할 수 있다. 이는 급격한 혈압저하, 콩팥이나 간 등의 기능부전, 부적절한 혈액응고 및 심한 혈당저하로 인해 항상성을 방해하는 심각한 septic shock(패혈성 쇼크)를 일으킬 수 있다.
- **Interferon(인터페론).** Interferon(인터페론)으로 알려진 사이토카인은 약어로 IFN이며, 큰포식세포, 가지세포, 자연살해세포 및 적응면역세포를 포함한 다양한 세포에 의해 생성된다. 일반적으로 인터페론은 바이러스 또는 세포 내 박테리아와 같은 세포 내 작용제에 의한 감염에 반응하여 생성되는 것이다. 주요 활동 중 하나는 숙주세포 내에서 바이러스 복제를 억제하는 것이다. 또한, 항균성 단백질을 생성하기 위해 근처의 세포를 자극하는 등 선천면역과 적응면역의 다양한 구성요소를 활성화시킨다. 인터페론은 근육통과 발열을 동반하는 독감과 유사한 증상을 일으킨다.
- **Interleukin(인터루킨).** Interleukin(인터루킨)은 약어인 IL 뒤에 숫자(예: IL-2)가 따라오며, 29개의 사이토카인을 구성한다(인터루킨의 숫자는 발견된 순서임). '인터루킨'이란 이름은 '백혈구 사이'을 의미하며, 이는 leukocyte (WBC, 백혈구)에 의해 생성되고, 많은 작용이 다른 백혈구에 영향을 준다는 의미이다. 이러한 효과의 예는 골수에 의한 호중구 생산 자극, 자연살해세포 자극, 다른 백혈구로부터 특정 형태의 인터페론 생산 유도 및 T세포의 활성화 등을 포함한다.

사이토카인은 지속되는 바이러스 감염 및 특정 암과 같은 상태의 치료 목적으로 연구되어 왔다. 예를 들어, 특정 유형의 인터페론은 간의 바이러스 감염인 B형간염과 C형간염 같은 감염 또는 흑색종 같은 암을 치료하기 위해 사용된다. 사이토카인 요법의 부작용은 독감과 유사한 증상이 유발되는 것으로 알려져 있다. 사이토카인 치료를 받고 있는 환자는 종종 치료 기간 동안 독감과 유사한 질병을 앓고 있는 것처럼 느끼며, 이는 수개월 또는 그 이상 지속될 수도 있다. 사이토카인의 잠재적인 치료적 사용에 대한 활발한 연구가 많이 이루어지고 있으며, 이에 대한 이해 또한 빠르게 변화하고 있다.

확인하기

- ☐ 3. Complement system(보체계)이란 무엇이며, 역할은 무엇인가?
- ☐ 4. 보체계가 활성화되는 두 가지 방법은 무엇인가?
- ☐ 5. Innate immunity(선천면역)의 주요 cytokine(사이토카인)은 무엇이며, 역할은 무엇인가?

Inflammatory Response 염증반응

세포손상에 대한 반응으로 발생하는 염증은 세포가 외상, 박테리아와 바이러스의 침입, 독소, 열, 화학물질을 포함한 무엇인가에 의해 손상되었을 때 시작된다. 이는 일련의 경로를 통해서 인체의 나머지 부분으로부터 손상된 부위를 분리시키고, 손상세포와 세포의 구성요소를 제거하며, 손상된 조직을 복구한다. 염증반응에는 다음과 같은 두 가지 기본 단계가 있다. (1) 손상된 세포는 손상된 세포 내 국소 변화를 일으키는 염증매개체를 방출한다. (2) 포식세포가 염증 부위에 도착하여 손상된 조직을 제거한다.

Part 1: Release of Inflammatory Mediator and the Cardinal Sign of Inflammation
1단계: 염증매개체의 방출과 염증의 기본 징후

조직손상 발생(①에서 뾰족한 파편에 의해 발생한 것처럼) 후, 염증반응은 손상된 세포와 근처 비만세포가 염증매개체(②)를 방출하면서 시작된다(그림 20.11). 이러한 매개체에는 histamine(히스타민), serotonin(세로토닌), 사이토카인, bradykinin(브라디키닌)과 같은 펩타이드와 prostaglandin(프로스타글란딘), leukotriene(류코트리엔)과 같은 지질류 등이 해당된다. 프로스타글란딘과 류코트리엔은 면역반응을 차단하는 약물에 중요한 표적이 된다. **임상에서 적용하기** Anti-inflammatory Medications(항염증제)을 참조한다. 또한 특정 활성화된 보체 단백질은 호염기구나 비만세포와 같은 세포로부터 염증매개체의 방출을 유발하며, 염증매개체

임상에서 적용하기

Anti-inflammatory Medications 항염증제

통증은 염증반응의 불쾌한 징후 중 하나이다. Prostaglandin(프로스타글란딘)의 생성을 막음으로써, 염증과 동반된 통증을 줄이기 위한 많은 약물이 개발되었다. 프로스타글란딘과 관련된 leukotriene(류코트리엔)은 거의 모든 세포막에 존재하는 지방산인 arachidonic acid(아라키돈산)에서 추출된다. 어떤 방식으로든 세포손상이 촉발되면, 효소 phospholipase A2(포스포리파아제 A2)가 아라키돈산을 쪼개는 반응을 촉진시킨다. 이 반응의 생성물은 프로스타글린딘을 생성하는 cyclooxygenase(사이클로옥시저네이즈)와 류코트리엔을 생성하는 lipoxygenase(리포옥시저네이스)이다.

첫 번째, 가장 큰 항염증제 그룹은 NSAIDs (nonsteroidal anti-inflammatory drugs, 비스테로이드 항염증성 약물)이다. NSAIDs는 사이클로옥시저네이즈 효소를 억제하고, 프로스타글란딘의 형성을 방지함으로써 작용한다. 일반의약품인 항염증 약물의 예로는 ibuprofen(이부프로펜)이 있다.

두 번째 그룹은 corticosteroid(코르티코스테로이드)이다. 코르티코스테로이드는 인체에서 만들어내는 호르몬인 코티솔의 작용을 모방하여 프로스타글란딘과 류코트리엔의 형성을 억제한다. 이는 광범위하고 더욱 강력한 항염증 효과를 이끈다. 일반적으로 코르티코스테로이드는 심각한 염증이나 류코트리엔에 기인한 염증(알레르기 관련 염증 같은)에 주로 사용된다. 코르티코스테로이드의 예로는 cortisone(코르티손)과 prednisone(프레드니손)이 있다.

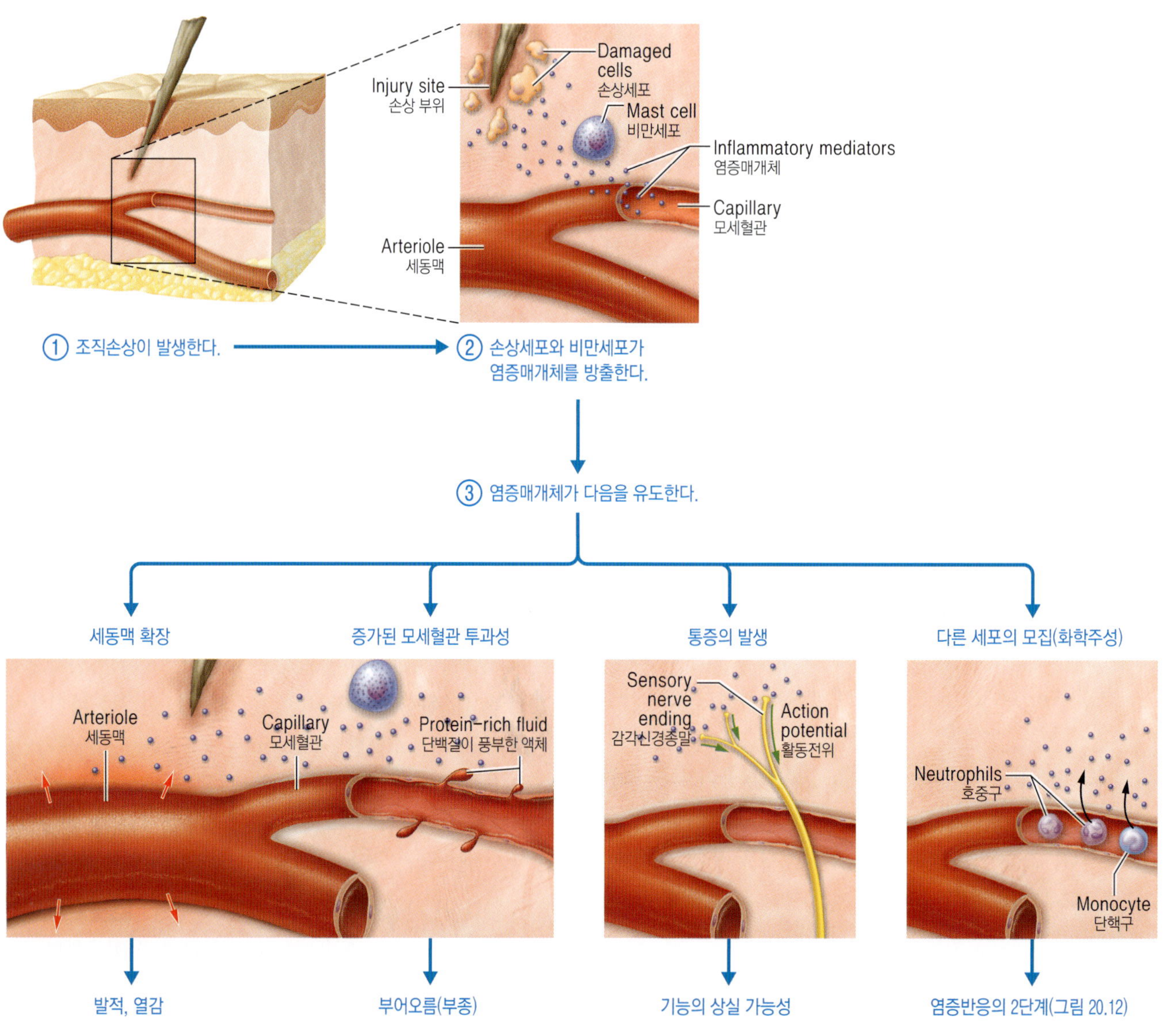

그림 20.11 염증반응, 1단계: 염증매개체의 작용

로서 제한적인 작용을 한다.

염증매개체는 여러 효과를 유발하는데, ③에서 보이는 것처럼 손상된 부위는 붉어지고 부어오르며, 만졌을 때 열감과 통증이 느껴진다(그림 20.11). 이러한 4가지 징후(발적, 열감, 부종, 통증)는 cardinal signs of inflammation(염증의 기본 징후)이다.

- **세동맥 확장.** 히스타민이나 브라디키닌과 같은 염증매개체는 potent vasodilator(강력한 혈관확장제)로, 손상된 조직을 공급하는 세동맥의 smooth muscle(민무늬근육, 평활근육)을 이완시켜 혈액이 더 자유롭게 흐르도록 한다. 이는 손상된 조직으로 혈류의 흐름을 증가시켜, 그 부위에 hyperemia(충혈) 상태인 혈액의 울혈을 발생시킨다. 충혈은 염증과 동반되는 발적과 열감의 원인이 된다.
- **증가된 모세혈관 투과성.** 대부분 모세혈관의 구조는 내부 물질이 interstitial fluid(사이질액, 간질액)로 누출하는 것을 막는다. 염증매개체는 투과성을 증가시키거나 국소 모세혈관 층의 '누출'을 증가시킨다. 이는 단백질이 풍부한 액체가 혈관에서 조직으로 새어 나오게 하여 sweling(부종)을 유발한다. 체액 내 단백질에는 fibrinogen(피브리노겐)과 같은 응고단백질과 보체 단백질 및 조직 복구에 필요한 단백질들이 포함된다.
- **통증 발생.** 많은 염증매개체, 특히 브라디키닌과 프로스타글란딘은 감각신경세포의 말초과정에서 활동전위를 유발시킨다. 이는 pain(통증)으로 이어지고, 수많은 보호기능을 수행한다. 통증은 조직이 손상되었을 때, 조직이 더 손상되는 것을 피할 수 있게 하며 일시적인 기능상실을 일으키기도 한다.
- **다른 세포의 모집: 화학주성.** 염증매개체의 마지막 효과는 chemotaxis(화학주성) 과정을 통해 백혈구가 손상된 부위로 모집(recruitment)되는 것이다. 염증매개체는 많은 백혈구, 특히 큰포식세포와 호중구를 끌어 당기고 활성화시킨다. 이러한 현상이 일어날 때, 보체 단백질도 활성화된다.

Part 2: Phagocyte Response 2단계: 포식세포 반응

염증반응의 두 번째 요소는 병원체와 세포 찌꺼기를 포식하는 포식세포이다. 포식세포의 출현과 활성화는 단계별로 나뉘는데, 이는 포식세포가 특정 부위에 들어가고, 발생하는 작용에 근거한다. 2단계는 다음과 같이 진행된다(그림 20.12).

① **국소 큰포식세포가 활성화된다.** 세포손상이 일어난 몇 분 만에 조직 내, 이미 존재하는 큰포식세포가 확장하고 병원체와 손상세포에 대한 식균작용이 시작된다. 수는 적지만, 처음 1시간 내에 존재하는 유일한 포식세포 또는 염증반응의 유일한 포식세포인 이러한 '최초 대응자'는 침입한 병원체를 억제하는데 중요한 기능을 수행한다.

② **호중구는 화학주성에 의해 손상된 조직으로 이동하고 박테리아와 세포 찌꺼기를 탐식한다.** 몇 분 후, 혈액에서 나온 호중구는 손상된 조직으로 이동한다. 염증매개체와 활성 보체 단백질은 호중구를 끌어 당기고, 이들은 혈액을 떠나 조직으로 들어가게 한다(그림 20.12). 염증매개체는 손상된 부위의 모세혈관 내피를 '끈적거리게' 만들고, 호중구를 모세혈관벽에 달라붙게 하는데, 이것을 margination(변연추향)이라 한다. 또한 염증매개체는 모세혈관 투과성을 증가시켜, 호중구가 손상된 조직 쪽으로 나아가도록 endothelial cell(내피세포) 사이에 충분한 공간을 만드는데, 이것을 diapedesis(혈구누출)라고 한다. 일단 호중구는 조직에서, 박테리아와 다른 세포 찌꺼기들을 파괴하기 시작한다. 호중구는 죽기 전에 오직 하나의 미생물만을 잡아먹을 수 있다. 이 기간 동안, 골수 내에 저장된 호중구는 혈액으로 방출되고, 빠른 시간내에 순환 호중구의 급격한 증가를 가져오게 된다.

③ **화학주성에 의해 단핵구는 조직으로 이동하고, 큰포식세포가 되어 병원체와 세포 찌꺼기를 포식한다.** 화학주성에 의해 조직으로 이동한 단핵구는 호중구와 같은 방법으로 혈액을 빠져 나간다. 손상된 조직 내에서 단핵구는 확대되고 성숙하여 큰포식세포가 되어 호중구와 함께 병원체와 손상된 세포를 잡아 먹는다. 이 반응은 단핵구가 성숙하는데, 수 시간이 걸리고, 단핵구가 골수와 순환 내 저장된 호중구보다 훨씬 적기 때문에 호중구의 반응보다 훨씬 느리다. 그러나 단핵구는 호중구보다 오래 살고 더 공격적이다.

④ **골수는 백혈구 생성을 증가시켜 백혈구증가증으로 이어진다.** 최종 반응은 백혈구가 생성되는 골수에서 일어난다. 활성화된 포식세포에 의해 생성된 사이토카인은 골수 내 세포에 작용하여 3~4일에 걸쳐 호중구와 단핵구의 생산을 증가시킨다. 이는 보통 '높은 백혈구수'로 불리는 상태인 leukocytosis(백혈구증가증)로 이어진다. 백혈구수가

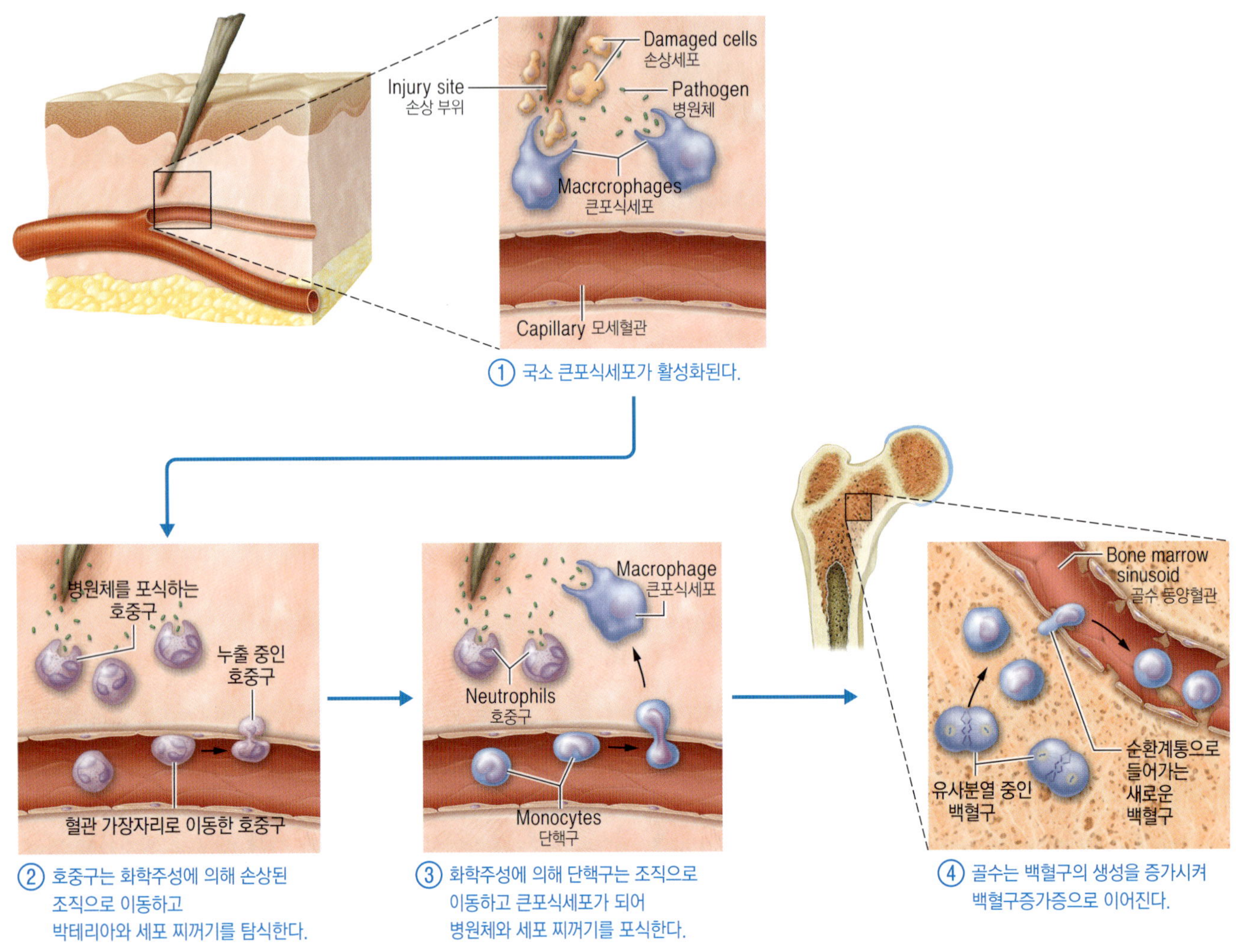

그림 20.12 염증반응, 2단계: 포식세포 반응. 이 과정은 변연추향, 혈구 누출, 화학주성 및 포식작용의 과정을 수반한다.

증가하면 손상된 부위를 깨끗하게 하고, 병원체를 제거하므로 섬유모세포와 같은 세포들이 치유 과정을 시작할 수 있다.

손상된 조직 내의 호중구와 포식세포는 병원체와 손상된 세포를 소화시킨다. 결국, 모든 호중구와 많은 큰포식세포는 스스로 죽게 된다. 죽은 백혈구와 죽은 조직세포 및 액체의 축적은 pus(고름)로 알려진 희끄무레한 혼합물을 야기하는데, 이와 같이 고름으로 찬 상처를 purulent(화농성)라 한다. 일반적으로 고름을 감염과 연관짓지만, 고름은 단지 염증반응이 일어났음을 의미한다. 그러나 다른 세포손상에 의해 생성되는 것보다 특정 박테리아 감염에서 기인한 염증이 있을 때 훨씬 더 많은 고름이 발견되는 경향이 있다. 실제로, pyogenic bacteria(화농성 박테리아)로 알려진 특정 박테리아들은 화농성의 상처를 일으킨다. 일반적으로 고름은 치유되면서 주위 조직과 lymphatic vessel(림프관)로 흡수된다.

확인하기

- ☐ 6. Inflammation(염증)의 4가지 기본 징후는 무엇인가?
- ☐ 7. Inflammatory mediator(염증매개체)란 무엇이며, 어떠한 일을 하는가?
- ☐ 8. Inflammatory response(염증반응)에서 phagocyte(포식세포)의 역할은 무엇인가?

Fever 발열

질병의 가장 현저하고 불쾌한 증상 중 하나는 fever(발열)이다. 발열은 체온이 36~38℃ 사이인 정상범위보다 높은 것으로 정의되며, 발열이 있는 사람을 febrile(열성)이라 한다. 발열이 일어날 수 있는 경우는 많지만, 지금은 immune system(면역계통)과 관련된 발열에 대해서만 알아본다.

발열은 염증처럼 세포손상에 대한 선천적 반응이다. 발

열은 손상세포 또는 특정 박테리아로부터 pyrogen(발열원)으로 불리는 화학물질이 방출될 때 일어난다. 발열원은 조절된 많은 생리적 변수의 항상성을 조절하는 사이뇌(뇌의 중심핵)의 작은 부분인 시상하부에서 작용한다. 일반적으로 시상하부는 인체의 온도조절장치 역할을 하고, 발열원은 시상하부의 온도조절을 더 높은 범위로 재설정하는 역할을 한다. 이와 같이 높게 설정된 범위에서 시상하부는 정상체온을 너무 낮게 인식하여 음성되먹임고리를 작동시킨다. 다시 말해, 시상하부가 체온을 높은 범위로 높이기 위한 반응을 유발하기 때문에 발열이 있을 때, 우리는 추위 또는 오한을 느끼는 것이다. 즉, 새로운 set point(설정값)까지 체온을 올리기 위해 열을 발생시키는 근육활동의 증가와 몸 떨림의 징후 등이 나타난다.

발열은 무슨 역할을 할까? 아직 정확한 원인이 밝혀지지

표 20.1 면역의 일차방어선과 이차방어선

구성요소	설명	기능
일차방어선: 표면장벽		
Skin(피부)	더 깊은 결합조직을 가진 중층편평, 각질화 상피; 피부기름샘 및 땀샘이 해당됨	병원체나 기계적 외상으로부터 보호하는 단단하고 연속적인 바깥층을 제공; 분비물은 미생물의 성장을 막음
Mucous membranes(점막)	인체의 바깥쪽으로 열려있는 모든 표면을 따라 늘어선 상피막; 술잔세포가 점액을 분비함	끈적한 점액이 있는 연속 표면이 병원체를 포획하고, 더 깊은 곳의 세포와 작용하는 것을 막음
Secretions(분비물)	피부기름샘에 의해 생성된 피지; 점막에 의해 생성된 점액; 위에서 분비된 산; 피부 및 점막에 의해 생성된 디펜신	병원체의 성장을 막거나 억제함; 병원체와 찌꺼기를 포획함
Normal flora(정상균 무리)	피부와 점막에 서식하는 대부분의 박테리아 종으로, 일반적으로 질병을 일으키지는 않음	공간과 자원을 차지하기 위해 병원성 박테리아와 싸움; 다른 박테리아의 성장을 막거나 억제함
이차방어선: 내부 방어		
세포		
Phagocytes(포식세포)	큰포식세포, 호중구, 호산구, 가지세포가 해당됨	병원체, 손상된 세포 및 세포 찌꺼기를 섭취함; 병원체에 독성물질을 분비함; T세포에 항원을 제시함
NK cells(자연살해세포)	림프구와 관련된 비포식성세포	특정 암세포 및 특정 바이러스에 감염된 세포를 표적하여 파괴함
Basophils cells(호염기구) 및 Mast cells(비만세포)	염증매개체를 함유하고 있는 과립을 가진 비포식성세포	염증반응을 매개함
항균성 단백질		
Complement(보체)	간에서 생산되는 약 30가지 혈장 단백질 그룹	세포 용해를 매개함; 염증을 강화함; 바이러스에 결합하여 중화시킴; 옵소닌화를 통해 포식작용을 강화함; 면역복합체의 제거를 유도함
Tumor necrosis factor (종양괴사인자)	주로 특정 박테리아 및 다른 병원체에 반응하여 활성화된 큰포식세포에 의해 분비되는 사이토카인	종양세포의 죽음을 유도함; 독감 유사 증상을 일으킴; 포식세포를 끌어당기고 자극함
Interferons(인터페론)	일반적으로 세포내 병원체 감염에 대한 반응으로 여러 가지 세포 유형에 의해 생성된 사이토카인	이미 감염된 세포 근처에서 감염된 세포의 바이러스를 차단함; 독감 유사 증상을 유발함
Interleukins(인터루킨)	일부 면역세포에 의해 생성된 많은 종류의 사이토카인	독감 유사 증상을 유발함, 골수에 의한 호중구 생산을 자극함, 자연살해세포와 인터페론 생산울 자극, T세포 활성을 포함한 다양한 작용을 함
세포손상에 대한 선천반응		
Inflammation(염증)	혈관확장, 모세혈관 투과성 증가, 통증, 포식세포 동원을 특징으로 하는 세포손상에 대한 비특이적 반응	면역세포를 조직손상 부위로 끌어들여 세포 찌꺼기를 제거하고, 병원체 영역을 제거하여 치유를 촉진
Fever(발열)	발열원에 의해 정상체온에 대한 시상하부의 set point (설정값)가 더 높은 값으로 재설정	불확실한 목적; 포식세포가 더 효과적으로 기능하도록 돕기 위함으로 추정됨

는 않았지만, 현재까지 가장 설득력 있는 가설은 포식세포가 약간 높은 체온에서 보다 효과적으로 기능하므로, 염증을 일으킨 원인으로부터 회복 속도를 빠르게 하는데 도움을 준다는 것이다.

열은 자연적으로 또는 특정 약물의 작용을 통해 완화되거나 내려갈 수 있다. Antipyretic(해열제)은 염증에 의한 열을 내리게 하는 약물이다. 대부분의 해열제는 항염증제와 같은 방식으로, 프로스타글란딘의 생성을 억제함으로써 작용한다. Aspirin(아스피린)이나 ibuprofen(이부프로펜) 같은 항염증제 또한 해열제이다. 열을 내리게 하는 정확한 기전과 상관없이, 시상하부가 정상체온 범위를 재설정한 결과이다.

임상적 관점에서 열은 인체 어딘가에서 일어나는 염증 과정의 중요한 경고 신호이다. 이는 심한 외상, 화상, 출산 후에 전염성 병원체가 없는 경우에도 발열이 나타날 수 있다는 사실에 의해 입증된다. 또한 발열이 감염과 관련이 없다는 것도 중요한 사실이다. 열사병이나 특정 뇌질환 및 약물에 대한 반응은 발열을 유발하지만, 이러한 열은 항염증 약물의 투여로는 떨어지지 않는다.

일차방어선과 이차방어선의 구성요소에 대한 내용은 표 20.1을 참조한다.

확인하기

- ☐ 9. 상승된 체온 및 fever(발열)의 일반적인 징후를 일으키는 것은 무엇인가?
- ☐ 10. 고열의 이점은 무엇인가?

20.4 적응면역: 세포매개면역

Adaptive Immunity: Cell-Mediated Immunity

학습목표

1. Antigen(항원), hapten(합텐), antigenic determinant(항원결정인자), self antigen(자가항원)의 차이점에 대해 설명할 수 있다.
2. 항원전달세포의 역할을 포함한 T lymphocyte (T림프구)의 활성화, 분화 및 증식의 과정을 설명할 수 있다.
3. T림프구의 종류를 비교 · 대조할 수 있다.
4. MHC 항원의 두 가지 유형을 기술하고, 기능을 설명할 수 있다.
5. Immunological memory(면역기억)의 목적을 기술하고, 어떻게 발달하는지 설명할 수 있다.
6. 이식된 장기 또는 조직이 거부되는 과정을 기술하고, 어떻게 예방될 수 있는지 설명할 수 있다.

Cell-mediated immunity(세포매개면역)는 adaptive immunity(적응면역)이며 CD4 cells (CD4세포)로 알려진 helper T cell (T_H세포, 보조 T세포)과 CD8 cell (CD8세포)로 알려진 cytotoxic T cell (T_C세포, 세포독성 T세포)을 포함하는 상이한 부류의 T세포에 의한 면역이다. 이러한 세포는 주로 세포 내 바이러스, 세포 내 박테리아 등의 pathogen(병원체)에 감염된 세포, 암세포, 이식된 장기의 이종세포에 반응한다.

이 장에서는 T세포 활성화로 시작하여 T_H세포와 T_C세포 효과로 끝나는 세포매개 반응을 추적한다. 다른 면역유형 간의 차이뿐만 아니라 세포매개, 항체매개, innate immunity(선천면역) 반응 사이의 광범위한 상호작용에 대해서도 주목해야 한다. 이번 절은 세포매개면역이 이식된 조직 또는 장기의 거부반응과 어떤 관련이 있는지, 그리고 이러한 거부반응을 막기 위해 이루어져야 하는 것은 무엇인지에 대해 학습할 것이다.

Antigen 항원

Antigen(항원)은 B cell (B세포) 또는 T cell (T 세포)이 인지하는 물질이다. 항원은 보통 펩타이드지만 탄수화물, 지질, 금속같은 물질일 수도 있다. 일반적으로 이러한 물질들은 완전한 항원의 기능을 하기 위해 펩타이드와 결합되어야 한다.

오직 특정 항원만 immune system(면역계통)으로부터 반응을 일으키는데, 이러한 능력을 가진 항원을 면역원이라고 한다[immune generating(면역생성)]. Self antigen(자가항원)은 자가세포에 존재하는데, 이는 인체의 면역원이 아니다. 일부 매우 작은 항원인 hapten(합텐, 불안전항원)은 단백질 운반체에 부착된 경우에만 면역작용을 한다.

항원은 외인성과 내인성으로 분류된다. Exogenous antigen(외인성 항원)은 세포 외부에서 발생하며, phagocytosis(포식작용)에 의해 세포 내로 들어간다. 그러나 endogenous antigen(내인성 항원)은 다음 두 가지 중 하나이다. 첫 번째는 세포 내 박테리아처럼 세포 내에 사는 병원균에 존재하는 foreign antigen(외부항원)이 있다. 두 번째는 정상적인 자가항원, 돌연변이 DNA에 의한 종양항원과 이종 바이러스항원이 있다. 외인성은 '외부'를, 내인성은 '자가'를 의미하는 것으로 생각하기 쉽지만, 내인성 항원은 외부항원과 자가항원 모두가 될 수 있다.

T Cell Response to Antigen Exposure
항원 노출에 대한 T세포의 반응

T세포는 골수에서 형성되지만, thymus(가슴샘, 흉선)로 이동하여 성숙된다(그림 20.13). 뚜렷하게 구별되는 모든 T세포의 표면은 특정 항원과 결합하는 T cell receptor (T세포 수용기)를 가지고 있으며 특정 항원에 반응할 수 있는 T세포의 집단을 clone(클론)이라고 한다.

일부 T세포 클론은 병원체를 인식하고, 이에 반응할 수 있는 반면, 그렇지 않은 T세포 클론도 존재한다. 가슴샘은 이러한 세포를 가려내고, 항원을 인식하지 못하는 클론은 파괴한다. 이는 각각의 세포에 immunocompetent(면역능력)가 있도록 하거나, 외부항원에 대한 정상적인 반응을 시작할 수 있게 한다. Self-reactive T cell(자가반응 T세포)로 알려진 다른 T세포 클론은 자가항원을 이물질로 인식하고 자가세포를 공격하기도 한다. 이러한 자가반응 T세포는 파괴되어 self tolerance(자가관용)를 유지하고, T세포가 자가세포를 공격하는 것을 막는다. 모든 T세포의 95% 이상이 가슴샘에서 이러한 방식으로 제거되며, 살아남은 T세포는 성숙되어 순환계통으로 방출된다. 아직 특정 항원과 만나지 않았기 때문에 naive T cell(나이브 T세포)은 결국 혈액, lymphoid organ(림프기관)과 lymphatic tissue(림프조직) 내에 존재한다.

MHC Molecule and Antigen Presentation
MHC 분자와 항원 제시

T세포는 항원과 직접 상호작용할 수 없고, major histocompatibility complex molecule (MHC 분자, 주조직적합 복합체분자)로 불리는 당단백질과 결합된 항원 조각하고만 상호작용할 수 있다. MHC 분자는 조직과 장기의 제공자 또는 수여자의 적합성에 대한 주요 결정인자이다. MHC 분자는 거의 모든 유핵세포에서 발견된다. 그러나 적혈구의 표면에 존재하지 않으므로 다른 기관이나 조직에 비해 혈액은 기증하기가 훨씬 수월하다.

MHC 분자는 본질적으로 항원의 특정 구성요소에 대한 'docking sites(정박부위)'의 역할을 하여 나이브 T세포에 나타난다. MHC 분자에는 두 가지 유형이 있는데, class I MHC molecule (class I MHC 분자)은 거의 모든 유핵세포의 형질막 표면에서 발견된다. 반면, class II MHC molecule (class II MHC 분자)은 dendritic cell(가지세포, 수지상세포), macrophage(큰포식세포, 대식세포), B lymphocyte (B 림프구)를 포함한 APCs (antigen-presenting cells, 항원제시세포)의 표면 위에서만 발견된다. 일반적으로 naive cytotoxic T cell(나이브 T_C세포, 나이브 세포독성 T세포)은 오직 class I MHC 분자와 상호작용하는 반면, naive helper T cell(나이브 T_H세포, 나이브 보조 T세포)은 class II MHC 분자와 교류한다. 이 두 종류의 분자가 제시하는 항원의 유형 또한 다르다. Class I MHC 분자는 내인성 항

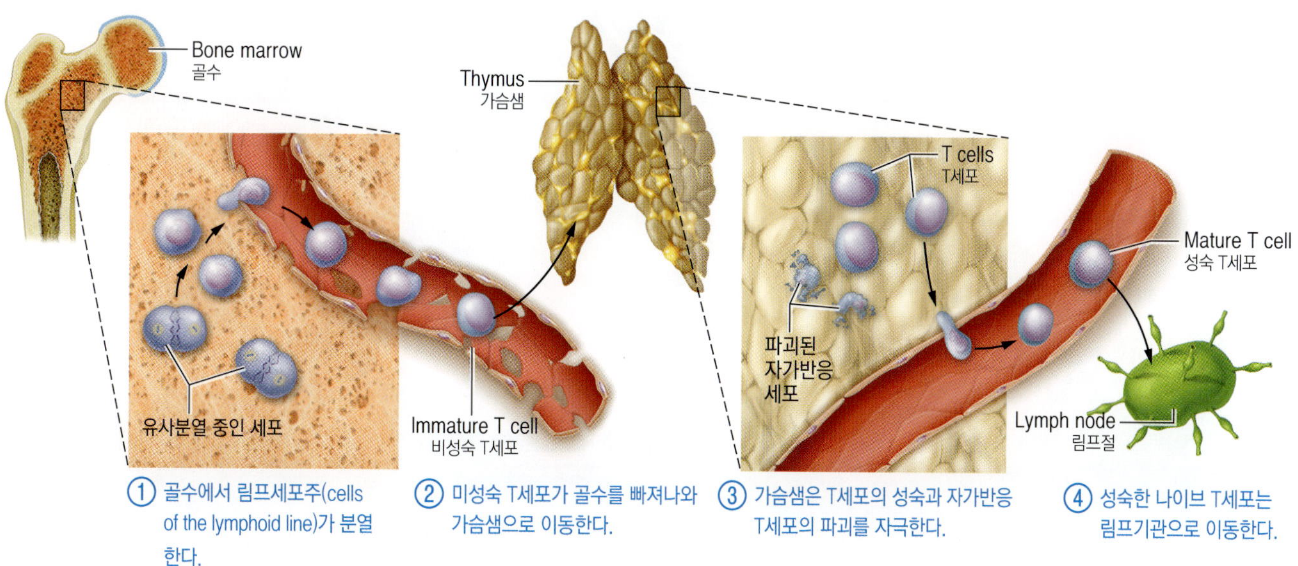

그림 20.13 T세포 성숙

원을 제시하는 반면, class II MHC 분자는 외인성 항원을 제시한다.

Class I MHC 분자가 내인성 항원을 처리하고 표시하는 기본 단계는 다음과 같다(그림 20.14a).

① **세포가 자가항원 또는 외부항원을 합성한다.** 세포내 박테리아와 같은 일부 foreign endogenous antigen(외부 내인성 항원)은 세포에 의해 합성되지 않는다.

② **항원은 세포질액 효소에 의해 분해된다.**

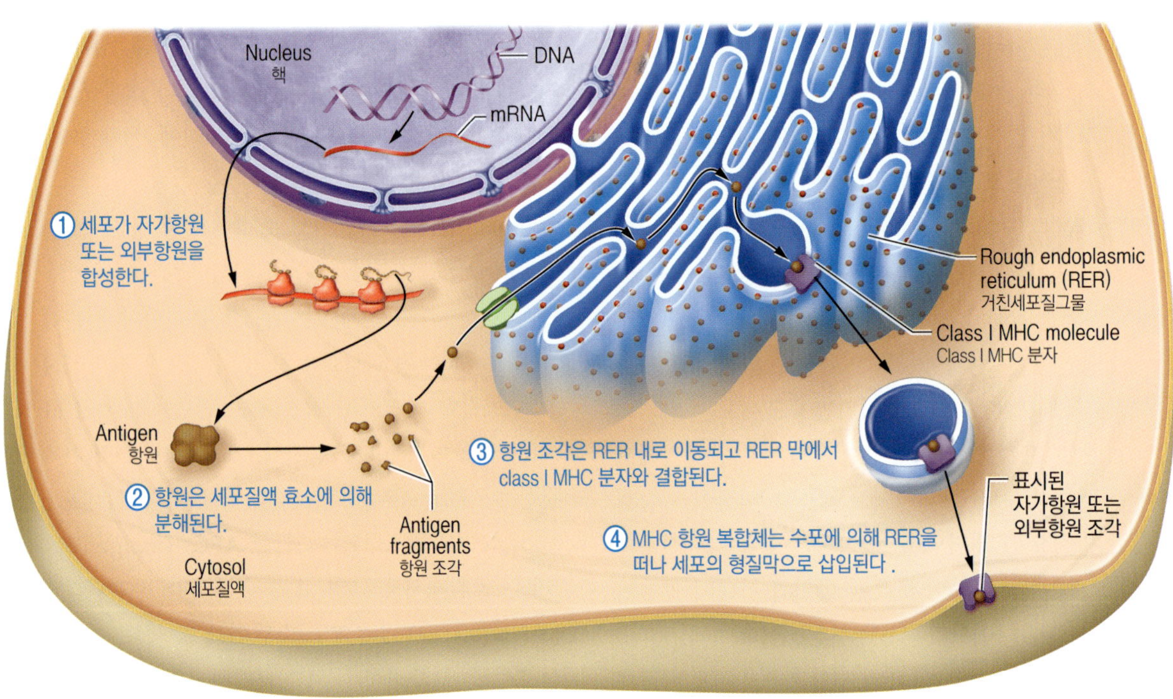

(a) Class I MHC 분자가 내인성 항원을 처리 및 표시한다.

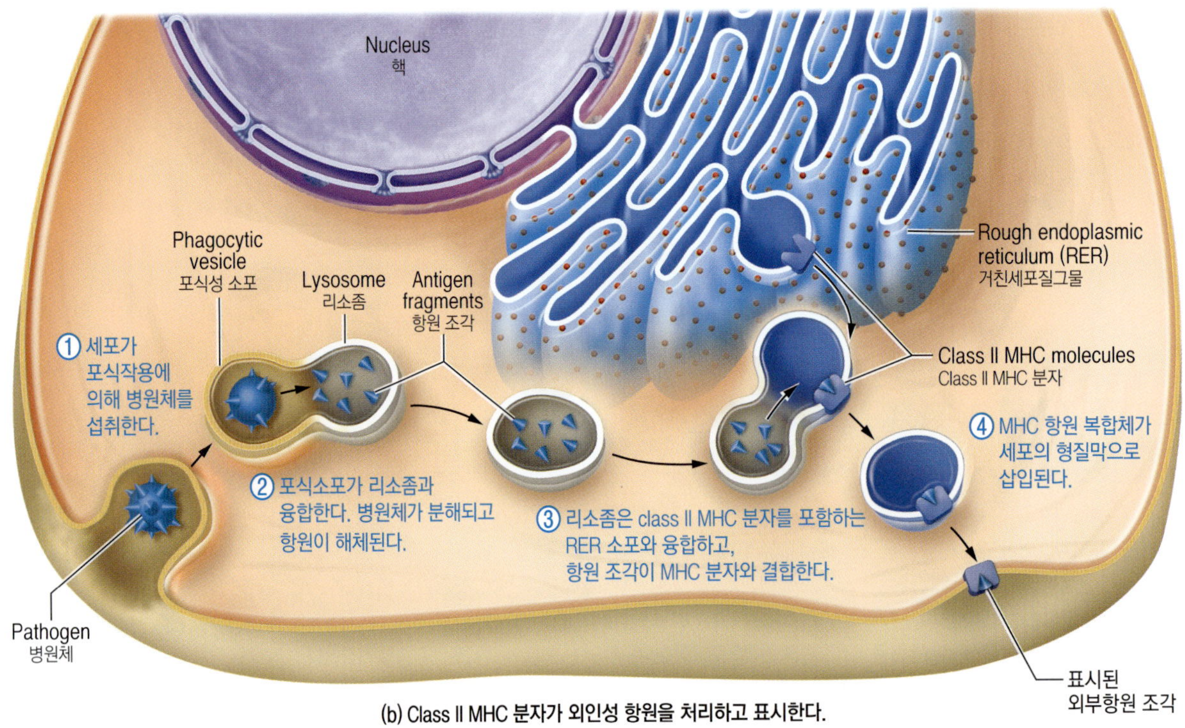

(b) Class II MHC 분자가 외인성 항원을 처리하고 표시한다.

그림 20.14 MHC 분자에 의한 항원의 처리 과정과 표시

③ **항원결정인자를 포함하고 있는 항원 조각은 RER (rough endoplasmic reticulum, 거친세포질그물, 과립형질내세망) 내로 이동되고, RER 막에서 class I MHC 분자와 결합된다.**

④ **MHC 항원 복합체는 vesicle(수포)에 의해 RER을 떠나 세포의 형질막으로 삽입된다.**

Class II MHC 분자가 외인성 항원을 처리하고 표시하는 기본 단계는 다음과 같다(그림 20.14b).

① **세포가 포식작용에 의해 병원체를 섭취한다.**

② **포식소포가 lysosome(리소좀)과 융합한다. 병원체가 분해되고 항원이 해체된다.**

③ **리소좀은 class II MHC 분자를 포함하는 RER 소포와 융합하고, 항원 조각이 MHC 분자와 결합한다.**

④ **MHC 항원 복합체가 세포의 형질막으로 삽입된다.**

MHC 분자에 부착된 형질막에 표시되는 항원의 일부는 두 과정 모두 동일한 결과로 끝난다. 이러한 MHC 항원 복합체는 T세포와 상호작용하며, T세포를 활성화시킨다.

T Cell Activation, Clonal Selection, and Differentiation T세포 활성, 클론 선택과 분화

나이브 T세포가 MHC 분자와 상호작용하여 활성화되는 방법에 대해 알아보자. 나이브 T세포의 활성화 과정은 T_C세포와 T_H세포에서 매우 유사하며, 주된 차이점은 관련된 MHC 분자의 유형이다. 전반적인 과정은 다음과 같은 단계로 구성된다(그림 20.15).

① **가지세포는 그들의 MHC 분자에 항원 조각을 표시하고, MHC 항원 복합체는 특정 나이브 T_H 세포와 T_C세포 클론 수용기에 결합한다.** T세포 활성화 과정은 가지세포가 MHC 분자에 처리한 항원 조각을 표시하는 것으로 시작한다. 각 MHC 항원 복합체만의 특정 T세포 클론에 항원을 제시하는 것이다. T세포 수용기가 복합체를 인식하고 결합하면, T세포 내에서 여러 가지 변화가 유발되고 활성화 과정이 시작된다. 이러한 과정은 항원이 특정 T세포 클론을 선택하기 때문에 clonal selection(클론 선택)으로 알려져 있다.

② **T_H세포와 T_C세포는 공동자극인자와 결합하고 활성화된다.** 일반적으로 T세포 수용기는 MHC 항원 복합체보다 낮은 친화성을 지니는데, 이는 불필요한 나이브 T세포의 활성화를 막는 보호기전이다. 완전한 T세포 활성화는 나이브 T세포가 co-stimulators(공동자극인자)로 불리는 세포의 다른 분자와의 교류를 필요로 한다.

③ **활성화된 T_H세포와 T_C세포의 클론은 작동세포와 기억 T세포로 증식하고 분화한다.** T_H세포와 T_C세포는 활성화되면, 그 수가 증가하며, effector cell(작동세포) 또는 즉각적인 효과를 일으키는 세포와 memory T cell(기억 T세포)로 분화된다. 기억 T세포는 세포매개 immunological memory(면역기억)를 담당하며, 이후 항원 노출에 보다 효과적이고 빠르게 반응한다. 기억 T세포는 공동자극인자를 필요로 하지 않기 때문에 더욱 빠르게 반응할 수 있게 된다.

APCs인 가지세포가 어떻게 T_C세포를 활성화시킬 수 있는지 궁금할 것이다. APCs는 class II MHC 분자를 표시하지 않을까? Class I MHC 분자는 가지세포를 포함하여 거의 모든 유핵세포의 표면에서 발견된다. 그리고 가지세포는 cross-presentation(교차제시) 과정을 거치는 독특한 능력을 지니며, 이러한 과정에서 삼킨 일부 바이러스와 박테리아 항원을 class I MHC 분자에 표시할 수 있으며, 이 방식으로 나이브 T_C세포와 상호작용하고 활성화시킬 수 있다. 이러한 과정이 끝나면, 작동 T세포가 완전히 활성화된다.

확인하기

☐ 1. MHC 분자란 무엇인가?
☐ 2. Class I MHC 분자와 class II MHC 분자는 어떻게 다른가?
☐ 3. T세포는 어떻게 활성화되는가?

Effect of T Cell T세포의 영향

T_H세포와 T_C세포는 상호작용하며 적절한 기능을 위해 서로 의존함에도 불구하고 서로의 역할은 매우 다르다.

Role of T_H Cell T_H세포의 역할

T_H세포는 포식이나 세포독성 능력을 지니고 있지 않으며, 주로 cytokine(사이토카인)의 분비를 통해 영향을 발휘하며, immune response(면역반응)의 다양한 성분을 활성화하고 향상시킨다. 활성화된 작동 T_H세포의 주요 역할은 다음과 같다(그림 20.16).

- **선천면역: 큰포식세포 자극.** T_H세포가 interleukin-3(IL-3, 인터루킨-3)를 분비하고, 이는 큰포식세포를 자극하여 더욱 효율적인 phagocyte(포식세포)가 되게 한다. 또한 큰포식세포가 interleukin-12(IL-12, 인터루킨-12)를 생성하게 하는데, 이는 양성되먹임고리의 핵심원리로 T_H세포를 자극하여 더 많은 IL-3를 생성하게 한다.

① 가지세포는 그들의 MHC 분자에 항원 조각을 표시하고, MHC 항원 복합체는 특정 나이브 T_H세포와 T_C세포 클론 수용기에 결합한다.

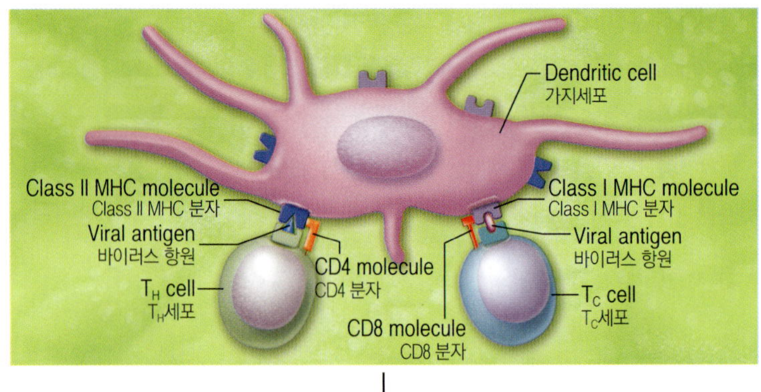

② T_H세포와 T_C세포는 공동자극인자와 결합하고 활성화된다.

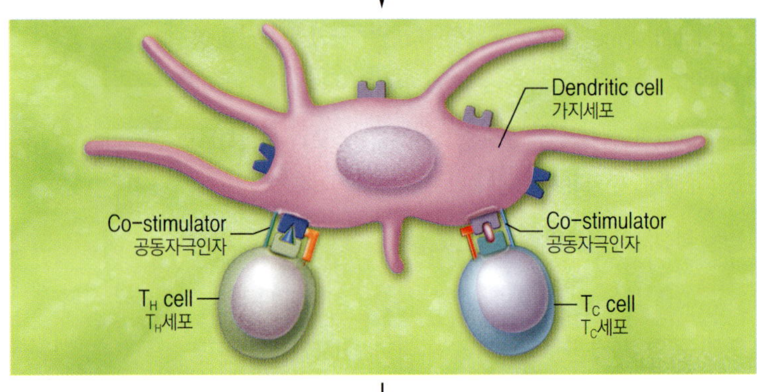

③ 활성화된 T_H세포와 T_C세포의 클론은 작동세포와 기억 T세포로 증식하고 분화한다.

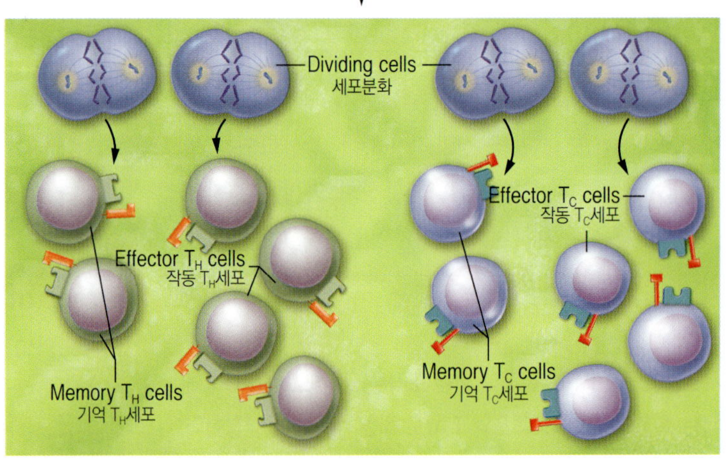

그림 20.15 T세포 활성, 클론의 선택과 분화

- **적응 세포매개면역: T_C세포의 활성화.** T_H세포는 T_C세포 활성화에 필요한 interleukin-2(IL-2, 인터루킨-2)를 분비한다. T_H세포와 IL-2의 부재의 경우 대부분의 T_C세포는 활성화되지 못한다.
- **적응 항체매개면역: B세포 자극.** T_H세포가 직접 B세포에 결합하여 증식하고 분화되도록 자극한다. 또한 다양한 interleukin(인터루킨)을 분비하여 B세포의 증식을 자극하고 항체 생성을 늘린다. T_H세포는 B세포의 활성화에 매우 중요한 역할을 하며, B세포가 면역반응을 시작하도록 돕는다.

선천적 항체매개면역과 세포매개면역을 포함한 면역계통의 모든 역할이 구성요소가 정상적인 기능을 하기 위해서는 T_H세포의 역할이 필요하다.

Role of T_C Cell T_C세포의 역할

T_C세포의 주요 기능은 이름처럼 다른 세포를 제거하는 것인데, 특히 class I MHC 분자와 결합된 외부항원을 가진 세포를 제거한다. Class I MHC 분자와 상호작용하는 능력은 암

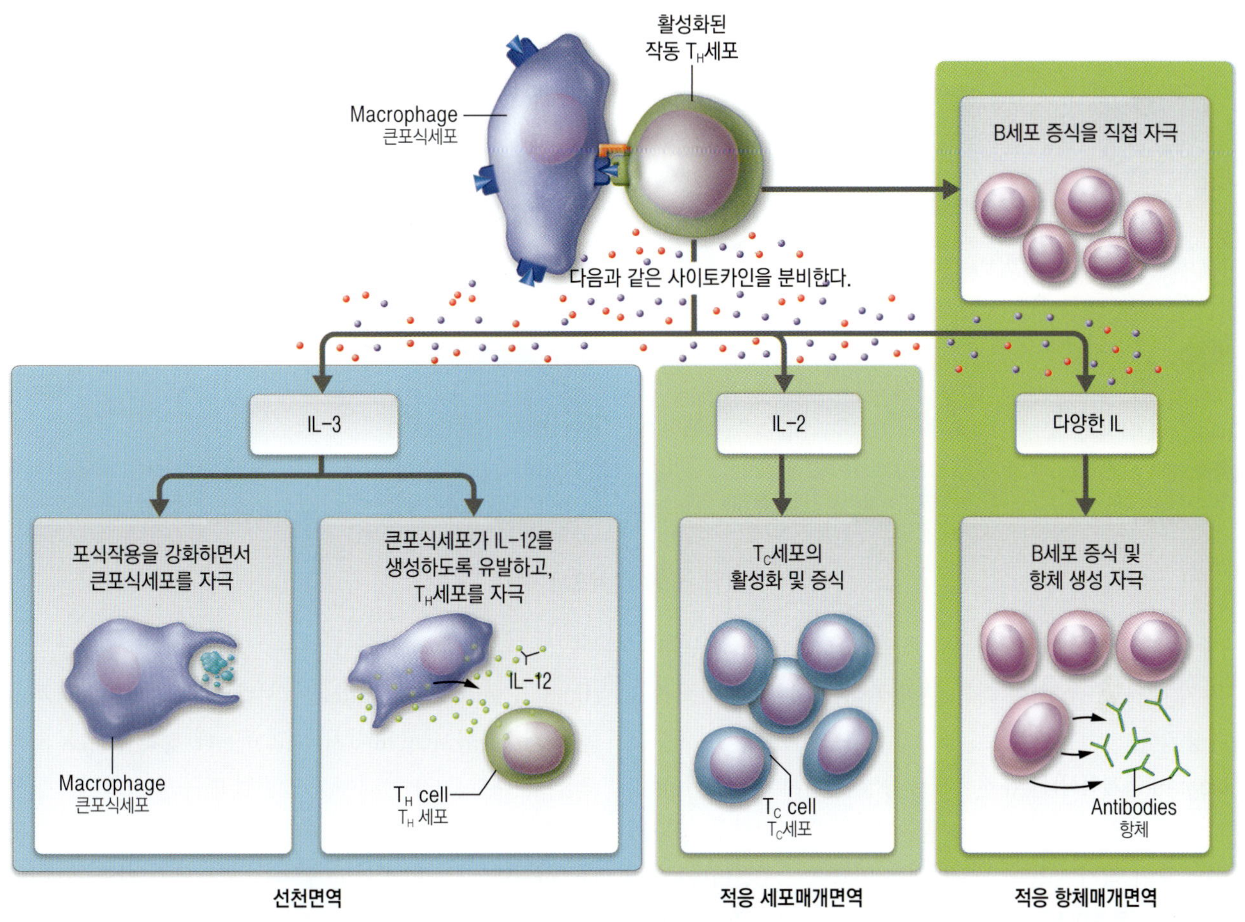

그림 20.16 T_H세포의 작용

세포, 외부 세포, 바이러스, 박테리아와 같은 세포내 병원체에 감염된 세포를 검출하는데 있어 중요하다. T_C세포는 T_H세포와 동일한 방식으로 활성화되며, 완전히 활성화되기 위해 추가적으로 T_H세포로부터의 IL-2가 필요하다. 이러한 보호기전은 비정상적인 T_C세포의 활성화를 막는다.

T_C세포의 기능은 다음과 같다(**그림 20.17**). ①활성화된 T_C세포는 표적세포와 결합하고, ②perforin(퍼포린)으로 불리는 단백질을 방출하여 표적세포의 형질막에 구멍을 만든다. ③T_C세포는 표적세포의 세포액내로 들어갈 수 있는 효소를 방출하는데 이러한 효소는 표적세포의 단백질분해 반응을 촉진시켜, 결국 표적세포 DNA의 분열과 세포사멸을 가져온다. 또한 T_C세포는 표적세포의 형질막 단백질과 결합하여 apoptosis(세포자멸) 과정 또는 프로그램화된 세포사멸(programmed cell death)을 유도한다. ④표적세포가 분해되기 시작하면, T_C세포는 떨어져 나와 새로운 표적세포를 찾기 시작한다.

T_C세포는 유기체의 건강유지에 있어 중요한 역할을 수행하지만, 문제를 유발하기도 한다. 특정 유형의 allergy(알레르기)와 이식된 장기의 거부반응은 T_C세포와 관련이 있다.

확인하기

- ☐ 4. T_H세포는 다른 면역세포와 어떻게 다르며, 주요 기능은 무엇인가?
- ☐ 5. T_C세포의 주요 기능은 무엇인가?

Organ and Tissue Transplantation and Rejection 장기 또는 조직의 이식과 거부

동일하지 않은 개체 간 장기 또는 조직을 이식하는 능력은 20세기의 위대한 의료 발전 중 하나였다. 심장, 허파, 간, 콩팥, 췌장 및 골수이식은 매년 수천 명의 생명을 구하고 있으며, 성공률 또한 계속 증가하고 있는 추세이다.

조직 및 장기 transplant(이식)의 네 가지 종류는 다음과 같다.

- **Autograft(자가이식)**는 동일한 개체의 한 부위에서 다른 부위로 조직을 이식하는 것이다. 예로는 화상과 같은 외상에 의해 손상된 피부를 치료하기 위해 인체의 일부분

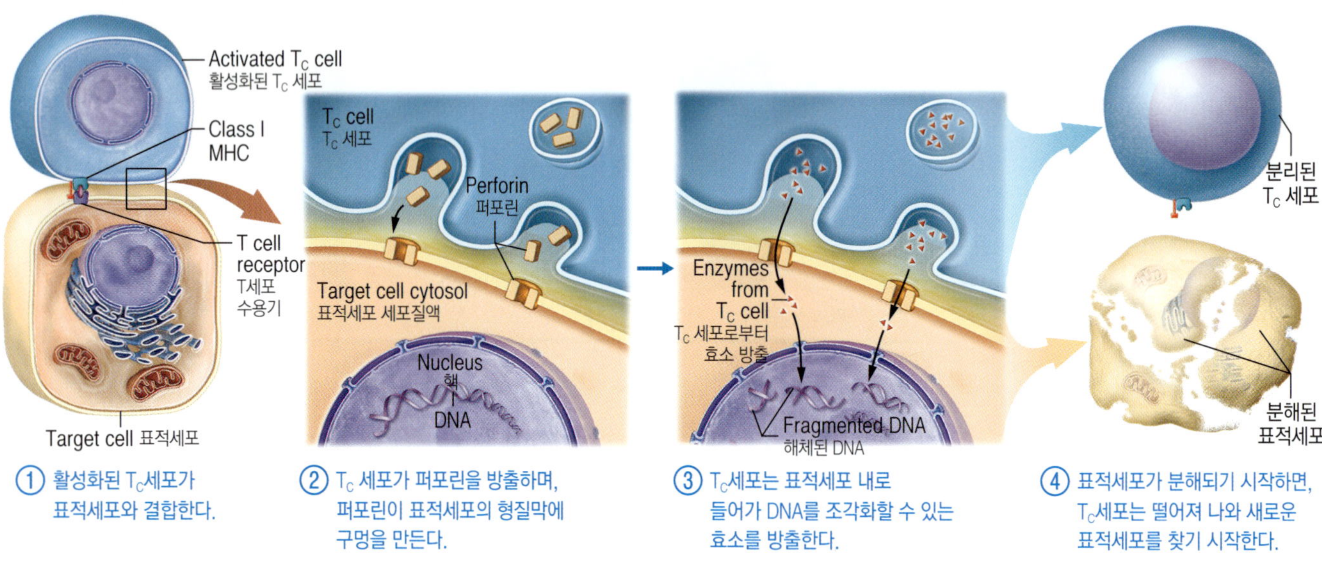

그림 20.17 T_C세포의 기능

을 제거(remove)하여 다른 부위에 배치하는 피부이식이 해당된다.

- **Isograft(동계이식)**는 유전적으로 동일한 개체 사이에서 장기와 조직을 이식하는 것을 말한다. 하지만 일란성 쌍둥이의 수가 적기 때문에 동계이식은 비교적 드문편이다.
- **Allograft(동종이식)**는 가장 흔한 유형의 이식으로 동일한 종의 동일하지 않은 개체 사이에서 장기 또는 조직을 이식하는 것을 말한다.
- **Xenograft(이종이식)**는 상대적으로 드문 방법으로 돼지나 인간같이 서로 다른 종의 두 개체 사이에서 장기 또는 조직을 이식하는 것을 말한다.

자가이식과 동계이식은 class I MHC 분자에 결합된 항원이 이물질로 인식되지 않기 때문에 T_C세포의 반응이 일어나지 않는다. 그러나 동종이식과 이종이식은 장기수여자의 면역계통이 이물질로 인식하는 항원을 포함하고 있기 때문에 치료되지 않을 경우, 면역계통의 반응을 일으켜 장기나 조직에서 rejection(거부반응)이 발생할 수 있다. 거부된 장기나 조직은 제대로 기능하지 못하게 되고, 이후 T_C세포가 세포를 파괴하면서 죽는 necrosis(괴사)가 진행된다. 거부반응은 장기 부전과 혈전 그리고 괴사 조직의 다른 합병증으로 인해 이식 수여자를 사망에 이르게 할 수도 있다.

이식의 거부반응은 명백히 예방되어져야 하는 것으로, 두 가지 방법이 있다. 첫 번째 방법은 동종이식 항원이 수여자의 항원과 가능한 유사하도록 하는 것이다. 수여자의 HLA (human leukocyte antigen, 사람백혈구항원)와 유사성이 높은 제공자를 match(일치)라고 하는데 정확한 HLA 일치는 드물며, 대부분 가족 내에서 발견될 가능성이 크다. 예를 들어, 형제 자매는 HLA가 정확히 일치될 확률이 25% 정도이다. 하지만 다행히 정확한 일치는 필요하지 않으며, 이식은 4개 중 하나 또는 두 개의 HLA 불일치로도 잘 이루어질 수 있다.

이식의 거부반응을 예방하는 두 번째 방법은 약물로 immunosuppressive therapy(면역억제요법)를 하여 면역반응을 억제하는 것이다. 하지만 면역억제요법은 심각한 위험성을 가지고 있으며, 일반적인 비병원성 물질에도 환자의 감염 위험성을 상당히 증가시킬 수 있다.

골수이식은 가장 일반적으로 수행되는 이식시술 중 하나로, HSCT (hematopoietic stem cell transplant, 조혈모세포이식)라고 불린다. 제공자의 혈액 또는 골수에서 건강한 조혈모세포를 제거하여 수여자에게 주입하는 시술이다. 전형적으로, 수여자는 이식 전 병든 골수를 제거하기 위해 면역억제 약물과 방사선으로 치료해야 하며, 이는 거부반응의 위험성 또한 최소화시킨다. HSCTs는 백혈병과 림프종, 골수 부전 혹은 면역계통의 결함을 동반한 질환을 포함한 다양한 상태를 치료하기 위해 사용된다.

확인하기

- ☐ 6. 어떤 세포가 이식 rejection(거부반응)에 관여하는가?
- ☐ 7. 제공자의 이식편은 어떻게 수여자와 일치되는가?

20.5 적응면역: 항체매개면역

Adaptive Immunity: Antibody-Mediated Immunity

학습목표

1. B cell (B세포)의 활성화와 증식 과정에 대해 기술할 수 있다.
2. Antibody(항체)의 주요 종류 5가지를 나열하고, 각각의 구조와 기능에 대해 설명할 수 있다.
3. Primary immune response(일차면역반응)와 secondary immune response(이차면역반응)를 비교 · 대조할 수 있다.
4. Vaccination(예방접종)이 immunity(면역)를 유도하는 방법에 대해 설명할 수 있다.
5. Active immunity(능동면역)와 passive immunity(수동면역)를 비교 · 대조할 수 있다.

Mediated immunity(항체매개면역)는 B cell (B세포)과 B세포에서 분비되는 단백질인 antibody(항체)를 포함한다. T cell (T세포)이 T cell receptor (T세포 수용기)를 가진 것처럼, B세포 또한 특정 antigens(항원)에 결합하는 B cell receptor (B세포 수용기)가 있으며, 특정 항원에 결합하는 B세포 그룹은 clone(클론)으로 알려져 있다. B세포 클론에 의해 분비된 항체는 B세포 수용기와 동일한 항원에 결합한다. 사실, B세포 수용기의 구조는 항체의 구조와 거의 동일하다.

항체매개면역반응에는 기본적인 세 가지 단계가 있다. 첫 번째 단계에서 B세포 클론은 특정 항원을 인식하여 변화를 일으키고, 항체를 분비하기 시작한다. 두 번째 단계는 혈액 내의 항체 정도가 급격히 증가할 때 시작된다. 항체인 immunoglobulin(면역글로불린) 또는 gamma globulin(감마글로불린)은 항체매개면역의 작동 요소이며, 항체가 결합하여 항원을 파괴한다. 세 번째 단계는 memory B cell(기억B세포)로 불리는 B세포 그룹의 지속성으로 항원과 다시 마주치게 되면 더 빠르고 효율적으로 반응한다.

이번 절은 항체매개반응의 단계에 대해서 알아보고, 반응의 세 번째 단계인 기억세포의 지속성을 다양한 병원균에 대항하는 vaccinate(백신접종)와 immunize(예방접종)에 어떻게 활용할 수 있을 지에 대해 생각해 본다.

Phase 1: B Cell Activation, Clonal Selection, and Differentiation

1단계: B세포 활성화, 클론의 선택과 분화

B세포는 lymphoid cell line(림프세포주) 골수에서 발생하며, 매일 수십억 개의 B세포가 생성된다(그림 20.18). B세포는 성숙하기 위해 골수 내에 남지만, 약 10%만이 성숙 과정을 마친다. 이는 대개 self antigen(자가항원)을 인식하는(자가반응성 B세포) B세포 클론이 파괴되기 때문이다. B세포는 자가항원을 이물질로 인식하고 자가항원에 결합하는 auto-antibody(자가항체)를 생성하는 auto-immunity(자가면역)의 발생을 막는다.

성숙을 마친 naive B cell(나이브 B세포)은 순환계통으로 들어가고, 최종적으로 spleen(지라, 비장)과 lymph nodes(림프절) 같은 lymphoid organ(림프기관)에 상주하게 된다.

항원과 만난 나이브 B세포는 다음과 같은 과정에 의해 활성화된다(그림 20.19).

① **B세포 클론이 항원과 결합하여 활성화된다.** 항원은 특정 B세포 클론의 표면에 있는 B세포 수용기에 결합한다. T세포

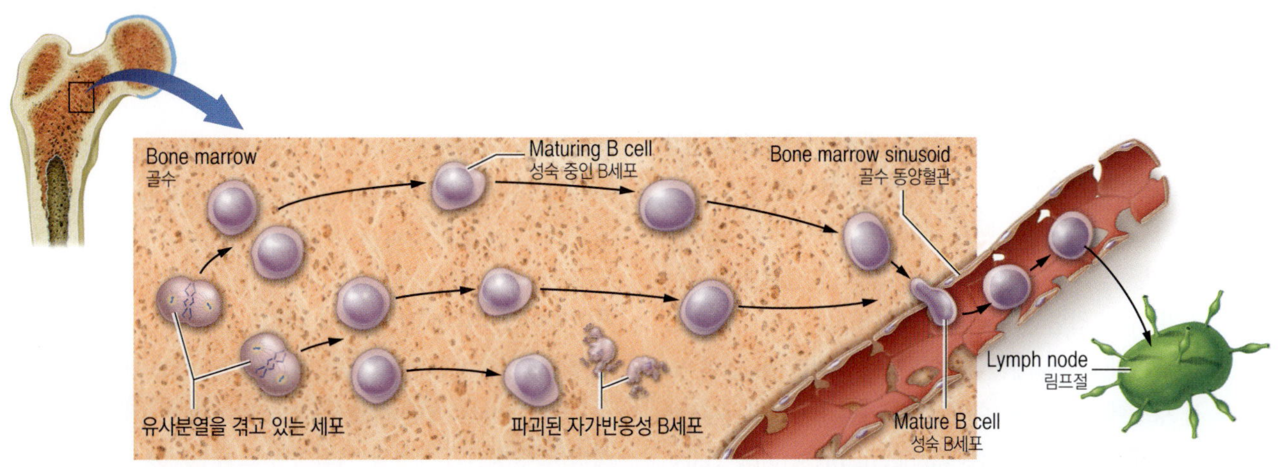

그림 20.18 B세포 성숙

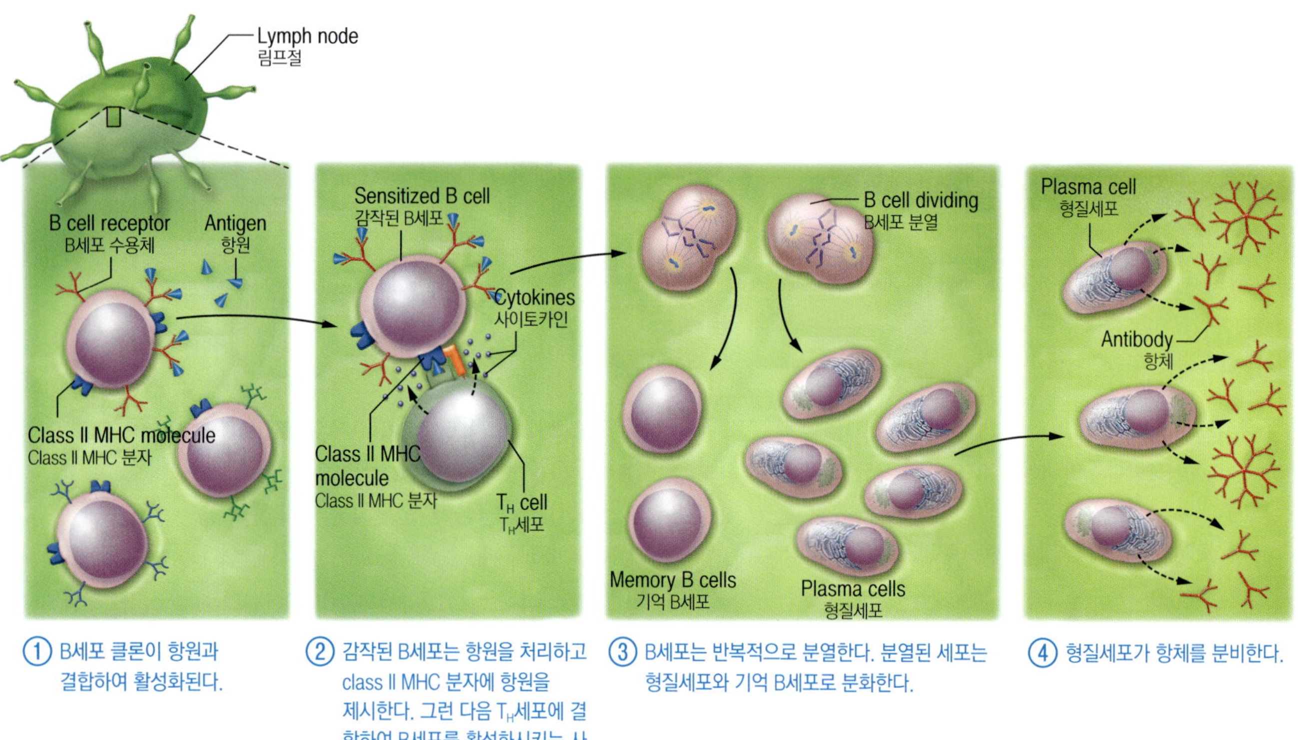

그림 20.19 B세포 활성화, 클론의 선택과 분화

활성화와 마찬가지로, 이러한 과정을 클론 선택이라고 한다. 항원과 결합한 B세포 클론은 sensitized(감작)되었다고 일컬어진다.

② **감작된 B세포는 항원을 처리하고 class II MHC 분자에 항원을 제시한다. T_H세포에 결합하여 B세포를 활성화시키는 사이토카인을 분비한다.** B세포는 항원을 처리하고 class II MHC molecule (class II MHC 분자) 위에 이를 제시한다. 이어서 T_H세포가 감작된 B세포의 class II MHC 분자에 결합한다. 이러한 결합은 세포 내부에서 항체 유전자 전사와 B세포를 활성화시키는 다른 여러 가지 변화를 유발하는 사건을 일으킨다.

③ **B세포는 반복적으로 분열한다. 분열된 세포는 형질세포와 기억 B세포로 분화한다.** B세포가 활성화될 때 B세포 내에서 촉발되는 변화 중 하나로 빠른 세포분열이며, 이는 세포집단의 폭발적인 증가를 가져온다. 또한 분열된 B세포는 두 가지 세포 집단인 (1) 항체를 분비하는 plasma cell (형질세포)과 (2) 항체를 분비하지는 않지만 두 번째 노출 시 항원에 반응하는 수명이 긴 기억 B세포로 분화한다. 가지세포와 다른 APCs (antigen-presenting cells, 항원제시세포)는 형질세포와 다른 B세포를 항원에 계속 노출시키고, 이에 따라 증식과 분화가 계속된다.

④ **형질세포가 항체를 분비한다.** 형질세포는 활발히 항체를 분비하고 계속해서 분열하여 항체의 수를 늘린다. RER (rough endoplasmic reticulum, 거친세포질그물, 과립형질내세망)은 형질세포 내에서 두드러지며, 이는 활성 단백질 합성을 반영한다.

확인하기

- ☐ 1. B cell (B세포)은 어떻게 활성화되는가?
- ☐ 2. B세포가 활성화된 후에 어떤 일이 발생하는가?

Phase 2: Antibody and Their Effect
2단계: 항체와 효과

항체매개면역반응의 두 번째 단계인 항체와 효과에 대해 알아보자. 항체에 대한 학문인 serology(혈청학)는 항체의 구조와 기능은 물론 약물과 연구에의 적용까지 다룬다.

Antibody Structure and Class 항체의 구조와 종류

항체의 기본 하위단위는 두 개의 heavy(H) chain(중쇄)과 두 개의 light(L) chain(경쇄)으로 이루어진 4개의 펩타이드 사슬로 형성된 Y자형 단백질이다(그림 20.20). 이 사슬은 각각 두 영역을 가진다. (1) Constant region(불변부위)은 항체 간에 상대적으로 유사하며 많은 항체의 효과를 담당한다.

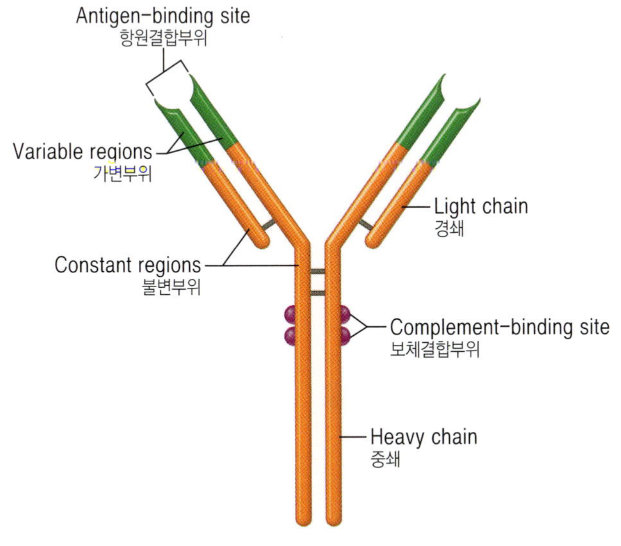

그림 20.20 항체 단량체의 기본 구조

(2) Variable region(가변부위)은 항체 인식과 결합을 담당하는 아미노산의 독특한 서열로서 항체의 기본 하위단위는 각 가지에 하나씩, 총 두 개의 antigen-binding site(항원결합부위)를 가진다.

Monomer(단량체, 모노머)로 불리는 단일항체 하위단위는 다른 하위단위와 결합하여 두 개의 하위단위로 구성된 dimer(이량체) 또는 다섯 개의 하위단위로 구성된 pentamer(오량체)와 같은 더 큰 구조를 형성할 수 있다.

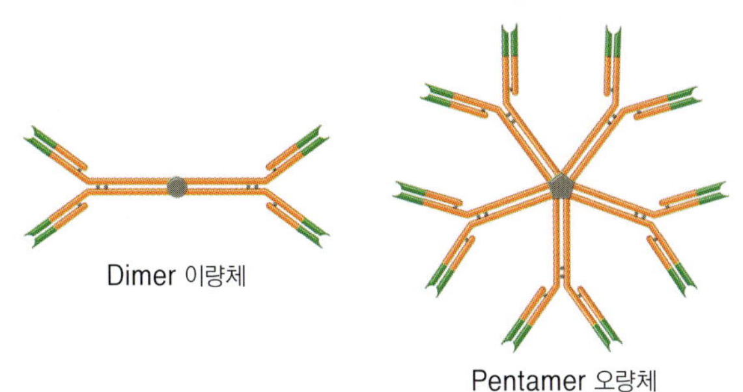

항체에는 다섯 가지 기본 종류가 있으며 이는 C 부위의 구조에 따라 그룹화된다. 각 항체는 'immunoglobulin(면역글로불린)'의 약어인 'Ig'를 사용하여 이름지어 지며, 그 뒤에 종류를 나타내는 글자가 따라온다. 이렇게 하면 연상 기호 GAMED로 기억할 수 있는 IgG, IgA, IgM, IgE, IgD 유형이 생기며, 이는 다음과 같다.

- **IgG.** IgG (immunoglobulin G, 면역글로불린 G)는 체내에서 가장 일반적인 항체로써 혈청내 항체의 약 75~80%을 차지하고, 단일 하위단위로 구성된다. 이는 임산부의 혈액에서 placenta(태반)를 통해 태아에게 전달되는 유일한 항체이다.
- **IgA.** 일반적으로 IgA (immunoglobulin A, 면역글로불린 A)는 이량체로써 이 항체에 4개의 항원결합부위를 제공하는 두 개의 Y자형의 하위단위로 구성된다. IgA는 피부, 점막, 외분비샘의 분비물(눈물, 침, 땀 모유)에 존재한다.
- **IgM.** 가장 큰 항체의 오량체인 IgM (immunoglobulin M, 면역글로불린 M)은 별 모양의 오량체 내 다섯 개의 하위단위로 구성되어 총 10개의 항원결합부위가 있다. 일반적으로 IgM은 pathogen(병원체)이 인체에 침입했을 때 형질세포에서 분비되는 첫 번째 항체이다. 또한 B세포 형질막 내의 단일 하위단위로 존재하며, B세포 수용체로써 기능한다.
- **IgE.** 단일 하위단위 항체인 IgE (immunoglobulin E, 면역글로불린 E)는 일반적으로 인체 내 체액에 매우 소량 존재한다. IgE는 두 가지 유형의 항원인 (1) 촌충과 같은 기생 병원체와 관련된 항원과 (2) allergy(알레르기)로 불리는 염증반응과 관련 있는 allergen(알레르기 항원)으로 알려진 환경 항원과 결합한다. IgE 분자는 점막내 mast cell(비만세포)과 결합하며, 특정 항원과 접촉하게 되면 비만세포를 자극하여 과립내의 물질을 방출하게 한다. 이러한 과정을 degranulation(탈과립)이라 한다. 비만세포 과립은 국소 염증반응을 일으키는 histamine(히스타민) 등의 inflammatory mediator(염증매개체)를 함유한다. 그 결과 발생하는 염증은 콧물이나 눈물 같은 일반적인 알레르기 증상을 일으킨다.
- **IgD.** IgD (immunoglobulin D, 면역글로불린 D)는 B세포에 의해 분비되지 않는 유일한 항체이므로 특별하다. 단일 하위단위는 B세포 표면에 위치하여 IgM과 같은 방식으로 B세포가 활성화되도록 도와주는 항원 수용기로서 기능한다.

항체의 V 부위는 다양하며, 체내에는 백만 가지 이상의 다른 항체가 존재한다. 이는 immune system(면역계통)이 적어도 백만 가지의 고유한 항원을 인식할 수 있음을 의미한다. 이는 항체를 암호화하는 유전자가 무작위 재조합을 거쳐 엄청난 수의 잠재적 유전자와 항체 산물을 생산해내는 림프구에서만 발견되는 유전적 기전에 의해 가능해진다.

IgM과 같이 특정 종류의 항체를 생성하는 B세포 클론은

IgG와 같은 다른 종류의 항체 생성으로 전환할 수 있는 능력을 가진다. Class switching(분류 전환) 과정이 일어나도록 하는 이 기전은 동일한 항체 V 부위를 유지하면서 상이한 항체 C 부위를 생성하는 유전적 재배열을 포함한다. 이러한 방식으로 항체는 동일한 항체 유형에 결합하는 동안 다른 효과를 가질 수 있다.

Function of Secreted Antibody 분비된 항체의 기능

항체의 작용은 항원에 결합하는 능력을 바탕으로, 병원체에 여러 가지 영향을 미친다. 대부분의 효과는 적응면역과 innate immunity(선천면역)의 통합을 전형적으로 보여준다. 적응면역의 항체는 종종 선천면역의 phagocyte(포식세포)와 보체 단백질을 활성화시킨다. 분비된 항체의 기본 작용은 다음을 포함한다(그림 20.21).

- **응집과 침강 반응.** 항체는 하나 이상의 항원에 결합할 수 있다. 이는 항체에 붙어 교차 결합된 세포 덩어리를 만들고, 이러한 세포 군집은 agglutination(응집)이라고 한다. 응집과 유사한 precipitation(침강 반응) 과정은 전체 세포 대신 단백질과 기타 생물학적 분자인 가용성 항원을 포함한다. 응집과 침강 반응 모두 항원-항체 복합체가 체액내에 침전되어 포식세포가 복합체를 쉽게 섭취할 수 있도록 한다. IgM은 10개의 항원결합부위를 지니는 가장 강력한 응집과 침강 항체이다.
- **옵소닌화.** Opsonization(옵소닌화)은 병원체를 덮고 포식세포를 활성화시키는 보체와 같은 단백질을 포함한다. 또한 IgG 항체는 opsonin(옵소닌)이 병원체를 덮게 하고, 포식세포와 결합 또는 활성화시켜 phagocytosis(포식작용)를 크게 향상시킨다.
- **중화.** 세균 독소, 바이러스 단백질, 동물 독은 특정 성분이 유해한 분자이다. 항체는 특정 바이러스와 박테리아뿐만 아니라 이러한 성분에 결합하여 세포와 상호작용하지 못하도록 한다. 이는 독소를 비활성화시키므로, neutralization(중화)이라고 하며, 대부분의 중화 항체는 IgG 또는 IgA 유형 중 하나이다.
- **보체 활성화.** 일부 항체, 특히 IgM과 IgG는 선천면역의 보체 단백질에 결합하여 활성화시킨다. 일부 항체가 단세포에 결합하면, 보체결합부위가 노출되는데, 이는 보체가 활성화되게 하여 MAC (membrane attack complex, 막공격복합체)으로 이종세포를 용해시킨다. 특히 이러한 효과는 박테리아와 같은 세포 병원체에 대한 방어에 중요하며, 적혈구 수혈과 같은 이종세포에 대한 반응에 대해 부분적으로 담당한다.
- **염증의 자극.** 항체 IgE는 비만세포와 basophil(호염기구)

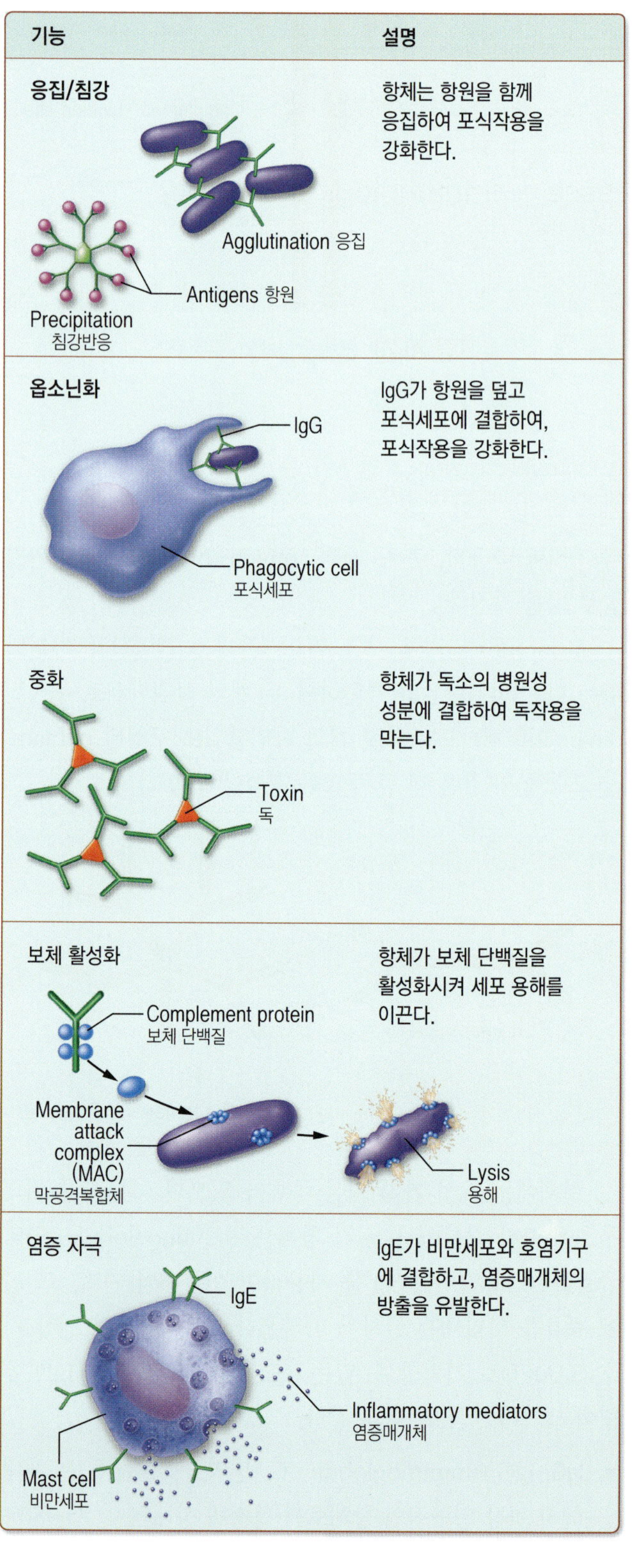

그림 20.21 항체의 기능

로부터 염증매개체의 방출을 개시하여 직접적으로 염증을 유발한다. 또한 항체는 보체의 활성화를 통해 간접적으로 염증을 유발한다.

항체의 종류와 기능은 그림 20.22에 요약되어 있다.

확인하기

- ☐ 3. Antibody(항체)의 다섯 가지 종류는 무엇이며, 어떻게 다른가?
- ☐ 4. 항체의 다섯 가지 주요 기능은 무엇인가?

Phase 3: Immunological Memory
3단계: 면역기억

활성화된 B세포는 두 가지 그룹인 혈장세포와 기억 B세포로 나누어지며, 기억 B세포는 항체매개면역의 기억을 담당한다. Memory T cell(기억 T세포)과 마찬가지로, 기억 B세포는 항원에 두 번째로 노출되었을 때 더욱 효율적으로 반응한다. 이번 절에서는 항원에 처음 노출된 후에 immune response(면역반응)가 어떻게 달라지는지 알아보고, 질병을 예방하기 위해 백신접종으로 immunological memory(면역기억)의 원칙을 어떻게 적용할 수 있는지 알아 본다.

종류	기능
IgG 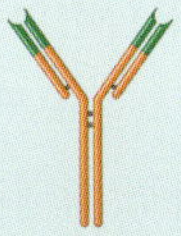	• 혈청 내의 항체 대다수를 구성함 • 엄마의 태반을 통해 태아에게 전달되는 유일한 항체 • 옵소닌화, 중화 및 보체결합 기능
IgA 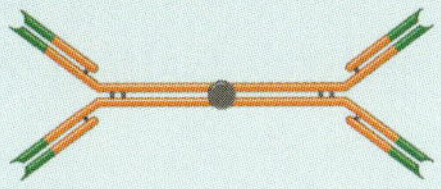	• 모유와 타액 같은 분비물에서 발견됨 • 응집과 중화의 기능
IgM 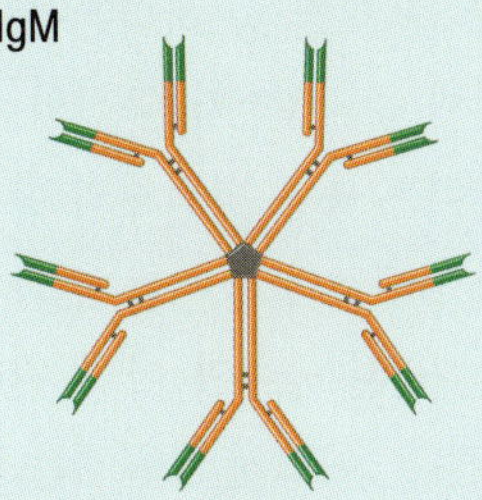	• 항원에 노출 시 분비되는 첫 번째 항체 • 강력한 응집과 침강 제제 • 보체결합 기능
IgE 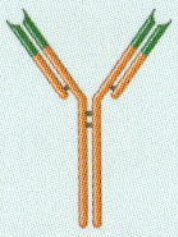	• 비만세포와 호염기구에 결합하고, 탈과립을 유발하여 특히, 알레르기 반응에서 염증을 촉진함
IgD 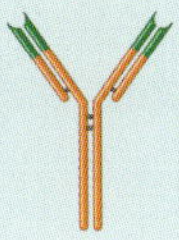	• 오직 B세포의 표면에서만 발견되는 항체 • B세포의 감작과 활성화에 역할

그림 20.22 항체의 종류와 기능

Primary and Secondary Immune Response
일차면역반응과 이차면역반응

처음으로 항원에 노출되면 해당 항원에 특정 B세포가 이를 인식하고, 활성화된 B세포가 증식하여 혈장과 기억 B세포로 분화하며, 형질세포가 항체를 분비하기 시작한다. 이러한 반응을 primary immune response(일차면역반응)라고 하며, 이는 일차면역반응은 효과적이지만 느리다. 일차면역반응에는 B세포가 증식하고, 형질세포와 기억세포로 분화하고, 항체를 분비하기까지 초기 4~5일 간의 lag phase(지연 단계)가 있다. Antibody level(항체 수치)은 항원을 만난 후, 약 7~14일 사이에 최고조에 달한다.

이후 같은 항원에 다시 노출되면, 반응은 크게 다르다. 일차면역반응 동안 형성된 기억 B세포는 수명이 길며, 몸에서 수년 혹은 일생 동안 지속된다. 이러한 기억 B세포가 특정 항원에 맞닥뜨릴 때, secondary immune response(이차면역반응)가 시작된다. 일차면역반응과 이차면역반응은 몇 가지 중요한 차이점이 있다(표 20.2). 첫 번째, 이차면역반응은 짧은 지연 단계(약 1~3일)를 가지며, 항체 레벨은 더 빠르게(3~5일) 최고치에 이르고, 100~1,000배 더 많다. 또한, 일차반응에 관여하는 주요 항체는 IgM인 반면, 많은 기억 B세포가 이미 분류 전환을 겪었기 때문에 이차반응에 관여하는 주요 항체는 IgG이다. 게다가 이차반응은 일차반응보다 오래 지속된다. 마지막으로, 이차면역반응에서 분비된 항체는 더욱 효과적이다. 이차면역반응에서 더욱 많은 양이 생성된 IgG 항체는 항원에 더욱 단단히 결합하고 더 높은 친화성을 갖는다. 따라서 동일 항원에 노출되면 아프다고 느끼지 않거나, 가벼운 증상만을 겪을 수 있다. 예방접종은 이러한 이차면역반응을 이용한다.

Vaccination 예방접종

Immunization(면역화)으로 알려진 vaccination(예방접종)은 개인을 항원에 노출시켜 일차면역반응을 유도하고 기억세포를 형성하는 것이다. 이후 항원에 두 번째로 노출되면, 이차면역반응이 일어나며 증상은 최소화된다.

백신은 구성요소에 따라 다음과 같이 몇 가지 유형을 포

표 20.2 일차면역반응과 이차면역반응의 비교

특징	일차면역반응	이차면역반응
지연단계	4~5일	1~3일
항체가 최고에 달하는 시간	7~14일	3~5일
주요 항체	IgM	IgG
반응 지속 시간	14~21일	28일 이상

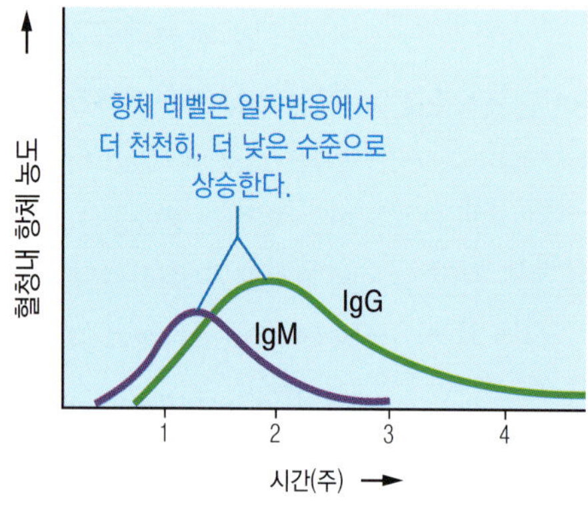

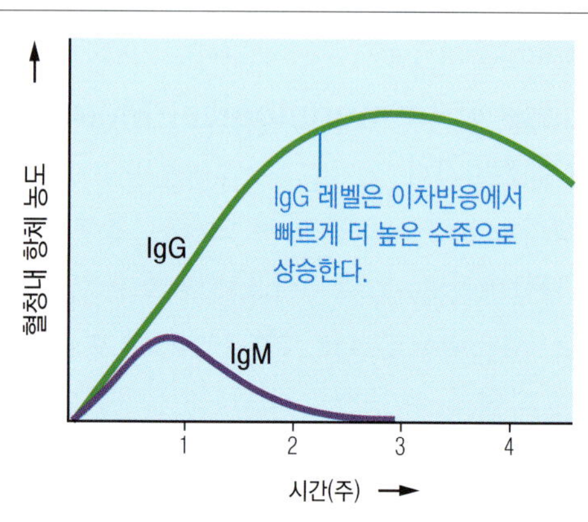

함한다.

- **Live vaccine(생백신)과 attenuated vaccine(약독백신).** 특정 병원체는 attenuated(약화)될 수 있는데, 이는 질환을 일으키는 능력이 크게 감소됨을 의미한다. 이러한 병원체가 백신으로 투여되면, 여전히 인체 내에서 제한된 범위로 분열하여 일차면역반응을 유도한다. 병원체의 분열 능력은 인체 내 늘어난 지속 기간으로 인해 강력한 일차면역반응을 일으킨다. Live vaccine(생백신)과 attenuated vaccine(약독백신)은 대부분 전적으로 안전하지만, 유기체가 병원성 형태로 되돌아갈 위험성은 극히 적지만 있을 수도 있다. 그러므로, 이러한 백신은 대체로 면역계통이 손상된 환자에게는 사용되지 않는다.
- **Inactivated vaccine(비활성화 백신).** 백신은 비활성화 또는 죽은 병원체로 제조될 수도 있다. 비활성화된 병원체는 체내에서 분열할 수 없으므로 약한 일차면역반응을 일으키고, 수차례의 반복되는 예방접종인 '추가 접종'이 요구된다.
- **Subunit vaccine(아단위 백신).** 특정 병원체의 경우, 질병을 일으키는 병원체의 일부분만 면역력이 생기게 하는데 필요하다. 예를 들어, tetanus(파상풍)와 diphtheria(디프테리아)를 일으키는 박테리아는 질병 유발 독소를 분비한다. 따라서 toxoid(유독소)로 불리는 예방접종은 이러한 박테리아의 비활성화된 독소를 포함하며, 이는 면역계통이 독소에 대한 항체를 생성하도록 유도한다. 백신에 사용될 수 있는 다른 아단위는 특정 박테리아 세포벽의 외부 성분에서 발견되는 항원성 다당류이다. 비활성 백신과 마찬가지로, subunit vaccine(아단위 백신)은 약한 일차면역반응을 유도하고, 면역력을 유지하기 위해 추가접종이 요구된다.

효과적인 예방접종에 대한 가장 큰 도전 중 하나는 mutation(돌연변이) 확률이 높은 병원체 즉, 유전자 구성의 무작위 변화에 의해 발생한다. 돌연변이는 종종 병원체의 항원을 변화시켜 항원에 반응하기 위한 B세포와 항체를 변화시킨다. 따라서 초기 노출은 돌연변이가 된 균주가 아닌 원래의 균주에 대해서만 면역성을 일으킨다. 이렇게 병원체는 너무 빠르게 변이되어 백신이 감염으로부터 개인을 확실히 보호할 수 없는 한계를 가지게 되는 것이다.

인플루엔자 바이러스는 높은 돌연변이율을 지닌 병원체 그룹에 속한다. 빠른 돌연변이율은 매년 새로운 백신을 준비해야 한다는 것을 의미한다. 백신은 전형적으로 전년도의 지배적 바이러스 균주, 현 연도의 지배적 균주나 유행할 수 있는 다른 균주가 해당된다. 그러나 이 방법은 가끔 바이러스가 새로운 균주로 변이되거나 발견되지 않은 균주가 유행될 수 있기 때문에 완벽하지 않다.

Active and Passive Antibody-Mediated Immunity
능동항체매개면역과 수동항체매개면역

항체매개면역의 유형에는 능동면역과 수동면역이 있다(그림 20.23). Active immunity(능동면역)는 몸의 세포가 항원에 대해 능동적으로 반응하며, 감염 또는 인위적인 백신접종을 통해 항원에 노출되어 자연적으로 얻어진다. 또한 기억세포와 수많은 항체의 생성을 가져오며, 상대적으로 수 년에서 평생 동안 비교적 오래 지속된다. 능동면역은 여러 가지 요인, 특히 노출 정도에 따라 지속되는 기간이 정해진다. 예를 들어, 중등도 감염을 통해 수두 바이러스에 노출된 어린이는 평생 면역력이 생기는 경향이 있다. 그러나 경증 감염을 통해 바이러스에 노출된 어린이는 단지 몇 년 동안만 면역력이 지속되고, 이후 유년기 또는 성인기에 다시 감염될 수 있다.

Passive immunity(수동면역)는 미리 형성된 항체가 한 유기체에서 다른 유기체로 전달될 때 발견된다. 예를 들어, 임산부의 IgG가 혈액에서 태아의 혈액으로 들어갈 때 자연적으로 획득되거나, 미리 형성된 항체를 주입하여 인공적으로 획득한 경우이다. 수동면역은 오직 항체가 혈류에 머무르는 시간 동안 지속되는데, 평균 약 3개월 지속된다. 비록 일시적이지만, 수동면역은 많은 상황에서 중요하며 생명을 구할 수 있다. 수동면역은 신생아가 태어났을 때 가지고 있는 유일한 항체의 원천이다. 그리고 미리 형성된 항체는 사람이 동물의 독에 노출된 경우, antivenin(항사독소) 또는 특정 독소 생성 박테리아에 노출 시 독을 중화시키기 위한 antitoxin(항독소) 또는 유독소, A형간염 같은 특정 바이러스에 노출 시에도 미리 형성된 항체가 투여된다.

확인하기

- ☐ 5. Primary immune response(일차면역반응)와 secondary immune response(이차면역반응)는 어떻게 다른가?
- ☐ 6. Vaccination(예방접종)의 목적은 무엇이며, 백신의 세 가지 유형은 무엇인가?
- ☐ 7. Active immunity(능동면역)와 passive immunity(수동면역)는 어떻게 다를까?

20.6 면역계통의 장애

Disorder of the Immune System

학습목표

1. 여러 종류의 hypersensitivity disorder(과민성 장애)의 특징을 설명할 수 있다.
2. 일반적인 immunodeficiency disorder(면역결핍 장애)에 대해 설명할 수 있다.
3. HIV가 특정 세포 유형을 표적으로 하는 이유를 설명하고, 이러한 바이러스가 immune system(면역계통)에 미치는 영향을 설명할 수 있다.
4. 일반적인 autoimmune disorder(자가면역 장애)의 특징을 설명할 수 있다.

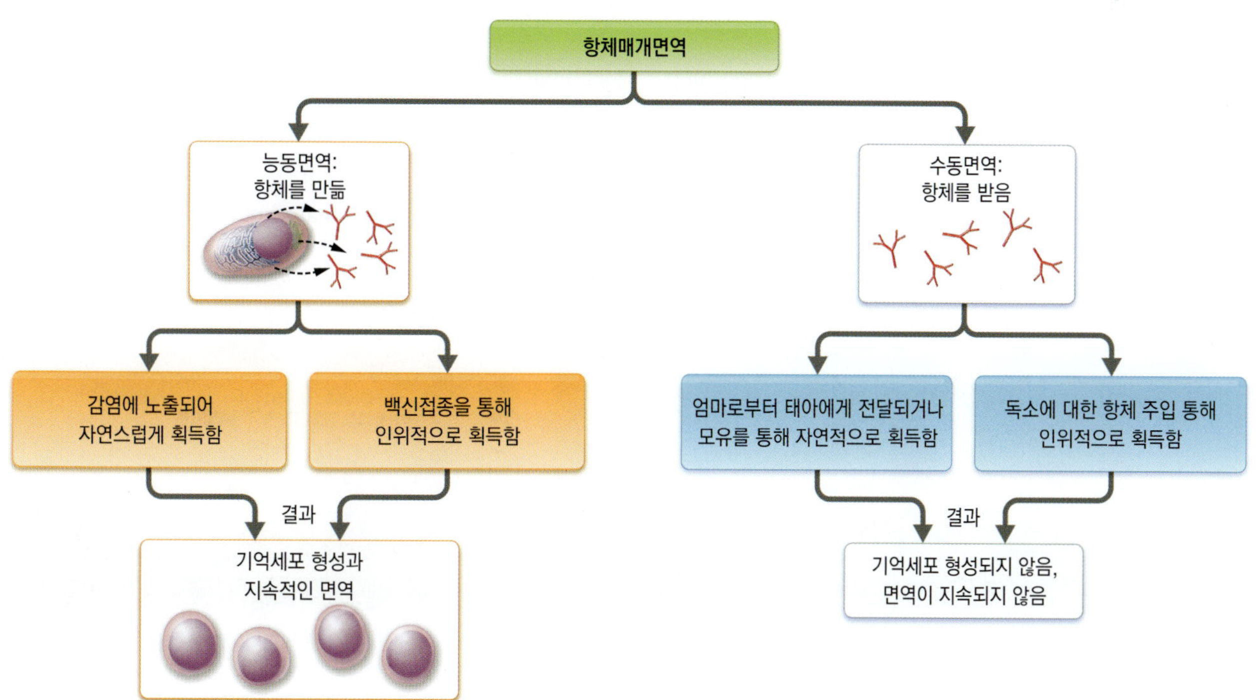

그림 20.23 능동항체매개면역과 수동항체매개면역

Immune system(면역계통)의 중요성을 감안할 때, 이러한 계통의 장애로 인해 치명적인 항상성 불균형이 초래될 수도 있다. 면역계통 장애는 세 가지 형태로 나타난다. (1) 면역계통이 과잉 반응을 일으켜 조직손상을 일으키는 hypersensitivity disorder(과민성 장애), (2) 면역계통에 구성요소 중 하나 이상이 부족한 immunodeficiency disorder(면역결핍 장애), (3) 면역계통이 self antigen(자가항원)을 이물질로 여겨 자신의 조직을 공격하는 autoimmune disorder(자가면역 장애)가 있다. 이번 절에서는 원인, 증상, 치료법을 포함한 장애의 각 유형에 대해 설명한다.

Hypersensitivity Disorder 과민성 장애

면역계통의 반응이 조직손상을 일으키는 과민성 반응의 네 가지 유형(I~IV 번호가 붙음)은 과민증을 일으키는 정확한 면역 요소에 따라 분류된다.

Type I: Immediate Hypersensitivity Type I: 즉각적인 과민반응

가장 일반적인 과민증 장애 유형은 type I 또는 immediate hypersensitivity(즉각적인 과민반응)로 미국 인구의 20%에 해당하는 엄청난 수의 사람들에게 영향을 미친다. 이러한 유형의 과민반응은 allergy(알레르기)라고 하며, 동반하여 나타나는 장애를 allergic disorder(알레르기성 장애)라고 한다. IgE(알레르기 항체)와 mast cell(비만세포)에 대해 다루면서 과민반응의 이 유형에 대해 설명한 바 있다.

즉각적인 과민반응은 외부항원인 알레르기 항원에 반응할 때 발생한다. 일반적인 알레르기 항원에는 꽃가루, 먼지 진드기, 애완동물 비듬, 땅콩, 조개류, 벌침 독 등이 있다. 그림 20.24에서 보는 바와 같이, 알레르기 항원에 처음 노출되면, ①알레르기 항원이 B cell (B세포)에 결합하고, ②보통 외부항원에 노출될 때와 같이, B세포가 형질세포로 분화하여 항체를 분비하기 시작한다. 그러나 이러한 반응과 정상 반응 사이에는 중요한 차이점이 있다. 형질세포가 IgG 또는 IgM 대신 IgE를 분비한다. 첫 번째 노출은 primary immune response(일차면역반응)를 일으키는데, 이는 천천히 발생하고 거의 증상을 발현시키지 않지만, 비만세포와 basophil(호염기구)를 덮는 수많은 IgE 분자의 형성을 야기한다. 이러한 비만세포와 호염기구를 sensitized(감작)되었다고 한다.

감작된 사람의 알레르기 항원에의 후속 노출은 몇 분 안에 빠른 반응을 일으킨다. 이는 ③알레르기 항원이 감작된 세포 또는 호염기구에 결합할 때, 세포의 IgE 분자가 교차결합을 형성하기 때문이다. 이러한 연결로 인해 세포는 과립 내의 히스타민, leukotriene(류코트리엔), prostaglandin(프로스타글란딘)을 포함한 inflammatory mediator(염증매개체)를 방출한다. 이러한 물질은 염증반응인 혈관확장과 capillary(모세혈관) 투과성을 증가시킨다.

즉각적 과민반응의 증상은 반응의 범위에 달려있다. 꽃가루에 노출 시 코안 내 반응과 같은 국소적 반응은 일반적으로 콧물, 눈의 가려움 등의 증상을 유발한다. 또한 알레르기 항원에의 노출은 피부의 일부가 발적되고 부풀어 오르는 피부발진인 hives (urticaria, 두드러기)를 일으킬 수도 있다. 두드러기의 가려운 증상은 일반적으로 30분 이내에 서서히 사라진다. 더욱 강력한 반응은 알레르기성 호흡기 질환인 asthma(천식) 환자에서 발생하며, 알레르기 항원에의 노출은 smooth muscle spasm(민무늬근경련)과 과도한 mucus secretion(점액분비)을 유발함으로써 호흡 능력을 심각하게 제한한다. 임상에서 적용하기 Treatments for Allergies(알레르기

첫 번째 노출

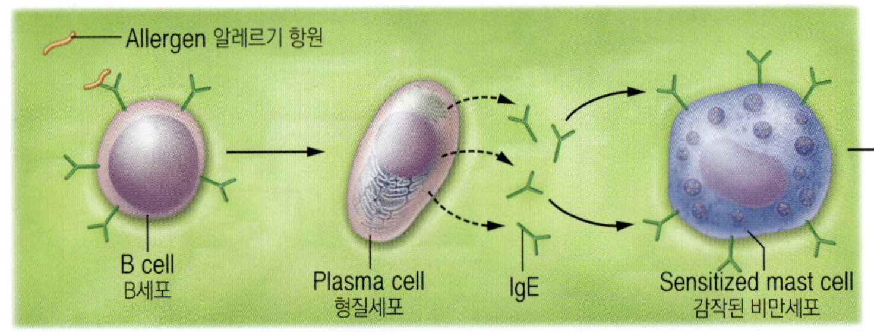

① 알레르기 항원이 B세포에 결합한다.

② B세포가 형질세포로 분화하여 IgE 항체를 분비하며, 이는 비만세포와 결합하여 감작시킨다.

후속 노출

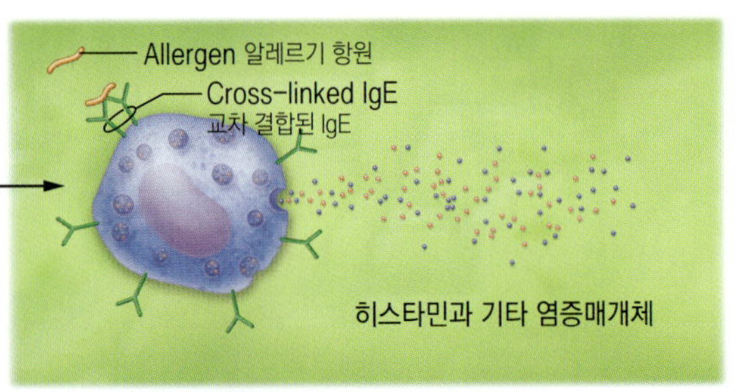

③ 알레르기 항원이 감작된 비만세포에 결합하고, IgE 분자는 세포에서 교차결합을 형성하여 세포가 과립으로부터 염증매개체를 방출하여 염증반응을 일으키게 한다.

그림 20.24 유형 1 과민반응

임상에서 적용하기

Treatments for Allergies 알레르기의 치료

알레르기 치료에 사용되는 대부분의 약물은 항히스타민제 또는 히스타민에 대한 세포의 수용기를 차단하는 약물이다.

이는 히스타민의 pro-inflammatory effect(전염증 효과)를 예방하고 알레르기 환자가 경험하는 고통증상을 제한한다. 또한 히스타민은 호르몬과 신경전달물질로서 여러 다양한 과정에 관여하는데 가장 흔한 부작용으로 이어지는 졸음 증상이 나타날 수 있으며 일부 항히스타민제는 진정제로서 알레르기 치료제보다 수면 보조제로 더 많이 사용되기도 한다. 최근 새롭게 개발되고 있는 항히스타민제의 경우는 BBB(혈액뇌장벽)를 통과할 수 없도록 변형되어 진정작용을 줄여준다.

- Antileukotriene agent(항류코트리엔제)는 류코트리엔을 생성하는 효소를 차단하여 알레르기성 염증반응의 여러 측면을 억제한다.
- Corticosteroid(코르티코스테로이드)는 류코트리엔과 프로스타글란딘의 합성을 차단하며, 알레르기성 염증의 강력한 억제제이다. 일반적으로 천식과 같은 알레르기 질환에 사용된다.
- 일반적으로 '알레르기 주사'로 알려진 allergen immunotherapy(면역치료)는 알러지원에 대한 내성을 유도하고 IgE 반응을 감소시키는 것이 목표이다. 이는 알러지 원인 물질을 소량 투여한 후 점차 투여량을 늘려가는 것을 말한다.

의 치료)를 참조한다.

Anaphylactic shock(아나필락시스 쇼크)은 가장 극적이고 즉각적인 과민반응으로, 온몸에 영향을 미치는 히스타민과 기타 염증매개체의 방출을 수반한다. 아나필락시스 쇼크는 (1) 기도 민무늬근육, 특히 후두 내 민무늬근육의 심각한 경련, (2) 혈압을 떨어뜨리고 뇌를 포함한 장기로의 혈류를 감소시키는 전신혈관확장, (3) 인체의 모든 모세혈관에서 모세혈관 투과성이 증가하여 혈압을 낮추고, edema(부종)를 일으킨다. 아나필락시스 쇼크는 즉시 치료되지 않을 경우 치명적이다. 일반적인 치료법은 에피네프린 주사로 기도 민무늬근육의 이완과 전신혈관의 수축을 유발하는 것이다. 아나필락시스 쇼크의 위험성을 가진 환자는 보통 에피네프린 '펜'을 가지고 다니며, 알레르기 항원에 노출된 경우 에피네프린을 자가투여한다.

Type II: Antibody-Mediated Hypersensitivity
Type II: 항체매개성 과민반응

Type II hypersensitivity (type II 과민반응)는 Antibody-mediated hypersensitivity(항체매개성 과민반응)로 알려져 있다. 이때 외부항원과의 immune response(면역반응)에 의해 생성된 항체는 self antigen(자가항원)에 결합한다. 이러한 반응은 다음의 세 가지 상황에서 발생한다. (1) 외부항원이 정상 자가항원에 결합한다. (2) 개인에게 주입된 적혈구가 ABO/Rh 항원 그룹에서 불일치한다. (3) 자가반응성 B세포가 골수에서 파괴되지 않고 자가면역을 일으킨다.

첫 번째 상황은 penicillin(페니실린)과 같은 항생제에 대한 반응이다. 이러한 약물은 특정 환자의 적혈구에 결합하여 항원을 변형시켜 적혈구를 이물질로 인식되게 한다. 활성화된 B세포는 보체활성화와 적혈구의 보체매개성 용해를 유도하는 항체를 분비한다.

Type III: Immune Complex-Mediated Hypersensitivity
Type III: 면역복합체 매개성 과민반응

Type III hypersensitivity (type III 과민반응)는 immune complex(면역복합체) 또는 항체에 결합된 가용성 항원 무리에 의해 매개된다. 일반적으로 면역복합체는 phagocyte(포식세포)에 의해 제거되지만, 특정 복합체는 macrophage(큰포식세포, 대식세포)가 섭취하기 어렵다. 복합체는 콩팥의 capillary bed(모세혈관계), 혈관 벽, 관절의 윤활막, 뇌의 맥락얼기를 포함한 인체 내 다양한 부위에 쌓인다. 이러한 복합체가 장기와 조직에 쌓이게 되면, 염증반응이 시작되어 neutrophil(호중구)을 끌어 당기고 침범된 부위를 손상시킨다.

Type IV: Delayed-Type Hypersensitivity
Type IV: 지연형 과민반응

Type IV 또는 DTH (delayed-type hypersensitivity, 지연형 과민반응)는 항체보다 T세포에 의해 매개된다는 점이 독특하다. 이러한 경우, T_H세포는 MHC 분자에 결합된 항원을 이물질로 인식하고, 큰포식세포 및 경우에 따라 T_C세포를 모집 및 활성화시켜 준다. 이러한 반응은 나타나는데 보통 2~3일 정도 걸리므로 지연형이라 한다. Type I 과민반응과 마찬가지로 T_H세포가 초기 노출에 의해 감작되어야 하고, 반응은 이후 노출에 의해 발생한다.

DTH 반응의 가장 일반적인 유형 중 하나인 contact dermatitis(접촉피부염)는 피부가 덩굴 옻나무 또는 옻나무, 특정 금속 또는 피부 단백질과 함께 복합체를 형성할 수 있는 기타 화학물질 같은 알레르기 항원에 접촉할 때 일어난다. 알레르기 항원은 피부의 dendritic cell(가지세포, 수지상세포)에 의해 흡수되고 제시되어지며, 이는 T_H세포를 활성화시킨다. 이후 T_H세포는 cytokine(사이토카인)을 분비하여 큰포식세포를 모집한다. 많은 수의 큰포식세포가 모이면 포식작용 그리고 주변의 세포를 손상시키는 효소와 기타 화학물질을 분비하여 외부항원과 함께 자가세포를 파괴한다. 이는 가려움과 가끔 통증을 동반한 발진을 일으킨다.

DTH의 다른 형태는 면역반응에 의해 쉽게 제거되지 않는 세포 내의 pathogen(병원체)에 의해 유발된다. 이러한 병원체 중 하나인 mycobacterium tuberculosis(결핵균) 박테리아는 호흡기 감염인 폐결핵을 일으킨다. 이때, DTH 반응은 병원체에 대한 보통의 면역반응처럼 시작된다. 그러나 이 병원체는 퇴치하기 어렵고, 주변 세포를 비특이적으로 손상시키는 효소와 화학물질을 큰포식세포가 지속적으로 분비하여 반응은 종종 지속된다. 임상에서 적용하기 Tuberculin Skin Test(투베르쿨린 검사)를 참조한다.

확인하기

- ☐ 1. Hypersensitivity reaction(과민반응)의 네 가지 유형은 무엇인가?
- ☐ 2. Type IV 과민반응이 다른 세 가지 유형은 무엇이고, 어떻게 다른가?

Immunodeficiency Disorder 면역결핍 장애

하나 이상의 면역계통 요소의 기능 저하는 면역결핍 장애를 일으킨다. 면역반응의 다양한 부분은 상호 연결되어 있으므로 면역반응의 한 구성요소가 부족하면 다른 구성요소의 부전을 일으켜 치명적인 결과를 얻을 수 있다. 면역결핍 장애에는 두 가지 유형이 있다. 첫 번째, primary immunodeficiency(원발성 면역결핍)는 유전적 또는 자연적으로 발생하며, 두 번째, secondary immunodeficiency(이차면역결핍)는 감염, 외상, 암 또는 특정 약물을 통해 발생한다.

Primary Immunodeficiency Disorder
원발성 면역결핍 장애

원발성 면역결핍 장애는 innate immunity(선천면역) 또는 adaptive immunity(적응면역)를 손상시킬 수 있다. 선천면역의 가장 일반적인 기능 장애는 보체 단백질의 결핍 또는 포식세포의 이상이다. 보체 단백질 결핍과 포식세포의 이상을 가진 환자는 박테리아 감염과 기생충 감염의 위험성이 훨씬 높다.

적응면역의 일반적인 기능 장애인 hypogammaglobulinemia(저감마글로불린혈증)는 하나 이상의 항체 유형의 감소를 특징으로 한다. 적응면역을 포함한 원발성 면역결핍 장애의 다른 일반적인 형태는 SCID (severe combined immunodeficiency, 중증복합면역결핍증)로 불리는 질병 그룹이다. SCID의 다른 형태는 골수 내 lymphoid cell line(림프세포 주)의 기능부전에 의해 발생하며, 이는 B세포, natural killer cell(자연살해세포, NK세포), T세포에 다양한 수준으로 영향을 미친다. 근본적인 세포의 개입과 상관없이, SCID의 형태는 leukopenia(백혈구 감소증)로 알려진 낮은 수준의 순환 lymphocyte(림프구), thymus(가슴샘, 흉선)의 발달 부전과 cell-mediated immunity(세포매개면역)의 부전을 포함한 일반적인 특징들이 함께 나타난다. 이는 환자가 무균의 환경에서 살지 않는 한 이른 나이에 죽음에 이르게 하는 재발성 감염을 낳는다. 그러나 완벽히 무균 환경을 유지하는 것 또한 매우 어려운 일이다.

Secondary Immunodeficiency Disorder and AIDS
이차면역결핍 장애와 AIDS

이차면역결핍 장애는 여러 가지 형태가 있다. 이러한 질환 중 상당수는 골수에서 유래된 암과 싸우거나 이식 거부반응을 예방하기 위해 인위적으로 유도된다. 일부는 면역반응을 억제하는 면역세포나 lymphoid organ(림프기관)의 암의 결과로 발생한다. 그러나 이차면역결핍의 가장 흔한 원인은 바이러스에 의해 유발된 AIDS (acquired immunodeficiency syndrome, 후천성면역결핍증후군)이다.

HIV-1(사람면역결핍바이러스 1)에 의한 AIDS는 감염된 혈액, 정액, 질 분비물 또는 모유와의 접촉으로 전파된다. HIV-1은 CD4 분자를 나타내고 있는 세포와 우선적으로 결

임상에서 적용하기

Tuberculin Skin Test
투베르쿨린 검사

사람이 결핵을 일으키는 박테리아에 노출되었는지 여부를 알아보기 위해 DTH 반응을 이용할 수 있다. PPD (purified protein derivative, 정제단백질유도체) 검사로 알려진 mantoux test(망토우 검사)는 mycobacterium tuberculosis(결핵균) 박테리아의 세포 벽에서 추출한 소량의 단백질을 피부 바로 아래에 투여한다. 만약 결핵균에 노출된 적이 있다면, 감작된 T세포를 가질 것이고, DTH 반응이 시작될 것이다. 이는 큰포식세포의 침윤과 세포 파괴에 의해 딱딱하고 부어 오르는 induration(경결) 부위를 만들게 된다. 반면, 이전에 결핵 항원에 노출된 적이 없는 사람은 감작 T세포가 없으므로 경결 부위가 생기지 않는다.

합하고 상호작용한다. CD4 분자에 대한 바이러스의 친화성은 자물쇠에 맞는 열쇠처럼 CD4 분자와 딱 맞는 표면 당단백질 때문이다. 이는 많은 수의 CD4 분자를 나타내는 세포, 특히 T_H세포의 감염이 위험하다. 또한 HIV-1의 특정 균주는 단핵세포, 큰포식세포, 가지세포와 같은 다른 면역세포의 CD4 분자와 상호작용한다.

HIV-1 바이러스 또는 바이러스 입자가 CD4 분자와 결합한 뒤, 다른 세포 표면 분자와 상호작용하여 숙주세포에 들어가게 된다. 세포 내에서 발생하는 이러한 사건은 다른 바이러스들과 다른데, 이는 HIV-1이 retrovirus(레트로바이러스)로 RNA (ribonucleic acid, 리보핵산) 유전체를 포함하고 reverse transcriptase(역전사 효소)로 불리는 효소의 도움을 받아 RNA 유전체를 복제하기 때문이다. 역전사 효소는 정상적인 전사 과정의 반대 과정을 촉진시켜, DNA를 RNA로 전사하는 대신에 바이러스 RNA가 DNA로 전사되는 것을 촉진한다. 바이러스 유전체의 DNA 복사는 숙주 DNA로 들어가게 되고, 이는 바이러스 RNA와 단백질의 생산을 유도한다. 결국 감염된 세포는 용해되고, 새로운 바이러스 입자가 방출되어 새로운 세포를 감염시킨다.

HIV-1 감염의 진행 과정은 개인마다 다를 수 있지만, 세 단계로 나눠진다. 첫 번째 단계는 acute phase(급성기)로 약 3개월간 지속되며, T_H세포의 급격한 감소와 HIV-1 바이러스 입자의 급격한 증가가 특징이다. 이 기간 동안 환자에게 독감 같은 증상이 나타날 수 있다. 두 번째 단계는 chronic phase(만성기)로 HIV-1 virion에 대한 항체의 생산, T_H 세포 수의 초기 회복과 HIV-1 virion 수의 감소로 시작된다. 이는 B세포, T_C세포, 다양한 사이토카인 및 나머지 T_H세포의 작용 때문이다. 만성기는 치료를 받지 않은 개인에서 8년 이상 지속될 수 있으며, 이 기간 동안 많은 수의 환자가 HIV-1 감염의 증상을 나타내지 않는다. AIDS로 일컬어지는 최종 단계는 점진적인 T_H세포 수의 감소와 HIV-1 virion 수의 증가가 특징이다. 치료를 받지 않으면, 최종 단계는 일반적으로 3년을 넘기지 않는다.

AIDS의 증상과 징후는 주로 T_H세포의 파괴에 기인한다. 선천면역반응과 적응면역반응의 거의 모든 부분은 적절하게 기능하기 위해 T_H세포가 필요하다. 따라서 T_H세포의 손실은 전체 적응면역반응의 부전을 가져온다(일부 선천반응은 남아있다). 일반적으로 이러한 부전은 면역능력이 있는 환자에서는 병원성이 아니지만, AIDS 환자에서는 반복적인 기회감염으로 이어진다. 예를 들어, pneumocystis(폐포자충) 곰팡이 종에 의한 호흡기 감염은 ADIS 환자에게는 매우 흔하지만 건강한 면역계통을 가진 개인에게는 매우 드물다. AIDS의 다른 결과로는 혈관에 영향을 미치고 자주색의 피부 병변을 유발하는 Kaposi's sarcoma(카포시육종)와 같은 암, CNS (central nervous system, 중추신경계통)와 PNS (peripheral nervous system, 말초신경계통)의 손상, 심한 근육 질환이 있다(그림 20.25). 일반적으로 환자들은 감염 또는 암으로 인한 합병증에 굴복하게 된다.

명백히 HIV와 AIDS 치료법 개발은 세계적으로 중요하다. 현재, 수많은 약물이 HIV-1치료를 위해 이용되고 있다. 대부분의 약물이 작용하기 위해 세 가지 주요한 기전으로 (1) 역전사 효소의 억제, (2) 성숙한 바이러스원을 합성하는데 필요한 바이러스 효소 억제, (3) HIV-1이 표적세포로의 유입 차단이 있다. 이러한 약물들은 가능한 바이러스 복제 주기의 많은 측면을 억제하기 위해 일반적으로 'cocktail(복합적)'로서 조합하여 투여된다.

확인하기

- ☐ 3. Primary immunodeficiency(원발성 면역결핍) 장애와 secondary immunodeficiency(이차면역결핍) 장애는 어떻게 다른가?
- ☐ 4. AIDS가 immune system(면역계통)에 왜 엄청난 손상을 가하는가?

Autoimmune Disorder 자가면역질환

일반적으로, 면역계통은 자가항원에 반응하지 않고 인체의 조직과 세포를 손상시키지 않는 자가면역 관용을 보장한다.

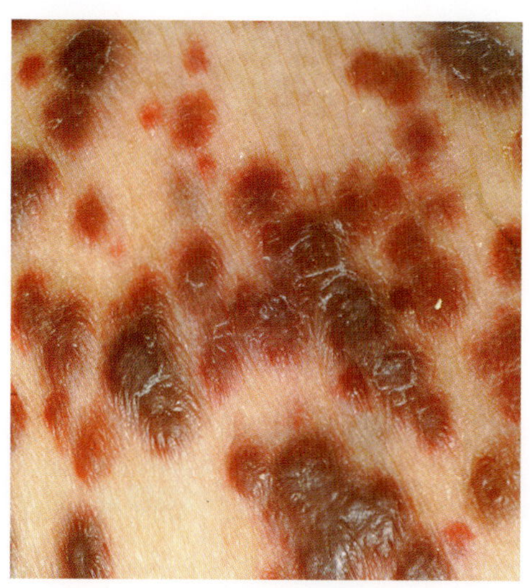

그림 20.25 카포시 육종이 있는 AIDS 환자의 피부

그러나 가끔 이러한 과정이 실패하면, autoantibody(자가항체)인 자가항원에 결합하는 항체를 분비하는 자가반응성 T세포 또는 B세포 그룹이 생성된다. 이는 autoimmune disorder(자가면역질환)를 일으킨다. 자가면역질환은 국소적으로 오직 하나의 장기 조직 또는 전체에 영향을 미쳐 여러 신체부위에 영향을 줄 수도 있다. Autoimmunity(자가면역)는 type II, III 또는 IV의 과민반응을 일으키고, 이는 장기손상과 조직손상을 특징으로 한다.

다음과 같은 많은 상황에서 자가면역이 발생할 수 있다.

- **이전에 T세포에 의해 인식되지 않았던 자가항원 방출.** 일반적으로 T세포는 발달하는 동안 자가항원에 노출되고, 그러한 자가반응성 T세포는 파괴된다. 그러나 일부 항원은 sequestered(격리)되어 발달 중인 T세포에 노출되지 않는다. 예를 들어, 많은 신경세포의 축삭돌기를 둘러싸고 있는 물질인 미엘린 단백질은 BBB (blood-brain barrier, 혈액뇌장벽)에 의해 격리되고, T세포는 노출되지 않는다. 그러나 감염 또는 외상으로 인해 이러한 단백질과 항원이 순환계통으로 유출되고, 항원에 특이적인 T세포가 활성화된다. 이는 말이집이 공격받는 자가면역질환인 multiple sclerosis(다발경화증)의 발병기전이라 여겨진다.
- **외부항원의 자가항원 모방.** 특정 바이러스와 박테리아 항원은 일반적인 자가항원과 매우 흡사하다. 일반적으로, 이러한 항원에 특이적인 T세포는 보조 자극 신호가 없기 때문에 자가세포를 공격하지 않는다. 그러나 병원체와 접촉하게 되면, 보조 자극 신호가 T세포를 활성화하여 자가세포를 공격하게 된다. 이는 rheumatic fever(류마티스 열) 질환에서 발생하며, 항원이 심장근육의 항원과 유사한 특정 연쇄구균 박테리아에 의한 감염 후 발생한다.
- **세포가 class II MHC 분자를 부적합하게 표시함.** 앞서 설명한 바와 같이 일반적으로 오직 B세포와 APCs만이 class II MHC molecule (class II MHC 분자)을 나타낸다. 그 이유가 충분히 밝혀지지는 않았지만, 기타 다른 세포 유형에서 class II MHC 분자를 부적합하게 발현할 수가 있다. 이는 T세포를 활성화시키고, 정상 자가항원에 대한 면역반응을 유발한다. 제1형 당뇨병에서 나타나며, 면역계통이 pancreas(이자)의 인슐린 생성 세포를 파괴시킨다.
- **특정 병원체가 비특이적으로 B세포를 활성화시킴.** 많은 병원체가 비특이적으로 B세포를 활성화시키는 사이토카인의 생성을 유발하여 자가항체 생성을 유발할 수 있다. Systemic lupus erythematosus(전신홍반루프스)는 특정 바이러스에 감염된 후 DNA, 적혈구, 혈소판 및 leukocyte(백혈구)에서 단백질에 대한 항체 생성이 유발된 경우이다.

또한 각각의 상황은 개인의 자가면역을 증가시키는데 영향을 주는 여러 다양한 유전적 요인에 의존한다.

확인하기

- ☐ 5. Autoimmune disorder(자가면역질환)란 무엇인가? 질환의 특성인 조직손상을 일으키는 것은 무엇인가?
- ☐ 6. 자가면역질환의 잠재적인 원인은 무엇인가?

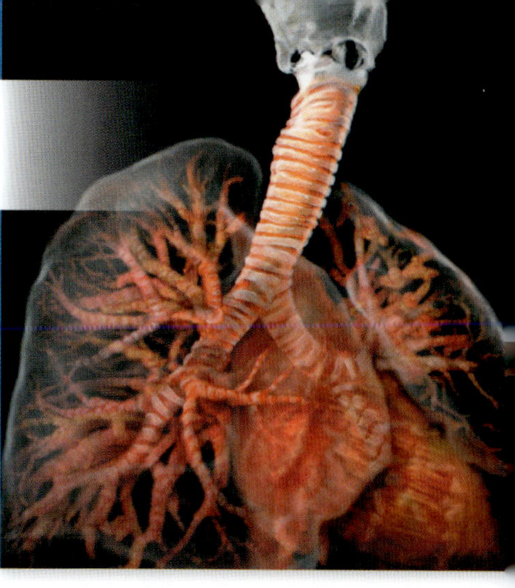

21 Respiratory System 호흡계통

미국 폐협회에 따르면, "음식 없이 3주, 물 없이 3일을 버틸 수 있지만, 공기 없이는 오직 3분만 버틸 수 있다."고 했다. 대부분 사람의 호흡기능이 중단되면 세포는 겨우 몇 분 동안만 생존할 수 있다. Respiratory system(호흡계통)의 장기는 세포의 생존에 필요한 산소를 끊임없이 공급한다. 또한 산–염기 homeostasis(항상성) 유지와 소리를 내는 것 같은 다른 기능을 조정한다. 이 장에서는 호흡계통의 구조와 이러한 구조가 호흡이나 gas exchange(가스교환)와 어떻게 연관되어 있는지, 호흡계통의 항상성이 어떻게 유지되는지, 그리고 항상성이 깨지면 어떠한 일이 발생하는지에 대해 학습할 것이다.

21.1 호흡계통의 개요

Overview of the Respiratory System

학습목표

1. Upper respiratory tract(상기도)와 lower respiratory tract(하기도)에 대해 설명하고, 구분할 수 있다.
2. 호흡기관의 conducting zone(전도구역)과 respiratory zone(호흡구역)에 대해 설명하고 구분할 수 있다.
3. Respiratory system(호흡계통)의 주요 기능에 대해 설명할 수 있다.
4. 4가지 호흡과정인 pulmonary ventilation(폐환기), pulmonary gas exchange(폐가스교환), gas transport(가스이동), tissue gas exchange(조직가스교환)를 정의하고 설명할 수 있다.

Respiratory system(호흡계통)의 많은 기능을 지원하는 구조에 대해 간략히 소개하고자 한다.

Anatomy of the Respiratory System: An Overview
호흡계통의 해부: 개요

호흡계통의 장기로서 혈관, 가슴우리를 구성하는 호흡근육, 허파, 호흡계통의 통로는 머리, 목, 가슴안 내에 위치한다(그림 21.1). 호흡기관의 각 구성요소는 다음과 같은 독특한 조직학적 구조를 지닌다.

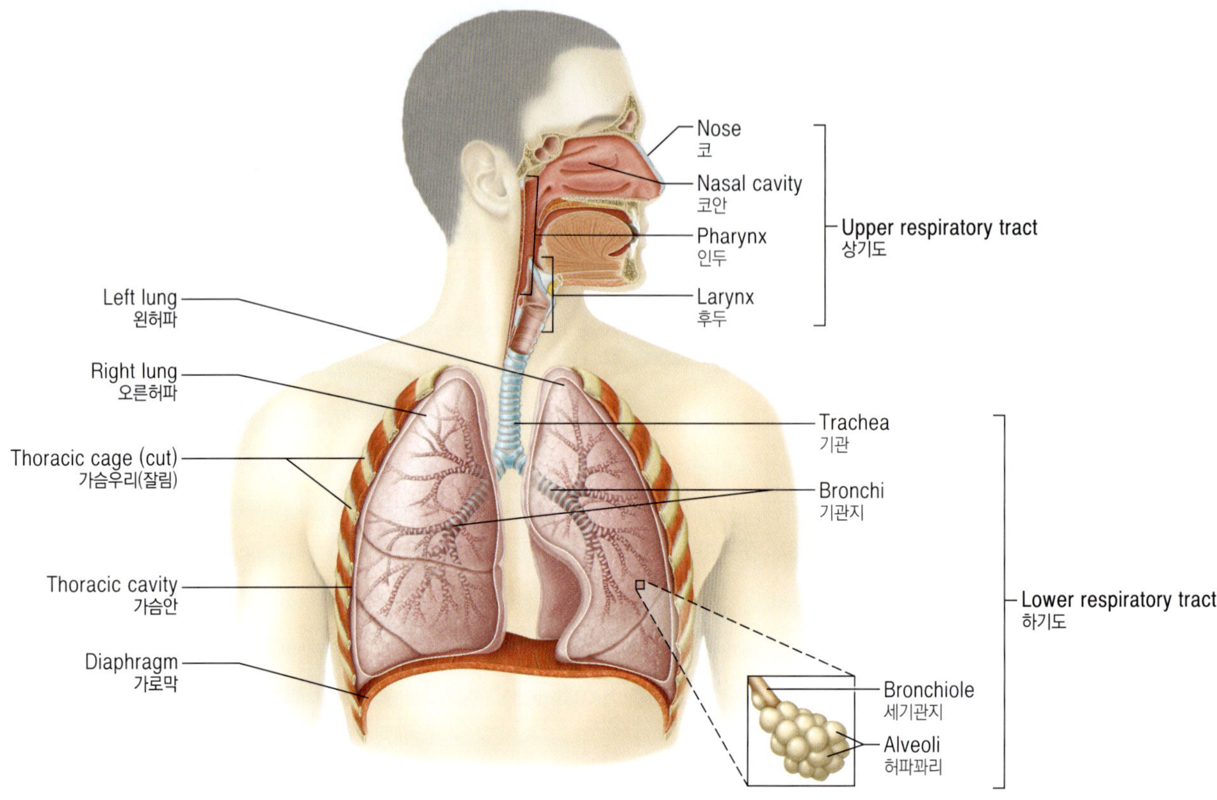

그림 21.1 호흡계통의 장기

- Nose(코)와 nasal cavity(코안)는 skull(머리뼈, 두개골)과 facial bone(얼굴뼈, 안면골)으로 둘러싸여 있다.
- Pharynx(인두)는 throat(목구멍, 인후)로 불린다.
- Trachea(기관)은 mediastinum(가슴세로칸) 내에 있다.
- Bronchi(기관지)는 작은 bronchiole(세기관지)가 될 때까지 나누어지는 분기관이다.

호흡기관의 구조는 해부학적으로 upper respiratory tract(상기도)와 lower respiratory tract(하기도)로 구분하고, 상기도는 코안부터 larynx(후두)까지의 통로를 포함한다. 하기도는 기관부터 호흡기관의 말단구조인 alveoli(허파꽈리, 폐포)까지의 통로를 포함한다. 허파꽈리는 포도송이 같이 배열된 미세한 공기주머니로, gas exchange(가스교환)가 일어나는 곳이다. Lung(허파, 폐)은 호흡계통의 가장 뚜렷한 구조로 가슴 안에서 diaphragm(가로막, 횡격막)과 thoracic cage(가슴우리, 흉강)로 둘러싸인 한 쌍의 해면 장기이다. 실제로 허파는 혈관과 탄력결합조직으로 둘러싸인 약 1억 5천만 개의 허파꽈리 집합이다.

확인하기

- ☐ 1. Respiratory system(호흡계통)의 주요 구조는 무엇인가?
- ☐ 2. Larynx(후두)는 upper respiratory tract(상기도)의 일부인가, lower respiratory tract(하기도)의 일부인가?
- ☐ 3. Alveoli(허파꽈리)는 어디에 있으며, 기본 기능은 무엇인가?

Basic Function of the Respiratory System
호흡계통의 기본 기능

호흡계통의 장기는 해부학적인 분류 외에도 기능적으로 conducting zone(전도구역)과 respiratory zone(호흡구역)으로 나뉜다. 전도구역의 통로는 inspiration(들숨, 흡기) 또는 expiration(날숨, 호기) 시 공기가 들어오고 나가는 도관이다. 전도구역은 공기를 여과, 가온 및 가습화하고 호흡구역에서는 가스가 교환된다. 전도구역은 코와 코안에서 세기관지까지의 구조를 포함하며, 호흡구역은 허파꽈리가 있는 구조를 포함한다. 호흡기관의 기능적 분류는 해부학적 분류보다 정확하고 유용하다.

Respiration(호흡)은 세포에 O_2 (oxygen, 산소)를 공급하고 노폐물인 CO_2 (carbon dioxide, 이산화탄소)를 제거하는 과정이다. 실제로 호흡은 네 가지 개별과정인 (1) pulmonary ventilation(폐환기), (2) pulmonary gas exchange(폐가스교환), (3) 혈액 내 gas transport(가스이동), (4) tissue gas exchange(조직가스교환)로 구성된다. 폐환기는 종종

ventilation(환기)이라고 하며, 허파로 들어오고 나가는 공기의 이동을 말한다. 다른 과정은 체내의 가스이동으로, 폐가스교환은 허파와 혈액 사이의 가스의 이동, 가스이동은 혈액을 통한 가스의 이동, 조직가스교환은 혈액과 조직 사이의 가스의 이동을 말한다[cellular respiration(세포호흡)이란, 세포가 O_2를 소비하고 ATP (adenosine triphosphate, 삼인산아데노신)를 생성할 때, CO_2를 생성하는 것으로 O_2 운반 및 CO_2 제거와 관련 없는 별도의 과정임에 유의한다].

호흡계통은 호흡기능 외에도 여러 가지 중요한 역할이 있다. 음성 및 소리 생성의 기전이 호흡계통에 있고, 후각신경세포 또한 코안의 천장의 변형 상피조직 조각인 후각상피에 위치한다.

호흡계통은 가슴안 내 압력의 변화와 관련된 또 다른 기능이 있다. 숨을 멈추고 참으면 abdominopelvic cavity(배골반안, 복부골반강) 내 압력이 증가하는데, 이러한 압력은 배뇨, 배설, 출산 시 배출을 도와준다. 또한 가슴안과 배골반안 내의 압력의 변화는 림프와 정맥혈이 나아가는데 도움을 준다.

그러나 homeostasis(항상성) 유지와 관련된 호흡계통의 주요 기능은 생소할 수도 있다. 호흡계통이 적절히 기능하는 것은 ECF (extracellular fluid, 세포바깥액, 세포외액) 내 산-염기 균형에 중요하며, 이는 인체의 주요 완충계 중 하나를 통제한다. 또한, angiotensin-II(안지오텐신-II) 생성에 관여하는 효소를 합성한다. 안지오텐신-II는 산-염기 항상성에 관여하고, 혈압과 체액 항상성 유지에도 중요하다.

호흡계통의 기능은 다음과 같다.

- 호흡
- 음성과 기타 발성 생성
- 냄새 감지
- 배골반안의 내용물 배출
- 가슴안과 배골반안 내 림프와 정맥혈의 흐름을 도움
- 산-염기 항상성 유지
- 혈압과 체액의 항상성 유지를 위한 안지오텐신-II 생성을 도움

이러한 기능을 고려하면, 호흡계통의 항상성 불균형으로 인해 조직의 산소공급 및 여러 다른 기능이 영향을 받는다는 것은 일리가 있다. 이 절에서는 인체가 호흡기 항상성과 호흡계통의 항상성 불균형의 다양한 효과를 어떻게 유지하는지 살펴본다.

확인하기

- ☐ 4. Respiration(호흡)을 구성하는 네 가지 과정은 무엇인가?
- ☐ 5. Respiratory system(호흡계통)은 homeostasis(항상성) 유지에 어떻게 기여하는가?
- ☐ 6. 호흡 외 호흡계통의 네 가지 기능은 무엇인가?

21.2 호흡계통의 해부

Anatomy of the Respiratory System

학습목표

1. Inspiration(들숨) 시 공기가 이동하는 통로를 기술할 수 있다.
2. 호흡기관, pleural cavity(가슴막안), thoracic cavity(가슴안), lung(허파) 혈관과 신경 각 부위의 전반적인 해부학적 특징과 기능을 설명할 수 있다.
3. 호흡기관의 다른 부위의 조직학, alveoli(허파꽈리) 내 존재하는 세포의 종류와 respiratory membrane(호흡막)의 구조에 대해 기술할 수 있다.
4. 기도 내 상피조직과 결합조직의 변화가 기능과 어떻게 관련이 있는지 설명할 수 있다.
5. 허파와 가슴막안의 구조에 대해 설명할 수 있다.

호흡기관의 conducting zone(전도구역)과 respiratory zone(호흡구역)의 각 부분의 구조를 살펴보고자 한다. 맨눈 및 현미경에서 보일 정도의 미묘한 구조의 차이가 어떻게 호흡기관의 각 부분이 기능을 수행할 수 있는지 알아보자.

Nose and Nasal Cavity 코와 코안

호흡기관은 nose(코)와 코 뒤쪽의 공간인 nasal cavity(코안, 비강)에서 시작된다.

코와 코안은 다음과 같은 중요한 기능을 수행한다.

- 들이마신 공기를 데우고 축축하게 한다.
- 들이마신 공기에서 이물질을 걸러내고 항균물질을 분비한다.
- 후각수용기를 가진다.
- 음성의 울림을 향상시킨다(코가 막혔을 때 목소리가 변한다).

코의 외부구조와 코안의 내부구조에 대해 자세히 살펴본다.

External Nasal Anatomy 외부 코의 해부학적 구조

코는 피부로 덮여 있으며 근육, 뼈, 연골에 의해 내부적으로 지지된다. 뼈와 hyaline cartilage(유리연골)는 코의 뼈대

를 형성한다. 상부는 쌍을 이루는 nasal bone(코뼈, 비골)을 포함하고, 하부에는 lateral cartilage(외측연골)와 alar cartilage(콧방울연골, 비익연골)가 있다(그림 21.2). 이러한 구조는 코의 코뿌리와 콧등, 콧날, 코끝을 포함한 여러 표면을 만들어 낸다. 코끝의 가쪽면에는 나팔 모양의 콧방울(비익)이 한 쌍의 nostrils(콧구멍)을 둘러싸고 있다. 일반적으로 코 크기와 모양의 개인차는 그것의 연골 뼈대 구조의 차이 때문이다.

Internal Nasal Anatomy and Histology
내부 코의 해부학적 구조와 조직학

숨을 들이마실 때 공기는 콧구멍을 통과하고, 뼈와 연골에 의해 만들어진 움푹 꺼진 공간인 코안으로 들어간다. 코안은 생각보다 큰데, 콧구멍 또는 anterior nares(앞콧구멍, 전비공)인 두 개의 전방 구멍에서 시작하여 posterior nares(뒷콧구멍, 후비공)인 두 개의 후방 구멍까지 이어진다(그림 21.3). 코안은 nasal septum(코사이막, 비중격)에 의해 좌우로 나뉘어지며, 뼈와 유리연골로 구성되어 있다. 코안의 가장 전방 부위는 콧구멍 바로 안쪽인 안뜰이다. 코안뜰은 짧고 뻣뻣한 털을 가지고 있으며, 이는 벌레와 공기 중의 먼지가 코안으로 들어가는 것을 막아준다.

코안은 움푹 꺼져있는 구조임에도 불구하고, 빈 공간이 거의 없다. 오히려, nasal conchae(코선반, 비갑개)로 알려진 뼈 돌기로 가득 차 있다. 총 세 가지의 코선반이 존재하는데, (1) ethmoid bone(벌집뼈, 사골)의 일부인 superior nasal conchae(위코선반, 상비갑개)와 (2) middle nasal concha(중간코선반, 중비갑개), (3) 독립된 뼈인 inferior nasal concha(아래코선반, 하비갑개)이다. 코선반은 superior nasal meatus(위콧길, 상비도), middle nasal meatus(중간콧길, 중비도), inferior nasal meatus(아래콧길, 하비도)로 불리는 세 개의 좁은 통로를 둘러싸고 있다. 이러한 배열은 콧길을 통과하는 공기를 난기류가 되게 한다. 난기류는 의류 건조기의 거센 공기의 흐름이 옷의 보풀을 제거하도록 도와주는 것과 마찬가지로, 공기로부터 먼지와 다른 이물질을 걸러낸다. 외부 이물질은 코선반 내벽의 점막에 붙어 호흡기관의 더 깊숙한 구조에 이르지는 못한다. 또한 난기류는 공기의 움직임을 약간 지연시키며, 그동안 점막에서 수분을 흡수한다.

Paranasal sinus(코곁굴, 부비동)로 불리는 공간은 코선반 사이에 위치한 작은 통로를 통해 코안과 연결된다(그림 21.3). 코곁굴은 frontal bone(이마뼈, 전두골), 벌집뼈, sphenoid bone(나비뼈, 접형골), maxillary bone(위턱뼈, 상악골) 내에 위치하며, 각각 frontal sinus(이마굴, 전두동), ethmoid sinus(벌집굴, 사골동), sphenoid sinus(나비굴, 접형동), maxillary sinus(위턱굴, 상악동)라고 부른다. 코안과 마찬가지로 이는 공기를 데우고 습하게 하며 여과한다. 또한 skull(머리뼈, 두개골)을 가볍게 하며 음성 울림을 향상시킨다. 이들의 상피세포는 코안의 상피세포와 이어져 있어 두 영역 사이의 공기와 점막의 이동을 가능하게 한다. 이러한 구조는 감염이 코안에서부터 코곁굴로 퍼질 수 있게 한다.

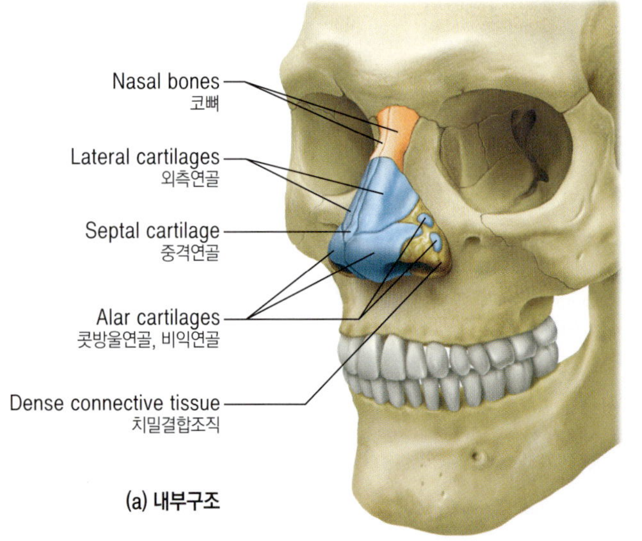

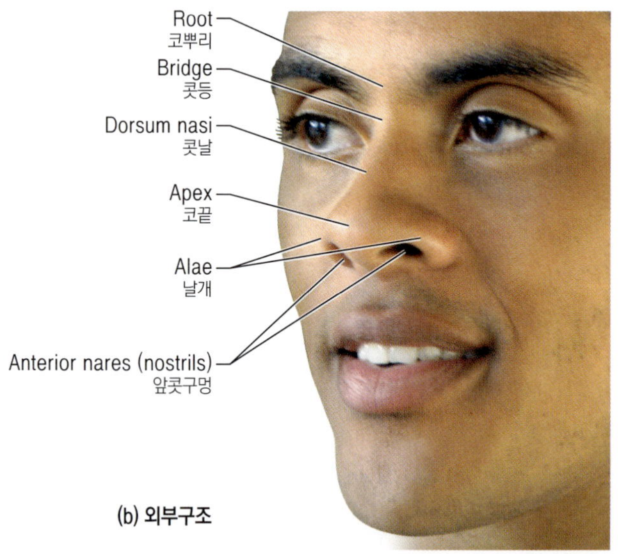

그림 21.2 코의 해부학적 구조

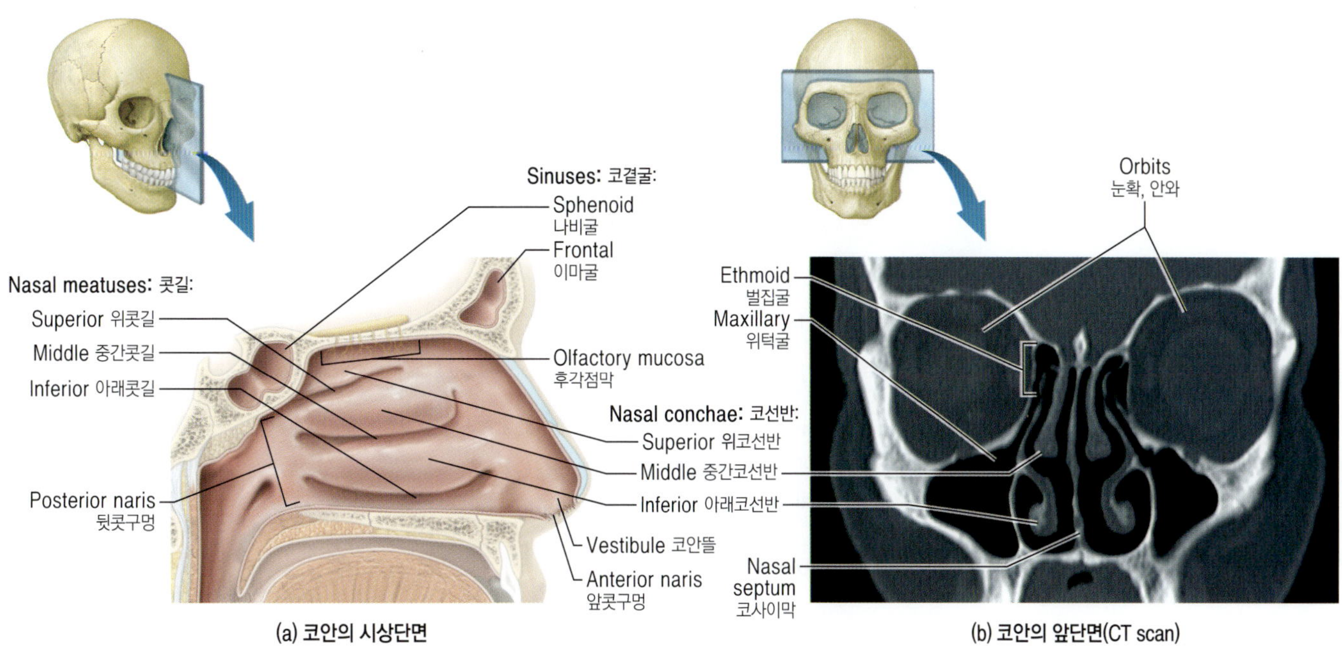

그림 21.3 코안의 해부학적 구조

안뜰은 중층편평상피로 덮여 있는데, 이는 마모(찰과상)와 같은 기계적 스트레스에 더 잘 견딜수 있도록 한다. 안뜰의 후방에서 상피는 olfactory mucosa(후각점막)와 respiratory mucosa(호흡점막)로 바뀐다. 후각점막은 후각수용기가 있는 코안의 지붕에 위치한다(그림 21.3a). 이러한 두극신경세포는 olfactory foramina(체판구멍)로 불리는 체판 내 구멍을 통해 돌출되어 뇌 내의 olfactory bulb(후각망울)와 만난다.

코안의 나머지는 호흡점막에 의해 쌓여 있고, 이는 pseudostratified ciliated columnar epithelium(거짓중층섬모원주상피)으로 구성되어 있다. 섬모원주세포 전체에 산재하며, 점액을 분비하는 goblet cell(술잔세포)로 불리는 홑세포샘이 있다. 코안의 주요 기능 중 하나는 공기 여과로, 술잔세포가 풍부한 섬모가 있는 상피의 코안에서 기능을 수행하는 방식의 한 예이다. 술잔세포에 의한 점액 내 이물질이 갇히게 되고, 섬모는 이물질과 점액을 코안 후방으로 밀어낸다. 이러한 혼합물은 pharynx(인두)까지 내려가게 되고, 삼켜지거나 재채기 또는 코를 풀어 배출하게 된다.

호흡점막 깊은 곳에는 혈관이 풍부하게 공급되는 고유판이 있다. 흥미롭게도, 고유판은 음경의 발기 조직과 해부학적으로 유사하게 혈액에 의해 울혈되는 수많은 동 · 정맥과 모세혈관을 포함하고 있다. 호흡점막에 분포하는 동 · 정맥과 모세혈관은 코안의 한쪽 면에 혈액을 채워 그 부분으로의 공기 흐름을 일부 차단하여 점막이 마르지 않도록 도와준다. 약 30분마다, 혈액이 채워지는 부분이 바뀌고, 공기는 이전에 차단되었던 쪽을 통해 흐르게 된다. 부분적인 막힘은 보통 뚜렷하게 느껴지지 않지만, 알레르기 또는 감기와 같은 바이러스 감염에 의해 코점막에 염증이 있을 때는 뚜렷하게 느껴진다.

Pharynx 인두

들이마신 공기는 뒷콧구멍을 통과하여 throat(목구멍, 인후)로 불리는 인두로 들어간다. 해부학적으로 인두는 nasopharynx(코인두), oropharynx(입인두), laryngopharynx(후두인두)의 세 부분으로 나뉜다(그림 21.4).

코인두는 뒷콧구멍에서 시작하며, 코안의 후방에 위치한다. 후두인두도 코안처럼 거짓중층섬모원주상피로 덮여 있다. 따라서 이러한 두 구조는 흡입한 공기를 데우고 축축하게 하고, 여과하는 동일한 기능을 수행한다. 코인두 내에는 가운데귀와 인두를 연결하는 pharyngotympanic tube(인두고실관)의 시작부분이 있다. 또한 코인두에는 pharyngeal tonsil(인두편도)이 있으며, 이는 코안으로 들어온 병원체를 잡는 특수한 림프 조직으로 구성된다.

코인두의 아래 경계에는 물렁입천장의 일부인 uvula(목젖)가 있다. 목젖과 물렁입천장은 음식물이나 액체가 코인두 혹은 코안으로 들어가지 않게 하기 위해 음식을 삼키는 동안

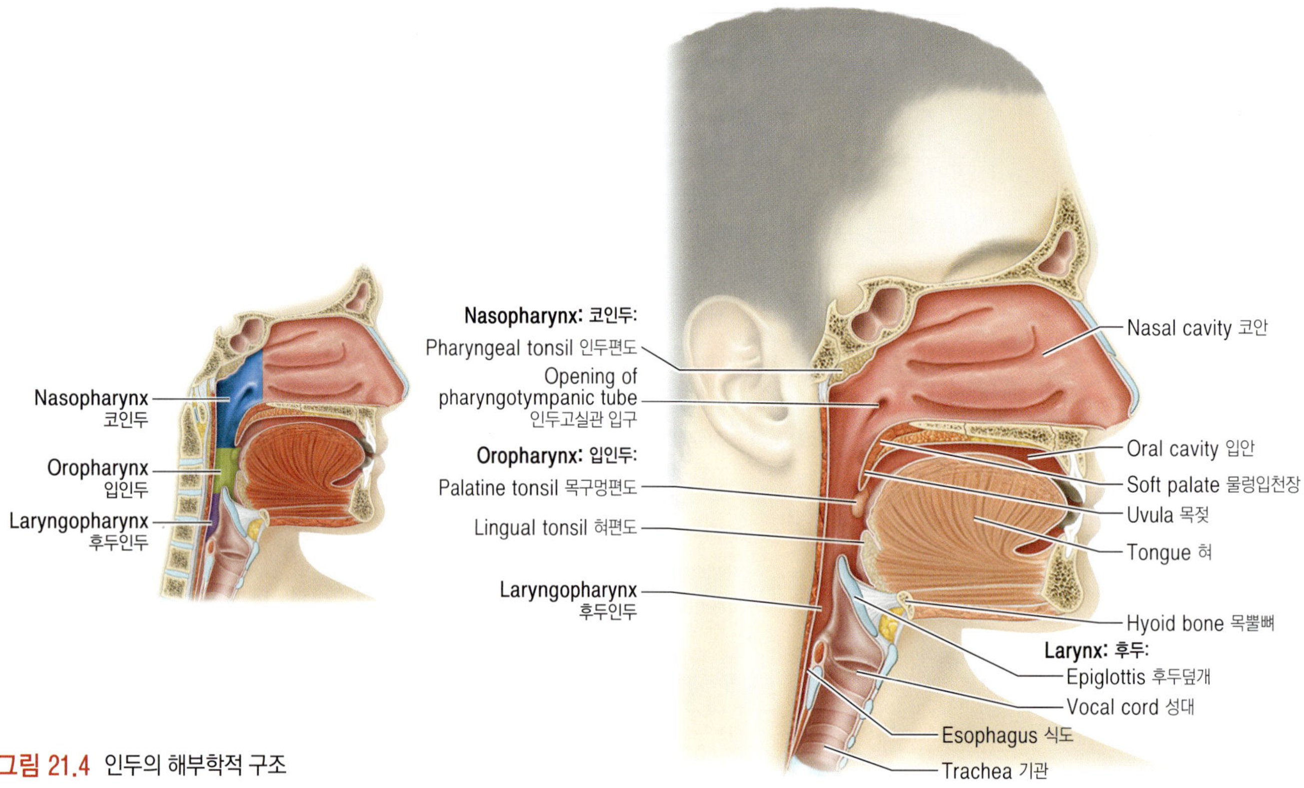

그림 21.4 인두의 해부학적 구조

뒤쪽으로 움직인다. 그러나 때때로, 웃을 때 이 기전은 실패하기도 하는데, 그 결과 음식이나 액체가 코로 나올 수 있다.

입인두는 인두의 다음 구역으로 입안의 후방에 위치한다. 입인두는 음식과 공기가 지나가기 때문에 너무 얇은 거짓중층섬모원주상피가 아닌 nonkeratinized stratified squamous epithelium(비각질중층편평상피)으로 덮여 있다. 입인두는 목젖에서 epiglottis(후두덮개, 후두개)로 불리는 후두의 끝 부분까지 이른다. 이는 세 개의 편도를 가지고 있는데 첫 번째, 가장 위쪽의 인두편도와 두 번째, 목젖 양쪽에 한 쌍의 palatine tonsil(목구멍편도, 구개편도) 그리고 세 번째, 혀 기저부에 하나의 lingual tonsil(혀편도)을 가지고 있다.

인두의 마지막 구역은 후두인두이며, hyoid bone(목뿔뼈, 설골)에서 음식물로 위장까지 전달하는 통로인 esophagus(식도)까지 이어진다. 앞쪽으로는 후두, 뒤쪽으로는 식도가 있다. 입인두와 마찬가지로, 후두인두 또한 음식물과 공기가 통과하므로 마멸로부터 보호하기 위해 비각질중층편평상피로 덮여 있다.

확인하기

☐ 1. 용어의 올바른 정의 또는 설명과 연결하시오.

______ 호흡기 점막	a. 입안의 후방에 위치하며, 중층편평상피로 덮여 있다.
______ 코인두	b. 뒷콧구멍에서 목젖까지를 일컫는다.
______ 후두인두	c. 점액을 분비하는 홑세포샘이다.
______ 입인두	d. 목뿔뼈에서 식도까지를 일컫는다.
______ 코곁굴	e. 거짓중층섬모원주상피
	h. 코안과 연결되어 있는 공간

Larynx 후두

흡입된 공기는 후두인두를 통해 호흡기관의 다음 단계인 후두로 이동한다(그림 21.5). 이 짧은 통로는 식도 앞쪽에 있으며, 제3~6목뼈까지 이어진다. 후두는 음식물과 액체를 호흡기관에 들어가지 않도록 하며, 후두에는 음성 생성에 관여하는 성대가 있다.

성대가 위치하고 있는 후두는 후두인두에서 연속되는 비각질중층편평상피로 덮여 있다. 이는 음식물과의 접촉으로 인해 후두표면이 마멸되는 것을 막아준다. 성대 아래에 위치한 상피는 입안과 코인두에서 볼 수 있는 거짓중층섬모원주상피로 바뀐다. 후두의 섬모는 헛기침을 할 때 점액과 이물질을 위로 올려보내 점액을 후두에서 배출하도록 한다.

Cartilage Framework of the Larynx 후두연골 구조

후두는 9개의 연골로 구성되어 유연한 구조를 이룬다(그림 21.5). 연골 구조는 목의 다른 구조에 후두를 연결하는 근육

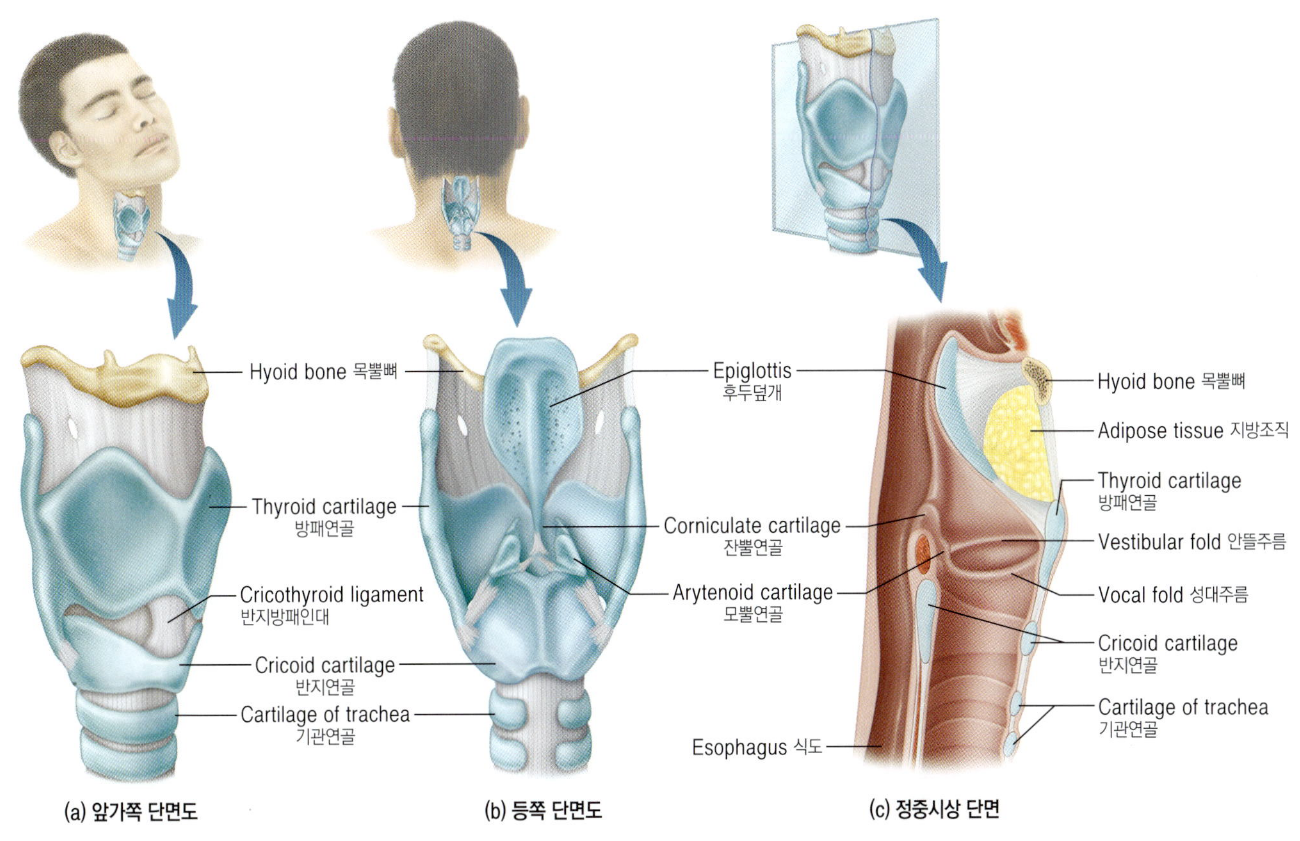

그림 21.5 후두의 해부학적 구조

과 후두 내의 근육에 의해 지지된다. 3개의 연골은 쌍을 이루지 않지만, 다른 6개의 연골은 세 쌍의 작은 연골로 이루어진다.

쌍을 이루지 않는 세 개의 연골은 thyroid cartilage(방패연골, 갑상연골), 후두덮개, cricoid cartilage(반지연골, 윤상연골)이다. 방패 모양의 방패연골은 후두의 구조 중 가장 크며, 후두의 전방과 상부 벽을 형성한다(그림 21.5). 방패연골은 전방부에서 두드러지며, 'Adam's apple(아담스 애플)'로 알려져 있다. 이는 사춘기 동안 남성호르몬이 후두의 모양과 크기에 영향을 미쳐 일반적으로 여성보다 남성에게 보다 도드라져 보인다.

방패연골 뒤에는 후두덮개라고 불리는 탄력연골의 덮개가 있다. 후두덮개 기저부는 방패연골의 뒤쪽에 붙어 있고, 상부 가장자리는 독립되어 있다(그림 21.5b). 일반적으로, 상부 가장자리는 glottis(성대문)라고 불리는 후두 개구부에서 후두로 공기가 들어갈 수 있도록 곧게 서 있다(그림 21.6). 그러나 삼키는 동안 후두는 주변 근육에 의해 상승되어, 후두덮개가 성대문을 덮어 음식물이나 액체가 후두로 들어가는 것을 막는다. 혀 또한 삼키는 동안 후두덮개를 아래로 밀어내어 후두를 봉쇄한다. 드물게, 웃거나 먹거나 마시면서 이야기할 때 이 기전이 실패하는데, 이때 음식물이나 액체는 후두덮개 대신 후두로 들어가거나 흡입된다. 이러한 경우 음식물이나 액체를 제거하기 위해 기침 반사를 일으킨다.

쌍을 이루지 않는 연골의 세 번째 조각은 반지연골이다. 반지연골은 방패연골 하부에 위치하고, cricothyroid ligament(반지방패인대, 윤상갑상인대)라는 얇은 막에 의해 방패연골에 부착되어 있다. 이 인대는 기도폐색 시 cricothyroidotomy(반지방패연골절개술, 윤상갑상연골절제술)가 수행되는 부위가 된다. 이때, 반지방패인대를 절개하고 멸균 튜브를 후두에 삽입하여 기도폐색을 회복시킨다.

Mucosal Fold and Sound Production
점막주름과 음성 생성

후두의 내부표면은 매끄럽지 않고, 점막주름이 속공간으로 돌출되어 있다(그림 21.6). 주름 위쪽의 쌍은 arytenoid cartilage(모뿔연골)에서 방패연골까지 이어지는데, 이를 vestibular fold(안뜰주름, 전정주름) 또는 false vocal cord(거짓성대)라고 한다. 안뜰주름은 음성 생성에서 중요한 역할을 하지는 않지만, 삼키는 동안 성대문을 닫는 중요한 기능을 수행한다.

안뜰주름 아래에서 vocal fold(성대주름) 또는 true vocal cord(진성대)라고 불리는 다른 종류의 점막주름을 발견할 수 있다. 안뜰주름과 마찬가지로 성대주름의 뒤쪽은 모뿔연골에 부착되어 있고, 앞쪽은 방패연골에 부착되어 있다. 또한 성대 중앙에는 vocal ligament(성대인대)로 불리는 탄력띠가 있다. 그림 21.6에서 성대는 희게 보여지는데, 이는 성대인대를 덮고 있는 점막이 얇아 흰 성대인대가 보이기 때문이다.

Trachea 기관

흡입된 공기는 후두를 통과하여 기관으로 들어가고, 공기를 호흡기관의 하부구조까지 전달한다(그림 21.7a). 기관은 직경 약 2cm, 길이 약 10~12cm의 속이 비어있는 구조이다. 이는 목의 하부에서 시작하여 mediastinum(가슴세로칸)까지 이어진다.

유리연골의 고리는 기관의 앞면과 가쪽면의 표면을 덮고 있지만, 후방표면은 덮고 있지 않기 때문에 C 모양을 띤다(그림 21.7b). 연골고리는 기관을 지탱할 수 있을 정도로 단단하여 기관의 patent(개방)를 유지하며, 유연하지만 pulmonary ventilation(폐환기) 중에 기관의 직경을 변경할 수 있게 한다.

후방표면 또는 연골이 없는 부위에서 기관은 탄력결합조직과 민무늬근육으로 덮여 있다. 따라서 기관의 후방표면은 부드럽고, 이러한 배열은 삼키기 작용 동안 식도가 확장할

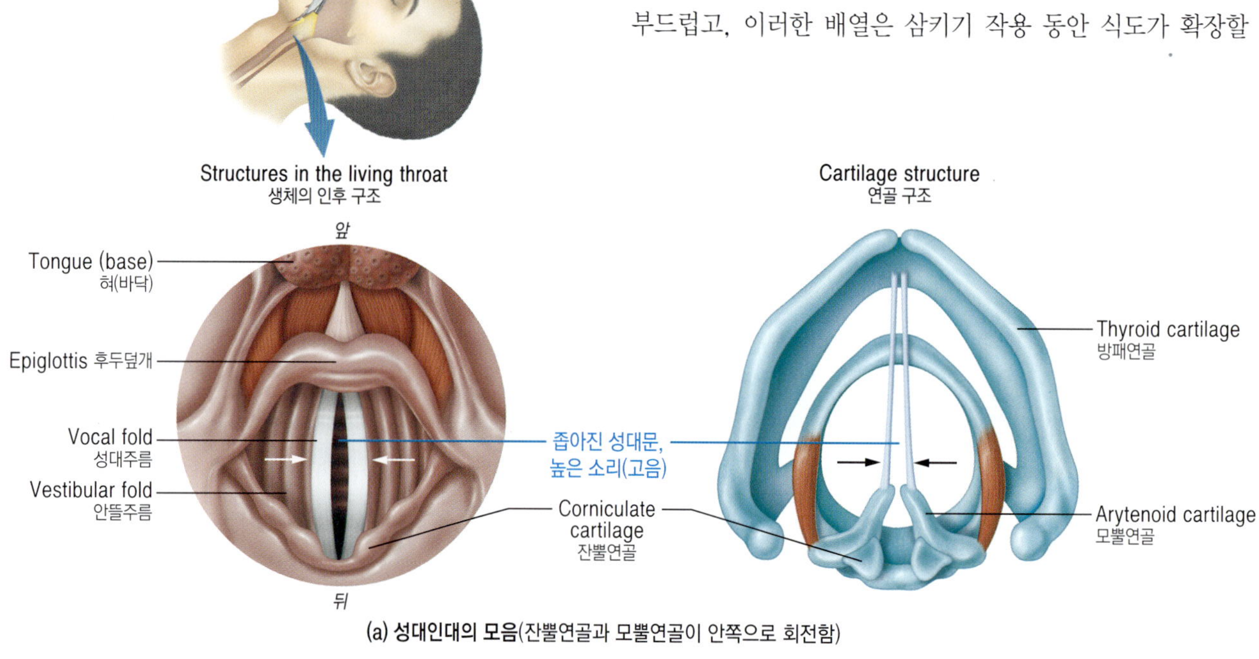

(a) 성대인대의 모음(잔뿔연골과 모뿔연골이 안쪽으로 회전함)

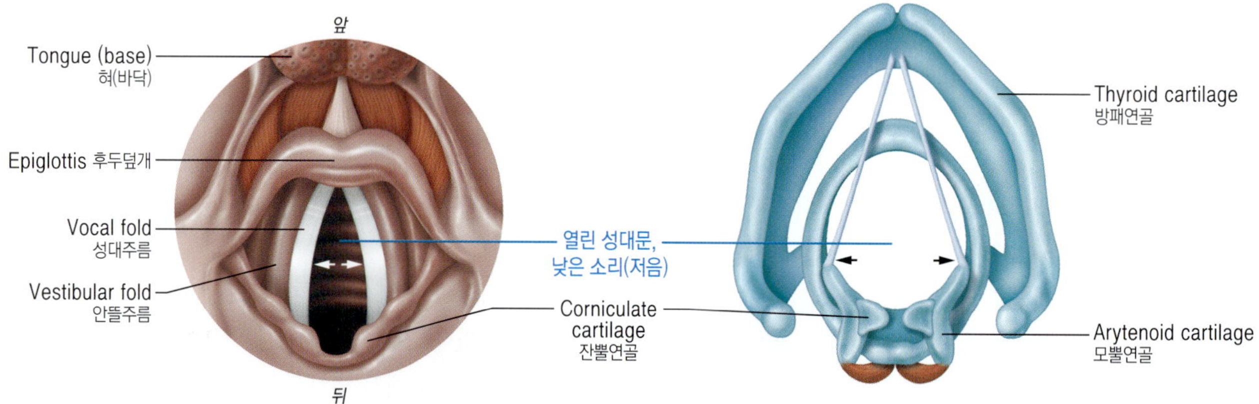

(b) 성대인대의 벌림(잔뿔연골과 모뿔연골이 바깥쪽으로 회전함)

그림 21.6 말하는 동안 성대인대의 변화

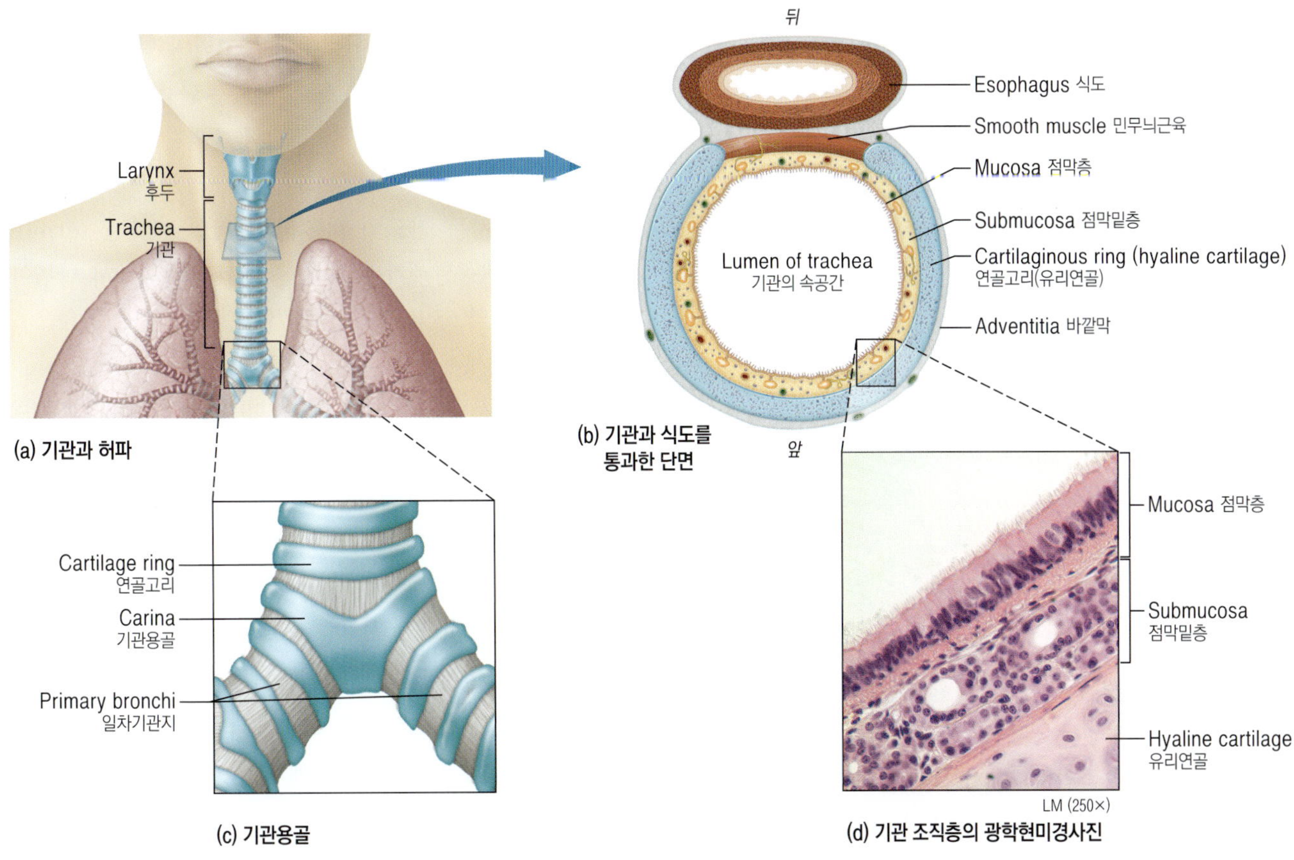

그림 21.7 기관의 해부학적 구조

수 있게 한다. 만약 음식을 충분히 씹지 않고 많은 양의 음식을 한 번에 삼키는 경우, 식도는 기관으로 상당부분 팽창하여 음식물이 식도를 통과할 때까지 일시적인 불편함을 느끼게 된다.

마지막 기관연골고리는 tracheal carina(기관용골)로 불리는데, 이는 다른 고리와 모양이 다르며 아래, 뒤쪽으로 곡선이 나아가는 연골고리를 형성한다(그림 21.7c). 이는 전방에서 봤을 때 bronchial tree(기관지나무)의 첫 번째 가지를 둘러싸고 있는 부분적인 고리를 형성하고 있다. 기관용골의 점액은 이물질이 점액과 닿았을 때 격렬한 기침 반사를 일으키는 감각수용기를 포함하고 있다.

그림 21.7b와 d에서 기관은 인체 대부분의 속빈장기에서 볼 수 있는, 내부 mucosa(점막층), 중간 submucosa(점막밑층, 점막하층), 외부 adventitia(바깥막, 외막)로 이루어진 동일한 조직학적 형태를 따른다. 기관의 점막층은 하부 후두의 점막에서 계속 이어지며 점액을 분비하는 수많은 술잔세포를 가진 호흡상피(거짓중층섬모원주)로 이루어져 있다. 점막은 기관을 덮고 있으며 외부 이물질을 잡아 내고, 섬모는 조화롭게 움직여 점액을 인두로 내보내 삼키거나 배출하도록 한다. 점막밑층은 대부분 성긴결합조직으로 기관의 연골고리 깊이 위치한다. 가장 바깥쪽의 바깥막은 고밀도의 치밀한 불규칙결합조직으로 기관을 주변 구조에 고정시킨다.

흡연은 호흡기관을 덮고 있는 상피의 기능뿐만 아니라 구조도 변화시킨다. **임상에서 적용하기** Smoker's Cough(흡연자의 기침)를 참조한다.

확인하기

- ☐ 2. Larynx(후두)의 외부구조와 내부구조는 무엇인가?
- ☐ 3. Vocal cord(성대)가 모음될 때 glottis(성대문)와 소리의 높이는 어떻게 되는가? 성대가 벌림하면 어떻게 되는가?
- ☐ 4. Tracheal mucosa(기관 점막)의 기능은 무엇인가?

Bronchial Tree 기관지나무

기관용골 높이에서 기관은 오른 및 왼 primary bronchi(일차기관지)로 나뉘며, 이는 각각 오른 및 왼 lung(허파, 폐)으로 들어간다(그림 21.8a). 일단 허파에 들어가면, 각 bronchi(기관지)는 총괄하여 기관지나무를 형성하기 위해 나뉘어지며, 관이 점차 작아져 gas exchange(가스교환)를 위한 구조인 작은 alveoli(허파꽈리, 폐포)에서 종료된다.

임상에서 적용하기

Smoker's Cough 흡연자의 기침

흡연자의 깊고 드르렁거리는 기침 소리는 대부분 인식하기 쉽다. 이러한 기침은 흡연이 호흡계통에 미치는 수많은 부작용과 직접적인 관련이 있다. 첫 번째, 담배 연기에 함유된 화학물질이 자극물질로 작용하여 술잔세포에서 점액분비를 증가시킨다. 두 번째, 화학물질은 호흡기관을 덮고 있는 섬모를 부분적으로 마비시키고 결국 파괴시킨다. 결과적으로, 더 많은 점액이 생성되지만, 섬모는 기도에서 점액을 제거할 능력이 떨어진다. 따라서 기침은 몸에 점액이 쌓이는 것을 막기 위한 유일한 방법이 된다. 하지만 섬모는 다시 자라고, 기침은 담배를 끊은 후 수개월 안에 보통 줄어들거나 사라지게 된다. 금연은 지금도 늦지 않았다!

Bronchi 기관지

기관지나무의 첫 번째 구조는 기관지이다. 첫 번째 기관지는 오른일차기관지와 왼일차기관지로 불리며, 이는 기관의 말단부에서 갈라진다. 두 일차기관지는 서로 다른 모양이다(그림 21.8a). 오른일차기관지는 더 넓고 짧으며, 곧은 반면에 왼일차기관지는 더 좁고, 길며 더 수평 상태이다. 이러한 차이는 주로 심장과 관련된 왼허파의 위치 때문에 나타난다. 오른일차기관지가 기관에서 더욱 수직으로 분지하기 때문에 이물질이 이곳으로 쉽게 들어가게 된다.

Bronchiole 세기관지

미세한 bronchiole(세기관지)는 기관지나무의 가장 작은 기도이다(그림 21.9). 세기관지는 직경이 1mm 미만이고 연골이 없다. 또한 세기관지는 두꺼운 고리의 민무늬근육과 섬모가 거의 없고, 술잔세포가 거의 없는 단층입방상피로 배열되어 있다. 이는 세기관지에 도달할 때까지 대부분의 먼지가 공기에 의해 제거되기 때문이다.

세기관지는 기도의 마지막 구역인 미세한 terminal bronchiole(종말세기관지)이 될 때까지 계속해서 나뉘어지고, 허파에 약 65,000개의 종말세기관지가 있다.

각 종말세기관지는 두 개 이상의 respiratory bronchiole(호흡세기관지)를 발생시키며, 이는 매우 얇고 수많은 민무늬근육으로 둘러싸여 있다. 세기관지는 호흡구역의 시작이다. 이후 각 호흡세기관지는 벽을 따라 허파꽈리를 포함하고 있는 짧은 관인 두 개 이상의 작은 alveolar duct(허파꽈리관, 폐포관)로 갈라진다. 결국 허파꽈리관은 alveolar sac(허파꽈리주머니, 폐포낭)에서 종결되며, 이는 포도송이 같은 허파꽈리의 군집이다.

마침내 가스교환의 장소인 허파꽈리에 도착하게 된다. 즉, 흡입된 공기는 허파꽈리에 도달하기 위해 다음과 같은 절차를 거친다.

Alveoli and the Respiratory Membrane 허파꽈리와 호흡막

흡입된 공기가 호흡기관의 말단구조인 허파꽈리에 도달하면, 공기 중의 가스가 혈액 내로 확산될 수 있게 된다. 이러한 가스교환을 수행하는 구조에 대해 알아보자.

허파꽈리는 허파꽈리주머니를 이루고, 허파모세혈관에

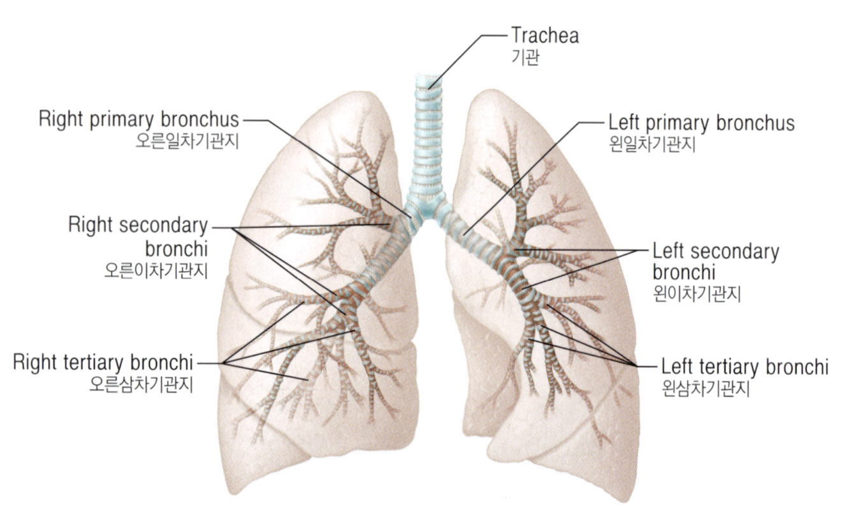

(a) 전도구역 통로와 기관지나무

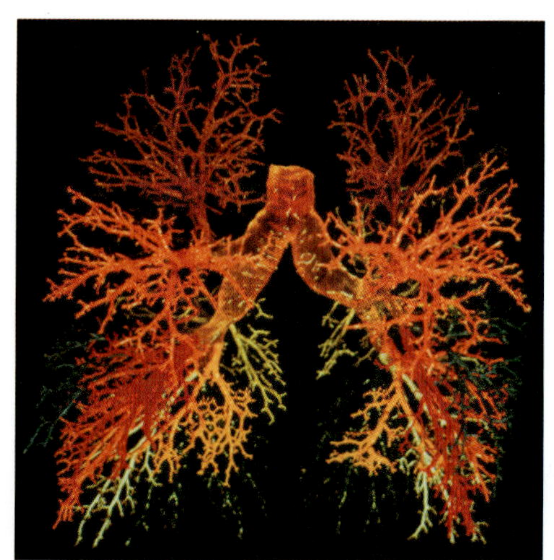
(b) 기관지나무의 모형

그림 21.8 기관지나무의 분지 형태

의해 둘러싸여 있다(그림 21.9a).

그림 21.10a는 허파꽈리를 구성하는 세 가지 세포유형을 보여준다.

- **Type I alveolar cell(유형 I 허파꽈리세포).** 허파꽈리 벽의 약 90%의 세포가 편평세포로 이루어져 있다. 매우 얇기 때문에 형질막을 가로지르는 가스의 빠른 확산을 가능하게 한다.
- **Type II alveolar cell(유형 II 허파꽈리세포).** 입방세포가 허파꽈리 벽의 약 10%의 세포를 차지하고 있다. 세포질 내에는 화학물질의 전구물질인 surfactant(표면활성제)가 있으며, 이는 alveolar surface tension(허파꽈리 표면장력)을 줄이는데 도움이 된다.
- **Alveolar macrophage(허파꽈리큰포식세포).** 골수에서 형성된 세포로부터 파생된 포식세포로써, 허파꽈리의 내부 표면을 돌아다니며, 기관지나무에서 걸러지지 않은 이물질을 제거하고 섭취한다. 대부분의 alveolar macrophage(허파꽈리큰포식세포, 폐포대식세포)는 세기관지까지 이동하여 인두까지 휩쓸려 결국 삼켜진다. 허파꽈리큰포식세포는 잠재적으로 심각한 호흡기감염을 일으키는 제제와 직접적인 관련이 있다. 임상에서 적용하기 Tuberculosis(결핵)를 참조한다.

Nares 콧구멍
Nasal cavity 코안
Nasopharynx 코인두
Oropharynx 입인두
Laryngopharynx 후두인두
Larynx 후두
Trachea 기관
Primary bronchi 일차기관지
Secondary bronchi 이차기관지
Tertiary bronchi 삼차기관지
Multiple branches of bronchi 기관지의 여러 가지
Bronchioles 세기관지
Terminal bronchioles 종말세기관지
Respiratory bronchioles 호흡세기관지
Alveolar ducts 허파꽈리관
Alveolar sacs 허파꽈리주머니

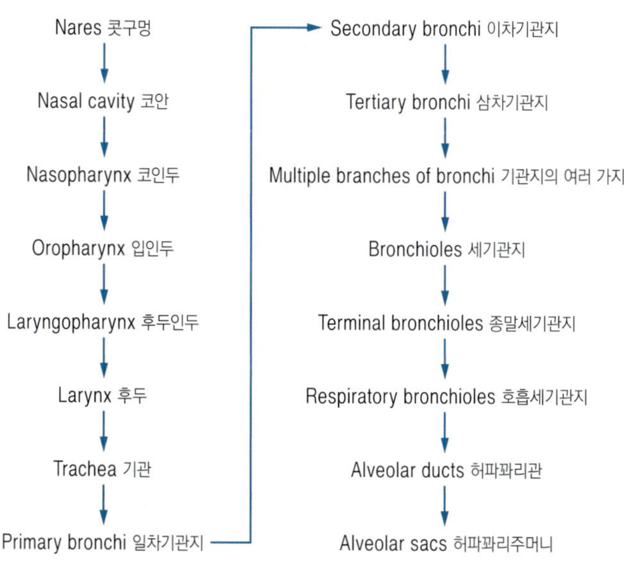

Terminal bronchiole 종말세기관지
Pulmonary venule 허파세정맥
Respiratory bronchiole 호흡세기관지
Alveolar duct 허파꽈리관
Pulmonary capillaries 허파모세혈관
Elastic fibers 탄력섬유
Alveolar sac 허파꽈리 주머니
Alveoli 허파꽈리
Pulmonary arteriole 허파세동맥
Smooth muscle 민무늬근육
Conducting zone 전도구역
Respiratory zone 호흡구역
SEM (95×)

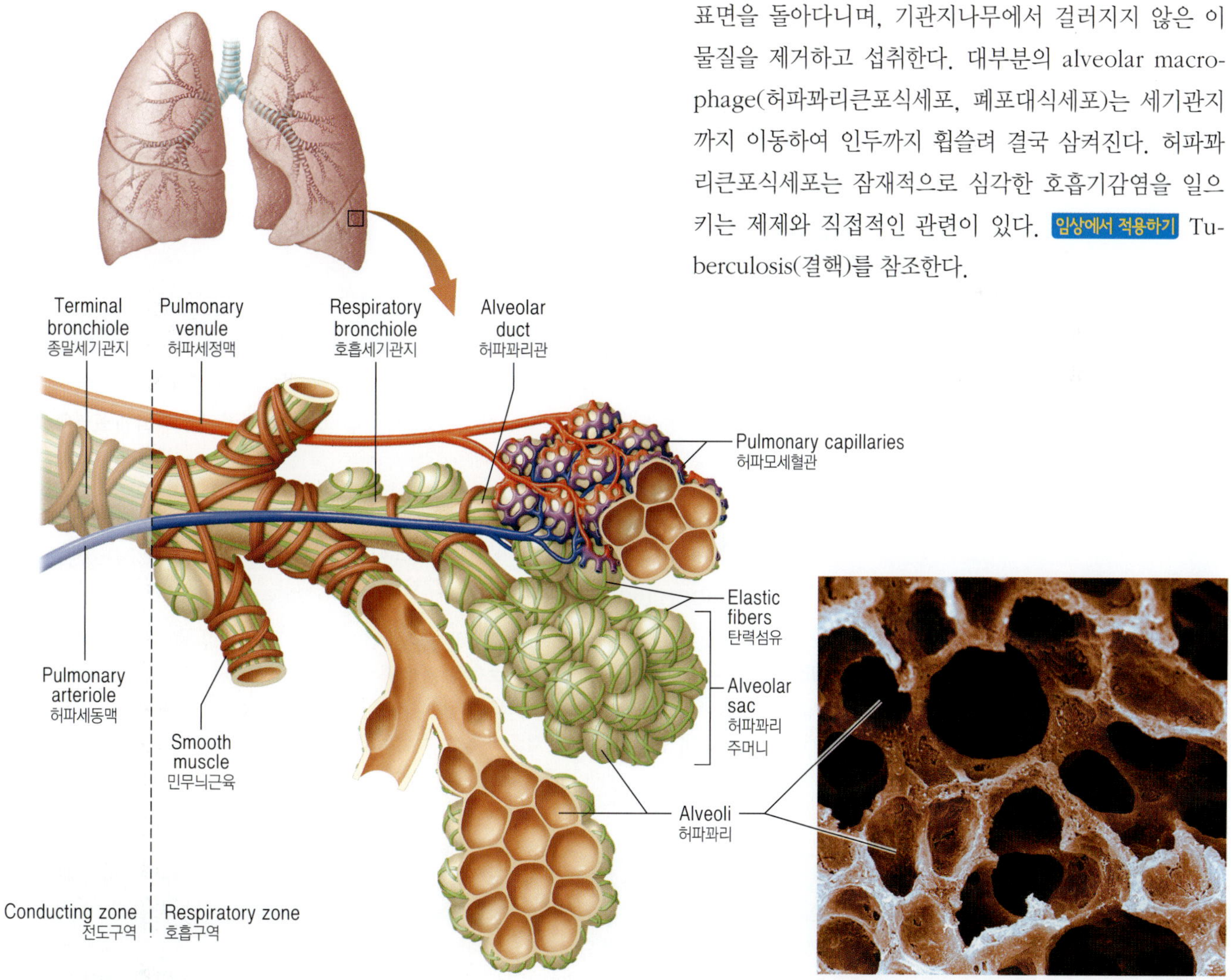

(a) 호흡구역의 구조

(b) 허파꽈리의 전자현미경사진

그림 21.9 호흡구역의 해부학적 구조

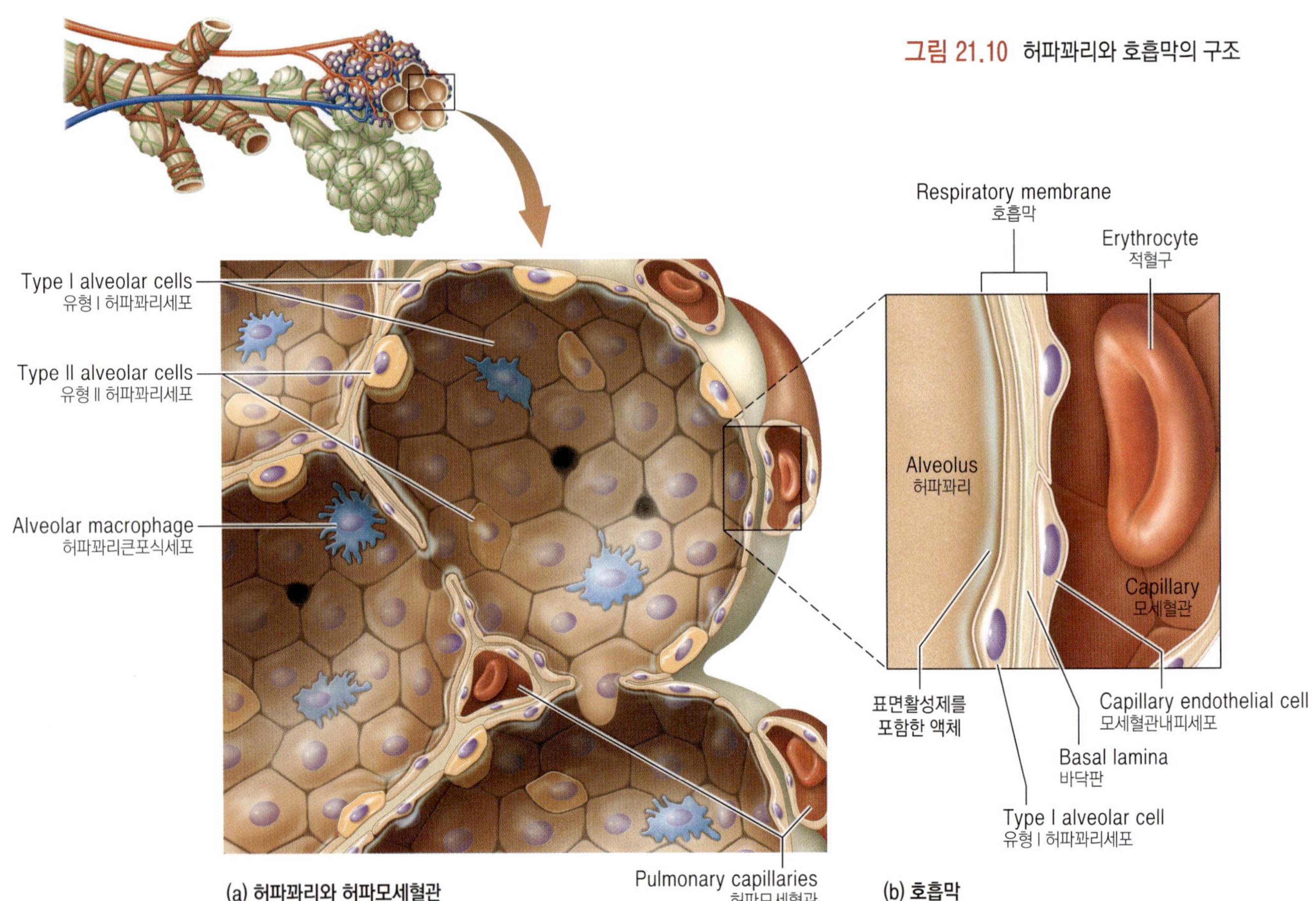

그림 21.10 허파꽈리와 호흡막의 구조

(a) 허파꽈리와 허파모세혈관

(b) 호흡막

매우 얇은 유형 I 허파꽈리세포는 respiratory membrane (호흡막)을 구성하는 데 도움을 주고, 이는 가스가 확산되기 위해 통과해야 하는 장벽이다. 호흡막은 세 가지 부분인 (1) 유형 I 허파꽈리세포, (2) 모세혈관 바닥판과 융합된 유형 I 허파꽈리세포의 바닥판, (3) 모세혈관 내피세포로 되어 있다(그림 21.10b). 기본적으로 호흡막은 허파모세혈관의 내피

임상에서 적용하기

Tuberculosis 결핵

호흡기 감염인 tuberculosis (TB, 결핵)는 *Mycobacterium tuberculosis (결핵균)* 박테리아에 의해 발생한다. 일반적으로 박테리아는 감염된 사람이 기침 또는 재채기를 할 때 공기 중으로 쉽게 퍼진다. 결핵균 감염의 약 90%는 잠복상태이거나 무증상으로, 10%만이 활동성이며, 이는 증상을 보인다는 것을 의미한다. 증상으로는 피 섞인 가래를 동반한 지속적인 기침, 발열, 야간 발한 및 체중 감소가 있다. 또한 결핵은 뼈 또는 CNS (central nervous system, 중추신경계통)와 같은 호흡계통 외부의 기관을 포함할 수 있으며, 기관 특이적 증상이 나타난다.

활동성 결핵 감염은 박테리아가 허파꽈리에 도달하면 시작된다. 이때 박테리아가 허파꽈리큰포식세포로 들어가 림프구와 다른 면역세포를 끌어들이는 염증반응을 유발한다. 결국, 림프구는 감염된 부위를 둘러싸서 분리시키며, granuloma(육아종)로 알려진 구조를 형성한다. 육아종은 이웃 조직을 보호할 수 있으며, 때에 따라 감염이 잠복상태로 이어질 수도 있다. 그러나 necrosis(괴사)로 불리는 육아종 내 정상세포의 사멸을 가져오기도 한다.

활동성 결핵의 진단은 흉부 X-ray 상 육아종의 발견, 박테리아에 대한 항체의 존재를 나타내는 투베르쿨린 피부 검사의 양성 반응, 가래 내 박테리아의 존재에 근거한다. 결핵균의 구조는 일반적인 항생제를 비효과적으로 만들기 때문에 결핵의 치료는 매우 어렵다. 또한 대부분의 박테리아 균주는 이전에 효과적이었던 여러 약물에 내성을 가져 항생제의 선택을 더욱 제한한다. 활동성 감염의 치료는 보통 6개월 동안 복용한 여러 항생제의 복합으로 이루어진다. 잠복기의 감염자는 활동성으로 감염의 진행을 막기 위해 단일 항생제로 치료한다. 치료하지 않은 활동성 감염의 사망률은 약 50% 정도이며, 치료하지 않은 잠복기 감염자는 활동성으로 진행할 가능성이 훨씬 높다.

와 허파꽈리의 단순편평상피의 결합으로 형성된다. 이 세 부분은 모두 두께가 0.2~0.6μm 정도로(머리카락 두께의 약 1/100) 매우 얇다. 호흡막의 표면적은 약 80~100m^{2}이며, 넓은 표면적(호흡막의 두께와 함께)은 폐가스교환을 매우 효율적으로 만든다.

Lung and Pleura 허파와 가슴막

오른허파와 왼허파는 심장과 가슴세로칸에 의해 구분된다. 허파의 base(바닥, 기저)는 diaphragm muscle(가로막근육)에 있으며, 상부인 apex(꼭대기)는 clavicle(빗장뼈, 쇄골) 바로 위에 위치한다(**그림 21.11a**). 허파의 앞, 뒤 및 가쪽표면은 thoracic cage(가슴우리, 흉강)와 접촉하기 때문에 허파의 costal surface(갈비면, 늑골면)로 불린다. 또한 허파의 안쪽 표면은 가슴세로칸 구조와 접촉하므로 mediastinal surface(세로칸면, 종격부)라고 불린다(**그림 21.11b**). 양쪽 허파의 세로칸면은 hilum(허파문)으로 불리는 세모오목을 포함하고 있으며, 이는 일차기관지, 혈관, 림프혈관 및 신경이 허파로 들어가고 나가는 곳이다. 또한 왼허파의 세로칸면에는 심장과 접촉하여 cardiac notch(들문패임, 분문절흔)라고 불리는 고랑이 생긴다.

각 허파는 lobe(엽)으로 나뉘어진다(그림 21.11a). 왼허파는 심장을 수용하기 위해 두 개의 엽인 위엽과 아래엽으로 나뉘며, 이는 oblique fissure(빗틈새, 사열)에 의해 분리되어 있다. 오른허파는 세 개의 엽인 위엽, 중간엽, 아래엽이 있고, horizontal(수평틈새, 수평렬)과 oblique fissure(빗틈새, 경사열)에 의해 분리되어 있다. 각 secondary bronchi(이차기관지)는 허파의 하나의 엽을 지원하며, 이는 이차기관지가 종종 lobar bronchi(엽기관지)라고 불리는 이유이다.

엽은 얇은 결합조직 벽에 의해 bronchopulmonary segment(허파구역, 폐구역)로 나누어진다. 각 tertiary bronchi(삼차기관지)는 하나의 허파구역을 지원하며, 이러한 이유로 종종 segmental bronchi(구역기관지, 구기관지)로 불린다. 각 허파구역은 약 10센트 동전 크기의 육방구조인 lobule(소엽)로 세분된다.

Pulmonary artery(허파동맥, 폐동맥)는 심장의 right ventricle(오른심실, 우심실)로부터 O_2가 제거된 혈액을 허파로 운반한다(그림 21.11b). O_2가 함유된 혈액은 허파를 떠나고, pulmonary vein(허파정맥, 폐정맥)에 의해 left atrium(왼심방, 좌심방)으로 되돌아간다. 그러나 허파동맥과 허파정맥은 O_2가 함유된 혈액과 영양소를 허파조직에 공급하지 않는다. 대신, 허파순환이 아닌 온몸순환의 일부인 bronchial artery(기관지동맥)에 의해 공급된다.

각 허파는 pleural cavity(가슴막안, 흉막강)로 불리는 가

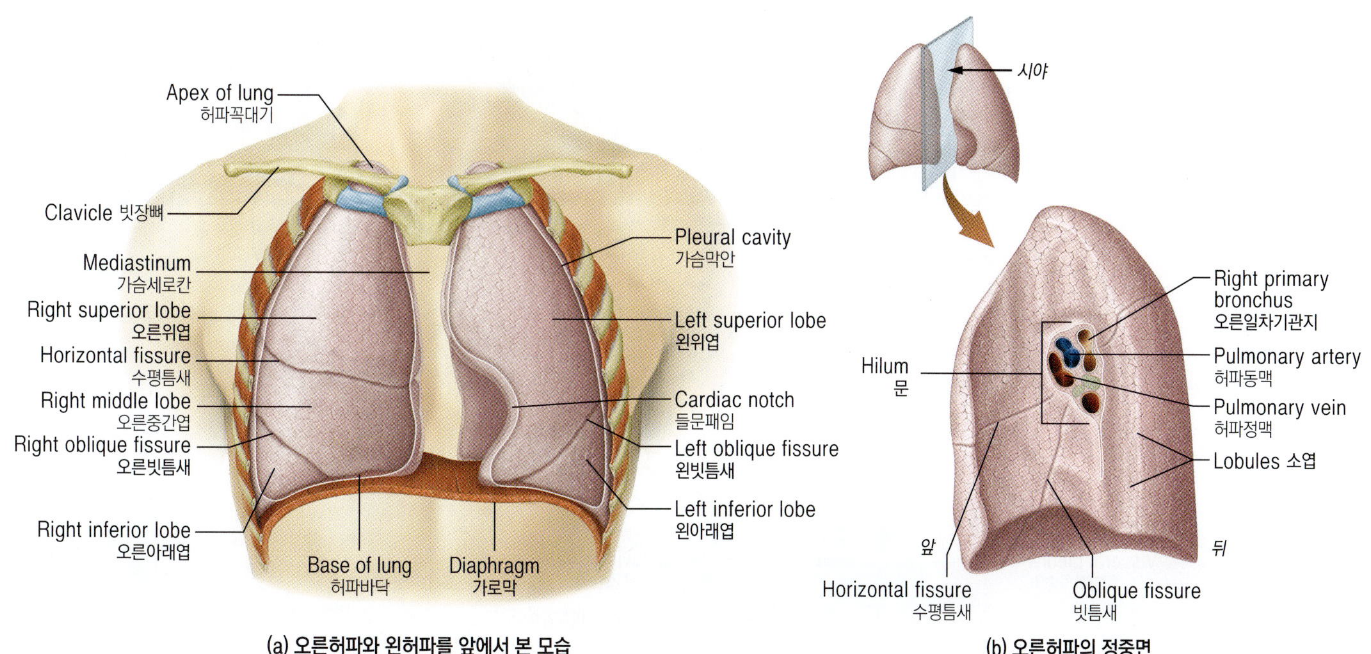

(a) 오른허파와 왼허파를 앞에서 본 모습

(b) 오른허파의 정중면

그림 21.11 허파와 가슴막

슴안의 공간으로 둘러싸여 있다(그림 21.12). 가슴막안은 두 개의 장막층 사이에서 발견되며, 심장을 둘러싼 심장막안의 배열과 매우 유사하다. 가슴막의 외부인 parietal pleura(벽쪽가슴막, 벽측흉막)는 가슴막의 안쪽 벽과 가로막의 가슴 안쪽을 덮고 있다. 벽쪽가슴막은 허파문에서 뒤집어져 허파쪽가슴막인 내부 가슴막을 형성한다. 허파쪽가슴막은 허파엽의 표면과 이어지며, 허파틈새의 각 부분으로 들어간다.

Visceral pleura(허파쪽가슴막, 폐흉막)는 종종 얇은 층의 장액인 pleural fluid(가슴막액, 흉막액)를 분비하여, 가슴막안을 채운다. 심장막안의 장액이 박동하는 심장을 윤활하는 것과 마찬가지로 가슴막액도 허파가 확장하고 수축할 때 윤활제의 역할로 마찰을 줄여준다. Intrapleural pressure(흉막강내압, 늑막강내압)는 숨을 쉴 때 허파가 허탈하지 않도록 도와주는데, 이는 가슴막액이 허파쪽가슴막이 벽쪽가슴막에 붙을 수 있도록 도와주기 때문이다. 임상에서 적용하기 Pleuritis and Pleural Friction Rub(가슴막염과 가슴막마찰음)을 참조한다.

조직학에서 다루었던 호흡기관의 다른 부분의 변화는 표 21.1에 요약되어 있다. 이제 호흡과정을 통해 공기가 어떻게 환기되는지 살펴보자.

임상에서 적용하기

Pleuritis and Pleural Friction Rub
가슴막염과 가슴막마찰음

Heart failure(심장기능상실, 심부전)에서 폐렴에 이르는 많은 질병은 pleuritis(가슴막염, 흉막염)라고 하는 허파쪽가슴막과 벽쪽가슴막에 염증을 유발할 수 있다. 가장 흔한 증상 중 하나는 숨을 들이마시고 내쉴 때 생기는 pleuritic pain(가슴막염통증, 흉막염통증), 즉 가슴통증이다. 통증은 허파가 확장하고 수축할 때 염증이 생긴 두 개의 가슴막이 서로 마찰하면서 발생한다. 때때로 pleural friction rub(가슴막마찰음)은 청진기를 통해 들을 수 있으며, 두 사포 조각이 서로 갈리면서 내는 소리와 비슷하다. 일반적으로 가슴막염의 치료는 근본적인 질병을 다루는 것을 포함하지만, 가슴막염통증은 가슴막의 지속적인 염증으로 인해 질병이 치료된 이후에도 수개월 동안 지속될 수도 있다.

확인하기

- ☐ 5. Bronchial tree(기관지나무)의 상피가 작은 가지로 나뉘어지면 어떻게 변하는가?
- ☐ 6. 일차기관지에서 alveolar sac(허파꽈리주머니)까지의 경로는 어떠한가?
- ☐ 7. 어떤 구조가 respiratory membrane(호흡막)을 구성하는가?
- ☐ 8. Pleural cavity(가슴막안)의 구조는 어떠한가?

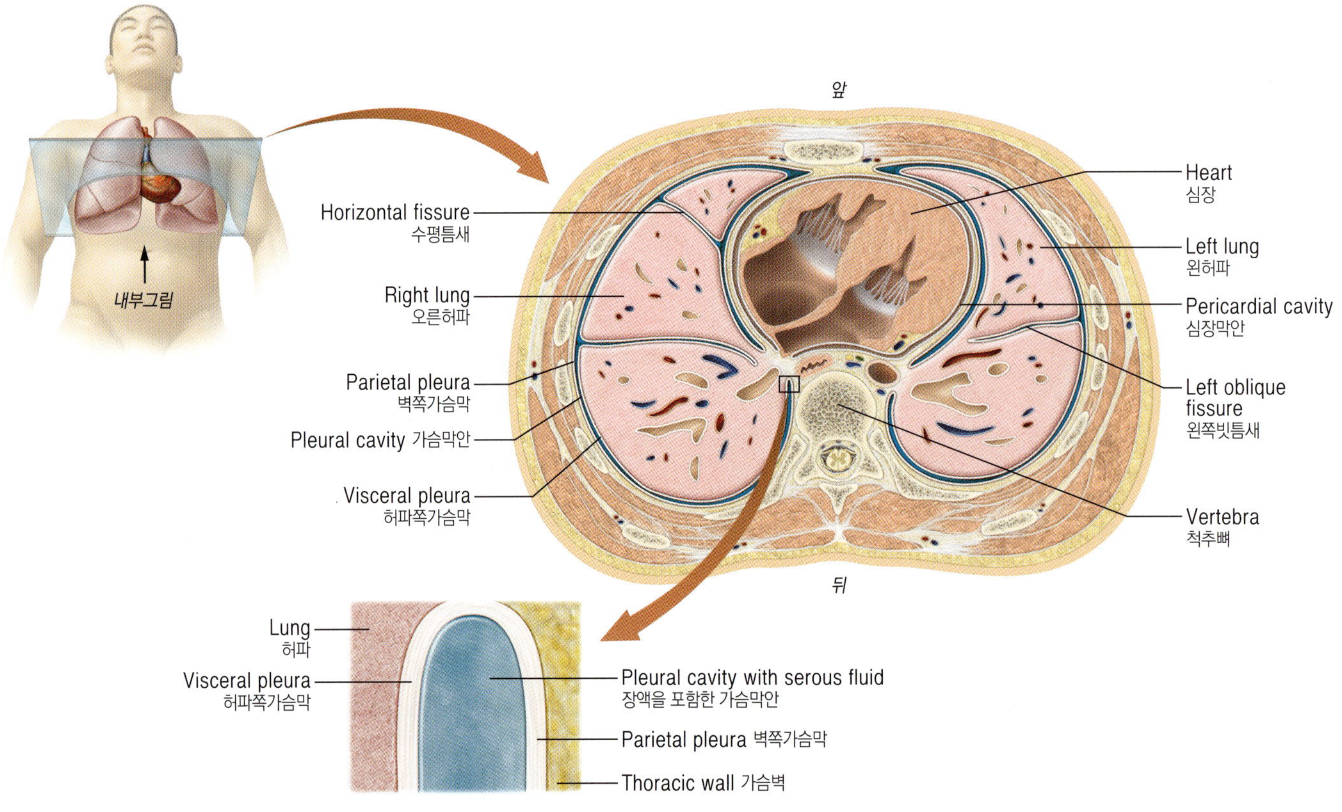

그림 21.12 가슴막과 가슴막안. 몸통 가로단면의 내부

21.3 폐환기

Pulmony Ventilation

학습목표

1. 압력과 용적은 어떠한 관련이 있고, 이러한 관계가 pulmonary ventilation(폐환기)에 어떻게 적용되는지 설명할 수 있다.
2. Inspiratory muscle(들숨근육), accessory muscles of inspiration(들숨보조근육), accessory muscles of expiration(날숨보조근육)이 thoracic cavity(가슴안)의 용적을 어떻게 변화시키는지 설명할 수 있다.
3. Atmospheric pressure(대기압), intrapulmonary pressure(폐내압), intrapleural pressure(흉막강내압) 값이 inspiration(들숨)과 expiration(날숨) 시 어떻게 변화하는지 설명할 수 있다.
4. Airway resistance(기도저항), lung compliance(폐순응도), alveolar surface tension(허파꽈리 표면장력)이 폐환기에 어떠한 영향을 미치는지 설명할 수 있다.
5. Respiratory volume(호흡용적)과 respiratory capacity(호흡량) 값을 서술하고 확인할 수 있다.

Respiration(호흡)의 첫 번째 과정은 pulmonary ventilation(폐환기) 또는 호흡이다. 이는 공기를 lung(허파, 폐)으로 보내는 inspiration(들숨, 흡기)과 허파의 공기를 밖으로 내보내는 expiration(날숨, 호기)인 두 단계로 이루어진다.

지금부터 허파의 압력과 용적의 변화가 어떻게 폐환기로 이어지는지 살펴보자.

Process of Pulmonary Ventilation
폐환기의 과정

폐환기는 thoracic cavity(가슴안, 흉강)와 허파 내 용적(volume)의 변화를 수반하며, pressure gradient(압력차)를 만들어, 공기가 허파의 안팎으로 이동하게 한다.

Pressure Gradient of Ventilation 환기의 압력차

일반적으로 세 가지 압력차가 폐환기에 영향을 준다.

표 21.1 전도구역과 호흡구역의 기능과 구성요소

구조	기능	상피의 유형	기타 조직학적 특징
Nasal cavity (코안)	• 공기의 도관 • 냄새 감지 • 공기를 데우고 축축하게 하며 여과함 • 소리의 공명	후각, 거짓중층섬모원주상피	공기를 데우고 축축하게 하기 위해 충분한 혈관이 공급됨
Nasopharynx (코인두)	• 공기의 도관 • 공기를 데우고 축축하게 하며 여과함	거짓중층섬모원주상피	–
Oropharynx(입인두)와 Laryngopharynx(후두인두)	• 음식물과 공기의 도관	비각질중층편평상피	–
Larynx (후두)	• 음식물과 공기의 올바른 경로를 결정함 • 소리 생성 • 기도 보호 • 공기를 데우고 축축하게 함	성대 위에 위치: 중층편평상피 성대 아래에 위치: 거짓중층섬모원주상피	유리질과 탄력연골의 구조; 안뜰주름과 성대주름을 포함함
Trachea (기관)	• 공기의 도관 • 공기를 데우고 축축하게 하며 여과함	거짓중층섬모원주상피	유연한 지지를 위해 C 모양의 연골을 가짐
Bronchi (기관지)	• 공기의 도관 • 공기를 데우고 축축하게 하며 여과함	거짓중층원주상피~단층원주상피	큰기관지는 유리질 연골판을 함유함; 연골의 양은 기관지의 직경이 감소함에 따라 감소함
Bronchioles (세기관지)	• 민무늬근육이 공기의 흐름을 조절함, 일부 공기를 여과함	단층원주상피~단층입방상피	연골이 없음; 다량의 민무늬근육을 포함함
Respiratory bronchioles (호흡세기관지)과 Alveolar ducts(허파꽈리관)	• 가스이동, 가스교환	단층입방상피~단층편평상피	민무늬근육이 거의 없음; 벽에서 나온 허파꽈리를 가짐
Alveoli (허파꽈리)	• 가스교환	극도로 얇은 단층편평상피 (유형 I 허파꽈리세포)	입방 유형 II 허파꽈리세포와 허파꽈리큰포식세포를 포함함

- **Atmospheric pressure(대기압).** 공기를 구성하는 분자는 모두 중력의 힘을 받는다. 공기 중의 중력을 끌어당기는 힘은 atmospheric pressure(대기압)를 형성한다. 해수면에서 대기압은 약 760mmHg이며, 이는 해수면 아래로 갈수록 증가하고 해수면이 상승하면 감소한다.
- **Intrapulmonary pressure(폐내압).** 허파꽈리 내 공기의 압력은 intrapulmonary pressure(폐내압)로 불린다. 이는 들숨 혹은 날숨과 함께 상승하거나 감소하지만, 결국 균형 상태에 도달하는 압력차로 인해 대기압과 같아진다.
- **Intrapleural pressure(흉막강내압).** Intrapleural pressure(흉막강내압, 늑막강내압)는 가슴막안 내의 압력이다. 폐내압과 마찬가지로, 흉막강내압도 들숨 혹은 날숨과 함께 상승하거나 감소한다. 흉막강내압은 대기압과 같아지지 않지만, 일반적으로 폐내압보다 약 4mmHg 낮다.

이러한 압력이 ventilation(환기) 동안 어떻게 변하는지 알아보자. 호흡 사이에 허파는 움직이지 않는다. Alveoli(허파꽈리, 폐포) 내 폐내압은 대기압인 760mmHg과 같고, 허파에 공기가 유입되거나 유출되지 않는다. 폐내압은 대기압보다 4mmHg 낮은 756mmHg이다(그림 21.13 ①).

폐내압이 대기압보다 낮아야 들숨이 발생한다. 이는 허파의 용적을 증가시킴으로써 이루어지며, 폐내압을 약 758mmHg로 감소시킨다(그림 21.13 ②). 폐내압이 감소하면 공기가 허파로 이동한다. 정상 들숨 중 흉막강내압이 폐내압보다 낮게 유지된다.

공기는 폐내압이 대기압과 같아져 차이가 없을 때까지 계속해서 허파로 이동한다. 들숨과 날숨 사이에서 이동을 발생시키는 압력차가 없기 때문에 공기의 이동이 발생하지 않는다(그림 21.13 ③).

날숨 동안 압력차가 형성되고 폐내압이 대기압보다 높아져 약 762mmHg가 되면 허파에서 공기가 빠져 나온다(그림 21.13 ④). 흉막강내압과 가슴벽의 outward recoil(바깥쪽 반동)으로 인한 미세한 흡수 효과로 인해 허파는 완전히 수축되지 않는다. 두 힘 모두 허파의 탄성 반동에 반하면서 허파를 항상 부풀어 있게 하고, 대부분의 허파꽈리를 열려 있게 한다. 날숨은 폐내압이 대기압과 같아지면 중단된다(①로 돌아감). 이러한 변화를 통해, 흉막강내압은 폐내압보다 약 4mmHg 낮게 유지된다.

흉막강내압이 대기압 수준 또는 그 이상으로 올라가면 어떤 일이 발생할까? 이러한 조건에서, 흉막강내압은 허파의 허탈을 막아주는 흡수 효과를 더 이상 발휘하지 않는다. 늘어난 압력은 허파의 탄성 반동을 향상시키고, 허파는 여기서 보여지는 것과 같이 즉시 허탈한다.

허파가 완전히 허탈되면, 폐내압이 매우 높아져 대기압보다 낮게 떨어질 수 없고, 들숨이 일어나지 않는다. 과도한 pleural effusion(가슴막삼출, 흉막삼출), pneumothorax-

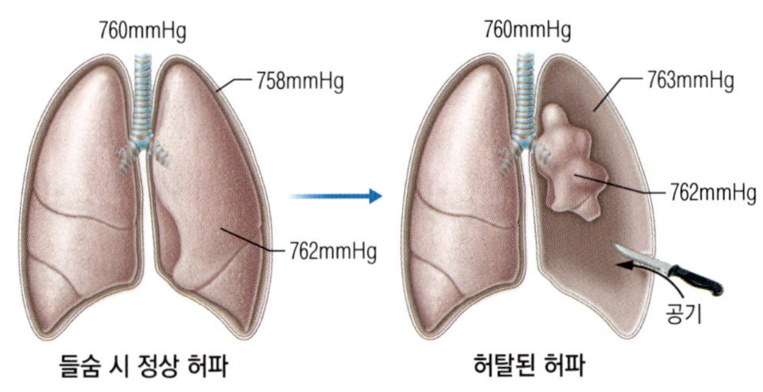

(공기가슴증, 기흉) 또한 hemothorax(혈액가슴, 혈흉)를 포함한 많은 것이 흉막강내압을 대기압 이상으로 올릴 수 있다. 위의 그림은 칼의 외상에 의한 공기가슴증을 보여주지만, 외상은 단지 lung collapse(폐허탈)의 잠재적 원인 중 하나일 뿐이다.

Mechanics of Inspiration and Expiration
들숨과 날숨의 역학

허파 자체에는 뼈대근육조직이 없어서 스스로 용적을 변화시킬 수 없지만, inspiratory muscle(들숨근육, 흡기근)로 불리는 가슴안의 뼈대근육에 의존하여 용적을 증가시킬 수 있다(그림 21.14). 들숨근육은 간접적으로 가슴안의 크기를 증가시켜 허파의 용적을 증가시킨다. 이러한 기능적 관계는 가슴막 때문이다. Parietal pleura(벽쪽가슴막, 벽측흉막)가 가슴안의 내쪽 표면에 부착되어, 가슴안의 높이와 직경이 증가하면 벽쪽가슴막이 함께 당겨진다. 결국 벽쪽가슴막은 visceral pleura(허파쪽가슴막, 폐흉막)를 잡아 당겨, 허파의 용적이 증가한다.

주요 들숨근육은 diaphragm muscle(가로막근육)로 가슴안과 abdominopelvic cavity(배골반안, 복부골반강) 사이에 위치한다. 또 다른 들숨근육으로 갈비뼈 사이에 위치한 external intercostal muscle(바깥갈비사이근, 외늑간근)이 있다. 호흡 사이에 안정 시, 가로막근육은 돔 모양이며 가슴

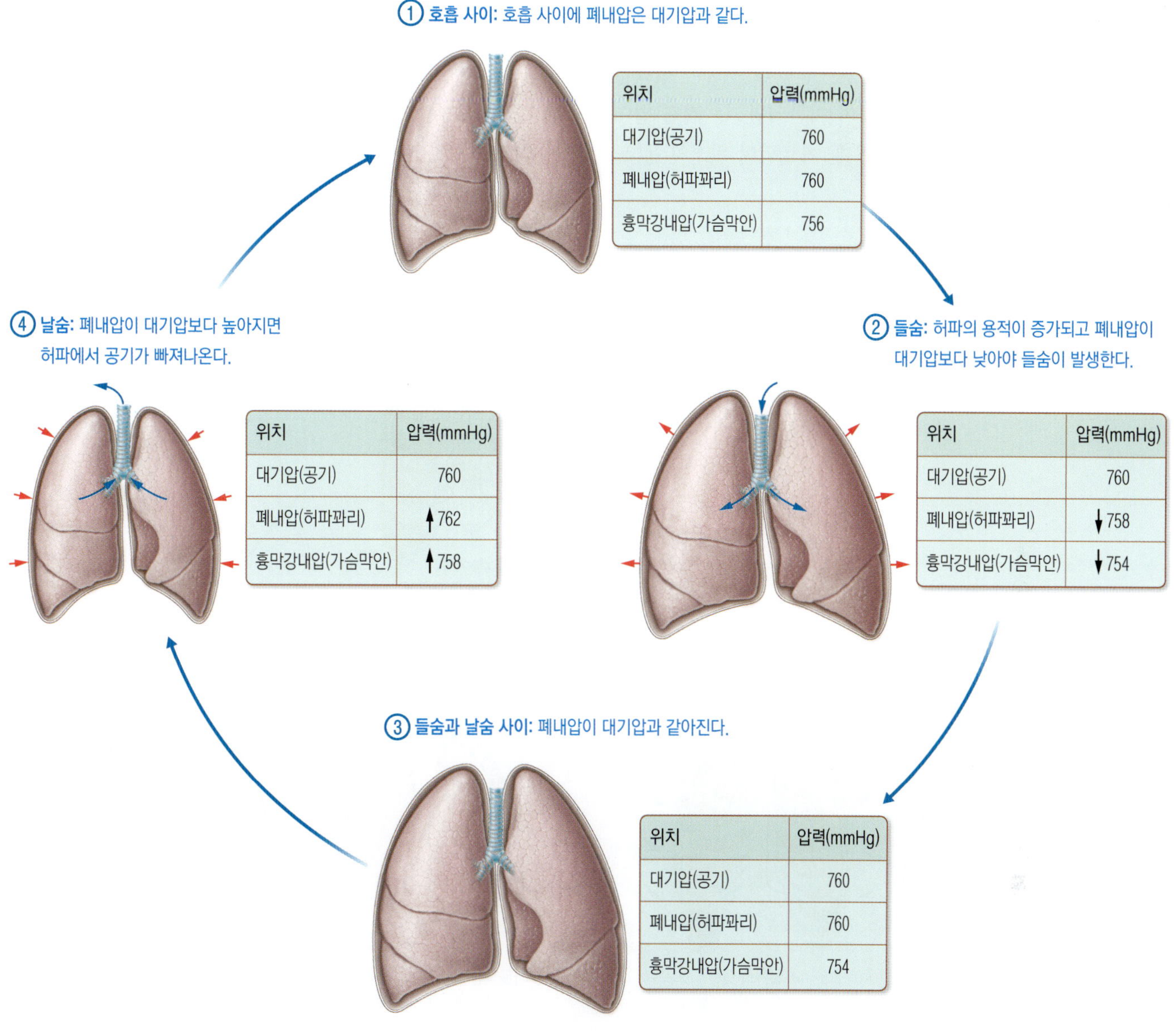

그림 21.13 폐환기에서 압력의 변화

막안 쪽으로 솟아오른다(그림 21.14 ①). 이는 허파의 용적을 작게 유지한다. 마찬가지로, 이완된 바깥갈비사이근은 허파의 크기를 작게한다.

가로막근육이 수축하면, 안정된 돔 모양에서 아래로 당겨져 평평해진다(그림 21.14 ②). 이러한 동작은 가슴안의 높이를 증가시키며, 바깥갈비사이근이 수축하여 가슴우리를 상부 및 전방으로 당겨 가슴안의 높이와 직경을 증가시킨다. 이러한 두 가지 동작은 허파의 용적을 증가시키고, 폐내압을 감소시킨다. Lung volume(폐용적, 허파부피)의 증가를 유지하기 위해, 가로막근육과 바깥갈비사이근은 수축된 상태로 남아있다(그림 21.14 ③).

숨을 깊게 들이마시거나 억지로 내쉴 때, 가로막근육과 바깥갈비사이근은 더욱 강하게 수축한다. 다른 근육이 수축하여 가슴안의 크기를 더욱 증가시킨다. 들숨의 보조근육은 erector spinae muscle(척주세움근, 척주기립근) 그룹과 같은 특정 등근육뿐만 아니라, internal intercostal muscles(속갈비사이근), pectoralis minor muscle(작은가슴근, 소흉근), sternocleidomastoid muscle(빗목근, 흉쇄유돌근), scalene muscle(목갈비근, 사각근), serratus anterior muscle(앞톱니근, 전방거근)을 포함한다(표 21.2). 결과적으로, 폐용적이 추가로 증가하면 폐내압은 더욱 감소하고 공기가 허파로 이동한다.

들숨과 다르게, 일반적인 날숨은 근육의 수축이 필요없는 수동적인 과정이다. 들숨근육이 이완되면, 두 가지 일이 발생한다(그림 21.14 ④). 첫 번째, 가로막이 원래의 돔 모양으로 돌아가고, 허파를 밀어 올린다. 두 번째, 허파 반동 내 탄력조직과 허파가 더 작은 크기로 재빨리 돌아간다. 이러한 두 가지 작용은 폐용적을 감소시키고 폐내압을 대기압 이상으로 증가시켜 공기가 허파에서 흘러나오게 된다.

억지로 숨을 내쉴 때, 날숨의 보조근육이 작동하기 시작하는데, 이러한 근육은 속갈비사이근, 배근육과 특정 등근육

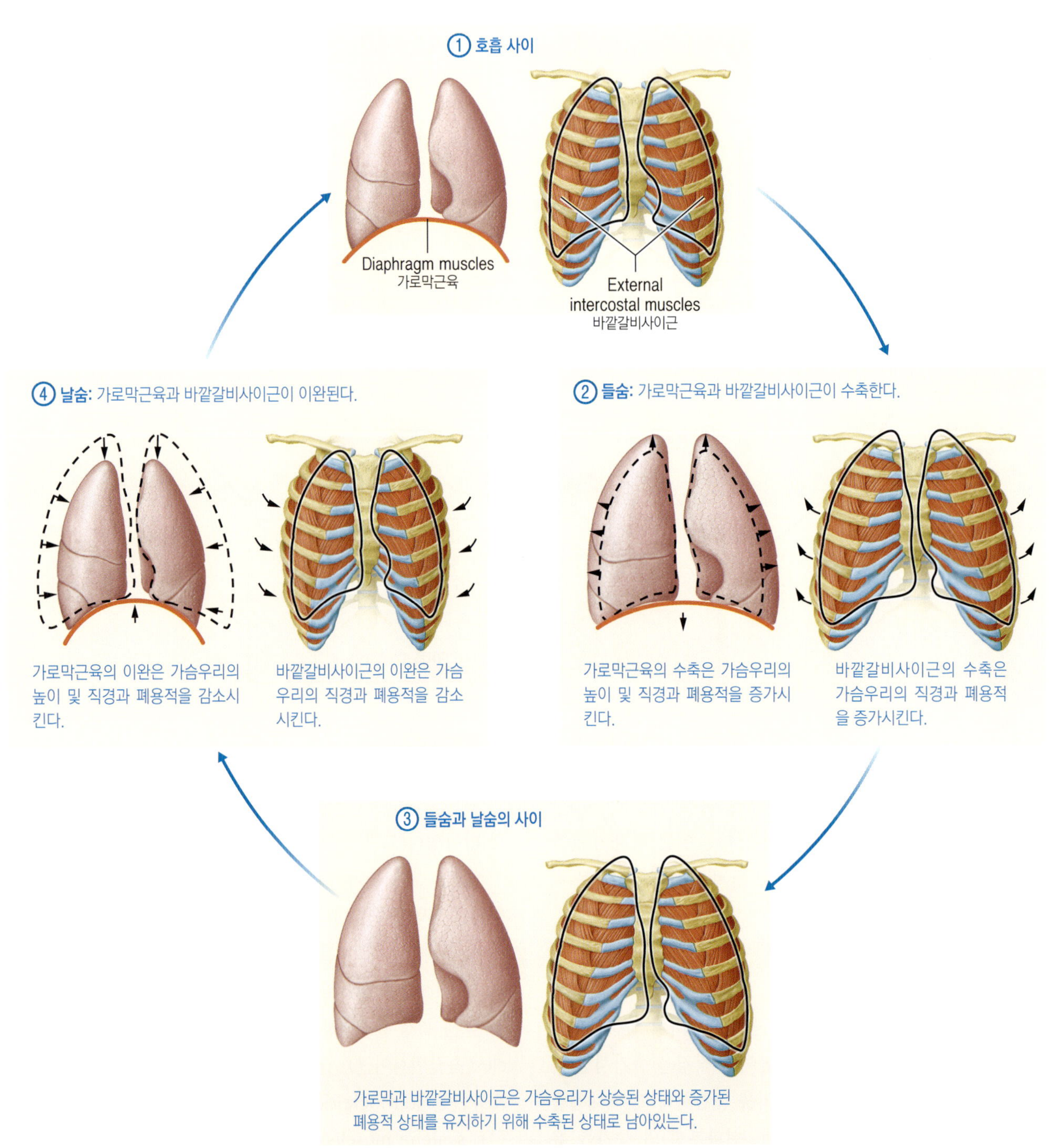

그림 21.14 폐환기에서 용적의 변화: 조용한 호흡에서 들숨근육의 구조와 기능

을 포함하고, 강제로 가슴안의 크기를 감소시킨다(표21.2). 이는 며칠 동안 기침을 하고 난 후, 종종 배근육과 등근육이 아픈 이유이다. 또한 날숨은 사람의 등을 두드리는 것, 가로막근육을 밀어 올리는 복부 추력을 전달하는 것처럼 다른 방법에 의해 강제적으로 시행될 수 있다[일반적으로 Heimlich maneuver(하임리히조작)로 불린다].

그러나 모든 들숨과 날숨의 이동이 호흡을 위한 것은 아니다. 한숨, 하품, 기침을 포함한 nonrespiratory movement(비호흡운동)는 허파꽈리를 부풀어있게 하며, 기도의 막힘을 방지하는데 도움이 된다(표 21.3).

Big Picture

Pulmonary Ventilation 폐환기

폐환기의 과정은 다음과 같다(그림 21.15). ①호흡 사이, 폐내압은 대기압과 같아져 공기의 이동이 일어나지 않는다. ②들숨 동안 들숨근육이 수축하고, 이는 폐용적을 증가시킨다. 폐내압을 대기압보다 낮게 감소시키고 공기가 허파로 들어가게 된다. ③들숨과 날숨 사이에 폐내압은 다시 대기압과 같아져 공기의 이동이 발생하지 않는다. ④날숨 동안 들숨근육의 이완과 허파의 탄성 반동으로 인해 허파의 용적이 감소한다. 이는 폐내압을 대기압보다 높게 증가시키고, 공기

표 21.2 들숨과 날숨의 보조근육

근육	환기 시 근육 작용
Accessory Muscles of Inspiration(들숨의 보조근육)	
Internal intercostal muscles(속갈비사이근)	복장뼈 근처의 근육섬유로 복장뼈와 가슴우리의 상승을 보조함
Pectoralis minor muscles(작은가슴근)	상부 다섯 개의 갈비뼈가 상승함
Sternocleidomastoid muscles(목빗근)	복장뼈가 상승함
Scalene muscles(목갈비근)	첫 번째와 두 번째 갈비뼈가 상승함
Serratus anterior muscles(앞톱니근)	갈비뼈를 상승시키고 펼쳐지게 하여 가슴우리의 직경을 증가시킴
Erector spinae muscle group(척주세움근 그룹)	척주를 확장해 들숨근육에 의해 가슴우리가 더욱 확장되도록 함
Accessory Muscles of Expiration(날숨의 보조근육)	
Internal intercostal muscles(속갈비사이근)	가슴우리를 누르는 가쪽 근육섬유
Abdominal muscles(배근육)-배곧은근, 배바깥빗근, 배속빗근, 배가로근	가슴우리를 누름; 내장을 압박하여 복강내압을 증가시키고, 가로막 상부를 누름
Quadratus lumborum muscles(허리네모근)	열두 번째 갈비뼈 고정

표 21.3 비호흡운동

비호흡운동	정의	기능
Sigh(한숨)	느리고 깊은 들숨이 유지되고 느린 날숨이 뒤따라 옴	허탈된 국소 허파꽈리 무리를 다시 펴게 하고, 표면활성제의 방출을 자극함
Yawn(하품)	폐용적을 강제로 들이마실 수 있는 최대 공기의 양(들숨 용적)까지 늘려주는 큰 한숨	• 허탈된 허파꽈리를 펴 줌 • 피곤할 때 하는 하품은 수면 동안 허파꽈리의 허탈을 최소화 함 • 수면 후의 하품은 수면 동안 허탈되었던 허파꽈리를 펴 줌
Sneeze(재채기)	깊은 들숨 뒤에 이어지는 코를 통한 약 100miles/hr의 크고 강력한 날숨	코안의 이물질과 자극물질을 제거함
Cough(기침)	초기 들숨이 작거나 없는 것을 제외하고는 재채기와 유사함; 속도가 500miles/hr까지 될 수 있음	후두, 기관 또는 하부기도를 깨끗하게 함

Big Picture 폐환기

그림 21.15

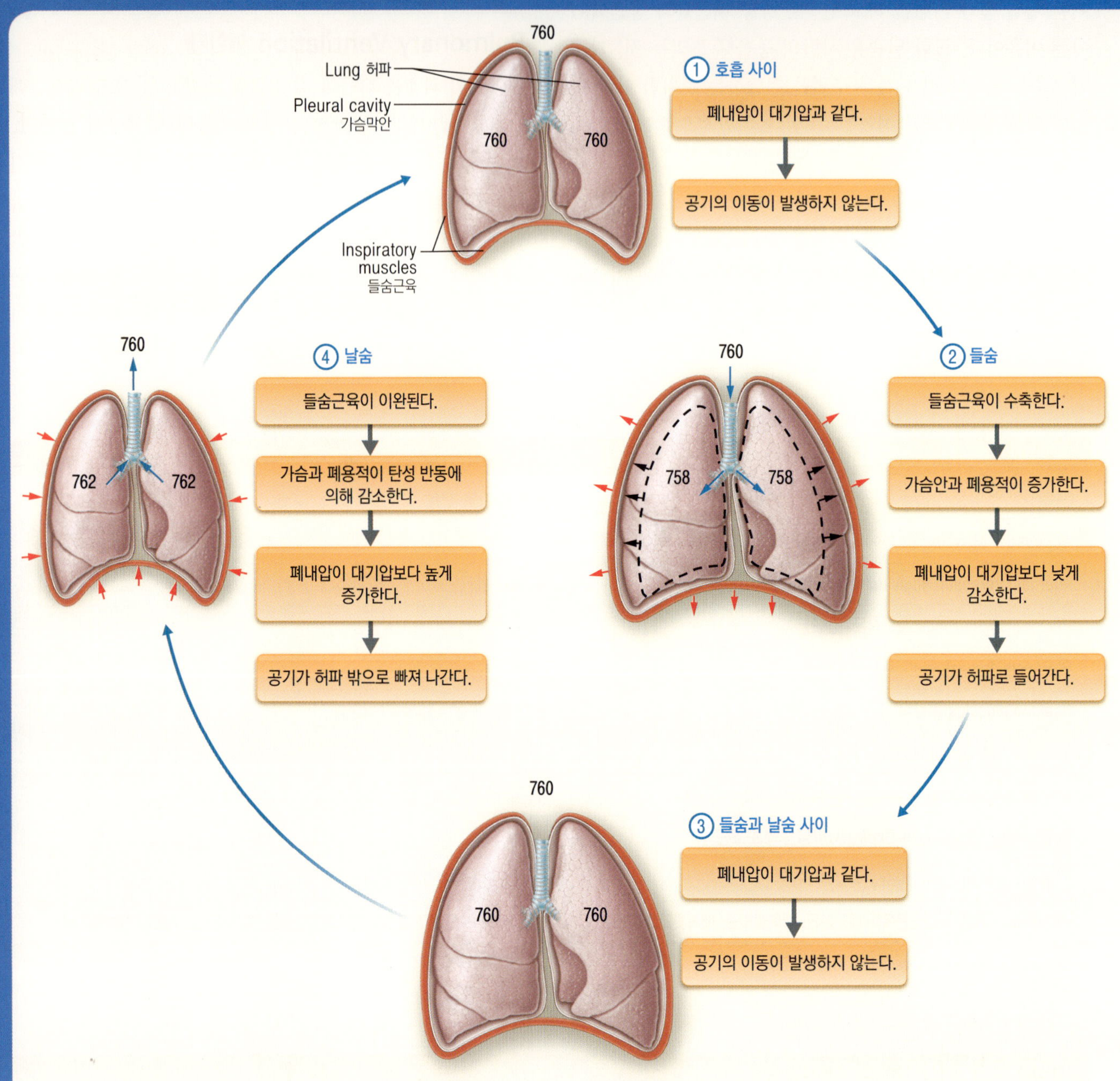

가 허파 밖으로 빠져 나가게 된다.

확인하기

☐ 3. Respiration(호흡) 중 gas transport(가스이동)를 일으키는 것은 무엇인가?

☐ 4. 평소에 intrapleural pressure(흉막강내압)는 무엇을 막아주는가?

☐ 5. Inspiration(들숨)과 expiration(날숨)은 어떻게 이루어지나?

Physical Factor Influencing Pulmonary Ventilation 폐환기에 영향을 미치는 물리적 요인

폐환기를 통해 공기가 허파로 들어가고 나가는 것은 단순히 폐내압에만 달려있지 않다. 호흡기관과 허파의 특정 물리적 요인은 허파꽈리까지 가스가 얼마나 잘 운반되는지 결정한다. 세 가지의 주요 물리적 요인은 airway resistance(기도저항), alveolar surface tension(허파꽈리 표면장력), pulmonary compliance(폐탄성)이다. Respiratory system(호흡계통)의 많은 질환은 이러한 요인 중 하나 이상의 문제로 거슬러 올라갈 수 있다.

Airway Resistance 기도저항

첫 번째 물리적 요인인 기도저항은 호흡기관을 통한 공기의 흐름을 방해하는 모든 것을 일컬으며, 이는 혈관저항과 유사하다. 혈관에서처럼 기도 내 저항의 정도는 통로의 직경에 의해 결정된다(그림 21.16). 폐내압의 변화로 인해 일반적으로 폐환기 동안 저항이 달라진다. 들숨 동안 허파가 확장되면서 기도가 열리기 때문에 저항이 감소하는 반면, 날숨 동안에는 허파가 반동하고, 기도가 좁아짐에 따라 저항이 약간 증가한다.

또한 기도의 직경은 세기관지의 민무늬근육이 수축 혹은 이완함에 따라 조절된다. 기관지 민무늬근육의 이완 또는 bronchodilation(기관지확장)은 세기관지의 직경을 증가시킨다. 세기관지는 속공간의 크기를 증가시켜 기도저항을 감소시킨다(그림 21.16). Sympathetic nervous system(교감신경계통)의 신경세포는 운동, 스트레스, 비상 시 동안 norepinephrine(노르에피네프린)을 방출하고, 이는 기관지확장을 유발하여 폐환기의 효율성을 높인다.

반면, smooth muscle(민무늬근육)이 수축할 때, bronchoconstriction(기관지수축)은 세기관지의 직경을 감소시킨다. 세기관지의 좁아진 속공간은 저항을 증가시킨다(그림 21.16). 기관지 민무늬근육에 작용하는 부교감신경을 활성화시키는 자극제를 흡입하거나 또는 염증매개체에 의해 기관지수축이 유발될 수 있다.

특정 질병 상태는 염증이나 종양 또는 비정상적인 양의 점액과 같은 이물질을 유발하여 기도저항을 증가시킬 수 있다. 바이러스 질환인 influenza(인플루엔자)와 같은 많은 호흡계통의 박테리아와 바이러스 질환은 이러한 방식으로 기도저항을 증가시킨다.

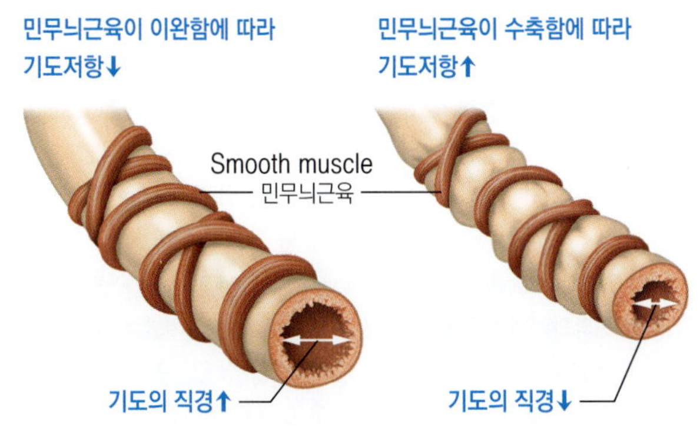

그림 21.16 기도저항과 기도 직경 사이의 관계

Alveolar Surface Tension 허파꽈리 표면장력

폐환기에 영향을 미치는 두 번째 물리적 요인은 허파꽈리 표면장력이다. H_2O (water, 물)는 polar molecule(극성분자)로써 원자가 전자를 고르지 않게 공유하는 것을 의미한다. O_2 원자는 H 원자보다 더 음성을 띠어 전자를 더욱 끌어당기므로, 전자들은 H 원자 주위보다 O_2 원자 주위에서 더 많은 시간을 보내게 된다. 이러한 불균등한 공유는 O_2 원자가 부분적으로 음전하를 갖게 하고, H 원자는 양전하를 띠게 한다. 두 개 이상의 H_2O 분자가 가까워지면, 부분적인 전하가 수소결합이라 불리는 약한 인력을 초래한다.

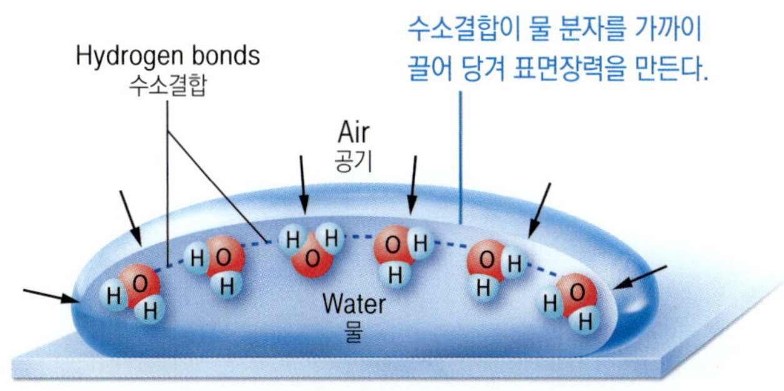

허파꽈리의 세포는 몸의 모든 세포와 마찬가지로 주로 물로 구성된 액막으로 덮여 있다. 이러한 H_2O 분자는 서로 끌어당기고, 날숨 동안 허파꽈리가 가장 작을 때 인력이 가장 크다. 그대로 두게 되면, 인력은 날숨 동안 허파꽈리를 허탈시킬 수 있는 높은 표면장력을 만들어내고, 들숨 동안 허파꽈리의 재팽창을 매우 어렵게 만든다(그림 21.17a).

다행히도, 인력은 그대로 방치되지 않는다. 허파꽈리를 덮은 액막은 순수한 물이 아니라 허파 surfactant(표면활성제)로 불리는 화학물질을 함유한다. Type II alveolar cell(유형 II 허파꽈리세포)에 의해 생성되는 표면활성제의 기능은 허파꽈리 표면장력을 감소시키는 것이다. 표면활성제는 구조면에서 세제와 유사한데, 한쪽은 극성이고 다른 한쪽은 비극성을 띤다. H_2O에 표면활성제가 첨가되면, 극성 말단은 H_2O 분자와 상호작용하는 반면, 비극성 말단은 H_2O 분자와 상호작용하지 않는다. 이러한 작용의 순수 효과는 H_2O 분자 사이의 수소결합이 붕괴되어 허파꽈리 표면장력을 감소시키는 것이다. 감소된 표면장력은 날숨 동안 허파꽈리가 부분적으로 열려있는 상태를 유지하게 한다(그림 21.17b).

Pulmonary Compliance 폐탄성

Gas exchange(가스교환)의 효과에 영향을 미치는 세 번째 물리적 요소는 폐탄성이다. 폐탄성이란 허파와 가슴벽이 당겨질 수 있는 능력으로 distensibility(팽창성)로 알려져 있다. 탄성은 신축성을 의미하는 것이 아니고, 당겨졌던 조직이 원래 상태로 돌아가려는 능력을 말한다. 폐탄성은 주로 세 가지 요소에 의해 결정된다.

- **허파꽈리 표면장력의 정도.** 허파꽈리 표면장력은 허파꽈리의 팽창에 저항하지만 표면활성제는 표면장력에 대항한다.
- **허파내 탄력조직의 팽창성.** 허파 내 탄력조직은 허파를 반동하게 할 뿐만 아니라 팽창하는 동안 늘어날 수 있게 한다.
- **가슴벽이 움직일 수 있는 능력.** 허파와 가슴벽은 함께 움직이기 때문에 들숨 동안 가슴벽 또한 늘어날 수 있어야 한다.

폐탄성을 감소시키는 요소들은 폐환기의 효율성을 떨어뜨리고 호흡량을 증가시킨다. 예를 들어, 표면활성제 생산을 감소시키는 질병은 허파꽈리 표면장력을 너무 높게 만들어 들숨 동안 허파꽈리가 팽창하는 것을 어렵게 한다. 임상에서 적용하기 Infant Respiratory Distress Syndrome(영아호흡곤란증후군)을 참조한다.

또한, tuberculosis(결핵) 같은 감염이나 허파를 손상시키는 석탄 먼지 같은 물질은 허파의 탄력조직을 파괴할 수 있다. 이러한 경우, 파괴된 탄력조직은 불규칙치밀아교결합조직으로 대체되어 fibrosis(섬유화)라고 불리는 상태를 만든다. 이는 폐탄성을 줄이면서 허파를 뻣뻣하게 하고, 팽창을 어렵게 만든다.

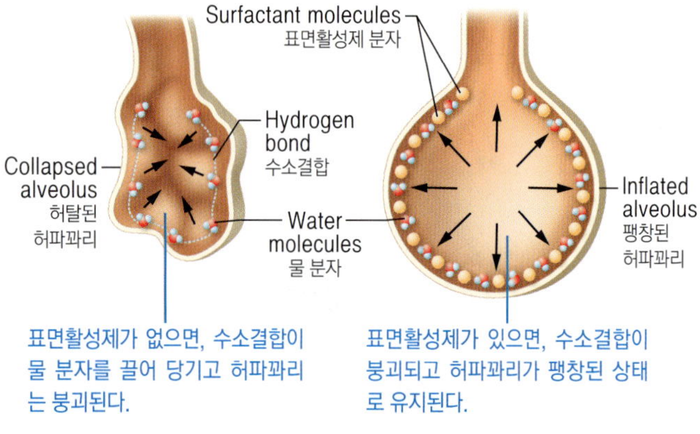

확인하기

- ☐ 6. Airway resistance(기도저항)란 무엇인가? 기도저항의 양을 결정짓는 주요 요인은 무엇인가?
- ☐ 7. Surfactant(표면활성제)는 어떻게 표면장력을 감소시키는가?
- ☐ 8. Pulmonary compliance(폐탄성)란 무엇인가? 폐탄성에 영향을 주는 세 가지 요인은 무엇인가?

Pulmonary Volume and Capacity 폐용적과 용량

사람이 각 호흡마다 교환하는 공기의 양을 측정하는 것은 허파기능상태를 평가하는데 유용한 방법이다. 이는 spirometer(폐활량계)를 통해서 측정할 수 있다. 폐활량계에 의해 작성된 그래프는 정상 호흡, 강제 들숨과 날숨의 기록을 보여준다. 또한 그래프를 통해 TV, IRV, ERV를 측정할 수 있다(그림 21.18 녹색 화살표).

- **TV (tidal volume, 일회호흡량).** 정상의 안정된 환기 동안 숨을 들이마시거나 내쉰 공기의 양이다. 건강한 성인은 평균 약 500mL의 TV (tidal volume, 일회호흡량)를 갖는다. TV에 분당호흡수를 곱하면 매분 허파로 들어오고 나가는 공기의 총 양인 minute volume(분당호흡량)을 얻을 수 있다. 분당 12회로 호흡하는 보통 성인의 분당호흡량은 약 6L이다. 그러나 일회 들숨 공기의 약 350mL만이

Surfactant molecules 표면활성제 분자
Hydrogen bond 수소결합
Collapsed alveolus 허탈된 허파꽈리
Water molecules 물 분자
Inflated alveolus 팽창된 허파꽈리

표면활성제가 없으면, 수소결합이 물 분자를 끌어 당기고 허파꽈리는 붕괴된다.

표면활성제가 있으면, 수소결합이 붕괴되고 허파꽈리가 팽창된 상태로 유지된다.

(a) 표면활성제가 없을 때

(b) 표면활성제가 있을 때

그림 21.17 허파꽈리 표면장력에 대한 표면활성제의 영향

임상에서 적용하기

Infant Respiratory Distress Syndrome 영아호흡곤란증후군

표면활성제가 불충분하면, 허파꽈리 표면장력이 증가하고 폐탄성이 감소하기 때문에 호흡 사이에 허파꽈리가 팽창되도록 유지하는 것은 많은 노력이 필요하다. 표면활성제는 제태기의 마지막 10~12주까지 충분한 양이 생성되지 않으므로 많은 미숙아가 이러한 어려움에 직면한다. 이러한 영아는 RDS (infant respiratory distress syndrome, 영아호흡곤란증후군)가 있다고 알려져 있다. RDS의 위험 요소에는 미숙, 남성, 모성의 당뇨 과거력, RDS의 가족력, 제왕절개분만이 포함된다. 치료는 흡입을 통한 surfactant(표면활성제)의 전달을 목표로 한다. 다른 치료법인 CPAP (continuous positive airway pressure, 지속기도양압)는 날숨 동안 허파꽈리의 허탈을 막기 위해 약간 가압된 공기를 전달하는 것이다. 중증 RDS의 경우, 기계적 환기가 필요할 수 있지만, 의료계의 주요 목표는 위험에 처한 환자를 인식하고 조산을 예방함으로써 RDS의 발생을 예방하는 것이다.

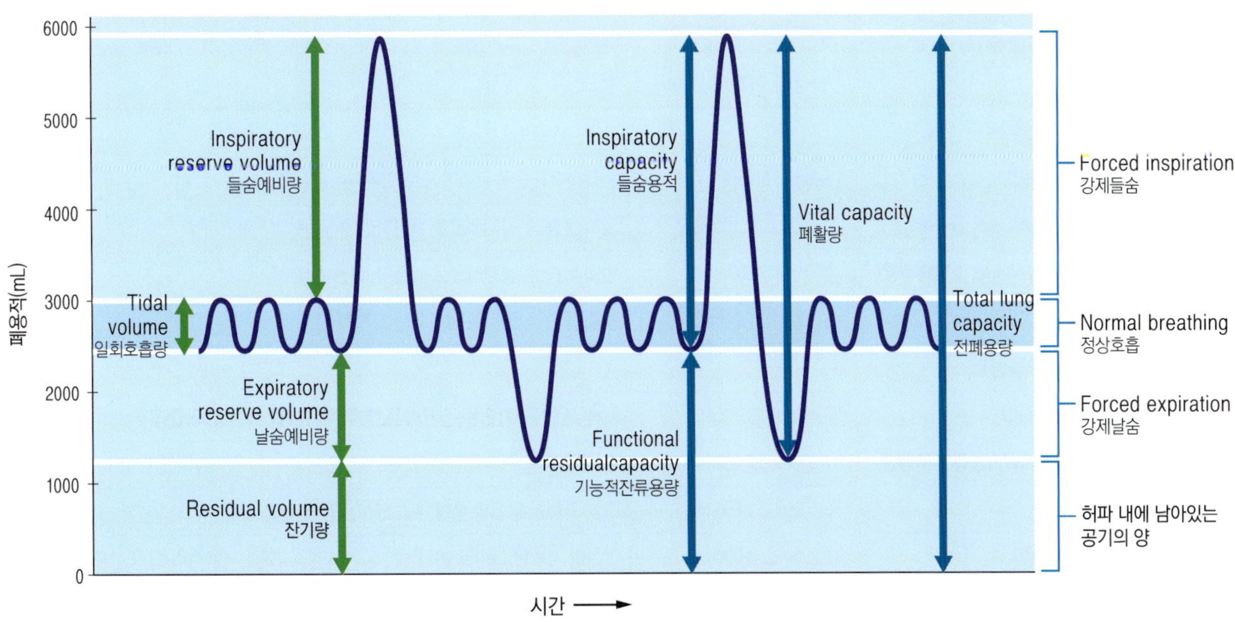

그림 21.18 폐용적과 용량 그래프

respiratory zone(호흡구역)으로 유입된다. 기도의 conducting zone(전도구역)에 남아있는 공기는 anatomical dead space(해부학적 죽은공간, 해부학적 사강)로 일컬어진다. AVR (alveolar ventilation rate, 허파꽈리환기율)은 허파꽈리에 도달하는 공기의 양을 분당호흡수로 곱한 것으로, 평균 분당 약 4.2L이다.

- **IRV (inspiratory reserve volume, 들숨예비량).** IRV (inspiratory reserve volume, 들숨예비량)는 정상적인 일회 들숨 후에 강제로 들이마실 수 있는 공기의 양을 가리킨다. IRV는 사람의 성별과 크기에 따라 평균 2,100~3,300mL 정도이다.
- **ERV (expiratory reserve volume, 날숨예비량).** 근본적으로 IRV와 반대이다. ERV (expiratory reserve volume, 날숨예비량)는 정상적인 일회 날숨 후에 강제로 내쉴 수 있는 공기의 양을 말하며, 평균 700~1,200mL 정도이다.

IRV는 ERV보다 약 1,400~2,100mL 정도 크다. 가장 강력한 날숨 후에도 일부 공기가 허파에 남아있기 때문에 이러한 차이가 발생하며, 이를 RV (residual volume, 잔기량)라고 한다. 허파에 남아있는 RV는 대부분 허파를 약간 팽창된 상태로 유지시켜주는 흉막강내압과 가슴벽의 바깥쪽 반동에 기인한다. RV는 TV, IRV, ERV와 다르게 폐활량계가 아닌 다른 방법으로 측정된다.

허파기능을 파악하는데 활용되는 pulmonary capacity(폐용량)는 다음과 같다(그림 21.18 파란색 화살표).

- **Inspiratory capacity(들숨용량).** 일회 날숨 후에 들이마실 수 있는 공기의 총량으로, TV와 IRV를 합친 것과 같다.
- **Functional residual capacity(기능적잔류용량).** 일회 날숨 이후 허파 내에 정상적으로 남아있는 공기의 양으로 ERV와 RV의 합과 같다.
- **Vital capacity(폐활량).** 교환 가능한 공기의 총량 또는 허파 안팎으로 이동할 수 있는 공기의 양을 나타내며, 이는 TV, IRV, ERV의 합과 같다. 폐활량은 FVC (forced vital capacity, 강제폐활량)로 실험실에서 폐활량계를 사용하여 측정되며, 피험자는 최대 들숨 후에 최대 날숨을 쉬게 된다. 이러한 측정은 허파질환의 존재 여부와 유형에 대한 중요한 정보를 제공할 수 있다.
- **Total lung capacity(전폐용량).** 허파 내 교환 가능한 그리고 교환이 불가능한 공기의 총량을 나타낸다. Total lung capacity(전폐용량)는 IRV, TV, ERV, RV의 네 가지 폐용적의 합이다.

폐용적과 용량을 요약하고 성인에서 각 항목의 평균 수치를 정리하였다(표 21.4). TV를 제외한 모든 용적과 용량의 값은 여성이 남성보다 낮다. 또한 수치는 사람의 키, 나이 및 건강 상태에 따라 다르다.

확인하기

☐ 9. 세 개의 측정 가능한 lung volume(폐용적)은 무엇인가?

표 21.4 폐용적과 용량

측정	정상치(여자, 남자)	정의
Pulmonary Volumes(폐용적)		
TV (tidal volume, 일회호흡량)	500mL, 500mL	정상적이고 안정된 호흡으로 교환되는 공기의 양
IRV (inspiratory reserve volume, 들숨예비량)	1,900mL, 3,100mL	일회 들숨 후 강제적으로 들이마실 수 있는 최대 공기의 양
ERV (expiratory reserve volume, 날숨예비량)	700mL, 1,200mL	일회 날숨 후 강제적으로 내쉴 수 있는 최대 공기의 양
RV (residual volume, 잔기량)	1,100mL, 1,200mL	강제 들숨 후 허파에 남아있는 공기의 양
Pulmonary Capacities(폐용량)		
Inspiratory capacity(들숨용량)	2,400mL, 3,600mL	들숨 시 얻을 수 있는 공기의 총량; TV에 IRV를 더한 값과 같음
Functional residual capacity(기능적 잔류 용량)	1,800mL, 2,400mL	일회 날숨 후 허파에 정상적으로 남아있는 공기의 양; RV에 ERV를 더한 값과 같음
Vital capacity(폐활량)	3,100mL, 4,800mL	교환 가능한 공기의 총량; TV, ERV, IRV의 합과 같음
Total lung capacity(전폐용량)	4,200mL, 6,000mL	교환이 가능한 그리고 불가능한 공기의 총량; 모든 폐용적의 합과 같음

☐ 10. Vital capacity(폐활량)란 무엇인가?

21.4 가스교환

Gas Exchange

학습목표

1. Lung(허파)과 조직 가스교환 및 혈장 내 용해된 O_2와 CO_2의 양에 대한 Dalton 법칙 및 Henry 법칙의 관계에 대해 기술할 수 있다.
2. 허파 및 조직의 산소교환에서 산소 및 이산화탄소의 압력차와 순 가스 움직임에 대해 기술할 수 있다.
3. 부분 pressure gradient(압력차) 내 변화에 의해 O_2와 CO_2의 이동이 어떻게 영향을 받는지 설명할 수 있다.
4. Ventilation-perfusion matching(환기-관류 일치)의 기전을 기술할 수 있다.
5. 혈액과 조직세포 사이에서 O_2와 CO_2 차이를 유지하는 요인에 대해 기술할 수 있다.

Pulmonary ventilation(폐환기)은 새로운 공기를 alveoli(허파꽈리, 폐포)로 가져오고, 허파꽈리에서 O_2가 부족한 공기를 제거한다. 이를 위해, pulmonary gas exchange(폐가스교환) 및 tissue gas exchange(조직가스교환)의 두 가지 과정으로 구성된 gas exchange(가스교환)에 의존한다. 폐가스교환은 허파꽈리와 혈액 사이의 가스교환을 수반하며, 조직가스교환은 전신모세혈관과 인체세포 내 혈액 사이의 가스교환을 포함한다.

Pulmonary Gas Exchange 폐가스교환

폐가스교환은 external respiration(바깥호흡, 외호흡)으로도 불리며, 허파꽈리와 혈액 사이 가스의 확산이다. 폐가스교환 동안 O_2는 허파꽈리의 공기에서 허파모세혈관 내 혈액으로 확산되고, CO_2는 반대 방향으로 흐른다. 이러한 교환은 pulmonary artery(허파동맥, 폐동맥)에 의해 운반된 O_2가 부족하고 CO_2가 많은 혈액을 CO_2가 적고 O_2가 많은 혈액으로 전환시킨다. O_2가 공급된 혈액은 pulmonary vein(허파정맥, 폐정맥)을 통해 심장의 왼쪽으로 운반되고, 인체의 모든 조직에 분배된다. 그림 21.19는 폐가스교환과 조직가스교환의 과정을 보여준다.

모든 기체의 움직임과 마찬가지로, 폐가스교환은 pressure gradient(압력차) 즉, 허파꽈리 및 혈액 내의 O_2와 CO_2 사이의 분압 차이에 의해 이루어진다.

허파모세혈관으로 들어오는 탈산소화된 혈액은 약 104mmHg의 PO_2(산소분압)를 갖는 허파꽈리 내의 공기와 비교하면 약 40mmHg의 매우 낮은 PO_2를 갖는다(그림 21.19a). 이러한 급격한 차이는 허파꽈리의 공기를 매우 효율적으로 혈액으로 이동시킨다. O_2의 이동은 매우 효율적이어서 평형을 이루는데 약 1/4초 밖에 걸리지 않는다.

그러나 CO_2의 압력차는 O_2의 압력차 만큼 크지 않다. 허파모세혈관의 혈액 내 PCO_2(이산화탄소분압)는 약

45mmHg이고, 허파꽈리 내의 분압은 약 40mmHg이다. 하지만 Henry의 법칙으로 인해 작은 차이에서도 거의 같은 양의 CO_2와 O_2가 교환된다. 가스의 이동을 결정짓는 것은 단지 분압 차이만은 아니다. CO_2는 O_2보다 물에서 20배나 더 잘 용해되므로 respiratory membrane(호흡막)을 매우 빠르게 가로질러 이동하여 큰 압력차가 필요 없다.

Factor Affecting Efficiency of Pulmonary Gas Exchange 폐가스교환의 효율성에 영향을 미치는 요소

O_2와 CO_2의 분압과는 별도로, 세 가지 추가 요인인 (1) 호흡막의 표면적, (2) 호흡막의 두께, (3) 혈류량과 일치하는 기류량의 정도가 폐가스교환의 효율성에 영향을 미친다.

Surface Area of the Respiratory Membrane 호흡막의 표면적

평균적인 사람의 양쪽 허파는 약 80~100m^{2}의 표면적을 갖는다. 일정 시간 동안 허파모세혈관 내에 작은 커피 머그잔 용량인 오직 약 75~100mL의 혈액만 존재한다고 생각해보자. 기본적으로 호흡막의 거대한 표면적은 혈액 내의 모든 적혈구가 호흡 표면과 접촉하는데 충분하다.

호흡막의 표면적을 감소시키는 모든 요소는 폐가스교환의 효율성을 감소시킨다. 예를 들어, emphysema(폐기종)는 허파꽈리 벽을 파괴시키고, 호흡막의 표면적을 정상의 1/5 수준으로 감소시킨다. 이러한 감소는 심하게 손상된 폐가스교환을 초래하여 hypoxemia(저산소혈증)와 hypercapnia(과탄산혈증)를 일으킨다.

Thickness of the Respiratory Membrane 호흡막의 두께

폐가스교환의 효율성을 결정하는 두 번째 요소는 호흡막의 두께로, 가스가 확산되어야 하는 거리이다. 일반적으로 호흡막은 매우 얇아서, 일부에서는 0.2μm 정도이며, 대부분은 약 0.6μm이다. 염증같이 호흡막의 두께를 증가시키는 모든 것은 O_2와 CO_2가 교환되는데 걸리는 시간을 증가시키고, 가

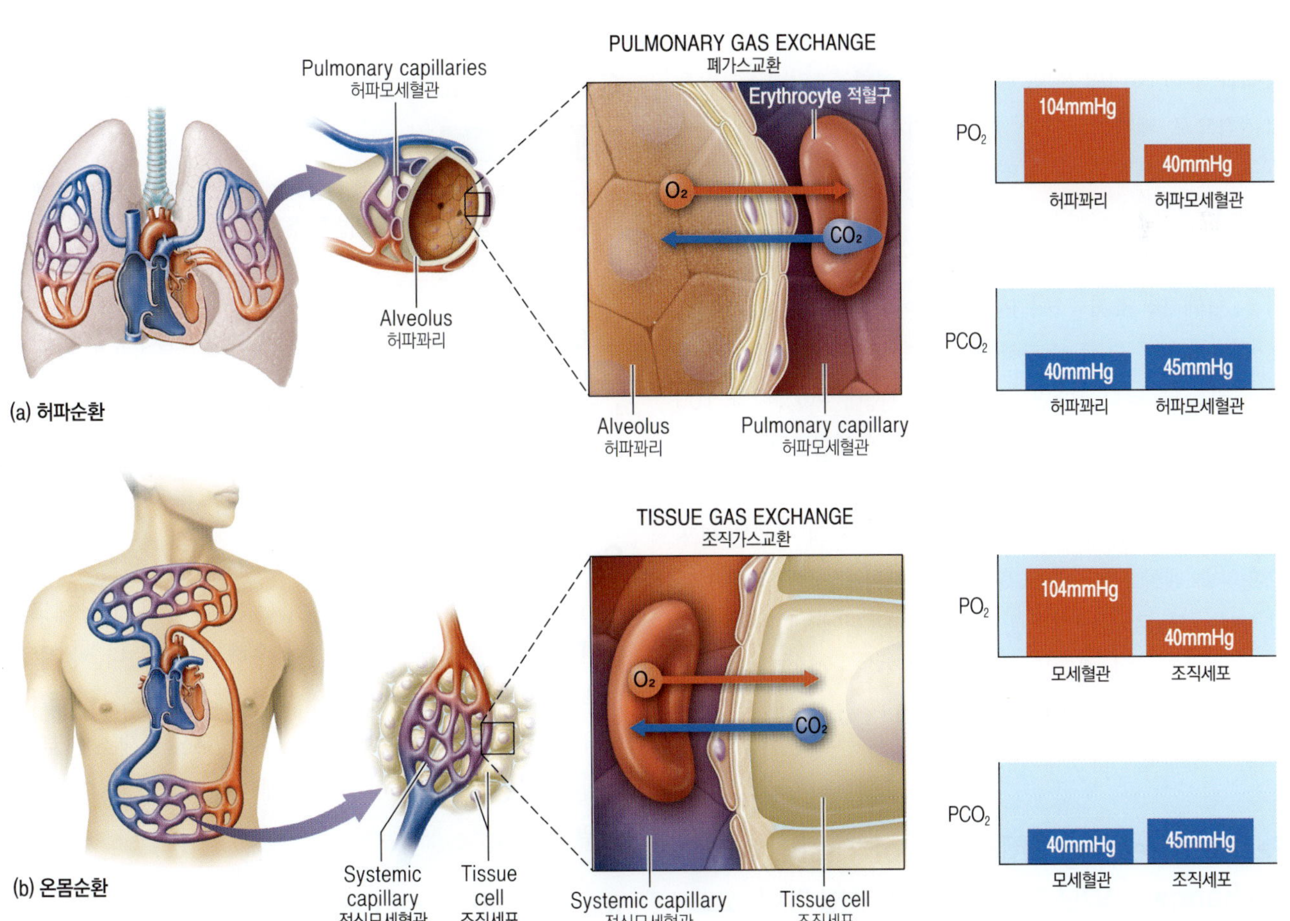

그림 21.19 폐가스교환과 조직가스교환

스교환의 효율성을 감소시킨다.

Ventilation-Perfusion Matching 환기-관류 일치

폐가스교환에 영향을 미치는 세 번째 요소는 허파모세혈관 내에서 허파꽈리에 도달하는 공기의 양 또는 ventilation(환기)과 perfusion(관류)으로 불리는 혈류량 사이의 일치 정도이다. 이러한 관계는 ventilation-perfusion matching(환기-관류 일치)으로 알려져 있다. 또한 두 과정이 함께 결합되므로 ventilation-perfusion coupling(환기-관류 결합)으로 불린다.

확인하기

- ☐ 1. Pulmonary gas exchange(폐가스교환) 동안 어떤 일이 발생할까? 어떤 pressure gradient(압력차)가 이러한 과정을 일으키는가?
- ☐ 2. Respiratory membrane(호흡막)의 표면적 및 두께가 폐가스교환 효율성에 어떻게 영향을 미치는가?
- ☐ 3. Ventilation-perfusion ratio(환기-관류 비율)란 무엇이며, 비율을 1에 가깝게 유지시키는 두 가지 기전은 무엇인가?

Tissue Gas Exchange 조직가스교환

조직가스교환 또는 internal respiration(속호흡, 내호흡)은 혈액과 조직 사이의 O_2와 CO_2의 교환이다. 조직가스교환은 기본적으로 폐가스교환과 동일한 기전을 통해 일어나는데 O_2는 전신모세혈관 내 혈액에서 조직세포로 이동한다(그림 21.19b).

폐가스교환과 마찬가지로, 조직가스교환의 주요 원동력은 혈액 및 조직 사이 PO_2의 차이다. 세포는 지속적으로 세포호흡에 O_2를 소모하므로 조직 내의 PO_2는 평균 약 40mmHg로 낮다. 반면 전신모세혈관 내 PO_2는 약 100 mmHg로 높은데, 이러한 큰 압력차는 모세혈관과 조직 사이의 빠른 산소교환을 촉진한다.

압력차는 CO_2에서 반대로 작용한다. 조직의 세포는 세포호흡의 노폐물로 다량의 CO_2를 생성하여 조직 내의 PO_2는 약 45mmHg로 상대적으로 높다. 반면, 혈액 내 PO_2는 약 40mmHg로 낮기 때문에 이러한 압력차는 CO_2의 물에서의 높은 용해도와 함께 전신모세혈관으로의 CO_2의 이동을 촉진한다.

Factor Affecting Efficiency of Tissue Gas Exchange 조직가스교환의 효율성에 영향을 미치는 요소

물리적인 요소는 폐가스교환과 마찬가지로, 조직가스교환의 효율성에 중요한 역할을 한다. 이러한 요소는 다음과 같다.

- **가스교환이 가능한 표면적.** 대부분의 모세혈관은 분기한 거미줄 같은 모세혈관계에 존재한다. 이러한 분지는 조직가스교환을 위해 이용 가능한 표면적을 증가시켜 조직가스교환을 더 효율적으로 만든다.
- **확산되어야 하는 거리.** 중층상피조직은 O_2가 어느 정도 확산될 수 있다. 그러나 모세혈관으로부터 너무 멀리 떨어져 있는 세포는 적절한 O_2를 공급받지 못하고 죽게 된다.
- **조직의 관류.** 조직가스교환은 조직이 모세혈관을 통해 적절한 혈액을 공급받을 때 가장 효율적이다. 만약 조직이 적절하게 관류되지 않으면 O_2는 조직으로 운반되지 못하고, CO_2도 제거되지 않는다.

확인하기

- ☐ 4. Tissue gas exchange(조직가스교환)의 효율성에 영향을 미치는 세 가지 요소는 무엇인가?

21.5 혈액을 통한 가스이동

Gas Transport through the Blood

학습목표

1. O_2가 hemoglobin(혈색소)에 결합하는 가역반응을 포함하여, 혈액 내에서 O_2가 이동하는 방법을 기술할 수 있다.
2. 산소-혈색소 해리곡선을 설명하고 곡선에 영향을 미치는 요소를 기술할 수 있다.
3. CO_2와 H_2O를 탄산으로 전환시키는 가역반응을 포함하여, 혈액 내에서 CO_2가 이동하는 방법을 기술할 수 있다.
4. PCO_2의 변화가 혈장의 pH에 어떤 영향을 미치는지 예측할 수 있다.
5. Hyperventilation(과다환기)과 hypoventilation(저환기)의 상태를 기술할 수 있다.

Oxygen Transport 산소운반

Henry 법칙에 대해서 배웠듯이, O_2는 물에 대한 용해도가 낮기 때문에 혈장 내에 많은 양이 용해되지 않는다. 실제로, 혈액에 의해 운반된 전체 O_2의 약 1.5%만이 자유롭게 이동한다. 대부분의 O_2는 단백질인 hemoglobin(혈색소)으로 운반된다. 이번 절에서는 O_2가 어떻게 이런 방식으로 운반되는지 알아보자.

Transport of O_2 on Hemoglobin 혈색소의 O_2 운반

혈색소는 적혈구에서 발견되는 단백질로, 네 개의 polypeptide chain(폴리펩티드 사슬)으로 구성되어 있으며, 각 사슬은 heme group(헴기)을 포함한다. 헴기는 O_2 하나의 분자에 결합할 수 있는 Fe^{2+} (iron ion, 철이온)를 함유하여, 각 혈색소 단백질이 최대 네 개의 O_2 분자를 운반할 수 있다. 각 적혈구에는 약 2억 8천만 개의 혈색소 단백질이 존재하며, 각각 10억 개 이상의 O_2 분자를 운반할 수 있다.

혈색소는 loading reaction(결합반응)과 unloading reaction(분리반응)을 통해 O_2와 결합하고 방출한다(그림 21.20). 이러한 반응은 다음과 같이 요약될 수 있다.

$$\underset{\text{탈산소혈색소}}{HHb} + \underset{\text{산소}}{O_2} \rightleftarrows \underset{\text{산소혈색소}}{HbO_2}$$

① **결합 동안, 허파꽈리의 O_2가 허파모세혈관의 혈색소에 결합한다.** 이러한 결합은 HHb (deoxyhemoglobin, 탈산소혈색소)를 HbO_2 (oxyhemoglobin, 산소혈색소)로 전환시킨다. 혈색소에 1~3개의 O_2 분자가 부착되면 부분적으로 포화되었다고 하고, 혈색소에 4개의 O_2 분자가 결합하면 완전 포화되었다고 한다.

② **완전 포화된 혈색소를 포함한 O_2가 많은 혈액은 심장의 왼쪽으로 이동하며, 온몸순환으로 이동된다.**

③ **분리 동안, 전신모세혈관 내 혈색소는 조직세포로 O_2를 방출한다.** 분리반응이 없이는 혈색소는 O_2가 필요한 조직에 O_2를 공급할 수 없다.

④ **O_2가 부족한 혈액은 심장의 오른쪽으로 되돌아가 허파순환으로 다시 보내진다.**

분리반응을 좀 더 자세히 살펴보면, 혈색소로부터 내려진 O_2의 양은 조직의 대사 요구와 정확히 일치해야 한다. 적극적으로 대사반응을 수행하는 세포는 많은 양의 O_2를 필요로 한다. 반면, 신진대사율이 느린 세포는 많은 양의 O_2를 필요로 하지 않는데 혈색소가 이들 세포에 너무 많은 O_2를 공급하게 되면 독성 효과와 세포손상이 발생하게 된다.

따라서 O_2와 결합하고 분리하는 혈색소의 능력과 포화도는 다음의 두 가지 요소에 달려있다.

- 허파 또는 조직의 PO_2(산소분압)
- 혈색소가 O_2와 결합하는 기밀성 또는 affinity(친화력) 또는 bond strength(결합력)

이러한 요소가 각각 어떻게 적절한 조직의 산화를 일으키는지 살펴본다.

Effect of PO_2 on Hemoglobin Saturation
혈색소 포화도에 대한 PO_2의 영향

일반적으로 혈액 내 CO_2의 양에는 약간의 변동이 있으며, 이러한 변동은 완충계로 인해 혈액의 pH에 영향을 미치지 않는다. 그러나 혈액 내 CO_2의 양이 크게 변하면, 완충계가 해결하지 못하게 되고 결국 혈액 pH가 달라지게 된다.

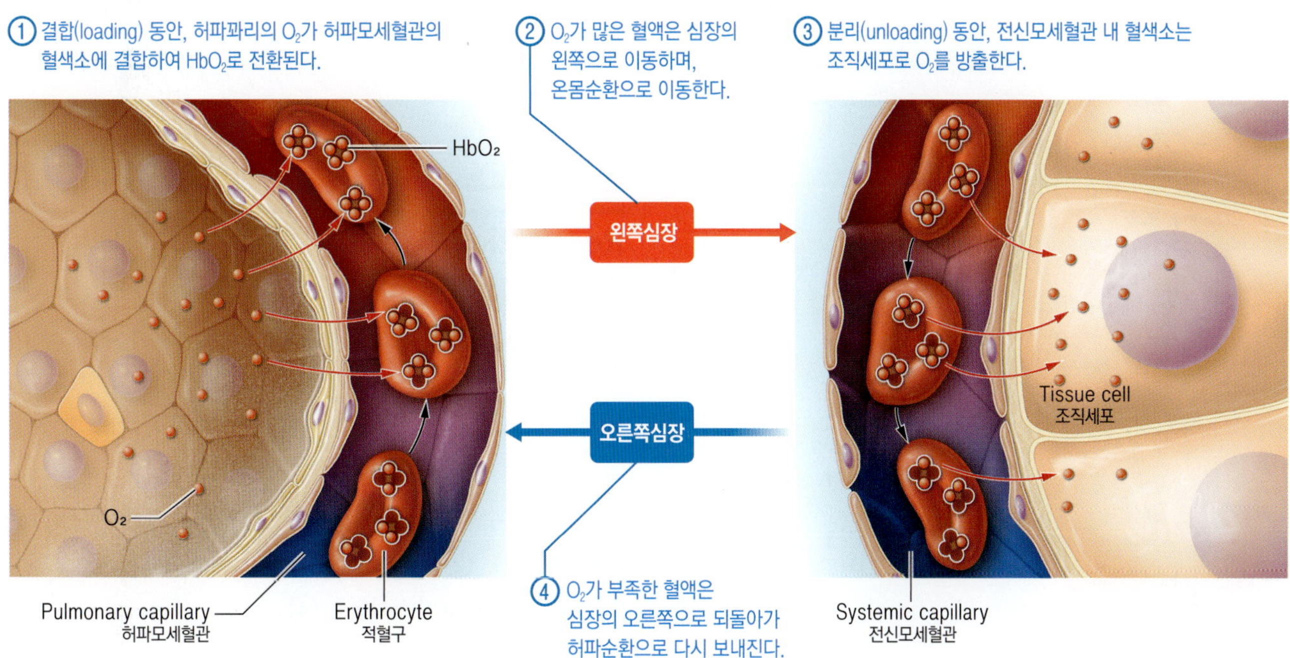

그림 21.20 산소운반: 적혈구 내 혈색소의 산소와의 결합 및 분리

환기 양식의 두 가지 주요 변화가 혈액 pH에 영향을 미친다(그림 21.21).

- **Hyperventilation(과다환기).** 사람이 hyperventilation(과다환기)을 겪게 되면, 호흡의 속도 또는 깊이가 증가한다. 과다환기는 expiration(날숨, 호기) 시 CO_2 양을 증가시키고(CO_2를 내뱉는다) 혈액의 PCO_2(이산화탄소분압)를 감소시킨다. 그 결과, 탄산이 보다 적은 H^+ (hydrogen ion, 수소이온)를 방출하고, 혈액은 염기성이 된다. 이러한 변화는 respiratory alkalosis(호흡성 알칼리증)라고 불리며 발열, 불안, 두부 외상, 아스피린 과다복용, 갑상샘기능항진증 및 특정 허파질환에 의해 발생할 수 있다. 또한 과다환기는 허파 내 O_2의 양을 증가시켜 더 많은 O_2가 혈장에서 용해되게 하여, 혈액 내 PO_2에 영향을 미칠 수 있다.
- **Hypoventilation(저환기).** Hypoventilation(저환기)은 호흡의 속도 또는 깊이의 감소를 수반한다. 이는 CO_2의 정체를 유발하고 혈액의 PCO_2를 증가시킨다. 그 결과, 탄산은 더 많은 H^+를 방출하게 되고, 과다한 H^+가 인체 완충계를 초과하여 혈액은 산성이 된다. 이러한 변화를 respiratory acidosis(호흡성산증)라고 하며, 일반적으로 허파 또는 신경계질환에 의해 발생한다. 또한 저환기는 동맥의 PO_2를 급격하게 떨어뜨려 저산소혈증을 일으킨다.

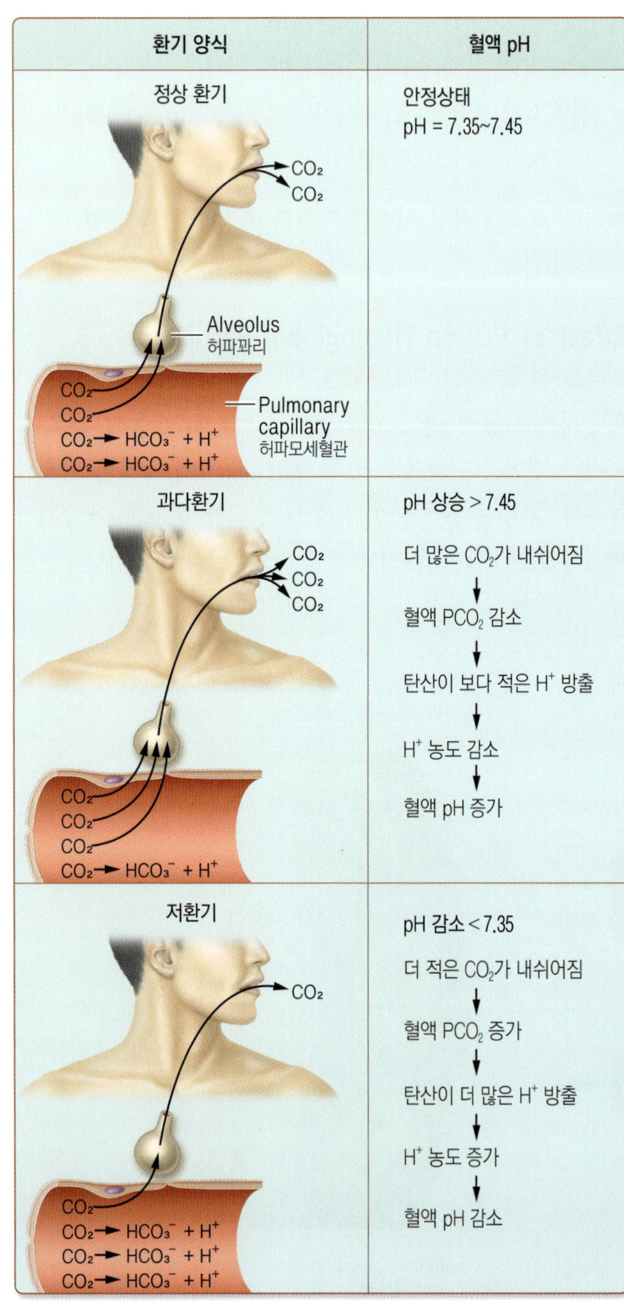

그림 21.21 환기 양식이 혈액 pH에 미치는 영향

저환기 또는 과다환기가 일시적이면, 혈액 pH에 거의 영향을 미치지 않을 것이다. 그러나 환기 양식의 변화가 일시적이 아니라 만성적인 경우 혈액 pH의 심각한 장애를 일으킬 수 있다.

확인하기

☐ 1. 인체가 혈류를 통해 CO_2를 운반하는 세 가지 방법은 무엇인가? 대부분의 CO_2는 어떻게 운반되는가?

☐ 2. Hyperventilation(과다환기) 시 혈액 내 CO_2의 양은 어떻게 되는가? 이는 혈액의 pH에 어떤 영향을 주는가?

☐ 3. Hypoventilation(저환기) 시 혈액 내 CO_2의 양은 어떻게 되는가? 이는 혈액의 pH에 어떤 영향을 주는가?

21.6 호흡 Big Picture

Respiration

학습목표

1. Respiration(호흡)에 수반된 과정의 전반적인 모습을 기술할 수 있다.

Respiration(호흡)의 여러 단계를 통해 호흡이 어떻게 발생하는지 전반적인 모습을 살펴본다(그림 21.22).

호흡에 수반된 주요 과정은 ① pulmonary ventilation(폐환기), ② pulmonary gas exchange(폐가스교환), ③ gas transport(가스이동), ④ tissue gas exchange(조직가스교환)이다. 가스이동은 각각 O_2 및 CO_2와 함께 조직가스교환 전후 모두 발생한다는 점에 유의한다.

Big Picture 호흡

그림 21.22

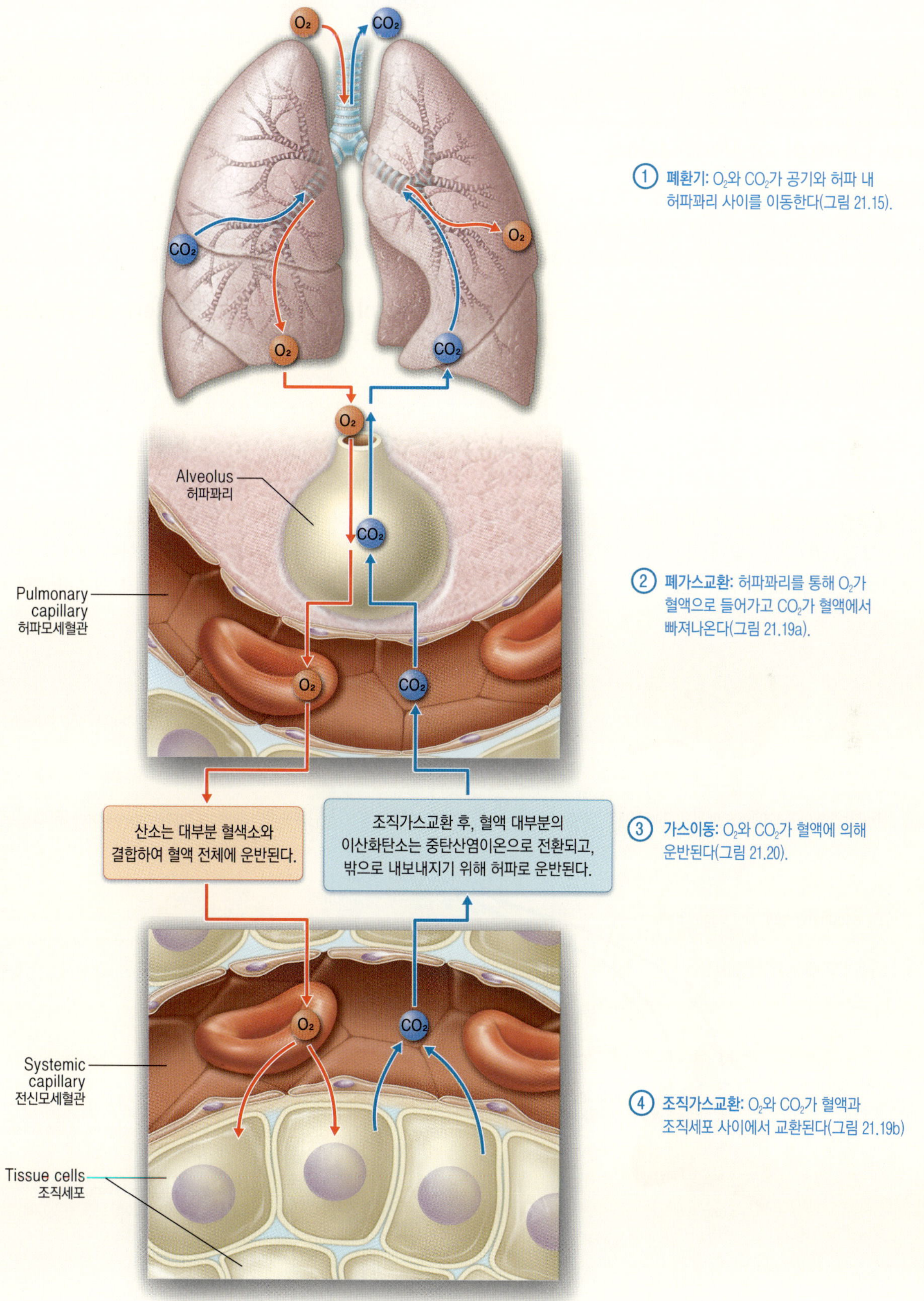

① **폐환기:** O_2와 CO_2가 공기와 허파 내 허파꽈리 사이를 이동한다(그림 21.15).

② **폐가스교환:** 허파꽈리를 통해 O_2가 혈액으로 들어가고 CO_2가 혈액에서 빠져나온다(그림 21.19a).

③ **가스이동:** O_2와 CO_2가 혈액에 의해 운반된다(그림 21.20).

④ **조직가스교환:** O_2와 CO_2가 혈액과 조직세포 사이에서 교환된다(그림 21.19b)

확인하기

☐ 1. Respiration(호흡)은 어떻게 발생하는가?

21.7 환기의 신경조절

Neural Control of Ventilation

학습목표

1. Brain stem(뇌줄기) 호흡중추의 위치와 기능을 기술할 수 있다.
2. 호흡중추에 대한 주요 화학적자극 및 신경자극을 나열하고 기술할 수 있다.
3. Central chemoreceptor(중추화학수용기)와 peripheral chemoreceptor(말초화학수용기)를 비교·대조할 수 있다.

Respiration(호흡)이 의식적인 통제 없이 일어나기 때문에 우리는 호흡에 대해 거의 생각하지 않는다. 그러나 허파질환 또는 respiratory system(호흡계통)의 homeostasis(항상성) 불균형을 가진 사람은 호흡할 때마다 종종 인식한다. Dyspnea(호흡곤란) 또는 숨이 차는 것은 인간이 경험하는 가장 불쾌한 감각 중 하나이다. 그러므로 호흡을 당연한 것으로 여기는 경향이 있지만 eupnea(정상호흡)를 유지하기 위한 환기조절은 인체에서 수행하는 가장 중요한 기능 중 하나이다.

Ventilation(환기)은 주로 brain stem(뇌줄기, 뇌간) 내 신경세포 집단에 의해 조절된다. Inspiration(들숨, 흡기)과 expiration(날숨, 호기)이 간단하게 보여질 수 있지만, 이번 절에서는 호흡리듬에 기여하는 많은 요소에 대해 다룬다. 그 중 핵심은 인체 내 CO_2, H^+, O_2의 정도를 모니터하는 특수 세포이다. 허파 내 음성되먹임고리와 뻗침수용기 또한 O_2가 유입 및 CO_2 배설이 대사 요구와 일치하도록 한다.

Control of the Basic Pattern of Ventilation
환기 기본 양식의 조절

환기는 주로 뇌줄기, 특히 숨뇌의 조절 하에 있다. 호흡의 기본 리듬을 생성하는 신경세포 무리는 medulla oblongata(숨뇌, 연수)의 상부 및 전방에 위치하며, 이는 RPG (respiratory pattern generator, 호흡양식발생기)로 불린다. RPG 내 두 가지 주요 신경세포는 들숨을 유도하는 흥분성신경세포와 날숨을 유도하는 억제성신경세포이다. RPG는 다리뇌와 숨뇌에 있는 두 가지 신경세포 집단이 도와준다(그림 21.23).

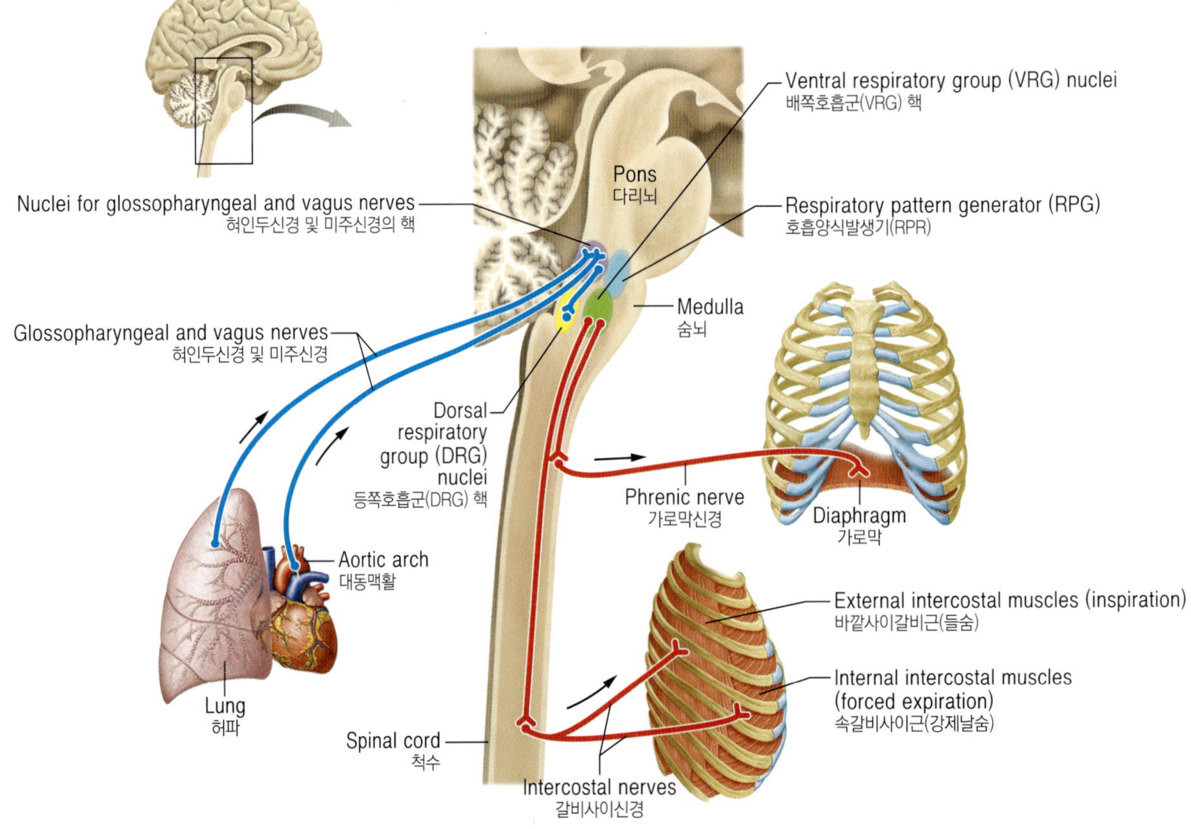

그림 21.23 환기의 신경성 조절

- **VRG (ventral respiratory group, 배쪽호흡군).** 숨뇌의 전방과 가쪽면에서 VRG (ventral respiratory group, 배쪽호흡군) 핵을 발견할 수 있으며, 이는 들숨신경세포와 날숨신경세포를 포함한다. VRG의 들숨신경세포는 운동신경을 자극하여 diaphragm(가로막, 횡격막)을 지원하는 phrenic nerve(가로막신경) 신경세포와 external intercostal muscle(바깥갈비사이근, 외늑간근)을 지원하는 intercostal nerves(갈비사이신경) 내 활동전위를 유도한다. 또한 VRG 신경세포는 들숨과 날숨의 많은 보조 근육을 자극하는 신경세포를 자극한다.
- **DRG (dorsal respiratory group, 등쪽호흡군).** DRG (dorsal respiratory group, 등쪽호흡군) 핵의 신경세포는 숨뇌의 후방에서 발견된다. 주요 역할은 혈액과 허파로부터 감각 정보를 통합하여 다른 호흡기 핵으로 전달하는 것 이지만, 일부 DRG의 신경세포는 들숨에 관여하기도 한다.

호흡기능에 관련된 많은 다른 신경세포는 DRG와 VRG를 둘러싼 뇌신경 핵 내에 위치한다. 이러한 신경세포는 대부분 들숨과 날숨의 보조근육을 자극하고, 일부는 혈액과 lung(허파, 폐)에서의 감각 정보를 DRG로 가져온다. 잠을 자는 동안에도 호흡을 계속해야 하기 때문에 많은 호흡중추가 불필요하고 중복된다.

확인하기

- ☐ 1. 어떤 신경세포 무리가 호흡의 기본 리듬을 생성하는가?
- ☐ 2. DRG와 VRG의 기능은 무엇인가?

Control of the Rate and Depth of Ventilation 환기의 속도와 깊이의 조절

RPG가 환기의 기본 속도와 양식을 설정하는 것처럼 보이지만, 인체의 요구도가 변함에 따라 환기율은 분명히 바뀐다. 예를 들어, 운동 중과 운동 후에는 왜 환기 속도와 깊이가 증가할까? 숨을 멈춘 후에 거칠게 숨을 쉬는 이유는 무엇일까?

화학수용기는 특정 화학물질의 농도 변화에 반응하는 특수한 세포이다. 환기조절에 관여하는 두 가지 유형의 화학수용기는 central chemoreceptor(중추화학수용기)와 peripheral chemoreceptor(말초화학수용기)이다. 자발적으로 환기를 조절하는 능력뿐만 아니라 각각의 화학수용기가 어떤 일을 하는지 알아보자.

Function of Central Chemoreceptor 중추화학수용기의 기능

사람의 환기 양식이 어떻게 혈액의 pH를 어떻게 변화시킬 수 있는지 그림 21.21에서 살펴보았다. 대사율의 상승과 같은 다른 기전 또한 혈액의 pH에 영향을 줄 수 있지만, 몸은 이러한 변화에 어떻게 대처할까?

Central chemoreceptor(중추화학수용기)는 뇌 ECF와 CSF (cerebrospinal fluid, 뇌척수액)의 H^+ 농도를 모니터링 하여 혈액의 PCO_2(이산화탄소분압)와 pH의 변화를 감지한다.

동맥 PCO_2의 변화는 환기의 변화를 유도하는 가장 강력한 자극이다. 실제로, 숨을 멈추었을 때 숨을 쉬려는 욕구는 숨을 멈추고 있는 동안 CO_2가 약간 축적되면서 발생하게 된다. 혈액 내의 CO_2는 BBB (blood–brain barrier, 혈액뇌장벽)를 통과해 뇌 ECF로 확산되고, 맥락얼기를 통과하여 CSF로 확산되며, 여기서 CO_2는 H_2O와 결합하여 중탄산염과 H^+를 형성한다. 이러한 H^+와 CO_2 분자는 중추화학수용기와 직접 작용한다. 그러나 상대적으로 BBB는 H^+를 통과시키지 않으므로, 동맥의 H^+ 농도 변화는 중추화학수용기가 환기 변화를 유도하는데 비교적 약한 자극을 제공한다.

PCO_2와 H^+ 농도에 변화가 있을 때, 중추화학수용기는 고전적인 음성되먹임고리를 통해 다음과 같은 반응 중 하나를 유도한다.

- **높은 PCO_2는 과다환기를 유발한다.** 동맥의 PCO_2 및/또는 H^+ 농도가 높은 경우, 중추화학수용기는 RPG를 자극하여 환기의 속도와 깊이를 증가시키거나 과다환기를 일으킨다(그림 21.24a). 과다환기 시 CO_2는 빠른 속도로 혈액을 떠나게 되고, 혈액 PCO_2와 H^+가 감소하며, CSF의 PCO_2와 H^+ 농도가 감소되고 항상성이 회복된다. 이는 운동 중과 운동 후에 호흡 속도가 증가하는 이유이다. 운동 중에는 ATP 합성 속도가 빠르기 때문에 세포가 CO_2를 많이 생성한다. 높은 PCO_2는 중추화학수용기에 의해 감지되고, 과다한 CO_2를 몸에서 제거하기 위해 과다호흡을 촉진한다.
- **낮은 PCO_2는 저환기를 유발한다.** 동맥의 PCO_2 및/또는 H^+ 농도가 낮은 경우, 중추화학수용기는 반대 반응을 끌어낸다(그림 21.24b). RPG를 자극하여 환기의 속도와 깊이를 늦추거나 저환기를 일으켜 CO_2를 유지하게 한다. 이러한 반응은 혈액의 PCO_2와 H^+를 증가시켜 항상성을 회복한다.

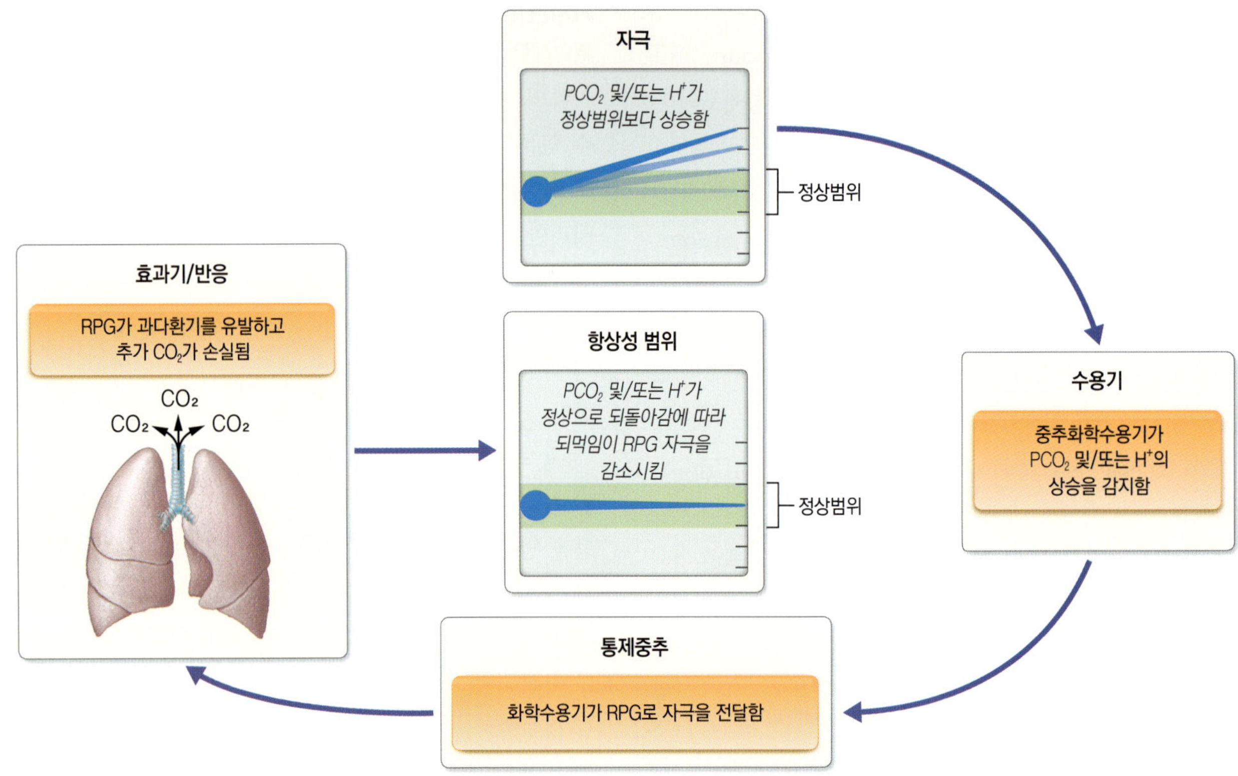

(a) 음성되먹임고리에 의한 증가된 동맥 PCO_2 및/또는 농도에 대한 반응

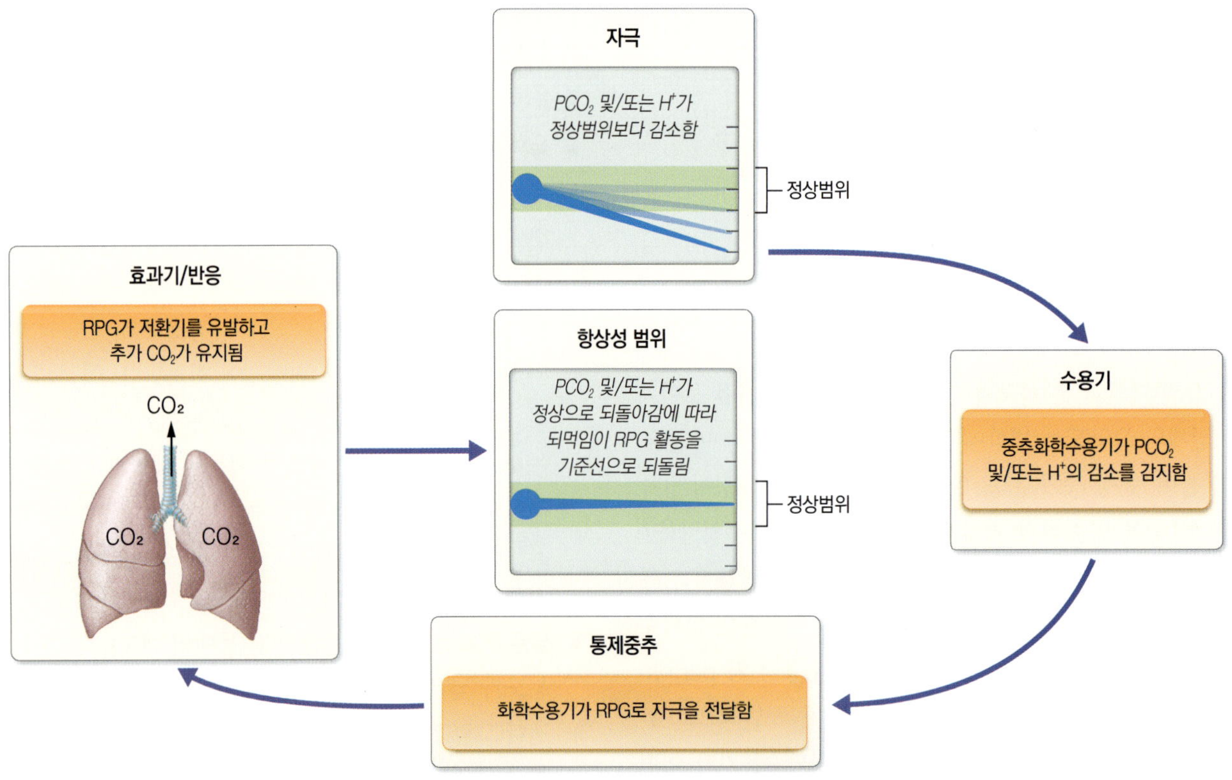

(b) 음성되먹임고리에 의한 감소된 동맥 PCO_2 및/또는 H^+ 농도에 대한 반응

그림 21.24 환기율을 통한 혈액 pH 조절에서 중추화학수용기의 역할

동맥 PCO_2의 급격한 변화는 수 초에서 수 분 이내에 환기를 변화시킬 수 있다. 이러한 반응은 초기에는 강하지만, 시간이 지남에 따라 중추화학수용기의 민감도가 낮아져 다음 날이나 이틀에 걸쳐 약해진다. 또한 중단산염이온이 혈액에서 BBB를 통과하여 뇌 ECF로 이동해 pH 불균형에 대응한다. 허파질환 혹은 만성적으로 상승된 동맥 PCO_2의 일부 환자가 거의 정상적인 환기율을 갖는 몇 가지 이유이다. 아편제나 알코올 같은 특정 약은 몸이 환기 장애를 감지하고 바로잡기 위해 사용하는 주요 되먹임고리 중 하나를 억제시키면서, 중추화학수용기가 PCO_2를 상승시키는 작용을 약화시킨다. 특히, 이러한 약은 과다 투여 시 respiratory depression(호흡억제)을 일으킬 수 있다.

Influence of Peripheral Chemoreceptor
말초화학수용기의 영향

뇌 ECF의 PCO_2와 H^+가 RPG에 영향을 미치는 유일한 요소는 아니다. 말초화학수용기는 목동맥과 대동맥 내에 위치한 특수한 세포 군으로 각각 carotid body(목동맥토리, 경동맥소체)와 aortic body(대동맥토리, 대동맥소체)로 불린다. 이 말초화학수용기는 동맥혈 내 PCO_2와 H^+ 농도를 포함한 다양한 자극을 감지하지만, 동맥혈의 PO_2에 가장 민감하다. 동맥혈의 PO_2가 약 70mmHg 이하로 떨어지면(정상 동맥혈 PO_2 약 100mmHg), 목동맥토리와 대동맥토리가 glossopharyngeal nerve(혀인두신경, 설인신경, IX)와 vagus nerve(미주신경, X)의 신경세포를 통해 DRG에 신호를 전달한다. 이러한 신호는 VRG, 중추화학수용기 및 RPG를 포함한 뇌줄기 내 여러 장소로 보내져 환기율과 깊이 증가를 유발한다. 임상에서 적용하기 High-Altitude Acclimatization(고도 순화)을 참조한다.

Stretch Receptor and Voluntary Control
뻗침수용기와 자발적 조절

환기의 속도와 깊이는 혈액 pH 또는 PO_2 감소 및 PCO_2의 증가에 대응하여 상승한다. 그러나 환기의 깊이를 증가시키는 것은 제한적이므로, 더 이상 숨을 들이마실 수 없는 순간이 오게 된다. 이는 inspiratory muscle(들숨근육, 흡기근)이 반사적으로 이완되기 때문이다. 이러한 반응은 trachea(기관)와 bronchi(기관지) 벽의 stretch receptor(뻗침수용기)에 의해 시작되는 음성되먹임기전 때문이다. 이러한 수용기는 정상보다 더 깊은 호흡을 할 때 활성화되고, 혀인두신경과 미주신경으로 이동하는 신경세포를 통해 활동전위가 전달된다(그림 21.23). 폐뻗침수용기를 자극하는 궁극적인 효과는 DRG의 자극으로, 이는 들숨근육을 억제하여 허파의 과도한 팽창을 막아 정상호흡을 유지하는 데 도움이 된다.

환기조절의 마지막 유형은 자발적 조절이다. 자발적 조절은 대뇌겉질에 의해 매개되고 호흡중추를 우회하며 이들 신호는 척수로 이동한다.

환기의 조절기전은 그림 21.25에 요약되어 있다.

임상에서 적용하기

High-Altitude Acclimatization
고도 순화

숙련된 산악인은 몇 시간이 아닌 며칠에 걸쳐 서서히 고도를 높이면 훨씬 낮은 대기 중의 산소 수준을 견딜 수 있다는 것을 안다. 이러한 현상은 high-altitude acclimatization(고도 순화)이라고 불리며, 말초화학수용기가 호흡의 속도와 깊이를 증가시키는 데 도움을 준다. 이러한 hyperventilation(과다환기) 반응은 인체가 허용 가능한 혈액 PCO_2를 유지할 수 있게 해준다.

완만한 상승이 필요한 이유는 말초화학수용기의 민감도에 있다. 낮은 PO_2에 노출되는 시간이 길어질수록 말초화학수용기는 환기의 증가를 더욱 자극한다. 점진적으로 산을 오르는 것은 말초화학수용기가 낮은 PO_2에 노출되는 시간이 많아지고, 따라서 환기의 더 큰 증가가 가능해진다. 이러한 연습은 경험이 풍부한 산악인들이 산소 보충 없이 높은 고도에 도달할 수 있도록 해준다.

확인하기

- ☐ 3. Central chemoreceptor(중추화학수용기)는 어디에 위치하는가? 이는 무엇을 감지하는가?
- ☐ 4. 동맥 PCO_2 또는 H^+ 농도 또는 두 가지 모두 증가하면 중추화학수용기는 무엇을 유발하는가?
- ☐ 5. 환기조절에서 peripheral chemoreceptor(말초화학수용기)의 역할은 무엇인가?

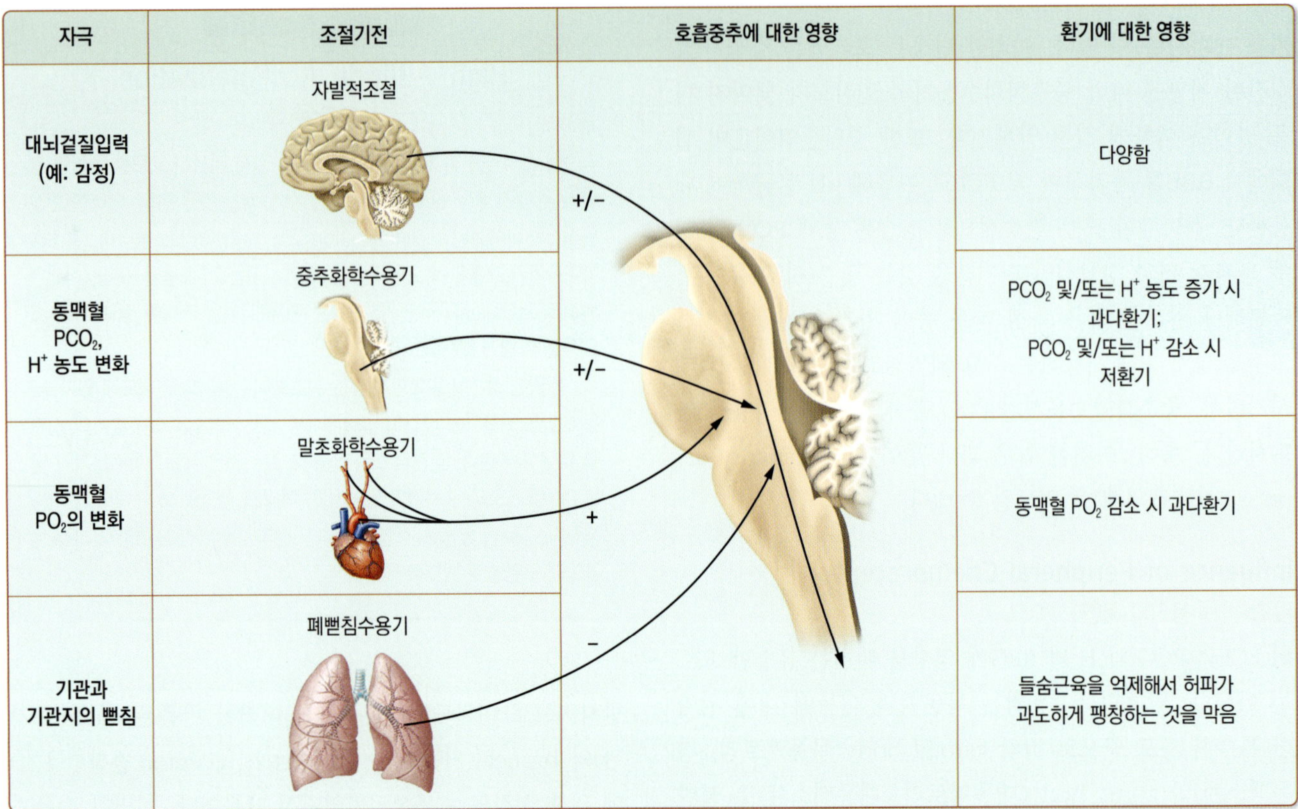

그림 21.25 환기의 조절기전

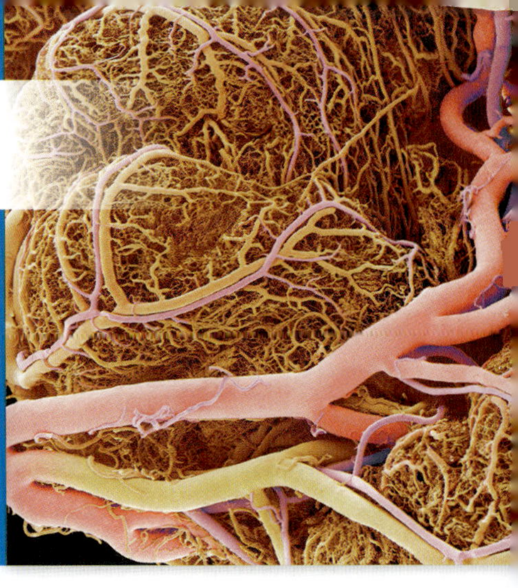

22 Digestive System 소화계통

모든 사람은 살아가기 위해 음식을 먹지만, 대부분 아주 배고플 때를 제외하고는 음식에 대해 많은 생각을 하지는 않는다. 일반적으로 먹는 이유는 인체가 항상성을 유지하기 위한 영양소(탄수화물, 지방, 단백질 등)를 끊임없이 요구하기 때문이다.

영양소는 음식의 형태로 쉽게 구할 수 있지만, 음식은 체내에서 즉시 이용할 수 있는 영양소의 형태가 아니다. 예를 들어, 음식을 먹는다면, 이는 곧바로 혈류 안으로 들여보낼 수 없다. 그러므로 인체는 음식을 잘게 부순 후 혈액을 통해 세포로 전달할 수 있는 영양소로 만들기 위한 기관계통이 있어야 한다. 이러한 일을 수행하는 기관이 바로 digestive system(소화계통)이다.

소화계통의 여러 구조와 기능에 대해 알아보고, 각 기관의 해부학적 관점에서 음식을 어떻게 부수고 혈액으로 영양소를 운반하는지 알아본다. 또한 호르몬과 ANS (autonomic nervous system, 자율신경계통)가 이러한 기관과 과정을 어떻게 조절하는지도 살펴볼 것이다.

22.1 소화계통의 개요

Overview of the Digestivey System

학습목표

1. Digestive system(소화계통)의 주요 기능에 대해 설명할 수 있다.
2. 소화관벽의 네 개 층의 조직학적 구조와 기능을 각각 설명할 수 있다.
3. 소화계통의 기본 해부학, 구성, 조절에 대해 설명할 수 있다.

Digestive system(소화계통)의 기관은 머리부터 abodominopelvic cavity(배골반안)까지 위치해 있다(그림 22.1). 소화계통은 gastrointestinal tract (GI tract, 위창자길, 위장관) 혹은 alimentary canal (digestive tract, 소화관)의 기관과 accessory organ(부속기관)으로 구성된다. 소화관은 음식이 이동하는 연속적인 통로로, 이는 oral cavity(입안, 구강), pharynx(인두), esophagus(식도), stomach(위), small intestine(작은창자, 소장), large intestine(큰창자, 대장)으로 구성되어 있다. 부속기관은 소화관의 부분은 아니지만 몇 가지 방법으로 소화를 돕는다. 부속기관은 소화관 주변에 위치해 있으며 teeth(치아), tongue(혀), salivary gland(침샘, 타액선), liver(간),

gallbladder(쓸개, 담낭), pancreas(이자, 췌장) 등이 있다.

Basic Digestive Function and Process
기본 소화 기능 및 과정

소화계통의 가장 기본적인 기능은 음식을 받아들이고 영양소 구성단위로 잘게 나누어 인체의 세포에 의해 사용될 수 있게 하는 것이다. 또한, 소화계통은 체액과 전해질 항상성에도 중요한 역할도 한다. 소화계통은 음식섭취를 통해 나트륨이나 칼륨과 같은 전해질과 수분을 흡수하고 혈액으로 운반한다. 소화계통의 또 다른 기능에는 hormone(호르몬)을 생성하고 대사성 노폐물을 배출하는 비타민과 미네랄을 소화시키는 일도 포함된다. 소화계통은 이러한 기능을 수행하기 위해 아래의 6가지 기본 단계를 수행한다.

- **Ingestion(섭취).** 음식과 물은 ingestion(섭취)을 통해 소화계통으로 운반된다.
- **Secretion(분비).** 소화기관은 endocrine gland(내분비샘)와 exocrine gland(외분비샘)를 모두 가지고 있으며, mucus(점액), enzyme(효소), acid(산), 호르몬과 같은 여러 가지 물질을 secretion(분비)하여 다른 소화과정을 돕는다.
- **Propulsion(소화운동).** 섭취한 음식과 액체는 소화기관에서 propulsion(소화운동)에 의해 다음 과정으로 넘어간다. 소화운동은 주로 peristalsis(꿈틀운동, 연동운동)라고 불리는 소화관의 smooth muscle(민무늬근육)의 규칙적인 수축에 의해 이루어지며, 여러 기관에서 분비되는 점액의 도움을 받는다.

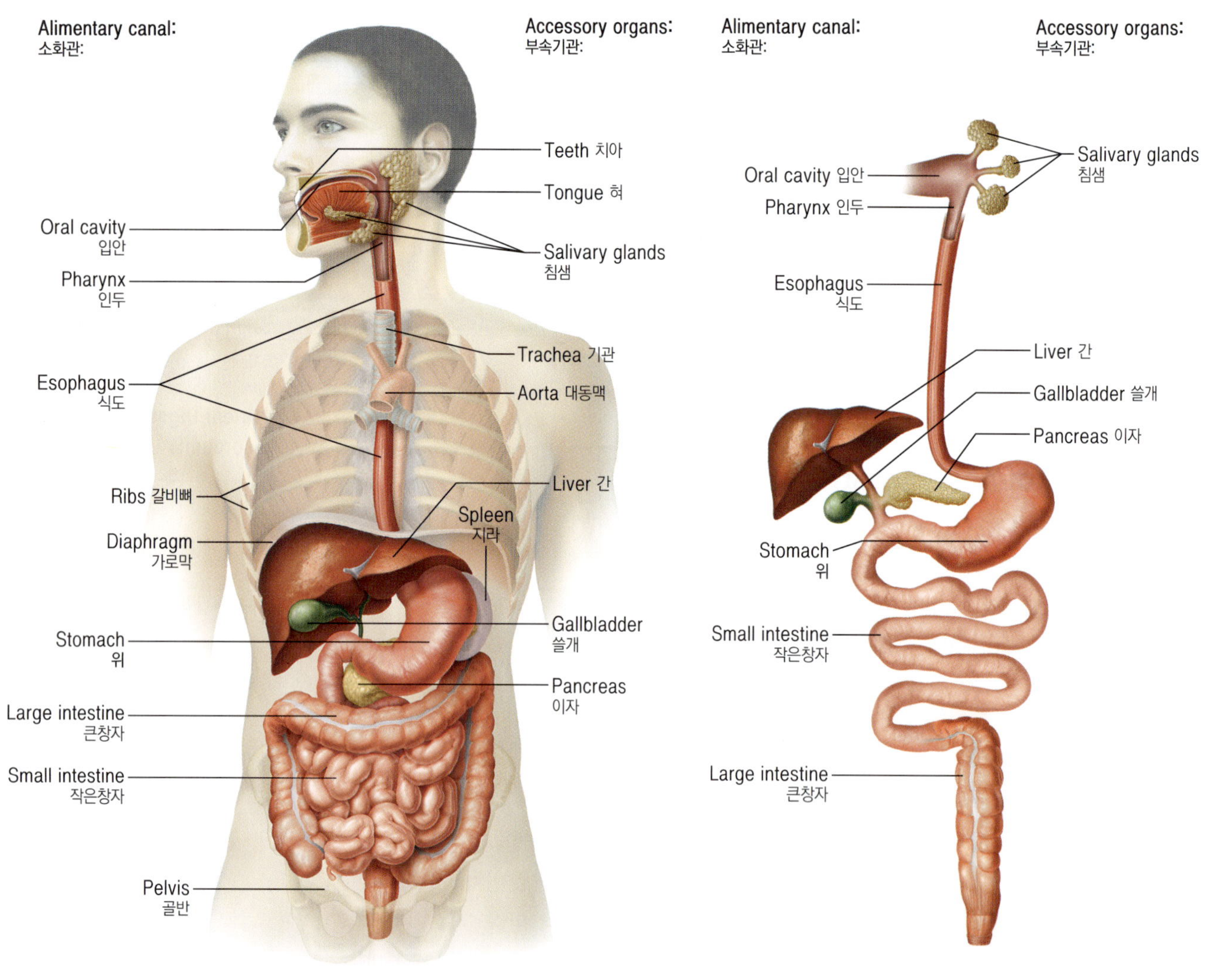

그림 22.1 소화계통의 개요

- **Digestion(소화).** Digestion(소화) 과정에 의해 음식의 분해가 일어난다. 첫 번째는 mechanical digestion(기계적 소화)으로 씹기와 소화관근육에 의한 운동으로 음식을 물리적으로 더 작은 조각으로 분해한다. 두 번째는 chemical digestion(화학적 소화)으로 소화기관 촉매반응에 의해 분비되는 효소들로 작은 조각만 남을 때까지 음식 조각의 화학적 결합을 깨는 것이다.
- **Absorption(흡수).** 음식이 물리적 · 화학적으로 소화되면, 영양소는 소화관의 벽을 통한 absorption(흡수) 과정에 의해 혈관이나 림프관으로 이동한다. 수분, 전해질, 비타민도 동일한 방식에 의해 혈액으로 흡수된다.
- **Defecation(배설).** 섭취한 물질 중에 특정한 것은 소화할 수 없거나 인체에서 사용할 수 없다. 이러한 물질은 defecation(배설)을 통해 feces(대변)으로 몸에서 나올 때까지 소화관을 통과한다. 또한 배설은 몸에 특정 대사성 노폐물을 제거할 수 있는 방법을 제공한다.

소화기관은 이러한 기본 과정을 모두 수행한다. 음식은 입으로 섭취되고, 관을 통해 한 기관에서 다른 기관으로 나아가면서 물리적 · 화학적으로 소화된다. 영양소는 혈류 안으로 흡수되고, 소화할 수 없는 물질은 배설에 의해 인체에서 제거된다. 물질은 다양한 소화기관에 의해 분비되어 각각의 과정을 돕는다. 대부분의 부속기관은 음식과 직접 접촉하지 않고, 분비, 기계적 소화 및 화학적 소화에 관여한다.

확인하기

- ☐ 1. Digestive system(소화계통)의 기능은 무엇인가?
- ☐ 2. 소화계통의 6가지 기본 과정은 무엇인가?

Organization of the Digestive System 소화계통의 구성

입안, 인두와 식도를 제외한 대부분의 소화기관은 배골반안에 위치해 있다.

Peritoneal Membrane 배막

배골반안에 있는 가장 큰 장막은 peritoneal membrane (peritoneum, 배막, 복막)이다(그림 22.2a). 배막은 심장과 허파를 둘러싸고 있는 장막처럼 두 층으로 이루어져 있다. 바깥층은 parietal peritoneum(벽쪽배막)으로 몸벽의 안쪽 표면의 막을 형성한다. 벽쪽배막이 복부기관과 만나는 곳에서 겹쳐져 안쪽 visceral peritoneum(내장쪽배막) 혹은 serosa(장막)가 되고, 이는 기관의 바깥조직층을 형성한다. 두 배막의 층 사이에서 serous fluid(장액)를 함유하고 있는 peritoneal cavity(배막안, 복막강)를 찾을 수 있다. 장액은 기관이 서로 지나갈 때 윤활유의 역할을 한다. 배막안은 pleural cavity(가슴막안, 흉막강)나 pericardial cavity(심장막안, 심막강)보다 훨씬 더 크며, 복부외상이나 감염으로 인해 배막에 염증이 생길 수 있다. **임상에서 적용하기** Peritonitis(배막염)를 참조한다.

Mesentery(창자간막)는 greater omentum(큰그물막, 대망)과 lesser omentum(작은그물막, 소망) 두 가지 종류가 있다. 큰그물막은 앞치마처럼 느슨하게 복부기관을 덮고 있다(그림 22.2c). 큰그물막은 배막안을 열었을 때 보이는 첫 번째 구조이며, 위의 바닥부터 골반까지 확장된다. 작은그물막은 보다 작은창자간막으로 위의 중간 표면부터 간까지 확장된다. 큰그물막과 작은그물막은 일반적으로 접힌 부분 사이에 지방세포가 모여 있다.

Blood and Nerve Supply to the Abdominal Digestive Organ 복부소화기관의 혈액공급과 신경공급

소화계통의 기관은 혈관과 신경의 공급이 광범위하다. 복부소화기관에 공급과 배액을 하는 혈관을 총괄하여 splanchnic circulation(내장순환)이라고 부른다. 소화기관의 동맥공급은 celiac trunk(복강동맥), superior mesenteric artery(위창자간막동맥, 상장간막동맥), inferior mesenteric artery(아래창자간막동맥, 하장간막동맥) 및 이러한 동맥의 가지를 포함하는 abdominal aorta(배대동맥)의 가지로 구성되어 있다. 소화기관은 hepatic portal vein(간문맥)으로 빠

임상에서 적용하기

Peritonitis 배막염

Peritonitis(배막염)는 배막의 염증이다. 배막염은 혈액이나 복부기관의 내용물같은 물질이 배막안으로 샐 때 발생한다. 보통 배막염은 복부외상으로 인한 혈관이나 복부기관의 파열로 인해 발생하고, 세균 감염을 동반한다.

복부통증은 배막염의 가장 흔한 증상으로 대부분의 환자들은 rebound tenderness(반동압통)를 경험한다. 반동압통은 환자의 배에 손을 댈 때는 통증이 적지만, 손을 뗄 때 상당한 통증을 느끼는 것이다. 이는 배에서 손을 뗄 때 염증이 있는 배막이 제자리로 되돌아오기 때문이다.

배막염의 치료에는 항생제 치료를 동반하여 배막염의 근본적인 원인을 치료하기 위한 수술이 포함될 수도 있다. 대부분의 환자는 적절한 치료로 회복되지만, 치료하지 않으며 사망에 이를 수도 있다.

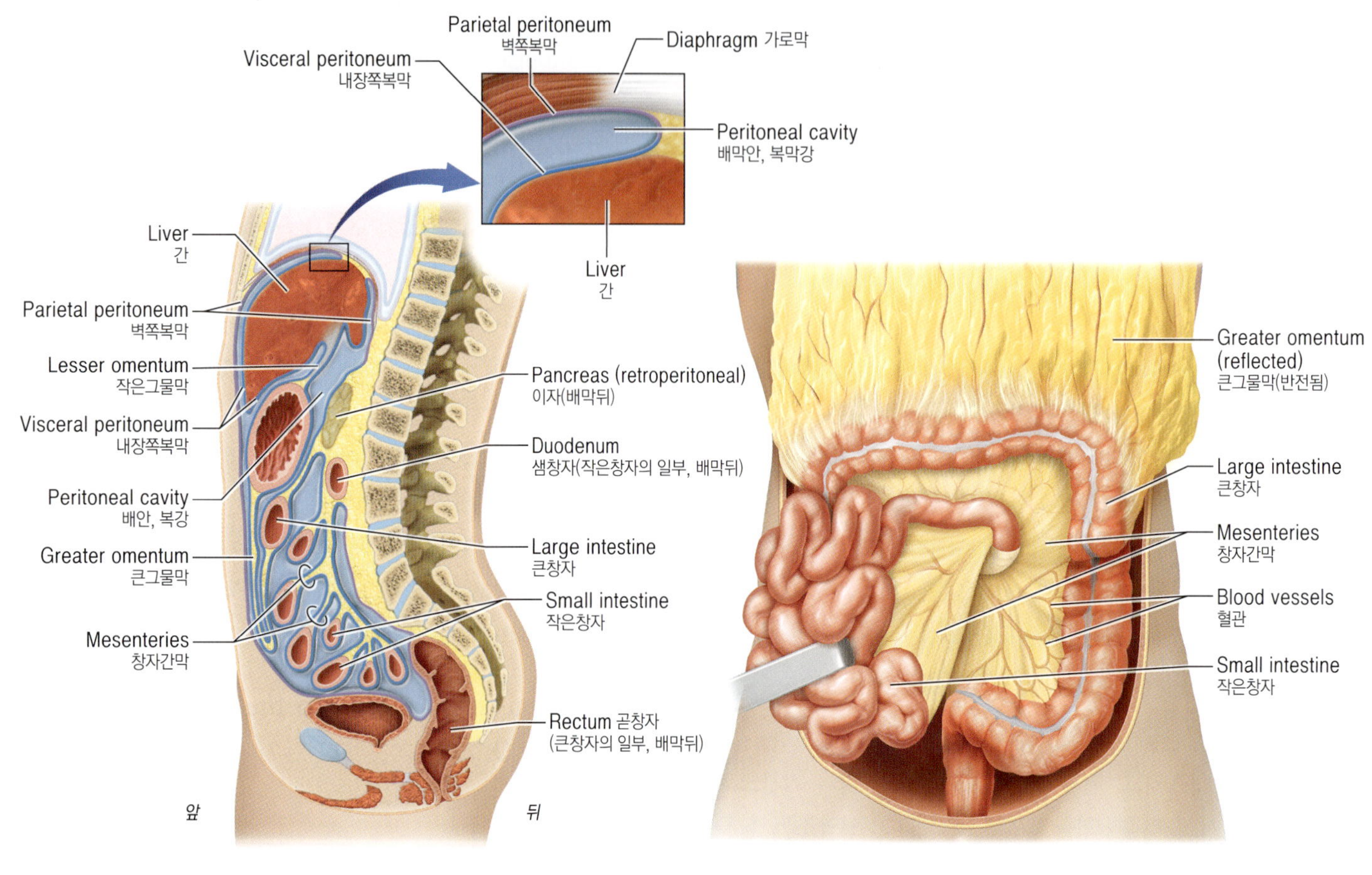

(a) 배안과 골반안의 시상면

(b) 반전된 큰그물막이 있는 창자간막과 한쪽으로 당긴 작은창자, 앞에서 본 모습

Liver
간
Gallbladder
쓸개
Lesser omentum
작은그물막
Stomach
위
Greater omentum
큰그물막
Large intestine
큰창자
Small intestine
작은창자

(c) 복부기관과 그물막의 앞에서 본 모습, 일러스트(왼쪽), 시신해부 사진(오른쪽)

그림 22.2 배골반안에 위치한 배막, 인체의 가장 큰 장막

지는 일련의 정맥에 의해 배액되고, 간문맥은 간으로 혈액을 보내 처리한다. 혈액은 hepatic vein(간정맥)의 세트에 의해 간으로부터 배액되어 혈액을 inferior vena cava(아래대동맥)로 되돌려 보낸다.

ANS에는 sympathetic nervous system(교감신경계통)과 parasympathetic nervous system(부교감신경계통) 두 가지가 있다. 신경의 무리를 plexus(얼기, 총)라고 부른다. 복부소화기관을 위해 일하는 교감신경과 부교감신경은 세 개의 주요 무리에 위치해 있으며, 이는 celiac plexus(복강신경얼기), superior mesenteric plexus(위창자간막신경얼기, 상장간막신경총), inferior mesenteric plexus(아래창자간막신경얼기, 하장간막신경총)이다.

이러한 무리는 소화기관에 공급하는 동맥과 같은 이름을 가지고 있다. 또한, ANS의 독립적인 가지를 총칭하여 ENS (enteric nervous system, 창자신경계통, 장신경계)라고 부르며, 식도부터 항문까지 소화관에 공급한다. ENS의 신경총은 소화관의 운동으로부터 분비를 조절하기 위해 교감신경계통, 부교감신경계통과 함께 작용한다.

Histology of the Alimentary Canal 소화관의 조직학

소화관은 크게 4개의 조직층으로 구성되어 있다(그림 22.3).

- **Mucosa(점막층).** 가장 안쪽에 있는 mucosa(점막층)는 세 가지 구성요소로 이루어져 있다. 첫 번째는 속공간을 마주보고 있는 상피층이며, 다음은 lamina propria(고유판)라는 성긴결합조직의 얇은층이고, 마지막은 muscularis mucosae(점막근육)로 알려진 민무늬근육의 얇은 두 층이다. 위부터 큰창자까지 있는 상피는 goblet cell(술잔세포)과 같은 다량의 mucus–secreting cell(점액분비세포)로 된 단순원주상피이다. 점액이 상피를 덮어 섭취된 음식과 소화기관에서 분비되는 화학물로부터 상피와 바닥조직을 보호한다. 또한 점막층은 높은 속도의 mitosis(유사분열)를 하는 regenerative epithelial cell(재생상피세포)을 가지고 있다. 이러한 세포는 점막층이 소화관 안에서 손상되거나 벗겨진 상피세포를 대체하게 한다. 고유판은 혈관 및 림프관, 샘, MALT (mucosaassociated lymphatic tissue, 점막연관림프조직)를 가지고 있다. 점막근육의 두 층은 서로 다른 방향으로 배열되는데, 내부층은 원형이고 외부층은 세로방향이다. 이러한 배열은 두 층이 교대로 수축함에 따라 propulsion(이동)을 하게 한다.
- **Submucosa(점막밑층).** Submucosa(점막밑층)는 혈관, 림프관 및 점막밑샘이 있는 치밀불규칙결합조직으로 구성되어 있으며, submucosal plexus(점막밑신경얼기, 점막하신경총)라는 ENS의 신경 무리를 발견한다. 각 신경얼기는 소화관의 분비물과 혈액 흐름을 조절한다.
- **Muscularis externa(점막근육층).** Muscularis externa(점

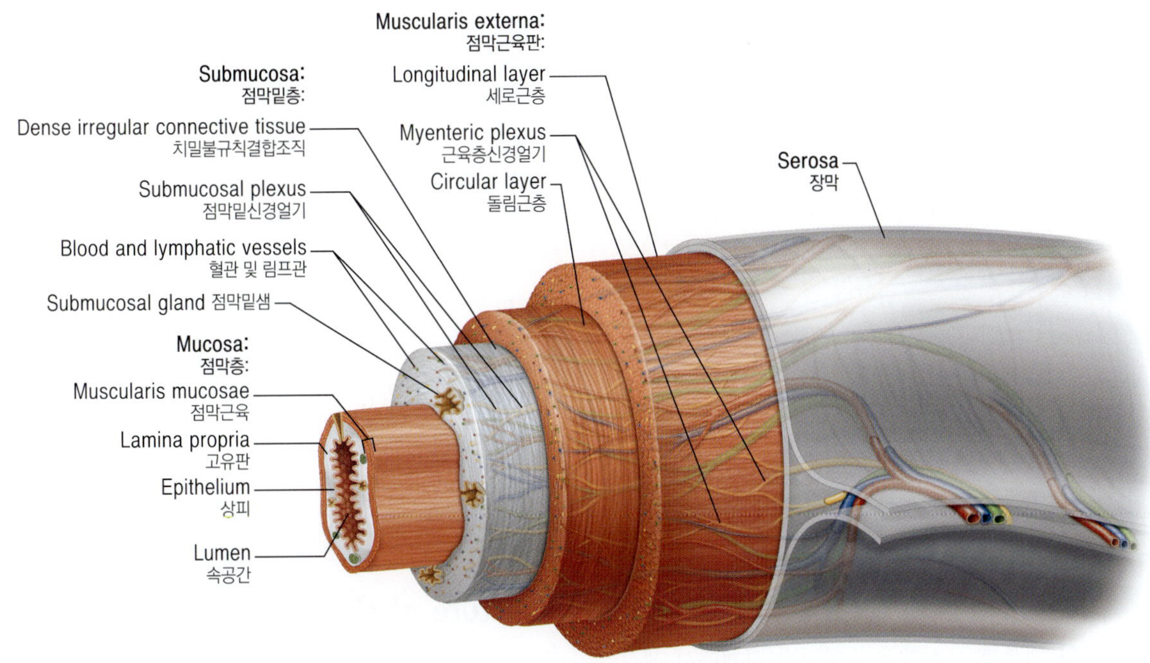

그림 22.3 대부분 소화관의 기본조직 구성

막근육층)는 소화관 대부분에 있는 민무늬근육으로 구성된 두꺼운 근육층이다. 일반적으로 이 민무늬근육층은 inner circuler layer(속돌림층)와 outer longitadinal layer(바깥세로층)로 구성된다. 점막근육층의 운동성은 ENS의 신경 무리인 myenteric plexus(근육층신경얼기)에 의해 조절된다.

- **Serosa(장막) 혹은 adventitia(바깥막).** 바깥쪽 결합조직층은 배막안에 있는 기관의 장막과 배막안 바깥에 있는 기관의 바깥막이다. 내장쪽배막이라고도 불리는 serosa(장막)는 단순편평상피조직과 성긴결합조직으로 구성되는 반면, adventitia(바깥막)는 치밀불규칙결합조직으로 구성된다. 두 구조 모두 소화기관을 지원하고 주변 구조물에 고정시킨다.

확인하기

- ☐ 3. Peritoneal cavity(배막안)는 어디에 위치하는가?
- ☐ 4. Abdominal digestive organ(복부소화기관)으로부터 오는 혈액은 어디로 배액되는가?
- ☐ 5. 어떤 신경계통가지가 digestive organ(소화기관)에 공급되는가?
- ☐ 6. Alimentary canal(소화관)의 4가지 주요 조직층은 무엇인가?

Regulation of Motility by the Nervous and Endocrine System

신경계통과 내분비계통에 의한 움직임의 조절

소화관의 운동 또는 motility(움직임)는 관의 모든 부분에서 중요한 과정이다. 입안, 인두, 식도의 상부 및 큰창자의 마지막 부분에서 움직임은 뼈대근육에 기인하며, 소화관의 나머지 부분에서 움직임은 민무늬근육의 작용이다.

움직임은 swallowing(삼킴), churning(휘젓기), 꿈틀운동, 배설을 포함한 여러 가지 형태로 이루어진다. 이러한 운동의 일부는 관을 통해 음식을 추진하는 반면, 다른 부분은 기계적 소화의 일부로 음식을 혼합한다.

움직임의 각 유형은 nervous system(신경계통)과 endocrine system(내분비계통)에 의해 조절된다. 움직임의 신경계통 조절은 ANS의 신경에 의해 이루어진다. 일반적으로 ANS의 교감신경가지 및 부교감신경가지는 위장관 움직임에 반대 효과를 가진다. 교감신경활동은 소화과정을 억제하고, 부교감신경 활동은 소화과정을 자극한다.

내분비계통은 호르몬을 분비하여 소화과정을 조절한다. 이러한 호르몬의 대부분은 실제로 소화기관 자체에서 생성되는 paracrine(주변분비), 특히 위와 작은창자이다. 각 호르몬은 표적세포 또는 표적세포의 수용체에 결합하여 기능의 일부 양상을 조절한다. 일반적으로 호르몬은 하나 이상의 신경 기전과 함께 소화관의 움직임을 자극하거나 억제한다.

확인하기

- ☐ 7. Sympathetic nervous system(교감신경계통)과 parasympathetic nervous system(부교감신경계통)이 digestion(소화)에 있어 어떻게 다른 영향을 미치는가?
- ☐ 8. Endocrine system(내분비계통)은 소화과정을 어떻게 조절하는가?

22.2 입안, 인두, 식도

Oral Cavity, Pharynx, and Esophagus

학습목표

1. Oral cavity(입안), 다른 종류의 teeth(치아), tongue(혀)의 구조와 기본적인 기능을 설명할 수 있다.
2. Salivary gland(침샘), 각각의 관 및 세포에 의해 분비되는 물질의 구조와 기능을 설명할 수 있다.
3. Pharynx(인두)의 위치를 구분하고 음식과 공기가 인두를 통해 들어가는 통로를 설명할 수 있다.
4. Esophagus(식도) 및 식도벽의 skeletal muscle(뼈대근육)과 smooth muscle(민무늬근육)의 위치 및 구조와 기능을 설명할 수 있다.
5. Glottis(성대문)와 larynx(후두)의 위치 변화를 포함하여 deglutition(삼키기) 과정을 설명할 수 있다.

Digestive system(소화계통)은 oral cavity(입안)나 mouth(입)에서 시작된다. Digestion(소화) 과정은 ingestion(섭취), secretion(분비), chemical digestion(화학적 소화) 및 mechanical digestion(기계적 소화), propulsion(소화운동) 등이 있다. 입안은 alimentary canal(소화관)의 기계적인 부분이고, teeth(치아)와 tongue(혀)이라는 두 개의 accessory organ(부속기관)이 있다. 또한, 세 쌍의 부속기관인 salivary gland(침샘, 타액선)가 입안과 그 주변에 위치하고 있다. 이러한 기관은 섭취한 음식을 촉촉하게 분해하여 bolus(덩어리)로 만든다. 뒤쪽입안, pharynx(인두), esophagus(식도)는 swallowing(삼킴) 과정을 통해 위장에 음식덩어리를 전달한다.

Structure of the Oral Cavity 입안의 구조

입안은 치아의 뒤쪽 부분이며 입천장과 혀로 경계 지어진다(그림 22.4). 입안의 가쪽벽은 buccinator muscle(볼근육)로 넓게 구성되고, nonkeratinized stratified squamous epithelium(비각질중층편평상피)에 의해 안쪽으로 주름진 cheek(뺨)에 의해 만들어진다. 뺨은 앞쪽으로는 lip(입술)으로 끝나고, orbicularis oris muscle(입둘레근, 구륜근)에 의해 형성된다. 이러한 integument(외피)는 입술의 대부분을 덮지만, red margin(붉은 가장자리)이라 불리는 입 근처 부분은 주변 피부보다 각질이 적다. 결과적으로 붉은 가장자리는 반투명하고 진피혈관의 혈액이 더 잘 보이게 되어 입술에 약간의 붉은 색조가 생긴다. 입의 아래벽은 혀의 근육과 hyoid bone(목뿔뼈, 설골)에 붙어있는 근육으로 구성된다.

입술과 뺨의 뒤에서 gum (gingivae, 잇몸)을 발견할 수 있다. 잇몸은 결합조직과 치아가 있는 maxilla(위턱뼈, 상악골)와 mandible(아래턱뼈, 하악골)을 덮고 있는 비각질중층편평상피로 덮여 있다. Labial frenulum(입술주름띠, 구순소대)이라고 불리는 좁은 점막의 띠는 위, 아래 입술의 안쪽 표면을 잇몸에 붙인다. 치아와 잇몸 사이의 좁은 공간과 입술과 뺨의 내부 표면은 vestibule(안뜰, 전정)이며, 치아와 잇몸의 뒤 공간은 oral cavity proper(고유입안)이다.

입안의 위쪽 경계 또는 '지붕'은 palate(입천장, 구개)이다. 입청장은 두 부분으로 구성되어 있는데, 앞쪽의 2/3는 hard palate(단단입천장, 경구개)이고, 뒤쪽의 1/3은 soft palate(물렁입천장, 연구개)이다. 단단입천장은 중층편평상피세포, 위턱뼈와 palatine bone(입천장뼈, 구개골)의 palatine proces(입천장돌기)를 덮는 결합조직으로 이루어져 있다. 단단입천장의 표면은 약간 거칠어서 기계적 소화를 돕는다. 아치 모양의 물렁입천장은 skeletal muscle(뼈대근육, 골격근) 위에 중층편평상피로 이루어져 있으며, 아래로 확장되어 uvula(목젖, 구개수)를 형성한다. 삼킬 때, 물렁입천장과 목젖은 음식이 코안으로 들어 가지 않도록 뒤쪽으로 움직인다.

확인하기

☐ 1. Oral cavity(입안)의 가쪽, 앞쪽, 위쪽 벽을 형성하고 있는 구조는 무엇인가?

Teeth and Mastication 치아와 씹기

치아는 기계적 소화의 주요 기관이다. 치아는 아래턱뼈와 위턱뼈 안에 있는 alveoli(이틀, 치조)라고 부르는 bony socket(골조) 안에 위치해 있으며, 총칭하여 periodontal ligament(치주인대)라고 부르는 결합조직의 띠에 의해 자리잡고 있다. Masseter muscle(깨물근, 교근)과 temporalis muscle(관자근, 측두근)의 도움으로 치아는 masticate(씹다) 하거나 깨물어서 음식을 섭취하고 작은 조각으로 만든다. Mastication(씹기, 저작)은 음식의 전체 표면적을 증가시켜 소화효소의 화학적 소화 반응을 촉매하기 위한 더 많은 장소를 제

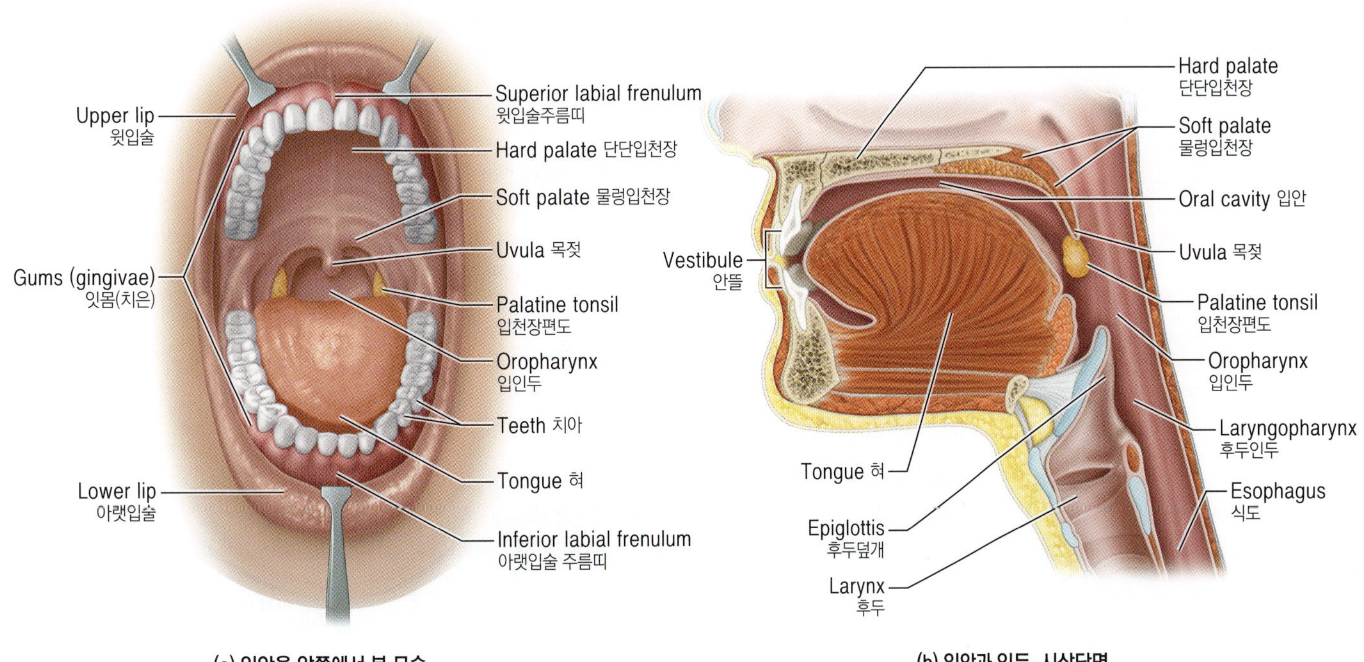

그림 22.4 입안과 인두

공함으로써 소화를 돕는다.

모양에 따라 구분된 치아의 세 가지 종류는 다음과 같다(그림 22.5a).

- **Incisor(앞니).** Incisor(앞니, 절치)는 넓고 평평한 좁은 crown(치아머리)이 있는 중앙 치아이다. 앞니는 음식 조각을 잘라내는 것에 특화되어 있다. 중간의 두 앞니는 central incisor(중심앞니, 중절치)이며, 옆쪽의 앞니는 lateral incisor(가쪽앞니, 측절치)이다.
- **Canine(송곳니).** Canine (cuspid, 송곳니, 견치)은 앞니의 양쪽 옆에 있고, 뾰족한 치아머리는 찢기와 뜯기에 특화되어 있다.
- **Molar(큰어금니).** 송곳니의 뒤쪽과 옆쪽의 치아는 premolar(작은어금니, 소구치)와 molar(큰어금니, 대구치)이다. 두 가지 종류의 큰어금니는 가는 것에 특화된 cusp(첨판)이라는 둥근 돌기가 있는 넓은 치아머리를 가지고 있다.

Primary and Secondary Dentition 일차치열과 이차치열

'아기 치아'는 primary dentition(일차치열) 혹은 deciduous teeth(젖니, 유치)이다. 아래턱뼈과 위턱뼈 모두 앞니 4개, 송곳니 2개, 큰어금니 4개를 가진 20개의 젖니가 있다(그림 22.5b). 일반적으로 첫 번째 젖니인 아래쪽 중심 앞니는 약 6

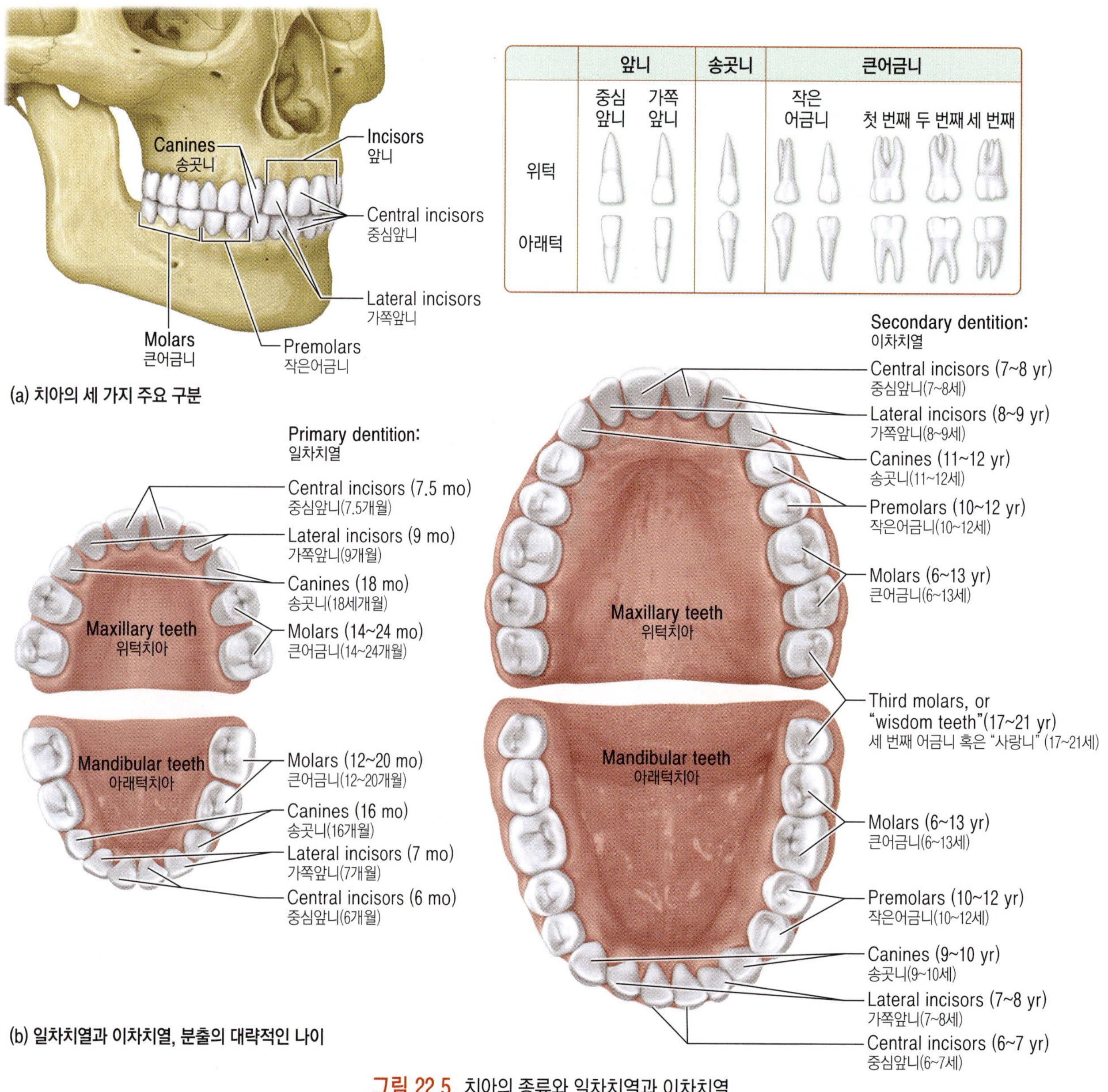

(a) 치아의 세 가지 주요 구분

(b) 일차치열과 이차치열, 분출의 대략적인 나이

그림 22.5 치아의 종류와 일차치열과 이차치열

개월 정도에 솟아 나온다. 젖니인 24개월이 될 때까지 한 달에 약 한 쌍의 치아가 나오는 속도로 계속 나고, 20개의 치아가 모두 나타난다.

Secondary dentition(이차치열)은 permanent teeth(간니, 영구치)의 집합으로 위턱뼈와 아래턱뼈에 위치한다. 아이가 약 6세가 되면, 치아가 커지면서 젖니를 누르기 시작한다. 이는 뿌리를 점차적으로 녹이고 젖니는 뼈에서 빠져 나온다. 그리고 간니가 나오면서 자리를 차지한다. 아래턱뼈와 위턱뼈에는 모두 32개의 간니가 있으며, 앞니 4개, 송곳니 2개, 작은어금니 4개, 큰어금니 6개가 있다. 일반적으로 12세가 되면 모든 젖니가 빠지고 세 번째 이차큰어금니 집합이 나온다.

Wisdom teeth(사랑니, 지치)라고 알려진 세 번째 큰어금니 집합은 17~21세 사이로 다소 나중에 나온다. 때때로 사랑니가 뼈 속에 박혀 남아있을 때, 이러한 상태를 impaction(매복)이라고 한다.

모든 치아는 매복 될 가능성이 있지만, 사랑니는 턱 뒤쪽의 위치하고 있기 때문에 다른 치아보다 더 자주 매복되며, 매복된 치아는 외과적으로 제거할 수 있다.

Tooth Structure 치아 구조

치아는 두 가지 구성요소로 이루어져 있다(그림 22.6). 치아머리은 잇몸선 위의 눈에 보이는 부분이며, root(뿌리)는 이틀 내에 묻혀 있는 부분이다. 치아는 enamel(사기질)이라는 단단한 광물질의 바깥층으로 구성되어, pulp(치수)라는 부드러운 안쪽 젤라틴 성분을 덮고 있다. 사기질은 인체에서 가장 단단한 물질로 씹는 힘을 견딜 수 있게 한다. 치아가 분출된 후에 사기질을 분비하는 세포의 기능이 저하되어 인체는 손상된 사기질을 복구할 수 없다.

입안에는 수백 가지의 서로 다른 박테리아 종이 있다. 건강한 면역체계와 좋은 입안 위생을 가진 사람의 경우, 일반적으로 normal flora(정상균무리, 정상세균총)는 거의 문제를 일으키지 않으며 실제로 더 많은 병원성 박테리아로부터 보호할 수 있다. 그러나 손상된 사기질은 충치의 단계를 거치게 된다. 임상에서 적용하기 Dental Caries(충치)를 참조한다.

치아뿌리의 바깥쪽 부분에는 mineralized bonelike tissue(뼈유사조직)의 다른 종류인 광물질화한 cementum(시멘트질)이 있다. 시멘트질은 약 절반의 칼슘수산화인회석결정과 콜라겐섬유와 같은 반유기화합물로 구성된다. 이는 뼈와 거의 동일한 구성이며, 뼈만큼 단단하다. 치주인대는 콜라겐섬유를 시멘트질로 확장시켜 이러한 물질이 치아를 '시멘트'로 만드는 데 도움을 준다.

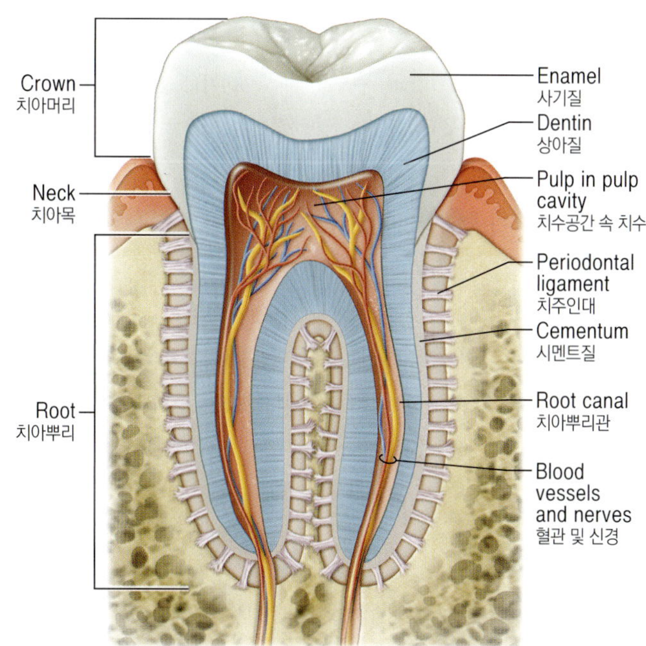

그림 22.6 치아의 구조

> **임상에서 적용하기**
>
> **Dental Caries 충치**
>
> 치아 사기질에 약간의 문제로 박테리아가 축적되는 경향이 있다. 박테리아는 치아 표면의 영양소, 특히 단순한 당을 대사시킨다. 이는 dental caries(충치) 또는 dental cavities(치아강염)를 일으키고 사기질을 용해시키는 산성 부산물을 생성한다. 박테리아는 증식하여 더 많은 산을 생산하며, 공간을 아래의 상아질로 확장시킨다.
>
> 공간은 치아의 손상된 부분을 제거하고 단단한 수복재료로 채워서 치료할 수 있다. 처음부터 충치가 발생하는 것을 예방하는 것이 좋다. Fluoride(불소)는 특히 사기질의 단단함을 증가시키는 이온으로, 많은 국가에서 공공 용수에 불소를 첨가하여 공급하거나 치약 및 구강세정제에 불소를 첨가하여 충치의 발생률이 크게 감소했다. 다른 예방 조치로는 칫솔질과 치실을 정기적으로 사용하고, 치과용 씰란트(치아밀봉제)를 사용하여 사기질의 결함을 채우며, 칼슘 보충제를 섭취하고 설탕 섭취를 줄이는 등의 방법이 있다.

뿌리와 치아머리 모두 광물화된 조직의 내부층은 dentin(상아질)이며, 약 70%의 칼슘수산화인회석결정으로 구성되어 있다. 이는 상아질을 인체에서 두 번째로 단단한 소재로 만든다. 그러나 상아질은 어느 정도의 탄력성을 가지고 있어 딱딱한 물질을 씹을 때 위를 덮고 있는 사기질이 부러지지 않도록 한다. 사기질과 다르게 상아질 표면은 odontoblast(상아질모세포)라고 부르는 세포에 의해 형성된다.

치아의 최종 구성요소는 성긴결합조직으로 구성되어 중앙 pulp cavity(치수공간) 안에 수용되는 안쪽 치수이다. 치수에는 치아의 다른 조직에 영양분을 공급하는 혈관과 신경이 들어 있다. 치수공간은 얇은 root canal(뿌리관)을 통해 뿌리 안으로 연장된다. 때때로 치수가 감염되어 염증을 유발하고, 통증이 느껴진다. 감염으로 치아의 건강을 위험에 빠뜨리면 root canal procedure(뿌리관시술)을 수행하여 치수공간 및 뿌리관에서 치수를 제거하고, 공간을 불활성 물질로 채운다.

확인하기

- ☐ 2. Teeth(치아)의 세 가지 종류는 무엇인가?
- ☐ 3. Primary dentition(일차치열)과 secondary dentition(이차치열)은 어떻게 다른가?
- ☐ 4. 치아의 무기질과 비무기질 구성은 무엇인가?

Tongue 혀

혀는 중층편평상피층으로 덮힌 뼈대근육으로 이루어져 있다. 이는 lingual frenulum(혀주름띠, 설소대)이라고 불리는 얇은 띠에 의해 입안의 바닥에 붙어있어, 혀가 너무 멀리 뒤쪽으로 움직이는 것을 방지한다.

혀의 상피는 papilla(유두)라는 작은 돌기로 배열되어 있다. 유두에는 filiform papilla(사상유두), fungiform papilla(버섯유두), circumvallate papilla(성곽유두), foliate papilla(잎새유두)가 있다. 사상유두를 제외한 모든 유두는 taste bud(맛봉오리, 미뢰)라고 부르는 감각수용체가 있는 상피를 가지고 있으며, 각기 다른 미각과 관련된 화학 물질을 감지한다.

사상유두는 맛을 보는 역할을 하지 않지만, 중층편평각질상피로 덮여 있다. 각질세포는 혀의 표면을 거칠게 만들어, 기계적 소화를 돕는다.

두 그룹의 뼈대근육이 혀의 움직임을 외인성과 내재적으로 조절한다. Extrinsic muscle(외재근)은 혀의 위치를 조절한다. 소화단계에서 섭취하고 씹는 동안 외재근은 혀를 움직이고 음식을 덩어리로 바꾸는 데 도움이 된다. Intrinsic muscle(내재근)은 혀의 모양과 크기를 조절한다. 내재근은 씹는 동안 기계적 소화를 돕고, 삼키는 동안 덩어리를 뒤쪽으로 밀어낸다.

확인하기

- ☐ 5. Digestion(소화)에 관계된 tongue(혀)의 기능은 무엇인가?

Salivary Gland 침샘

입과 관련된 다른 부속기관은 침샘이다. 세 쌍의 침샘이 있는데 모두 수분, enzyme(효소), mucus(점액) 및 다른 용질을 함유한 체액인 saliva(침, 타액)를 입안으로 들어가는 관을 통해 분비한다.

Anatomy and Histology of the Salivary Gland 침샘의 해부학과 조직학

그림 22.7에서 세 쌍의 침샘을 볼 수 있다.

- **Parotid gland(귀밑샘).** Parotid gland(귀밑샘, 이하선)는 귀 바로 앞에 있는 깨물근을 넘어 위치한 큰 샘이다. 귀밑샘은 parotid duct(귀밑샘관, 이하선관)를 통과하여 침을 분비하고 제2큰어금니 근처의 입안으로 열린다. 이러한 귀밑샘은 전체 침의 25~30%를 분비한다.
- **Submandibular gland(턱밑샘).** Submandibular gland(턱밑샘, 악하선)는 아래턱뼈의 아래쪽 부분 정중앙에 위치해 있다. 턱밑샘은 submandibular duct(턱밑샘관)를 통해 입안의 바닥으로 침을 분비하고, 작은 크기에도 불구하고 매우 왕성한 활동을 하여 전체 침의 65~70%를 분비한다.
- **Sublingual gland(혀밑샘).** Sublingual gland(혀밑샘, 설하선)는 혀의 아래쪽에 위치해 있다. 혀 바로 아래 여러 개의 작은 sublingual duct(혀밑샘관)를 통해 혀밑샘이 침을 분비한다. 이는 가장 작은 침샘이며, 전체 침의 약 5% 정도만 분비한다.

Saliva 침

침은 주로 수분으로 이루어져 있고, Na^+ (sodium ion, 소듐이온), Cl^- (chlorine ion, 염소이온) 및 K^+ (potassium ion, 포타슘이온)와 같은 전해질과 침샘의 종류에 따른 다양한 양의 점액이 있다. 또한 다음과 같은 구성요소가 포함되어 있다.

- **Salivary amylase(침아밀라아제).** Salivary amylase(침아밀라아제)는 섭취된 음식이 접하는 첫 번째 소화효소 이다. 이는 탄수화물 소화의 시작을 촉매하고, 큰 다당류를 작은 다당류로 분해한다.
- **Lysozyme(리소자임).** 화학적 lysozyme(리소자임)은 세균

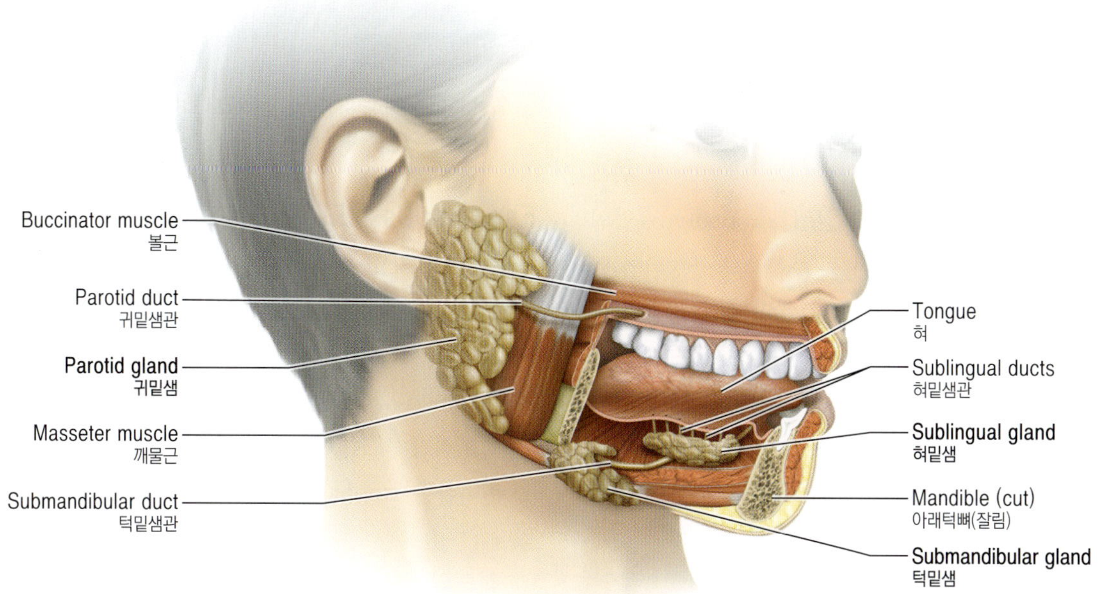

그림 22.7 침샘의 해부학

형질막의 천공을 촉매한다. 이는 침 안의 박테리아-사멸 물질을 들어가게 하여 박테리아를 죽인다.

- **Secretory IgA(분비 IgA).** 항체 IgA (immunoglobulin A, 면역글로불린 A)는 침을 포함한 인체 분비물에서 발견된다. IgA는 특정 항원을 병원균에 결합시키고, 파괴를 중재한다.
- **Bicarbonate ion(중탄산이온).** 먹는 동안 침에는 염기성 HCO_3^- (bicarbonate ion, 중탄산이온)가 첨가된다. 주요 기능은 식도로 역류하는 위산을 중화시키는 것이다.

침은 입점막을 촉촉하게 하고, 윤활과 세척을 포함한 여러 기능을 수행한다. 또한, 리소자임과 IgA는 입안의 병원성 박테리아의 성장을 억제한다. 그리고 침은 섭취한 음식을 덩어리로 섞어서 삼킬 수 있게 해주는 기계적 소화를 하고, 침 아밀라아제의 작용으로 화학적 소화를 한다. 마지막으로, 많은 식품 중합체가 침으로 용해되고, 생성된 단량체가 혀의 맛수용체를 자극한다.

Salivation 침분비

Salivation(침분비)은 세 쌍의 침샘의 분비과정을 말한다. 주로 침분비는 reflex arc(반사활, 반사궁)의 parasympathetic nervous system(부교감신경계통)에 의해 조절된다. Arc(활)는 음식의 냄새나 맛과 같은 감각 자극으로 시작하여, 이러한 정보를 brainstem(뇌줄기, 뇌간)의 salivatory nucleus(침분비핵)에 전달한다. Facial nerve(얼굴신경, 안면신경, VII)를 통해 뇌줄기에서 나오는 부교감섬유는 턱밑샘과 혀밑샘을 자극하고, glossopharyngeal nerve(혀인두신경, 설인신경, IX)를 통해 귀밑샘을 자극한다. 이들 신경에서 신경세포는 ACh (acetylcholine, 아세틸콜린)을 acinar cell(샘꽈리세포)로 방출하여 샘꽈리세포가 침을 분비하도록 한다. 음식의 냄새조차도 이러한 반사를 유발할 수 있어 좋아하는 음식의 냄새를 맡을 때 침 흘리는 모습을 발견하게 된다.

침분비에서 ACh의 중요성은 ACh수용체가 차단될 때마다 증명된다. 알레르기를 위한 antihistamine(항히스타민제)과 같은 수많은 약제는 anticholinergic(항콜린성) 특성을 가지고 있어 침샘의 ACh수용체와 결합하여 침분비를 감소시켜 dry mouth(입안건조)의 흔한 부작용을 가져온다.

또한 부교감신경계통은 침샘에 신경분포를 하고 있다. 이는 인체에서 교감신경과 부교감신경이 하나의 기관에 비슷한 기능을 하는 유일한 예이다. 교감신경은 침샘과 침샘관에 신경분포를 하고 있어, 침 생성을 증가시키고 관을 통해 침의 이동을 촉진시킨다. 차이점으로 교감신경은 대부분 점액세포를 자극하는 반면, 부교감신경은 장액세포를 자극한다.

확인하기

- ☐ 6. 세 종류의 salivary gland(침샘)는 무엇이며, 어디에 위치해 있는가?
- ☐ 7. Saliva(침)의 구성성분은 무엇이며, 기능은 무엇인가?

☐ 8. Salivation(침분비)를 자극하는 부교감신경활의 단계는 무엇인가?

Pharynx 인두

Pharynx(인두) 혹은 throat(목구멍)는 코안과 입안의 뒤쪽에 있다. 인두는 nasopharynx(코인두), oropharynx(입인두), laryngopharynx(후두인두)의 세 부분으로 구성되어 있다. 입인두와 후두인두만이 소화관의 부분이며, 입안처럼 중층편평상피로 차례로 있어 음식에 의한 abrasion(찰과상)으로부터 보호한다. 입인두는 두 쌍의 palatine tonsil(입천장편도, 구개편도)과 lingual tonsil(혀편도)이 위치한다. 편도는 방어기능을 수행하고 소화관에 남아있는 것을 입안이나 코안을 통해 인체로 들어오는 어떤 병소들로부터 지키는 것을 돕는다.

인두의 주요 기능은 덩어리가 인두를 통과하고, 식도로 삼키는 형태의 소화운동이다. 인두는 upper pharyngeal constrictor muscle(위인두수축근), middle pharyngeal constrictor muscle(중간인두수축근), lower pharyngeal constrictor muscle(아래인두수축근)인 세 쌍의 뼈대근육에 의해 둘러싸여 있다. 이러한 근육은 덩어리를 삼켜서 아래로 보내는 동안 차례로 수축한다.

확인하기

☐ 9. Pharynx(인두)의 주요 소화기능은 무엇인가? 인두의 어떤 근육이 이러한 기능을 수행하는가?

Esophagus 식도

식도는 약 25cm(10in)로 기관의 뒤쪽에서 볼 수 있는 근육관으로, 음식물 덩어리를 인두에서 위로 이동시킨다. 인두와 같이 식도점막은 중층상피비각질상피로 이어져있다(그림 22.8). Mucosa(점막층)와 submucosa(점막밑층, 점막하층)는 덩어리가 식도를 통해 지나갈 수 있도록 윤활하는 점액을 분비하는 esophageal gland(식도샘, 식도선)를 포함하고 있다.

식도의 muscularis externa(점막근육층)는 두 층의 근육으로 구성되어 있지만, 다른 소화관과 다르다. 식도는 smooth muscle(민무늬근육)로만 되어있는 것이 아니라, 위쪽 1/3은 뼈대근육으로 구성되어 있고, 중간 1/3은 뼈대근육과 민무늬근육이 혼합체로 되어 있고(그림 22.8a), 아래쪽 1/3은 민무늬근육으로 구성되어 있다. 인두와 식도의 접합부는 점막근육층이 sphincter(조임근, 괄약근)로 변형되어 upper esophageal sphincter(위쪽식도조임근)가 있다.

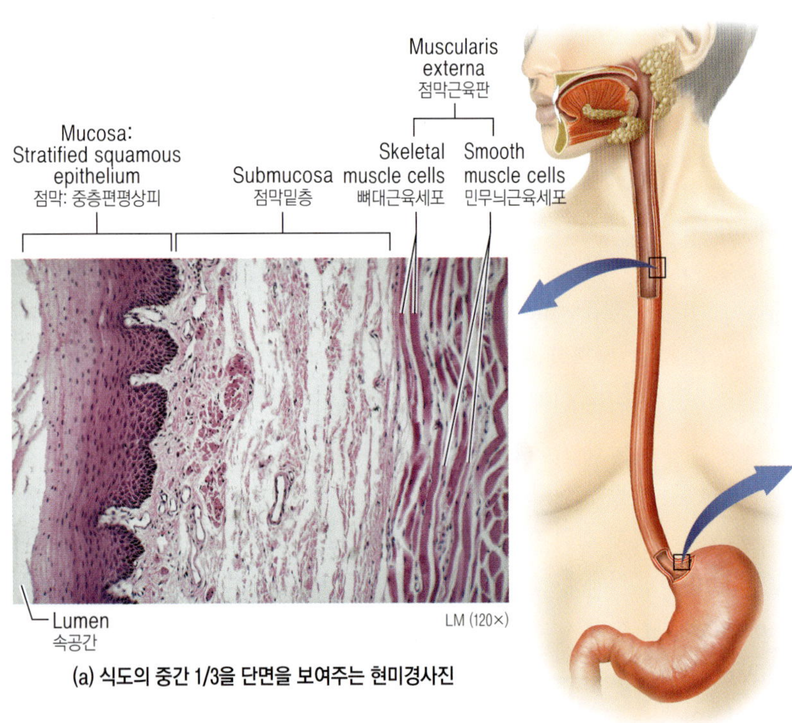

(a) 식도의 중간 1/3을 단면을 보여주는 현미경사진

(b) 식도-위 접합부의 단면을 보여주는 현미경사진

그림 22.8 식도의 조직학

식도의 아래쪽 끝은 다른 조임근이며, lower esophageal sphincter(아래식도조임근)로도 알려진 gastroesophageal sphincter(위식도조임근)가 있어 위 내용물이 식도로 역류되는 것을 방지한다.

식도의 주요 기능은 소화운동과 소량의 점액을 분비하는 것이다. 삼키는 동안 근육층의 뼈대근육과 민무늬근육은 peristalsis(꿈틀운동, 연동운동)를 진행하여 덩어리를 아래쪽으로 밀어준다. 식도의 두꺼운 상피는 눈에 띄는 absorption(흡수)이 일어나지 않도록 하지만, 식도가 음식에 의한 찰과상을 입는 것으로부터 보호한다.

확인하기

- ☐ 10. Esophagus(식도)는 어디에 위치하는가? 식도의 주요 기능은 무엇인가?
- ☐ 11. 식도의 바깥근육층과 mucosa(점막층)는 대부분 alimentary canal(소화관)에 있는 조직과 어떻게 다른가?

Swallowing 삼킴

Swallowing (deglutition, 삼킴) 과정은 특화된 유형의 소화운동으로 입안에서 인두와 식도를 지나 위까지 음식덩어리를 밀어내는 것이다. 삼킴은 soft palate(물렁입천장, 연구개), 인두, 식도를 포함하는 위쪽소화관의 작용을 조정한다(그림 22.9). 이러한 과정에서 역할을 하며, 운동성에 직접 참여하는 유일한 부속기관이다. 삼킴은 다음의 세 가지 단계로 구성되어 있다.

① **Voluntary phase(수의기):** 혀는 입인두를 향해 뒤쪽으로 덩어리를 밀어 낸다. 수의기는 의식적 조절 하의 유일한 삼킴 단계이다.

② **Pharyngeal phase(인두기):** 덩어리가 입인두로 들어간다. 물렁입천장과 후두덮개가 코인두와 후두를 차례로 덮는다. 덩어리는 인두기 동안 인두에서 식도로 넘어간다. 이 단계는 인두수축근과 같은 불수의적 뼈대근육의 수축이 관여하고, swallowing reflex(삼킴반사, 연하반사)에 의해 조절된다. 삼킴반사는 medulla oblongata(숨뇌, 연수)에 의해 시작된다. 이 단계는 목젖과 물렁입천장이 올라가도록 하여 코인두 안으로 덩어리가 들어가는 것을 방지한다. 또한 후두의 상승도 일으키는데, 그림 22.9에서 덩어리는 epiglottis(후두덮개)를 아래로 밀고 있는 것을 알 수 있다. 이는 후두의 상승과 동시에 aspiration(흡인)이나 후두로 음식이 들어가는 것을 예방한다.

③ **Esophageal phase(식도기):** 꿈틀운동 파장이 덩어리를 식도에서 위로 이동시킨다. 삼킴의 마지막 단계인 식도기 동안, 덩어리는 식도를 지나 위로 이동한다. 이 단계는 위쪽식도조임근 반사로 시작된다. 다음으로 ENS (enteric nervous system, 창자신경계통, 장신경계)의 신경세포는 바깥근육층의 inner circular layer(안쪽돌림층)와 outer longitudinal layer(바깥세로층)를 자극하여 꿈틀운동과 '마사지'를 받게하여 덩어리를 위쪽을 향하여 아래로 보낸다.

삼킴에 대한 제어는 거의 전적으로 신경이 한다. 수의기는 대뇌겉질의 통제하에 있으며, 나머지 두 단계는 속질 및

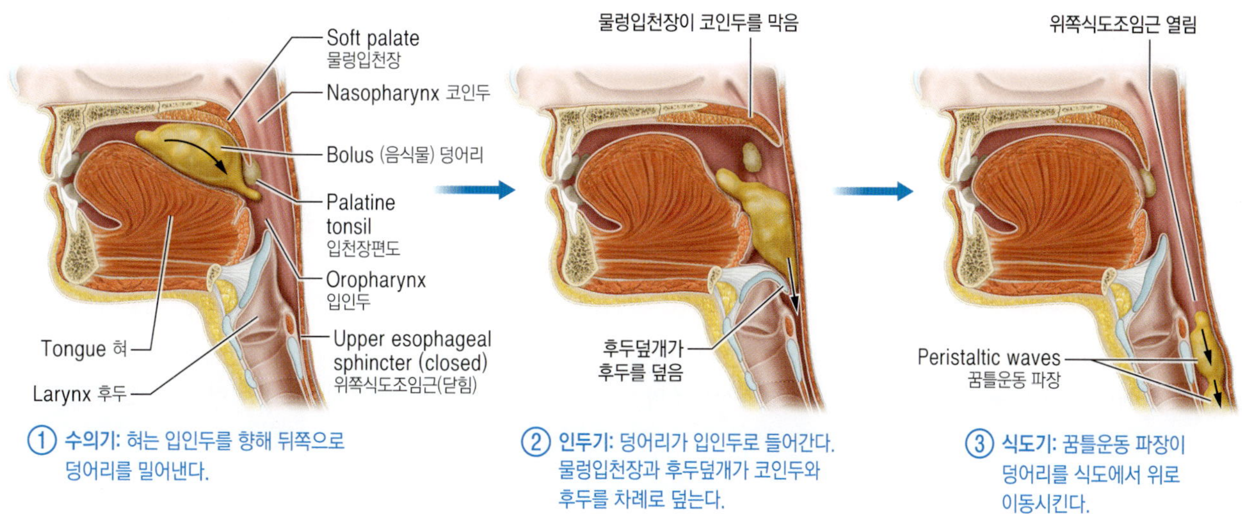

그림 22.9 삼킴(연하) 과정

ENS에 의해 조절된다. ANS는 삼킴단계를 직접 제어하지는 않지만, 식도단계에 영향을 미치며, 부교감신경 부분은 꿈틀운동을 자극하고 교감신경 부분은 이를 억제한다.

확인하기

- ☐ 12. Deglutition(삼키기)의 단계는 무엇인가?
- ☐ 13. 무엇이 단계를 조절하는가?

22.3 위

Stomach

학습목표

1. Stomach(위)의 다른 부위의 구조와 기능을 설명할 수 있다.
2. Gastric gland(위샘)의 구조를 설명하고 위샘이 가지고 있는 세포의 종류별 기능을 설명할 수 있다.
3. Hormone(호르몬), 신경계통자극, chyme(유미즙)의 양, 화학적 성분 및 농도가 위의 운동성에 어떻게 영향을 미치는지 설명할 수 있다.
4. HCl의 분비의 기능, 생성, 조절에 대해 논의할 수 있다.
5. 위, small intestine(작은창자)의 기능에 대한 cephalic phase(뇌단계), gastric phase(위단계), intestinal phase(창자단계)의 영향을 설명하고 각 단계에 대한 예를 제시할 수 있다.

Esophagus(식도)는 diaphragm muscle(가로막근육)을 관통하고 esophageal hiatus(식도구멍, 식도열공)를 지나 J 모양의 stomach(위)을 비운다. 위의 맨눈해부학 및 현미경적해부학을 알아본 뒤 위의 분비물과 운동성 그리고 endocrine system(내분비계통) 및 nervous system(신경계통)이 이러한 활동을 어떻게 조절하는지 논의한다.

Gross Anatomy of the Stomach 위의 맨눈해부학

위는 주로 가로막근육의 바로 아래의 왼위사분면에 위치한다. 위의 볼록한 왼쪽면은 greater curvature(큰굽이, 대만)이고, 오목한 오른쪽면은 lesser curvature(작은굽이, 소만)이다. 위장은 다섯 개의 해부학적 영역을 가지고 있으며, 다음과 같다(그림 22.10).

- **Cardia(들문).** Cardia(들문, 분문)는 식도에서 위로 비우는 부위이다. Gastroesophageal sphincter(위식도조임근)가 이완되면 들문은 bolus(덩어리)를 받는다.
- **Fundus(바닥).** Fundus(바닥, 위저)는 위의 돔 모양 끝부분이다.
- **Body(몸통).** Body(몸통, 위체)는 위의 가장 넓은 부분이다.
- **Pyloric antrum(날문방).** Pyloric antrum(날문방, 유문동)은 위의 아래쪽 부분이다.
- **Pylorus(날문).** Pylorus(날문, 유문)는 위의 끝 부분으로, small intestine(작은창자, 소장)의 첫 번째 부분인 duodenum(샘창자, 십이지장)에 인접한다. 날문은 들문처럼 섭취한 음식의 흐름을 조절하는 sphincter(조임근, 괄약근)를 포함한다. 날문에는 pyloric sphincter(날문조임근)라고 하는 두꺼운 민무늬근육고리가 위와 작은창자 사이의 물질 흐름을 조절한다.

위 내부에는 rugae(주름)라는 주름이 있으며, 이는 위가 확장되도록 한다.

Histology of the Stomach 위의 조직학

위는 alimentary canal(소화관)의 나머지 부분과 동일한 4개의 조직층인 mucosa(점막층), submucosa(점막밑층, 점막하층), muscularis externa(점막근육층) 및 serosa(장막)가 있다. 그러나 위의 점막근육층과 점막은 기능에 맞게 변화되었다.

Stomach Muscularis Externa 위 점막근육층

일반적으로 소화관의 점막근육층은 두 개의 민무늬근육층인 inner circular layer(속돌림층)와 outer longitudinal layer(바깥세로층)가 있다. 그림 22.10은 위의 점막근육층이 어떻게 다른지 보여준다. 위의 몸통에는 근육섬유에서 유래한 smooth muscle(민무늬근육)의 부가적 내부층이 비스듬히 있다. 이러한 민무늬근육의 빗근층은 위가 chyme(유미즙)으로 음식을 때리는 움직임인 churning(휘젓기)을 수행하게 한다.

Stomach Mucosa: Gastric Gland 위 점막: 위샘

그림 22.11a는 위의 점막이 오목한 gastric pit(위오목)이라는 깊은 구조를 형성함을 보여준다. 위오목 사이에서 원주상피세포가 두꺼운 점액층을 secretion(분비)하여 위세포를 자체 분비물로부터 보호한다. 이러한 세포에서 분비되는 점액의 양을 줄어들게 하는 상태는 gastric ulcer[위궤양 또는 peptic ulcer(소화성궤양)]로 이어질 수 있다. 위궤양 시 acid(산)는 점막을 소화시키고 밑에 있는 조직을 노출시킨다. 궤양은 종종 특정 박테리아의 존재 또는 과도한 산 생성과 관련이 있다.

위오목의 바닥에는 gastric gland(위샘, 위선)로 알려진 여러 갈래로 분지된 선이 있다. 위샘은 혈류에 호르몬을 분비하는 내분비세포와 위내강 안으로 효소함유액인 산성의 gastric juice(위액)를 분비하는 외분비세포를 보두 포함한다는 점이 특이하다. 각각 다른 산물을 분비하는 위샘 안 혹은 근처에서 네 가지 유형의 주요 세포를 발견할 수 있다. 표면적인 쪽에서부터 깊숙한 쪽까지의 세포 유형은 그림 22.11b와 c에서 볼 수 있다.

- **Mucous neck cell(점액목세포).** 샘의 꼭대기 주변 또는 '목' 주변에 위치한 세포를 mucous neck cell(점액목세포, 점액경세포)이라고 한다. 이러한 세포는 표면상피세포와 마찬가지로 점액을 분비한다. 그러나 표면상피세포는 알칼리성점액을 분비하는 반면, 점액목세포는 산성점액을 분비한다. 이는 점액이 parietal cell(벽세포)이라고 알려진 다른 세포에 의해 생성된 산을 중화시키는 것을 방지한다.
- **Parietal cell(벽세포).** Parietal cell(벽세포)은 위액의 산성 pH를 담당하는 HCl (hydrochloric acid, 염산)을 분비

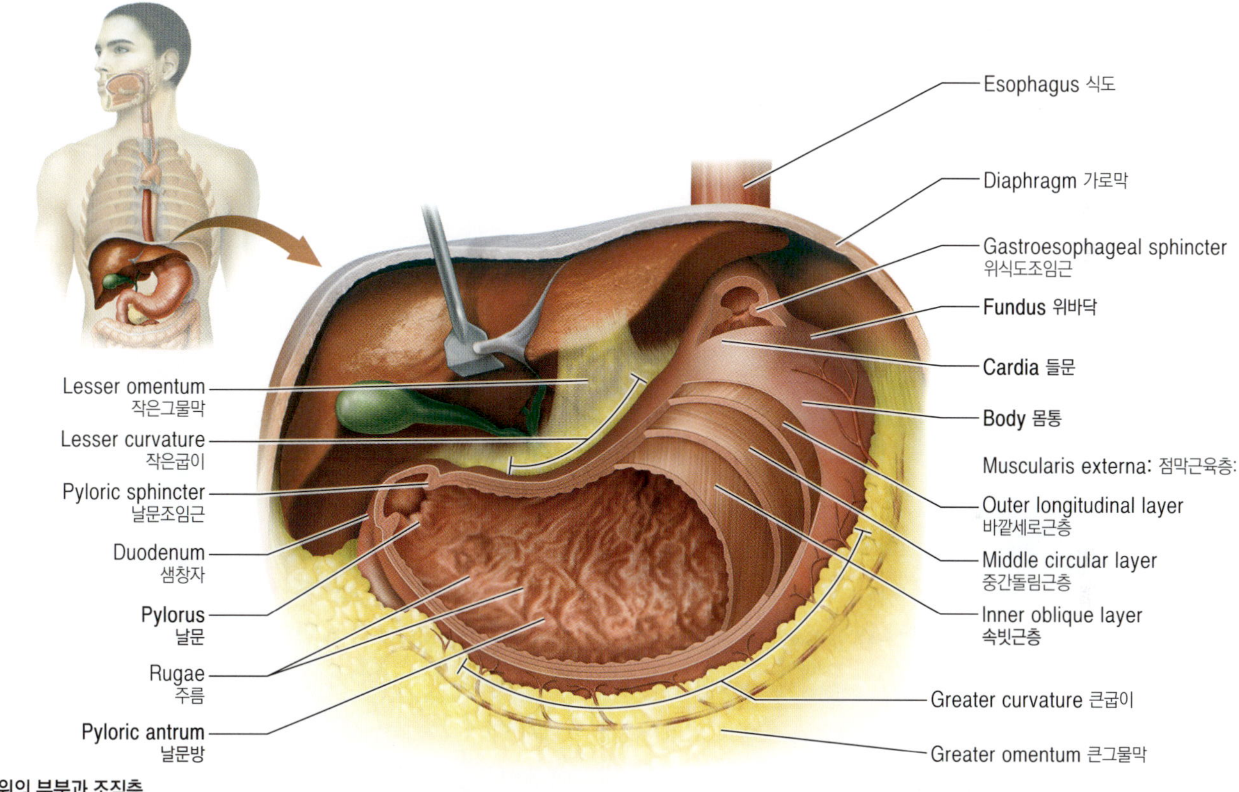

(a) 위의 부분과 조직층

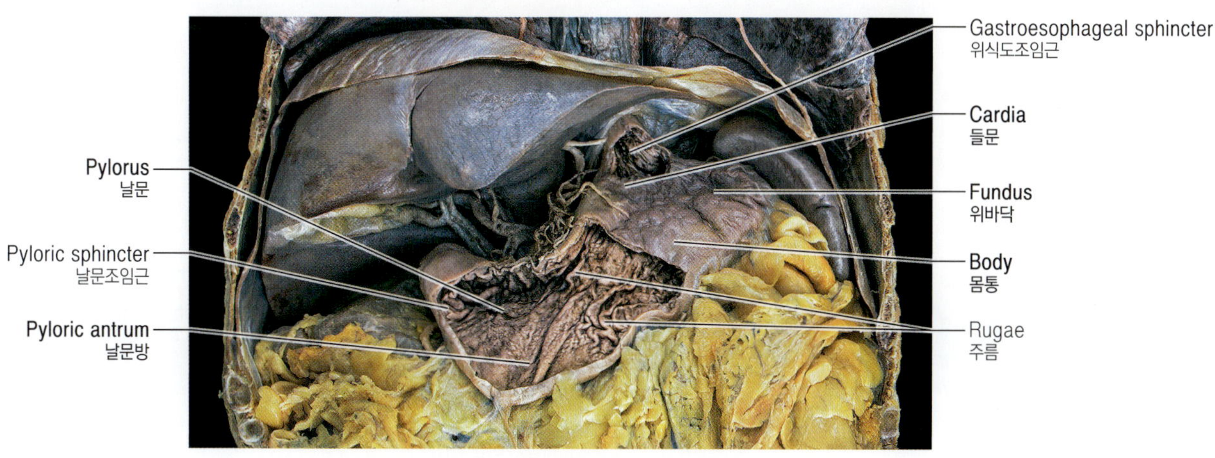

(b) 위와 주변기관, 시신해부 사진

그림 22.10 위의 맨눈해부학

한다. 산은 pepsinogen(펩시노겐)을 활성화하고, 섭취하는 대부분의 질병-유발유기체를 파괴하기 때문에 중요한 위액의 구성 성분이다. 또한, 벽세포는 다양한 식품에서 발견되는 비타민 B_{12}의 장흡수에 필요한 화학적 intrinsic factor(내인성인자)를 생성한다.

- **Chief cell(으뜸세포).** Chief cell(으뜸세포)은 펩신의 불활성형인 펩시노겐을 분비한다. 펩시노겐이 산성 pH를 만나면 활성효소 pepsin(펩신)이 되어 위에서 단백질소화가 시작된다.
- **Diffuse neuroendocrine system cell(광범위신경내분비세포).** 샘의 맨 아래 부분에는 diffuse neuroendocrine system cell (DNES 세포, 광범위신경내분비세포)이 있다. DNES

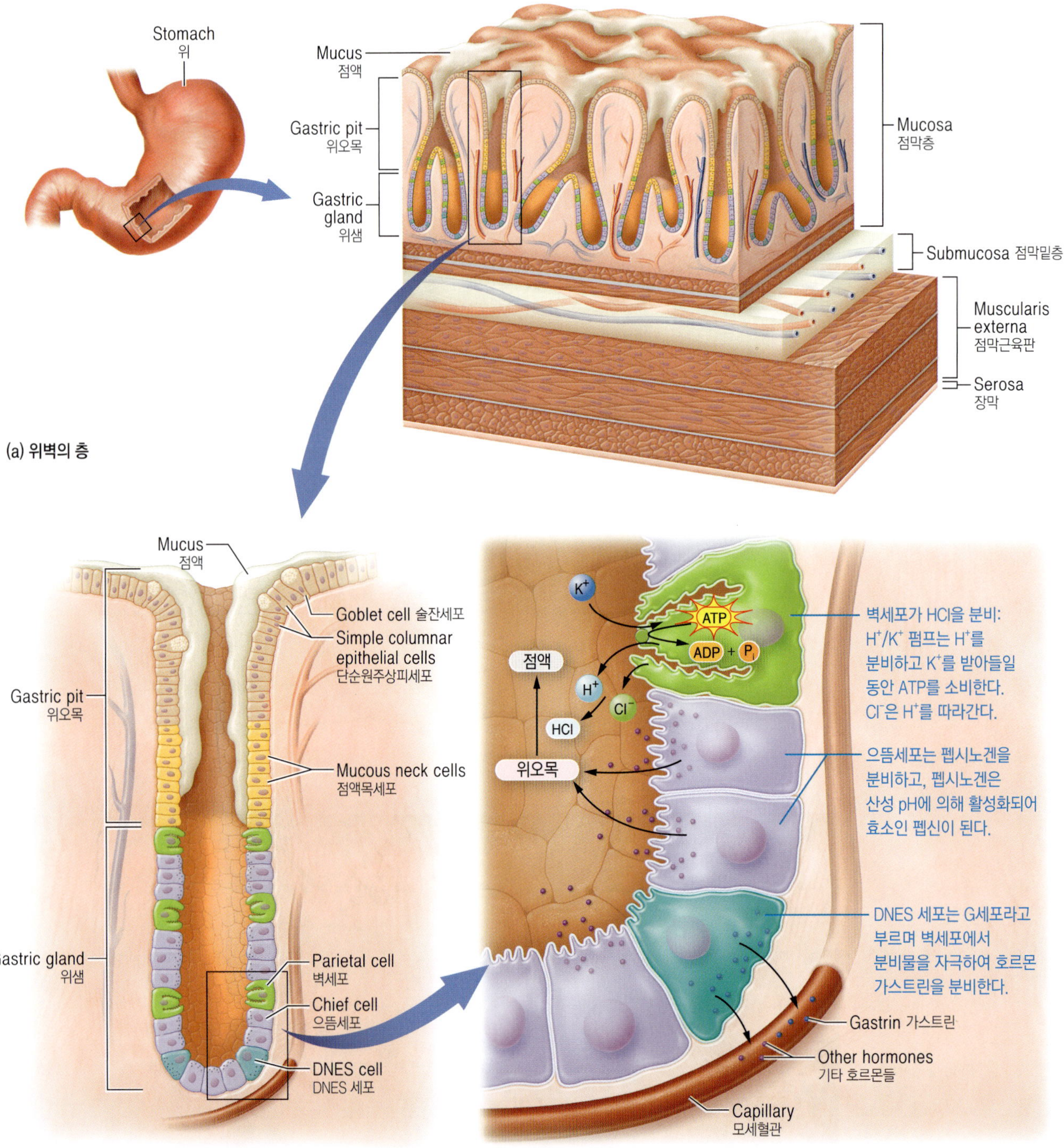

그림 22.11 위점막과 위샘의 구조와 기능

세포는 인체를 통해 여러 곳에서 발견되는 내분비세포로 신경세포와 동일한 많은 산물을 분비한다. DNES 세포는 바닥의 점막밑층의 혈관에 가장 가깝기 때문에 혈액에 쉽게 접근할 수 있는 호르몬을 생성한다(그림 22.11c). DNES 세포는 digestive system(소화계통) 전체에 걸쳐 발견되며, 여러 종류가 위샘 내에 위치한다. DNES 세포는 G cell (G세포)이라고 하며, 호르몬 gastrin(가스트린)을 분비한다. 가스트린은 다른 유형의 DNES 세포에 의해 생성된 호르몬인 histamine(히스타민)을 따라 함께 벽세포에서 산 분비를 자극한다.

확인하기

- ☐ 1. Stomach(위)의 다섯 부분은 무엇이며, 어디에 위치해 있는가?
- ☐ 2. 위의 muscularis externa(점막근육층)에 여분의 민무늬근육층이 있는 이유는 무엇인가?
- ☐ 3. Gastric gland(위샘)의 주요 세포 종류는 무엇이며, 각 종류의 세포는 무엇을 생성하는가?
- ☐ 4. 위에서 HCl과 pepsinogen(펩시노겐) 사이의 관계는 무엇인가?

Function of the Stomach 위의 기능

위는 분비, 운동, digestion(소화) 세 가지 주요 기능을 수행한다. 소화된 영양소의 absorption(흡수)이 위의 주요 역할은 아니지만, 알코올과 같은 소량의 화학물질이 흡수될 수 있다. 이는 음식을 먹지 않고 술을 마시는 것이 구토와 알코올중독으로 이어지는 이유이다.

위의 위샘은 호르몬, 산, 점액, 펩시노겐을 포함하는 많은 화학물질을 분비한다. 이러한 화학물질은 소화효소 pepsin(펩신)이 된다. 펩신은 단백질의 chemical digestion(화학적 소화)의 시작을 촉매하고, 위의 혼합운동으로 mechanical digestion(기계적 소화)을 시작한다. 위가 휘젓기를 끝내면 음식을 나아가게 하고, 유미즙은 날문조임근을 통해 샘창자로 들어간다. 위의 분비에서 특히, 산의 분비 및 운동성은 내분비계통 및 신경계통에 의해 엄격히 조절된다.

Acid Secretion from the Stomach 위에서의 산 분비

위의 위샘은 벽세포에 의해 방출되는 HCl을 비롯한 여러 외분비산물을 분비한다. H^+는 H^+/K^+ pump (H^+/K^+ 펌프)에 의해 분비된다(그림 22.11c). H^+/K^+ 펌프는 세포 밖으로 H^+를 방출하고 K^+를 세포질로 가져가는 동안 샘의 속공간으로 이동한다. Cl^-은 막통로를 통한 수동확산을 통해 H^+를 따라간다. 산 분비는 하루종일 식간에 지속적으로 일어나며, basal rate(기초율)로 알려져 있다.

섭취하는 동안, 위산 분비는 parasympathetic nervous system(부교감신경계통)과 여러 호르몬의 영향으로 기초율에서 변한다. 분비는 일차적인 조절원에 기초하여 다음의 단계로 나눌 수 있다(그림 22.12).

Cephalic Phase 뇌단계. 초기의 cephalic phase(뇌단계, 뇌상)는 음식의 모습, 냄새, 맛, 생각만으로도 영향을 받는다. 이 단계는 CNS의 지시를 받아 H^+ 방출을 증가시켜 위가 음식을 받아들일 준비를 한다. 이러한 자극은 부교감신경계통의 주요 신경인 vagus nerve(미주신경, X)에서의 출력을 유발하여 네 가지 생리 효과를 일으킨다.

- **H^+ 방출을 직접 자극함.** 미주신경은 벽세포로 ACh을 방출하여 벽세포를 직접 자극하여 H^+를 방출하도록 한다.
- **가스트린 분비 자극.** 미주신경 자극이 펩타이드의 방출을 일으키고, G세포를 자극하여 호르몬 가스트린을 분비하도록 한다. 가스트린은 H^+ 분비를 일으킨다.
- **히스타민 분비 자극.** 미주신경은 특정 유형의 DNES 세포를 자극하여 호르몬 히스타민을 방출한다. 가스트린과 마찬가지로 히스타민 H^+ 분비를 유발한다.
- **소마토스타틴 분비 억제.** 호르몬인 somatostatin(소마토스타틴)은 위의 앞쪽에 위치한 DNES 세포에 의해 생성된다. 소마토스타틴은 산 분비를 억제한다. 미주신경 자극은 H^+ 분비를 증가시키는 효과를 가진 소마토스타틴 방출을 억제한다.

뇌단계의 4가지 변화 모두 벽세포에서의 총 H^+ 분비의 약 30~40%를 차지한다.

Gastric Phase 위단계. Gastric phase(위단계, 위상)는 음식물이 위에 들어갈 때 시작되어 뇌단계에서 제공되었던 자극이 계속된다. 위단계는 산 분비를 유발하는 두 가지 자극이 있다. 첫 번째는 위에 있는 음식이 단순히 존재하는 것이다. 위벽의 팽창은 미주신경 반사와 연관된 ENS 및 감각수용체의 신경세포를 자극한다. 미주신경과 ENS 신경세포 모두 ACh을 방출하며, 뇌단계의 네 가지 효과와 같다. 순효과는 산 분비를 증가시키는 것이다.

두 번째 자극은 위액에 부분적으로 소화된 단백질의 존재이다. 이러한 단백질 파편은 G세포를 자극하여 가스트린을 생성하고 방출하며, 산 분비를 자극한다. 산은 단백질 소화를 촉매하는 펩신을 활성화시킨다. 소화된 단백질은 더 많은 가스트린 방출을 자극하여 산 분비와 단백질 소화를 더욱 촉진시킨다. 카페인과 알코올을 포함한 다른 자극도 가스트린 분비를 유발한다. 가스트린과 위단계 동안 벽세포의 신경자극은 전체 산 분비의 약 50~60%를 차지한다.

위의 양성되먹임고리는 무한정 계속되지 않는다. 산 농도가 특정 수준(약 pH2.0)에 도달하면 음성되먹임기전이 시작된다. 매우 낮은 pH 수준은 소마토스타틴의 방출을 유발하여 산 분비를 감소시킨다.

Intestinal Phase 창자단계. 위산 분비의 최종 단계인 intestinal phase(창자단계, 장상)는 산 분비의 나머지 약 10%를 담당하며, 이후 산 분비를 억제한다. 창자단계는 샘창자에 들어가는 액체에서 부분적으로 소화된 단백질의 존재에 의해 유발된다. 위에서처럼 부분적으로 소화된 단백질은 샘창자 DNES 세포를 작동시켜 intestinal gastrin(창자가스트린)을 방출한다. 창자가스트린은 위에서 생성되는 가스트린과 동일한 효과를 가지며 벽세포에서 H^+ 분비를 자극한다.

창자단계의 자극 효과는 간단하다. 유미즙이 샘창자로

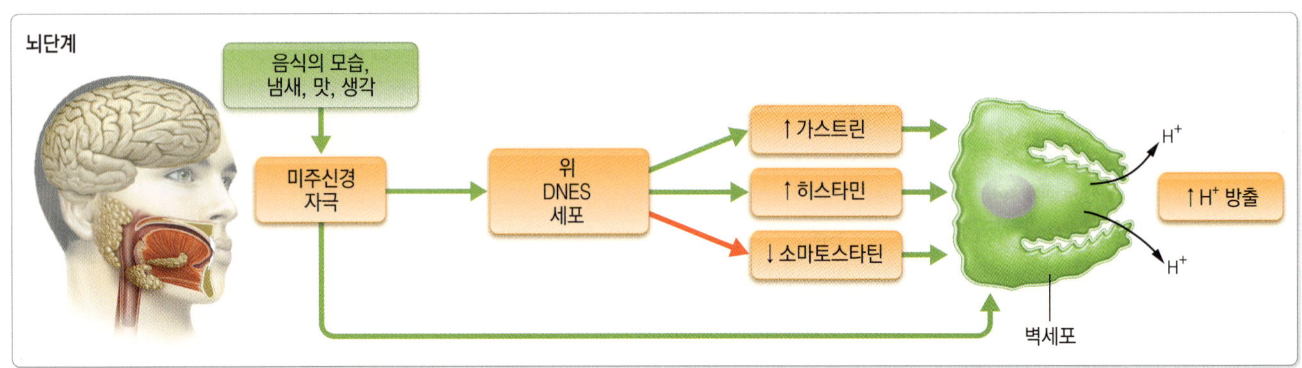

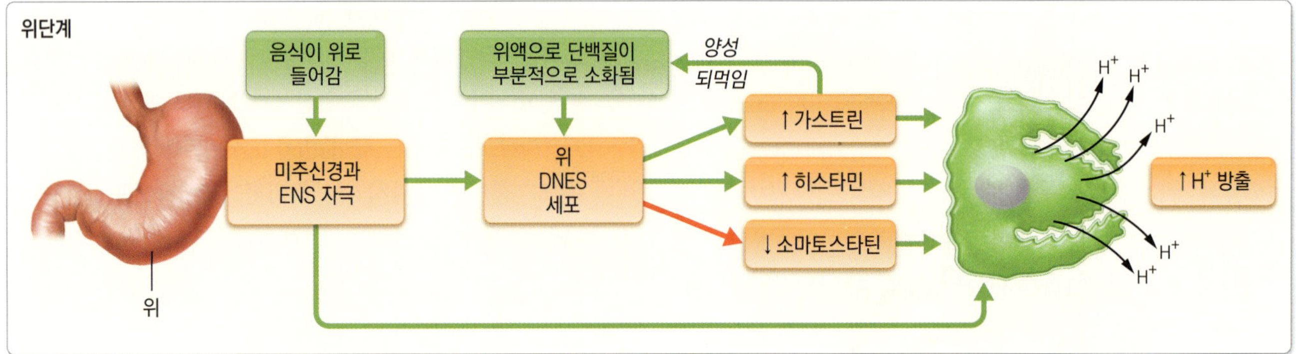

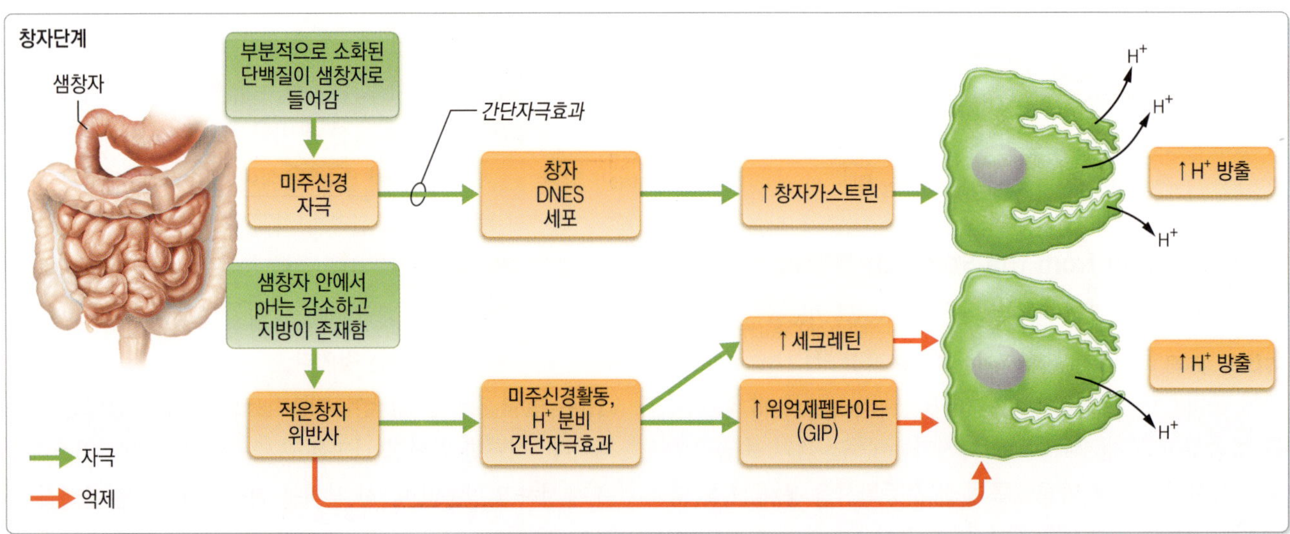

그림 22.12 위에서의 산 분비의 세 단계

들어갈 때, pH의 감소와 지질의 존재는 enteragastric reflex(작은창자위반사, 소장위반사)를 촉발시켜 미주신경 활동과 산 분비를 감소시킨다. 또한 샘창자의 낮은 pH는 secretin(세크레틴)과 GIP (gastric inhibitory peptide, 위억제펩타이드)를 포함한 샘창자 점막의 세포에 의해 호르몬 생성을 유발한다. 두 호르몬 모두 산 분비를 감소시킨다.

일반적으로 위산 분비는 식도로 되돌아가지 않지만, 만약 그렇게 될 때 고통스러운 상태가 된다. 임상에서 적용하기 Gastroesophageal Reflux Disease(위식도역류병)를 참조한다.

확인하기

- ☐ 5. Stomach(위)에서 산 분비의 세 단계는 무엇인가? 각 단계에 어떤 hormone(호르몬)과 신경자극이 유발되는가?
- ☐ 6. 위 운동성의 기본 기능은 무엇인가?
- ☐ 7. Duodenum(샘창자)로의 위 배출의 조절이 중요한 이유는 무엇인가?

임상에서 적용하기

Gastroesophageal Reflux Disease
위식도역류

일반적으로 위식도조임근은 삼키는 동안을 제외하고는 닫혀 있다. 이러한 기전이 실패하면 위에서 나온 산성의 유미즙이 식도로 역류한다. 이는 만성적으로 발생하면 GERD (gastroesophageal reflux disease, 위식도역류병)가 나타나며 통증, 삼킴곤란, 성대 손상, 호흡기질환 및 식도암으로 이어질 수 있다.

산 분비 증가, 비만, 카페인 섭취, hiatal hernia(틈새탈장, 열공탈장; 가로막 근육의 식도틈새의 비정상적인 확대) 및 항염증제와 같은 약물을 포함한 여러 요인이 GERD의 발달에 기여한다. 상당 부분 기여하는 또 다른 요소는 박테리아 *Helicobacter pylori(헬리코박터파일로리)* 감염이다. 이 박테리아는 산 생산을 자극하는 만성 염증 상태를 만든다.

GERD는 다양한 방식으로 치료되는데, 가장 간단한 치료법 중 하나는 카페인과 알코올 섭취량을 줄이는 등의 식이요법이다. 그러나 GERD를 앓고 있는 대부분의 환자는 다음 중 하나 이상을 포함한 약물 요법이 필요하다.

- **Antacid(제산제).** GERD의 가장 흔한 약제는 제산제로 위의 산을 중화시키는 알칼리성 물질을 포함한다.
- **H2 blocker (H2 차단제).** H2 차단제는 벽세포에서 히스타민 수용체를 차단한다. 이는 히스타민-매개산뿐만 아니라 가스트린-매개산 및 ACh-매개산의 방출을 낮춘다.
- **Proton pump inhibitor(양성자펌프억제제).** 양성자펌프억제제는 H^+/K^+ 펌프의 강력한 억제제이다. 일반적으로 이러한 약물은 산 분비를 가장 크게 감소시킨다.

헬리코박터파일로리 감염이 있는 경우, 박테리아를 퇴치하기 위해 산-감소약제 이외에 항생제를 투여해야 한다.

22.4 작은창자

Small Intestine

학습목표

1. Duodenum(샘창자), jejunum(빈창자), ileum(돌창자)의 구조와 기능을 설명할 수 있다.
2. Small intestine(작은창자)의 circular fold(돌림주름), villus(융모), microvilli(미세융모)의 조직학과 기능을 논의할 수 있다.
3. 작은창자의 운동성의 기능과 조절을 설명할 수 있다.

Small intestine (small bowel, 작은창자, 소장)의 길이는 약 6m 정도로 alimentary canal(소화관)에서 가장 긴 부분이다. 작은창자에서는 secretion(분비), digestion(소화), absorption(흡수), 추진의 4가지 주요 과정이 발생한다.

Enterocyte(창자세포)로 알려진 작은창자세포는 여러 개의 소화효소, hormone(호르몬) 및 mucus(점액)를 생성한다. 이러한 효소는 pancreas(이자, 췌장)에서 방출되는 효소와 함께 chemical digestion(화학적 소화)의 대부분을 담당한다. 사실 음식이 작은창자를 떠난 후에는 더 이상의 영양소 소화가 효소에 의해 일어나지 않고, 큰창자의 박테리아가 특정 영양소를 소화한다. 영양소가 화학적으로 소화된 후에는 물, 비타민 및 기타 물질과 함께 혈액 또는 림프액으로 창세포를 통해 흡수된다.

Division of the Small Intestine
작은창자의 구분

작은창자는 duodenum(샘창자, 십이지장), jejunum(빈창자, 공장), ileum(돌창자, 회장)의 세 부분으로 구성되어 있다(그림 22.13). 세 부분은 약간의 조직학적 차이로 구분된다.

- **Duodenum(샘창자).** Duodenum(샘창자, 십이지장)은 pylorus(날문, 유문)에서 시작된다. 세 부분 중 가장 짧은 구역으로 길이는 약 25cm(10in)이다. 샘창자는 'C' 모양으로 아치 모양을 이루고 있다. 샘창자의 가까운 부분만 peritoneal cavity(배막안, 복막강)에 있고, 나머지는 배막안의 뒤쪽인 retroperitoneal(배막뒤)에 위치한다. 내부적으로는 샘창자에 major duodenal papilla(큰샘창자유두, 대십이지장유두)가 있고, gallbladder(쓸개, 담낭)와 이자의 분비물이 작은창자로 들어간다. 샘창자 점막 아래에는 duodenal gland (Brunner's gland, 샘창자샘)라는 특수한 샘이 있으며, 산성의 chyme(유미즙)으

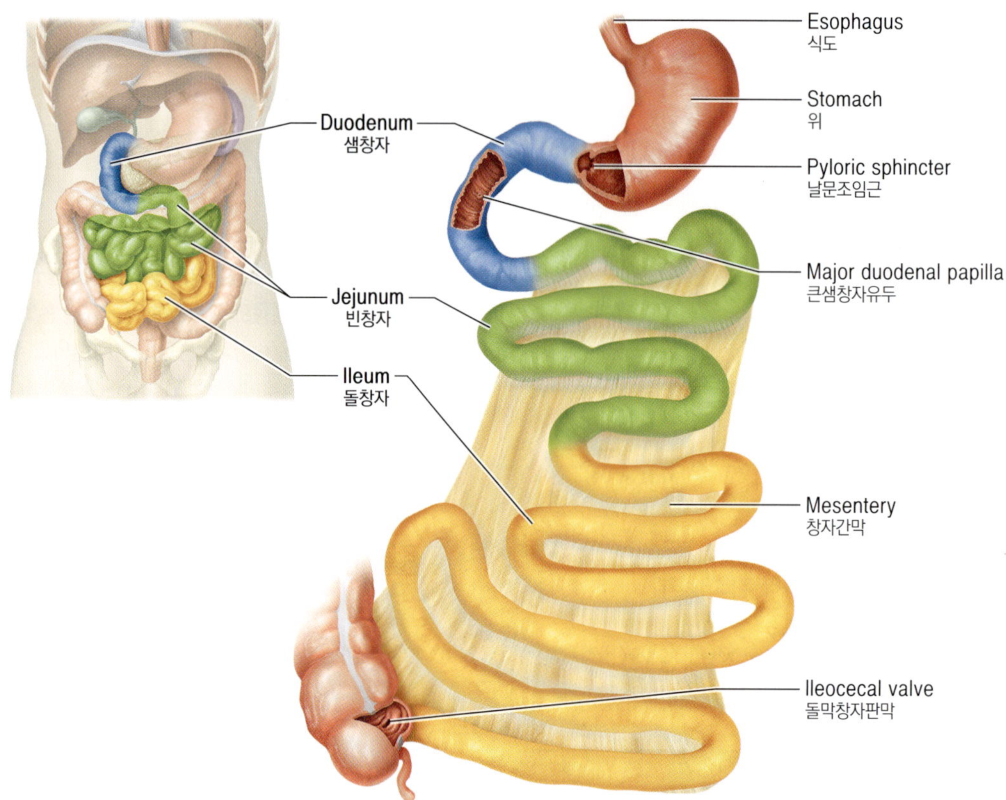

그림 22.13 작은창자의 맨눈해부학

로부터 샘창자를 보호하기 위해 알칼리성 점액이 생성된다.

- **Jejunum(빈창자).** 작은창자의 중간 부분인 jejunum(빈창자, 공장)은 길이가 약 2.5m(7.5ft)이다. 빈창자는 duodenojejunal flexure(샘빈창자굽이, 십이지장공장곡)에서 시작하고, 배막안 내에 위치한다. 이는 화학적 소화와 흡수가 가장 활발한 장소이다.
- **Ileum(돌창자).** 작은창자의 마지막 부분인 ileum(돌창자, 회장)도 intraperitoneal(배막안)에 있다. 길이는 약 3.6m(10.8ft)이며, cecum(막창자, 맹장)이라는 큰창자 부분에서 끝난다. Ileocecal valve(돌막창자판막, 회맹판)로 알려진 sphincter(조임근, 괄약근)는 돌창자에서 막창자로의 물질 이동을 조절한다. 또한 이러한 조임근은 큰창자의 물질이 돌창자로 역류하는 것을 방지한다. 큰창자에 있는 수많은 박테리아가 돌창자로 들어간 경우 질병을 일으킬 수 있기 때문에 이러한 기능은 중요하다.

작은창자는 소화관의 나머지 부분과 동일한 4개의 조직층을 가지고 있지만, 작은창자의 형태는 기능을 수행하기 위해 특화된 기능을 가지고 있다.

확인하기

☐ 1. Small intestine(작은창자)의 세 부분은 무엇인가?

Structure and Function of the Small Intestine 작은창자의 구조와 기능

작은창자의 내부 표면은 점차적으로 작은 3개 유형의 주름을 포함한다. 소화관 내에서 발생하는 대부분의 흡수는 작은창자에서 일어나며, 주름은 표면적을 증가시켜 약 400~600배 흡수를 가능하게 한다.

벽의 융기 부분에서 맨눈으로 볼 수 있는 가장 큰 유형의 주름은 circular fold (plicae circularis, 돌림주름, 윤상주름)이다(그림 22.14a). 돌림주름은 작은창자의 mucosa(점막층)와 submucosa(점막밑층, 점막하층)를 모두 포함한다. 돌림주름은 표면적을 증가시킬 뿐만 아니라 작은창자를 통한 유미즙의 이동을 느리게 소화와 흡수를 위한 시간을 제공한다.

더 작은 두 종류의 주름은 맨눈으로 볼 수 없다. 점막층은 돌출부인 villi(융모)로 접힌다(그림 22.14b). 각 융모는 창자세포의 층으로 이루어져 있고 때때로 점액-분비 goblet cell(술잔세포)이 lacteal(젖, 암죽)이라고 부르는 혈관과 림프관의 정중앙을 둘러싸고 있다. 융모 사이에는 점막의 움푹 들어간 곳이 있는데, intestinal crypt(창자움, 장선)를 형성하는 호르몬을 분비하는 diffuse neuroendocrine system cell (DNES 세포, 광범위신경내분비세포)을 포함한 샘이 있다.

가장 작은 주름인 microvilli(미세융모)는 창자세포의 형질막에서 발견된다(**그림 22.14c**). 각 창자세포에는 현미경 검사에서 빗 또는 brush border(솔가장자리) 모양을 보이는 3,000개 이상의 미세융모가 있다. 솔가장자리와 관련하여, disaccharide(이당류)를 분해하는 반응을 촉매하는 sucrase(수크라제), maltase(말타아제), lactase(락타아제)와 peptide(펩타이드) 분해 반응을 촉매하는 peptidases(펩티다아제)와 같은 창자세포에 의해 생성 및 분비되는 수많은 소화효소가 있다.

확인하기

☐ 2. Small intestine(작은창자)의 안쪽 표면이 점차 더 작은 주름으로 이루어진 이유는 무엇인가? 이러한 주름을 무엇이라고 부르는가?

Motility of the Small Intestine
작은창자의 운동성

작은창자 운동성은 공복과 식사 중에 다르다. 공복 중에 작은창자는 migrating motor complex(이동성위장관복합운동)라는 양상으로 길이에 따라 느리고 리드미컬한 수축을 나

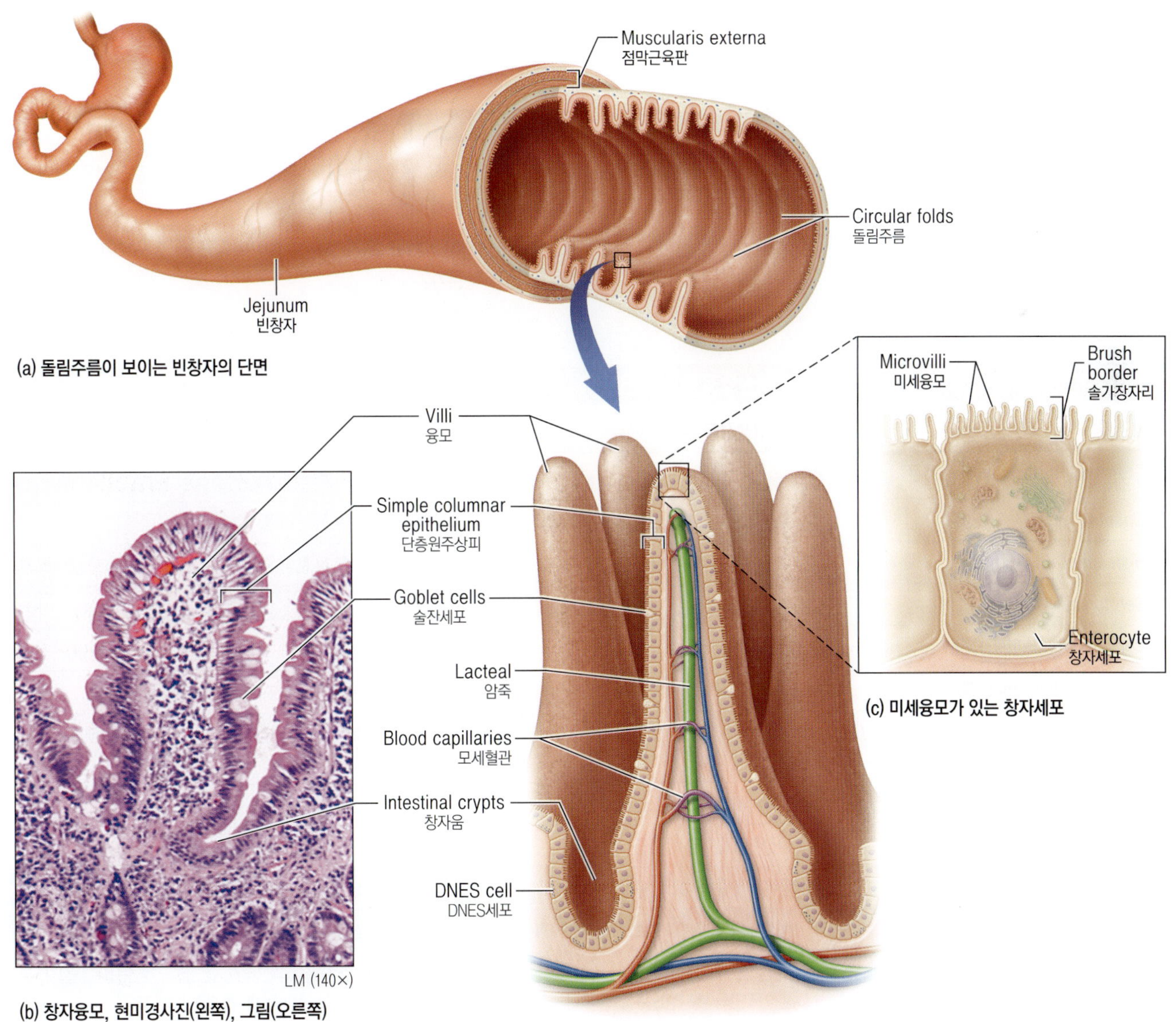

그림 22.14 작은창자의 주름

타낸다. 이러한 수축은 남은 음식과 분비물을 포함하여 작은창자에 남은 물질을 제거한다. 이동성위장관복합운동은 음식물을 샘창자에서 ileocecal valve(돌막창자판막)로 밀어 넣기 위해 약 2시간이 필요하다. 이러한 운동은 ENS (enteric nervous system, 창자신경계통, 장신경계)와 샘창자 점막층의 세포에 의해 생성되는 호르몬 motilin(모틸린)에 의해 조절된다.

작은창자는 식사 시 peristalsis(꿈틀운동, 연동운동)와 segmentation(분절)의 두 가지 운동 유형을 겪는다. 소화관의 다른 부위와 마찬가지로, 작은창자의 꿈틀운동은 muscularis externa(점막근육층)에서 민무늬근육의 세로층 및 돌림층의 수축을 번갈아 수행한다(그림 22.15a). 1차적인 기능은 유미즙을 돌창자로, 궁극적으로 돌막창자판막을 통해 막창자로 추진하는 것이다. 하지만 장 휘젓기라고도 알려진 분절은 민무늬근육의 돌림층 수축을 포함하며, 이는 쥐어 짜는 동작을 생성한다(그림 22.15b). 분절의 주요 기능은 mechanical digestion(기계적 소화) 및 bile(쓸개즙, 담즙) 뿐만 아니라 창자 및 이자 효소와의 혼합이다. Vagus nerve(미주신경, X)는 꿈틀운동과 분절을 조절한다.

소화기관의 분비와 운동성을 조절하는 호르몬과 주변분비는 표 22.1에 요약되어 있다.

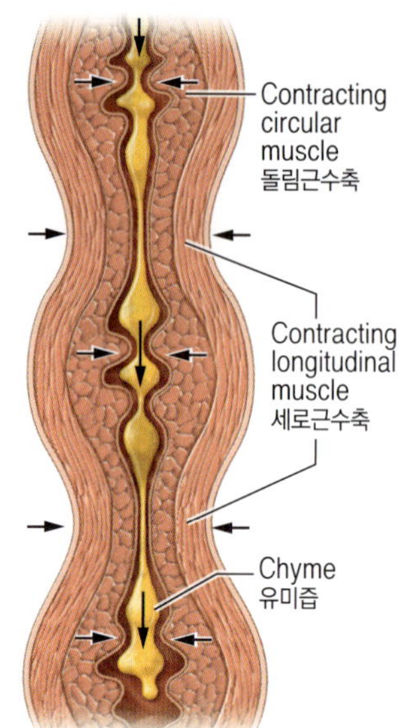

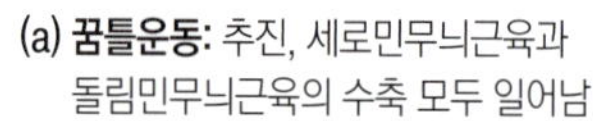
(a) **꿈틀운동:** 추진, 세로민무늬근육과 돌림민무늬근육의 수축 모두 일어남

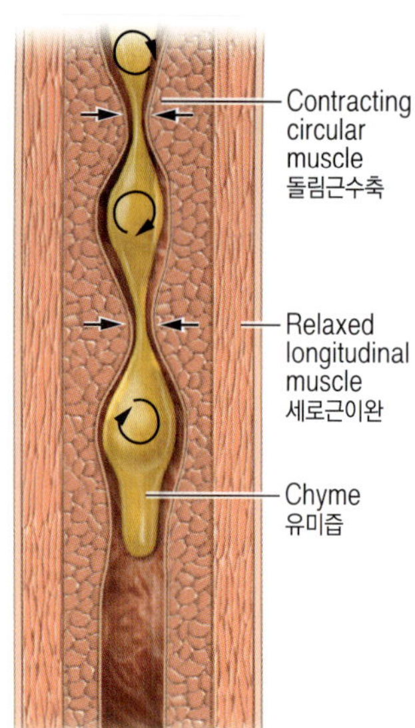

(b) **분절:** 돌림근육의 수축만 일어나 섞임

그림 22.15 작은창자의 꿈틀운동과 분절

확인하기

☐ 3. 공복기와 식사중에 small intestine(작은창자)의 운동성은 어떤 차이가 있는가?

☐ 4. Segmentation(분절)과 peristalsis(꿈틀운동)는 무엇이며, 이는 어떻게 다른가?

표 22.1 소화기관의 분비와 운동성에 관여하는 호르몬과 주변분비

호르몬	자극(생성을 위한)	효과
Stomach Hormones(위 호르몬)		
Gastrin(가스트린)	부분적으로 소화된 단백질, 미주신경으로부터 자극	벽세포에 의한 산 분비 증가
Histamine(히스타민)	미주신경으로부터 자극	벽세포에 의한 산 분비 증가
Serotonin(세로토닌)	위의 정체	위 운동성 자극
Somatostatin(소마토스타틴)	위 pH의 감소	벽세포에 의한 산 분비 감소
Intestinal Hormones(창자 호르몬)		
CCK (Cholecystokinin, 콜레시스토키닌)	부분적으로 소화된 단백질과 샘창자에 들어온 유미즙의 지질	쓸개를 수축하여 쓸개즙을 방출하도록 함, 샘꽈리세포로부터 이자효소의 분비 자극, 쓸개이자조임근 이완
Gastric inhibitory peptide(위억제펩타이드)	샘창자에 들어온 유미즙	벽세포의 산 분비 억제
Intestinal gastrin(창자 가스트린)	샘창자에 들어온 유미즙	벽세포의 산 분비 자극
Motilin(모틸린)	공복기에 규칙적으로 방출	작은창자의 이동성위장관복합운동 자극
Secretin(세크레틴)	샘창자 안의 부분적으로 소화된 단백질	위 운동과 산 분비 억제, 이자관세포로부터 HCO_3^- 방출 자극, 간에 의해 생성된 쓸개즙 증가
Vasoactive intestinal peptide (혈관작용장펩티드)	샘창자 안의 부분적으로 소화된 단백질	벽세포에 의한 산 분비 억제, 쓸개즙 분비 자극, 창자혈류 증가

22.5 큰창자

Large Intestine

학습목표

1. Large intestine(큰창자)의 gross anatomy(맨눈해부학)와 microscopic anatomy(현미경해부학)를 묘사할 수 있다.
2. Defecation reflex(배변반사)를 설명하고 internal anal sphincter(안쪽항문조임근)와 external anal sphincter(바깥항문조임근)의 기능을 설명할 수 있다.
3. Defecation reflex(배변반사)의 의식적 통제를 설명할 수 있다.

Large intestine (large bowel, 큰창자, 대장)은 배안의 경계를 따라 small intestine(작은창자, 소장)과 다른 복부기관을 둘러싸고 있다(그림 22.16a). 약 1.5m(5ft) 길이로 작은창자보다 더 큰 직경을 가지고 있기 때문에 이름이 붙여졌다. 큰창자는 작은창자에서 소화되거나 absorption(흡수)되지 않은 물질을 받는다. 하지만 큰창자는 물과 전해질을 흡수하는데 매우 능동적이고, 큰창자의 흡수는 수분, 전해질 및 산-염기성 항상성 유지를 위해 중요하다. 이러한 흡수가 파괴되면 박테리아 또는 바이러스 성장 감염과 마찬가지로 탈수 및 전해질 및 산-염기 장애가 발생할 수 있다.

또한 큰창자의 역할에는 주로 점액 형태의 secretion(분비), 추진 및 배변이 포함된다. 또한 비타민 합성과 같은 중요한 기능을 수행하는 수많은 박테리아를 수용한다. 큰창자의 gross anatomy(맨눈해부학)와 microscopic anatomy(현미경해부학), 서식하는 박테리아 및 기본 기능을 알아본다.

Gross Anatomy of the Large Intestine

큰창자의 맨눈해부학

큰창자는 cecum(막창자, 맹장), colon(잘록창자, 결장), rectum(곧창자, 직장)의 세 부분으로 구성된다. 큰창자의 첫 번째 부분은 intraperitoneal(배막안)의 배막 오른쪽아래사분면에 위치한 막창자이다. 일반적으로 막창자는 vermiform appendix (appendix, 막창자꼬리, 충수돌기)라고 불리는 막창자의 뒤쪽아래쪽 끝에서 연장된 작은 맹점을 가진 작은 주머니가 특징이다(그림 22.16a). 막창자꼬리는 오랫동안 vestigial organ(흔적기관)으로 간주되거나 여러 림프절을 수용하고 면역계통 역할을 하는 것으로 이해된다. 작은 크기

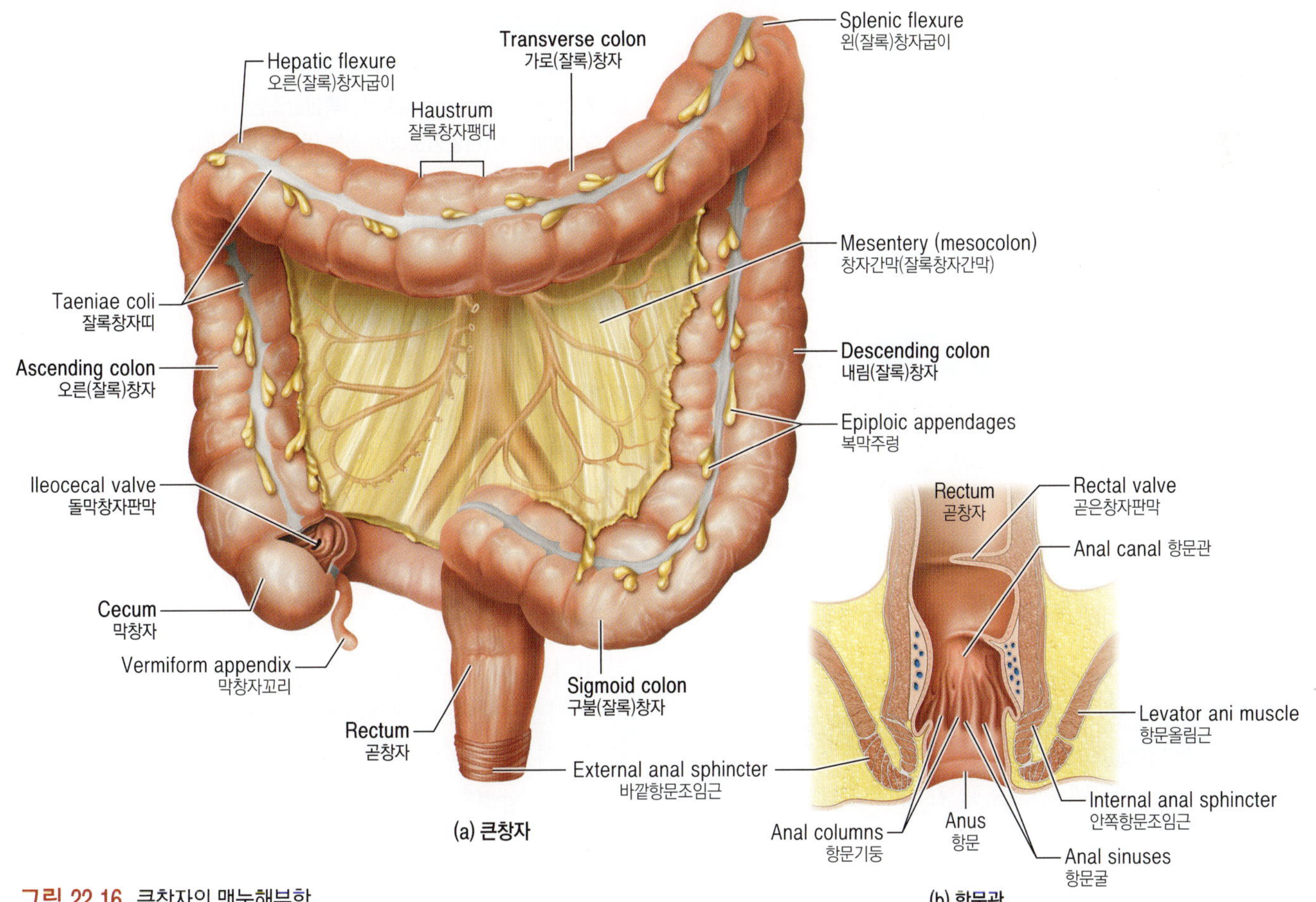

그림 22.16 큰창자의 맨눈해부학

에도 불구하고, 염증이 있는 충수는 큰 문제로 이어질 수 있다. 임상에서 적용하기 Appendicitis(막창자꼬리염)를 참조한다.

큰창자의 두 번째 부분이며, 가장 긴 부분인 잘록창자(결장)는 네 부분으로 구분되어 있다.

- **Ascending colon(오름잘록창자).** 배막뒤 ascending colon(오름잘록창자, 상행결장)은 오른아래사분면에서 오른위사분면으로 배의 오른쪽을 따라 올라가며 이동한다. 이는 간에 도달하면 right colic flexure[오른(잘록)창자굽이, 우결장굴곡]라고도 알려진 hepatic flexure[오른(잘록)창자굽이]라는 교차점에서 급좌회전을 한다.
- **Transverse colon[가로(잘록)창자].** 오른창자굽이에서는 오름잘록창자가 배막안 transverse colon[가로(잘록)창자, 횡행결장]이 되어 위쪽 배안을 가로 지르는 부위이다. Spleen(지라, 비장)에서는 left colic flexure[왼(잘록)창자굽이, 좌결장곡]이라고도 알려진 교차점 splenic flexure(지라굽이, 비장굴곡)에서 아래쪽으로 급하게 방향을 바꾼다.
- **Descending colon[내림(잘록)창자].** 지라굽이는 배안의 왼쪽을 따라 지나가는 배막뒤 descending colon[내림(잘록)창자, 하행결장]으로 이어진다.
- **Sigmoid colon[구불(잘록)창자].** 왼아래사분면에서 내려가는 잘록창자는 S자형 sigmoid colon[구불(잘록)창자, S자결장]이 되어 배막안에서 sacrum(엉치뼈, 천골) 쪽을 향하게 된다.

구불창자 이후 큰창자는 rectum(곧창자, 직장)으로 계속 연결된다. 큰창자의 이 부분은 엉치뼈 앞쪽에서 진행되며 배막뒤이다. 곧창자벽은 rectal valve(곧은창자판막)라고 불리는 수평주름이 있어 배설물의 통행과 동시에 flatus(방귀, 가스)가 통과할 수 있다.

곧창자는 큰창자의 마지막 부분인 anal canal(항문관)에서 끝난다(그림 22.16b). 항문관이 골반안 바닥의 levator ani muscle(항문올림근)을 통과한다. 항문관의 벽은 anal column(항문기둥, 항문주)이라고 불리는 세로 홈을 특징으로 한다. 항문기둥 사이에는 defecation(배설) 중 대변이 항문을 통과할 때 점액을 분비하는 anal sinus(항문굴, 항문동)가 있다. 그리고 항문관의 말단부분에는 두 개의 sphincter(조임근, 괄약근)가 있다. 첫 번째는 불수의적인 internal anal sphincter(안쪽항문조임근, 내항문괄약근)이며, 단순히 뼈대근육계통의 두꺼운 둥근층이다. 안쪽항문조임근은 부교감운동신경세포에 의해 공급된다. 두 번째는 skeletal muscle(뼈대근육, 골격근)로 구성된 수의적인 external anal sphincter(바깥항문조임근, 외항문괄약근)이다. 이러한 조임근은 수의적이기 때문에 대뇌겉질에 의해 조절되는 체세포운동신경세포에 의해 자극받는다.

임상에서 적용하기

Appendicitis 막창자꼬리염

막창자의 크기가 작고 맹점이라는 사실 때문에 종종 배설물에 의해 막히게 된다. 대변 내의 박테리아가 막창자에서 증식하여 감염을 일으키고, appendicitis(막창자꼬리염, 충수돌기염)라는 염증이 생긴다. 막창자꼬리염의 징후와 증상으로 복부통증이 있고, 특히 오른아래사분면(RLQ)의 abnormal(이상)로 배막염과 비슷한 반동 압통, 오심, 구토 등이 나타난다.

막창자꼬리염은 즉각적인 치료가 필요하며, 일반적으로 막창자꼬리의 외과적 제거이다. 치료를 하지 않으면 계속 부풀어 올라 파열될 수 있다. 이는 내부출혈의 원인일 뿐만 아니라 박테리아가 가득한 배설물을 배막안으로 유출시켜 배막염을 일으킨다. 이러한 두 조건을 제대로 관리하지 않으면 치명적일 수 있다.

확인하기

- ☐ 1. Large intestine(큰창자)의 부위는 무엇인가?
- ☐ 2. Internal anal sphincter(안쪽항문조임근)와 external anal sphincter(바깥항문조임근)는 어떤 차이가 있는가?

Histology of the Large Intestine
큰창자의 조직학

큰창자의 mucosa(점막층)에는 villus(융모)가 없고 세포에는 microvilli(미세융모)가 없다. 이러한 구조적 적응은 영양소 흡수가 큰창자의 주요 기능이 아니라는 사실을 반영한다. 다른 소화관과 마찬가지로, 점막층은 보호 및 윤활 점액을 분비하는 goblet cell(술잔세포)로 풍부하다.

큰창자의 muscularis externa(근육점막판)는 대부분 길이 방향으로 이어지지 않는다는 점이 독특하다. 대신, 이 층은 taeniae coli(잘록창자띠, 결장띠)라는 3개의 밴드를 가진다(그림 22.16a). 이들의 일정한 긴장은 큰창자를 haustra(잘록창자팽대, 결장팽기)라고 불리는 주머니로 묶는다. 큰창자의 serosa(장막)는 epiploic appendage(복막주렁, 복막수)로 알려진 지방이 채워진 주머니를 포함하며, 기능은 알려져 있지 않다.

확인하기

☐ 3. Taeniae coli(잘록창자띠)는 무엇이며, 기능은 무엇인가?

Bacteria in the Large Intestine 큰창자의 박테리아

큰창자는 엄청난 수의 박테리아를 보유하고 있다. 일반 인체 세포보다 큰창자의 박테리가 약 10배 더 많고, 박테리아는 대변 건조질량의 약 60%를 차지한다. 박테리아는 normal flora(정상균무리, 정상세균총) 또는 gut flora(창자균무리)로 공생 관계에 있는 인간과 공존하는 약 500종의 세균 종으로 구성된다. 인간은 살아남는 데 필요한 환경을 박테리아에 제공하며 박테리아는 다음과 같이 인간에게 유용한 여러 기능을 수행한다.

- **비타민 생성.** 박테리아는 혈액응고에 필요한 비타민 K와 같은 비타민을 생성한다.
- **소화되지 않은 물질은 대사함.** 박테리아는 작은창자가 소화할 수 없는 수용성섬유 같은 탄수화물을 대사시켜 인체가 흡수하여 사용할 수 있는 지방산 및 기타 화합물로 전환시킨다. 또한 특정 비타민과 전해질의 흡수를 돕는다. 이러한 대사의 부산물은 창자에서 소량의 가스로 생성되어 방귀로 배출된다.
- **유해박테리아의 성장을 저지함.** 정상균무리는 특정 유해한 박테리아 종을 죽이는 화학물질을 생산하고 영양분을 놓고 경쟁함으로써 병원성 또는 질병을 일으키는 미생물의 번식을 예방한다.
- **면역계통을 자극.** 유아기에는 정상균무리가 자신의 항원에 면역 내성을 유도한다. 동시에 MALT (mucosa-associated lymphatic tissue, 점막연관림프조직)의 발달과 병원균에 대한 항체 생산을 촉진한다. 이는 병원균에 대한 숙주를 보호하는 동시에 정상균무리에 유리한 환경을 조성한다.

장기적인 항생제치료법, 특히 항생제를 입으로 복용하면 많은 수의 정상균무리를 죽임으로써 이러한 기능을 방해할 수 있다. 이는 여러 가지 문제, 특히 박테리아 clostridium difficile(클로스트리듐디피실레)와 같은 항생제 내성 병원성 유기체에 의한 감염을 초래할 수 있다. 이러한 상황은 항생제를 먹은 동물의 고기를 먹어서 의도하지 않게 항생제를 섭취하는 사람들에게도 발생할 수 있다.

확인하기

☐ 4. Large intestine(큰창자)의 normal flora(정상균무리)에 의해 수행되는 기능을 무엇인가?

Motility of the Large Intestine and Defecation 큰창자의 운동성과 배변

큰창자는 가까운쪽과 먼쪽의 두 가지 기능적 구분을 가지고 있다. Proximal large intestine(가까운쪽큰창자)은 오름잘록창자와 가로잘록창자로 구성되어 있으며, distal large

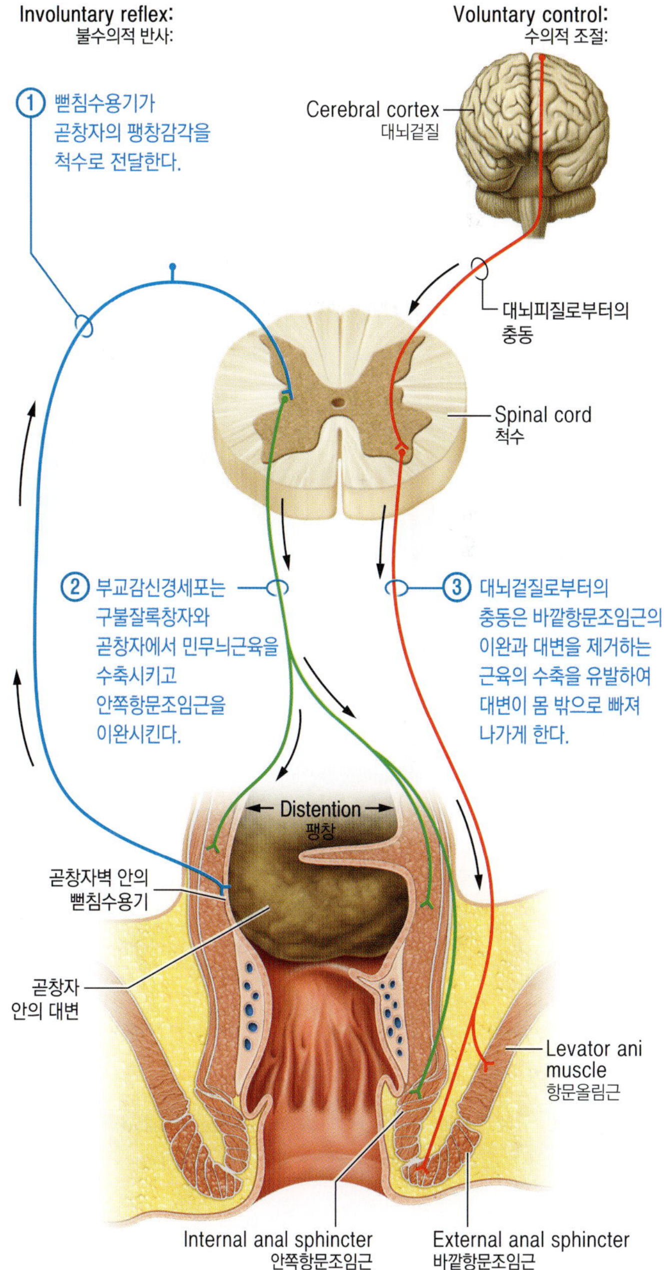

그림 22.17 배변반사

intestine(먼쪽큰창자)은 내림잘록창자, 구불잘록창자, 곧창자, 항문관으로 구성되어 있다.

가까운쪽큰창자는 수분과 전해질 흡수 및 박테리아 활동의 주요 장소이며 운동성의 두 가지 주요 유형을 보여준다. 첫 번째는 작은창자에서 보았던 것과 비슷한 segmentation(분절) 또는 churning(휘젓기)이며, 각 haustrum(잘록창자팽대)의 돌림근육이 반복적으로 수축한다. 이는 수분과 전해질 흡수를 돕도록 잘록창자팽대 주위의 물질을 혼합한다. 이러한 수축은 주로 ENS (enteric nervous system, 창자신경계통, 장신경계)의 국소신경세포에 의해 제어되며 스트레칭에 의해 유발된다.

가까운쪽큰창자에서 운동성의 다른 유형은 mass movement(질량운동) 혹은 mass peristalsis(질량연동운동)로 알려진 추진운동이다. 질량운동 중에 여러 잘록창자팽대는 먼쪽큰창자쪽으로 내용물을 추진하는 꿈틀운동을 겪는다. 질량운동은 하루에 3~4번 발생하며 ENS에 의해 제어되는 반사를 시작하는 음식 소비에 의해 유발되는 것처럼 보인다.

소량의 흡수가 먼쪽큰창자에서 일어나며, 대부분 수분이다. 하지만 큰창자의 주요 역할은 대변 중 배출될 준비가 될 때까지 배설물을 저장하는 것이다. 이러한 이유로 먼쪽큰창자는 가까운쪽큰창자보다 운동성이 훨씬 적다. 질량운동으로 배설물이 정상적으로 비어있는 곧창자로 들어가면 parasympathetic mediated(부교감신경매개) defecation reflex(배변반사)가 시작된다(그림 22.17).

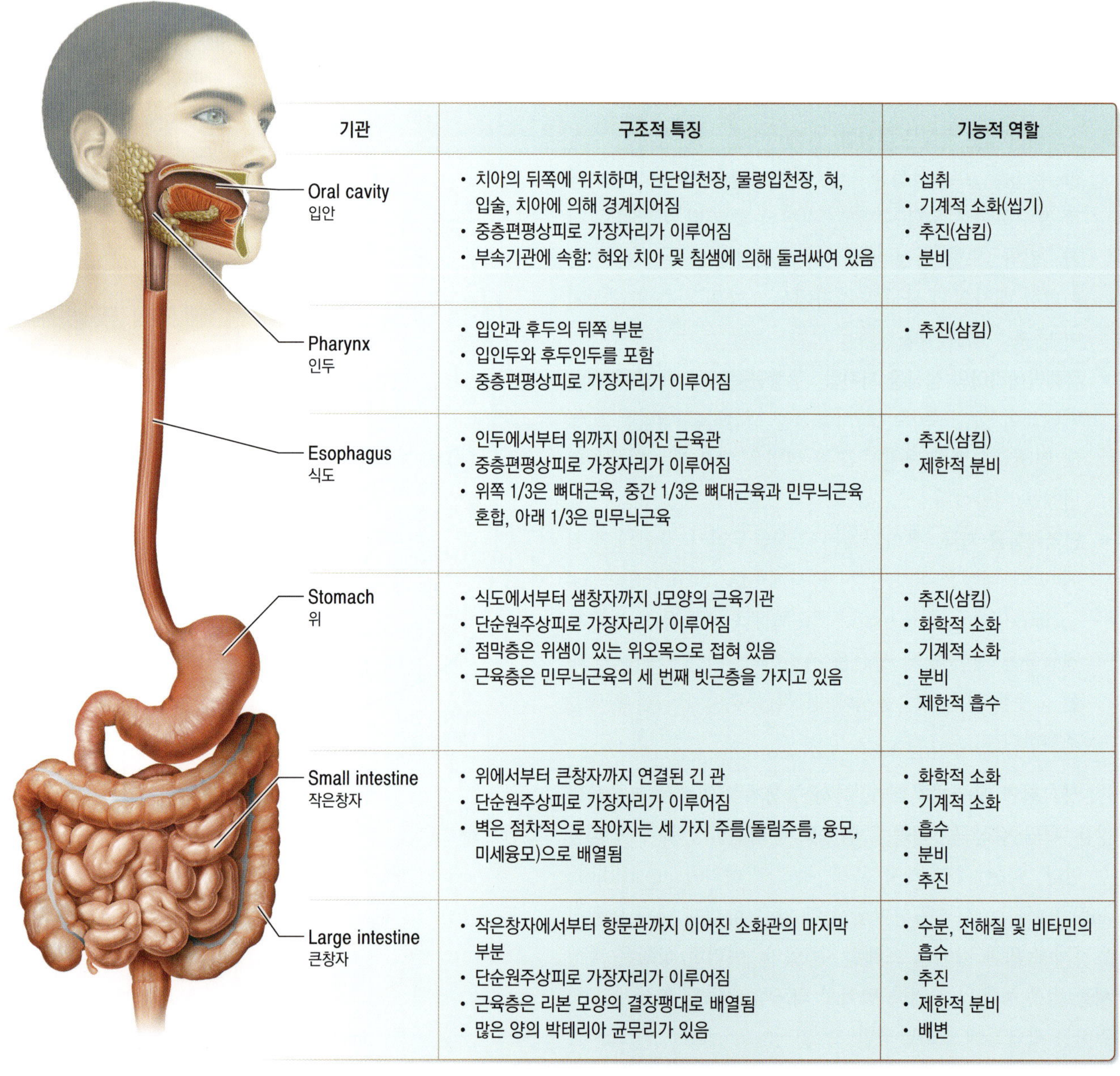

기관	구조적 특징	기능적 역할
Oral cavity 입안	• 치아의 뒤쪽에 위치하며, 단단입천장, 물렁입천장, 혀, 입술, 치아에 의해 경계지어짐 • 중층편평상피로 가장자리가 이루어짐 • 부속기관에 속함: 혀와 치아 및 침샘에 의해 둘러싸여 있음	• 섭취 • 기계적 소화(씹기) • 추진(삼킴) • 분비
Pharynx 인두	• 입안과 후두의 뒤쪽 부분 • 입인두와 후두인두를 포함 • 중층편평상피로 가장자리가 이루어짐	• 추진(삼킴)
Esophagus 식도	• 인두에서부터 위까지 이어진 근육관 • 중층편평상피로 가장자리가 이루어짐 • 위쪽 1/3은 뼈대근육, 중간 1/3은 뼈대근육과 민무늬근육 혼합, 아래 1/3은 민무늬근육	• 추진(삼킴) • 제한적 분비
Stomach 위	• 식도에서부터 샘창자까지 J모양의 근육기관 • 단순원주상피로 가장자리가 이루어짐 • 점막층은 위샘이 있는 위오목으로 접혀 있음 • 근육층은 민무늬근육의 세 번째 빗근층을 가지고 있음	• 추진(삼킴) • 화학적 소화 • 기계적 소화 • 분비 • 제한적 흡수
Small intestine 작은창자	• 위에서부터 큰창자까지 연결된 긴 관 • 단순원주상피로 가장자리가 이루어짐 • 벽은 점차적으로 작아지는 세 가지 주름(돌림주름, 융모, 미세융모)으로 배열됨	• 화학적 소화 • 기계적 소화 • 흡수 • 분비 • 추진
Large intestine 큰창자	• 작은창자에서부터 항문관까지 이어진 소화관의 마지막 부분 • 단순원주상피로 가장자리가 이루어짐 • 근육층은 리본 모양의 결장팽대로 배열됨 • 많은 양의 박테리아 균무리가 있음	• 수분, 전해질 및 비타민의 흡수 • 추진 • 제한적 분비 • 배변

그림 22.18 소화관의 기관들의 구조와 기능의 요약

그림 22.18에서 큰창자와 소화관의 다른 기관의 구조적 기능적 특징을 요약하였다.

확인하기

- ☐ 5. Large intestine(큰창자)에서 이동성의 조절에 수분균형이 중요한 이유는 무엇인가?
- ☐ 6. Proximal large intestine(가까운쪽큰창자)에서 어떤 종류의 이동이 일어나는가?
- ☐ 7. Defecation reflex(배변반사)의 단계는 무엇인가?

22.6 이자, 간, 쓸개

Pancreas, Liver, and Gallbladder

학습목표

1. Pancreas(이자)의 소화기능과 이자의 gross structure(맨눈구조)와 microscopic structure(현미경구조)를 설명할 수 있다.
2. Liver(간)와 gallbladder(쓸개)의 맨눈구조와 현미경구조를 설명할 수 있다.
3. Digestion(소화)에 관여하는 간의 기능을 설명할 수 있다.
4. 간과 쓸개 사이의 구조적 · 기능적 관계를 설명할 수 있다.
5. Pancreatic juice(이자액) 분비와 bile(쓸개즙) 분비가 어떻게 조절되는지 설명할 수 있다.

Digestive system(소화계통)의 마지막 세 기관인 pancreas(이자, 췌장), liver(간), gallbladder(쓸개, 담낭)의 구조와 기능에 대해 학습할 것이다. Salivary gland(침샘, 타액선)와 마찬가지로 이러한 accessory organ(부속기관)은 관을 통해 인체 외부로 산물을 분비하는 exocrine gland(외분비샘)이다.

Pancreas 이자

이자는 내분비 및 외분비 기능이 모두 있는 샘이다. 이자의 내분비분비물인 호르몬 insulin(인슐린)과 glucagon(글루카곤)은 이자에서 혈액으로 배출되어 인체 대부분의 세포에 영향을 준다. 이자의 외분비분비물은 주로 acinar cell(샘꽈리세포, 세엽세포)의 집단에 의해 분비되는 효소이다. 이러한 효소는 digestion(소화)을 돕고 있고 이자관으로 방출된다.

Anatomy and Histology of the Pancreas

이자의 해부학과 조직학

대부분 이자는 배의 왼위사분면에 위치하며, duodenum(샘창자, 십이지장)에서 spleen(지라, 비장)까지 확장된다. 또한 retroperitoneal(배막뒤)이며, 세 부분으로 구성된다(그림 22.19a). (1) 샘창자와 접촉하는 넓은 head(머리), (2) 중간 body(몸통), (3) 지라 쪽으로 가늘어지는 얇은 tail(꼬리)

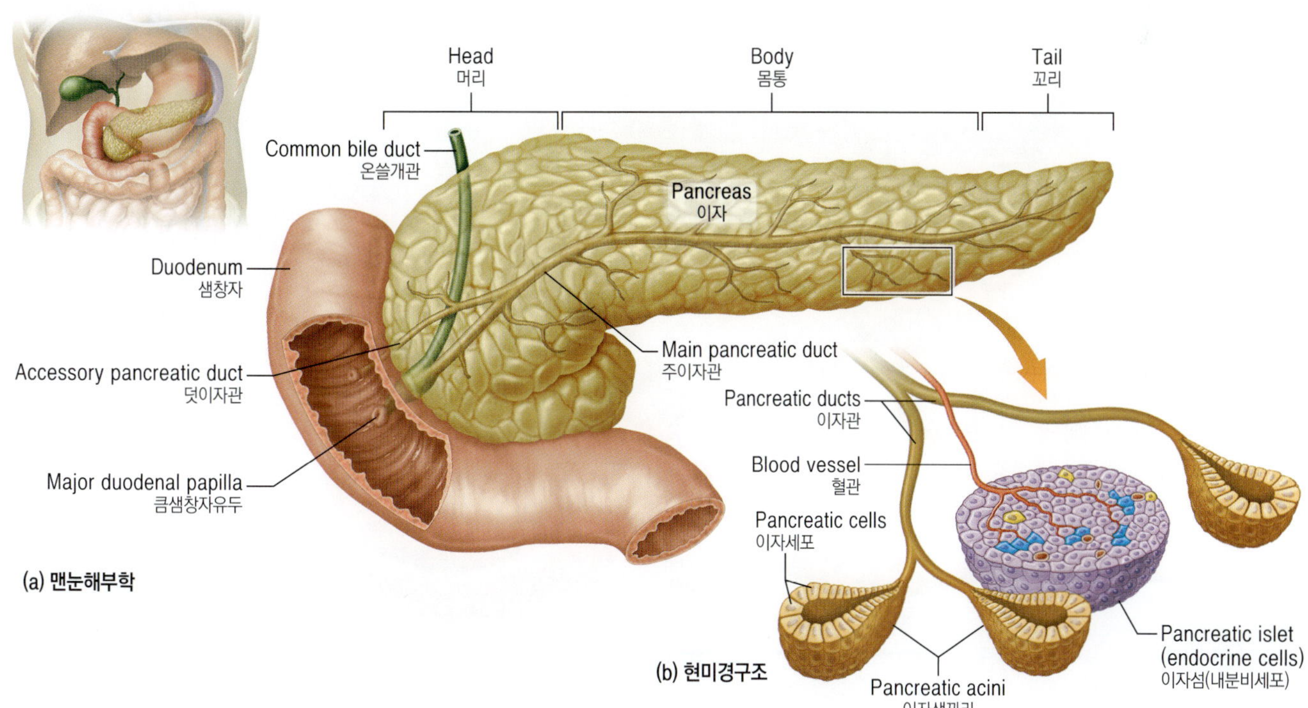

그림 22.19 이자의 해부학과 조직학

이다. 이자의 중앙을 따라 내려가는 것은 main pancreatic duct(주이자관)이며, 샘꽈리세포로부터 분비물을 받는다. 샘창자 근처에서 주이자관이 간과 쓸개의 관과 병합한 후 샘창자로 비운다.

샘꽈리세포는 simple cuboidal epithelial cell(단순입방상피세포)이다. 단순입방상피세포는 acini(샘꽈리, 세엽)로 알려진 집단에서 발견된다(그림 22.19b). 각 샘꽈리는 세포가 분비물을 분비하는 작은 관을 둘러싼다. 또한 관세포는 생성물을 분비한다. 이러한 작은 관의 대부분은 병합되어 주이자관으로 배출되지만 일부는 작은 accessory pancreatic duct(부속이자관)로 분비된다.

Pancreatic Juice 이자액

이자샘꽈리 및 관세포의 총분비물은 pancreatic juice(이자액)로 알려져 있다. 이자액은 수분, 여러 소화효소와 기타 단백질로 구성되어 있다. 또한 관세포는 이자액을 알칼리성으로 만드는 염기성 HCO_3^-를 분비한다. HCO_3^-는 위에서 샘창자로 들어가고 산에 의한 손상으로부터 샘창자를 보호하는 산성유미즙을 중화시키는 것을 돕는다. 샘꽈리세포에 의해 분비되는 소화효소는 chemical digestion(화학적 소화)에 중요하며 탄수화물, 단백질, 지방 및 핵산을 소화하는 반응을 촉매한다.

위 분비와 마찬가지로 이자 분비는 식사 사이의 basal rate(기초율)로 발생한다. 음식을 섭취하는 동안, 이자 분비는 부교감 및 호르몬자극으로 인해 증가한다(그림 22.20). 이자 분비의 한 가지 호르몬 매개체는 CCK (cholecystokinin, 콜레시스토키닌)이다. CCK은 샘창자의 지방 및 부분적으로 소화된 단백질의 존재에 반응하여 샘창자 diffuse neuroendocrine system cell (DNES 세포, 광범위신경내분비세포)에 의해 생성된다. 이는 샘꽈리세포에 소화효소 및 기타 단백질의 분비를 시작하도록 작용한다. 또 다른 자극호르몬은 secretin(세크레틴)이며 샘창자의 acid(산)와 지질에 반응하여 샘창자세포에서 분비된다. 세크레틴은 HCO_3^-를 분비하기 위해 주로 관세포를 작동시킨다.

확인하기

- ☐ 1. 어떤 세포가 pancreatic juice(이자액)를 분비하며, 이자액의 구성성분은 무엇인가?
- ☐ 2. CCK와 secretin(세크레틴)은 이자액 분비에 어떻게 영향을 미치는가?

Liver and Gallbladder 간과 쓸개

인체에서 가장 큰 기관 중 하나인 피라미드 모양의 간은 diaphragm muscle(가로막근육)의 아래쪽 표면에 붙어 자리잡아 오른위사분면에 위치하고 있다. 간의 뒤쪽에는 작은 주머

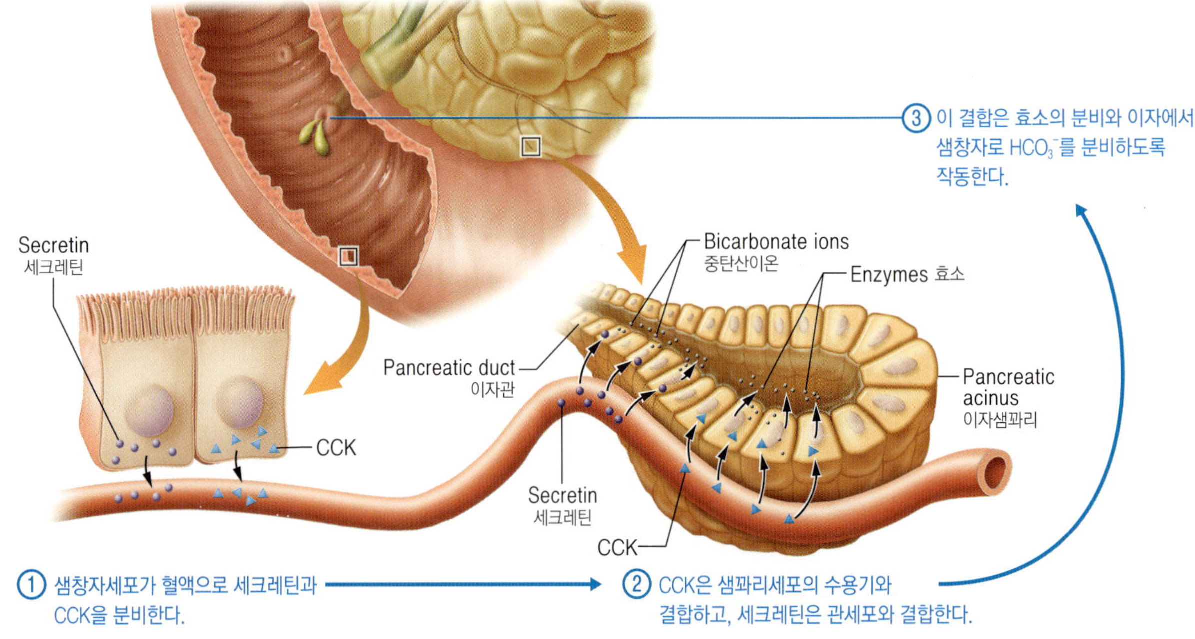

그림 22.20 이자액의 분비

니인 쓸개가 발견된다. 간과 쓸개는 해부학적 및 기능적 관계가 비슷하다. 간과 쓸개의 해부학적 구조와 조직학, 기본 기능, 주요 소화분비물인 bile(쓸개즙, 담즙)을 알아본다.

Anatomy of the Liver 간의 해부학

간은 얇은 결합조직주머니에 싸여 있으며 대부분 visceral peritoneum(내장쪽배막)으로 덮여 있다. 이는 네 개의 엽으로 구성되어 있다. 간의 오른쪽과 왼쪽에는 각각 커다란 right lobe(오른엽)와 left lobe(왼엽)이 있고, 작은 caudate lobe(꼬리엽, 미상엽)와 quadrate lobe(네모엽, 방형엽)는 간의 오른엽의 뒤쪽 부분에 위치해 있다(그림 22.21a와 b). 오른엽 및 왼엽은 falciform ligament(낫인대, 겸상인대)라고 부르는 내장쪽배막의 주름에 의해 분리되며, 앞쪽 배벽에 간을 고정시킨다. 또한 간의 아래쪽 표면에 round ligament(둥근인대, 간원삭)는 태아 때 있던 umbilical vein(제대정맥)의 잔재이다.

간의 뒤쪽측면에서 porta hepatis(간문)를 찾을 수 있다. 산소가 가득찬 hepatic artery(간동맥)와 영양소가 가득하고 산소가 부족한 hepatic portal vein(간정맥)을 포함한 간문에서 많은 혈관이 들어오고 나간다. 혈관 외에도 신경, 림프관 및 간문에 들어가고 나오는 common hepatic duct(온간관)를 발견한다. Sinusoid(간굴모양혈관)에서 혈액을 배출하는 간정맥은 간위쪽표면의 아래대정맥으로 비어 있다.

Histology of the Liver 간의 조직학

간의 기본 단위는 liver lobule(간소엽)이며, 이는 간에 있

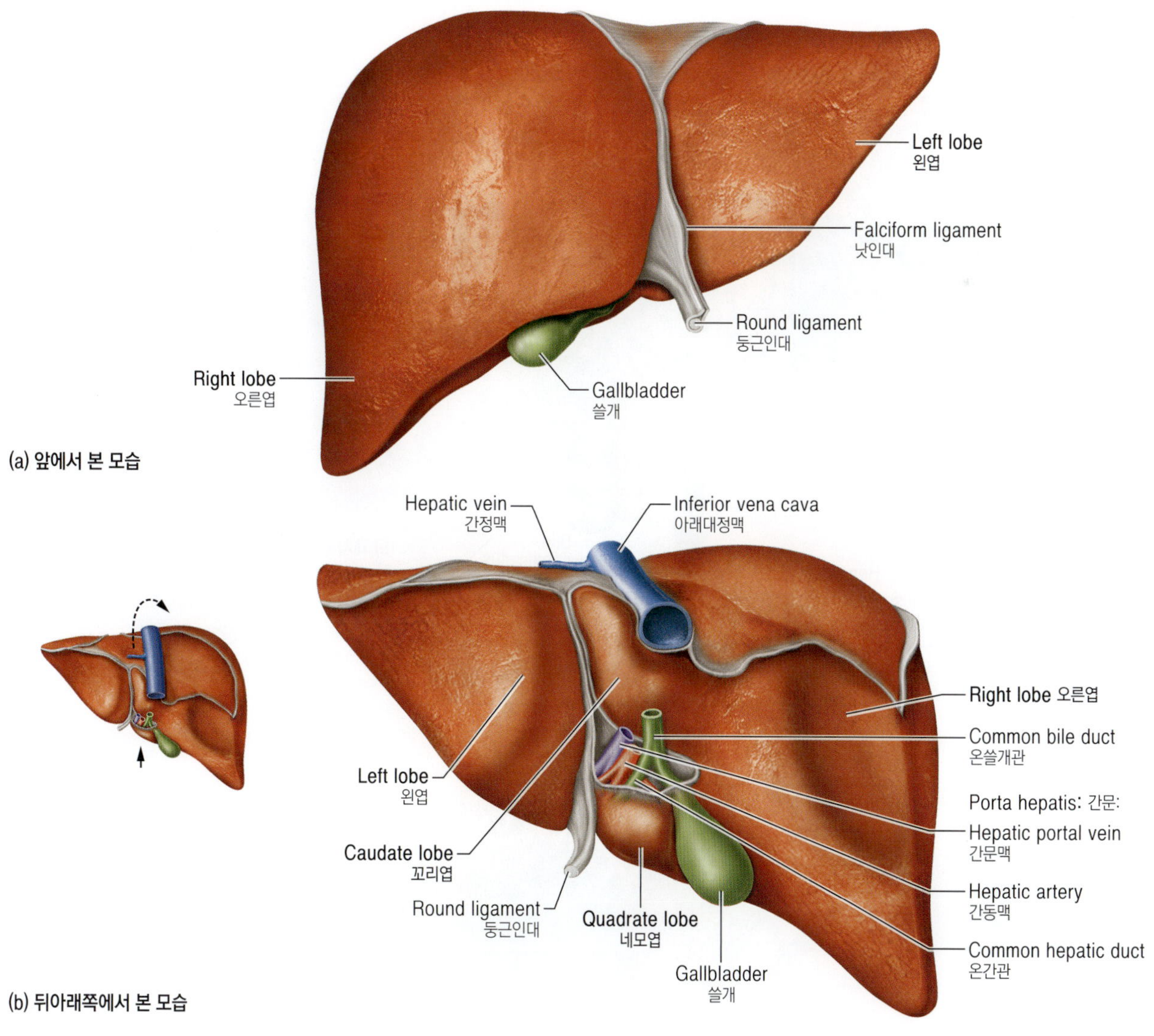

그림 22.21 간의 맨눈해부학

는 결합조직주머니에서 갈라지는 septa(사이막)에 의해 서로 분리되어 있다(그림 22.22). 간소엽은 육각형 모양으로 배열되고 서로 쌓여있는 hepatocyte(간세포)라는 평평한 세포판으로 구성된다. 소엽 중앙에는 작은 central vein(중심정맥)이 있다. 소엽의 6개 모서리 각각에서 portal triad(간세동이, 간유입혈류)라고 하는 3개의 구조가 발견된다: (1) hepatic artery(간동맥)의 가지, (2) portal venule(문맥세정맥)이라고하는 간문맥의 가지, (3) 쓸개즙을 운반하는 작은 bile duct(쓸개관, 담관)이다.

간동맥 및 문맥세정맥은 모두 간세포판 사이에 있는 hepatic sinusoids(간굴모양혈관, 동양혈관)라는 모세혈관과 연결된다. 굴모양혈관은 벽이 연속적이지 않아 큰 물질이 들어가고 빠져나갈 수 있다. 혈류는 혈액과 간세포 사이에서 물질이 교환될 때 굴모양혈관을 통해 천천히 흐르고, 결국 중심정맥으로 배출된다. 중심정맥은 병합되어 간문맥으로 배출되고, 다시 아래대정맥으로 공급된다. 쓸개즙은 간세포에서 bile canaliculi(담즙세관)로 불리는 작은 관으로 반대 방향으로 간소엽을 통해 흘러 결국 쓸개관으로 빠져나간다.

Function of the Liver 간의 기능

간은 인체의 모든 기관에서 가장 다양한 기능을 한다. 이자와 마찬가지로 내분비 및 외분비 분비물을 모두 배출하며 유해한 화학물질을 인체가 제거할 수 있는 무독성물질로 전환시킨다.

Bile Production 쓸개즙 생산. 간의 주요 소화기능은 수분, 전해질 및 유기화합물을 비롯한 여러 구성요소가 포함된 액체인 쓸개즙을 생성하는 것이다. 쓸개즙은 두 가지 중요한 기능을 수행한다: (1) 쓸개즙은 지질의 소화 및 absorption(흡

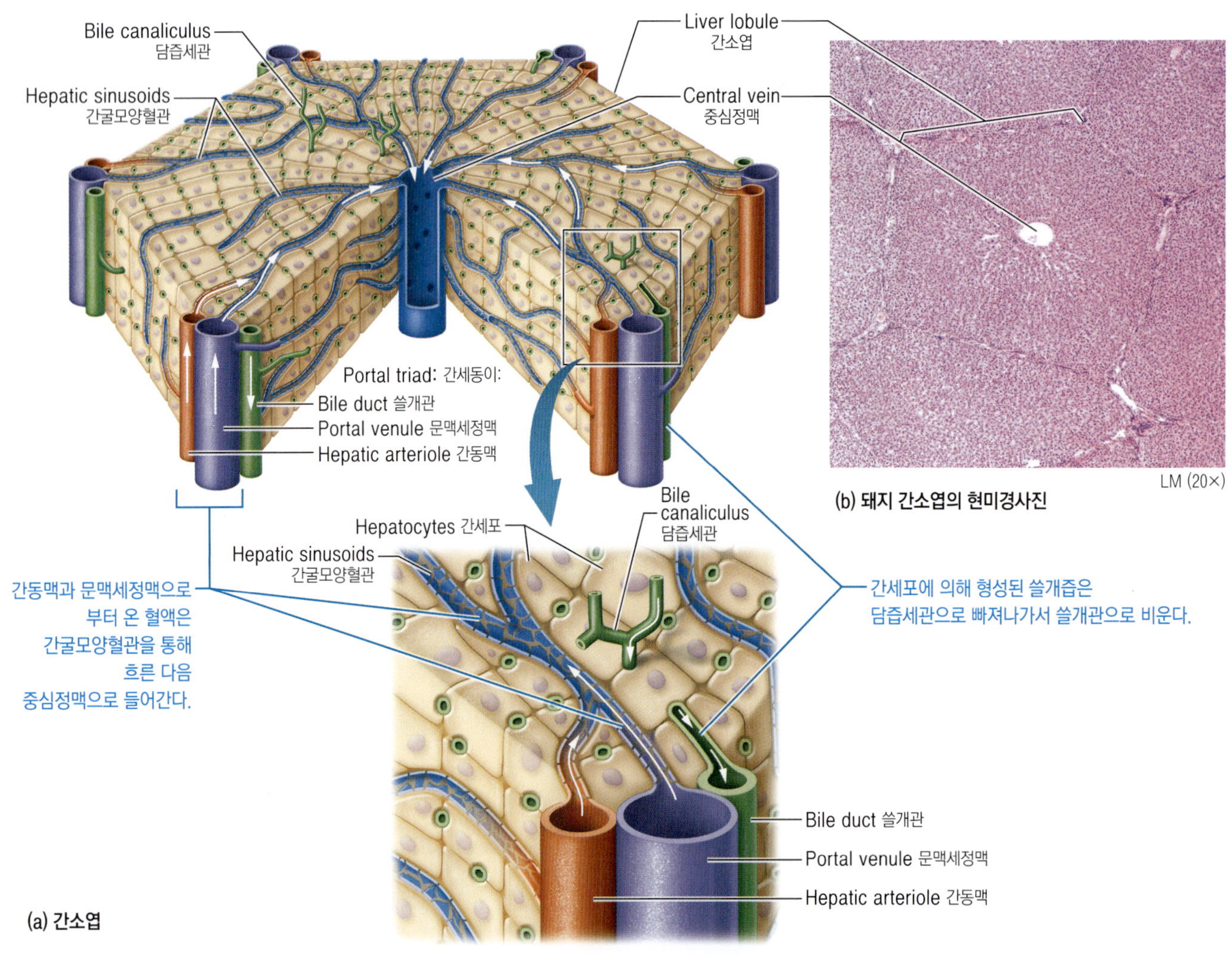

(a) 간소엽

(b) 돼지 간소엽의 현미경사진

그림 22.22 간소엽의 구조

수)에 필요하며, (2) 콩팥이 defecation(배설)할 수 없는 노폐물 및 기타 물질을 간이 배설하는 기전이다. 주요 유기화합물 중 하나는 콜레스테롤에서 추출하는 bile salts(담즙염)이다. 담즙염은 amphiphilic(양쪽친매성)이기 때문에 극성과 비극성 부분을 모두 가지고 있다. 이는 지질과 작은창자의 수분이 많은 환경 모두와 상호 작용할 수 있게 한다. 쓸개즙이 샘창자로 방출되면, 담즙염은 지질을 코팅하여 물리적으로 작은 조각으로 분열시켜 emulsification(유화) 과정을 거친다. 유화는 mechanical digestion(기계적 소화)이지만 지질의 화학적 소화 및 흡수에 필요하다.

또한 쓸개즙은 콜레스테롤, 노폐물 및 중금속과 같은 유해한 화학물질(독소)을 포함하여 간이 배출하는 다양한 양의 물질을 포함한다. 이러한 산물 중 상당수는 작은창자나 큰창자에서 재흡수되지 않아 대변으로 옮겨진다. 간의 배설기능에 대한 중요한 예는 지라에 의한 헤모글로빈 분해로 생기는 노폐물인 bilirubin(빌리루빈)과 관련있다. 간세포는 빌리루빈을 쓸개즙으로 분비하며, 큰창자의 정상균무리는 빌리루빈을 urobilinogen(우로빌리노겐)으로 전환시킨다. 우로빌리노겐의 작은 부분은 큰창자에 의해 재흡수되어 간문맥계통으로 되돌아간다.

Other Function of the Liver 간의 기타 기능. 간은 여러 가지 다른 기능을 수행한다.

- **Nutrient metabolism(영양소 대사).** 간은 식이에서 얻은 영양분을 처리한다. 소화관에서 흡수된 탄수화물과 단백질은 간문맥에 의해 간으로 전달되고, 간동맥에 의해 지방으로 전달된다. 간 내에서 영양물 중 일부는 나중에 사용하기 위해 저장되거나 다른 형태로 변형되어 다른 화합물을 합성하는 데 사용된다. 예를 들어, 간에서 얻은 포도당의 일부는 글리코겐 형태로 저장되며, 많은 식이성 아미노산은 알부민 및 응고단백질과 같은 혈장단백질을 합성하는 데 사용된다.
- **Detoxification(해독).** 간은 위에 언급한 빌리루빈과 같이 인체에서 생성된 물질을 해독한다. 또한 간은 먹거나 마시는 물질을 처리하며, 물질 중 일부는 인체에 해로운 알코올과 같은 독소이다. 일반적으로 이러한 물질은 간문맥을 통해 먼저 간으로 전달되며, 간에서 쓸개즙이나 소변으로 배출될 수 있는 유해물질을 적게 전환한다. 또한 간은 항생제와 같은 많은 약물을 대사한다. 간 기능장애가 있는 사람들은 정상적인 간 기능을 가진 사람들보다 약물을 더 천천히 대사하고 약물이 계통에 훨씬 더 오래

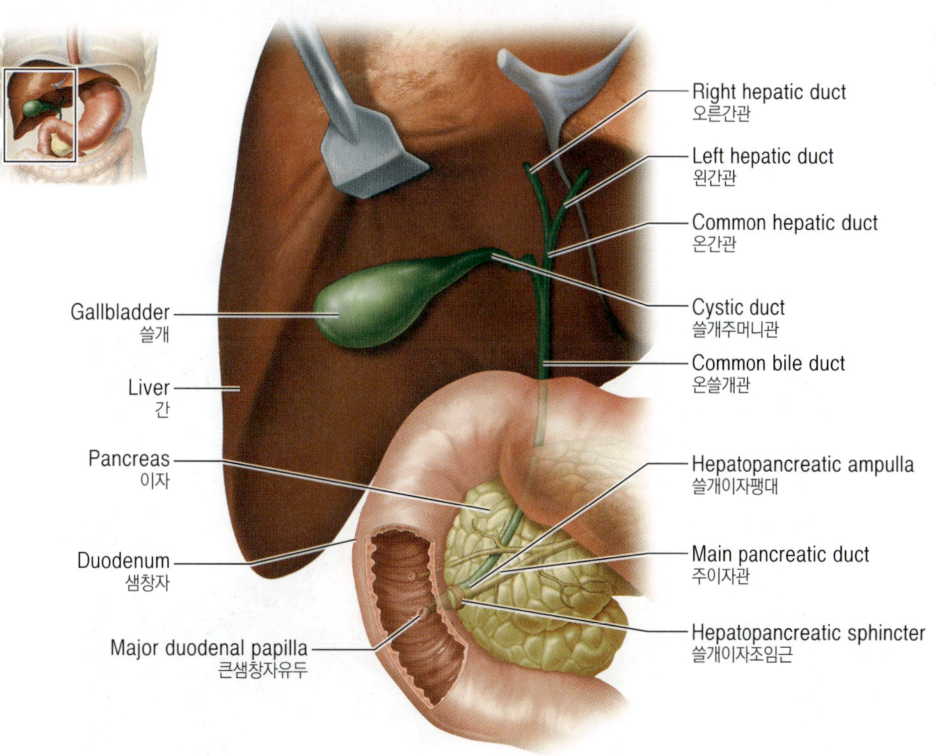

그림 22.23 쓸개와 쓸개의 관의 구조

남아있게 된다.

- **Excretion(배출)**. 간에서 쓸개즙에 직접 빌리루빈이 배설된다. 여러 가지 다른 물질이 쓸개즙으로 배설되는데 특히 특정 항생제와 같은 약물이 배설된다. 또한 간은 물질이 콩팥에 의해 배설될 수 있도록 물질을 변형시킨다.

Gallbladder and Its Relationship to the Liver
쓸개와 간과의 연관성

쓸개는 간 뒤에 있는 작은 주머니로 대부분 온간관에서 담즙을 받는다(그림 22.23). 쓸개는 쓸개즙을 저장하고, 농축하고, 자극을 받을 때 쓸개즙을 배출한다. 쓸개즙 배출은 쓸개의 벽에 있는 smooth muscle(민무늬근육)의 수축을 유발하는 호르몬인 CCK에 의해 자극된다. 이는 쓸개가 cystic duct(쓸개주머니관)로 쓸개즙을 배출하게 한다.

쓸개주머니관은 온간관과 연결하여 common bile duct(온쓸개관, 총담관)를 형성한다(그림 22.23). 온쓸개관은 샘창자 근처의 주요 이자관을 연결하여 hepatopancreatic ampulla(온쓸개이자관팽대, 총담췌관팽대)를 형성한다. 팽대는 쓸개즙과 이자액을 샘창자로 비우는 것을 제어한다. Hepatopancreatic sphincter(쓸개이자조임근)는 부드러운 근육의 고리로 둘러싸여 있다. 온쓸개이자관팽대의 내용물이 major duodenal papilla(큰샘창자유두)를 통해 비운다.

쓸개즙은 칼슘염과 콜레스테롤을 함유하고 있으며 gallstone(쓸개돌, 담석)이라고 불리는 단단한 덩어리를 침강하고 형성할 수 있다(그림 22.24). 일반적으로 쓸개돌은 증상이 없지만 때로는 쓸개주머니관 또는 온쓸개관에 저장되어 쓸개즙의 배출을 차단한다. 특히, 지방질이 많은 식사를 먹을 때 복통을 유발하고 대변에 소화되지 않은 지방이 존재하게 한다. 또한 대변은 빌리루빈 배설이 부족하여 점토색을 띠고 있다. 일반적으로 쓸개돌은 cholecystectomy(쓸개절제술)로 외과적으로 제거하여 치료한다. 쓸개가 없으면 작은창자에서 지방을 소화할 수 있는 능력이 일시적으로 감소할 수

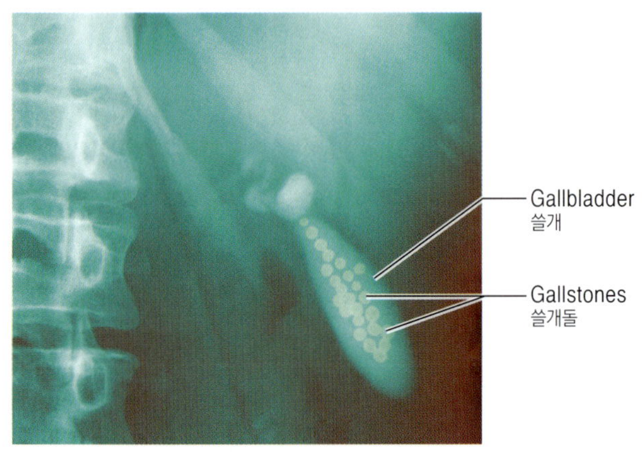

그림 22.24 쓸개돌이 보이는 쓸개의 방사선사진

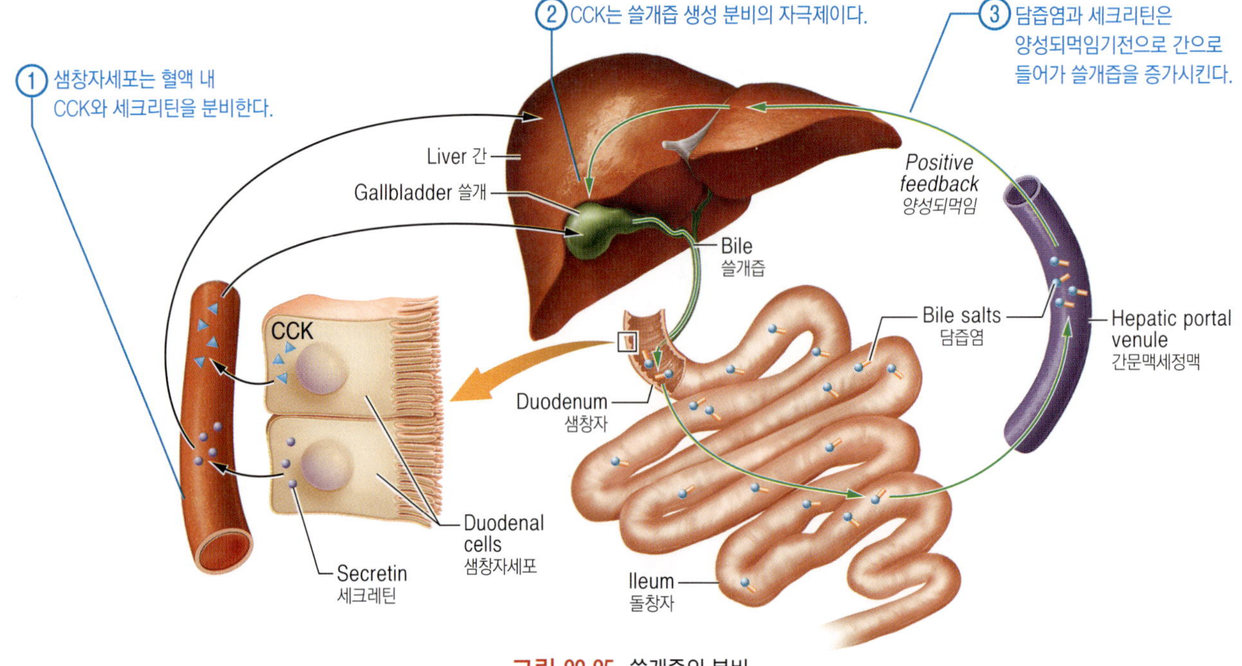

그림 22.25 쓸개즙의 분비

있지만, 시간이 지남에 따라 온간관이 커져서 쓸개의 기능 중 일부를 대신한다.

Bile Secretion 쓸개즙 분비

일반적으로 간은 지속적으로 담즙을 생성하지만 이자와 위액을 방출하는 기본 속도로 분비하지 않는다. 대신, 쓸개즙 분비는 쓸개의 수축과 쓸개이자관팽대의 조임근이 풀릴 때까지는 발생하지 않는다. 이러한 활동은 대부분 CCK에 의해 이루어지며 약간의 vagus nerve(미주신경, X)에 의해 수행된다(그림 22.25). 쓸개즙 생성을 촉진하고 간세포에 의해 분비되는 호르몬 세크레틴을 포함한 다른 요인들은 쓸개즙 분비에 영향을 미친다.

그러나 쓸개즙 생성 및 방출에 대한 가장 강력한 자극은 쓸개즙 자체, 특히 담즙염이다. 담즙염은 창자의 마지막 부분에서 재흡수되어 간문맥을 통해 간으로 전달된다. 담즙염이 간으로 다시 들어감에 따라 쓸개즙 분비는 양성되먹임고리에서 극적으로 증가한다. 쓸개즙 분비는 샘창자가 비울 때까지 샘창자로 진행되어 CCK와 세크레틴 수치가 감소한다.

그림 22.26에서 부속소화기관의 구조적 기능적 특징을 요약하였다.

확인하기

- ☐ 3. Portal triad(간세동이)가 무엇인가?
- ☐ 4. Liver(간)와 gallbladder(쓸개)의 주요 기능은 무엇인가?
- ☐ 5. Bile(쓸개즙) 분비를 주로 작동시키는 것은 무엇인가?

기관	구조적 특징	기능적 역할
Teeth 치아	• 두 쌍: 일차치열과 이차치열 • 잇몸위의 치아머리와 뼈 안에 묻혀있는 치아뿌리로 구성됨 • 상아질로 둘러싸인 치수공간으로 구성되어 있으며, 상아질은 사기질이나 시멘트질에 의해 차례로 둘러싸여 있음	• 기계적 소화(씹기)
Tongue 혀	• 중층상피세포가 겹쳐진 뼈대근육으로 구성 • 표면에 유두가 있음	• 기계적 소화 • 추진(삼킴) • 미각
Salivary gland 침샘	• 세 쌍: 귀밑샘, 턱밑샘, 혀밑샘 • 점액세포와 장액세포로 구성	• 화학적 소화를 돕고, 해로운 유기물의 성장을 저해하고, 삼킴과 기계적 소화를 돕도록 음식을 적셔주는 침을 분비 • 탄수화물의 화학적 소화
Pancreas 이자	• 관을 둘러싸는 꽈리세포로 이루어진 이자샘꽈리로 구성됨	• 지방, 탄수화물, 단백질, 핵산의 화학적 소화를 촉매하는 효소를 분비 • 산성 유미즙을 중화시키는 HCO_3^- 분비
Liver 간	• 중심정맥으로 둘러싸인 육각형간소엽으로 구성 • 간소엽은 간세포판을 포함함	• 기계적 소화(쓸개즙 분비를 통해) • 배설(쓸개즙으로 노폐물을 배설)
Gallbladder 쓸개	• 간의 뒤아래쪽에 있는 근육주머니	• 기계적 소화(쓸개즙을 저장, 농축, 배출)

그림 22.26 부속소화기관의 구조와 기능의 요약

22.7 영양소의 소화와 흡수

Nutrient Digestion and Absorption

학습목표

1. 영양소의 enzymatic hydrolysis(효소가수분해) 과정을 설명할 수 있다.
2. 효소가 활성화, 기질, 최종산물을 포함한 chemical digestion(화학적 소화)에 관여하는 것을 설명할 수 있다.
3. Emulsification(유화) 과정을 묘사하고, 과정의 중요성을 설명할 수 있다. Bile salts(담즙염)가 어떻게 재활용되는지 설명할 수 있다.
4. 각 영양소, fat-soluble vitamin(지용성비타민) 및 water-soluble vitamin(수용성비타민) 및 비타민 B_{12}의 흡수와 관련된 과정을 설명할 수 있다.

소화기관의 해부학적 구조와 기본 기능을 살펴보았다. 소화과정은 digestion(소화)과 absorption(흡수)이라는 두 가지가 있다.

Overview of Digestion and Absorption

소화와 흡수의 개요

소화과정은 개별 영양소 분자로 남을 때까지 음식을 더 작게 조각으로 나눈다. 소화는 mechanical digestion(기계적 소화)과 chemical digestion(화학적 소화) 두 가지 유형이 있다. 모든 영양소는 oral cavity(입안, 구강)에서의 mastication(씹기), 위 내에서의 churning(휘젓기) 및 작은창자에서의 segmentation(분절)의 동일한 기계적 소화작용을 거친다. 그러나 소화효소는 한 가지 유형의 영양소에서 단일 유형의 결합에 특화되어 있기 때문에 화학적 소화는 각 영양소마다 다르다.

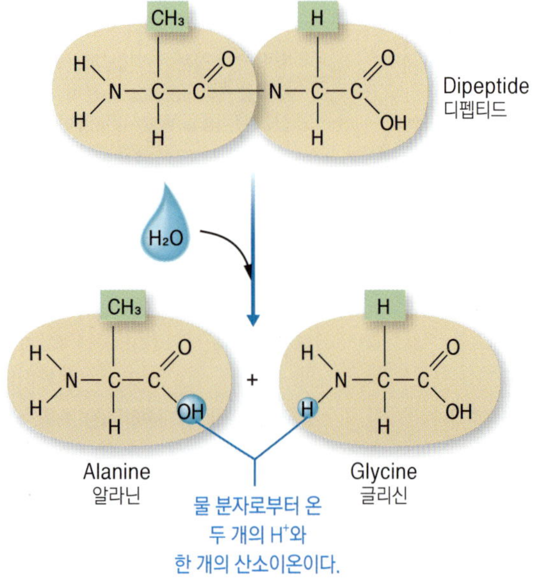

대부분의 소화효소는 그림에서 설명된 것처럼 물 분자를 사용하여 화학결합을 깨는 가수분해반응을 촉매한다.

이는 gastric juice(위액)와 pancreatic juice(이자액) 같은 체액으로 인해 많은 양의 수분이 분비되는 이유 중 하나이다. 물 분자는 화학적으로 음식을 분해하는 반응의 주요 구성요소이다. 이러한 가수분해반응은 소화효소 없이 발생하기도 하지만 너무 느리게 진행되므로 먹는 음식에서 영양분을 추출할 수 없다. 소화효소는 enzymatic hydrolysis(효소가수분해)로 알려진 반응을 가속화시킨다.

일단 영양소가 성분 단량체로 소화되면 인체 안으로 들어가야 한다. Alimentary canal(소화관)의 점막은 실제로 바깥막이므로 음식이 인체의 '내부'에 있는 것처럼 보일 수 있지만, 실제로 흡수되기 전에는 아니다. 영양소 및 기타 물질은 소화관의 epithelial lining(상피내벽)을 지나 흡수되어야 하고 체내세포로 전달되기 전에 혈류로 들어가야 한다.

소화와 마찬가지로 이러한 과정은 각 영양소에 따라 약간씩 다르게 발생한다.

Digestion and Absorption of Carbohydrate

탄수화물의 소화와 흡수

탄수화물 소화는 salivary gland(침샘, 타액선)에서 나온 salivary amylase(침아밀라아제)의 도움으로 입안에서 시작된다. 침아밀라아제는 긴 polysaccharide(다당류)를 더 짧은 oligosaccharide(올리고당류)로 분해하는 반응을 촉매한다. 침아밀라아제는 실제로 화학적 소화를 거의 하지 않는데, 이는 일반적으로 음식이 단순히 입안에 오래 있지 않아 효과가 거의 없기 때문이다. 침아밀라아제에 의한 약간의 소화는 위에서 계속되지만 위산은 일반적으로 일을 완료할 수 있기 전에 비활성화시킨다.

탄수화물의 화학적 소화는 작은창자에서 재개된다(그림 22.27). 다당류와 올리고당은 pancreatic amylase(이자아밀라아제)라고 불리는 이자효소를 만난다. 이자아밀라아제는 침아밀라아제와 구조 및 기능면에서 매우 유사하며 ① 남아 있는 다당류를 올리고당으로 분해하는 반응을 촉매한다.

올리고당 소화는 효소 lactase(락타아제, 젖당분해효소), maltase(말타아제), sucrase(수크라제, 설탕분해효소)를 포함한 작은창자의 brush border[솔가장자리; brush border enzymes(솔가장자리효소)]에 enterocyte(창자세포)의 생성물인 효소에 의해 촉매작용을 한다. 락타아제는 단지 하나의 반응 즉, 설탕유당을 포도당과 galactose(갈락토오스)로 소화시키는 것이다. 임상에서 적용하기 Lactose Intolerance(젖당불내성)를 참조한다. ② 말타아제와 수크라제는 올리고당을 이당류와 단당류로 분해하는 반응을 촉매한다. 이러한 모든 활동의 최종산물은 monosaccharides glucose(단당류포도당), fructose(과당) 및 갈락토오스이다.

탄수화물은 단당류로 분해되어 흡수된다. 포도당과 갈락토오스는 같은 기전에 의해 창자세포의 apical membrane(꼭대기막)을 가로 질러 운반된다(그림 22.27). 포도당과 갈락토오스의 농도는 창자세포의 세포질에서 작은창자의 속공간보다 높다. 이는 포도당과 갈락토오스의 흡수는 분자가 농도기울기에 반대로 움직일 것을 요구한다는 것을 의미한다.

물질은 농도기울기에 반대로 움직일 때마다 에너지가 소모되어야 한다. 이러한 경우 에너지는 Na^+/glucose cotransporter (Na^+/포도당 공동수송체)로 알려진 이차능동수송기전을 통해 발생한다. 이차능동수송은 막을 가로질러 화학물질을 이동시키기 위해 ATP (adenosine triphosphate, 삼인산아데노신)가 간접적으로 사용되는 막수송의 한 형태이다. Na^+/K^+pump (Na^+/K^+ 펌프)는 ATP를 소비하여 Na^+를 창자세포에서 작은창자 속공간으로 유도한다. 이는 해부학 및 생

> **임상에서 적용하기**
>
> **Lactose Intolerance 젖당불내성**
>
> 많은 성인은 효소 락타아제가 부족하여, lactose intolerance(젖당불내성, 유당불내성)로 알려진 lactose(젖당)을 소화할 수 없는 상태이다.
>
> 대부분의 사람은 유아기에 락타아제를 생산하지만 효소의 생산은 나이가 들어감에 따라 감소하며 성인의 75%까지 락타아제 활성감소를 보인다. 젖당불내성의 비율은 민족에 따라 다르며 북유럽 인구의 약 5%에 불과하지만 아시아의 일부 지역에서는 인구의 약 90%가 된다.
>
> 락타아제가 없으면 젖당은 소화될 수 없고, 소화되지 않은 젖당은 작은창자에 남아 결국 큰창자로 전달된다. 큰창자의 젖당은 대변에 물을 빨아 들일 수 있는 삼투성입자의 역할을 한다.
>
> 이는 젖당을 섭취할 때 복부경련과 설사로 이어질 수 있다. 젖당불내성은 젖당함유식품을 피하거나 처방전 없이 구입할 수 있는 락타아제 보충제를 복용함으로써 관리할 수 있다.

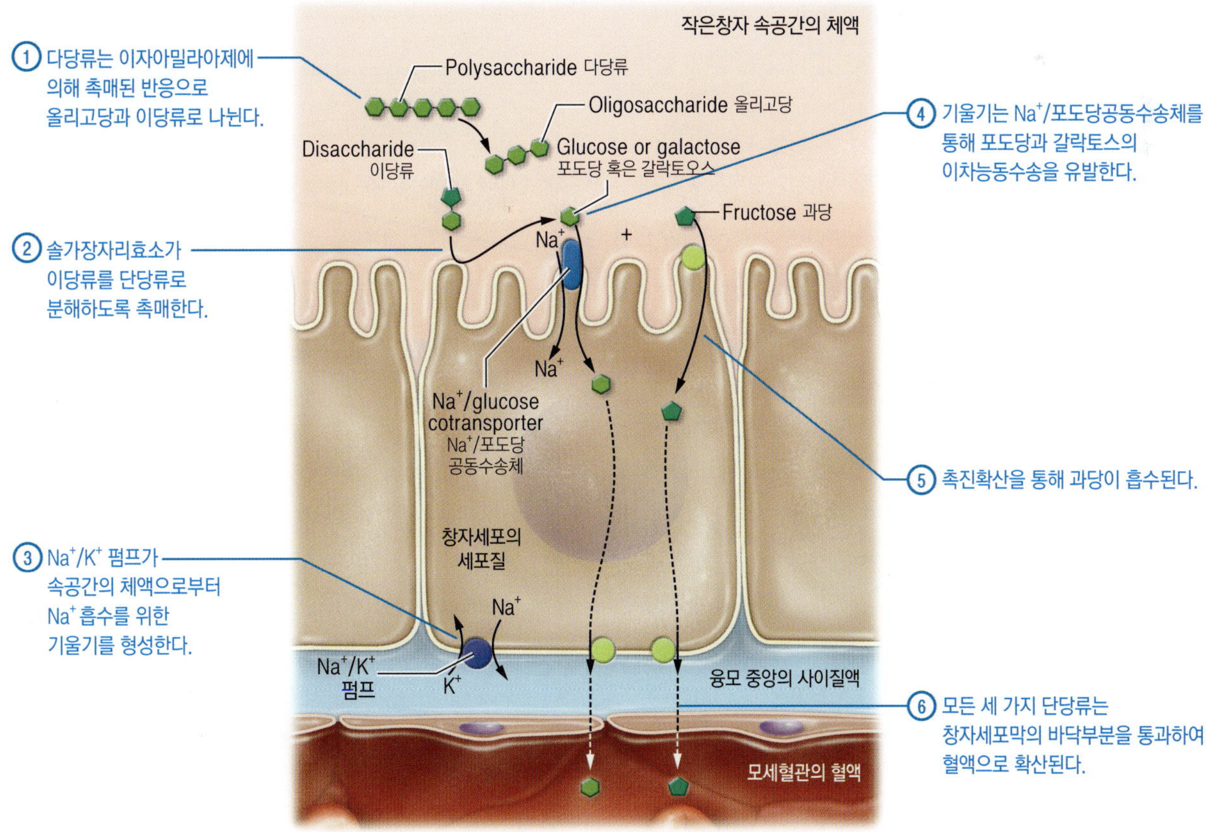

그림 22.27 작은창자에서의 탄수화물 소화와 흡수

리학에서의 기울기의 중요성에 대한 것으로, Na^+가 창자세포로 되돌아가는 것을 촉진하는 농도기울기를 만든다.

농도기울기는 실제로 잠재적인 에너지의 한 형태이다. 세포는 에너지를 이용하여 ④ Na^+가 창자세포로 다시 확산되도록 하며, 에너지는 포도당과 갈락토오스가 창자세포로 이동하도록 유도한다.

과당은 Na^+/포도당 공동수송체에 결합할 수 없으므로 별도의 기전을 통해 apical enterocyte membrane(꼭대기창자세포막)을 가로지른다(그림 22.27). ⑤ 과당은 막을 가로지르는 촉진확산을 매개하는 통로에 결합한다. 촉진확산은 수동적 과정이며 에너지의 순입력이 필요 없기 때문에 농도기울기가 존재한다. 그렇지 않으면 과당이 흡수되지 않는다.

3개의 모든 단당류는 ⑥ 동일한 촉진확산기전에 의해 바닥의 창자세포막을 가로지른다.

단당류가 바닥막을 통과한 후, ECF (extracellular fluid, 세포바깥액)를 통해 villus(융모)의 모세혈관으로 확산된다. 혈액 속으로 들어가면 hepatic portal vein(간문맥)을 통해 간으로 전달되어 처리된다.

확인하기

☐ 1. Carbohydrate(탄수화물)의 소화가 일어나는 곳은 어디인가?

☐ 2. 탄수화물을 소화시키는데 관여하는 효소는 무엇인가?

☐ 3. Glucose(포도당), galactose(갈락토오스), fructose(과당)가 어떻게 apical enterocyte membrane(꼭대기창자세포막)을 통과하는가?

Digestion and Absorption of Protein

단백질의 소화와 흡수

단백질의 화학적 소화는 위에 도달하여 효소 pepsin(펩신)을 만날 때까지 시작되지 않는다. 위샘의 chief cell(으뜸세포)이 불활성 전구체 pepsinogen(펩시노겐)을 생성한다. 펩시노겐은 펩신이 되기 위해 약 pH 2가 필요하고, 펩신은 pH 7일 때 완전히 불활성화 된다. 활성화된 펩신은 단백질을 더 작은 polypeptide(폴리펩타이드), oligopeptide(올리고펩타이드) 및 일부 유리아미노산으로 분해하는 반응을 촉매한다.

그러나 펩신이 촉매작용을 하는 반응은 섭취한 음식의 단백질 중 약 10~15%만을 소화한다.

단백질 소화의 나머지는 이자효소와 솔가장자리효소(그림 22.28의 ①)의 도움으로 작은창자에서 일어난다. 단백질

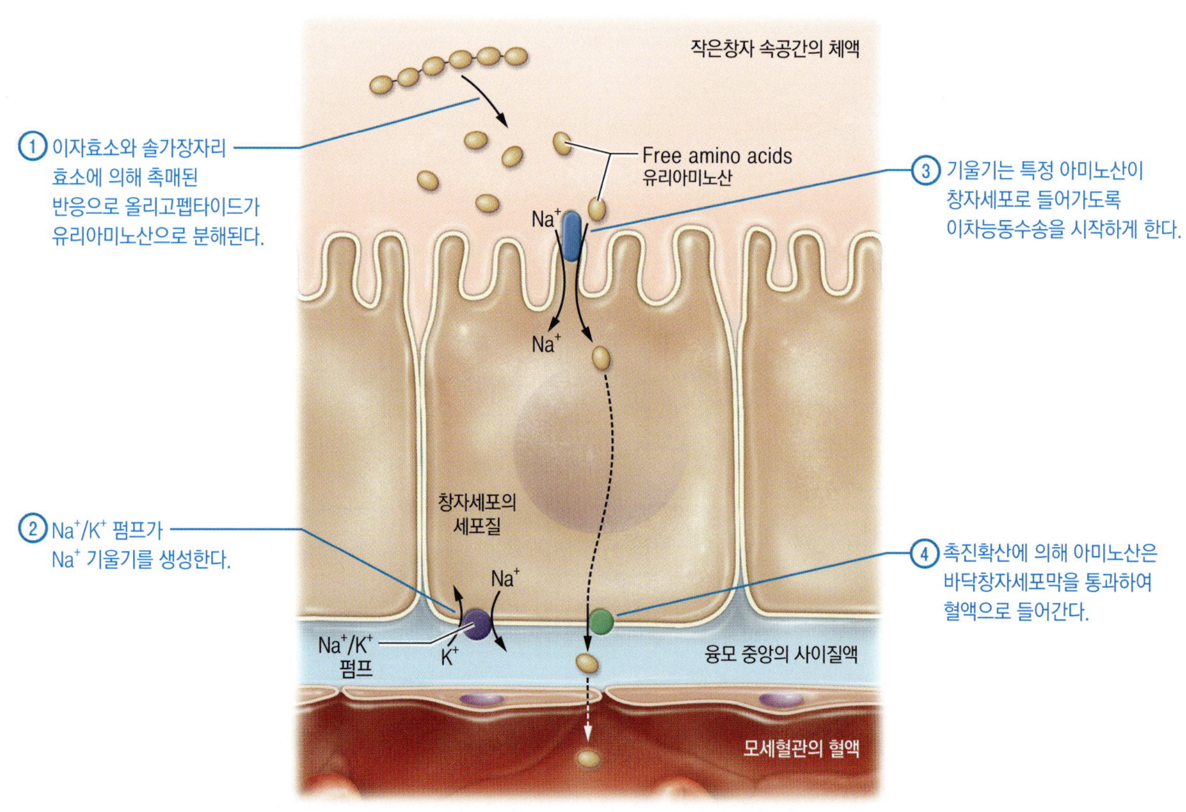

그림 22.28 작은창자에서의 아미노산 소화와 흡수

을 소화시키는 5가지 이자효소가 있으며, 모두 불활성 전구체로 방출된다. 이는 autodigestion(자가소화) 또는 자체효소에 의한 세포의 소화로부터 이자를 보호한다.

활성화되는 첫 번째 이자효소는 전구체인 trypsinogen(트립시노겐)이며, 창자솔가장자리에서 효소를 만날 때 활성효소 trypsin(트립신)이 된다. 트립신은 차례로 다른 이자효소를 활성형태로 전환시키는 반응을 촉매하고 이자에서 분비되는대로 추가의 트립시노겐을 활성화시킨다. 이러한 효소는 올리고펩타이드와 일부 유리아미노산으로 단백질과 폴리펩타이드를 소화하는 반응을 촉매한다.

단백질에 작용하는 마지막 효소는 창자세포와 관련이 있다. 올리고펩타이드를 유리아미노산으로의 소화를 촉매하는 여러 가지 솔가장자리효소가 있다. 이 효소는 촉매작용을 할 수 있는 반응이 제한되어 있으므로 일부 작은 올리고펩타이드(2~3개 아미노산 길이)는 소화되지 않은 채로 남아 있다. 이러한 작은 올리고펩타이드는 창자세포에 의해 흡수되고, 창자세포의 세포질에서는 유리아미노산으로 분해를 촉매하는 효소를 많이 만나게 된다.

일반적으로 작은창자에서 흡수되기 위해서 영양소로 소비되는 단백질이 작은 올리고펩타이드와 유리아미노산으로 분해되어야 한다. 그러나 인간은 endocytosis(세포내섭취) 과정에 의해 면역에 관여하는 소화되지 않은 단백질을 소량 흡수할 수 있다. 작은창자의 Peyer's patches(페이에르판) 위에 있는 특수세포는 이러한 단백질을 섭취하여 판에서 림프조직으로 전달하는데, 이는 신생아의 면역계통 발달에 특히 중요하다.

올리고펩타이드와 유리아미노산은 그림 22.28의 Na^+/K^+ 펌프 ②와 ③에 의해 확립된 Na^+ 기울기를 사용하는 이차능동수송 막단백질에 의해 주로 창자꼭대기막을 가로 지른다. 창자세포 내에서 올리고펩타이드는 유리아미노산으로 분해된다.

유리아미노산은 촉진확산 ④에 의해 바닥창자세포막을 나가고, 이후 융모의 모세혈관에 들어간다. 탄수화물과 마찬가지로 아미노산은 간문맥을 통해 처리하기 위해 간으로 전달된다.

확인하기

- ☐ 4. Protein(단백질)의 소화는 어디에서 어떤 효소와 함께 일어나는가?
- ☐ 5. Small intestine(작은창자)에서 단백질 소화는 어떻게 일어나는가?
- ☐ 6. Amino acid(아미노산)는 apical membrane(꼭대기막)과 basal enterocyte membrane(바닥창자세포막)을 통과하여 어떻게 흡수되는가?

Digestion and Absorption of Lipid
지질의 소화와 흡수

지질이라고 알려진 유기분자의 종류에는 다양한 지방과 오일이 포함된다. 하지만 식사로 섭취하는 지질의 90%는 triglyceride(트리글리세라이드)이다. 트리글리세라이드는 glycerol(글리세롤)이라는 3개 탄소중심에 결합된 3개의 fatty acid monomer(지방산 단량체)로 구성된다.

Lipid Digestion 지질 소화

지질은 nonpolar molecule(비극성분자)이기 때문에 지질소화과정은 탄수화물이나 단백질 소화보다 복잡하다. 무극성 특성 때문에 물과 상호작용하는 대신 지질이 서로 달라붙어서 물 기반의 용액에 큰 globule(방울)을 형성한다. 이는 소화관에서 발생한 경우 소화효소는 지질의 결합을 끊는 반응을 촉매 작용하기 위해 작동하는 표면적이 거의 없다.

따라서 지질 소화의 첫 번째 부분은 물리적으로 소화효소의 표면적을 넓히기 위해, 기계적 소화를 통해 큰 지질방울을 작은방울로 분해해야 한다. 이는 입안에서의 씹기, 위 내에서의 소화 및 작은창자에서의 분절과 같은 물리적인 과정에 의해 먼저 수행된다. 그러나 이러한 과정을 거친 후에도 지질방울은 너무 커서 화학적 소화가 효율적으로 이루어지지 못하기 때문에, 지질을 기계적으로 더 작은 작은방울로 쪼개려면 bile salt(담즙염)의 도움이 필요하다.

담즙염은 극성부분과 비극성부분을 가진 amphiphilic(양쪽친매성) 분자이다. 담즙염을 표현하기 위해 다음과 같은 도식적인 구조를 사용한다.

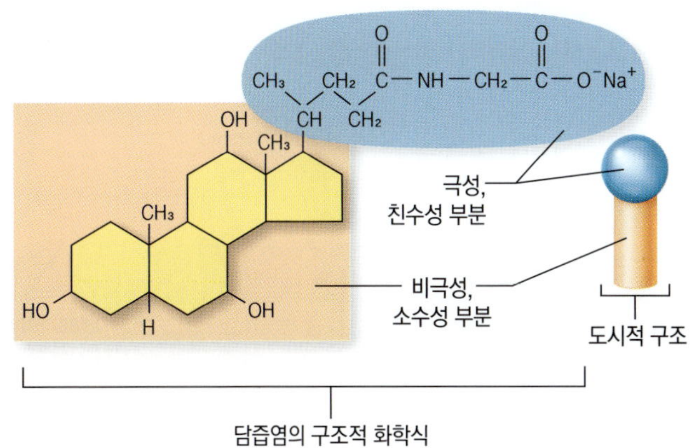

담즙염이 지질과 섞이면 비극성부분은 지질과 상호작용하고 극성부분은 주변의 액체와 상호작용한다. 이는 물리적으로 emulsification(유화) 과정에 의해 작은 조각으로 지질 방울을 분해한다. 최종산물은 담즙염으로 덮힌 여러 개의 작은 지질방울, 즉 emulsion(유제)이라는 혼합물이다. 이는 소화효소에 지질을 효과적으로 소화시키기에 충분한 표면적을 제공한다.

지질의 소화과정은 아래와 같이 진행된다(그림 22.29).

① **지질은 위 휘젓기에 의해 분해되고 위리파아제에 의해 촉매되는 반응으로 분해된다.** 지질소화는 효소 gastric lipase(위리파아제)의 도움으로 위에서 시작된다. 위리파아제는 트리글리세라이드에서 하나의 지방산을 제거하여 일부 free fatty acid(유리지방산)와 diglyceride(디글리세라이드)를 남기는 반응을 촉매한다. 전체 식이지방의 약 15%가 이러한 방법으로 소화된다.

② **지질은 작은창자에 들어가 담즙염에 의해 유화된다.** 부분적으로 소화된 트리글리세라이드는 작은창자로 들어가 쓸개즙과 상호작용한다. 담즙염은 지질을 덮어 물리적으로 작은 조각으로 분리한다. 이는 순수하게 기계적인 과정이고, 유화 중에는 결합이 끊어지지 않는다.

③ **이자리파아제는 지질을 유리지방산 및 모노글리세라이드로 분해하는 반응을 촉매한다.** 이자는 지방분해를 촉매하는 효소인

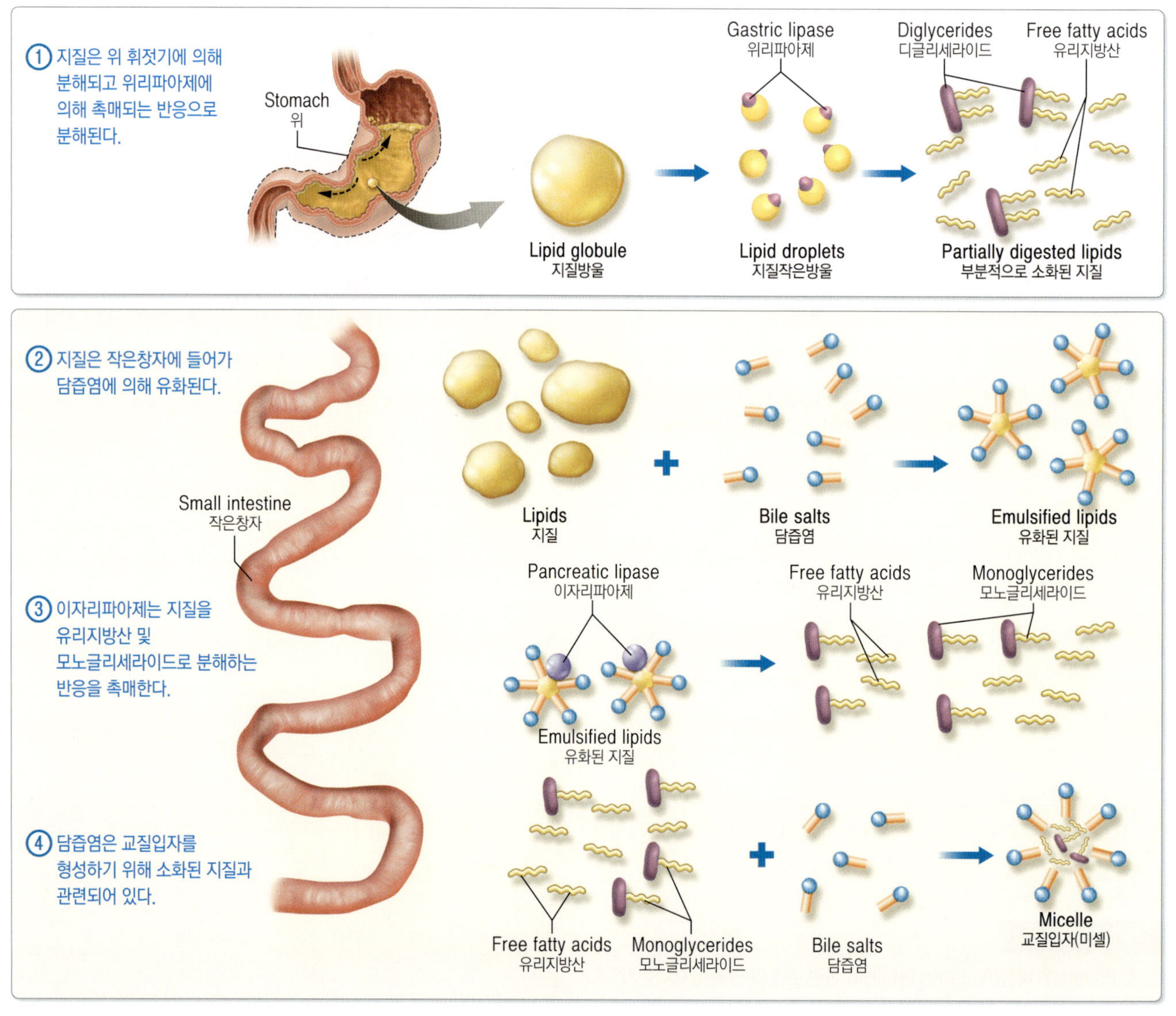

그림 22.29 지방의 소화

pancreatic lipase(이자리파아제)를 방출한다. 이러한 과정에서 트리글리세라이드는 monoglyceride(모노글리세라이드)와 유리지방산으로 소화된다.

④ **담즙염은 교질입사를 형성하기 위해 소화된 지질과 관련되어 있다.** 리파아제에 의한 화학적 소화가 완료된 후에, 담즙염과 소화된 지질은 micelle(교질입자, 미셀) 구조로 함께 머무른다. 소화된 지질이 담즙염과 관련이 없다면, 큰 방울로 재형성되고 흡수는 불가능하다.

그림 22.30에서 탄수화물, 단백질, 지방의 소화과정을 요약하였다.

Lipid Absorption 지질 흡수

지질 소화가 탄수화물과 단백질보다 복잡하기 때문에 지질 흡수는 더 복잡한데, 이는 지질의 비극성특성 때문이다. 지질은 몇 가지 수성장벽에 직면하여 작은창자의 점액층과 창자세포의 형질막의 극성 인산염머리를 포함하여 창자세포의

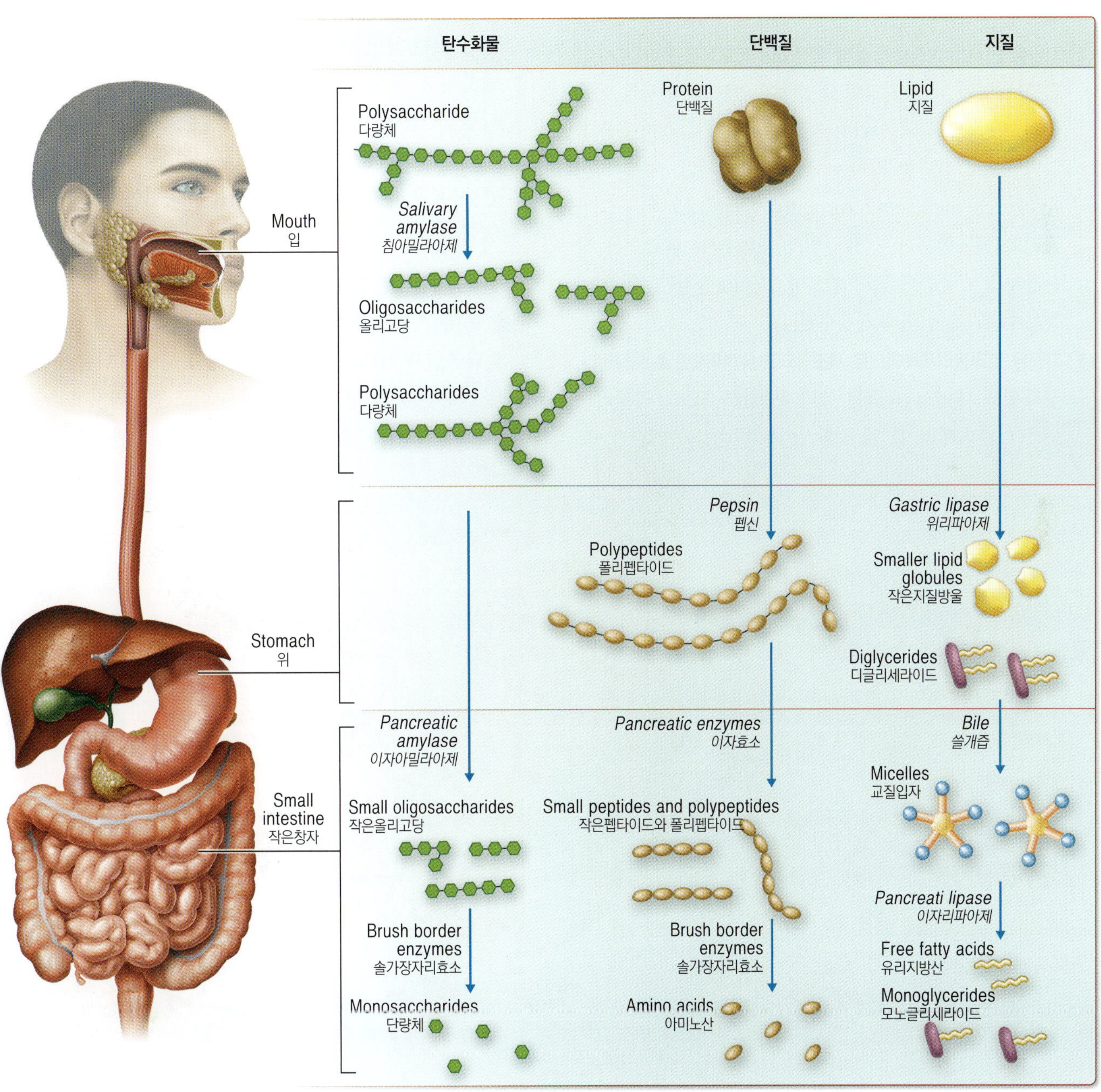

그림 22.30 탄수화물, 단백질, 지방의 소화의 요약

세포질로 통과하지 못하게 한다. 이러한 이유로, 지질은 창자세포막에 접근하여 결국 통과해야 한다.

지질흡수 단계는 다음과 같다(그림 22.31).

① **교질입자는 지질을 창자세포 형질막으로 호송한다.** 소화된 트리글리세라이드, 콜레스테롤, fat-soluble vitamin(지용성비타민; 예: 비타민 D)과 같은 기타 지질은 교질입자에서 담즙염과 관련된다. 담즙염 바깥쪽의 극성 부분은 수성환경을 마주하고, 내부의 비극성 부분은 소화된 지질에 마주하고 있다. 교질입자의 바깥쪽 부분은 극성 점액층과 형질막의 인산염머리에 접근할 수 있게 한다.

② **지질은 인지질 이중층을 통해 확산되어 세포질로 들어간다.** 일단 교질입자 내의 지질이 형질막에 있으면, 인지질 이중층의 지방산꼬리의 인력이 지질을 세포질로 끌어당긴다. 일반적으로 간단한 확산에 의해 발생하지만, 일부 지질은 carrier-mediated transport(운반체매개운반)에 의한 촉진확산을 이용한다. 교질입자 내의 남은 담즙염은 작은창자의 속공간에 남아 있으며, ileum(돌창자, 회장)의 능동수송기전에 의해 재흡수된다.

③ **지질은 트리글리세라이드로 재조합되고 유미미립으로 포장된다.** 창자세포 내에서 효소는 유리지방산과 모노글리세리드를 트리글리세라이드로 전환시키는 반응을 촉매한다. 트리글리세라이드는 콜레스테롤, 기타 식이지질, 인지질 및 apoprotein(아포단백질)으로 알려진 지질-결합단백질을 chylomicron(유미미립)라는 구조로 포장한다. 유미미립은 비극성 지질이 내부를 향하고 극성 부분이 바깥쪽을 향하게 한다는 점에서 교질입자와 비슷하다. 이는 유미미립이 혈액에 있는 극성의 물 분자와 함께 다닐 수 있다.

④ **유미미립은 세포외배출에 의해 사이질액으로 방출된 후 암죽으로 들어간다.** 새로 형성된 유미미립은 골지체에 의해 vesicle(소포)로 포장되고, 바닥창자세포막에서 융모의 중심에 있는 사이질액으로 exocytosis(세포외배출)에 의해 방출된다. 유미미립의 크기는 다양하지만 일반적으로 커다란 크기로, 사실 융모의 모세혈관에 들어가기에는 너무 크다. 하지만 융모의 중심에 있는 lacteals(암죽)에는 큰 물질이 들어오고 나가는 것을 허용하는 밸브가 벽에 있어서 유미미립은 암죽에 들어가 림프에 합류한다.

단백질이나 탄수화물과 다르게, 지질은 흡수 후에 간문맥을 통해 간으로 직접 전달되지 않는다. 그러나 간문맥은 남은 담즙염을 간으로 전달하여 간에서 새로운 담즙을 만드는 데 사용된다. 유미미립의 지질은 림프관을 거쳐 thoracic duct(가슴림프관, 흉관)에 도달하고, 가슴림프관은 left sub-

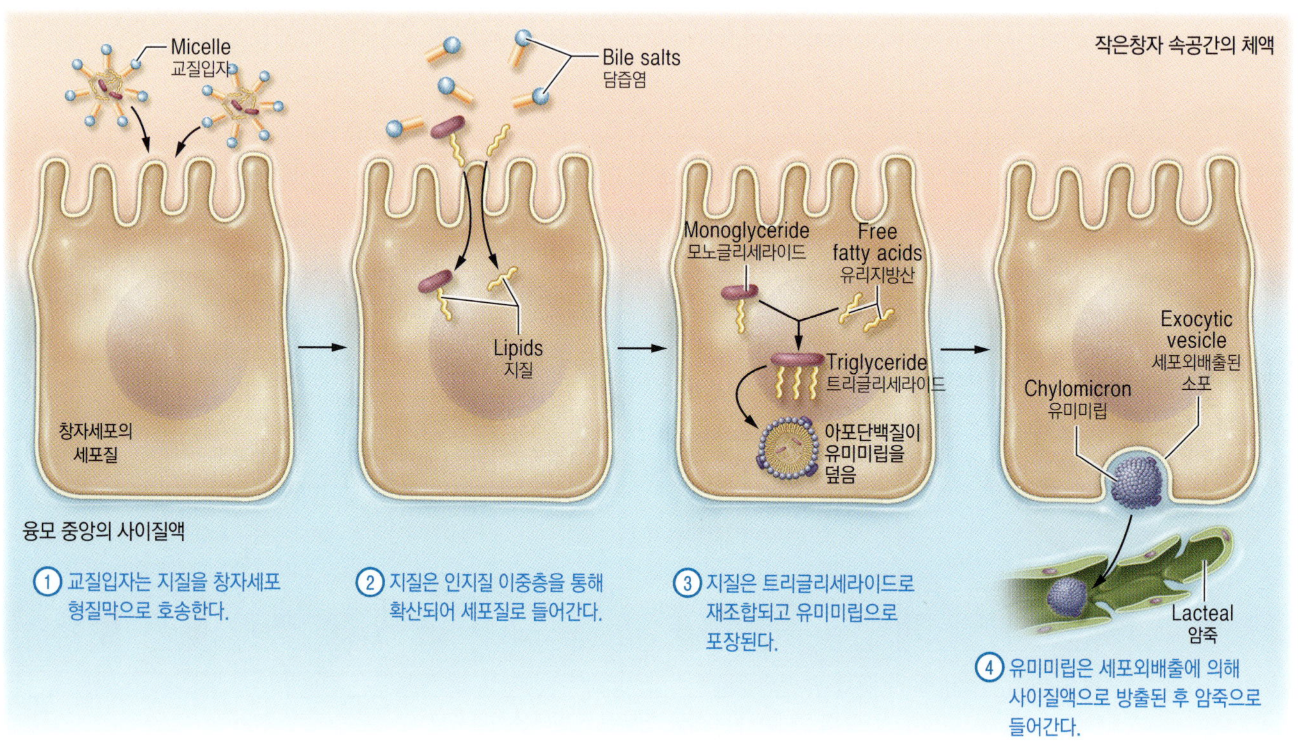

그림 22.31 작은창자에서 지방흡수

clavian vein(왼빗장밑정맥)과 left internal jugular vein(왼속목정맥)의 합류지점에서 만남으로써 림프와 함께 혈액에 합류된다. 유미미립에서 제거된 지질은 간에서 여러 대사과정에 의해 처리된다. 모든 지질이 고갈된 유미미립은 간세포에 흡수되어 해체된다. 유미미립이 모세혈관을 통해 이동하면서 지질은 점진적으로 제거되어 세포로 들어간다. 간은 유미미립에서 제거된 지질은 여러 대사 과정에 의해 처리된다. 모든 지질이 고갈된 유미미립은 간세포에 흡수되어 해체된다.

확인하기

- ☐ 7. Lipid digestion(지질소화)은 어느 곳에서 어떤 효소로 시작되는가?
- ☐ 8. 지질소화에서 bile salts(담즙염)의 역할은 무엇인가?
- ☐ 9. Lipid absorption(지질흡수)은 왜 carbohydrate absorption(탄수화물흡수)이나 protein absorption(단백질흡수)보다 더 복잡한가?

Digestion and Absorption of Nucleic Acid 핵산의 소화와 흡수

먹는 음식의 핵산은 이자효소 nuclease(핵산분해효소)의 도움으로 작은창자에서 화학적 소화를 시작한다. 효소는 핵산을 개별 nucleotide(뉴클레오타이드)로 분해하는 반응을 촉매한다. 소화는 솔가장자리효소를 통해 일어난다. 이 효소는 PO_4^{3-} (phosphate ion, 인산이온), 리보오스 또는 디옥시리보스 및 질소성염기를 남기기 위해 뉴클레오타이드에서 인산염 그룹과 당을 제거한다. 세 물질은 일차능동수송 및 이차능동수송 기전을 통해 융모의 모세혈관으로 흡수된다. 그리고 간 문맥계통이 혈액을 통해 이를 간으로 옮겨 대사시킨다.

확인하기

- ☐ 10. Nucleic acid(핵산)를 소화하는 반응을 촉매하는 효소는 무엇인가?

Absorption of Water, Electrolyte, and Vitamin 수분, 전해질 및 비타민의 흡수

영양소 외에도 소화관은 다량의 수분, 전해질(Na^+, K^+, Ca^{2+}과 같은)과 비타민을 흡수한다. 이러한 흡수의 대부분은 작은창자에서 발생하지만, 큰창자에서도 상당한 양이 발생한다.

Absorption of Water 수분의 흡수

평균적으로 매일 9L 이상의 수분이 작은창자로 들어간다. 약 2L의 수분이 섭취되고, 나머지는 소화관 자체 및 accessory organ(부속기관)에 의해 소화관으로 분비된다. 수분의 9L 중 약 8L가 작은창자의 창자세포로 흡수되며, 나머지는 대부분 큰창사의 창사세포로 흡수된다. 그리고 단지 약 0.1L의 물을 배변으로 배출한다.

수분흡수는 삼투현상에 의해서만 발생한다. 이는 창자세포의 세포질과 융모의 ECF 모두 수분이동을 유도하기 위해 창자의 속공간에 있는 액체보다 더 농축되어야 할 필요가 있다. 이는 대변을 부드럽게 하는 osmotic laxative(삼투성 완하제)로 알려진 약물의 사용에 이용될 수 있으며, 이는 흡수되지 않거나 흡수될 수 있는 양을 초과하는 양으로 된 용질로 구성된다. 결과적으로, 수분이 대변에 남아있어, 부드럽게 하고 쉽게 제거할 수 있다.

Absorption of Electrolyte 전해질의 흡수

전해질은 모두 식이로 섭취되기도 하고 소화기관의 분비물에도 존재한다. 대부분 전해질은 작은창자에서 흡수되지만 상당한 양이 큰창자에서도 흡수된다. 또한 Na^+ 흡수는 음이온의 흡수에서 중요하다. Na^+가 창자세포로 들어가기 때문에 Cl^- 및 HCO_3^-와 같은 음이온의 흡수를 유도하는 전기기울기가 발생한다.

다른 전해질에는 흡수를 위한 특수 기전이 있다. 예를 들어, Ca^{2+}는 비타민 D의 도움으로 흡수된다. Fe^{2+} (iron ion, 철이온) 및 Mg^{2+} (magnesium ion, 마그네슘이온)와 같이 더 적은 양으로 존재하는 특정 전해질은 능동수송기전에 의해 흡수된다.

Absorption of Vitamin 비타민의 흡수

비타민은 여러 대사반응에 관여하는 식이에 의해 일반적으로 제공되는 화학물질이다. 비타민에는 두 가지 종류가 있는데, 극성분자인 water-soluble vitamin(수용성비타민)과 지질로 구성되고 대부분 비극성인 지용성비타민이다. 대부분의 수용성비타민은 창자세포의 형질막을 통해 확산되어 작은창자에 흡수된다. 중요한 예외는 비타민 B_{12}인데, 이는 위의 parietal cell(벽세포)에 의해 생성되는 화학물인 intrinsic factor(내인성인자)에 결합하여 돌창자에서 흡수된다. 내인성인자의 부족은 비타민 B_{12} 흡수를 저해할 수 있다. 임상에서 적용하기 Intrinsic Factor and Vitamin B_{12} Deficiency(내인성인자와 비타민 B_{12} 결핍)를 참조한다. 지용성비타민은 지방과 다른 지질과 함께 교질입자로 포장되어 흡수된

임상에서 적용하기

Intrinsic Factor and Vitamin B_{12} Deficiency
내인성인자와 비타민 B_{12} 결핍

비타민 B_{12}는 인체의 모든 세포의 대사기능에 역할을 한다. 특히 erythrocyte (RBC, 적혈구)의 형성과 nervous system(신경계통)의 정상적인 기능에 중요하다. 흡수에는 intrinsic factor (IF, 내인성인자)가 필요하다.

위를 공격하는 자가면역상태, 궤양이나 감염으로 인한 위점막의 위축, 체중감소 또는 암치료를 위한 위의 외과적 절제를 포함하여 내인성인자의 생성을 저해할 수 있다. 내인성인자가 없다면 적절한 비타민 B_{12}가 식이에 존재하더라도, 결핍이 발생한다. 결핍은 pernicious anemia(악성빈혈)와 신경계통 문제를 일으킬 수 있으며, 비타민 B_{12} 주사만으로 치료할 수 있다.

다. 지용성비타민에는 A, D, E 및 K가 포함된다.

소화효소를 요약한 표 22.2를 참조한다.

확인하기

- ☐ 11. 수분은 small intestine(작은창자)과 large intestine(큰창자)에서 어떻게 흡수되는가?
- ☐ 12. Na^+ 흡수는 어떻게 얻는가? 이는 다른 전해질의 흡수에 어떤 영향을 미치는가?

표 22.2 소화효소

효소	장소	촉매작용
Carbohydrates(탄수화물)		
Salivary amylase(침아밀라아제)	침샘	다당류가 작은 다당류와 올리고당으로
Pancreatic amylase(이자아밀라아제)	이자액	다당류가 올리고당으로
Maltase(말타아제), sucrase(수크라제), lactase(락타아제)	창자솔가장자리	올리고당이 단당류로
Proteins(단백질)		
Pepsin(펩신)	위샘의 으뜸세포(전구체인 펩시노겐으로 분비됨)	단백질이 폴리펩타이드와 올리고펩타이드로
Trypsin(트립신)	이자액	올리고펩타이드가 작은 펩타이드로; 자체로 활성화되고 다른 이자효소로 활성화 됨
Chymotrypsin(키모트립신)	이자액	올리고펩타이드가 작은 펩타이드로
Carboxypeptidase pancreatic (카복시펩티다아제)	이자액	올리고펩타이드가 작은 펩타이드로
Dipeptidase and tripeptidase (디펩티다아제와 트리펩티다아제)	창자솔가장자리	디펩타이드와 트리펩타이드가 아미노산으로
Lipids(지방)		
Gastric lipase(위리파아제)	위샘	트리글리세라이드(중성지방)가 유리지방산과 디글리세라이드로
Pancreatic lipase(이자리파아제)	이자액	트리글리세라이드가 유리지방산과 모노글리세라이드로
Nucleic Acids(핵산)		
Nucleases[뉴클레아제(핵산가수분해효소)]	이자액	핵산이 질소성염과 단순당으로

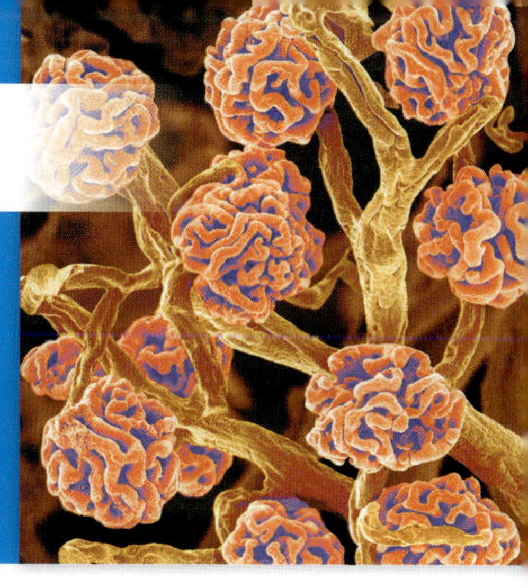

23

Urinary System
비뇨계통

수생 환경에 사는 동물은 탈수에 빠질 위험이 거의 없다. 그러나 수백만 년 전부터 건조한 땅에서 더 많은 시간을 보내기 시작한 동물은 물을 절약하고 탈수를 방지하는 메커니즘이 필요했다. 인간에서 이 기능을 수행하는 기관계통은 urinary system(비뇨계통)이다. 비뇨계통은 excretion(배설) 기관이며, 몸에서 노폐물과 수분을 제거한다. 특히, 비뇨계통은 인체에서 생성되는, 어떤 목적으로도 사용할 수 없는 물질인 대사성노폐물을 "혈액에서 청소"한다. 또한 비뇨계통은 독소를 제거하고 많은 변수(혈중 pH, 혈압 등)의 항상성을 유지하고 적혈구를 생성하는 데도 필수적이다.

23.1 비뇨계통의 개요

Overview of the Urinary System

학습목표

1. Urinary system(비뇨계통)의 organ(기관)을 나열하고 설명할 수 있다.
2. Kidney(콩팥)의 주요 기능에 대해 설명할 수 있다.

Urinary system(비뇨계통)은 한 쌍의 kidney(콩팥, 신장)와 urinary tract(요로)으로 구성된다. 콩팥은 대사성노폐물을 제거하기 위해 혈액을 filtration(여과)한 다음, 수분 흡수의 변화를 통해 수분, 전해질, 산-염기, 혈압 항상성을 유지할 수 있게 한다. 이러한 과정은 수분, 전해질, 대사성노폐물로 이루어진 액체인 urine(소변)을 만들어낸다.

Overview of Urinary System Structure 비뇨계통 구조의 개요

콩팥은 모양과 색깔이 강낭콩처럼 생겼다(그림 23.1). 콩팥은 뒤쪽 배벽의 등쪽에 위치해 있는 retroperitoneal(배막뒤) 기관이다. 두 콩팥은 위치가 약간 다른데, 왼쪽 콩팥은 T_{12}~L_3까지 위치하는 반면, 오른쪽 콩팥은 간 위치 때문에 약간 낮게 위치한다. 두 콩팥의 윗부분은 11번과 12번 쌍의 갈비뼈에 의해 부분적으로 보호된다. 각 콩팥은 adrenal gland(부신, 콩팥위샘)로 덮여 있다. 부신은 내분비기능을 수행하고 다양한 호르몬을 분비한다.

비뇨기관(urinary tract)은 ureter(요관) 한 쌍, urinary bladder(방광), urethra(요

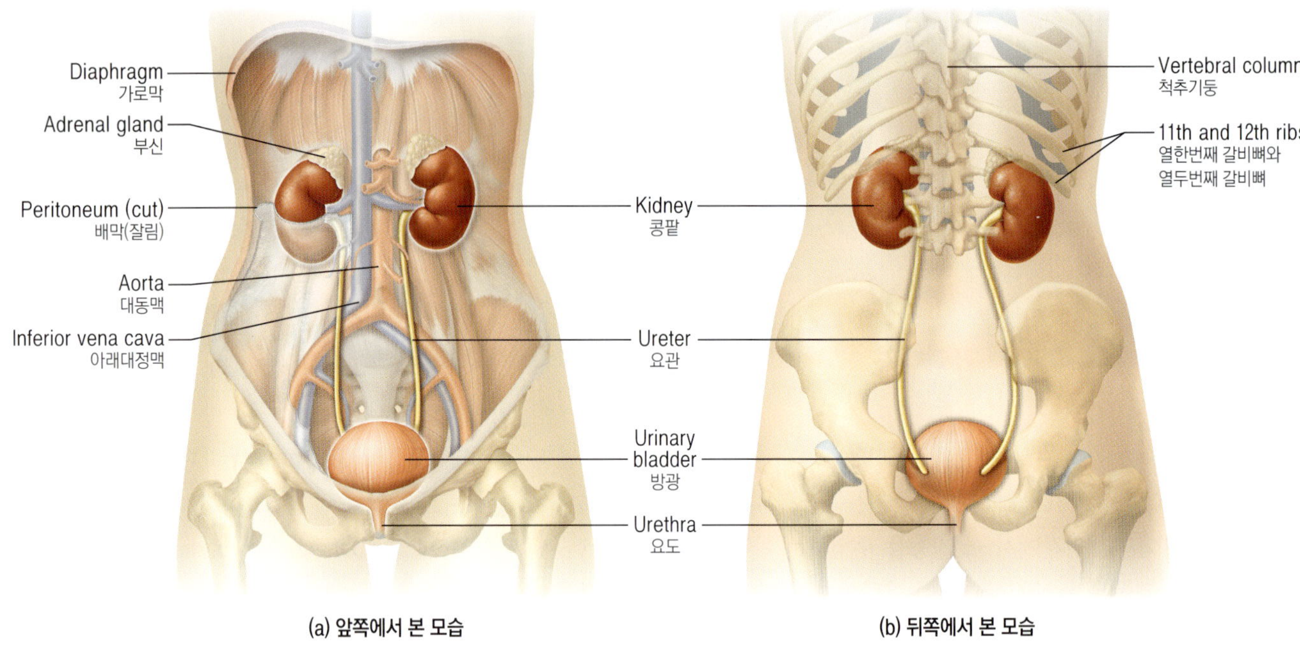

그림 23.1 여성 비뇨계통의 기관

도)로 구성되어 있다. 소변은 각 콩팥을 떠나 뒤쪽 몸 벽을 따라 흘러 콩팥과 방광을 연결하는 요관을 통해 배출된다. 방광은 소변을 저장하는 기관으로 pelvic cavity(골반안, 골반강)의 바닥에 위치한다. 소변은 요도라고 부르는 통로를 지나서 몸 밖으로 배출된다. 요도는 방광을 몸의 바깥쪽과 연결한다.

Overview of Kidney Function 콩팥 기능의 개요

콩팥은 다음과 같은 기능을 수행한다.

- **대사성노폐물의 제거.** 콩팥은 혈액을 여과하고, 대사성노폐물을 제거한다. 이러한 노폐물은 소변을 통해 인체에서 제거된다.
- **수분과 전해질 평형의 유지.** 콩팥은 Na^{+} (sodium ion, 소듐이온), K^{+} (potassium ion, 포타슘이온), Ca^{2+} (calcium ion, 칼슘이온)와 같은 전해질과 수분을 보존하거나 제거함으로써 혈액 용질 농도 또는 osmolarity(삼투압농도)의 항상성을 유지한다.
- **산-염기 균형의 유지.** 콩팥은 H^{+} (hydrogen ion, 수소이온)와 HCO_3^{-} (bicarbonate ion, 중탄산이온)를 보존하거나 제거함으로써 혈액 pH 항상성을 장기적으로 유지하는데 도움을 준다.
- **혈압의 유지.** 콩팥은 혈액량 조절을 통해 온몸의 혈압에 직접적으로 영향을 미친다. 더불어, 콩팥은 혈액량과 말초저항성 모두에 영향을 미치는 효소를 분비한다.
- **적혈구생성 조절.** 콩팥은 erythropoietin(적혈구형성인자) 호르몬을 분비하여 bone marrow(골수)에서 적혈구 생성을 조절한다.
- **기타 신진대사 기능.** 콩팥은 많은 중요한 대사성 역할을 한다. 콩팥은 혈액 내 물질을 해독하고, 비타민 D를 활성화하며, gluconeogenesis(포도당신생합성)를 통해 새로운 포도당을 만드는 등 많은 신진대사 역할을 한다.

확인하기

☐ 1. Kidney(콩팥)의 기능은 무엇인가?

23.2 콩팥의 해부학

Anatomy of the Kidney

학습목표

1. Kidney(콩팥)의 구조에 대해 설명할 수 있다.
2. 콩팥을 지나는 혈류의 경로를 설명할 수 있다.
3. Renal corpuscle(콩팥소체), renal tubule(콩팥세뇨관), collecting system(집합계통)의 주요 구조를 설명할 수 있다.
4. Nephron(콩팥단위)과 집합계통을 지나는 filtration(여과) 경로를 설명할 수 있다.
5. Cortical nephron(겉질콩팥단위)과 juxtamedullary nephron(속질곁콩팥단위)을 비교할 수 있다.

External Anatomy of the Kidney
콩팥의 바깥쪽 해부학

콩팥은 몸 뒷면에 위치하며 결합조직으로 만들어진 3개의 바깥층으로 보호된다(그림 23.2). 표피에서부터 깊은 순서로, 다음과 같다.

- **Renal fascia(콩팥근막).** Renal fascia(콩팥근막, 신장근막)는 dense irregular collagenous connective tissue(불규칙치밀아교결합조직) 층으로, 각 콩팥을 peritoneum(배막)과 뒤쪽 배벽의 근육을 덮는 fascia(근막)에 고정시킨다.
- **Adipose capsule(지방피막).** 중간의 가장 두꺼운 층은 adipose capsule(지방피막)이라고 부르는데, 물리적인 충격으로부터 각 콩팥을 보호하고 제자리에 있게 고정시키는 지방세포로 구성되어 있다. 장기간의 기아상태에서 지방피막의 지방산은 연료로 사용되고, 콩팥은 처져서 nephroptosis(콩팥처짐증)라고 부르는 상태가 된다.
- **Renal capsule(콩팥주머니).** Renal capsule(콩팥주머니)은 불규칙치밀아교결합조직의 극도로 얇은 층이다. 이러한 층은 플라스틱 랩처럼 각 콩팥의 외부를 감싸고 있다. 이는 콩팥을 감염과 물리적인 충격으로부터 보호한다.

콩팥의 결합조직 외피를 제외한, 일반적인 성인 콩팥은 대략 큰 비누(길이 11cm, 폭 6cm, 두께 3cm)의 크기이며, 무게는 약 150g이다. 안쪽 표면에는 renal artery(콩팥동맥), renal vein(콩팥정맥), renal nerve(콩팥신경), ureter(요관)가 콩팥으로 들어가고 나가는 구멍인 hilum(문)이 있다. 문은 urine(소변)이 빠져나가는 구조와 지방조직으로 채워져 있는 renal sinus(콩팥굴, 신장동)라고 불리는 중앙 구멍으로 열리고, 결합조직은 요관, 혈관, 신경을 제자리에 고정한다.

확인하기

□ 1. Kidney(콩팥)를 덮고 있는 세 결합조직은 무엇인가?

Internal Anatomy of the Kidney
콩팥의 안쪽 해부학

콩팥의 앞쪽 단면에서 뚜렷하게 구분되는 3개 영역을 볼 수 있다. 가장 바깥쪽의 renal cortex(콩팥겉질, 신장피질), 중간의 renal medulla(콩팥속질, 신수질), 안쪽의 renal pelvis(콩팥깔때기, 신우)이다(그림 23.3a). 콩팥겉질과 콩팥속질이 함께 콩팥의 소변을 형성하는 부분을 구성한다. 콩팥깔때기와 관련 구조는 겉질과 속질이 만들어낸 소변을 배출한다.

그림 23.3a처럼 콩팥겉질은 적갈색이다. 이는 콩팥의 혈액 공급이 풍부하기 때문인데, 콩팥의 혈관 90~95%는 콩팥겉질에 있다. 구체적으로 renal column(콩팥기둥, 신장기둥)이라고 하는 콩팥겉질의 연장선이 콩팥속질을 지나 콩팥깔때기에 이른다. 콩팥기둥은 혈관을 보유하고 있어 겉질의

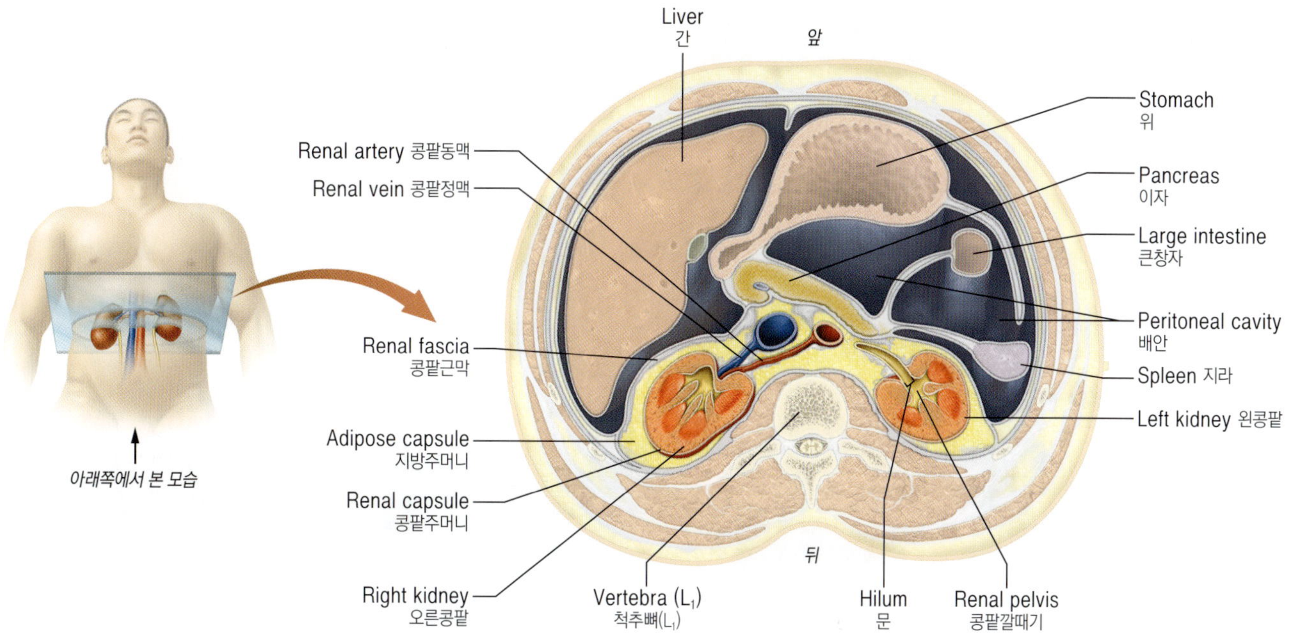

그림 23.2 콩팥의 위치와 외부 구조. 몸통 가로단면의 아래쪽에서 본 모습

바깥쪽부분으로 이동하기 위해 콩팥동맥에서 나뉜다.

콩팥속질 안에서 고깔모양의 renal pyramid(콩팥피라밋, 신추체) 또는 medullary pyramid(속질피라밋)을 볼 수 있고, 이들은 각 부분의 콩팥기둥에 의해 서로 분리되어 있다. 콩팥피라밋은 색이 어둡고 줄무늬로 보이는데, 이는 콩팥피라밋이 콩팥겉질보다 혈관이 적고 작은 관의 다발이 평행하게 이루어져 있는 것을 반영한 것이다.

각 콩팥의 콩팥겉질과 콩팥속질은 nephron(콩팥단위, 신원)이라고 부르는 백만 개가 넘은 미세한 여과 구조로 구성되어 있다. 콩팥단위는 콩팥의 기능적 단위이며, 각각은 혈액을 여과할 수 있고 소변을 생산한다. 콩팥단위는 두 가지 주요 구성요소인 공모양의 renal corpuscle(콩팥소체, 신소체)과 상피의 길고 구불구불한 관인 renal tubule(콩팥세뇨관, 신세뇨관)로 구성되어 있다(**그림 23.3b**).

각 콩팥피라밋의 끝부분은 가느다란 papilla(유두)로 좁아지며, 첫 번째 소변 배수 구조물인, minor calyx(작은콩팥잔, 소신배)라고 불리는 컵 모양의 관에 접해 있다. 3~4개의 작은콩팥잔에서 온 소변은 더 큰 major calyx(큰콩팥잔, 대신배)로 들어간다(그림 23.3a). 2~3개의 큰콩팥잔은 차례로 소변을 콩팥깔때기인 큰 집합 방으로 배출시켜 요관으로 유도한다. 콩팥잔 벽과 콩팥깔때기의 smooth muscle(민무늬근육)은 소변이 요관 쪽으로 나아가도록 돕는다. 콩팥잔과 콩팥깔때기는 모두 콩팥굴에 있다.

확인하기

- ☐ 2. Kidney(콩팥)의 세 부분은 무엇이며, 구조적으로 어떻게 다른가?
- ☐ 3. 콩팥의 기능적 단위는 무엇인가?

Blood Supply of the Kidney 콩팥의 혈액 공급

콩팥은 abdominal aorta(배대동맥, 복부대동맥)로부터 갈라진 오른쪽과 왼쪽의 콩팥동맥에서 총 심장박출량의 약 1/4(분당 약 1,200mL)을 받는다. 콩팥동맥은 콩팥굴을 통해 콩팥기둥과 겉질을 통과하면서 점점 작은 혈관으로 뻗어 나온다. **그림 23.4**는 콩팥을 통한 혈액 흐름의 경로이다. 가장 큰 것에서 가장 작은 것까지, 그림 23.4에 표시된 동맥은 다음과 같다; ❶Renal artery(콩팥동맥) → ❷Segmental artery(구역동맥) → ❸Interlobar artery(엽사이동맥) → ❹Arcuate artery(활꼴동맥) → ❺Interlobular (cortical radiate) artery[소엽사이(겉질방사)동맥]

온몸 capillary bed(모세혈관계)가 세동맥으로부터 공급되고 세정맥에 의해 배액된다는 사실을 배웠다. 그러나 콩팥에서 세동맥에 의해 공급되고 배액되는 특이한 모세혈관

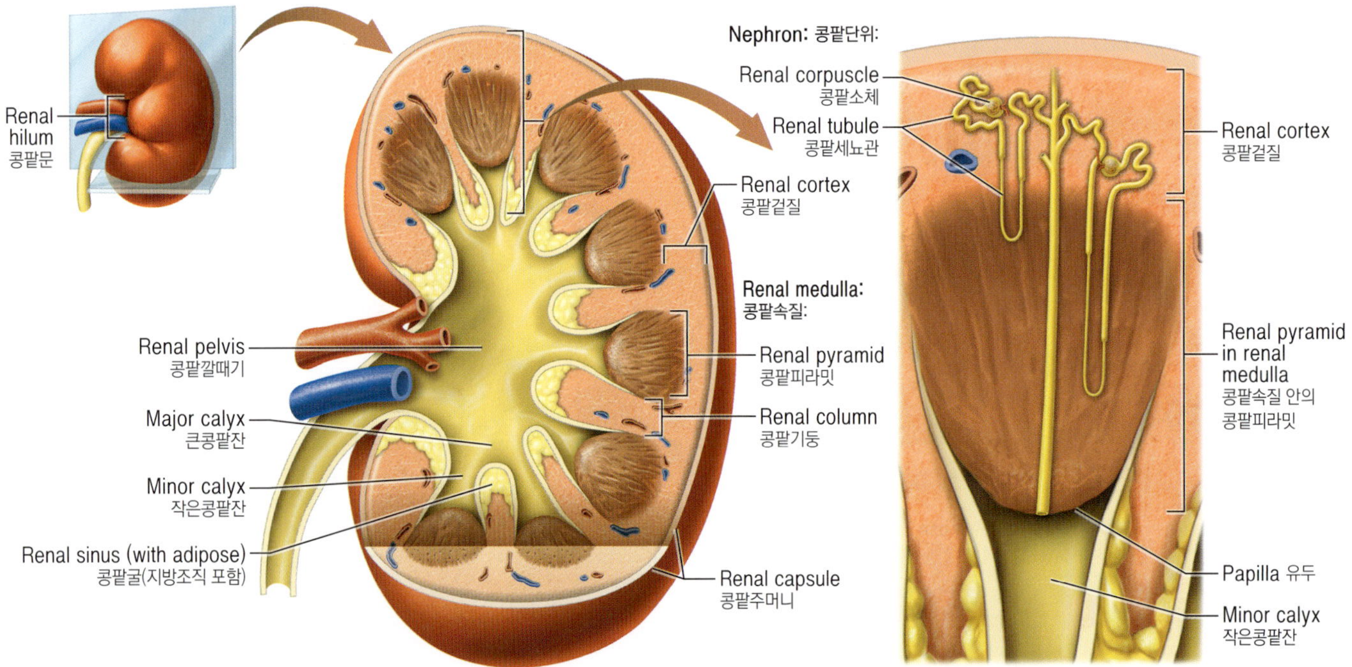

그림 23.3 콩팥단위를 포함한 콩팥의 안쪽 해부학

계가 발견된다(그림 23.4b). 콩팥의 콩팥겉질에서 엽사이동맥은 작은 afferent arteriole(들세동맥, 수입세동맥)로 분지하며, glomerulus(토리, 사구체)라고 불리는 공 모양의 모세혈관에 혈액을 공급한다. 토리모세혈관은 efferent arteriole(날세동맥, 수출세동맥)이라고 불리는 두 번째 세동맥에 의해 배액된다. 날세동맥은 각 콩팥단위의 콩팥세뇨관 주위에 얼기 또는 네트워크를 형성하는 peritubular capillary(세뇨관주위모세혈관)로 알려진 두 번째 모세혈관으로 공급한다. 본 계통의 이 부분의 순서는 다음과 같다; ⑥Afferent arteriole(들세동맥) → ⑦Glomerulus(토리) → ⑧Efferent arteriole(날세동맥) → ⑨Peritubular capillaries(세뇨관주위모세혈관)

콩팥 밖으로 나가는 정맥 경로도 동맥이 흐르는 길과 매우 유사하다. 세뇨관주위 세정맥의 그룹은 점차적으로 일련의 더 큰 정맥 혈관으로 결합한다. 순서는 가장 작은 것에서부터 큰 것으로 가며(그림 23.4), 다음과 같다; ⑩Interlobular vein(소엽사이정맥) → ⑪Arcuate vein(활꼴정맥) → ⑫Interlobar vein(엽사이정맥) → ⑬Renal vein(콩팥정맥). 콩팥정맥은 문을 통해 콩팥을 빠져나가서 아래대정맥으로 비워진다.

확인하기

- ☐ 4. Renal artery(콩팥동맥)에서부터 renal vein(콩팥정맥)까지 kidney(콩팥)를 통과하는 혈류의 순서는 무엇인가?
- ☐ 5. 콩팥 안의 capillary bed(모세혈관계)의 배열은 인체의 다른 부분과 어떻게 다른가?

Microanatomy of the Kidney: Nephron and Collecting System
콩팥의 미세해부학: 콩팥단위와 집합계통

콩팥에 의해 수행되는 대부분의 기능은 콩팥의 아주 작은 콩팥단위에서 일어난다(그림 23.5). 콩팥단위는 혈액을 여과하고 콩팥세뇨관을 통과하는 동안 여과된 액체를 조정한다. 그 다음, 이 액체는 콩팥단위를 떠나 collecting system(집합계통)의 관으로 빠져나간다.

Nephron 콩팥단위

콩팥단위는 두 개의 주요 부분인 콩팥소체와 콩팥세뇨관으로 나뉘는데, 두 구조는 다양한 부분으로 구성되어 있다.

Renal Corpuscle 콩팥소체. 콩팥소체는 혈액을 여과하는 역할을 담당한다. 공모양의 각 콩팥소체는 두 개의 부분으로

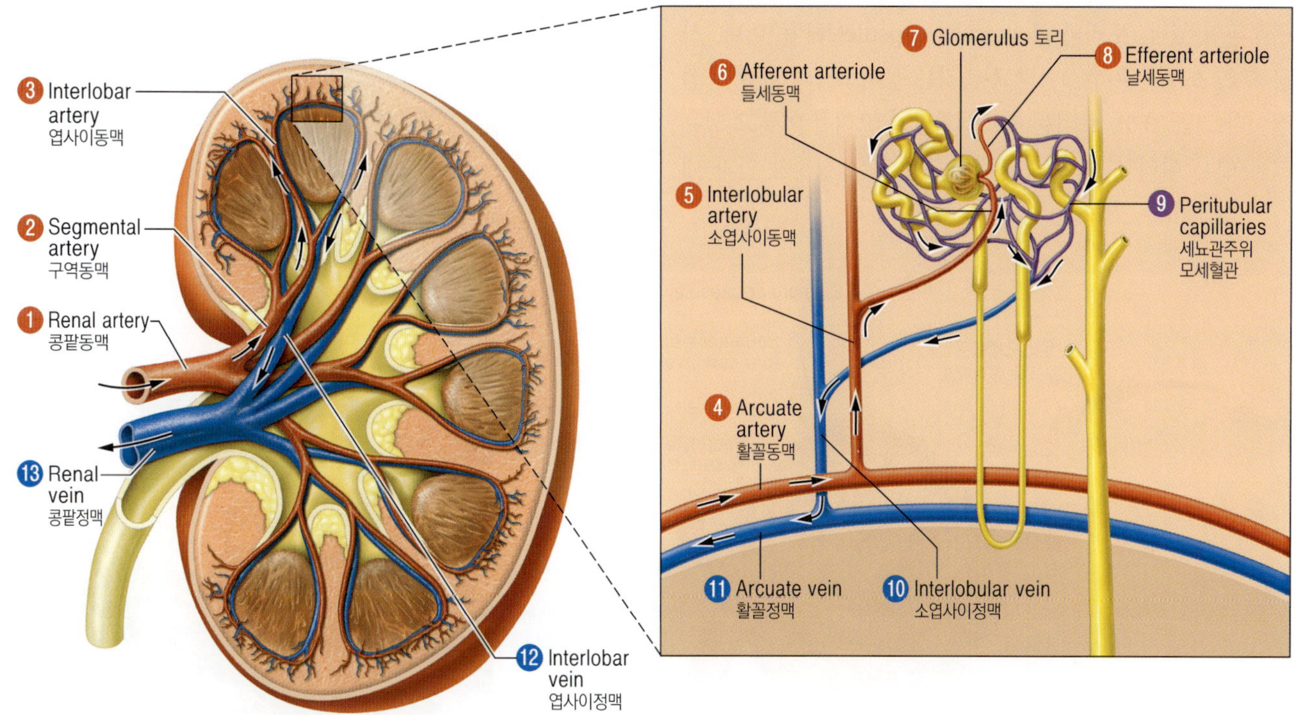

(a) 콩팥을 통과하는 혈류

(b) 콩팥단위 주변의 혈류

그림 23.4 콩팥을 통과하는 혈류

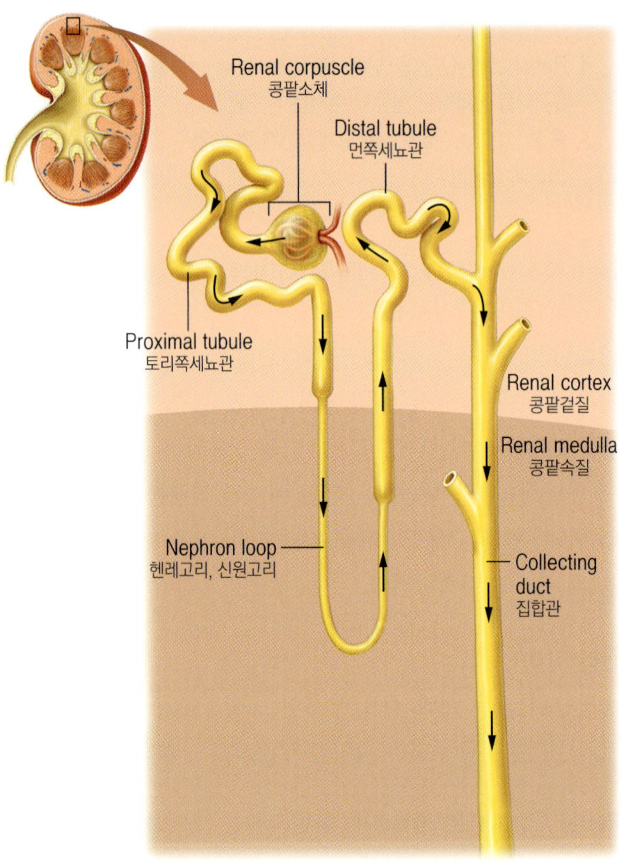

그림 23.5 일반적인 콩팥단위와 집합계통

구성되어 있다. 토리와 glomerular capsule(토리주머니, 사구체낭, 보우만주머니)이라고 불리는 상피조직의 바깥쪽 껍질이다(**그림 23.6**). 토리는 창모세혈관이 고리를 이루고 있는 그룹이다. 이러한 모세혈관은 큰 구멍 혹은 형질막 안과 내피세포 사이에 있는 fenestrations(창문, 천공) 때문에 창이 나 있다고 부른다. 이러한 천공은 모세혈관을 'leaky(새거나)' 투과할 수 있도록 만들어 콩팥소체 여과 구조의 주요 부분을 형성한다.

토리 주변에는 이중 토리주머니가 있는데, 이는 parietal layer(벽쪽층)와 내부의 visceral layer(내장층)로 구성되어 있다. 벽쪽층은 단순편평상피로 구성된 콩팥세뇨관의 확장이다. 내장층은 토리모세혈관 주위를 감싸는 podocyte(발세포)라고 하는 변형된 상피세포로 구성된다. 각 발세포에서 확장하는 것은 foot process(세포발) 또는 pedicel(발세포돌기)이라고 불린다. 발세포돌기는 함께 엮여서 filtration slit(여과틈새, 여과극)을 형성하고 콩팥 조직 여과 구조의 다른 부분을 형성한다. 벽쪽층과 내장층 사이에서 콩팥세뇨관 속공간의 시작 부분과 연속된 capsular space(토리주머니공간)라고 부르는 빈 영역 또는 속공간을 발견할 수 있다.

발세포와 작은 구멍이 있는 토리모세혈관은 토리를 통과하여 흐르면서 혈액을 여과시키는 복잡한 막의 부분을 형성한다. 이러한 구조는 많은 양의 액체가 혈액으로부터 걸러지도록 한다. 액체는 여과를 거쳐 토리모세혈관을 떠나가고, 이는 filtrate(여과액, 여과된 액체)로 알려져 있으며 처음으로 토리주머니로 들어간 다음, 콩팥세뇨관 속공간 안으로 흐른다.

Renal Tubule 콩팥세뇨관. 새롭게 생성된 여과액은 토리주머니에서 콩팥단위의 '관' 안으로 흐르는데, 이러한 관이 콩팥세뇨관이다. 이는 proximal tubule(토리쪽세뇨관, 근위세

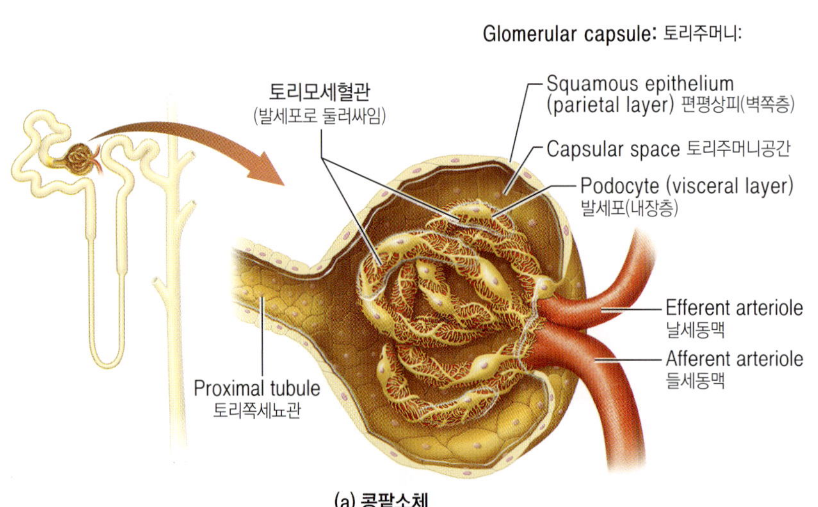

(a) 콩팥소체

(b) 발세포로 둘러싸인 모세혈관의 주사전자현미경 사진

그림 23.6 콩팥소체

뇨관), nephron loop(콩팥단위고리, 헨레고리), distal tubule(먼쪽세뇨관, 원위세뇨관)이라는 3개의 영역을 가지고 있으며, 각각 구조와 기능이 다르다(그림 23.7).

1. **Proximal tubule(토리쪽세뇨관).** 여과액 흐름이 통과하는 콩팥세뇨관의 시작 부분이며, 가장 긴 구역이 토리쪽세뇨관이다. 토리쪽세뇨관은 돌출된 microvilli(미세융모)가 있는 단순 cuboidal epithelial cell(입방상피세포)로 구성되어 있다. 세뇨관의 이 부분은 굽은(꼬인) 부분과 곧은 부분이 모두 있으며, 이는 이 책에서 토리쪽곱슬세뇨관보다는 토리쪽세뇨관이라는 광범위한 용어를 사용하는 이유이다. 많은 미세융모가 토리쪽세뇨관의 속공간 안으로 뻗어 있어 brush border(솔가장자리)를 형성한다. 이는 솔 위의 짧은 털처럼 촘촘하게 뻗어 있어 이렇게 부른다.
2. **Nephron loop(콩팥단위고리).** 여과액은 loop of Henle(헨레고리)라고도 하는 콩팥단위고리로 흘러가며, 이 부분은 콩팥세뇨관에서 콩팥속질 안으로 들어가는 유일한 부분이다. 콩팥단위고리는 두 개의 다리가 있는데, descending limb(내림다리, 하행각)은 콩팥속질 쪽을 향하여 이동해서, 180° 돌아서 ascending limb(올림다리, 상행각)으로 이동하여 콩팥겉질 쪽으로 되돌아 올라간다. 대부분의 내림다리는 단순편평상피로 구성되어 있어, 종종 thin descending limb(얇은 내림다리)으로 불린다. 몇몇의 콩팥단위에서 이러한 얇은 부분은 구부러지는 지역과 올림다리의 일부를 형성하기도 하는데, 이때는 얇은올림다리이다. 그러나 올림다리의 대부분은 두꺼운 단순입방상피로 구성되어 있고, thick ascending limb(두꺼운 올림다리)이라고 한다.
3. **Distal tubule(먼쪽세뇨관).** 콩팥세뇨관을 지나는 여과액의 마지막 구역은 먼쪽세뇨관이다. 토리쪽세뇨관과 같이 먼쪽세뇨관도 단순입방상피로 구성되어 있지만, 먼쪽세뇨관에 미세융모는 드물어서 솔가장자리가 적다.

Juxtaglomerular Apparatus JGA(토리곁장치)

콩팥단위의 올림다리와 먼쪽세뇨관 사이의 전환점에서 단단히 채워진 세포 그룹인 macula densa(치밀반)이 위치한다. 치밀반은 juxtaglomerular cell (JG세포, 토리곁세포)로 알려진 들세동맥과 날세동맥에서 조정된 민무늬근육세포와 접촉한다. 더불어 치밀반과 JG세포는 혈압과 GFR (glomerular filtration rate, 토리여과율, 사구체여과율)을 조절하는 JGA (juxtaglomerular apparatus, 토리곁장치)라고 불리는 구조를 형성한다(그림 23.8).

Collecting System 집합계통

콩팥단위의 끝은 먼쪽세뇨관 안의 여과가 끝나고 집합계통 속으로 비워진다. 집합계통은 구조적이고 기능적으로 구별된 또 다른 일련의 세뇨관이며, 이를 통과하면서 여과가 더

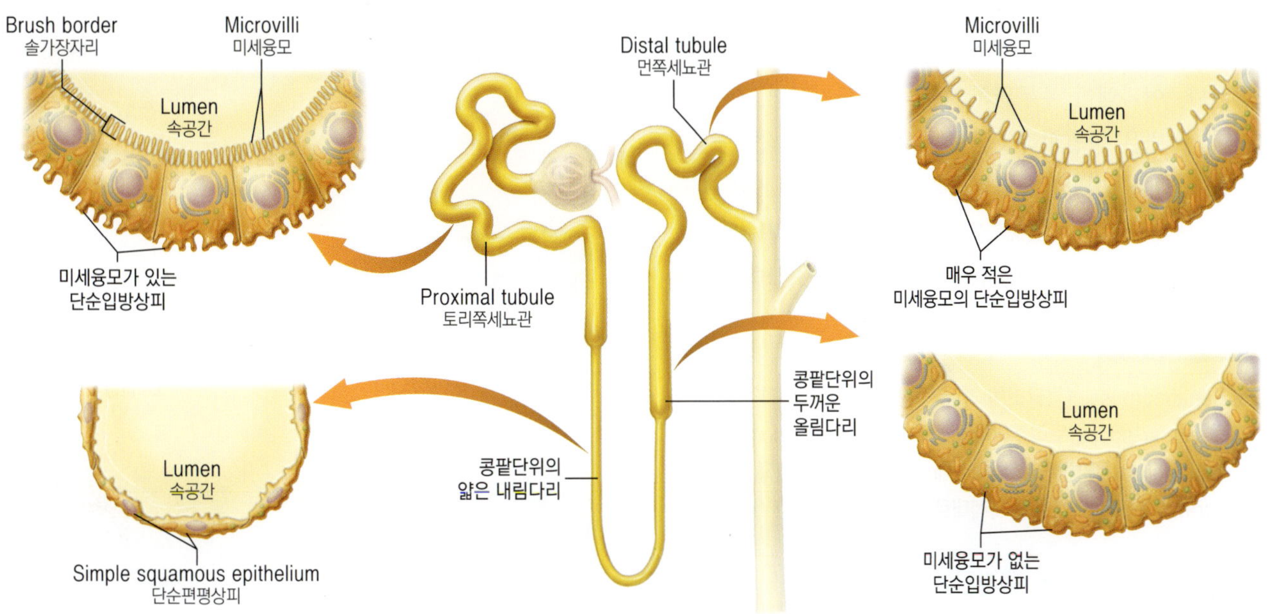

그림 23.7 콩팥세뇨관의 구조적 특징

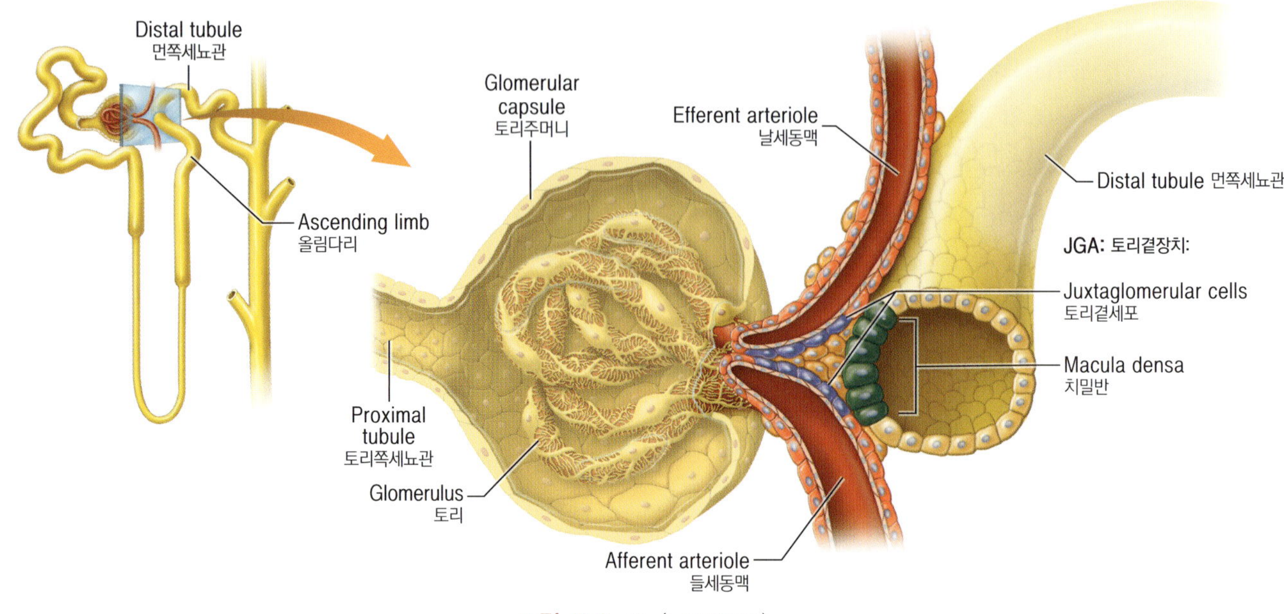

그림 23.8 JGA(토리곁장치)

조정된다. 대부분의 집합계통은 미세융모가 적은 단순입방상피나 원주상피로 구성되어 있다(그림 23.9).

집합계통은 cortical collecting duct(겉질집합관)와 medullary collecting duct(속질집합관)로 구성되어 있다. 먼쪽세뇨관은 집합계통의 첫 번째 부분 속으로 여과액을 비우는데, 이러한 부분이 겉질집합관이며 콩팥겉질에서 찾을 수 있다. 겉질집합관을 지나 콩팥속질 안으로 들어가서 속질집합관이 된다. 콩팥속질의 깊숙이 여러 개의 속질집합관이 큰 papillary duct(유두관)로 여과액을 비워낸다. Medullary collecting system(속질집합계통)은 속질집합관과 유두관을 포함한다. 여과액이 유두관의 마지막에 도착하면, 이는 소변이다. 소변은 콩팥피라밋의 유두로 빠져나가 작은콩팥잔으로 들어간다. 집합계통의 세뇨관 안에 결정이 생기면 여과의 흐름을 막을 수 있고 강렬한 통증을 일으킬 수 있다. 임상에서 적용하기 Nephrolithiasis(콩팥돌증)를 참고한다.

확인하기

☐ 6. Renal corpuscle(콩팥소체)의 두 구성요소는 무엇인가?

☐ 7. Capsular space(토리주머니공간)에서 papillary duct(유두관)까지 nephron(콩팥단위)과 collecting system(집합계통)을 거치는 filtrate(여과액)의 경로를 차례대로 설명할 수 있는가?

Type of Nephron 콩팥단위의 종류

콩팥단위를 '일반화된' 형태로 제시하여 단순화시켜 논의하였지만, 실제로 콩팥은 두 가지 종류의 콩팥단위를 가지고

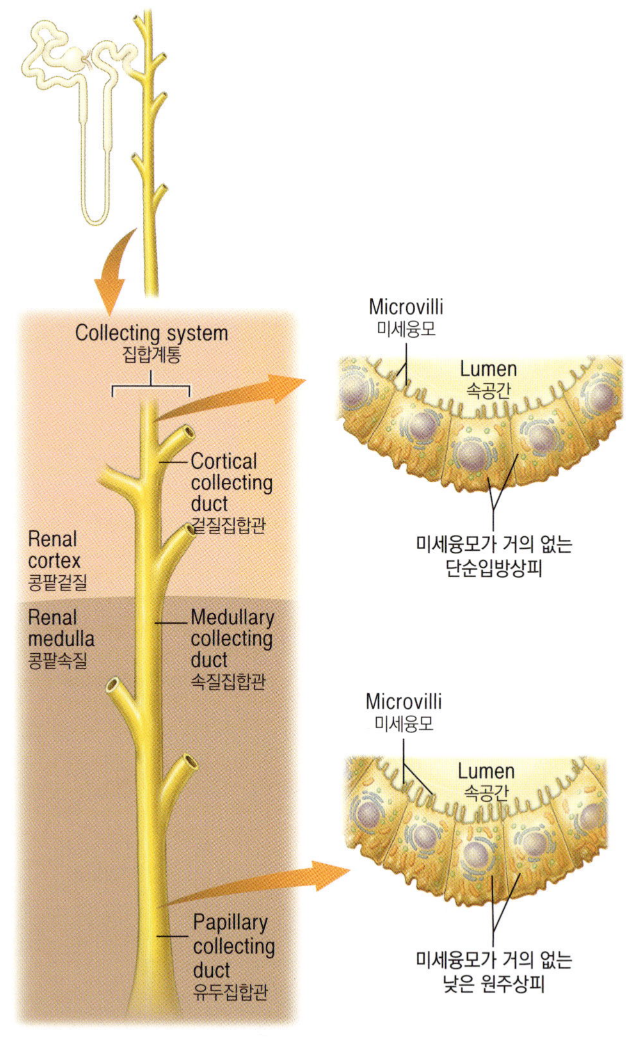

그림 23.9 집합계통의 구조적 특징

임상에서 적용하기

Nephrolithiasis 콩팥돌증

Nephrolithiasis(콩팥돌증, 신장결석증)는 보통 kidney stone(콩팥돌)으로 알고 있는 renal calculi(콩팥결석, 신장결석)의 형성에 의해 특징지어 진다. 대부분 콩팥결석은 주로 수산칼슘염으로 구성된 결정체 구조이다. 콩팥결석은 Na^+, H^+ 및 요산 등이 정상보다 높은 농도일 때 생성될 수 있다. Supersaturation(과포화)으로 알려진 이러한 상태는 과포화된 이온이 용액 밖으로 빠져나올 가능성이 많아 결정을 형성하는 것이다. 과포화의 위험인자는 탈수를 포함하여 지방, 동물성 단백질, 소금이 많이 함유된 식단과 비만이 있다.

보통 결정체는 콩팥단위고리, 먼쪽세뇨관, 집합계통에 형성된다. 대부분 결정체는 쉽게 소변 속으로 인지하지 못하게 지나간다. 하지만 때때로 결정체들이 세뇨관, 특히 집합계통 안의 상피에 붙으면, seed crystals(종자 결정체)을 형성하여 결석이 생기게 된다. 결석이 집합계통에 남아있게 되거나 깨질 수도 있고 콩팥잔, 콩팥깔때기, 요도 안에 박힐 수도 있다. 비뇨계통 안에 박힌 결석은 renal colic(콩팥급성통증, 신산통)으로 알려진 심한 통증인 콩팥돌증의 주요 증상을 일으키고 통증은 허리 부분에서 두덩뼈 부분까지 방사된다. 다른 증상들은 혈액 섞인 소변, 발한, 오심, 구토가 있다.

콩팥돌증은 여러 가지 방법으로 진단할 수 있는데, 컴퓨터 단층촬영과 intravenous pyelogram(정맥깔때기조영사진, 정맥신우조영사진) 혹은 IVP (intravenous pyelography, 정맥깔때기조영술, 정맥신우조영술)를 포함하고 있다. IVP는 비뇨계통의 방사선촬영술이며 요오드와 같은 조영제를 사용하여 콩팥깔때기, 큰콩팥잔 및 작은콩팥잔, 요관과 방광의 구조를 살펴본다. 다음은 콩팥결석이 왼쪽 요관을 막고 있는 IVP의 예시이다.

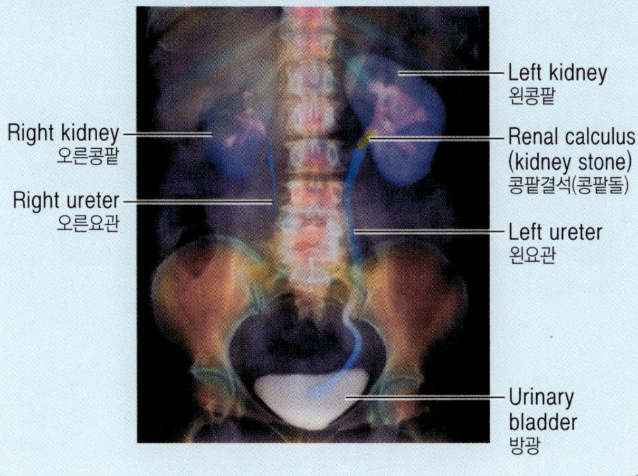

있으며, 콩팥단위고리와 세뇨관주위모세혈관 구성의 구조와 기능에 의해 구별된다.

먼저 약 80%의 콩팥단위가 cortical nephron(겉질콩팥단위)이고, 이들은 콩팥겉질에 주로 위치해 있기 때문에 이렇게 부른다(그림 23.10a). 겉질콩팥단위의 콩팥소체는 outer renal cortex(바깥쪽 콩팥겉질) 안에 위치하며, 이들은 매우 짧은 콩팥단위고리를 가지고 있어 속질에는 닿지 않는다. 세뇨관주위모세혈관이 겉질콩팥단위의 콩팥단위고리에 혈액을 공급한다.

콩팥에 있는 콩팥단위의 적지 않은 수의 다른 종류는 juxtamedullary nephron(속질곁콩팥단위, 수질옆신원)이다. 속질곁콩팥단위의 콩팥소체는 콩팥겉질과 콩팥속질 사이의 경계선에 가깝다(그림 23.10b). 또한 콩팥속질로 깊게 파고드는 긴 콩팥단위고리를 가지고 있다. 이러한 고리는 날세동맥에서 발생하는 vasa recta(곧은혈관, 직혈관)라고 불리는 사다리꼴 모세혈관 네트워크로 둘러싸여 있다. 세뇨관주위모세혈관처럼 곧은혈관은 소엽사이정맥으로 이어진다. 겉질에 있는 콩팥단위 부분은 규칙적인 세뇨관주위모세혈관의 가지로 둘러싸여 있다. 이러한 독특한 구조는 소변의 양과 농도를 조절하는 계통의 일부로 속질곁콩팥단위를 기능하게 한다.

23.3 콩팥 생리학의 개요

Overview of Renal Physiology

학습목표

1. Urine(소변) 형성의 주요 과정을 설명할 수 있다.

Nephron(콩팥단위, 신원)과 collecting system(집합계통)은 세 가지 기본 생리적 과정인 filtration(여과), reabsorption(재흡수), secretion(분비)을 수행하여 kidney(콩팥, 신장)가 기능할 수 있도록 한다(그림 23.11).

- **Glomerular filtration(토리여과).** 콩팥단위에 의해 첫 번째 과정으로 수행되는 것은 혈액을 여과하는 것이며, glomerular filtration(토리여과, 사구체여과)으로 알려진 과정이다. 이는 glomerular capillary(토리모세혈관, 사구체모세혈관)를 통해 혈액이 통과할 때 일어나며 일부 혈장은 주변의 capsular space(토리주머니공간)로 여과된다. Glomerulus(토리, 사구체)의 내피세포가 형성하는 여과의 부분은 크기에 따라 선택적이다. 이는 여과가 혈액 속에 남아있는 세포와 대부분의 단백질을 붙잡아 돌아오게 하지만 물, Na^+와 같은 전해질, H^+와 HCO_3^- 같은 산과 염기, 유기 화합물, 대사성노폐물을 포함한 작은

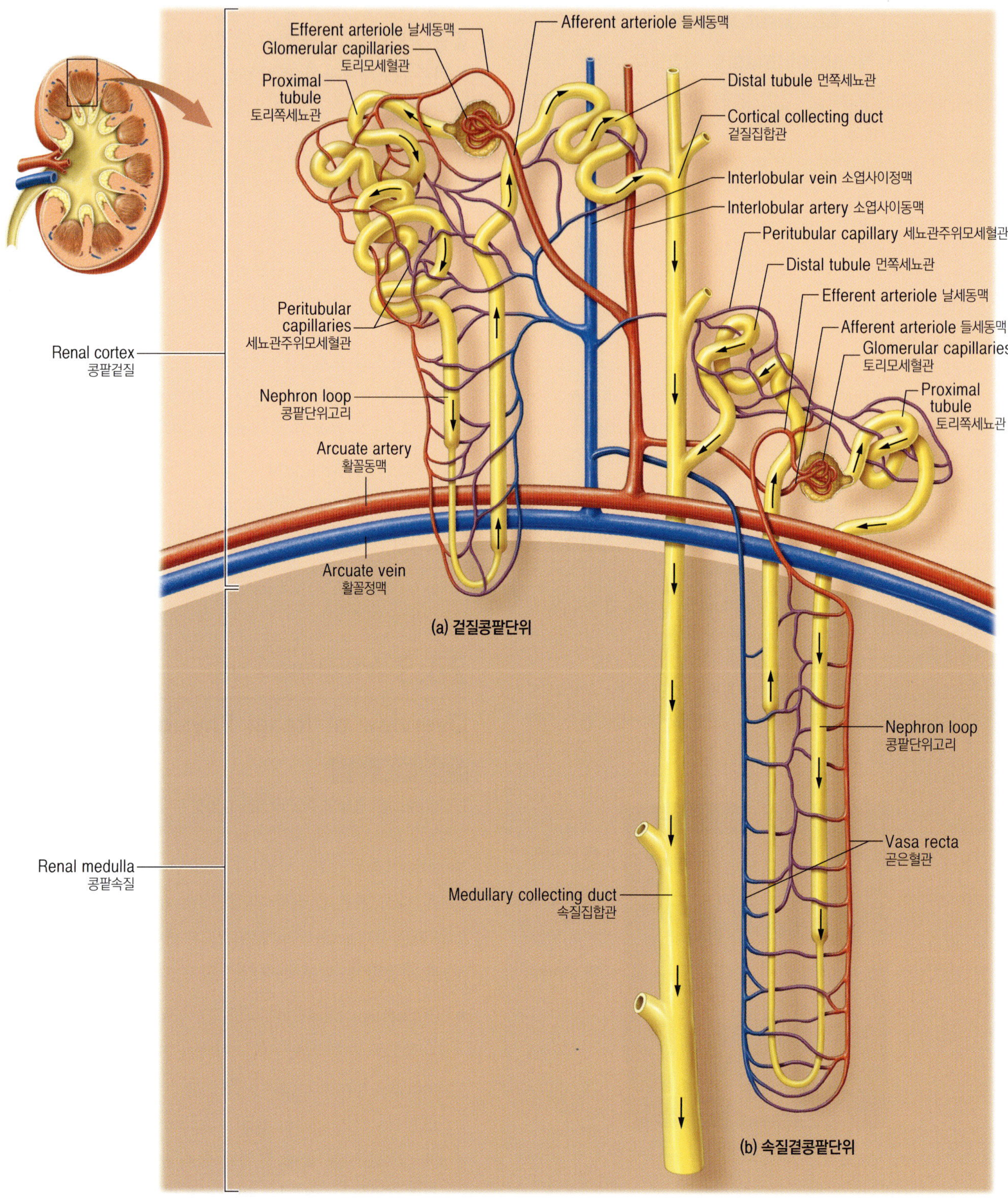

그림 23.10 겉질콩팥단위와 속질곁콩팥단위

물질은 혈액에서 빠져나가 glomerular capsule[토리주머니, 사구체낭, Bowman's capsule(보우만주머니)]로 들어간다. 콩팥단위의 토리주머니공간에 들어가는 수분과 용질은 filtrate(여과액)를 형성하며 tubular fluid(요관액)라고도 한다.

- **Tubular reabsorption(세뇨관재흡수).** 콩팥단위와 집합계

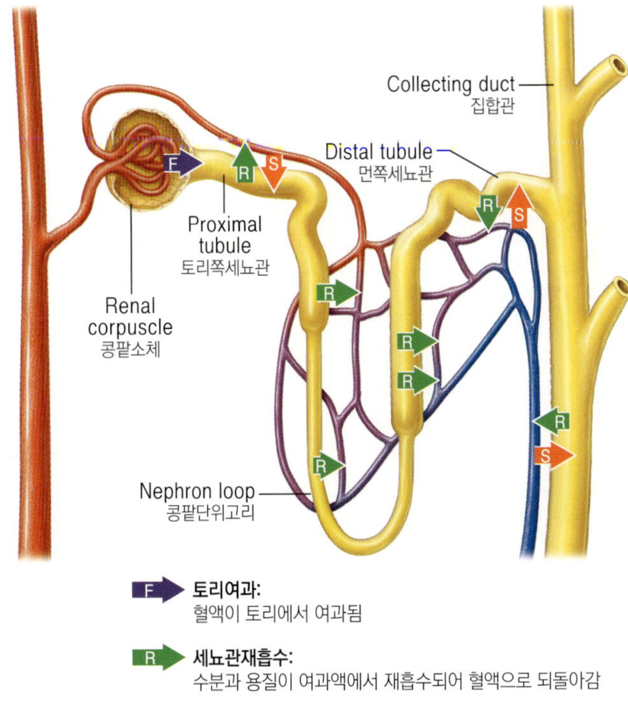

그림 23.11 콩팥에 의해 수행되는 세 가지 생리학적 과정

통이 수행하는 다음 과정은 여과액이 세뇨관을 통과할 때 여과액을 조정하는 것이다. 이러한 조정의 많은 부분은 물, 포도당, 아미노산, 전해질과 같은 물질을 여과액에서 회수하여 혈액으로 되돌려주며, tubular reabsorption(세뇨관재흡수)이라고 한다. 토리에서 여과된 물과 용질의 대부분은 재흡수되고, 대부분의 재흡수는 proximal tubule(토리쪽세뇨관, 근위세뇨관)과 nephron loop(콩팥단위고리, 헨레고리)에서 일어난다. 그러나 좀 더 정확하게 조절된 재흡수는 distal tubule(먼쪽세뇨관, 원위세뇨관)과 집합계통에서도 발생한다. 이러한 과정은 콩팥이 인체의 요구가 변함에 따라 항상성을 유지하기 위해 재흡수된 다른 물질의 양을 변화시키는 것을 허용한다.

- **Tubular secretion(세뇨관분비).** 여과액은 tubular secretion(세뇨관분비)의 과정에 의해 조절되는데, 이는 본질적으로 역방향에서 세뇨관재흡수이다. 그림 23.11의 세뇨관분비 과정에서 물질이 peritubular capillary(세뇨관주위모세혈관)에서 여과액으로 옮겨져 결국 excretion(배설)된다. 세뇨관분비는 전해질과 산-염기 항상성을 유지하고 여과를 통해 여과액에 들어가지 않은 혈액에서 독소를 제거한다.

이러한 각각의 과정에 대해 알아보고, 콩팥과 urinary system(비뇨계통)의 전체적인 기능에 어떻게 기여하는지 알아본다. 또한 콩팥이 urine(소변)의 양과 농도를 어떻게 조절하게 하는지 살펴볼 것이다.

확인하기

- ☐ 1. Glomerular filtration(토리여과) 과정에서 어떤 일이 일어나는가?
- ☐ 2. Tubular reabsorption(세뇨관재흡수)과 tubular secretion(세뇨관분비)은 어떻게 다른가?

23.4 콩팥 생리학 I: 토리여과

Renal Physiology I: Glomerular Filtration

학습목표

1. Filtration membrane(여과막)의 구조를 설명할 수 있다.
2. GFR을 정의할 수 있다.
3. Hydrostatic pressure(정수압)와 COP가 glomerulus(토리)에서 순여과율로 대체되기 위해 어떻게 결합하는지 설명할 수 있다.
4. GFR을 늘리거나 줄이는 특정 인자를 예측할 수 있다.
5. Myogenic mechanism(근육성기전)과 tubuloglomerular feedback(요세관토리되먹임) 기전이 GFR에 어떻게 영향을 미치는지 설명할 수 있다.
6. GFR을 조절하는데 RAAS, ANP, sympathetic nervous system(교감신경계통) 각각의 역할을 설명할 수 있다.

Kidney(콩팥, 신장)의 glomerular filtration(토리여과, 사구체여과)에서는 filtration membrane(여과막)이라고 하는 renal corpuscle(콩팥소체, 신소체)의 막이 여과기를 형성하여 이곳을 지나면서 여과하고, 상대적으로 큰 물질은 혈액 안에 남는다.

Filtration Membrane and the Filtrate

여과막과 여과액

Glomerular capsule(토리주머니, 사구체낭, 보우만주머니)의 안쪽 부분은 세 개의 층으로 구성되어 있고, 이들은 장벽 혹은 여과기로서 역할하며, 세 층을 모두 합쳐 여과막이라고 한다. 이러한 막은 glomerular capillary endothelial cell(토리모세혈관내피세포), basal lamina(바닥판), podocyte(발세포, 토리주머니의 내장층)로 만들어져 있다(그림 23.12). 가장 안쪽층부터 바깥쪽층까지(여과 흐름의 방향으로) 세 층

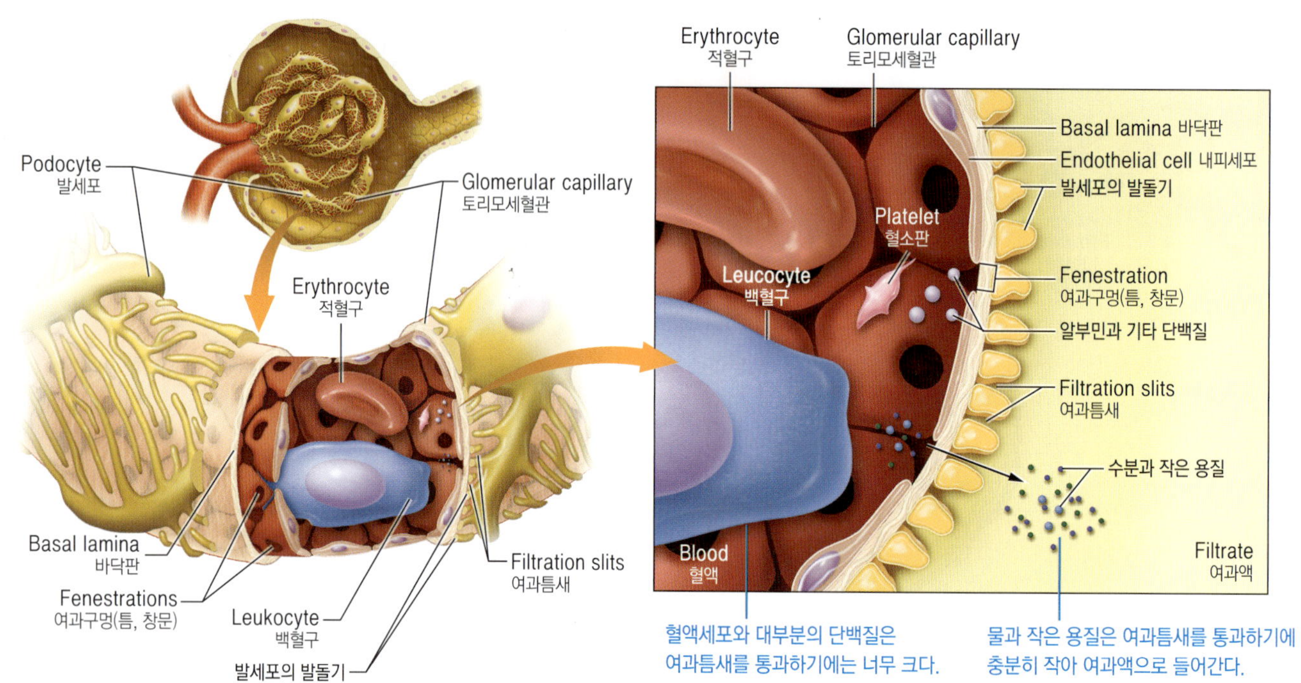

그림 23.12 여과와 여과막

을 각각 더 자세히 살펴보도록 하자.

1. **Fenestrated glomerular capillary endothelial cells(창토리모세혈관내피세포).** 모든 모세혈관처럼 glomerulus(토리, 사구체)도 내피세포로 구성되어 있지만 토리내피세포는 구멍이 나 있다. 이러한 모세혈관은 구멍이 나 있어 대부분의 모세혈관보다 잘 샌다. 틈은 약 70~100nm로 상대적으로 크지만, 모세혈관에서 혈액세포와 혈소판은 빠져나갈 수 없다.
2. **Basal lamina(바닥판).** Extracellular matrix gel(세포바깥바탕질 겔)의 얇은 층은 토리내피세포를 발세포로부터 분리한다. 바닥판 내부의 콜라겐섬유는 체와 같은 역할을 하는 미세한 그물을 형성하여 8nm 이상의 길이를 가진 물질이 토리주머니공간에 들어가는 것을 방지한다. 이는 대부분의 혈장단백질의 통과를 효과적으로 차단한다. 또한 콜라겐섬유는 음전하를 띠며 음전하를 띠는 혈장단백질은 직경이 8nm보다 더 작은 경우까지도 밀어내어 빠져 나가지 못하게 한다.
3. **Podocyte(발세포).** 토리주머니의 visceral layer(내장층)를 구성하고 있는 발세포는 여과막 안의 세 번째 층이며 가장 미세한 여과기를 만든다. 발세포의 손가락처럼 생긴 pedicel(발세포돌기)가 glomerular capillary(토리모세혈관, 사구체모세혈관) 주위를 감싸고 서로 엮여서 filtration slit(여과틈새, 여과극)를 형성한다(그림 23.12).

여과막을 통과하여 토리주머니공간으로 들어가는 액체 및 용질이 filtrate(여과액)를 구성한다. 이 막 구멍의 크기는 여과액의 조성을 결정한다. 여과막은 포도당, 전해질, 아주 작은 단백질 및 아미노산을 포함하는 작은 용해된 용질과 물이 혈액을 떠나 토리주머니공간으로 들어갈 수 있게 하지만 세포와 혈소판 및 대부분의 단백질과 같은 물질이 빠져나가는 것을 방지한다(그림 23.12). 혈액에서 여과된 또 다른 중요한 물질은 nitrogenous waste(질소성노폐물)로 알려진 복합체 그룹이다. 이 복합체에는 단백질 대사의 노폐물인 urea(요소)와 NH_4^+ (ammonium ion, 암모늄이온)가 포함된다. Creatinine(크레아티닌)은 근육세포 및 다른 인체 세포에서 발생하는 creatine kinase(크레아틴 키나아제) 반응의 노폐물이며, uric acid(요산)는 핵산 대사의 노폐물이다. 이는 전부 상대적으로 작은 물질로 여과막의 구멍을 쉽게 통과한다.

여과막을 통과하여 토리주머니공간에 들어가 여과액이 되는 혈장의 비율을 filtration fraction(여과분율)이라고 한다. 평균 여과분율은 20%이며, 이는 토리를 통해 흐르는 혈장의 약 1/5이 혈액을 나와 토리주머니공간으로 들어간다는 것을 의미한다. 토리모세혈관은 고리 모양으로 된 배열 때문에 여과분율이 매우 크다.

확인하기

- ☐ 1. Filtration membrane(여과막)의 세 가지 구성요소는 무엇인가?
- ☐ 2. 여과막의 기능은 무엇인가?
- ☐ 3. Filtrato(여과액)에서 발견할 수 있는 물질은 무엇인가?

Glomerular Filtration Rate

GFR(토리여과율)

여과액은 약 125mL/min의 매우 빠른 속도로 형성된다. 이 값은 1분 안에 양쪽 콩팥에 의해 형성된 여과액의 양이며 GFR (glomerular filtration rate, 토리여과율, 사구체여과율)이라고 한다. 하루 동안 콩팥은 약 180L의 여과액을 만든다.

콩팥은 토리모세혈관이 투과성을 가지고 있기 때문에 부분적으로 혈액을 매우 효율적으로 걸러낼 수 있다. 그러나 fenestrated capillary(창모세혈관)의 경우에도 여과막을 통과하는 물과 용질을 미는 압력기울기가 있는 경우에만 여과가 일어난다.

Filtration Pressure 여과압

첫 번째로 특정 혈관계통에서 액체가 이동하도록 하는 두 가지 힘에 대해 알아본다.

- **Hydrostatic pressure(정수압).** Hydrostatic pressure(정수압)는 액체를 담고 있는 벽에 대한 물의 힘이다. 모세혈관의 경우, 정수압은 혈압과 같으며 모세혈관 밖으로 물을 밀어 넣어 사이질공간으로 빠져 나가는 경향이 있다.
- **Colloid osmotic pressure(콜로이드삼투압농도).** COP (colloid osmotic pressure, 콜로이드삼투압농도)는 혈장 안의 단백질, 주로 albumin(알부민)에 의해 생성되는 압력이다. 삼투기울기는 이러한 단백질이 삼투현상에 의해 모세혈관 안으로 물을 끌어들임으로 생성된다.

이러한 두 힘은 capillary bed(모세혈관계)에서 함께 작용하여 모세혈관계의 NFP (net filtration pressure, 순여과압)를 결정한다. NFP는 모세혈관과 interstitial fluid(사이질액, 간질액) 사이의 수분 이동 방향을 결정한다. 간단히 말해 정수압이 COP보다 높으면 물이 모세혈관에서 빠져나가고, COP가 정수압보다 높으면 모세혈관 속으로 이동한다.

Net Filtration Pressure at the Glomerulus

토리에서의 NFP

토리모세혈관에는 이러한 두 가지 원칙을 적용할 수 있다. 그러나 고려해야 할 세 번째 힘이 있기 때문에 토리에서의 상황이 약간 더 복잡하다. 토리주머니공간에서 액체의 정수압이다. 그림 23.13에서 볼 수 있는 각각의 힘을 알아보도록 한다.

- **Glomerular hydrostatic pressure(토리정수압).** 혈압에 의해 크게 결정되는 GHP (glomerular hydrostatic pressure, 토리정수압, 사구체정수압)는 약 50mmHg로 측정된다. 이 압력은 전형적인 모세혈관계(17~35mmHg 범위)보

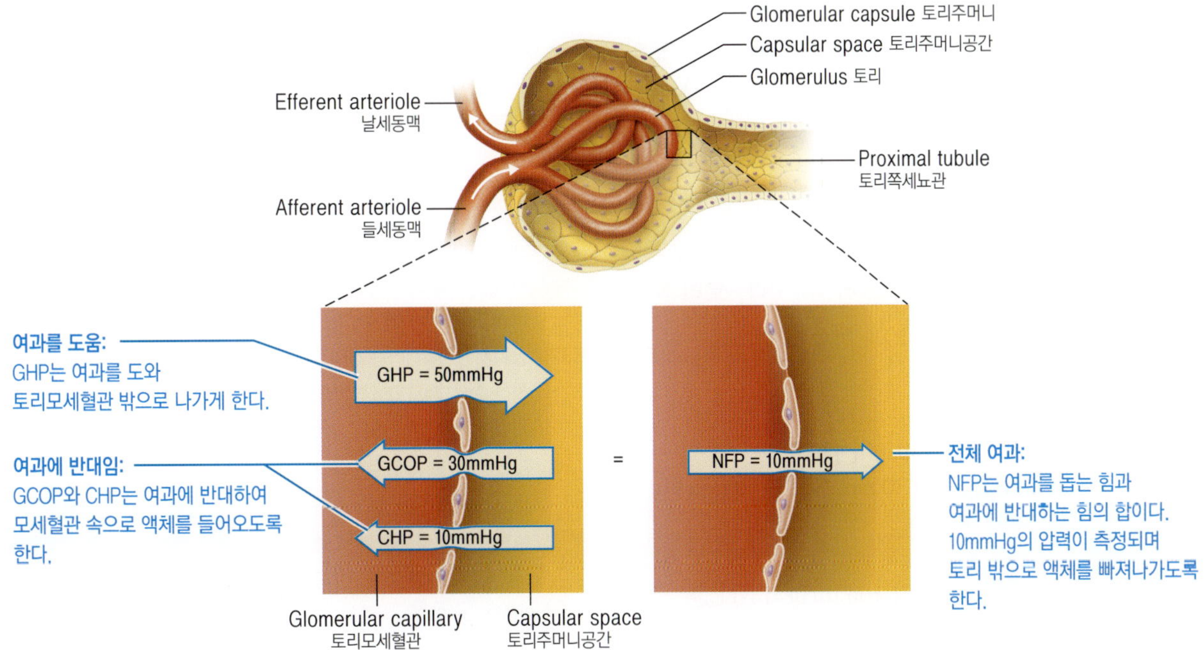

그림 23.13 토리모세혈관의 NFP

다 상당히 높다. 이는 모세혈관계를 떠나는 혈액이 고저항 efferent arteriole(날세동맥)에 들어가기 때문이다. 날세동맥의 높은 저항은 smooth muscle(민무늬근육, 평활근육)과 작은 지름으로 인한 것이다. 이는 그림 23.13에서 날세동맥의 직경이 afferent arteriole(들세동맥, 수입세동맥)의 직경보다 작다는 것을 알 수 있다. 이로 인해 액체가 돌아오고 토리모세혈관의 벽을 밀며 여과막을 통과하여 이동하도록 돕는다.

- **Glomerular colloid osmotic pressure(토리콜로이드삼투압농도).** 전형적인 모세혈관 안의 COP와 마찬가지로 GCOP (glomerular colloid osmotic pressure, 토리콜로이드삼투압농도, 사구체콜로이드삼투압농도)는 혈장 내 알부민과 같은 단백질의 존재에 의해 생성된다. GCOP는 평균적으로 30mmHg 정도로써 특정 모세혈관에서의 COP보다는 약간 높다. 왜냐하면 토리 내 혈액은 보다 농축되기 때문이다. 즉 토리 내 혈액의 수분이 여과막을 통해 빠르게 여과되면서 혈액 속에 남겨진 용질의 농도는 증가하게 되는 이유이다. GCOP는 여과에 대항하여 삼투현상에 의해 모세혈관 속으로 물을 끌어 들인다.
- **Capsular hydrostatic pressure(주머니정수압).** 수도꼭지가 켜져 있는 부엌 싱크대를 비우는 것처럼 토리주머니공간의 액체는 renal tubule(콩팥세뇨관, 신세뇨관)로 너무 빨리 배출될 수 있다. Nephron(콩팥단위, 신원)의 주머니공간 안쪽에 빠르게 축적되는 여과액은 CHP (capsular hydrostatic pressure, 주머니정수압)라고 하는 자체의 정수압을 형성한다. 이러한 압력(약 10mmHg)은 토리모세혈관으로 물을 밀어 넣으려고 하기 때문에 여과에 반대이다.

이러한 세 가지 힘을 결합하여 토리의 NFP를 산출할 수 있으며, 여과막을 가로 질러 물을 토리주머니공간으로 유도할 수 있는 전체 압력 기울기를 얻을 수 있다. 토리 NFP를 찾기 위해 여과를 돕는 힘(GHP)과 여과에 반대하는 두 가지 힘(GCOP와 CHP)을 뺀다.

$$\begin{aligned} \text{NFP} &= \text{GHP} - (\text{GCOP} + \text{CHP}) \\ &= 50\ \text{mm Hg} - (30\ \text{mm Hg} + 10\ \text{mm Hg}) \\ &= 10\ \text{mm Hg} \end{aligned}$$

따라서 토리모세혈관에서 약 10mmHg의 NFP를 구할 수 있다. 이러한 압력은 토리모세혈관의 누출, 큰 표면적과 함께 약 125mL/min의 GFR을 산출한다. 이에 대한 인식을 얻기 위해 GFR을 온몸 모세혈관계가 약 1.5mL/min의 물을 잃는 속도와 비교하면 상당한 차이가 있다.

많은 상태가 GFR에 영향을 미칠 수 있다. 한 가지 흔한 상태는 임상에서 적용하기 Glomerulonephritis(토리콩팥염)를 참고한다.

확인하기

- ☐ 4. GFR은 무엇인가?
- ☐ 5. NFP를 결정하기 위해 결합하는 세 가지 압력은 무엇인가? 어떤 압력이 filtration(여과)을 촉진시키는가? 어떤 압력이 여과에 반대되는가?

Factors That Affect the Glomerular Filtration Rate GFR에 영향을 미치는 인자

기본적으로 토리여과는 콩팥 생리학의 '문지기(gatekeeper)'이며, 이는 노폐물 제거 과정을 시작하기 때문이다. GFR은 얼마나 빨리 혈액이 대사성노폐물로부터 정화되는지, 콩팥이 tubular reabsorption(세뇨관재흡수)과 tubular secretion(세뇨관분비)을 얼마나 효과적으로 수행할 수 있는지, 그리고 콩팥이 체내에서 항상성을 얼마나 유지할 수 있는지를 결정한다. 이러한 이유로 GFR에 영향을 미치는 모든 것은 콩팥의 모든 기능에 영향을 미친다.

여러 가지 인자가 GFR에 영향을 미친다. 이러한 인자는 콩팥 자체에서 유래한 것일 수도 있고, urinary system(비뇨계통)의 외부계통 기능 때문일 수도 있다. 내부 기전을 auto-

임상에서 적용하기

Glomerulonephritis 토리콩팥염

Glomerulonephritis(토리콩팥염, 사구체신염)는 토리모세혈관과 토리바닥막의 염증을 유발하여 토리 손상과 파괴를 가져오는 일반적인 질환이다. 염증의 주요 특징은 혈류 증가와 모세혈관 투과성 증가라는 점을 상기시켜본다. 이는 GHP를 일으키고 여과막이 지나치게 새어 나오게 하여 혈액 세포와 단백질을 소변으로 빠져나가게 한다. 콩팥단위가 염증에 의해 더 손상되고 파괴됨에 따라 GFR이 감소하여 GFR을 유지하도록 GHP를 추가로 증가시키는 보상기전을 유발한다. 이로 인해 소변으로 세포와 단백질이 추가로 손실된다. 결국, 이러한 기전은 GFR을 복원하기에 불충분하며 독성물질이 혈액에 축적될 수 있다. 이러한 상태는 결국 GFR이 콩팥 기능을 수행하기에 충분하지 않은 콩팥기능상실로 이어질 수 있다.

regulation(자동조절)이라고 하며 GFR을 유지하는 일을 해야 한다. 신경 및 호르몬 요소를 비롯한 외부 인자는 혈압을 유지하고 GFR에 영향을 미치는 광범위한 계통의 일부이다.

Autoregulation of the GFR GFR의 자동조절

GHP는 주로 혈압의 결과여서, 혈압의 변화로 GHP가 변하고 이에 따라 GFR도 변하는 것이 논리적으로 보인다. 하지만 GFR은 콩팥에 의해 시작되고 유지되는 국소반응으로 구성된 자동조절 과정 때문에 혈압의 넓은 범위에 걸쳐 비교적 일정하게 유지된다. 자동조절은 myogenic mechanism(근육성기전)과 tubuloglomerular feedback(요세관토리되먹임, 요세관사구체되먹임)이라는 두 가지 음성되먹임 과정으로 구성된다.

Myogenic Mechanism 근육성기전. 혈압이 증가하면 혈관이 늘어나고, 혈관 민무늬근육세포의 수축을 유발한다. 이는 혈관을 통과하는 혈액의 양을 감소시키며 혈관의 신장성을 최소화한다. 근육성기전이라고 불리는 콩팥의 혈관에서도 비슷한 현상을 발견한다. 근육성기전은 다음과 같은 방식으로 발생한다.

- 수축기혈압이 증가하면 afferent arteriole(들세동맥)이 늘어나고 GFR이 증가하며, 근육세포를 수축시키는 원인이 되어 세동맥을 수축시킨다. 이에 반응하여 들세동맥은 혈관을 수축시켜서 토리를 통과하는 혈류를 감소시키고, GHP와 GFR을 정상 수준으로 회복시켜준다.
- 수축기혈압이 감소하면 들세동맥이 적게 늘어나게 되고, 이는 GFR을 감소시킨다. 이에 반응하여 들세동맥은 혈관을 확장시켜서 혈류와 GHP를 증가시키고, GFR을 정상수준으로 회복시켜준다.

근육성기전은 빠르게 작용하여 혈압의 상당한 변화가 있더라도 몇 초 안에 정상적인 GFR을 회복할 수 있다. 그러나 이러한 기전은 수축기혈압 범위가 약 80~180mmHg(수축기혈압의 정상범위는 100~120mmHg)에서 GFR을 회복시킬 수 있다. 수축기혈압이 180mmHg보다 높으면 들세동맥은 GFR을 되돌리기 위해 더 이상 수축할 수 없다. 유사하게 수축기혈압이 이 범위 아래로 떨어지면 들세동맥은 GFR을 정상 수준으로 회복시킬 만큼 충분히 확장할 수 없다.

Tubuloglomerular Feedback 요세관토리되먹임. 콩팥의 두 번째 자동조절 기전은 JGA (juxtaglomerular apparatus, 토리곁장치)에 관여하는 요세관토리되먹임이다. 이 계통은 distal tubule(먼쪽세뇨관, 원위세뇨관)의 치밀반이 토리의 압력을 조절하는 음성되먹임고리의 일부라는 사실에 따라 명명되있다. 기본 되먹임고리는 다음 단계에 따라 진행된다.

1. GFR이 증가하면, 콩팥세뇨관을 통한 여과흐름의 양도 증가한다.
2. 여과량의 증가는 먼쪽세뇨관 안의 macula densa cells (치밀반세포)로 Na^+와 Cl^- (chloride ion, 염소이온)의 전달을 증가시키고, 여과액에서 이러한 이온들이 더 흡수되게 한다.
3. 치밀반세포는 사이질액으로 ATP (adenosine triphosphate, 삼인산아데노신)를 내보낸다. 일부 ATP는 nucleoside adenosine(뉴클레오시드 아데노신)으로 변환되며, 이는 들세동맥이 수축하도록 한다.
4. GFR이 정상으로 다시 줄어든다.

여과액의 Na^+와 Cl^-의 높은 수준이 몇 분 이상 지속되면 치밀반세포가 들세동맥의 juxtaglomerular cell (JG세포, 토리곁세포)에 신호를 보내 효소 renin(레닌)의 방출을 감소시킨다. 이러한 작용의 전반적인 효과는 GFR을 증가시키고 urine(소변) 형성을 촉진시키는 것이다. 이는 JGA가 체액과 Na^+의 항상성 유지에 일부 작용하도록 한다.

근육성기전과 요세관토리되먹임이 작용하여, GFR은 어떠한 주기로 일어나는 혈압의 변화를 통해 일정하게 유지된다. 수축기혈압이 180mmHg 이상으로 상승하면 GFR과 소변량이 크게 증가한다. 반대로 수축기혈압이 70mmHg 미만으로 떨어지면 보상기전이 여과를 돕는 NFP를 만들 수 없기 때문에 토리여과가 중단된다. 이러한 시점에서 소변은 생산되지 않을 것이며, anuria(무뇨)라고 불리는 생명을 위협하는 상태가 된다.

확인하기

☐ 6. Afferent arteriole(들세동맥)이 수축할 때 GFR에는 무슨 일이 발생하는가? 들세동맥이 이완하면 GFR에는 무슨 일이 발생하는가?

Hormonal Effect on the GFR GFR에 미치는 호르몬의 영향

호르몬은 혈류로 방출되는 화학적 전달자로 다른 세포의 기능을 조절한다. 두 가지 자동조절 기전과 마찬가지로 GFR에 영향을 미치는 호르몬은 GHP를 조절함으로써 이루어진다.

그러나 호르몬은 혈압을 조절하는 큰 계통의 일부로 GFR에 영향을 준다. GFR을 조절하는 한 가지 호르몬은 RAAS(renin–angiotensin–aldosterone system, 레닌–안지오텐신–알도스테론 계통)의 구성요소인 angiotensin–II(안지오텐신–II)이다. 다른 조절 호르몬은 심장에 의해 생성된 natriuretic peptide(나트륨이뇨펩타이드)로 구성된다.

Renin-Angiotensin-Aldosterone System RAAS. RAAS의 주요 기능은 혈압을 유지하는 복합 계통이다. 이는 이차적 영향으로 GFR을 지킨다. 이러한 이유로, 이 호르몬계통은 토리의 들세동맥이나 날세동맥만으로 작용하는 것보다 훨씬 더 크게 작용한다. 또한 RAAS는 몸 전체에 변화를 일으킬 수 있는 전해질 및 혈량 균형을 위해 콩팥단위 세뇨관과 collecting system(집합계통)에서 상당한 영향을 미친다.

RAAS는 다음 세 가지 상태인 첫 번째, 교감신경계통의 신경세포로부터의 자극, 두 번째는 저혈압, 세 번째는 여과액 안의 낮은 Na^+와 Cl^-의 농도에 대한 반응으로 치밀반세포로부터 오는 자극에 의해 활동이 시작될 수 있다.

RAAS는 다음의 단계에 의해 진행되며, 그림 23.14에 나타내었다.

① **혈압이 감소하면, GFR이 감소한다.**

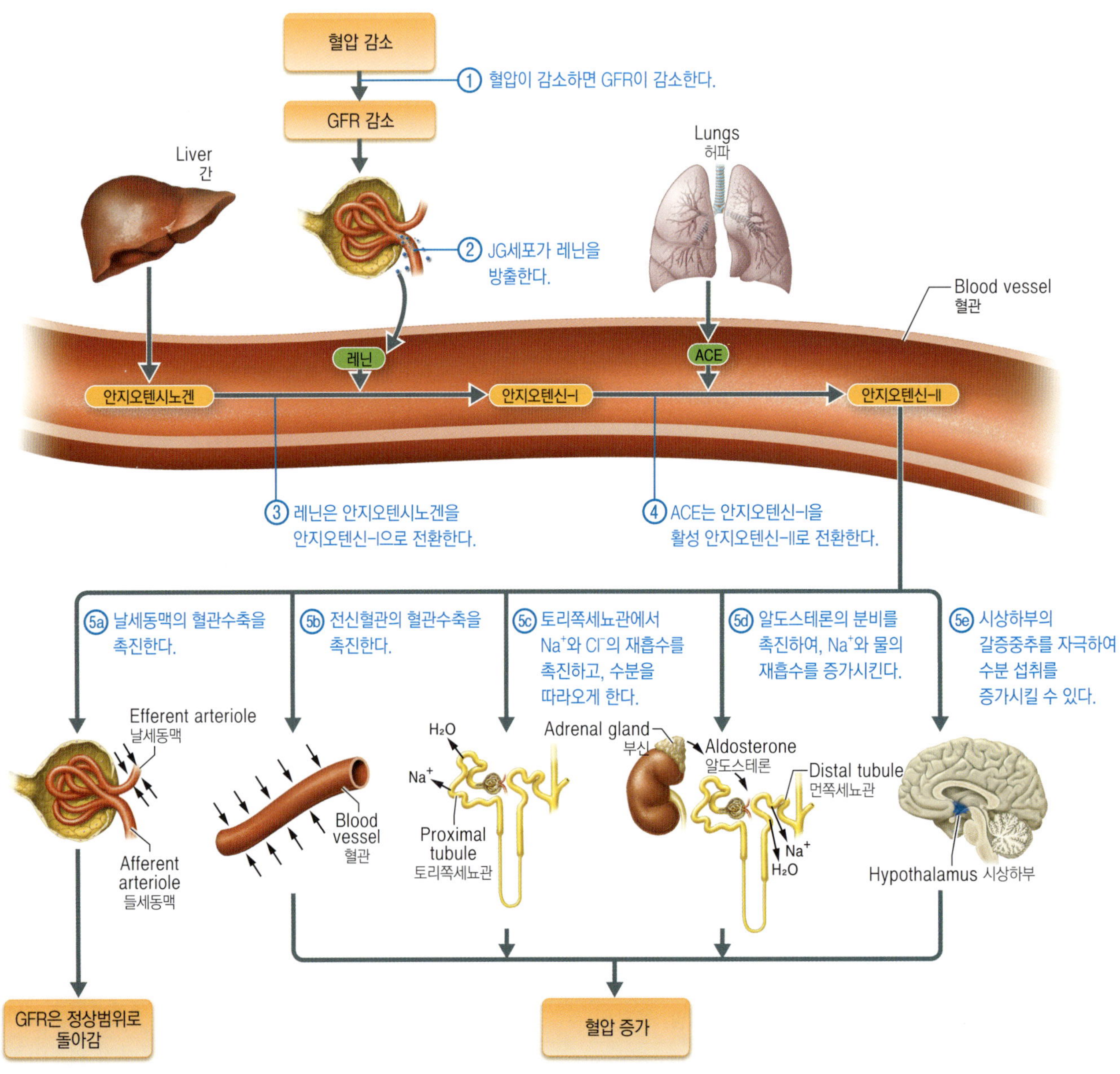

그림 23.14 RAAS(레닌–안지오텐신–알도스테론 계통)

② **JG세포가 레닌을 방출한다.** 들세동맥을 통과하는 혈류량 감소는 JG세포가 혈류로 효소 레닌을 방출하도록 작동시킨다.

③ **레닌은 안지오텐시노겐을 안지오텐신-I으로 전환한다.** 레닌은 angiotensinogen(안지오텐시노겐)이라고 부르는 간에서 생산된 불활성 단백질을 만날 때까지 순환한다. 레닌은 안지오텐시노겐을 최소 활성을 갖는 생성물인 안지오텐신-I으로의 전환을 촉진시킨다.

④ **ACE는 안지오텐신-I을 활성 안지오텐신-II로 전환한다.** 안지오텐신-I은 허파 안의 내피세포와 같은 세포에 의해 만들어지는 ACE (angiotensin-converting enzyme, 안지오텐신전환효소)라고 부르는 효소를 만날 때까지 혈액을 순환한다. ACE는 안지오텐신-I을 활성 형태인 안지오텐신-II로 전환한다.

안지오텐신-II는 전신 혈압과 GFR에 영향을 주는 여러 가지 다른 동시 효과를 가지고 있다.

5a **날세동맥의 혈관수축을 촉진한다.** 안지오텐신-II는 모든 콩팥 혈관을 수축시키지만 들세동맥보다 날세동맥에 10~100배 더 큰 효과가 있다. 이렇게 '배수관을 막아서' GHP를 높인다. 이러한 증가된 압력은 감소된 혈류에도 불구하고 GFR을 정상 속도로 유지시킨다.

5b **전신혈관의 혈관수축을 촉진한다.** 안지오텐신-II는 거의 모든 체내 혈관의 강력한 혈관수축 물질이다[norepinephrine(노르에피네프린)보다 40배 이상의 효과를 나타낸다]. 이러한 혈관수축은 말초저항을 증가시켜 혈압을 증가시킨다.

5c **토리쪽세뇨관에서 Na^+와 Cl^-의 재흡수를 촉진하고, 수분을 따라오게 한다.** 안지오텐신-II가 혈압에 미치는 가장 강력한 효과 중 하나는 콩팥세뇨관재흡수에서의 역할 때문이다. 토리쪽세뇨관에서 안지오텐신-II는 여과액에서 Na^+와 Cl^-의 재흡수를 촉진하여 osmolarity(삼투압농도)에 의한 물의 재흡수를 일어나게 한다. 이는 혈압을 높여 혈액량을 증가시킨다.

5d **알도스테론의 분비를 촉진하여, Na^+와 물의 재흡수를 증가시킨다.** 안지오텐신-II는 adrenal gland(부신, 콩팥위샘)에서 호르몬 aldosterone(알도스테론)을 분비하도록 자극한다. 알도스테론은 먼쪽세뇨관과 집합계통의 일부에 작용하여 여과액에서 Na^+ 재흡수를 증가시킨다. ADH가 존재하면 물은 삼투압농도를 따르므로 이러한 작용은 혈액량과 혈압을 증가시킨다.

5e **갈증을 자극한다.** 안지오텐신-II의 또 다른 효과는 시상하부의 갈증중추를 자극하는 것이다. 이는 수분 섭취를 증가시켜 혈액량을 증가시킨다.

RAAS는 단기간과 장기간 양쪽에 걸쳐 혈압을 유지한다. 안지오텐신-II에 의해 생성된 혈관수축은 거의 즉시 일어나고, 안지오텐신-II에 노출된 수초 안에 혈압이 상승한다. 그러나 이 혈관수축은 2~3분 정도만 지속된다. 장기간의 혈압 조절은 여과액에서 Na^+와 물의 정체로 이루어진다. RAAS가 혈관수축과 Na^+ 재흡수 모두에 미치는 영향은 인체가 GFR을 보존하면서 전신혈압을 증가시킬 수 있게 한다.

RAAS는 혈압에 미치는 영향 외에도 Na^+ 균형을 유지하는 데에도 중요하다. 예를 들어, 혈장 Na^+ 농도가 증가하면 레닌 분비가 감소하여 콩팥이 Na^+를 더 많이 분비한다. RAAS는 Na^+ 섭취를 50배까지 증가할 수 있고, 혈장의 Na^+ 수준이 비교적 변함없이 유지될 수 있도록 하는 데 매우 효과적이다.

임상에서 적용하기 RAAS, Hypertension, and Renal Disease (RAAS, 고혈압, 콩팥질환)를 참고한다.

Atrial Natriuretic Peptide ANP. 심장 내 심방의 어떤 세포에서는 호르몬 ANP (atrial natriuretic peptide, 심방나트륨이뇨펩타이드)를 생산한다. 심방의 혈액량이 증가하면 방출되는 ANP는 혈액량과 혈압을 낮추어 심장의 작업량을 감소시킨다. ANP가 이러한 작업을 수행하는 한 가지 방법은 들세동맥을 확장시키고 토리의 날세동맥을 수축시킨다. 이는 GHP를 증가시켜 GFR을 높이는 것이다. GFR이 높으면 체액 손실을 많아지게 해서 혈액량이 감소하고 혈압이 효과적으로 낮아진다.

확인하기

- ☐ 7. RAAS의 기본 과정은 무엇인가?
- ☐ 8. GFR에 있어 RAAS의 영향은 무엇인가?
- ☐ 9. GFR에 있어 ANP의 영향은 무엇인가?

Neural Regulation of the GFR GFR의 신경조절

GFR의 신경조절은 ANS (autonomic nervous system, 자율신경계통)의 교감신경 영역에 의해 주로 이루어진다. 호르몬계통과 마찬가지로, sympathetic nervous system(교감신경계통)은 혈압을 조절하는 계통의 일부로 GFR에 영향을 준

임상에서 적용하기

RAAS, Hypertension, and Renal Disease RAAS, 고혈압, 콩팥질환

RAAS가 혈압에 미치는 영향이 매우 강력하기 때문에 혈압을 낮추기 위해 이 계통에 작용하는 세 가지 종류의 약물이 개발되었다.

- **ACE inhibitor(안지오텐신전환효소 억제제)**는 뱀독에서 개발된 약물의 종류로 ACE를 차단하여 안지오텐신-I의 안지오텐신-II로의 전환을 억제한다.
- **Angiotensin-receptor blockers, ARBs(안지오텐신 수용기차단제)**는 혈관 및 토리쪽세뇨관의 세포에서 안지오텐신 수용기를 차단하여 혈관 수축과 Na^+ 및 수분재흡수를 각각 방지한다.
- **Aldosterone antagonist(알도스테론 길항제)**는 먼쪽세뇨관에서 알도스테론의 영향을 차단하고 Na^+와 수분의 재흡수를 감소시키고, 이는 이뇨('수분 상실') 작용을 이끈다.

부작용으로 ACE 억제제와 ARB는 안지오텐신-II가 콩팥에 미치는 영향을 차단한다. 이는 안지오텐신-II는 RAAS가 활성화될 때와 마찬가지로 날세동맥을 수축시키지 않음으로써 GHP를 감소시키고 결과적으로 GFR을 감소시킨다. 이는 특정 유형의 콩팥질환에 놀라운 효과를 나타낸다.

Diabetes mellitus(당뇨병)와 hypertension(고혈압)은 토리모세혈관을 손상시켜 GFR을 감소시키고 콩팥질환을 유발한다. 이런 경우 치료 목표는 GHP를 증가시켜서 GFR을 증가시키는 것이라고 생각할 수 있지만, 이미 손상된 토리모세혈관에 더 많은 압력을 가하면 어떤 일이 일어날지 고려해보면 더 많은 손상을 입고, 콩팥질환을 악화시킬 것이다.

이것은 ACE 억제제와 ARB가 작용하는 곳이다. GHP를 낮추면 토리에 가해지는 압력이 감소한다. GFR을 다소 낮추지만, 토리모세혈관이 더 이상의 손상을 입지 않도록 예방한다. 이는 콩팥의 수명을 연장시키고 콩팥이 기능할 수 없는 상태인 콩팥기능상실을 예방한다.

다. 교감신경세포는 교감신경 활동이 증가하는 동안 노르에피네프린을 방출하여 들세동맥을 포함한 대부분의 온몸 혈관의 수축을 일으켜 혈압을 상승시킨다.

예를 들어, 교감신경 자극의 수준이 높으면, 많은 양의 레닌이 분비되고, 안지오텐신-II의 혈중 농도가 급격하게 증가한다. 높은 수준의 안지오텐신-II는 실제로 토리의 들세동맥과 날세동맥 모두를 수축시켜 GFR을 감소시킨다. 이는 인체가 수분 손실을 최소화하고 혈액량과 혈압을 보존하는 데 도움이 되므로 심각한 저혈압과 탈수의 경우 특히 중요하다. 이런 경우 생명중추 기관(뇌, 심장 등)의 관류가 콩팥의 여과보다 우선한다.

GFR을 조절하는 자동조절, 호르몬 및 신경계통 기전에 대한 자세한 내용은 표 23.1을 참조한다.

Renal Failure 콩팥기능상실

한 사람의 GFR이 감소하면 콩팥이 중요한 기능을 수행할 수 없는 상태인 renal failure(콩팥기능상실, 신부전)에 빠질 수 있다. 콩팥으로의 혈류를 감소시키는 요인, 콩팥 자체의 질병 및 콩팥에서의 소변 유출을 방해하는 요인을 비롯한 많은 상태들이 콩팥기능상실로 이어질 수 있다. Acute renal failure(급성콩팥기능상실) 또는 acute kidney injury(급성콩팥손상)로 알려진 단기간 콩팥기능상실은 입원 환자들 사이에서 흔히 발생하며 근본 원인의 치료로 완전히 해결할 수 있다. 일부 사람들은 3개월 이상 지속되는 GFR의 감소로 정의되는 chronic renal failure(만성콩팥기능상실, 만성신부전)로 발전하게 된다.

만성콩팥기능상실 발병의 가장 큰 위험 요소는 당뇨병과 고혈압이다. 증상은 콩팥기능상실의 중증도에 따라 다르며 경증 콩팥기능상실 환자는 증상을 전혀 느끼지 못할 수도 있다. 콩팥 기능이 저하됨에 따라 환자는 피로, 부종, 오심 및 식욕부진을 겪는다. GFR이 정상의 50% 미만인 심한 콩팥기능상실은 uremia(요독증)로 알려진 상태가 된다. 요독증은 노폐물과 수분, 전해질, 산-염기 불균형의 축적에 의해 특징지어진다. 치료하지 않으면 혼수, 경련, 사망에 이를 수 있다.

환자가 요독증의 징후와 증상을 보이면 dialysis(투석) 치료가 시작될 수 있다. 투석에는 두 가지 유형이 있다. 첫 번째는 hemodialysis(혈액투석)로, 일시적으로 혈액을 제거하고 대사성노폐물과 여분의 액체를 제거하는 필터를 통과시켜 전해질과 산-염기 균형을 정상화하는 것이다. 혈액투석은 투석 클리닉에서 일주일에 세 번 수행해야 한다. 두 번째 유형은 peritoneal dialysis(복막투석)이며, 투석액을 배안 안으로 넣고 몇 시간 동안 순환시킨 다음 배액한다. 환자는 밤마다 집에서 복막투석을 받을 수 있으므로 흔히 장기 투석이 필요한 환자에게 선호되는 치료법이다.

표 23.1 GFR을 조절하는 자동조절, 호르몬, 신경계통 기전의 요약

자극원	반응 기전	주요 효과	GFR에 미치는 영향
자동조절			
들세동맥의 늘어남 증가(혈압 상승으로 인함)	근육성 기전	• 들세동맥의 혈관수축	감소
치밀반세포로 이동하는 Na^+의 증가 (GFR의 증가로 인함)	요세관토리되먹임	• 들세동맥의 혈관수축 • 날세동맥의 혈관확장	감소
호르몬 기전			
교감신경계통 활성화, GFR 감소, 혈압 감소	RAAS	• 날세동맥의 혈관수축 • 온몸 혈관수축 • 토리쪽세뇨관의 여과액에서 Na^+의 재흡수 • 알도스테론 분비 • 수분의 재흡수	정상 수준 유지 (높은 수준의 활성화 감소)
혈압 증가	ANP	• 들세동맥의 혈관확장 • 날세동맥의 혈관수축 • Na^+의 재흡수 감소 • 수분 상실의 증가	증가
신경계통 기전			
복합적임	교감신경계통	• 들세동맥과 날세동맥을 포함한 모든 혈관의 수축 • RAAS 자극	정상 수준 유지 (높은 수준의 활성화 감소)

23.5 콩팥 생리학 II: 세뇨관 재흡수와 분비

Renal Physiology II: Tubular Reabsorption and Secretion

학습목표

1. 수분, 유기화합물 및 이온이 수동 및 능동과정에 의해 nephron(콩팥단위)에 reabsorption(재흡수)되는 방법 및 장소를 설명할 수 있다.
2. 콩팥단위 안의 tubular secretion(세뇨관분비)이 일어나는 구역을 설명할 수 있다.
3. RAAS, ADH, ANP가 각각 어떻게 재흡수와 분비를 조절하는지 설명할 수 있다.

Filtrate(여과액) 형성 속도가 매우 빨라서 kidney(콩팥, 신장)는 여과액의 대부분을 환원하여 혈류로 되돌려 주어야 한다. 이는 nephron(콩팥단위, 신원) 및 collecting system(집합계통)에서 tubular reabsorption(세뇨관재흡수)의 과정에 의해 발생한다. 콩팥에 의해 매일 filtration(여과)된 물 180L 중 단지 약 1.8L(1%)만이 urine(소변)으로 체외 배출되며 이는 콩팥이 물을 환원하는데 매우 효율적이라는 것을 의미한다. 또한, 여과된 용질의 약 99%가 이후에 재흡수된다. 이러한 양의 크기를 감안할 때, 콩팥이 인체 ATP의 약 20%를 휴식 중에 사용한다는 것은 놀라운 일이 아니다.

특정 노폐물은 재흡수되지 않는다. 또한 높은 GFR (glomerular filtration rate, 토리여과율, 사구체여과율)에도 불구하고 일부 노폐물은 토리의 filtration membrane(여과막)을 통과하지 않으므로 여과액에 들어가지 않는다. 이는 tubular secretion(세뇨관분비) 과정을 필요로 한다. 흡수되지 않고 분비되는 물질은 고농도로 존재할 때 종종 독성을 가지며, 높은 GFR과 분비 과정은 인체로부터의 빠른 제거를 하도록 한다. 또한 콩팥단위에 많은 양의 여과액이 존재하는 것은 콩팥이 체액, 전해질 및 산-염기 균형을 정확하게 제어할 수 있게 한다. 물질이 필요하지 않으면 소변으로 excretion(배설)되며, 필요하면 혈액으로 다시 흡수될 것이다.

Principle of Tubular Reabsorption and Secretion 세뇨관 재흡수와 분비의 원칙

Renal tubule(콩팥세뇨관, 신세뇨관) 내부와 주변의 peritubular capillary(세뇨관주위모세혈관) 사이에서 물질이 어떻게 움직이는지를 다루고, 능동적 또는 수동적 운반 과정에 의해 용질과 수분의 이동이 어떻게 이루어지는지 알아본다.

Paracellular and Transcellular Transport Route
세포주위와 세포횡단 운반 경로

용질과 물의 이동에 관해 논의할 때, 먼저 물질이 어디에서 어떻게 이동되는지 정확하게 논의해야 한다. 그림 23.15에서 볼 수 있듯이, tubular reabsorption(세뇨관재흡수)에서 물질은 세뇨관의 공간(안), 세뇨관 세포를 통과하거나 세뇨관 세포 사이, interstitial fluid(사이질액, 간질액) 안으로, 마지막으로 세뇨관주위모세혈관의 내피세포를 가로지르거나 사이를 통과해서 혈액으로 다시 들어가야 한다. 세뇨관분비에서 물질은 반대 방향으로 이동한다. 이들 물질이 세뇨관 세포를 어떻게 통과하는지 알아보자.

- **Paracellular route(세포주위 경로).** Paracellular route(세포주위 경로)에서 물질은 근접한 세뇨관 세포들 사이로 지나간다. 세뇨관 사이의 tight junction(치밀이음부)은 작은 이온, 수분과 같은 몇몇 물질이 이들 사이를 수동적으로 이동하기에 충분히 구멍이 나 있으며, 특히 proximal tubule(토리쪽세뇨관, 근위세뇨관)에 있다.
- **Transcellular route(세포횡단 경로).** Transcellular route(세포횡단 경로)에서 포도당, 아미노산과 같은 물질은 세뇨관 세포를 통과해야만 한다. 재흡수된 물질은 처음에 세뇨관 세포의 apical membrane(꼭대기쪽막)을 통과한 다음 세포질액을 통해 이동하고, basolateral membrane(바닥가쪽막)을 통해 세포를 빠져 나간다.

세포주위 경로를 따라 이동하는 것은 수동적인데, ATP 형태의 에너지가 필요하지 않다. 왜냐하면 삼투압농도에 의해 움직이는 물 또는 농도기울기로 움직이는 용질로 구성되기 때문이다. 세포횡단 경로를 따르는 특정 용질에 대해서도 마찬가지이지만, 세포횡단 경로를 따라 이동하는 다른 용질은 농도기울기에 반하여 이동하기 때문에 ATP로부터 직접 또는 간접적으로 에너지가 필요하다. 분비는 능동적인 과정이기 때문에 세뇨관 세포막을 통한 세포횡단 경로를 통해 일어나야 한다.

사이질액에 들어간 재흡수된 물질은 혈관의 내피세포를 통과하여 혈액으로 들어갈 수 있다. 이러한 물질은 모세혈관으로 이어지는 동일한 경로를 따라 세뇨관을 빠져나갈 수 있으며, 세포주위 경로 또는 세포횡단 경로를 취할 수 있다. 일반적으로 이러한 과정은 수동적이며 용질은 확산과 물은 삼투에 의해 움직인다.

Carrier-Mediated Transport and the Transport Maximum 운반체-매개 운반과 최대 운반

대부분의 용질은 세뇨관 세포 막안의 운반단백질의 사용이

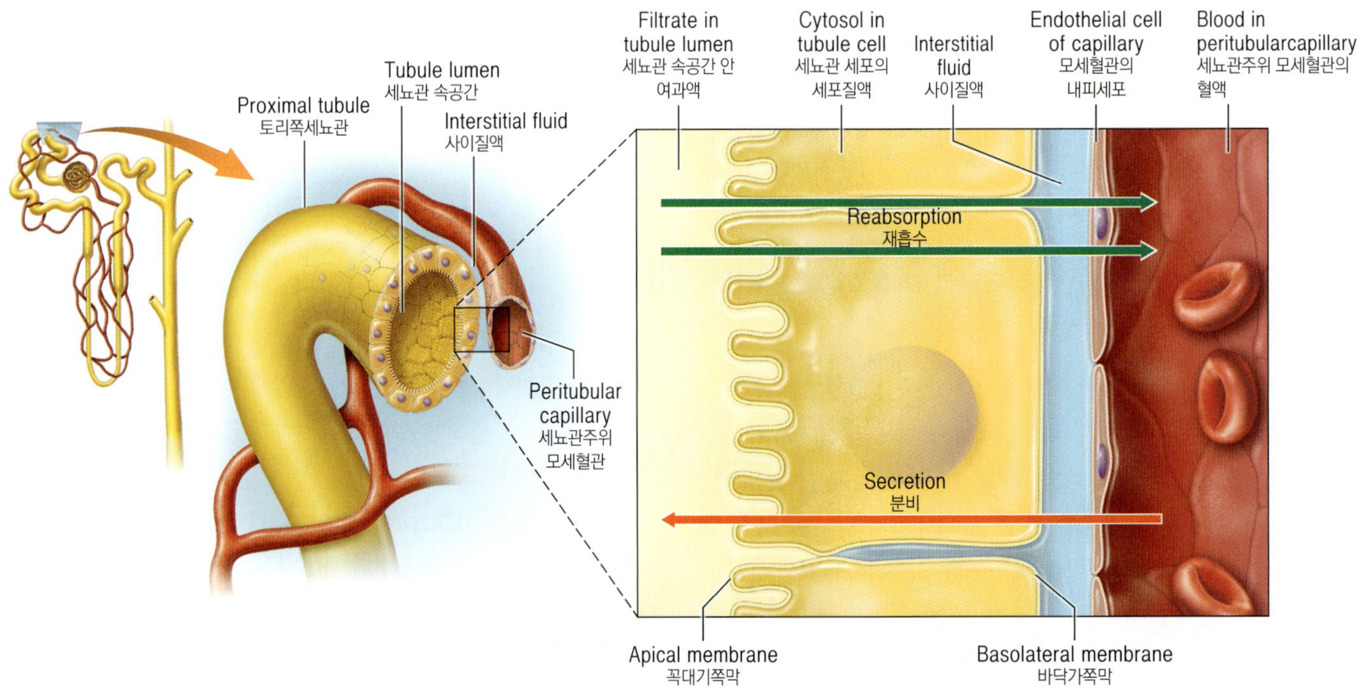

그림 23.15 세뇨관 재흡수와 분비 장벽

필요한 세포횡단 경로를 통해 재흡수되고 분비된다. 세포가 운반단백질을 사용하여 용질을 운반하는 세 가지 방법을 상기해보자.

- **Facilitated diffusion(촉신확산).** 운반단백질이 관여하며 ATP 에너지를 사용하지 않고 농도기울기를 갖는 용질을 수동적으로 운반하는 것이다.
- **Primary active transport(일차능동운반).** 운반단백질 '펌프'가 직접적으로 ATP를 사용하여 농도기울기에 반대하여 용질을 움직이는 것이다.
- **Secondary active transport(이차능동운반).** 일차능동운반 펌프에 의해 설정된 농도기울기가 다른 운반단백질을 통해 농도기울기에 반대하여 이차 용질의 운반을 만드는데 사용된다.

능동운반단백질은 두 가지 종류가 있다. Antiport pump(역방향운반 펌프) 혹은 antiporter(역방향운반)는 반대 방향으로 두 개 이상의 용질을 움직이고, symport pump(공동운반 펌프) 혹은 symporter(공동운반)는 같은 방향으로 두 개 이상의 용질을 움직인다. 둘 다 열차가 승객을 위한 특정 좌석 수만 갖는 것처럼, 둘 다 제한된 수의 위치에서 용질을 운반할 수 있다. 모든 위치가 채워지면 운반단백질은 saturated(포화 상태)라고 하며 TM (transport maximum, 최대운반)에 도달한다. 이후에는 어떠한 용질도 운반단백질에 결합할 수 없고 운반되지 않고 소변으로 배출된다. 이는 diabetes mellitus(당뇨병)에서 포도당에 일어나는 현상이다. 임상에서 적용하기 Glycosuria(당뇨)를 참고한다.

임상에서 적용하기

Glycosuria 당뇨

TM은 토리쪽세뇨관 세포의 운반체에서 상당히 빠르게 '채워지는' 포도당과 같은 물질에 특히 중요해진다. 여과액에 너무 많은 포도당이 있으면 TM은 모든 포도당이 재흡수되기 전에 도달하고 포도당은 소변에 나타나는데, 이러한 상태를 glycosuria(당뇨)라고 한다. 일반적으로 당뇨는 diabetes mellitus(당뇨병), 췌장 호르몬 insulin(인슐린)의 생산이나 반응에 결함이 특징인 장애에서 볼 수 있다. 인슐린은 대부분의 세포에서 포도당을 흡수하는데 관여하며, 인슐린이 없으면, 이들 세포는 세포질로 포도당을 가져올 수 없다. 이는 높은 수준의 순환 혈당 또는 hyperglycemia(고혈당)로 이어져 여과액에 과도한 양의 포도당이 생기고 궁극적으로 소변에서 나오게 된다.

확인하기

- ☐ 1. Reabsorption(재흡수)과 secretion(분비)의 경로는 무엇인가?
- ☐ 2. Renal tubule(콩팥세뇨관)과 collecting system(집합계통) 안의 운반단백질이 관여하는 운반 과정의 세 가지 종류는 무엇인가?

Reabsorption and Secretion in the Proximal Tubule 토리쪽세뇨관에서의 재흡수와 분비

토리쪽세뇨관의 세포에는 세포에 큰 표면적을 제공하는 눈에 띄는 microvilli(미세융모)가 있으며 이는 빠른 재흡수를 촉진한다. 실제로 토리쪽세뇨관은 콩팥단위에서 가장 대사적으로 활동적인 부분이다. 여과액의 대부분이 여기에서 재흡수되기 때문에 Na^+/K^+ pump (sodium–potassium ion pump, Na^+/K^+ 펌프)만으로도 휴식 시 인체 ATP의 약 6%를 소비한다. 모든 재흡수에 더하여, 많은 분비가 토리쪽세뇨관에서도 일어난다.

또한, 토리쪽세뇨관 세포의 바닥가쪽막에 있는 Na^+/K^+ 펌프는 angiotensin–II(안지오텐신–II)의 존재 하에서 더욱 활성화된다.

여과액에서 혈액으로 되돌아가는 재흡수에서 토리쪽세뇨관의 주요 역할은 다음과 같다.

- Na^+, 염화물, K^+, 황산염과 PO_4^{3-} (phosphate ion, 인산이온)를 포함하는 전해질은 대부분 재흡수되며, 이는 전해질 항상성에 필수적인 활동이다.
- 포도당, 아미노산, 다른 유기용질(예: 젖산, 수용성 비타민)과 같은 영양소의 거의 100%는 재흡수된다.
- 산–염기 항상성에 중요한 많은 수의 HCO_3^-가 재흡수된다.
- 인체의 체액 항상성의 유지를 위해 필요한 약 65%의 수분이 재흡수된다.

Sodium Ion Reabsorption Na^+ 재흡수

Na^+의 재흡수에서 시작한다. 왜냐하면 이 과정은 토리쪽세뇨관에서 다른 많은 물질을 재흡수하는 열쇠이기 때문이다. Na^+ 재흡수의 대부분은 토리쪽세뇨관 세포의 꼭대기 표면에 있는 Na^+ 누출 통로를 통과하는 세포횡단 경로에 의해 발생한다. 세포횡단 Na^+ 재흡수를 위한 또 다른 기전은 토리쪽세뇨관 세포의 꼭대기 막에서 3가지 유형의 운반단백질을 포함한다.

- 여과액으로부터 세뇨관 세포로의 Na^+의 촉진확산을 가능하게 하는 Na^+에 특이적인 운반단백질

- Na^+를 여과액에서 포도당과 같은 다른 용질과 함께 세포로 가져오는 Na^+ 공동운반
- H^+를 여과액으로 분비하면서 세포 내로 Na^+를 운반하는 Na^+/H^+ 역방향운반

누출 통로와 운반단백질 모두 바닥가쪽막의 Na^+/K^+ 펌프에 의해 생성된 농도기울기에 의존한다. 이 펌프는 Na^+를 세뇨관 세포에서 사이질액으로 지속적으로 유도한다. 이는 토리쪽세뇨관 세포의 세포질에서 상대적으로 낮은 Na^+ 농도를 생성한다. 여과액에서의 Na^+ 농도는 상당히 높아, 이는 다른 많은 용질의 이차능동운반에 결정적인 농도기울기가 된다.

Reabsorption of Organic Solute and Ion
유기 용질과 이온의 재흡수

토리쪽세뇨관의 전반의 세포에는 Na^+/glucose symporters (Na^+/포도당 공동운반)를 포함하고 있다. 공동운반은 Na^+/K^+ 펌프에 의해 생성된 Na^+ 기울기를 사용하여 이차능동운반의 예인 포도당과 Na^+를 여과액에서 세뇨관 세포로 운반한다(그림 23.16). 일단 세포 내로 들어오면 포도당은 촉진확산을 통해 사이질액으로 옮겨지며, 포도당은 세뇨관주위모세혈관으로 확산된다. 토리쪽세뇨관 세포의 꼭대기막에 있는 다른 공동운반은 비슷한 방식으로 작용하여 Na^+와 이온(예: SO_4^{2-} 또는 HPO_4^{2-}) 또는 유기 용질(예: 아미노산 또는 젖산)과 같은 다른 용질이 이차능동운반을 하도록 한다.

Na^+의 재흡수는 또한 Cl^-과 같은 음이온을 다른 방법으로 재흡수하도록 이끌기도 한다. Na^+가 세뇨관 속공간에서 수동적으로 운반될 때 속공간은 순 음전하를 축적한다. 이는 음전하를 띤 Cl^-을 세포주위 경로를 통해 상피를 가로질러 밀어내는 전기적 기울기를 생성한다. 이러한 Cl^-은 Na^+를 사이질액 및 혈장 내로 유사하게 따라간다.

Bicarbonate Ion Reabsorption HCO_3^- 재흡수

토리쪽세뇨관에서 HCO_3^- 재흡수는 탄산–중탄산 완충계통에 대한 원리를 포함한다. 혈액 속의 CO_2 (carbon dioxide, 이산화탄소)가 H_2O (water, 물)와 반응하여 H_2CO_3 (carbonic acid, 탄산)를 생산한다. 이러한 반응은 효소 CA (carbonic anhydrase, 탄산탈수효소)에 의해 촉매된다. 새

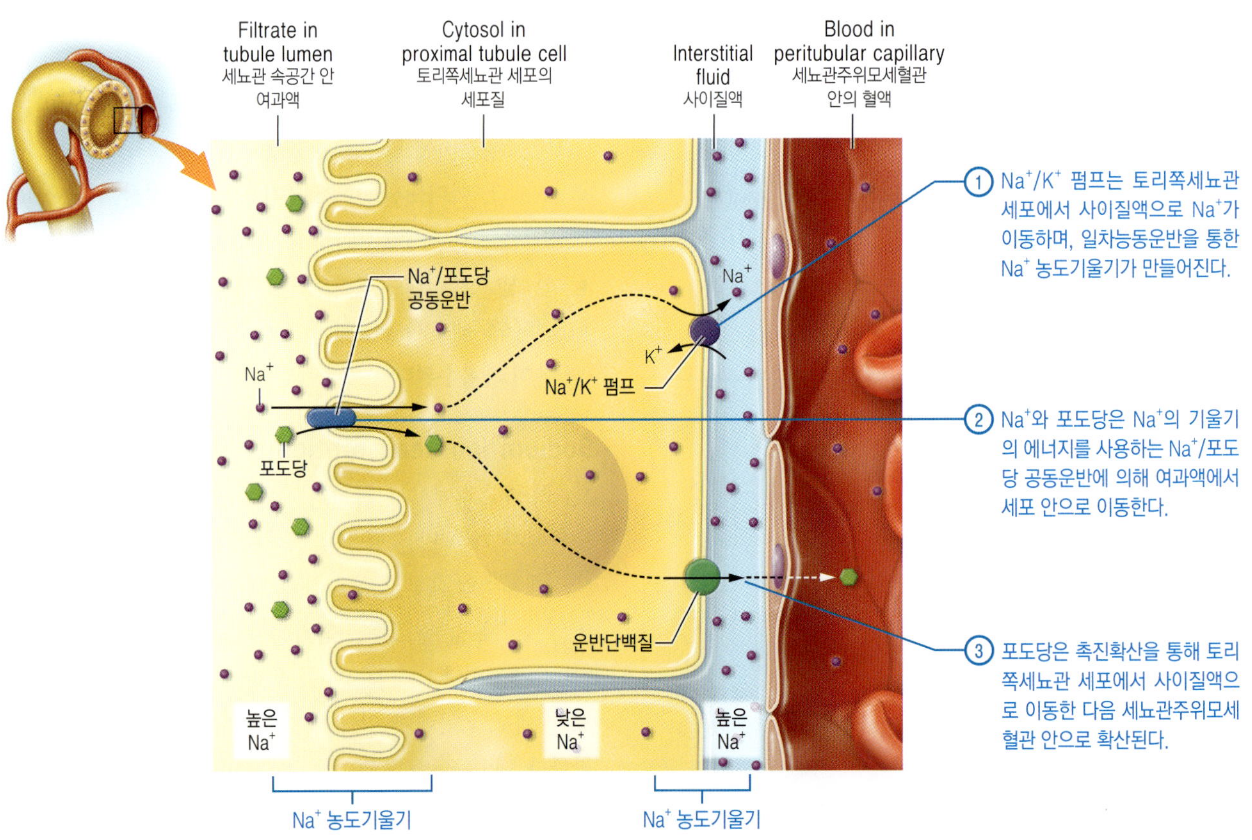

그림 23.16 토리쪽세뇨관 안의 포도당 재흡수

로 형성된 H_2CO_3는 자발적으로 HCO_3^-와 H^+로 해리된다. 완전한 반응은 다음과 같다.

$$CO_2 + H_2O \xrightleftharpoons{\text{탄산탈수효소}} H_2CO_3 \rightleftharpoons H^+ + HCO_3^-$$

또한 CA는 역반응으로 촉매되어, H_2CO_3에서 CO_2와 H_2O로 바뀐다.

토리쪽세뇨관에서의 중탄산염 재흡수는 간접적으로 발생한다(그림 23.17). 이 과정은 다소 '가져오기(fetch)' 게임과 유사하다. 세포는 H^+를 여과액에 '던지고' H^+는 HCO_3^-를 '가져와' 다시 세포 안으로 가져온다. 이러한 던짐은 Na^+/H^+ antiporter (Na^+/H^+ 역방향운반체)의 다른 운반단백질의 도움으로 완성된다. 운반단백질은 H^+를 세포에서 여과액으로 분비하면서 세포 내로 Na^+를 운반한다. 이러한 과정이 펼쳐지는 방법은 다음과 같다.

① **H^+가 여과액으로 분비되어 HCO_3^-와 결합하여 H_2CO_3가 형성된다.** H^+는 Na^+/H^+ 역방향운반체에 의해 토리쪽세뇨관 세포의 세포질에서 여과액으로 분비된다. H^+는 여과액에서 HCO_3^-와 반응하여 H_2CO_3를 형성한다.

② **H_2CO_3는 CA를 통해 CO_2와 H_2O로 전환된다.** 세뇨관 세포의 꼭대기 혈장막 위의 CA는 H_2CO_3의 CO_2와 H_2O로의 전환을 촉매한다.

③ **CO_2는 세뇨관 세포의 세포질로 확산하며 H_2O와 결합하여 HCO_3^-와 H^+가 된다.** CO_2는 기울기로 세뇨관 세포의 세포질로 확산된다. 세포 내의 CA는 CO_2와 H_2O의 H_2CO_3로의 전환을 촉매하고, HCO_3^-와 H^+로 해리된다.

④ **HCO_3^-는 사이질액으로 운반된 다음 혈액으로 이동한다.** HCO_3^-는 바닥가쪽막을 가로 질러 사이질액으로 들어가기 위해 옮겨지고, 세뇨관주위모세혈관으로 확산된다.

⑤ **H^+가 다시 여과액으로 분비됨에 따라 이 과정이 반복된다.** H_2CO_3가 해리될 때 방출된 H^+가 재순환되어, 다시 Na^+/H^+ 역방향운반체에 의해 여과액으로 분비되고, 과정은 반복된다.

이러한 과정은 복잡해 보일 수 있지만, 효과적이고 토리쪽세뇨관의 세포가 여과액에서 HCO_3^-의 약 90%를 재흡수할 수 있게 한다. 이는 7.35~7.45의 매우 특정한 범위 내에서 혈액의 pH를 유지하는 인체 기능의 주요 구성요소이다.

Obligatory Water Reabsorption and Its Effect on Other Electrolyte

강제수분재흡수와 다른 전해질에 미치는 영향

여과액이 토리쪽세뇨관의 후반부에 도달할 때까지, Na^+ 및 포도당, 다른 유기 화합물의 많은 부분이 재흡수되었다. 세

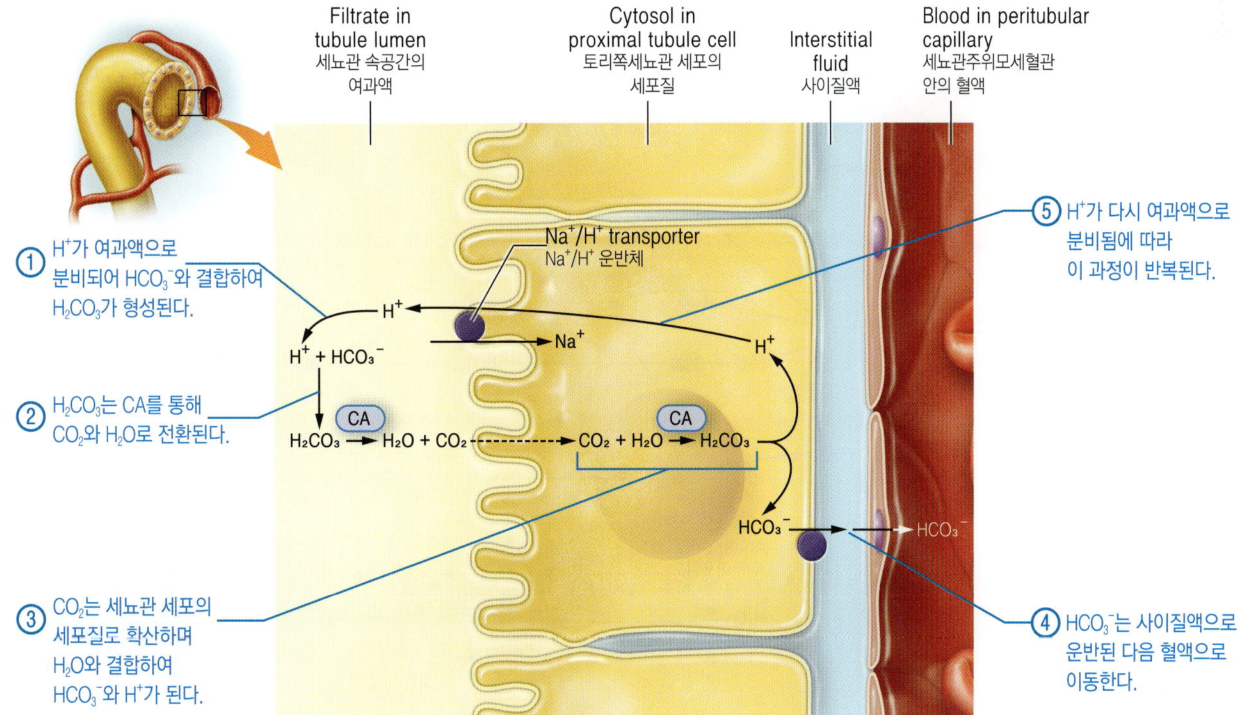

그림 23.17 토리쪽세뇨관에서 HCO_3^- 재흡수

포질 및 사이질액에 있는 용질의 축적은 세포주위 경로 및 세포횡단 경로를 따라 삼투현상에 의해 여과액에서 수분을 끌어낸다. 삼투에서는 수분이 높은 용질 농도의 용액으로 이동한다.

이러한 유형의 수분재흡수는 용매 이동을 이끄는 '강제성' 때문에 obligatory water reabsorption(필수수분재흡수)이라고 부른다(그림 23.18). Aquaporin(아쿠아포린)이라는 세포막에 있는 일종의 수분 통로는 수분재흡수를 크게 향상시킨다. 토리쪽세뇨관 세포의 꼭대기세포 및 바닥가쪽막 모두에 위치한 이 통로는 물이 세포횡단 경로를 통해 세포를 통과하도록 한다.

강제수분재흡수가 계속됨에 따라 K^+, Ca^{2+} 및 Mg^{2+}(magnesium ion, 마그네슘이온)와 같은 용질의 농도가 여과액에서 상승한다. 이는 토리쪽세뇨관 세포 내 혹은 토리쪽세뇨관 사이의 확산을 하게 하는 농도기울기를 만든다. 이러한 과정에서 용질의 능동 재흡수는 삼투에 의한 수분재흡수를 자극하며, 차례로 다른 용질의 수동 재흡수를 자극한다.

Secretion in the Proximal Tubule
토리쪽세뇨관 내 분비

H^+ 분비 이외에 다른 물질은 많은 nitrogenous waste(질소성노폐물)와 약물을 포함하여 토리쪽세뇨관 세포에 의해 여과액으로 분비된다. 토리쪽세뇨관의 전반부에서는 여과액 안의 대부분의 uric acid(요산)가 재흡수되지만, 세뇨관의 후반부의 여과액으로 다시 분비된다. 또한 NH_4^+, 크레아티닌, 소량의 요소 또한 분비된다. 페니실린, 모르핀과 같은 약물은 중요한 renal secretion(콩팥분비)을 가진다. 이러한 약물은 자주 복용해야 하는데, 상대적으로 일관된 혈중 농도를 유지하기 위해 콩팥 분비를 통해 약물을 제거한다.

확인하기

- ☐ 3. Proximal tubule(토리쪽세뇨관)로부터 reabsorption(재흡수)되는 물질은 어떤 것인가? 어떤 물질들이 Na^+ 기울기를 이용하여 재흡수되는가?
- ☐ 4. Obligatory water reabsorption(강제수분재흡수)은 무엇인가?

Reabsorption in the Nephron Loop
콩팥단위고리 내 재흡수

여과액이 nephron loop(콩팥단위고리, 헨레고리)에 도달하면 원래의 여과액과 거의 유사하지 않다. 전해질의 약 60~70%와 물은 여과액에서 재흡수되어 혈액으로 되돌아가며, 또한 포도당과 아미노산은 100% 혈액으로 되돌아간다. 여과액이 콩팥단위고리를 통과하면서 더 손실을 겪는다. 전체 수분의 약 20%, Na^+ 및 Cl^-의 25%, 나머지 남은 이온의 상당 부분이 재흡수되어 혈액으로 되돌아간다.

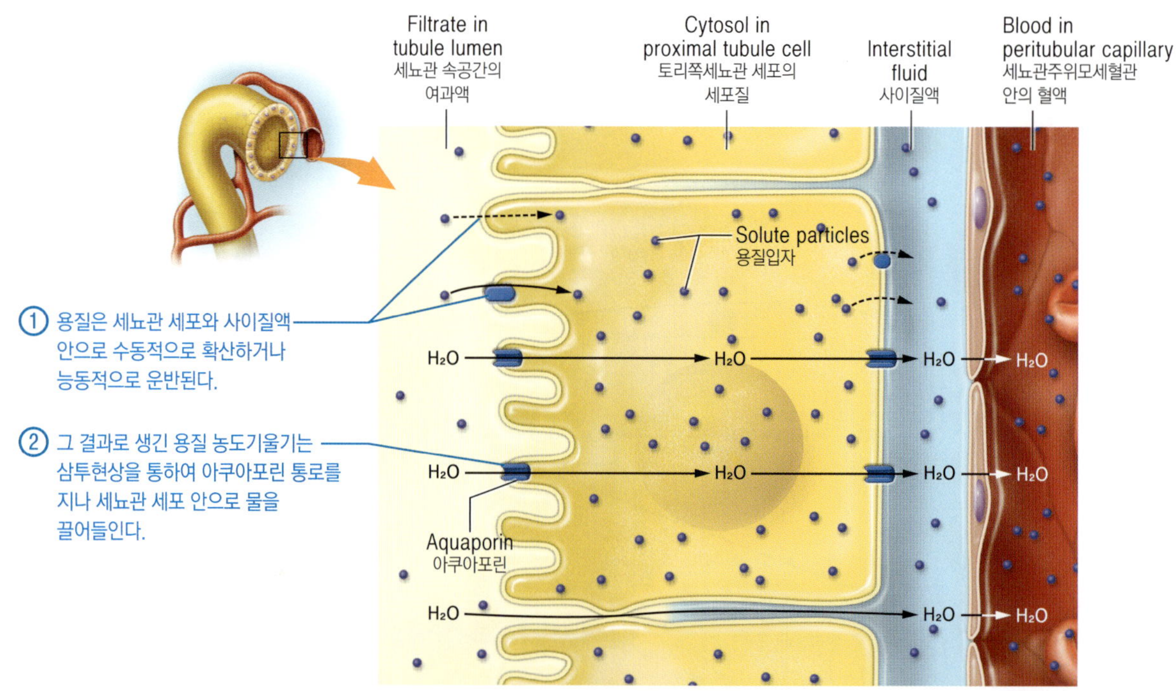

그림 23.18 토리쪽세뇨관의 강제수분재흡수

토리쪽세뇨관에서 수분재흡수는 용질재흡수에 비례한다. 따라서 토리쪽세뇨관의 여과액은 사이질액과 동일한 농도 또는 osmolarity(삼투압농도), 약 300mOsm을 갖는다. 그러나 콩팥단위고리에서는 여과액의 삼투압농도가 고리를 통과하면서 변한다. 이는 콩팥단위고리의 ascending limb(올림다리, 상행각)과 descending limb(내림다리, 하행각)에서 투과성이 다르기 때문이다.

콩팥단위고리의 thin descending limb(얇은 내림다리)은 물에 자유롭게 침투하지만, Na^+ 및 Cl^-과 같은 용질에는 투과성을 훨씬 덜 갖는다. 따라서 수분은 삼투에 의해 얇은 내림다리 세포 밖으로 이동할 수 있지만 거의 적은 용질이 따라온다. 이는 여과액의 삼투압농도가 내림다리를 내려가고 고리의 굴곡을 돌아 지나가면서 증가하게 한다.

Thick ascending limb(두꺼운 올림다리)의 세포는 물을 통과시키지 않지만 $Na^+/K^+/2Cl^-$ symporters ($Na^+/K^+/2Cl^-$ 공동운반체)를 사용하여 NaCl (sodium chloride, 염화나트륨)을 세뇨관 세포로 운반한다. 이차능동운반계통은 Na^+ 하나, K^+ 하나 및 2개의 Cl^-을 세뇨관 세포로 가져와 바닥가쪽막의 Na^+/K^+ 펌프에 의존하여 유리한 Na^+ 기울기를 만든다. Na^+/K^+ 펌프는 K^+를 다시 세뇨관 세포 안으로 유도하는데, 이러한 과정에서 K^+의 순 재흡수는 많지 않다. 여과액은 올림다리를 통과하기 때문에 용질을 잃고 점차적으로 이온이 사이질액으로 펌프됨에 따라 낮은 농도가 된다. Juxtamedullary nephron(속질곁콩팥단위, 수질옆신원)에서 두 다리의 다른 투과성과 여과액의 농도 변화는 콩팥단위고리와 집합계통 모두에서 여과액으로부터의 광범위한 수분재흡수를 허용한다.

확인하기

☐ 5. Nephron loop(콩팥단위고리)의 두 다리 투과성은 어떻게 다른가?
☐ 6. 콩팥단위고리 안의 filtrate(여과액)에서 reabsorption(재흡수)되는 것은 무엇인가?

Reabsorption and Secretion in the Distal Tubule and Collecting System

먼쪽세뇨관과 집합계통 안에서의 재흡수와 분비

여과액이 먼쪽세뇨관의 첫 번째 부분에 들어갈 때까지 약 85%의 수분과 90%의 Na^+가 재흡수되었다. 이러한 이유로, 세뇨관의 이 부분에서의 여과액 흐름 속도는 초기 토리쪽세뇨관(약 120mL/분)에서 보다 현저히 느리다(약 20mL/분). 그리고 먼쪽세뇨관의 세포에는 의미 있는 미세융모가 없다. 대부분의 수분재흡수가 일어났기 때문에 세포는 남아있는 수분과 용질의 많은 양을 재흡수하기 위해 광대한 미세융모가 필요하지 않지만, 남아있는 수분과 Na^+의 재흡수는 여전히 중요하다.

먼쪽세뇨관의 앞부분은 구조적 · 기능적으로 콩팥단위고리의 올림다리와 유사하지만, 먼쪽세뇨관의 뒷부분은 cortical collecting duct(겉질집합관)와 매우 유사하다. 그리고 이러한 다른 영역과 구조적 · 기능적으로 차이가 있는 medullary collecting system(속질집합계통)도 살펴보자.

Late Distal Tubule and Cortical Collecting Duct: Hormone Regulation

먼쪽세뇨관의 뒷부분과 겉질집합관: 호르몬 조절

먼쪽세뇨관의 뒷부분 및 겉질집합관의 주요 세포 유형은 principal cell(으뜸세포, 주세포)로 알려져 있다. 이 세포에는 호르몬 수용기가 있어 기능을 결정하므로 물, 전해질 및 산-염기 균형의 대부분은 호르몬에 의해 조절된다.

- **Aldosterone(알도스테론).** Aldosterone(알도스테론)은 Na^+와 Na^+/K^+ 펌프의 투과성을 증가시키기 위해 세포의 DNA (deoxyribonucleic acid, 데옥시리보핵산)와 상호작용하는 부신겉질에 의해 합성되고 방출되는 스테로이드 호르몬이다. 두 가지 작용 모두 여과액에서 Na^+의 재흡수와 K^+의 여과액으로의 분비를 증가시킨다. Na^+가 재흡수될 때 수분과 Cl^-이 수동적으로 따라가기 때문에 이들 작용은 또한 간접적으로 수분과 Cl^-의 재흡수를 유발한다. 또한 알도스테론은 먼쪽세뇨관의 뒷부분 및 겉질집합관에서 발견되는 intercalated cell(사이세포, 개재세포)인 또 다른 유형의 세포에 의해 여과액으로 H^+의 분비를 자극한다.
- **Antidiuretic hormone(항이뇨호르몬).** 시상하부에서 만들어지고, 뇌하수체뒤엽에서 분비되는 ADH (antidiuretic hormone, 항이뇨호르몬)는 수분의 재흡수를 촉진한다. 이뇨는 소변으로 인체의 수분을 잃는 것을 말하며, diuretics(이뇨제)는 이뇨를 촉진시키는 약제이다. 그러므로 항이뇨제는 수분을 유지시키고 소변을 감소시키는 약제를 지칭한다. ADH는 아쿠아포린을 으뜸세포의 꼭대기쪽 막으로 삽입함으로써 수분의 빠른 재흡수가 가능하게 한다. ADH가 없는 경우, 으뜸세포는 수분을 거의 투과하지 못하고 더 많은 양의 물이 소변으로 사라진다.
- **ANP(심방나트륨이뇨펩타이드).** ANP는 natriuresis(나트륨

배설 증가) 혹은 Na^+의 비뇨기 배설을 작동시킨다. 또한 ADH와 알도스테론의 방출을 억제하여 Na^+와 수분의 재흡수를 줄여서 Na^+와 수분이 소변에 더 많이 배설되게 한다.

Medullary Collecting System 속질집합계통

여과액이 속질집합관 및 papillary duct(유두관)를 통과할 때, 여과액은 소변이 되기 전에 수분, 전해질 및 산-염기 균형의 마지막 조절이 이루어진다. 속질집합계통의 으뜸세포는 다음과 같은 성질을 갖는다.

- 속질집합계통은 ADH가 없을 때 수분을 투과하지 못하지만 ADH가 있으면 많은 양의 수분을 재흡수한다.
- 요소를 투과시켜, 일부의 요소가 농도기울기를 거쳐 사이질액으로 이동한다.
- 여과액으로부터 Na^+, Cl^-, 중탄산염과 같은 이온의 재흡수는 계속된다.

확인하기

- ☐ 7. Aldosterone(알도스테론)은 late distal tubule(먼쪽세뇨관의 뒷부분)과 cortical collecting duct(겉질집합관)에서 reabsorption(재흡수)과 secretion(분비)에 어떤 영향을 미치는가?
- ☐ 8. ADH는 수분재흡수에 어떤 영향을 미치는가?

How Tubular Reabsorption and Secretion Maintain Acid-Base Balance
세뇨관 재흡수와 분비가 산-염기 균형을 유지하는 방법

H^+ 및 HCO_3^-의 다양한 재흡수와 분비가 혈액을 포함한 ECF (extracellular fluid, 세포바깥액)의 pH 항상성에 기여한다. 지금까지 콩팥세뇨관 및 집합계통 전반에 걸친 산-염기 조절의 두 가지 예를 보았다. 토리쪽세뇨관의 세포는 HCO_3^-를 재흡수하는 방법으로 H^+를 분비하고 먼쪽세뇨관의 뒷부분 으뜸세포와 사이세포 및 집합계통은 H^+를 능동적으로 분비한다.

콩팥세뇨관 세포의 또 다른 기전은 혈액의 pH가 비정상이 될 때 자극된다. 혈액의 pH가 낮아지면 너무 산성이 되기 때문에 세뇨관 세포의 효소는 세포질의 아미노산인 glutamine(글루타민)에서 아미노기($-NH_2$)를 제거한다. 이렇게 하면 세포는 2개의 암모니아 분자(NH_3)와 2개의 HCO_3^-를 생성한다. 그리고 암모니아는 분비되고 HCO_3^-가 재흡수된다. 여과액에서 암모니아 분자는 H^+를 결합하고 완충시켜 NH_4^+를 형성한다. 암모니아 완충 및 HCO_3^- 재흡수는 혈액의 pH를 정상으로 되돌려주도록 돕는다. 혈액의 pH가 높아져서 너무 알칼리성이 되면 세뇨관 세포는 여과액에서 HCO_3^-를 거의 흡수하지 않고 소변으로 배설하여 혈액의 pH를 낮춘다.

Big Picture

Tubular Reabsorption and Secretion
세뇨관의 재흡수와 분비

지금까지 살펴보았듯이, 세뇨관재흡수와 세뇨관분비는 모두 중요한 과정이며, 매일 엄청난 양의 물과 용질이 세뇨관 세포를 통과한다. 토리쪽세뇨관에 들어가는 여과액은 수분과 Na^+, K^+, Cl^-, Ca^{2+} 및 HCO_3^-와 같은 이온 그리고 포도당, 아미노산 및 대사성노폐물과 같은 유기 용질을 포함하고 있다. 여과액이 유두관을 떠나 소변이 될 때까지, 대부분의 수분과 용질은 환원된다. 그림 23.19에서 콩팥의 콩팥단위 및 집합계통에 의해 여과, 재흡수 및 분비되는 물질이다.

23.6 콩팥 생리학 III: 소변 농도와 양의 조절

Renal Physiology III: Regulation of Urine Concentration and Volume

학습목표

1. Renal tubule(콩팥세뇨관)의 특정 부분의 투과성 차이가 농축된 소변을 만드는데 왜 필요한지 설명할 수 있다.
2. Kidney(콩팥)에서 희석된 소변과 농축된 소변을 생산하는 특정 상태를 예측할 수 있다.

Osmolarity of the Filtrate 여과액의 삼투압농도

Nephron(콩팥단위, 신원)을 통과하는 filtrate(여과액)가 소변으로 변하는 과정에서 osmolarity(삼투압농도)가 어떻게 변하는지 살펴보자. 혈액을 빠져나가서 renal tubule(콩팥세뇨관, 신세뇨관)로 들어가는 여과액은 처음에는 300mOsm의 혈장과 iso-osmotic(등삼투압농도) 또는 삼투압이 같다. 그러나 콩팥단위고리에서, 여과액의 삼투압농도는 ascending limb(올림다리, 상행각)과 descending limb(내림다리, 하행각)의 투과성이 다르기 때문에 변화한다.

Nephron loop(콩팥단위고리, 헨레고리)의 thin descending limb(얇은 내림다리)은 수분에는 투과성이지만 용질에는 그렇지 않다. 수분은 여과액에서 삼투압농도에 의해

Big Picture 세뇨관의 재흡수와 분비

그림 23.19

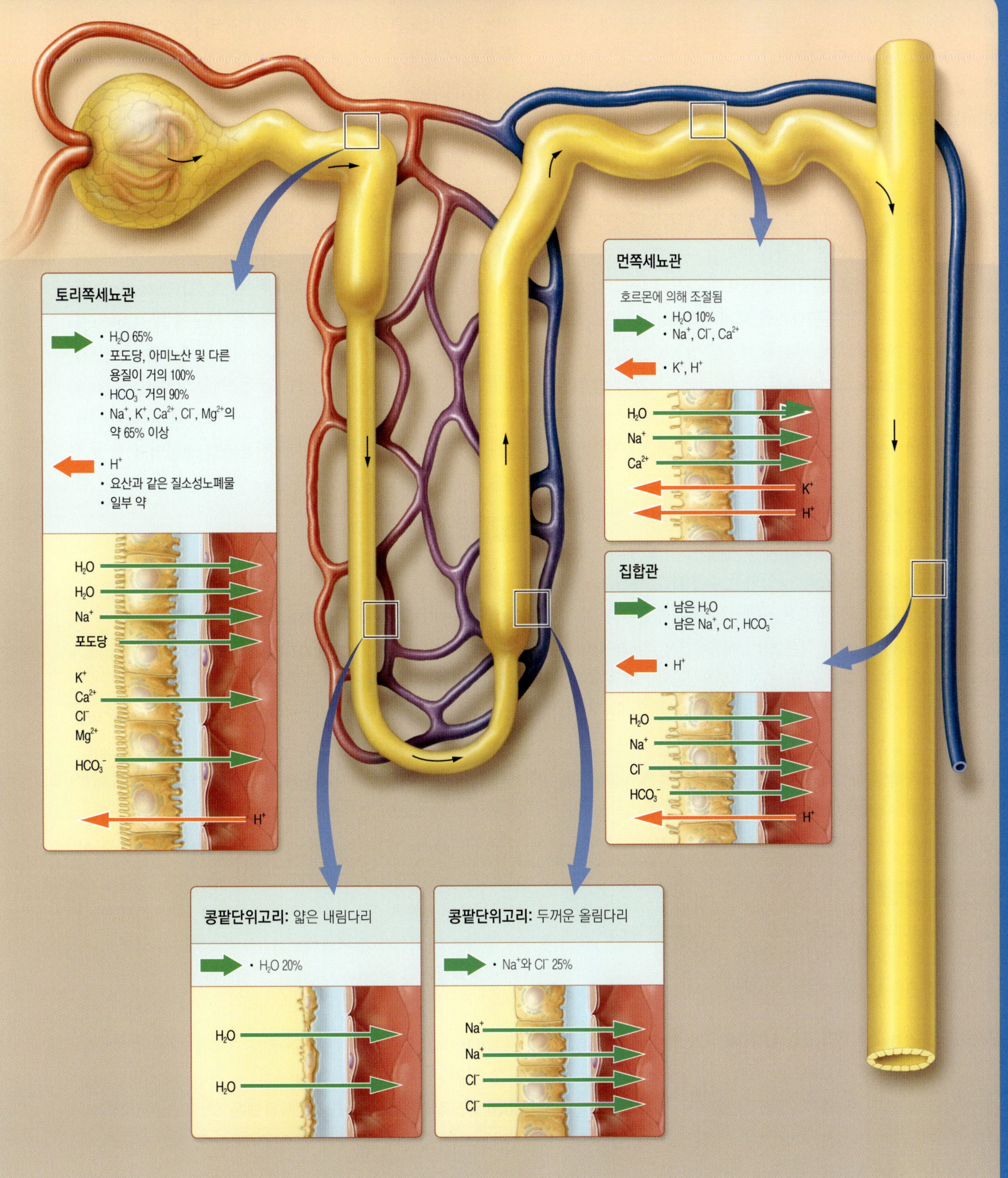

interstitial fluid(사이질액, 간질액)로 흐르지만, 용질은 거의 따르지 않는다. 이로 인해 여과액이 고리 아래로 이동하면서 점차 더 농축된다. 고리의 바닥에 도달하면 평균 약 900mOsm로 혈장보다 약 3배나 더 농축된다(농도는 콩팥단위고리의 길이에 달려 있어 긴 고리는 바닥에 더 많이 농축된 여과액을 보유한다).

여과액이 thick ascending limb(두꺼운 올림다리)에 들어가면 Na^+ 및 기타 이온이 여과액에서 사이질액으로 펌프된다. 그러나 다리의 이 부분은 수분을 거의 통과시키지 않기 때문에 수분은 이러한 용질을 따라갈 수 없다. 따라서 여과액의 농도는 고리의 올림다리 위로 올라감에 따라 감소한다. 여과액이 두꺼운 올림다리를 빠져나가 distal tubule(먼쪽세뇨관, 원위세뇨관)로 이동할 때 삼투압농도는 얇은 내림다리의 여과액보다 일반적으로 낮다. 먼쪽세뇨관의 앞부분에서는 수분이 계속 남아있는 동안 이온은 여과액을 계속 빠져나가서, 여과액의 농도는 혈장보다 약 100mOsm로, 약 3배 정도 더 낮아진다.

여과액이 late distal tubule(먼쪽세뇨관의 뒷부분) 및 collecting system(집합계통)에 들어가면, 으뜸세포는 facultative water reabsorption(임의적 수분재흡수)을 시작할 수 있으므로, 여과액의 농도는 reabsorption(재흡수)된 수분의 양에 따라 변한다. 더 적은 물이 재흡수되면, 여과액의 농도는 먼쪽세뇨관의 뒷부분 및 집합계통을 통과할 때 낮게 유지된다. 결과적으로 농도가 300mOsm 미만인 urine(소변) 또는 희석된 소변이 생성된다. 그러나 더 많은 수분이 재흡수되면, 여과액의 농도는 먼쪽세뇨관의 뒷부분 및 집합계통을 통과함에 따라 점진적으로 증가한다. 결과적으로 농도가 300mOsm 이상인 소변 또는 농축된 소변을 생산하는 것이다.

확인하기

☐ 1. Filtrate(여과액)의 농도는 renal tubule(콩팥세뇨관)과 collecting system(집합계통)을 지나면서 어떻게 변화하는가?

☐ 2. 농축된 소변과 희석된 소변은 무엇인가?

Production of Dilute Urine 희석된 소변의 생성

Kidney(콩팥, 신장)는 인체 ECF의 용질 농도가 너무 낮을 때 희석된 소변을 생성한다(그림 23.20). 즉, ECF에 과도한 수분이 포함되어 있음을 의미한다. 먼쪽세뇨관의 뒷부분으로 들어가는 여과액은 주변의 사이질액보다 덜 농축되어 있다. 따라서 콩팥은 희석된 소변을 생성하기 위해 임의적 수분재흡수를 간단하게 '차단'해야만 한다. 이는 ADH (antidiuretic hormone, 항이뇨호르몬) 방출의 감소를 통해 이루어지며, 먼쪽세뇨관의 뒷부분 및 집합계통의 principal cell(으뜸세포, 주세포)을 근본적으로 물에 불투과성으로 만든다.

으뜸세포는 여과액에서 Na^+ 및 Cl^-을 계속 흡수하므로 여과액의 용질의 수는 감소하지만 수분의 양은 동일하게 유지된다. 이로 인해 여과액의 농도가 집합계통을 통과하면서 점진적으로 감소한다. ECF 수분의 양이 너무 많으면 소변의 삼투압농도는 50mOsm만큼 낮아질 수 있으며, 이는 혈장의 삼투압농도의 1/6에 불과한 수치이다.

일반적으로 소변이 많이 희석될 때 생성되는 소변의 양 또한 증가한다. 소변의 정상적인 양은 하루에 약 1.8L이지만, 이 값은 ADH 분비가 낮을 때 극적으로 증가할 수 있다. 소변량은 수분 섭취량, 일반적인 건강 상태, 식이, 혈압을 포함한 많은 요인에 의해 영향을 받는다. 또한 diuretics(이뇨제)는 콩팥세뇨관의 여러 부분에 작용하여 수분이나 용질의 재흡수를 차단하고 이뇨를 촉진한다.

확인하기

☐ 3. Kidney(콩팥)는 어떤 상태에서 희석된 소변을 생성하는가?

Countercurrent Mechanism and the Production of Concentrated Urine
역방향(역류) 기전과 농축된 소변의 생성

콩팥은 수분을 절약하는데 아주 효과적이며 약 1200mOsm의 농도까지 소변을 생성할 수 있다. 농축된 소변은 ADH의 방출로 인해 먼쪽세뇨관의 뒷부분 및 집합계통의 으뜸세포에서 임의적 수분재흡수를 '켜는' 것으로부터 온 결과이다. 그러나 임의적 수분재흡수에는 단순히 ADH의 존재 이상이 필요하다. 수분재흡수는 삼투에 의해서 일어나며, 삼투는 삼투압농도기울기가 있는 경우에만 발생한다. 이는 콩팥단위를 둘러싼 사이질액이 여과액보다 더 농축된 경우에만 임의적 수분재흡수가 일어난다는 것을 의미한다.

Renal cortex(콩팥겉질, 신장피질)의 사이질액은 대략 300mOsm로 인체의 다른 곳의 사이질액과 같은 삼투압농도를 가졌다. 먼쪽세뇨관의 뒷부분 및 cortical collecting duct(겉질집합관)로 들어가는 여과액은 약 100mOsm의 삼투압농도를 갖는다. 따라서 먼쪽세뇨관의 뒷부분 및 집합관 주변의 사이질액은 여과액보다 더 농축되어 수분재흡수를 유도하는 작지만 중요한 기울기를 생성한다. 그러나 여과액

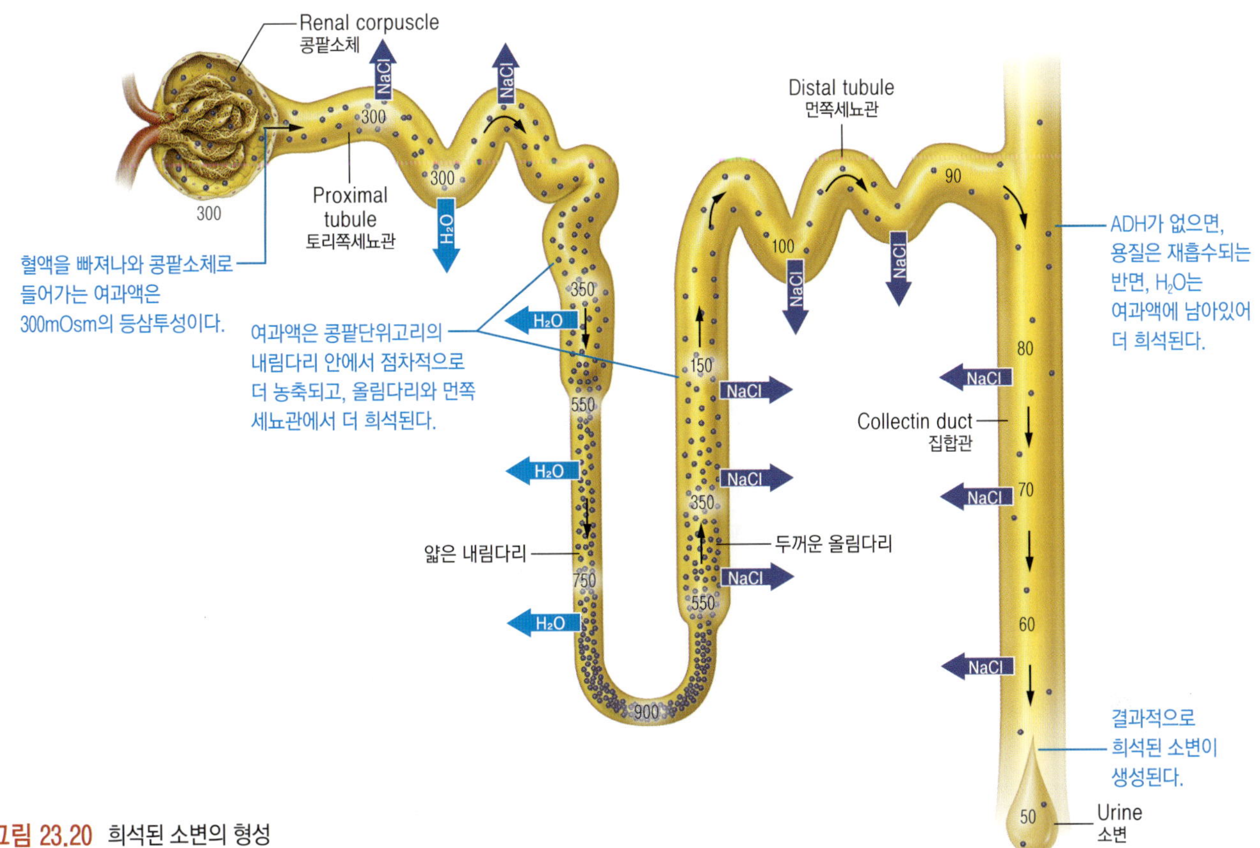

그림 23.20 희석된 소변의 형성

이 medullary collecting duct(속질집합관)로 들어가기까지 충분한 수분이 재흡수되어 그 삼투압농도가 사이질액의 삼투압농도(300mOsm)와 거의 같아지면 기울기가 사라진다.

전체 renal medulla(콩팥속질, 신수질)의 사이질액의 삼투압농도가 300mOsm로 유지되면 더 이상의 삼투가 일어나지 않을 것이고 콩팥세뇨관에서 수분재흡수를 마칠 것이다. 그래서 수분재흡수를 하고 농축된 소변을 계속 생산하기 위해 콩팥단위는 콩팥속질 내 삼투압농도기울기를 만들어내야 한다. Medullary osmotic gradient(속질삼투기울기)로 알려진 이 기울기는 겉질/속질 경계에서 300~400mOsm의 농도에서 속질 사이질액으로 시작하여 속질의 가장 깊은 부분에서 혈장보다 4배 더 농축된 약 1,200mOsm로 증가한다.

속질삼투기울기는 물질 또는 열을 교환하는 반대 방향으로 흐르는 체액이 관여하는 기전인 countercurrent mechanism(역류기전)이라고 불리는 계통에 의해 수립되고 유지된다. 역류기전은 세 가지 요소로 구성되어 있다; (1) juxtamedullary nephron(속질곁콩팥단위, 수질옆신원)의 콩팥단위고리에 있는 countercurrent multiplier system(역류증폭계통), (2) 속질집합관에서 urea(요소)의 재순환, (3) vasa recta(곧은혈관, 직혈관)의 countercurrent exchanger(역류교환기)

Establishing the Medullary Osmotic Gradient: Nephron Loop and the Countercurrent Multiplier

속질삼투기울기의 수립: 콩팥단위고리와 역류증폭

두 종류의 콩팥단위가 있다는 것을 상기시켜보자. 그러나 특히 콩팥속질 깊숙이 내려간 긴 콩팥단위고리를 가진 속질곁콩팥단위의 생리학에 주의를 돌린다. 이러한 긴 콩팥단위고리 내에서 countercurrent multiplier(역류증폭)라고 불리는 계통을 발견할 수 있으며, 이는 속질삼투기울기를 수립하는데 도움이 된다.

이 계통에서 역류라는 용어는 콩팥단위고리의 두 다리에 있는 여과액이 반대 방향으로 흐른다는 것을 의미한다. 내림다리의 여과액은 renal pelvis(콩팥깔때기, 신우)쪽으로 흐르고, 올림다리의 여과액은 다시 콩팥겉질쪽으로 돌아간다. 고리의 두 다리가 충분히 가깝기 때문에 승수(곱하는 수)라고 불리며, 고리 맨 위의 작은 삼투압농도기울기가 고리 아래로 더 멀리 이동하면서 곱해진다.

이러한 계통은 다음과 같이 작용한다(그림 23.21).

① **NaCl은 두꺼운 올림다리의 여과액에서 사이질액으로 능동적으로 이동하여 NaCl 농도를 높인다.** $Na^+/K^+/2Cl^-$ symporter ($Na^+/K^+/2Cl^-$ 공동운반체)는 두꺼운 올림다리의 세포에서 사이질액으로 NaCl을 펌프한다. 콩팥단위고리의 이 부분은 수분을 투과할 수 없으므로 수분이 세뇨관 밖으로 나오는 NaCl을 따라갈 수 없다. 사이질액에 NaCl이 축적되면 삼투압농도가 증가한다.

② **사이질액으로 펌프된 NaCl은 얇은 내림다리의 여과액에서 수분을 삼투압농도에 의해 사이질액으로 끌어들인다.** 농축된 사이질액은 얇은 내림다리의 여과액으로부터 사이질액으로 수분을 끌어들이는 삼투성 기울기를 생성한다.

③ **수분의 지속적인 손실로 인해 여과액의 NaCl 농도가 고리의 바닥에 접근함에 따라 증가한다.** 콩팥단위고리의 얇은 내림다

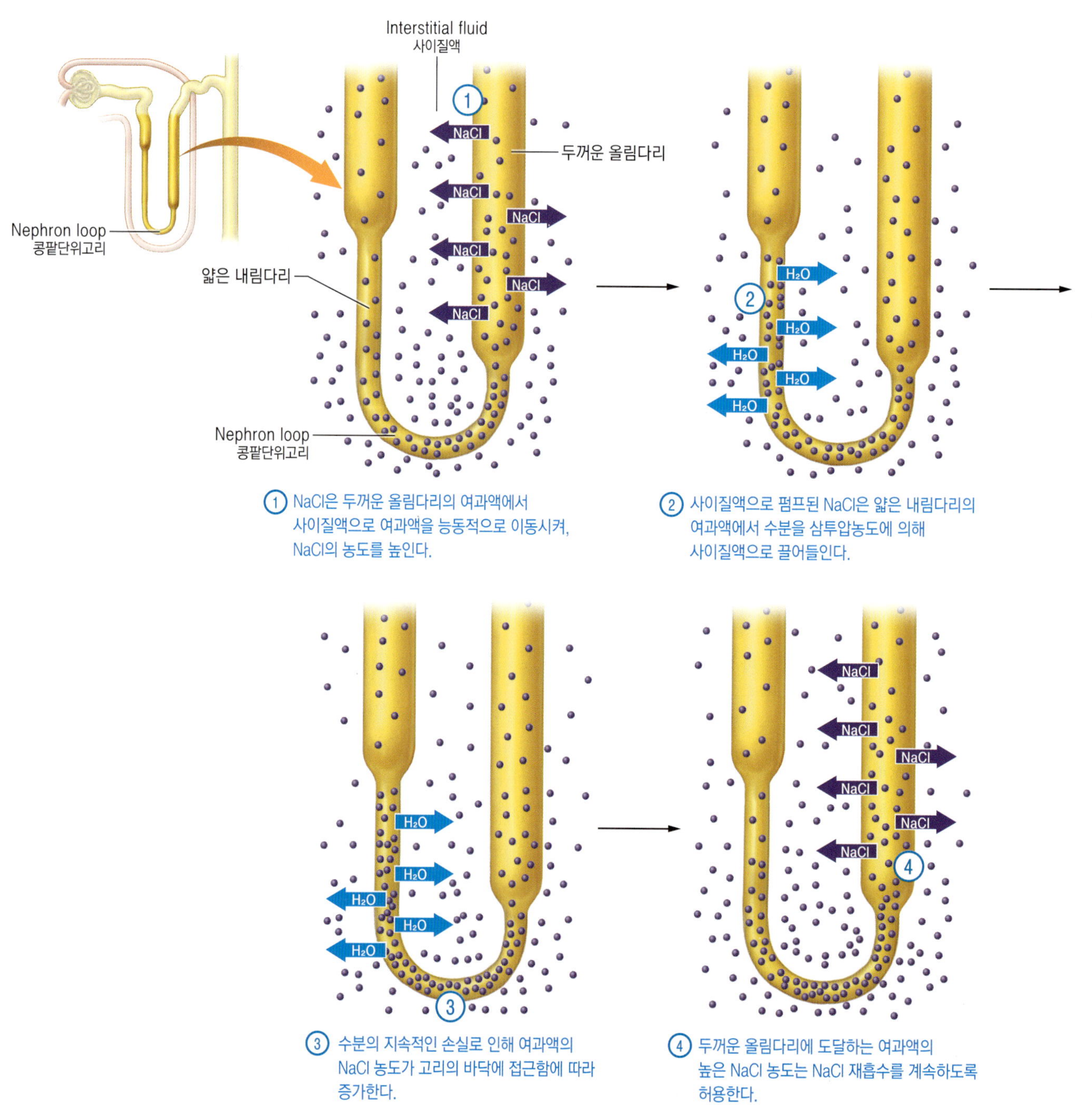

그림 23.21 콩팥단위고리 내 역류증폭

리는 NaCl에 대해 투과성이 없으므로 물이 빠져나갈 때 여과액에 NaCl은 남는다. 이러한 이유로 여과액은 콩팥단위고리의 바닥에 도달함에 따라 점진적으로 농축된다.

④ **두꺼운 올림다리에 도달하는 여과액의 높은 NaCl 농도는 NaCl 재흡수를 계속하도록 허용한다.** 여과액은 매우 높은 NaCl 농도로 두꺼운 올림다리에 도달한다. 이는 두꺼운 올림다리의 공동운반체가 NaCl 농도에 비례하여 기능하기 때문에 중요하다. 여과액의 NaCl 농도가 높을수록 더 많은 양이 사이질액으로 펌프된다. 이는 역류증폭이 속질의 가장 깊은 부분의 사이질액에서 높은 NaCl 농도를 얻을 수 있는 방법이다. 대략 1,200mOsm의 농도에 도달하고, 대부분의 콩팥단위에서 발견되는 여과액보다 훨씬 높은 값인 약 900mOsm의 농도에 도달한다. 그러나 여과액이 두꺼운 올림다리로 올라감에 따라 NaCl은 펌프로 배출되고 여과액의 NaCl 농도는 감소한다. 이런 일이 발생하면, 펌프는 점차적으로 적은 NaCl을 사이질액으로 밀어내게 될 것이며, 따라서 그 NaCl의 농도는 속질을 더 높이 올릴 때 점차적으로 감소하게 될 것이다.

공동운반체가 ④단계에서 사이질액으로 NaCl을 펌프하기 시작함에 따라 ①단계로 되돌아간다. 그러나 모든 단계는 실제로 동시에 발생한다.

Contributing to the Medullary Osmotic Gradient: Medullary Collecting System and Urea Recycling

속질삼투기울기에 기여하는 것: 속질집합계와 요소재순환

NaCl은 속질의 사이질액에 있는 유일한 용질이 아니다. 또 다른 용질이 속질삼투기울기를 수립하는데 도움을 준다. 이러한 또 다른 용질은 요소이며, urea recycling(요소재순환)이라고 불리는 과정에 의해 속질집합관으로부터 사이질액으로 확산된다. 이러한 과정이 작동하는 방법은 다음과 같다. 수분이 여과액에서 재흡수될 때 요소는 남아있는 액체속에서 더 농축된다. 속질집합관과 papillary duct(유두관)에서 요소는 농도기울기를 따르고 여과액을 떠나 사이질액으로 수동적으로 확산되어 기울기에 기여한다. 그러나 일부 요소는 콩팥단위고리의 얇은 내림다리에 들어가 여과액이 속질집합관에 도달할 때까지 재결합하여 다시 사이질액으로 확산될 수 있다. 그러나 속질집합관에서 확산되는 요소는 총 요소 중 적은 양이다. 요소의 대부분은 여과액에 남아 소변으로 excretion(배설)된다.

Maintaining the Medullary Osmotic Gradient: Vasa Recta and the Countercurrent Exchanger

속질삼투기울기의 유지하는 것: 곧은혈관과 역류교환기

일반적으로 용질이 사이질액으로 재흡수될 때, 단순히 peritubular capillary(세뇨관주위모세혈관)의 혈액으로 들어가고 콩팥단위에서 멀리 운반된다. 그러나 이는 콩팥속질에 문제를 일으킬 수 있다. 왜냐하면 역류증폭 및 요소재순환에 의해 생성된 사이질액 내에서의 삼투압농도의 기울기 없이는 농축된 소변을 생산할 수 없기 때문이다. 즉, 재흡수된 Na^+와 Cl^-은 혈액에 의해 즉시 쓸어낼 수 없다는 것을 의미한다. 그러나 콩팥의 속질은 콩팥속질 세포에 산소와 영양분을 공급해주는 혈관을 필요로 한다. 이런 이유로 속질삼투기울기를 유지하기 위해 속질결콩팥단위의 고리 주변으로 특별한 혈류계통을 가지고 있다.

콩팥단위고리의 다리처럼, 곧은혈관은 콩팥속질로 내려간 다음, 머리핀처럼 회전한 후에 콩팥겉질쪽으로 올라간다. 그러나 그림 23.22에서 흐름이 콩팥단위고리에 반대되도록 배열되어 있다는 것을 알 수 있다. Descending vasa recta(내림곧은혈관)는 콩팥단위고리의 올림다리와 평행하며, ascending vasa recta(올림곧은혈관)는 내림다리와 평행하다. 이러한 역류의 배열은 곧은혈관이 속질삼투압농도 기울기를 유지하면서 콩팥속질세포에 혈액을 공급할 수 있는 역류교환기로 작용할 수 있게 한다.

역류교환이 어떻게 작동하는지 분석한다면 먼저, 내림곧은혈관 내의 혈액은 약 300mOsm의 농도를 가지고 있음을 그림에서 알 수 있다. 이는 ① 혈액이 속질로 내려갈 때, 사이질액에 비해 저삼투압 농도라는 것을 의미한다. 이전에 보았듯이 이러한 상황은 수분이 혈액을 떠나 삼투압농도에 의해 사이질액으로 들어가는 것이다. 또한, 혈액보다 사이질액에 NaCl이 더 많이 존재하므로, NaCl은 사이질액에서 혈액으로 확산된다. 곧은혈관의 혈액은 콩팥속질 깊숙이 내려가면서 NaCl을 계속해서 흡수하고 수분을 잃어버린다. 혈액이 속질의 가장 깊은 부분에 도달할 때까지 약 1,200mOsm의 농도를 갖는다.

사이질액에 있는 모든 NaCl을 '쓸어 낸다(완전히 없앤다)' 그러면 기울기가 사라질 것이라고 생각할 수 있다. 그러나 곧은혈관이 속질을 통해 올라갈 때 ② 단계에서 어떤 일이 발생하는지 알아야 한다. 기울기는 역전되고 혈액이 사이질액에 과삼투적이다. 내림곧은혈관에 의해 흡수된 NaCl은 올림곧은혈관의 혈액에서 사이질액으로 다시 확산되고 수분은 삼투에 의해서 사이질액에서 혈액으로 이동한다. 올림곧은혈관이 콩팥속질을 빠져 나올 때까지, 혈액은 콩팥속질에 들어갔을 때와 거의 같은 농도(약 300mOsm)를 가진다.

내림곧은혈관은 NaCl을 잡고 수분을 잃으며, 올림곧은혈관은 물을 얻고 NaCl을 잃음으로써 이 두 물질을 '교환'한다. 결국, 콩팥속질세포는 산소와 영양분을 얻지만 역류기전과 요소재순환에 의해 수립된 속질삼투기울기를 유지한다. 그림 23.22는 단순화한 모델로, 수많은 곧은혈관과 콩팥단위가 실제로 콩팥에서 서로 근접해 있다.

How the Countercurrent Mechanism Produce Concentrated Urine 역류기전이 농축된 소변을 생성하는 방법

이 계통의 기능은 인체의 물을 절약하는 것이다. ADH가 존재하고 삼투기울기가 있을 때 수분을 집합관에서 재흡수할 수 있다.

- 두꺼운 올림다리의 역류증폭은 NaCl을 사이질액으로 펌프하여 콩팥속질 집합관과 사이질액 사이에 기울기를 형성한다.
- 속질집합관의 여과액에서 요소재순환을 포함하는 지속적인 용질 재흡수는 기울기를 더한다.

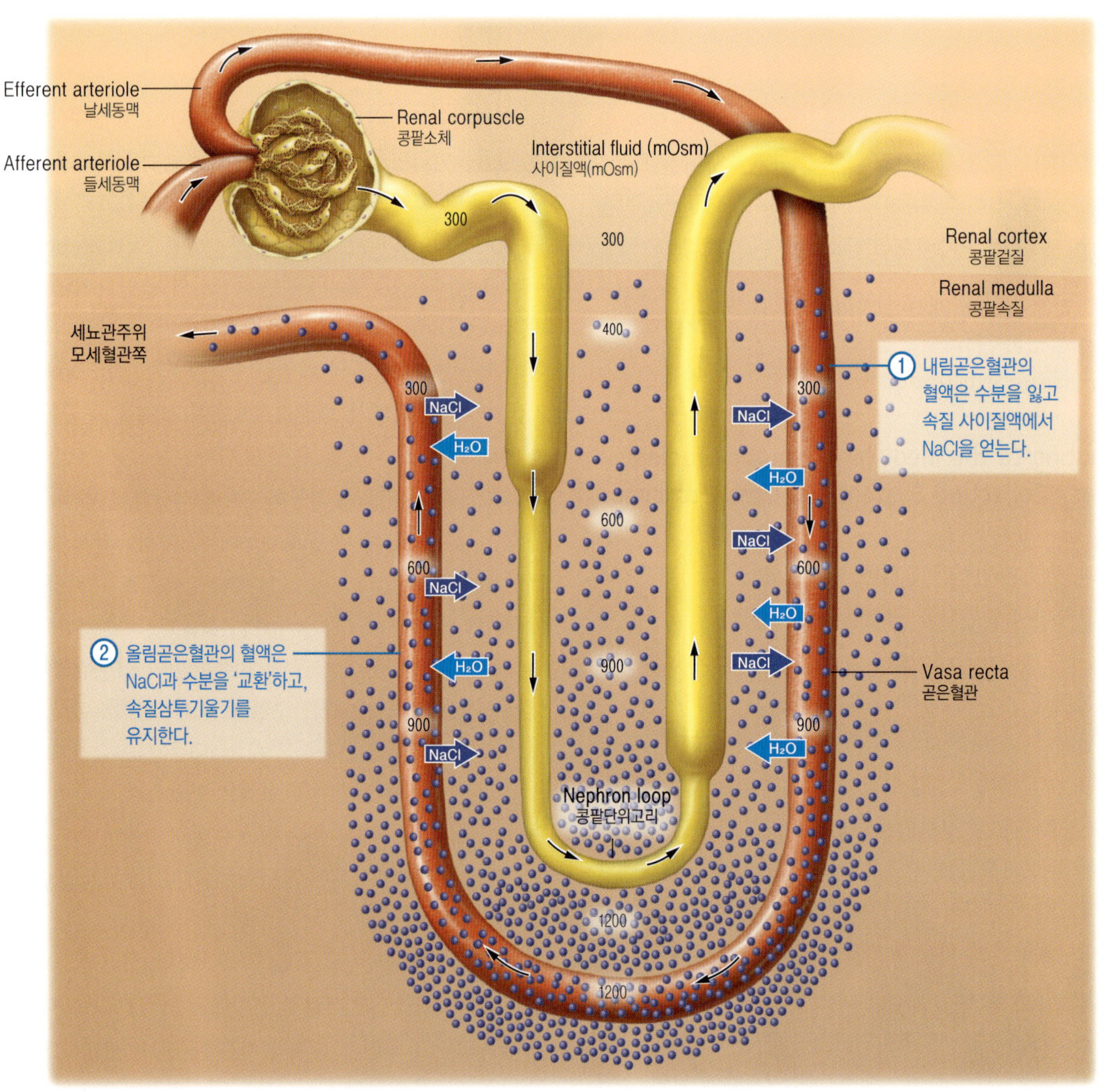

그림 23.22 곧은혈관과 역류교환기에 의한 속질삼투기울기의 유지

- 곧은혈관의 역류교환기는 콩팥속질 집합관과 사이질액 사이에 기울기를 유지하면서 안쪽 속질 관류를 허용한다.

그림 23.23에서 이들이 결합하여 농축된 소변을 만드는 법을 보여준다.

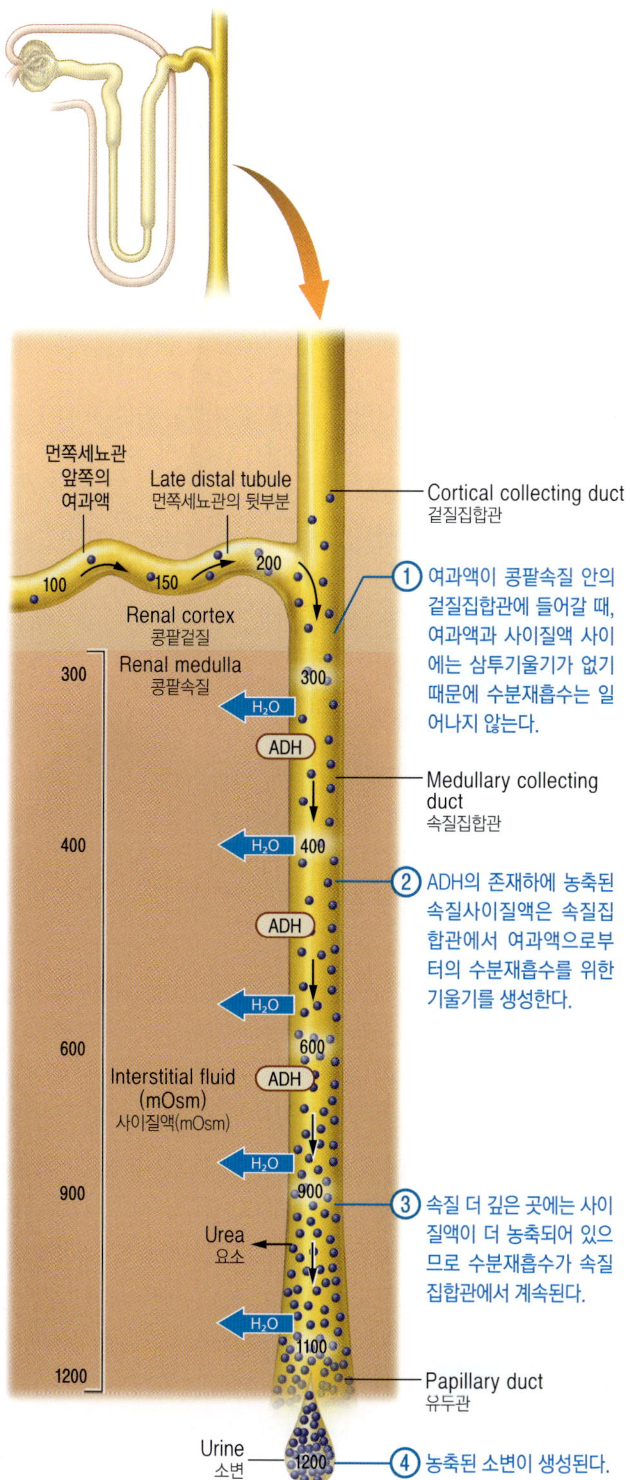

그림 23.23 농축된 소변의 생성

① **여과액이 콩팥속질 안의 겉질집합관에 들어갈 때, 여과액과 사이질액 사이에는 삼투기울기가 없기 때문에 수분재흡수는 일어나지 않는다.** 콩팥속질에 들어가는 여과액은 사이질액과 같은 농도를 가지고 있어서, 수분재흡수를 하도록 하는 삼투기울기가 없는 상태이다.

② **ADH의 존재하에 농축된 속질사이질액은 속질집합관에서 여과액으로부터의 수분재흡수를 위한 기울기를 생성한다.** 콩팥속질의 사이질액은 여과액보다 더 농축되어 있다. 따라서 여과액이 속질집합관을 통해 콩팥속질로 깊숙이 들어가기 때문에 ADH가 존재하면 으뜸세포 안의 aquaporin(아쿠아포린)과 속질삼투기울기로 인한 삼투현상에 의해 수분이 사이질액으로 유입된다. 여과액과 사이질액이 등삼투압농도가 될 때까지 물은 재흡수된다.

③ **속질 더 깊은 곳에는 사이질액이 더 농축되어 있으므로 수분재흡수가 속질집합관에서 계속된다.** 사이질액이 콩팥속질 깊은 곳에서 점차적으로 더 농축되어 지속적으로 수분재흡수가 일어나기 때문에 이러한 과정이 계속된다.

④ **농축된 소변이 생성된다.** 이러한 과정은 1,200mOsm까지 농도의 소변을 생성한다. 이 시점 이후에는 더 이상 삼투압농도를 유도하는 기울기가 없으므로 농축된 소변을 더 만들 수 없다.

확인하기

☐ 4. 농축된 소변은 어떻게 생성되는가?

23.7 소변 및 콩팥청소

Urine and Renal Clearance

학습목표

1. Urine(소변)의 특성을 설명할 수 있다.
2. Renal clearance rate(콩팥청소율)를 설명할 수 있다.

혈액이 어떻게 여과되고 filtrate(여과액)가 nephron(콩팥단위, 신원)과 collecting system(집합계통)을 통해 흐르면서 어떻게 조절되는지 논의했다. Papillary duct(유두관)에서 빠져나오는 마지막 생성물이며 인체에서 excretion(배설)되는 urine(소변)을 살펴보자. 또한 renal clearance(콩팥청소, 신장청소)로 알려진 값을 통해 kidney(콩팥, 신장)의 건강을 사정할 수 있는 방법을 알아본다.

Urine Composition and Urinalysis
소변 구성과 소변검사

소변은 tubular reabsorption(세뇨관재흡수) 및 tubular secretion(세뇨관분비)이 일어난 후에 남아있는 체액이다. 이는 보통 수분, Na^{+}, K^{+}, Cl^{-} 및 H^{+}, 인산, 황산, urea(요소), creatinine(크레아티닌), ammonia(암모니아) 및 uric acid(요산)와 같은 대사성노폐물을 포함한다. 또한 미량의 중탄산염, Ca^{2+} 및 Mg^{2+}를 포함할 수도 있다.

특정 상태는 소변에 이상을 일으키므로 소변 분석 또는 urinalysis(소변검사, 요검사)가 질병 진단에 유용한 도구가 될 수 있다.

- **색.** 소변은 헤모글로빈의 분해 생성물인 urochrome(유로크롬)이라는 황색 색소를 띤다. 소변이 많이 농축될수록 수분의 양은 적어지므로 동일한 양의 유로크롬이 소변을 더 진한 노란색으로 만든다. 또한 소변의 색깔은 특정 음식, 비타민, 약물 및 식품 염료, 혹은 혈액의 존재에 의해 변할 수 있다.
- **반투명성.** 색에 관계없이, 소변은 반투명해야 한다. 전형적으로 탁한 소변은 감염을 나타내거나, 다량의 단백질이 포함되어 있음을 나타낼 수도 있다.
- **냄새.** 최근에 배설된 소변은 약한 냄새가 나야 한다. 그러나 소변이 나오게 되면, 박테리아가 소변 안의 요소를 대사시켜 암모니아를 생산하여 더 강한 냄새를 나게 한다. 소변 냄새는 diabetes mellitus(당뇨병)나 감염과 같은 특정 질병 상태 또는 아스파라거스와 같은 특정 음식 섭취로 인해 변할 수도 있다.
- **pH.** 일반적으로 소변의 pH는 6.0(약산성)이며, 약 4.5~8.0 범위이다. 최소 pH가 4.5인 이유는 distal tubule(먼쪽세뇨관, 원위세뇨관) 및 집합계통의 H^{+} 이송 펌프가 이보다 높은 H^{+} 기울기에 대해 펌프를 작동시킬 수 없기 때문이다.
- **비중.** 비중은 용액의 용질 양을 탈이온수의 양과 비교한다. 탈이온수에는 용질이 없고 1.0의 비중이 할당된다. 소변에는 용질이 있어 비중이 물보다 높다. 이 값은 일반적으로 1.001(매우 희석된 소변)에서 1.035(매우 농축된 소변)의 범위이다.

특정 용질의 존재 및 상대적 수준은 urinalysis test strips(소변분석 검사 스트립)으로 분석된다. 검사 스트립은 소변에 담그면 화학물질 시약은 특정 물질이 있는 상태에서 색이 바뀐다. 일반적으로 혈액, 단백질, 백혈구, 포도당 등을 검사한다. 콩팥이 제대로 기능하고 있다면, 이러한 물질들은 소변에 의미 있는 양으로 존재하지 않는다.

확인하기

- ☐ 1. Urine(소변)의 정상적인 구성요소는 무엇인가?
- ☐ 2. 소변의 정상적 특징은 무엇인가?

Renal Clearance 콩팥청소

콩팥 기능의 평가는 콩팥의 건강 상태를 추적 관찰하기 위한 임상 환경에서 매우 중요하다. 소변검사가 콩팥 기능에 대한 유용한 단서를 제공할 수 있지만, 콩팥이 혈액으로부터 물질을 제거하는 속도를 측정함으로써 보다 완전한 평가가 제공되며 이러한 과정은 콩팥청소로 알려져 있다. 화학물질의 콩팥청소는 GFR (glomerular filtration rate, 토리여과율, 사구체여과율)을 추정하는 데 사용된다. 콩팥청소와 GFR은 모두 같은 단위로 측정된다.

콩팥청소 및 GFR의 정확한 측정을 제공하는 물질의 경우, 물질은 완전히 여과되어야 하며 reabsorption(재흡수)되거나 secretion(분비)되지 않아야 한다. 일반적으로 사용되는 두 가지 물질은 크레아티닌과 inulin(이눌린)이다.

크레아티닌은 근육과 다른 세포의 대사성노폐물이다. 생성된 거의 모든 크레아티닌은 콩팥에 의해 배설된다. 콩팥이 손상되면 혈액 내 크레아티닌 수치가 상승하는 경향이 있다. 일반적으로 1.2mg/dL를 초과하는 혈장 크레아티닌 수치는 비정상으로 간주되지만 연령, 성별 및 체질량에 따라 다르다. 크레아티닌 배설은 소변으로 배출되는 크레아티닌의 양을 크레아티닌의 혈장 농도와 비교하여 GFR을 추정하는데 사용될 수 있다.

GFR의 보다 정확한 평가는 이눌린이라는 물질을 이용하여 얻을 수 있다. 이눌린은 토리에 의해 여과되는 마늘과 아티초크와 같은 식물에서 발견되는 복합 탄수화물이지만 콩팥세뇨관이나 집합계에 의해 재흡수되거나 분비되지 않는다. GFR은 이눌린을 주입하고, 혈장 농도와 소변 배설 농도를 비교하여 측정할 수 있다.

확인하기

- ☐ 3. Renal clearance(콩팥청소)는 무엇이며, 이를 계산하기 위하여 무엇을 이용하는가?

23.8 소변의 이동, 저장 및 제거

Urine Transport, Storage, and Elimination

학습목표

1. Ureter(요관), urinary bladder(방광), urethra(요도)의 구조와 기능을 설명할 수 있다.
2. 남성과 여성의 urinary tract(비뇨기관)을 비교할 수 있다.
3. Micturition reflex(배뇨반사)를 설명할 수 있다.
4. Micturition(배뇨)의 자발적 조절을 설명할 수 있다.

형성된 urine(소변)은 papillary duct(유두관)에서부터 minor calyx(작은콩팥잔), major calyx(큰콩팥잔), renal pelvis(콩팥깔때기)로 나온다. 콩팥깔때기는 소변을 urinary tract(비뇨기관, 요로)으로 배출한다. 이 절에서는 비뇨기관의 구조와 기능을 알아본다. 소변이 인체 밖으로 배출되는 micturition(배뇨) 과정을 살펴 본다.

Anatomy of the Urinary Tract 비뇨기관의 해부학

비뇨기관은 두 개의 ureter(요관), urinary bladder(방광), urethra(요도)로 구성되어 있다(그림 23.24a).

Ureters 요관

요관은 소변을 kidney(콩팥, 신장)에서 방광으로 이동시킨다. 일반적으로 요관은 성인에서 길이가 약 25~30cm이고 직경은 3~4mm이다. 이는 대략 둘째 허리뼈의 수준에서 시작하여 배막뒤로 지나 방광으로 비워진다.

어떤 hollow organ(속빈장기)과 마찬가지로, 요관은 여러 층으로 된 벽을 가지고 있다. 세 개의 층은 표면에서부터 깊은 것까지 다음과 같이 이름 지어졌다(그림 23.24b).

1. **Adventitia(바깥막).** Adventitia(바깥막, 외막)라고 알려진 이 표피층은 섬유성 결합조직이며 요관을 지지한다.
2. **Muscularis(근육층).** Smooth muscle(민무늬근육, 평활근)을 포함한 중간층은 muscularis(근육층)이다. 소화관의 민무늬근육처럼 근육층의 민무늬근육은 꿈틀운동을 통해 리드미컬하게 수축한다. 꿈틀운동파동은 소변 생산율에 따라 분당 5회의 속도로 방광 쪽으로 소변을 보낸다.
3. **Mucosa(점막층).** 가장 안쪽층은 mucosa(점막층)이며, 점막층은 이행상피와 기저의 바닥판으로 구성된다. 이행상피는 돔 모양에서 편평한 모양으로 바뀔 수 있는 세포로 계층화된다. 이러한 속성은 상피가 확장하고 움츠러드는 것을 허용한다.

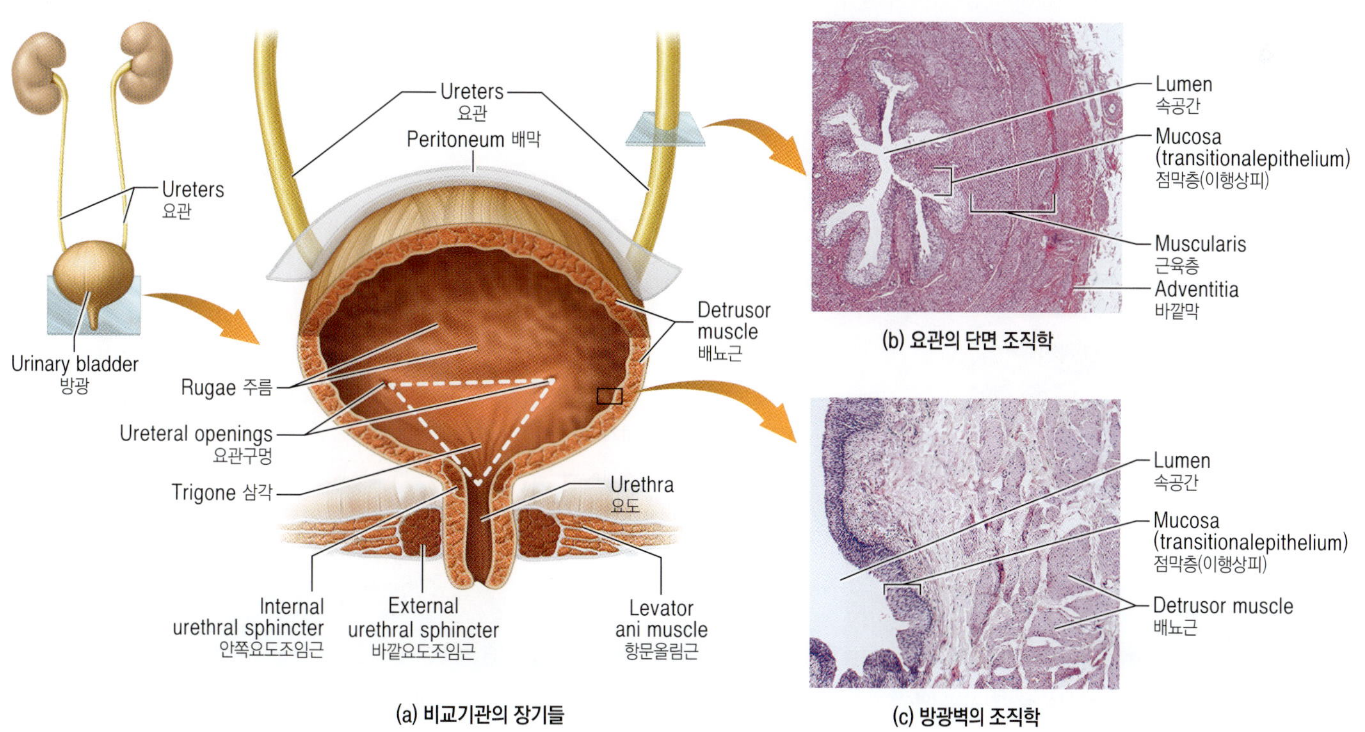

(a) 비교기관의 장기들

(b) 요관의 단면 조직학

(c) 방광벽의 조직학

그림 23.24 비뇨기관의 해부학

요관은 뒤쪽의 아래쪽 방광으로 소변을 배출한다. 이는 소변이 요관을 통해 역류하는 것을 방지한다.

Urinary Bladder 방광

방광은 pelvic cavity(골반안, 골반강) 바닥에 있는 속이 빈, 팽창성 기관이며, 여러 겹의 가쪽배막에 매달려 있다. 비어 있을 때 쪼그라들지만, 팽창하면 배 모양이 되고 남녀 모두에서 약 700~800mL까지 소변을 채울 수 있다.

요관과 마찬가지로, 방광벽은 세 개의 층으로 되어 있다(그림 23.24c).

1. **Adventitia(바깥막).** 바깥막은 가장 표면에 있는 층으로 성근결합조직으로 구성되어 있다. 방광의 위쪽 표면은 가쪽배막에 포개진 추가적인 장막이 있다.
2. **Detrusor muscle(배뇨근).** 중간층은 detrusor muscle(배뇨근)로 알려진 민무늬근육으로 이루어져 있다. 배뇨근은 그림 23.24a와 같이 internal urethral sphincter(안쪽요도조임근, 내부요도괄약근)라고 하는 요도의 구멍 주위에 원형 띠를 형성한다.
3. **Mucosa(점막층).** 점막층은 기저 바닥판이 있는 transitional epithelium(이행상피)으로 이루어져 있다.

임상에서 적용하기 Interstitial Cystitis(사이질방광염)를 참고한다. 방광의 바닥에는 trigone(삼각)이라는 삼각형 영역이 있다. 삼각은 주름이 없으며 점막층이 바닥 근육층에 단단히 묶여 있기 때문에 부드럽다. 삼각의 두 개의 뒤쪽 모서리는 두 개의 요관구멍에 의해 형성된다. 이러한 구멍에는 배출 중에 소변의 역류를 방지하는 밸브 역할을 하는 mucosal flap(점막첨판)이 있다. 삼각의 꼭대기는 요도로 난 구멍인 internal urethral orifice(안쪽요도구멍)에 의해 형성된다.

그림 23.25에서 방광의 위치는 남성과 여성이 다르다. 남성의 경우 직장 앞쪽에 있고, 여성에서는 질 앞쪽과 자궁 아래쪽에 있다.

> **임상에서 적용하기**
>
> **Interstitial Cystitis 사이질방광염**
>
> Urinary bladder(방광)의 점막에 의한 점액의 불충분한 생성은 IC (interstitial cystitis, 사이질방광염)를 유발할 수 있다. 이러한 상태는 소변의 산 및 기타 독성물질이 기저 점막 및 다른 조직을 손상시키게 한다. IC는 점막 궤양으로 인한 빈뇨 및 골반통을 특징으로 한다.

Urethra 요도

요도는 비뇨기관의 말단 부분이다. 요도는 방광에서 몸바깥으로 소변을 배출한다. 비뇨기관의 나머지 부분과 마찬가지로 요도는 외부 바깥막, 중간 근육층 및 내부 점막이 있다. 이는 안쪽요도조임근으로 둘러싸인 방광 안의 안쪽요도구멍에서 시작된다. 이러한 조임근은 소변이 배출되지 않으면 닫혀 있다. 두 번째 요도조임근인 external urethral sphincter(바깥요도조임근)는 골반안의 근육 바닥인 levator

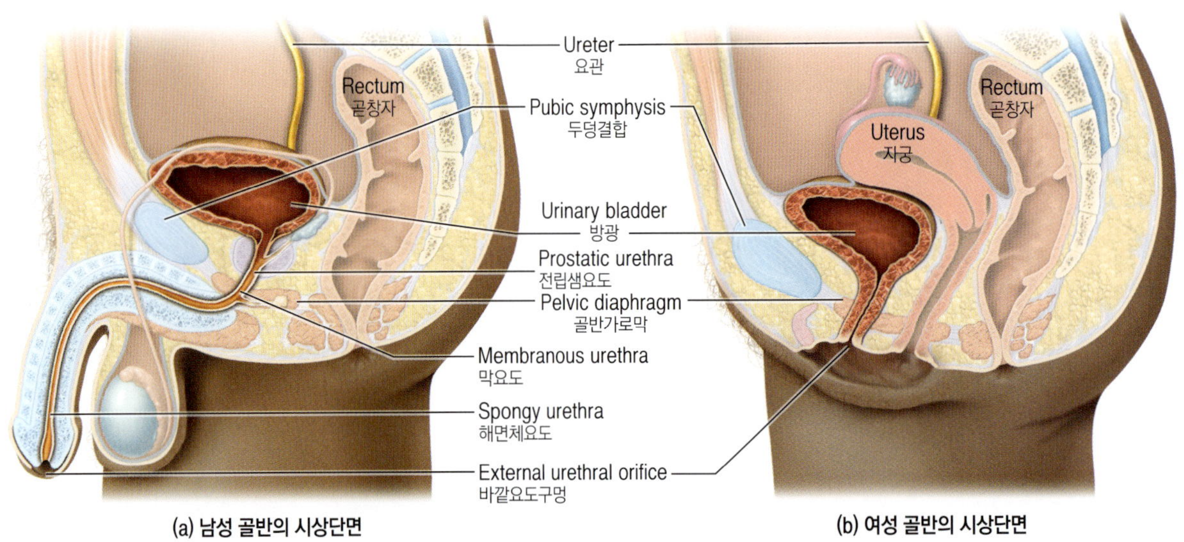

그림 23.25 남성과 여성의 비뇨기관 해부학 비교

ani muscle[항문올림근; urogenital diaphragm(비뇨생식가로막)이라고 부름]에서 형성된다. 이 조임근은 뼈대근육으로 구성되어 있으며 자발적인 통제(voluntary control)하에 있다.

요도는 남성과 여성이 구조적으로 다르며, 이는 기능적 차이가 존재해야 함을 의미한다(그림 23.25). 여성 요도는 더 짧고(약 4cm) 질과 클리토리스 사이의 external urethral orifice(바깥요도구멍)에서 열린다. 요도는 소변의 통로 역할만 한다.

상대적으로 남성 요도는 길고(약 20cm) 세 부분으로 구성되어 있다.

1. **Prostatic urethra(전립샘요도).** 요도가 방광을 나와서 방광의 아래쪽에 위치한 전립샘을 지난다. 이 부분의 요도를 prostatic urethra(전립샘요도)라고 부른다.
2. **Membranous urethra(막요도).** Membranous urethra(막요도)라고 알려진 가장 짧은 부분은 levator ani muscle(항문올림근)을 지나간다.
3. **Spongy urethra(해면체요도).** 남성 요도의 가장 긴 부분인 spongy urethra(해면체요도)가 음경을 통해 바깥요도구멍으로 지나간다. 이는 corpus spongiosum(요도해면체)이라고 불리는 음경의 발기체를 통과한다.

남성 요도의 위치는 소변과 정액을 모두 운반하는 두 가지 목적이 있다.

확인하기

- ☐ 1. Urinary tract(비뇨기관)의 세 조직층은 무엇인가?
- ☐ 2. Ureter(요관)와 urinary bladder(방광)의 기능은 무엇인가?
- ☐ 3. Urethra(요도)는 남성과 여성에서 구조적 · 기능적으로 어떻게 다른가?

Micturition 배뇨

배뇨는 소변이 방광으로터 인체 바깥으로 배출되는 것이다. 이는 parasympathetic nervous system(부교감신경계통)에 의해 micturition reflex(배뇨반사)라고 불리는 reflex arc(반사활)에 의해 활성화된다. 이러한 반사활은 세 가지 구성요소를 수행한다. (1)방광벽의 신장(뻗침) 수용기, (2)척수의 엉치뼈 부분(S_2 및 S_3)에 전달하는 감각성들신경섬유, (3)배뇨근과 안쪽요도조임근으로 운동정보를 전달하는 부교감날신경섬유

그림 23.26은 배뇨를 보여준다. 소변이 방광을 채우고 벽을 늘릴 때, ① 배뇨반사가 발생한다. 영아 및 어린 소아에서는 이러한 비자발적 반사가 방광을 비우는 기본 기전이다. 반사활은 다음과 같이 진행된다.

② 신장수용기는 감각성들신경섬유를 통해 척수의 엉치뼈 부분으로 신호를 보낸다.

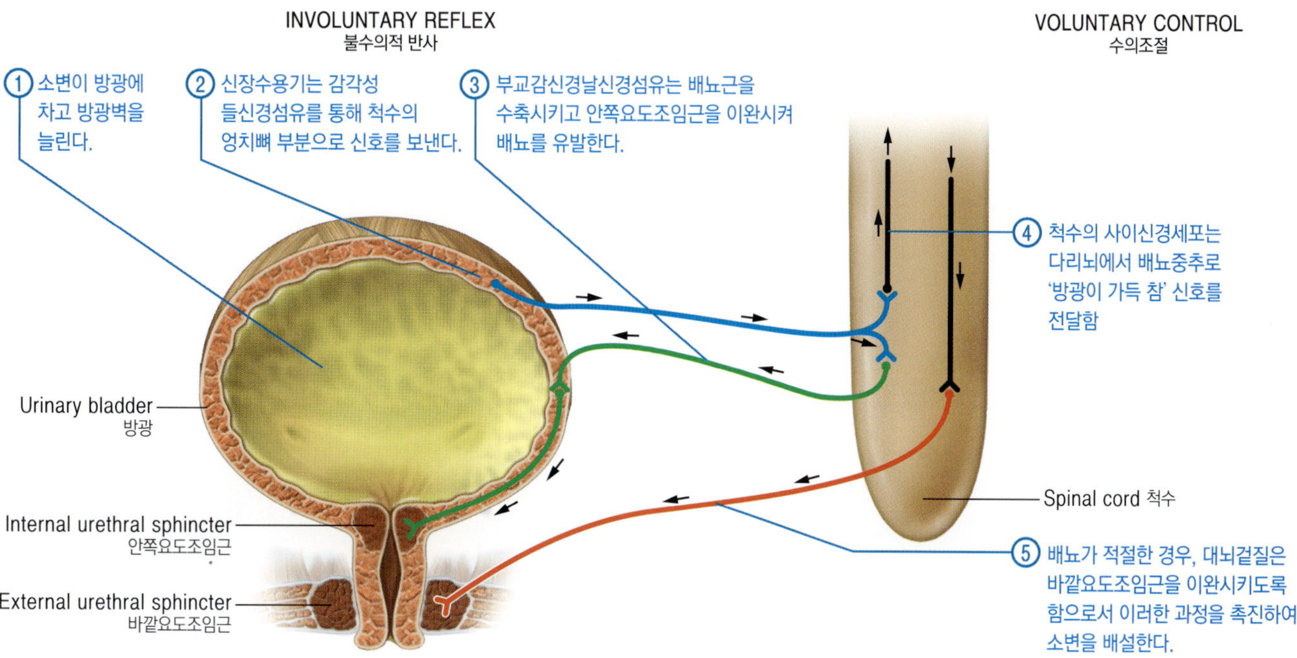

그림 23.26 배뇨

③ 부교감신경날신경섬유는 배뇨근을 수축시키고 안쪽요도조임근을 이완시켜 배뇨를 유발한다.

그러나 어린이가 성숙함에 따라 이러한 부교감신경세포와 뇌 사이에 경로가 발달하여 바깥요도조임근을 제어할 수 있다. 이 시점에서 배뇨는 주로 다리뇌의 micturition center(배뇨중추)에서 제어되어 자발적으로 진행된다. 방광이 가득 차면 불수의적 과정과 동시에 두 단계가 추가로 발생한다(그림 23.26).

④ 척수의 사이신경세포는 다리뇌의 배뇨중추로 '방광이 가득 참' 신호를 전달한다.

⑤ 배뇨가 적절한 경우, 대뇌겉질은 바깥요도조임근을 이완시키도록 함으로서 이러한 과정을 촉진하여 소변을 배설한다.

배뇨가 적절하지 않은 경우에는 배뇨근이 이완되고 안쪽과 바깥요도조임근은 닫힌 상태로 유지되며 소변을 보고 싶은 충동은 사라진다. 하지만 반사는 일반적으로 약 1시간 내 다시 시작된다. 소변을 보는 느낌이 더욱 심해질 때까지 이 주기가 반복된다. 약 500~600mL가 방광에 축적되면, 배뇨 재촉이 너무 강해지고, 바깥요도조임근에 대한 수의적 조절(통제)을 잃고, 배뇨가 일어난다. 배뇨 후 방광에는 약 10mL의 소변만이 들어 있다.

확인하기

- ☐ 4. Micturition reflex(배뇨반사)의 과정은 무엇인가?
- ☐ 5. Micturition(배뇨)을 의식적으로 조절하는 방법은 무엇인가?

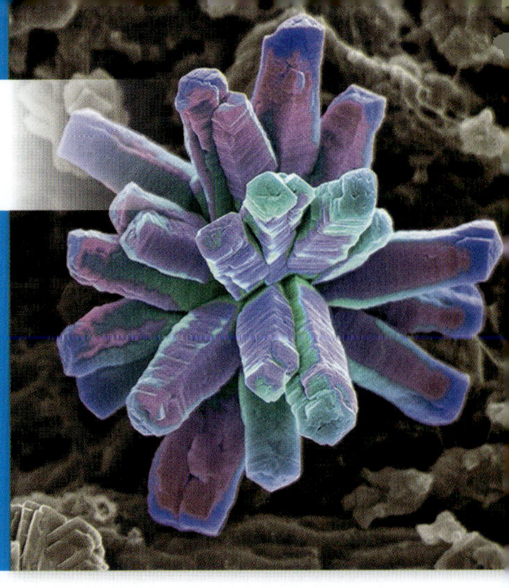

24

Fluid, Electrolyte, and Acid-Base Homeostasis
체액, 전해질 및 산-염기 항상성

이번 장에서는 body fluid(체액), electrolyte(전해질) 및 acid-base homeostasis (산-염기 항상성)의 인체에 미치는 영향과 항상성 유지기전에 대해 살펴보고자 한다.

24.1 체액, 전해질 및 산-염기 항상성의 개요

Overview of Fluid, Electrolyte, and Acid-Base Homeostasis

학습목표

1. Body fluid(체액), electrolyte(전해질), acid-base(산-염기)의 balance(균형)에 대한 개념을 이해할 수 있다.
2. 체액, 전해질, 산, 염기, pH scale (pH 척도) 및 buffer system(완충계통)을 정의할 수 있다.

해부학과 생리학을 학습하는데 있어 body fluid(체액), electrolyte(전해질), acid(산)와 base(염기)는 새로운 개념은 아니다. 세 가지 요소에 대한 기본 이론과 조절에 대한 자세한 내용에 들어가기 앞서, 개념에 대한 배경지식을 살펴보고자 한다.

Body Fluid 체액

체액은 blood plasma(혈장), interstitial fluid(사이질액, 간질액), cytosol(세포질액), CSF (cerebrospinal fluid, 뇌척수액), lymph(림프), exocrine secretion(외분비샘) 및 기타 특화된 체액 등을 포함한 인체의 모든 water-based liquid(수용성 액체)를 아우르는 용어이다. 각각의 체액은 서로 조금씩 다르게 구성되어 있지만, 주요 구성물은 모두 물이다. 물이 체액의 주요 구성물이기 때문에, 인체의 ICF (intracellular fluid, 세포내액)와 ECF (extracellular fluid, 세포바깥액)의 적절한 부피와 농도를 유지하는 fluid balance(체액균형)에 대한 연구는 크게 보면 수분균형에 대한 연구라고 볼 수 있다.

체액 내 물의 기능은 매우 다양하다. 물은 polar solvent(극성용매)로써 이온결합과 극성공유결합 화합물이 녹을 수 있다. 이러한 특성으로 물은 다양하고 많은 용질을 인체 전역으로 이동 및 분배시킬 수 있다. 또한 물은 체온 전달, 완충작용 및 장기와 조직이 움직일 때 윤활제의 역할을 한다.

물은 principle of mass balance(질량평형의 원리)를 따른다. 다시 말해, 인체로 유입된 양과 체외로 배출되는 양이 같아야 한다. 마신 물의 양, 인체활동의 정도, 콩팥기능, 약물 및 소화 활동 등의 다양한 요인이 체액균형에 영향을 미친다. 만약, 체액불균형이 발생하거나 그 보상과정이 원활하게 이루어지지 않으면 심각한 항상성불균형이 발생하게 된다. 이와 같은 불균형은 체액에만 영향을 미치는 것이 아니라 전해질과 산-염기균형은 물론, 인체에 광범위한 영향을 미친다.

확인하기

- ☐ 1. Body fluid(체액)란 무엇인가?
- ☐ 2. Fluid balance(체액균형)란 무엇인가?

Electrolyte 전해질

전해질은 물속에 넣으면 이온으로 해리되는 물질이다. 반대로, nonelectrolyte(비전해질)는 일반적으로 covalent bond(공유결합)를 가지고, 물속에서 전하를 띤 물질로써 해리되지 않는 물질이다. 전해질은 수용액 내 해리된 전하입자가 전기를 conduction(전도)하는 것에 따라 명명되었다(그림 24.1). 이는 몸을 담그고 있는 수돗물에 전기제품을 접촉하지 않도록 경고하는 이유이다. 수돗물에는 전해질이 있으므로, 전자제품으로부터 전류가 흐르면 전도가 되기 때문이다. 사람의 몸도 많은 전해질을 가지고 있기 때문에 전자제품에서 수돗물로 전도된 전류가 몸으로 들어오게 되면, 사망에 이를 수도 있다.

Na^+ (sodium ion, 소듐이온), K^+ (potassium ion, 포타슘이온), Ca^{2+} (calcium ion, 칼슘이온)와 같은 전해질의 명칭 뒤에는 '이온'이라는 용어를 붙이게 되는데, 이온이라는 용어를 붙이지 않으면 원자의 금속형태를 의미하기 때문이다. 차이점은 뚜렷하다. 원자형태의 나트륨과 칼륨금속은 물에 닿으면 폭발하는 성질을 가지고 있고, 칼슘금속은 물과 닿으면 수소가스를 발생시킨다. 이온형태에서는 체액의 물에 단순히 녹으며, 많은 중요한 역할을 한다. 전해질의 또 다른 예로는 Cl^- (chloride ion, 염화이온), 산, 염기 및 일부 단백질이 있다.

수분균형처럼 인체의 electrolyte balance(전해질균형)도 질량평형의 원리에 따라 유지된다. 음식을 통해 체내로 섭취된 전해질의 양 만큼, 다양한 경로를 통해 같은 양의 전해질이 배출되어야 한다. 전해질균형상태를 유지하기 위한 수많은 기전이 있지만, 대부분 호르몬에 의한 기전이 작용한다. 따라서 혈중 이온의 수는 상대적으로 안정적이다. 하지만 체내 이온의 총 수만큼 이온농도 또한 중요하다. 이온농도는 이온의 수에 의해서만 결정되는 것이 아니라, 체내 수분의 양에 따라서도 달라지게 된다. 따라서 체액균형은 전해질균형을 유지하기 위한 중요한 요인이다.

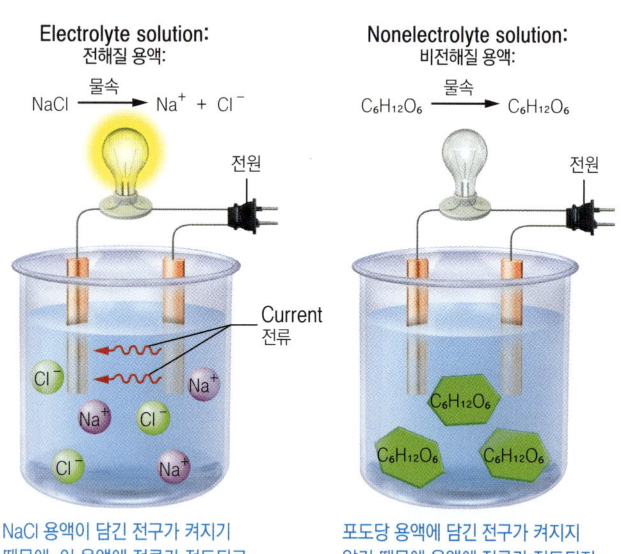

그림 24.1 전해질과 비전해질의 전류 전도 비교

확인하기

- ☐ 3. Electrolyte(전해질)와 nonelectrolyte(비전해질)의 차이점은 무엇인가?
- ☐ 4. Electrolyte balance(전해질균형)란 무엇인가?

Acid, Base, and pH 산, 염기 및 pH

산은 물에 해리되어 H^+ (hydrogen ion, 수소이온)를 방출하는 화학물질이다. HCl (hydrochloric acid, 염산)의 반응을 예시로 살펴본다.

HCl	→	H^+	+	Cl^-
염산		수소이온		염소이온

체내 일반적인 산으로는 stomach(위)의 HCl과 혈액의 H_2CO_3 (carbonic acid, 탄산)가 있다. 산으로부터 방출된 H^+는 섭취된 음식의 소화, 박테리아나 다른 병원균의 비활성화 및 lysosome(리소좀)에 의한 intracellular digestion(세포내소화) 등 같은 중요한 생리적 기능을 한다. 또

한 H^+ 기울기는 미토콘드리아에 의한 ATP (adenosine triphosphate, 삼인산아데노신) 합성에 중요한 요소이다.

반면, 염기 또는 alkali(알칼리)는 다음과 같이 용액에서 H^+를 받아들이는 화학물질이다.

NaOH	+	HCl	→	NaCl	+	H_2O
수산화나트륨(염기)		염산		염		물

일반적으로 이러한 반응의 결과는 염(NaCl)과 한 분자의 물(H_2O)이다. 대부분의 base(염기)는 OH^- (hydroxide ion, 수산화이온)에 결합하는 전해질이다. 하지만 체내에서 가장 흔히 볼 수 있는 염기는 HCO_3^- (bicarbonate ion, 중탄산이온)이다. HCO_3^-와 특정 다른 염기들은 buffer system(완충계통)의 구성요소이다. 즉, 체액의 H^+ 농도의 극적인 변화를 방지하기 위해 산으로부터 방출된 H^+와 결합한다.

용액의 H^+ 농도기울기는 pH scale (pH 척도)로 측정된다. H^+ 농도가 증가하면 용액의 pH가 낮아지고, 반대로 용액의 H^+ 농도가 감소하면 pH가 커진다. pH가 7보다 낮은 용액은 산성, pH가 7보다 큰 용액은 염기성, pH가 정확히 7인 용액은 중성으로 분류한다.

확인하기

☐ 5. Acid(산)와 base(염기)의 차이점은 무엇인가?
☐ 6. Acidic(산성), basic(염기성), neutral(중성)을 분류하는 pH 값은 무엇인가?

24.2 체액 항상성

Fluid Homeostasis

학습목표

1. Body fluid compartment(체액구획)에 대해 설명할 수 있다.
2. ICF와 ECF의 주요 electrolyte(전해질)의 상대적 농도를 비교 · 대조할 수 있다.
3. Osmotic pressure(삼투압)와 hydrostatic pressure(정수압)를 비교 · 대조할 수 있다.
4. 인체의 water gain(수분획득)과 water loss(수분손실) 경로를 설명할 수 있다.
5. Water intake(수분섭취)와 excretion(배설)을 조절하는 기전을 설명하고, dehydration(탈수)이 어떻게 발생하는지에 대해 설명할 수 있다.

Total Body Water 총체액량

인체의 약 60%는 물로 구성되어 있다. 예를 들어, 체중이 70kg인 20~30대 남성의 체내 수분량은 약 42kg이다. 물 1kg은 물 1L와 같으므로, 이는 42L의 물과 같다. 이러한 부피가 total body water(총체액량)라는 수치이다.

대부분 사람은 표준인의 인체 조건에 부합하지 않으므로, 총체액량도 다르다. 개인의 체질량, 연령, 성별 및 지방세포의 양이 총체액량에 영향을 미친다. 예를 들어, 여성은 남성보다 물 함유량이 적은 체지방의 비율이 더 높기 때문에 총체액량이 더 적다. 그리고 일반적으로 남성이 여성보다 물 함유량이 높은 근육을 더 많이 가지고 있다. 또한, 모든 성별의 영아는 평균 약 65%의 높은 총체액량을 가지고 있는 반면, 60세 이상 성인의 총체액량은 평균적으로 남성은 약 52%, 여성은 약 46%로 낮은 편이다.

확인하기

☐ 1. Total body water(총체액량)란 무엇인가?
☐ 2. 총체액량에 영향을 미치는 요인은 무엇인가?

Fluid Compartment: Intracellular and Extracellular Fluid 체액구획: ICF와 ECF

사람 몸의 체액은 두 개의 기본 위치 또는 compartment(구획, 영역)로 나뉜다. 세포 안쪽 영역을 intracellular compartment(세포내구획, 세포내영역)라 하고, 세포의 바깥쪽 영역을 extracellular compartment(세포외구획, 세포외영역)라고 한다. 세포내구획은 하나의 구획으로 이루어진 것이 아니라, 세포의 형질막 안쪽의 수조 개의 미세한 구획으로 이루어져 있다. 세포내구획의 체액은 cytosol(세포질액) 또는 ICF이며, 전체 체액의 약 60% 또는 약 26L를 차지한다. 세포외구획은 ECF로 채워져 있으며, 다양한 체액들로 이루어져 있다. ECF에 해당하는 주요 체액은 혈액의 액체부분인 plasma(혈장)와 세포사이공간을 채우고 있는 액체인 interstitial fluid(사이질액, 간질액)이다. 혈장은 총체액의 약 8%(3L)를 차지하며, 사이질액은 약 32%(13L)를 차지한다(그림 24.2).

혈장과 사이질액의 구성성분은 비슷하지만 두 체액의 주된 차이점은 단백질 함량이다. 혈장이 사이질액보다 단백질 함량이 더 높으며, 사이질액은 사실상 단백질이 없다. 그러나 ECF와 세포질액의 용질 구성은 서로 완전히 다르다(그림 24.3). ECF에서 Na^+, Cl^-, Ca^{2+} 및 HCO_3^- (bicarbonate ion, 중탄산이온)의 농도가 세포질액보다 높다. 반대로 단백질, K^+, Mg^{2+} (magnesium, 마그네슘이온), SO_4^{2-} (sulfate ion, 황산이온) 및 HPO_4^{2-} (monohydrogen phosphate ion, 인산일수소이온)의 농도는 ECF보다 세포질액에서 더 높다. 이러한 용질의 농도기울기는 입자의 크기와 막을 통과하는 운반단백질, 펌프의 특정 용질에 대한 의존성 등과 같은 요인에 따라 다르다.

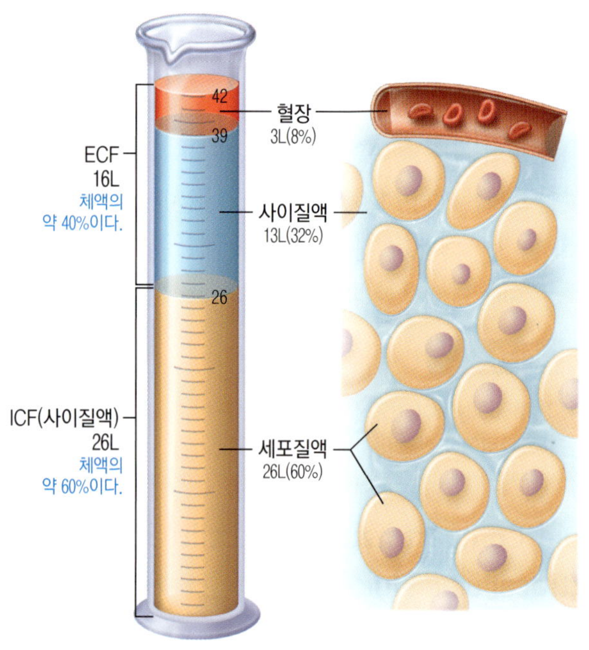

그림 24.2 인체 내 수분구획

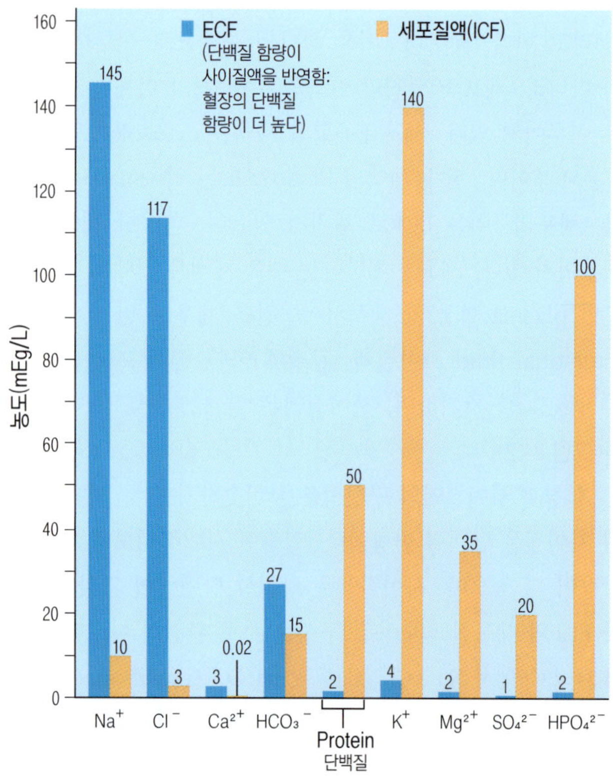

그림 24.3 ECF와 세포질액의 용질구성 비교

확인하기

- ☐ 3. Intracellular compartment(세포내구획)와 extracellular compartment(세포외구획)는 각각 어디인가?
- ☐ 4. Cytosol(세포질액), interstitial fluid(사이질액), blood plasma(혈장)의 구성 성분의 차이점은 무엇인가?

Movement of Water Between Compartment 구획 사이의 수분이동

Body fluid compartment(체액구획) 간 용질의 이동은 제한적이지만, 일반적으로 물은 두 구획을 자유롭게 이동한다. 두 개의 압력기울기에 의한 수분의 이동 방향에 대해 배운바 있다. 정수압기울기 또는 체액이 세포에 가하는 힘은 높은 정수압 영역에서 낮은 정수압 영역으로 수분을 이동시킨다.

삼투압기울기 또는 두 용액 사이의 삼투압 차이는 낮은 삼투압 영역에서 높은 삼투압 영역으로 수분을 이동시킨다. 용액의 osmotic pressure(삼투압)는 osmolarity(삼투압농도, 오스몰농도) 또는 용액 내 용질입자의 수로 결정된다. 즉, 물은 높은 삼투압농도 혹은 용질입자가 더 많은 곳을 향해 이동한다.

Hydrostatic Pressure 정수압

Hydrostatic pressure(정수압)가 혈장의 수분이동에 영향을 미치는 방법은 상대적으로 단순하다. 정수압은 물이 모세혈관 벽을 미는 힘일 뿐이다. 혈장의 정수압이 사이질액의 정수압보다 더 높기 때문에 정상적으로 수분이 모세혈관으로부터 밀려 나온다. 수분의 양이 증가하여 혈장의 정수압이 증가되면, 더 많은 수분이 모세혈관을 빠져 나가 사이질액으로 이동한다. 이는 다시 세포질액 위 사이질액의 정수압을 증가시켜, 수분을 세포 내로 이동시키는 기울기를 형성한다.

Osmotic Pressure and Tonicity 삼투압과 긴장성

일반적으로 ECF와 세포질액은 동일한 삼투압을 갖는다. 이와 같은 용액을 isotonic(등장성)이라고 하며, 두 용액의 삼투로 물을 이동시키는 능력이 서로 같은 것을 말한다. 따라서 일반적으로 두 용액 사이에는 물의 실제 이동이 나타나지 않지만, ECF의 용질 농도에 변화가 생기면, 삼투로 물을 이동시키는 능력에도 변화가 생기게 된다. 이러한 ECF 용질의 변화에는 hypotonic(저장성)과 hypertonic(고장성)이 있으며, 다음과 같은 수분이동을 유발한다.

- **저장성 ECF는 세포의 수분획득을 유발한다.** ECF가 세포질액보다 삼투압이 낮아서 삼투로 수분을 이동시키는 능력이 더 낮다면, ECF는 세포질액보다 저장성이라고 한다. 이러한 경우, 세포질액의 삼투압이 더 크므로, 삼투를 유발하는 능력이 더 크다. 따라서 저장성 ECF는 세포가 수분을 얻어 부풀어오르게 된다.
- **고장성 ECF는 세포의 수분손실을 유발한다.** ECF가 세포질액보다 삼투압이 더 높아서 삼투로 수분을 이동시키는 능력이 더 크면, ECF는 세포질액보다 고장성이라고 한다. 따라서 고장성 ECF의 세포는 수분이 세포질액을 빠져나가 ECF로 이동하여, 세포가 오그라들거나 crenate(톱니 모양)가 된다.

How Hydrostatic Pressure and Osmotic Pressure Influence Water Movement

정수압과 삼투압이 수분이동에 어떻게 영향을 미치는가

정수압과 삼투압은 수분이동에 영향을 미친다. 모세혈관의 arteriolar end(세동맥끝) 혈장은 사이질액보다 높은 정수압을 가지고 있다. 이러한 높은 정수압은 수분을 모세혈관 밖으로 밀어내 사이질액으로 이동시킨다. 모세혈관의 venular end(세정맥끝) 혈장은 삼투압이 높지만, 정수압은 낮다. 결과적으로 세동맥끝에서 손실된 혈장 수분의 대부분이 삼투에 의해 다시 모세혈관으로 돌아오게 된다. 모세혈관이 잃은 적은 양의 수분은 lymphatic system(림프계통)을 통해 다시 혈장으로 돌아온다.

그림 24.4는 이러한 수분이동이 세포의 세포질액에 미치는 영향을 보여준다. 정상상태에서 사이질액과 세포질액의 정수압과 삼투압은 매우 유사하므로 두 구획 사이의 기울기는 크지 않기 때문에 총 수분 이동량은 거의 없다. 하지만 혈장으로부터 수분을 얻거나 빼앗기면, 정수압과 삼투압에 변화가 일어나게 된다. 혈장으로부터 얼마나 많은 양의 수분이 빠져나와 사이질액으로 이동했는지에 따라 사이질액의 정수압과 삼투압도 달라지게 된다. 사이질액 압력의 차이는 세포질액의 부피에 직접적인 영향을 미치게 된다.

혈장의 수분이 증가하면 증가된 수분은 혈장의 정수압을 증가시키고, 혈장을 희석시켜 저장성이되게 한다(그림 24.4a). 두 상황 모두 혈장에서 사이질액으로 수분을 이동시키는데, 수분의 이동은 사이질액의 정수압을 증가시키고 삼투압을 감소시킨다. 결과적으로 이러한 변화는 세포질액으로 수분을 이동시키고, 세포가 부풀어 오르게 된다.

반대로 수분이 부족한 상황인 dehydration(탈수)은 정수

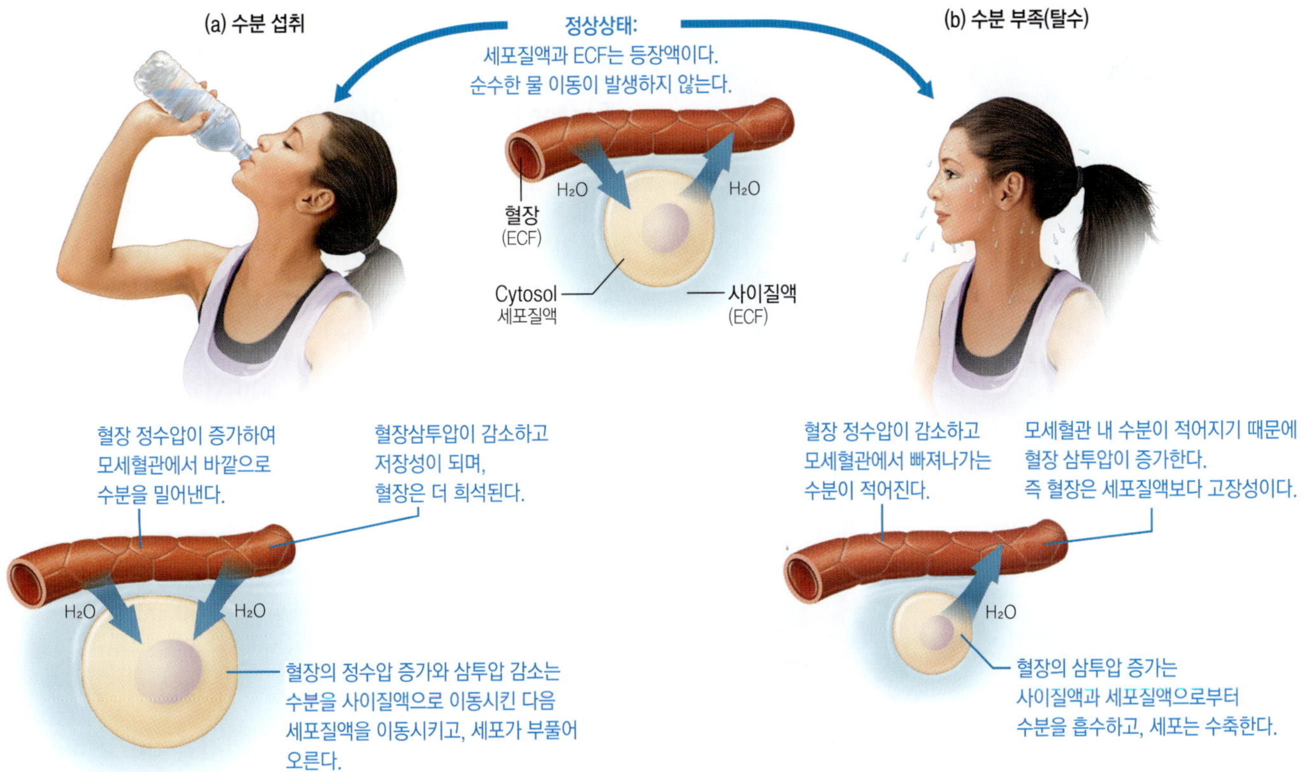

그림 24.4 구획 사이의 체액 이동

압을 감소시켜 혈장으로부터 빠져나가는 수분의 양을 감소시키고, 혈장을 고장성으로 만들어준다. 즉, 혈장의 삼투압이 상승한다. 고장성 혈장은 삼투로 세포질액과 사이질액으로부터 혈장으로 수분을 빨아들이고, 결과적으로 세포가 줄어들게 된다(그림 24.4b).

확인하기

- ☐ 5. Hydrostatic pressure(정수압)와 osmotic pressure(삼투압)는 어떤 방향으로 수분을 이동시키는가?
- ☐ 6. 세포가 cytosol(세포질액)보다 hypertonic(고장성)인 interstitial fluid(사이질액)에 들어있다면, 세포에 어떤 영향이 있는가?
- ☐ 7. 사이질액이 세포의 세포질액보다 hypotonic(저장성)이라면 어떤 결과가 나타나는가?

Water Loss and Gain 수분손실과 수분획득

하루에 마셔야 하는 물의 양은 얼마인가? 이 질문에 대답하기 위해서는 우선 인체가 얻고 잃는 물의 양을 알아야 한다.

Factor that Influence Water Loss
수분손실의 영향 요인

수분은 인체에서 여러 가지 방법으로 손실되지만, 대부분 콩팥을 통해 소변으로 배출된다(그림 24.5a). 일정량의 소변은 obligatory water loss(필연수분손실)라고 불리며, water intake(수분섭취)와 상관없이 매일 만들어진다. 이는 인체가 독성물질 누적과 electrolyte imbalance(전해질불균형)를 예방하기 위해 반드시 최소량의 용질을 배출해야 하기 때문이다. 또한 콩팥은 삼투압농도가 1,200mOsm 이상이 되면 소변을 생성하지 못하므로, 일정량의 수분이 용질과 함께 배출되어야 한다. 물을 전혀 마시지 않더라도, 일반 성인의 필연수분손실은 약 500mL이다. 콩팥은 손실된 수분의 양이 대체되지 않더라도 일정량의 소변을 지속적으로 생산해야 하므로, 손실된 수분이 채워지지 않는다면 사람은 며칠 내에 탈수에 빠지게 된다.

물론 사람은 매일 액체를 섭취하기 때문에 하루 소변량은 약 1,500mL로 필연수분손실보다 많다. 또한 대변에서도 약 100mL의 적은 양의 수분이 배출된다. 소변과 대변에 의한 수분손실은 인지하거나 'sense(감각)'할 수 있기 때문에 sensible water loss(지각성수분손실)라고 한다. 약 600mL의 수분은 땀과 evaporation(증발)으로 피부에서 손실되고, 300mL는 expiation(날숨, 호기) 시 가습된 공기의 배출로 잃게 된다. 정상적으로는 이러한 수분손실을 인지하지 못하므로, 이를 insensible water loss(불감성수분손실)라고 한다. 지각성수분손실과 불감성수분손실 사이에서 사람들은 대부분 하루에 약 2.5L의 수분을 손실한다. 이러한 값은 수분섭취, 신체활동, 음식섭취 및 기타 요인에 따라 변화한다.

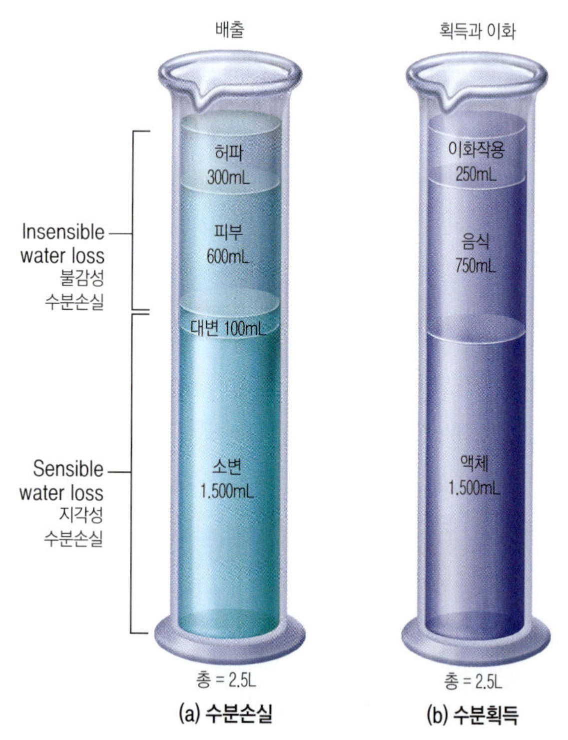

그림 24.5 수분손실과 수분획득

Factor that Influence Water Gain
수분획득의 영향요인

인체는 세 가지 주요 방법으로 수분을 섭취한다(그림 24.5b). 첫 번째 방법은 몸의 이화작용이다. Electron transport chain(전자수송사슬)에서 O_2 (oxygen, 산소) 분자가 마지막 전자 짝을 받아들이면, 하나의 물분자가 형성된다. 또한 몇 가지 다른 이화작용의 부산물로 물이 만들어진다. 이와 같은 반응에 의해 만들어지는 물을 metabolic water (water of oxidation, 대사수)라고 하며, 하루에 총 250mL 정도가 형성된다. 다른 두 가지 방법은 음식과 액체를 섭취해 수분을 얻는 것이다. 음식을 통한 수분섭취는 하루 총 약 750mL이고, 액체를 통한 수분섭취는 하루 약 1,500mL이다. 이러한 세 가지 방법을 합치면 일반적으로 2.5L 또는 매일 손실하는 수분량과 같은 양이 된다.

액체로부터 수분을 섭취하는 기전을 thirst mechanism(갈증기전)이라고 하며, 이는 hypothalamus(시상하부)에서 조절된다. 혈장 삼투압농도의 변화는 시상하부의 thirst center(갈증중추)에 위치한 osmoreceptor(삼투수용기)의 신경세포에 의해 감지된다(그림 24.6a). ECF의 용질농도 증가로 삼투수용기의 수분이 빠져 나오게 되며, 이는 갈증감각을 유발한다. 이러한 기전은 매우 민감하여, 혈장 삼투압농도가 2~3%만 증가해도 갈증이 유발된다.

갈증을 유발하는 또 다른 자극은 혈장 부피의 감소와 angiotensin-II(안지오텐신-II) 호르몬이다(그림 24.6b). 일반적으로 혈장 부피의 감소는 혈압의 감소와 동반되어, 동맥 내에 있는 몇 개의 baroreceptor(압력수용기)에 의해 감지된다. 이러한 자극은 갈증보다 덜 예민하기 때문에 약 10~15mmHg가 감소해야 감각된다. 또한, 혈장 부피의 감소는 콩팥의 토리곁세포를 자극해 안지오텐신-II를 형성하는 RAAS (renin-angiotensin-aldosterone system, 레닌-안지오텐신-알도스테론 계통)를 개시한다. 두 기전 모두 갈증감각을 더 향상시켜 준다. 임상에서 적용하기 Intravenous Fluids(정맥 수액)를 참조한다.

확인하기

- ☐ 8. Thirst(갈증)는 어떻게 자극되는가?
- ☐ 9. 수분손실은 어떻게 이루어지는가?
- ☐ 10. 수분획득은 어떻게 이루어지는가?

임상에서 적용하기

Intravenous Fluids
정맥 수액

액체를 빠르게 주입하기 위해 위장계통을 우회해야 하는 경우가 있다. 이러한 경우, 의학전문가는 일반적으로 IV (intravenous line, 정맥주사선)를 확보해야 한다. 이러한 경로를 통해 액체를 정맥으로 직접 주입하여, 인체에 거의 즉각적인 반응을 유발할 수 있다.

IV는 대상자의 정맥 내로 삽입되는 유연한 카테터와 다양한 수액이 연결될 수 있는 외부주입구로 구성되어 있다. 백에 담긴 수액이 chamber(점적통)로 흘러 들어온 다음, 지정된 속도로 수액세트 튜브를 따라 흘러 들어가, 수액 주입 속도를 조절할 수 있다. IV는 가장 흔하게 팔의 정맥에 삽입되며, 이는 peripheral line(말초정맥주입)이라고 한다. 하지만 정맥내주입 경로를 장기간 보유해야 하는 경우에는 subclavian vein(빗장밑정맥) 또는 internal jugular vein(속목정맥)과 같은 정맥으로 더 큰 주입구를 삽입할 수도 있다. 이러한 경로를 central line(중심정맥주입)이라고 한다.

Hormonal Regulation of Fluid Balance
체액균형의 호르몬 조절

수분을 얻고 손실하는 기전은 상당히 모호하다. 목이 마를 때만 물을 마시는 것이 아니라, 갈증이 없더라도 액체를 마시는 경우가 있다. 따라서 인체는 수분섭취에 맞추어 수분을 배출해야 한다. 체액의 균형을 위한 주요 호르몬은 ADH (antidiuretic hormone, 항이뇨호르몬)이다. ADH와 fluid balance(체액균형)에 영향을 미치는 세 가지 호르몬으로는 안지오텐신-II, aldosterone(알도스테론), ANP (atrial natriuretic peptide, 심방나트륨이뇨펩티드)가 있다.

ADH는 시상하부에서 생성되어 posterior pituitary gland(뇌하수체후엽)에서 분비된다. 이 호르몬의 주요 표적 조직은 콩팥의 distal tubule(먼쪽세뇨관, 원위세뇨관)의 세포와 collecting system(집합계통)이다. ADH는 삼투에 의해 콩팥에서 ECF로 수분을 재흡수시키는 수분통로인 aquaporin(아쿠아포린)이 형질막으로 삽입되도록 유발한다. ADH 수준이 상승하면 더 많은 물이 재흡수되고, ECF 부피가 증가하며, 소변 생성량이 감소한다. 반대로, ADH 수준이 감소하면 수분재흡수량이 감소하고, ECF 양이 감소하며, 소변 생성량이 증가한다. ADH가 최대로 분비될 때, 소변으로 배출되는 수분은 필연수분손실 뿐이다.

물론, ADH 분비만으로 집합계통의 모든 수분재흡수가 이루어지는 것은 아니다. Tubule cell(세뇨관세포)의 형질막에 아무리 많은 수분통로가 있다고 하더라도 삼투기울기가 없다면 삼투가 일어나지 않는다. 반드시 medulla(속질, 수질)의 사이질액이 filtrate(여과액)보다 더 많은 용질을 가지고 있어야 한다. 이러한 기울기는 juxtamedullary nephron(속질곁콩팥단위, 수질옆신원)의 nephron loop(콩팥단위고리) 내 countercurrent system(역류계통)에 의해 만들어지고 유지된다.

확인하기

- ☐ 11. Fluid balance(체액균형)에 대한 ADH의 역할은 무엇인가?
- ☐ 12. ADH 분비는 어떻게 자극되는가?

Imbalance of Fluid Homeostasis
체액 항상성의 불균형

하루 동안 몸의 수분량은 증가하거나 감소할 수 있다. 일반적으로 인체는 소변 배출량을 변화시켜 이러한 변화를 보상하기 때문에, 체액균형에 뚜렷한 불균형이 발생하지는 않는

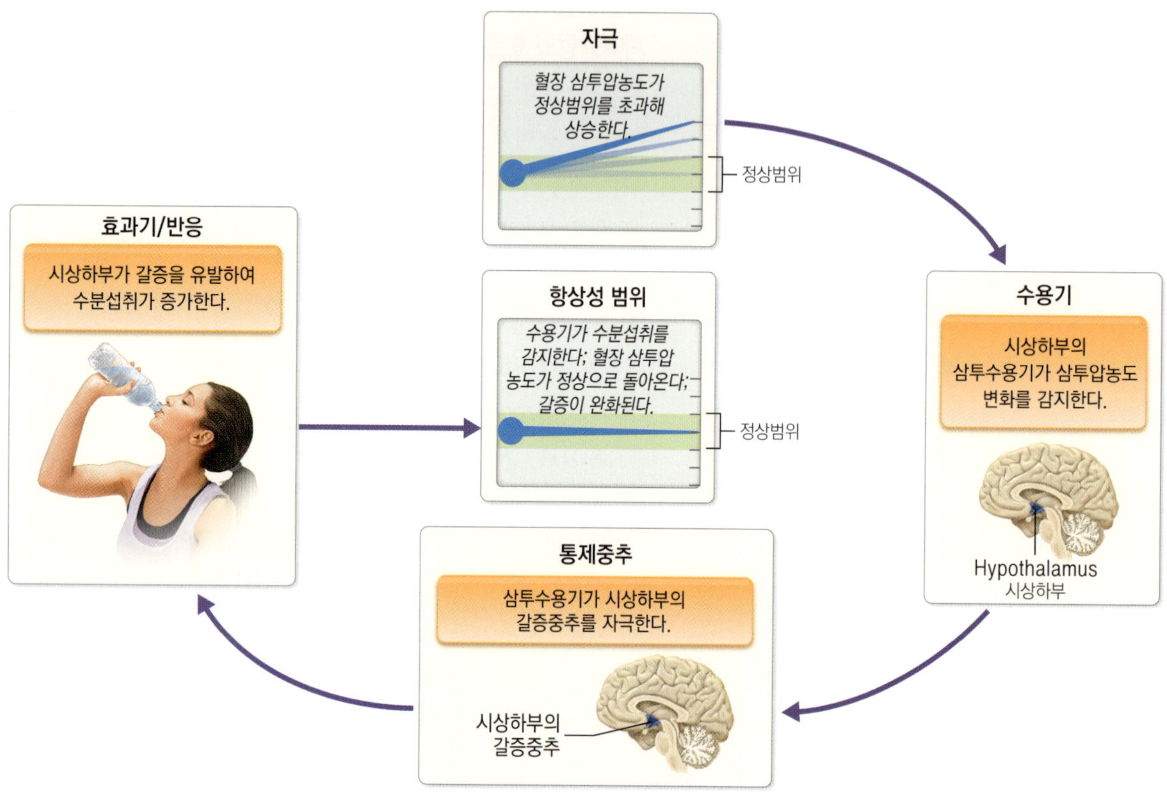

(a) 음성되먹임고리에 의한 혈장 삼투압농도 증가에 의한 갈증반응 조절

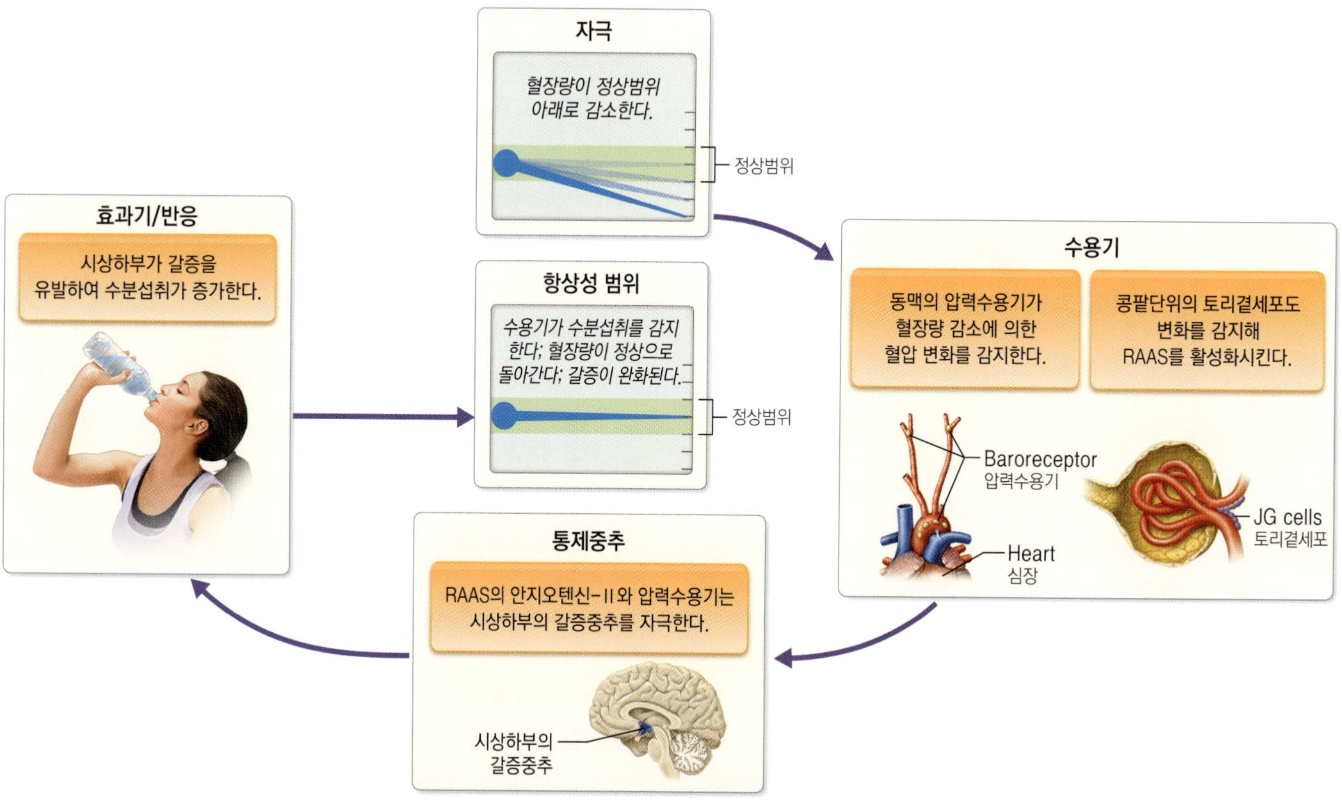

(b) 음성되먹임고리에 의한 혈장량 감소에 의한 갈증 조절

그림 24.6 항상성 유지: 음성 되먹임고리에 의한 갈증 조절

다. 하지만 어떤 상황에서는 보상기전이 과도하게 이루어지거나, 아예 발생되지 않기도 한다. 특정 유형의 불균형은 ECF의 삼투압농도에 변화를 유발하기도 하고, 일부는 isosmotic(등삼투압) 상태, 즉 ECF가 세포질액과 동일한 tonicity(긴장성)를 갖게 하기도 한다.

Dehydration: Decreased Volume and Increased Osmolarity 탈수: 부피 감소와 삼투압농도 증가

탈수는 ECF의 부피 감소와 농도 증가로 정의된다. 탈수의 일반적인 원인으로는 과도한 발한, 지속적인 설사 또는 구토, 특정 내분비계통 질환 및 이뇨제 과용 등이 있다. 이러한 경우에는 수분손실로 인해 혈장량이 감소하고 용질농도와 삼투압이 증가한다. 용질농도의 변화는 수분불균형과 더불어 전해질불균형을 야기한다.

먼저 탈수된 대상자는 구강점막의 건조함과 갈증을 느끼게 된다. 탈수가 해결되지 않으면, 대상자의 피부가 건조해지고 소변 생성이 감소하는 oliguria(소변감소, 핍뇨)가 발생하며, 발열 및 장기기능의 손상이 나타나기도 한다. 수분공급이 원할하지 않을 때 탈수 및 탈수와 관련된 전해질불균형은 치명적이다.

탈수는 pure water(순수한 물)를 마시게 하여 치료할 수 있다. 하지만 짧은 시간에 수분을 과도섭취하면 ECF가 과도하게 희석되어, 세포로 이동하는 수분의 양이 너무 많아 세포가 부풀어오르게 된다. 따라서 탈수 치료에서 포도당과 전해질이 함유되어 있는 고장성인 스포츠음료가 순수한 물보다 선호되는 경우가 많다.

Overhydration: Increased Volume and Decreased Osmolarity 과다수분공급: 부피 증가와 삼투압농도 감소

Overhydration(과다수분공급)은 hypotonic hydration(저장성수화)이라고도 하며, ECF의 양이 증가하고 삼투압이 감소하였을 때 나타난다. 저장성 ECF에 노출된 세포는 삼투에 의해 세포 내로 수분이 유입되어 부풀어 오르게 된다. 정상인 경우에는 물을 마시면 소변으로 여분의 물을 배출시키는 ADH 생산이 중단되어 저장성수화를 예방한다. 하지만 콩팥기능이 손상되었거나, ADH가 비정상적으로 분비되거나, 짧은 기간 내에 물을 과도하게 마셔 water toxicity(수분중독) 상태가 되면, 이 기전은 이루어지지 않는다.

저장성수화는 ECF 희석에 의한 전해질불균형에 의해 발생하는데, Na^+ 농도에 특히 더 영향을 미친다. Na^+ 농도가 극적으로 감소하면 hyponatremia(저나트륨혈증)가 발생하게 된다. 저나트륨혈증과 세포팽창은 모두 항상성, 특히 CNS (central nervous system, 중추신경계통)에 심각한 불균형을 유발한다. 신경세포의 팽창 또는 cerebral edema(대뇌부종)는 대뇌에 영향을 미쳐 mental status change(정신상태변화), seizure(발작), coma(혼수) 및 사망에까지 이를 수도 있다.

Isosmotic Fluid Imbalance 등삼투압 체액불균형

항상성불균형은 ECF가 세포질액과 등삼투성일 때도 발생한다. 예를 들어, 혈액손실로 인해 체액 고갈이 발생하였다면, 손실된 수분과 용질의 양이 같아진다. 따라서 혈장의 삼투압이 변하지 않아, 세포로부터 수분을 끌어당길 삼투기울기가 없게 된다. 이러한 유형의 fluid imbalance(체액불균형)를 hypovolemia(혈량저하)라고 한다. 치료가 되지 않으면 shock(쇼크), organ failure(장기부전) 및 극도로 낮아진 혈압에 의한 사망 등이 발생할 수 있다. 일반적으로 혈액제제가 즉각적으로 투여될 수 없다면, ECF 양의 회복을 도와주기 위해 등장성 수액을 투여한다.

체액이 과다할 때 또는 hypervolemia(혈량과다증), 삼투압에 뚜렷한 변화 없이 ECF의 양이 증가했을 때에도 동일한 현상이 발생한다. 가장 흔한 예시로 사이질액에 체액이 누적되어 팽창을 유발하는 edema(부종)가 있다. 혈량저하와 마찬가지로, 체액이 세포질액과 등장성이므로 세포량은 변화하지 않는다. Hypertension(고혈압) 등에서 볼 수 있는 높은 정수압, 낮은 COP (colloid osmotic pressure, 콜로이드삼투압, 교질삼투압), 림프관의 제거, 과도한 Na^+ 정체 또는 염증성 매개체의 방출 등을 포함한 수많은 이유로 인해 부종이 나타날 수 있다. 사이질액 과다는 보행과 같은 기본 움직임을 어렵게 할 뿐만 아니라 장기기능부전을 유발할 수도 있다. 부종은 기저질환을 치료하고, 이뇨제 같은 약물로 과도한 수분을 제거해 치료할 수 있다.

확인하기

- ☐ 13. Dehydration(탈수)이 cytosol(세포질액)의 부피(양)에 어떻게 영향을 미치는가?
- ☐ 14. Overhydration(과다수분공급)의 원인은 무엇이며, 세포에 어떠한 영향을 미치는가?

24.3 전해질 항상성

Electrolyte Homeostasis

학습목표

1. Body fluid(체액) 중 가장 많은 electrolyte(전해질)의 기능을 설명할 수 있다.
2. Blood plasma(혈장) 전해질 수준의 호르몬 조절에 대해 설명할 수 있다.
3. Ca^{2+} 조절에 대해 설명할 수 있다.

용액 내에서 이온화되는 모든 화합물은 전해질이지만, 인체의 전해질은 일반적으로 Na^+, K^+, Ca^{2+}, Mg^{2+} 및 Cl^-이다. Electrolyte balance(전해질균형)를 유지하는 대부분의 중요한 시스템은 endocrine system(내분비계통)과 urinary system(비뇨계통)이다. 이 절에서는 Na^+, K^+, Ca^{2+}, HPO_4^{2-} (hydrogen phosphate ion, 인산염이온), Cl^- 및 Mg^{2+}의 역할과 조절에 대해 알아볼 것이다. 또한 흔히 발생하는 Na^+, K^+ 및 Ca^{2+}의 전해질불균형 상태에 대해서도 함께 살펴보겠다.

Sodium Ion Na^+(소듐이온)

Na^+의 세포바깥농도는 약 135~145mEq/L로써 ECF의 양이온 중 가장 많이 함유되어 있는 반면, cytosol(세포질액) 내 농도는 매우 낮다. 이는 크게 두 가지 요인에 의해 나타난다. 첫 번째 요인은 ATP를 사용해 농도기울기와 반대로, Na^+를 세포질액 밖으로 이동시키는 Na^+/K^+ ATPase pump (Na^+/K^+ ATP효소 펌프)이고, 두 번째, Na^+가 세포질액 내로 다량 유입되는 것을 방지하기 위해, Na^+의 형질막 투과성이 상대적으로 낮다.

세포질액과 ECF 사이의 급격한 Na^+ 기울기는 인체의 모든 전기생리학적 과정에 중요하다. 세포의 안쪽은 바깥쪽보다 negative resting membrane potential(음성 안정막전위)을 띤다. Na^+ 통로가 열리면, Na^+가 농도기울기에 따라 세포 안으로 빠르게 이동한다. 이러한 이동으로 인해 세포가 양전하를 얻고 depolarize(탈분극화)될 수 있다.

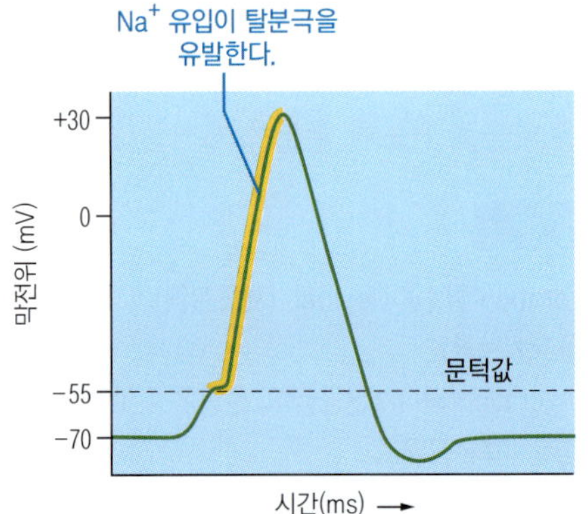

Depolarization(탈분극)은 신경세포와 세 가지 유형의 근육세포를 포함한 모든 흥분성세포기능의 핵심 작용이다.

Na^+가 많은 과정에서 중요한 역할을 하기 때문에 Na^+ imbalance(불균형)는 전체 homeostasis(항상성)에 큰 영향을 미친다.

Regulation of Sodium Ion Concentration
Na^+ 농도의 조절

대부분의 사람은 하루에 9g의 소금을 먹으며, 이는 약 2티스푼과 같다. 하지만 이렇게 많은 양의 Na^+를 먹어도 ECF의 Na^+ 농도는 조절기전에 의해 일정하게 유지된다. 콩팥에서 이루어지는 수분재흡수가 주로 Na^+로 구성된 interstitial fluid(사이질액, 간질액)의 기울기에 의존하여 이루어지기 때문에 Na^+ 균형뿐만 아니라, fluid balance(체액균형)도 중요하다.

Na^+ 정체를 증가시키는 두 개의 주요 호르몬은 angiotensin-II(안지오텐신-II)와 aldosterone(알도스테론)이다(그림 24.7). Na^+의 세포바깥농도 감소가 RAAS (renin-angiotensin-aldosterone system, 레닌-안지오텐신-알도스테론 계통)를 유발하는 주요 자극이다. Renin(레닌)의 분비와 안지오텐신-II의 최종 생성을 유도하는 nephron(콩팥단위, 네프론)의 macula densa(치밀반)가 Na^+ 농도의 감소를 감지한다. 안지오텐신-II는 proximal tubule(토리쪽세뇨관, 근위세뇨관)에서 Na^+의 재흡수를 증가시키고, distal tubule(먼쪽세뇨관, 원위세뇨관)의 Na^+ 재흡수를 유발하는 알도스테론의 분비도 촉진한다. 삼투에 의해 수분이 Na^+를 따라 이동하기 때문에, 두 작용 모두 간접적으로 수분재흡수를 증가시킨다. 이러한 두 호르몬의 분비가 감소하면, 재흡수되는 Na^+의 수와 수분량이 함께 감소한다. Na^+ 균형에 영향을 미치는 다른 호르몬은 Na^+ 그리고 수분의 재흡수를 감소시키는 ANP (atrial natriuretic peptide, 심방나트륨이뇨펩티드)이다. 이러한 세 개의 호르몬이 함께 작용하여, 몸이 Na^+를 섭취하더라도 뚜렷한 변동없이 상대적으로 안정적인 혈장 Na^+ 농도를 유지할 수 있다.

Sodium Ion Imbalance Na^+ 불균형

체액의 Na^+ 농도는 체액 속의 절대적인 Na^+의 수와 물분자의 수에 의해 결정된다. 따라서 Na^+ 또는 물분자의 수가 비정상적으로 증가하거나 감소하면 Na^+ 불균형이 발생하게 된다.

Hypernatremia 고나트륨혈증. 고나트륨혈증은 혈중 Na^+ 농도가 145mEq/L를 초과한 것을 말한다. 실제로 고나트륨혈증의 가장 흔한 원인은 dehydration(탈수)이다. 고나트륨혈증이 흥분성세포의 탈분극에도 영향을 미칠 수 있지만, 가장 즉각적인 영향은 삼투불균형에 의해 나타난다. 탈수 시에 수분은 세포에서 hypertonic(고장성) ECF로 이동해, 세포질액량이 감소하고 세포는 줄어들어 무딘톱날 모양이 된다. 이러한 영향이 몸 전체 세포에 걸쳐 발생하여 탈수 증상이 나타나게 된다. 이는 수분 재공급을 통해 Na^+ 농도를 정상화시켜 치료할 수 있다.

Hyponatremia 저나트륨혈증. 혈장 Na^+ 농도가 135mEq/L 이하일 때 저나트륨혈증이라고 정의한다. 과다수분공급에 의한 저나트륨혈증을 유발하는 원인 중 하나는 ADH가 과다 분비되는 질환인 SIADH (syndrome of inappropriate ADH secretion, 항이뇨호르몬분비이상증후군)이다. 저나트륨혈증은 과다수분공급과 함께 세포질액 내로 수분을 이동시켜 세포 팽창이 나타나게 된다. 이는 전기생리학적 문제를 유발하게 되는데 특히 혈장막을 통과하는 Na^+ 기울기를 감소시켜 탈분극 속도가 낮아지고, 이에 따라 action potential(활동전위) 생성 속도도 감소하게 된다. 과다수분공급에 의한 저나트륨혈증은 혈장 Na^+ 농도를 회복하고, 세포로부터 수분을 제거하기 위해 고장성 식염수를 주입하는 치료를 한다.

경우에 따라 탈수와 함께 저나트륨혈증이 발생할 수도 있는데, 이는 Na^+가 물분자와 함께 손실되어 발생한다. 저나트륨혈증은 지속적인 구토 또는 설사, 알도스테론 분비 감소 및 이뇨제 과용 등에 의해 발생할 수 있다. 이러한 사례에서는 대부분 ECF의 osmolarity(삼투압농도, 오스몰농도)가 세포질액과 거의 등장성이므로, 치료에 고장성 식염수가 아니라 isotonic(등장성) 식염수(생리식염수)를 사용한다.

확인하기

- ☐ 1. 체내 Na^+의 주요 역할은 무엇인가?
- ☐ 2. Na^+ 농도는 어떻게 조절되는가?
- ☐ 3. Na^+와 fluid balance(체액균형)는 어떤 관계가 있는가?

Potassium Ion K^+(포타슘이온)

세포바깥 양이온 중 가장 많은 것은 Na^+이지만, 세포안 양

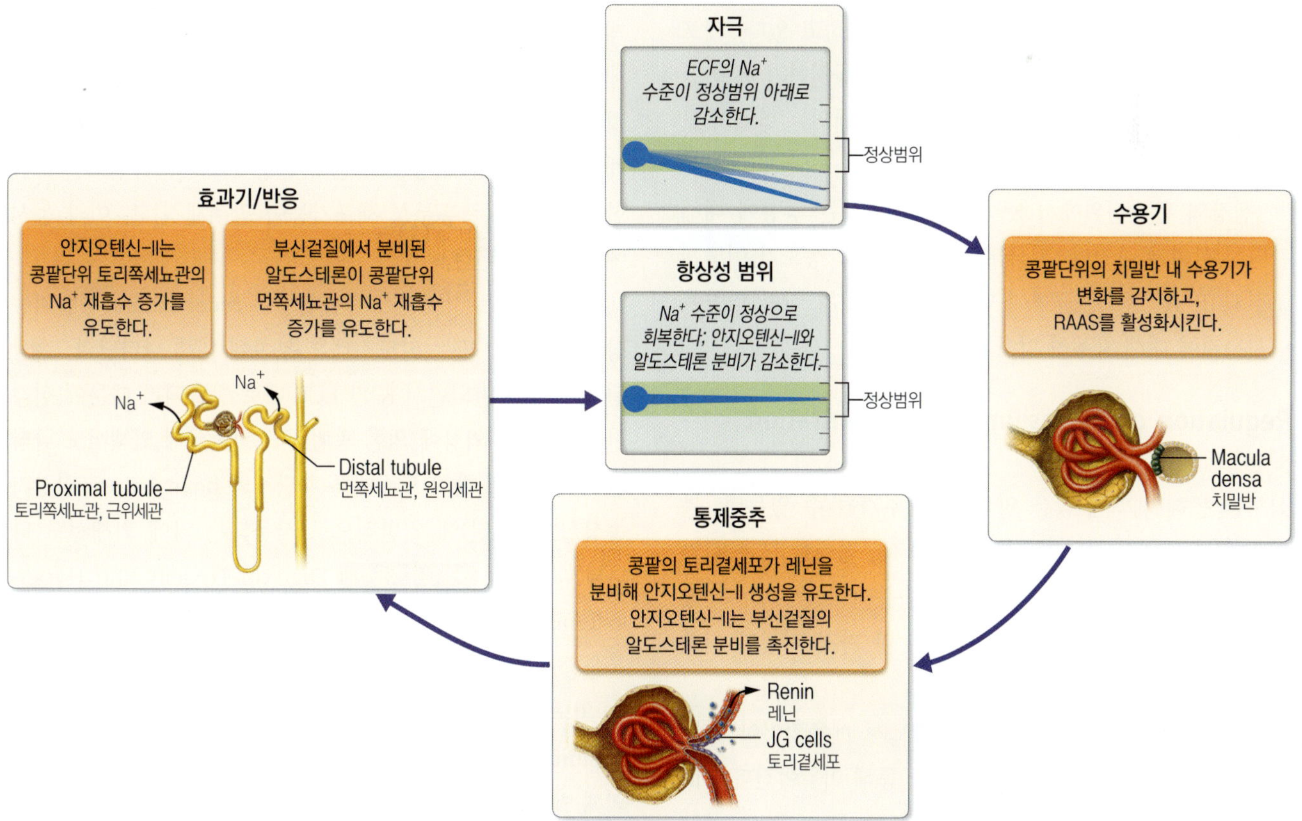

그림 24.7 항상성 유지: 음성되먹임고리에 의한 이온의 세포바깥농도 조절

이온 중 가장 많은 것은 K^+이다. 대신, 세포바깥 K^+ 농도는 평균 3.9~4.5mEq/L로, 세포질액 내 평균 농도인 139mEq/L보다 훨씬 낮다. 주로 Na^+/K^+ pump (Na^+/K^+ 펌프)의 작용에 의해 K^+의 농도는 인체 중 세포의 세포질액 내에서 가장 높다. Na^+와 마찬가지로, K^+의 큰 농도기울기가 신경세포와 세 가지 유형의 근육세포의 기능에 중요한 역할을 한다. 농도기울기에 따라 K^+ 통로를 통과해 이동한 K^+는 다음과 같이 활동전위의 재분극단계에서 중요한 역할을 한다.

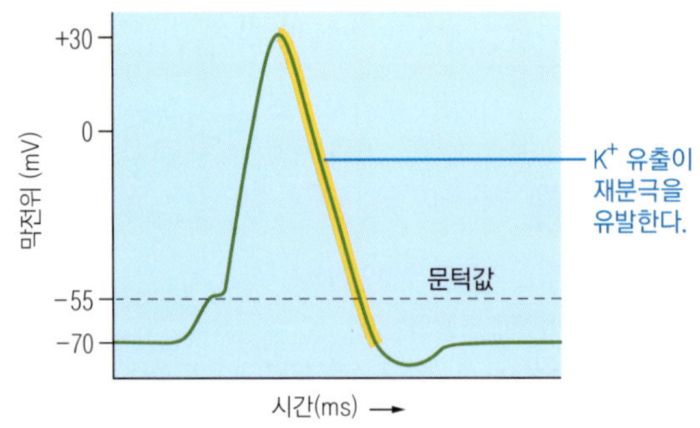

재분극단계에서 세포는 다시 resting membrane potential(안정막전위)로 돌아간다.

활동전위에 있어 K^+만 중요한 것은 아니지만, K^+는 안정막전위를 생성하는 주요 요인이다. 누출통로를 통해 세포에서 ECF로 적은 양의 K^+가 지속적으로 이동하고 있다. 세포질액에서 ECF로 지속적으로 흘러들어가는 양전하가 음성 안정막전위 생성에 도움을 준다. 음성 안정막전위는 인체의 모든 전기생리학에 필수적인 바탕이다.

심장의 활동전위에서 K^+ 불균형이 미치는 영향에 대해 간단히 살펴본 바있다. 지금부터는 체액의 K^+ 농도가 어떻게 조절되고, K^+ 농도불균형이 인체 전체에 걸쳐 어떤 영향을 미치는지에 대해 자세히 알아본다.

Regulation of Potassium Ion Concentration K^+ 농도 조절

식사를 통해 체액에 많은 양의 K^+가 추가될 수 있는데, 특히 과일과 야채가 풍부한 식사를 했을 때, 섭취한 모든 K^+가 ECF에 남아있다면, K^+ 농도가 치사수준까지 증가할 수 있다. 그러나 내분비계통과 비뇨계통의 몇 가지 기전이 이를 예방해준다.

ECF에 남아있는 과도한 K^+는 반드시 배출되어야 하는데, 이는 대부분 콩팥에서 분비과정을 통해 이루어진다. Filtrate(여과액) 내 K^+가 토리쪽세뇨관과 nephron loop(콩팥단위고리)에서 분비되지 않고 재흡수된다. 이는 K^+가 먼쪽세뇨관과 collecting system(집합계통)에서만 분비되도록 한다. 이러한 작용은 K^+ 및 H^+의 분비와 Na^+ 재흡수를 촉진하는 알도스테론에 의해 조절된다. 세포바깥 K^+ 농도의 증가는 알도스테론 분비를 촉진하는 중요한 자극 중 하나이다. 반면에 세포바깥 K^+ 농도가 감소하면, 일반적으로 알도스테론 분비가 감소되어, 더 많은 K^+가 보존된다.

Potassium Ion Imbalance K^+ 불균형

앞서 설명한 기전이 이루어지지 않거나, 과도한 K^+를 섭취 혹은 손실하게 되면 K^+ 불균형이 나타나게 된다. 수분불균형도 K^+ 농도에 영향을 미치지만, ECF 내 K^+의 수가 적기 때문에, Na^+만큼 눈에 띄는 효과가 있지 않다.

Hyperkalemia 고칼륨혈증. 혈장 K^+ 농도가 4.5mEq/L를 초과하면 hyperkalemia(고칼륨혈증)라고 정의한다. 고칼륨혈증은 가장 위험한 전해질불균형 중 하나로 분류되는데, 고용량의 K^+에 의해 거의 즉사할 수 있기 때문이다. 경미한 고칼륨혈증은 안정막전위를 변화시킨다. ECF 내 과도한 K^+에 의해 세포의 누출통로를 통한 K^+ 이동이 억제된다. 이는 세포가 정상적인 안정기 때보다 더 양전하를 띠게 된다는 것을 의미한다(예: 막이 약간 탈분극된다). 따라서 활동전위가 더 쉽게 형성되므로, 경미하거나 중등도의 고칼륨혈증 대상자의 세포는 흥분성이 증가하게 된다. 하지만 중증고칼륨혈증의 경우에는 막이 안정기에도 탈분극되어 세포가 흥분할 수 없게 된다. 이러한 영향으로 인해 신경세포와 근육세포를 포함한 인체의 모든 흥분성 세포기능이 멈추게 되고, 이와 동시에 사망하게 된다.

일반적으로 경미한 고칼륨혈증은 renal failure(콩팥기능상실, 신부전) 또는 알도스테론 부족에 의해 나타난다. 손상된 세포가 파열되면서 K^+가 ECF 내로 방출되기 때문에 심각한 화상 또는 외상에 의한 광범위 조직손상에 의해서도 나타날 수 있다. 또한 알도스테론 차단제와 heart failure(심장기능상실, 심부전)에 일반적으로 사용되는 약에 의해서도 나타날 수 있다. 임상에서 적용하기 Digoxin Toxicity and Hyperkalemia(디곡신 독성과 고칼륨혈증)를 참고한다. 중증 고칼륨혈증은 과도한 K^+의 섭취 또는 투약에 의해 발생한다. 이는 의도적인 lethal injection(독물 주사) 또는 의료진이 potassium chloride(염화칼륨) 용량을 잘못 계산한 의료사고에 의해 발생할 수도 있다.

Hypokalemia 저칼륨혈증. 혈장 K^+ 농도가 3.9mEq/L 미만

임상에서 적용하기

Digoxin Toxicity and Hyperkalemia
디곡신 독성과 고칼륨혈증

Digoxin(디곡신)은 foxglove plant(디기칼리스 식물)에서 추출되며, 심장근육세포의 Na^+/K^+ 펌프 기능을 차단해 효과를 나타내는 심장기능상실 치료제이다. 이러한 차단작용이 심장근육세포의 활동전위를 효과적으로 연장시켜 심장이 더 길고, 강하게 수축할 수 있게 해준다.

하지만 다른 약물과 마찬가지로 디곡신도 복통과 어지러움을 포함한 부작용이 나타날 가능성이 있다. 또한 디곡신의 치료적 혈중농도와 독성농도의 범위는 매우 적다. 따라서 digoxin toxicity(디곡신 독성)가 상대적으로 쉽게 나타날 수 있으며, 디곡신 독성의 주요 증상 중 하나는 고칼륨혈증의 문제이다.

일 때 저칼륨혈증이라고 한다. 저칼륨혈증의 가장 흔한 원인은 소변 내 과도한 K^+ 배출을 유발하는 이뇨제의 사용이다. 고칼륨혈증과 마찬가지로, 저칼륨혈증은 주로 전기생리학적 영향을 미친다. 하지만 고칼륨혈증이 안정막전위를 더 양전위를 띠게 하는 것과 반대로, 저칼륨혈증은 더 음전위를 띠게 하여 세포가 과분극된다. 누출통로를 통해 더 많은 K^+가 빠져나가게 되고, 더 많은 양전하를 잃게된 세포가 더 음성을 띠게 되어 이러한 변화가 나타난다. 결과적으로, 세포가 자극하기 어려워져 근육허약, 정신상태 변화 및 심박수 감소가 나타난다.

확인하기

- ☐ 4. 체내 K^+의 기능은 무엇인가?
- ☐ 5. ECF 내 K^+ 농도는 어떻게 조절되는가?
- ☐ 6. Hyperkalemia(고칼륨혈증)와 hypokalemia(저칼륨혈증) 시 흥분세포의 resting membrane potential(안정막전위)과 action potential(활동전위) 생성에 어떤 결과가 발생하는가?

Calcium and Phosphate Ion Ca^{2+}와 PO_4^{3-}

Ca^{2+}는 체내에서 여러 가지 중요한 역할을 수행한다. Ca^{2+}는 osseous tissue(뼈조직, 골조직)의 주요 구성물로, 뼈를 단단하게 만들고 압력에 견딜 수 있게 한다. 실제로, 체내 총 Ca^{2+}의 약 99%는 hydroxyapatite salt(수산화인회석)의 일부로써 뼈에 위치한다. Ca^{2+}는 근육수축, 심장 활동전위의 plateau phase(고원기), 세포 내 신호, 혈액응고, neuronal synaptic transmission(신경적시냅스전달) 등에도 필요하다. 또한 Ca^{2+}는 신경세포 흥분에도 중요한 역할을 한다. Ca^{2+} 수준이 상승하면 신경세포가 Na^+에 대한 투과성이 낮아지게 되고, 반대로 Ca^{2+} 수준이 낮아지면 Na^+에 대한 투과성이 증가한다.

PO_4^{3-} (phosphate ion, 인산 이온)는 Ca^{2+}와 같이 수산화인회석 결정체를 구성하고 있다. Ca^{2+}와 PO_4^{3-}는 뼈형성에서 중요하며, 같은 호르몬에 의해 조절되고 있다.

Regulation of Calcium and Phosphate Ion Homeostasis Ca^{2+}와 PO_4^{3-}의 항상성 조절

ECF의 Ca^{2+} 농도는 약 8.7~10.4mg/dL로 이 범위에서 엄격하게 유지된다. ECF의 Ca^{2+} 수준이 감소하면, osteoclast(뼈파괴세포, 파골세포)에 의해 Ca^{2+}가 뼈로부터 방출되고, 콩팥의 여과액으로부터 Ca^{2+}가 재흡수되며, 작은창자가 섭취한 음식과 액체로부터 Ca^{2+}를 흡수한다. 반대로, Ca^{2+} 수준이 상승되면, osteoblast(뼈모세포, 골모세포)에 의해 Ca^{2+}가 뼈에 축적되고, 여과액으로부터 더 적은 양의 Ca^{2+}가 재흡수되며, 작은창자의 Ca^{2+} 흡수량도 적어진다.

하지만 PO_4^{3-}의 수준은 엄격하게 조절되지 않으며, 세포 바깥 PO_4^{3-} 농도는 하루에 걸쳐 변화한다. 일반적으로 인체는 세포가 세포질액 내에 특정 양의 자유 Ca^{2+}를 필요로 하기 때문에 Ca^{2+} 농도보다 PO_4^{3-} 농도를 약간 낮게 유지한다. PO_4^{3-}가 Ca^{2+}보다 더 많다면, PO_4^{3-}가 Ca^{2+}와 모두 결합해 고형의 인산칼슘염을 형성하여 자유 Ca^{2+}의 수가 감소하게 된다. 따라서 인체는 PO_4^{3-}를 더 많이 배출하고, Ca^{2+}를 더 보유해야 한다.

Ca^{2+}와 PO_4^{3-} 조절에 관여하는 두 개의 주요 호르몬은 PTH (parathyroid hormone, 부갑상선호르몬)와 비타민 D_3 [calcitriol(칼시트리올)]이다. 하지만 calcitonin(칼시토닌), cortisol(코르티솔), estrogen(에스트로겐) 등 다른 많은 호르몬도 Ca^{2+}와 PO_4^{3-}의 균형에 영향을 미친다. PTH는 혈중 Ca^{2+} 농도 감소에 반응해 parathyroid gland(부갑상샘)에서 방출되어 뼈파괴세포의 활성과 콩팥의 Ca^{2+} 재흡수를 유발한다. 또한 PO_4^{3-} 재흡수를 감소시킨다.

또 다른 중요한 효과로, PTH는 작은창자의 Ca^{2+} 흡수 효과 자극기인 비타민 D_3를 활성시킨다. 그리고 비타민 D_3는 PTH를 보조해 뼈파괴세포의 활성과 콩팥의 Ca^{2+} 재흡수를 증가시킨다. 또한 비타민 D_3는 작은창자의 PO_4^{3-} 흡수를 유발한다. 비타민 D_3는 PO_4^{3-} 농도를 감소시키는 PTH의 효과와 반대로, ECF 내 PO_4^{3-} 농도를 증가시켜, ECF 내 PO_4^{3-} 수준이 너무 낮게 감소하지 않도록 도와준다.

Calcium Ion Imbalance Ca^{2+} 불균형

PO_4^{3-} 농도의 변화와 다르게, Ca^{2+} 농도의 변화는 많은 신체 기능에 즉각적이고 극적인 영향을 미칠 수 있다. 혈중 Ca^{2+} 농도의 비정상적 증가인 hypercalcemia(고칼슘혈증)와 비정상적 감소인 hypocalcemia(저칼슘혈증)에 의해 나타날 수 있는 결과에 대해 살펴보겠다.

Hypercalcemia 고칼슘혈증. 혈장 Ca^{2+} 농도가 10.5mg/dL를 초과하면 고칼슘혈증으로 정의된다. 일반적으로 이러한 상태는 hyperparathyroidism(부갑상샘기능항진증)에 의해 나타나지만, 특정 종양, 비타민 D의 과다, 특정 뼈 질환 및 콩팥기능상실 등과 같은 다른 원인에 의해서도 나타날 수 있다. 고칼슘혈증은 여러 장기계통을 아우르는 광범위한 영향을 미치는데, 그중 신경계통에 미치는 영향을 가장 즉각적으로 알 수 있다. ECF의 Ca^{2+} 농도 증가는 신경세포의 Na^+에 대한 투과성이 낮아지게 되어, 신경세포의 탈분극 능력을 저하시킨다. 이는 신경세포의 활성을 감소시켜 mental sluggishness(정신 나태), 반사활성도 감소 및 운동신경세포의 자극 부족에 의한 허약한 근육활성도 등이 나타나게 된다.

고칼슘혈증은 다른 조직에도 영향을 미친다. Ca^{2+}는 심장 활동전위의 고원기에 작용하여 심장수축을 연장시키고 강하게 만들어준다. 그러나 과도한 Ca^{2+}는 고원기를 단축시켜, 심장근육의 수축을 짧고 약하게 만든다. 또한 고칼슘혈증은 위장관 민무늬근육의 활동을 감소시켜 식욕감소 및 변비를 유발할 수도 있다. 그리고 kidney stone(콩팥돌, 콩팥결석), bone pain(뼈통증), 빈뇨 등도 유발한다.

Hypocalcemia 저칼슘혈증. 혈장 Ca^{2+} 농도가 8.7mg/dL보다 낮으면 저칼슘혈증으로 간주한다. 일반적으로 이러한 상태는 PTH의 감소, 콩팥기능상실에 의해 발생한 비효과적인 PTH 및 비타민 D 부족과 이러한 원인에 기여하는 다양한 요인에 의해 나타난다. 저칼슘혈증은 고칼슘혈증과 반대의 영향을 미친다. 더 많은 Na^+가 유입되어 신경세포를 탈분극시키고, 활동전위를 자극하므로 신경세포가 과다흥분하게 된다(그림 24.8).

확인하기

- ☐ 7. 정상 생리에서 Ca^{2+}의 역할은 무엇인가?
- ☐ 8. Ca^{2+}와 PO_4^{3-} 농도는 어떻게 조절되는가?
- ☐ 9. Hypercalcemia(고칼슘혈증) 및 hypocalcemia(저칼슘혈증)가 nervous system(신경계통)에 미치는 영향은 무엇인가?

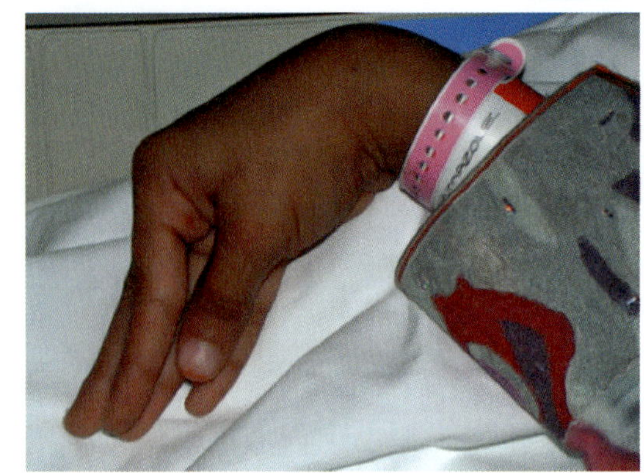

그림 24.8 저칼슘혈증의 손발연축

Other Ion Critical to Human Physiology 인체 생리에 중요한 기타 이온

Chloride Ion Cl^-(염화이온)

Cl^-은 인체에서 다양한 기능을 한다. ECF 내 높은 Cl^- 농도는 Na^+와 함께 중요한 삼투압입자의 기능을 한다. Cl^-은 위에서 분비되는 위산 생성을 포함한 몇 가지 과정에 중요한 구성물이다. 또한 Cl^-은 erythrocyte (RBC, 적혈구)에서 새로 형성된 HCO_3^-를 분비하는데 관여한다. ECF 내 Cl^- 농도는 대부분 콩팥에 의해 결정되며, 대부분 Cl^-은 콩팥에서 Na^+와 짝을 지어 재흡수된다. Cl^-은 Na^+ 재흡수에 의해 형성된 전기적기울기에 의해 Na^+를 수동적으로 따라가 여과액에서 ECF로 이동한다.

Magnesium Ion Mg^{2+}(마그네슘이온)

Mg^{2+}는 많은 효소 활성화에 관여하기 때문에 여러 세포 과정에서 중요한 기능을 한다. 또한 마그네슘염은 뼈조직의 중요한 구성물이다. 체내 Mg^{2+}의 약 절반 정도가 뼈에 위치하고, 나머지 Mg^{2+}는 대부분 세포질액 내에 있으며, 약 1% 남짓만이 ECF 속에 있다. 따라서 콩팥은 섭취한 Mg^{2+}의 대부분을 배출한다. ECF의 Mg^{2+} 농도가 너무 높으면, Ca^{2+}가 세포 내로 이동하는 것을 차단해 고칼슘혈증으로 이어질 수 있기 때문에, Mg^{2+}의 낮은 세포바깥농도를 유지하는 것은 매우 중요하다.

확인하기

- ☐ 10. Cl^-과 Mg^{2+}는 인체생리에서 어떤 기능을 하는가?
- ☐ 11. 콩팥 내 Cl^- 재흡수는 어떻게 결정되는가?
- ☐ 12. ECF 내 Mg^{2+} 농도는 어떻게 조절되는가?

24.4 산-염기 항상성

Acid-Base Homeostasis

학습목표

1. 혈액 pH를 결정하는 요인과 pH를 정상범위 내에 유지하는 방법에 대해 설명할 수 있다.
2. Body fluid(체액)의 pH를 안정적으로 유지시켜주는 buffer system(완충계통)에 대해 설명할 수 있다.
3. 혈액 pH에 있어 PCO_2와 HCO_3^-의 관계를 설명할 수 있다.
4. 혈액 pH 조절에 respiratory system(호흡계통)의 역할에 대해 설명하고, hypoventilation(저환기)과 hyperventilation(과환기)이 혈액 pH에 미치는 영향을 예측할 수 있다.
5. 콩팥이 H^+와 HCO_3^-를 분비 또는 보유하는 기전과 이러한 과정이 혈액 pH에 미치는 영향에 대해 설명할 수 있다.
6. Respiratory acidosis(호흡성산증), metabolic acidosis(대사성산증), alkalosis(알칼리증)를 교정하기 위한 보상개념에 대해 설명할 수 있다.

체액의 정상 H^+ 농도의 범위(pH)는 약 pH 7.35~7.45이다. Blood pH(혈액 pH)는 여러 기전을 통해 유지되는데, 가장 중요한 기전은 respiratory system(호흡계통), urinary system(비뇨계통) 및 인체의 buffer system(완충계통)이다. 완충계통에는 chemical buffer system(화학적완충계통)과 physiological buffer system(생리적완충계통)이 있다. 화학적완충계통은 body fluid(체액)의 완충을 위해 화학계통이 작용하는 것이고, 생리적완충계통은 체액완충을 위해 장기계통이 기능하는 것이다.

Source of Acid and Base in the Body
인체 산과 염기의 원천

인체의 산과 염기는 두 개의 원천에서 유래한다. 첫 번째, 정상적인 대사과정에 의해 형성되거나, 두 번째, 식이로 섭취된다. 대사성 산의 가장 큰 원천은 포도당 이화과정의 부산물인 CO_2 (carbon dioxide, 이산화탄소)이다. CO_2는 산이 아니지만 물과 반응하여 H_2CO_3를 형성한다. H_2CO_3는 H^+와 HCO_3^-로 해리된다. CO_2는 H_2CO_3에서 다시 CO_2 가스로 상태를 변화시킬 수 있기 때문에 volatile acid(휘발성산)라고 한다. 따라서 CO_2는 허파와 콩팥을 통해 체내에서 제거될 수 있다.

음식은 인체에 어느 정도의 산과 염기를 제공하지만, 전체 pH에 본질적으로 영향을 미치지 않는 매우 극소수의 양이다. 인체의 주요 산과 염기는 인체의 대사반응으로부터 얻어지는데, 인체는 대사과정을 통해 많은 대사성 산을 만들어낸다.

확인하기

☐ 1. 인체 acid(산)의 주요 공급원은 무엇인가?
☐ 2. 인체의 acid-base balance(산-염기균형) 기전의 주요 관심사가 신인 이유는 무엇인가?

Chemical Buffer System 화학적완충계통

Strong acid(강산)는 물속에 들어갔을 때, H^+를 많이 방출하여 용액의 pH를 감소시킨다. 하지만 weak acid(약산)는 상대적으로 적은 H^+를 방출시키기 때문에 용액의 pH에 미치는 영향이 작다. 반대로, strong base(강염기)는 용액에 있는 H^+와 다량으로 결합해 H^+를 제거함으로써 용액의 pH를 증가시킨다. 하지만 weak base(약염기)는 상대적으로 적은 양의 H^+와 결합해 용액의 pH에 큰 변화를 주지 않는다.

인체의 화학적완충계통은 약산으로 이루어져 있으며, 약염기와 짝을 이루고 있다. 화학적완충계통은 pH가 크게 변하지 않도록 보호하는 기능을 한다. 용액에 강산이 추가되면 완충계통의 약염기가 방출되고, H^+와 결합하여 용액에서 H^+를 제거한다. 반면에 용액에 강염기가 추가되면 완충계통에 약산의 H^+가 방출되어 염기성이온과 결합한다. 두 상황 모두 pH 변화를 최소화하며, 산-염기 항상성을 유지하도록 도와준다. 체액의 buffering capacity(완충능력)는 alkaline reserve(알칼리예비력)라고 알려져 있다. 알칼리예비력이 고갈되면, acid-base imbalance(산-염기 불균형)가 발생할 수 있다.

체내에는 3개의 주요 화학적완충계통인 carbonic acid-bicarbonate ion buffer system (H_2CO_3-HCO_3^- 완충계통), phosphate buffer system(인산염완충계통), protein buffer system(단백질완충계통)이 있다.

Carbonic Acid-Bicarbonate Ion Buffer System
H_2CO_3-HCO_3^- 완충계통

혈액의 가장 중요한 화학적완충계통은 약산인 H_2CO_3와 짝염기인 약염기 HCO_3^-로 이루어져 있는 H_2CO_3-HCO_3^- 완충계통이다. CO_2가 적혈구 내의 물과 반응하여 H_2CO_3를 생성하는 과정 또한 H_2CO_3의 생산원 중 하나이다. H_2CO_3가 해리되면 H^+와 HCO_3^-가 만들어진다.

$$\underset{\text{이산화탄소}}{CO_2} + \underset{\text{물}}{H_2O} \leftrightarrow \underset{\text{탄산}}{H_2CO_3} \leftrightarrow \underset{\text{중탄산이온}}{HCO_3^-} + \underset{\text{수소이온}}{H^+}$$

HCO_3^-는 염의 형태로도 볼 수 있는데, 이는 주로 $NaHCO_3$ (sodium bicarbonate, 중탄산나트륨)이다. 정상적으로

$NaHCO_3$는 용액에서 완전히 해리되어 Na^+와 HCO_3^-를 형성한다.

$$\underset{\text{중탄산나트륨}}{NaHCO_3} \leftrightarrow \underset{\text{소듐이온}}{Na^+} + \underset{\text{중탄산이온}}{HCO_3^-}$$

H_2CO_3와 HCO_3^-가 어떻게 용액을 완충시킬까? 동일한 양의 H^+와 OH^- (hydroxide ion, 수산화이온)가 들어있는 순수한 물이 담긴 비커가 있다고 가정해보자. 비커의 물에 염산과 같은 강산을 첨가하면, 산이 자신의 H^+를 용액에 즉각적으로 제공하고, 용액의 H^+ 농도가 증가해 pH가 감소된다(그림 24.9a 위쪽).

동일한 강산을 $NaHCO_3$ 완충 용액에 첨가하면($NaHCO_3$이 해리된 후), 강산이 배출한 H^+가 HCO_3^-에 받아 들여져 H_2CO_3를 형성한다. H_2CO_3는 약산이기 때문에 H^+를 쉽게 방출하지 않아, 용액의 pH 변화가 최소화된다(그림 24.9a 아래쪽).

유사하게 H_2CO_3는 강염기 용액을 완충시킬 수 있다. 예를 들어, NaOH (sodium hydroxide, 수산화소듐)와 같은 강염기를 물에 첨가하면, 이 완충되지 않은 용액에 첨가된 강염기는 OH^-를 방출해, 용액 내 H^+를 상당수 제거한다. 결과적으로 용액의 pH가 상승하여 강한 염기성을 띠게 된다

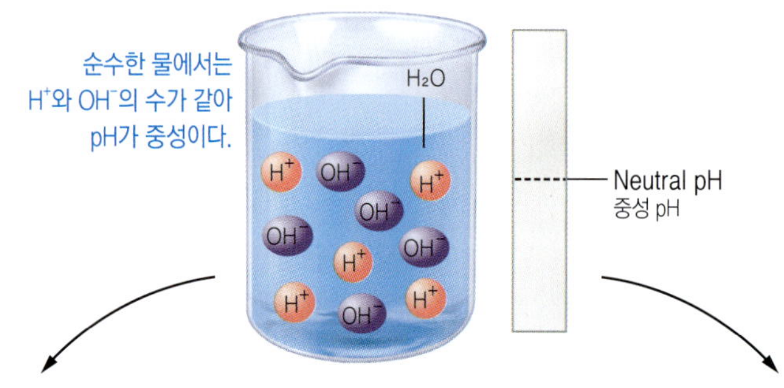

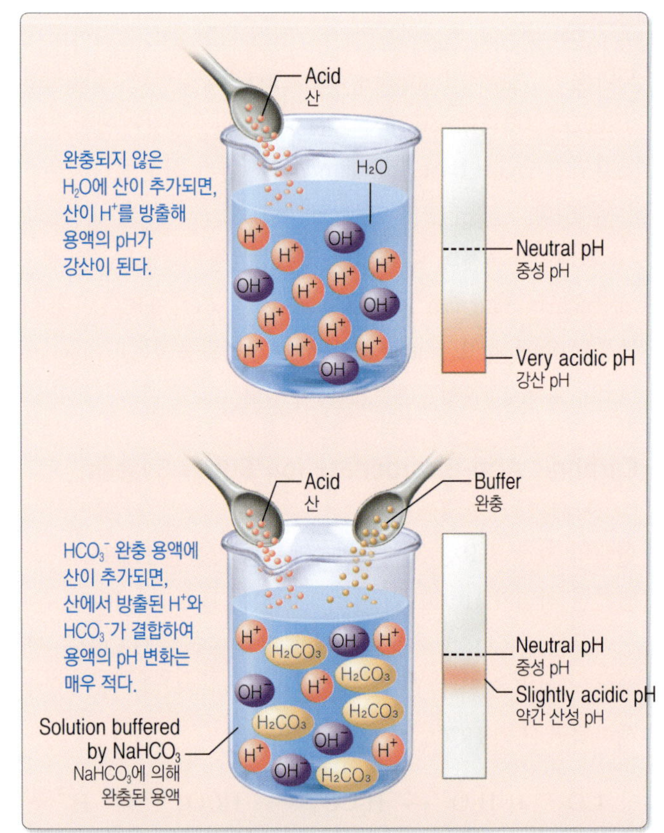

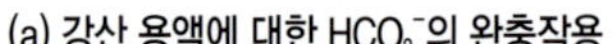

(a) 강산 용액에 대한 HCO_3^-의 완충작용

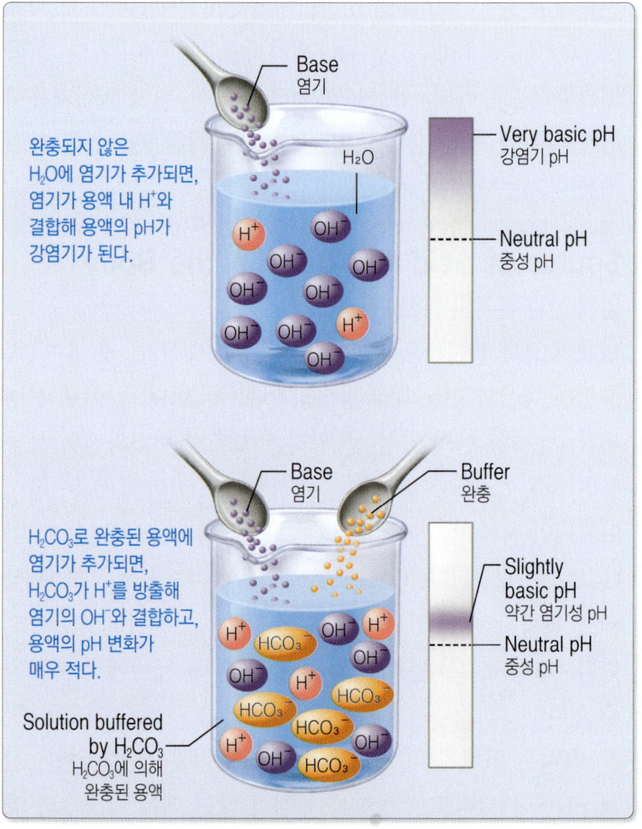

(b) 강염기 용액에 대한 H_2CO_3의 완충작용

그림 24.9 완충작용

(그림 24.9b 위쪽). 용액에 H_2CO_3가 있다면, H_2CO_3가 용액으로 HCO_3^-와 H^+를 방출한다. 그리고 H^+가 NaOH에서 방출된 OH^-와 결합해 물과 한 분자의 $NaHCO_3$를 형성한다. $NaHCO_3$는 약염기로 용액의 H^+의 수를 뚜렷하게 변화시키지 않는다(그림 24.9b 아래쪽).

Phosphate Buffer System 인산염완충계통

인산염완충계통은 약산인 $H_2PO_4^-$ (dihydrogen phosphate, 인산이수소)와 짝염기인 HPO_4^{2-} (hydrogen phosphate, 인화수소)로 구성되어 있다. $H_2CO_3-HCO_3^-$ 완충계통과 같이, 산과 짝염기가 과도한 H^+와 OH^-를 각각 조절하여, 용액의 pH를 안정적으로 유지시켜준다.

Protein Buffer System 단백질완충계통

세포질액과 blood plasma(혈장) 내에는 많은 종류의 다양한 단백질이 있다. 단백질은 아미노산 사슬로 이루어져 있으며, 각각 −COOH (carboxylic acid group, 카르복실산기)를 함유하고 있다. 이 −COOH의 일부가 용액 내에서 자신의 약한 짝염기 형태로 이온화되어 단백질완충계통으로 작용하게 된다. H^+가 세포질액에 첨가되면, 이 단백질완충계통과 결합되어 제거됨으로써 pH의 큰 변화가 예방된다. 많은 중요한 세포내 단백질완충제가 있으며, 실제로 세포질액 내 단백질완충제가 인체 총 완충능력의 60~70%를 차지하고 있다. 세포내 단백질완충제의 예로는 H_2CO_3가 해리되어 만들어진 H^+의 완충제 역할을 하는 erythrocyte(적혈구) 속 헤모글로빈을 들 수 있다.

확인하기

- ☐ 3. CO_2는 어떻게 산이 되는가?
- ☐ 4. H_2CO_3와 HCO_3^-는 blood plasma(혈장)를 어떻게 완충하는가?
- ☐ 5. Phosphate buffer system(인산염완충계통)과 protein buffer system(단백질완충계통)의 구성물은 무엇인가?

Physiological Buffer System: Respiratory and Renal Regulation of Blood pH
생리적완충계통: 혈액 pH의 호흡과 콩팥 조절

앞서 배운 화학적완충계통은 체액의 H^+ 농도 변화에 반응하여 체액의 H^+ 농도를 정상범위로 유지시킨다. 하지만 이러한 시스템이 작동하기 위해서는 체액에 반드시 적정량의 염기이온, 특히 HCO_3^-가 함유되어 있어야 한다. 인체는 정상적인 약간의 알칼리성 pH를 유지하기 위해, 자체적인 H^+ 제거방법도 가지고 있어야 한다. 이 작업은 두 개의 계통인 ECF 내 휘발성 산의 양을 조절하는 호흡계통과 ECF 내 고정산과 HCO_3^-의 양을 조절하는 비뇨계통에 의해 이루어진다. 이러한 계통들은 H^+ 불균형을 조절하는 기능도 하기 때문에 이를 생리적완충계통이라고 부르기도 한다.

Respiratory System Effect on Blood pH
호흡계통이 혈액 pH에 미치는 영향

CO_2가 물과 반응해 체액 내 H_2CO_3를 형성하는 것에 대해 살펴보았다. 허파가 혈중 CO_2의 양을 직접적으로 조절하므로 허파는 혈중 탄산이온과 H^+의 수준의 양을 상당부분 조절하게 된다. 신체적으로 활동적일 때는 해당이화과정과 산화이화과정이 더 빠르게 이루어지고, 더 많은 CO_2가 만들어진다. 반면, 안정된 상태로 있을 때는 CO_2 생성량이 감소하고, 호흡률도 이를 따라 감소하게 된다.

호흡계통은 혈장 내 HCO_3^- 수에도 영향을 미친다. Carbonic anhydrase(탄산탈수효소)의 도움으로, 적혈구 속 CO_2와 물의 반응이 매우 빠르게 이루어진다. 적혈구 속에 만들어진 H_2CO_3의 대부분은 HCO_3^-와 H^+로 해리된다. 만들어진 H^+는 세포질액의 적혈구를 완충하는 헤모글로빈과 결합한다. HCO_3^-는 혈장으로 운반되어 고정산을 완충한다.

Urinary System Effect on Blood pH
비뇨계통이 혈액 pH에 미치는 영향

콩팥은 허파와 함께 두 가지 방식으로 혈중 H^+와 염기이온 수를 조절한다. 첫 번째, 콩팥은 허파가 배출하지 못하는 lactic acid(젖산), ketone(케톤), phosphoric acid(인산), uric acid(요산) 및 NH_4^+ (ammonium ion, 암모늄이온)와 같은 고정산을 배출한다. 인체 H^+의 약 25%가 이러한 방법으로 배설된다.

두 번째, 콩팥은 혈중 HCO_3^- 농도를 조절해 산-염기 균형에 기여한다. 일반적으로 콩팥은 filtrate(여과액)로부터 HCO_3^-를 모두 재흡수한다. 하지만 여과액에서 tubule cell(세뇨관세포)로 HCO_3^-를 운반하는 실제 운반기전은 없다. 따라서 재흡수를 하기 위해 좀 더 우회적인 기전이 필요하다. 콩팥은 혈중 pH가 감소하면 새로운 HCO_3^-를 생산할 수 있으며, 혈액 pH가 증가하면 HCO_3^-를 배출한다.

Hydrogen Ion Secretion and Bicarbonate Ion Reabsorption in the Proximal Tubule 토리쪽세뇨관의 H^+ 분비와 HCO_3^- 재흡수. Proximal tubule(토리쪽세뇨관, 근위세뇨관)의 세포는 이

차능동수송 과정으로 고정산에서부터 H^+를 분비한다. 이러한 과정은 HCO_3^- 재흡수와 연결되어 있다. 분비된 H^+가 여과액 속 HCO_3^-와 결합해 H_2CO_3를 형성한다. 탄산탈수효소는 H_2CO_3가 CO_2와 물로 전환되도록 촉진하고, 만들어진 CO_2와 물은 모두 콩팥세뇨관세포로 유입된다. 탄산탈수효소에 의해 다시 H_2CO_3가 형성되는 반응이 세포 내에서 이루어진다. 생성된 H_2CO_3는 HCO_3^-와 H^+로 해리된다. HCO_3^-가 세포를 빠져나가 혈액으로 유입되고, H^+는 재활용된다. H^+는 재분비되어 여과액 내 또 다른 HCO_3^-와 결합한다(그림 24.10).

① Glutamine(글루타민)이 토리쪽세뇨관세포로 유입되어 두 개의 암모니아 분자와 두 개의 HCO_3^-를 생성하는 과정이 시작된다.

② 두 개의 암모니아 분자가 H^+와 결합하여, 산성의 NH_4^+를 생성한다. NH_4^+는 여과액으로 분비되어 소변으로 배출된다.

③ HCO_3^-는 interstitial fluid(사이질액, 간질액)로 이동된 다음 혈액으로 유입된다.

토리쪽세뇨관에서 많은 양의 H^+가 분비되어도, 여과액의 pH에는 크게 변하지 않는다. 이는 분비된 H^+의 대부분이 HCO_3^- 재흡수 과정 중 재사용되어, 여과액 중 H^+의 농도가 약 3배 또는 4배 정도만 증가하기 때문이다. 또한 재사용되지 않은 H^+는 NH_4^+에 의해 완충되거나, 여과액 중 다른 완충제, 특히 인산염과 결합해 완충된다. 이 두 작용으로 토리쪽세뇨관의 여과액 pH는 최소 약 6.7 정도로 유지된다.

Hydrogen Ion Secretion in the Distal Tubule and Collecting System 먼쪽세뇨관과 집합계통의 H^+ 분비. 소변의 산성화는 주로 late distal tubule(만기먼쪽세뇨관)과 collecting system(집합계통)에서 intercalated cell(사이세포, 개재세포)에 의해 이루어진다. 이 세포의 형질막에는 H^+를 여과액으로 운반하는 일차능동수송 펌프가 있다. CO_2는 H^+의 근원이 되며, 다음 단계를 거친다(그림 24.11).

① **CO_2가 혈액에서 distal tubule cell(먼쪽세뇨관세포)로 확산된다.** 농도기울기가 있다면, 혈액과 사이질액의 CO_2가 세뇨관세포로 자유롭게 확산 이동한다.

② **CO_2가 물과 반응해 H_2CO_3를 형성하고, H_2CO_3는 H^+와 HCO_3^-로 해리된다.** 먼쪽세뇨관세포에서 탈산탈수효소의 촉진으로, CO_2와 물이 반응하여 H_2CO_3를 형성하고, H_2CO_3는 H^+와 HCO_3^-로 해리된다.

③ **H^+가 여과액으로 운반되어 소변으로 배출된다.** 새로 만들어진 H^+는 H^+와 K^+를 교환하는 능동운반펌프를 포함한 능동운반펌프에 의해 여과액으로 운반된다. 이 H^+는 토리

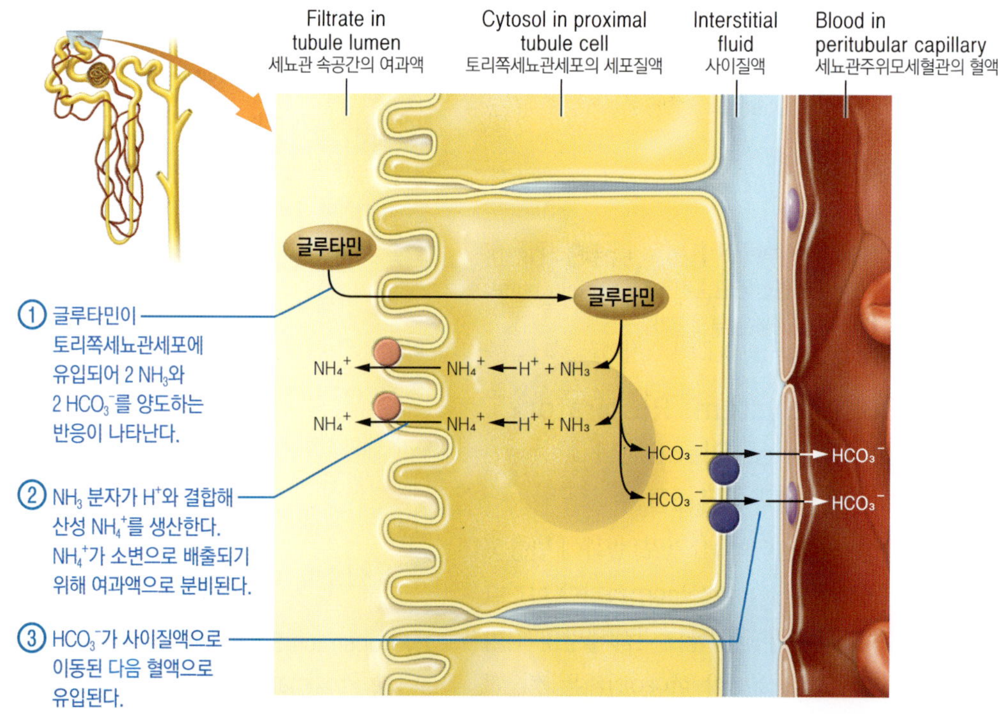

그림 24.10 토리쪽세뇨관에서 글루타민의 HCO_3^- 생산

쪽세뇨관의 수소와 다르게 재사용되지 않는다.

④ **HCO_3^-는 사이질액으로 운반된 다음, 혈액으로 유입된다.** 새로운 HCO_3^-는 세뇨관세포의 형질막을 통과해 사이질액으로 운반된 다음, 혈액 내로 유입된다.

산-염기 항상성을 유지하기 위해 인체는 소변으로 과도한 H^+를 배출해야 하지만, 여과액의 pH가 너무 산성을 띠어도 H^+ 펌프 작동이 억제된다. 여과액의 pH가 4.4 정도에 이르게 되면, 펌프가 작동을 멈추어 H^+를 더 이상 배출할 수가 없게 된다. 따라서 먼쪽세뇨관 여과액으로 분비된 H^+는 인산염완충계통의 HPO_4^{2-}와 결합해 $H_2PO_4^-$를 형성한다. 이로써 지나친 산성화 없이 소변을 통해 H^+가 배출될 수 있다.

확인하기

- ☐ 6. 호흡의 속도와 깊이가 ECF의 pH 조정과 어떤 상관관계가 있는가?
- ☐ 7. Nephron(콩팥단위)에서 H^+ 분비와 HCO_3^- 재흡수가 어떻게 일어나는가?
- ☐ 8. 콩팥단위세포에서 새로운 HCO_3^-가 어떻게 형성되는가?

Acid-Base Imbalance 산-염기 불균형

정상적으로 인체의 완충계통은 산이나 염기가 추가되거나 손실되더라도, 체액의 pH를 좁은 정상범위 내로 유지시킨다. 하지만 산이나 염기의 과도한 추가나 손실은 완충계통에 과한 부담을 주어 완충작용에 실패할 수 있고, 결과적으로 pH 불균형이 나타나게 된다. pH 불균형에는 두 개의 기본 유형으로 acidosis(산증)와 alkalosis(알칼리증)가 있다. 인체는 이러한 두 가지 유형의 불균형을 compensation(보상)이라는 과정을 통해 교정하려고 한다. 보상과정은 respiratory compensation(호흡보상) 또는 renal compensation(콩팥보상)으로 이루어진다.

보상을 통해 pH를 정상범위 가까이 교정할 수는 있지만, 불균형의 원인을 해결하는 근본적인 해결책은 아니다. 대부분의 pH 불균형은 호흡기질환, renal failure(콩팥기능상실, 신부전) 또는 위장관계 문제와 같은 다른 원인들의 2차적인 문제이다. 따라서 치료는 일반적으로 일차원인을 해결하는 것을 목표로 하며, 이 문제가 해결이 되면 pH도 정상범위로 돌아오게 된다.

Acidosis 산증

체액의 pH가 7.35 미만일 때 산증으로 정의된다. Acidemia(산혈증)는 혈액의 낮은 pH를 의미하는 용어이다. 일반적으로 산증대상자의 pH는 염기 범주에 있으나(pH가 7.0 미만으로 감소하는 경우는 드물다), 정상범위보다는 약간 산성을 띠고 있다. 산증은 인체의 완충제가 결합할 수 있는 H^+보다 많은 양의 H^+가 유입되거나, 유입된 H^+와 결합할 수 있

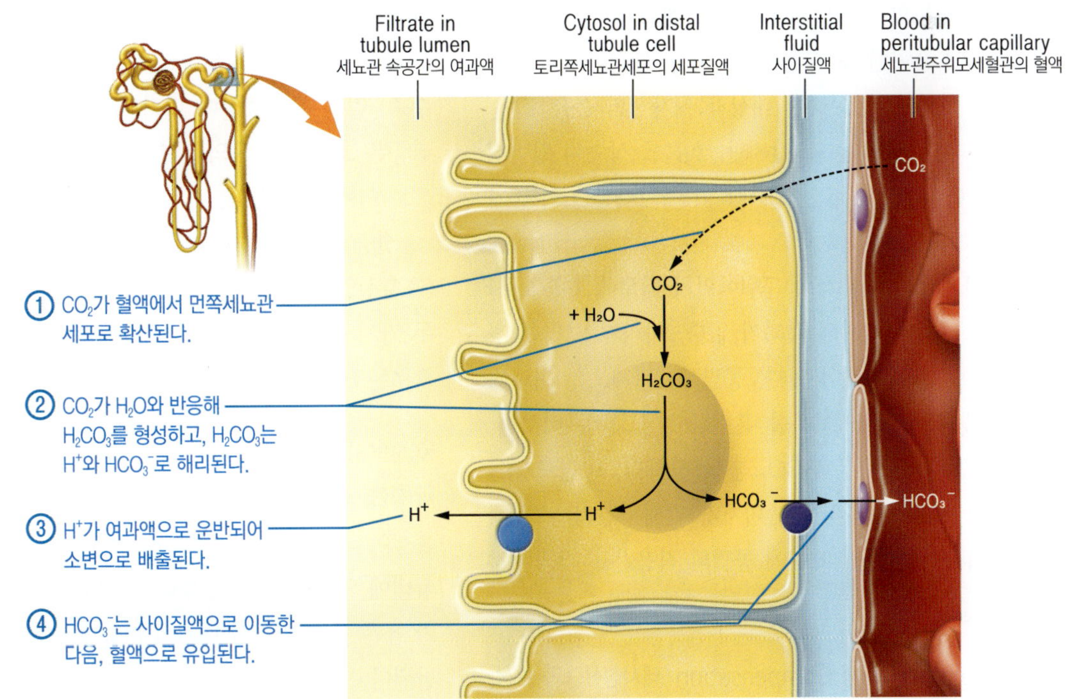

그림 24.11 먼쪽세뇨관과 집합계통에서 H^+ 분비

는 HCO_3^-의 수가 감소했을 때 발생한다. 이는 신경세포의 흥분성을 감소시켜 slurred speech(불분명한 발음), drowsiness(졸음, 기면), unresponsiveness(무반응)와 같은 신경계통 억제의 증상과 징후가 나타나게 된다. 치료되지 않은 산증은 coma(혼수)로 이어질 수 있으며, 심각한 경우 사망에 이를 수 있다.

Respiratory Acidosis and Compensation 호흡성산증과 호흡보상. 호흡성산증은 과도한 CO_2에 의한 체액의 pH 감소로 정의된다. CO_2 과잉은 hypoventilation(저환기, 호흡저하)이라고 부르는 환기감소에 의해 나타난다. 저환기 시 expiration(날숨, 호기)으로 배출되는 CO_2의 양이 적기 때문에 체내에 CO_2가 누적되게 된다. CO_2의 누적은 H_2CO_3–HCO_3^- 완충계통을 억제시키고, 과도한 H_2CO_3 변환에 의한 변화로 혈액의 pH가 감소하게 된다.

호흡성산증의 세 가지 일반적 원인은 brainstem dysfunction(뇌줄기기능장애)에 의한 환기 억제, 허파 내 기도의 폐쇄 및 alveoli(허파꽈리, 폐포) 내 가스교환 감소이다. 원인과 상관없이 호흡계통과 비뇨계통이 산증을 보상하기 위해 노력한다.

호흡보상은 pH 불균형이 시작된 후 수분 내에 ECF의 과도한 H^+가 뇌의 화학수용기를 자극하며 시작된다. 이러한 신경세포들이 체내의 과도한 CO_2 제거와 H^+의 간접적인 제거를 위해 호흡 속도와 깊이의 증가를 유도한다. 이는 respiratory distress(호흡곤란)로 저환기가 발생한 대상자의 호흡률이 증가하는 이유이다. 이러한 대상자는 자신의 숨을 '잡을' 수 없어 숨을 빠르게 쉬는 것 같지만, 호흡률 상승의 일반적 원인은 낮은 O_2 (oxygen, 산소) 때문이 아니라 CO_2의 증가 때문이다.

애초에 환기장애가 문제의 근원이었기 때문에 호흡성 산증을 위한 호흡보상은 거의 효과가 없다. 따라서 이러한 경우 콩팥보상에 더 의존해야 한다. 콩팥세뇨관세포는 여과액으로부터 가능한 모든 HCO_3^-를 흡수하고, H^+를 분비하며, 글루타민으로부터 새로운 HCO_3^-를 생성한다. 콩팥보상이 전체 혈액 pH에 뚜렷한 영향을 미치기 위해서는 몇 시간에서 며칠의 시간이 걸리기 때문에 콩팥의 작용은 즉각적이지 않다.

Metabolic Acidosis and Compensation 대사성산증과 보상. 대사성산증은 ECF 내 H^+의 추가(CO_2보다는 기타 다른 산에 의한) 또는 HCO_3^-의 손실로 정의된다. 대사성산증은 젖산, 요산 및 케톤과 같은 metabolic acid(대사산)가 혈액 내로 추가된 것이다. 대사성산증에는 지속된 설사(대변과 함께 HCO_3^-이 손실된 결과), 과도한 대사성 산의 생성[diabetic ketoacidosis(당뇨병케톤산증) 발생 등], 콩팥의 HCO_3^- 재흡수 부전이나 H^+ 분비의 실패, 산성약물이나 메탄올 같은 독소의 섭취 등 많은 원인이 있다.

대사성산증에 대한 첫 번째 보상반응은 hyperventilation(과다환기, 과호흡) 형태로 나타나는 호흡보상이다. 뚜렷한 호흡곤란 없이 발생한 과다환기는 의료진이 대사성산증을 진단하기 위해 살펴보아야 하는 주요 증상 중 하나이다.

두 번째, 콩팥의 건강 상태에 따라 콩팥보상이 나타난다. 만약 콩팥기능상실이 산증의 원인이라면, 콩팥은 보상에 전혀 기여할 수 없다. 하지만 원인이 콩팥과 관련되지 않았다면, 호흡성산증에서 살펴본 것과 같이, 콩팥은 H^+의 제거와 HCO_3^-를 보유하기 위해 오랜 시간 일할 것이다.

Alkalosis 알칼리증

체액 pH가 7.45를 초과했을 때 알칼리증이라고 정의한다. 알칼리증은 완충제가 다룰 수 있는 양 이상의 염기이온이 추가되었거나, 체액 내 H^+의 수가 감소하였을 때 발생한다. 알칼리증은 신경세포의 흥분 능력을 증가시켜, 적절하지 않은 action potential(활동전위)이 발생하게 된다. 그 결과 numbness(무감각, 저림)와 tingling(저림) 같은 감각증상과 muscle twitch(근육연축) 또는 tetanic contractions(강직성수축) 같은 운동증상이 나타나게 된다. 치료되지 않은 알칼리증은 호흡기 근육의 지속적인 수축에 의해 발작이나 사망으로 이어질 수 있다.

산증과 마찬가지로 알칼리증에도 respiratory alkalosis(호흡성알칼리증)와 metabolic alkalosis(대사성알칼리증)의 두 가지 유형이 있다. 두 유형의 알칼리증에 대한 보상반응으로는 HCO_3^- 배출 및 H^+ 유지(정체) 등이 있다.

Respiratory Alkalosis and Compensation 호흡성알칼리증과 보상. 호흡성알칼리증은 과다환기에 의해 허파를 통한 CO_2 손실이 과도할 때 발생한다. 일반적으로 과다환기는 정신적 상태에 의한 호흡률 증가로 나타난다. 대상자가 굉장히 고도가 높은 곳에 있어서 대기의 PO_2가 낮을 때도 과다환기가 유발된다.

과다환기가 정신적 원인으로 발생하였다면, 일반적으로

대사성 보상반응이 별로 없다. 혈액 pH가 너무 높아지면 체액 pH를 정상범위로 되돌리기 위해 대상자는 빠르게 의식을 잃게 되고, 뇌줄기 속 호흡중추가 호흡률을 낮추고, CO_2를 잔류시킨다. 하지만 과호흡이 생리적 원인으로 발생하였다면, 콩팥의 HCO_3^- 배출과 H^+ 유지(정체)가 주요 보상반응으로 나타난다.

Metabolic Alkalosis and Compensation 대사성알칼리증과 보상. 대사성알칼리증은 H^+의 손실 또는 HCO_3^- 과잉으로 인해 나타난다. H^+ 손실은 주로 계속되는 구토, 산성의 위 내용물 손실의 결과로서 나타난다. 또한 Na^+ 재흡수 증가와 동시에 H^+ 분비 증가를 유도하는 특정한 이뇨제나 알도스테론 과다로 나타날 수도 있다. HCO_3^- 수준의 증가는 중탄산염의 과잉 섭취로 발생할 수 있는데, 일반적으로 stomach ulcer(위궤양) 또는 중증의 acid reflux(산 역류) 시 복용하는 경구제산제가 문제를 일으킨 원인이다.

대사성알칼리증의 보상은 호흡기반응과 콩팥반응 모두 있다. H^+ 농도 감소에 대한 호흡계통 반응은 hypoventilation(저환기, 호흡저하)이다. 이는 CO_2가 잔류되도록 하며, 체내 H^+의 수를 증가시킨다. 대사성알칼리증에 대한 콩팥반응은 호흡성알칼리증과 동일하다. 콩팥이 H^+를 정체시키고 HCO_3^-를 소변으로 배출한다.

Arterial Blood Gas 동맥혈가스

정맥혈을 이용한 일반적인 혈액검사로는 산-염기 불균형의 유형을 확인하기가 어렵다. 대상자의 산-염기 균형을 정확하게 파악하기 위해서는 동맥혈을 살펴보아야 한다. ABGs (arterial blood gases, 동맥혈가스)를 분석하는 검사는 radial artery(노동맥, 요골동맥) 또는 brachial artery(위팔동맥, 상완동맥)에서 혈액을 채취한 다음, 혈액 중 pH와 HCO_3^- 농도를 측정한다. 이 값에서 대부분 산-염기 불균형 유형을 도출할 수 있으며, 나타난 보상 정도를 알 수 있다. 만약 보상이 매우 적게 또는 이루어지지 않았다면, 이 불균형을 uncompensated(비보상성)라고 한다. 혈액 pH는 정상이지만 PCO_2와 HCO_3^- 수준이 비정상이라면, 이를 fully compensated(완전보상성)라고 한다.

각 유형의 산-염기 불균형은 다음과 같이 특징적인 arterial blood gas (ABGs) 결과를 갖는다.

- **Respiratory acidosis(호흡성산증).** 호흡성산증의 일차적인 이상은 arterial PCO_2(동맥혈 이산화탄소분압)의 상승과 정상보다 낮은 혈액 pH이다. HCO_3^- 수준이 상승하면, 콩팥보상이 시작되어 산증이 부분보상된다.
- **Metabolic acidosis(대사성산증).** 대사성산증의 결과값은 약간 복잡하다. 모든 경우에서 나타나는 결과는 아니지만, 경험에 토대한 일반적 원칙에 따르면 대사성산증 시 pH 감소와 혈중 HCO_3^- 수준의 감소가 나타난다. 또한 일반적으로 호흡보상에 의해 PCO_2가 정상보다 낮다. 호흡보상의 빠른 효과로 인해 대사성산증의 대부분의 경우는 부분적으로 보정이 된다.

표 24.1 산-염기 장애

유형	특징적인 혈액가스 결과(보상 전)	원인	주요 보상기전
Respiratory acidosis (호흡성산증)	• pH 감소 • PCO_2 증가	• 뇌줄기 기능이상에 의한 환기 저하 • 허파의 기도폐쇄 • 허파꽈리의 가스교환 감소	• CO_2 제거를 위한 과다환기 • 콩팥의 HCO_3^- 정체 • 콩팥의 H^+ 배설
Respiratory alkalosis (호흡성알칼리증)	• pH 증가 • PCO_2 감소	• 과다환기를 유발하는 생리적 상태 • 뇌종양 또는 기타 호흡중추의 손상 • 높은 고도와 낮은 대기압 PO_2에 의한 과다환기	• 호흡률 감소 • 콩팥의 HCO_3^- 배설과 H^+ 정체(알칼리증이 정신적 원인이 아니라 인체적 원인에 의해 나타났을 때)
Metabolic acidosis (대사성산증)	• pH 감소 • HCO_3^- 감소	• 지속되는 설사 • 대사성 산의 과다 생성 • 콩팥기능상실 • 산성 약물 또는 독소 섭취	• 과다환기 • 콩팥의 HCO_3^- 정체 • 콩팥의 H^+ 배설(두 번째와 세 번째 빈응은 대사성산증의 원인이 콩팥기능상실이 아닐 때에만 가능)
Metabolic alkalosis (대사성알칼리증)	• pH 증가 • HCO_3^- 증가	• 지속된 구토 • 특정 이뇨제 또는 경구제산제 대용량 섭취 • 알도스테론 과다	• 호흡률 감소 • 콩팥에 의한 H^+ 보유 • 콩팥에 의한 HCO_3^- 배설

- **Respiratory alkalosis(호흡성알칼리증).** 호흡성알칼리증의 주요 결과는 혈액 pH 상승과 PCO_2 감소로 간단하고 명료하게 알 수 있다. 콩팥에 의한 부분보상 결과로 HCO_3^- 수준 감소가 함께 나타날 수 있다.
- **Metabolic alkalosis(대사성알칼리증).** 대사성알칼리증의 경우 혈액 pH 상승과 높은 HCO_3^- 수준이 나타난다. 호흡보상이 이루어졌다면, PCO_2가 상승하게 된다.

그러나 이는 단지 일반적인 가이드라인이라는 것을 항상 기억해야 한다. 산-염기 불균형의 많은 사례는 상당히 복잡하여 위의 기준에 맞지 않는 경우가 있다(표 24.1).

확인하기

- ☐ 9. Metabolic acidosis(대사성산증)와 respiratory acidosis(호흡성산증)의 차이점은 무엇인가?
- ☐ 10. 인체는 대사성산증과 respiratory alkalosis(호흡성알칼리증)를 어떻게 보상하는가?
- ☐ 11. Metabolic alkalosis(대사성알칼리증)와 호흡성알칼리증의 주요 차이점은 무엇인가?

24.5 체액, 전해질 및 산-염기 항상성의 예시

An Example of Fluid, Electrolyte, and Acid-Base Homeostasis

학습목표

1. Cardiovascular system(심장혈관계통), endocrine system(내분비계통), urinary system(비뇨계통)이 인체의 체액량, electrolyte(전해질)농도 및 pH homeostasis(항상성) 유지에 어떻게 반응하는지에 대한 구체적인 예시를 들고 설명할 수 있다.

Body fluid(체액), electrolyte(전해질) 및 acid-base homeostasis(산-염기 항상성) 유지는 항상성 유지에 주요 역할을 하는 인체의 두 기관인 endocrine system(내분비계통)과 nervous system(신경계통)의 노력이 필요하다. 이러한 세 가지 요인은 함께 balance(균형)를 이루고 있어야 한다. 한 요소의 imbalance(불균형)는 또 다른 요소의 불균형을 야기한다. 이를 설명하기 위해 흔히 발생하는 불균형하고 부적절한 water intake(수분섭취)로 인한 dehydration(탈수)의 영향과 이에 대해 인체의 반응에 대해 알아보겠다.

탈수와 함께 나타나는 항상성불균형을 가장 먼저 다루고, 이러한 불균형이 어떻게 서로 교정되는지에 대해 알아보겠다(그림 24.12). 일반적인 일련의 과정은 여러 단계의 되먹임고리를 거치며, 각 단계는 다음과 같다.

① **총 체액의 감소로 전해질 및 ECF pH 불균형이 나타난다.**
- 혈액량 감소와 혈압 감소
- 세포바깥 전해질농도 증가, 특히 Na^+ 농도
- ECF의 osmolarity(삼투압농도, 오스몰농도) 증가로 세포의 cytosol(세포질액, 시토솔)로부터 수분배출
- ECF 내 대사성 산의 농도 증가(물분자 수 감소에 의해), metabolic acidosis(대사성산증) 발생

② **토리곁세포가 레닌을 분비해 안지오텐신-II 생성을 유도한다.** 혈압 및 혈액량 감소가 콩팥의 juxtaglomerular cell(토리곁세포, 사구체옆세포)의 renin(레닌) 분비를 촉발하여 더 많은 angiotensin-II(안지오텐신-II)가 생성되도록 한다.

③ **안지오텐신-II가 다양한 영향을 미친다.**

③a **혈관수축을 유발하고, Na^+와 수분 재흡수를 증가시키고, 갈증을 자극한다.** 안지오텐신-II의 즉각적 효과 중 하나는 vasoconstriction(혈관수축)으로 혈압을 증가시키는 것이다. 또한 nephron(콩팥단위, 네프론)의 proximal tubule(토리쪽세뇨관, 근위세뇨관)에 작용하여 Na^+ 재흡수 자극을 통해 콩팥의 체액정체를 증가시킨다. 마지막으로 thirst(갈증)를 자극하여 증상이 계속된다면 water intake(수분섭취) 증가를 유도한다.

③b **ADH 분비를 자극한다.** 몇 가지 자극, 주로 안지오텐신-II와 ECF의 삼투압농도 증가가 ADH (Antidiuretic hormone, 항이뇨호르몬) 분비 증가를 자극한다. 이 호르몬은 distal tubule(먼쪽세뇨관, 원위세뇨관)과 collecting system(집합계통)의 수분재흡수를 극적으로 증가시킨다.

③c **알도스테론 분비를 자극한다.** 안지오텐신-II는 aldosterone(알도스테론) 분비도 자극한다. 알도스테론은 K^+ 및 H^+ 분비를 자극함과 동시에, 먼쪽세뇨관과 집합계통의 Na^+ 및 수분 재흡수를 유발한다. H^+ 분비가 혈액 pH 정상 회복에 도움이 된다.

④ **체액 항상성이 회복된다.** 안지오텐신-II, ADH 그리고 알도스테론의 복합적 작용으로 체내 수분량이 증가한다. Total body water(총체액량), 혈액량 및 혈압이 회복되고 ECF의 삼투압농도가 정상으로 돌아온다. 수분량의 증가는 Na^+ 농도를 정상으로 회복시킨다. 이 기전들이 Na^+

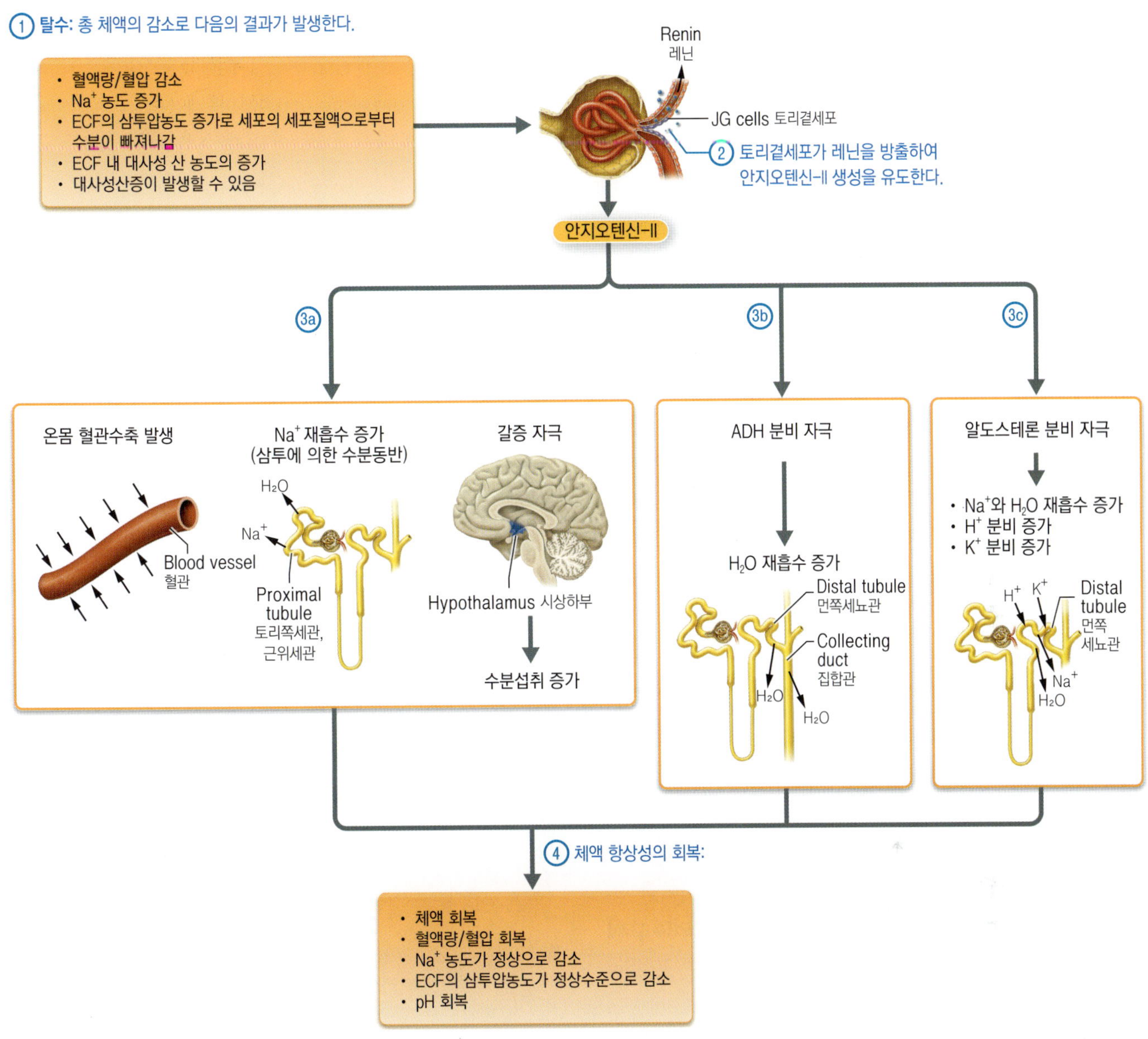

그림 24.12 탈수의 생리적 반응

재흡수를 유발하였지만, Na^+보다 물분자가 더 많이 재흡수되어 농도가 정상으로 회복될 수 있다. 마지막으로 H^+ 배출로 체액이 정상 pH를 회복한다.

불균형 요인이 정상범위로 회복되면, 안지오텐신-II, ADH, 알도스테론이 이전의 낮은 수준으로 회복된다. 이러한 기전은 이상적 조건 하에서 교정이 어떻게 이루어지는지를 보여주고 있다. 탈수가 너무 심각하거나 복잡한 경우에는 이 기전으로 문제가 해결되지 않는다.

인체의 수분불균형을 교정하는 기전이 전해질과 pH 불균형도 교정한다는 것을 알 수 있다. 따라서 각 요인들의 불균형만 서로 연결되어 있는 것이 아니라, 불균형을 교정하는 기전도 연결되어 있다.

확인하기

☐ 1. Dehydration(탈수)으로 나타나는 imbalance(불균형)는 무엇인가?

☐ 2. 체액불균형을 교정하는 호르몬 기전은 무엇인가?

25

Reproductive System

생식계통

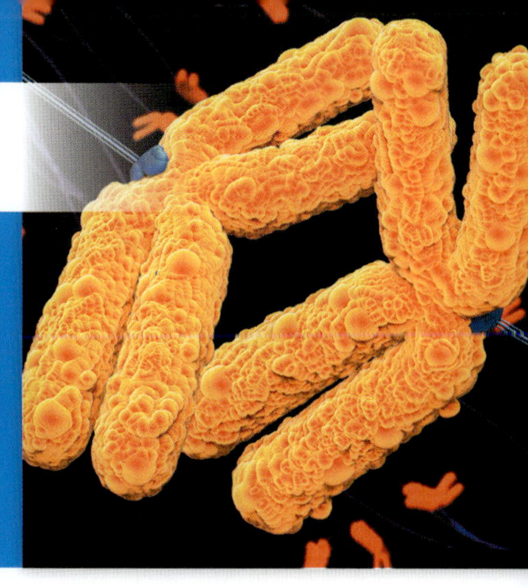

지금까지는 생존을 위해 절대적으로 필요한 장기계통에 대해 논의했다. 그러나 25장에서는 다른 계통에 영향을 미치는 중요한 호르몬을 생산하지만, 생존에 반드시 필요하지는 않은 신체계통으로 분류되는 reproductive system(생식계통)에 대해 학습할 것이다. 생식계통은 생식기관이 성숙하여 기능을 발휘할 수 있는 기간인 puberty(사춘기)가 되기 전까지의 어린 시절 대부분의 시간 동안, 거의 동면상태라고 볼 수 있다.

남성과 여성의 생식계통이 어떻게 조절되고 기능하는지, 성호르몬이 어떻게 다른 신체계통에 영향을 미치는지 알아보고, 생식계통의 주요 부분과 gamete(생식세포) 또는 성세포를 생산하는 세포분열 과정에 대해 살펴볼 것이다.

25.1 생식계통의 개요와 감수분열

Overview of the Reproductive System and Meiosis

학습목표

1. 남성과 여성 reproductive system(생식계통)의 기본 구조와 기능을 비교·대조할 수 있다.
2. Mitosis(유사분열)와 meiosis(감수분열)의 전반적인 과정을 대조할 수 있다.
3. 감수분열의 단계에 대해 설명할 수 있다.

인간을 포함한 모든 동물에서 세포분열은 두 가지 형태인 mitosis(유사분열)와 meiosis(감수분열)로 나타난다. 유사분열은 분열할 수 있는 모든 체세포 또는 체세포에서 수행되는 세포분열을 말하며, '어머니' 세포와 유전적으로 동일한 '딸' 세포를 생성한다. 그러나 감수분열은 gamete(생식세포)가 될 세포에서만 나타나는 세포분열의 특별한 유형이다.

Introduction to the Male and Female Reproductive System

남성과 여성 생식계통의 개요

남성과 여성의 생식기관은 여러 면에서 다르지만, 다음과 같은 많은 유사점을 가지고 있다.

- 남성과 여성의 reproductive system(생식계통)에서 가장 중요한 기관은 gonad(생식샘) 또는 primary sex organ(일차 성기관)이다. 이는 남성의 testis(고환)와 여성

의 ovary(난소)이다.

- 생식샘은 sex hormone(성호르몬)인 testosterone(테스토스테론)과 estrogen(에스트로겐)을 분비한다.
- 생식샘은 감수분열 과정을 통해 생식세포 또는 sex cell(성세포)을 생산한다. 남성의 생식세포는 sperm(정자)이고, 여성의 생식세포는 ova(난자)이다.
- 남성과 여성의 생식계통은 부속기관을 가지고 있는데, 이를 accessory reproductive organ(더부생식기관, 부속생식기관)이라 한다.

확인하기

☐ 1. 남성과 여성의 gonad(생식샘)는 무엇이며, 각각의 기능은 무엇인가?

Overview of Meiosis 감수분열의 개요

핵을 가진 인간의 체세포는 46개의 염색체를 가지고 있다. 염색체는 쌍으로 되어 있으므로 각 핵에 23쌍의 염색체가 있다. 체세포는 염색체가 짝을 이루고 있기 때문에 diploid (2n, 두배수체, 배수체, 이배체)라고 불린다. 이러한 염색체 중 한 쌍 또는 23개는 아버지의 정자로부터 나온 paternal chromosome(부계염색체)으로 구성된다. 다른 쌍인 23개는 maternal chromosome(모계염색체)은 어머니의 난자로부터 나온 것이다.

한 쌍의 염색체는 동일한 gene(유전자)을 가지고 있으며, 이것은 특정 단백질을 code(암호화)하는 DNA (deoxyribonucleic acid, 데옥시리보핵산) 분절이다. 이러한 이유로 두 쌍은 homologous chromosome(상동염색체)이라고 불린다.

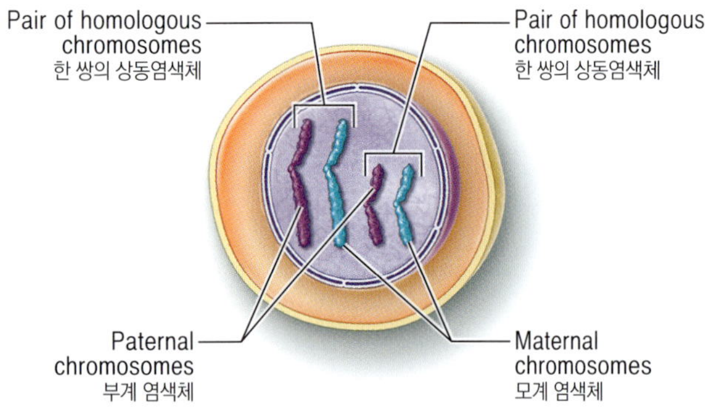

정자와 난자가 fertilization(수정)되어 하나의 세포가 되는데, 이 세포를 zygote(접합자, 접합체)라고 부른다. 접합자는 새로운 개체의 모든 세포를 생성하기 위해 분열될 세포이다. 따라서 정확한 수의 염색체인 46개가 있어야 한다. 즉, 정자와 난자가 각각 23개의 염색체를 만들어야 함을 의미한다. 만약, 그렇지 않으면 접합자는 92개로 될 것이다. 이는 세포가 분열하여 절반의 염색체 수를 가진 daughter cell(딸세포)을 형성하는 감수분열 과정에서 가능하다.

유사분열과 마찬가지로 meiosis(감수분열)이 시작되기 직전에 모든 세포의 DNA가 복제되어 각각의 새로운 세포가 완전한 사본을 얻을 수 있다. DNA 복제의 결과는 sister chromatid(자매염색분체)라고 불리는 염색체 두 개의 동일한 사본을 가진 세포이다. 자매염색분체의 각 쌍은 중심에서 centromere(매듭, 동원체)라고 부르는 부위에서 다음과 같이 연결되어 있다.

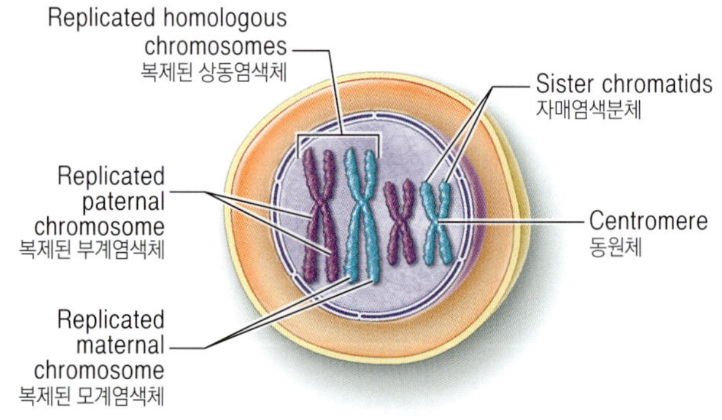

세포가 분열하지 않을 때, 세포의 DNA는 chromatin(염색질)의 형태로 존재하는데, 이는 매우 긴 DNA 조각 중 하나이다. 복제 후, 세포분열이 시작될 때, 염색질은 철저히 꼬아져서 막대 모양의 염색체에 응축된다.

유사분열과 마찬가지로 감수분열은 전기, 중기, 후기, 말기의 네 가지 기본단계로 나뉜다. 그러나 감수분열에서 각 단계는 두 번씩 일어난다. 감수분열은 meiosis I(감수분열 I) 또는 first meiotic division(일차감수분열)과 meiosis II(감수분열 II) 또는 second meiotic division(이차감수분열)의 두 번의 연속적인 분열을 포함한다.

Meiosis I (first meiotic division) 감수분열 I(일차감수분열)

일차감수분열은 상동성 쌍을 분리하여 염색체 수가 절반만 있는 haploid (1n, 홑배수, 반수체) 세포를 생산하는데, 이러한 과정을 감수분열이라고 한다.

DNA가 복제되는 동안 비응축형태(염색질)이지만, 그림 25.1의 첫 번째 세포 다이어그램은 염색체가 어떻게 특징적인 형태를 취해온 모습을 보여준다. 각 쌍의 한 염색체는 부계라고 표시되고, 다른 한 염색체는 모계라고 표시된다.

Early Prophase I 초기 전기 I

전기 I의 초기 단계에서 염색체의 DNA는 이미 복제되었다. 염색질은 응축되며, 자매염색분체는 얇은 선이 되어 현미경으로 볼 수 있게 된다. nucleoli(핵소체)가 사라지고, 핵막이 일시적으로 파괴되며, spindle fiber(방추섬유)와 centriole(중심소체)이 반대극에 형성되어 정렬된다.

Middle to Late Prophase I 전기 I의 중기부터 말기

전기 I의 중기부터 말기에는 상동염색체가 함께 움직이고 나란히 짝을 지으면, synapsis(시냅스, 연접)라는 과정이 일어난다. 두 상동염색체가 서로 닿으면, 이를 tetrad(사분자, 사분염색체)라고 한다. 서로 맞닿은 상태에서 몇몇 자매염색분체가 하나 또는 그 이상의 장소에서 끊어지며, 상동염색체가 DNA의 분절을 교환하여 crossing over(유전자교환, 교차)라고 하는 단계에서 유전자 정보의 새로운 조합으로 염색분체를 형성한다. 이는 allele(맞섬유전자, 대립유전자)를 뒤섞고, 자매염색분체가 더 이상 동일하지 않도록 염색체를 변경하는 첫 번째 과정이다. 감수분열의 마지막에 유전적으로 독특한 세포를 형성한다.

Metaphase I 중기 I

중기 I에서 상동성 쌍의 자매염색분체는 극의 양측 또는 세포의 정중선에 정렬되어 염색체 두 줄을 형성한다. 그리고 방추섬유가 세포극 반대쪽 끝에 있는 중심소체로부터 분기되어 centromere(동원체)의 자매염색분체에 붙는다. 예를 들어, 모계염색체의 어떤 조합이라도 주야평분선(적도)의 한 쪽에, 나머지는 다른 쪽에 줄 지어 정렬된다. 부계염색체에서도 이와 동일한 무작위 조합이 발생한다.

Anaphase I 후기 I

후기 I에서 각각의 상동성 쌍으로부터의 자매염색분체 한 쌍이 방추섬유에 의해 세포의 반대극으로 분리되어 이동한다. 중기 I 과정 동안 일어난 상동성 쌍의 무작위 위치 때문에 모계염색체와 부계염색체의 분리 또한 무작위이다. 이 과정을 independent assortment(독립조합)라고 하는데, 맞섬유전자의 두 번째 섞임으로 딸세포의 유전적 다양성을 증가시킨다.

Telophase I 말기 I

말기가 되면, 자매염색체 쌍은 세포의 반대쪽 끝에 위치한다. 핵막은 그 주위에서 다시 형성될 수 있지만, 항상 그런 것은 아니다. Cytokinesis(세포질분열) 또는 세포질분할이 일어나 세포를 분리시킨다.

이 단계의 끝에 두 개의 haploid cell(홑배수세포, 반수체세포)를 형성하며, 각 세포는 2개의 자매염색분체를 가진 23개의 상동염색체를 가지게 된다. 또한 두 세포는 유전자교환과 독립조합으로 인해 유전적으로 서로 다른 세포가 된다.

확인하기

- ☐ 2. 어떠한 기전이 daughter cell(딸세포)의 유전적 다양성을 증가시키는가?
- ☐ 3. Meiosis I(감수분열 I)의 마지막 단계에서 세포가 haploid(홑배수)가 되는 이유는 무엇인가?

Meiosis II (second meiotic division) 감수분열 II(이차감수분열)

이차감수분열에서는 각 염색체로부터 복제된 chromatid(염색분체)가 분리된다. 그 결과, 세포는 아직 홑배수이지만, 각 염색분체 2개의 복사본이 아닌, 각 염색분체 하나의 복사본을 가지게 된다. 일차감수분열과 유사한 전기 II, 중기 II, 후기 II, 말기 II의 4단계로 구성된다.

Prophase II 전기 II

감수분열 전기 II의 과정은 유사분열의 전기와 동일하며, 일차감수분열에서 생성된 두 세포 모두에서 발생한다. 형성된 자매염색분체는 응축된다.

Metaphase II 중기 II

중기 II 동안 자매염색분체의 각 쌍은 세포의 주야평분선(적도)을 따라 정렬한다. 방추섬유는 중심소체에서 각 자매염색분체까지 연장되어 동원체에 붙어 있게 된다.

Anaphase II 후기 II

각 염색체의 자매염색분체는 후기 II 동안 분리되고, 방추섬유에 의해 세포의 반대쪽 끝으로 당겨진다. 각 자매염색분체는 염색체 또는 복제되지 않은 염색체라고 불린다. 일반적으로 세포질분열은 후기 II에서 시작된다.

Telophase II 말기 II

말기 II 동안, 복제되지 않은 염색체는 세포의 반대쪽 끝에

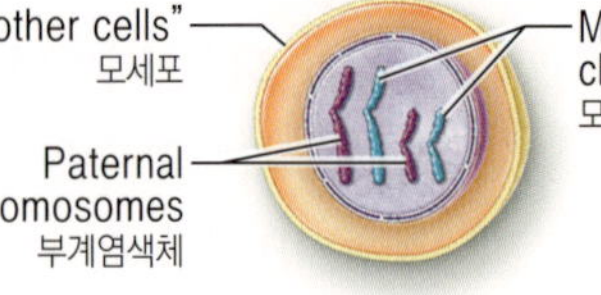
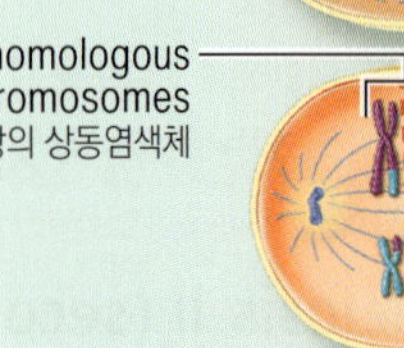
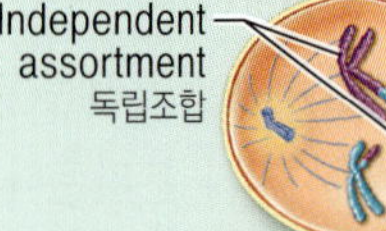
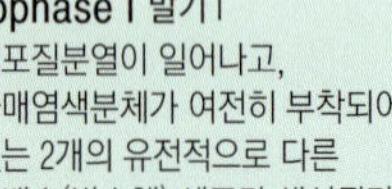
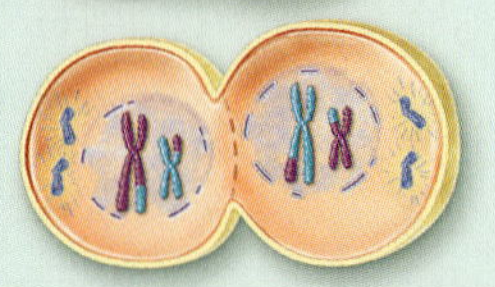
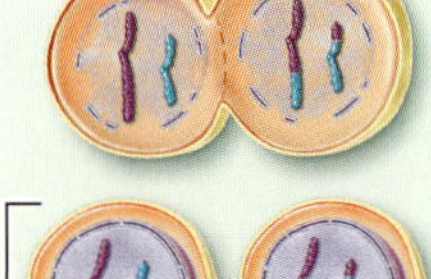
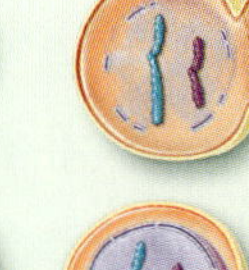
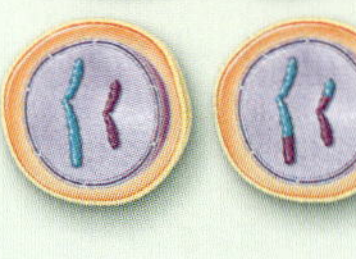
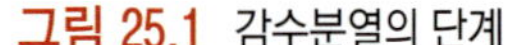

그림 25.1 감수분열의 단계

도달하게 된다. 핵막이 재형성되고 세포질분열이 계속되면서 방추섬유와 중심소체가 해체된다. 하나의 세포는 각각 23개의 복제되지 않은 염색체를 가진 유전적으로 유일무이한 4개의 딸세포가 된다. 남성의 경우, 4개의 딸세포는 4개의 sperm cell(정자세포)로 성숙한다. 여성에서는 한 개의 딸세포만이 잠재적으로 난자가 된다. 감수분열의 기본 단계는 정확한 염색체 수를 달성하고, 세포의 유전적 다양성을 보장하는 데 필요하다.

Comparing Mitosis and Meiosis

유사분열과 감수분열의 비교

유사분열은 조직의 성장 또는 복구를 위해 새로운 체세포를 만드는데, 이 새로운 세포는 원래의 두배수체세포와 동일해야 한다. 대조적으로 감수분열은 생식을 위해 정자와 난자인 생식세포를 생성한다. 이러한 세포는 홀배수이어야 하고, 유전적으로 고유한 생식세포의 생산을 위해 가능한 유전자 조합이 다양해야 한다.

발생과정을 살펴보면 다음과 같다. 유사분열은 DNA의 완전한 복제를 시작한 후, 각 세포가 DNA 사본 한 개를 얻도록 세포가 분열된다(**그림 25.2**, 왼쪽). 그 결과 유전적으로 똑같은 두배수체의 딸세포가 생성된다.

감수분열은 DNA 복제로 시작하여 일차감수분열로 진행된다. 그림 25.2의 오른쪽에 있는 일차감수분열은 염색체 수를 감소시키고, 맞섬유전자를 섞는 독특한 단계를 포함한다. 그런 다음 이차감수분열은 잠재적으로 4개의 유전적으로 독특한 홀배수 딸세포를 형성하는 과정을 완료한다.

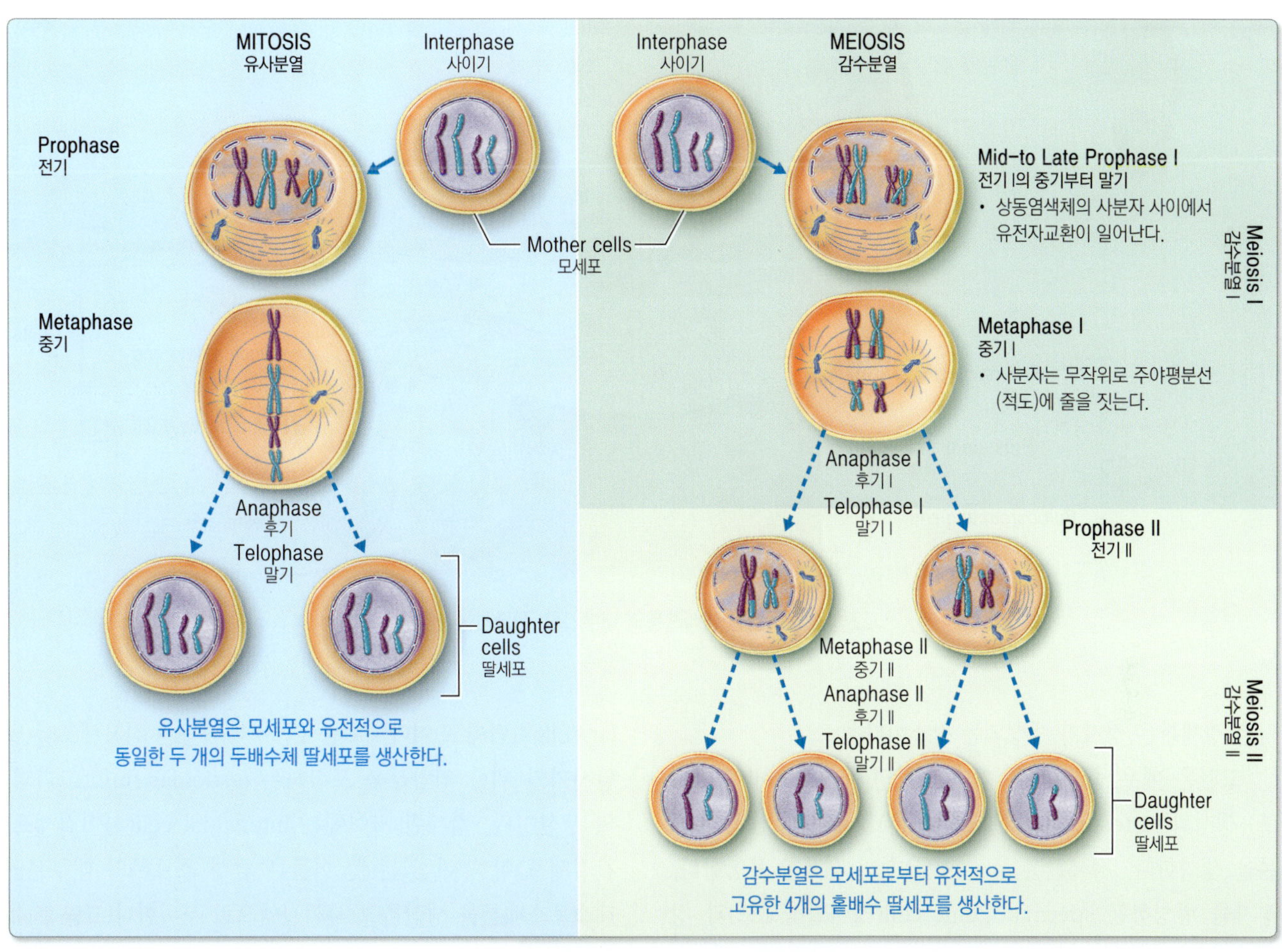

그림 25.2 유사분열과 감수분열 단계의 비교

확인하기

- ☐ 4. Meiosis(감수분열)에서 하나의 mother cell(모세포)로부터 잠재적으로 몇 개의 daughter cell(딸세포)이 생산될 수 있는가?
- ☐ 5. Mitosis(유사분열)와 감수분열의 다른점은 무엇인가?

25.2 남성 생식계통의 해부

Anatomy of the Male Reproductive System

학습목표

1. 남성 reproductive system(생식계통)의 구조와 기능에 대해 설명할 수 있다.
2. Sperm(정자)이 seminiferous tubule(정세관)로부터 penis(음경)의 external urethral orifice(바깥요도구멍)로 이동하는 경로에 대해 설명할 수 있다.
3. Semen(정액) 생성과 관련된 기관에 대해 설명할 수 있다.
4. 정액의 구성과 기능을 설명할 수 있다.

해부학적 측면에서 남성 생식구조를 한 쌍의 testis(고환) 또는 남성 gonad(생식샘)에 대해 알아본 후, sperm(정자)을 생산하는 고환과 penis(음경)를 통하는 관을 포함한 duct system(관계통)에 대해 공부하고 정자를 동반하는 semen(정액)의 일부가 되는 액체를 분비하는 accessory gland(부속샘)와 scrotum(음낭)과 spermatic cord(정삭)를 포함한 외부구조를 살펴볼 것이다(그림 25.3).

Testis 고환

한 쌍의 고환은 길이가 약 4cm(1.6in)이고, 너비가 2.5cm(1in)인 난상 구조이다. 고환은 피부, 결합조직, 민무늬근육으로 구성된 주머니와 비슷한 구조인 음낭 내, abdominopelvic cavity(배골반안) 외부에 위치한다. 결합조직은 각 고환을 감싸며, 내부에 1~4개의 단단하게 감겨진 고리인 seminiferous tubule(정세관)을 포함하는 lobule(소엽)로 알려진 약 250개의 내부분절로 나뉜다(그림 25.4a). 이러한

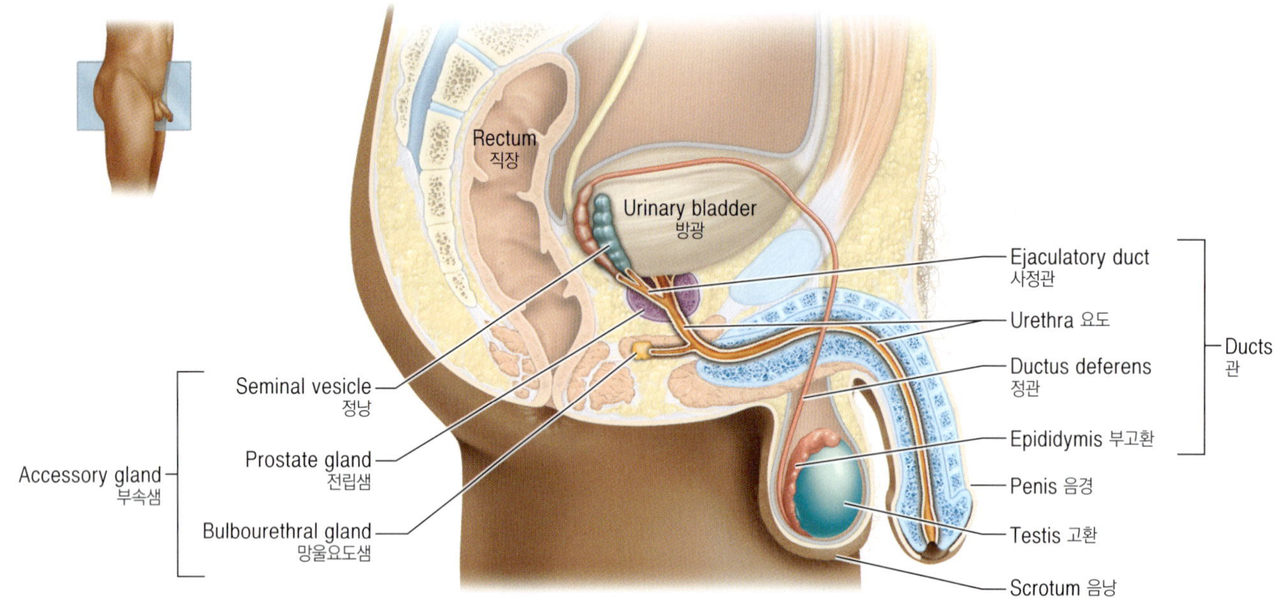

그림 25.3 남성 생식계통의 내부기관, 정중시상 분절

작은 정세관은 정자가 생성되는 장소이다.

고환은 매우 중요한 두 가지 역할인 sperm cell(정자세포) 생성과 testosterone(테스토스테론)을 포함한 남성 호르몬을 생성한다. 정세관은 두 가지 유형의 세포를 포함한다. 정자를 형성하는 spermatogenic cell(정자발생세포)과 정자생성을 지원하는 몇 가지 기능을 가지고 있는 sustentacular cell(버팀세포)이다. 그 중 한 가지 기능은 정자세포를 발달시키기 위한 영양분을 포함하는 testicular fluid(고환액)의 생산이다. 정세관 사이에는 interstitial cell(사이질세포, 간질세포)이 놓여 있는데, 이들은 남성 호르몬의 대부분인 테스토스테론을 생산하고 사이질액으로 분비한다(그림 25.4b와 c).

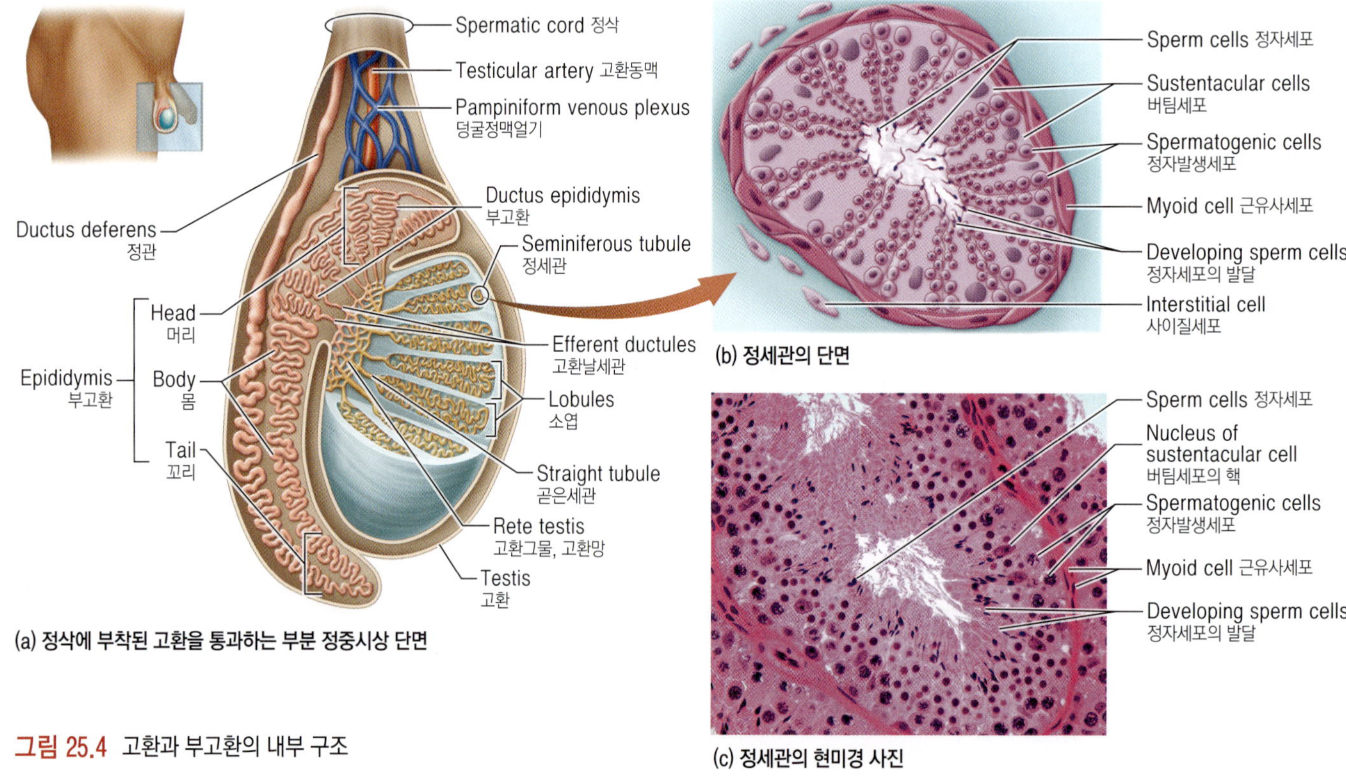

(a) 정삭에 부착된 고환을 통과하는 부분 정중시상 단면

(b) 정세관의 단면

(c) 정세관의 현미경 사진

그림 25.4 고환과 부고환의 내부 구조

정세관은 근육과 유사한 myoid cell(근유사세포)로 둘러싸여 있으며, 정자와 고환액이 세관을 통해 고환에서 빠져나오도록 수축을 한다. 각 소엽의 정세관은 정자를 고환의 뒤쪽에 있는 rete testis(고환그물, 고환망)로 이동시키는 하나의 straight tubule(곧은세관)로 합쳐진다. 그리고 정자는 efferent ductule(날세관)을 통과하여 관계통의 첫 번째 부분인 epididymis(부고환)로 들어간다.

각 고환은 pelvis(골반) 위의 배대동맥에서 갈라져 나오는 testicular artery(고환동맥)로부터 혈액을 공급받는다. 정맥얼기는 testicular vein(고환정맥)으로 혈액을 배출한다. 고환은 ANS (autonomic nervous system, 자율신경계통)의 교감과 부교감의 분할에 의해 자극받는다. 또한 통각수용체와 열수용체가 고환과 주변 결합조직에 집중되어 있다.

확인하기

- ☐ 1. Testis(고환)에서 어떤 세포 유형이 sperm(정자)을 생산하는가? 어떤 세포 유형이 testosterone(테스토스테론)을 생성하는가?
- ☐ 2. 고환에서 정자 생산의 특정 위치는 어디인가?

Duct System 관계통

정자는 고환을 떠난 후에 관계통인 부고환, ductus deferens(정관), ejaculatory duct(사정관), urethra(요도)를 통해 이동한다. 관계통은 정자를 운반하며, 정액을 음경에서 배출시키는 ejaculation(사정)에도 관여한다. 정자가 이 관을 통과할 때, 부속기관에서 정액으로 알려진 분비물에 의해 지지되고 영양을 공급받는다.

Epididymis 부고환

부고환은 정자의 성숙과 저장 장소로서, 많은 ductule(세관)로 채워져 있다. ductus epididymis(부고환관)라는 단일관으로 이루어져 있으며, 길이는 약 6m(19.7ft)이다. 각 부고환은 고환의 위쪽 및 뒤쪽 표면에 위치하며 머리, 몸, 꼬리 부분을 포함한다. 부고환의 머리는 위쪽에 있으며 고환의 날세관을 포함하고, 정자는 부고환의 머리에서 body(몸통) 방향으로 이동한다. 부고환의 몸통은 좁은 중간 부분이고, 꼬리는 작고 뒤쪽에 위치한 부분이다(그림 25.4a).

부고환관의 가운데 빈 공간을 감싸는 점막은 과도한 고환액을 흡수하고, 정자에 영양분을 전달하여 정자의 성숙과정을 완성하는 microvilli(미세융모) 또는 stereocillia(입체섬모)를 가진 pseudostratified epithelium cell(거짓중층상피세포)을 포함한다. 부고환관의 긴 길이는 정자가 성숙하기에 충분한 시간을 허용하고, 사정이 발생하지 않으면 정자가 수개월 동안 저장되도록 하며, 사정되지 않은 정자를 재흡수한다.

Ductus Deferens 정관

부고환관은 부고환의 꼬리 내에서 넓어지면서 ductus deferens (vas deferens, 정관)가 된다. 정관은 정삭 내에서 고환정맥, 동맥 및 신경과 함께 부고환의 뒤쪽 경계를 따라 올라간다(그림 25.4a). 대부분 inguinal canal(샅굴)이라고 불리는 섬유질터널을 통해 pelvic cavity(골반안, 골반강)에 들어간 이후, urinary bladder(방광)의 측면과 ureter(요관)의 위쪽 및 방광의 뒤쪽을 따라 지나간다(**그림 25.5a**).

정관 조직층의 구조는 내부점막, 민무늬근육의 가운데층 및 외부의 바깥막층으로 되어 있다. 정관의 점막은 느슨한 결합조직에 놓여 있는 pseudostratified epithelium(거짓중층상피)으로 구성되어 있다. 점막근육은 3개의 민무늬근육층으로 이루어져 있는데, 안쪽 및 바깥쪽층은 세로 방향이고, 가운데층은 원형이다. 사정 시 민무늬근육은 강한 수축을 일으키며, 부고환과 마찬가지로 정관은 수개월 동안 정자를 저장하고, 일정 기간 동안 사정되지 않은 정자를 재흡수한다.

Ejaculatory Duct 사정관

정자는 길이가 약 2cm(0.8in)인 짧은 사정관으로 이동한다. 정관의 팽대와 seminal vesicle(정낭)이라고 불리는 부속샘관에 위치한다. 각 사정관은 다른 부속샘인 prostate gland(전립샘), 요도로 이어진다(그림 25.5a).

Urethra 요도

요도는 방광을 인체 외부표면과 연결하며, 길이가 약 18~20cm(7.1~7.9in) 정도이다. 남성에서 요도는 소변과 정액을 운반하기 때문에 비뇨계통과 생식계통 모두에 속한다. 남성 요도의 3개 영역은 다음과 같다(그림 25.5a).

- 전립샘에 둘러싸인 prostatic urethra(전립샘요도)
- External urethral sphincter(바깥요도조임근)가 위치한 membranous urethra(막요도)
- 음경을 통해 external urethral orifice(바깥요도구멍)에 이르는 spongy urethra(해면요도)

요도의 민무늬근육은 정관과 같이 사정 시 바깥요도구멍을 통해 정액이 나갈 수 있도록 수축한다. 요도의 점막은

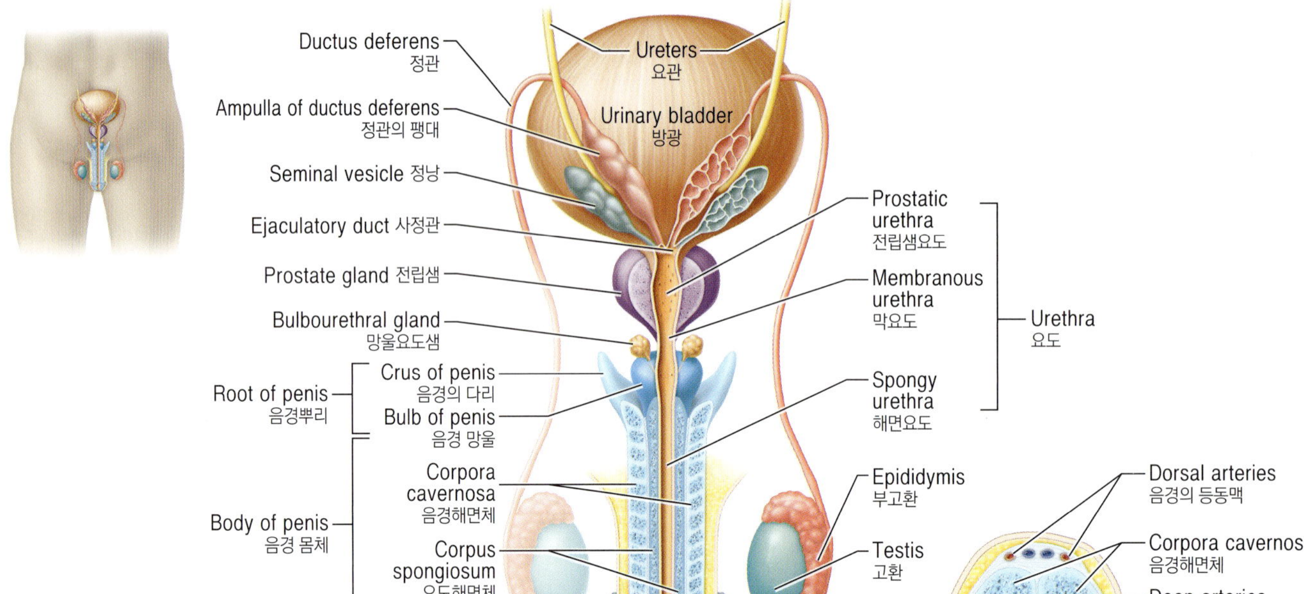

그림 25.5 남성 관계통과 음경

정액에 기여하는 여러 개의 작은 점액을 분비하는 urethral gland(요도샘)를 포함하고 있다.

확인하기

- ☐ 3. Epididymis(부고환)의 기능은 무엇인가?
- ☐ 4. Seminiferous tubule(정세관)에서 몸 바깥으로 sperm(정자)이 나오는 경로는 무엇인가?

Penis 음경

음경은 남성의 copulatory organ(교접기관)으로, 여성 생식기관에 정자를 전달하는 역할을 한다. 음경의 기저부에는 root(뿌리)가 있으며, body(몸통)나 shaft(줄기)는 음경의 말단부분으로 확대되어 있는데, 바깥요도구멍이 있는 이 부분을 glans penis(음경귀두)라고 한다(그림 25.5a). 음경을 덮고 있는 피부가 느슨해지면서 귀두 주위에 prepuce (foreskin, 음경꺼풀)라고 하는 원형의 겹을 형성한다. 음경꺼풀은 출생 직후, circumcision(꺼풀절제술, 포경수술)으로 제거할 수 있다. 그러나 꺼풀절제술의 의학적 필요성에 대한 논란은 현재도 지속되고 있으며, 이와 관계된 연구도 계속되고 있다.

음경의 내부는 3개의 원주형 발기성 조직을 가지고 있다(그림 25.5b). 두 개의 발기체는 한 쌍의 등쪽 corpora cavernosa(음경해면체)이다. 음경의 기저부에서 두 개의 음경해면체가 분리되어, ischial rami(궁둥뼈가지)에 붙어있는 두 개의 음경 crura(다리)를 형성한다. 다른 한 개의 발기체는 배쪽의 corpus spongiosum(요도해면체)으로 기저부에서 음경의 bulb(망울)를 형성한다. 망울이 두 다리 사이에 있는 모습을 볼 수 있는데, 이러한 구조는 음경의 뿌리를 만들고 골반뼈에 음경을 연결한다(그림 25.5a). 또한 요도해면체는 말단부에서 넓어져 귀두를 형성한다. 성적 흥분상태 동안, 발기체(해면체)의 혈관이 혈액으로 채워져 음경이 커지고 단단해지는데, 이 현상을 erection(발기)이라고 한다.

음경은 internal iliac artery(속엉덩동맥, 내장골동맥) internal penile artery(속음경동맥), dorsal artery(음경의 등동맥)와 deep artery(깊은동맥)로부터 혈액을 공급받는다. 등동맥은 음경의 피부, 근막, 요도해면체에 혈액을 공급하고, 깊은동맥은 음경해면체에 혈액을 공급한다.

음경과 음낭은 external male genitalia(남성 바깥생식기)를 이룬다. 앞쪽에 pubic symphysis(두덩결합, 치골결합), 옆쪽으로는 ischial tuberosity(궁둥뼈결절), 뒤쪽으로는 perineum(샅, 회음)의 일부가 된다. 샅은 음경의 기저부와 음낭을 포함하는 urogenital triangle(비뇨생식삼각)과 항문을 포함하는 anal triangle(항문삼각)로 분리되며, 샅의 바닥은 근육에 의해 형성된다.

확인하기

☐ 5. 성적 흥분상태에서 corpora cavernosa(음경해면체)와 corpus spongiosum(요도해면체)에서 일어나는 현상은 무엇인가?

Accessory Sex Gland 부속 생식샘

남성 생식계통의 accessory sex gland(부속 생식샘)는 외분비샘이다. 이는 정액의 액체 대부분을 생산하고, 사정 중에 분출된 분비물과 정자의 혼합물을 만들며 성교 중에 음경 바깥부분의 윤활을 돕는다. 부속 생식샘은 정낭, 전립샘 및 bulbourethral gland(망울요도샘)를 포함한다(그림 25.5a).

Seminal Vesicle 정낭

정관의 팽대부 근처, 방광의 뒤쪽 표면에 한 쌍의 정낭이 있다. 각 정낭은 약 5cm(2in) 정도로 감아서 접히는 구조이며, 정낭의 총 길이는 약 15cm(5in)이다. 각 정낭의 관은 정관과 수렴하여 사정관을 형성한다. 각 샘의 외부에는 두꺼운 민무늬근육층을 덮는 섬유성 주머니가 있다. 이것의 깊은 점막층은 pseudostratified columnar epithelium(거짓중층원주상피)으로 만들어져 정액을 분비한다. 총 정액 부피의 약 60~70%를 구성하는 황색분비물인 정낭의 분비물 기능은 다음과 같다.

- 정자에 ATP (adenosine triphosphate, 삼인산아데노신)를 공급하기 위해 영양소로 사용하는 과당
- 남성과 여성의 생식기관 모두에서 민무늬근육의 수축을 촉진하고, 정자의 생존력을 증가시키는 prostaglandin(프로스타글란딘)
- 응고단백질은 전립샘 효소와 함께 여성 생식기관에서 정액의 일시적인 덩이를 형성함(응고단백질과 효소)

또한 정액의 pH는 남성의 요도와 여성 생식기관의 산을 중화하는 데 도움이 되는 알칼리성이다.

Prostate 전립샘

전립샘은 방광 바로 아래에 위치하고, 요도와 사정관을 둘러싼 밤알 정도의 샘이다. 바깥쪽은 섬유질 주머니에 의해 덮여 있으며, 민무늬근육과 촘촘한 결합조직의 덩어리에 묻혀 있는 20~30개의 tubular gland(관상샘)로 이루어져 있다. 전립샘은 연령이 증가함에 따라 커지는 경향이 있다. 임상에서 적용하기 Benign Prostatic Hyperplasia & Prostate Cancer(양성전립샘비대와 전립샘암)를 참조한다.

Prostatic secretion(전립샘분비물)은 외형상 우유빛이며, 정액 부피의 20~30%를 차지한다. 전립샘분비물에는 다음이 포함된다.

- 구연산염과 ATP를 만들기 위해서 정자가 영양소로 사용하는 당분
- PSA (prostate-specific antigen, 전립샘특이항원)와 여성 생식기관에서 초기에 형성되는 정액의 응고를 용해시키는 다른 효소들(정자가 기관으로 더 깊숙이 이동할 수 있도록 함)
- 항균화학물질로, 여성 생식기관의 감염위험을 줄이기 위해 일부 박테리아의 증식을 억제함

전립샘액의 pH도 남성의 요도와 여성 생식기관의 산을 중화하는 데 도움이 되는 알칼리성이다.

Bulbourethral Gland 망울요도샘

음경의 기저부에 한 쌍의 망울요도샘 또는 Cowper's gland

임상에서 적용하기

Benign Prostatic Hyperplasia & Prostate Cancer
양성전립샘비대와 전립샘암

전립샘은 출생부터 사춘기까지 천천히 커진 후, 약 30세가 될 때까지 급격히 확장하고, 45세 이후 추가로 커진다. 전립샘이 비암성으로 요도를 밀어낼만큼 커지는 현상을 BPH (benign prostatic hyperplasia, 양성전립샘비대)라고 한다.

때로는 전립샘비대가 전립샘암의 이차성으로 발생하는데, 이는 미국 남성에서 비흑색종 피부암 다음으로 흔한 암이다. 전립샘암의 발병 위험요소는 유전, 인종, 50세 이상의 연령, 비만 및 불충분한 식이 등이다. 전립샘암 스크리닝은 보통 전문의가 직장벽을 통해 전립샘을 촉진하는 직장손가락검사와 혈액 PSA 검사를 통해 이루어진다.

혈액 PSA는 2.5ng/mL 이하인 경우 정상으로 간주된다. BPH나 전립샘암처럼 전립샘 세포 수가 증가하면 PSA가 증가한다. 덩어리와 같은 의심스러운 부분이 있거나, PSA 수준이 4.0ng/mL 이상이면 암세포를 찾기 위해 전립샘의 다른 부위에서 얻은 조직 생검을 시행한다.

전립샘암은 수술, 방사선요법, 화학요법 및 호르몬요법으로 치료할 수 있다. 일부 남성에서 종양이 매우 천천히 커져 전이의 위험이 적은 경우에는 질병에 대한 정기적인 모니터링이 요구된다. 그러나 일부 종양은 매우 빠르게 다른 조직으로 전이되므로 선별검사와 조기발견이 매우 중요하다.

(쿠퍼샘)는 막성요도의 양쪽에 위치하고 있다. 작은 대리석 조각 정도로, 각 원형 샘의 직경은 약 1cm(0.4in)이며, 요도에 연결되는 짧은 관이 있다.

망울요도샘은 성적 자극에 반응해 끈적한 알칼리성 점액과 같은 액체를 분비하여 사정 전에 요도에 남아있는 산성인 소변을 중화시키는 역할과 사정의 통로인 요도를 윤활시키는 역할을 한다. 망울요도샘은 전립샘과는 달리, 나이가 들면서 크기가 작아지므로 노인에서는 매우 작다.

Semen 정액

유백색인 정액은 정자, 고환, 정낭, 전립샘, 망울요도샘 및 요도샘에서 나오는 액체의 혼합물로 다소 끈적끈적하다. 정자는 정액 총량의 약 5%에 불과하다. 일회 사정시 배출되는 정액의 양인 ejaculate(사정액)는 부피가 2.5~5mL로 4,000만~7억 5천만 마리의 정자세포를 포함한다. 이는 매우 많은 수의 정자처럼 보일 수 있지만, 아주 적은 수만이 난자에 도달한다.

정액이 사정되면, 약 5분 후에 정낭의 응고단백질과 전립샘의 효소가 결합하여 응고되는데, 이는 여성 생식기관에서 정자가 다시 유출되는 것을 방지한다. 15~30분 후, PSA와 전립샘의 다른 항응고제 효소로 인해 덩어리가 파괴되고 용해되면서 정자는 여성 생식기관 위쪽으로 이동을 시작한다. 정액의 알칼리성 pH는 정자의 운동성을 돕고, 정자는 capacitation(수정능획득) 과정을 시작한다.

전립샘의 프로스타글란딘은 여성 생식기관에서 점액을 얇게 만드는 것으로 여겨지며, 수축을 자극하여 정액이 관으로 더 들어가도록 함으로써 수정을 촉진하는 역할을 한다.

확인하기

- ☐ 6. Semen(정액)의 1mL 당 몇 개의 sperm(정자)이 있는가?
- ☐ 7. 정액의 기능은 무엇인가?

Support Structure Scrotum and Spermatic Cord 지지구조: 음낭과 정삭

고환을 포함하는 주머니인 음낭은 허벅지 사이에 위치하며, 중간의 septum(사이막, 중격)은 각 음낭을 두 개의 내부구획으로 나눈다(그림 25.6). 사이막의 위치는 정중선에서 산등성이 같이 외부에 표시되어 있는데, 이를 raphe(솔기)라고 한다. 솔기는 음경의 배쪽과 항문의 뒤쪽을 따라 앞쪽으로 계속된다. 음낭의 벽은 피부의 바깥층, 표면근막층 및 dartos muscle(음낭근)이라고 하는 민무늬근육층을 포함한다.

음낭에서 연장되는 정삭은 주로 근막으로 구성되어 있는 관으로, 골반안을 통과하는 정관을 포함한다. 정삭에는 혈관, 신경, 림프관뿐만 아니라 cremaster muscle(고환올림근)이 포함되어 있다. External inguinal ring(바깥샅굴구멍)을 통과하여 골반안으로 들어가고, 배로 이어지는 길인 inguinal canal(샅굴)에서 종료된다. 때때로 배의 내용물이 샅굴을 통해 돌출되어 inguinal hernia(샅굴탈장)를 유발할 수 있다.

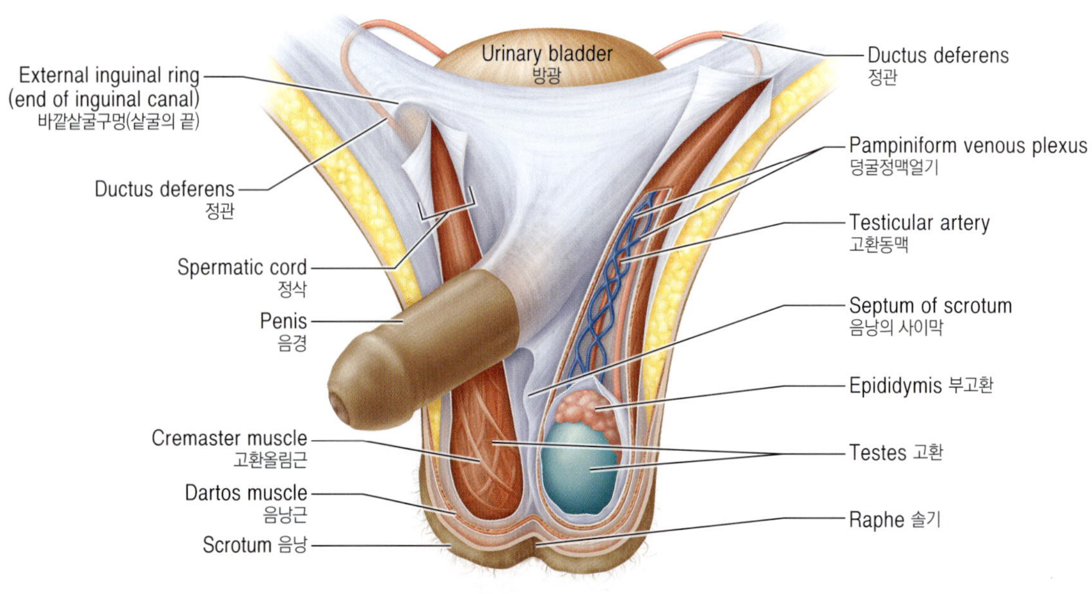

그림 25.6 음낭과 정삭

음낭과 정삭은 온도조절을 통해 정자의 생산을 돕는다. 37°C의 심부체온은 생존 가능한 정자를 많이 생성하기에는 너무 따뜻하다. 정상적인 상황에서 음낭의 온도는 약 3°C 정도 낮게 유지되며 정자생성에 최적의 온도를 제공한다. 이것은 두 가지 방식으로 조절한다.

첫 번째, 정삭은 testicular artery(고환동맥)와 방대한 정맥 네트워크를 포함하고, testicular vein(고환정맥)으로 흘러들어가기 전에 고환동맥을 둘러싼 덩굴정맥얼기를 포함한다. 따뜻한 동맥혈액이 고환을 통과하면 덩굴정맥얼기로부터 나오는 시원한 혈액이 가까이 통과하여 반대 방향으로 이동한다. 동맥혈액에서 나온 열의 일부가 더 차가운 혈액으로 옮겨져 고환에 들어가는 혈액의 온도가 낮아진다.

두 번째, 음낭은 체강에 근접하여 음낭을 냉각 또는 가열할 수 있다. 예를 들어, 외부온도가 낮으면 고환은 골반바닥과 체벽의 따뜻한 곳으로 가까이 당겨지고, 음낭은 더 짧아져서 심하게 주름지게 된다. 이는 음낭의 표면적을 감소시키고, 열 손실을 줄인다. 외부온도가 높으면 음낭은 이완되고 땀을 분비하고, 표면적이 증가되며 고환을 따뜻한 몸통에서 멀리 이동시킨다. 음낭표면의 이러한 변화는 음낭피부의 주름을 수축하는 음낭근과 고환을 올리도록 수축하는 고환올림근에 의해 조절된다.

음낭은 많은 감각섬유와 운동섬유에 의해 신경이 연결되어 있고, 교감신경과 부교감신경이 분포되어 있다. 또한 위에 열거한 열수용체 이외에 성적 자극에 중요한 촉각수용체를 많이 포함하고 있다. 고환올림근은 성관계 중 음낭을 보호하기 위해 성적으로 흥분될 때 수축한다. 남성 생식기관의 구조와 기능에 대한 내용은 표 25.1을 참조한다.

확인하기

☐ 8. Testis(고환)가 abdominopelvic cavity(배골반안)가 아닌 scrotum(음낭)에 위치하는 이유는 무엇인가?

25.3 남성 생식계통의 생리

Physiology of the Male Reproductive System

학습목표

1. Spermatogenesis(정자발생)의 과정을 설명할 수 있다.
2. 정자발생의 내분비조절에 대해 설명할 수 있다.
3. 남성 사춘기에서 나타나는 현상과 내분비조절에 대해 설명할 수 있다.
4. 남성 성적반응에 대해 설명할 수 있다.
5. Characteristic(남성 이차성징)에 대해 설명할 수 있다.
6. 남성의 생식기능에서 노화의 영향에 대해 설명할 수 있다.

표 25.1 남성 생식기관의 구조와 기능

구조	기능
Internal Genitalia(내부생식기)	
Testis(고환)	정자세포, 테스토스테론, 인히빈을 생성함
Duct System(관계통)	
Epididymis(부고환)	정자세포의 성숙을 촉진, 정자를 저장, 정자세포를 정관으로 이동시킴
Ductus deferens(정관)	정자를 저장, 정자를 사정관으로 이동시킴
Ejaculatory duct(사정관)	정자를 정관에서 요도로 운반함
Urethra(요도)	정액을 음경 밖으로 운반함
Accessory Glands(부속샘)	
Seminal vesicle(정낭)	사정 후 영양분, 프로스타글란딘 및 정자를 지원하고 운동성을 높이며 여성의 생식기관에서 정액을 유지하는 응고효소를 포함한 알칼리성 액체를 분비함
Prostate gland(전립샘)	영양소와 몇몇 정자를 지원하는 구성성분을 포함하는 약알칼리성 액체를 분비하여 수정을 위한 정자 활성화에 도움을 주며, 항응고제 역할과 면역기능을 수행함
Bulbourethral gland(망울요도샘)	음경귀두를 윤활하기 위해 점액을 분비하고 요도에서 소변의 산성 흔적물을 중화함
External Genitalia(바깥생식기)	
Scrotum(음낭)	고환을 감싸서 보호하고 체온을 조절함
Penis(음경)	소변과 정액을 체외로 운반, 정액을 저장하기 위해 성교 중 질 내로 삽입함

생리학적 측면에서 sperm cell(정자세포)이 spermatogenesis(정자발생)로 알려진 과정을 통해 어떻게 발달되는지에 관해 논의한다. 또한 hypothalamus(시상하부)와 anterior pituitary(뇌하수체앞엽)가 남성의 생식을 담당하는 호르몬 생산을 조절하는 방법과 남성의 성적 반응, 사춘기 남성의 변화, 나이에 따른 남성 생식기능의 변화 등을 살펴본다.

Spermatogenesis 정자발생

정자발생은 남성 생식세포 또는 정자세포의 발달과정이다. 이는 사춘기 때 시작하여 평생 지속되는데, 건강한 젊은 성인 남성은 매일 약 4억 개의 sperm(정자)을 생산한다.

정자발생은 testis(고환)의 seminiferous tubule(정세관)에서 spermatogenic cell (sperm forming cell, 정자발생세포)의 분열을 통해 발생한다. Spermatogonia(정조세포)는 이 과정을 시작하는 줄기세포로 46개의 염색체를 가진 diploid (2n, 두배수체, 배수체, 이배체)세포이다(그림 25.7).

사춘기 이전에는 정조세포가 mitosis(유사분열)로 분열되지만, 이는 단지 정조세포를 더 많이 생성하기 위함이다. 사춘기가 시작되면, 기능적 줄기세포가 되어 유사분열에 의해 다시 분열하여 줄기세포 열을 유지하고 정조세포를 더 많이 만든다. 그러나 유사분열에 의한 세포의 일부는 두배수체로 분화된 primary spermatocyte(일차정모세포)가 된다(① 단계). 정조세포가 이와 같은 두 가지 세포 유형으로 나뉘어지면서, mother cell(모세포)을 대체하기 위해 바닥막을 따라 자리 잡는 동안, 일차정모세포는 정세관의 공간을 향해 밀려간다. 일차정모세포는 meiosis I(감수분열 I, 일차감수분열)을 일으켜 secondary spermatocyte(이차정모세포)라고 불리는 두 개의 작고 결합된 haploid (1n, 홑배수, 반수체)세포를 형성한다(② 단계). 두 개의 이차정모세포는 meiosis II(감수분열 II, 이차감수분열)를 빠르게 거쳐 4개의 작은 홑배수 정자세포를 형성한다(③ 단계).

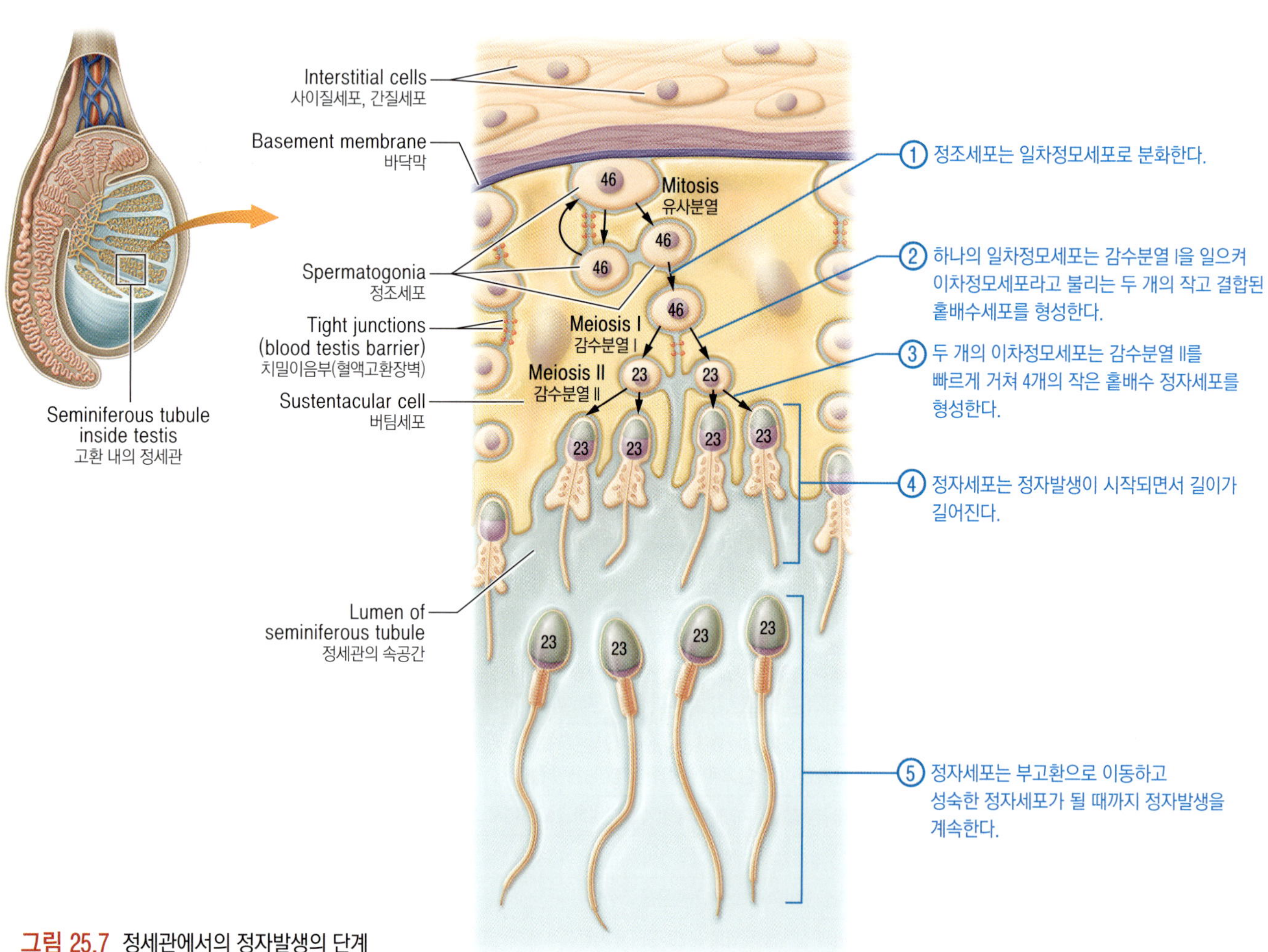

그림 25.7 정세관에서의 정자발생의 단계

확인하기

☐ 1. Spermatogenesis(정자발생)의 단계는 무엇인가?

Sustentacular Cell 버팀세포

정자발생세포 주위에서 볼 수 있는 노란색 세포는 sustentacular cell(버팀세포) 또는 nurse cell(영양세포)이라고 불리는 지지세포이다(그림 25.7). 이러한 큰 세포는 바닥막에서 정세관의 속공간으로 뻗어있으며, 단단한 tight junction(치밀이음부)에 의해 서로 결합되어 blood testis barrier(혈액고환장벽)을 형성한다. 혈류 내의 면역세포는 유전적으로 독특한 정자세포를 새로운 항원으로 접하게 되는 것을 막아야 한다. 왜냐하면 면역세포가 이러한 항원을 외부물질로 인식하고 면역반응을 일으키기 때문이다. 그러나 정조세포는 혈액고환장벽 바깥에 있고, 다른 인체 세포와 유전적으로 동일하기 때문에 면역세포에 의해 외부물질로 인식되지 않는다.

버팀세포는 혈액고환장벽을 형성하는 것 외에도 정자발생에 중요하고 영양세포라고도 불리며, 다음과 같은 기능을 수행한다.

- 세포 주변의 환경을 유지함으로써, 정조세포의 발달을 구조적으로 지원함
- Testosterone(테스토스테론)과 FSH (follicle stimulating hormone, 난포자극호르몬)에 반응하여 정조세포의 유사분열을 자극하는 물질을 분비하고, meiosis(감수분열)를 시작하는 물질을 분비함
- 분열세포에 영양분을 공급함
- 손상된 정자발생세포와 성숙한 정자세포에서 방출된 과도한 여분의 세포질에 대한 phagocytosis(포식작용)
- 정자발생 조절을 돕는 ABP (androgen-binding protein, 안드로겐결합단백질)와 inhibin(인히빈)의 생성

확인하기

☐ 2. Sustentacular cell(버팀세포)은 어떻게 정자발생을 돕는가?

Spermiogenesis 정자형성

정자세포의 크기와 모양이 변화하는 과정을 포함한 정자의 성숙과정을 spermiogenesis(정자형성)라고 한다. 정자세포는 정사발생이 시작되면서 길어지고, 과도한 세포질은 떨어져 나간다(④ 단계). 계속해서 다음과 같은 과정이 일어난다(⑤ 단계). Acrosome(첨단체)이라고 알려진 구조에는 효소(리소좀)를 가지고 있어서 난소를 통과할 때 사용한다. 더 많은 미토콘드리아가 생산되어 편모의 시작부분 주위로 이동하고, 세포의 미세관은 편모 또는 꼬리를 형성하며, 버팀세포와 연결이 끊어지고 정세관의 내관으로 방출된다.

Spermatid(정세포)에서 정자세포(정자)로 성숙될 때, 세포의 모양이 변하는 과정을 거치게 된다(그림 25.8). 각 정자세포는 머리, 중간부분, 꼬리를 가지고 있으며 길이가 약 55~60μm(0.0021~0.0024in)이고, 너비는 약 3μm(0.0001 in)이다. Head(머리)는 핵과 첨단체로 구성되며, 아주 적은 세포질을 포함하고, midpiece(중간부분)는 미토콘드리아를 함유하고 있으며, tail(꼬리)은 형질막으로 둘러싸인 편모로 되어 있다.

정자에 편모가 있어도 여전히 운동력은 없으며, 성숙을 마치기 위해 epididymis(부고환)로 이동한다. 정자는 부고환의 꼬리에 도착하기까지 약 12일이 걸리며 천천히 움직인다. 정자는 부고환에서 몇 달 동안 생존할 수 있으며, 이 기간 동안 정자가 사정되지 않으면, 다시 몸으로 흡수된다. 정자발생에서 정자형성을 이루는데, 약 60~70일이 소요된다.

확인하기

☐ 3. Spermatogenesis(정자발생)와 spermiogenesis(정자형성)의 다른 점은 무엇인가?

☐ 4. Sperm cell(정자세포)은 어느 시점에서 성숙하는가?

Hormonal Control of Male Reproduction 남성 생식의 호르몬 조절

정자발생과 남성 생식의 생리학적 측면을 조절하는 중요한 호르몬 중 하나는 테스토스테론이다. 테스토스테론의 분비는 HPG (hypothalamic-pituitary-gonadal, 시상하부-뇌하수체-생식샘)축이라고 불리는 음성되먹임고리에 의해 조절된다(그림 25.9).

- **1단계 조절.** 시상하부는 GnRH (gonadotropin-releasing hormone, 생식샘자극호르몬분비호르몬)를 분비한다.
- **2단계 조절.** GnRH는 뇌하수체앞엽을 자극하여 gonadotropin(생식샘자극호르몬)을 분비하게 한다. FSH와 LH (luteinizing hormone, 황체형성호르몬)는 남성에서 ICSH (interstitial cell-stimulating hormone, 사이질세포자극호르몬)로도 불린다.
- **3단계 조절.** 고환은 FSH와 LH의 표적기관이다. LH는 in-

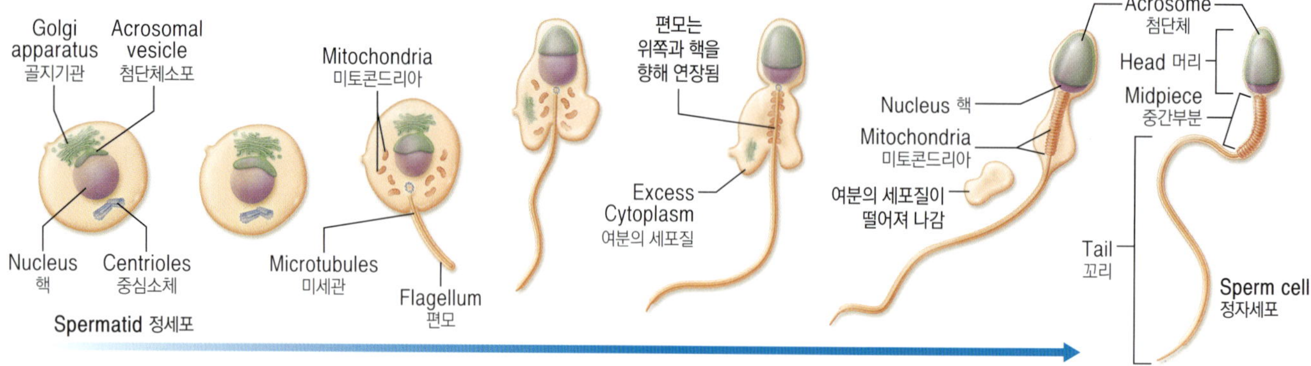

(a) 정세포로부터 정자세포로의 성숙

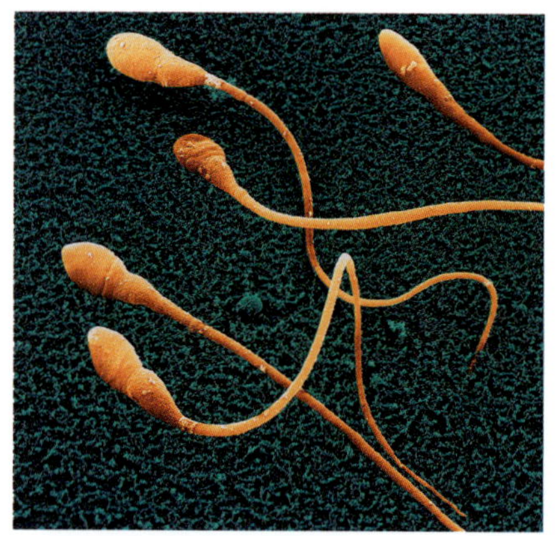

(b) 성숙한 정자세포의 현미경 사진

그림 25.8 정자형성

terstitial cell(사이질세포, 간질세포)을 자극하여 테스토스테론을 생성한다. FSH는 버팀세포를 자극하여 ABP와 인히빈(억제호르몬)을 분비하게 한다.

테스토스테론은 정자발생을 직접 자극하는 주요 호르몬이다. 그러나 정세관 사이에는 테스토스테론을 생성하는 사이질세포가 있지만, 정자발생을 위한 표적세포인 정조세포와 버팀세포는 정세관 내에 있다. 따라서 버팀세포는 FSH에 반응하며 ABP를 분비하고, ABP는 테스토스테론에 결합한다. 테스토스테론의 많은 부분이 혈액으로 들어가 다른 조직에 영향을 미치고, 남성적 특징의 발달을 자극한다.

테스토스테론 수치가 일정 수준까지 상승하면, GnRH 분비가 음성되먹임으로 떨어지며, FSH와 LH의 분비 수준이 감소한다. 또한 버팀세포에 의해 분비되는 인히빈은 FSH 분비를 감소시킨다. 버팀세포는 일부 테스토스테론을 estrogen(에스트로겐)으로 전환시키고, 이는 사이질세포에 의한 테스토스테론 생성을 억제한다.

HPG축을 확립하는 데, 보통 수 년이 걸리지만, 테스토스테론 수치와 정자발생은 70세 전·후까지 비교적 안정적으로 유지된다. 임상에서 적용하기 Male Infertility(남성 불임증)를 참조한다.

확인하기

- ☐ 5. HPG축에서 hypothalamus(시상하부), 뇌하수체앞엽 및 testis(고환)의 관계는 무엇인가?
- ☐ 6. Testosterone(테스토스테론)과 ABP의 기능은 무엇인가?

Male Sexual Response 남성 성 반응

수정이 되려면, 정자세포가 여성 생식기관의 깊숙한 곳에 있는 oocyte(난자, 난모세포)에 도달해야만 한다. 수정이 일어날 가능성을 최적화하기 위해서 정자는 가능한 여성 생식기관 깊숙히 들어가야 한다. 이를 sexual intercourse (copulation, coitus, 성교)라고 하며, 일반적으로 남성의 penis(음경)를 여성의 교접기관인 vagina(질)에 삽입하는 것으로 정의된다.

남성 성 반응의 기본단계는 erection(발기)과 ejacula-

임상에서 적용하기

Male Infertility 남성 불임증

불임은 1년 이상 피임하지 않은 성관계 후에 임신이 되지 않는 것을 의미한다. 불임 사례의 약 40%는 male infertility(남성 불임증)에 의한 것으로, 이는 보통 적은 정자 수 때문이다. 정상 수준은 사정액 당 정자가 4,000만~7억 5천만 개 정도인데, 불임의 경우는 1mL의 정액 당 1,500만 개 미만을 말한다. 적은 정자 수는 신체적 외상, 방사선 노출 또는 질병으로 인한 고환 손상의 결과이거나 발달장애가 원인일 수도 있다. 정상적인 발달과정 동안, 고환은 배골반 내에서 형성되기 시작하여 음낭으로 내려간다. 만약, 고환이 음낭으로 빠지지 않는다면 잠복고환이라 불리는 장애가 생기고, 정자세포가 생성되지 않는다. 또한 GnRH, FSH, LH 또는 테스토스테론의 부적절한 분비는 여러 가지 이유로 정자 수를 감소시킨다.

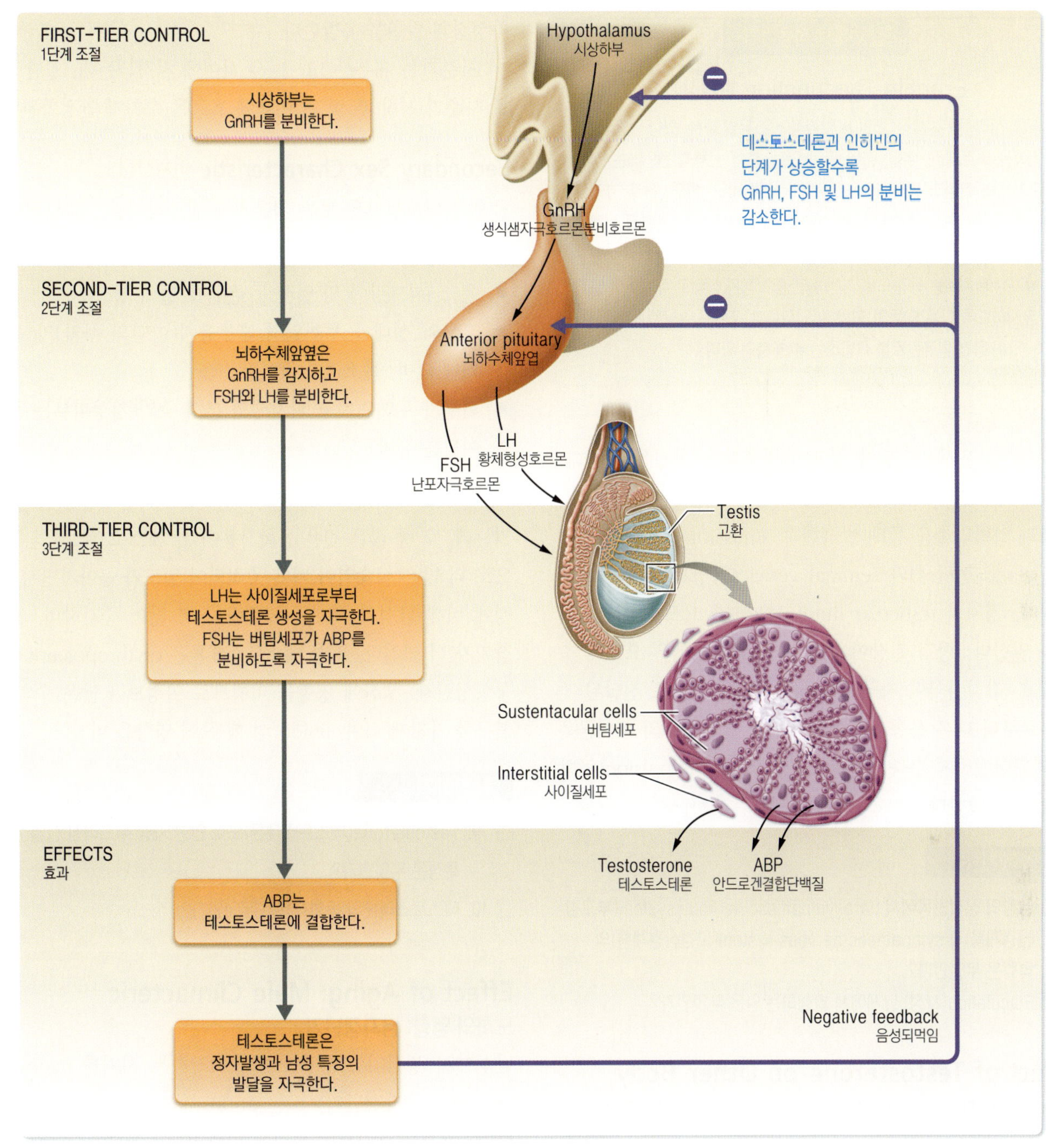

그림 25.9 HPG축

tion(사정)이다. 음경의 확대 및 강화로 음경이 질 속으로 들어갈 수 있게 하는 것이 발기이다. 발기는 음경의 발기성 조직이 혈액으로 갈 때 발생한다. 일반적으로 발기조직에 공급되는 성기의 혈관은 수축되어 있으며, 음경은 flaccid (relax, 이완) 상태에 있다. 성적인 흥분상태 동안, 부교감반사는 혈관 내피세포에서 산화질소의 방출을 유발한다. 음경의 세동맥벽에 있는 민무늬근육을 이완시켜 확장시키고, 발기조직의 혈액굴 내에서 많은 양의 혈액이 조직 안으로 들어갈 수 있도록 하며 발기된다. Corpus spongiosum(요도해면체)은 corpora cavernosa(음경해면체)와 같이 단단하지 않아 urethra(요도)가 사정 중에 열리고, 정자와 semen(정액)이 통과할 수 있다.

발기는 접촉, 음경의 기계적 자극, 에로틱한 장면, 소리 및 냄새 등을 포함한 다양한 성적 자극으로 인해 발생할 수 있다. **임상에서 적용하기** Erectile Dysfunction(발기장애)을 참조한다.

임상에서 적용하기

Erectile Dysfunction 발기장애

다양한 심리적 · 신체적 요인이 발기장애를 유발할 수 있다. 심리적인 영향에는 스트레스, 우울, 불안 등이 있고, 흔한 신체적 원인에는 심장혈관계통의 질환과 당뇨병이 포함된다. 또한 비만, 흡연, 음주 그리고 특이 처방된 약물도 영향을 미칠 수 있다. 노인들은 이와 관련된 신체적 상태를 가질 확률이 높기 때문에 발기장애의 위험이 더 높다.

발기장애 치료는 음경으로 가는 혈관을 확장된 상태로 유지하여 발기를 유지하도록 하는 약물이 포함된다. 다른 치료로는 손상된 혈관을 치료하거나, 음경 임플란트를 삽입하는 수술 등이 있다.

사정은 음경으로부터 정액이 방출되는 과정을 말한다. 발기는 부교감으로 조절되지만, 사정은 교감으로 조절되며, 방출과 압박방출을 통해 발생한다. Emission(방출)은 prostate gland(전립샘)와 seminal vesicle(정낭)의 분비물뿐만 아니라, 정자와 testicular fluid(고환액)가 요도로 이동하는 것을 말한다. 성적 긴장이 증가함에 따라 정액은 요도에 축적되고, 감각자극이 자극되어 척수의 엉치쪽으로 전달된다. 척수로부터 나온 운동신경세포는 음경 발기기둥의 뼈대근육을 리드미컬하게 수축시켜 요도에서 정액의 expulsion(압박방출)을 유발한다.

확인하기

- ☐ 7. 남성의 성적반응에서 parasympathetic nervous system(부교감신경계통)과 sympathetic nervous system(교감신경계통)의 역할은 무엇인가?
- ☐ 8. Ejaculation(사정) 단계에서 발생하는 일은 무엇인가?

Effect of Testosterone on Other Body System 테스토스테론이 다른 신체계통에 미치는 영향

테스토스테론은 사춘기에 극적으로 증가하며 고환, 음낭, 음경 및 duct system(관계통)인 남성 생식기관의 성장과 성숙 및 유지를 담당하고, male secondary sex characteristics(남성 이차성징)의 발달을 유발한다.

Puberty 사춘기

아동기에는 고환의 테스토스테론과 부신겉질의 androgen(안드로겐)이 적게 분비된다. 시상하부에서의 GnRH 분비를 억제하는 양으로는 충분하다. 이것은 사춘기까지 계속되며 이후 시상하부에서의 GnRH는 HPG축을 자극하고, 혈중 테스토스테론 수치가 상승하기 시작하여 정자발생과 남성 이차성징의 발현을 유발한다.

사춘기는 대부분 12~14세 사이에 시작되는데, 일반적으로 사춘기 시작 후 몇 년 이내에 호르몬 수치가 안정화된다.

Secondary Sex Characteristic 이차성징

남성의 이차성징은 보통 사춘기에 발생하지만, 일부 성인의 경우, 초기 성인기에 나타날 수도 있다.

- 음모, 겨드랑이 및 얼굴 등 온몸에 털의 성장
- 후두와 성대가 두꺼워져 후두융기(아담의 사과)가 눈에 띄게 되며, 목소리가 굵어짐
- 피부가 두꺼워지고 피지샘의 분비 증가(지성피부는 종종 여드름 유발)

테스토스테론은 somatic(body) effect(신체영향)를 일으키는데, 그 중 많은 것은 동화작용이다. 테스토스테론의 영향으로 더 많은 칼슘염이 뼈에 축적되어 밀도가 높아지면서, 여성에 비해 남성의 뼈대근육 질량이 더 많이 증가하며, 모든 장기가 더 커진다. 또한 테스토스테론은 erythropoietin(적혈구형성인자) 생산에 영향을 미치므로 여성보다 많은 수의 적혈구를 가지게 되며, libido(성 행동)에 영향을 미친다.

확인하기

- ☐ 9. Testosterone(테스토스테론)으로 인한 가장 두드러진 성별 특성은 무엇인가?
- ☐ 10. 테스토스테론의 동화작용은 무엇인가?

Effect of Aging: Male Climacteric 노화의 영향: 남자갱년기

남성에서 생식기능이 감소하기 시작하는 시기를 male climacteric(남자갱년기) 또는 andropause(남성갱년기)라고 한다. 이러한 점진적인 변화는 일반적으로 50대 초반부터 시작되지만, 눈에 띄는 변화를 가져올 수도 있고 그렇지 않을 수도 있다.

남자갱년기에는 고환의 크기와 무게가 감소할 수 있고, 버팀세포와 사이질세포의 수도 감소할 수 있다. 버팀세포가 인히빈을 적게 생성하고, 사이질세포가 테스토스테론을 덜 생성할 때, GnRH는 FSH와 LH의 생성을 증가시키는데, 이는 음성되먹임이 감소하기 때문이다.

FSH와 LH 수치가 높으면, 고환이 충분한 테스토스테론을 생산하지 못하고 있음을 의미하고, 테스토스테론의 수치가 낮으면 정자세포 수가 점차적으로 줄어들게 된다. 또한

테스토스테론의 낮은 수치는 우울한 기분이나 피로와 관련이 있으며, 근육강도와 뼈밀도가 감소한다.

확인하기

☐ 11. 남성의 노화와 함께 sperm cell(정자세포) 생성이 줄어드는 이유는 무엇인가?

25.4 여성 생식계통의 해부

Anatomy of the Female Reproductive System

학습목표

1. 여성 reproductive organ(생식기관)의 구조와 기능을 설명할 수 있다.
2. Uterine wall(자궁벽)의 조직에 대해 설명할 수 있다.
3. Ovary(난소)에서 uterus(자궁)까지 여성 생식세포의 경로에 대해 설명할 수 있다.

남성과 여성의 reproductive system(생식계통)은 많은 공통점을 가지고 있다. 두 계통 모두 sex hormone(성호르몬)과 생식세포를 생산하고, 이동시키는 관을 가지고 있다. 그러나 여성 생식계통은 fertilization(수정)의 자손인 conceptus(수태산물, 태아)의 발달부터 탄생까지를 지지하고 영아를 양육하는 구조와 기능적 특성을 포함한다.

여성의 내부생식기는 ovary(난소), uterine tube(자궁관), uterus(자궁), vagina(질)를 포함하며, urinary bladder(방광) 및 rectum(곧창자, 직장)과 관련되어 위치한다(그림 25.10a). 배막은 자궁, 방광 및 곧창자 사이에 각각 두 개의 주머니인 vesicouterine pouch(방광자궁오목)와 rectouterine pouch(곧창자자궁오목)를 형성한다.

여성 생식기관은 남성과는 달리, 주로 pelvic cavity(골반안, 골반강)에 위치한다(그림 25.10b).

Ovary 난소

한 쌍의 난소는 여성의 주요 gonad(생식샘)로 골반안의 측면 벽에 위치한다. 각 난소의 무게는 약 6~8g 정도로 호두와 크기가 비슷하며, 매월 난자를 배출한다. 난소는 사춘기 이전에는 비교적 부드러운 외관을 지니지만, 사춘기 이후에 난소는 매달 한 번씩 난자가 배출되고, 이러한 배란에 의한 남은 흉터로 인해 울퉁불퉁하고 불규칙한 표면으로 변하게 된다.

난소는 난자를 생성하고 몇 가지 호르몬을 분비하는 두 가지 주요 기능을 수행한다. 난소가 분비하는 대표적인 호르몬인 estrogen(에스트로겐)에는 estradiol(에스트라디올, 난포호르몬), estrone(에스트론), estriol(에스트리올)이 포함되는데, 에스트라디올이 가장 풍부하다. 또한 난소는 progesterone(프로게스테론, 황체호르몬), inhibin(인히빈), relaxin(릴랙신)을 생성한다.

다른 기관과 마찬가지로, 난소의 표재부분은 겉질이며 안쪽은 속질이다(그림 25.11). Ovarian cortex(난소겉질)는 여성 생식세포의 생성과 oogenesis(난자발생)가 일어나는 장소이다. 여성에서는 생식세포가 follicle(난포)이라고 불리는 주머니같은 구조 안에서 생성되며, 생식세포와 함께 성숙한다. Ovarian medulla(난소속질)는 혈관, 림프관, 신경이 위치한다.

각 난소는 세 개의 인대에 의해 고정되어 있다. 첫 번째는 난소, uterine tube(자궁관, 난관) 및 자궁에 부착하여 골반뼈로 연결하는 크고 평평한 인대인 broad ligament(자궁넓은인대)이다. 두 번째는 ovarian ligament(난소인대)로 난소를 자궁에 부착한다. 세 번째는 suspensory ligament(걸이인대, 지지인대) 또는 infundibulopelvic ligament(누두골반인대)로 난소의 측면과 골반벽을 연결한다. Ovarian artery(난소동맥)와 ovarian vein(난소정맥)을 가지고 있다.

확인하기

☐ 1. Ovary(난소)의 주요 기능은 무엇인가?
☐ 2. 난소를 지지하고 있는 세 가지 인대는 무엇인가?

Uterine Tube 자궁관

Uterine tube (fallopian tube, oviduct, 자궁관, 난관)는 여성 생식기관의 관계통의 첫 번째 부분이다(그림 25.11). 외부적으로 배막에 의해 덮여 있고, 자궁넓은인대의 일부분에 의해 지지되고 있다. 내부적으로 민무늬근육과 단순원주상피세포로 이루어져 있으며, cilia(섬모)가 있는 것과 없는 것이 모두 있다.

각 자궁관의 길이는 약 10cm(3.9in) 정도이며, 난소에서 자궁의 위쪽과 옆쪽 영역까지 중앙으로 뻗어 있으며, isthmus(잘룩, 협부)라는 좁은 영역에서 자궁과 연결된다. 각 자궁관의 말단부는 난소 주위에서 구부러지면서 팽창하여 정상적인 난자의 수정이 일어나는 곳인 ampulla(팽대)를 형성한다. 팽대는 열린 깔때기 모양의 구조물인 infundibu-

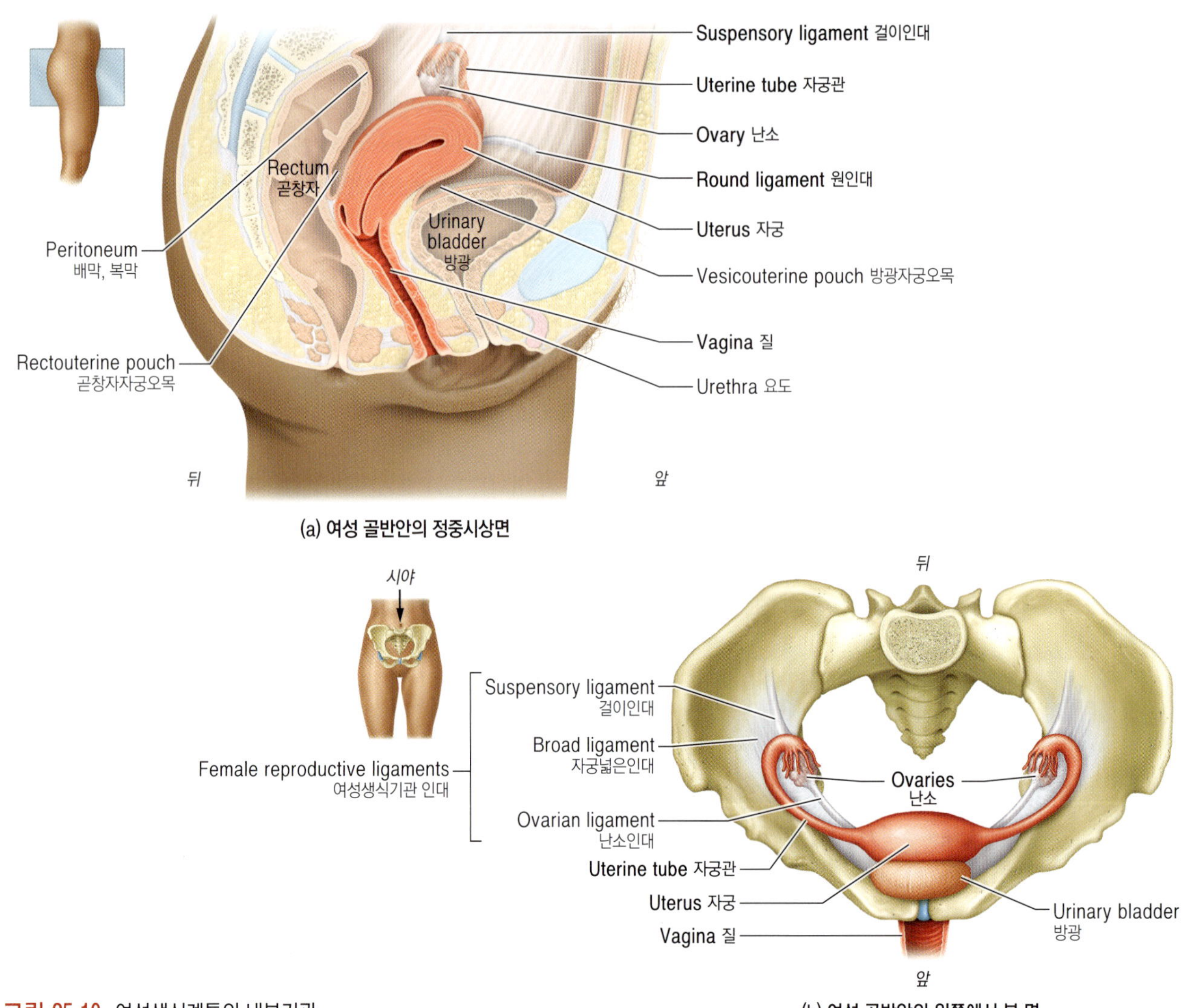

그림 25.10 여성생식계통의 내부기관

lum(깔때기, 누두)에 연결된다. 깔때기의 끝에는 섬모가 있고, 손가락처럼 생긴 돌기인 fimbria(술)가 있는데, 이는 난소를 덮고 배란 시 난소에서 방출되는 oocyte(난모세포, 난자)를 붙잡는 역할을 한다.

확인하기

- ☐ 3. 어떠한 구조물이 배란된 oocyte(난모세포)를 붙잡고, uterus(자궁) 쪽으로 움직이도록 하는가?
- ☐ 4. 일반적으로 fertilization(수정)이 일어나는 장소는 어디인가?

Uterus 자궁

일반적으로 womb(태)라고 알려진 자궁은 sperm(정자)이 자궁관에 도달하는 경로의 일부이다. 또한 fertilized ovum (수정란)이 착상하는 곳이기도 하며, 수태산물의 발달을 보호하고 영양분을 제공하는 곳이다. 또한 자궁수축은 출산하는 동안, 완전히 발달된 수태산물(태아)을 배출하는 역할을 한다. 임신이 일어나지 않으면 자궁내막은 탈락하여 월경혈의 원인이 되기도 한다.

자궁은 골반 내에 곧창자의 앞쪽과 방광의 뒤쪽에 위치한다. 속이 비어 있고 두꺼운 벽을 가지고 있는 근육기관으로 크기와 모양이 거꾸로 된 배와 비슷하다. 자궁의 무게는 약 30~40g 정도이지만, 일반적으로 아이를 낳은 여성의 자궁이 좀 더 크다. 난소와 마찬가지로 자궁은 몇 개의 인대에 의해 지지된다. 아래쪽에는 uterine cervix(자궁목, 자궁경부)와 질 위쪽에서 골반의 측벽으로 확장되는 lateral cervical ligament(가쪽목인대), 뒤쪽에는 자궁을 엉치뼈와 연결하는 쌍을 이룬 uterosacral ligament(자궁엉치인대, 자궁천골인대), 앞쪽에는 자궁을 앞쪽 몸체 벽과 연결하는 round ligament(원인대) 그리고 옆으로는 자궁넓은인대가 있다.

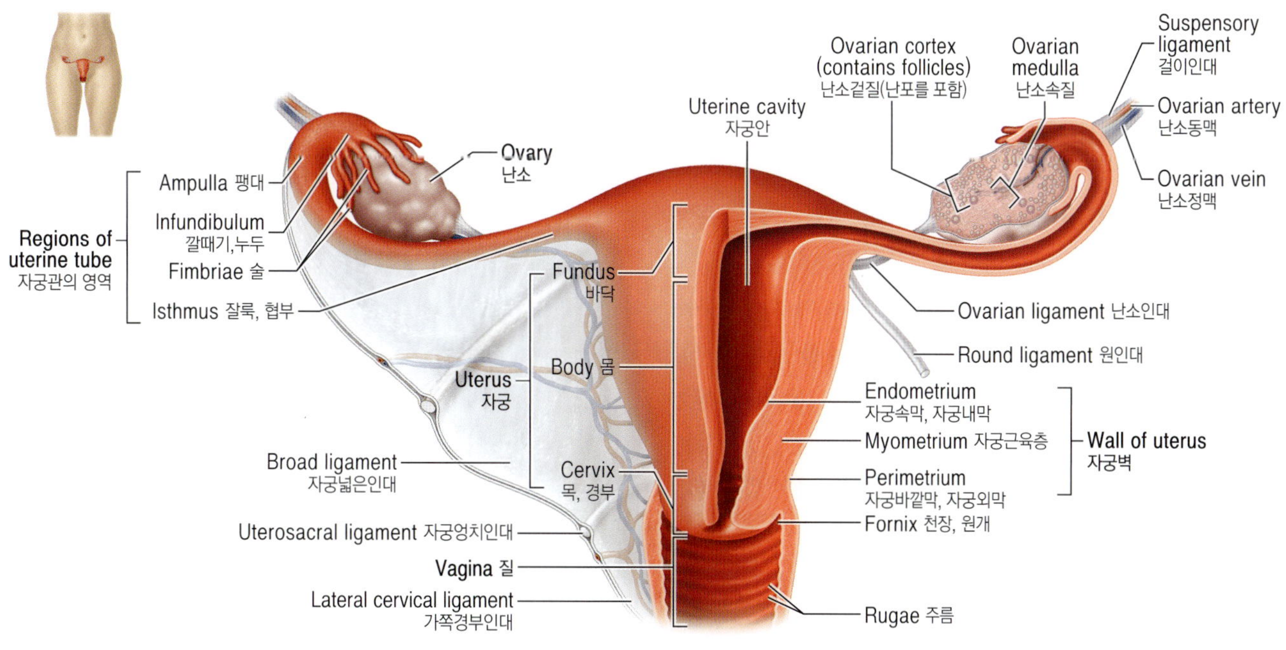

그림 25.11 여성생식계통의 내부기관, 앞쪽 면

이외에도 자궁은 골반바닥의 근육으로부터 많은 지지를 받는다(그림 25.10).

자궁에는 세 가지 영역이 있다. 주요 부분인 body(몸), fundus(바닥)라고 불리는 자궁관의 입구보다 위쪽의 둥근 부위, 질 아래쪽으로 돌출된 좁은 목인 cervix(목, 경부)로 나누어진다. 목의 가장 아래쪽 부분은 external os(경관외구)로 알려져 있으며, 자궁의 주 입구로 사용된다. 일반적으로 이 부분은 골반검사 시 관찰된다. Cervical canal(자궁목관, 자궁경관)의 점막에 있는 샘은 경관외구를 덮는 점액을 분비하여 보호막 역할을 한다.

자궁벽은 그림 25.11에 표시된 3개의 층으로 구성된다. Perimetrium(자궁바깥막, 자궁외막)은 가장 바깥쪽 장막층이다. Myometrium(자궁근육층, 자궁근층)은 민무늬근육으로 구성된 두꺼운 중간층으로, 성극치감과 출산하는 동안 리듬감있게 수축하여 출산 시 태아를 임부의 몸 밖으로 나올 수 있게 하며, 일부 여성에서는 월경주기 동안 약한 강도로 수축한다. 가장 안쪽에 있는 endometrium(자궁속막, 자궁내막)은 uterine cavity(자궁안, 자궁강)를 만들며, 고유판이라고 불리는 결합조직의 층에 단순원주상피로 구성된 점막이다.

확인하기

- ☐ 5. Uterus(자궁)를 지지하는 인대는 무엇인가?
- ☐ 6. Uterine wall(자궁벽)의 층은 어떻게 구성되어 있는가?

Vagina 질

질은 sexual intercourse(성교) 시 penis(음경)과 정액을 받아들이며 태아의 출산 시 산도가 되고, 월경분비물을 체외로 보내는 통로가 된다. 질은 자궁목에서 인체의 외부로 확장되는 약 8~10cm(3.1~3.9in)의 두꺼운 벽 같은 관이다(그림 25.10). 방광과 곧창자 사이에 위치하여 앞쪽에 ureh-ra(요도)가 있다. 질관의 위쪽 끝은 목의 경관외구를 둘러싸서 fornix(천장, 원개)라고 불리는 오목한 곳을 만든다(그림 25.11). Vaginal wall(질벽)는 성교 시 음경을 자극하는 가로로 된 융기 또는 주름으로 덮여 있다. 일반적으로 질 속공간은 매우 작으며, 자궁목이 열린 곳을 제외하고는 벽이 서로 닿아 있으나 질은 성교와 출산 중에는 상당히 늘어난다.

질 점막은 stratified squamous epithelium(중층편평상피)으로 마찰에 견딜 수 있다. 샘이 없지만, 성적 흥분 동안 자궁목 점액과 상피세포의 분비에 의해 윤활된다. 상피세포는 glycogen(글리코겐)을 분비하여 상주균을 분해시키고, ATP와 lactic acid(젖산)를 생성한다. 이는 질을 건강하게 유지하고 감염이 없는 산성 pH를 유지하는 데 도움이 된다.

Hymen(처녀막)이라고 불리는 얇은 점막은 부분적으로 질 입구를 덮고 있다. 처녀막은 혈관성으로, 파열되면 출혈이 일어날 수 있는데, 이는 성교를 처음 경험한 여성의 약 50%에서 발생한다. 또한 부상이나 스포츠 활동 중에도 파열될 수 있다.

확인하기

☐ 7. Vagina(질)의 기능에는 무엇이 있는가?
☐ 8. 질의 산성 pH를 유지하는 것이 중요한 이유는 무엇인가?

Female External Genitalia 여성 바깥생식기

External female genitalia(여성 바깥생식기, 여성 외부생식기) 또는 vulva(음문, 외음)는 질 외부에 있는 여성 생식구조이다(그림 25.12). 바깥생식기는 mons pubis(불두덩, 치구), labia majora(대음순), labia minora(소음순), clitoris(음핵), vestibule(질어귀)과 관련된 구조를 포함한다. 바깥생식기는 흔히 질이라고 불리지만, 질은 내부에 위치하며 바깥생식기의 일부는 아니다.

불두덩은 pubic symphysis(두덩결합, 치골결합)를 덮는 지방질의 둥근 영역으로 사춘기 이후 음모로 덮인다. 두 개의 긴 지방질의 보호 주름인 대음순이 있고, 두 개의 얇은 피부주름을 감싸고 있는 소음순이 있다. Vestibule(질어귀, 안뜰)은 urethral orifice(요도구멍), vaginal orifice(질구멍)가 있고 요도로 점액을 배출하는 paraurethral gland(요도곁샘, 부요도선) 및 질어귀로 적은 양의 점액을 배출하는 greater vestibular gland(큰질어귀샘, 대전정선)[Bartholin's gland(바르톨린샘)]가 있어 성교 중에 질의 개방을 윤활하는데 도움이 된다.

질어귀 앞쪽으로는 발기조직으로 구성된 작고 돌출된 구조인 clitoris(음핵)이 있다. 남성 음경의 corpora cavernosa(음경해면체)에 해당하며, 여성의 성적 반응에 중요한 역할을 한다. 음경과 마찬가지로 음핵의 발기조직은 혈액으로 인해 충만해지고, 많은 감각신경섬유와 운동신경섬유 및 자율신경섬유에 의해 신경이 연결된다. 또한 촉각수용체, 압력수용체, 온도수용체도 풍부하며 성적 자극에도 중요하다.

여성의 perineum(샅, 회음)은 앞쪽으로는 pubic arch(두덩활), 뒤쪽으로는 꼬리뼈와 옆쪽으로 ischial tuberosity(궁둥뼈결절) 사이의 다이아몬드 모양의 영역이다(그림 25.12).

질과 항문 사이의 영역은 clinical perineum(임상적 회음부)이다. 출산하는 동안, 일부 의사가 이 부위의 피부와 근육에 episiotomy(외음절개술)라고 하는 직선절개를 시행하는 경우가 있는데, 이는 외음절개술이 직선절개가 고르지 않은 출산 시 찢어짐보다 회복이 빠르기 때문이다.

확인하기

☐ 9. External female genitalia(여성 바깥생식기)의 두 가지 기능은 무엇인가?
☐ 10. 여성 바깥생식기는 external male genitalia(남성 바깥생식기)와 어떤 점이 비슷하고, 어떤 점이 다른가?

Mammary Gland 젖샘

젖샘은 피부계통의 일부이며, 실제로 땀샘을 변형시킨 것이다. 주요 생물학적 역할은 신생아를 키우기 위해 모유를 생산하는 것이므로 남녀 모두에게 존재하지만 보통 여성에게만 작용한다.

각 젖샘은 hypodermis(피하부위)의 둥근 피부로 덮인 유방 내에 있으며, 큰가슴근 위쪽 표면에 있다(그림 25.13). 각 유방의 중앙 바로 아래에는 중앙의 튀어나온 nipple(젖꼭지, 유두)을 감싸는 areola(젖꽃판)가 있다.

내부적으로 각 젖샘은 젖꼭지 주변에서 열리고 방출되는 15~25개의 lobe(엽)으로 구성된다. 엽은 섬유질의 결합조직과 지방에 의해 서로 겹쳐지고 분리되며, 걸이인대에 의해

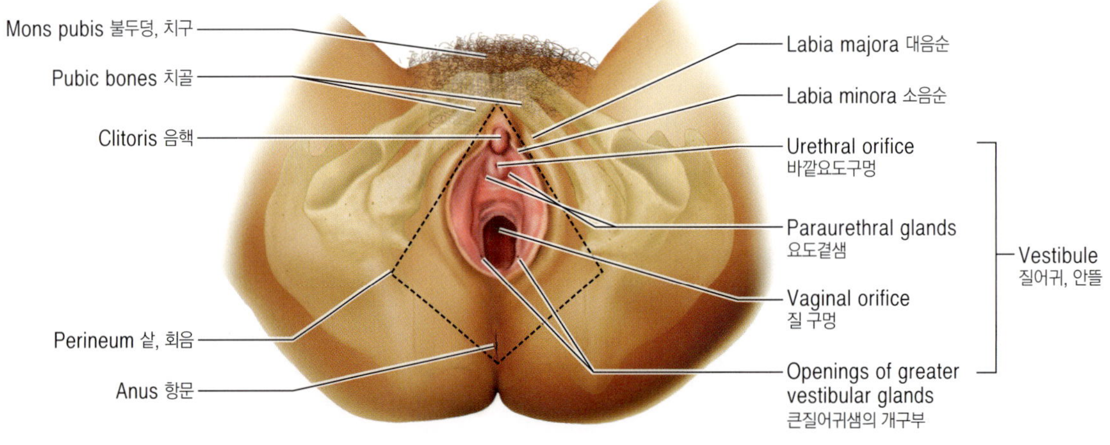

그림 25.12 여성의 샅

지지를 받는다. 각 엽 안에는 여성이 젖을 먹일 때 모유를 생산하는 선인 alveoli(꽈리)를 포함하는 lobule(소엽)이라는 작은 단위가 있다(그림 25.13a와 b). 꽈리를 감싸는 myoepithelial cell(근육상피세포)의 수축은 모유 배출을 돕는다.

생성된 모유는 lactiferous duct(젖샘관, 유관)에 의해 젖꼭지로 배출된다. 젖꽃판 깊숙한 곳에 있는 젖샘관은 육아하는 동안 젖이 축적되는 lactiferous sinus(젖샘관팽대, 유관동)라고 불리는 확장된 영역을 가지고 있다.

임신하지 않은 여성의 경우, 젖샘 구조는 대부분 발달되지 않으며 꽈리도 존재하지 않는다. 이러한 이유로 유방의

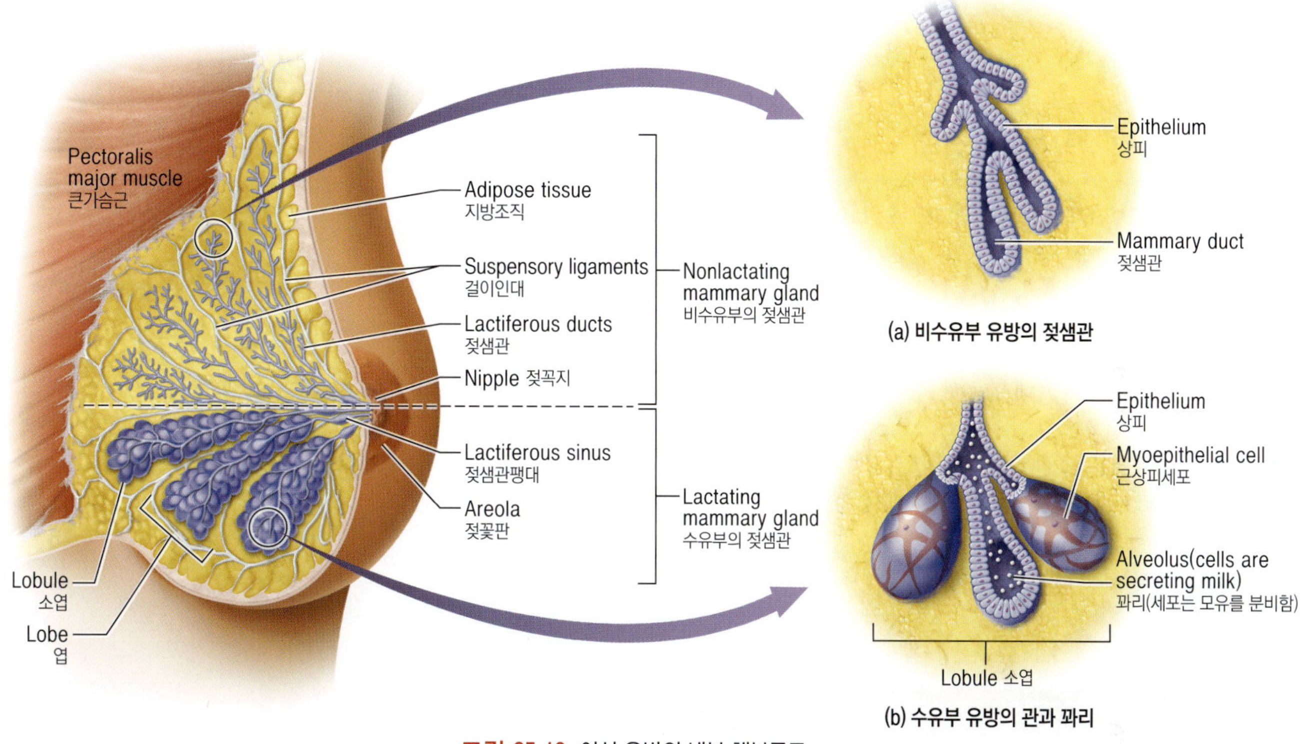

그림 25.13 여성 유방의 내부 해부구조

임상에서 적용하기

Breast Cancer 유방암

Breast cancer(유방암)는 미국의 여성에서 비흑색종 피부암 다음으로 두 번째로 흔한 유형의 암이다. 일년에 200,000건이 넘는 사례가 진단되며, 그 중 수백 건이 남성에게 발생한다. 유방암의 위험 요인으로는 유방암을 앓고 있는 모계 친척, 길어진 생식주기(빠른 월경과 늦은 폐경), 비만, 임신 또는 첫 임신이 35세 이상, 유방암 유전자가 있는 경우 등이다. 특히, 유방암에 대한 감수성을 증가시키는 BRCA1과 BRCA2의 두 가지 유전자가 밝혀졌다.

대부분의 유방암은 진행되거나 전이될 때까지 통증이 없어 조기발견이 쉽지 않다. 따라서 가장 좋은 방법은 조기발견이다. 매월 자가검진을 통해 악성 덩어리를 찾을 수 있으며, 유방촬영술(유방 X-ray)을 통해 조직 밀도가 증가하는 작은 부위를 감시할 수 있다.

유방촬영술은 자가검진에서 만져 볼 수 없는 작은 악성 종양을 많이 발견할 수 있다. 대부분의 의사들은 50세 이상의 여성은 2년마다 한번씩 유방검사를 해야 하며, 가족력이 있는 여성은 40세 이전에 정기적인 mammograms(유방촬영술)을 해야 한다고 권장한다.

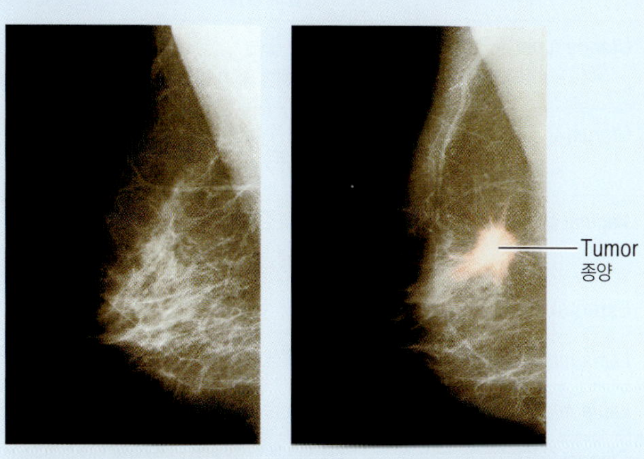

유방암 치료에는 화학요법, 방사선요법, 종양절제술(lumpestomy, 종양 및 주변 조직의 외과적 절제) 또는 유방절제술(mastectomy, 필요시 가슴근육과 겨드랑림프절을 포함하여 유방을 외과적으로 절제하는 수술)이 시행된다.

크기는 유방에 있는 지방조직의 양에 의해 정해진다. 여성에서 흔한 암 발병 부위 중 하나는 유방이다. 임상에서 적용하기 Breast Cancer(유방암)를 참조한다. 여성 생식기관의 구조와 기능에 대한 내용은 표 25.2를 참조한다.

확인하기

☐ 11. 비수유부 유방에서 완전히 발달하지 않는 구조는 무엇인가?

25.5 여성 생식계통의 생리

Physiology of the Female Reproductive System

학습목표

1. Oogenesis(난자발생)의 과정을 설명할 수 있다.
2. Ovarian cycle(난소주기)과 uterine cycle(자궁주기)에서 일어나는 현상에 대해 설명할 수 있다.
3. 난자발생에서 내분비조절에 대해 설명할 수 있다.
4. Female secondary sex characteristic(여성 이차성징)에 대해 설명할 수 있다.
5. Menopause(폐경)와 관련된 생리학적 변화에 대해 설명할 수 있다.

표 25.2 여성 생식기관의 구조와 기능

구조	기능
Internal Genitalia(내부생식기)	
Ovary(난소)	난모세포, 에스트로겐, 프로게스테론 및 인히빈을 생성함
Uterine tube(자궁관)	난모세포 또는 수정된 난자를 자궁쪽으로 옮김; 수정과 초기 발달의 장소
Uterus(자궁)	임신동안 수태산물(태아)을 보호함; 월경 시 주기적인 출혈
Vagina(질)	성교 시 음경을 받아들임; 월경혈, 정자 및 출생 시 영아에게 통로를 제공함
External Genitalia(바깥생식기)	
Labia majora(대음순)	다른 바깥생식기 구조를 감싸고 보호함
Labia minora(소음순)	질어귀를 감싸고 질과 요도를 보호함
Clitoris(음핵)	감각 신경종말이 분포한 발기조직
Vestibule(질어귀)	질과 요도의 외부 입구를 포함하는 오목한 곳
Greater vestibular gland (큰질어귀샘)	질 입구를 윤활하는 데 도움이 되는 점액을 분비함

여성 gametes(생식세포, 난자)는 oogenesis(난자발생) 과정을 통해 생성된다. 난자발생에 대해 알아본 후, spermatogenesis(정자발생)와 어떤 차이가 있는지 비교해본다.

Oogenesis 난자발생

여성에서의 생식세포 발달과정은 ovum(난자)을 생산하는 난자발생이다. 난자발생은 여러 가지 면에서 정자발생과 차이점이 있다. 난자발생은 실제로 여아가 태어나기 전에 시작되지만 사춘기까지는 억제되어 있다. 사춘기가 되면 다시 시작되고, 여성이 45~55세 정도가 되면 발생하는 폐경기까지가 ovarian cycle(난소주기)의 한 부분이다. 난자발생의 단계는 다음과 같다(그림 25.14)

- **Before birth(출생 전).** 여성의 줄기세포는 oogonia(난조세포)라고 불리며, 출생 전 태아기의 2~7개월 동안 mitosis(유사분열)를 거치게 된다. 이는 여성이 태어나기 전에 만들어 낼 난조세포를 생산한다는 것을 의미한다. 대략 태아발달 7개월에 난조세포는 약 7백만 개가 된다. 그러나 이 숫자는 난조세포가 죽기 시작할 때 급격히 저하되기 시작한다. 남은 1~2백만 개의 난조세포는 meiosis I(감수분열 I, 일차감수분열)을 시작하는데, 이 시점에서 이를 primary oocyte(일차난모세포)라고 부른다. 일차난모세포는 전기 I까지 진행되고, 그 후 발달이 멈추게 된다.
- **Childhood(아동기).** 일차난모세포는 전기 I에 남아 있다. 아동기 동안 일차난모세포는 계속해서 퇴행하며 여아가 사춘기에 다다를 때까지 일차난모세포의 수는 30만 개 정도로 감소한다.
- **Puberty to Menopause(사춘기부터 폐경기).** 사춘기 약 한 달 후에 20~30개의 일차난모세포는 발달을 계속하기 위한 자극을 받기 시작한다. 일반적으로 한 개의 일차난모세포(일부 여성에서는 더 많은)는 크기가 매우 다른 haploid (1n, 홑배수)를 만들기 위해 meiosis(감수분열)를 완료할 것이다. 더 작은 세포인 첫 번째 polar body(극체)는 DNA를 포함하지만, 세포질은 거의 없으며 종종 퇴행한다. 더 큰 세포인 secondary oocyte(이차난모세포)는 DNA를 포함하고, 대부분의 세포질과 ECF (extracellular fluid, 세포바깥액)를 흡수한다. 이차난모세포 내 여분의 세포질은 fertilization(수정)될 경우, uterus(자궁)를 향한 4~7일 간의 여행을 위한 충분한 영

양분이 된다. 또한 다량의 세포질은 이차난모세포만이 난자가 될 잠재적 가능성이 있는 이유이기도 하다.

난소주기가 진행되면서 이차난모세포는 meiosis II(감수분열 II, 이차감수분열)를 시작하지만, 발달은 중기 II가 될 때까지 멈춰있는다. 이차난모세포가 수정되면, 이차감수분열을 완료하고 분열하여 난자와 두 번째 극체가 된다. 만약 수정이 일어나지 않으면, 이차난모세포는 중기 II에 머물러 결국 menstruation(월경)과 함께 흘러 나온다. 여성의 30만 개의 일차난모세포 중 400~500개 만이 여성의 생식기 동안 성숙한 이차난모세포가 된다.

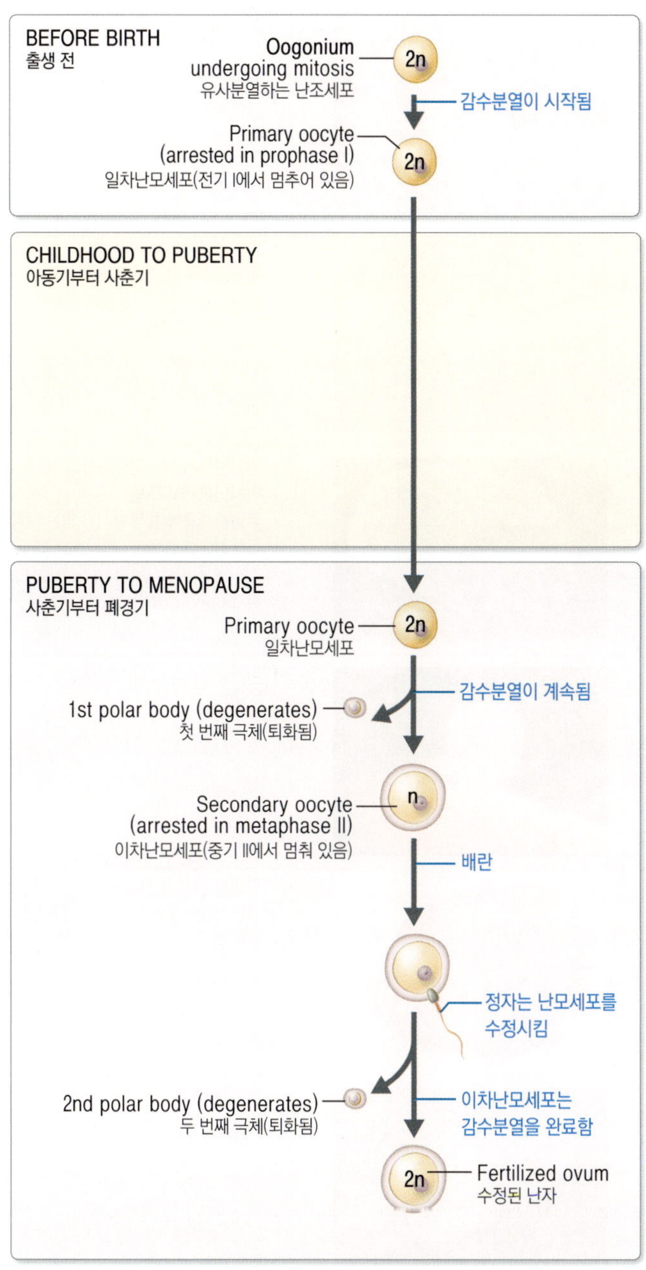

그림 25.14 난자발생의 단계

난자발생은 46개의 염색체를 가진 난조세포로 시작하여 23개의 염색체를 가진 한 개의 이차난모세포를 생성한다. 수정되었을 때, 이차난모세포는 46개의 염색체를 가진 한 개의 난자가 된다.

확인하기

- ☐ 1. 여성의 oogenesis(난자발생)는 어느 시기에 시작되는가?
- ☐ 2. Oocyte(난모세포)의 발달이 정지되는 때는 언제인가?
- ☐ 3. 난자발생의 마지막에 몇 개의 ovum(난자)이 생성되는가?

Ovarian Follicle and the Ovarian Cycle
난소여포와 난소주기

난모세포는 성숙한 난모세포와 함께 ovarian cortex(난소겉질)의 물집 모양 구조인 ovarian follicle(난소여포)내에 존재한다. 태아에서 형성된 첫 번째 소포를 primordial follicle(원시난포)이라고 하는데, 이는 각각 한 개의 일차난모세포를 포함하고 있다. 아동기부터 폐경기까지 원시난포는 점차적으로 primary follicle(일차난포)에 이어 secondary follicle(이차난포)로 성숙한다.

사춘기 여성은 HPG (hypothalamic–pituitary–gonadal, 시상하부–뇌하수체–생식샘)축에 의해 조절되는 주기적인 호르몬의 변화로 인해 매월 일련의 난소주기를 시작한다.

Phase of the Ovarian Cycle 난소주기의 단계

난소주기는 3가지 주요 단계인 follicular phase(난포기), ovulation phase(배란기), luteal phase(황체기)로 이루어진다(**그림 25.15**).

Follicular Phase (Stages 1~4). **난포기(1~4단계).** 난포의 발달은 아동기부터 폐경기까지 일어난다.

① **Primordial follicle(원시난포).** 한 층의 편평 follicular cell(난포세포)이 일차난모세포를 둘러싸고 있다. 출생 시 각 난소에는 대략 1~2백만 개의 원시난포가 있으며, 각 원시난포 속에는 일차난모세포가 들어 있다.

② **Primary follicle(일차난포).** 아동기 동안, 원시난포의 대부분이 일차난포로 발전하기 시작한다. 난포세포는 평평한 형태에서 입체적(입방)으로 변하는데, 이를 granulosa cell(과립층세포)이라고 부른다. 일차난포에는 두 개의 중요한 구조가 있는데, microvilli(미세융모)과 thecal cell(난포막세포)이다.

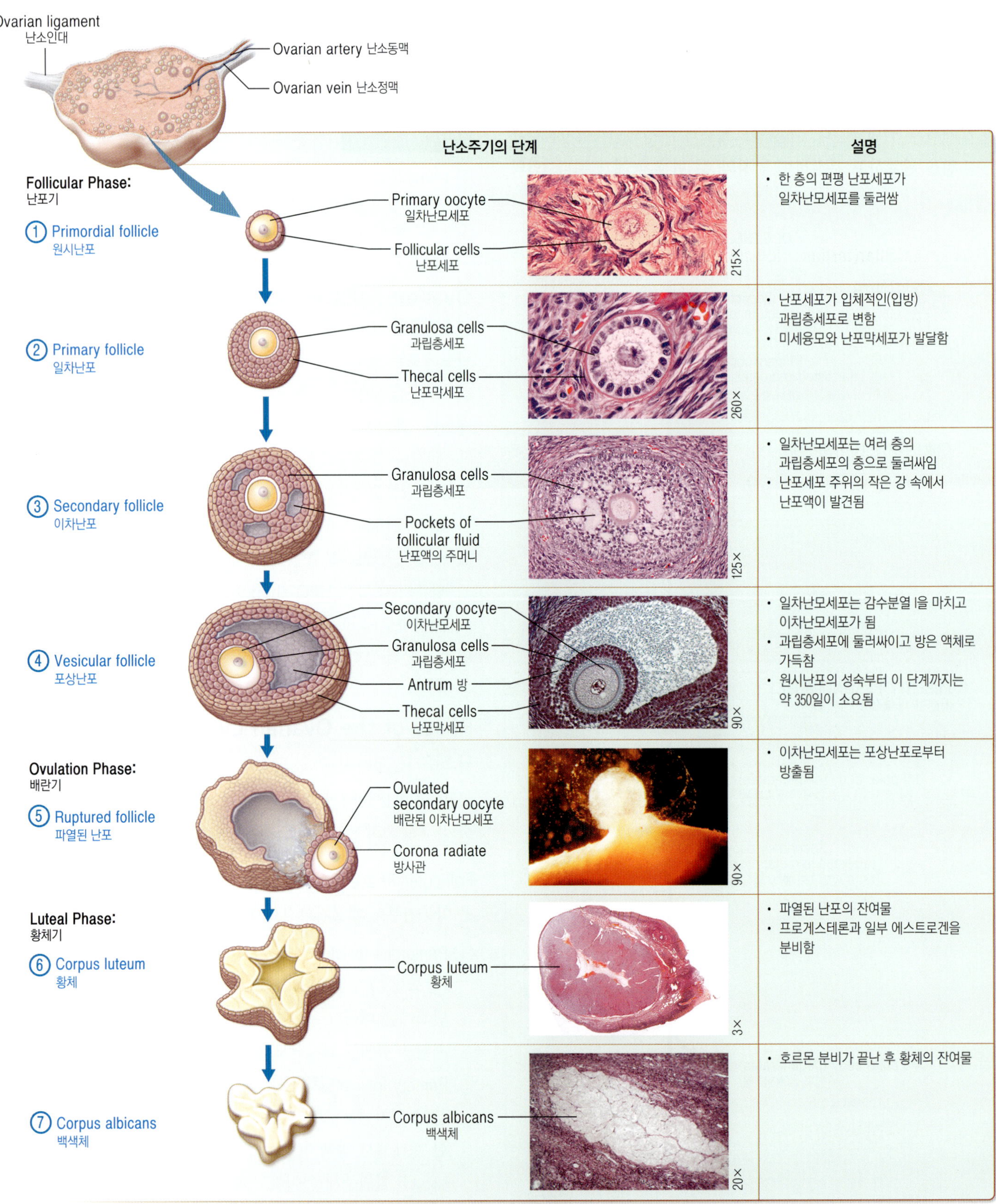
Ovarian ligament
난소인대
Ovarian artery 난소동맥
Ovarian vein 난소정맥
난소주기의 단계
설명
Follicular Phase:
난포기
1 Primordial follicle
원시난포
Primary oocyte
일차난모세포
Follicular cells
난포세포
215×
• 한 층의 편평 난포세포가 일차난모세포를 둘러쌈
2 Primary follicle
일차난포
Granulosa cells
과립층세포
Thecal cells
난포막세포
260×
• 난포세포가 입체적인(입방) 과립층세포로 변함
• 미세융모와 난포막세포가 발달함
3 Secondary follicle
이차난포
Granulosa cells
과립층세포
Pockets of follicular fluid
난포액의 주머니
125×
• 일차난모세포는 여러 층의 과립층세포의 층으로 둘러싸임
• 난포세포 주위의 작은 강 속에서 난포액이 발견됨
4 Vesicular follicle
포상난포
Secondary oocyte
이차난모세포
Granulosa cells
과립층세포
Antrum 방
Thecal cells
난포막세포
90×
• 일차난모세포는 감수분열 I을 마치고 이차난모세포가 됨
• 과립층세포에 둘러싸이고 방은 액체로 가득참
• 원시난포의 성숙부터 이 단계까지는 약 350일이 소요됨
Ovulation Phase:
배란기
5 Ruptured follicle
파열된 난포
Ovulated secondary oocyte
배란된 이차난모세포
Corona radiate
방사관
90×
• 이차난모세포는 포상난포로부터 방출됨
Luteal Phase:
황체기
6 Corpus luteum
황체
Corpus luteum
황체
3×
• 파열된 난포의 잔여물
• 프로게스테론과 일부 에스트로겐을 분비함
7 Corpus albicans
백색체
Corpus albicans
백색체
20×
• 호르몬 분비가 끝난 후 황체의 잔여물

그림 25.15 난소주기

③ **Secondary follicle(이차난포).** 아동기 동안, 일차난포는 이차난포로 발달한다. 난포의 벽이 두꺼워지고 과립층세포가 follicular fluid(난포액)를 분비하여 작은 주머니를 형성하며, 난포의 전체 크기를 증가시킨다. 또한 과립층세포는 난소에서 근처의 세포를 증식, 확대 및 자극하여 난포 주위에 난포막세포의 층을 형성한다. 과립층세포는 난포막세포의 분비물로부터 estrogen(에스트로겐)을 생산한다.

④ **Vesicular(tertiary) follicle [포상(삼차)난포].** 사춘기에서 FSH (follicle stimulating hormone, 난포자극호르몬)와 LH (luteinizing hormone, 황체형성호르몬)의 상승은 이차난포의 성숙을 자극한다. 일반적으로 우세한 한 개의 난포만이 이 과정을 완료하고 포상난포가 된다. 포상난포에서 이차난포로부터 나온 더 작은 난포액 주머니가 합해져서 antrum(방)이라고 불리는 하나의 큰 cavity(구멍, 공동)를 형성한다(그림 25.15).

Ovulation Phase (Stage 5) **배란기(5단계).** 일반적으로 배란기에서 ovulation(배란)이라고 하는 이차난모세포와 관련 과립층세포인 corona radiata(부챗살관, 방사관)가 난소에서 분비된다. 자궁관의 술이 난소 표면을 쓸어 넘겨서 배란된 이차난모세포를 잡을 수 있다. 난모세포가 자궁관으로 옮겨지고 여기에서 꿈틀운동과 섬모운동(beating)이 난모세포를 자궁쪽으로 움직이게 한다. 자궁관의 비섬모세포는 점액과 같은 분비물을 생성하여 난모세포를 촉촉하고 영양가 있도록 유지한다. 난소가 자궁관에 부착되어 있지 않기 때문에 술이 난모세포를 집어내지 못하는 경우가 있는데, 이 경우 난모세포는 peritoneal cavity(배막안, 복막안)로 방출된다.

⑤ **Ruptured follicle(파열된 난포).** 난모세포가 방출된 후, 포상난포가 붕괴되고 파열된 혈관에서 방으로 출혈이 되고, 나머지 구조는 파열된 난포로 남게 된다. 일반적으로 하나의 포상난포는 배란이 일어날 때, 성숙의 최고점에 다다른다. 그러나 때로는 하나 이상의 포상난포가 이차난모세포를 방출하기도 하는데, 이러한 현상을 fraternal twin (nonidentical twin, 이란성쌍둥이)이라고 한다. 일부 가족력이 있으며, 산모 연령이 높아짐에 따라 빈도가 증가한다. Identical twin(일란성쌍둥이)은 하나의 정자에 의한 단일 난모세포의 수정에 따른 별개의 현상으로 발달 초기에 분열세포가 분리된다.

Luteal Phase (Stages 6~7) **황체기(6~7단계).** 황체기는 파열된 난포의 잔여물이 corpus luteum(황체)이라고 하는 내분비기관이 되는 기간으로 다음과 같은 두 가지 단계가 있다.

⑥ **Corpus luteum(황체).** 파열된 난포의 잔여 과립층세포는 난포막세포와 함께 황색의 황체를 형성한다. 황체는 progesterone(프로게스테론, 황체호르몬)과 일부 에스트로겐을 분비하는데, 프로게스테론은 임신을 유지하는데 필요하다. 따라서 황체는 임신이 일어나면, 약 3개월 동안 호르몬을 생성하며 지속한다. 그러나 임신이 일어나지 않으면, 약 10일 후에 퇴화되기 시작하여 호르몬 생성을 멈춘다.

⑦ **Corpus albicans(백색체).** 황체가 쇠퇴하여 분비되는 호르몬이 줄어들면, 난소 내 macrophage(큰포식세포, 대식세포)가 황체를 침범하고 섬유모세포가 콜라겐섬유를 축적하여 퇴화시킨다. 이러한 작용은 황체를 흰색 상처조직의 매듭인 corpus albicans(백색체, 백체)로 퇴화시킨다. 이러한 현상은 난소주기의 종료를 의미한다.

난소주기가 28일이라고 가정할 때, 난포기는 주기의 첫 번째 날부터 14일까지 연장되고, 배란은 전형적으로 14일째에 일어나며, 황체기는 14~28일까지이다. 그러나 여성의 25% 정도만이 28일 주기이며, 실제로 21일로 짧거나 40일만큼 긴 주기를 보이는 경우가 많다.

난소는 아동기부터 폐경기에 이르기까지 언제든지 여러 난포가 발달하고 감소하는 여러 단계를 거치게 된다. 난소주기는 한 개의 난포가 14일 내에 성숙한다기 보다는 오랜 시간에 걸쳐서 성숙해 가는 다양한 난포들을 포함하는 진행 과정이다.

Hormonal Control of the Ovarian Cycle
난소주기의 호르몬 조절

난소의 기능을 조절하기 위해서는 hypothalamus(시상하부), 뇌하수체앞엽 및 난소 자체에서 나타나는 호르몬의 주기적인 변화가 필요하다. 28일 주기 동안 시상하부, 뇌하수체앞엽, ovarian hormone(난소호르몬)의 수준은 다음과 같이 변화한다(그림 25.16).

- **First-tier control(1단계 조절).** 시상하부는 GnRH (gonadotropin-releasing hormone, 생식샘자극호르몬분비호르몬)를 분비한다.

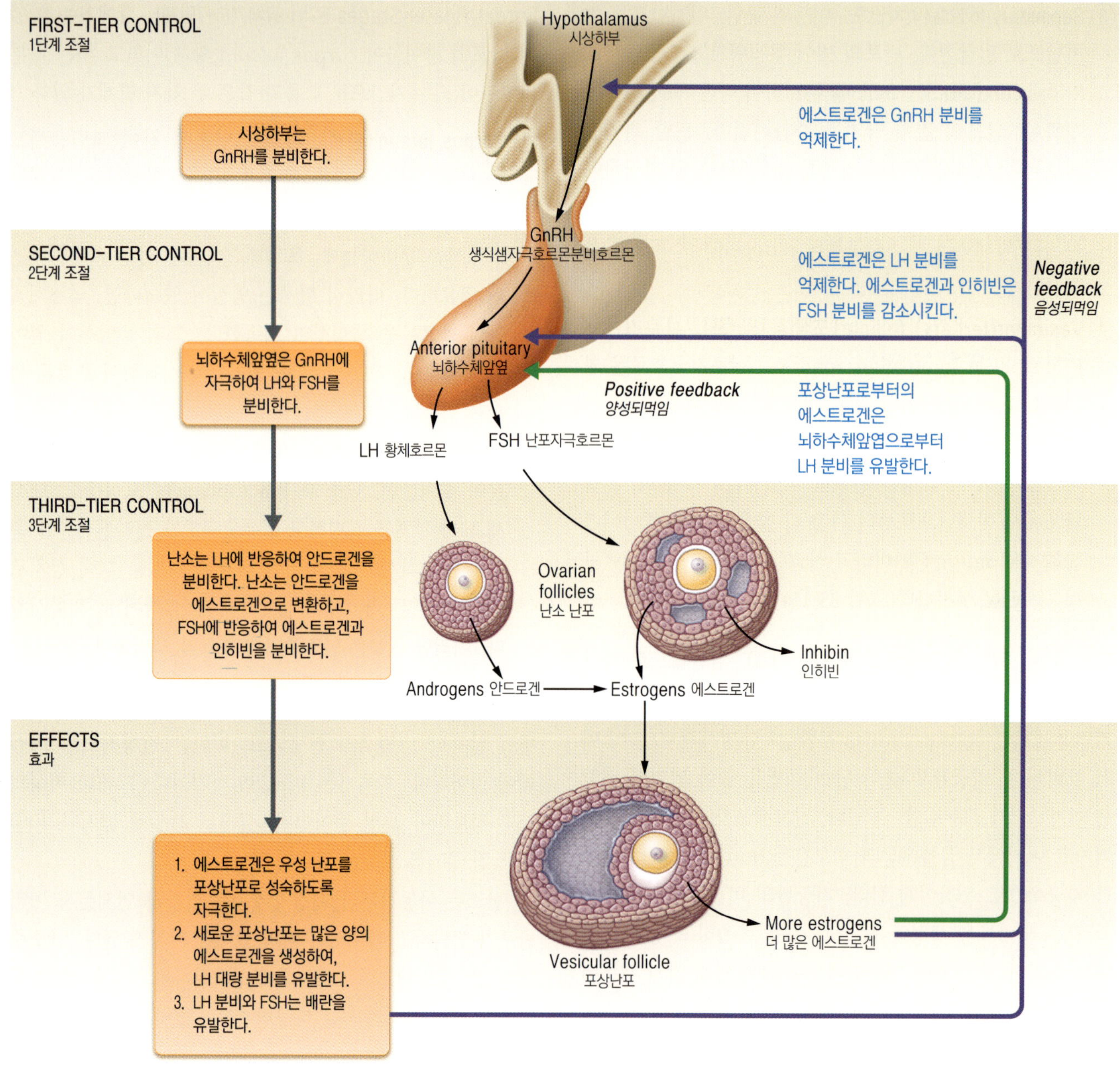

그림 25.16 HPG축을 통한 난소 기능의 호르몬 조절

- **Second-tier control(2단계 조절).** GnRH는 FSH와 LH를 분비하기 위해 뇌하수체앞엽을 자극한다.
- **Third-tier control(3단계 조절).** 난소는 FSH와 LH의 표적기관이다. LH는 바닥막을 과립층세포로 확산시키는 안드로겐을 분비하기 위해 난포의 난포막세포를 자극한다. FSH는 난포에서 과립층세포를 자극하여 안드로겐을 에스트로겐으로 전환시킨다. 또한 FSH는 과립층세포를 자극하여 inhibin(인히빈)을 분비한다.

Effect **효과.** 생성된 에스트로겐과 인히빈은 reproductive system(생식계통)을 통해 다양한 효과를 나타낸다. 에스트로겐은 우세한 난포를 자극하여 포상난포로 계속 발달시킨다. 대부분의 경우, 목표 호르몬의 농도가 상승하면 음성되먹임고리가 시작된다. 즉, 에스트로겐의 상승으로 인해 뇌하수체앞엽이 LH 분비를 감소시킬 것으로 예상된다. 그러나 반대의 경우도 있다. 결국 과립층세포가 충분한 양의 에스트로겐을 생산할 때, 뇌하수체앞엽에 양성되먹임을 가하고, LH 분비를 크게 증가시킨다(LH surge). FSH의 분비 증가와 동반되는 LH의 급격한 증가는 배란을 유발한다. 그 결과 나오는 황체는 추가적인 프로게스테론과 에스트로겐 및 인히빈을 생산한다.

Negative Feedback 음성되먹임. FSH는 과립층세포를 자극하여 인히빈을 분비한다. 이는 에스트로겐의 증가와 함께 시상하부와 뇌하수체에 음성되먹임을 일으킨다. 에스트로겐은 GnRH와 LH의 분비를 억제하고, 인히빈은 FSH의 분비를 억제한다. 이러한 음성되먹임은 다른 일차난포가 너무 일찍 발달하기 시작하는 것을 방지한다. 만약 수정이 일어나면, 황체의 프로게스테론은 gonadotropin(생식샘자극호르몬)의 분비를 억제한다. 수정이 일어나지 않으면, 황체는 백색체로 변하며 에스트로겐, 프로게스테론 및 인히빈의 수준은 저하된다. 임상에서 적용하기 Female Infertilitys(여성 불임증)를 참조한다.

확인하기

- ☐ 4. Ovarian cycle(난소주기)은 무엇인가?
- ☐ 5. 난소주기에서 FSH의 기능은 무엇인가?

Other Effect of Female Hormone
여성 호르몬의 다른 효과

에스트로겐과 프로게스테론은 female secondary sex characteristic(여성 이차성징)의 발달을 자극한다. 이러한 효과에는 성기의 성숙, 바깥생식기 발달, 엉덩이와 허벅지 주위의 지방축적 및 유방 발달과 같은 성인 여성 고유의 해부학적 특징이 포함된다.

프로게스테론은 수정이 되면, 임신 유지에 영향을 미친다. 에스트로겐은 인체 다른 조직에도 영향을 미치는데 뼈파괴세포를 억제함으로써 뼈파괴를 감소시켜서 뼈엉성증을 예방하고, 심장혈관계통을 보호한다. 또한 '좋은' 콜레스테롤인 혈중 HDL (high density lipoprotein, 고밀도지질단백질) 수치를 증가시키고, '나쁜' 콜레스테롤인 LDL (low density lipoprotein, 저밀도지질단백질) 수치를 감소시킨다. 그러나 에스트로겐은 혈액응고를 촉진하기 때문에 심장혈관계통에 항상 유익한 것은 아니다. 경구피임약 같은 에스트로겐 함유 약물을 복용 중인 여성에게서 혈전증 발병 위험이 높다는 보고가 있다.

확인하기

- ☐ 6. Estrogen(에스트로겐)과 progesterone(프로게스테론)의 효과는 무엇인가?

Uterine Cycle 자궁주기

자궁주기 또는 menstrual cycle(월경주기)은 endometrium(자궁속막, 자궁내막)이 난소호르몬 단계의 변화에 반응함에 따라 매월 진행되는 일련의 주기적인 변화이다. 이러한 자궁의 변화는 난소주기 동안 방출되는 에스트로겐과 프로게스테론의 수준과 조화를 이루며, 이는 뇌하수체앞엽에서 방출되는 FSH와 LH에 의해 조절된다. 변화하는 호르몬 수치에 영향을 받는 자궁속막의 구조에 대해 먼저 살펴본다.

자궁속막에는 두 개의 주요 층인 stratum functionalis (functional layer, 기능층)와 stratum basalis (basal layer, 바닥층)가 있다. 기능층은 난소호르몬에 반응하여 주기적으로 변화하며, 월경 시 월경분비물로서 탈락되어 약 35~50mL의 혈액 및 기타 물질을 질로 배출한다. 바닥층은 난소호르몬에 반응하지 않는 더 얇고 깊은 곳에 있으며, 월경이 끝나면 두껍지는 않지만 새로운 기능층을 형성한다.

많은 endometrial(uterine) glands(자궁속막샘)는 자궁속막 두께 변화에 따라 길이가 변한다. 자궁의 주요 혈관 공급은 pelvis(골반)의 internal iliac artery(속엉덩동맥)에서

임상에서 적용하기

Female Infertility 여성 불임증

Female infertility(여성 불임증)의 가장 일반적인 이유는 배란문제이다. 배란이 되지 않으면 이차난모세포가 수정되지 않는데, 원인은 다음과 같다.

- 과량의 androgen(안드로겐)을 유발하여 에스트로겐 생성을 감소시키는 증상인 polycystic ovarian syndrome(다낭난소증후군)
- 여성의 난소가 40세 이전에 정상적으로 기능하지 않을 때 발생하는 primary ovarian insufficiency(원발성난소부전)(조기폐경과 동일하지 않음)
- 흡연, 심한 저체중, 빈약한 식단, 스트레스 및 과도한 운동과 같은 생활습관 요소는 에스트로겐 생성을 감소시킬 수 있다. 그리고 비만은 에스트로겐 생산을 증가시켜 음성되먹임에 의한 LH 및 FSH 분비를 차단한다.

불임은 난소 이외의 원인과도 관련이 있을 수 있다. 예를 들어, 골반염증성질환, endometriosis(자궁내막증) 또는 자궁의 내벽의 비암성 조직덩어리인 uterine fibroids(자궁섬유양)는 모두 임신을 어렵게 만든다.

여성의 불임치료는 원인 제거에 달려 있다. 합성 생식샘자극호르몬을 포함한 약물은 배란을 자극할 수 있다. 막힌 자궁관을 깨끗하게 하거나 자궁내막증 또는 자궁섬유양을 제거하기 위해서는 복부수술이 필요할 수 있다. 다른 치료법이 성공하지 못하면, IVF (in vitro fertilization, 체외수정)이 선택사항이 될 수 있다. 이 과정에서 난모세포와 정자는 어머니와 아버지 또는 기증자로부터 실험실에서 수정된 다음, 어머니의 자궁에 이식된다.

발생하는 uterine artery(자궁동맥)에서 이루어진다. 여러 번 분화한 후, 결국 기능층의 spiral(coiled) arteries(나선동맥)를 형성한다.

Phase of the Uterine Cycle 자궁주기의 단계

28일 주기로 가정한 자궁주기의 3가지 단계는 다음과 같다(그림 25.17).

① **Menstrual phase(월경기), 1~5일.** 월경기 동안, 자궁은 자궁속막조직의 기능층을 탈락하여 월경이 일어나게 된다.

② **Proliferative(preovulatory) phase[증식기(배란전 단계)], 6~14일.** 증식기 동안, 자궁속막샘과 나선형 동맥 및 정맥과 함께 새로운 기능층이 발달한다. 새로운 층이 두꺼워지면서(증식하면서) 자궁속막샘이 확장되고 나선형 동맥과 정맥의 수가 증가한다. Uterine cervix(자궁목, 자궁경부) 점액은 배란 직전까지 두껍고 끈적이며, 자궁목은 배란 때, 자궁 내로 정자가 쉽게 들어갈 수 있도록 얇아진다. 14일경에 증식기가 끝나면 배란이 일어난다.

③ **Secretory(postovulatory) phase[분비기(배란 후 단계)], 15~28일.** 분비기 동안, 여성 주기의 정상적인 길이에 상관없이 대개 14일간 지속된다. 나선형동맥은 기능층을 분비점액으로 전환시키고, 자궁속막 분비샘은 자궁속막에 영양소인 glycogen(글리코겐)이 풍부한 uterine milk(자궁젖)

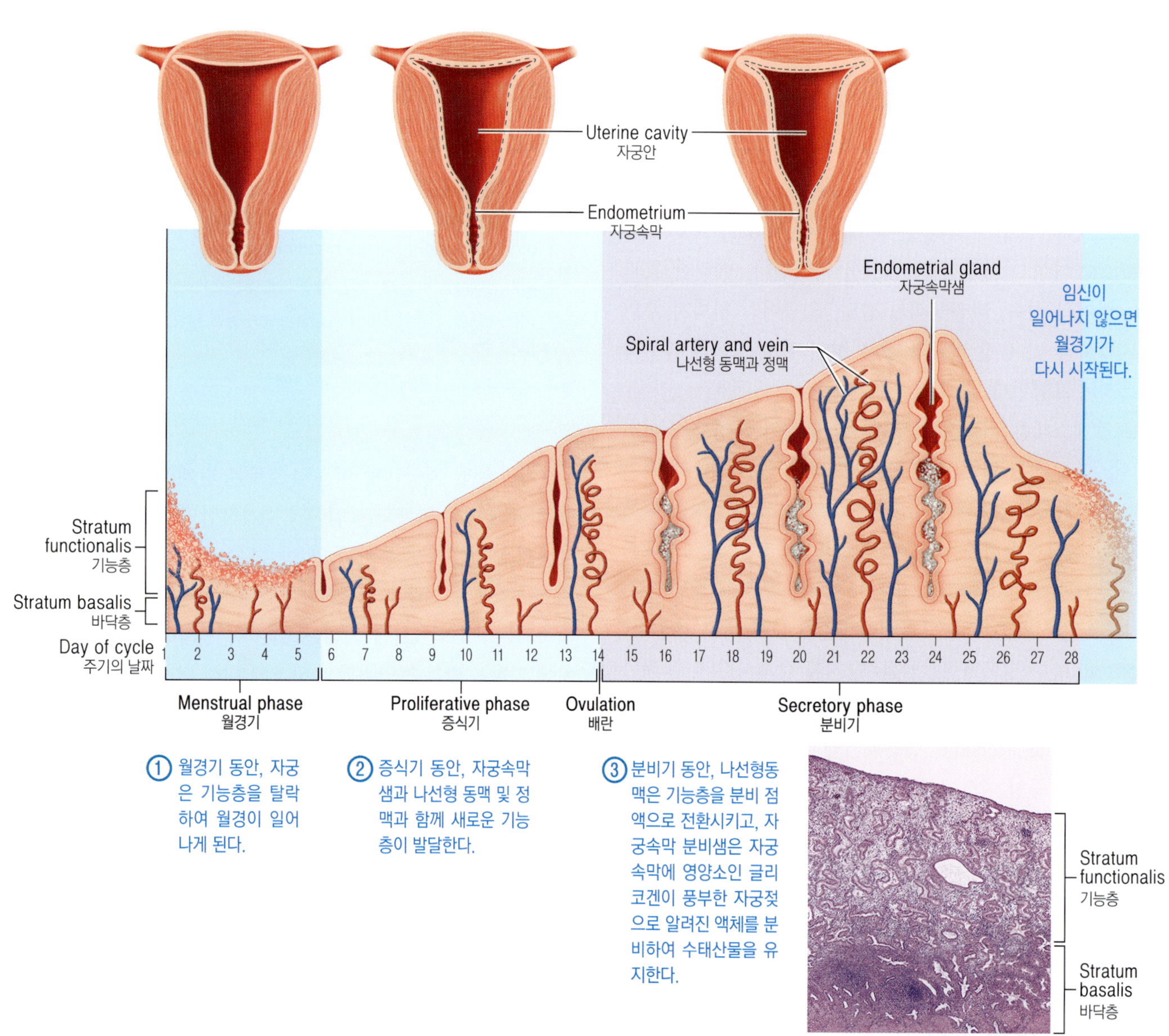

그림 25.17 자궁주기 동안 속막의 변화

로 알려진 액체를 분비하여 conceptus(수태산물, 태아)를 유지한다.

임신이 이루어지지 않으면, 자궁속막의 기능층은 떨어져 나오면서 28일에 월경기가 다시 시작된다. 그러나 임신이 이루어지면, 분비기가 계속되고 자궁은 계속해서 발달한다.

Hormonal Control of the Uterine Cycle
자궁주기의 호르몬 조절

자궁기능의 조절은 시상하부, 뇌하수체 및 난소로부터의 호르몬의 리듬적인 변동을 필요로 한다. 일반적으로 자궁주기에서 일어나는 변화를 검토할 때는 주기를 28일로 가정한다.

그림 25.18은 2개의 그래프를 보여주는데, 자궁주기 동안 생식샘자극호르몬의 변화 수준을 보여주는 그래프와 난소호르몬의 변화 수준을 보여주는 그래프이다. 월경기 초기에는 FSH와 LH 수치가 상승하기 시작한다. 그러나 난소호르몬은 5일까지 가장 낮은 정상수치에 있다. 난소의 난포는 성장하면서 더 많은 에스트로겐을 생성하기 시작한다. 증식기가 시작함에 따라 에스트로겐의 증가는 자궁속막세포를 생성하고 유발시켜 프로게스테론 수용체를 합성하는 새로운 기능층을 야기한다. 높은 수준의 에스트로겐은 더 많은 FSH와 LH의 분비를 유발하고, 배란을 유발하는 14일쯤 최고치에 도달한다. 분비기의 시작지점에서 황체로부터의 프로게스테론 수준이 상승하기 시작하는 반면, 분비되는 에스트로겐의 양은 감소한다. 이 프로게스테론은 분비기 동안 기능층의 지속적인 발달을 자극한다.

배란된 난모세포가 수정되지 않으면, 황체는 분비기의 끝으로 퇴화되고 프로게스테론의 수준이 낮아진다. 프로게스테론이 없다면, 기능층은 혈액공급을 잃고 파괴되며, 이는 새로운 월경기의 시작을 촉발시킨다. 수정이 일어나면, 발달하는 수태산물의 바깥층은 LH 유사호르몬인 hCG (human

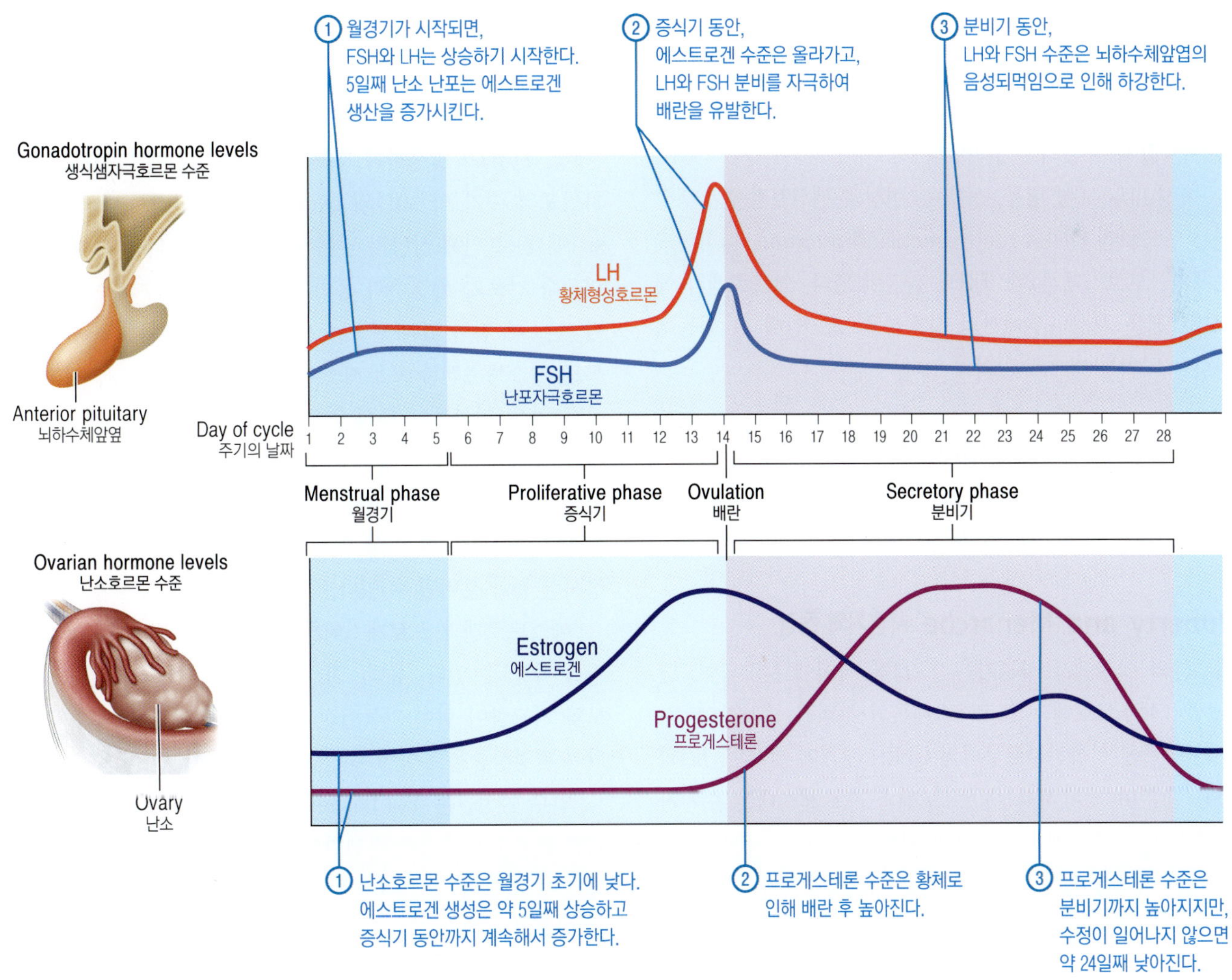

그림 25.18 자궁주기 동안 뇌하수체와 난소 호르몬의 상호작용

chorionic gonadotropin, 사람융모생식샘자극호르몬)를 분비하기 시작한다. 이 호르몬은 황체의 퇴화를 막고 프로게스테론 수치를 높게 유지한다. hCG는 수태산물(태아)이 발달하는 데 있어 고유한 호르몬으로, 임신 검사의 표적 화합물로서 활용된다.

확인하기

☐ 7. Uterine cycle(자궁주기)에서 estrogen(에스트로겐)과 progesterone(프로게스테론)의 기능은 무엇인가?

Female Sexual Response 여성 성 반응

대부분의 관점에서 여성 성 반응은 남성과 비슷하다. 성적 흥분 동안, 질점막과 질어귀 및 유방이 혈액으로 가득 차고, clitoris(음핵)와 nipple(젖꼭지)은 발기된다. 질점막과 질어귀샘의 증가된 활동은 질어귀를 윤활시키는데, 이는 남성의 발기단계와 유사하다. 자율신경 경로를 통해 매개된 촉각과 심리자극은 성적 흥분을 촉진한다.

여성의 오르가즘은 남성과 마찬가지로, 여성이 격렬한 쾌감을 경험하는 기간을 말한다. 그러나 남성과는 달리 사정은 일어나지 않는다. 자궁은 수축 운동의 파동을 보이고, 자궁목은 질 내부로 약간 밀려난다.

여성 libido(성 행동, 성욕)는 여성의 부신겉질에서 생성되는 안드로겐 DHEA (dehydroepiandrosterone, 디하이드로에피안드로스테론)의 생산과 관련이 있다. 안드로겐과 에스트로겐은 시상하부에서의 상호작용으로 인해 성 행동에 영향을 미치는 것으로 알려져 있다.

Puberty and Menopause 사춘기와 폐경

사춘기 동안 에스트로겐과 프로게스테론 수치가 급격히 증가하고, 폐경기에는 감소하기 시작한다.

Puberty and Menarche 사춘기와 초경

대부분의 여성에서 사춘기는 9~11세 사이에 시작되며, 난소에서 에스트로겐과 프로게스테론의 분비가 증가한다. 사춘기 이전에 시상하부로부터의 GnRH 수치가 낮으면, LH와 FSH 수준이 낮아져서 에스트로겐과 프로게스테론 수치가 낮아진다. 사춘기에 시상하부는 에스트로겐과 프로게스테론에 의한 억제에 훨씬 덜 민감해지고 GnRH 수치가 증가한다. GnRH는 HPG축을 자극하고, 혈중 에스트로겐과 프로게스테론 수치가 상승하면서 여성의 이차성징이 나타난다.

- 두덩과 겨드랑이 털의 발현
- 유방, 엉덩이, 허벅지 주위에 쌓이는 피하지방조직의 증가
- 피지샘의 분비 증가(지성피부는 종종 여드름 유발)
- 키가 커지고 골반이 넓어지는 등 뼈대의 변화

여성은 사춘기 시작, 약 2년 내에 menarche(초경)이라는 월경 출혈의 첫 episoide(사건)를 경험하게 된다.

확인하기

☐ 8. Menarche(초경)가 무엇이며, 보통 언제 일어나는가?

☐ 9. Female secondary sex characteristic(여성 이차성징)의 특징은 무엇인가?

Effect of Aging: Menopause 노화의 영향: 폐경(완경)

사춘기 이후, 생식주기는 대개 규칙적으로 유지되지만, 40대 후반~50대 초반부터 불규칙해지기 시작하며, 결국 멈추게 된다. 월경주기가 불규칙해지기 시작한 이후부터 일부 여성에서 5년까지 걸릴 수 있는 완전한 중단까지의 시기를 female climacteric(여성 갱년기)이라고 한다.

월경이 적어도 1년 이상 지속되지 않으면, menopause(폐경, 완경)가 발생한다. 폐경은 FSH와 LH에 반응하는 일차난포의 수가 약 30년의 ovarian cycle(난소주기)과 atresia(폐쇄)로 인해 상당히 낮아지므로 인해 나타난다. 폐쇄는 미성숙 난포가 월경주기 동안 퇴화되고 재흡수되는 과정이다. 난소에 남아 있는 난포는 생식샘자극호르몬에 덜 반응하므로 에스트로겐과 프로게스테론이 적게 분비된다. 결과적으로 많은 여성들이 부신 안드로겐으로부터 일부 에스트로겐을 계속 합성하지만, 배란이 일어나지 않고 에스트로겐의 혈중농도가 급격히 저하된다. 그러나 뇌하수체에서 분비되는 FSH와 LH는 더 이상 억제되지 않으므로 지속적으로 일정시간 동안 분비될 수 있다.

에스트로겐과 프로게스테론의 낮은 농도는 여성 이차성징을 바꿀 수 있다. 유방, 질, 자궁관이 줄어들 수 있고, 음모와 겨드랑이 털이 가늘어질 수 있다. 종종 뼈밀도가 감소하여 뼈엉성증을 유발할 수 있으며 피부가 더 얇아진다.

일부 여성들은 'hot flashes(일과성 열감)'라고 불리는 불쾌한 혈관운동 증상을 경험한다. 일과성 열감은 5분 정도 지속될 수 있으며, 오한이나 발한 등을 동반한다. 또한 여성들은 폐경기 동안 편두통, 요통, 피로 및 기분 변화 등을 경험한다.

일부 여성의 경우에 빠른 폐경을 경험하기도 하는데, 45세 이전에 폐경기를 경험하는 것을 early menopause(이른폐경)라 하고, 40세 이전에 발생하면 premature menopause(조기폐경)라고 한다. 조기폐경은 항암화학요법이나 방사선치료, 난소 또는 자궁절제술, 자가면역질환, 조기폐경의 가족력 등으로 인해 발생할 수 있다.

확인하기

- ☐ 10. Menopause(폐경)는 무엇인가?

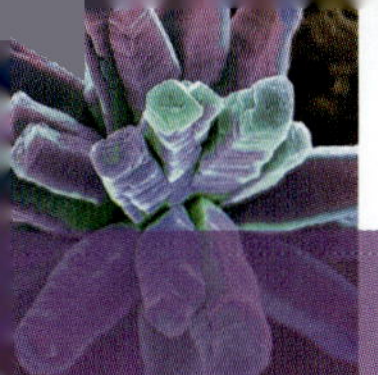

INDEX

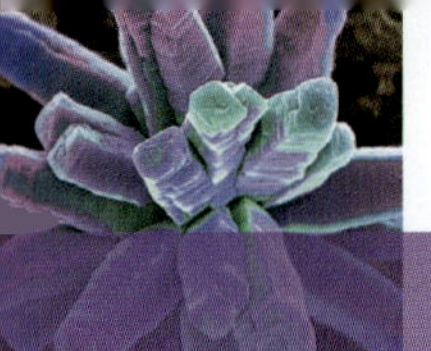

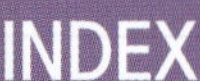

INDEX

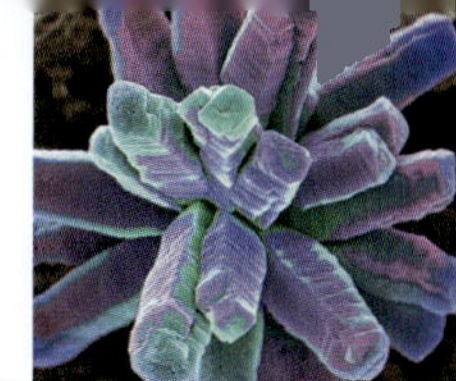

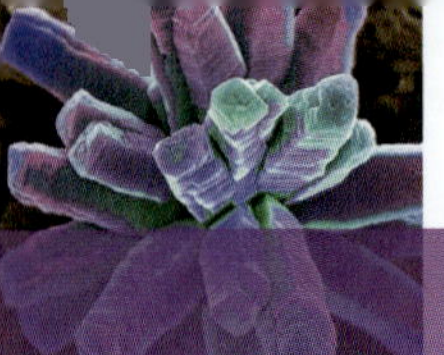
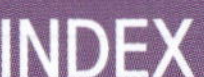

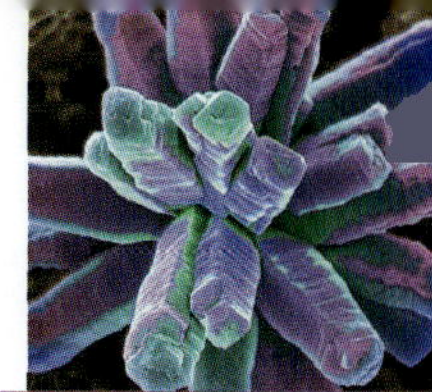

F

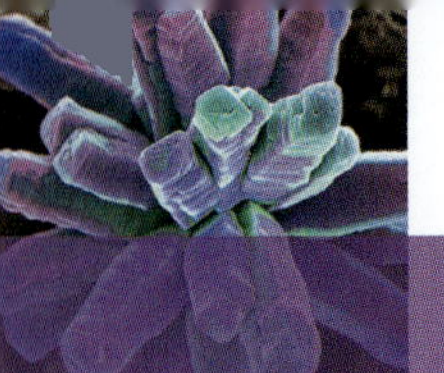
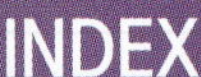

INDEX

G

H

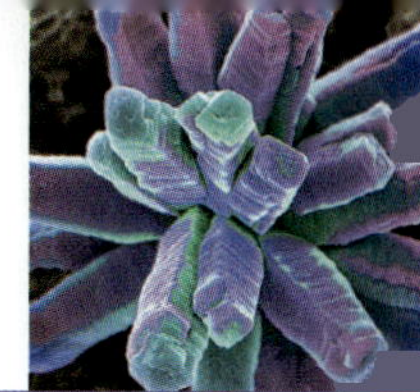

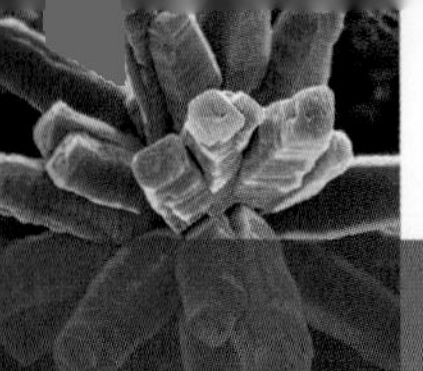

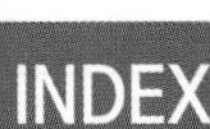

M

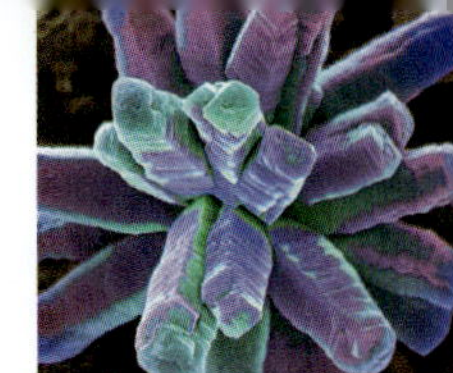

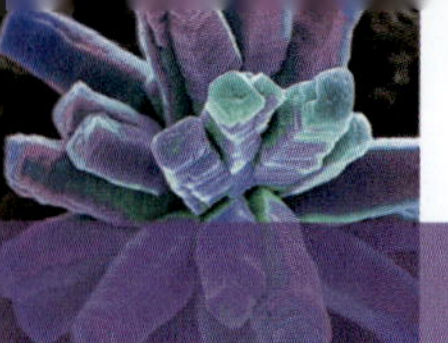

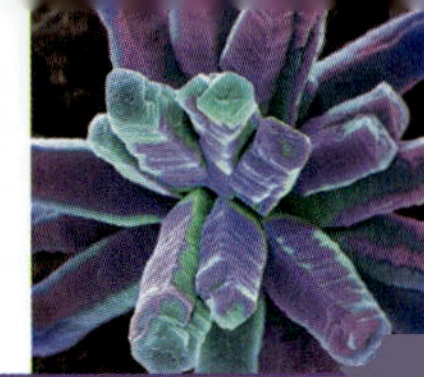

Q

R

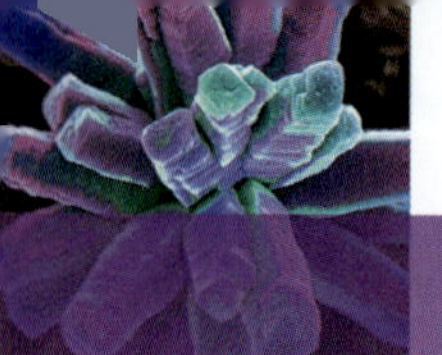

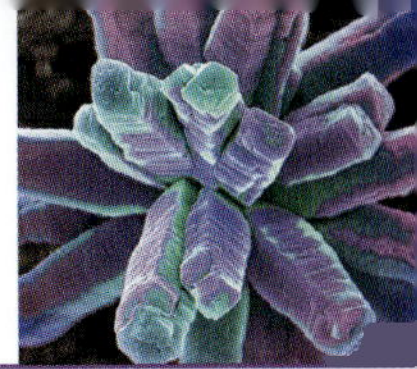

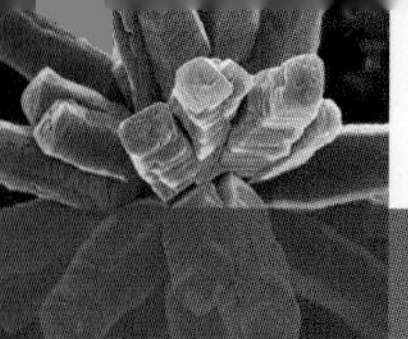

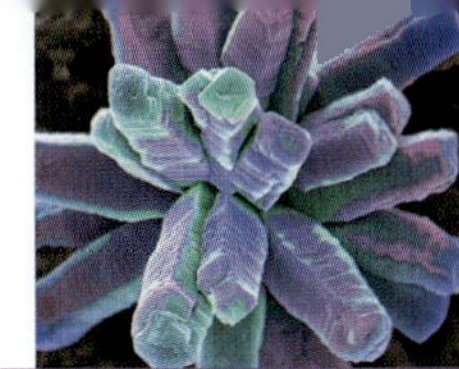

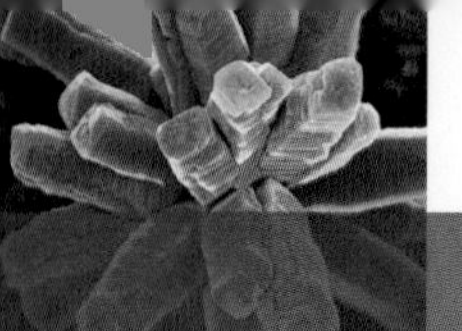
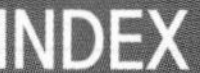

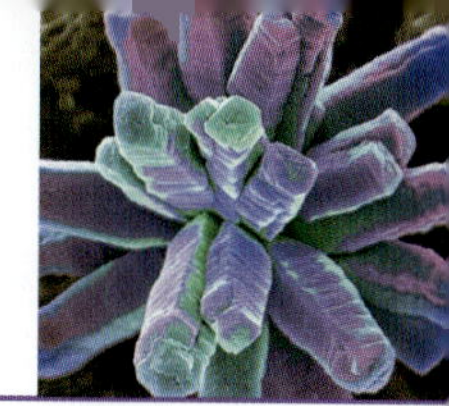

ㄴ

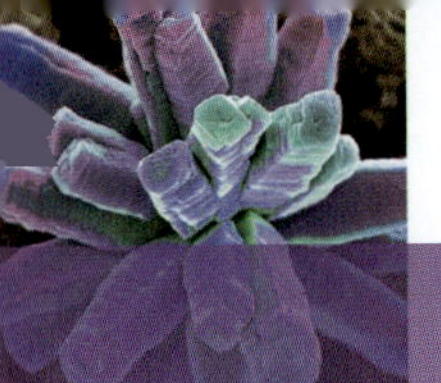
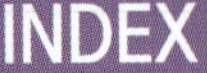

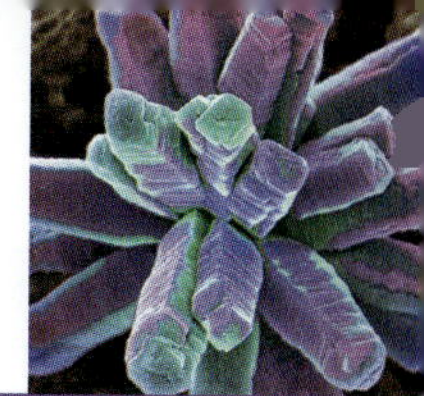

ㄹ

ㅁ

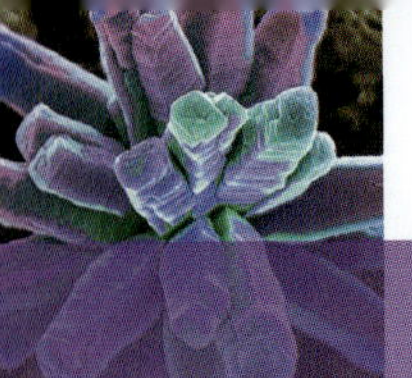
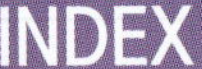

ㅂ

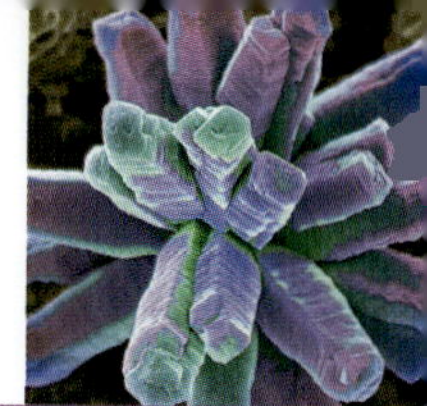

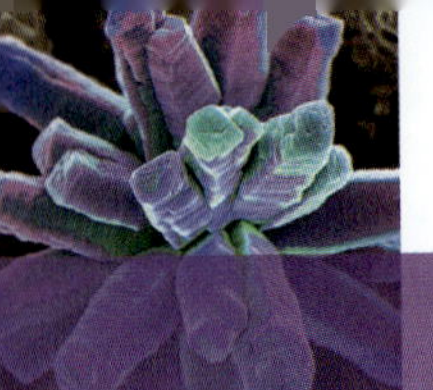
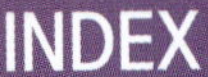

INDEX

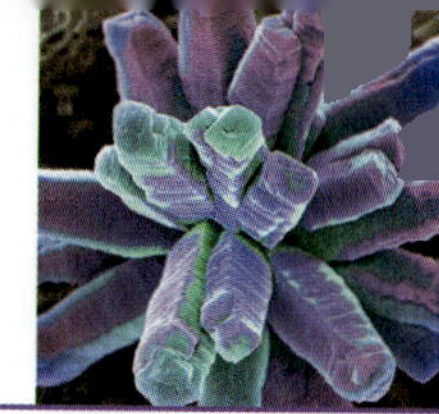

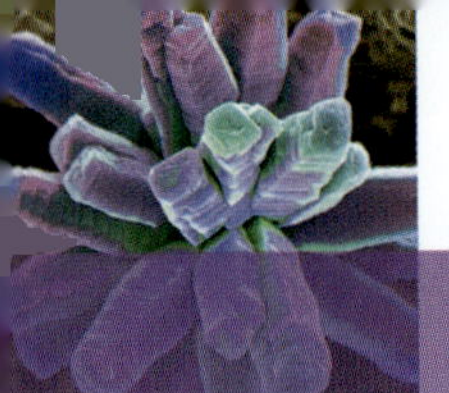
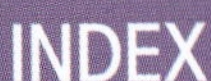

ㅇ

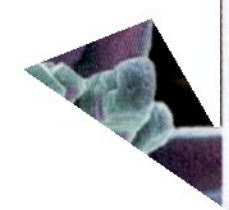

ㅈ

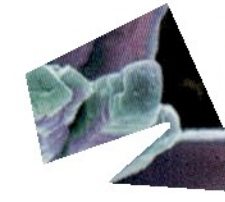

ㅊ

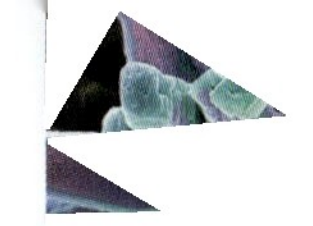

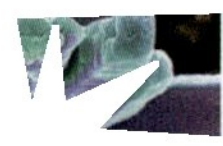

ㅎ

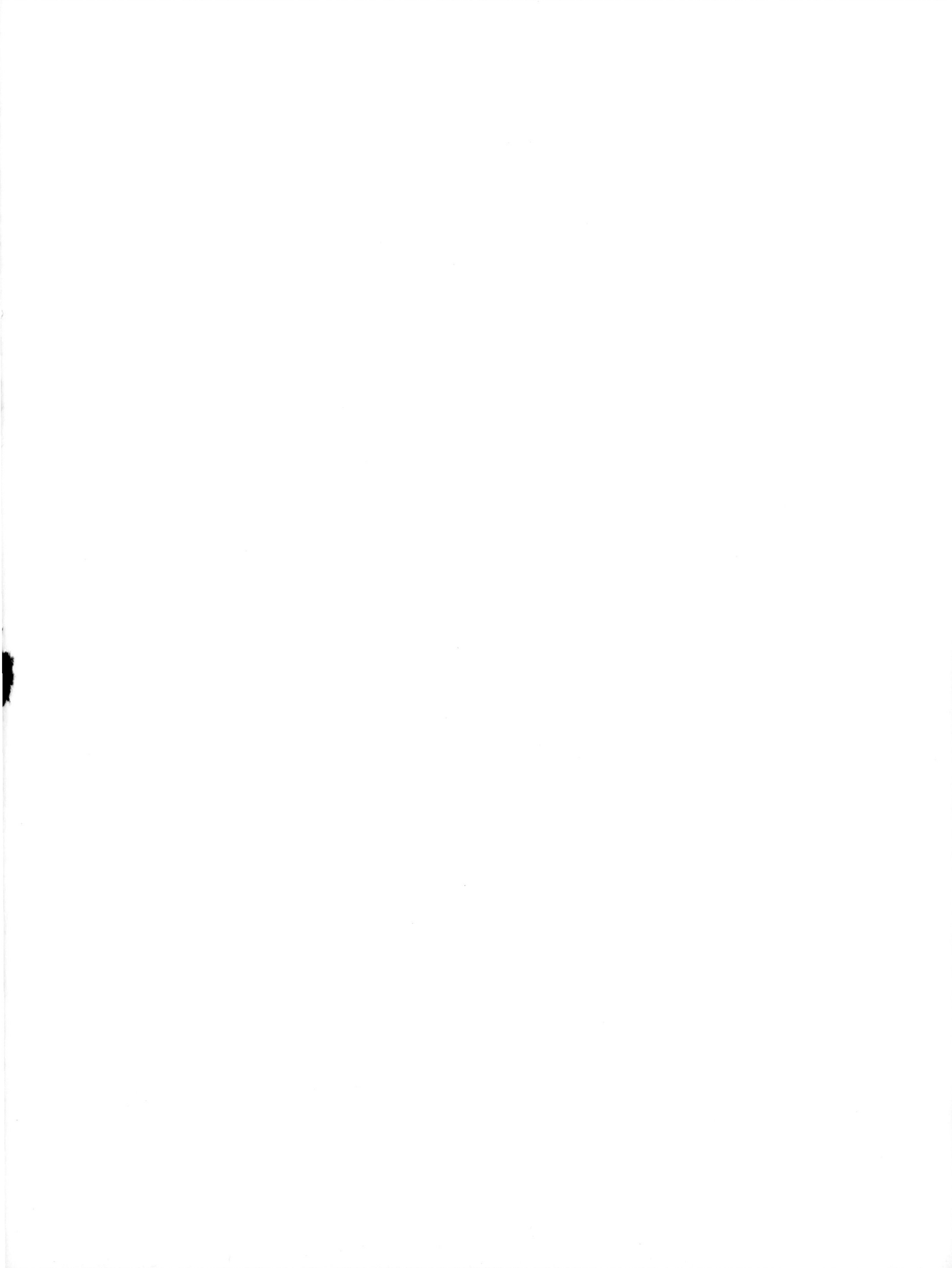